国外新药速览

主 编　白秋江　黄正明　余传隆　吴　佳
主 审　熊方武

中国医药教育协会组织编写

科学出版社

北 京

内 容 简 介

本书收录了自 2008 年以来国外批准的新药 740 余种，详细介绍了每种药物的药名（中英文名）、结构式、分子式、分子量、商品名、别名、CAS号、ATC 代码、理化性状、药理学、药动学、适应证、不良反应、妊娠期安全等级、禁忌与慎用、药物相互作用、剂量与用法、用药须知、制剂、贮藏等内容。

本书栏目清晰、查阅便捷、一目了然，具有很强的科学性、前瞻性和实用性，是临床医学、药学工作者必备的工具书，同时也为新药研发提供最前沿的资讯。

图书在版编目（CIP）数据

国外新药速览 / 白秋江等主编. -- 北京：科学出版社，2018.9

ISBN 978-7-03-058715-2

Ⅰ. ①国… Ⅱ. ①白… Ⅲ. ①新药－概况－国外 Ⅳ. ①R97

中国版本图书馆 CIP 数据核字(2018)第 206345 号

责任编辑：李 玫/责任校对：何艳萍
责任印制：肖 兴/封面设计：吴朝洪

科 学 出 版 社 出版

北京东黄城根北街 16 号

邮政编码：100717

http://www. sciencep. com

中国科学院印刷厂 印刷

科学出版社发行 各地新华书店经销

*

2018 年 9 月第 一 版 开本：889×1194 1/16

2018 年 9 月第一次印刷 印张：60

字数：1 878 000

定价：398.00 元

（如有印装质量问题，我社负责调换）

《国外新药速览》编写名单

主　　编	白秋江　黄正明　余传隆　吴　佳
主　　审	熊方武
副 主 编	宋前流　雷兵团　刘　欢　张玉秋　李　超
	白　静　赵　艳　杨慧波　郑　颖　宿雅彬
编写人员	（按姓氏笔画排序）

万里燕	万静萍	王　帅	白　静	白秋江
刘　尧	刘　欢	刘海净	闫　欣	杜修桥
李　晨	李　超	杨会霞	杨慧波	吴　佳
吴叶红	余传隆	宋前流	宋高浪	张小梅
张玉秋	张玉萍	张秀颖	陈　群	陈富华
苑政一	金苗苗	郑　颖	赵　艳	赵琳光
袁　林	袁丽萍	徐　娜	徐锦龙	郭大荒
郭晓双	黄正明	宿雅彬	葛　明	韩　梅
谢周涛	雷兵团	熊方武	潘　燕	

序

创新是事物发展的不竭动力，医药事业的发展离不开创新。新药的发现是医药创新的标志，医药的发展贯穿于创新和新药不断发现的过程。医药的创新，也是医学科技发展的体现。特别是 20 世纪，标志着医药创新的新药一个接一个，为人类疾病的防治不断带来福音。例如：世界上第一个抗生素——青霉素的发现，不仅为感染性疾病提供了有效的治疗，而且为抗生素的生产和发展开辟了先河；链霉素的发现，不仅为当时的"不治之症"肺结核提供了有效的治疗，还为人们从放线菌中寻找新的抗生素起了积极的推动作用。

进入 21 世纪后，医药事业得到了更加持续迅速的发展，研发的新产品源源不断地投放市场，尤以生物制剂、孤儿药和生物技术药物发展迅猛，给医药事业的发展带来了勃勃生机。

当前，我国医药事业的研发正在转型，由仿制转向重点开发，以创制为主，仿制为辅，创仿结合。为了更好地指导临床医师对国外新药的临床应用、推动我国新药的研发，以便为疑难病症的治疗提供有效的治疗，本书汇集了自 2008 年以来至 2018 年 7 月国外批准的开发上市的新药 740 余种，内容编排设置全面，分为【用药警戒】【药理学】【药动学】【适应证】【不良反应】【妊娠期安全等级】【禁忌与慎用】【药物相互作用】【剂量与用法】【用药须知】【制剂】和【贮藏】等项，内容翔实，是一部实用性很强的新药工具书，可供医药科研、生产、教学、临床、经营、网络信息和监管的广大医药工作者学习、参考和借鉴。

我从事药物化学研究多年，作为一个药学工作者，愿意将此书推荐给广大读者，此书值得一读。愿广大读者从此书中获得有益的知识，得到启迪，结合自己的实际工作，取得成绩，为我国的医药事业做出贡献。

中国工程院院士

2018 年 7 月

前　　言

本书由中国医药教育协会组织相关专家编写而成。

从近 10 年来美国食品药品监督管理局（FDA）批准的抗体类药物中可见鼠源性单克隆体抗、嵌合型单克隆抗体及抗体偶联药物的研发逐渐被冷落，人源化抗体和全人源单克隆抗体成为研发热点，且呈逐年递增态势。虽然传统药物绝对数依然占优势，但 10 年来的连续数据和全球新生物技术的快速迅猛发展形势都显示出新药研发重点正向着新型生物制品转移。孤儿药（孤儿药也称罕用药，是用于预防、诊断、治疗罕见疾病的药物，目前我国研发此类药物仍是空白）的绝对数量逐年递增，虽然其病例绝对数很低，但却为相关患者带来希望和福音，为临床治疗带来多种选择。抗肿瘤药物的研发重点为新型的靶向制剂，并由单靶点向多靶点方向发展。诊断制剂由传统的辅助诊断向快速确诊和靶向诊断发展。

新药研发具有周期长、投资大、风险高的共性。由于其周期长且过程复杂，技术性和科学性要求高，非预期和不可控的因素太多，一旦失败，之前所花费的时间成本、物力成本和人力成本就会化为乌有。为了能有效指导国内新药研发，尽可能地降低风险系数，我们编纂了《国外新药速览》。

本书共收录了 2008 年以来国外批准的新药 740 余种，新药资料主要来源于美国食品药品监督管理局、欧洲药品管理局、日本医药品医疗器械综合机构的新药批准资料。收录的品种追踪至 2018 年 7 月 31 日前批准的新药，绝大部分新药国内市场尚未销售。

希望本书的出版能为科研工作者、临床医师、药学工作者及从事药物研发的科技人员提供前沿的新药知识。同时希望读者在阅读时若发现不妥之处，能及时反馈给我们，谢谢！

白秋江

2018 年 7 月

目　　录

第一章 抗感染药物 Anti-Infective Drugs

1.1 头孢菌素类（cephalosporins）

1.1.1 第三代头孢菌素类（third generation cephalosporins）+酶抑制剂

头孢他啶-阿维巴坦（ceftazidime and avibactam）

别名：Avycaz。

本品是复方制剂，由半合成的头孢菌素头孢他啶和β-内酰胺酶抑制剂阿维巴坦钠盐组成。

1. 头孢他啶

（1）本品为无色或微黄色粉末，加水立即泡腾溶解成为澄明液体。随其浓度不同，其药液可显浅黄色至琥珀色。5%水溶液的 pH 为 3.0～4.0。

（2）化学名：(Z)-(6R,7R)-7-[2-(2-aminothiazol-4-yl)-2-(1-carboxy-1-)methyl-ethoxyiminoacetamido]-3-(1-pyridiniomethyl)-3-cephem-4-carboxylate pentahydrate。

（3）分子式：$C_{22}H_{22}N_6O_7S_2 \cdot 5H_2O$。

（4）分子量：636.65。

（5）结构式如下：

2. 阿维巴坦

（1）化学名：sodium[（2S,5R）-2-carbamoyl-7-oxo-1,6-diazabicyclo[3.2.1] octan-6-yl]sulfate。

（2）分子式：$C_7H_{10}N_3O_6SNa$。

（3）分子量：287.23。

（4）结构式如下：

【药理学】头孢他啶是头孢菌素类抗菌药。通过影响青霉素结合蛋白（PBPs）以发挥杀菌作用。阿维巴坦是一种β-内酰胺酶抑制剂，可以使β-内酰胺酶失活，防止β-内酰胺环水解。阿维巴坦不会降低头孢他啶对其敏感菌的抑制作用。

【药动学】

1. 头孢他啶和阿维巴坦的主要药动学（药物代谢动力学）参数（来自肾功能正常的成年健康男性）见表 1-1。

头孢他啶的 C_{max} 和 AUC 增加与剂量成正比。阿维巴坦剂量在 50～2000mg 的药动学呈线性。肾功能正常的健康受试者，接受静脉输注本品 2.5g，3 次/日，共 11d，没有发现头孢他啶和阿维巴坦的蓄积。

表 1-1 健康成年男性受试者的头孢他啶-阿维巴坦药动学参数（CV%）

参数	头孢他啶		阿维巴坦	
	单次 2.5g，经 2h 静脉输注（n = 16）	单次 2.5g，每 8 小时 1 次，经 2h 静脉输注，共 11d（n = 16）	单次 2.5g，经 2h 静脉输注（n = 16）	单次 2.5g，每 8 小时 1 次，经 2h 静脉输注，共 11d（n = 16）
C_{max}（mg/L）	88.1（14）	90.4（16）	15.2（14）	14.6（17）
AUC[（mg·h）/L]	289（15）	291（15）	42.1（16）	38.2（19）
$t_{1/2}$（h）	3.27（33）	2.76（7）	2.22（31）	2.71（25）
CL（L/h）	6.93（15）	6.86（15）	11.9（16）	13.1（19）
V_{ss}（L）	18.1（20）	17（16）	23.2（23）	22.2（18）

C_{max}.药峰浓度；AUC.浓度-时间曲线下面积；$t_{1/2}$.消除半衰期；CL.清除率；V_{ss}.稳态分布容积

2. 分布：头孢他啶的血浆蛋白结合率<10%，且与血药浓度无关。阿维巴坦的血浆蛋白结合率较低（5.7%～8.2%），与体外试验值相近（0.5～50mg/L）。头孢他啶和阿维巴坦的稳态分布容积分别为17L和22.2L。

3. 代谢：头孢他啶大部分以原药形式消除（80%～90%）。阿维巴坦在人体内不被代谢。静脉给予 ^{14}C 标记的本品，阿维巴坦在血浆和尿中大部分为原药。

4. 排泄：头孢他啶和阿维巴坦主要通过肾排泄。

静脉注射头孢他啶有80%～90%以原药的形式于24h内经肾排泄。静脉注射单剂量0.5g或1g，前2h有约50%随尿排泄，约20%在给药2～4h排泄，约12%在给药4～8h排泄。头孢他啶经肾排泄，尿中可达到较高的治疗浓度，平均清除率约为100ml/min。经计算，头孢他啶的血浆清除率约为115ml/min，说明几乎完全经肾排泄。

静脉输注0.5g放射标记的阿维巴坦，平均97%的放射性药物随尿排泄，95%以上在12h内排泄。平均仅有0.20%在给药96h内随粪便排泄。96h内，平均85%的药物以原药形式随尿排泄，超过50%在注射后2h内排泄。肾清除率为158ml/min，大于肾小球清除率，提示阿维巴坦存在肾小管的主动排泌。

5. 头孢他啶几乎完全经肾代谢，肾功能不全患者的 $t_{1/2}$ 可见延长。

轻、中及重度肾功能不全者使用阿维巴坦的AUC分别是正常者的2.6倍、3.8倍和7倍。

晚期肾病患者在透析前 1h 或透析后应单次注射 100mg 阿维巴坦，透析后患者的阿维巴坦 AUC 是肾功能正常患者的19.5倍。55%的阿维巴坦在4h的血液透析中被清除，萃取系数为0.77，血液透析清除率为9.0L/h。

【适应证】

1. 复杂性腹腔感染　本品与甲硝唑联用，用于治疗≥18岁住院患者由多种细菌（包括大肠埃希菌、肺炎克雷伯菌、奇异变形杆菌、斯氏普罗威登斯菌、阴沟肠杆菌、奥克西托克雷伯菌、铜绿假单胞菌）引起的复杂性腹腔内感染。

2. 复杂性尿路感染（包括肾盂肾炎）　本品用于治疗≥18岁住院患者由多种敏感菌（大肠埃希菌、肺炎克雷伯菌、克氏枸橼酸杆菌、产气肠杆菌、阴沟肠杆菌、弗氏枸橼酸杆菌、变形杆菌、铜绿假单胞菌）引起的复杂性尿路感染（包括肾盂肾炎）。

【不良反应】

1. 常见不良反应包括呕吐、恶心、便秘、腹痛、头晕、焦虑，碱性磷酸酶升高、丙氨酸氨基转移酶（谷丙转氨酶 ALT）升高。

2. 少见不良反应包括嗜酸性粒细胞增多、血小板减少、γ-谷氨酰转移酶（GGT）升高、凝血酶原时间延长、低钾血症、急性肾衰竭、肾损害、皮疹。

【妊娠期安全等级】 B。

【禁忌与慎用】

1. 对本品制剂中任何成分过敏者禁用。

2. 头孢他啶在乳汁中少量存在，动物实验显示阿维巴坦可经乳汁分泌，尚未明确其在人体是否可通过乳汁分泌，故哺乳期妇女慎用本品。

3. 儿童用药的安全性及有效性尚未确定。

【药物相互作用】 阿维巴坦是 OAT1 和 OAT3 的底物，在体外，丙磺舒可抑制 56%～70%阿维巴坦的摄取，尚未在人体中进行两者相互作用研究，由于丙磺舒可能会抑制阿维巴坦的排泄，故不推荐本品与丙磺舒合用。

【剂量与用法】

1. 肾功能正常者，本品的推荐剂量为2.5g/次，经 2h 静脉输注，每 8 小时 1 次。用于治疗复杂性腹腔感染，还应同时使用甲硝唑，疗程5～14d；用于治疗复杂性尿路感染，疗程5～7d。

2. 肾小球滤过率为 31～50ml/min 的患者，0.94g/次，每 8 小时 1 次；肾小球滤过率为 16～30ml/min 的患者，0.94g/次，每 12 小时 1 次；肾小球滤过率为 5～15ml/min 的患者，1.25g/次，每 24 小时 1 次；肾小球滤过率<5ml/min 的患者，0.94g/次，每 48 小时 1 次。

3. 本品须先用注射用水、0.9%氯化钠注射液、糖盐注射液或乳酸钠林格注射液 10ml 溶解，再抽取所需剂量，溶于与稀释液相同的注射液（如溶解使用注射用水，可使用上述任何一种注射液稀释）50～200ml 中静脉输注。溶解后的注射液在2～8℃可保存 24h。

【用药须知】

1. 本品的变态反应（又称过敏反应）包括严重过敏反应，可能在治疗开始时就发生。使用前应详细询问其他β-内酰胺类药物过敏史和任何药物过敏史。有上述过敏史者应慎用。一旦发生过敏反应，应立即停药。

2. 全身性使用抗菌药物，包括本品可导致艰难梭菌相关性腹泻，表现为轻度腹泻和致命性结肠炎。如怀疑或确诊艰难梭菌相关性腹泻，应立即停药，给予补充液体、电解质和蛋白质，还应给予适当药物治疗，必要时应行外科评价。

3. 使用本品可能出现神经系统方面的不良反应，包括癫痫、非惊厥性癫痫持续状态、脑病、昏迷、扑翼样震颤、神经肌肉兴奋、肌阵挛，尤其是肾功能不全者容易发生。

4. 本品只用于治疗细菌感染，不能治疗病毒感染（如普通感冒）。滥用本品可导致细菌耐药。

【制剂】注射剂：2.5g（含头孢他啶2g，阿维巴坦钠0.5g）。

【贮藏】贮于25℃下，短程携带允许15～30℃。

1.1.2 第四代头孢菌素类
（fourth generation cephalosporins）

氟氧头孢（flomoxef）

别名：氟莫克西、莫头孢。

本品为半合成的氧头孢烯类抗生素。

【理化性状】

1. 化 学 名：7R-7-[2-（difluoromethylthio）acetamido]-3-[1-（2-hydroxyethyl）-1H-tetrazol-5-ylthiomethyl]-7-methoxy-1-oxa-3-cephem-4-carboxylic acid。

2. 分子式：$C_{15}H_{17}F_2N_6O_7S_2$。

3. 分子量：495.47。

4. 结构式如下：

氟氧头孢钠（flomoxef sodium）

别名：氟吗宁、Flumarin。

【理化性状】

1. 本品为白色或淡黄色粉末，无臭。极易溶于水和甲醇，稍难溶于乙醇或无水乙醇，几乎不溶于乙醚。

2. 化 学 名：7R-7-[2-（difluoromethylthio）acetamido]-3-[1-（2-hydroxyethyl）-1H-tetrazol-5-ylthiomethyl]-7- ethoxy-1-oxa-3-cephem-4-carboxylic acid sodium monohydrate。

3. 分子式：$C_{15}H_{17}F_2N_6NaO_7S_2 \cdot H_2O$。

4. 分子量：536.46。

【用药警戒】

1. 本品可能引起全身的过敏反应，如周身发红、水肿、呼吸困难，甚至出现血压下降、休克、不省人事。

2. 用药后还可能出现肾功能减退、急性肾衰竭、间质性肺气肿（PIE）综合征和间质性肺炎。

3. 给药期间应予以严密观察，做好抢救准备。

【药理学】

1. 本品属于半合成的氧头孢烯类广谱抗生素，其特点是对β-内酰胺酶较为稳定。其抗菌活性与其他第三代头孢菌素类药物相似。且由于其对β-内酰胺酶没有诱导作用，故对耐甲氧西林金黄色葡萄球菌（MRSA）也具有抗菌活性。据悉，本品对金黄色葡萄球菌的抗菌活性与头孢唑林或头孢噻吩相似或更强，抗厌氧菌的活性与拉氧头孢或头孢西丁相似或更强。对革兰阳性菌的抗菌活性与头孢他啶几乎相同。但本品对铜绿假单胞菌的活性则不及头孢他啶。对厌氧菌，尤其是脆弱拟杆菌的抗菌活性则明显超过了第一代或第二代头孢菌素类药物。

2. 本品的抗菌谱主要针对葡萄球菌（含MRSA）、链球菌（除外肠球菌）、肺炎链球菌、消化链球菌、大肠埃希菌、克雷伯菌属、卡他莫拉菌、淋病奈瑟球菌（淋球菌）、变形杆菌、流感嗜血杆菌及拟杆菌等。

3. 本品与其他β-内酰胺类药物相同，也是通过与一种或多种青霉素结合蛋白（PBPs）相结合，阻碍细菌细胞壁的生物合成，从而起到抗菌作用。

【药动学】

1. 本品经静脉输注吸收后就在体内广泛分布，可以进入痰液、胆汁、腹水、骨盆无效腔渗出液和子宫及其附件、中耳黏膜及肺组织中。本品在体内仅有极少量被代谢，其大部分（约占85%）以原药形式随尿排出，肾功能不全患者排出减少。

2. 本品经输注 0.5g、1g 或 2g 后经 1h 可分别达到血药峰值 20μg/ml、45μg/ml 和 90μg/ml。其 $t_{1/2}$ 分别为 73min、49.2min 和 40min。

【适应证】本品用于治疗各种敏感菌引起的各种感染。

1. 呼吸系统 中耳炎、咽炎、扁桃体炎、支气管炎、肺炎及脓胸。

2. 腹腔及盆腔感染 腹膜炎、盆腔炎、子宫及其附件炎。

3. 胆道感染 胆囊炎及胆管炎。

4. 泌尿、生殖系统感染 尿道炎（包括淋菌性）、膀胱炎、肾盂肾炎、前列腺炎。

5. 皮肤及软组织感染 蜂窝织炎、外伤感染及手术伤口感染。

6. 其他严重感染　感染性心内膜炎、菌血症及败血症。

【不良反应】

1. 过敏反应：以皮肤反应为主，如皮疹、瘙痒、药疹等。

2. 超敏反应表现为全身的过敏反应，如全身发红、水肿、呼吸困难，甚至血压下降、休克、不省人事。

3. 胃肠道常见恶心、呕吐、腹胀、腹泻、厌食等。罕见假膜性小肠结肠炎。

4. 肝：给药后可能出现一时性肝功能异常，如血清天冬氨酸氨基转移酶（谷草转氨酶，AST）、ALT、淀粉酶和碱性磷酸酶升高。

5. 肾：有少数患者在用药后出现肾功能减退，甚至发生急性肾衰竭。

6. 呼吸系统：可能发生间质性肺气肿综合征和间质性肺炎。

7. 造血系统：少数患者在用药后出现造血系统异常，表现在红细胞、白细胞、粒细胞、血小板计数减少，血红蛋白、血细胞比容降低等。

8. 皮肤：可能引起史-约综合征和 Lyell 综合征。

9. 局部表现：静脉注射可能引起局部红肿、硬结、重者可导致血栓性静脉炎。

10. 偶见口腔炎、维生素 K 及 B 族维生素缺乏、乏力和困倦。

【禁忌与慎用】

1. 对本品或其他头孢菌素类抗生素过敏者禁用。

2. 对青霉素类抗生素过敏者、重度肾功能不全患者、过敏体质者、老年人、早产儿、哺乳期妇女及体质衰弱者均须慎用。

3. 对孕妇和新生儿的用药安全性尚未确定，不可使用。

4. 尚未明确本品是否可经乳汁分泌，哺乳期妇女慎用。如确需使用，应选择停药或暂停哺乳。

5. 对老年人用药应注意调整剂量和给药间隔慎重用药，并留意观察患者状况。

【药物相互作用】

1. 本品合用庆大霉素对铜绿假单胞菌和金黄色葡萄球菌可产生协同作用，但应使用不同的注射器，并通过不同的部位给药，还应注意肾毒性。

2. 凡有抗凝作用或抗血小板作用的药物不可与本品合用，以免加重出血。

3. 本品合用氨基糖苷类药物或强效利尿药会加重肾毒性。

【剂量与用法】

1. 轻症　成人 1～2g/d，分 2 次静脉注射；儿童 60～80mg/（kg·d），分 2 次静脉注射或静脉输注。

2. 重症　成人 4g/d，分 2～4 次静脉注射或输注；儿童 150mg/（kg·d），分 2～4 次静脉注射或静脉输注。

【用药须知】 用药期间必须定期检查肝肾功能及血常规。

【制剂】 注射剂（粉）：0.5g，1g，2g。

【贮藏】 密闭，避光保存。

头孢克定（cefclidin）

别名：头孢立定、Cefaclidine、Cefcidin、CFCL。

【理化性状】

1. 本品为白色结晶性粉末；无臭，味微苦，有引湿性。极易溶于水，不溶于乙醇、乙醚。

2. 化学名：1-azoniabicyclo[2,2,2]octane,4-（aminocarbonyl）-1-[[（6R,7R）-7-[[（2Z）-（5-amino-1,2,4-thiadiazol -3-yl）（methoxyimino）acetyl]amino]-2-carbonyl-8-oxo-5-thia-1-azabicyclo[4,2,0]oct-2-ene-3-yl]methyl]-,inner salt。

3. 分子式：$C_{21}H_{26}N_8O_6S_2$。

4. 分子量：550.6。

5. 结构式如下：

【药理学】

1. 本品的作用机制与同类药物相同。其抗菌活性的特点如下。

（1）对细菌细胞壁有很强的穿透力，对多种细菌的 PBPs 亲和力强。

（2）对多种细菌的β-内酰胺酶的亲和力低，故显示对Ⅰ型β-内酰胺酶高度稳定，对产该酶的细菌具有较强的活性。

（3）对肠杆菌属的抗菌活性超过头孢他啶等第三代头孢菌素，而对铜绿假单胞菌的抗菌活性与头孢他啶相似或稍逊。

2. 本品对肠杆菌属、沙雷菌属、摩根杆菌、铜绿假单胞菌等革兰阴性菌具有较强的抗菌活性，对肺炎链球菌、化脓性链球菌、甲氧西林敏感的金黄色葡萄球菌、表皮葡萄球菌，还有除脆弱拟杆菌和艰难梭菌以外的厌氧菌也有较好的抗菌活性。

【药动学】本品经静脉给药后，吸收完全，全身广泛分布。可透过胎盘，也可分泌进入乳汁。其蛋白结合率仅为4%。$t_{1/2}$约为1.92h，老年人或肾功能不全患者可见延长，且清除减缓。主要以原药形式随尿液排出，给药后在24h内排出给药量的82%～86%。

【适应证】用于治疗敏感菌所致的呼吸系统感染（包括囊性纤维变性合并感染）、泌尿生殖系统感染、胆道感染、肝脓肿、腹膜炎、骨及关节感染、皮肤及软组织感染、五官科感染及脑膜炎和败血症等。

【不良反应】

1. 常见皮疹和药物热，极少发生过敏性休克。

2. 胃肠道反应常见恶心、呕吐和腹泻。

3. 偶见AST、ALT、血尿素氮（BUN）及肌酐水平升高。

4. 偶有嗜酸性粒细胞增多，极少发生凝血酶原活性下降。

5. 长期使用可致菌群失调，导致二重感染、维生素K和维生素B缺乏。

【禁忌与慎用】

1. 对本品过敏者、孕妇、哺乳期妇女及曾发生过青霉素过敏性休克者禁用。

2. 对青霉素及其衍生物及青霉胺过敏者，也可能对本品过敏，必须使用本品时应特别慎重，严密观察，并做好抢救的准备措施。

3. 肾功能不全患者、老年或体弱者、有胃肠病史尤其患有溃疡性结肠炎、局限性回肠炎或假膜性小肠结肠炎者慎用。

4. 儿童用药的安全性尚未确定。

5. 对其他头孢菌素类药物过敏者禁用。

6. 哺乳期妇女应权衡本品对其的重要性，选择停药或暂停哺乳。

【药物相互作用】本品与强利尿药（如呋塞米）或氨基糖苷类抗生素合用可增加肾毒性。

【剂量与用法】用5%或10%葡萄糖注射液稀释本品供静脉输注，1～2g/d，分2次用。重症可增至4g/d。

【用药须知】

1. 老年人、肾功能减退者需降低剂量。

2. 给药后可使Coombs试验呈阳性（孕妇于产前使用本品，其新生儿的Coombs试验也可出现阳性）。

【制剂】注射剂（冻干粉）：0.5g，1.0g。

【贮藏】密闭，避光保存。

头孢唑兰（cefozopran）

别名：Firstcin。

本品是由日本武田公司最先研究开发的第四代头孢菌素。以Firstcin的商品名首次在日本上市。

【理化性状】

1. 本品为白色结晶性粉末；无臭，味微苦，有引湿性。极易溶于水，不溶于乙醇、乙醚。

2. 化学名：（6R,7R)-7-[[（2Z)-2-（5-amino-1,2,4-thiadiazol-3-yl）-2-methoxyiminoacetyl]amino]-3-（imidazo[2,3-f]pyridazin-4-ium-1-ylmethyl)-8-oxo-5-thia-1-azabicyclo[4.2.0]oct-2-ene-2-carboxylate。

3. 分子式：$C_{19}H_{17}N_9O_5S_2$。

4. 分子量：515.52。

5. 结构式如下：

【药理学】本品的作用机制与同类药物相同。其抗菌活性的特点如下。

1. 对PBPs有高度亲和力。

2. 可通过革兰阴性菌外膜孔道迅速扩散到细菌周质并维持高浓度。

3. 具较低的β-内酰胺酶亲和性与诱导性，对染色体介导的和部分质粒介导的β-内酰胺酶稳定。因而本品对革兰阳性菌、革兰阴性菌、厌氧菌显示广谱抗菌活性，与第三代头孢菌素相比，增强了抗革兰阳性菌活性，特别对链球菌、肺炎球菌等有很强活性。本品对一般头孢菌素不敏感的粪链球菌、弗氏枸橼酸杆菌、阴沟肠杆菌、铜绿假单胞菌亦有较强作用。

【药动学】成人经1h静脉输注本品1g，即刻血中峰浓度为70μg/ml。10h后降至2μg/ml，$t_{1/2}$约1.6h；24h尿中排泄率为77%～94%，几乎全是未变化的原形药物。

【适应证】用于治疗敏感菌引起的败血症、外伤感染，呼吸系统、泌尿系统、腹腔、盆腔内化脓性炎症，眼科和耳鼻喉科炎症等。

【不良反应】

1. 常见　药疹、发热和腹泻。

2. 少见　过敏性休克、关节痛、荨麻疹、淋巴结肿大等。

3. 罕见　肾衰竭、临床检验值异常（如肌酐和尿素氮升高）、贫血、粒细胞和血小板减少、氨基转移酶升高、碱性磷酸酶升高、胆红素升高。

4. 极罕见　假膜性小肠结肠炎、维生素 B 缺乏症、高钾血症、血清淀粉酶升高、肾功能不全患者大量用药可能发生惊厥、弥散性血管内凝血（DIC）及二重感染。

【禁忌与慎用】

1. 本人及家族对青霉素类过敏者、肝肾功能严重损害者、老年患者、恶病质者、缺钾倾向者、糖尿病患者、心功能不全患者均应慎用。

2. 孕妇、小儿对本品的安全性尚未确立。

3. 对其他头孢菌素类药物过敏者慎用。

4. 尚未明确本品是否可经乳汁分泌，哺乳期妇女慎用。如确需使用，应暂停哺乳。

【药物相互作用】 本品与其他药物配合使用时，若 pH＞8，可使本品效价降低。其余参见头孢他啶。

【剂量与用法】

1. 成人　一般情况为 1～2g/d 静脉注射或静脉输注；重症患者每天最高可达 4g，2～4 次/日。

2. 儿童（包括婴儿）通常情况下每天 20～80mg/kg，分 3～4 次给药；重症患者每天最高可达 160mg/kg，分 3～4 次给药。

【用药须知】

1. 老年人及肾功能不全患者需减量使用。

2. 连续使用本品不宜超过 2 周。

【制剂】 注射剂（冻干粉）：0.5g，1.0g。

【贮藏】 密闭，避光保存。

1.1.3　第五代头孢菌素类（fifth generation cephalosporins）

头孢吡普（ceftobiprole）

别名：头孢托罗。

本品为首个批准上市的第五代头孢菌素。

【理化性状】

1. 化学名：（6R,7R)-7-[[（2Z)-2-(5-amino-1,2,4-thiadiazol-3-ylidene）-2-nitroso-1-oxoethyl]amino]-8-oxo-3-[（E)-[2-oxo-1-[（3R)-3-pyrrolidinyl]-3-pyrrolidinylidene]methyl]-5-thia1-azabicyclo[4.2.0]oct-2-ene-2-carboxylic acid.

2. 分子式：$C_{20}H_{22}N_8O_6S_2$。

3. 分子量：534.56。

4. 结构式如下：

【药理学】 本品与 PBPs 结合，干扰细菌细胞壁合成导致菌体破裂死亡。本品对大多数革兰阳性菌和阴性菌表面的 PBPs 均有高度亲和力，如肺炎链球菌的 PBP2x，大肠埃希菌的 PBP2、PBP3，以及铜绿假单胞菌的 PBP1a、PBP1b、PBP2、PBP3、PBP4 等，从而具有广谱抗菌活性，还能特异性与 MRSA 表面的 PBP2a 结合，发挥抗菌活性，前四代头孢菌素均不具备其结合能力。

【药动学】

1. 本品在血浆中能快速分解形成头孢吡普、二乙酰及二氧化碳。这个转化过程由血浆酯酶 A 介导。

2. 静脉注射后，头孢吡普能够迅速分布到组织。肾中的浓度最高（组织和血浆比=1：3），其次是牙髓、肝、皮肤和肺部。在黏膜上皮中，头孢吡普的浓度上升速度与药物的剂量上升速度相当，且药物在上皮细胞衬液浓度高于在肺部组织的浓度。动物实验研究发现，起抗菌作用的是头孢吡普而不是其代谢产物。在 MRSA 导致的兔骨髓炎模型中给予头孢吡普，结果显示无论在骨基质还是在骨髓中，本品浓度均超过 MRSA 的最低抑菌浓度（MIC）。

3. 本品注射 30min 后血浆中的药物浓度达到峰值，$t_{1/2}$ 约为 3h。750mg，每 12 小时 1 次为适合的给药剂量，给药后 7～9h，本品血浆浓度仍高于 MRSA 的 MIC。本品极少通过肝代谢，主要随尿液排泄，按剂量给药，24h 内消除 82%～88%，主要的消除方式是经过肾小球过滤，尿中前药头孢吡普酯的浓度只占注射量的 0.7%～2.2%。

【适应证】 用于耐药金黄色葡萄球菌引起的皮肤及软组织感染，社区获得性肺炎、医院获得性肺炎。

【不良反应】 本品有很好的耐受性，只有轻度或中度的不良反应。健康志愿受试者中最常见的不良反应是味觉障碍，且主要发生在输液时。可能是由前药头孢吡普酯快速转换为头孢吡普时产生的二乙酰所致（二乙酰具有焦糖的味道）。其停药后最常见的不良反应是呕吐和恶心。多剂量输注750mg 本品时，有 3 例出现头痛和轻中度的 ALT升高等不良反应，没有心电图异常现象报道，严重的与治疗相关反应如过敏反应或艰难梭菌性结肠炎的发生率很低（＜1%）。

【妊娠期安全等级】B。

【禁忌与慎用】

1. 对β-内酰胺类抗菌药物过敏或对头孢菌素类药物敏感者禁用。

2. 尚未明确本品是否可经乳汁分泌，哺乳期妇女慎用。如确需使用，应选择停药或暂停哺乳。

3. 儿童用药的安全性和有效性尚未建立。

【药物相互作用】本品不抑制细胞色素 P450（CYP）酶也不被其代谢，与阿米卡星、左氧氟沙星合用，未出现拮抗。

【剂量与用法】静脉输注，500mg，每 12 小时1 次，肾功能不全患者适当减量，疗程 7～14d。

【用药须知】为减少耐药，只有在指征明确时才可使用。

【制剂】注射剂：500mg。

【贮藏】冷藏贮于 2～8℃。

头孢洛林酯（ceftaroline fosamil）

别名：头孢罗膦酯。

本品属于半合成的、可溶于水的第五代广谱头孢菌素类抗生素的前体药，为单乙酸一水化合物，进入体内脱酯后始具有活性。

【理化性状】

1. 化学名：（6R,7R）-7-{（2Z）-2-（ethoxyimino）-2-[5-（phosphonoamino）-1,2,4-thiadiazol-3-yl]acetamido}-3-{[4-（1-methylpyridin-1-ium-4-yl）-1,3-thiazol-2-yl] sulfanyl}-8-oxo-5-thia-1-azabicyclo [4.2. 0]oct-2-ene-2-carboxylate monoacetate monohydrate。

2. 分子式：$C_{22}H_{21}N_8O_8PS_4 \cdot C_2H_4O_2 \cdot H_2O$。

3. 分子量：762.75。

4. 结构式如下：

【用药警戒】

1. 在接受过β-内酰胺的患者中使用本品曾偶发严重的超敏反应（anaphylaxis）和严重的皮肤反应。在使用本品之前，注意询问患者既往是否使用过头孢菌素类、青霉素类或碳青霉烯类药物。

2. 已有报道，本品可引起艰难梭菌相关性腹泻（CDAD），临床几乎动用了所有的抗生素来控制病情，而病情可从轻症直至致死性结肠炎。

【药理学】本品在体内转化为头孢洛林，后者通过与 PBPs 结合，与金黄色葡萄球菌和肺炎链球菌竞争 PBP2a 和 PBP2x 而具有杀菌作用。

【药动学】

1. 肾功能正常的健康成年人单剂静脉注射600mg 后的平均药动学参数：C_{max} 为 19.0mg/ml，T_{max} 为 1h，AUC 为 56.8（mg·h）/ml，$t_{1/2}$ 为 21.6h，CL 为 9.58L/h；多剂静脉注射 600mg，每 12 小时 1次，获得的药动学参数平均 C_{max} 为 21.3mg/ml，T_{max} 为 0.92h，AUC 为 56.3（mg·h）/ml，$t_{1/2}$ 为 2.66h，CL 为 9.60L/h。单次静脉注射本品 50～1000mg 时，C_{max}、AUC 随剂量的增加而成比例升高。给予健康受试者 600mg，每 12 小时 1 次，连续给药 14d，未观察到体内蓄积。

2. 本品的血浆蛋白结合率约 20%（14.5%～28.0%），当血药浓度超过 1～50μg/ml 时，蛋白结合率可略微降低。健康男性志愿者单次给予放射性标记本品 600mg（n=6），其平均分布容积为 20.3L（18.3～21.6L）。

3. 本品在血浆中被磷酸酶转化成头孢洛林，输注期间能自血浆中检测到本品。头孢洛林结构中的β-内酰胺环水解开环成为无活性代谢物头孢洛林 M-1，单剂给予健康成年人（n=6）600mg 本品，血浆中头孢洛林 M-1 与头孢洛林比约为 28%±3.1%。

4. 本品及其代谢物均经肾排泄。在为 6 名健康男性静脉注射 600mg 放射性标记本品后，48h 有88%随小便排泄，6%随粪便排泄。有 64%以头孢洛林形式排泄，约 2%以头孢洛林 M-1 形式排泄。本品每 12 小时给药 1 次，静脉输注时间不少于 1h，肾清除率平均为 5.56（±0.20）L/h，大部分药物通过肾小球滤过排出体外。

【适应证】

1. 治疗革兰阳性菌和革兰阴性敏感菌株[金黄色葡萄球菌（包括甲氧西林敏感和耐药菌株）、溶血性链球菌、无乳链球菌、大肠埃希菌、肺炎克雷伯菌和奥克西托克雷伯菌] 引起的急性细菌性皮肤和皮肤结构感染。

2. 治疗革兰阳性菌和革兰阴性敏感菌株[肺炎

链球菌（包括并发菌血症）、金黄色葡萄球菌（只对甲氧西林敏感菌株）、流感嗜血杆菌、肺炎克雷伯菌、奥克西托克雷伯杆菌和大肠埃希菌］引起的社区获得性细菌性肺炎。

【不良反应】

1. 常见不良反应（发生率≥2%）为腹泻、恶心、呕吐、便秘、氨基转移酶升高、低钾血症、皮疹、静脉炎。

2. 其他不良反应（发生率＜2%）包括贫血、嗜酸性粒细胞增多、中性粒细胞减少、血小板减少、心动过缓、心悸、腹痛、发热、肝炎、超敏反应、过敏反应、艰难梭菌性结肠炎、高血糖症、高钾血症、眩晕、惊厥、肾衰竭、荨麻疹。

【妊娠期安全等级】 B。

【禁忌与慎用】

1. 已知对头孢洛林或其他头孢菌素类抗生素有严重超敏反应的患者禁用本品。

2. 使用本品前，应详细询问患者是否有其他头孢菌素类、青霉素类或碳青霉烯类抗生素过敏史。对青霉素或其他β-内酰胺类过敏的患者应慎用。

3. 尚未明确本品是否分泌至乳汁，哺乳期妇女应慎用本品。

4. 儿童使用本品的安全性和有效性尚未确定。

【药物相互作用】

1. 体外研究显示，本品不是 CYP1A1、CYP1A2、CYP2A6、CYP2B6、CYP2C8、CYP2C9、CYP2C19、CYP2D6、CYP2E1 及 CYP3A4 的抑制剂，本品及其无活性开环代谢物也不是 CYP1A2、CYP2B6、CYP2C8、CYP2C9、2CYPC19 及 CYP3A4/5 的诱导剂。

2. 与其他抗菌药物，包括头孢唑林、万古霉素、利奈唑胺、达托霉素、左氧氟沙星、阿奇霉素、阿米卡星、氨曲南、泰利霉素及美罗培南合用无拮抗作用。

【剂量与用法】

1. 推荐剂量 18 岁及以上患者，静脉输注600mg，每 12 小时 1 次，输注时间应≥1h。疗程应根据患者感染的严重程度、感染部位、临床症状和细菌学检查情况而定。急性细菌性皮肤和皮肤结构感染（ABSSSI）推荐疗程 5～14d，社区获得性细菌性肺炎（CABP）推荐疗程 5～7d。

2. 肾功能不全者 ①肌酐清除率（CC）＞50ml/min 者，不必调整剂量；②CC＝30～49ml/min者，静脉输注400mg，每 12 小时 1 次；③CC＝15～

29ml/min 者，300mg，每 12 小时 1 次；④终末期肾病包括血液透析患者（CC＜15ml/min），200mg，每 12 小时 1 次。逢血液透析时，应在血液透析结束后给药。输注时间均应≥1h。

3. 药液配制 ①本品应使用无菌注射用水、0.9%氯化钠注射液、5%葡萄糖注射液或乳酸钠林格注射液溶解，体积为20ml。②给药前用相同溶媒再稀释至 250ml。如溶解时使用的是注射用水，进一步稀释亦可选择 0.9%氯化钠注射液、5%葡萄糖注射液、2.5%葡萄糖注射液、0.45%氯化钠注射液或乳酸钠林格注射液。③配制时间不应超过 2min，抽取、注入和振摇动作应轻柔，用前应检查有无微粒杂质。配制后的溶液应澄明，颜色根据药量呈淡黄至深黄色。稀释后，室温下须在 6h 内完成输注，2～8℃可延长至 24h。④不能与其他药物混合输注。

【用药须知】

1. 老年人应用本品时应根据肾功能调整剂量。

2. 对不慎超量用药者，应立即停用本品并采取全身支持疗法。本品可通过血液透析排出，但利用血液透析治疗超量反应的有效性尚未明确。

3. 本品可引起直接 Coombs 试验假阳性。

4. 如果发生本品引起的过敏反应，应立即停药，并采取急救措施，如使用肾上腺素、抗组胺药和升压药物及气管内插管、给氧、输液等。

5. 几乎所有广谱抗生素（包括本品）都可能导致艰难梭菌相关性腹泻（CDAD）。本品可能影响肠道内正常菌群失调，对治疗后发生腹泻的所有患者均须警惕 CDAD，必须仔细询问病史。如确诊或疑似 CDAD，应立即停药，并适当补充电解质和蛋白质，给予抗生素治疗 CDAD，必要时请外科医师进行诊断和评估。

6. 缺乏病原学证据支持而使用本品，可能对患者无益，且可能诱导细菌耐药。

【制剂】 注射剂（粉）：400mg，600mg。

【贮藏】 冷藏贮于 2～8℃。

1.2 碳青霉烯类（carbapenems）

厄他培南（ertapenem）

别名：艾他培南。

本品为人工合成的 1-β-甲基-卡巴培南，其结构与β-内酰胺类抗生素相关。

【理化性状】

1. 化学名：（4R,5S,6S）-3-（｛（3S,5S）-5-［(m-

carboxyphenyl）carbamoyl] -3-pyrrolidinyl} thio）-6-[（1R）-1-hydroxyethyl]-4-methyl-7-oxo-1-azabicyclo[3.2.0]hept-2-ene-2- carboxylic acid。

2. 分子式：$C_{22}H_{24}N_3O_7S$。

3. 分子量：474.52。

4. 结构式如下：

厄他培南钠（ertapenem sodium）

别名：艾他培南、Invanz。

【理化性状】

1. 化学名：sodium（4R,5S,6S）-3-（{（3S,5S）-5-[（m-carboxyphenyl）carbamoyl] -3-pyrrolidinyl} thio）-6-[（1R）-1-hydroxyethyl]-4-methyl-7-oxo-1-azabicyclo[3.2.0]hept-2-ene-2-carboxylate。

2. 分子式：$C_{22}H_{24}N_3NaO_7S$。

3. 分子量：497.5。

4. 稳定性：配制好的药液在冷藏条件下（5℃左右）可稳定 25h。

【药理学】本品的抗菌谱如下：①需氧革兰阳性菌，包括金黄色葡萄球菌、无乳链球菌、化脓性链球菌 [但对耐甲氧西林金黄色葡萄球菌（methicillin resistant *staphylococcus aureus*，MRSA）和肠球菌属无活性]；②需氧革兰阴性菌，包括大肠埃希菌、流感嗜血杆菌（仅对β-内酰胺酶阴性的菌株具有活性）、肺炎克雷伯菌、脆弱拟杆菌、吉氏拟杆菌、梭状芽孢杆菌、延迟真杆菌、消化链球菌属、不解糖卟啉单胞菌（*Porphyromonas asaccharolytica*）和二路普雷沃菌（*Prevotella bivia*）。

【药动学】

1. 经 30min 静脉输注本品单剂量 1g 和肌内注射本品单剂量 1g 后，分别于 0.5h、1h、2h、4h、6h、8h、12h、18h 和 24h，前者分别达到血药浓度 155μg/ml、115μg/ml、83μg/ml、48μg/ml、31μg/ml、20μg/ml、9μg/ml、3μg/ml 和 1μg/ml；后者分别达到 33μg/ml、53μg/ml、67μg/ml、57μg/ml、40μg/ml、27μg/ml、13μg/ml、4μg/ml 和 2μg/ml。根据在 0.5～2g 的剂量时本品总浓度，本品 AUC 的增加低于剂量比，而根据反跳的本品浓度，其 AUC 就会增加到高于剂量比。本品的药动学显示为非线性。每天静脉或肌内注射 1g，连用多次未见药物蓄积。由

1%盐酸利多卡因注射液配制的本品肌内注射后几乎可完全吸收。平均生物利用度接近 90%。在每天肌内注射 1g 后，平均 C_{max} 可于 2.3h 达到。

2. 本品的蛋白结合率为 85%～95%，V_{ss} 为 8.2L。从 5 例产后妇女的乳汁中测定本品，仅 1 例显示低于定量的下限（＜0.13μg/ml）。在体外试验中，本品不抑制通过任何一种细胞色素 P450 同工酶（如 CYP1A2、CYP2C9、CYP2C19、CYP2D6、CYP2E1 和 CYP3A4 等）介导的代谢，也不抑制 P-糖蛋白介导的地高辛或长春碱的转运。本品主要通过肾清除，其 CL 为 1.8L/h，平均血浆 $t_{1/2}$ 约为 4h。静脉给予本品 1g 后，随尿液排出约 80%，随粪便排出约 10%；而在随尿液排出的药物中，约有 38%属于原药，作为开环代谢物约占 37%。

【适应证】用于治疗由敏感菌引起的成年人中、重度感染。

【不良反应】

1. 可见恶心、呕吐、腹泻和头痛。

2. 注射部位有静脉炎和血栓性静脉炎。

3. 可见腹胀、腹痛、寒战、败血症、脓毒性休克、脱水、痛风、乏力、坏死、念珠菌病、体重减轻、面部水肿、注射部位结硬块、注射部位疼痛、胁痛、眩晕。

4. 可能发生心力衰竭、心搏骤停、心动过缓、心房颤动、心脏杂音、窦性心动过速和硬膜下出血。

5. 消化系统可见厌食、胃肠道出血、艰难梭菌引起的假膜性小肠结肠炎、口炎、胀气、痔、肠梗阻、胆汁淤积、胃炎、十二指肠炎、食管炎、黄疸、味觉异常、口腔溃疡、胰腺炎和幽门狭窄。

6. 神经系统可见头晕、神经衰弱、癫痫发作、震颤、抑郁、感觉减退、痉挛和攻击性行为。

7. 呼吸系统可见胸腔积液、低氧血症、支气管狭窄、咽部不适、胸膜炎、疼痛、鼻出血、哮喘、发音障碍、咯血和呃逆。

8. 皮肤系统可见出汗、皮炎、潮红、荨麻疹、脱皮。

9. 生殖泌尿系统可见肾功能不全、无尿或少尿、阴道瘙痒、血尿、尿路梗阻、膀胱无力、阴道念珠菌病、外阴阴道炎和阴道炎。

10. 肝功能检查，谷丙转氨酶（ALT）、天冬氨酸氨基转移酶（AST）和碱性磷酸酶升高；其他可见血小板和嗜酸性粒细胞增多。

11. 上市后，还有发生过敏反应、过敏样反应和幻觉的报道。

【妊娠期安全等级】B。

【禁忌与慎用】

1. 对本品和其他培南类药物过敏者、18 岁以下儿童、已感染念珠菌病者、心血管病患者和有严重药物过敏史者禁用。

2. 胃肠道疾病患者、对其他β-内酶胺类抗生素过敏者、有癫痫病史者和痛风患者慎用。

3. 本品可分泌至乳汁，哺乳期妇女应权衡对其的重要性，选择停药或暂停哺乳。

【药物相互作用】

1. 本品合用丙磺舒（口服 500mg/次，4 次/日）时，由于后者竞争肾小管分泌途径，使本品的 CL 下降。

2. 有文献表明，患者接受丙戊酸或双丙戊酸钠时，如合并碳青霉烯类（包括本品）用药，会导致丙戊酸血药浓度降低，会低于治疗范围，因此，使癫痫发作的风险增加。

【剂量与用法】

1. 本品可静脉输注或肌内注射，成人 1g/次，1 次/日，连用 7d。静脉输注应持续 30min。对于适合肌内注射治疗的感染，肌内注射完全可以替代静脉输注。

2. 静脉输注不可使用葡萄糖注射液稀释药物。可将本品 1g 加入注射用水或 0.9%氯化钠注射液 10ml 中，轻轻摇匀，使之溶解，然后将此配制好的药液加入盛有 0.9%氯化钠注射液 50ml 的容器中。药液在室温下保存不得超过 6h，最好及时输注。

【用药须知】

1. 本品不可和其他药物混合静脉输注。

2. 以下用药指南供给药时参考。

（1）合并腹内感染，1g/d，疗程 5～14d。

（2）合并皮肤和皮肤结构感染，1g/d，连用 7～14d。

（3）社区获得性肺炎，1g/d，连用 10～14d（在静脉输注至少 3d 后，如病情有改善迹象，可以转换为口服疗法）。

（4）合并尿路感染（包括肾盂肾炎），1g/d，连用 10～14d（在静脉输注至少 3d 后，如病情有改善迹象，可以转换为口服疗法）。

（5）急性骨盆感染（包括产后、子宫内膜炎、感染性流产、妇科感染），1g/d，连用 3～10d。

3. 肾功能不全患者的给药法如下：

（1） CC＞30ml/min 时，不必调整剂量。

（2）重度肾衰竭（CC≤30ml/min）和晚期肾病（CC≤10ml/min），每天只给 500mg。

（3）正在接受血液透析的患者，建议血液透析前 6h 内给予 500mg/d,血液透析完毕补给 150mg；接受腹膜透析或血液滤过的患者如何处理，目前尚少缺可靠资料。

（4）当只有血清肌酐值可用时，可利用下面的方法计算肌酐清除率（CC）。

男性 CC=体重（kg）×（140－年龄）/72×血清肌酐（mg/100ml）

女性 CC=男性 CC×0.85

4. 肝功能不全患者不必调整剂量。

5. 老年人肾功能有不同程度的减退，应适当调整剂量并监测肾功能。

6. 肌内注射本品时，应避免将药液注入血管内。

7. 在无确切的细菌感染证据，或对某种适应证预防性使用本品，不仅不可能给患者带来益处，反而可能增加耐药菌的产生。

8. 肌内注射本品时，可加入 1%盐酸利多卡因 3.2ml，以缓解疼痛。

9. 在已患有中枢神经系统疾病（如脑损害、癫痫等）的患者使用本品时，经常引起癫痫发作。

10. 一旦超量用药，应立即停药，对症处理，并进行血液透析以清除药物。

【制剂】注射剂（粉）：1g。

【贮藏】密封，贮于 25℃以下。

法罗培南（faropenem）

别名：氟罗培南。

本品属于人工合成、可供口服的碳青霉烯类，其结构与β-内酰胺类抗生素相关。

【理化性状】

1. 化学名： （+）-（5R,6S）-6-[（1R）-1-hydroxyethyl]-7-oxo-3-[（2R）-tetrahydro-2-furyl]-4-thia-1-azabicyclo[3.2.0]hept-2-ene-2-carboxylic acid。

2. 分子式：$C_{12}H_{14}NO_5S$。

3. 分子量：285.3。

4. 结构式如下：

法罗培南钠（faropenem sodium）

别名：法罗、Farom。

【理化性状】

1. 化学名：sodium（+）-（5R,6S）-6-[（1R）-1-hydroxyethyl]-7-oxo-3-[（2R）-tetrahydro-2-furyl]-4-thia-1-azabicyclo[3.2.0]hept-2-ene-2-carboxylate.

2. 分子式：$C_{12}H_{14}NaNO_5S$。

3. 分子量：307.3。

【药理学】本品的作用机制类似厄他培南，除了不抑制铜绿假单胞菌之外，可抑制链球菌、葡萄球菌和包括淋病奈瑟球菌、流感嗜血杆菌、卡他莫拉菌在内的革兰阴性菌，其作用优于其他同类药物，且对厌氧菌更为有效。

【药动学】

1. 吸收 本品口服后易于吸收，不受食物影响。单次口服 300mg 后可达 C_{max}（6.24μg/ml），AUC 为 11.72（μg·h）/ml，$t_{1/2}$ 约 1h。给药后 12h 内排泄给药量的 5%；进入消化道的药物几乎全部被分解。

2. 分布 本品可分布于患者痰液、拔牙创伤流出液、皮肤组织、扁桃体组织、上颌窦黏膜组织、女性生殖组织、眼睑皮下组织和前列腺等组织中。本品亦可少量分布进入母乳乳汁中。

3. 代谢 本品以原形吸收，部分以原形自尿排泄，其余经肾中的脱氢肽酶-1（DHP-1）代谢后随尿消除。人血浆及尿中没有发现具有抗菌活性的代谢物。

4. 消除 本品主要经肾排泄，正常健康成人空腹口服本品 150mg、300mg 或 600mg 后，尿中排泄率（0~24h）为 3.1%~6.8%，最高尿中浓度达到时间为 0~2h，最高尿中浓度值分别是 21.7μg/ml、57.6μg/ml 或 151.5μg/ml，但 12h 后几乎已经不能再被检出。

老年患者服用本品的 $t_{1/2}$ 会延长。肝功能不全患者的 $t_{1/2}$ 与正常患者无明显区别。肾功能不全患者的血浆浓度有所上升，且 $t_{1/2}$ 有所延长。

【适应证】用于治疗敏感菌引起的各个系统的感染，包括皮肤和牙科感染。

【不良反应】

1. 主要不良反应为腹泻、腹痛、稀便、皮疹、恶心等。

2. 实验室检查可见 ALT、AST 升高，嗜酸性粒细胞增多。

【妊娠期安全等级】B。

【禁忌与慎用】

1. 对本品过敏者禁用。

2. 儿童用药的安全性和有效性尚未确定。

3. 有药物过敏史者、对β-内酰胺类抗生素过敏者慎用。

4. 本品可经乳汁分泌，哺乳期妇女应权衡对其的重要性，选择停药或暂停哺乳。

5. 对青霉素类、头孢菌素类或碳青霉烯类药物曾有过敏史的患者慎用。

6. 本人或双亲为易于发生支气管哮喘、发疹、荨麻疹等变态反应性疾病体质的患者慎用。

7. 经口摄取不良的患者或正接受非口服营养疗法患者、全身状态不良的患者（有时会出现维生素 K 缺乏症，故需予以充分观察）慎用。

【药物相互作用】

1. 丙磺舒可竞争性激活肾小管分泌，抑制肾排泄，导致本品 $t_{1/2}$ 延长，血药浓度升高，因此，不推荐本品与丙磺舒合用。

2. 本品与丙戊酸盐同时应用时，会使丙戊酸的血药浓度降低，而导致癫痫发作。

【剂量与用法】根据病情的轻重，成人口服 150~300mg/次，3 次/日。老年患者宜从 150mg 的剂量开始。

【用药须知】

1. 老年患者应适当减少剂量，并注意可能发生腹泻。

2. 消化不良或常有腹泻的患者，更应注意观察，如已开始腹泻，应考虑停药并给予适当处理。

3. 服药患者可能因缺乏维生素 K 而出现出血的倾向。

【制剂】片剂：150mg，200mg。

【贮藏】防潮，贮于常温下。

美罗培南-伐泊巴坦（meropenem and vaborbactam）

别名：Vabomere。

本品为碳青霉烯类抗生素美罗培南与β-内酰胺酶抑制剂伐泊巴坦的复方制剂。

【CAS】96036-03-2（meropenem）；1360457-46-0（vaborbactam）。

【理化性状】

1. 美罗培南

（1）本品为无色至白色结晶性粉末。微溶于水，极微溶于乙醇，几乎不溶于丙酮或乙醚，溶于二甲基酰胺或 5%的磷酸钾溶液。1%水溶液的 pH 为 4.0~6.0。

（2）化学名：（4R,5S,6S）-3-[（3S,5S）-5-dimethylcarbamoylpyrrolidin-3-ylthio]-6-[（R）-1-hydroxye-thyl]4-methyl-7-oxo-1-azabicyclo[3.2.0]hept-2-ene-2-carboxylic acid trihydrate。

（3）分子式：$C_{17}H_{25}N_3O_5S \cdot 3H_2O$。

（4）分子量：437.5。

（5）结构式如下：

2. 伐泊巴坦

（1）本品为白色或无色粉末。

（2）化学名：（3R,6S）-2-hydroxy-3-[[2-（2-thienyl） acetyl]amino]-1,2- oxaborinane-6- acetic acid.

（3）分子式：$C_{12}H_{16}BNO_5S$。

（4）分子量：297.14。

（5）结构式如下：

【药理学】美罗培南为碳青霉烯类抗生素，伐泊巴坦为β-内酰胺酶抑制剂，可保护美罗培南不被β-内酰胺酶降解，其本身无抗菌作用。

【药动学】

1. 健康志愿者经 3h 静脉输注本品 4g，进行群体药动学分析，药动学参数见表 1-2。

2. 美罗培南和伐泊巴坦的血浆蛋白结合率分别约2%和33%，稳态分布容积分别为20.2 L和18.6 L。美罗培南少部分在体内被水解，尿中约排除给药剂量22%的代谢产物，伐泊巴坦在体内不被代谢。

【适应证】用于治疗 18 岁以上成年患者大肠埃希菌、肺炎克雷伯杆菌、阴沟肠杆菌属等引起的复杂性尿路感染，包括肾盂肾炎。

表 1-2　美罗培南-伐泊巴坦药动学参数

参数	美罗培南		伐泊巴坦	
	单剂量本品 4g（N=8）	本品 4g, 1/8h, 共计 7d（N=8）	单剂量本品 4g（N=8）	本品 4g, 1/8h, 共计 7d（N=8）
C_{max}（mg/L）（SD）	46.0（5.7）	43.4（8.8）	50.7（8.4）	55.6（11.0）
CL （L/h）（SD）	14.6（2.7）	15.1（2.8）	12.3（2.2）	10.9（1.8）
AUC[（mg·h）/L]（SD）	142.0（28.0）	138.0（27.7）	168.0（32.2）	196.0（36.7）
$t_{1/2}$（h）（SD）	1.50（1.0）	1.22（0.3）	1.99（0.8）	1.68（0.4）

【不良反应】

1. 主要不良反应　头痛、注射部位反应、腹泻、过敏反应、恶心、发热、低血钾。另外实验室检查值主要异常有 ALT 升高、AST 升高。

2. 严重不良反应　过敏性休克、癫痫发作、艰难梭菌相关性腹泻、运动神经损伤、非敏感菌过度繁殖。

3. 其他少见不良反应　白细胞减少、胸闷、磷酸激酶升高、食欲缺乏、高血钾、低血糖、高血糖、头晕、震颤、感觉异常、嗜睡、幻觉、失眠、氮质血症、肾损害、深静脉血栓、低血压。

【禁忌与慎用】

1. 对本品成分及其他碳青霉烯类抗生素过敏者禁用。

2. 孕妇不宜应用本品，除非可证实使用本品时对胎儿的影响利大于弊。

3. 哺乳期妇女不推荐使用本品，除非证实使用本品对乳儿的影响利大于弊。

4. <18 岁儿童的安全性及有效性尚未确定。

5. 对青霉素类或其他β-内酰胺类抗生素过敏的患者也可对本品呈现过敏，应慎用。

6. 有癫痫史或中枢神经系统功能障碍的患者慎用。

【药物相互作用】

1. 丙磺舒可竞争性激活肾小管分泌，抑制肾排泄，导致美罗培南清除 $t_{1/2}$ 延长，血药浓度升高，因此，不推荐本品与丙磺舒合用。

2. 本品与丙戊酸盐同时应用时，会使丙戊酸的血药浓度降低，从而导致癫痫发作。

【剂量与用法】

1. 推荐剂量为 4g/次，1 次/8 小时，经 3h 静脉输注。疗程 14d。

2. 肾功能不全者按表 1-3 调整剂量。透析患者应在透析后给予本品。

表 1-3　肾功能不全者本品的推荐剂量

EGFR（ml/min）	推荐剂量	给药间隔
30～49	2g	1 次/8 小时
15～29	2g	1 次/12 小时
<15	1g	1 次/12 小时

3. 本品输注前应用 0.9%氯化钠注射液溶解并稀释至 2～8mg/ml 后静脉输注，输注时间均为 3h。

【用药须知】

1. 临床试验中，本品可导致严重的过敏反应，有时可致命。使用本品前应详细询问患者的过敏史。

2. 使用本品时同其他抗生素一样，可能引起不敏感菌过度生长，因此有必要对每个患者进行定期检查。

3. 本品可导致癫痫发作，一旦出现癫痫的症状，应及时予以患者抗惊厥治疗。

4. 在抗生素的使用过程中，可能导致轻微至危及生命的假膜性小肠结肠炎，对使用本品后引起腹泻或腹痛加剧的患者，应评价其是否为艰难梭菌引起的假膜性小肠结肠炎，同时也应认真考虑其他因素。

5. 本品可通过血液透析清除，若病情需要持续使用本品，建议在血液透析后根据病情再给予全量，以达到有效的血药浓度。

【制剂】注射剂（粉）：1g（含美罗培南和伐泊巴坦各 1g）。

【贮藏】贮于 20～25℃，短程携带允许 15～30℃。

多利培南（doripenem）

别名：多尼培南、Finibax。

本品是人工合成的广谱碳青霉烯类抗生素，其结构与β-内酰胺类抗生素类似。临床用其水合物。

【用药警戒】

1. 如出现诸如过敏症状和体征（荨麻疹，呼吸困难，面部、嘴唇、舌头或咽喉肿胀）应立即呼叫紧急救护。

2. 如出现多种严重不良反应（腹泻、水样便或血便、呼吸困难、皮肤苍白、易出现瘀伤或出血、癫痫发作或发热、喉咙剧烈疼痛、头痛伴有严重的皮肤起疱、剥脱或红疹），应立即就医。

【理化性状】

1. 本品为灰白色至微黄色结晶性粉末。

2. 化学名：（4R,5S,6S）-3-[（（3S,5S）-5-[[（aminosulfonyl）amino]methyl]-3pyrrolidinyl）thio]-6-[（1R）-1-hydroxyethyl]-4-methyl-7-oxo-1-azabicyclo[3.2.0]hept-2-ene2-carboxylic acid monohydrate。

3. 分子式：$C_{15}H_{24}N_4O_6S_2 \cdot H_2O$。

4. 分子量：438.52。

5. 结构式如下：

【药理学】

1. 本品属于碳青霉烯类抗菌药物，主要与细菌的 PBPs 结合，抑制细菌细胞壁的生物合成。本品可使多种 PBPs 失去活性，造成细胞壁合成受阻，导致细菌细胞死亡。针对大肠埃希菌和铜绿假单胞菌，本品不但与 PBP3 和 PBP4 结合，还与维持细胞形态的 PBP2 结合。

2. 本品在体外试验及临床感染中对下列微生物有抗菌活性。

（1）革兰阴性菌：包括鲍曼不动杆菌、大肠埃希菌、肺炎克雷伯菌、奇异变形杆菌、铜绿假单胞菌。

（2）革兰阳性菌：包括星群链球菌、中间链球菌。

（3）其他细菌：厌氧菌包括粪拟杆菌、脆弱拟杆菌、多形拟杆菌、单形拟杆菌、普通拟杆菌、微小链球菌。

3. 至少 90%的下列微生物的体外最小抑制浓度低于或等于本品的组织浓度。本品治疗下列微生物感染的安全性和有效性的临床对照试验不足。

（1）革兰阳性菌：包括金黄色葡萄球菌（仅对甲氧西林敏感者）、无乳链球菌、化脓性链球菌。

（2）革兰阴性菌：包括弗氏枸橼酸杆菌属、阴沟肠杆菌、产气肠杆菌、产酸克雷伯菌、摩氏摩根菌、黏质沙雷菌。

4. 影响药效的耐药机制主要包括药物被碳青霉烯水解酶水解失活、PBPs 发生突变、细菌外膜的通透性降低及主动外排。除外碳青霉烯水解酶，对于多数β-内酰胺水解酶（包括革兰阳性菌和阴性菌所产的青霉素酶和头孢菌素酶）来说，本品是相对稳定的。尽管可能发生交叉耐药，但仍然可能有个别产碳青霉烯水解酶的菌株对本品敏感。

【药动学】

1. 24 名健康受试者静脉输注本品 500mg，得到的药动学参数有 C_{max} 为（23.0±6.6）μg/ml，$AUC_{0\sim\infty}$ 为（36.3±8.8）（μg·h）/ml。在静脉（输注时间超过 1h）给予 500mg 至 1g 的剂量范围内，本品的药动学呈线性关系。在每 8 小时静脉给予 500mg 或 1g 的剂量，重复给药 7～10d 后未发现药物蓄积。

2. 本品平均血浆蛋白结合率为 8.1%，且与血浆中的药物浓度无关。稳态分布容积为 16.8L（8.09～55.5L），与细胞外液量相近似（18.2L）。本品分布于多种组织和体液中，包括感染部位。在腹腔内及腹膜后体液中的浓度可达到或超过抑制敏感菌的浓度，其具体数据见表 1-4（只是这一发现的临床意义尚未确定）。

表 1-4　多利培南在各组织和体液中的浓度

组织或体液	剂量（mg）	输注时间（h）	采样数量[*]	采样时间[†]	浓度范围（μg/ml 或μg/g）	组织或体液中浓度与血药浓度的比值（平均值%）（范围）
腹膜后体液	250	0.5	9[‡]	30～90min[§]	3.15～52.4	0.25h：4.1（0.5～9.7），2.5h：990（173～2609）
	500	0.5	4[‡]	90min[§]	9.53～13.9	0.25h：3.3（0.0～8.1），6.5h：516（311～842）
腹膜渗出物	250	0.5	5[‡]	30～150min[§]	2.36～5.17	0.5h：19.7（0.00～47.3），4.5h：160（32.2～322）
胆囊	250	0.5	10	20～215min	BQL～1.87[¶]	8.02（0.00～44.4）
胆汁	250	0.5	10	20～215min	BQL～15.4[#]	117（0.00～611）
尿液	500	1	110	0～4h	601（BQL[#]～3360）[þ]	-
	500	1	110	4～8h	49.7（BQL[#]～635）[þ]	-

[*]除非特别说明，每名受试者仅采一份样本。[†]从开始输注算起。[‡]收集一系列的标本，为最大浓度。[§]T_{max}（达峰时间）范围。[¶]BQL（低于定量检测限）6 名患者。[#]BQL 1 名患者。[þ]中位数（范围）

3. 本品主要经去氢肽酶代谢为无活性的开环代谢产物——多利培南-M1，此代谢物的 AUC 为原药 AUC 的 18%±7.2%。在肝微粒体酶体外试验中，未检测到本品的代谢物，表明本品不是 CYP 酶系的底物。

4. 本品主要以原药经肾排出，终末 $t_{1/2}$ 为 1h，血浆清除率为（15.9±5.3）L/h，肾清除率为（10.8±3.5）L/h。本品在代谢过程中要经过肾小球滤过和肾小管的主动排泌。给予健康成人单剂量 500mg，48h 内从尿中回收原药和开环代谢物的比例分别为 70% 和 15%。给予健康成人放射性标记的本品，1 周后在粪便中回收的总放射性物质<1%。

5. 轻度（CC 为 50～79ml/min）、中度（CC 为 31～50ml/min）和重度（CC≤30ml/min）肾功能不全患者的 AUC 分别为健康受试者（CC≥80ml/min）的 1.6 倍、2.8 倍和 5.1 倍。中、重度肾功能不全患者需调整剂量。

终末期肾病患者透析后使用本品，其 AUC 为健康者的 7.8 倍。给予本品 500mg 后，本品及多利培南-M1 经透析 4h 后的透析液中分别回收 231mg 和 28mg。对透析患者调整剂量的建议尚无充足的数据提示。

6. 在肝功能不全患者中的药动学尚未确定，因其不经肝代谢，其药动学可能不受肝功能不全的影响。

7. 本品在年龄≥66 岁的 6 名男性健康老年人和 6 名女性健康老年人中进行研究，其平均 $AUC_{0\sim\infty}$ 比年轻健康者高 49%。差异可能与年龄相关的内生肌酐清除率的变化相关。

8. 性别和种族对本品药动学没有影响。

【适应证】

1. 本品仅用于治疗已被证实或者强烈怀疑由

敏感菌引起的感染，从而减少耐药细菌的增加，维持本品及其他抗菌药物的有效性。原则上应根据细菌培养所得到的敏感性信息选择或调整抗菌药物及治疗方案，但在缺乏此类数据的情况下，也可根据当地的流行病学和细菌敏感性模式凭借经验选定治疗方案。

2. 用于大肠埃希菌、肺炎克雷伯菌、铜绿假单胞菌、脆弱拟杆菌、粪拟杆菌、多形拟杆菌、单形拟杆菌、普通拟杆菌、中间链球菌、星群链球菌、微小消化链球菌引起的复杂性腹腔内感染。

3. 用于复杂性尿路感染，包括大肠埃希菌引起的肾盂肾炎，同时伴有肺炎克雷伯菌、奇异变形杆菌、铜绿假单胞菌及鲍曼不动杆菌等引起的菌血症病例。

【不良反应】

1. 可发生超敏反应及严重的过敏反应、艰难梭菌相关性腹泻、吸入使用时发生的肺炎。

2. ≥5%的不良反应为头痛、恶心、腹泻、皮疹和静脉炎。

3. 导致停药的不良反应为恶心、外阴真菌感染及皮疹。

4. ≥1%的不良反应为头痛、静脉炎、腹泻、失眠、肾损害、肾衰竭、瘙痒、皮炎、肝酶升高、口腔念珠菌病、外阴真菌感染。

5. 上市后报道的不良反应有超敏反应、中性粒细胞减少、白细胞减少、血小板减少、中毒性表皮坏死松解症、史-约综合征、间质性肺炎、癫痫发作。

【妊娠期安全等级】B。

【禁忌与慎用】

1. 对本品或者同类的其他药物有严重超敏反应或者对β-内酰胺类过敏的患者禁用。

2. 孕妇用药尚无充分、良好的对照研究资料，孕妇仅在有必要时才可使用。

3. 尚不明确本品是否可经乳汁分泌，哺乳期妇女慎用。

4. 本品在老年人中的暴露量增加，且老年人易出现肾功能减退或者肾前性氮血症，不良反应的发生风险高于其他人群，对于老年患者应调整剂量。

5. 儿童用药的安全性和有效性尚未确定。

6. 用药前后及用药时应当检查或监测老年患者或中、重度肾功能不全患者的肾功能，对于中、重度肾功能不全的患者，用药需要调整剂量。

【药物相互作用】

1. 本品主要经肾小管主动分泌和肾小球滤过随尿液排出，因此，本品如与通过相同途径排泄的其他药物合用，由于竞争性作用，可能改变本品或其他药物的血药浓度。

2. 本品与丙戊酸合用导致丙戊酸血药浓度低于治疗范围，从而增加癫痫发作的风险。基于合用中本品的药动学不受影响，在必须合用本品时，应给予足够的抗惊厥药治疗。

3. 与丙磺舒合用会导致本品血药浓度增加，不推荐同时使用。

4. 体外协同试验发现，本品拮抗其他抗生素（如左氧氟沙星、阿米卡星、复方磺胺甲噁唑、达托霉素、利奈唑胺及万古霉素）的作用或被上述抗菌药物拮抗的作用很小。

【剂量与用法】

1. 成年人常规剂量如下。

（1）对于≥18岁的成年人，本品的推荐剂量为每8小时静脉输注500mg，输注时间超过1h。

（2）复杂性腹腔内膜感染，500mg/次，每8小时1次，1h输注完，5～14d为1个疗程。用药期间，经过至少3d的输注治疗，若临床症状明显改善，可以选择适当的口服治疗药物。

（3）复杂性尿路感染（包括肾盂肾炎），500mg/次，每8小时1次，1h输注完，10d为1个疗程。对伴有菌血症的患者，疗程应持续至14d。用药期间，经过至少3d的输注治疗，若临床症状明显改善，可以选择适当的口服治疗药物。

2. 肾功能不全患者根据肌酐清除率（CC）调整剂量。

（1）CC＞50ml/min，无须调整剂量。

（2）30ml/min≤CC≤50ml/min，250mg/次，每8小时1次，静脉输注的时间＞1h。

（3）10ml/min＜CC＜30ml/min，250mg/次，每12小时1次，静脉输注的时间＞1h。

（4）CC可根据下列公式估算（公式中使用的血清肌酐应在肾功能稳定的状态下测定）：

CC=体重×（140－年龄）/72×血清肌酐（mg/100ml）

女性的肌酐清除率为男性的85%。

3. 肾功能不全的老年人应适当调整剂量，肾功能正常的老年患者，不推荐进行剂量调整。

4. 配制方法及注意事项如下。

（1）因本品注射剂中不含抑菌剂，配制过程必须在无菌条件下进行，输液亦必须遵循无菌技术操作。本品用作静脉输注的液体呈澄清、无色或微黄色，使用前必须观察溶液中有无颗粒物质及变色。液体发生变色在上述正常颜色范围内不会影响其药效。

（2）配制时，首先用 10ml 灭菌的注射用水或 0.9%氯化钠注射液溶解，轻轻振荡，形成混悬液（注意：该混悬液不能用于直接注射）。然后用带有 21 号针头的注射器抽取混悬液，将其添加到含有 0.9%氯化钠注射液或 5%葡萄糖的输液袋中，轻轻摇晃，直到液体澄清，注意控制输注速度。

（3）本品与其他药物的相容性未知，本品不能与其他药物混合或加入含有其他药物的液体中。

（4）使用无菌水或者 0.9%氯化钠注射液配制的本品混悬液在转移至输液袋之前可以保存 1h。使用 5%葡萄糖注射液稀释后，常温下可保存 4h，2～8℃下可保存 24h；稀释至 0.9%氯化钠注射液常温下可保存 12h，2～8℃可保存 72h。配制的混悬液及稀释液均不能冷冻保存。

【用药须知】

1. 如果出现超剂量使用的情况，应采取停药或给予一般支持性疗法等措施。虽然本品可以通过血液透析除去，但也不能在血液透析时使用超剂量药物。

2. β-内酰胺类抗生素可引起致命的过敏反应和皮肤反应，对多种变应原过敏的患者个体更易发生。本品治疗前详细询问患者是否对碳青霉烯类、头孢菌素类、青霉素类或其他变应原过敏。对青霉素或其他β-内酰胺类过敏的患者慎用，因β-内酰胺类抗生素与本品存在交叉过敏。

如发生过敏反应，应停药，严重的急性过敏反应需急救，给予肾上腺素及其他抢救措施，包括吸氧、静脉补液、静脉给予抗组胺药、皮质激素、胺类升压药，如临床需要，可开放气道。

3. 本品可致艰难梭菌相关性腹泻（CDAD），如怀疑或确诊 CDAD，停止正在使用的无直接对抗艰难梭菌作用的抗菌药物，给予适当的补液、电解质、蛋白质、抗艰难梭菌药物，如临床需要，进行外科评估。

4. 缺乏证据或不是高度怀疑细菌感染使用本品对患者无益，并会导致细菌耐药。

5. 与丙戊酸或丙戊酸钠合用时，导致癫痫发作概率增加。本品可降低丙戊酸钠的血药浓度，在一些病例中，即使增加剂量丙戊酸的血药浓度并不见升高。可考虑选择其他抗菌药物，如必须合用，需加强抗惊厥治疗。

6. 使用本品可能导致耐药菌生长的风险增大。

7. 有研究表明，当本品吸入给药时，会导致肺炎的发生，禁止通过该途径给予本品。

【制剂】 注射剂（粉）：250mg，500mg。

【贮藏】 贮于 25℃下，短程携带允许 15～30℃。

<u>替比培南匹伏酯（tebipenem pivoxil）</u>

本品是人工合成的口服广谱碳青霉烯类抗生素。2009 年在日本上市。

【理化性状】

1. 化学名：（1R,5S,6S）-6-[1（R）-hydroxyethyl]-1-methyl-2-[1-（2-thiazolin-2-yl）azetidin-3-ylsulfanyl]-1-carba-2-penem-3-carboxylic acid pivaloyloxymethyl ester。

2. 分子式：$C_{22}H_{31}N_3O_6S_2$。

3. 分子量：497.63。

4. 结构式如下：

本品是首个可供口服的碳青霉烯类抗菌药。用于儿童耳鼻喉和上呼吸道感染的治疗。口服，4mg/kg，2 次/日，饭后服用，如需要剂量可增至 4mg/kg，2 次/日。主要不良反应为腹泻。颗粒剂：10%。

1.3　单菌霉素类（monobactams）

这类药物又称作单环β-内酰胺类（monocyclic β-lactams）抗生素。

<u>卡芦莫南（carumonam）</u>

卡芦莫南为人工合成的单菌霉素类抗生素。

【理化性状】

1. 化学名：（Z）-（2-aminothiazol-4-yl）{[（2S,3S）-2-carbamoyloxymethyl-4-oxo-1-sulphoazetidin-3-yl]carbamoyl}methyleneamino-oxyacetic acid。

2. 分子式：$C_{12}H_{14}N_6O_{10}S_2$。

3. 分子量：466.4。

4. 结构式如下：

卡芦莫南钠（carumonam sodium）

别名：Amasulin。

【理化性状】

1. 本品为白色或浅黄色粉末，微溶于水，不溶于二氯甲烷或甲醇。2.5%水混悬液的 pH 为 3.0～4.5。

2. 化学名：（Z)-(2-aminothiazol-4-yl){[(2S,3S)-2-carbamoyloxymethyl-4-oxo-1-sulphoazetidin-3-yl]carbamoyl}methyleneamino-oxyacetic acid, disodium salt。

3. 分子式：$C_{12}H_{12}N_6Na_2O_{10}S_2$。

4. 分子量：510.4。

【药理学】本品的抗菌活性和抗菌谱类似氨曲南。

【药动学】本品供肌内注射，广泛分布于体内各种组织和体液中，尤以胆汁、胸腔积液、腹水和尿液为甚。少量药物在体内代谢为无活性的代谢物，大部分则以原药形式随尿排出。$t_{1/2}$ 约为 2.2h，肾功能不全患者或合用丙磺舒可见延长。

【适应证】主要用于治疗大肠埃希菌、枸橼酸杆菌属、克雷伯菌属、肠杆菌属、沙雷菌属、变形杆菌属、铜绿假单胞菌及流感嗜血杆菌等引起的感染、呼吸道感染、泌尿系统感染、胆管炎、胆囊炎、腹膜炎及败血症等。

【不良反应】

1. 如发现皮疹、荨麻疹、药物热等过敏反应发生，应即时停药，但罕见过敏性休克发生。

2. 恶心、腹泻偶有发生。

3. 可出现嗜酸性粒细胞增多，中性粒细胞减少，红细胞减少。少见 AST、ALT 和 BUN 升高。还有可能出现蛋白尿。

【妊娠期安全等级】B。

【禁忌与慎用】

1. 对本品过敏者应禁用。

2. 对其他β-内酰胺类抗生素过敏者应慎用。

3. 重度肾功能不全患者及老年人慎用。

4. 儿童用药的安全性及有效性尚未确定。

5. 尚未明确本品是否可经乳汁分泌，哺乳期妇

女慎用。如确需使用，应选择停药或暂停哺乳。

【药物相互作用】丙磺舒可使本品血药浓度升高，$t_{1/2}$ 延长。

【剂量与用法】

1. 可供深层肌内注射、缓慢静脉注射或输注。

2. 成人 1～2g/d，分 2 次用，重症可增至 4～6g/d。

【用药须知】

1. 本品尚未广泛用于临床，所获用药经验极有限，为防止意外，使用前应备好急救措施。

2. 中、重度肾功能不全患者，必须调整用量。

3. 用药期间，可能出现念珠菌感染。

【制剂】注射剂（粉）：0.5g，1g。

【贮藏】室温（25℃）下贮存。

1.4 四环素类（tetracyclines）

替加环素（tigecycline）

别名：Tygacil、替格环素、老虎霉素。

【理化性状】

1. 化学名：（4S,4aS,5aR,12aS)-9-[2-（tert-butylamino）aceta-mido]-4,7-bis（dimethylamino)-1,4,4a,5,5a,6,11,12a-octahydro-3,10,12,12a-tetrahydroxy-1,11-dioxo-2-naphthacenecarboxamide。

2. 分子式：$C_{29}H_{39}N_5O_8$。

3. 分子量：585.6。

4. 结构式如下：

【用药警戒】3 期及 4 期临床试验的 Meta 分析显示，本品较对照药总体死亡率升高。如确无其他可选择方案，才能使用本品。

【药理学】

1. 本品通过与细菌的 30S 核糖体亚单位结合，阻断氨基酰 tRNA 分子进入核糖体 A 位，这会阻止氨基酸残基结合到延长的肽链里。这种替换形式在天然的或半合成的四环素中是不存在的，因此，本品具有某些独特的抗微生物学特性。本品可减少耐药菌的产生，维持本品和其他抗菌药的有效性，但仅用于被确诊或被强烈怀疑的细菌所引起感染的治疗。本品对多种耐药菌均具有活性。

2. 本品抗菌谱广，如下所示。

（1）需氧和兼性厌氧革兰阳性菌，有粪肠球菌（用于对万古霉素敏感或耐药的分离株）、鸟肠球菌、屎肠球菌（用于对万古霉素敏感或耐药的分离株）、铅黄肠球菌、鹑鸡肠球菌、单核细胞增多性李斯特菌、表皮葡萄球菌（对甲氧西林敏感或耐药的菌株）、溶血性链球菌、金黄色葡萄球菌（对甲氧西林敏感的或耐药的分离株）、无乳链球菌、咽峡炎链球菌、化脓性链球菌。

（2）需氧和兼性厌氧革兰阴性菌，有弗氏枸橼酸杆菌、阴沟肠杆菌、大肠埃希菌、奥克西托克雷伯杆菌、鲍曼不动杆菌、嗜水气单胞菌、克氏枸橼酸杆菌、产气肠球菌、多杀巴斯德菌、黏质沙雷菌、嗜麦芽窄食单胞菌。

（3）厌氧菌，有脆弱拟杆菌、吉氏拟杆菌、卵形拟杆菌、多形拟杆菌、单形拟杆菌、普通拟杆菌、产气荚膜梭菌和微小消化链球菌、卟啉菌属和普雷沃菌属。

（4）其他细菌，有脓肿分枝杆菌、龟分枝杆菌和偶发分枝杆菌。

【药动学】

1. 在 30～60min 静脉输注单剂量本品 100mg 及多剂量（开始 100mg，以后每 12 小时给予 50mg）后，其主要药动学参数见表 1-5。

表 1-5　替加环素药动学参数

参数	单剂量（$n=224$）	多剂量（$n=103$）
	100mg	50mg
C_{max}（μg/ml）[a]	1.45（22%）	0.87（27%）
C_{max}（μg/ml）[b]	0.90（30%）	0.63（15%）
AUC[（μg·h）/ml]	5.19（36%）	-
$AUC_{0\sim24h}$[（μg·h）/ml]	-	4.70（36%）
C_{min}（μg/ml）	-	0.13（59%）
$t_{1/2}$（h）	27.1（53%）	42.4（83%）
CL（L/h）	21.8（40%）	23.8（33%）
CL_r（ml/min）	38.0（82%）	51.0（58%）
V_d（L）	568（43%）	639（45%）

[a] 指在 30min 内静脉输注完毕；[b] 指在 60min 内静脉输注完毕

2. 本品的蛋白结合率为 71%～89%，V_{ss} 较大（500～700L，相当于 7～9L/kg），显示本品可分布到全身各种组织中。33 名健康志愿者接受本品

100mg 后，接着每 12 小时给予 50mg，可见到肺泡细胞里的 $AUC_{0\sim12h}$［134（μg·h）/ml］约高于血清 $AUC_{0\sim12h}$ 的 78 倍，上皮细胞衬液的 $AUC_{0\sim12h}$［2.28（μg·h）/ml］约比血清 $AUC_{0\sim12h}$ 高 32%，在皮肤水疱液中的本品 $AUC_{0\sim12h}$ 为 1.61（μg·h）/ml，低于健康者血清 $AUC_{0\sim12h}$ 26%。单剂量研究中，在针对摘除组织接受择期手术或医学处置之前给予志愿者静脉注射本品 100mg 4h 后，胆囊、肺部、结肠中的药物浓度分别是血药浓度的 3.8 倍、8.6 倍和 2.1 倍，而滑囊液和骨组织中的药物浓度分别较低于血药浓度的 0.58 倍和 0.35 倍。

3. 本品代谢较少，在肝内仅有痕量的代谢物形成，以葡糖醛酸化物、N-乙酰代谢物和本品差向异构体形式随粪便和尿液排出者，均不超过 10%，肝功能不全患者排泄减慢。本品主要通过粪便排出原药和代谢物，占总用量的 59%，其次随尿液排出原药和葡糖醛酸化物。中度肝功能不全患者的全身清除减少 25%，$t_{1/2}$ 约延长 23%。重度肝功能不全患者的全身清除减少 55%，$t_{1/2}$ 约延长 43%。据上所述，轻中度肝功能不全患者不必调整剂量，重度肝功能不全患者开始可给予 100mg，但以后每隔 12h 只能续用 25mg，并应严密观察。肾功能不全患者和老年人不必调整剂量。

【适应证】本品主要用于 18 岁以上成年患者由敏感菌引起的多种感染。

【不良反应】

1. 头痛、腰痛、发热、寒战、感染、疼痛、乏力和休克。

2. 高血压、低血压、心动过缓和心动过速。

3. 恶心、呕吐、食欲缺乏、腹痛、消化不良、便秘、腹泻、口干和黄疸。

4. 贫血、白细胞增多、血小板增多、血小板减少、活化部分凝血活酶时间延长、凝血酶原时间延长、嗜酸性粒细胞增多、国际标准化比值（international normalized ratio，INR）增加。

5. 碱性磷酸酶、淀粉酶、胆红素、血 BUN、肌酐、乳酸脱氢酶、ALT 和 AST 等升高，外周水肿、低血糖、高血糖、低钾血症、低蛋白血症、低钙血症和低钠血症。

6. 头晕、失眠、嗜睡、味觉颠倒、呼吸困难和咳嗽加剧。

7. 皮肤瘙痒、药疹、出汗和变态反应。

8. 阴道念珠菌病、阴道炎和白带异常。

9. 注射部位水肿、炎症、脓肿、疼痛和注射部位静脉炎及血栓性静脉炎。

10. 在动物实验中，可见红细胞、网织红细胞、白细胞和血小板减少，与骨髓细胞过少有关。这些改变在给药 2 周后可以逆转。

11. 尚无本品发生光敏的报道。

【妊娠期安全等级】D。

【禁忌与慎用】

1. 对本品过敏者禁用。

2. 18 岁以下儿童不推荐使用。

3. 牙齿发育期使用本品可使牙齿永久性变色，怀孕后期妇女、哺乳期妇女、婴儿及 8 岁以下儿童应避免使用。

4. 对四环素类药物过敏者、重度肝功能不全患者慎用。

【药物相互作用】

1. 本品不影响 CYP1A2、CYP2C8、CYP2C9、CYP2C19、CYP2D6 和 CYP3A4，因此，不影响经这些酶代谢药物的代谢。

2. 本品的清除也不受 CYP 抑制剂或诱导剂的影响。

3. 本品合用华法林，并未明显改变后者的 INR，但仍应监测凝血酶原时间。

4. 与口服避孕药合用可导致避孕药失效。

5. 本品可与多巴酚丁胺、多巴胺、乳酸林格液、利多卡因、氯化钾、雷尼替丁或茶碱通过"Y"形输液器配伍使用。

6. 本品不可与两性霉素 B、氯丙嗪、甲泼尼龙或伏立康唑同时使用。

【剂量与用法】

1. 一般先用 0.9%氯化钠注射液或 5%葡萄糖注射液 5.3ml 溶解本品 50mg，使药物浓度不超过 10mg/ml，轻轻旋转安瓿，然后再加入 100ml 输液中备用。

2. 推荐起始的静脉输注剂量为 100mg，以后每次 50mg，每 12 小时给药 1 次，一般在 30～60min 输完。疗程根据感染部位和轻重程度而定，一般为 5～14d。

3. 对重度肝功能不全患者需调整本品的用量，开始可给予 100mg，以后每隔 12h 应减至 25mg。对肾功能不全患者不必调整剂量。

4. 新配的输液应呈现绿色或橙色，如颜色不符，应弃之。输液置于室温下仅能保存 6h，如贮于 2～8℃，可保存 24h。如果有多种药物须通过同一条静脉通道输入，应在本品输注完毕时，用 0.9%氯化钠注射液或 5%葡萄糖注射液冲洗输注泵后，才能灌入另一种药液，以策安全。

【用药须知】

1. 本品的结构类似四环素，因此可能发生类似四环素的不良反应，具体应参考有关资料。

2. 用药前，必须进行细菌培养，准确抗菌，如无根据地、经验性用药，不仅无益，还会导致耐药性。

3. 和四环素一样，本品用于牙齿发育期（妊娠后半期、婴儿和 8 岁以下的儿童时期）可引起牙齿永久性变色，应绝对避免。

4. 本品可扰乱肠道正常菌群，引起梭状芽孢杆菌的过度繁殖，诱发不同程度的假膜性小肠结肠炎，甚至危及生命。因此，对用药后出现腹泻的患者应谨防此症的出现。轻者停用本品，中、重度者应考虑补充液体、电解质及蛋白质的支持治疗。

5. 本品大剂量使用可致恶心、呕吐，应避免过量。

6. 对于患有并发症的腹腔内感染时，单用本品治疗可能继发肠穿孔和脓毒症休克。此时应找出合并感染的病原体，对准病原体用药。

7. 本品不易通过透析清除。

8. 配制好的输液在室温下保存不可超过 6h，在 2～8℃下可保存 24h。

【制剂】注射剂：5ml∶50mg。

【贮藏】贮于 20～25℃。

1.5 大环内酯类（macrolides）

泰利霉素（telithromycin）

别名：Ketek。

本品属于大环内酯类抗生素衍生的新一族酮内酯类（ketolides）中最新的一种，属于具有杀菌作用的酮酯类抗生素，于 2001 年 10 月在德国首次上市。

【理化性状】

1. 化学名：（3aS,4R,7R,9R,10R,11R,13R,15R,15aR）-4-ethyloctahydro-11–methoxy -3a,7,9,11,13,15-hexamethyl-1-{4-[4-（3-pyridyl）imidazol-1-yl]butyl}-10-{[3,4,6-trideoxy-3-（dimeth-ylamino）-β-D-xylo-hexopyranosyl]oxy}-2H-oxacyclotetradecino[4,3-d][1,3]oxazole-2,6,8,14（1H,7H,9H）-tetrone。

2. 分子式：$C_{43}H_{65}N_5O_{10}$。

3. 分子量：812.0。

4. 结构式如下：

【用药警戒】

1. 本品禁用于重症肌无力患者，可导致该类患者呼吸衰竭甚至死亡。

2. 为减少耐药，本品只能用于治疗已被证实或高度怀疑的细菌感染。

【药理学】

1. 本品可与 50S 核糖体亚单位结合，阻止肽链延伸，抑制细菌的蛋白合成。其 C_3-红霉支糖位置的酮官能团可避免耐 MLSB 的菌株产生耐药性，并可能增强对耐红霉素菌株的抗菌活性。6 位上的甲氧基可使本品的酸稳定性优于其他大环内酯类药。

2. 本品对革兰阳性球菌具有突出的活性。在浓度＜15μg/ml 时就能有效地对抗衣氏放线菌、溶齿放线菌、解脲类杆菌、梭杆菌和大多数消化链球菌。对常见的呼吸道病原体（如肺炎链球菌、化脓性链球菌、金黄色葡萄球菌、流感嗜血杆菌、肺炎衣原体、肺炎支原体、军团菌）均有很强的抗菌活性。

【药动学】

1. 口服本品后可迅速被吸收，在口服 800mg 后平均 1.25h（1～3h）即可获得血药峰值（2μg/ml）。食物不会影响本品在胃肠道的吸收，当剂量为每天 600mg 或 800mg 时，约 5d 扁桃体、肺及支气管组织内和体液中的药物即可达到最高浓度。

2. 本品口服后可广泛分布全身体液和组织中，并在组织中维持较高的浓度，同时还迅速进入呼吸系统。给药后 2～24h，支气管肺组织的浓度仍高于常见呼吸道病原体的 MIC。其血浆蛋白结合率为 60%～70%。本品在目标组织中的浓度高于血药浓度，这足以表明当本品的血药浓度低于 MIC 后仍然保持一定的药物活性。

3. 本品的药动学属于二室消除的三相模型，其 $t_{1/2}$ 为 2～3h，终末 $t_{1/2}$ 约为 9.7h。肾清除率为 14.38L/h。服药 2～3d 可达到稳态血药谷值。CYP3A4 和非 CYP 酶均参与了本品的体内代谢，代谢物中的 93%随粪便排出，少量出现在尿中。

【适应证】
用于治疗敏感微生物引起的肺炎、咽炎、扁桃体炎、慢性支气管炎急性发作和急性鼻窦炎。

【不良反应】

1. 消化道　恶心、呕吐、腹痛、腹泻、消化不良、食欲缺乏、舌炎、口干、口腔炎及口腔念珠菌感染、假膜性小肠结肠炎。

2. 神经系统　嗜睡、失眠、头痛、眩晕、多汗、焦虑。

3. 肝胆系统　ALT 升高、AST 升高，胆汁淤积型肝炎、血胆固醇、胆红素或碱性磷酸酶升高，嗜酸性粒细胞增多，一般不出现症状，而且是可逆的。

4. 全身　周身酸软、乏力。

5. 眼　视物模糊、聚焦困难、复视，多为轻中度；再度用药时可逆性加重，但较为少见。

6. 循环系统　低血压、心动过缓。

7. 生殖系统　有可能发生真菌性阴道炎。

8. 皮肤　感觉异常、瘙痒、荨麻疹、血管神经性水肿、多形性红斑。

9. 其他　嗜酸性粒细胞增多。

【妊娠期安全等级】C。

【禁忌与慎用】

1. 对本品或大环内酯类抗生素过敏者禁用。

2. 患有先天性 QT 间期延长的患者禁用。

3. 正在腹泻的患者慎用。

4. 孕妇只有潜在的益处大于对胎儿伤害的风险时才可使用。

5. 尚不明确本品是否经乳汁分泌，哺乳期妇女应权衡利弊，选择停药或停止哺乳。

6. ＜12 岁儿童用药的安全性尚未确定。

【药物相互作用】

1. CYP3A4 参与了本品的代谢，因此，合用 CYP3A4 抑制剂伊曲康唑等均会使本品的血药浓度和 AUC 升高。

2. 本品是 CYP2D6 和 CYP3A4 的抑制剂，尽管临床报道不多，但与本品的相互作用和与红霉素相似。

3. 本品不可合用能使 QT 间期延长的药物。

4. 本品可升高西沙必利、匹莫齐特、阿司咪唑及特非那定的血药浓度，增加发生心律失常的风险，不可合用。

5. 本品不能与可以诱导 CYP3A4 的药物（如利福平）合用。

6. 本品不可合用经 CYP3A4 代谢的他汀类（如阿伐他汀、洛伐他汀、辛伐他汀等），因可升高后者的血药浓度。

7. 本品可升高秋水仙碱的血药浓度，合用时应注意。

8. 本品可升高地高辛的血药浓度，合用时应监测地高辛的血药浓度。

9. 本品与经 CYP3A4、CYP2D6 代谢的钙通道阻滞剂合用，可导致低血压和心律失常，应谨慎合用。

10. 本品可升高麦角生物碱衍生物的血药浓度，导致麦角中毒。

【剂量与用法】 成人口服 800mg，1 次/日，疗程 5～10d。

【用药须知】

1. 本品可导致肝毒性，甚至需要进行肝移植，密切监测患者肝炎的症状和体征，使用本品或其他大环内酯类发生过肝毒性的患者，不能再次使用本品。

2. 对 CC≥30ml/min 的肾功能不全或接受肾透析的患者，药量应减半，或给予 500mg/d。

3. 本品可导致艰难梭菌相关性腹泻，如怀疑，应立即停药，补充液体、电解质、蛋白质，服用抗艰难梭菌药物，必要时进行外科评价。

【制剂】 片剂：400mg。

【贮藏】 贮于 25℃ 下，短程携带允许 15～30℃。

非达米星（fidaxomicin）

别名：非达霉素、Dificid、Lipiarmycin。

本品为口服有效的大环内酯类抗生素。

【理化性状】

1. 本品为白色粉末，溶于乙醇、甲醇、二甲基甲酰胺、二甲基亚砜，水中溶解度有限。

2. 化 学 名：oxacyclooctadeca-3,5,9,13,15-pentaen-2-one,3-[[[6-deoxy-4-O-（3,5-dichloro-2-ethyl-4,6-dihydroxybenzoyl)-2-O-methyl-β-D-mannopyranosyl] oxy]methyl]-12-[[6-deoxy-5-C-methyl-4-O-（2-methyl-1-oxopropyl） -β-D-lyxo- hexopyranosyl] oxy]-11-ethyl-8-hydroxy-18-[（1R）-1-hydroxyethyl]-9,13,15-trimethyl-,（3E,5E,8S,9E,11S, 12R,13E,15E,18S）。

3. 分子式：$C_{52}H_{74}Cl_2O_{18}$。

4. 分子量：1058.04。

5. 结构式如下：

【药理学】 本品对艰难梭菌具有杀灭作用，通过抑制 RNA 聚合酶继而抑制 RNA 的合成而发挥抗菌作用。

【药动学】

1. 口服吸收差，在治疗剂量下，本品及主要代谢产物 OP-1118 的血药浓度均在 ng/ml 范围内。临床试验中，接受本品治疗的患者，本品和 OP-1118 的 C_{max} 较健康志愿者高 2～6 倍。每次给予 200mg，2 次/日，10d 后，OP-1118 的 C_{max} 较第 1 日高 50%～80%，但本品的血药浓度在第 1 日与第 10 日相似。

2. 高脂饮食与空腹给药相比，本品和 OP-1118 的 C_{max} 分别降低 21.5% 和 33.4%，但 AUC 未改变。口服给药后，本品主要局限于胃肠道。在 2 次/日用药 10d 后，最后 1 剂后的 24h 粪便中，本品和 OP-1118 的浓度分别为 639～2710μg/g 和 213～1210μg/g。本品和 OP-1118 的血药浓度分别为（1～5h）2～179ng/ml 和 10～829ng/ml。本品主要在异丁酰基部位水解，转化为主要活性代谢产物 OP-1118。这种水解不需 CYP 参与，在治疗剂量下 OP-1118 在循环中占主导地位。

3. 本品主要随粪便排泄，单剂量给予 200mg 或 300mg，约 92% 的剂量随粪便排除，0.59% 的剂量以 OP-1118 随尿排出。

4. 老年患者（≥65 岁）服用本品后，本品和 OP-1118 的 C_{max} 约为非老年患者（<65 岁）的 2～4 倍，但仍然在 ng/ml 范围内。性别对本品和 OP-1118 的 T_{max} 无影响。肾功能不全患者不必调节剂量，肾功能对本品和 OP-1118 的 C_{max} 无影响。

5. 未对肝功能不全患者进行安全性评价。因为本品和 OP-1118 在肝内代谢极少，肝功能不全对本品和 OP-1118 的代谢影响并不明显。

【适应证】 用于 18 岁以上成年患者艰难梭菌相关性腹泻（CDAD）的治疗。

【不良反应】

1. 血液和淋巴系统症状　贫血、中性粒细胞减少。

2. 胃肠道症状　恶心、呕吐、腹痛、消化道出血、腹胀、消化不良、胃肠胀气、肠梗阻、吞咽困难。

3. 其他　高血糖、代谢性酸中毒、皮疹、瘙痒。

【妊娠期安全等级】B。

【禁忌与慎用】

1. 孕妇只有明确需要时方可使用。

2. 尚不明确本品是否经乳汁分泌，哺乳期妇女应权衡利弊，选择停药或暂停哺乳。

3. 18 岁以下患者用药的安全性和有效性尚未确定。

【药物相互作用】

1. 本品及其主要代谢产物 OP-1118 均为 P-糖蛋白（P-gp）的底物，但临床合用 P-gp 的抑制剂和本品后，在安全性和疗效上并无显著影响。因此，合用 P-gp 的抑制剂时，无须调整本品剂量。

2. 与环孢素合用时，本品与 OP-1118 的血药浓度可显著增加，但仍维持在 ng/ml 水平。

3. 与地高辛、咪达唑仑、奥美拉唑和华法林合用时，本品的药动学参数无明显变化，因此，无须调整本品剂量。

【剂量与用法】对 18 岁以上成年患者的推荐治疗剂量为口服 200mg/次，2 次/日，疗程 10d，与或不与食物同服均可。

【用药须知】

1. 本品的全身吸收较差，故不可用于全身感染的治疗。

2. 本品不受年龄、性别、肾功能不全或肝功能不全的影响，无须调整给药剂量。

3. 无确凿证据诊断的艰难梭菌感染者使用本品无益，且可诱导细菌耐药。

【制剂】片剂：200mg。

【贮藏】贮于 20～25℃下，短程携带允许 15～30℃。

1.6　糖肽类（glycopeptides）

奥利万星（oritavancin）

本品为糖肽类抗生素，2014 年 8 月 6 日美国 FDA 批准上市。临床用其磷酸盐。

【理化性状】

1. 化学名：（4R）-22-O-（3-amino-2,3,6-trideoxy-3-C-methyl-α-L-arabinohexopyranosyl）-N3-（p-（p-chlorophenyl）benzyl）vancomycin。

2. 分子式：$C_{86}H_{97}Cl_3N_{10}O_{26}$。

3. 分子量：1793.1。

4. 结构式如下：

磷酸奥利万星（oritavancin phosphate）

别名：Orbactiv。

【理化性状】

1. 化学名：（4R）-22-O-（3-amino-2,3,6-trideoxy-3-C-methyl-α-L-arabinohexopyranosyl）-N3-（p-（p-chlorophenyl）benzyl）vancomycin phosphate salt（1：2）。

2. 分子式：$C_{86}H_{97}N_{10}O_{26}Cl_3 \cdot 2H_3PO_4$。

3. 分子量：1989.09。

【药理学】

1. 通过结合至肽聚糖前体上的抑制肽而抑制转糖基作用（细胞壁生物合成的步骤）。

2. 通过结合至细胞壁的肽桥片段，抑制细胞壁生物合成的转肽步骤（交联）。

3. 破坏细菌细胞膜完整性，导致细胞除极、通透性增加，最终导致细胞死亡。

上述多重机制对本品浓度依赖型杀菌作用均有贡献。

【药动学】

1. 静脉给予本品 1200mg 后，$t_{1/2\alpha}$为 2.29h，$t_{1/2\beta}$为 13.4h，$t_{1/2\gamma}$为 245h，血药峰值可达 138μg/ml。$AUC_{0\sim24}$为 1110（μg·h）/ml。

2. 本品蛋白结合率约为 85%。分布容积约为 87.6L，提示本品广泛分布于组织中。皮肤水疱液中的浓度约为血药浓度的 20%。

3. 本品不被代谢，以原药随尿液和粪便排泄。本品的终末 $t_{1/2}$ 约为 245h，清除率约 0.445L/h。

【适应证】用于治疗由下列易感分离株革兰阳性微生物所致急性细菌性皮肤和皮肤结构感染

（ABSSSI）成年患者的治疗：金黄色葡萄球（包括甲氧西林易感和甲氧西林耐药分离株），化脓性链球菌、无乳链球菌、停乳链球菌、咽峡炎链球菌群（包括咽峡炎链球菌、中间型链球菌和星座链球菌）和粪肠球菌（仅万古霉素易感分离株）。

【不良反应】

1. 常见不良反应包括腹泻、恶心、呕吐、注射部位反应、头晕、头痛、AST 及 ALT 升高、心动过速、脓肿（下肢和皮下）、注射部位静脉炎。

2. 少见不良反应包括贫血、嗜酸性粒细胞增多、皮疹、外周水肿、超敏性反应、骨髓炎、总胆红素增加、高尿酸血症、低血糖、腱鞘炎、肌痛、支气管痉挛、喘息、荨麻疹、血管神经性水肿、多形性红斑、瘙痒、白细胞破碎性血管炎（leukocytoclastic vasculitis）。

【妊娠期安全等级】 C。

【禁忌与慎用】

1. 对本品过敏者禁用。

2. 在妊娠期妇女中无适当和对照良好试验。妊娠期间只有潜在获益胜过对胎儿潜在风险才能使用。

3. 动物实验本品可经乳汁分泌，尚不确定是否可经人乳汁分泌，孕妇慎用。

4. 18 岁以下儿童的有效性和安全性尚未确定。

5. 48h 内使用过肝素的患者禁用，因本品可影响 INR 和 APTT 的测定，可出现错误的检验结果。事实上本品对凝血无影响。

【药物相互作用】 本品是弱效 CYP2C9、CYP2C19 抑制剂和弱效 CYP3A4、CYP2D6 诱导剂。同时给予经上述酶代谢的治疗窗窄的药物（如华法林）时应谨慎。

【剂量与用法】 1200mg/d，先用注射用水溶解至 10mg/ml，再用 5% 葡萄糖注射液稀释至 1.2mg/ml，经 3h 静脉输注。本品不可用 0.9% 氯化钠注射液稀释，因可产生沉淀。

【用药须知】 全身性使用抗生素可导致艰难梭菌相关性腹泻，如有怀疑，应立即停药，补充电解质，给予抗艰难梭菌药物。

【制剂】 注射剂（粉）：400mg。

【贮藏】 贮于 20~25℃ 下，短程携带允许 15~30℃。

特拉万星（telavancin）

本品为糖肽类抗生素，2009 年 9 月美国 FDA 批准上市。临床用其盐酸盐。

【理化性状】

1. 化学名：vancomycin,*N*3"-[2-（decylamino）ethyl]-29-[（phosphono-methyl）-amino]-methyl。

2. 分子式：$C_{80}H_{106}Cl_2N_{11}O_{27}P$。

3. 分子量：1755.6。

4. 结构式如下：

盐酸特拉万星（telavancin hydrochloride）

【理化性状】

1. 本品为白色或微带颜色的无定形粉末。

2. 化学名：vancomycin,*N*3"-[2-（decylamino）ethyl]-29-[[（phosphono-methyl）-amino]-methyl]-hydrochloride。

3. 分子式：$C_{80}H_{106}Cl_2N_{11}O_{27}P \cdot x$HCl（$x = 1~3$）。

【药理学】

1. 通过抑制细菌细胞壁形成肽聚糖聚合物而发挥作用。本品还可通过损伤原生质体（protoplast）的胞质膜（cytoplasmic membrane）和通过抑制细菌的 RNA 合成而发挥作用。本品主要对繁殖期细菌产生杀菌作用。

2. 葡萄球菌中的金黄色葡萄球菌和表皮葡萄球菌（包括耐甲氧西林的菌株）、肺炎链球菌、化脓性链球菌和 B 族链球菌的某些菌株对本品均敏感。本品对甲型溶血性链球菌和肠球菌（如粪肠球菌）仅有抑菌作用，而无杀菌作用。

3. 艰难梭菌对本品通常高度敏感，而其他梭状芽孢杆菌的敏感程度则稍逊。多种放线菌属、炭疽杆菌、多种棒状杆菌属、某些乳酸杆菌和李斯特菌通常敏感。

【药动学】

1. 经 1h 静脉给予本品 10mg/kg 后，$t_{1/2}$ 为（8.0±1.5）h，C_{max} 为（93.6±14.2）μg/ml。$AUC_{0~24h}$ 为（666±107）（μg·h）/ml，清除率为（13.9±

2.9）ml/（kg·h），分布容积为（145±23）ml/kg。

2. 本品蛋白结合率约为 90%，与血药浓度有关，与肝、肾功能无关。给予本品 7.5mg/kg 3d 后，皮肤疱液中的浓度为血药浓度的 40%

3. 本品的代谢途径尚不明确，3-羟基代谢产物只占尿液中总放射性的不足 10%，血液中的 2%。本品主要通过肾排泄（76%），随粪便排泄极少（＜1%）。

【适应证】

1. 用于治疗由下列易感分离株革兰阳性微生物所致急性细菌性皮肤和皮肤结构感染（ABSSSI）成年患者的治疗：金黄色葡萄球（包括甲氧西林易感和甲氧西林耐药分离株）、化脓性链球菌、无乳链球菌、咽峡炎链球菌群（包括咽峡炎链球菌、中间型链球菌和星座链球菌）和粪肠球菌（仅万古霉素易感分离株）。

2. 用于治疗成人金黄色葡萄球菌引起的医院获得性肺炎和社区获得性肺炎。

【不良反应】

1. 严重不良反应包括肾毒性、过敏反应和艰难梭菌相关性腹泻。

2. 常见不良反应包括寒战、恶心、呕吐、腹泻、食欲缺乏、味觉障碍、泡沫尿。

【妊娠期安全等级】 C。

【禁忌与慎用】

1. 对本品过敏者禁用。

2. 孕妇只有益处大于对胎儿潜在风险时方可使用。

3. 尚不确定本品是否可经人乳汁分泌，孕妇慎用。

4. 18 岁以下儿童的有效性和安全性尚未确定。

5. 对万古霉素过敏者慎用。

6. 本品可致 QTc 间期延长，先天性长 QT 间期综合征、QTc 间期延长者、严重的左心室肥大、失代偿性心力衰竭应避免使用。

【药物相互作用】 慎与延长 QT 间期的药物合用。

【剂量与用法】

1. 推荐剂量为 10mg/kg，经 60min 静脉输注，每 24 小时 1 次，复杂皮肤感染疗程 7～14d，肺炎疗程 7～21d。CC 为 30～50ml 者剂量降低至 7.5mg/kg，每 24 小时 1 次；CC 为 10～29ml 者剂量降低至 5mg/kg，每 24 小时 1 次。

2. 本品应用 5%葡萄糖注射液、注射用水或 0.9%氯化钠注射液稀释至 15mg/ml 后静脉输注。

【用药须知】

1. 在临床试验中，中、重度肾功能不全患者治疗获得性肺炎的死亡率升高。

2. 本品可导致肾毒性，使用过程中应监测肾功能。

3. 使用本品可出现过敏反应或输液反应，如出现过敏反应应立即停药，出现输液反应应停药或减慢输注速度。

4. 监测艰难梭菌相关性腹泻的症状和体征，如有怀疑，应停药，给予补液和治疗艰难梭菌感染的药物，必要时进行外科评价。

【制剂】 注射剂（粉）：250mg，750mg。

【贮藏】 贮于 2～8℃下，短程携带允许不超过 25℃，避免过热。

盐酸达巴万星（dalbavancin hydrochloride）

别名：Dalvance。

本品为糖肽类抗生素，2014 年 5 月由美国 FDA 批准上市。

【理化性状】

1. 本品为五种有活性的同系物的混合物（A₀、A₁、B₀、B₁和 B₂）。

2. 化学名（B₀）：5,31-dichloro-38-de（methoxycarbonyl）-7-demethyl-19-deoxy-56-*O*[2- deoxy-2-[（10-methylundecanoyl）amino]-β-D- glucopyranuronosyl]-38-[[3-（dimethylamino）propyl] carbamoyl]-42-*O*-α-D-mannopyranosyl-15-*N*-methyl（ristomycin A aglycone）hydrochloride。

3. 分子式及分子量见表 1-6。

4. 结构式如下：

【药理学】 本品为万古霉素衍生物，作用机制同万古霉素。

表 1-6　分子式及分子量

同系物	R_1	R_2	分子式	分子量
A_0	$CH(CH_3)_2$	H	$C_{87}H_{98}N_{10}O_{28}Cl_2 \cdot 1.6HCl$	1802.7
A_1	$CH_2CH_2CH_3$	H	$C_{87}H_{98}N_{10}O_{288}Cl_2 \cdot 1.6HCl$	1802.7
B_0	$CH_2CH(CH_3)_2$	H	$C_{88}H_{100}N_{10}O_{28}Cl_2 \cdot 1.6HCl$	1816.7
B_1	$CH_2CH_2CH_2CH_3$	H	$C_{88}H_{100}N_{10}O_{28}Cl_2 \cdot 1.6HCl$	1816.7
B_2	$CH_2CH(CH_3)_2$	CH_3	$C_{89}H_{102}N_{10}O_{28}Cl_2 \cdot 1.6HCl$	1830.7

【药动学】

1. 静脉给予本品 1000mg 后，$t_{1/2}$ 为 346（CV 为 16.5%）1.5h，C_{max} 为 287mg/ml（CV 为 13.9%）。$AUC_{0\sim24h}$ 为 3185（mg·h）/ml（CV 为 12.8%），$AUC_{0\sim168h}$ 为 11 160（mg·h）/ml（CV 为 41.1%），清除率为 0.051 3L/h。

2. 本品蛋白结合率约为 93%，与血药浓度及肝、肾功能无关，主要与白蛋白结合。给予本品 1000mg 7d 后，皮肤疱液中的浓度为 30mg/L。

3. 本品不是 CYP 酶的底物，也不是 CYP 酶的抑制剂和诱导剂。给药后 70d 内粪便中排泄给药剂量的 20%。给药后 42d 内随尿液排出给药剂量的 33%，其中 12% 为羟基达巴万星，余为原药。

【适应证】用于治疗急性皮肤及皮肤结构感染。

【不良反应】

1. 常见不良反应包括恶心、呕吐、腹泻、头痛、皮疹、瘙痒。

2. 少见贫血、出血性贫血、白细胞减少、中性粒细胞减少、血小板减少、瘀斑、嗜酸性粒细胞增多、血小板增多、胃肠道出血、黑粪症、便血、腹痛、输注反应、肝毒性、过敏反应、艰难梭菌感染、口腔念珠菌病、阴道真菌感染、肝酶升高、碱性磷酸酶升高、INR 升高、低血糖、头晕、荨麻疹、支气管痉挛、潮红、静脉炎、伤口出血。

【妊娠期安全等级】C。

【禁忌与慎用】

1. 对本品过敏者禁用。

2. 孕妇只有益处大于对胎儿潜在风险时方可使用。

3. 尚不确定本品是否可经人乳汁分泌，孕妇慎用。

4. 18 岁以下儿童的有效性和安全性尚不确定。

【剂量与用法】

1. 推荐剂量为 1000mg，经 30min 静脉输注，1 周后给予 500mg。CC＜30ml/min 者，首剂 750mg，1 周后给予 375mg。

2. 本品应先用注射用水溶解，之后用 5% 葡萄糖注射液稀释至 1～5mg/ml 后静脉输注。本品不可用含氯化钠或其他电解质的注射液稀释。

【用药须知】

1. 本品可导致肝毒性，使用过程中应监测肝功能。

2. 使用本品可出现过敏反应或输液反应，如出现过敏反应应立即停药，出现输液反应应停药或减慢输注速度。

3. 监测艰难梭菌相关性腹泻的症状和体征，如有怀疑，应停药，给予补液和治疗艰难梭菌感染的药物，必要时进行外科评价。

【制剂】注射剂（粉）：500mg。

【贮藏】贮于 25℃下，短程携带允许不超过 15～30℃，避免过热。

1.7　其他抗生素（miscellaneous antibiotics）

达托霉素（daptomycin）

别名：Cidecin、Cubicin。

本品是从 *reseosporus* 链霉菌的发酵液中提取的，属于环脂肽类抗生素，具有独特的环状结构。

【理化性状】

1. 化学名：*N*-de-canoyl-L-tryptophyl-L-asparaginyl-L-aspartyl-L-threonylglycyl-L-or-nithyl-L-aspartyl-D-alanyl-L-aspartylglycyl-D-seryl-threo-3-methyl-L-glutamyl-3-anthraniloyl-L-alanine 1.13-3.4-lactone。

2. 分子式：$C_{72}H_{101}N_{17}O_{26}$。

3. 分子量：1620.7。

4. 结构式如下：

【药理学】

1. 本品能干扰细胞膜对氨基酸的转运,继而阻碍细菌细胞壁肽聚糖和胞壁酸的生物合成,改变细胞膜的电位。本品还能破坏细菌细胞膜,使膜内的内容物外泄,使细菌无法继续生存。

2. 只有革兰阳性菌对本品敏感,包括对甲氧西林敏感和耐药的金黄色葡萄球菌、凝固酶阴性葡萄球菌,对苯唑西林耐药的金黄色葡萄球菌和表皮葡萄球菌,对糖肽类敏感的葡萄球菌,对甲氧西林耐药的肠球菌,对青霉素敏感或耐药的肺炎链球菌、甲型溶血性链球菌、化脓性链球菌、无乳链球菌、C 族和 G 族链球菌、嗜酸乳酸杆菌、嗜酪蛋白乳酸杆菌鼠李糖亚种,对万古霉素敏感或耐药的粪肠球菌。本品对单核细胞增多性李斯特菌的活性较差。

【药动学】

1. 经静脉分别按 4mg/kg、6mg/kg 和 8mg/kg 给药,7d 后血药浓度可分别达到 57.8μg/ml、98.6μg/ml 和 133μg/ml,T_{max} 分别为 0.8h、0.5h 和 0.5h,平均稳态血药谷值分别为 5.9μg/ml、9.4μg/ml 和 14.9μg/ml,AUC 分别为 494（μg·h）/ml、747（μg·h）/ml 和 1130（μg·h）/ml。肾功能不全患者的 AUC 较大。

2. 本品的蛋白结合率为 90%～95%,与药物浓度的高低无关。本品的穿透力弱,V_d 小。心内膜炎和菌血症患者的 V_d 为 0.21L/kg,健康者的 V_d 为 0.12L/kg,其原因尚不清楚。据推测,本品经肾而不经肝代谢。静脉给药 0.5～6mg/kg 后,约有 80% 的给药量随尿液排出,随粪便排出者仅占 5%～5.7%。本品是否分泌进入乳汁尚不清楚。其 $t_{1/2}$ 为 7～11h,肾功能不全患者可见延长,未发现存在剂量依赖性。本品可经血液透析或腹膜透析清除。

【适应证】 多用于治疗敏感菌引起的复杂性皮肤及软组织感染。

【不良反应】

1. 可发生低血压或高血压、水肿、室上性心律失常和心力衰竭。

2. 可见头晕、头痛、失眠、焦虑、意识错乱、眩晕和感觉异常。

3. 可见低血钾、高血糖、低血镁、血碳酸盐升高和电解质紊乱。

4. 可发生呼吸困难和肾衰竭。

5. 可出现肝功能异常、碱性磷酸酶、乳酶脱氢酶或黄疸指数升高。

6. 可见贫血、血细胞数增多、血小板减少或增多、嗜酸性粒细胞增多。

7. 胃肠道反应有恶心、呕吐、消化不良、腹痛、腹胀、腹泻或便秘、食欲缺乏和口炎。

8. 超敏反应可见皮疹、瘙痒和湿疹。

9. 注射局部可产生刺激感、发热和红肿。

【妊娠期安全等级】 B。

【禁忌与慎用】

1. 对本品过敏者禁用。

2. 有肌肉骨骼病史者和肾功能不全患者慎用。

3. 18 岁以下的未成年人禁用。

4. 尚未明确本品是否可经乳汁分泌,哺乳期妇女慎用。如确需使用,应选择停药或暂停哺乳。

【药物相互作用】

1. 在抗葡萄球菌和肠球菌时,本品与庆大霉素或阿米卡星合用有协同作用。

2. 与羟甲基戊二酰辅酶 A 还原酶抑制剂（他汀类）合用可能增加发生肌病的风险。

【剂量与用法】

1. 复杂的皮肤及软组织感染可静脉给予,每次 4mg/kg,1 次/日,连用 7～14d。

2. 针对革兰阳性细菌感染,每次 4～6mg/kg,1 次/日。有个例报道,给药每次 6mg/kg,1 次/日,连用 3 周,可治愈骨髓移植患者的白念珠菌血症。

3. 肾功能不全患者（CC＜30ml/min）的用量应为每次 4mg/kg,每 2 天 1 次。

4. 接受血液透析或腹膜透析的患者,均给予每次 4mg/kg,每 2 天 1 次。

【用药须知】

1. 重度肝功能不全患者的用药安全性尚不清楚,须慎重。

2. 用药期间,定期检查血常规、肾功能、血液生化分析及肌酸激酶。

3. 以上信息均来自国外,国内资料有待积累。

【制剂】 注射剂（粉）：250mg,500mg。

【贮藏】 避光,贮于 25℃ 以下。

1.8　喹诺酮类（quinolones）

巴洛沙星（balofloxacin）

别名：巴拉沙星、贝罗沙星、Baloxin。

本品是新一代氟喹诺酮类抗菌药。

【理化性状】

1. 化学名：（±）-1-cyclopropyl-6-fluoro-1,4-dihydro-8-methoxy-7-[3-（methylamineo）piperidino]-4-oxo-3-quinolinecarboxylic acid.

2. 分子式：$C_{20}H_{24}FN_3O_4$。

3. 分子量：389.4。

4. 结构式如下：

【药理学】 本品通过干扰 DNA 拓扑异构酶Ⅱ和Ⅳ发挥作用，使细菌 DNA 无法形成超螺旋，从而造成染色体不可逆转的损害，以致细菌细胞无法继续分裂增殖。由于对细菌具有选择性毒性作用，故与头孢菌素类和青霉素类抗生素之间不存在交叉耐药性。本品抗菌谱广，对革兰阴性菌、革兰阳性菌及厌氧菌均具有抗菌活性，尤其对耐甲氧西林金黄色葡萄球菌（MRSA）及临床上难治的脆弱拟杆菌、艰难梭菌和消化链球菌等有效；对非典型病原体如支原体和衣原体感染更为有效（包括对红霉素耐药的支原体）；对分枝杆菌、军团菌等也有良好的抗菌活性。对肠杆菌和流感嗜血杆菌的抗菌活性较低，对铜绿假单胞菌不敏感。由于本品在 8 位引入甲氧基，因而可避免或减少光敏性和光毒性。本品较少透过血脑屏障，因此对中枢神经系统的作用有限。

【药动学】

1. 本品口服后迅速吸收且完全，食物、牛奶和 H_2 受体拮抗剂（如西咪替丁）等不影响本品的吸收。生物利用度可达 82%，蛋白结合率为 15%。其药动学类似于氧氟沙星，呈线性。本品广泛分布于痰液、唾液、汗液、疱液、泪液、前列腺液、女性性器官组织、耳鼻咽喉组织和皮肤组织中，在肺和肾中的药物浓度超过血药浓度 6～8 倍，子宫组织中的药物浓度与血药浓度相当，前列腺液中的药物浓度是血药浓度的 40%，在前房水和脑脊液中的浓度则仅为血药浓度的 1/10。

2. 健康成年男子单剂量口服本品（100～400mg），其血药浓度随剂量增加而相应升高。剂量为 100mg 和 200mg 时的 C_{max} 分别为 1μg/ml 和 2μg/ml，T_{max} 分别为 1.0～1.2h 和 7.0～8.3h，V_d 约为 38L。本品很少在肝内代谢，主要以原药随尿液排出，口服 200mg 后的肾清除率（CL_r）约为 9.5L/h，少部分经胆汁排泄，其余经粪便排泄。其总清除率（CL）为 12L/h。老年人及肾功能不全患者的 CL 明显降低，$t_{1/2}$ 延长。

【适应证】 敏感菌和非典型病原体引起的全身各个系统的感染。本品作为新一代喹诺酮类抗菌药物，不仅其疗效完全可与第四代头孢菌素类相媲美，且效价明显高于头孢菌素类。

【不良反应】

1. 约有 5%的患者使用本品后出现中枢神经系统功能紊乱，罕见感觉异常。

2. 约 13%的患者在用药后出现短暂的转移酶升高。

3. 偶见恶心和胃肠道功能紊乱的报道。

4. 缺乏葡萄糖-6-磷酸脱氢酶（G6PD）的患者使用本品有发生溶血的危险。

5. 偶有发生皮疹的报告，但尚未见到光毒性报道。

【禁忌与慎用】

1. 对本品或其他喹诺酮类药物过敏者禁用。

2. 以下患者慎用：①既往有中枢神经系统疾病史者，特别是脑动脉硬化和癫痫患者。②肾功能不全和老年患者。③G6PD 缺乏症患者。④正在使用含铝抗酸药患者。⑤本品可能影响儿童的骨骼和软骨生长。

3. 不推荐孕妇使用本品。

4. 尚未明确本品是否可经乳汁分泌，哺乳期妇女应权衡本品对其的重要性，选择停药或暂停哺乳。

5. 既往有因喹诺酮类药物引起肌腱炎、肌腱断裂史的患者禁用。

【药物相互作用】

1. 丙磺舒可使本品的肾排出受到抑制，导致血药浓度升高。

2. 与含铝的抗酸药同时服用时可降低本品疗效，在服用本品前后 4h 不宜服用含铝的抗酸药。

【剂量与用法】

1. 呼吸道、尿路（有或无并发症）和妇产科感染：1～2 次/日，100～400mg/次，呼吸道和尿路感染连用 3～14d，妇产科感染连用 3～9d。

2. 肠道感染（主要对沙门菌、志贺菌和大肠埃希菌感染）：200mg/次，2 次/日，疗程为 5d，用于伤寒的疗程为 7d。

3. 肾功能不全患者、老年人均应调整剂量。

【用药须知】

1. 老年人吸收本品减慢，排泄延迟，$t_{1/2}$ 延长，CL 下降，应注意调整剂量。

2. 用药后应定时监测白细胞计数和分类及肝肾功能。

3. 条件许可时，应做细菌培养、药敏试验和血药浓度监测。

【制剂】①片剂：100mg。②胶囊剂：100mg。

【贮藏】贮于室温下。

普卢利沙星（prulifloxacin）

别名：普利沙星、普鲁沙星、Quisnon。

本品为氟喹诺酮类前体药物。

【理化性状】

1. 化学名：（±）-7-{4-[（Z）-2,3-dihydroxy-2-butenyl]-1-piperazinyl}-6-fluoro-1-methyl-4-oxo-1H,4H-[1,3]thiazeto[3,2-a]quinoline-3-carboxylic acid cycliccarbonate。

2. 分子式：$C_{21}H_{20}FN_3O_6S$。

3. 分子量：461.5。

4. 结构式如下：

【药理学】本品口服后迅速被水解为具有活性的代谢产物羧酸噻唑托喹啉衍生物（NM 394），后者在体内外均具有广谱抗菌活性。本品主要作用于细菌 DNA，通过干扰 DNA 拓扑异构酶使细菌 DNA 无法形成超螺旋，导致细菌无法继续分裂繁殖。本品对革兰阴性菌和阳性菌均有良好的抗菌活性。对革兰阳性菌的抗菌活性与氧氟沙星和环丙沙星相同，比妥舒沙星和司帕沙星的活性稍低，对甲氧西林敏感的金黄色葡萄球菌、表皮葡萄球菌、化脓性链球菌和粪肠球菌均有较强的抗菌活性。本品对革兰阴性菌的活性与妥舒沙星和环丙沙星相当，优于司帕沙星和氧氟沙星。对喹诺酮敏感的铜绿假单胞菌、沙雷菌属和肠杆菌属等革兰阴性菌具有较强的抗菌活性。本品抗厌氧菌的活性与环丙沙星相同，对致病性分枝杆菌的抗菌活性比氧氟沙星稍低。

【药动学】

1. 本品口服后易于吸收。单剂量空腹分别口服本品 100mg、200mg 和 400mg 后，T_{max} 为 0.5～1.25h，NM 394 的平均 C_{max} 分别为 0.7μg/ml、1.1μg/ml 和 1.9μg/ml。口服本品 300mg/次，2 次/日，其 AUC 为 10（μg·h）/ml。本品主要在小肠中上段被吸收，食物和牛奶可延迟本品的吸收。其蛋白结合率约为 45%，在胆道及女性生殖系统（如阴道、宫颈、子宫肌层、子宫内膜和卵巢组织）中的药物浓度比血药浓度高，唾液中本品的浓度约为血药浓度的 20%。

2. 本品在血液和肝内代谢为有活性的 NM 394 后随即全身分布，前列腺、胆囊、生殖器、皮肤、耳鼻喉、眼等组织和痰中的浓度最高，肺中的平均浓度高于血浆浓度 5 倍，而脑脊液中毫无分布。反复给药后体内未见蓄积。口服后血浆 $t_{1/2}$ 达 7.7～8.9h。本品最终在肝内代谢失活，随粪便和尿液排出，40%～50%药物随尿液排出，约 50%随粪便排出。

【适应证】用于敏感的革兰阳性菌或阴性菌引起的呼吸道感染、泌尿生殖系感染、耳鼻喉感染、胆道感染、肠炎、皮肤和软组织感染及外科感染等。

【不良反应】

1. 偶见胃肠道症状如腹痛、腹泻和呃逆等，少见皮疹、荨麻疹、光敏反应，偶有头晕。

2. 可引起血清总胆红素和 ALT 升高。

3. 可能出现嗜酸性粒细胞增多，G6PD 缺乏症患者使用本品有发生溶血的危险。

【禁忌与慎用】

1. 对本品或其他氟喹诺酮类药物过敏者禁用。

2. 中枢神经系统疾病患者、肾功能不全患者、肝脏疾病患者、G6PD 缺乏者和儿童慎用。

3. 不推荐孕妇使用本品。

4. 尚未明确本品是否可经乳汁分泌，哺乳期妇女应权衡本品对其的重要性，选择停药或暂停哺乳。

【药物相互作用】

1. 本品与牛奶同服会减少药物吸收，可能与牛奶中钙的影响有关。

2. 本品与茶碱合用会提升茶碱的血药浓度。

3. 铝制剂会影响本品的吸收，应在口服本品后 1～2h 再使用铝制剂。

4. 丙磺舒可使本品 $t_{1/2}$ 延长，AUC 增大，随尿液的排泄率下降 20%。

5. 进食后服用本品可见 C_{max} 降低，$t_{1/2}$ 延长，但 AUC 几乎与空腹服药相同。

【剂量与用法】

1. 成人口服 200mg/次，2 次/日，根据病情适当增减用量，但每次最高用量不得超过 300mg。

2. 治疗慢性呼吸道感染的最适合剂量为 300mg/次，2 次/日。

3. 治疗有并发症的尿路感染可用 200mg/次，2 次/日。

【用药须知】

1. 肾功能不全患者在用药期间应注意调整剂量。

2. 有既往肝功能不全史者用药期间应定期监测肝功能。

3. 本品与其他氟喹诺酮类药物可能存在交叉过敏。

【制剂】片剂：100mg。

【贮藏】贮于室温下。

托氟沙星（tosufloxacin）

别名：妥舒沙星、Ozex。

本品为第三代喹诺酮类广谱抗菌药。临床用其托西酸盐。

【理化性状】

1. 化学名：（±）-7-（3-amino-1-pyrrolidinyl）-1-（2,4-difluorophenyl）-6-fluoro-1,4-dihydro-4-oxo-1,8-naphthyridine-3-carboxylicacid。

2. 分子式：$C_{19}H_{15}F_3N_4O_3$。

3. 分子量：404.3。

4. 结构式如下：

托西酸托氟沙星（tosufloxacin tosilate）

【理化性状】

1. 化学名：tosufloxacin toluene-4-sulphonate monohydrate。

2. 分子式：$C_{19}H_{15}F_3N_4O_3 \cdot C_7H_8O_3S \cdot H_2O$。

3. 分子量：594.6。

【药理学】本品通过强力抑制脱氧核糖转录酶以阻止细菌复制 DNA，达到杀菌作用。本品对包括厌氧菌在内的革兰阳性菌和阴性菌均具有活性。对革兰阳性菌如葡萄球菌、链球菌和肺炎链球菌的抗菌效力是氧氟沙星和诺氟沙星的 8～16 倍；对革兰阴性菌如大肠埃希菌、克雷伯菌、产气杆菌、变形杆菌、沙门菌属、志贺菌属和弗氏枸橼酸杆菌等肠杆菌科细菌的抗菌活性与环丙沙星相似或略差，但明显优于氧氟沙星和诺氟沙星，也优于其他新喹诺酮类药物如司帕沙星等；对流感嗜血杆菌、铜绿假单胞菌和厌氧菌的抗菌效力比氧氟沙星和诺氟沙星强，对沙眼衣原体的抗菌力比氧氟沙星强 4～16 倍，也优于头孢曲松和大观霉素，与多西环素相当，但低于克拉霉素和米诺环素。本品对分枝杆菌的活性优于大环内酯类药物，而对耐青霉素类菌株的活性要高于β-内酰胺类药物。

【药动学】本品口服吸收迅速，健康成人饭后口服单剂量本品 150mg、300mg 的 T_{max} 为 1.5～3h，C_{max} 分别为 65μg/ml 和 108μg/ml，$t_{1/2}$ 为 3.3～3.6h。食物可促进本品的吸收，饭后服药获得的 C_{max} 和 AUC 约为空腹服药的 1.4 倍。除脑组织外，全身其他各种组织广泛分布，以小肠、肾和肝的药物浓度最高，其次是肾上腺、脾、肌肉、心和肺，眼球和脂肪中的药物浓度较低，脑组织中药物浓度最低。蛋白结合率为 35.5%～39.9%，24h 内随尿液排出用药量的 45.8%，尿内药物浓度可达 56μg/ml。本品大部分以原药随尿及粪便排出，其次为葡糖醛酸结合物。

【适应证】用于治疗敏感菌引起的以下感染。

1. 呼吸系统感染，如咽喉炎、扁桃体炎、急性支气管炎、肺炎等。

2. 泌尿系统感染，如肾盂肾炎、膀胱炎、淋菌性尿道炎、非淋菌性尿道炎等。

3. 消化系统感染，如胆管炎、胆囊炎、细菌性痢疾等。

4. 皮肤软组织感染，如丹毒、淋巴管炎、皮下脓肿等。

5. 其他组织感染，如中耳炎、外耳炎、牙周炎、眼睑炎等。

【不良反应】

1. 偶有皮疹、瘙痒和光敏反应等不良反应。

2. 可见胃肠道不适、腹痛、口干、便秘、腹泻、食欲缺乏等。

3. 神经系统可见头晕、失眠，偶有倦怠感。

4. 实验室检查可见 BUN、肌酐、AST、ALT、碱性磷酸酶、胆红素升高，白细胞减少，嗜酸性粒细胞增多，血小板减少，均为一过性，停药后自行恢复正常。

【禁忌与慎用】

1. 对本品和喹诺酮类药品有过敏史者、孕妇和 16 岁以下儿童均禁用。

2. 中枢神经系统疾病患者、有癫痫病史患者、肾功能不全患者、肝功能不全患者均慎用，必要时应调整剂量。

3. 肝肾功能不全患者慎用，并应注意监测肝肾功能，根据情况调整剂量。

4. 尚未明确本品是否可经乳汁分泌，哺乳期妇女应权衡本品对其的重要性，选择停药或暂停哺乳。

【药物相互作用】

1. 本品可影响茶碱代谢，使后者血药浓度升高。

2. 本品不宜与苯乙酸类、联苯丁酮酸等 NSAIDs 同时服用，因两者合用可能会引起痉挛。

3. 本品不宜与含钙、镁的抗酸药或铁制剂同时服用，因会减少本品的吸收。

【剂量与用法】

1. 单纯性尿路感染　口服 150～450mg/d，分 2～3 次服，连用 7～21d。

2. 胆道感染　450～600mg/d，分 3 次服，连用 7～14d。

3. 眼、耳鼻喉感染　150～450mg/d，分 2～3 次服，连用 3～10d。

4. 皮肤软组织感染　450～600mg/d，分 2～3 次服，连用 7～14d。

5. 其他尿路感染、呼吸道感染　300～600mg/d，分 2～3 次服，连用 3～7d。

【用药须知】

1. 本品可能引起光敏反应，至少应在光照后 12h 才可使用本品，治疗期间及治疗后数天内应避免长时间地暴露于阳光下。

2. 光敏反应的表现有皮肤灼热、发红、肿胀、水疱、皮疹、瘙痒、皮炎等，应考虑停药。

3. 给药期间，应定期检测肝肾功能。

【制剂】片剂：75mg，150mg，300mg。

【贮藏】避光，密闭保存。

非那沙星（finafloxacin）

别名：Xtoro。

本品为人工合成的喹诺酮类抗感染药。

【理化性状】

1. 本品为白色至黄色粉末或结晶，微溶于水（0.125 mg/ml）。

2. 化学名：（－）-8-cyano-1-cyclopropyl-6-fluoro-7-[（4aS,7aS）-hexahydropyrrolo[3,4-b]-1,4-oxazin-6（2H）-y]-4-oxo-1,4-dihydroquinoline-3-carboxylic acid。

3. 分子式：$C_{20}H_{19}FN_4O_4$。

4. 分子量：398.4。

5. 结构式如下：

【药理学】本品为氟喹诺酮类抗菌药，作用机制与其他同类药物相同。

【药动学】本品局部使用很少吸收，健康志愿者使用本品滴耳液，4 滴/次，2 次/日，共 7d，14 名中有 2 名血药浓度刚刚超过定量检测限（0.05ng/ml）。

【适应证】本品适用于敏感的铜绿假单胞菌、金黄色葡萄球菌引起的外耳道炎。

【不良反应】可见瘙痒和恶心。

【妊娠期安全等级】C。

【禁忌与慎用】

1. 孕妇只有在益处大于对胎儿伤害的风险时方可使用。

2. 动物实验本品可经乳汁分泌，尚不清楚人类局部使用是否经乳汁分泌，哺乳期妇女慎用。

3. 1 岁以下儿童用药的安全性及有效性尚未确定。

【剂量与用法】用前摇匀，使患侧耳道朝上，滴入患侧耳道，4 滴/次，2 次/日。使用本品后，维持患者姿势 60s，以便本品的滴耳液进入耳道。疗程 7d。

【用药须知】

1. 长期使用可导致酵母菌和真菌生长。

2. 与其他服喹诺酮类有交叉过敏反应。如发生过敏反应，应立即停药，并及时处理。

【制剂】滴耳液：15mg/5ml。

【贮藏】贮于 2～25℃，切勿冷冻。

贝西沙星（besifloxacin）

本品属 8-氯氟喹诺酮类抗感染药物，配制成滴眼液使用。

【理化性状】

1. 本品盐酸盐为白色至淡黄白色粉末,熔点大于210℃。

2. 化学名:(+)-7-[(3R)-3-aminohexahydro-1H-azepin-1-yl]-8-chloro-1-cyclopropyl-6-fluoro-4-oxo-1,4-dihydroquinoline-3-carboxylic acid。

3. 分子式:$C_{19}H_{21}ClFN_3O_3$。

4. 分子量:393.84。

5. 结构式如下:

盐酸贝西沙星(besifloxacin hydrochloride)

别名:Besivance。

【理化性状】

1. 本品盐酸盐为白色至淡黄白色粉末,熔点大于210℃。

2. 化学名:(+)-7-[(3R)-3-aminohexahydro-1H-azepin-1-yl]-8-chloro-1-cyclopropyl-6-fluoro-4-oxo-1,4-dihydroquinoline-3-carboxylic acid hydrochloride。

3. 分子式:$C_{19}H_{21}ClFN_3O_3 \cdot HCl$。

4. 分子量:430.30。

【用药警戒】与其他抗感染药物一样,长期使用本品可能导致包括真菌在内的耐药微生物生长。如发生了二重感染,应立即停止使用本品并制订替代疗法。根据临床诊断需要,可采用裂隙灯进行活组织检查等,必要时,还可采取角膜荧光染色检查。

【药理学】

1. 本品是一种具有 N-1 环丙基的 8-氯氟喹诺酮,对细菌 DNA 螺旋酶和拓扑异构酶Ⅳ均具有抑制作用而对革兰阳性菌和革兰阴性菌均具活性。

2. 体外研究表明,本品对金黄色葡萄球菌耐药的耐药性发生率<3.3×10^{-10},对肺炎链球菌耐药性的发生率<7×10^{-10}。本品在体外和临床结膜感染的试验中,对下列大多数细菌[棒状杆菌菌群 G、假白喉棒状杆菌、纹带棒状杆菌、流感嗜血杆菌、结膜炎莫拉菌、金黄色葡萄球菌、表皮葡萄球菌、溶血性葡萄球菌、路邓葡萄球菌(Staphylococcus lugdunensis)、轻型链球菌群、口腔链球菌、肺炎链球菌及唾液链球菌分离株]均有活性。

【药动学】成年细菌性结膜炎患者双眼滴入本品,3 次/日(共计 16 次),首次和末次给药后,患者的最高血药浓度均低于 1.3ng/ml。平均 C_{max} 在第 1 日和第 6 日分别为 0.37 ng/ml 和 0.43ng/ml。多次给药后血浆平均 $t_{1/2}$ 约为 7h。

【适应证】本品适用于治疗敏感菌引起的细菌性结膜炎。

【不良反应】

1. 最常见的不良反应为结膜充血,发生率约 2%。

2. 其他不良反应为视物模糊、眼痛、眼涩、眼痒和头痛等,发生率 1%~2%。

3. 罕见严重过敏反应,但当引起红疹、瘙痒、肿胀(尤其发生在面部、舌、喉、眼球或眼睑等部位)时,应当引起关注。

【妊娠期安全等级】C。

【禁忌与慎用】

1. 1 岁以下婴儿使用本品的安全性和有效性尚未确定;1 岁以上儿童眼部使用本品,未见对负重关节有任何不良影响。

2. 妊娠期用药应权衡本品对胎儿的利弊。

3. 哺乳期妇女应慎用。

【剂量与用法】用药前倒转药瓶,并轻摇混匀后使用。3 次/日,患眼 1 滴/次,间隔 4~12h,共用 7d。

【用药须知】

1. 本品为局部眼科用药,不应结膜下注射,也不可直接注入至前房。

2. 在使用本品前应先洗手。为了避免污染,不要接触滴管尖,包括接触眼睛、手指或其他物体。切勿用水清洗滴管。每次使用后应拧紧滴管帽。

3. 如果正在使用另一种眼药(如滴眼液或药膏),至少应间隔 5min,再使用其他药物。使用本品后才能使用其他眼药。

4. 勿与他人合用本品,使用期间不要戴隐形眼镜。

5. 本品仅用于患者目前的诊断进行治疗,不能用于其他感染的治疗,如果有其他感染,应另行治疗。

6. 如果错过给药时间可即时给予,如果接近下一次给药时间,则不必加量。

7. 症状改善后,继续完成疗程,若停药过快,有导致复发的可能。

【制剂】混悬滴眼液:30mg/5ml。

【贮藏】避光、密闭,15~25℃干燥处保存。

奈诺沙星(nemonoxacin)

别名:Taigexyn、大捷信。

本品为无氟喹诺酮，临床用其苹果酸盐，2014年3月在我国台湾上市，2016年6月在我国大陆批准上市。

【理化性状】

1. 化学名：7-[（3*S*,5*S*）-3-amino-5-methyl-1-piperidinyl]-1-cyclopropyl-8-methoxy-4-oxo-1,4-dihydro-3-quinolinecarboxylic acid。

2. 分子式：$C_{20}H_{25}N_3O_4$。

3. 分子量：371.44。

4. 结构式如下：

【药理学】本品为新型的无氟喹诺酮类药物，作用机制同环丙沙星。

【药动学】本品口服后迅速被吸收，1～2h可达血药峰值。单次口服本品0.25g、0.5g、0.75g，C_{max}分别为（3.24±0.67）mg/L、（5.91±1.35）mg/L、（8.20±1.37）mg/L；AUC分别为（21.52±3.36）（μg·h）/ml、（42.41±5.83）（μg·h）/ml、（65.04±6.23）（μg·h）/ml。进食可明显影响本品的吸收速度和程度。每日1次给药，连用10d，未发现药物蓄积。本品的蛋白结合率约为16%。本品清除率约为0.2L/（h·kg）。$t_{1/2}$为10～12h，72小时随尿液以原药排出给药剂量的60%～70%。

【适应证】用于对本品敏感的由肺炎链球菌、金黄色葡萄球菌、流感嗜血杆菌、副流感嗜血杆菌、卡他莫拉菌、肺炎克雷伯菌、肺炎支原体、肺炎衣原体及嗜肺军团菌所致的轻、中度社区获得性肺炎的治疗。

【不良反应】常见不良反应有恶心、呕吐、腹泻、头痛、头晕、中性粒细胞减少、肝功能异常。

【禁忌与慎用】

1. 对喹诺酮类药物过敏者禁用。

2. 孕妇及哺乳期妇女禁用。

3. 18岁以下儿童禁用。

4. 轻度肾功能不全的患者，不必调整剂量，中、重度肾功能不全的患者尚无研究资料。

【药物相互作用】

1. 茶碱与本品合用时，应观察茶碱水平，并对茶碱剂量进行适当调整。

2. 服用本品2h后，再服用镁铝制剂及其他含金属阳离子的制剂。

【剂量与用法】成人口服500mg，1次/日，根据感染的性质和严重程度而定。

【用药须知】氟喹诺酮类药物上市后有严重不良反应的报告，如肌腱炎和肌腱断裂、重症肌无力恶化、严重过敏反应、光敏反应、肝毒性、中枢神经系统毒性、外周神经病变、QT间期延长、血糖紊乱等，本品上市后尚未发现上述不良反应，但亦应仔细观察。

【制剂】胶囊剂：0.25g。

德拉沙星（delafloxacin）

本品为氟喹诺酮类抗菌药物。

【CAS】189279-58-1。

【理化性状】

1. 化学名：1-（6-amino-3,5-difluoropyridin-2-yl)-8-chloro-6-fluoro-7-（3-hydroxyazetidin-1-yl)4-oxo-1,4-dihydroquinoline-3-carboxylate。

2. 分子式：$C_{18}H_{12}ClF_3N_4O_4$。

3. 分子量：440.76。

4. 结构式如下：

德拉沙星葡甲胺（delafloxacin meglumin）

别名：Baxdela。

【CAS】352458-37-8。

【理化性状】

1. 化学名：1-deoxy-1（methylamino)-D-glucitol, 1-(6-amino-3,5-difluoropyridin-2-yl)-8-chloro-6-fluoro-7-（3-hydroxyazetidin-1-yl）4-oxo-1,4-dihydroquino-line-3-carboxylate。

2. 分子式：$C_{18}H_{12}ClF_3N_4O_4 \cdot C_7H_{17}NO_5$。

3. 分子量：635.97。

【用药警戒】使用氟喹诺酮类药物，已有报道可发生致残和潜在不可逆转的严重不良反应，包括肌腱炎和肌腱断裂、周围神经病变、中枢神经系统的影响和重症肌无力加剧。当发生这些严重不良反应时，应立即停用本品，并避免再次使用包括本品在内的氟喹诺酮类药物。有重症肌无力病史的患者应避免使用本品。

【药理学】本品属于阴离子型氟喹诺酮类抗菌药，其抗菌活性在于抑制细菌 DNA 复制、转录、修复和重组所需的拓扑异构酶Ⅳ和 DNA 促旋酶(拓扑异构酶Ⅱ)。体外研究显示，本品对革兰阳性菌和革兰阴性菌的杀菌活性呈浓度依赖性。

【药动学】

1. 吸收 单剂量口服本品 450mg，绝对生物利用度为 58.8%。单剂量口服 450mg 和单剂量静脉注射 300mg 本品，其 AUC 相近。空腹口服本品，1h 内达 C_{max}。食物（917kcal：脂肪 58.5%，蛋白质 15.4%，糖类 26.2%)对本品的生物利用度没有影响。单剂量和多剂量（每 12 小时口服 450mg 或静脉输注 300mg）给药后，本品的药动学参数见表 1-7。给药后约 3d 达稳态，静脉和口服的蓄积量分别约为 10%和 36%。

2. 分布 稳态分布容积为 30～48L。本品主要与白蛋白结合，血浆蛋白结合率约 84%。肾功能不全对本品的血浆蛋白结合率没有显著影响。

3. 代谢 葡糖醛酸化是本品的主要代谢途径，连同氧化代谢约占给药剂量的 1%。葡糖醛酸化主要由 UGT1A1、UGT1A3 和 UGT2B15 介导。本品在血浆中主要以原形存在，人体未见明显的循环代谢。

4. 消除 单剂量静脉注射本品，平均 $t_{1/2}$ 为 3.7h（SD 0.7h）；多剂量口服，平均 $t_{1/2}$ 为 4.2～8.5h。单剂量静脉注射本品 300mg，平均清除率（CL）为 16.3L/h（SD 3.7L/h），肾清除率（CL_r）占总清除率的 35%～45%。

单剂量静脉注射 ^{14}C 标记的本品，约 65%以原药和葡糖醛酸代谢物形式随尿排泄，约 28%以原药形式随粪便排泄。单剂量口服 ^{14}C 标记的本品，50%以原药和葡糖醛酸代谢物形式随尿排泄，48%以原药形式随粪便排泄。

表 1-7 单剂量和多剂量给药后德拉沙星葡甲胺的药动学参数均值（SD）

参数	片剂		注射剂	
	单剂量	稳态	单剂量	稳态
	450mg	450mg 1 次/12 小时	300mg	300mg 1 次 12 小时
T_{max}（h）[a]	0.75（0.5,4.0）	1.00（0.50,6.00）	1.0（1.0,1.2）	1.0（1.0,1.0）
C_{max}（μg/ml）[b]	7.17（2.01）	7.45（3.16）	8.94（2.54）	9.29（1.83）
AUC[（μg·h）/ml][c]	22.7（6.21）	30.8（11.4）	21.8（4.54）	23.4（6.90）
CL 或 CL/F（L/h）[d]	20.6（6.07）	16.8（6.54）	14.1（2.81）	13.8（3.96）
CL_r（L/h）	-	-	5.89（1.53）	6.69（2.19）
R_{ac}[e]	-	1.36	-	1.1

[a]指均值（范围）；[b]指 0～12h 的 AUC；[c]指 CL 为注射剂的清除率，[d]指 CL/F 为片剂的清除率；[e]指 R_{ac} 为蓄积率

5. 特殊人群

（1）群体药动学分析表明，年龄、性别、种族、体重、BMI 和疾病状态（ABSSSI）对本品的药动学参数无显著影响。单剂量口服本品 250mg，与男性相比，女性的 AUC 约降低 24%，但这种差异没有临床意义。

（2）与健康受试者相比，轻、中、重度肝功能不全者单剂量静脉输注本品 300mg，C_{max} 和 AUC 的变化没有临床意义。

（3）轻、中、重度肾功能不全者及终末期肾病（ESRD）在透析前和透析后 1h 单剂量静脉输注本品 300mg，平均总暴露量（AUC）分别为健康受试者 1.3 倍、1.6 倍、1.8 倍、2.1 倍和 2.6 倍。平均透析清除率（CL）为 4.21L/h（SD 1.56L/h），血液透析 4h，透析液中回收的本品平均约占给药量的 19%。轻、中、重度肾功能不全者单剂量口服本品 400mg，中、重度肾功能不全者的 AUC 均为健康受试者的 1.5 倍，轻度肾功能不全者的总暴露量与健康受试者相似。中、重度肾功能不全或接受透析的 ESRD 患者，静脉输注本品会发生磺丁基醚-β-环糊精（SBECD）蓄积。与健康受试者相比，中度、重度肾功能不全者及 ESRD 在透析前和透析后 1h 静脉输注本品，平均系统暴露量（AUC）分别约增加 2 倍、5 倍、7.5 倍和 27 倍。接受透析的 ESRD 患者，SBECD 的透析率为 4.74L/h。ESRD 患者静脉输注本品后 1h 接受透析，4h 后透析液中回收的 SBECD 约为 56.1%。

【适应证】适用于治疗 [革兰阳性菌：金黄色

葡萄球菌（包括 MRSA 和 MSSA）、溶血性链球菌、路邓葡萄球菌、无乳链球菌、咽峡炎链球菌组（包括咽峡炎链球菌、中间链球菌和星座链球菌）、化脓性链球菌和粪肠球菌；革兰阴性菌：大肠埃希菌、阴沟肠杆菌、肺炎克雷伯菌和铜绿假单胞菌]引起的急性细菌性皮肤和皮肤结构感染（ABSSSI）的成年患者。

【不良反应】

1. 严重的及导致停药的不良反应包括荨麻疹、皮疹、过敏反应和输注部位外渗。

2. 常见的不良反应包括恶心、腹泻、头痛、氨基转移酶升高和呕吐。

3. 临床试验中发生率<2%的不良反应如下。

（1）心血管系统：窦性心动过速、心悸、心动过缓。

（2）耳和迷路：耳鸣、眩晕。

（3）眼：视物模糊。

（4）全身及给药部位：渗出、淤青、不适、水肿、红斑、刺激、疼痛、静脉炎、肿胀或血栓形成。

（5）消化系统：腹痛、消化不良。

（6）免疫系统：过敏反应。

（7）感染和传染：艰难梭菌感染、真菌感染、口腔念珠菌病、外阴和（或）阴道念珠菌病。

（8）实验室检查：血碱性磷酸酶增高、血肌酐升高、血肌酸激酶升高。

（9）代谢和营养：高血糖、低血糖。

（10）肌肉骨骼和结缔组织：肌痛。

（11）神经系统：眩晕、感觉减退、感觉异常、味觉异常、晕厥。

（12）精神系统：焦虑、失眠、梦境异常。

（13）泌尿系统：肾功能受损、肾衰竭。

（14）皮肤及皮下组织：瘙痒、荨麻疹、皮炎、皮疹。

（15）血管：潮红、低血压、高血压、静脉炎。

【禁忌与慎用】

1. 禁用于对本品、氟喹诺酮类抗菌药物或制剂中任何其他成分过敏的患者。

2. 孕妇使用本品尚无足够的临床数据。怀胎大鼠在主要器官形成期给予本品，日剂量高达1600mg/kg，可导致母体毒性及胎儿体重减轻；任意剂量，均可导致胎儿成骨延迟。大鼠在器官形成期口服本品，以 AUC 比较，剂量相当于人体暴露量的 7 倍，未观察到有致畸作用或导致胚胎死亡。大鼠在妊娠后期至哺乳期静脉注射本品，暴露量相当于临床静脉给药剂量，对后代没有不良影响。

3. 本品是否经人乳汁排泌、对婴儿及产乳影响均尚无相关数据。本品可分泌于大鼠的乳汁中，哺乳期妇女使用本品时应权衡利弊。

4. 儿童及 18 岁以下青少年使用本品的安全性和有效性尚未确立。氟喹诺酮类可引起未成年动物关节病，因此不建议使用。

5. 老年患者使用本品发生肌腱损害的风险增高，包括肌腱断裂。如果同时使用皮质激素药品，这种风险可进一步升高。因此老年人，特别是正在使用皮质激素药品者应慎用本品，并告知其发生这种不良反应的潜在风险。与年轻人相比，≥65 岁老年人使用本品 C_{max} 和 AUC 平均约升高 35%，但没有临床意义。

6. 轻至中度肾功能不全者不必调整剂量，重度肾功能不全者静脉输注本品，剂量应降至每 12 小时给予 200mg，口服剂量为每 12 小时给予 450mg。终末期肾病患者不建议使用本品。重度肾功能不全者静脉输注本品时，会发生 SBECD 蓄积，应密切监测血清肌酐，如见升高应考虑改为口服，如果肾小球滤过率估计值（eGFR）<15ml/min 则应停用本品。

【药物相互作用】 本品与含铝或镁的抗酸药、硫糖铝、金属离子制剂（如铁）、含铁或锌的多种维生素制剂、含有二价和三价阳离子的制剂（如去羟肌苷缓冲片剂或儿童用散剂）同时服用，本品的吸收会显著减少，从而导致血药浓度降低。因此，至少需要在口服这些药品之前 2h 或 6h 后方可服用本品。

本品静脉滴注与抗酸药、硫糖铝、多种维生素、去羟肌苷或金属阳离子是否存在相互作用尚无相关数据。但仍不建议本品与任何含有多价阳离子的溶液（如镁）使用同一输注管路。

【剂量与用法】

1. ABSSSI成年患者　推荐剂量为每次300mg，每 12 小时 1 次，静脉输注，输注时间 60min 以上，疗程 5～14d；或者开始治疗时静脉给药，之后在医师指导下转换为片剂，每次 450mg，每 12 小时 1 次口服，总疗程 5～14d；或者口服片剂，每次450mg，每 12 小时 1 次，总疗程5～14d。

2. 剂量调整　肾功能不全者推荐根据 eGFR 调整剂量，详见表 1-8。重度肾功能不全者需要调整剂量，静脉输注时还应密切监测血清肌酐值和eGFR，如果血清肌酐值升高，考虑转换为片剂口服。如果 eGFR<15 ml/min，停用本品。

表 1-8 肾功能不全者德拉沙星葡甲胺剂量调整表

肾小球滤过率估计值（eGFR）（ml/min）	推荐剂量	
	片剂	注射剂
30～89	不必调整剂量	不必调整剂量
15～29	不必调整剂量	每次 200mg，12 小时 1 次；或者开始治疗时静脉给药，之后在医师指导下转换为片剂口服，每次 450mg，每 12 小时 1 次
终末期肾病（ESRD）（＜15），包括血液透析（HD）者	不推荐使用	

3. 注射液的配制及使用　品注射剂必须在无菌条件下复溶和稀释后方可使用。将 5%葡萄糖注射液或 0.9%氯化钠注射液 10.5ml 加入含有本品 300mg 的瓶中，剧烈振摇使完全溶解，复溶后每 12ml 含有本品 300mg（25mg/ml），为黄色至棕色澄清溶液。将复溶后的溶液用 5%葡萄糖注射液或 0.9%氯化钠注射液稀释至 250ml（1.2mg/ml）方可给药。

【用药须知】

1. 使用氟喹诺酮类药品，已有报道可发生致残和潜在不可逆转的严重不良反应，通常包括肌腱炎、肌腱断裂、关节痛、肌痛、周围神经病变和中枢神经系统反应（幻觉、焦虑、抑郁、失眠、严重头痛和错乱）。这些不良反应可发生在用药后数小时至数周。任何年龄段的患者，之前没有相关风险因素，均有报道发生这些不良反应。因此，一旦有这些不良反应的症状或体征，应立即停用并避免再次使用包括本品在内的氟喹诺酮类药品。

2. 在未证实或强烈怀疑发生细菌感染的情况下使用本品，不会给患者带来益处，且增加产生耐药菌的风险。

3. 本品单独服用或与食物同服均可。

4. 复溶及稀释后的本品，在 2～8℃冷藏或室温 20～25℃下最多可保存 24h。请勿冻结。

5. 如漏服本品，如果距下次用药时间 8h 以上，应尽快补用；如果不足 8h，则不必补用，按原定计划时间用药即可。

6. 本品过量的措施包括临床观察和对症支持治疗。静脉输注本品后，血液透析可以清除 19%的本品和 56%的 SBECD。

7. 广谱抗菌药（包括本品）可导致艰难梭菌相关性腹泻，一旦出现腹泻症状，应怀疑是否由本品引起，如确诊本病，应停药，给予针对性的抗菌治疗，补充蛋白、补液，必要时行外科评价。

【制剂】①注射剂（粉）：300mg（相当于葡甲胺盐 433mg）；②片剂：450mg（相当于葡甲胺盐 649mg）。

【贮藏】　贮于 20～25℃，短程携带允许 15～30℃。

1.9　硝基咪唑类（nitroimidazoles）

塞克硝唑（secnidazole）

别名：噻克硝唑、Flagentil、Deprozol。

本品为硝基咪唑类化合物。

【理化性状】

1. 化学名：1-（2-methyl-5-nitroimidazol-1-yl）propan-2-ol。

2. 分子式：$C_7H_{11}N_3O_3$。

3. 分子量：185.2。

4. 结构式如下：

【药理学】本品与甲硝唑和替硝唑具有相似的化学结构，其抗菌活性也颇为相似。本品进入易感细菌细胞后，在无氧或少氧环境和较低的氧化还原电位下，其硝基易被电子传递蛋白还原成具有细胞毒作用的氨基，抑制细胞 DNA 的合成，并使已合成的 DNA 降解，破坏 DNA 的双螺旋结构或阻断其转录复制，从而促使细菌死亡。

【药动学】本品口服后易于吸收，口服和静脉注射给药无显著性差异。生物利用度为（100±26）%。单剂量口服 0.5～2g 后，C_{max} 可达 35.7～46.3mg/L，T_{max} 为 1.42～3h，24h 后的血药浓度为 17.8～20.8mg/L，48h 后为 8.7～9.4mg/L，72h 后为 3.9～4.8mg/L。本品的 $t_{1/2}$ 为 17～29h。口服和静脉注射给药均能快速分布全身，在靶组织、靶器官内达到较高的药物浓度，10min 后可达最高血药浓度的 50%。本品主要在肝内代谢，50%的药物以原药随尿液排出。

【适应证】主要用于治疗阿米巴病、贾第虫病、滴虫病和细菌性阴道炎。

【不良反应】

1. 有 2%～12%的患者使用本品后可出现头痛、头晕和眩晕，罕见感觉异常和共济失调。其发生率与甲硝唑和替硝唑相同。

2. 使用本品治疗慢性阿米巴病患者，偶见BUN 显著升高。

3. 常见恶心、呕吐、上腹痛、食欲缺乏、口内金属味或苦味、舌炎，发生率为2%～29%，反应一般轻微，不必停药。

4. 偶见嗜酸性细胞增多和白细胞增多，也有白细胞减少的报道。

5. 少见红斑、瘙痒、眼睑水肿和荨麻疹等不良反应。

【禁忌与慎用】

1. 对本品和其他硝基咪唑类过敏者、孕妇禁用。

2. 患有中枢神经系统疾病者亦禁用。

3. 肝肾功能不全患者、血恶病质者和过敏体质应慎用。

4. 本品可通过乳汁分泌，哺乳期妇女应权衡本品对其的重要性，选择停药或暂停哺乳。

【药物相互作用】

1. 与华法林合用可能引起低凝血因子Ⅱ反应。

2. 与双硫仑合用可能引起谵妄或神志不清。

3. 本品与乙醇同时使用时，和甲硝唑一样，可发生双硫仑样反应。

【剂量与用法】口服给药。

1. 成人 ①肠阿米巴病、贾第虫病、阴道毛滴虫病、细菌性阴道炎，单次给药2g；②治疗肝阿米巴病，1.5g/次，1 次/日，连用 5d。

2. 儿童 ①治疗肠阿米巴病、贾第虫病，单次给药 30mg/kg；②治疗肝阿米巴病，每次 30mg/kg，1 次/日，连用 5d。

【用药须知】

1. 少数饮酒患者服用本品后可出现头痛、潮红、呕吐和腹痛等症状，在使用本品后，至少 24h 内避免饮酒，以免出现双硫仑样反应。

2. 细菌性阴道炎及滴虫病患者在服药期间，应常更换内裤，性伴侣应同时接受治疗，并注意洗涤用品的消毒。

3. 如出现运动失调及其他中枢神经系统症状时，应停药。

4. 儿童使用本品剂量为 30mg/kg，1 次/日，还可根据年龄或体重调整剂量。3 岁以下儿童慎用或遵医嘱。

5. 肝肾功能不全的老年患者应调整剂量。

6. 晚上服用本品可减少胃肠道不良反应。

7. 贾第虫病患者的所有家庭成员和社会接触者都应接受治疗。

【制剂】①片剂：250mg。②颗粒剂：500mg，750mg。③胶囊剂：250mg。

【贮藏】避光，密闭贮存。

1.10 噁唑烷酮类抗菌药物（oxazolidinone antibacterial）

利奈唑胺（linezolid）

别名：利奈佐利、Zyvoz。

本品为第一个半合成的新一类噁唑烷酮类抗菌药物。

【理化性状】

1. 化学名：N-{[（S）-3-（3-fluoro-4-morpholinophenyl）-2-oxo-5-oxazolidinyl]methyl} acetamide。

2. 分子式：$C_{16}H_{20}FN_3O_4$。

3. 分子量：337.3。

4. 结构式如下：

【药理学】

1. 与其他抗感染药抑制细菌蛋白合成形成对比，本品通过与细菌 50S 亚单位的 23S 核糖体 RNA 上的位点结合，在翻译早期起作用，阻止功能性 70S 起始复合物的形成，该复合物是细菌翻译过程中的主要成分。

2. 本品对肠球菌、葡萄球菌具有抑菌作用，对大多数链球菌菌株具有杀菌作用。本品在体外和临床感染中对大多数耐万古霉素的肠球菌菌株、耐甲氧西林的金黄色葡萄球菌菌株、无乳链球菌、肺炎链球菌（仅对青霉素敏感的菌株）和化脓性链球菌均具有活性。体外还证实对耐万古霉素的粪肠球菌（VREF）菌株和对万古霉素敏感的 VREF 菌株、表皮葡萄球菌（包括耐甲氧西林菌株）、溶血性链球菌、肺炎链球菌（耐青霉素菌株）和多杀巴斯德菌亦具有活性。不过，本品对由以上病原菌引起感染的临床有效性和安全性至今尚未进行较好的临床对照试验。

3. 由于本品具有独特的作用机制，与其他现在使用的抗感染药发生交叉耐药的可能性很低。

【药动学】本品口服后吸收良好，绝对生物利用度接近 100%，且迅速分布到易于灌注的组织中。本品主要经氧化转化成 2 种失活的代谢物——氨基乙氧乙酸代谢物和羟乙甘氨酸代谢物。本品不通过 CYP 系统代谢，不抑制同工酶 CYP1A2、CYP2C19、CYP2D6、CYP2E1 或 CYP3A4，也不是酶诱导剂，表明本品不可能改变通过这些酶代谢的药物的药动学。

【适应证】用于治疗成人耐万古霉素的粪肠球菌感染、医院内或社区获得性肺炎及敏感菌所致皮肤和软组织感染。

【不良反应】

1. 常见不良反应有恶心、呕吐、便秘、腹泻、头痛、头晕、皮疹和发热。

2. 和其他抗感染药一样，本品也能引起假膜性小肠结肠炎，重者甚至导致死亡。

3. 据报道，本品可引起血小板减少，用本品治疗≥2 周的患者，应定期监测血小板计数。

4. 本品还可引起白细胞减少、血清氨基转移酶升高。

【妊娠期安全等级】C。

【禁忌与慎用】

1. 对本品过敏者、<18 岁儿童禁用。

2. 腹泻或血小板减少的患者慎用。

3. 肝肾功能不全患者慎用。

4. 尚未明确本品是否可经乳汁分泌，哺乳期妇女慎用。如确需使用，应选择停药或暂停哺乳。

【药物相互作用】

1. 研究证明，本品可与氨曲南或氨基糖苷类药物配伍，不会发生药动学相互作用。

2. 与拟交感药（如多巴胺、肾上腺素、苯丙醇胺、伪麻黄碱）合用，可能发生药效学相互作用，使缩血管作用增强。

3. 在合用含有 5-HT 的药物或 5-HT 再摄取抑制剂时，如果患者出现高热和认知障碍，显示已发生 5-HT 综合征。

4. 本品为非选择性单胺氧化酶弱抑制剂，如与

大量富含酪胺的食物合用可致严重高血压。

【剂量与用法】

1. 供 1 次性软包装已配制好的注射剂不必再稀释，直接静脉输注，于 30～120min 输完。此原装输液袋不应与其他管道连接，更不能加入其他药物。当使用 Y 形输液管时，本品与两性霉素 B、盐酸氯丙嗪、地西泮、乳糖酸红霉素、羟乙磺酸喷他脒、苯妥英钠或复方磺胺甲噁唑（SMZco）会发生物理性不相容，和头孢曲松配伍发生化学性不相容。用前检查药液，如有微粒应弃之。

2. 可与食物同服本品，但大量食物或富含酪胺的食物应避免。

3. 不论口服或静脉输注，常用量均为 600mg，每 12 小时 1 次。无并发症的皮肤和软组织感染，可给予 400mg，每 12 小时 1 次；由 MRSA 引起的感染，则给予 600mg，每 12 小时 1 次。当病情许可时，可及时将静脉给药转换成口服，而不必调整用量。针对 VREF 感染，应给药 14～28d，包括同时患有菌血症的患者，对合并或未合并皮肤和软组织感染、医院内感染的肺炎或社区获得性肺炎（包括同时患有菌血症）均用药 10～14d。

4. 进行血液透析的患者应在完毕后再给予本品。

【用药须知】

1. 为了避免耐药性，建议本品不在门诊使用，最好用于严重的 VREF 患者。

2. 严格限制苯丙氨酸摄入的患者不应使用本品的混悬液，因其中含有阿司帕坦（aspartane）。经胃肠道代谢后可产生苯丙氨酸，易导致苯丙酮尿症。

3. 使用本品期间，摄入酪胺的量每餐不应超过100mg。

4. 即使几天后症状已见改善，仍应完成疗程。

【制剂】①片剂：400mg，600mg。②混悬剂：100mg/5ml。③注射剂：200mg/100ml，400mg/200ml，600mg/300ml。

泰地唑胺（tedizolid）

本品为半合成的噁唑烷酮类抗菌药物。2014 年 6 月 20 日获得美国 FDA 批准上市。

【理化性状】

1. 化学名：[（5R）-（3-{3-fluoro-4-[6-（2-methyl-2H-tetrazol-5-yl）pyridin-3-yl]phenyl}-2-oxooxazolidin-5-yl]methylhydrogen。

2. 分子式：$C_{17}H_{15}FN_6O_3$。

3. 分子量：370.34。

4. 结构式如下：

磷酸泰地唑胺（tedizolid phosphate）

别名：Sivextro。

【理化性状】

1. 本品为白色至黄色固体。

2. 化学名：[（5R）-（3-{3-fluoro-4-[6-（2-methyl-2H-tetrazol-5-yl）pyridin-3-yl]phenyl}-2-oxooxazolidin-5-yl]methylhydrogen phosphate。

3. 分子式：$C_{17}H_{16}FN_6O_6P$。

4. 分子量：450.32。

【药理学】

1. 本品通过与细菌核糖体 50S 亚单位结合，从而抑制蛋白质的合成。

2. 由于本品具有独特的作用机制，与其他现在使用的抗感染药发生交叉耐药的可能性很低。

【药动学】

1. 吸收 本品空腹口服后约 3h 达血药峰值，静脉输注在输注结束时达血药峰值。吸收良好，绝对生物利用度 91%，食物对本品的吸收无明显影响。

2. 分布 本品的蛋白结合率为 70%～90%。稳态分布容积 67～80L，本品可分布至脂肪的间隙液中和骨骼肌中，其浓度与血药浓度近似。

3. 代谢 循环中主要为原药，未发现代谢产物。本品在肝内不被代谢。

4. 排泄 主要随粪便排泄（82%），少量随尿液排泄（18%）。主要以泰地唑胺和泰地唑胺硫酸盐排泄，仅少量为原药（磷酸泰地唑胺）。

【适应证】治疗金黄色葡萄球菌（包括耐甲氧西林菌株、甲氧西林敏感菌株）和各种链球菌属和粪肠球菌等革兰阳性细菌引起的急性细菌性皮肤和皮肤结构感染。

【不良反应】

1. 常见不良反应有恶心、呕吐、腹泻、头痛、头晕。

2. 和其他抗感染药一样，本品也能引起假膜性小肠结肠炎，重者甚至导致死亡。

3. 少见贫血、心悸、心动过速、眼疲劳、视物模糊、视力损害、玻璃体漂浮物、输注部位反应、过敏反应、口腔念珠菌病、阴道念珠菌病、感觉减退、感觉异常、皮疹、瘙痒、皮炎、潮红、高血压。

4. 本品还可引起白细胞减少、血清氨基转移酶升高、中性粒细胞降低、血小板降低、血红蛋白降低。

【妊娠期安全等级】C。

【禁忌与慎用】

1. 对本品过敏者、<18 岁儿童禁用。

2. 中性粒细胞<1000/mm³者尚无使用经验，建议换用其他药物。

3. 腹泻或血小板减少的患者慎用。

4. 肝肾功能不全患者慎用。

5. 本品可分泌至乳汁中，哺乳期妇女慎用。如确需使用，应选择停药或暂停哺乳。

【剂量与用法】口服或经 1h 静脉输注，200mg/次，1 次/日，疗程 6d。注射剂须先用注射用水溶解后稀释于 0.9%氯化钠注射液中。本品与含多价阳离子（如 Ca^{2+}、Mg^{2+}）的液体不相容，包括林格注射液。

【用药须知】包括本品在内的所有抗生素均可导致艰难梭菌相关性腹泻，如出现应立即停药，并给予补液、补充电解质和蛋白质，严重者应给予甲硝唑或万古霉素口服治疗，必要时进行外科评价。

【制剂】①片剂：200mg。②注射剂（粉）：200mg。

【贮藏】贮于 20～25℃，短程携带允许 15～30℃。

1.11 抗结核病药物（antituberculous drugs）

贝达喹啉（bedaquiline）

本品为二芳基喹啉类抗分枝杆菌药，是 40 余年来美国 FDA 批准的唯一治疗结核的上市新药。

【理化性状】

1. 化学名：（1R,2S）-1-（6-bromo-2-methoxy-3-quinolyl）-4-dimethylamino-2-（1-naphthyl）-1-phenyl-butan-2-ol。

2. 分子式：$C_{32}H_{31}BrN_2O_2$。

3. 分子量：555.5。

4. 结构式如下：

富马酸贝达喹啉（bedaquiline fumarate）

别名：Sirturo。

【理化性状】

1. 本品为白色或近白色粉末，几乎不溶于水性介质。

2. 化学名：（1R,2S）-1-（6-bromo-2methoxy-3-quinolinyl）-4-（dimethylamino）-2-（1-naphthalenyl）-1-phenyl-2-butanol compound with fumaric acid （1:1）。

3. 分子式：$C_{32}H_{31}BrN_2O_2 \cdot C_4H_4O_4$。

4. 分子量：671.58。

【用药警戒】

1. 在临床试验中，显示本品治疗组死亡率升高，只有在无其他治疗方案的情况下才可使用本品。

2. 本品可导致 QT 间期延长，与延长 QT 间期的药物合用，QT 间期延长作用可能出现叠加。

【药理学】本品可抑制分枝杆菌 ATP 合成酶，该酶是分枝杆菌产生能量的关键酶。

【药动学】

1. 吸收：口服本品后大约 5h 达血药峰值（C_{max}），C_{max} 和 AUC 与药物剂量和体表面积有关。单剂量 400mg 或 700mg 联合其他药物配合 22g 脂肪（558kcal）的标准餐会增加生物利用度 20%，因此本品应与餐同服。

2. 分布：本品具有高蛋白结合率（大于 99.9%），血浆分布容积接近 164L。

3. 代谢与排泄：CYP3A4 是本品代谢的主要 CYP 同工酶系。主要代谢产物为 N-去甲基喹啉（M2），活性仅为原药的 40%～60%。临床前研究显示，本品主要随粪便排泄，经肾随尿液中排出量< 0.001%，表明肾清除率对本品代谢无影响。

达 C_{max} 后，血药浓度呈 3 次指数的方式下降。本品及其代谢产物 M2 的 $t_{1/2}$ 为 5.5 个月，$t_{1/2}$ 较长可能是由于本品及其代谢物缓慢从组织释放所致。

4. 8 名轻中度肝功能不全的患者单剂口服本品 400mg，本品及其代谢产物 M2 为 AUC_{672h}，较正常患者降低 20%，轻中度肝功能不全患者无须剂量调整。对重度肝功能不全的患者未进行研究，建议只

有在益处大于风险时才可使用。

5. 肾功能不全患者药动学无显著差别（<0.01%）。

【适应证】用于治疗成人肺结核及耐多药结核病（MDR-TB）的联合治疗，尤其适用于其他治疗方法无效的结核病的治疗。

【不良反应】

1. 严重不良反应包括 QT 间期延长和死亡风险增加。

2. 常见不良反应包括恶心、关节痛、头痛、氨基转移酶升高、淀粉酶升高、咯血、厌食及皮疹。

【妊娠期安全等级】B。

【禁忌与慎用】

1. 本品治疗潜伏性结核分枝杆菌感染、敏感性结核及肺外结核（如中枢神经系统）的安全性和有效性尚未确定，不推荐用于上述感染。

2. 动物实验显示，本品可经大鼠乳汁排泄，是否经人乳汁分泌尚不确定，哺乳期妇女慎用。

3. 孕妇使用本品尚未有设计良好的对照试验，若须使用本品应仔细权衡利弊。

4. 18 岁以下儿童使用本品的安全性和有效性尚未建立。

5. 未对重度肝肝功能不全患者进行研究，此类患者应权衡利弊后使用。

6. 重度肾功能不全患者及终末期肾病透析的患者慎用。

【药物相互作用】

1. 本品通过 CYP3A4 代谢，代谢产物为 M2。体外研究显示，本品对 CYP1A2、CYP2A6、CYP2C8/9/10、CYP2C19、CYP2D6、CYP2E1、CYP3A4、CYP3A4/5 和 CYP4A 无明显抑制作用，对包括 CYP1A2、CYP2C9、CYP2C19 及 CYP3A4 无诱导作用。

2. 多剂量合用本品（400mg，1 次/日，连服 14d）及多剂量应用酮康唑（400mg，连服 4d），健康志愿者的 AUC_{24h}、C_{max}、C_{min} 分别升高 22%、9% 和 33%。本品合用酮康唑及其他 CYP3A4 抑制剂最多不应连续使用 14d。

3. 单剂量应用本品 300mg 和多剂量合用利福平（600mg，1 次/日，连服 21d），本品的 AUC 降低 52%，本品应避免合用利福霉素类如利福平、利福喷丁、利福布汀或其他强 CYP3A4 诱导剂。

4. 抗反转录病毒药物依非韦伦为 CYP 诱导剂。临床试验证实，受试者对单独给予本品及本品与稳态依非韦伦联合用药均有良好耐受性。

5. 本品 400mg，1 次/日，多剂量合用异烟肼-吡嗪酰胺（剂量分别为 300mg、2000mg）未发现生物利用度的变化。合用异烟肼或吡嗪酰胺时无须调整剂量。

6. 本品单剂量 400mg 和多剂量合用克力芝（400mg 洛匹那韦/100mg 利托那韦）2 次/日，连服 24d，AUC 增加 22%，C_{max} 无明显变化。

7. 合并 HIV 感染患者单剂量 400mg 服用本品及联合多剂量合用奈韦拉平 200mg，2 次/日，连续 4 周未导致有临床意义的变化。

8. 与酮康唑合用 QT 间期明显延长，禁与延长 QT 间期的药物合用。

【剂量与用法】

1. 耐药结核病患者需与至少 3 种药物合用，第 1～2 周，400mg，1 次/日，与食物同服。第 3～24 周，200mg，每周 3 次（两次剂量至少间隔 48h），与食物同服，每周总剂量 600mg。疗程为 24 周，本品的片剂应整片吞服，治疗期间患者应戒酒。

2. 应告知患者按时服药，以完成全部疗程。

3. 如在前两周治疗过程中，漏服一剂，不必补服，按预定时间服用下一剂量，从第 3 周开始，如漏服 200mg 的剂量，尽快补服，然后重新按每周 3 次服用。

【用药须知】

1. 下列情况下应监测心电图：与氟喹诺酮类、大环内酯类抗菌药、氯法齐明合用，有尖端扭转型心动过速病史，先天性长 QT 间期综合征，甲状腺功能减退，心动过缓，失代偿性心力衰竭，血钙、血镁或血钾低于正常下限。

2. 如明显的室性心律失常、QTcF＞500ms，（重复心电图以确认）停用本品及其他延长 QT 间期的药物，经常监测心电图，以确定 QTc 间期恢复至基线水平，如发生晕厥，立即查心电图。

3. 未在室性心律失常者和新近发生过心肌梗死的患者中进行研究。

4. 每月检查肝功能，ALT＞3ULN 者，应于 48h 内复查，排除病毒性肝炎，并停用其他肝毒性药物。如有肝功能异常的症状或实验室报告，应由医师立即进行评估。如 ALT 升高伴胆红素升高＞2ULN、ALT＞8ULN、ALT 升高持续 2 周以上，应停用本品。

【制剂】 片剂：100mg。

【贮藏】 贮于 25℃下，短程携带允许 15～30℃。

德拉马尼（delamanid）

别名：Deltyba。

本品为新型抗分枝杆菌药。2014 年 5 月 2 日欧盟批准上市。

【理化性状】

1. 本品为白色或近白色粉末，几乎不溶于水性介质。

2. 化学名：（2R）-2-methyl-6-nitro-2-[（4-{4-[4-（trifluoromethoxy）phenoxy]-1-piperidinyl}phenoxy）methyl]-2,3-dihydroimidazo[2,1-b][1,3] oxazole。

3. 分子式：$C_{25}H_{25}F_3N_4O_6$。

4. 分子量：534.48。

5. 结构式如下：

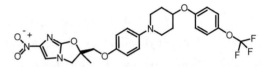

【药理学】 本品通过抑制分枝杆菌细胞壁的成分甲氧基分枝菌酸和酮基分枝菌酸的合成而发挥作用。

【药动学】

1. 吸收：在进食标准餐后服用本品较空腹用生物利用度增加 2.7 倍。暴露量的增加低于剂量增加的比例。

2. 分布：本品具有高蛋白结合率（≥99.5%），血浆分布容积很大，约 2100L。

3. 代谢：本品首先经血浆蛋白代谢，之后经 CYP3A 代谢。代谢产物无活性，但可延长 QTc 间期。

4. 本品的 $t_{1/2}$ 为 30～38h，代谢产物全部随粪便排泄，尿中无排泄。

5. 肾功能不全患者药动学无显著差别（＜0.01%）。

【适应证】 用于治疗成人耐药肺结核的联合治疗，尤其适用于一线治疗无效的肺结核的治疗。

【不良反应】

1. 感染　常见食管念珠菌病、花斑癣。

2. 血液和淋巴系统　常见白细胞减少、血小板减少，少见贫血、嗜酸性粒细胞增多，罕见网状细胞过多。

3. 代谢和营养　常见脱水、低血钙、高胆固醇血症，少见高三酰甘油血症，罕见低血钾、高尿酸血症、食欲缺乏。

4. 精神　常见激惹、妄想障碍（虐待狂的类型）、情绪改变、抑郁、神经衰弱、烦躁不安、睡眠障碍、性欲增强，少见精神病、焦虑、坐立不安，罕见失眠。

5. 神经系统　常见嗜睡、平衡障碍、神经根痛、睡眠质量差，少见周围神经病、困倦、感觉减退，罕见头痛、头晕、感觉异常、震颤。

6. 眼　常见过敏性结膜炎，少见眼干、畏光。

7. 耳　少见耳痛，罕见耳鸣。

8. 心脏　常见一度房室传导阻滞，室性期前收缩、室上性期前收缩，罕见心悸。

9. 血管　少见低血压、高血压、热潮红、血肿。

10. 呼吸系统　少见呼吸困难、咳嗽、食管痛、咽部刺激感、咽干、鼻溢，罕见咯血。

11. 胃肠道　吞咽困难、口腔感觉异常、腹胀，少见胃炎、便秘、腹痛、消化不良、腹部不适，罕见恶心、呕吐、腹泻、上腹痛。

12. 肝　常见肝功能异常。

13. 皮肤及皮下组织　常见脱发、嗜酸性脓疱性毛囊炎、全身瘙痒、红斑性皮疹，少见皮炎、荨麻疹、斑丘疹、痤疮、多汗。

14. 肌肉与骨骼　少见骨质疏松、肌无力、骨骼肌肉疼痛、胁痛、四肢痛。

15. 泌尿系统　常见尿潴留、排尿困难、夜尿症，少见血尿。

16. 整体感觉　常见感觉热，少见发热、胸痛、心神不安、外周水肿，罕见无力。

17. 实验室检查　常见心电图 ST 段压低、氨基转移酶升高、APPT 延长、血皮质醇降低、γ-GGT 升高，少见血皮质醇升高，罕见心电图 QT 间期延长。

【禁忌与慎用】

1. 对本品过敏者禁用。

2. 血浆白蛋白<2.8g/dl 者禁用。

3. 正在服用强效 CYP3A 诱导剂的患者禁用（如卡马西平、利福平等）。

4. 动物实验显示本品有生殖毒性，孕妇不推荐使用，育龄期妇女应采取有效避孕措施。

5. 尚未明确本品是否可经乳汁分泌，哺乳期妇女使用时应暂停哺乳。

6. 18 岁以下儿童使用本品的安全性和有效性尚未建立。

7. 轻、中度肝功能不全及重度肾功能不全者不推荐使用。

8. 对于 65 岁以上老年人尚无数据。

【药物相互作用】

1. 本品部分通过 CYP3A 代谢，强效 CYP3A 诱导剂可明显降低本品的暴露量，应避免合用。

2. 禁与能延长 QT 间期的药物合用。

【剂量与用法】 耐药结核患者须与其他药物合用，进餐时口服 100mg，2 次/日。疗程 24 周。

【用药须知】

1. 本品治疗肺外结核、潜伏性结核、结核分枝杆菌复杂感染的疗效尚未明确。

2. 本品须与 WHO 推荐的治疗结核的方案合用，以减少耐药性的产生。

3. 下列情况下应监测心电图：与氟喹诺酮类、大环内酯类抗菌药、氯法齐明合用，有尖端扭转型心动过速病史，先天性长 QT 间期综合征，甲状腺功能减退，心动过缓，失代偿性心力衰竭，血钙、血镁或血钾低于正常下限。

4. 应在治疗开始前及治疗期间每月检查心电图，如 QTc 间期＞500ms（重复心电图以确认）停用本品及其他延长 QT 间期的药物，经常监测心电图，以确定 QTc 间期恢复至基线水平，如发生晕厥，立即查心电图。

【制剂】 片剂：100mg。

【贮藏】 贮于 25℃下，短程携带允许 15～30℃。

1.12　抗真菌药（antifungalagents）

泊沙康唑（posaconazole）

别名：普萨康唑、SCH-56592。

本品是一种新型广谱三唑类口服抗真菌药。

【理化性状】

1. 化学名：4-{p-[4-（p-{[（3R,5R）-5-（2,4-difluorophenyl）tetrahydro-5-（1H-1,2,4-triazol-1-ylmethyl）-3-furyl]methoxy}phenyl）-1-piperazinyl]phenyl}-1-[（1S,2S）-1-ethyl-2-hydroxypropyl]-Δ2-1,2,4-triazolin-5-one。

2. 分子式：$C_{37}H_{42}F_2N_8O_4$。

3. 分子量：700.8。

4. 结构式如下：

【药理学】 本品在结构上与抗真菌药伊曲康唑相似，通过抑制真菌细胞膜上的羊毛固醇 14-脱甲基酶，继而遏阻其麦角固醇的生物合成，发挥抗真菌作用。本品对多种真菌，如念珠菌属（包括白念珠菌、光滑念珠菌、克鲁斯念珠菌、热带念珠菌、近平滑念珠菌和吉利蒙念珠菌等）、曲霉属（包括烟曲霉、黄曲霉、土曲霉、黑曲霉和杂色曲霉等）有活性，对罕见而突发的真菌性病原体（如球孢子菌属、镰刀孢子菌属、组织胞质菌属和接合菌等）及其他丝状真菌也均有抗菌活性，且对某些耐氟康唑、伊曲康唑等的真菌菌株亦具有活性，尤其对耐三唑类抗真菌药的新型隐球菌具有较好的抗菌活性。本品为 CYP3A4 的抑制剂。

【药动学】

1. 口服本品后易于吸收，同时进食可增加吸收量，进食高脂肪餐尤为明显。口服单剂量本品 50～800mg 后，5.8～8.8h 可达 C_{max} 113～1320ng/ml。剂量在 50～800mg 时，血药浓度成比例增加；剂量为 1200mg 时，血药浓度则与剂量为 800mg 所达到的血药浓度相同甚或较低，这表明剂量为 800mg 时，吸收就已达到饱和状态。在进食情况下，给予单剂量 200mg 后，4.1～5.5h 可达 C_{max} 378～512ng/ml。每天 2 次分用本品 100～800mg/d，约于第 10 天达到稳态血药浓度（C_{ss}）。

2. 单剂量服用本品 50～1200mg 后，$AUC_{0\sim\infty}$ 为 2501～49841（ng·h）/ml，每天 2 次分用 100～800mg 后，其 $AUC_{0\sim24h}$ 为 8295～73 105（ng·h）/ml。在进食情况下，给予本品 200mg 后 4.1～5.5h，其 C_{max} 为 378～572ng/ml。单剂量或多剂量口服本品 50～1200mg/d，其 V_d 为 343～1341L。本品主要在肝内代谢，通过与葡糖醛酸酶结合并转化成失活的代谢物，血浆中未检出具有活性的代谢物。是否分泌进入乳汁尚不明确。随尿液排出多种葡糖醛酸结合物和少量原药，约占给药量的 14%；随粪便排出的原药，约占给药量的 77%。单剂量 50～1200mg 时，总 CL 为 4.1～6.6mg/（kg·min）。其 $t_{1/2}$ 为 16～31h（平均 25h）。

【适应证】

1. 预防侵袭性曲霉菌和念珠菌感染：本品适用于 13 岁和 13 岁以上因重度免疫缺陷而导致这些感染风险增加的患者。这些患者包括接受造血干细胞移植（HSCT）后发生移植物抗宿主病（GVHD）的患者或化疗导致长时间中性粒细胞减少症的血液系统恶性肿瘤患者。

2. 治疗口咽念珠菌病，包括伊曲康唑和（或）氟康唑难治性口咽念珠菌病。

【不良反应】

1. 常见恶心、呕吐、腹痛、腹泻、疲倦、脱发、肝功能异常和体重下降。

2. 少见皮疹和哮喘。

3. 有 12%的免疫受损患者因过量用药而出现发热。

4. 有 7%的免疫受损患者出现肌肉骨骼疼痛。

5. 罕见头晕、失眠、低血压、口干、便秘、阴道炎和尿路感染。

【妊娠期安全等级】 C。

【禁忌与慎用】

1. 对本品及其他唑类药物过敏者禁用。

2. 因可出现赋形剂的蓄积，中、重度肾功能不全患者禁用本品注射剂。

3. 动物实验本品可经乳汁分泌，哺乳期妇女使用时，应暂停哺乳。

4. 13 岁以下儿童用药的安全性及有效性尚未确定。

【药物相互作用】

1. 本品与西罗莫司合用可导致西罗莫司血药浓度约升高 9 倍，从而会导致西罗莫司中毒。因此本品禁止与西罗莫司合用。

2. 本品可使他克莫司的 C_{max} 和 AUC 显著增加。在开始本品治疗时，他克莫司的剂量应减至初始剂量的 1/3。在本品治疗期间和停止治疗后应该频繁监测他克莫司的血药谷值，并且依据此调整他克莫司的剂量。

3. 本品可升高环孢素的血药浓度。建议在开始本品治疗时，将环孢素的剂量减至初始剂量的 3/4。在本品治疗期间和停止治疗后应该频繁监测环孢素的血药谷值，并且依据此调整环孢素的剂量。

4. 本品可与升高 CYP3A4 底物（如匹莫齐特、奎尼丁）的血药浓度，从而导致 QTc 间期延长和罕见的尖端扭转型室性心动过速，故禁止本品与上述药物合用。

5. 本品与辛伐他汀合用可导致辛伐他汀血药浓度约升高 10 倍，故禁止本品与辛伐他汀合用。

6. 大多数麦角生物碱都是 CYP3A4 底物，本品会导致麦角生物碱（麦角胺和二氢麦角胺）血药浓度升高，可能会导致麦角中毒。故禁止本品与麦角生物碱合用。

7. 本品可使咪达唑仑的血药浓度升高约 5 倍。本品与其他通过 CYP3A4 代谢的苯二氮䓬类药物（如阿普唑仑、三唑仑）联合用药会导致些苯二氮䓬类药物血药浓度升高。必须密切监测因苯二氮䓬类药物血药浓度过高导致的不良反应，并且必须准备好苯二氮䓬受体拮抗剂用于逆转这些反应。

8. 依非韦仑可诱导 UDP-葡糖醛酸酶，并且显著降低本品的血药浓度。除非获益超过风险，否则应避免依非韦仑与本品合用。

9. 利托那韦和阿扎那韦通过 CYP3A4 代谢，而本品会导致这些药物的血药浓度升高。在与本品合用期间，应频繁监测不良反应和毒性，并且调整利托那韦和阿扎那韦的剂量。

10. 福沙那韦可降低本品的血药浓度，尽量避免合用。

11. 利福布汀可诱导 UDP-葡糖醛酸酶，并且降低本品的血药浓度。利福布汀也通过 CYP3A4 代谢，本品可升高利福布汀的血药浓度。除非对患者的获益超过风险，否则应避免合用。如果必须合用，推荐对暴发性真菌感染进行密切监测，并且频繁监测全血细胞计数和不良反应（如葡萄膜炎、白细胞减少症）。

12. 苯妥英可诱导 UDP-葡糖醛酸酶，并且降低本品的血药浓度。苯妥英也通过 CYP3A4 代谢。因此，苯妥英与本品合用会导致苯妥英血浆浓度升高。除非对患者的获益超过风险，否则应避免本品与苯妥英合用。如必须合用，推荐对暴发性真菌感染进行密切监测，频繁监测苯妥英浓度，并且考虑降低苯妥英的剂量。

13. 西咪替丁（H_2 受体拮抗剂）和奥美拉唑（质子泵抑制剂）可降低本品的血药浓度。除非获益超过风险，否则应避免西咪替丁、奥美拉唑与本品合用。如必须合用，推荐对暴发性真菌感染进行密切监测。本品与除西咪替丁外的抗酸药和 H_2 受体拮抗剂合用时，未发现有临床意义的影响。

14. 大多数长春碱都是 CYP3A4 底物，本品可升高长春碱（如长春新碱与长春碱）的血药浓度，从而导致神经毒性，须调整长春碱的剂量。

15. 本品可能会升高经 CYP3A4 代谢的钙通道阻滞剂的血药浓度（如维拉帕米、地尔硫草、硝苯地平、尼卡地平、非洛地平）。在联合治疗期间，建议频繁监测钙通道阻滞剂相关的不良反应和毒性。可能须降低钙通道阻滞剂的剂量。

16. 本品可升高地高辛的血药浓度，建议对地高辛的血药浓度进行监测。

17. 甲氧氯普胺可降低本品的血药浓度，合用时对暴发性真菌感染进行密切监测。

18. 洛哌丁胺不会影响泊沙康唑血浆浓度。

19. 尽管本品与格列吡嗪合用时，不必调整格列吡嗪的剂量，但推荐对血糖进行监测。

【剂量和用法】

1. 预防侵袭性曲霉菌和念珠菌感染。

（1）注射剂：静脉输注时必须通过中心静脉给药，300mg 用 5%葡萄糖注射液或 0.9%氯化钠注射液 150ml 稀释后，经 90min 缓慢输注，严禁静脉注射。紧急情况，如确实无法通过中心静脉输注，仅能通过外周静脉输注 1 次。预防侵袭性真菌感染，首日 300mg，2 次/日，第 2 天起 300mg，1 次/日，直至中性粒细胞计数恢复正常或免疫恢复正常。

（2）口服混悬液：口服 200mg，3 次/日，直至中性粒细胞计数恢复正常或免疫恢复正常。

（3）缓释片：首日 300mg，2 次/日，继后 300mg，1 次/日。疗程同上。

2. 治疗口咽念珠菌病　13 岁以上儿童可用口服混悬液，首日 100mg，2 次/日，继后 100mg，1 次/日，疗程共 13d。对于伊曲康唑和（或）氟康唑难治性口咽念珠菌病，可给予口服混悬液 400mg/次，2 次/日，或给予缓释片首日 300mg，2 次/日，继后 300mg，1 次/日，疗程根据根据感染程度和临床反应而定。

【用药须知】

1. 使用本品期间，应定期检查血常规和肝肾功能。

2. 对肾功能不全患者，如需多次用药，应根据肾功能情况调整剂量。

3. 如出现严重的皮肤反应或明显的肝功能异常，应考虑停药。

4. 本品的缓释片和混悬口服液不能等量互换。缓释片、口服混悬液应在进食时服用，缓释片应整片吞服。

【制剂】①缓释片：100mg。②注射剂：300mg/16.7ml。③口服混悬液：40mg/ml,105ml。

【贮藏】贮于 2～8℃。

福司氟康唑（fosfluconazole）

别名：膦氟康唑、Hoxafil、Prodif。

本品为氟康唑的前药。

【理化性状】

1. 化学名：1-（2,4-difluorophenyl）-2-（1H-1,2,4-triazol-1-yl）-1-[（1H-1,2,4-triazol-1-yl）methyl] ethyl dihydrogen phosphate。

2. 分子式：$C_{13}H_{13}F_2N_6O_4P$。

3. 分子量：386.3。

4. 结构式如下：

【药理学】本品是氟康唑的磷酸酯前体药物，有良好的水溶性，可减少输液量，减轻循环系统负担。静脉给药后，在体内被碱性磷酸酶水解成氟康唑和磷酸。

【药动学】本品易于进入脑脊液中，其中的药物浓度为血药浓度的 52%～62%。如分别给药 50mg、100mg、250mg、500mg 和 1000mg 后，可获得药动学参数如下：AUC 分别为 37.5（μg·h）/ml、68.7（μg·h）/ml、174.8（μg·h）/ml、334.0（μg·h）/ml 和 619.1（μg·h）/ml，C_{max} 分别为 0.70μg/ml、1.31μg/ml、3.23μg/ml、6.07μg/ml 和 12.09μg/ml，T_{max} 分别为 4.0h、5.5h、4.0h、6.0h 和 2.5h，$t_{1/2}$ 分别为 35.5h、32.2h、34.1h、34.8h 和 32.9h。平均滞留时间（mean residence time，MRT）分别为 51.6h、48.0h、50.9h、51.7h 和 49.8h。本品的蛋白结合率为 77.7%～93.8%。如给药 1000mg，1 次/日，连用 14d，随尿液排出的氟康唑为给药量的 85.6%，排出的原药不及 1%。

【适应证】用于念珠菌属和隐球菌属真菌引起的真菌血症，真菌引起的呼吸道、消化道和尿路感染及腹膜炎、脑膜炎，也可用于慢性皮肤和黏膜真菌病。

【不良反应】

1. 可见血管扩张、颜面水肿、瘙痒、剥脱性皮炎、史-约综合征和中毒性表皮坏死松解症。

2. 可见粒细胞、红细胞、血小板和白细胞减少及贫血。

3. 可发生急性肾衰竭。

4. 可见黄疸、肝功能受损、肝炎、胆汁淤积性肝炎和肝坏死。

5. 可见痉挛、意识丧失。

6. 可见高钾血症、心动过速（尖端扭转型室性心动过速）、心动过缓、QT 间期延长和房室传导阻滞。

7. 可见头痛、失眠、感觉异常、关节痛和腰背痛。

8. 可见间质性肺炎和假膜性小肠结肠炎。

【禁忌与慎用】

1. 对本品过敏者禁用。

2. 孕妇和儿童禁用。

3. 正在使用利福平、去甲替林、苯妥英、环孢素、磺酰脲类或香豆素类的患者不可使用本品。

4. 尚未明确本品是否可经乳汁分泌，哺乳期妇女使用时，应暂停哺乳。

【药物相互作用】

1. 本品可使利福平的血药浓度降低。

2. 合用氢氯噻嗪时可使本品的血药浓度轻度升高。

3. 本品可升高环孢素、去甲替林、苯妥英、磺酰脲类和香豆素类的血药浓度。

【剂量与用法】

1. 浅表性真菌感染，第 1 天和第 2 天静脉输注本品 126.1～252.3mg/d（相当于氟康唑 100～200mg/d），以后维持剂量为 63.1～126.1mg/d（相当于氟康唑 50～100mg/d）。

2. 深部真菌感染，第 1 天和第 2 天静脉输注本品 126.1～504.5mg/d（相当于氟康唑 100～400mg/d），以后维持剂量减半。

3. 重症或难治性真菌感染，第 1 天和第 2 天静脉输注本品 1009mg/d（相当于氟康唑 800mg/d），维持剂量减半。

4. 肾功能不全患者，CC＞50ml/min 者，可用常用量；CC≤50ml/min 者，使用半量；接受透析者，在透析完毕后，给予 1 次常用量。

5. 疗程随病情而定，疗程超过 28d 的疗效和安全性尚不确定。

【用药须知】

1. 不可与其他药物混合输注。

2. 用药期间，应监测血常规、电解质、肝肾功能和心电图。

3. 给药前，应详细询问过敏性病史、药物过敏史。

4. 如出现明显的皮肤高敏反应和重要脏器的严重不良反应，应考虑停药。

5. 氟康唑过量可出现意识障碍、恶心、呕吐、妄想、噩梦、嗜睡、精神错乱、肝功能受损和多形性红斑，应尽快促使过量药物随尿液排泄，血液透析可排出血中药物的 50%。

【制剂】注射剂：126.1mg（相当于氟康唑 100mg）/100ml；252.3mg（相当于氟康唑 200mg）/200ml；504.5mg（相当于氟康唑 400mg）/400ml（注：另一厂家的规格是 126.1mg/1.25ml，252.3mg/2.5ml，504.5mg/5.0ml）。

【贮藏】贮于 2～8℃。

舍他康唑（sertaconazole）

别名：他康唑、立灵奇、舍奇、Ertaczo。

本品属三唑类抗真菌药。

【理化性状】

1. 化学名：（±）-1-{2,4-dichloro-β-[（7-chlorobenzo[*b*]thien-3-yl）-methoxy]phenethyl} imidazole。

2. 分子式：$C_{20}H_{15}Cl_3N_2OS$。

3. 分子量：437.77。

4. 结构式如下：

硝酸舍他康唑（sertaconazole nitrate）

【理化性状】

1. 化学名：（±）-1-{2,4-dichloro-β-[（7-chlorobenzo[*b*]thien-3-yl）-methoxy]phenethyl} imidazole nitrate。

2. 分子式：$C_{20}H_{15}Cl_3N_2OS \cdot HNO_3$。

3. 分子量：500.8。

【用药警戒】本品仅能外用，不可口服或静脉注射。

【药理学】本品属咪唑类抗真菌药，和其他咪唑类抗真菌药一样，通过抑制真菌细胞麦角固醇的合成而产生抗菌作用；同时也可直接作用于真菌细胞膜，导致细胞膜损伤。体外显示，本品抗菌谱广，对酵母菌（如念珠菌、类酵母菌、毛孢子菌和红酵母）、皮肤癣菌（如小孢子菌、毛癣菌和表皮癣菌）、其他丝状真菌（如曲霉、链格孢霉、支顶孢霉、镰孢霉和帚霉）、某些革兰阳性菌（如葡萄球菌和链球菌）和毛滴虫等均有抗菌活性。

【药动学】本品口服后易于吸收，且快速被代谢。外用本品的全身吸收率很低，其中乳膏为 1.47%，溶液为 1.97%，粉剂为 0.665%，胶体为 0.885%。主要在肝内代谢，随粪便排出。

【适应证】用于治疗皮肤真菌、酵母菌、念珠菌、曲霉菌引起的皮肤感染（如体股癣、足癣等）和阴道念珠菌病。

【不良反应】局部使用本品很安全，不良反应主要有接触性皮炎、皮肤干燥、灼烧感、瘙痒、红斑、脱屑、囊泡形成、皮肤色素沉着和局部刺激疼痛。

【妊娠期安全等级】C。

【禁忌与慎用】

1. 对本品过敏者禁用。

2. 可能与同类药物存在交叉高敏反应，有咪唑类抗真菌药过敏史者慎用。

3. 尚未明确本品是否可经乳汁分泌，哺乳期妇女使用时，应暂停哺乳。

4. 12 岁以下儿童及＞65 岁老年人的用药安全性和有效性尚未确立。

【剂量与用法】

1. 治疗皮肤癣菌病、皮肤念珠菌病 局部涂抹，2 次/日，连用 28d。

2. 治疗阴道念珠菌病 坐浴或阴道冲洗后，将 1 枚栓剂置入阴道内。

【用药须知】

1. 本品仅限外用，不得口服、注射或用于眼部。

2. 将药物放在儿童难以触及的地方。

【药物相互作用】尚无药物相互作用的信息。

【制剂】①软膏剂：0.2g/10g。②乳膏剂：1%，2%。③阴道栓剂：500mg。④阴道用乳膏剂：2%。⑤凝胶剂：2%。⑥溶液剂：2%。⑦散剂：2%。

【贮藏】贮于 15～30℃。

艾氟康唑（efinaconazole）

别名：Jublia。

本品为人工合成的唑类抗真菌药，2014 年 6 月由美国 FDA 批准上市。

【理化性状】

1. 化学名：（2*R*,3*R*）-2-（2,4-difluorophenyl）-3-（4-methylenepiperidin-1yl）-1-（1*H*-1,2,4- triazol-1-yl）butan-2-ol。

2. 分子式：$C_{18}H_{22}F_2N_4O$。

3. 分子量：348.39。

4. 结构式如下：

【药理学】本品为唑类抗真菌药，作用机制与其他同类药物相同。

【药动学】18 名严重甲癣的患者，用本品涂布

10 只趾甲及 0.5cm 周边皮肤，1 次/日，在第 28 天 C_{max} 为（0.67±0.37）ng/ml，AUC 为（12.15±6.91）（ng·h）/ml。达稳态后，24h 内血药浓度基本持平。每天涂布 10 只趾甲 7d，本品的血浆 $t_{1/2}$ 为 29.9h。

【适应证】本品适用于红色毛癣菌、须毛癣菌引起的甲癣。

【不良反应】可见足趾嵌甲，给药部位皮炎、水疱、疼痛。

【妊娠期安全等级】C。

【禁忌与慎用】

1. 孕妇只有在益处大于对胎儿伤害的风险时方可使用。

2. 尚未明确局部使用是否经乳汁分泌，哺乳期妇女慎用。

3. 儿童用药的安全性及有效性尚未确定。

【剂量与用法】涂于患甲，注意甲床、甲床下皮肤、皮肤褶皱处等均应用本品附带的毛刷涂布，1 次/日，疗程 48 周。

【用药须知】本品仅供外用，不能用于口服、滴眼或阴道内使用。

【制剂】外用溶液：400mg/4ml,800mg/8ml。

【贮藏】贮于 20～25℃，短程携带允许 15～30℃。

艾沙康唑硫酸酯（isavuconazonium sulfate）

别名：Cresemba。

本品为唑类抗真菌药。

【理化性状】

1. 化学名：glycine,*N*-methyl-,[2-[[[1-[1-[（2*R*,3*R*）-3-[4-（4-cyanophenyl）-2-thiazolyl]-2-（2,5-difluorophenyl）-2-hydroxybutyl]-4*H*-1,2,4-triazolium-4-yl]ethoxy]carbonyl]niethylainino]-3-pyridinyl]niethyl ester,sulfate（1：1）。

2. 分子式：$C_{35}H_{35}F_2N_8O_5S·HSO_4$。

3. 分子量：814.84。

4. 结构式如下：

【药理学】

1. 本品为艾沙康唑的前体药物。艾沙康唑通过抑制细胞色素 P450 依赖性羊毛固醇 14α-去甲基化酶，而抑制真菌细胞膜的重要组成部分麦角固醇的合成。羊毛固醇 14α-去甲基化酶负责把羊毛固醇转换为麦角固醇。真菌细胞膜中甲基固醇前体的积累和麦角固醇的耗竭，削弱了细胞膜的结构和功能。哺乳动物细胞对本品抑制脱甲基作用不太敏感。

2. 本品对黄曲霉、烟曲霉菌、黑曲霉和毛霉菌目的米曲霉和异种曲霉有效。

【药动学】基于健康受试者和患者的群体药动学分析,静脉给药后，艾沙康唑的平均 $t_{1/2}$ 是 130h，V_{ss} 约为 450L。

1. 吸收　健康志愿者口服本品后，活性部分艾沙康唑一般在服用单剂量或者多剂量后 2～3h 可达 C_{max}。口服本品后，艾沙康唑的绝对生物利用度为 98%。口服后原药或艾沙康唑无明显蓄积。

本品在静脉输注过程中可检测到原药和无活性的分解产物的 C_{max}，并在输注结束后迅速降低。经 1h 静脉输注结束后 0.25h，血浆中原药低于检测下限。原药的 AUC 不到艾沙康唑的 1%。在受试者中，无活性的分解产物在开始输注后 8h 尚可定量检测到。无活性分解产物的 AUC 约为艾沙康唑的 1.3%。

进餐时服用本品，其 C_{max} 会降低 9%，而 AUC 却升高 9%。本品可空腹或进餐时服用。

2. 分布　艾沙康唑分布广泛，平均稳态分布容积（V_{ss}）约为 450L，艾沙康唑高度与蛋白结合（大于 99%），主要与白蛋白结合。

3. 代谢　在酯酶（主要是乙酰胆碱酯酶）的催化下，本品在体外迅速水解为艾沙康唑。艾沙康唑是 CYP3A4 和 CYP3A5 的底物。

在人体中，单剂量（氰基 ^{14}C）艾沙康唑和（吡啶基 1 甲基 ^{14}C）艾沙康唑，除了活性部分（艾沙康唑）和无活性的分解产物外，许多次要的代谢物也已被确定。除了活性的艾沙康唑，没有观察到单个代谢物的 AUC＞药物相关物质的 10%。

体内研究表明，CYP3A4、CYP3A5 和继后的尿苷二磷酸-葡糖醛酸转移酶（UGT）均参与艾沙康唑的代谢。

4. 排泄　口服放射性标记的本品,在粪便中回收 46.1%的给药剂量，尿液中回收 45.5%。经肾排泄的艾沙康唑不到给药剂量的 1%。

无活性的分解产物代谢后经肾排泄。肾清除完整的分解产物不到给药剂量的 1%。静脉输注放射性标记分解产物后，95%的放射性物质随尿排出。

【适应证】

1. 侵袭性曲霉病。

2. 侵入性毛霉菌病。

【不良反应】

1. 常见不良反应

（1）胃肠道：恶心、呕吐、腹泻、腹痛、便秘、消化不良。

（2）总体感觉：外周水肿、疲乏、胸痛、注射部位反应。

（3）肝胆：肝酶升高。

（4）代谢和营养：低血钾、低血镁、食欲缺乏。

（5）肌肉骨骼：腰痛。

（6）神经系统：头痛。

（7）精神障碍：谵妄、失眠、焦虑。

（8）泌尿系统：肾衰竭。

（9）呼吸系统：呼吸困难、急性呼吸衰竭。

2. 少见不良反应

（1）血液和淋巴系统：粒细胞减少、白细胞减少、全血细胞减少。

（2）心脏：心房颤动、心房扑动/心动过缓、心电图 QT 间期缩短、心悸、室上性期前收缩、室上性心动过速、室性期前收缩、心搏骤停。

（3）耳和迷路：耳鸣、眩晕。

（4）眼：视神经病变。

（5）胃肠道：腹胀、胃炎、牙龈炎、口腔炎。

（6）整体感觉：导管血栓形成、不适、寒战。

（7）肝胆：胆囊炎、胆结石、肝炎、肝大、肝衰竭。

（8）免疫系统：过敏反应。

（9）损伤、中毒和操作并发症：跌倒。

（10）代谢和营养：低白蛋白血症、低血糖、低钠血症。

（11）肌肉骨骼：肌炎、骨痛、颈部疼痛。

（12）神经系统：痉挛、味觉障碍、脑病、感觉迟钝、偏头痛、周围神经病变、感觉异常、嗜睡、昏迷、晕厥、震颤。

（13）精神障碍：意识混乱、幻觉、抑郁。

（14）泌尿系统：血尿、蛋白尿。

（15）呼吸系统：支气管痉挛、呼吸急促。

（16）皮肤和皮下组织：脱发、皮炎、剥脱性皮炎、红斑、瘀斑、荨麻疹。

（17）血管：血栓性静脉炎。

【妊娠期安全等级】C。

【禁忌与慎用】

1. 家族性短 QT 间期综合征患者禁用。

2. 对本品过敏者禁用。

3. 动物实验本品可经乳汁分泌，哺乳期妇女使用时应停止哺乳。

4. 18 岁以下儿童用药的安全性及有效性尚未明确。

5. 尚未对重度肝功能不全者进行研究，此类患者应慎用。

【药物相互作用】

1. 本品是敏感的 CYP3A4 底物，也是 CYP3A4、P-糖蛋白、乳腺癌耐药蛋白、有机阳离子转运体-2 的中效抑制剂。

2. 强效 CYP3A4 抑制剂酮康唑可使本品的暴露量增加 5 倍以上，禁止合用两者。

3. 洛匹那韦-利托那韦可增加本品的暴露量 96%，同时洛匹那韦和利托那韦的暴露量降低，可导致治疗失败，故应谨慎合用。

4. 利福平可减少本品的暴露量 97%，禁止合用两者。

5. 本品可明显升高阿托伐他汀的暴露量，应谨慎合用。

6. 本品可明显升高环孢素、他克莫司、西罗莫司、吗替麦考酚酯、地高辛等的血药浓度，谨慎合用，如必须合用，应密切监测合用药物的血药浓度，根据其血药浓度调整剂量。

7. 本品可升高咪达唑仑的血药浓度，谨慎合用，如必须合用，考虑降低咪达唑仑的剂量。

8. 本品可降低安非他酮的血药浓度，可能需增加安非他酮的剂量，但不能超过最大推荐剂量。

【剂量与用法】

1. 本品不可静脉注射。本品静脉输注给药时必须使用在线滤器（0.2～1.2μm），首先用 5ml 注射用水溶解本品的注射剂，随后稀释于 0.9%氯化钠注射液或 5%葡萄糖注射液 250ml 中，至少经 1h 静脉输注，在输注本品前后应用上述注射液冲洗输液管路。

2. 静脉输注或口服的负荷剂量为 372mg，每 8 小时 1 次，共用 6 次，维持剂量为 372mg，1 次/日。

3. 胶囊剂应整粒吞服，口服或静脉输注本品等效。

【用药须知】

1. 治疗前及治疗期间应监测肝功能，如出现持续的肝损伤症状和体征，应停药。

2. 在输注本品的过程中，可能会出现输液反应，如出现应立即停药。

3. 尚不明确本品是否和其他唑类抗真菌药存在交叉过敏反应，对其他唑类抗真菌药过敏者慎用。

【制剂】①注射剂（粉）：186mg（相当于艾沙康唑 100mg）。②胶囊剂：186mg（相当于艾沙康唑 100mg）。

【贮藏】 贮于 20～25℃，短程携带允许 15～30℃。

卡泊芬净（caspofungin）

本品为一种葡聚糖合成酶抑制剂抗真菌药，是从 *Glarea lozoyensis* 发酵产物合成的一种半合成棘球白素。

【理化性状】

1. 化学名：（4*R*,5*S*）-5-[（2-aminoethyl）amino]-N^2-（10,12-dimethyltetradecanoyl）-4- hydroxy-L-ornithyl-L-threonyl-*trans*-4-hydroxy-L-prolyl-（*S*）-4-hydroxy-4-（*p*-hy-droxyphenyl）-L-threonyl-threo-3-hydroxy-L-ornithyl-*trans*-3-hydroxy-L-proline cyclic（6→1）-peptide.

2. 分子式：$C_{52}H_{88}N_{10}O_{15}$。

3. 分子量：1093.31。

4. 结构式如下：

醋酸卡泊芬净（caspofungin acetate）

别名：Cancidas、科赛斯。

【理化性状】

1. 化学名：（4*R*,5*S*）-5-[（2-Aminoethyl）amino]-N^2-（10,12-dimethyltetradecanoyl）-4-hydroxy-L-ornithyl-L-threonyl-*trans*-4-hydroxy-L-prolyl-（*S*）-4-hydroxy-4-（*p*-hy-droxyphenyl）-L-threonyl-threo-3-hydroxy-L-ornithyl-*trans*-3-hydroxy-L-proline cyclic（6→1）-peptidediacetate.

2. 分子式：$C_{52}H_{88}N_{10}O_{15} \cdot 2C_2H_4O_2$。

3. 分子量：1213.4。

【药理学】体外研究证实，本品具有对抗烟曲霉菌、黄曲霉菌和土曲霉菌的活性。本品能抑制β-（1，3）-D-葡聚糖的合成，该葡聚糖正是真菌细胞壁的主要成分。

【药动学】本品在肝内经水解和 *N*-乙酰化作用缓慢代谢。给予单剂量后，35%的原药和40%的代谢物分别随粪便和尿排出。

【适应证】本品适用于成人患者和儿童（3 个月及以上）。

（1）经验性治疗中性粒细胞减少、伴发热患者的可疑真菌感染。

（2）用于对其他药物治疗无效或不能耐受的侵袭性曲霉菌病。

【不良反应】

1. 常见不良反应有发热、恶心、呕吐、输注静脉的并发症。

2. 还可引起头痛、肌痛、流感样症状、皮疹、瘙痒、感觉异常、寒战和面部水肿。

3. 可能发生过敏反应。

【妊娠期安全等级】C。

【禁忌与慎用】

1. 对本品过敏者、重度肝功能不全患者禁用。

2. 中度肝功能不全患者应减量慎用。

3. 尚未明确本品是否可经乳汁分泌，哺乳期妇女使用时，应暂停哺乳。

4. 3 个月以下幼儿的安全性及有效性尚未明确。

【药物相互作用】

1. 本品与头孢菌素类合用可使血清氨基转移酶一过性升高。

2. 本品可使他克莫司（tacrolimus）的血药浓度和 AUC 下降，应调整后者剂量。

3. 药物代谢诱导剂或混合的诱导剂/抑制剂如依非韦仑（efavirenz）、奈非那韦（nelfinavir）、奈韦拉平（nevirapin）、苯妥英、利福平、地塞米松、卡马西平与本品合用，可能降低本品的血药浓度。

【剂量与用法】

1. 本品应静脉输注给药，不宜与其他药物混合输注。不可用 5%葡萄糖注射液稀释本品。将冷藏（2～8℃）的冻干粉本品取出使之达到室温，用适量的 0.9%氯化钠注射液溶化冻干粉，在 25℃条件下放置 1h 后，再以 0.9%氯化钠注射液 250ml 稀释供输注用，配制好的溶液在 25℃下只能保存 24h；需控制液体摄入量者，只用 100ml 稀释液。

2. 成人第 1 天缓慢输注负荷量 70mg，继后 50mg/d，经 1h 静脉输注。疗程取决于病情轻重和临床效应。一般给药 2 周以上，甚至有用到 162d 仍能较好地耐受；与依非韦伦、奈韦拉平、利福平、地塞米松、苯妥英或卡马西平同时使用时，应考虑给予 70mg/d。

3. 儿童，第 1 天应当给予 70mg/m² 的单次负荷剂量（剂量不超过 70mg），继后给予 50mg/m²（剂量不超过 70mg）。疗程可以根据适应证进行调整；与代谢诱导剂（如利福平、依非韦伦、奈韦拉平、苯妥英、地塞米松或卡马西平）合用时，本品的日剂量可调整到 70mg/m²（剂量不超过 70mg）。

【用药须知】

1. 使用本品 7d 以上者，有 50%患者可获良好疗效。

2. 轻度肝功能不全患者不必调整剂量。

3. 血液透析患者不会清除本品，因此，不必补充剂量。

4. 本品使用过程中有出现过敏反应的报道。如果出现过敏症状，应停止使用本品治疗并进行适当的处理。

5. 本品与环孢素同时使用时，本品的 AUC 会升高大约 35%；而血中环孢素的水平未改变。当潜在的益处超过可能的风险时可以将本品用于接受环孢素治疗的患者使用。

【制剂】注射剂（粉）：50mg，70mg。

【贮藏】在 5～30℃保存。

米卡芬净（micafungin）

别名：咪克芬净。

本品为棘球白素类广谱抗真菌药。

【理化性状】

1. 化学名：{5-[（1S,2S）-2-[（3S,6S,9S,11R,15S,18S,20R,21R,24S,25S,26S）-3-[（1R）-2- carbamoyl-1-hydroxyethyl]-11,20,21,25-tetrahydroxy-15-[（1R）-1-hydroxyethyl]-26-methyl-2,5,8,14,17,23-hexaoxo-18-[（4-{5-[4-（pentyloxy）phenyl]-1,2-oxazol-3-yl}benzene）amido]-1,4,7,13,16,22-hexaazatricyclo [22.3, 0.09, 13]heptacosan-6-yl]-1,2-dihydroxyethyl]-2-hydroxyphenyl}oxidanesulfonic acid。

2. 分子式：$C_{56}H_{71}N_9O_{23}S$。

3. 分子量：1270.28。

米卡芬净钠（micafungin sodium）

别名：米开民、Fungard、Mycamine。

【理化性状】

1. 化学名：5-（（1S,2S）-2-{（2R,6S,9S,11R,12R,14aS,15S,16S,20S,23S,25aS）-20-[（1R）-3-amino-1-hydroxy-3-oxopropyl]-2,11,12,15-tetrahy-droxy-6-[（1R）-1-hydroxyethyl]-16-methyl-5,8,14,19,22,25-hexaoxo-9-[4-{5-[4-（pentyloxy）phenyl]isoxazol-3-yl}benzoyl）amino]tetracosahydro-1H-dipyrrolo [2,1-c:2′,1′-l][1,4,7,10,13,16]hexaazacyclohenicosin-23-yl}-1,2-dihydroxyethyl）-2-hydroxyphenyl sodium sulfate。

2. 分子式：$C_{56}H_{70}N_9NaO_{23}S$。

3. 分子量：1292.3。

4. 结构式如下：

5. 配伍禁忌：下列药物与本药混合后会立即产生沉淀，盐酸万古霉素、硫酸阿贝卡星、硫酸庆大霉素、妥布霉素、硫酸地贝卡星、盐酸米诺环素、环丙沙星、甲磺酸帕珠沙星、西咪替丁、盐酸多巴酚丁胺、盐酸多沙普仑、喷他佐辛、甲磺酸萘莫司他、甲磺酸加贝酯、硫胺素（维生素 B_1）、盐酸吡哆醇（维生素 B_6）、醋酸羟钴胺、四烯甲萘醌（维生素 K_2）、经胃蛋白酶处理的冻干人免疫球蛋白、盐酸多柔比星。

【药理学】

1. 本品是一种半合成脂肽类化合物，能竞争性抑制真菌细胞壁的必需成分1,3-β-D葡聚糖的合成。

2. 本品对念珠菌属、曲菌属均具有广泛的抗真菌活性，对耐氟康唑与伊曲康唑的念珠菌亦有作用。本品通过抑制真菌细胞壁的β-D-葡聚糖合成而发挥作用。对临床分离的多种假丝酵母及曲霉菌有较强的杀灭作用，但对新型隐球菌无活性。本品对念珠菌属和曲菌属的抗菌谱较宽。各种真菌对本品的敏感度顺序：白假丝酵母＞平滑假丝酵母＞热带假丝酵母＞葡萄牙假丝酵母＞克鲁丝假丝酵母＞近平滑假丝酵母。本品合用两性霉素 B，可以显著提高药物对新型隐球菌的抗菌活性，还可以使两性霉素 B 的抗菌谱增宽。

【药动学】

1. 本品口服后不易吸收（约 3%），仅供静脉给药经 30min 静脉输注 25mg、50mg、75mg，或经 1h 静脉输注 150mg 后，原药的 AUC 随剂量增加而成比例增高。输注结束时血药浓度达峰值，$t_{1/2}$ 为 13.9h。1 次/日给药，4d 后达稳态。血浆蛋白结合率为 99% 以上。分布容积为（0.39±0.11）L/kg。

2. 本品主要经肝代谢，已经确定或推测本品有 8 个代谢产物。经静脉输注后，有 3.7% 的剂量以主要代谢产物（M5，原药的侧链羟化产物）经尿液和粪便排泄。据推测 M5 是由 CYP1A2、CYP2B6、CYP2C 和 CYP3A 催化产生的，儿茶酚产物（M1）是本品经硫酸酯酶催化产生的，甲氧基产物（M2）是由 M1 经 COMT（儿茶酚氧位甲基转移酶）催化产生的，而开环产物（M3）是由本品在水溶液中未经酶催化产生的。

3. 本品主要随粪便排泄。给药后 28d 尿液和粪便中放射性活性的排泄率分别为给药剂量的 11.5% 和 71%。

【适应证】

1. 用于不能耐受其他抗真菌药或对其已产生耐药的真菌感染患者。

2. 预防造血干细胞移植患者的真菌感染。

3. 治疗消化道念珠菌病。

【不良反应】

1. 常见的不良反应为静脉炎、关节炎、血管疼痛、寒战、头痛、高血压、心悸、腹泻、稀便、皮疹和斑丘疹。

2. 可能发生中性粒细胞减少、血小板减少或溶血性贫血。应定期检查等密切监测患者，如果观察到类似异常必须采取适当措施如停止治疗。

3. 使用本品过程中可能发生休克或过敏反应。必须密切观察患者，一旦发现异常如血压下降、口腔不适、呼吸困难、弥漫性潮红、血管神经性水肿或荨麻疹等，应停止治疗。必要时必须采取适当措施如保持呼吸道通畅或者使用肾上腺素、皮质激素或抗组胺药等。

4. 可能出现 AST 升高、ALT 升高、γ-GGT 升高等肝功能异常或黄疸。应定期检查肝功能，如果观察至此类异常必须采取适当措施如停止治疗。

5. 可能会发生重度肾功能不全如急性肾衰竭。应密切监测患者，如果观察到此类异常必须采取适当措施如停止治疗。

【妊娠期安全等级】 C。

【剂量与用法】

1. 本品仅供静脉输注（本品可溶于 5% 葡萄糖注射液或 0.9% 氯化钠注射液）治疗消化道念珠菌病，150mg/d，疗程 10～30d。

2. 预防造血干细胞移植患者的真菌感染，50mg/d，平均疗程为 19d。

【禁忌与慎用】

1. 对本品过敏者禁用。

2. 肝功能不全者慎用。

3. 尚未明确本品是否经乳汁分泌，哺乳期妇女，使用时应暂停哺乳。

4. 儿童用药的安全性和有效性尚未确定。

5. 老年患者的生理功能下降，故应慎重决定使用剂量，同时要考虑采取其他适当措施。

【药物相互作用】

1. 本品可使西罗莫司的 AUC 增加 21%，而 C_{max} 没有明显变化。

2. 本品可使硝苯地平的 AUC、C_{max} 分别增加 18% 和 42%。

【用药须知】

1. 肾功能不全患者在使用本品期间应严密监测肾功能。

2. 本品不可静脉注射。

【制剂】 注射剂（粉）：50mg。

【贮藏】 贮于 15～30℃。

阿尼芬净（anidulafungin）

本品是从构巢曲霉发酵产物中合成的一种半合成棘球白素。

【理化性状】

1. 本品为白色或近白色的粉末，几乎不溶于水，微溶于乙醇。

2. 化学名：1-[（4R,5R）-4,5-dihydroxy-N^2-[[4''-（pentyloxy）[1,1':4',1''-terphenyl]-4-yl]carbonyl]-lornithine]echinocandin B。

3. 分子式：$C_{58}H_{73}N_7O_{17}$。

4. 分子量：1140.2。

5. 结构式如下：

【用药警戒】

1. 如出现过敏反应的症状，荨麻疹，呼吸困难，面部、唇、舌及咽喉肿胀，立即停药，并寻求紧急医疗救护。

2. 如出现下列严重不良反应，支气管痉挛（喘息、胸闷、呼吸困难）、发热、寒战、全身酸痛、恶心、上腹部疼痛、瘙痒、食欲缺乏、尿黄、大便呈陶土色、黄疸、低血钾等，立即停药，并立即就医。

【药理学】

1. 本品为半合成的棘球白素，具有抗真菌活性，能抑制真菌中葡聚糖合成酶，从而抑制真菌细胞壁的主要成分 1,3-β-D 葡聚糖的合成。

2. 体外抗菌实验显示，本品具有抗白念珠菌、光滑念珠菌和热带念珠菌活性。免疫正常或受抑的全身性感染小鼠和家兔肠胃外给药，能有效地对抗白念珠菌感染。

【药动学】

1. 本品通过静脉注射给药。首次注射负荷剂量 200mg（为维持剂量的 2 倍），其后给予维持剂量 100mg，达到稳态时血药峰值为 8.6($\pm$16.2%)mg/L，AUC_{ss} 为 111.8（$\pm$24.9%）（mg·h）/L，CL 为 0.94（$\pm$24.0%）（L/h），$t_{1/2}$ 52.0（$\pm$11.7%）。

2. 本品静脉注射后可迅速（0.5~1h）分布于全身组织和各种体液中，其蛋白结合率＞99%。没有证据表明本品在肝脏代谢，本品不影响 CYP 酶的活性。在人体正常生理温度和 pH 下，本品发生缓慢的化学开环后，迅速降解为无活性的肽产物。10%的活性原药和代谢物随粪便排出，低于 1%的活性原药随尿排出。血液透析不能从体内清除本品。

【适应证】本品适用于以下真菌感染。

1. 念珠菌血症及其他类型的念珠菌感染（腹腔脓肿、腹膜炎）。

2. 食管念珠菌感染。

【不良反应】

1. 临床试验中常见的不良反应（≥5%）包括菌血症、尿路感染、脓毒血症、恶心、呕吐、腹泻、便秘、腹痛、发热、周围水肿、胸痛、呼吸困难、胸腔积液、咳嗽、碱性磷酸酶升高、白细胞降低、肝酶升高、肌酐升高、低血钾、低血镁、低血糖、高血钾、高血糖、脱水、高血压、深静脉血栓、失眠、精神错乱、抑郁、贫血、血小板增多、白细胞增多、压疮、头痛、背痛。

2. 较少发生的不良反应为凝血功能障碍、血小板减少、房室传导阻滞、窦性心律失常、室性期前收缩、眼睛疼痛、视物模糊、视觉障碍、外周性水肿、寒战、血管神经性水肿、红斑、瘙痒、出汗增加、荨麻疹、惊厥、头晕、咳嗽、潮红、血栓静脉炎。

3. 上市后报道的不良反应有过敏性休克、过敏反应及支气管痉挛。

【妊娠期安全等级】B。

【禁忌与慎用】

1. 对本品成分过敏患者禁用。

2. 对本品类似成分有过敏史的患者原则上禁用，必须使用时应权衡利弊。

3. 孕妇使用本品应权衡利弊。

4. 动物实验本品可经乳汁分泌，哺乳期妇女使用时应暂停哺乳。

5. ≤16 岁儿童使用本品的安全性和有效性有待进一步研究。

【药物相互作用】研究表明环孢素、伏立康唑、他克莫司、利福平或两性霉素 B 脂质体注射剂与本品合用时，上述药物的药动学无显著改变，故本品与上述药物合用时不必调整剂量。

【剂量与用法】本品注射剂必须用无菌注射用水溶解成 3.33mg/ml，继后再用 5%葡萄糖注射液或 0.9%氯化钠注射液稀释至 0.77mg/ml，除此之外，与其他的药物的相容性未知。溶解后的本品在不超过 25℃下，可保存 24h。输注速度为 1.4ml/min。稀释液可在不超过 25℃下，可保存 48h，冷冻保存 72h。

1. 念珠菌血症及其他念珠菌属感染 静脉给药，第 1 天日剂量为 200mg，以后每日剂量为 100mg。

2. 食管念珠菌病 静脉给药，第 1 天日剂量为 100mg，以后每日剂量为 50mg。

【用药须知】

1. 本品可致肝功能异常，肝炎包括肝衰竭的病例也有报道，本品治疗过程中出现肝功能异常的患者，应密切监测肝功能恶化的证据，评价继续治疗的风险与益处。

2. 为减少过敏反应的发生, 输注速度不能超过 1.1mg/min。

【制剂】注射剂 (粉): 50mg, 100mg。

【贮藏】密封、避光贮于 2~8℃ 条件下, 不可冷冻。短程携带 25℃ 条件下可保存 96h。

1.13　抗病毒药 (antivirals)

1.13.1　抗疱疹病毒药物 (anti-herpes viral drugs)

西多福韦 (cidofovir)

别名: Vistide。

本品为核苷类似物。

【理化性状】

1. 化学名: {[(S) -2- (4-amino-2-oxo-1 (2H) -pyrimidinyl) -1- (hydroxymethyl) -ethoxy]methyl} phosphonic acid。

2. 分子式: $C_8H_{14}N_3O_6P$。

3. 分子量: 279.2。

4. 结构式如下:

【用药警戒】

1. 本品主要毒性为肾损害, 有导致急性肾衰竭造成透析或死亡的病例报道, 患者仅用药 2 次即可发生。为减少肾毒性, 本品用 0.9% 氯化钠注射液预先水化, 给予丙磺舒。每次给予本品前 48h 内监测肾功能 (血清肌酐及尿蛋白), 并根据肾功能调整剂量, 禁与其他肾毒性药物合用。

2. 本品可导致中性粒细胞减少, 使用本品期间监测中性粒细胞计数。

3. 本品仅用于获得性免疫缺陷综合征患者的巨细胞病毒性视网膜炎。

4. 动物实验显示本品有致癌性、致畸性, 并能减少精子生成。

【药理学】

1. 本品通过细胞内的激酶在细胞内将本品磷酸化成具有抗病毒活性的代谢产物二磷酸西多福韦, 对病毒 DNA 聚合酶起着竞争性抑制作用。

2. 对包括巨细胞病毒的许多疱疹病毒均有活性。由于本品的活性并不依靠病毒的酶, 故有可能保持对抗耐阿昔洛韦和膦甲酸病毒的活性。

3. 体外研究证实, 与更昔洛韦之间存在交叉耐药。

【药动学】静脉给予本品后, 血药浓度即见下降, $t_{1/2}$ 约为 2.6h (但细胞内具有活性的二磷酸盐的 $t_{1/2}$ 则可能长达 65h)。本品主要随尿排出, 24h 内约排出原药 90%。同时给予丙磺舒可使原药的排出减少 (为 70%~85%)。

【适应证】

1. 治疗巨细胞病毒性视网膜炎。

2. 对单纯疱疹感染的治疗尚处于研究中。

【不良反应】

1. 肾毒性是最严重的剂量限制性的不良反应, 同时给予丙磺舒或适当的液体, 可降低其发生率, 减轻其严重程度。

2. 可逆性中性粒细胞减少已有发生。

3. 还可能发生恶心、呕吐、发热、无力、皮疹、呼吸困难、脱发、眼压降低、虹膜炎和眼葡萄膜炎。

【妊娠期安全等级】C。

【禁忌与慎用】

1. 动物实验证实, 本品具有胚胎毒性, 妊娠期前 3 个月禁用。

2. 肾功能不全患者禁用。

3. 糖尿病或有眼虹膜炎、眼葡萄膜炎病史者慎用。

4. 尚未明确本品是否可经乳汁分泌, 哺乳期妇女使用时, 应暂停哺乳。

【药物相互作用】

1. 与其他具有肾毒性药物合用一定会使肾毒性加重。

2. 合用丙磺舒可能改变合用的其他药物的清除率。

3. 儿童用药的安全性尚未建立。

【剂量与用法】

1. 治疗巨细胞病毒所致视网膜炎可静脉输注 5mg/kg, 1h 输完, 每周 1 次, 连用 2 周。同时在每次使用本品之前 3h 给予口服丙磺舒 2g, 在输注完毕后 2h、8h 再各口服 1g。

2. 为保证体内保持充分的水分, 在每次输注本品之前及时在 1h 内补充 0.9% 氯化钠注射液 100ml; 如果机体耐受, 在输注本品的同时或在输注完毕再及时补充 0.9% 氯化钠注射液, 以降低肾功能受损。

【用药须知】

1. 使用本品必须如上述方法合用丙磺舒并大量补液，否则，易导致肾功能受损。

2. 应定期检查血常规和肾功能。

3. 一旦发现肾功能受损，必须立即停药。

4. 本品可能使患者的眼压降低，治疗期间应监测眼压。

【制剂】注射剂：375mg/5ml。

【贮藏】密闭，在2～8℃条件下保存。

1.13.2 反转录酶抑制剂（reverse-transcriptase inhibitors）

阿德福韦（adefovir）

别名：Hepsera。

本品为嘌呤类衍生物，属于核苷类反转录酶抑制剂。其二匹伏酯为本品的前药。

【理化性状】

1. 化学名：{[2-（6-amino-9H-purin-9-yl）ethoxy]methyl}phosphonic acid; 9-[2-（phosphonomethoxy）ethyl]adenine。

2. 分子式：$C_8H_{12}N_5O_4P$。

3. 分子量：273.2。

4. 结构式如下：

阿德福韦二匹伏酯（adefovir dipivoxil）

【理化性状】

1. 化学名：9-[2-[[bis[（pivaloyloxy）methoxy]-phosphinyl]methoxy]ethyl]adenine。

2. 分子式：$C_{20}H_{32}N_5O_8P$。

3. 分子量：501.5。

4. 结构式如下：

【用药警戒】

1. 停用本品在内的抗乙型肝炎病毒药，可导致乙型肝炎急性严重恶化，停止乙型肝炎治疗者至少

应随访数月肝功能和临床症状及实验室检查，如需要，可重新开始抗乙型肝炎病毒治疗。

2. 如患者有肾功能不全或存在肾功能不全的风险，长期使用本品可导致肾毒性，应密切监测患者的肾功能，并可能需调整剂量。

3. 未经明确诊断或未经治疗的 HIV 感染者而长期使用对 HIV 有活性的抗乙型肝炎病毒药包括本品，可导致 HIV 耐药。

4. 单独使用核苷类似物或与其他抗反转录病毒药合用，可导致乳酸酸中毒及严重的肝大伴脂肪变性，甚或致命。

【药理学】本品在细胞激酶的作用下被磷酸化而具有活性的代谢产物阿德福韦二磷酸盐，后者通过下列两种方式以抑制乙型肝炎病毒 DNA 聚合酶（反转录酶）：一是与自然底物脱氧腺苷三磷酸竞争，二是整合到病毒 DNA 后引起 DNA 链终止延伸。阿德福韦二磷酸盐对乙型肝炎病毒 DNA 聚合酶的抑制常数（K_i）是 0.1μmol/L。但对人类 DNA 聚合酶α和γ的抑制作用较弱，其 K_i 分别为 1.18μmol/L 和 0.97μmol/L。

【药动学】

1. 吸收 慢性乙型肝炎患者单剂量给予本品 10mg，阿德福韦在 0.58～4.0h 可达峰值（18.4±6.26）ng/ml，$AUC_{0~∞}$ 为（220±70.0）（ng·h）/ml。血药浓度呈双指数下降，终末 $t_{1/2}$（7.48±1.65）h。食物对阿德福韦的暴露量无影响。

2. 分布 阿德福韦浓度在 0.1～25μg/ml，蛋白结合率为 4%。静脉注射 1.0 mg/（kg·d）或 3.0mg/（kg·d）后，稳态分布容积分别为（392±75）ml/kg 和（352±9）ml/kg。

3. 代谢和排泄 口服给药后，本品快速转变为阿德福韦。口服本品 10mg，24h 从尿中以阿德福韦回收 45%的给药剂量，本品通过肾小球滤过和肾小管主动分泌排泄。

【适应证】用于治疗≥12 岁有乙型肝炎病毒活动复制证据并伴有 ALT 或 AST 持续升高或组织学活动性病变的慢性乙型肝炎患者。

【不良反应】

1. 严重不良反应为严重急性乙型肝炎恶化和肾毒性。

2. 常见不良反应为虚弱、头痛、腹痛、恶心、胃肠胀气、腹泻和消化不良、乏力、白细胞减少（轻度）、腹泻（轻度）、脱发（中度）、尿蛋白、肌酐升高及可逆性肝脏氨基转移酶升高。

3. 上市后发现的不良反应包括低血磷、胰腺炎、肌病、骨质疏松、肾衰竭、范科尼综合征、近端肾小管病。

【妊娠期安全等级】C。

【禁忌与慎用】

1. 禁用于已经证实对本品任何组分过敏的患者。

2. 孕妇只有潜在的益处大于对胎儿伤害的风险时，才可使用。建议使用本品治疗的育龄妇女采取有效的避孕措施。

3. 尚未明确本品是否可经乳汁分泌，哺乳期妇女使用本品应暂停哺乳为妥。

4. 不推荐用于 12 岁以下儿童。

【药物相互作用】

1. 本品在人体内快速转化为阿德福韦。对 CYP1A2、CYP2C9、CYP2CI9、CYP2D6 及 CYP3A4 无抑制作用，也不是这些酶的底物，但是尚不清楚阿德福韦是否诱导 CYP450 酶。根据体外试验结果和阿德福韦的肾清除途径，阿德福韦作为抑制剂或底物，由 CYP450 介导与其他药物之间发生相互作用的可能性很小。

2. 阿德福韦通过肾小球滤过和肾小管主动分泌的方式经肾排泄。与其他经肾小管分泌的药物或改变肾小管分泌功能的药物合用可以增加阿德福韦或合用药物的血药浓度。

【剂量与用法】

1. 口服　成人口服 1 次/日，10mg/次；用于 HBeAg 阳性和阴性的慢性乙型肝炎及对拉米夫定无效的乙型肝炎。

2. 静脉输注　治疗 HIV 感染，每次 1～3mg/kg，1 次/日或每周 3 次，每次应输注 30min。

3. 皮下注射　治疗 HIV 感染，1～3mg/kg，1 次/日或每周 3 次。

4. 肾功能不全患者

（1）CC≥50ml/min 者，不必调整剂量。

（2）CC 为 20～49ml/min 者，每 48 小时口服 10mg。

（3）CC 为 10～19ml/min 者，每 72 小时口服 10mg。

（4）CC<10ml/min 者，不推荐使用。

【用药须知】

1. 停止（包括使用本品）乙型肝炎治疗会发生肝炎急性加重，因此，停止乙型肝炎治疗的患者应密切监测肝功能，如必要，应重新进行抗乙型肝炎病毒治疗。

2. 对于肾功能不全或潜在肾功能不全风险的患者，使用本品长期治疗会导致肾毒性。这些患者应密切监测肾功能并适当调整剂量。

3. 在使用本品治疗前，应对所有患者进行人类免疫缺陷病毒（HIV）抗体检查。使用抗乙型肝炎治疗药物（包括本品）会对慢性乙型肝炎患者携带的未知或未治疗的 HIV 产生作用，可导致 HIV 耐药。

4. 单用核苷类似物或合用其他抗反转录病毒药物会导致乳酸酸中毒和严重而伴有脂肪变性的肝大，包括致命事件。

5. 因为对发育中的人类胚胎的危险性尚不明确，故建议本品治疗的育龄妇女要采取有效的避孕措施。

【制剂】片剂：10mg。

【贮藏】密闭、贮于 15～30℃。

替比夫定（telbivudine）

别名：素比伏、Tyzeka。

本品为人工合成的胸腺嘧啶脱氧核苷类抗病毒药。

【理化性状】

1. 本品为白色至浅黄色粉末，几乎不溶于水，难溶于甲醇和辛醇。

2. 化学名：1-［（2S,4R,5S)-4-hydroxy- 5hy-droxymethyltetrahydrofuran-2-y1）］-5- methyl-1H-pyrimidine-2,4-dione;1-2-deoxy-β-L-ribofuranosy1)-5methyluracil。

3. 分子式：$C_{10}H_{14}N_2O_5$。

4. 分子量：242.23。

5. 结构式如下：

【用药警戒】

1. 单用核苷类似物或合用其他反转录酶抑制剂均有可能引起乳酸酸中毒和严重肝大伴脂肪变性，甚至导致死亡。

2. 停用本品在内的抗乙型肝炎病毒药，可导致乙型肝炎急性严重恶化，停止乙型肝炎治疗者至少应随访数月肝功能和临床症状及实验室检查，如需要，可重新开始抗乙型肝炎病毒治疗。

【药理学】本品为天然胸腺嘧啶脱氧核苷的自然 L 型对映体，是人工合成的胸腺嘧啶脱氧核苷类抗乙型肝炎病毒（HBV）DNA 聚合酶药物。本品在细胞激酶的作用下被磷酸化为具有活性的代谢产物三磷酸盐，其细胞内的 $t_{1/2}$ 为 14h。替比夫定 5'-三磷酸盐通过与 HBV 天然底物胸腺嘧啶 5'-三磷酸竞争，从而抑制 HBV DNA 聚合酶的活性；通过整合到 HBV DNA 中造成 HBV DNA 链延伸的终止，从而抑制乙型肝炎病毒的复制。本品还可同时抑制乙型肝炎病毒 DNA 第一链和第二链的合成。

【药动学】

1. 吸收　健康志愿者口服本品 600mg，1 次/日，5～7d 可达稳态，稳态 C_{max} 为（3.69±1.25）μg/ml，AUC 为（26.1±7.2）（μg·h）/ml，血药谷值（C_{trough}）为 0.2～0.3μg/ml，蓄积率约 1.5 倍，有效 $t_{1/2}$ 约 15h。本品的吸收不受高脂肪、高热量餐的影响。

2. 分布　其蛋白结合率低（3.3%），口服给药后，表观分布容积超过身体总液量，提示本品广泛分布于组织中。血浆中与血细胞中浓度相同。

3. 代谢和排泄　未发现本品的代谢产物，本品不是 CYP 酶的底物和抑制剂。达峰浓度后，本品的血药浓度呈双指数方式下降，终末 $t_{1/2}$ 为 40～49h，主要以原药随尿排泄，肾清除率达到正常肾小球滤过率，提示被动扩散为主要排泄方式。单剂量口服 600mg，7d 从尿中回收 42% 的给药剂量。

【适应证】用于有病毒复制证据及有血清氨基转移酶（ALT 或 AST）持续升高或肝组织活动性病变证据的、慢性乙型肝炎的成人患者。

【不良反应】

1. 临床试验发现的不良反应包括 CK 升高、头痛、咳嗽、恶心、腹痛、咽痛、关节痛、发热、皮疹、背痛、头晕、瘙痒、失眠、ALT 及 AST 升高、脂肪酶升高、淀粉酶升高、胆红素升高、中性粒细胞减少。

2. 上市后报道的不良反应包括横纹肌溶解、周围神经病变、感觉减退、乳酸酸中毒、乙型肝炎恶化。

【药物相互作用】

1. 本品主要通过被动扩散消除，所以与其他通过肾排泄消除的药物产生相互作用的可能性很低。但因为本品主要通过肾排泄消除，所以同时服用可改变肾功能的药物可能影响本品的血浆浓度。

2. 在比人体浓度高 12 倍的体外试验情况下，本品对 CYP1A2、CYP2C9、CYP2C19、CYP2D6、CYP2E1 和 CYP3A4 无抑制作用。基于以上结果和本品的消除途径，本品与其他通过细胞色素 P450 酶代谢的药物产生相互作用的可能性很低。

3. 拉米夫定、阿德福韦酯、环孢素、聚乙二醇干扰素α-2a 或富马酸替诺福韦酯对本品的药动学无影响。另外，本品也不会影响拉米夫定、阿德福韦酯、环孢素或富马酸替诺福韦酯的药动学。由于聚乙二醇干扰素α-2a 的血药浓度存在很大的个体差异，因此，不能针对本品对聚乙二醇干扰素α-2a 药动学的影响得出确切结论。

一项探索性临床研究提示，合用本品 600mg/d 与每周 1 次皮下注射 180μg 聚乙二醇干扰素α-2a 会增加周围神经病发生的风险。

【剂量与用法】

1. 成人和青少年（≥16 岁），本品治疗慢性乙型肝炎的推荐剂量为 600mg，1 次/日，口服、餐前或餐后均可，不受进食影响。最佳治疗疗程尚未确定。

2. 本品可用于有肾功能不全的慢性乙型肝炎患者。对于 CC≥50ml/min 的患者，无须调整推荐剂量。对于 CC＜50ml/min 的患者及正接受血液透析治疗的终末期肾病（ESRD）患者需要调整给药间隔时间和给药剂量见表 1-9。对于终末期肾病患者，应在血液透析后服用本品。

表 1-9　根据肾功能调整给药剂量

CC（ml/min）	本品口服液剂量（5ml=100mg）	本品片剂剂量（1 片=600mg）
≥50	30ml，1 次/日	1 片，每 24 小时 1 次
30～49	20ml，1 次/日	1 片，每 48 小时 1 次
≤30	10ml，1 次/日	1 片，每 72 小时 1 次
ESRD	6ml，1 次/日	1 片，每 96 小时 1 次

【用药须知】

1. 单用核苷类似物或合用其他反转录酶抑制剂均有可能引起乳酸酸中毒和严重肝大伴脂肪变性，甚至导致死亡。女性、肥胖、长期使用可能是危险因素，特别是对具有肝病风险因素患者给予核苷类似物抗反转录酶抑制剂。使用本品的患者，如发现临床症状或实验室异常，提示乳酸酸中毒或肝毒性的可能性，应立即停药。

2. 停用本品在内的抗乙型肝炎病毒药，可导致乙型肝炎急性严重恶化，停止乙型肝炎治疗者至少应随访数月肝功能和临床症状及实验室检查，如需要，可重新开始抗乙型肝炎病毒治疗。

3. 治疗数周至数月后，有发生肌病的报道，上市后有横纹肌溶解的病例报告。应告知患者报告任何不能解释的肌肉疼痛、触痛或无力。如怀疑肌病，应立即暂停用药，如证实，永久停药。

4. 本品单用或与干扰素合用导致周围神经病变的风险增加，应告知患者报告任何的肢体出现麻木、针刺感和（或）灼烧感。如怀疑周围神经病，暂停用药，如证实存在则应永久停药。

【制剂】①口服液：6g/300ml。②片剂：600mg。

【贮藏】贮于 25℃下，短程携带允许 15～30℃。

扎西他滨（zalcitabine）

别名：Dideoxycytidine、Hivid。

本品是从胞苷衍生出来的一种核苷类反转录酶抑制剂。

【理化性状】

1. 本品为白色到几乎白色，结晶粉末。溶于水和甲醇；略溶于乙醇、乙腈、氯仿、二氯甲烷；微溶于环己烷。

2. 化学名：2',3'-dideoxycytidine。

3. 分子式：$C_9H_{13}N_3O_3$。

4. 分子量：211.2。

5. 结构式如下：

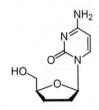

【用药警戒】

1. 本品可导致严重的不良反应，可致命。本品可导致周围神经病变，原有神经病变者应加倍小心。罕见导致胰腺炎，如有任何怀疑胰腺炎的症状，推迟本品治疗，直至排除此诊断。

2. 核苷类似物单用或与抗反转录病毒合用包括本品，可致乳酸酸中毒、严重肝大伴脂肪变性，可致命。

3. 罕见与乙型肝炎相关的肝衰竭及死亡。

【药理学】本品在细胞内分阶段转化成三磷酸盐。这种三磷酸盐通过竞争性抑制反转录酶并结合进入细菌的 DNA 中，阻止反转录病毒的 DNA 合成。

【药动学】本品口服可被吸收，生物利用度＞80%。食物可使吸收速率减缓。约 1h 即可达到血药峰值。可透过血脑屏障，脑脊液中的药物浓度占血药浓度的 9%～37%。蛋白结合率可以忽略。$t_{1/2}$ 约 2h。本品在细胞内代谢为具有活性的三磷酸盐。似乎不会进行任何实质性的肝代谢，主要随尿排出。

【适应证】用于治疗 HIV 感染，通常与其他抗反转录病毒药物合用。

【不良反应】

1. 最严重的不良反应是周围神经病，受影响者达 1/3 的用药者，胰腺炎罕见，虽仅占 1%，但却可能致死，应予以特别警惕。

2. 不良反应尚有口腔和食管溃疡、心肌病、充血性心力衰竭、乳酸酸中毒、严重的肝大伴脂肪变性（有潜在的致死性）和肝衰竭。

3. 其他不良反应还有无力、胸痛、疲劳和发热；头痛、头晕和失眠；腹痛、厌食、便秘、腹泻、咽下困难、恶心和呕吐；白细胞减少、中性粒细胞减少和血小板减少；血氨基转移酶升高；肌痛和关节痛；精神改变；呼吸困难和咽炎；瘙痒和皮疹；听力和视力障碍；高尿酸血症和肾病。

4. 可能发生过敏反应。

【妊娠期安全等级】C。

【禁忌与慎用】

1. 对本品过敏者禁用。

2. 肝肾功能不全、心肌病或心力衰竭患者慎用。

3. HIV 感染的哺乳期妇女应避免哺乳，以免感染婴儿。

4. 儿童用药的安全性及有效性尚未建立。

【药物相互作用】

1. 本品不应与其他已知可引起胰腺炎的药物合用（如静脉用的喷他脒）。

2. 本品不应合用可引起周围神经病的其他药物如其他核苷反转录抑制剂、甲硝唑、异烟肼（其清除可能也会受到影响）和长春新碱。

3. 同时给予含铝或镁的抗酸药，可使本品的吸收减少 25%。

4. 合用西咪替丁、丙磺舒或甲氧苄啶可使本品的经肾排泄减少，导致本品血药浓度上长。合用两性霉素 B、氨基糖苷类或膦甲酸也会减少本品经肾排泄，可能增加本品的毒性。

【剂量与用法】

1. 成人口服 0.75mg/次，每 8 小时 1 次。

2. 肾功能不全患者，CC 为 10～40ml/min 时，应给予 0.75mg/次，每 12 小时 1 次；＜10ml/min 者，可给予 0.75mg/次，每 24 小时 1 次。

【用药须知】

1. 当出现周围神经病时，如立即停药，神经病可能逆转；如仍持续用药，则症状可能不会逆转。

2. 曾有周围神经病史的患者应避免使用本品。

3. 处于发生周围神经病的可能中（尤其 CD4$^+$ 细胞数下降时）或同时接受其他可致周围神经病药物的患者，应予以特别注意观察。

4. 如发现用药患者的肝功能恶化，或有肝损害征象，或有不明原因的乳酸酸中毒，均应停药观察。

5. 治疗前和整个治疗期中的一定间期中均应进行全血细胞计数和生化检查。

【制剂】 片剂：0.375mg，0.75mg。

【贮藏】 避光，贮于 15～30℃条件下。

恩曲他滨（emtricitabine）

别名：Emtriva。

本品为核苷类反转录酶抑制剂，其结构与拉米夫定类似。

【理化性状】

1. 化学名：5-fluoro-1-[（2R,5S）-2-（hydroxymethyl）-1,3-oxathiolan-5-yl] cytosine。

2. 分子式：$C_8H_{10}FN_3O_3S$。

3. 分子量：247.2。

4. 结构式如下：

【用药警戒】

1. 核苷类似物单用或与抗反转录病毒合用包括本品，可致乳酸酸中毒、严重肝大伴脂肪变性，可致命。

2. 本品为被批准用于治疗慢性乙型肝炎病毒感染，乙型肝炎病毒和 HIV-1 共感染者其安全性和有效性尚未确定。停用本品后可导致严重乙型肝炎急性发作，应监测乙型肝炎病毒和 HIV-1 共感染者肝功能至少至停药后数月，如需要，开始抗乙型肝炎病毒治疗。

【药理学】

1. 本品在细胞内转化为具有明显活性的 5'-三磷酸盐后，进入病毒 DNA 主链并结合，导致主链终止，从而抑制 HIV-1 反转录酶及 HBV DNA 聚合酶活性。体外试验显示，本品对 HIV-1 的半数抑制浓度（IC$_{50}$）为 10～20nmol/L（为拉米夫定的 4～10 倍），对 HBV 的 IC$_{50}$ 为 10～40nmol/L。

2. 已有对本品耐药的报道，研究显示抗病毒治疗无效者中，有 37.5% 的用药患者对本品的敏感性降低。HIV-1 对本品的耐药突变主要发生在 HIV 反转录酶基因 184 密码子（M184V/I），此密码子突变，在拉米夫定和扎西他滨之间存在交叉耐药。然而，当 HIV 发生突变而对司他夫定、齐多夫定、去羟肌苷的敏感性降低时，对本品却依然敏感。也有报道指出，在分离的含 K65R 突变的 HIV-1，可被阿巴卡韦-扎西他滨、替诺福韦和扎西他滨选择性抑制，但对本品的敏感性却降低。

【药动学】

1. 口服本品后可在 1～2h 达到 C_{max}。空腹单次口服本品 100mg、200mg 和 400mg 后，平均 C_{max} 分别为 1μg/ml、2.1μg/ml 和 4.4μg/ml，AUC 为 9.2（μg·h）/ml。高脂餐时服用本品，其 C_{max} 会降低 29%，而 AUC 不受影响。多剂量为 25～200mg 时，其药动学的参数与剂量成比例。

2. 本品给药后可于 72h 内对 HIV-1 感染起效，而在 11d 内出现峰效应。其蛋白结合率<4%。约有 3% 的药物在肝内代谢；约 86% 的药物随尿液排出，其中约有 13% 为 3 种代谢物；约 14% 药物随粪便排出。总 CL 为 5～6ml/（kg·min）。原药的 $t_{1/2}$ 约为 10h。血液透析可清除部分药物。

【适应证】 常与其他抗反转录病毒药物合用治疗 HIV 感染。

【不良反应】

1. 常见头痛、恶心、呕吐和腹泻。

2. 皮疹的发生率为 17%～30%，还有的患者手掌和足底色素过度沉着。

3. 有可能发生乳酸酸中毒和重度肝大伴脂肪变性，同时感染 HIV 和 HBV 的患者在停用本品后，可见乙型肝炎恶化。

【妊娠期安全等级】 B。

【禁忌与慎用】

1. 对本品过敏者禁用。

2. 肝肾功能不全患者慎用。

3. 儿童用药的安全性及有效性尚未确定。

4. HIV 感染的哺乳期妇女应避免哺乳，以免感染婴儿。

【药物相互作用】

1. 本品与拉米夫定的耐药机制相似，两药合用并无明显效用。

2. 本品合用伐昔洛韦、茚地那韦或司他夫定，没有任何相互作用。

【剂量与用法】

1. HIV 感染　成人口服 200mg/次，1 次/日，临床研究表明，2 次/日服药并不增加疗效。

2. HBV 感染　有研究表明，100～300mg/次，1次/日，可有效降低慢性 HBV 感染者的病毒负荷，但最佳用药剂量尚未确定。

3. 肾功能不全患者的给药方案　CC≥50ml/min者，200mg/次，1 次/日；CC 为 30～49ml/min 者，200mg/次，每 2 天 1 次；CC 为 15～29ml/min 者，200mg/次，1 次/日；CC<14ml/min 者，200mg/次，每 4 天 1 次；接受血液透析患者亦为 200mg/次，每4 天 1 次。

【用药须知】

1. 单用本品或合用其他反转录酶抑制剂可能导致乳酸酸中毒和肝毒性。

2. 乳酸酸中毒的危险因素有女性、肥胖和长期使用核苷类反转录酶抑制剂。

3. 还有研究显示，CC<70ml/min 和 $CD4^+$ 淋巴细胞计数下限值较低，为乳酸酸中毒的危险因素。

4. 临床应严密监测用药者发生乳酸酸中毒和肝毒性临床表现和实验室检查数据。

5. 告知患者，要按时用药，避免漏服。

【制剂】 胶囊剂：200mg。

【贮藏】 贮于 15～30℃。

替诺福韦（tenofovir）

本品为抗病毒药。

【理化性状】

1. 化学名：（{[（2R）-1-（6-amino-9H-purin-9-yl）propan-2-yl]oxy}methyl）phosphonic acid。

2. 分子式：$C_9H_{14}N_5O_4P$。

3. 分子量：287.21。

4. 结构式如下：

富马酸替诺福韦酯（tenofovir disoproxil fumarate）

【理化性状】

1. 本品为白色至类白色结晶性粉末，25℃时水中溶解度为 13.4mg/ml。

2. 化学名：9-[（R）-2[[bis[[（isopropoxycarbonyl）oxy]methoxy]phosphinyl] methoxy]propyl]adenine fumarate（1∶1）。

3. 分子式：$C_{19}H_{30}N_5O_{10}P \cdot C_4H_4O_4$。

4. 分子量：635.52。

5. 结构式如下：

【用药警戒】

1. 核苷类似物包括本品与其他抗反转录病毒药物合用可导致乳酸酸中毒及严重的肝大伴脂肪变性，可能致命。

2. 乙型肝炎患者停用抗乙型肝炎病毒治疗包括本品可致严重的急性肝炎。应密切监测肝功能和临床症状至停药后数月，如需要，重新开始抗乙型肝炎病毒治疗。

【药理学】

1. 本品为核苷类反转录酶抑制剂。作为前体药物，本品在血浆中快速水解成游离替诺福韦，后者是一种磷酸开环核苷酸，结构和作用与阿德福韦类似，是反转录病毒（包括 HIV-1、嗜肝 DNA 病毒）的强效抑制药，其在外周血单核细胞（PBMC）和褪黑素-2（MT-2）细胞中抗 HIV-1 的 50%抑制浓度分别为 0.2mmol/L 和 0.7mmol/L。

2. 与核苷酸类似物（如齐多夫定）不同，替诺福韦和阿德福韦不需最初的细胞内磷酸化过程，从而快速转化成相应的活性二磷酸盐形式。二磷酸盐形式是反转录病毒反转录酶的强效细胞内抑制药，在体外，能在 HIV 感染细胞中维持较长时间，表明能持续抑制 HIV 复制。

3. 体外研究中，本品在细胞内快速转化成替诺福韦，并产生较替诺福韦更高的替诺福韦二磷酸盐浓度。本品在 PBMC 和 MT-2 细胞中抗 HIV-1 的 50% 抑 制 浓 度 分 别 是 0.005mmol/L 和 0.007mmol/L。

【药动学】

1. 吸收：本品为活性成分替诺福韦的水溶性二元酸酯，是前体药物。口服生物利用度约 25%，HIV 感染者单剂量空腹服用本品 300mg，（1.0±0.4）h 后达 C_{max}（0.30±0.09）μg/ml，AUC 为（2.29±0.69）（μg·h）/ml。剂量在 75～600mg，药动学参数呈线性。口服粉剂较片剂 C_{max} 低 26%，AUC

相似。

2. 分布：体外试验表明，浓度为 0.01～25μg/ml 时，血浆和血清蛋白结合率分别低于 0.7% 和 7.2%。静脉给予 1.0mg/kg 和 3.0mg/kg，分布容积分别约为 1.2L/kg 和 1.3L/kg。

3. 代谢和消除：体外研究显示本品及替诺福韦均不是 CYP 的底物。静脉给药后，72h 内在尿中回收 70%～80% 的替诺福韦，单剂量口服给药，$t_{1/2}$ 为 17h。替诺福韦可经血液透析清除，血液透析萃取系数为 54%。300mg，1 次/日，多剂量口服后（进食后）24h，尿中回收（32±10）% 的给药剂量。替诺福韦通过肾小球滤过和肾小管主动排泌排泄，可能与通过肾排泄其他药物发生竞争性排泄。

4. 食物的影响：高脂肪餐（700～1000kcal，含 40%～50% 脂肪）后给予本品 300mg 片剂，增加本品的生物利用度，替诺福韦 $AUC_{0\sim\infty}$ 增加 40%，C_{max} 升高约 14%。低脂肪餐对药动学参数影响不大。进食可延迟 T_{max} 1h。进食后服用 300mg，1 次/日，多剂量给药后 C_{max} 和 AUC 分别为（0.33±0.12）μg/ml 和（3.32±1.37）（μg·h）/ml。

5. 肾功能对本品药动学影响较大，单次服用 300mg 后药动学参数见表 1-10。

表 1-10　单次服用富马酸替诺福韦酯 300mg 药动学参数

CC（ml/min）	>80	50～80	30～49	12～29
C_{max}（μg/ml）	0.34±0.03	0.33±0.06	0.37±0.16	0.60±0.19
$AUC_{0\sim\infty}$［（μg·h）/ml］	2.18±0.26	3.06±0.93	6.01±2.50	15.98±7.22
CL/F（ml/min）	1043.7±115.4	807.7±279.2	444.4±209.8	177.0±97.1
肾清除率（ml/min）	243.5±33.3	168.6±27.5	100.6±27.5	43.0±31.2

【适应证】

1. 2 岁以上儿童及成人 HIV 感染。

2. 12 岁以上儿童及成人慢性乙型肝炎病毒感染。

【不良反应】

1. 常见不良反应包括头痛、头晕、发热、腹痛、背痛、无力、腹泻、恶心、消化不良、呕吐、脂肪代谢障碍、关节痛、肌痛、失眠、头晕、周围神经病、焦虑、肺炎、皮疹、胆固醇升高、肌酸激酶升高、淀粉酶升高、碱性磷酸酶升高、ALT 及 AST 升高、血红蛋白降低、高血糖、血尿、糖尿、中性粒细胞减少、三酰甘油升高。

2. 上市后报道的不良反应包括过敏反应、血管神经性水肿、乳酸酸中毒、低血钾、低血磷、呼吸困难、胰腺炎、淀粉酶升高、腹痛、肝脂肪变性、肝炎、肝酶升高、皮疹、横纹肌溶解、骨软化（表现为骨痛，可致骨折）、肌无力、肌病、急性肾衰竭、急性肾小管坏死、范科尼综合征、近端肾小管病、间质性肾炎、肾源性尿崩症、肾功能不全、肌酐升高、蛋白尿、多尿。

【妊娠期安全等级】B。

【禁忌与慎用】

1. 对替诺福韦或本品过敏者禁用。

2. 对于孕妇尚无足够的良好对照的临床研究，孕妇只有明确需要时才可使用。

3. 本品可通过乳汁排泌，HIV 感染者不应哺乳，以避免病毒通过乳汁传播及本品对胎儿造成伤害。

4. 用于 12 岁以下儿童治疗乙型肝炎的安全性及有效性尚未确定。

【药物相互作用】

1. 与本品同时给药，去羟肌苷缓释片或肠溶制剂（Videx，VidexEC）的 C_{max} 和 AUC 显著升高。较高的去羟肌苷浓度有可能导致与去羟肌苷相关的不良事件，包括胰腺炎和肾病。接受本品和去羟肌苷 400mg/d 的患者中观察到 $CD4^+$ 细胞计数下降。在体重 >60kg 的成人中，与本品合用时去羟肌苷的剂量应当减至 250mg。在体重 <60kg 的患者中，目前还没有去羟肌苷剂量调整建议的数据。联合给药时，本品和去羟肌苷肠溶剂可以在空腹状态或进食清淡食物（<400kcal，20% 脂肪）后服用。去羟肌苷缓释片与本品应当在空腹状态时联合给药。本品与去羟肌苷联合服用时应当谨慎，接受联合用药的患者应当密切监测与去羟肌苷有关的不良事件。在出现与去羟肌苷相关的不良事件的患者中，应当停用去羟肌苷。

2. 因为替诺福韦主要是通过肾清除，所以本品与能够导致肾功能减低或与肾小管主动清除竞争的药物合用，可使替诺福韦的血药浓度升高和（或）使其他经肾清除的药物浓度增高。此类药物包括但不限于阿德福韦酯、西多福韦、阿昔洛韦、伐昔洛韦、更昔洛韦和缬更昔洛韦。较高的替诺福韦浓度有可能导致本品相关的不良事件，包括肾疾病。

3. 阿扎那韦和洛匹那韦-利托那韦可使替诺福韦血药浓度增加。这种相互作用的机制尚不清楚。接受阿扎那韦、洛匹那韦-利托那韦和本品治疗的患者应当监测与本品有关的不良事件。在出现与本品相关的不良事件的患者中，应当停用本品。

4. 本品能够降低阿扎那韦的 AUC 和 C_{min}。与本品合用时，建议阿扎那韦 300mg 与利托那韦 100mg 同时给药。如果无利托那韦，阿扎那韦不应与本品联合给药。

【剂量与用法】

1. 12 岁以上儿童及成人，口服推荐剂量为 300mg/次，1 次/日，不能吞咽片剂者可给予粉剂 7.5 平勺。

2. 2～12 岁儿童推荐剂量为 8mg/kg（最大剂量 300mg），1 次/日。口服粉剂只能用附带的加药勺量取，一平勺为 1g 粉剂，含 40mg 本品。粉剂应与 2～4oz（1oz=28.35g）不用咀嚼的软食（如苹果酱、酸奶等）混合后立即服用。不可将粉剂加入液体中，粉剂会漂浮于液体表面而无法服用。

3. 肾功能不全患者剂量见表 1-11。

4. 接受血液透析的患者，推荐剂量为 300mg/次，每 7 天 1 次，或于血液透析时间达约 12h 后用药（每周透析 3 次，也相当于每周 1 次）。给药时间应在血液透析后。

表 1-11　肾功能不全时的推荐剂量表*

CC（ml/min）	剂量和间隔时间
≥50	300mg/次，每 24 小时 1 次
30～49	300mg/次，每 48 小时 1 次
10～29	300mg/次，每48～72 小时 1 次
<10（未接受血液透析）	尚无用药推荐

*根据标准体重计算

【用药须知】曾经报道骨软化症（与近端肾小管病变有关）与本品有关，在有病理性骨折或有骨硬化症风险的 HIV 感染患者中，应当考虑骨监测。尽管没有对补充钙和维生素 D 的作用进行研究，但这样的补充可能对所有患者都有益。

【制剂】①片剂：150mg，200mg，250mg，300mg；②口服粉剂：40mg/g。

【贮藏】贮于 25℃（15～30℃）。

阿巴卡韦（abacavir）

本品为核苷类反转录酶抑制剂。

【理化性状】

1. 化学名：{（1S,4R）-4-[2-amino-6-（cyclopropylamino）-9H-purin-9-yl]cyclopent-2-enyl}methanol。

2. 分子式：$C_{14}H_{18}N_6O$。

3. 分子量：286.3。

4. 结构式如下：

硫酸阿巴卡韦（abacavir sulfate）

别名：Ziagen。

【理化性状】

1. 化学名：（1S,cis）-4-[2-amino-6-（cyclopropylamino）-9#-purin-9-yl]-2-cyclopentene-1-methanol sulfate（salt）（2：1）。

2. 分子式：（$C_{14}H_{18}N_6O$）$_2$·H_2SO_4。

3. 分子量：670.76。

【用药警戒】

1. 本品可致严重的有时致命的过敏反应，表现为多器官的多种症状。

（1）发热。

（2）皮疹。

（3）消化道症状（包括恶心、腹泻、呕吐或腹痛）。

（4）体质症状（全身乏力、疲乏或疼痛）。

（5）呼吸道症状（包括呼吸困难、咳嗽、咽炎）。

如怀疑 2 种以上过敏反应，应尽快停药。

2. 携带 HLA-B*5701 等位基因的患者对本品过敏的风险高，推荐在开始本品治疗前，筛查此基因。

3. 如发生过敏反应，永久停药，包括含本品的复方制剂，不管 HLA-B*5701 等位基因是否存在。

4. 已有报道，单用核苷类似物或合用其他反转录酶抑制剂均有可能引起乳酸酸中毒和严重肝大伴脂肪变性，甚至导致死亡。

【药理学】本品为核苷类反转录酶抑制剂，本品对 HIV-1 和 HIV-2 有选择性抑制作用。体外研究已证实，本品对 HIV 作用机制是抑制 HIV 的反转录酶，而这一过程导致链的终止并打断病毒复制的周期。本品在体外显示与奈韦拉平和齐多夫定合用时有协同作用，与去羟肌苷、扎西他滨、拉米夫定和司他夫定合用时有相加作用。

【药动学】

1. 吸收　口服给药后，本品吸收迅速而充分。成年人口服本品的绝对生物利用度约为83%。口服给药后，本品的血药浓度的平均达峰时间，片剂约为1.5h，口服溶液约为1h。片剂和溶液的 AUC 之间没有差异。治疗剂量（300mg，2 次/日）下，本品片剂的稳态 C_{max} 约为 3 mg/ml，在给药间隔为12h的情况下，AUC 约为6（mg•h）/ml。口服溶液的 C_{max} 值比片剂稍高。进食可延迟吸收并降低 C_{max}，但对 AUC 无影响。因此，本品在进食时或空腹时均可服用。

2. 分布　静脉给药后，表观分布容积约为 0.8 L/kg，表明本品可自由地向组织内穿透。对 HIV 感染患者的研究表明，本品能很好地穿透至脑脊液中，脑脊液与血清 AUC 的比值在 30%～44%。以 600mg/d，分 2 次给予本品时，观察到的血药峰值比本品的 IC_{50}（即 0.08 mg/ml 或 0.26mmol/L）高 9 倍。

体外研究表明，治疗浓度时，本品与人血浆蛋白仅呈低、中度结合（约49%）。

3. 代谢　本品主要由肝代谢，服用剂量中约1.2%以原药经肾清除。本品在人类的主要代谢途径是经乙醇脱氢酶和葡糖醛酸化作用将剂量中约66%的药物生成 5'-羧酸和 5'-葡糖酸苷随尿排出。

4. 消除　本品的平均 $t_{1/2}$ 约为 1.5h。以 300mg，2 次/日的剂量多次口服后，无明显的蓄积。本品的清除首先是经肝代谢，随后代谢产物主要随尿排出。尿中的代谢产物和原药占给药剂量的 83%，其余通过粪便清除。

【适应证】与其他抗反转录病毒药物合用治疗 HIV 感染。

【不良反应】

1. 最常见的不良反应有恶心、呕吐、腹泻、头痛、皮疹、不适、哮喘和乏力；不过，这些反应是否应单独归因于本品，因为临床用本品时都合用齐多夫定、拉米夫定、安泼那韦或其他蛋白酶抑制剂。

2. 接受本品者中，2%～3%可出现高敏反应，其特点包括发热、恶心、呕吐、不适、皮疹，一般在开始治疗 4 周内出现。停药后数日反应即可消失。

必须说明的是，发生过过敏反应的患者，不可重用本品，以免发生更严重的反应，甚至导致死亡。

【妊娠期安全等级】C。

【禁忌与慎用】

1. 对本品过敏者、有严重过敏史者禁用。

2. 中、重度肝功能不全及重度肾功能不全患者禁用。

3. 有哮喘史或一般过敏史者慎用。

4. HIV 感染的哺乳期妇女应避免哺乳，以免感染婴儿。

5. ＜3 个月的婴儿的安全性及有效性尚未确定。

【药物相互作用】

1. 在本品与安泼那韦、齐多夫定和（或）拉米夫定之间无明显的相互作用。

2. 接受本品 600mg 同时饮用乙醇（0.7mg/kg），可使随尿排泄的羧基化代谢物减少 62%，伴随葡糖醛酸化合物的排泄量呈代偿性增加 46%。

3. 体外研究证实，本品对 CYP3A4、CYP2C9、CYP2D6 无明显的抑制作用。

【剂量与用法】

1. 成人常用量为 600～1200mg/d，分 2～3 次服。

2. 儿童推荐剂量为 8mg/kg，2 次/日。

3. 轻度肝功能不全患者降低剂量至 200mg，2 次/日。

【用药须知】

1. 本品可导致过敏反应，常发生于治疗的前 2 个月。治疗过程中应监测过敏反应的症状和体征，一旦出现过敏反应，应及时停药，并不可再用。

2. 本品可与安泼那韦、齐多夫定和（或）拉米夫定合用。

【制剂】①片剂：200mg。②口服液：20mg/ml。

【贮藏】密闭、防潮，贮于 15～30℃。

恩替卡韦（entecavir）

别名：博路定、Baraclude。

本品为一种鸟嘌呤核苷的类似物。

【理化性状】

1. 化学名：9-[（1S,3R,4S）-4-hydroxy-3-（hydroxymethyl）-2-methylenecy-clopentyl] guanine monohydrate。

2. 分子式：$C_{12}H_{15}N_5O_3$•H_2O。

3. 分子量：295.3。

4. 结构式如下：

【用药警戒】

1. 长期使用本品治疗乙型肝炎患者，而患者有未检查出的或未经治疗 HIV 感染，可导致 HIV 对本品耐药。

2. 核苷类似物单用或与抗反转录病毒合用包括本品，可致乳酸酸中毒、严重肝大伴脂肪变性，可致命。

3. HIV-1 与乙型肝炎病毒共感染的患者，停用本品可导致严重的乙型肝炎急性发作，上述患者应密切监测肝功能至停药至少数月，如需要，开始抗乙型肝炎病毒治疗。

【药理学】

1. 本品具有选择性对抗乙型肝炎病毒 DNA 聚合酶的活性，可有效地磷酸化为活性的三磷酸盐型，此种三磷酸盐在细胞内的 $t_{1/2}$ 为 15h。通过与天然底物脱氧鸟苷三磷酸盐竞争，抑制所有乙型肝炎病毒的 DNA 聚合酶（反转录酶, reversed transcriptive enzyme，RTE）的 3 种活性。

（1）聚合酶基础启动。

（2）来自前基因组 mRNA 负链的逆向转录。

（3）乙型肝炎病毒 DNA 正链的合成。恩替卡韦三磷酸盐对乙型肝炎病毒 DNA 聚合酶的抑制常数（K_i）为 0.001 2μmol。对细胞 DNA 聚合酶α、β、δ 和线粒体 DNA 聚合酶γ抑制作用弱，K_i 为 18～160μmol。

2. 本品抑制转染野生型乙型肝炎病毒的人 HepG$_2$ 细胞内乙型肝炎病毒 DNA 合成的半数有效浓度（EC$_{50}$）为 0.004μmol/L，对耐拉米夫定乙型肝炎病毒（rtL180M，rtM204V）的中位 EC$_{50}$ 值为 0.026 μmol（0.010～0.059μmol/L）。相比之下，本品对在细胞培养中生长的人类免疫缺陷病毒（human immunodeficiency virus，HIV）1 型（EC$_{50}$ 值＞10μm）不具有临床活性。合用 HIV 核苷类反转录酶抑制剂（nucleoside reverse transcriptase inhibitor，NRTI）和本品不可能降低本品对抗乙型肝炎病毒或这些药物中的任何一种对抗 HIV 的效力。在体外对乙型肝炎病毒进行综合评估时，阿巴卡韦、去羟肌苷、拉米夫定、替诺福韦（tenofovir）和齐多夫定在较宽的浓度范围内都不会拮抗本品

的抗乙型肝炎病毒活性。当本品的浓度高于本品 C_{max} 的 4 倍时，对这 6 种 NRTI 体外抗 HIV 活性都不存在拮抗作用。

【药动学】

1. 在健康受试者口服本品后，C_{max} 可在 0.5～1.5h 出现。在每天剂量为 0.1～1.0mg 多次用药后，稳态时的 C_{max} 和 AUC 与剂量成比例增加。每天给药 1 次，连用 6～10d，接近 2 倍累积后可达到稳态。口服剂量为 0.5mg 时，稳态时的 C_{max} 为 4.2ng/ml，谷值为 0.3ng/ml；口服剂量为 1.0mg 时，C_{max} 为 8.2mg/ml，谷值为 0.5ng/ml。本品片剂相对口服溶液剂的生物利用度为 100%。脂肪餐可延缓本品的吸收，使 C_{max} 减少 44%～46%，AUC 减少 18%～20%。因此，本品应空腹服用（餐前或饭后至少 2h）。

2. 估计本品的表观分布容积超过了总体液量，表明本品广泛分布于组织中。体外研究证实，其蛋白结合率接近 13%。未观察到本品氧化或乙酰化的代谢物，仅见到极小量的葡糖醛酸化和硫酸结合物。本品不是 CYP 的抑制剂、诱导剂或底物。本品的终末 $t_{1/2}$ 接近 128～149h。使用 1 次/日的用药方式，其药物累积指数接近 2 倍，表明有效累积 $t_{1/2}$ 接近 24h。本品主要以原药通过肾小球过滤和肾小管分泌随尿液排出用药量的 62%～73%。年龄对药动学的影响并不明显，调整药量主要依据患者的肾功能，而不依据年龄的大小。儿童的药动学尚未进行研究。

【适应证】 本品适用于病毒复制活跃、血清 ALT 持续升高或肝脏组织学显示有活动性病变的慢性成人乙型肝炎的治疗。

【不良反应】

1. 可见腹泻、消化不良、恶心和呕吐。

2. 乏力、头痛、头晕、嗜睡和失眠。

3. ALT＞10×ULN。

4. AST＞5.0×ULN，白蛋白＜2.5g/dl，总胆红素＞2.5×ULN，淀粉酶＞2.0×ULN，脂酶＞2.0×ULN。

5. 空腹高血糖＞250mg/dl，可见糖尿、血尿和血小板＜500 00/mm^3。

【妊娠期安全等级】 C。

【禁忌与慎用】

1. 对本品过敏者禁用。

2. 尚未明确本品是否可经乳汁分泌，哺乳期妇女使用时，应暂停哺乳。

3. 16 岁以下儿童用药的安全性及有效性尚未

确定。

【药物相互作用】

1. 由于本品主要经肾清除，因此，本品如合用可降低肾功能或与本品竞争肾小管分泌的药物，可能使本品或合用药物的血药浓度升高。

2. 本品合用拉米夫定、阿德福韦、替诺福韦尚未引起明显的相互作用。

3. 本品与其他可损害肾功能的药物合用时，应严密监测不良事件的发生。

【剂量与用法】

1. 本品用于 16 岁以上的青少年和成人的剂量为 0.5mg/次，1 次/日。具有活动的乙型肝炎病史并正在接受拉米夫定或已知耐拉米夫定突变的剂量为 1mg/次，1 次/日。

2. 肾功能不全患者的给药方案如下。

（1）CC≥50ml/min，0.5mg/次，1 次/日；如系耐拉米夫定者，1g/次，1 次/日。

（2）30ml/min≤ CC<50ml/min，0.25mg/次，1 次/日；耐拉米夫定者，0.5mg/次，1 次/日。

（3）10ml/min ≤CC<30ml/min，0.15mg/次，1 次/日；耐拉米夫定者，0.3mg/次，1 次/日。

（4）CC<10ml/min，0.05mg/次，1 次/日；耐拉米夫定者，0.1mg/次，1 次/日。以上包括接受血液透析或连续门诊腹膜透析的患者。

【用药须知】

1. 接受乙型肝炎治疗的患者由于停药（包括本品）可引起严重的急性恶化，因此，停止乙型肝炎治疗的患者至少应在几个月内持续进行临床和实验室检查。如果适合，开始抗乙型肝炎治疗是适当的。

2. 肾衰竭患者的 CC<50ml/ml（包括正在接受血液透析或腹膜透析的患者）时，应参见"剂量与用法"给予适当减量。

3. 治疗期间，应定期监测血常规和肝功能。

4. 接受肝移植并施用免疫抑制剂的患者可能发生肾功能受损，故在使用本品之前和使用期间，应严密监测肾功能。

5. 患者在使用本品的同时，应在医师的严密监护下，与医师讨论任何新的症状和合用的其他药物。

6. 应告知患者，使用本品治疗并不能降低性接触或输血时将 HBV 传播给他人的危险性。

【制剂】①片剂：0.5mg，1.0mg。②口服液：0.05mg/ml×260ml。

【贮藏】贮于 15～30℃。

地拉韦啶（delavirdine）

本品为非核苷反转录病毒抑制剂。

【理化性状】

1. 化学名：1-[3-（isopropylamino）-2- pyridyl]-4-[（5-methanesulfonamidoindol-2-yl）carbonyl]- piperazine。

2. 分子式：$C_{22}H_{28}N_6O_3S$。

3. 分子量：456.56。

4. 结构式如下：

甲磺酸地拉韦啶（delavirdine mesylate）

别名：Rescriptor。

【理化性状】

1. 化学名：1-[3-（isopropylamino）-2- pyridyl]-4-[（5-methanesulfonamidoindol-2-yl）carbonyl]-piperazine monomethanesulfonate。

2. 分子式：$C_{22}H_{28}N_6O_3S \cdot CH_4O_3S$。

3. 分子量：552.7。

【药理学】

1. 本品可特异性地抑制 HIV-1 的反转录酶，对 HIV-2 和动物的反转录酶无活性。本品的作用机制与核苷类反转录酶抑制剂的不同在于本品不直接与核酶结合位点发生反应，且对 RNA 酶的活性没有影响，却可抑制 HIV-1 反转录酶的 DNA 聚合酶和 RNA 聚合酶的功能，从而变构抑制核酸结合位点的聚合作用。因此，本品对 HIV 核苷类耐药株具有抑制作用，与核苷类反转录酶抑制剂合用，可能发挥协同作用。

2. 实验证实，本品在体外抑制 HIV-1 的 50%有效浓度（IC_{50}）为 0.26μmol/L（范围是 0.001～0.7μmol/L），对齐多夫定和地丹诺辛的耐药株也观察到相似的活性，且对许多 HIV-1 病毒株的 IC_{50} 值较齐多夫定和去羟肌苷低，与报道的扎西他滨的值相近。此外，本品对急性感染的微神经胶质细胞模型具有高度活性（IC_{50}<0.05μmol/L），但对慢性感染的幼单核细胞模型的活性较弱。当与其他抗反转录病毒药合用时，本品可降低 HIV-1 的负荷，促使 CD4$^+$细胞计数增加。

【药动学】

1. 口服本品后吸收迅速，单剂量给予 300mg 后 1h 可达 C_{max}（约为 9μmol/L）。口服 300mg 或 400mg，3 次/日，其平均稳态峰值分别为 27μmol/L 和 36μmol/L。口服本品 400mg，3 次/日，加齐多夫定 200mg，3 次/日，其 C_{max} 为 30μmol/L。在稳态时，本品显示出较大的个体差异，但在不同的种族之间未显示明显差异。血药谷值女性患者高于男性 1.8 倍。

2. 本品主要与白蛋白结合，总蛋白结合率为 98%～99%。口服 400mg，3 次/日，唾液和精液中的药物浓度分别为稳态浓度的 6% 和 2%。在脑脊液中的浓度极低，约为同时段血药浓度的 0.4%。本品主要在肝内经 CYP3A 代谢，少量经 CYP2D6、CYP2C9 和 CYP2C19 代谢，给予单剂量口服 300mg 后 1.5h，其 N 异丙基代谢物的 C_{max} 约为 5μmol/L。约 51% 的药物随尿液排出，其中所含原药约占 5%，约 44% 药物随粪便排出。原药的 $t_{1/2}$ 为 2～11h（平均为 5.8h）。

【适应证】常合用其他抗反转录病毒药，治疗人类免疫缺陷病毒感染。

【不良反应】

1. 可见头痛、乏力、单个或多个关节痛、骨病、骨痛、腿痉挛、肌无力、肌痛、肌腱病、腱鞘炎、手足抽搐及横纹肌溶解。

2. 可引起恶心、呕吐、腹痛、腹泻、消化不良、蛋白尿和血肌酐轻度升高。

3. 皮疹是常见的不良反应，尤其在联合用药时，其发生率高达 35%，以斑丘疹形式扩散，伴轻度瘙痒，常融合成片。皮疹一般多在给药后 1～2 周出现，$CD4^+$ 计数＜300/m³ 的患者更易发生皮疹。还有报道，有 2%～3% 患者可出现皮疹，且有发生史-约综合征和多形性红斑者。

4. 可见粒细胞减少、血红蛋白降低和血小板数计数减少。

5. 个案报道可发生急性过敏反应，伴极度呼吸困难；还有延迟性超敏反应的报道，面部和躯干首先出现红斑样丘疹，继而扩散到肢体，停药后 4d 皮疹消退；该例 1 周后再次接受本品，其过敏症状更重，全身性皮疹伴呼吸困难和喘息。

【妊娠期安全等级】C。

【禁忌与慎用】

1. 对本品或阿替韦啶（atevirdine）过敏者禁用。

2. HIV 感染的哺乳期妇女应避免哺乳，以免感染婴儿。

3. 16 岁以下儿童用药的安全性及有效性尚未确定。

4. 有肝病史者慎用。

【药物相互作用】

1. 本品与氟西汀或酮康唑合用，可使本品的血药谷值升高 50%。

2. 奎奴普丁/达福普汀可抑制本品赖以代谢的 CYP 酶，导致本品血药浓度升高。

3. 体外试验证实，本品与扎西他滨、齐多夫定或重组人干扰素α有协同作用；本品与齐多夫定合用，两者药动学参数均无改变。

4. 本品属于 CYP3A4 抑制剂，因而在与阿司咪唑、特非那定、二氢麦角胺、麦角新碱、西沙必利、阿普唑仑、咪达唑仑或三唑仑合用时会导致这些药物的血药浓度升高，不良反应加重。

5. 本品可抑制 CYP3A4，依靠该酶代谢的阿夫唑嗪或依立曲坦如与本品合用，可使前两者的血药浓度升高。

6. 本品可使氨氯地平、非洛地平、伊拉地平、拉西地平、乐卡地平、马尼地平、尼卡地平、硝苯地平、尼莫地平、尼索地平、尼群地平、奎尼丁和西地那非的血药浓度升高，毒性增强。

7. 本品合用阿托伐他汀可使血药浓度升高，发生肌病和横纹肌溶解的风险增大。

8. 本品还可使克拉霉素、茚地那韦、华法林和沙奎那韦的血药浓度升高。

9. 本品可抑制利福布汀的代谢，而利福布汀、利福平和利福喷丁可诱导本品代谢。

10. 本品与安泼那韦合用，后者血药浓度升高，而前者则降低。

11. 苯妥英、苯巴比妥和卡马西平均可增强本品的代谢。

12. 含铝、镁的抗酸药可使本品吸收减少，生物利用度降低，两者合用至少应相隔 1h。

13. 本品合用去羟肌苷时，两者的血药浓度均见降低。

【剂量与用法】

1. 推荐成人口服 400mg/次，3 次/日，与其他抗反转录病毒药合用，也可将药片用至少 90ml 水溶解后即时口服。

2. 胃酸缺乏者应与酸性饮料同服。

【用药须知】应定期进行全血细胞计数、肝肾功能检查和血生化检查。

【制剂】片剂：100mg，200mg。

【贮藏】密闭，贮于 20～25℃。

奈韦拉平（nevirapine）

别名：Viramune。

本品为非核苷类反转录酶抑制剂。

【理化性状】

1. 本品为无水或含半个分子结晶水。白色到近白色，无臭到接近无臭，结晶粉末。几乎不溶于水，微溶于乙醇和甲醇。水合形式也微溶于丙二醇。允许的温度为 15～30℃。

2. 化学名：11-cyclopropyl-5,11-dihydro-4-methyl-6H-dipyrido[3,2-b:2',3'-e]-[1,4]diazepin-6-one。

3. 分子式：$C_{15}H_{14}N_4O$。

4. 分子量：266.3。

5. 结构式如下：

【药理学】

1. 本品可致危及生命甚至致命的肝毒性，特别是治疗的前 18 周。有些病例无肝炎的前驱症状而进展为肝衰竭，但常伴皮疹。女性、$CD4^+$ 细胞计数高者风险高。本品不能做职业暴露或非职业暴露后的预防用药。出现肝炎的症状和体征或氨基转移酶升高伴皮疹或其他全身症状者，必须立即停药，并进行评估。

2. 本品可致严重的、危及生命的包括致命性的皮肤反应，包括史-约综合征、中毒性表皮坏死松解症、过敏性皮疹、全身反应及器官功能异常。出现上述反应者应立即停药，并进行评价，在治疗 18 周内出现皮疹者必须立即检测氨基转移酶。14d 的诱导期，200mg/d，可降低皮疹的发生率，也必须严格遵守。

3. 本品治疗的前 18 周内必须严密监护患者，以期发现危及生命的肝毒性或皮肤反应，治疗前 6 周，应加倍警觉。出现肝炎、氨基转移酶升高伴皮疹或其他症状、严重的皮疹或过敏反应后，不能重新开始治疗，尽管停止治疗，肝损害仍有可能进展。

4. 对 HIV-1 具有活性。但单用时会迅速产生耐药。

【药动学】口服本品后迅速被吸收，食物不影响吸收。给予单剂量后 4h 可达血药峰值。蛋白结合率约为 60%。脑脊液中的药物浓度约为血药浓度的 45%。本品可透过胎盘，进入乳汁。本品在肝内主要通过 CYP3A 进行代谢。在给予常用量 2～4 周后，在上述同工酶的自身诱导下，使清除增加了 1.5～2 倍；同时 $t_{1/2}$ 则由 45h 降至 25～30h。本品主要以羟基代谢物的葡糖醛酸化结合物随尿排出。

【适应证】常与其他抗反转录病毒药物合用治疗 HIV-1 感染。

【不良反应】

1. 最常见的不良反应为皮疹，一般在治疗开始的头 6 周发生。

2. 严重危及生命的皮肤反应（如史-约综合征）已有报道，比较罕见的还有中毒性表皮坏死松解症。

3. 其他常见的不良反应还有恶心、疲劳、发热、嗜睡和头痛。

4. 还常引起肝功能试验异常和肝炎。

【妊娠期安全等级】C。

【禁忌与慎用】

1. 对本品过敏者禁用。

2. 肝肾衰竭者禁用，功能不全患者慎用。

3. HIV 感染的哺乳期妇女应避免哺乳，以免感染婴儿。

【药物相互作用】

1. 同甲磺酸地拉韦啶"药物相互作用 1"。

2. 与酮康唑合用，本品血药浓度上升，酮康唑则下降。

3. 本品能使茚地那韦和沙奎那韦血药浓度降低。

4. 本品可降低口服避孕药和其他激素类避孕药的血药浓度，从而影响避孕效果。

5. 西咪替丁、大环内酯类可升高本品的血药浓度。

6. 利福布汀和利福平可降低本品的血药浓度。

【剂量与用法】

1. 成人口服 200mg/d，连用 14d，在未出现皮疹的情况下，增量至 200mg/次，2 次/日。

2. 儿童口服 150mg/m²，1 次/日，连用 14d，继后 150mg/m²，2 次/日。

【用药须知】

1. 如出现严重皮疹或皮疹伴发热、发疱、口腔病损、结膜炎、水肿、肌肉或关节痛或全身疲劳，应停药。

2. 在开始用药的前 2 周中，如患者出现任何皮疹，都不应试图增加剂量，直至皮疹消退。

3. 应定期检查肝功能，如出现中、重度肝功能异常，治疗应停止；如肝功能已恢复正常，可考虑重新使用初始的剂量；如肝功能再出现异常，即应持久停药。

【制剂】①片剂：200mg。②胶囊剂：200mg。

【贮藏】密闭、防潮，贮于15～30℃。

依非韦仑（efavirenz）

别名：Sustiva、DMP266。

本品是一种苯并噁嗪酮，属于非核苷类反转录酶抑制剂。

【理化性状】

1. 化学名：(S)-6-chloro-4-(cyclopropylethynyl)-1,4-dihydro-4-（trif-luoromethyl）-2H-3,1-benzoxazin-2-one。

2. 分子式：$C_{14}H_9ClF_3NO_2$。

3. 分子量：315.7。

4. 结构式如下：

【药理学】

1. 本品对抗原始型（wild-type）HIV-1 反转录酶的抑制常数（K_i）是 2.93nmol/L。

2. 本品对原始型 HIV-1 在原始淋巴样单核细胞样细胞培养［产生95%抑制浓度（IC_{95}）为1.5～3.0nmol/L］中的复制扩散具有很好的抑制作用。

3. 本品与齐多夫定、去羟肌苷或茚地那韦对HIV-1 的细胞培养中具有协同作用。

4. 本品在 HIV-1 感染的原始细胞和 T 细胞系处于 80μmol/L 浓度时属于细胞毒。

5. 使用本品的患者已有耐药现象出现，但较其他同类药物相比出现较慢。据报道，本品在合用其他非核苷类反转酶抑制剂如奈韦拉平和地拉韦啶也有耐药现象出现。

【药动学】

1. 口服单剂量 100mg 和 1600mg 后 5h 可分别达血药峰值 0.51μg/ml 和 2.9μg/ml。尽管剂量加大时峰值随之上升，但不成比例，在使用大剂量时，吸收却在减少。

2. 对感染 HIV-1 的患者分别使用 200mg/d、400mg/d 和 600mg/d，经 6～10d 可达稳态浓度。其中，使用 600mg/d 顿服的患者，在稳态时的血药谷值、峰浓度和 AUC 分别为 1.8μg/ml，4.1μg/ml 和58.1（μg·h）/ml。

3. 本品可透过血脑屏障，用本品200～600mg/d顿服至少1个月，脑脊液中的药物浓度为血药浓度的0.26%～1.19%。本品的蛋白结合率高（99.5%～99.75%）。

4. 本品主要在肝内代谢，主要通过 CYP3A4 和 CYP2B6 同工酶。其羟基化代谢物几乎没有活性。给予本品400mg，其14%～34%以代谢物随尿排出，出现在粪便中的原药占 16%～61%，尿中的原药仅占1%。其终末 $t_{1/2}$ 在单剂量和多剂量时分别为52～76h 和 40～55h。

【适应证】与其他抗反转录病毒药合用治疗HIV-1 感染。

【不良反应】

1. 神经系统　头痛、疲乏。

2. 内分泌/代谢　脂肪重新分布、向心性肥胖、颈部脂肪增多（水牛背）、颜面和外周消瘦、类库欣综合征样外貌和乳房增大。

3. 血液　粒细胞减少、血红蛋白减少、血小板减少。

4. 消化　恶心、呕吐、腹痛、腹泻、消化不良及氨基转移酶、总胆红素轻度或中度升高（通常不伴临床症状，不需中断治疗）、肝衰竭。

5. 泌尿　蛋白尿、血清肌酐轻度升高。

6. 肌肉与骨骼　单个或多个关节痛（或关节炎）、骨病、骨痛、腿痉挛、肌无力、肌痛、肌腱病、腱鞘炎和手足抽搐。另有报道，横纹肌溶解与本品相关。

7. 皮肤　可出现皮疹，用于联合治疗时，以斑丘疹形式扩散，伴轻度瘙痒，常常融合，通常在开始本药治疗后的1～2周出现。$CD4^+$计数<300/mm³者，更易发生皮疹。少见瘙痒、史-约综合征和多形性红斑。

【妊娠期安全等级】D。

【禁忌与慎用】

1. 对本品过敏者禁用。

2. 皮肤病患者慎用。

3. HIV 感染的哺乳期妇女应避免哺乳，以免感染婴儿。

【药物相互作用】

1. 体内研究证实，本品可诱导CYP3A4，体外研究证实，又可抑制 CYP2C9、CYP2C19 和CYP3A4，因此，通过这些酶可能可改变一些药物的代谢，也可诱导其本身的代谢。

2. 本品 200mg/d 顿服可使茚地那韦 800mg，3 次/日连用 14d 的血药峰值和 AUC 分别下降 16% 和 31%。后者的用量在合用时应增至 1000mg，3 次/日。

3. 本品（600mg/d 顿服）合用沙奎那韦（1200mg，3 次/日）共 10d 后的血药峰值和 AUC 分别下降 50% 和 62%。两者不宜合用。

4. 本品（400mg/d 顿服）可使克拉霉素（500mg，2 次/日，合用 7d）的 AUC 下降 39%，其羟基化代谢物的 AUC 上升 34%。

5. 利福平可降低本品的血药峰值和 AUC。

6. 本品可使炔雌醇的 AUC 明显上升。

7. 本品合用氟康唑、奈非那韦、阿奇霉素、齐多夫定-拉米夫定或单剂量的法莫替丁或氢氧化铝镁抗酸药未发生相互作用。

【剂量与用法】

1. 口服 应与其他抗病毒药合用，应在睡前空腹服用。

2. 成人 600mg/d，顿服。

3. 与伏立康唑合用 伏立康唑的剂量增加至 400mg，每 12 小时 1 次，本品的剂量降低至 300mg，1 次/日。

4. 与利福平合用 本品的剂量推荐增加至 800mg，1 次/日。

5. 儿童 体重>40kg 者剂量同成人，32.5～40kg 者剂量为 400mg，25～32.5kg 者剂量为 350mg，20～25kg 者剂量为 300mg，15～20kg 者剂量为 250mg，7.5～15kg 者剂量为 200mg，5～7.5kg 者剂量为 150mg，3.5～5kg 者剂量为 100mg。

【用药须知】

1. 与其他非核苷类反转录酶抑制剂相比，本药抗病毒活性较弱，故对首次治疗的患者，一般不推荐将本药作为初始治疗方案的一部分。

2. 用药后应注意观察症状有无改善，病情有无发展，并监测本药的毒性征象（如斑丘疹、严重恶心或呕吐）。曾出现过严重皮疹患者，即使皮疹已恢复，也不能再重新使用本药。

3. 合用利托那韦应监测肝功能。

【制剂】①胶囊剂：50mg，200mg。②片剂：600mg。

【贮藏】密闭、防潮，贮于 15～30℃。

克拉夫定（clevudine）

别名：Levovir、Revovir。

本品为核苷类似物。

【理化性状】

1. 化学名：1-[（2S,3R,4S,5S）-3-fluoro-4-hydroxy-5-（hydroxymethyl）oxolan-2-yl]-5-methyl-pyrimidine-2,4-dione。

2. 分子式：$C_{10}H_{13}FN_2O_5$。

3. 分子量：260.22。

4. 结构式如下：

【简介】本品用于治疗乙型肝炎，在韩国和菲律宾上市。

依曲韦林（etravirine）

别名：英特莱、TMC125、R-165336、Intelence。

【理化性状】

1. 本品为白色至淡黄棕色粉末。即使在较宽的 pH 范围内本品也几乎不溶于水。极微溶于丙二醇，微溶于乙醇。可溶于聚乙二醇（PEG）400，易溶于某些有机溶剂（如 N, N-二甲基甲酰胺和四氢呋喃）中。其片剂含有的非活性成分有羟丙甲纤维素、微晶纤维素、胶体二氧化硅、交联羧甲基纤维素钠、硬脂酸镁和乳糖一水合物。

2. 化学名：4-[[6-amino-5-bromo-2-[（4-cyanophenyl）amino]-4-pyrimidinyl]oxy]-3,5- dimethylbenzonitrile。

3. 分子式：$C_{20}H_{15}BrN_6O$。

4. 分子量：435.28。

5. 结构式如下：

【药理学】

1. 本品是一种抗 1 型人类免疫缺陷病毒（HIV-1）的非核苷类反转录酶抑制剂（NNRTI）。它通过直接结合反转录酶，破坏酶的催化部位，并阻断依赖 RNA 和 DNA 的聚合酶的活性而发挥抗病毒作用。不会抑制人的 α、β 和 γ-DNA 聚合酶。

2. 本品在细胞培养中对急性感染的 T 细胞系、人外周血单核细胞与人单核细胞/巨噬细胞中的野生型 HIV-1 实验室菌株和临床分离株表现出活性，其平均 EC_{50} 值为 0.9～5.5nmol/L（0.4～2.4 ng/ml）。本品在细胞培养中具有广谱抗 HIV-1 病毒的 M 型分离株（亚型 A、B、C、D、E、F、G）的活性，其 EC_{50} 值 0.29～1.65nmol/L，而对 O 型主要分离株的 EC_{50} 值为 11.5～21.7nmol/L。本品在与以下抗病毒药物合用时没有表现出拮抗作用，即非核苷类反转录酶抑制剂（NNRTI），如地拉韦啶、依非韦伦/奈韦拉平；核苷类反转录酶抑制剂如阿巴卡韦、去羟肌苷、恩曲他滨、拉米夫定、司他夫定、替诺福韦、扎西他滨、齐多夫定；蛋白酶抑制剂，如安泼那韦、阿扎那韦、地瑞那韦、茚地那韦、洛匹那韦、奈非那韦、利托那韦、沙奎那韦和替拉那韦；以及融合抑制剂恩夫韦肽（enfuvirtide，ENF）。

【药动学】

1. 吸收　口服给药后，本品吸收的达峰时间（T_{max}）为 2.5～4h。口服本品的绝对生物利用度未知。在健康受试者中，本品的吸收不受口服雷尼替丁或奥美拉唑等可提高胃液 pH 的影响。在空腹状态下服用本品与饭后服用相比，本品的全身暴露量（AUC）下降了 50%左右，故推荐应在饭后服用。

2. 分布　约 99.9%的本品与血浆蛋白结合，体外试验表明主要是与白蛋白（99.6%）和α_1-酸性糖蛋白（97.66%～99.02%）结合。本品在人血浆外室（如脑脊液、生殖道分泌物）的分布尚未评估。

3. 代谢　本品是 CYP3A4、CYP2C9 和 CYP2C19 的底物，也是 CYP3A4 的诱导剂和 CYP2C9 和 CYP2C19 的抑制剂。体外人肝微粒体（HLM）实验表明本品主要由 CYP3A4、CYP2C9 和 CYP2C19 代谢。主要代谢产物是由二甲基苄腈基团的甲基羟基化形成，其对抗细胞培养中野生型 HIV 病毒的活性至少比本品低 90%。

4. 排泄　单剂给予 ^{14}C 标记的本品 800mg 后，在粪便和尿中分别回收平均 93.7%和 1.2%的放射性标记物。粪便中原形本品占给药量的 81.2%～86.4%。尿未检测到原药。本品终末 $t_{1/2}$ 为（41±20）h。

【适应证】与其他抗反转录病毒药物联合用于经反转录病毒药物治疗但仍存在病毒复制，且对一种非核苷类反转录酶抑制剂和其他抗反转录病毒药物已产生耐药的 HIV-1 毒株的成年患者，进行抗 HIV-1 感染的治疗。

【不良反应】

1. 本品最常见（发生率＞10%）的不良反应为恶心（13.9%）和皮疹（16.9%）。有报道显示本品会导致严重甚至致命的皮肤反应，包括史-约综合征、中毒性表皮坏死松解症和多形性红斑，主要在用药 2 周出现。

2. 其他常见（发生率＞2%）的不良反应还包括腹泻、腹痛、呕吐、疲劳、周围神经病变、头痛、高血压等。

3. 极少数（发生率＜2%）服用者可能发生心肌梗死、心绞痛、心房颤动、眩晕、视物模糊、胃食管反流、胃肠胀气、胃炎、胰腺炎、便秘、口干、干呕、咯血、干呕、口腔炎、呆滞、贫血、细胞溶解性肝炎、脂肪肝、肝炎、肝大、过敏反应、免疫重建炎症综合征、糖尿病、血脂异常、厌食、感觉异常、感觉迟钝、抽搐、晕厥、健忘症、嗜睡、震颤、焦虑、睡眠障碍、定向力障碍、精神紧张、噩梦、肾衰竭、男性乳房发育症、呼吸困难、支气管痉挛、盗汗、多汗症、皮肤干燥、脂肪增生、颜面水肿、脂肪性营养障碍、血管神经性水肿和卒中。

4. 体内脂肪可发生再分配或积累，包括中央型肥胖、颈背部的脂肪增多（水牛背）、外周消瘦、面部消瘦、乳房增大及"库欣综合征"体征，已在接受抗反转录病毒治疗的患者中观察到。这些事件的机制和长期后果目前还尚不清楚。其因果关系尚不明确。

5. 已有报道包括本品在内的抗反转录病毒联合治疗的患者发生免疫重建炎症综合征。在联合治疗的初始阶段，免疫系统起反应的患者可能会发生机会致病菌（如结核分枝杆菌、巨细胞病毒、卡氏肺孢子虫）感染。

【妊娠期安全等级】B。

【禁忌与慎用】

1. 目前尚不明确本品是否分泌进入类乳汁，建议感染 HIV 及接受本品治疗的母亲不要授乳喂养婴儿，以避免传播 HIV 和本品的不良反应。

2. 孕妇只有潜在获益大于潜在风险时才可在妊娠期间使用本品。

3. 儿童使用本品的安全性和有效性尚未确定。

4. 老年患者的剂量选择应谨慎。

【药物相互作用】

1. 本品与抑制或诱导 CYP3A、CYP2C9 和（或）CYP2C19 药物合用，可能使本品的治疗作用降低或不良反应增加。

2. 本品与 CYP3A、CYP2C9 和（或）CYP2C19 底物或通过 P-糖蛋白转运的药物合用，可能使合用药物的治疗作用降低或不良反应增加，详见表 1-12。

表 1-12　本品与其他药物的相互作用

合用药物	对本品或共用药物血药浓度的影响	临床评价
依非韦仑、奈韦拉平	本品血药浓度降低	两种 NNRTI 合用并无临床益处，与依非韦仑或奈韦拉平合用，本品血药浓度明显降低，导致本品丧失治疗效果，避免合用
地拉韦啶	本品血药浓度升高	两种 NNRTIs 合用并无临床益处，避免合用
阿扎那韦、福沙那韦、奈非那韦、茚地那韦（无利托那韦）	安泼那韦、奈非那韦血药浓度升高；阿扎那韦、茚地那韦血药浓度降低	本品与蛋白酶抑制剂合用（因无低剂量的利托那韦）可显著改变蛋白酶抑制剂的血药浓度，因此如无低剂量的利托那韦，本品禁与蛋白酶抑制剂合用
利托那韦*	本品血药浓度降低	利托那韦 600mg，2 次/日，可导致本品血药浓度明显降低，丧失治疗作用，本品应禁与利托那韦 600mg，2 次/日合用
替拉那韦-利托那韦	本品血药浓度降低	可导致本品血药浓度明显降低，导致本品丧失治疗效果，避免合用
福沙那韦-利托那韦	安泼那韦血药浓度升高	由于福沙那韦的体内活性形式安泼那韦系统暴露量明显升高，尚不能确定合用时各自的适当剂量，所以禁止合用
阿扎那韦-利托那韦	阿扎那韦血药浓度降低，本品血药浓度升高	阿扎那韦 C_{min} 降低约 38%，阿扎那韦失去治疗作用，本品的 AUC 升高 100%，避免合用
达芦那韦-利托那韦	本品血药浓度降低	本品 AUC 降低约 37%，III 期临床中，达芦那韦-利托那韦作为基础方案的一部分，与本品合用安全有效，所以可以合用，无须调节剂量
洛匹那韦-利托那韦	本品血药浓度升高	本品的 AUC 升高约 85%，安全性资料有限，谨慎合用
沙奎那韦-利托那韦	本品血药浓度降低	本品 AUC 降低约 33%，可以合用，无须调整剂量
抗心律失常药：胺碘酮、苯普地尔、丙吡胺、氟卡尼、利多卡因（全身应用）、美西律、普罗帕酮、奎尼丁	抗心律失常药血药浓度降低	抗心律失常药血药浓度降低，应谨慎合用如可能，监测抗心律失常药血药浓度
抗凝药：华法林	抗凝药血药浓度升高	华法林的血药浓度可能升高，应监测 INR 值
抗惊厥药：卡马西平、苯巴比妥、苯妥英	本品血药浓度降低	卡马西平、苯巴比妥、苯妥英为 CYP 酶诱导剂，可明显降低本品的血药浓度，导致本品失效
抗真菌药：伊曲康唑、氟康唑、伏立康唑、泊沙康唑、酮康唑	本品血药浓度升高，伊曲康唑、酮康唑血药浓度降低，伏立康唑血药浓度升高，氟康唑与泊沙康唑浓度持平	泊沙康唑是强效 CYP3A4 抑制剂，氟康唑是强效 CYP2C9 抑制剂，两者均可明显升高本品的血药浓度；酮康唑与伊曲康唑既是强效的 CYP3A4 抑制剂，也是 CYP3A4 的底物，与本品合用，可升高本品的血药浓度，同时两者血药浓度降低；伏立康唑是 CYP2C19 的底物，也是 CYP3A4、CYP2C9 及 CYP2C19 的抑制剂，与本品合用，两者血药浓度均会升高，伊曲康唑、酮康唑或伏立康唑的剂量调整需根据其他合用药物进行

续表

合用药物	对本品或共用药物血药浓度的影响	临床评价
抗感染药：克拉霉素*	本品及 14-羟基克拉霉素血药浓度升高，克拉霉素血药浓度降低	克拉霉素暴露量可见降低，但其活性代谢产物 14-羟基克拉霉素的血药浓度却升高，由于后者对（MAC）鸟分枝杆菌复合群（MAC）感染的活性降低，总体药理活性可能被改变，可考虑换用阿奇霉素替代克拉霉素
抗分枝杆菌药：利福平、利福喷丁	本品血药浓度降低	利福平和利福喷丁是 CYP 诱导剂，可明显降低本品的血药浓度，导致本品丧失治疗效果，避免合用
抗分枝杆菌药：利福布汀	本品、利福布汀及 25-O-去乙酰基利福布汀血药浓度均降低	如本品不与蛋白酶抑制剂利托那韦合用，利福布汀推荐剂量：300mg，1 次/日；如本品与达芦那韦-利托那韦或沙奎那韦-利托那韦合用，则不能再合用利福布汀，因可明显降低本品的暴露量
苯二氮草类：地西泮	地西泮血药浓度升高	需降低地西泮的剂量
皮质激素：地塞米松（系统性应用）	本品血药浓度降低	系统性应用地塞米松可诱导 CYP3A4，降低本品的血药浓度，造成本品治疗效果丧失，应谨慎合用，或用其他药物替代（特别是长期使用时）
植物药:贯叶连翘	本品血药浓度降低	与含贯叶连翘的药物合用，本品血药浓度明显降低，导致本品丧失治疗效果，禁止合用
HMG-CoA 还原酶抑制剂：阿托伐他汀	本品血药浓度无变化，阿托伐他汀及 2-羟基阿托伐他汀血药浓度降低	无须调节本品剂量，但需根据临床反应调节阿托伐他汀的剂量
HMG-CoA 还原酶抑制剂：氟伐他汀、洛伐他汀、普伐他汀、瑞舒伐他汀、辛伐他汀	本品及普伐他汀、瑞舒伐他汀血药浓度无变化，氟伐他汀血药浓度升高，洛伐他汀、辛伐他汀血药浓度降低	普伐他汀及瑞舒伐他汀与本品无相互作用；洛伐他汀和辛伐他汀是 CYP3A4 的底物，与本品合用，血药浓度降低；氟伐他汀由 CYP2C9 代谢，血药浓度可被本品升高，需适当调节剂量
免疫抑制剂：环孢素、西罗莫司、他克莫司	免疫抑制剂血药浓度降低	本品与免疫抑制剂应谨慎合用，因免疫抑制剂血药浓度会降低
麻醉性镇痛药：美沙酮	两者血药浓度均无变化	两者可合用，无须调节剂量，但应监测戒断症状，因为在某些美沙酮支持治疗的患者可能需要调节剂量
磷酸二酯酶 V 型抑制剂（PDE5）：西地那非、伐地那非、他达那非	西地那非及 N-去甲基西地那非血药浓度降低	本品可与西地那非合用，一般无须调节剂量，但可能需要根据临床反应调节剂量

*临床试验评价的相互作用，其他为预测的相互作用

3. 本品与下列药物合用时不需调整剂量：地达诺新、恩夫韦地、炔雌醇、炔诺酮、奥美拉唑、帕罗西丁、雷特格韦、雷尼替丁、替诺福韦。

【剂量与用法】每日口服 200mg（即两片 100mg 的片剂），分两次餐后服用。食物类型不会影响本品的药物暴露。不能吞咽完整片剂的患者可将药片放入一杯水中使之分散开，搅拌均匀后立即饮用。水杯须用少许水洗几次亦喝下，以确保剂量完全。

【用药须知】

1. 轻度肝功能不良（Child-Pugh A 级）和中度肝功能不全（Child-Pugh B 级）患者无须调整剂量。尚未评价重度肝功能不全对本品的影响。

2. 乙型和（或）丙型肝炎病毒共感染患者无须调整剂量。

3. 本品的肾清除率≤1.2%，可忽略不计，故肾

损伤患者不必调整剂量。本品与血浆蛋白高度结合，通过血液透析或腹膜内透析很可能不会被显著消除。

4. 如发生严重的皮肤反应或过敏现象（包括但不限于重度皮疹或皮疹伴有发热、全身不适、乏力、肌肉或关节疼痛、水疱、口腔溃疡、结膜炎、面部水肿、肝炎和嗜酸性粒细胞增多），应立即停止使用本品。注意监护如肝氨基转移酶等，并开始适当的治疗。重症皮疹发作后如停药延迟则可能危及生命。

5. 本品过量没有特异性解毒药，过量的治疗方法除密切监测患者体征外，还应给予综合性支持治疗。如确定药物过量，呕吐或洗胃可以排出未吸收的部分，活性炭也可用来移除未吸收的药物。

6. 发现漏服本品，如果在您正常服药时间的 6 h 以内，可在饭后服用。如果超过 6h 以上，则不必补服，恢复正常服药进度即可。不要将剂量加倍以弥补漏服的剂量。

7. 在健康受试者中，同时服用本品与雷尼替丁或奥美拉唑等可提高胃液的 pH，而不影响其吸收。

8. 应当在进餐时或餐后服用本品。

9. 与其他有效的抗反转录病毒药物合用，出现治疗效应的可能性增高。

10. 含 NRTI 的治疗方案曾有病毒学失败经验的患者，不要单独使用本品与 NRTI 联合治疗。

【制剂】片剂：100mg。

【贮藏】原瓶防潮保存于 25℃下，短程携带可保存于 15～30℃，不要取出干燥剂。

利匹韦林（rilpivirine）

本品为 NNRTI。

【理化性状】

1. 化学名：4-[[4-[[4-[（E）-2-cyanoethenyl]-2,6-dimethylphenyl]amino]2-pyrimi dinyl]amino]ben-zonitrile。

2. 分子式：$C_{22}H_{18}N_6$。

3. 分子量：366.42。

4. 结构式如下：

盐酸利匹韦林（rilpivirine hydrochloride）

别名：Edurant。

【理化性状】

1. 本品为白色或近白色粉末，几乎不溶于水。

2. 化学名：4-[[4-[[4-[（E）-2-cyanoethenyl]-2,6-dimethylphenyl]amino]2-pyrimidinyl]amino]benzonitrile monohydrochloride。

3. 分子式：$C_{22}H_{18}N_6 \cdot HCl$。

4. 分子量：402.88。

【药理学】本品为非核苷类抗 HIV-1 反转录酶抑制剂。

【药动学】

1. 吸收：口服 25mg，1 次/日的 $AUC_{0\sim24h}$、C_{max} 分别为（2235±851）（μg·h）/ml 和（79±35）μg/ml。口服本品后，4～5h 达血药峰值。空腹服用本品的暴露量较进食标准餐或高脂肪餐后服用的暴露量低 40%。

2. 体外本品蛋白结合率高（≥99.7%），主要与白蛋白结合。

3. 本品主要经 CYP3A 氧化代谢。

4. 本品的终末 $t_{1/2}$ 约为 50h。单剂量给予放射性标记的本品，粪便和尿液分别回收 85% 和 6.1% 的放射性物质，粪便中回收的原药占给药剂量的 25%，尿中排泄的原药仅占痕量。

5. 年龄、性别及种族对本品药动学无临床意义的影响。

【适应证】与其他抗反转录病毒药物合用，治疗未经抗反转录病毒治疗的 HIV-1 感染患者，治疗前 HIV-1 RNA 应≤100 000/ml。

【不良反应】

1. 常见不良反应包括腹痛、恶心、呕吐、疲乏、头晕、抑郁、失眠、梦魇、皮疹。

2. 少见不良反应包括腹泻、腹部不适、胆结石、胆囊炎、食欲缺乏、困倦、睡眠障碍、焦虑、肾小球肾炎、膜性肾小球肾炎、膜增生性肾小球肾炎、肾结石。

3. 实验室检查异常包括 ALT、AST 及总胆红素、肌酐升高、胆固醇升高、三酰甘油升高。

【妊娠期安全等级】B。

【禁忌与慎用】

1. 对本品或怀疑对其赋型剂过敏者禁用。

2. 对于孕妇尚无足够良好对照的临床研究，只有在确实需要时，孕妇才能服用。

3. 由于潜在的 HIV 传染和对婴儿不良反应，本品禁用于正在哺乳的妇女。

4. 儿童用药的安全性及有效性尚未确定。

5. 严重肝、肾功能不全患者慎用。

【剂量与用法】口服，25mg/次，1 次/日，进餐时服用。

【药物相互作用】

1. 本品主要通过 CYP3A 代谢，CYP3A 诱导剂可降低本品的血药浓度，CYP3A 抑制剂可升高本品的血药浓度。

2. 升高胃内 pH 的药物可降低本品的吸收，可能导致本品血药浓度降低，甚至导致治疗失败。

3. 慎与能延长 QT 间期的药物合用，因可增加心律失常的风险。

4. 禁止与 CYP3A 诱导剂卡马西平、苯妥英、苯巴比妥、质子泵抑制剂、全身用地塞米松、贯叶连翘制剂合用。

5. 已明确的药物相互作用见表 1-13。

表 1-13　已明确的药物相互作用

同时使用的药物	对本品或同时使用的药物的血药浓度的影响	临床评价
核苷类反转录酶抑制剂：去羟肌苷	两药的血药浓度均不变	去羟肌苷应空腹服用，本品应在进餐时服用，去羟肌苷应在服用本品前至少 2h 或服用本品后至少 4h 服用
非核苷类反转录酶抑制剂：地拉韦啶	本品的血药浓度升高	不推荐合用
非核苷类反转录酶抑制剂：依曲韦林、依非韦仑、奈韦拉平	本品的血药浓度降低	不推荐合用
蛋白酶抑制剂：达芦那韦-利托那韦	本品的血药浓度升高	达芦那韦-利托那韦升高本品的血药浓度，但不必调整剂量
蛋白酶抑制剂：洛匹那韦-利托那韦	本品的血药浓度升高	达芦那韦-利托那韦升高本品的血药浓度，但不必调整剂量
其他蛋白酶抑制剂：阿扎那韦-利托那韦、福沙那韦-利托那韦、沙奎那韦-利托那韦、替匹那韦-利托那韦、阿扎那韦、福沙那韦、茚地那韦、奈非那韦	本品的血药浓度升高，预计本品不影响其他蛋白酶抑制剂的血药浓度	尚无调整剂量的建议
抗酸药：氢氧化铝、氢氧化镁、碳酸钙	本品的血药浓度降低	应在服用本品前至少 2h，继后 4h 后服用抗酸药
酮康唑、伏立康唑、伊曲康唑、泊沙康唑、伏立康唑	本品的血药浓度升高，酮康唑血药浓度降低	不必调整本品的剂量，但监测唑类抗真菌药的效应
H₂受体拮抗剂：如法莫替丁、西咪替丁、尼扎替丁、雷尼替丁	本品的血药浓度明显降低	H₂ 受体拮抗剂应在服用本品前至少 12h 或服用本品至少 4h 后服用
大环内酯类抗生素：如红霉素、克拉霉素、泰利霉素	本品血药浓度升高	如可能，用阿奇霉素替代其他大环内酯类抗生素
美沙酮	美沙酮的血药浓度升高	初始治疗者不必调整剂量，维持治疗者可能需调整美沙酮的剂量

【用药须知】

1. 本品可导致抑郁，如发现患者有抑郁的症状，应评价继续治疗的益处与风险。

2. 有报道本品可导致肝毒性，治疗期间应定期监测肝功能。

3. 抗反转录病毒治疗中，可见脂肪重建炎症或蓄积，包括向心性肥胖、水牛背、周围消瘦、面部消瘦、乳房增大及类库欣综合征表现，作用机制及远期后果未知，具体原因未明。

4. 抗反转录病毒治疗中，有发生免疫重建炎症综合征的报道，包括本品。在与抗反转录病毒药物合用初始治疗期，患者的免疫系统做出反应，对休眠的或残存的机会性感染（如鸟分枝杆菌感染、巨细胞病毒感染、肺孢子虫病或肺结核）发生炎症反应，需进一步评价与治疗。自体免疫疾病（如格雷夫斯病、多肌炎及吉兰-巴雷综合征）也有报道。

【制剂】片剂：27.5mg（相当于利匹韦林 25mg）。

【贮藏】贮于 25℃下，短程携带允许 15～30℃。

1.13.3　HIV 蛋白酶抑制剂（HIV protease inhibitors）

替拉那韦（tipranavir）

别名：Aptivus。

本品为 HIV-1 的非肽蛋白酶抑制剂，属于 4-羟-5，6 二氢-2-吡喃酮磺胺类。

【理化性状】

1. 化学名：$3'$-{（$1R$）-1-[（$6R$）-5,6- dihydro-4-hydroxy-2-oxo-6-phenethyl-6-propyl-$2H$-pyran-3- yl]propyl}-5-（trifluoromethyl）-2- pyridinesulfonanilide。

2. 分子式：$C_{31}H_{33}F_3N_2O_5S$。

3. 分子量：602.7。

4. 结构式如下：

【用药警戒】

1. 本品合用利托那韦（200mg）可导致致死性和非致死性颅内出血，还可引起临床性肝炎及导致死亡的肝失代偿。

2. 患有慢性乙型肝炎和（或）丙型肝炎的患者，有肝毒性增加的风险性。

【药理学】本品可在感染 HIV-1 的细胞中抑制病毒复制，因而可阻止成熟病毒体的形成。实验表明，本品可抑制 HIV-1 实验室株的复制品和 T 细胞感染病毒的急性模型，EC_{50} 为 0.03～0.07μmol/L（18～42ng/ml）。体外实验证实以下几点。

（1）本品对 HIV-1M 族非分离株（A、C、D、F、H、G、CRF01AE、CRF02AG 和 CRF12BF）具有广谱抗病毒活性。

（2）蛋白结合试验显示，在有人血清存在的状况下，本品抗病毒的活性会降低 3.75 倍。

（3）本品与其他蛋白酶抑制剂（安泼那韦、阿扎那韦、茚地那韦、洛匹那韦、奈非那韦、利托那韦和沙奎那韦）合用会增加抗病毒作用，与非核苷类反转录酶抑制剂（地拉韦啶、依非韦伦和奈韦拉平）或核苷类反转录酶抑制剂（阿巴卡韦、去羟肌苷、恩曲他滨、拉米夫定、司他夫定、替诺福韦和齐多夫定）合用时一般可增加抗病毒活性，与 HIV-1 和 CD4$^+$ 融合的抑制剂（恩夫韦肽）合用可起到协同作用。在治疗病毒性肝炎中，本品合用阿德福韦或利巴韦林，不会产生拮抗作用。体外试验中，已经发现本品对 HIV-1 分离株的敏感性降低，也从使用本品-利托那韦的体内获得此种敏感性降低的病毒株。使用本品达 9 个月时，产生突变的 HIV-1 分离株对本品的耐药性可增至 87 倍。本品与蛋白酶抑制剂（如安泼那韦）存在交叉耐药现象。

【药动学】

1. 利托那韦可抑制肝 CYP3A、肠内糖蛋白流出泵和可能的肠内 CYP3A。在 113 名 HIV 阴性的男性和女性的志愿者中，给予本品 500mg/利托那韦 200mg，2 次/日，本品的几何平均晨间稳态谷值可增加 29 倍，与单用本品 500mg，2 次/日而不合用利托那韦相比，相差不多。本品的吸收有限。它既是一种糖蛋白，也是一种微弱的糖蛋白抑制剂，还似乎是一种有力的糖蛋白诱导剂。体内数据显示，尽管利托那韦是糖蛋白的抑制剂，但在使用本品和利托那韦的组合方案（500mg/200mg）时，两者的净效应属于稳态时糖蛋白的诱导。本品稳态时的谷值大概由于糖蛋白诱导，比第 3 天的谷值约低 70%。在大多数受试者给药 7～10d 后可获得稳态血药浓度。

2. 每天 2 次连续给予本品（500mg）-利托那韦（200mg）2 周以上，不限制饮食，可得男性和女性 HIV-阳性患者的药动学数据如下：血药谷值（C_{trough}）分别为（35.6±16.7）μmol/L 和（41.6±24.3）μmol/L，C_{max} 分别为（77.6±16.6）μmol/L 和（94.8±22.8）μmol/L，T_{max} 分别为 3.0h 和 2.9h，$AUC_{0～12h}$ 分别为（710±207）（μmol·h)/ml 和（851±309）（μmol·h)/ml，CL 分别为 1.27L/h 和 1.15L/h，V_d 分别为 10.2L 和 7.7L，$t_{1/2}$ 分别为 6.0h 和 5.5h。本品-利托那韦应与食物同进，高脂餐可使本品的生物利用度升高。本品可与蛋白广泛结合（结合率 99.9%），主要与白蛋白和 α_1-酸性糖蛋白结合。本品通过 CYP3A4 代谢，在加用利托那韦后可见本品的口服清除减少，这可能表示本品在胃肠道及肝内的首过代谢减少。志愿者在接受本品（500mg）-利托那韦（200mg）达到稳态时，在给药后 3h、8h 或 12h 可见血液循环中未经改变的本品约占 98.4%，血浆中仅有很少的代谢物。给药量的约 3.2%以羟基代谢物的形式随粪便排出，约 0.5%以葡糖醛酸结合物随尿液排出。肾功能不全患者不必调整剂量，轻度肝功能不全患者不必调整剂量，但中、重度肝功能不全者尚未进行评估。随着年龄增长到 80 岁以上，血药谷值也随之上升，儿童的药动学尚未获得。

【适应证】

1. 本品（500mg）合用利托那韦（200mg）对具有病毒复制并已治疗时间很长或感染 HIV-1 而又耐多种蛋白酶抑制剂的成年患者进行治疗。

2. 在开始使用本品-利托那韦进行治疗时，必须考虑以下各点。

（1）其他活性药物与本品-利托那韦合用可能带来更好的疗效。

（2）应根据基因型或表型试验和（或）治疗史引导本品-利托那韦的使用。

（3）以前转换使用蛋白酶抑制剂的次数会影响病毒对本品-利托那韦的反应。

（4）在患者有可能出现出血或已知患者有其他药物导致出血史者，处方本品-利托那韦应特别关注。

（5）用药前应检查肝功能，用药期间也应定期复查。

（6）对氨基转移酶升高、乙型肝炎和（或）丙型肝炎患者或其他肝功能受损者，为安全计，最好不予以处方。

（7）要考虑到本品-利托那韦具有广泛的药物相互作用。

（8）在对成人或儿童的试验治疗中，尚未理清应用本品-利托那韦的利弊关系，本品-利托那韦对临床进展中的患者是否有效尚未进行评估。

【不良反应】

1. 消化系统　腹泻、恶心、呕吐、腹痛、腹胀、消化不良、胃食管反流、胰腺炎、肝炎、肝衰竭、氨基转移酶升高、肝功能异常和脂酶升高。

2. 全身反应　发热、疲劳、虚弱、流感样表现、高敏反应、体重下降、肌痛和肌肉痉挛。

3. 呼吸系统　支气管炎、咳嗽和呼吸困难。

4. 神经系统　头痛、精神障碍、抑郁、失眠。

5. 皮肤　皮疹、皮下脂肪萎缩、脂肪营养障碍、瘙痒。

6. 血液系统　贫血、中性粒细胞减少、血小板减少、血三酰甘油升高、凝血酶原升高、活化部分凝血活酶时间（activated partial thromboplastin time, APTT）升高和多器官出血。

7. 代谢和营养　厌食、脱水、糖尿病、消瘦、血淀粉酶升高和血胆固醇升高。

8. 泌尿系统　肾功能不全。

【妊娠期安全等级】 C。

【禁忌与慎用】

1. 对本品过敏者、儿童、中重度肝功能不全患者禁用。

2. 有出血征兆的患者禁用。

3. 有多种原因所致出血史患者慎用。

4. HIV 感染的哺乳期妇女应避免哺乳，以免感染婴儿。

【药物相互作用】

1. 本品-利托那韦均有可能改变其他药物的血药浓度，而其他药物也有可能改变本品-利托那韦的血药浓度。因为利托那韦是一种纯粹的 CYP3A 抑制剂，可能使主要通过 CYP3A 代谢的药物的血药浓度升高，产生严重的和（或）危及生命的不良反应。

2. 本品是一种 CYP1A2、CYP2C9、CYP2C19 和 CYP2D6 的抑制剂，由于利托那韦也是 CYP2D6 的抑制剂，本品-利托那韦对 CYP2D6 也具有潜在的抑制作用。不过，本品合用利托那韦在体内是否对 CYP1A2、CYP2C9 和 CYP2C19 具有抑制作用尚不清楚。资料尚未提示本品是否抑制或诱导葡糖苷酸基转移酶及是否会对 CYP1A2、CYP2C9 和 CYP2C19 产生诱导作用。

3. 本品是 CYP3A 的底物和糖蛋白的底物，本品-利托那韦和诱导 CYP3A 和（或）糖蛋白的药物可能降低本品的血药浓度。

4. 本品-利托那韦合用抗心律失常药（如胺碘酮等）、抗组胺药（如阿司咪唑等）、西沙必利或匹莫齐特可导致严重的或致死性心律失常。

5. 本品-利托那韦合用抗分枝杆菌药（如利福平）或某些草药（如贯叶连翘）可能使病毒的应答力丧失，或对本品或其他蛋白酶抑制剂产生耐药性。

6. 本品-利托那韦合用任何一种麦角制剂均可引起致命的心肌缺血。

7. 合用羟甲基戊二酰辅酶 A（hydroxy-methyl-glutaryl coenzyme A，HMG-CoA）还原酶抑制剂（如洛伐他汀等）可致横纹肌溶解。

8. 合用镇静/催眠药（如咪达唑仑等）可延长和（或）增加镇静作用，导致呼吸抑制。

9. 当本品-利托那韦合用克拉霉素时，肾功能正常者，不必调整后者的剂量；但如肾功能不全，CC 为 30～60ml/min 者，后者用量应减少 50%，如 CC<30ml/min 者，应减少 75%。

10. 本品合用利福布汀时，后者应减少 75%，即每 2 天给予 1 次 150mg，加强监护，还有可能降低用量。

【剂量与用法】

1. 推荐本品的剂量为 500mg，2 次/日，并合用利托那韦 200mg，2 次/日。

2. 以上两药物应在进餐时服用，进高脂餐时可能提高生物利用度。

【用药须知】

1. 为了正确使用本品，应在使用前详细阅读药品说明书，尤其要采取预防措施，防止严重的出血事件发生。

2. 应常规监测血小板计数和异常的凝血参数，防止外伤、手术或其他出血，更应防止颅内出血。

3. 治疗期间，应定期检测肝功能，如发现中、重度肝功能不全，应停药。

4. 氨基转移酶已经升高，或乙型肝炎、丙型肝炎患者，严禁使用本品。

5. 使用本品可能新发糖尿病，或使原有的糖尿病加重，应定期监测血糖水平。

6. 对磺胺类药物过敏者，应严防与本品存在的交叉超敏反应。

7. 轻中度皮疹包括荨麻疹、斑丘疹，也可能发生光敏反应。

8. 使用本品或其他蛋白酶抑制剂可使血友病（A 型和 B 型）患者出现自发性皮下血肿和关节腔积血，应考虑补充因子Ⅷ。有半数已经停药的患者重新开始给予本品。

9. 有些用药患者可能出现全身脂肪重新分配和聚集，甚至有"库欣样表现"。

10. 使用包括本品内的药品进行综合抗反转录病毒治疗的患者有可能出现免疫重建炎症综合征，患者的免疫系统应答可能出现针对残留的机会性感染的炎性反应。有必要进一步评估并给予处理。

【制剂】 胶囊剂：250mg。

【贮藏】 密闭，贮于 2～8℃。

阿扎那韦（atazanavir）

本品是针对 HIV-1 蛋白酶的新型阿扎肽（azapeptide）抑制剂，属于氮杂多肽。

【理化性状】

1. 化学名：dimethyl（3S,8S,9S,12S）-9-benzyl-3,12-di-*tert*-butyl-8-hydroxy-4,11-dioxo-6-（*p*-2- pyridylbenzyl)-2,5,6,10,13-pentaaza-tetradecane-dioate.

2. 分子式：$C_{38}H_{52}N_6O_7$。

3. 分子量：704.86。

4. 结构式如下：

硫酸阿扎那韦（atazanavir sulfate）

别名：锐艾妥、Reyataz。

【理化性状】

1. 化学名：dimethyl（3S,8S,9S,12S）-9-benzyl-3,12-di-*tert*-butyl-8-hydroxy-4,11-dioxo-6-（*p*-2-pyridylbenzyl）-2,5,6,10,13-pentaaza-tetradeca- nedioate sulfate（1∶1）。

2. 分子式：$C_{38}H_{52}N_6O_7 \cdot H_2SO_4$。

3. 分子量：802.9。

【药理学】

1. 本品在感染 HIV-1 的细胞内，能选择性地通过阻断裂解病毒 Gag 和 Gag-Pol 基因编码的多聚蛋白质（一种病毒的前体蛋白），因此能阻止成熟病毒的形成。细胞实验显示，EC_{50} 为 2.6～5.3nmol/L，EC_{90} 为 9～15nmol/L，其浓度要达到抗 HIV-1 活性的 6500～23 000 倍才出现细胞毒性。体外试验显示，本品的作用比现有的 HIV-1 蛋白酶抑制剂强 2～20 倍。在 HIV-1 感染的外周血细胞内，本品与几种蛋白酶抑制剂（如茚地那韦等）或几种核苷类反转录酶抑制剂（如齐多夫定等）具有微弱的协同作用。

2. 试验表明，HIV-1 病毒株对本品的耐药性低于奈非那韦和利托那韦；本品的耐药病毒株对沙奎那韦敏感，而对茚地那韦、利托那韦和安泼那韦仍有部分耐药性；对奈非那韦、沙奎那韦和安泼那韦耐药的病毒株对本品依旧敏感，而与茚地那韦和利托那韦有部分交叉耐药性。临床研究结果显示，214 株对其他 1～2 种蛋白酶抑制剂耐药的病毒株约有 86% 对本品敏感，195 株对其他 3～4 种蛋白酶抑制剂耐药的病毒株约有 25% 对本品敏感。本品敏感性降低与氨基酸特异位点残基（10、20、24、33、36、

46、48、54、63、71、73、82、84 和 90）变异有关，5 个或更多的位点变异，对本品的敏感性就会消失。

【药动学】

1. 本品吸收迅速而完全，T_{max} 约为 2.5h。当给予的剂量从 200mg 达到 800mg 时，其 C_{max} 和 AUC 的增幅高于剂量增加的幅度，显示药动学是呈非线性的。经 4～8d 达到稳态时，浓度累积约达 2.3 倍。进餐时服药的生物利用度为 60%，药动学参数的波动不大。口服本品单剂量 400mg，同时进清淡食物时，可见 AUC 增加 70%；如进食高脂食物，AUC 则只增加 35%。

2. 本品的蛋白结合率为 86%，系同时与白蛋白（86%）和 α_1-酸性糖蛋白（89%）结合，其结合度类似，与药物浓度无关。在感染 HIV-1 的患者中进行研究，于进食清淡饮食时给予本品 400mg，1 次/日，共 12 周，结果从脑脊液和精液中检测到本品。本品在脑脊液和血浆中呈现的比例为 0.0021～0.0226，而在精液和血浆中的比例则为 0.11～4.42，说明本品容易进入脑脊液和精液中。

3. 本品在肝内经 CYP3A4 被广泛代谢为 3 种失活的代谢物，79% 的代谢物随粪便排出，随尿液排出 13%。随粪便和尿液排出的原药分别占给药量的 20% 和 7%。健康志愿者和感染 HIV-1 的成年患者在进清淡食物接受本品 400mg/d 后，在稳态下的平均 $t_{1/2}$ 约为 7h，其 CL 约为 25.2L/h。每天给予 1 次本品 400mg 时，平均 C_{ss} 高于经结合蛋白校正的 IC_{90} 的时间超过 24h，显示可一日给药 1 次。年龄和性别对药动学参数虽有一定影响，但没有临床意义。

【适应证】 与其他抗反转录病毒药物合用治疗 HIV-1 感染。

【不良反应】

1. 本品会使某些患者心电图的 PR 间期延长，通常为一度房室传导阻滞、二度房室传导阻滞及其他传导异常罕见。

2. 可出现新发糖尿病，使原有的糖尿病恶化，有时会发生糖尿病酮症酸中毒。

3. 大多数接受本品的患者都出现了可逆转的无症状的间接胆红素升高，黄疸出现率约为 1%。

4. 用本品治疗的血友病 A 型和 B 型患者出血风险可见增加，包括自发性皮下血肿和关节腔出血。

5. 可见向心性肥胖、颈背部脂肪增多、周围消瘦、面部消瘦、乳房增大和"库欣样表现"。

6. 还可发生头痛、肌痛、头晕、恶心、呕吐、腹痛、腹泻、发热、皮疹和周围神经症状。

【妊娠期安全等级】 B。

【禁忌与慎用】

1. 对本品任何成分过敏者禁用。

2. 3 个月以下的儿童有发生脑核性黄疸的风险，应禁用本品。

3. 血友病、糖尿病患者慎用。

4. HIV 感染的哺乳期妇女应避免哺乳，以免感染婴儿。

【药物相互作用】

1. 本品对 CYP3A4 具有中等抑制作用，因此，凡经 CYP3A4 代谢的药物与本品均有药物相互作用。

2. 本品可使克拉霉素 C_{max} 和 AUC 分别增加 50% 和 90%。

3. 合用替诺福韦酯可使本品的 C_{max} 降低约 25%，替诺福韦酯的 AUC 则增加近 24%。

4. 本品不可与抗酸药、质子泵抑制剂合用，如需使用 H_2 受体拮抗剂，应在使用本品后 12h 再给予 H_2 受体拮抗剂，否则可降低本品的血药浓度。

5. 本品在肝内经 CYP 酶代谢，同时服用本品和诱导 CYP3A4 的药物（如利福平等）时，可能会使本品的血药浓度降低。同时服用本品和其他抑制 CYP3A4 的药物，可能会升高本品的血药浓度。

6. 当本品与已知会引起 PR 间期延长的药物（如阿替洛尔、地尔硫䓬）合用时，要特别小心。

7. 利福平会使本品的血浆浓度和 AUC 下降大约 90%，导致治疗失败和产生耐药性。

【剂量与用法】

1. 推荐成人口服 400mg/次，1 次/日，与食物同服。经治疗过的患者可以合并用药。

（1）本品 300mg，1 次/日，加利托那韦 100mg，1 次/日，与食物同服。

（2）本品 300mg，加利托那韦 100mg、依非韦仑 600mg，3 种药物均 1 次/日。

（3）本品 300mg，加利托那韦 100mg、替诺福韦 300mg，3 种药物均 1 次/日。

2. 以前未经历抗病毒治疗的中度肝功能不全患者（Child-Pugh B 级），可减少剂量（300mg/次），1 次/日。重度肝功能不全患者（Child-Pugh C 级），不可使用本品。

【用药须知】

1. 对以前接受抗反转录病毒治疗但疗效不佳的患者，推荐同时服用利托那韦。

2. 持续减少血浆 HIV RNA 可降低 AIDS 发展

和死亡的风险。

3. 强调要在进食时服用本品。

4. 强调始终与其他抗反转录病毒药物合用。

5. 如果漏服本品，要尽快补服，然后恢复正常的服药规律，但不要等到下一次服药时加倍。

6. 本品不可能治愈 HIV 感染，患者仍然可能会发生机会性感染和其他与 HIV 感染有关的并发症。

7. 目前尚无资料表明本品治疗能减少性接触传播 HIV 的风险。

8. 同时接受磷酸二酯酶（phosphodiesterase，PDE）V 型抑制剂和本品进行治疗时，发生 PDE5 抑制剂相关的不良事件如低血压、视觉改变和阴茎勃起延时等的风险增加。

9. 本品可能会引起心电图改变（PR 间期延长），临床应加强观察。

10. 接受本品治疗时，会出现无症状的间接胆红素升高。如果出现这种情况，也许要考虑改用其他抗反转录病毒治疗药物。

11. 本品可能会促使体内脂肪的重新分配或堆积。

【制剂】胶囊剂：100mg，150mg，200mg。

【贮藏】密闭，贮于 15～30℃

茚地那韦（indinavir）

本品为 HIV 蛋白酶抑制剂。

【理化性状】

1. 化学名：$(\alpha R,\gamma S,2S)$-benzyl-2-(*tert*- butylcarbamoyl）-y-hydroxy-*N*-[（1*S*,2*R*）-2- hydroxy-1-indanyl]-4-(3-pyridylmethyl）-1- piperazinevaleramide。

2. 分子式：$C_{36}H_{47}N_5O_4$。

3. 分子量：613.79。

4. 结构式如下：

硫酸茚地那韦（indinavir sulfate）

别名：Crixivan。

【理化性状】

1. 化学名：$(\alpha R,\gamma S,2S)$-benzyl-2-(tert- butylcarbamoyl）-y-hydroxy-*N*-[（1*S*,2*R*）-2- hydroxy-1-indanyl]-4-（3-pyridylmethyl）-1- piperazinevaleramide sulfate（1：1）。

2. 分子式：$C_{36}H_{47}N_5O_4 \cdot H_2SO_4$。

3. 分子量：711.9。

【药理学】

1. 本品通过逆转与 HIV 蛋白酶结合而起作用，从而阻止病毒的前体多元蛋白质进行分裂，从而导致形成未成熟的病毒粒子而不能起到感染其他细胞的作用。

2. 单用本品时病毒迅速产生耐药性。

【药动学】口服本品后迅速被吸收。于 0.8h 即达血药峰值（12μmol/L）。单剂口服后的生物利用度为 65%。高脂肪饮食可使本品的吸收减少。在多次给予 1000mg 时，可见到血药浓度按比例一次比一次高。本品通过 CYP3A4 和葡糖醛酸化代谢。$t_{1/2}$ 为 1.8h。吸收剂量的 20% 随尿排出，其中约 50% 为原药。余随粪便排出。

【适应证】合用核苷类反转录酶抑制剂治疗 HIV 感染。

【不良反应】

1. 常见的有恶心、呕吐、腹泻（可能严重到引起脱水，影响肾功能和出现肾结石）。

2. 味觉障碍、乏力、疲劳、头痛、头晕、感觉异常、肌痛、皮疹、瘙痒和肾功能受损。脂肪代谢障碍（周围皮下脂肪重新分配到肩部和腹部）。

3. 胃酸反流、消化不良、口干、感觉减退、失眠、排尿困难、皮肤干燥和色素沉着。

4. 高血糖、肾结石（停药 1～3d 和补液后可消除）、急性肾衰竭已有报道。

5. 可能发生史-约综合征、眩晕和直立性低血压。

6. 本品（还有利托那韦和沙奎那韦）可引起变应性反应（有时发生全身过敏症），氨基转移酶、胆红素、血脂和肌酸激酶升高。

7. 本品（包括沙奎那韦）还可引起血尿、溶血性贫血和中性粒细胞减少。

【妊娠期安全等级】C。

【禁忌与慎用】

1. 对本品过敏者禁用。

2. 有血友病史或溶血性贫血史、直立性低血压史、糖尿病患者或腹泻患者及肝功能不全患者慎用。

3. HIV 感染的哺乳期妇女应避免哺乳，以免感染婴儿。

【药物相互作用】

1. 本品和同类的 HIV 蛋白酶抑制剂主要通过 CYP3A 代谢，并与具有类似代谢途径的许多其他药物竞争同一条代谢路径，常相互导致对方的血药浓度上升。此种相互作用的程度主要依据相应的 HIV 蛋白酶抑制剂对不同的 P450 同工酶亲和力的强弱而定；如本品，仅有 CPY3A4 起着主要作用。就在这里，出现了明显的代谢竞争，治疗浓度和毒性浓度之间的差数在确定相互作用严重程度上起着较大的作用。因此，本品禁与治疗窗窄的药物如西沙必利或特非那定合用；而治疗窗宽的药物如红霉素则可能只需从其最高剂量水平上降低用量。

2. 相反，某一具有明显肝酶诱导（特别是 CYP3A 系的同工酶）作用的药物会降低 HIV 蛋白酶抑制剂的血药浓度。因此，同时使用强力酶诱导剂就会将 HIV 蛋白酶抑制剂的血药浓度降至次治疗水平，所以，这种合用也应禁止。已知的酶诱导剂如卡马西平、苯巴比妥或苯妥英等会降低 HIV 蛋白酶抑制剂的血药浓度。

3. 其次，HIV 蛋白酶抑制剂可能自我诱导代谢，从而降低其他药物如茶碱或激素类避孕药的血药浓度。

4. 本品可升高一些抗心律失常药物如胺碘酮、奎尼丁、氟卡尼或普罗帕酮的血药浓度，可能导致室性心律失常。

5. 利福平可使所有 HIV 蛋白酶抑制剂浓度下降，使之失去抗病毒的活性；在以上这种作用的同时，还可使利福平本身的血药浓度升高到中毒性水平，从而导致眼葡萄膜炎。

6. HIV 蛋白酶抑制剂可升高红霉素和克拉霉素的血药浓度（如克拉霉素可导致肾损害），但只需从最高剂量上给予一定程度的下调。

7. HIV 蛋白酶抑制剂可升高阿司咪唑和特非那定的血药浓度，可能导致室性心律失常。

8. 所有的 HIV 蛋白酶抑制剂在合用其中任何 2 种时均具有相互升高对方血药浓度的作用（应避免合用或减量合用）。

9. 地拉韦啶可能升高 HIV 蛋白酶抑制剂的血药浓度。

10. 奈韦拉平可能降低 HIV 蛋白酶抑制剂的血药浓度。

11. 配有缓冲剂的去羟肌苷可能减少 HIV 蛋白酶抑制剂的吸收，如必须使用两药，两者给药的时间至少应相距 1h。

12. HIV 蛋白酶抑制剂可升高苯二氮䓬类的血药浓度，导致后者的镇静作用时间延长和呼吸抑制。在其他抗抑郁药物中，三唑仑、唑吡坦和咪达唑仑合用 HIV 蛋白酶抑制剂也有特别的险情发生。

13. HIV 蛋白酶抑制剂可能升高钙通道阻滞药的血药浓度，应加倍警惕和监护。

14. 本品可升高西沙必利的血药浓度，可能导致室性心律失常。

15. 地塞米松和泼尼松龙（可能还有其他糖皮质激素）可能降低 HIV 蛋白酶抑制剂的血药浓度，而且糖皮质激素的血药浓度也因使用利托那韦而升高。

16. 合用麦角胺和二氢麦角胺可导致严重的麦角中毒，周围血管痉挛和四肢缺血。

17. HIV 蛋白酶抑制剂可降低雌激素和黄体酮的血药浓度降低，使避孕失效。

18. 茚地那韦也不可与达芦那韦同时使用，因为茚地那韦是依赖 CYP3A4 代谢的，与达芦那韦具有竞争该酶的作用，使达芦那韦的血药浓度升高，出现不良反应。

【剂量与用法】

1. 成人口服 800mg/次，每 8 小时 1 次，饭前 1h 或饭后 2h 给药，或者进食少量的低脂肪餐。

2. 因肝硬化而致轻中度肝功能不全患者，口服 600mg/次，每 8 小时 1 次。

3. 3 岁以上儿童 500mg/m²，每 8 小时 1 次。

【用药须知】

1. 用药期间必须维持饮水。

2. 如发生急性肾结石应即停药。

3. 由于职业原因，在皮肤等处可能接触到 HIV 感染后，可给予包括本品、齐多夫定和拉米夫定三联的化学预防方案，齐多夫定 200mg/次，3 次/日（或 250mg/次，2 次/日），拉米夫定 150mg/次，2 次/日，茚地那韦 800mg/次，3 次/日，在皮肤、黏膜、破损的皮肤部位接触到已感染了（或高度可疑）HIV 的体液或组织后持续用药 4 周。

4. HIV 蛋白酶抑制剂具有广泛而复杂的药物相互作用，不少相互作用可以导致严重的甚至是致命的不良反应。因此，在合用任何药物时应详细了解以上所述的药物相互作用；对不可合用者，必须禁止合用。

【制剂】①片剂：200mg（按茚地那韦计）。②胶囊剂：100mg，200mg，300mg，400mg。

【贮藏】密闭、防潮，贮于 15～30℃。

沙奎那韦（saquinavir）

别名：Sakinavir、Saquinavirum。

本品为 HIV 蛋白酶抑制剂。

【理化性状】

1.化学名：N^1-{（1S,2R）-1-benzyl- [（3S,4aS,8aS）- 3-（$tert$-butylcarbamoyl）perhydroisoquinolin- 2-yl]-2-hydroxypropyl}-N^2-（2- quinolylcarbonyl）-L-aspar tamide；（S）-N-[（αS）-α-{（1R）-2-[（3S,4aS,8aS）- 3-（$tert$-butylcarbamoyl）octahydro- 2（1H）- isoquinolyl]-1-hydroxyethyl}phenethyl]-2-quinaldam ido-succinamide。

2. 分子式：$C_{38}H_{50}N_6O_5$。

3. 分子量：670.8。

4. 结构式如下：

甲磺酸沙奎那韦（saquinavir mesylate）

别名：Invirase。

【理化性状】

1. 分子式：$C_{38}H_{50}N_6O_5 \cdot CH_4O_3S$。

2. 分子量：766.9。

【药理学】 在 HIV 感染的细胞中，HIV 蛋白酶特异性地裂解病毒前体蛋白，使感染性病毒颗粒能最终形成。这些病毒前体蛋白存在分解位点，只能被 HIV 和其密切相关病毒的蛋白酶识别。本品为多肽样底物的类似物，能与 HIV-1 和 HIV-2 蛋白酶的活性部位紧密结合，抑制多聚蛋白的裂解，形成不成熟的无感染性的病毒颗粒。体外研究显示可逆性和选择性抑制蛋白酶的活性，而较人类蛋白酶的亲和力大约低 5000 倍。

【药动学】 口服本品后仅被吸收 30%，在肝内进行广泛代谢，与食物同服时，其生物利用度仅及 4%。血药峰值的差异较大（46.2～165.1mmol/L）。感染 HIV 患者的血药浓度低于健康人。蛋白结合率约为 98%。广泛分布于体内各种组织中，但脑脊液中的药物浓度极微。本品通过 CYP3A4 迅速代谢成失活的一羟基化合物和二羟基化合物。大部分代谢物随粪便排出。$t_{1/2}$ 为 13.2h。

【适应证】 与其他抗反转录病毒药合用治疗 HIV-1 感染。

【不良反应】

1. 同茚地那韦的不良反应。

2. 口腔黏膜溃疡、抑郁、嗜睡和焦虑。

3. 已有史-约综合征、光敏反应、肾结石和胰腺炎的报道。

【妊娠期安全等级】 C。

【禁忌与慎用】

1. 对本品过敏者禁用。

2. 有胰腺炎病史者慎用。

3. HIV 感染的哺乳期妇女应避免哺乳，以免感染婴儿。

4. 儿童用药的安全性及有效性尚未确定。

【药物相互作用】

1. 同茚地那韦的药物相互作用。

2. 与华法林合用可使抗凝作用增加。

【剂量与用法】 餐后 2h 口服 600mg，3 次/日。

【用药须知】

1. 不宜单用，必须与核苷类反转录酶抑制剂合用。

2. 临床上如出现严重皮肤反应或胰腺炎的征象应立即停药。

3. 重度腹泻会影响药物吸收，治疗浓度下降。

【制剂】 胶囊剂：200mg，400mg。

【贮藏】 密闭、防潮，贮于 15～30℃。

奈非那韦（nelfinavir）

本品为 HIV 蛋白酶抑制剂。

【理化性状】

1. 化学名：（3S,4aS,8aS）-N-$tert$- butyldecahy-dro-2-[（2R,3R）-3-（3-hydroxy- O-toluamido）-2-hy-droxy-4-（phenylthio）butyl] isoquinoline-3-carbox-amide。

2. 分子式：$C_{32}H_{45}N_3O_4S$。

3. 分子量：567.78。

4. 结构式如下：

甲磺酸奈非那韦（nelfinavir mesylate）

别名：Viracept。

【理化性状】

1. 化学名：（3S,4aS,8aS）-N-$tert$-butyldecahy-dro-2-[（2R,3R）-3-（3-hydroxy- o-toluamido）-2-hydroxy-4-（phenylthio）butyl]isoquinoline-3-carboxamide monomethane sulphonate。

2. 分子式：$C_{32}H_{45}N_3O_4S \cdot CH_4O_3S$。

3. 分子量：663.9。

【药理学】本品为一非肽类 HIV 蛋白酶抑制剂，与 HIV 蛋白酶活性位点可逆性的结合，阻止 HIV 蛋白酶，影响病毒的终末形成。本品对 HIV-1 有良好的抑制作用，治疗后可使 HIV 感染者 HIV RNA 水平下降和 $CD4^+$ 细胞计数升高。本品作用强于沙奎那韦，类似于茚地那韦、利托那韦。

【药动学】本品可经胃肠道吸收，2～4h 可达血药峰值。饮食可增加吸收。蛋白结合率为 98%。可分布进入乳汁。本品通过细胞色素 P450（包括 CYP3A4 和 CYP2C19）代谢。体外研究证实，其代谢物与母药的抗病毒活性相等。$t_{1/2}$ 为 3.5～5h。本品主要以代谢物随粪便排出，仅 1%～2% 随尿排出。

【适应证】与其他抗反转录病毒药物合用治疗 HIV-1 感染。

【不良反应】本品的耐受性优于茚地那韦，常见发生胃肠不适、呕吐、恶心、腹泻、腹痛、腹胀、稀便、味觉异常、乏力、疲劳、精神紧张、皮疹、衰弱、头痛、精神不集中和实验室检查异常改变，如 AST 或 ALT 升高、肌酸激酶增加、中性粒细胞减少、肝炎等。

【妊娠期安全等级】B。

【禁忌与慎用】

1. HIV 感染的哺乳期妇女应避免哺乳，以避免感染婴儿。

2. 中、重度肝功能不良者禁用。

3. 肾功能不全患者的安全性及有效性尚未确定。

【药物相互作用】同茚地那韦。

【剂量与用法】

1. 应与食物同服，750mg/次，3 次/日。

2. 2～13 岁儿童给予 20～30mg/kg，3 次/日。

【用药须知】同茚地那韦。

【制剂】片剂：250mg

【贮藏】密闭、防潮，贮于 15～30℃。

安泼那韦（amprenavir）

别名：Agenerase。

本品是一种磺胺衍生物，为 HIV 蛋白酶抑制剂。

【理化性状】

1. 化学名：(3S)-tetrahydro-3-furyl{(S)-α-[(1R)-1-hydroxy-2-(N^1-isobutylsulfanilamido)ethyl]phenethyl}carbamate。

2. 分子式：$C_{25}H_{35}N_3O_6S$。

3. 分子量：505.6。

4. 结构式如下：

【用药警戒】本品口服液含丙二醇，禁用于 4 岁以下儿童、幼儿、孕妇、肝肾衰竭者及使用双硫仑或甲硝唑的患者。

【药理学】

1. 本品为蛋白酶抑制剂。

2. 与阿巴卡韦、齐多夫定、去羟肌苷或沙奎那韦合用具有协同作用。合用茚地那韦、奈非那韦或利托那韦可增加活性。

3. 对 HIV-1 具有活性。

4. 单用本品已出现耐药性。耐本品的某些病毒株可能对其他蛋白酶抑制剂敏感，而耐其他蛋白酶抑制剂的病毒株却又可能对本品敏感。

【药动学】

1. 给空腹健康志愿者单剂量 300mg 和 900mg 后 1.1～2.1h 可分别达血药峰值 1.7μg/ml 和 6.3μg/ml，其血药峰值和 AUC 与本品的剂量（150～1200mg）成正比。给非空腹的健康志愿者单剂量 600mg，其血药峰值是前者的 2.5 倍，AUC 则下降 23%～46%。在非空腹的情况下，IC_{90} 可维持 18h。给予患者本品 300mg，2 次/日，连用 28d，其平均稳态血药谷值超过 IC_{90}，而平均稳态血药峰值比 IC_{90} 高 30 倍。血浆 $t_{1/2}$ 接近 9h。

2. 动物实验证实，本品可广泛分布于各种组织中。蛋白结合率为 90%。本品主要在肝内经 CYP3A4 代谢，而本品又可抑制 CYP2C19 的活性，但对 CYP1A2、CYP2C19、CYP2C9、CYP2D6 或 CYP2E1 仅有极小的抑制作用。本品对 CYP3A4 的抑制作用低于利托那韦，高于沙奎那韦，而与茚地那韦和奈非那韦类似。

【适应证】与其他抗反转录病毒药合用治疗 HIV-1 感染。

【不良反应】

1. 最常见的不良反应有恶心、呕吐、腹泻、周围感觉异常和皮疹。

2. 已有皮疹的患者如继续服药或重新开始服药，有可能发生包括史-约综合征在内的严重皮肤超敏反应。

3. 溶血性贫血虽极少见，但常为急性发生。

4. 可以新发生糖尿病，也可能使原有的糖尿病加重，还可能出现酮症酸中毒。

5. 本品可引起血友病 A 型和 B 型的自发性出血。

6. 本品制剂中含有高剂量的维生素 E，这在维生素 K 吸收不良或正在进行抗凝疗法的患者中，可能加重维生素 K 缺乏相关的凝血障碍。

7. 当与其他蛋白酶抑制剂合用时，可能发生低血糖、氨基转移酶水平上升和脂肪重新分配，出现中心性肥胖，全身库欣样（cushingoid）表现。

8. 可能干扰口服避孕药物的效果。

【妊娠期安全等级】C。

【禁忌与慎用】

1. HIV 感染的哺乳期妇女应避免哺乳，以免感染婴儿。

2. 本品口服液禁用于 4 岁以下儿童、孕妇。

3. 禁与阿司咪唑、苄普地尔、西沙必利、麦角胺、二氢麦角胺、咪达唑仑或三唑仑合用。

4. 可能缺乏维生素 K 者、对磺胺过敏者、有严重皮肤过敏史者慎用。

【药物相互作用】

1. 本品为 CYP3A4 的抑制剂，可使 CYP3A4 底物的血药浓度升高，因此，与那些治疗指数窄且属于 CYP3A4 底物的一些药物合用可增加其毒性。

2. 阿司咪唑、苄普地尔、西沙必利、二氢麦角胺、麦角胺、咪达唑仑、三唑仑不可与本品合用，因本品可抑制这些药物的代谢。

3. 苯巴比妥、苯妥英和卡马西平等抗惊厥药均属 CYP3A4 诱导剂，与本品合用会产生代谢的相互作用。

4. 胺碘酮、利多卡因（全身使用）、三环类抗抑郁药、奎尼丁的代谢均会受到本品的影响，必须监测这些药物的血药浓度。

5. 抗酸药（包括缓冲的去羟肌苷）与本品合用，必须至少错开 1h。

6. 苯二氮䓬类的代谢会受到本品的抑制，使血药浓度上升。

7. 本品也会抑制钙通道阻滞药、西咪替丁、利托那韦、氨苯砜、伊曲康唑或红霉素的代谢。

8. HMG-CoA 还原酶抑制剂通过 CYP3A4 代谢，合用本品会使其代谢受到抑制。

9. 本品与非核苷类反转录酶抑制剂之间存在药动学相互作用。

10. 利福平可降低本品血药浓度 90%，不可合用。

11. 本品合用利福布汀时，后者应减半给药，严密观察，并每周监测血常规，注意中性粒细胞减少。

12. 本品可抑制西地那非（伟哥）的代谢，出现低血压、视物模糊或阴茎异常勃起。

13. 含有维生素 E 的本品合用华法林，可能引起出血。

14. 利托那韦可降低本品的血药浓度。

【剂量与用法】

1. 服药时避免进食高脂肪饮食。

2. 成人或 13～16 岁青少年体重≥50kg 者可给予本品胶囊 1.2g，2 次/日。

3. 4～12 岁儿童体重≤50kg 者可给予本品胶囊 20mg/kg，2 次/日或 15mg/kg，3 次/日，每天不可超过 2.4g。

4. 4～12 岁儿童和 13～16 青少年体重≤50kg 者也可给予本品口服液 22.5mg/kg（1.5ml/kg），2 次/日，17mg/kg（1.1ml/kg），3 次/日，每天不超过 2.8g/d。

【用药须知】

1. 本品与磺胺类药物之间存在交叉过敏。

2. 肝功能不全患者应调整用量。

3. 对肾功能不全患者，厂家尚未做出特殊规定。

4. 对 65 岁以上的老年人，必须谨慎选择用量。

5. 正在服用抗酸药或去羟肌苷的患者，至少应在服用这些药品前或后 1h 给予本品。

【制剂】①胶囊剂：50mg，150mg（含维生素 E 109U）。②口服溶液：15mg/ml（含维生素 E 46U/ml）。

【贮藏】密闭、防潮，贮于 15～30℃。

福沙那韦（fosamprenavir）

别名：Lexiva。

本品为安泼那韦的前药，为 HIV 蛋白酶抑制剂。

【理化性状】

1. 化学名：（3*S*）-tetrahydrofuran-3-yl（1*S*,2*R*）-3[[（4-aminophenyl）sulfonyl]（isobutyl）amino]-1-benzyl-2-（phosphonooxy）phosphonic acid。

2. 分子式：$C_{25}H_{36}N_3O_9PS$。

3. 分子量：585.6。

4. 结构式如下：

福沙那韦钙（fosamprenavir calcium）

别名：Lexiva。

【理化性状】

1. 化学名：（3S）-tetrahydrofuran-3-yl（1S,2R）-3[[（4-aminophenyl）sulfonyl]（isobutyl）amino]-1-benzyl-2-（phosphonooxy）propylcarbamate mono-calcium salt。

2. 分子式：$C_{25}H_{34}CaN_3O_9PS$。

3. 分子量：623.7。

【药理学】 本品口服后，在肠道吸收的同时被肠道上皮细胞中的磷酸酯酶迅速水解为安泼那韦，后者为 HIV-1 蛋白酶抑制剂，安泼那韦与 HIV-1 蛋白酶的活性位点结合，从而阻止病毒 Gag 和 Gag-Pol 多聚蛋白前体形成，造成不具传染性的病毒颗粒的形成。体外本品不具或仅具极微小的抗病毒活性，体内安泼那韦的活性用抑制 HIV-1 ⅢB 急、慢性感染成淋巴细胞系（MT-4、CEM-CCRF、H9）和外周淋巴细胞的作用来评价。急性感染的 EC_{50} 从 0.012～0.08μmol/L，慢性感染的 EC_{50} 为 0.41μmol/L，在外周血单核细胞中，对于 HIV-1 隔离群 A-G，EC_{50} 的中值为 0.000 95μmol/L。安泼那韦对 HIV-2 在外周血单核细胞生长的 EC_{50} 为 0.003～0.11μmol/L，对 HIV-1 与非核苷类反转录酶抑制剂地拉韦啶、依非韦仑，蛋白酶抑制剂沙奎那韦、阿扎那韦有协同作用，与非核苷类反转录酶抑制剂奈韦拉平，蛋白酶抑制剂茚地那韦、洛匹那韦、奈非那韦及利托那韦有相加作用。

【药动学】

1. HIV 感染者单剂量口服后，1.5～4h 达到血药浓度峰值，高脂饮食对其片剂吸收无影响，但可使口服混悬剂 T_{max} 滞后 0.72h，$AUC_{0\sim\infty}$ 降低 28%。体外蛋白结合率约 90%，主要与 α_1-酸性糖蛋白结合。在 1～10μg/ml 浓度蛋白结合率呈浓度依赖性，浓度越高，蛋白结合率越低。

2. 口服后迅速完全在肠道上皮细胞被水解为安泼那韦及磷酸盐，进入循环。主要在肝中被 CYP3A4 代谢，两种代谢产物分别为四氢呋喃和氨基苯的氧化物。

3. 尿中及粪便中有少量代谢产物的葡糖酸苷结合物。尿中及粪便中有少量原形安泼那韦，尿中约占给药剂量的 1%，粪便中无法测到。分别有 14% 和 75%给药剂量的代谢产物从尿中及粪便中排出。血浆 $t_{1/2}$ 约 7.7h。

【适应证】 与其他抗反转录病毒药合用治疗 HIV-1 感染。

【不良反应】

1. 常见腹泻、恶心、呕吐、腹痛、皮疹、头痛。

2. 常见实验室检查异常包括 ALT 及 AST 升高、脂肪酶升高、三酰甘油升高、中性粒细胞计数降低。

【妊娠期安全等级】 C。

【禁忌与慎用】 参见安泼那韦。

【药物相互作用】 参见安泼那韦。

【剂量与用法】 本品应在进餐时服用。

1. 未经治疗的成人：1400mg，2 次/日；或 1400mg，1 次/日，合用利托那韦 100mg 或 200mg，1 次/日。

2. 经蛋白酶抑制剂治疗的成人：700mg，2 次/日，合用利托那韦 100mg，2 次/日。

3. 未经治疗的 6 岁及以上儿童：30mg/kg，2 次/日，最大剂量不超过 1400mg；或 18mg/kg 加用利托那韦 3mg/kg，2 次/日。最大剂量不超过上述成人剂量。

4. 经蛋白酶抑制剂治疗的 6 岁及以上儿童：18mg/kg 加用利托那韦 3mg/kg，2 次/日。最大剂量不超过上述成人剂量。

5. 未经治疗的 2～5 岁儿童：30mg/kg，2 次/日，最大剂量不超过 1400mg。

6. 轻度肝功能不全患者降低剂量 700mg，2 次/日（未经治疗者）或 700mg，2 次/日与利托那韦 100mg，1 次/日合用（经蛋白酶抑制剂治疗者）；中度肝功能不全患者降低剂量至 700mg，2 次/日（未经治疗者）或 450mg，2 次/日与利托那韦 100mg，1 次/日合用（经蛋白酶抑制剂治疗者）；重度肝功能不全患者降低剂量至 350mg，2 次/日（未经治疗者）或 300mg，2 次/日与利托那韦 100mg，1 次/日合用（经蛋白酶抑制剂治疗者）。

【用药须知】

1. 本品与磺胺类药物之间存在交叉过敏。

2. 肝功能不全患者应调整用量。

3. 本品可导致皮肤反应，包括严重的皮肤反应，如史-约综合征。

4. 本品由肝毒性，用药期间应定期监测肝功能。

5. 本品可致免疫重建炎症综合征，用药期间监测机会性感染的症状与体征。

6. 本品与利托那韦合用可导致三酰甘油升高，应采取适当治疗措施。

【制剂】 ①片剂：700mg。②口服溶液：

50mg/ml。

【贮藏】贮于 30℃以下。

达芦那韦（darunavir）

别名：Prezista、Darunavirum。

本品是一种 HIV 蛋白酶抑制剂。

【理化性状】

1. 化学名：[（1S,2R）-3-[[（4-aminophenyl）sul-fonyl]（2-methylpropyl）amino]-2-hydroxy-1-（phenyl-methyl）propyl]-carbamic acid（3R,3aS,6aR）hexa-hydrofuro[2,3-b]furan-3-yl-ester monoethanolate.

2. 分子式：$C_{27}H_{37}N_3O_7S$。

3. 分子量：547.7。

4. 结构式如下：

【用药警戒】

1. 本品不可合用高度依赖 CYP3A 清除的药物（如药物相互作用项下所示），否则会出现严重不良反应，甚至危及生命。

2. 本品可引起药物性肝炎，甚至导致死亡，应提高警惕。

【药理学】

1. 本品在受感染的细胞内可选择性地抑制被 Gag-Pol 多聚蛋白编码的 HIV 分裂。其在急性感染 T 细胞、人周围血单核细胞/巨噬细胞内对实验室和临床分离的 HIV-1 株及 HIV-2 实验室株具有活性，其中位 EC_{50} 值为 1.2～8.5nmol/L（0.7～5.0ng/ml）。本品在细胞培养中对 HIV-1 M 族（A、B、C、D、E、F、G）和 O 族的主要分离株具有广谱抗病毒活性，EC_{50}<0.1～4.3nmol/L。本品的 EC_{50} 在有人血清存在的时候会增加近 5.4 倍（中位数）。本品合用蛋白酶抑制剂（如安泼那韦、阿扎那韦、茚地那韦、洛匹那韦、奈非那韦、利托那韦、沙奎那韦或替拉那韦）；或 NRTI 的阿巴卡韦、去羟肌苷、恩曲他滨、拉米夫定、司他夫定、替诺福韦、扎西他滨或齐多夫定；或 NNRTI 的地拉韦啶、依非韦仑；或融合抑制剂的恩夫韦肽时，均不会产生拮抗作用。对本品敏感性降低的 HIV-1 分离株在细胞培养中已经出现，在使用本品-利托那韦治疗的受试者中也已观察到这种现象。

2. 在细胞培养中，由野生型 HIV 衍生的耐本品的病毒对本品敏感性降低了 6～21 倍，并在蛋白酶中潜伏下 3～6 个以下氨基酸置换 537/N/D、R41E/S/T、K55Q、K70E、A71T、T74S、V77I 或 I85V，在耐本品 HIV-1 的细胞培养中共产生了 22 种蛋白酶基因突变，包括 L10F、I13V、I15V、G16E、L23I、L33F、S37N、M46I、I47V、I50V、F53L、L63P、A71V、G73S、L76V、V32I、I84V、T91A /S 和 Q92R，其中，L10F、V32I、V82I、L33F、S37N、M46I、I47V、I50V、L63P、A71V 和 I84V 是最常见的。这种耐本品的病毒至少有 8 种蛋白酶产生突变，它们对本品的敏感性降低了 50～641 倍，其终末 EC_{50} 值为 125～3461nmol/L。在蛋白酶抑制剂中存在交叉耐药现象，本品与安泼那韦、阿扎那韦、茚地那韦、洛匹那韦、奈非那韦、利托那韦和（或）替拉那韦均具有交叉耐药性。耐本品的病毒对安泼那韦、阿扎那韦、茚地那韦、洛匹那韦、奈非那韦、利托那韦和沙奎那韦均不敏感。本品与 NRTI、NNRTI 和融合抑制剂之间不可能存在交叉耐药，因为彼此的作用靶点并不相同。

【药动学】在健康成年志愿者中，本品（600mg，2 次/日）合用低剂量（100mg，2 次/日）利托那韦的理由是前者主要通过 CYP3A 代谢，而后者却能抑制 CYP3A，因而可升高前者的血浓度。两者合用所获得的药动学参数如下：中位 AUC_{12h} 为 61 668（ng·h）/ml；C_{max} 为 3539ng/ml。在两者合用时，口服后 2.5～4h 可达 C_{max}。单用本品 600mg 和合用利托那韦 100mg、2 次/日后的绝对生物利用度分别为 37% 和 82%。本品合用利托那韦并同时进餐时，本品的 C_{max} 和 AUC 比空腹服药时高 30%。膳食的品种虽有变化，但本品的暴露量则是相似的。本品与蛋白的结合率为 95%，主要与血浆 $α_1$-酸性糖蛋白（AAG）结合。本品主要经 CYP3A 代谢，在人体内至少可找到 3 种氧化代谢物，与原药相比，可显示出 90% 的活性。给予本品单剂量 400mg 和利托那韦 100mg 后，分别随粪便和尿液排出本品 79.5% 和 13.9%，其中原药分别占 41% 和 7.7%。在合用利托那韦时，本品的中位终末 $t_{1/2}$ 接近 15h。单次静脉注射本品和合用利托那韦 100mg，2 次/日后，两者的 CL 分别为 32.8L/h 和 5.91L/h。

【适应证】本品可与利托那韦或其他抗反转录病毒药物合用，用于曾经接受过抗反转录病毒药物治疗而对 1 种以上的蛋白酶抑制剂耐药的、感染 HIV-1 的成年患者。

【不良反应】

1. 全身反应：滤泡炎（较少见）、虚弱、发热、疲劳、僵直、高热、周围水肿。

2. 心血管系统：心肌梗死、心动过速、高血压。

3. 消化系统：腹胀、腹痛、口干、消化不良、恶心、便秘、厌食、呃逆。本品已引起多例药物性肝炎，甚至导致死亡。

4. 代谢和营养：高胆固醇血症、高脂血症、糖尿病、肥胖、脂肪重新分配（类似库欣综合征）、低钠血症、烦渴。

5. 肌肉骨骼系统：关节痛、四肢痛、肌痛、骨量减少、骨质疏松（特别是患有晚期艾滋病而又长期接受抗反转录病毒治疗的患者更为明显）。

6. 神经系统：周围神经病、神经错乱、记忆缺陷、感觉迟钝、感觉异常、嗜睡、一时性局部缺血发作、定向障碍、易怒、情绪改变、噩梦、焦虑、头痛、眩晕。

7. 呼吸系统：咳嗽、呼吸困难。

8. 皮肤及附件：皮下脂肪萎缩、盗汗、过敏性皮炎、湿疹、中毒性斑丘疹、秃发、药物性皮炎、多汗、多形性红斑、史-约综合征。

9. 泌尿系统：急性肾衰竭、肾功能不全、肾结石、尿频。

10. 生化检查：血中 ALT、AST、γ-GGT、AKP、胆红素、胰淀粉酶、血糖、总胆固醇、三酰甘油、尿酸均见升高。

11. 血液系统白细胞＜3000/mm³，中性粒细胞＜1000/mm³，部分凝血酶原时间（PTT）＞1.66×ULN（正常上限），部分凝血（PPT）＞1.25×ULN，血小板＜75 000/mm³。

12. 还可出现低血糖、低血碳酸氢盐、低血钠或高血钠、男子乳房女性化。

13. 具有严重免疫缺陷而感染 HIV 的患者，在开始接受本品联合其他抗反转录病毒药物治疗时，可发生免疫重建炎症综合征。

【妊娠期安全等级】 C。

【禁忌与慎用】

1. 对本品-利托那韦的复方制剂过敏者禁用。

2. 心血管疾病、糖尿病、高脂血症或有磺胺过敏史、肝功能不全患者慎用。

3. 因本品要合用利托那韦，故应充分了解后者的禁忌证。

4. 哺乳期妇女使用本品时，应暂停哺乳。

5. 只有在利大于弊时，孕妇才可使用本品。

6. 儿童使用本品的有效性和安全性尚未确定。

7. 禁与高度依赖 CYP3A （CYP3A4 ） 或 CYP2D6 代谢和清除的药物合用。

【药物相互作用】

1. 本品的代谢有赖于 CYP3A，它与其他许多高度依赖 CYP3A 代谢的药物具有竞争此代谢酶的作用，而利托那韦却是 CYP3A 的抑制剂，这就使得那些高度依赖 CYP3A 的药物大大降低了代谢和清除，使其血药浓度明显上升。可受到影响的药物包括以下几种。

（1）抗组胺药（阿司咪唑、特非那定）。

（2）麦角衍生物（二氢麦角胺、麦角新碱、麦角胺）。

（3）胃肠推动药（西沙必利）。

（4）精神抑制药（匹莫齐特）。

（5）镇静药（咪达唑仑、三唑仑）。

（6）抗心律失常药（苄普地尔，全身使用的利多卡因、奎尼丁、胺碘酮）。

（7）抗凝药（华法林）。

（8）抗抑郁药（曲唑酮）。

（9）抗感染药（克拉霉素）。

（10）抗真菌药（酮康唑、伊曲康唑、伏立康唑）。

（11）钙通道阻滞药（非洛地平、硝苯地平、尼卡地平）。

（12）皮质激素类（地塞米松、氟替卡松）。

（13）HMG-CoA 还原酶抑制剂（阿托伐他汀、洛伐他汀、普伐他汀、辛伐他汀）。

（14）免疫抑制剂（环孢素、他克莫司、西罗莫司）。

（15）麻醉性镇痛药（美沙酮）。

（16）PDE5 抑制剂（西地那非、伐地那非、他达那非）。

2. 与选择性 5-羟色胺再摄取抑制剂（帕罗西汀、舍曲林）合用，可引起严重的不良反应，甚至危及生命。

3. 不推荐洛匹那韦-利托那韦、利福平、抗惊厥药（卡马西平、苯巴比妥、苯妥英）、贯叶连翘与本品合用，因可降低后者的活性，产生耐药性。

4. 本品也不可同时使用 HIV 蛋白酶-1 抑制剂，如硫酸茚地那韦。因为茚地那韦是依赖 CYP3A4 代谢的，与本品具有竞争该酶的作用，使本品的血药浓度升高，出现不良反应。至于其他 HIV 蛋白酶抑制剂是否也和茚地那韦一样，尚不明确。

【剂量与用法】

1. 推荐本品-利托那韦的成人剂量为每次600mg/100mg，与食物同服，2次/日。

2. 肝功能不全患者应慎用。

3. 中度肾功能不全患者使用本品不需要调整剂量，重度肾功能不全和终末期肾病患者用药的安全性和有效性尚无资料可考。

【用药须知】

1. 本品必须合用利托那韦并与食物同服，以促进本品获得充分的治疗浓度。

2. 用药后如发生了严重的皮疹如多形性红斑或史-约综合征，应停药。

3. 本品与许多类型的药物均存在药物相互作用，必须仔细分析。

4. 仔细观察不良反应，做好上市后的再评估工作。

【制剂】 片剂：300mg。

【贮藏】 贮于15～30℃。

1.13.4 HIV 蛋白酶抑制剂的增效剂（booster of HIV protease inhibitors）

可比司他（cobicistat）

别名：Stribild。

本品为 CYP3A 抑制剂，作为抗 HIV-1 感染药物的增效剂供使用。2012 年 8 月由美国 FDA 批准上市。

【理化性状】

1. 本品吸附于二氧化硅上呈白色至浅黄色固体，20℃下水中溶解度为 0.1mg/ml。

2. 化学名：1,3-thiazol-5-ylmethyl[（2R,5R）-5-{[（2S）-2-[（methyl{[2-（propan-2-yl）-1,3-thiazol-4-yl]methyl}carbamoyl）amino]-4-（morpholin-4-yl）butanoyl]amino}-1,6-diphenylhexan-2-yl]carbamate。

3. 分子式：$C_{40}H_{53}N_7O_5S_2$。

4. 分子量：776.0。

5. 结构式如下：

【药理学】 本品为 CYP3A 抑制剂，可升高阿

扎那韦和达芦那韦的血药浓度。

【药动学】

1. 吸收：进餐时服用本品和阿扎那韦或达芦那韦，约 3.5h 后本品达血药峰值。口服 150mg 达稳态后 C_{max} 为（0.99±0.3）μg/ml；AUC_{tau} 为（7.6±3.7）（μg·h）/ml；C_{trough} 为（0.42±0.24）和（0.03±0.1）μg/ml。

2. 分布：本品的蛋白结合率为 97%～98%，血液浓度与血浆浓度比值为 0.5。

3. 代谢：本品主要经 CYP3A 代谢，少部分经 CYP 2D6 代谢。

4. 给予放射性标记的本品，粪便中回收 86.2% 的放射性物质，尿中回收 8.2%。终末 $t_{1/2}$ 为 3～4h。

【适应证】 与阿扎那韦或达芦那韦及其他抗反转录病毒药物合用治疗 HIV-1 感染。

【不良反应】

1. 常见黄疸、巩膜黄染、恶心。

2. 少见呕吐、腹痛、腹泻、疲乏、横纹肌溶解、头痛、抑郁、失眠、梦魇、肾损伤、获得性范科尼综合征。

3. 实验室检查可见胆红素升高、血清淀粉酶升高、肌酸激酶升高、尿糖、ALT 及 AST 升高、γ-GGT 升高、尿中出现红细胞、胆固醇升高、三酰甘油升高。

【妊娠期安全等级】 B。

【禁忌与慎用】

1. 为预防 HIV 传播，HIV 感染的哺乳期妇女应暂停哺乳。

2. 儿童的有效性及有效性尚未确定。

【药物相互作用】

1. 本品是 CYP3A 及 CYP2D6 的抑制剂，另外也是 P-糖蛋白 BCRP、OATP1B1 和 OATP1B3 的抑制剂，本品可升高经上述酶代谢和转运的药物的血药浓度。

2. 本品主要经 CYP3A 代谢，少部分经 CYP2D6 代谢，阿扎那韦及达芦那韦也经 CYP3A 代谢，CYP3A 诱导剂可降低本品、阿扎那韦及达芦那韦的血药浓度，可导致治疗失败和病毒耐药。CYP3A 抑制剂升高上述三药的血药浓度。

3. 已明确的药物相互作用见表 1-14。

4. 本品禁与阿夫唑嗪、决奈达隆、利福平、伊立替康、麦角碱衍生物、西酞普兰、辛伐他汀、洛伐他汀、匹莫齐特、茚地那韦、三唑仑合用，因可导致严重的不良反应或抗病毒药失效。

表 1-14　本品与其他药物的药物相互作用

合用药物	相互作用	临床评价
依非韦仑	本品、阿扎那韦、达芦那韦的血药浓度均见降低	1.不推荐本品、达芦那韦及依非韦仑三者合用 2. 与阿扎那韦合用 （1）未经治疗的患者：阿扎那韦 400mg 与本品 150mg，1 次/日，进餐时服用，依非韦仑 600mg，1 次/日，空腹服用，推荐睡前服用 （2）曾经治疗的患者：不推荐三者合用，可导致治疗失败和病毒耐药
依曲韦林	本品及阿扎那韦的血药浓度降低，对达芦那韦的作用尚不明确	不推荐三者合用，可导致治疗失败和病毒耐药
奈韦拉平	本品的血药浓度降低，对阿扎那韦及达芦那韦的作用尚不明确	不推荐三者合用，可导致治疗失败和病毒耐药
马拉维诺	马拉维诺的血药浓度升高	马拉维诺的剂量应调整至 15mg，2 次/日
抗酸药、H_2 受体拮抗剂、质子泵抑制剂	阿扎那韦的血药浓度降低	间隔 2h 服用
抗心律失常药，如胺碘酮、丙吡胺、氟卡尼、美西律、普罗帕酮、奎尼丁、地高辛	抗心律失常药及地高辛的血药浓度升高	密切监测，推荐检测地高辛的血药浓度
大环内酯类抗生素，如克拉霉素、红霉素、泰利霉素	克拉霉素、红霉素、泰利霉素、阿扎那韦、达芦那韦及本品的血药浓度均见升高	考虑选择其他抗菌药物
抗肿瘤药，如达沙替尼、尼洛替尼、长春碱、长春新碱	抗肿瘤药的血药浓度升高	降低达沙替尼和尼洛替尼的剂量，监测长春碱及长春新碱的血液学毒性和胃肠道不良反应
抗凝药，如华法林、利伐沙班	利伐沙班的血药浓度升高，对华法林的影响尚不明确	与华法林合用时监测 INR，避免与利伐沙班合用，出血的风险增加
抗惊厥药：CYP3A 诱导剂（如卡马西平、奥卡西平、苯妥英、苯巴比妥），CYP3A 底物（氯硝西泮、卡马西平）	本品和阿扎那韦的血药浓度降低，对达芦那韦、苯巴比妥、苯妥英的作用尚不明确，氯硝西泮和卡马西平的血药浓度升高	考虑更换抗惊厥药，以免治疗失败，监测苯巴比妥和苯妥英的血药浓度
抗抑郁药：SSRI 如帕罗西汀；三环类抗抑郁药如阿米替林、地昔帕明、丙米嗪、去甲替林；其他抗抑郁药，曲唑酮	对 SSRI 的作用尚不明确，三环类抗抑郁药和曲唑酮的血药浓度升高	仔细滴定抗抑郁药的剂量，密切监测抗抑郁药的治疗效果和不良反应
抗真菌药：伊曲康唑、酮康唑、伏立康唑	伊曲康唑、酮康唑的血药浓度升高，对伏立康唑的作用尚不明确，本品、阿扎那韦及达芦那韦的血药浓度升高	对伊曲康唑、酮康唑尚无合适的剂量调整方案；尽量避免本品与伏立康唑合用，除非益处大于风险

续表

合用药物	相互作用	临床评价
抗痛风药：秋水仙碱	秋水仙碱的血药浓度升高	肝、肾功能不全患者禁止合用 治疗痛风急性发作：秋水仙碱首剂 0.6mg，1h 后给予 0.3mg，3d 之内不能重复给药 预防痛风急性发作：如果之前的治疗方案为 0.6mg，2 次/日，与本品合用后调整为 0.3mg，1 次/日；如果之前的治疗方案为 0.6mg，1 次/日，与本品合用后调整为 0.3mg，隔日 1 次 治疗家族性地中海热：最大剂量 0.6mg/d（可分 2 次给予）
抗结核药：利福布汀	利福布汀的血药浓度升高，对本品、阿扎那韦、达芦那韦的作用尚不明确	利福布汀的推荐剂量为 150mg，隔日 1 次，密切监测利福布汀的毒性，包括中性粒细胞减少和葡萄膜炎
β受体阻滞剂：如美托洛尔、卡维地洛、噻吗洛尔	β受体阻滞剂的血药浓度升高	密切监测经 CYP2D6 代谢的β受体阻滞剂的不良反应
钙通道阻滞药：氨氯地平、地尔硫䓬、非洛地平、硝苯地平、维拉帕米	钙通道阻滞药的血药浓度升高	密切监测经 CYP3A 代谢的钙通道阻滞药的不良反应
皮质激素：如地塞米松	地塞米松的血药浓度升高，本品、阿扎那韦及达芦那韦的血药浓度均见降低	诱导 CYP3A 的皮质激素可导致阿扎那韦或达芦那韦治疗失败，考虑更换皮质激素通过 CYP3A 代谢的皮质激素与本品合用，可导致库欣综合征和肾上腺抑制，特别是长期使用时，应权衡治疗益处与风险
吸入性皮质激素：如氟替卡松、布地奈德	皮质激素的血药浓度升高	经 CYP3A 代谢的皮质激素与本品合用，可导致血浆皮质醇水平降低，考虑更换药物
内皮素受体拮抗剂：波生坦	波生坦的血药浓度升高，本品、阿扎那韦及达芦那韦的血药浓度均见降低	已经服用本品和阿扎那韦或达芦那韦的患者，至少 10d 后，根据患者的耐受性，以 62.5mg，1 次/日或隔日 1 次开始波生坦的治疗 正在服用波生坦的患者，至少停用波生坦 36h 后开始服用本品和阿扎那韦或达芦那韦，至少 10d 后根据患者的耐受性，以 62.5mg，1 次/日或隔日 1 次重新开始波生坦的治疗 增效剂从利托那韦转为本品时，可维持波生坦的剂量
H_2 受体拮抗剂：如法莫替丁	阿扎那韦的血药浓度降低	H_2 受体拮抗剂与阿扎那韦-本品合用：可同时服用或在服用 H_2 受体拮抗剂至少 10h 后服用阿扎那韦-本品 H_2 受体拮抗剂的剂量，在未经治疗的患者中不能超过相当于法莫替丁 40mg，2 次/日，曾经治疗的患者不能超过 20mg，2 次/日 H_2 受体拮抗剂与达芦那韦-本品和替诺福韦合用：曾经治疗的患者推荐方案为本品 150mg，达芦那韦 400mg，与 H_2 受体拮抗剂及替诺福韦合用

续表

合用药物	相互作用	临床评价
丙型肝炎蛋白酶抑制剂：波普瑞韦、替拉瑞韦、西波瑞韦	西波瑞韦的血药浓度升高，对其他药物的作用尚不明确	不推荐合用
他汀类，如阿托伐他汀、瑞舒伐他汀	他汀的血药浓度升高	以低剂量开始他汀类药物的治疗，并密切监测
激素类避孕药：孕激素/雌激素	对雌激素和孕激素的作用尚不明确	推荐采取其他避孕措施
免疫抑制剂：环孢素、依维莫司、他克莫司	免疫抑制剂的血药浓度升高	推荐检测免疫抑制剂的血药浓度
吸入性β受体激动剂：沙美特罗	沙美特罗的血药浓度升高	心脏的不良反应包括 QT 间期延长、心悸、窦性心动过速的风险增加，不推荐合用
麻醉性镇痛药及治疗其依赖性的药物：如丁丙诺啡、丁丙诺啡-纳洛酮、纳洛酮、芬太尼、曲马多	芬太尼及曲马多的血药浓度升高，对其他药物的影响尚不明确	仔细滴定丁丙诺啡、丁丙诺啡-纳洛酮、纳洛酮、美沙酮的剂量正在服用上述药物的患者开始本品治疗时，可能须降低上述药物的剂量 与芬太尼合用时密切监测患者的治疗效应和不良反应（包括致命性的呼吸抑制） 与曲马多合用时，可能需降低曲马多的剂量
神经安定剂：奋乃静、利培酮、硫利达嗪	神经安定剂的血药浓度升高	合用时需降低神经安定剂的剂量
PDE5 抑制剂：阿伐那非、西地那非、他达拉非、伐地那非	PDE5 抑制剂血药浓度升高	与阿伐那非合用的安全性尚未确立，不推荐合用与其他 PDE5 抑制剂合用不良反应增加 治疗肺动脉高压： 1. 禁与西地那非合用治疗肺动脉高压 2. 与他达拉非合用推荐方案如下 （1）正在服用本品的患者：至少服用本品 1 周后，以 20mg，1 次/日的剂量开始服用他达拉非，根据患者耐受性，可调整剂量至 40mg，1 次/日 （2）正在服用他达拉非的患者：至少停用他达拉非 24h 后开始服用本品，至少服用本品 1 周后，以 20mg，1 次/日的剂量开始服用他达拉非，根据患者耐受性，可调整剂量至 40mg，1 次/日 （3）从利托那韦转为本品的患者可维持原剂量 治疗勃起功能障碍：西地那非的单剂量每 48 小时不能超过 25mg，伐地那非的单剂量每 72 小时不超过 2.5mg，他达拉非的单剂量每 72 小时不超过 10mg，并密切监测 PDE5 抑制剂的不良反应
质子泵抑制剂：如奥美拉唑	阿扎那韦的血药浓度降低	未经治疗的患者应间隔至少 12h 服用，且质子泵抑制剂的剂量不超过相当于奥美拉唑 20mg/d 曾经治疗的患者不推荐含本品的治疗方案与质子泵抑制剂合用
镇静催眠药：丁螺环酮、地西泮、静脉用咪达唑仑	镇静催眠药的血药浓度升高	静脉用咪达唑仑的血药浓度明显升高，只有可监控和抢救明显呼吸抑制的条件下合用，应考虑降低咪达唑仑的剂量，特别是多次使用时禁止与口服咪达唑仑及其他经 CYP3A 代谢的镇静催眠药合用，需降低镇静催眠药的剂量，并密切监测

【剂量与用法】本品应与阿扎那韦或达芦那韦同时服用。

1 与阿扎那韦合用 阿扎那韦的剂量为 300mg，本品的剂量为 150mg，均 1 次/日服用。

2. 与达芦那韦合用 达芦那韦的剂量为 800mg，本品的剂量为 150mg，均 1 次/日服用。

【用药须知】

1. 本品不能作为达芦那韦 600mg，2 次/日的增效剂使用，也不能用于福沙那韦、沙奎那韦、替匹那韦的增效剂使用，因目前尚缺乏临床数据。

2. 本品抑制肾小管分泌肌酐，并不真正影响肾小管的功能，在使用本品前应评估肌酐清除率。与替诺福韦合用前应评估肌酐清除率、尿糖和尿蛋白。

3. 除剂量与用法项下的推荐方案外，不推荐其他与蛋白酶抑制剂的合用方案。

【制剂】片剂：150mg。

【贮藏】贮存于 25℃下，短程携带允许 15～30℃。

1.13.5 HIV-1 整合酶抑制剂（HIV-1 integrate inhibitor）

埃替格韦（elvitegravir）

别名：Stribild。

本品是 HIV-1 整合酶抑制剂。2012 年 8 月 27 日由美国 FDA 批准上市。

【理化性状】

1. 本品为白色至浅黄色固体，20℃下水中溶解度＜0.3mg/ml。

2. 化学名：6-(3-chloro-2-fluorobenzyl)-1-[(2S)-1-hydroxy-3methylbutan-2-yl]-7-methoxy-4-oxo-1,4-dihydroquinoline-3-carboxylic acid。

3. 分子式：$C_{23}H_{23}ClFNO_5$。

4. 分子量：447.9。

5. 结构式如下：

【药理学】本品是 HIV-1 整合酶抑制剂，整合酶是 HIV-1 复制所必需的编码酶，抑制此酶可阻止 HIV-1 DNA 整合进入宿主的 DNA，从而抑制 HIV-1 前病毒的形成和病毒的复制。

【药动学】

1. 吸收 进餐时服用本品和利托那韦，约 4h 后本品达血药峰值。口服 85mg 或 150mg 达稳态后 C_{max} 分别为（1.2±0.36）μg/ml 和（1.5±0.37）μg/ml；AUC_{tau} 分别为（18±7.1）（μg·h）/ml 和（18±6.5）（μg·h）/ml；C_{trough} 分别为（0.42±0.24）μg/ml 和（0.35±0.20）μg/ml。

2. 分布 本品的蛋白结合率为 98%～99%，与血药浓度无关。

3. 代谢 本品主要经 CYP3A 氧化代谢，次要代谢途径为经 UGT1A1/3 代谢。血浆中主要为原药，约占总放射性的 94%。芳香胺、脂肪酸的羟基化代谢产物及葡萄糖苷酸化代谢产物仅占很少的部分，对本品的抗病毒活性无贡献。

4. 排泄 给予放射性标记的本品，粪便中回收 94.8%的放射性物质，尿中回收 6.7%。本品与利托那韦合用，终末 $t_{1/2}$ 为 8.7h。

【适应证】与利托那韦、其他蛋白酶抑制剂合用治疗经抗反转录病毒药物治疗的成人 HIV-1 感染。

【不良反应】

1. 常见腹泻、恶心、头痛。

2. 少见呕吐、腹痛、食欲缺乏、抑郁、自杀意念和自杀企图、失眠、皮疹。

3. 实验室检查可见胆红素升高、血尿、血清淀粉酶升高、肌酸激酶升高、三酰甘油升高、胆固醇升高、血糖升高、尿糖、ALT 及 AST 升高、γ-GGT 升高。

【妊娠期安全等级】B。

【禁忌与慎用】

1. 为预防 HIV 传染，HIV 感染的母亲不应母乳喂养婴儿，服用本品的哺乳期妇女不应哺乳。

2. 儿童的有效性及有效性尚未确定。

【药物相互作用】

1. 本品经 CYP3A 代谢，CYP3A 诱导剂可降低本品的血药浓度，导致治疗失败。

2. 阿扎那韦-利托那韦明显升高本品的血药浓度，阿扎那韦-利托那韦的剂量＞300mg/100mg，1 次/日与本品合用时尚无合适的剂量调整方案。

3. 洛匹那韦-利托那韦明显升高本品的血药浓度，洛匹那韦-利托那韦的剂量＞400mg/100mg，1 次/日与本品合用时尚无合适的剂量调整方案。

4. 去羟肌苷需空腹服用，而本品需在进食时服用，故去羟肌苷需在服用本品前 1h 或 2h 后服用。

5. 依非韦仑可降低本品的血药浓度，导致治疗失败及病毒耐药，不推荐合用。

6. 本品可与抗酸药中的阳离子结合成不溶性复合物，导致血药浓度降低，两者至少间隔2h服用。

7. 卡马西平、苯妥英、苯巴比妥、奥卡西平、利福平、利福喷丁可明显降低本品的血药浓度，可导致治疗失败及病毒耐药，不推荐合用。

8. 与酮康唑合用，本品和酮康唑的血药浓度均见升高，但不必调整剂量，酮康唑的剂量不超过200mg/d。

9. 与利福布汀合用，利福布汀及其代谢产物的血药浓度明显升高，推荐降低利福布汀的剂量75%（如150mg，隔日1次或每周3次）；同时本品的血药浓度降低，但如调整利福布汀的剂量，就不必调整本品的剂量。

10. 系统使用地塞米松可降低本品的血药浓度，导致治疗失败，推荐用其他皮质激素替代地塞米松。

11. 与波生坦合用，波生坦的血药浓度会升高，本品的血药浓度降低。如需合用，波生坦至少停用36h后才能开始本品的治疗，本品治疗10d后，波生坦以62.5mg/d的剂量重新开始治疗，并根据耐受性调整剂量。

12. 蛋白酶抑制剂利托那韦可降低波普瑞韦、替拉匹韦的血药浓度，因本品须与蛋白酶抑制剂和利托那韦合用，所以不推荐本品与波普瑞韦、替拉匹韦合用。

13. 贯叶连翘可降低本品的血药浓度，导致治疗失败，不推荐合用。

14. 本品可影响口服避孕药的效果，推荐采取其他避孕措施。

【剂量与用法】本品须在进餐时服用。本品与其他蛋白酶抑制剂、利托那韦合用的方案见表1-15。

表1-15　本品与其他蛋白酶抑制剂、利托那韦合用的剂量

本品的剂量	合用的蛋白酶抑制剂的剂量	利托那韦的剂量
85mg，1次/日	阿扎那韦300mg，1次/日	100mg，1次/日
	洛匹那韦400mg，1次/日	100mg，1次/日
150mg，1次/日	达芦那韦600mg，1次/日	100mg，1次/日
	福沙那韦700mgmg，1次/日	100mg，1次/日
	替拉那韦500mg，1次/日	200mg，1次/日

本品、其他蛋白酶抑制剂、利托那韦应与一种抗反转录病毒药合用

【用药须知】

1. 本品与抗反转录病毒药合用有发生免疫重建炎症综合征的报道，可导致机会性感染的发生。

2. 不推荐本品和蛋白酶抑制剂与可比司他合用。

3. 除剂量与用法项下的推荐方案外，不推荐其他与蛋白酶抑制剂的合用方案。

【制剂】片剂：85mg，150mg。

【贮藏】贮存于30℃以下。

多芦那韦（dolutegravir）

本品为HIV-1整合酶抑制剂（INSTI），临床用其钠盐。

【理化性状】

1. 化学名：(4R,12aS)-9-{[(2,4-difluorophenyl)methyl]carbamoyl}-4-methyl-6,8-dioxo-3,4,6,8,12,12a-hexahydro-2H-pyrido[1',2':4,5]pyrazino[2,1-b][1,3]oxazin-7-olate。

2. 分子式：$C_{20}H_{19}F_2N_3O_5$。

3. 分子量：418.38。

4. 结构式如下：

多芦那韦钠（dolutegravir sodium）

别名：Tivicay。

【理化性状】

1. 本品为白色至浅黄色粉末，微溶于水。

2. 化学名：sodium (4R,12aS)-9-{[(2,4-difluorophenyl)methyl]carbamoyl}-4-methyl-6,8-dioxo-3,4,6,8,12,12a-hexahydro-2H-pyrido[1',2':4,5]pyrazino[2,1-b][1,3]oxazin-7-olate。

3. 分子式：$C_{20}H_{18}F_2N_3NaO_5$。

4. 分子量：441.36。

【药理学】本品抑制HIV整合酶，通过与整合酶活性部位结合从而阻滞逆反转录病毒脱氧核糖核酸集成的链转移步骤而起作用，这是HIV复制所必需的步骤。纯化的HIV-1整合酶链转移生物化学分析IC_{50}为2.7nmol/L，预处理底物DNA得到的IC_{50}为12.6nmol/L。

本品在外周单核细胞和MT-4细胞中对野生型HIV-1实验室菌株的平均EC_{50}为0.5～2.1nmol/L。对13种临床不同分支B隔离群有效，对病毒的整合酶平均EC_{50}为0.52nmol/L。

对一组 HIV-1 临床隔离群（M 分支每组 3 个、A、B、C、D、E、F 和 G 及 O 组的 3 个）EC_{50} 为 0.02～2.14nmol/L，对 3 个 HIV-2 临床隔离群 EC_{50} 为 0.09～0.61nmol/L。

【药动学】

1. 50mg，2 次/日与 50mg，1 次/日比较，暴露量呈非线性，是由于 50mg，2 次/日合用抗反转录病毒药物的代谢诱导作用而致。50mg，1 次/日的 $AUC_{0～24h}$、C_{max} 及 C_{min} 的几何平均数（%CV）分别为 53.6（27%）（μg•h）/ml、3.67（20%）μg/ml、1.11（46%）μg/ml；50mg，2 次/日的 $AUC_{0～24h}$、C_{max} 及 C_{min} 的几何平均数（%CV）分别为 75.1（35%）（μg•h）/ml、4.15（29%）μg/ml、2.12（47%）μg/ml。

2. 口服给药后 2～3h 可达血药峰值，1 次/日给药约 5d 达稳态，AUC、C_{max} 及 C_{24h} 的蓄积率为 1.2～1.5。食物可增加本品的吸收程度，延缓吸收速度。低脂肪、中脂肪及高脂肪餐分别增加本品 $AUC_{0～∞}$ 的 33%、41% 和 66%；增加 C_{max} 的 46%、52% 和 67%，T_{max} 从 2h 分别延长至 3h、4h 和 5h。

3. 本品蛋白结合率高（≥98.9%），且与血药浓度有关。50mg，1 次/日给药后表观分布容积为 17.4L。11 名未经治疗的患者，服用本品 50mg，1 次/日，合用阿扎那韦-拉米夫定 2 周后，服药 2～6h 后本品在脑脊液中浓度的中位数为 18ng/ml（14～232ng/ml），临床意义不明确。

4. 本品主要通过 UGT1A1，部分通过 CYP3A 代谢。口服 ^{14}C 标记的本品后，给药剂量的 53% 以原形随粪便排泄。31% 随尿排泄，主要为本品的葡糖醛酸化物（约为总剂量的 18.9%），苄基碳位置的氧化代谢产物（总剂量的 3%）及水解的 N-脱烷基代谢产物（占总剂量的 3.6%）。肾消除仅占很小部分（<剂量的 1%）。终末 $t_{1/2}$ 约为 14h，表观清除率为 1.0L/h。在本品 UGT1A1 代谢方面，基因贫乏者较正常者对本品的清除率低 32%，AUC 则升高 46%。

5. 本品主要通过肝代谢和消除，中度肝功能不全对本品药动学无明显影响，轻至中度肝功能不全患者无须调节剂量。未对重度肝功能不全患者进行研究，不推荐中度肝功能不全患者使用。重度肾功能不全患者 AUC、C_{max} 及 C_{24h} 分别降低 40%、23% 和 43%。

6. 年龄、性别及种族对本品药动学无临床意义的影响。

【适应证】　与其他抗反转录病毒药合用，治疗 ≥12 岁体重至少 40kg 儿童及成人的 HIV-1 感染。

【不良反应】

1. 常见不良反应包括失眠、异常做梦、头晕、头痛、恶心、腹泻、皮疹、眩晕。

2. 少见不良反应包括腹痛、腹部不适、胃胀气、上腹疼痛、呕吐、疲乏、肝炎、肌炎、肾损害、皮肤瘙痒。

3. 实验室检查异常包括 ALT、AST 及总胆红素、肌酸激酶、血糖、血脂升高，中性粒细胞减少。

【妊娠期安全等级】B。

【禁忌与慎用】

1. 对本品或怀疑对其赋型剂过敏者禁用。

2. 对于孕妇尚无足够的良好对照的临床研究，只有在确实需要时，孕妇才能服用。

3. 由于潜在的 HIV 传染和对婴儿不良反应，本品禁用于正在哺乳的妇女。

4. <12 岁或体重低于 40kg 的儿童，或经 INSTI 治疗耐药者或临床怀疑对其他 INSTI（拉替拉韦、埃替格韦）耐药的儿童用药的安全性及有效性尚未确定。

【剂量与用法】

1. 本品是否与食物同服均可。剂量超过 50mg，2 次/日的安全性尚未确定。

2. 未经治疗或未经 INSTI 治疗的 >12 岁且体重 >40kg 儿童和成年患者，推荐剂量为 50mg，1 次/日。

3. 未经治疗或未经 INSTI 治疗的 >12 岁且体重 >40kg 儿童和成年患者，与强效 UGT1A/CYP3A 诱导剂合用（依非韦伦、福沙那韦-利托那韦、替拉那韦-利托那韦或利福平），推荐剂量为 50mg，2 次/日。

4. 经 INSTI 耐药取代物治疗或临床怀疑 INSTI 耐药的成年患者，推荐剂量为 50mg，2 次/日。

【药物相互作用】

1. 在体外，本品可抑制肾有机阳离子转运体 OCT2（IC_{50}=1.93μmol/L）；在体内，可通过抑制 OCT2 转而抑制肾小管分泌肌酐。本品可能增加被 OCT2 清除的药物（多非利特、二甲双胍）的血药浓度。

2. 在体外，本品不抑制（IC_{50}>50μmol/L）CYP1A2、CYP2A6、CYP2B6、CYP2C8、CYP2C9、CYP2C19、CYP2D6、CYP3A、UGT1A1、UGT2B7 及 P-糖蛋白、乳腺癌耐药蛋白、有机阴离子转运肽（OATP）1B1、OATP1B3、OCT1 或多药抗药性蛋白（MRP）2。对 CYP1A2、CYP2B6、CYP3A4 无

诱导作用。基于以上数据，预计本品不会影响这些酶底物的药动学或转运。

3. 临床试验中，未发现与下列药物（如替诺福韦、美沙酮、咪达唑仑、利匹那韦、含诺孕酯和炔雌醇的口服避孕药、阿扎那韦、达芦那韦、依非韦伦、依曲韦林、福沙那韦、洛匹那韦、利托那韦及替拉那韦）有临床意义的相互作用。

4. 本品主要通过 UGT1A1 代谢，部分通过 CYP3A，本品亦是 UGT1A3、UGT1A9、BCRP、P-糖蛋白的底物。上述酶或转运体的诱导剂可能降低本品的血药浓度，降低治疗效果；上述酶或转运体的抑制剂可能升高本品的血药浓度。

5. 依曲韦林明显降低本品的血药浓度，但依曲韦林的这种作用被同时服用的洛匹那韦-利托那韦或达芦那韦-利托那韦减轻，预计也可被阿扎那韦-利托那韦减轻。洛匹那韦-利托那韦、达芦那韦-利托那韦、利匹韦林、替诺福韦、波普瑞韦、替拉那韦、泼尼松、利福布汀及奥美拉唑对本品的药动学无明显影响。

6. 已明确的药物相互作用见表1-16。

表 1-16　本品与其他药物的相互作用

同时使用的药物	对本品或同时使用的药物的血药浓度的影响	临床评价
非核苷类反转录酶抑制剂：依曲韦林	本品血药浓度降低	不能合用，除非同时与阿扎那韦-利托那韦、达芦那韦-利托那韦或洛匹那韦-利托那韦合用
非核苷类反转录酶抑制剂：依非韦伦	本品血药浓度降低	未经治疗或未经 INSTI 治疗的患者调整剂量至 50mg，2 次/日；经 INSTI 治疗耐药或怀疑耐药的患者，改为不含本品诱导剂的联合治疗方案
非核苷类反转录酶抑制剂：奈韦拉平	本品血药浓度降低	避免合用，尚无足够数据以提供推荐剂量
蛋白酶抑制剂：福沙那韦-利托那韦、替拉那韦-利托那韦	本品血药浓度降低	未经治疗或未经 INSTI 治疗的患者调整剂量至 50mg，2 次/日；经 INSTI 治疗耐药或怀疑耐药的患者，改为不含本品诱导剂的联合治疗方案
奥卡西平、苯妥英、卡马西平、贯叶连翘（贯叶连翘）	本品血药浓度降低	避免合用，尚无足够数据以提供推荐剂量
含多价阳离子（如 Mg^{2+}、Al^{3+}、Fe^{3+} 或 Ca^{2+}）的药物：含阳离子的抗酸药、硫糖铝、口服铁补充剂、钙补充剂及缓冲药物	本品血药浓度降低	在服用含多价阳离子药物前 2h 或 6h 之后服用本品
二甲双胍	二甲双胍血药浓度降低	开始和停止使用本品时密切监测，可能需要调节二甲双胍的剂量
利福平	本品血药浓度降低	未经治疗或未经 INSTI 治疗的患者调整剂量至 50mg，2 次/日；经 INSTI 治疗耐药或怀疑耐药的患者，改为不含利福平的联合治疗方案

【用药须知】

1. 本品可发生过敏反应，表现为皮疹、组织或者器官功能障碍，包括肝损害。如出现对本品或怀疑对其赋型剂过敏的症状和体征（包括但不限于严重皮疹伴发热、全身荨麻疹、疲乏、肌肉或关节痛、皮肤起疱或剥脱、口腔起疱或损伤、结膜炎、面部水肿、肝炎、嗜酸性粒细胞增多、血管神经性水肿、呼吸困难），立即停药。针对氨基转移酶升高等症状给予监控和适当治疗。对本品或怀疑对其赋型剂过敏，延迟停药会造成危及生命的反应。禁用于之前对本品发生过敏反应的患者。

2. 合并感染乙型肝炎或丙型肝炎的患者使用本品增加氨基转移酶升高恶化的风险。某些病例氨基转移酶升高伴免疫重建炎症综合征或乙型肝炎复发，特别是停止使用抗乙型肝炎药物时更易发生。合并感染乙型肝炎或丙型肝炎的患者在开始使用本品时，对实验室检查和肝毒性进行适当监测。

3. 抗反转录病毒治疗中，可见脂肪重建或蓄积，包括向心性肥胖、水牛背、周围消瘦、面部消瘦、乳房增大及类库欣综合征表现，作用机制及远期后果未知，具体原因未明。

4. 抗反转录病毒治疗中,有发生免疫重建炎症综合征的报道,包括本品。在与抗反转录病毒药物合用初始治疗期,患者的免疫系统做出反应,对休眠或残存的机会性感染(如鸟分枝杆菌感染、巨细胞病毒感染、肺孢子虫病或肺结核)发生炎症反应,需进一步评价与治疗。自体免疫疾病(如格雷夫斯病、多肌炎及吉兰-巴雷综合征)也有报道。

【制剂】片剂:50mg。

【贮藏】贮于25℃下,短程携带允许15～30℃。

拉替拉韦 (raltegravir)

别名:雷特格韦、艾生特、Isentress。

本品为 HIV-1 整合酶抑制剂。2011 年 12 月由美国 FDA 批准上市。

【理化性状】

1. 化学名:N-(4-fluorobenzyl)-5- hydroxy-1-methyl-2-(2-{[(5-methyl-1,3,4- oxadiazol-2-yl)carbonyl]amino}-2-propanyl)-6-oxo-1,6-dihydro-4-pyrimidinecarboxamide。

2. 分子式:$C_{20}H_{21}FN_6O_5$。

3. 分子量:444.42。

4. 结构式如下:

拉替拉韦钾 (raltegravir potassium)

【理化性状】

1. 本品为白色至类白色粉末,溶于水,微溶于甲醇,难溶于乙醇和乙脲,不溶于异丙醇。

2. 化学名:N-[(4-fluorophenyl) methyl]-1,6-dihydro-5hydroxy-1-methyl-2-[1-methyl-1-[[(5-methyl-1,3,4-oxadiazol-2-yl)carbonyl]amino]ethyl]-6-oxo-4-pyrimidinecarboxamide monopotassium salt。

3. 分子式:$C_{20}H_{20}FKN_6O_5$。

4. 分子量:483.5。

【药理学】本品可抑制 HIV-1 整合酶的催化活性,而 HIV-1 病毒复制是需要 HIV-1 编码酶存在的。抑制整合酶,可阻止未分化的线性 HIV-1 DNA 共价键的插入或整合进入宿主细胞基因中,阻止 HIV-1 原病毒的形成。原病毒直接关系到子代病毒的产生,所以抑制整合酶就可阻止病毒复制传播。本品对包括 DNA 聚合酶α、β和γ在内的人磷酰基转移酶无显著抑制作用。

【药动学】

1. 成人

(1)空腹下,本品薄膜衣片的 T_{max} 约出现在给药后的 3h,AUC 和 C_{max} 在剂量 100～1600mg 时与剂量成正比。本品的使用剂量在 100～800mg,12h 的血药浓度与剂量成正比,在 1000～1600mg 剂量时增加的比例略小于剂量增加的比例。2 次/日给药,2d 可达到稳态,AUC 和 C_{max} 蓄积极少甚至没有。12h 的血药浓度平均蓄积率是 1.2～1.6。

(2)本品绝对生物利用度尚不清楚,根据健康成年受试者的剂型对照研究,咀嚼片的生物利用度高于 400mg 的薄膜衣片。

单独服用本品 400mg,2 次/日,本品暴露量 $AUC_{0\sim12h}$ 的几何平均值为 14.3(μmol·h)/ml,12h 血药浓度为 142nmol/L。

(3)本品可观察到相当大的药动学差异。两项试验 018 和 019 中 12h 血药浓度个体间的变异系数为 212%,个体自身变异系数为 122%。

(4)本品是否与食物同服均可。对健康志愿者服用 400mg 本品薄膜衣片,脂肪消耗量对药动学稳态上的影响进行了评估。接受中度脂肪餐(600kcal,21g 脂肪)并多剂量接受本品后与空腹多剂量接受本品后相比,并没有影响本品 AUC 达到有临床意义的程度,脂肪餐仅比空腹增长 13%,C_{max} 升高 5%,12h 血药浓度也升高 66%。高脂肪餐(825kcal,52g 脂肪)均升高 AUC 和 C_{max} 接近 2 倍,提高 12h 血药浓度 4.1 倍。低脂肪餐(300kcal,2.5g 脂肪)分别降低 AUC 和 C_{max} 46%和 52%,12h 血药浓度基本无变化。相对空服,饮食可增加药动学的变异性。

高脂肪餐同服本品相比于空腹状态,咀嚼片 AUC 平均降低 6%,C_{max} 降低 62%,12h 血药浓度升高 188%。咀嚼片与高脂肪餐同服无明显临床意义的药动学改变,因此,服用咀嚼片不用考虑食物影响。

(5)2～10μmol/L 时,本品蛋白结合率约为 83%。18 例 HIV-1 患者服用本品 400mg,2 次/日,平均脑脊液浓度为 5.8%(1%～53.5%)。中位数浓度约低于本品血浆中游离部分的 1/3,这一发现的临床意义尚不清楚。

(6)本品表观终末 $t_{1/2}$ 约为 9h,有一与 AUC 相关的较短的 $t_{1/2\alpha}$(1h)。单次口服放射性标记的本品,大约 51%和 32%分别随粪便和尿液排出。粪便中仅见到原药,其大多数系进入胆汁时经葡糖醛酸分解。在尿液中检测到本品和本品葡糖醛酸化合物，大约占剂量的 9%和 23%，主要的循环成分是本品原药，约占总放射强度的 70%。其余的为本品的葡糖醛酸化合物。研究显示，UGT1A1 主要负责本品葡糖醛酸化合物的形成。因此，资料表明本品在人类中主要的清除机制是 UGT1A1 介导的葡糖醛酸化合作用。

2. 儿童的药动学见表 1-17。

3. 年龄（＞18 岁）、种族、性别对本品药动学无影响，无须调节剂量。

表 1-17　儿童服用推荐剂量后稳态药动学参数

年龄	剂型	剂量	人数[†]	AUC$_{0\sim12h}$（μmol·h）/L 的几何平均数（%CV）	C$_{12h}$（nmol/L）的几何平均数（%CV）
12～18 岁	薄膜衣片	400mg，2 次/日，不考虑体重[‡]	11	15.7（98%）	333（78%）
6～11 岁	薄膜衣片	400mg，2 次/日，体重≥25kg	11	15.8（120%）	246（221%）
6～11 岁	咀嚼片	按体重给药，参见"用法用量"	10	22.6（34%）	130（88%）
2～5 岁	咀嚼片	按体重给药，参见"用法用量"	12	18.0（59%）	71（55%）

[†]服用推荐剂量、密切监测药动学的最终患者数量。

[‡]约 8mg/kg 的剂量，达到安全目标密切监测药动学的患者数量。患者为基于个体特性和接受平均剂量 390mg、400mg，2 次/日筛选出推荐剂量的患者

【适应证】

1. 本品与其他抗反转录病毒联合治疗成人的 HIV-1 感染，与其他活性药物合用可产生更佳的治疗效果。

2. 本品与其他抗反转录病毒药物联合治疗≥2 岁儿童和青少年（体重不低于 10kg）HIV-1 的感染。

【不良反应】

1. 最常见中度至重度（≥2%）不良反应有失眠、头痛、恶心和疲乏。

2. 少见不良反应（2%＜）包括腹痛、胃炎、消化不良、呕吐、虚弱、肝炎、过敏、生殖器疱疹、带状疱疹、眩晕、抑郁症（尤其在有精神病史患者中）包括有自杀意念及行为、肾结石、肾衰竭。

3. 实验室检查异常包括绝对中性粒细胞、血红蛋白或血小板计数降低，空腹血糖升高、总胆红素升高、ALT、碱性磷酸酶升高，总胆固醇、三酰甘油、低密度脂蛋白、高密度脂蛋白升高。

4. 本品受试者治疗经验中有发生癌症、Ⅱ～Ⅳ级肌酸激酶异常、肌病和横纹肌溶解、皮疹的报道。

5. 同时存在乙型和丙型肝炎感染的患者中使用本品安全性与无合并感染患者相似。

6. 在 126 名 2～18 岁儿童及青少年 HIV-1 患者中，有 1 例药物与临床相关Ⅲ级精神运动亢进，行为异常及失眠；1 例Ⅱ级严重药物相关的过敏性皮疹；1 例认为是严重药物相关性实验室异常的Ⅳ级 AST 和Ⅲ级 ALT 升高。

7. 上市后的不良反应报道（尚未确定与本品相关）包括血小板减少、腹泻、肝衰竭[有潜在肝病和（或）联合用药的患者中伴过敏或无过敏]、横纹肌溶解、小脑性共济失调、焦虑、妄想症。

【妊娠期安全等级】C。

【禁忌与慎用】

1. 本品受试者中有肌酸激酶升高、肌病和横纹肌溶解的报道。有肌病或横纹肌溶解风险增加的患者慎用。

2. 本品没有足够有关妊娠期妇女使用的研究资料，只有当本品收益大于对胎儿伤害的风险时才可使用。

3. 尚未明确本品是否可经乳汁分泌，使用本品时不建议进行母乳喂养。

4. 2～18 岁儿童用药安全性和效果与成人无差异，按推荐剂量用药。2 岁以下儿童使用本品的安全性与效果尚未研究。

5. 尚无老年患者与年轻患者使用本品差异的临床经验，肝、肾、心脏功能低下及伴随其他疾病或正在使用其他药物治疗的老年患者，用药的剂量选择应慎重。

6. 轻、中度肝功能不全患者或重度肾功能不全患者与肝功能正常的患者的本品药动学相比无明显差异，无须调整剂量。本品在重度肝功能不全的患者中尚未进行研究。经透析清除本品的程度尚不清楚，应避免透析前给药。

【药物相互作用】本品所有药物相互作用皆在成年受试者中研究完成。

1. 体外试验，本品不是（IC$_{50}$＞100μmol/L）CYP1A2、CYP2B6、CYP2C8、CYP2C9、CYP2C19、

CYP2D6 和 CYP3A 的抑制剂，也不是 CYP1A2、CYP2B6 和 CYP3A4 的诱导剂。

体内试验表明，本品与咪达唑仑（一种敏感的 CYP3A4 底物）的相互作用并不明显。

本品亦不是 UGT（UGT1A1、UGT2B7）抑制剂（$IC_{50}>50\mu mol/L$），也不抑制 P-糖蛋白介导的转运。

基于以上资料，表明本品不会影响经上述酶代谢的药物和 P-糖蛋白的底物药物的药动学（如蛋白酶抑制剂、NNRTI、阿片类镇痛药、他汀类药物、唑类抗真菌药物、质子泵抑制剂和治疗勃起功能障碍的药物）。

2. 在药物相互作用研究中，显示本品对以下药物（如激素类避孕药、美沙酮、拉米夫定、替诺福韦、依曲韦林、达芦那韦-利托那韦）的药动学无临床意义影响。

3. 本品与抑制 UGT1A1 药物合用可增加本品的血药浓度，其他药物代谢酶诱导剂（如苯妥英钠和苯巴比妥）对 UGT1A1 是否有影响尚不清楚。

4. 与阿扎那韦、利托那韦、奥美拉唑合用会提高本品血药浓度。与依非韦仑、依曲韦林、替拉那韦、利托那韦、利福平合用会降低本品血药浓度，详见表 1-18。

表 1-18　本品与一些药物的相互作用

药品名称	本品血药浓度	临床评价
阿扎那韦	升高	阿扎那韦是强效 UGT1A1 抑制剂，能升高本品的血药浓度。但是因为Ⅲ期临床中本品与阿扎那韦-利托那韦合用显示出独特的安全性，所以不必调节剂量
阿扎那韦-利托那韦	升高	能升高本品的血药浓度。但是因为Ⅲ期临床中本品与阿扎那韦-利托那韦合用显示出独特的安全性，所以不必调节剂量
依非韦仑	降低	依非韦仑降低本品的血药浓度，未对其临床意义进行直接评价
依曲韦林	降低	依曲韦林降低本品的血药浓度，未对其临床意义进行直接评价
替拉那韦-利托那韦	降低	替拉那韦-利托那韦降低本品的血药浓度，因为Ⅲ期临床试验中这种复合制剂与其他含本品的制剂合用有效，所以不必调节剂量
奥美拉唑	升高	与升高胃内 pH 的药物（如奥美拉唑）合用，因高 pH 增加本品的溶解，可能升高本品的血药浓度，但Ⅲ期临床试验中本品与质子泵抑制剂和 H_2 受体拮抗剂合用显示出独特的安全性，不推荐调节剂量
利福平	降低	利福平是强效 UGT1A1 诱导剂，降低本品血药浓度，预期合用时，本品推荐剂量 800mg，2 次/日

【剂量与用法】

1. 成人 HIV-1 感染者口服本品 400mg 薄膜衣片，2 次/日，1 片/次。

2. 儿童 HIV-1 感染者

（1）≥12 岁儿童口服本品 400mg 薄膜衣片，2 次/日，1 片/次。

（2）6～12 岁或以下儿童，体重≥25kg 时，口服本品 400mg 薄膜衣片，2 次/日，1 片/次。

（3）2～6 岁或以下儿童，体重≥10kg 及 6～12 岁或以下儿童中，根据体重服用咀嚼片，极量为 300mg，2 次/日。

（4）2～12 岁或以下儿童，体重-咀嚼片剂量推荐：10～14kg 或以下，75mg，2 次/日（25mg 片，3 片，2 次/日）；14～20kg 或以下儿童，100mg，2 次/日（100mg 片，1 片，2 次/日）；20～28kg 或以下儿童，150mg，2 次/日（100mg 片，1.5 片，2 次/

日）；28～40kg 或以下儿童，200mg，2 次/日（100mg 片，2 片，2 次/日）；≥40kg 儿童，300mg，2 次/日（100mg 片，3 片，2 次/日）。

【用药须知】

1. 本品可在进餐时或空腹服用。

2. 咀嚼片最大剂量是 300mg，2 次/日。

3. 咀嚼片可咀嚼或整片吞服；薄膜衣片必须整片吞服。

4. 不可用咀嚼片替代 400mg 薄膜衣片，因为二者成分不可能生物等效。

5. 有严重的潜在威胁生命和致命的皮肤反应报道，包括史-约综合征、中毒性表皮坏死松解症，还有包括皮疹、肝衰竭等器官功能障碍在内的过敏反应。若严重皮肤反应和过敏反应（如严重皮疹、伴发热皮疹、全身不适、疲劳、肌肉或关节痛、水疱、口腔损伤、结膜炎、面部水肿、肝炎、嗜酸性粒细胞增多、血管神经性水肿等）持续发展，应立即停药。监测肝氨基转移酶并进行适当治疗，延迟停药可导致生命危险。

6. 包括本品在内的抗逆反录病毒药物联合治疗的患者中有引起免疫重建炎症综合征的报道。联合治疗的初期，静息或残余机会性感染（如结核分枝杆菌感染、细胞巨化病毒、肺孢子虫肺炎病、结核病）可能复发，并可能需要更长期的评估和治疗。

7. 发生在免疫重建中的自身免疫疾病（如突眼性甲状腺肿、多发性肌炎、吉兰-巴雷综合征）也有报道，然而，发病时间十分不确定，并且开始治疗后的几个月都可能发病。

8. 本品咀嚼片包含苯丙氨酸，每 25mg 咀嚼片含 0.05mg，每 100mg 包含 0.10mg 的苯丙氨酸，苯丙氨酸对有苯丙酮尿症的患者有害。

9. 在本品用药过量方面无特别资料可用。如本品使用过量，采取常用支持措施，如移除胃肠道未吸收的药物、临床监护（包括心电图）、按需制订支持疗法。本品可透析清除的程度尚不清楚。

【制剂】①薄膜衣片：400mg。②咀嚼片：25mg，100mg。

【贮藏】贮于 20～25℃，短程携带允许 15～30℃；咀嚼片需原瓶密闭、干燥保存，所有药品皆需远离儿童。

1.13.6　抗 HIV-1 的复方制剂（fixed dose combinations against HIV-1）

依非韦仑-恩曲他滨-富马酸替诺福韦酯（efavirenz, emtricitabine, and tenofovir disoproxil fumarate）

别名：Atripla。

本品为依非韦仑、恩曲他滨和富马酸替诺福韦酯的组合制剂。

【用药警戒】

1. 本品可导致乳酸酸中毒和严重肝损害。

2. 本品未批准用于治疗乙型肝炎，乙型肝炎和 HIV-1 共感染的患者停止本品治疗后数月都有可能出现乙型肝炎恶化。治疗过程中应密切监测肝功能，并在停用本品后随访至少数月。如有乙型肝炎恶化的证据，应及时进行抗乙型肝炎病毒治疗。

【药理学】依非韦仑是非核苷类 HIV-1 反转录酶抑制剂，富马酸替诺福韦酯在体内水解为活性成分替诺福韦二磷酸盐，后者可通过直接竞争性地与天然脱氧腺苷 5'-三磷酸底物相结合而抑制病毒聚合酶，以及通过插入 DNA 中终止链而抑制 HIV-1 复制。恩曲他滨口服后被磷酸化为具有细胞活性的 5'-三磷酸盐，5'-三磷酸盐通过进入病毒 DNA 主链，与主链结合，导致链终止，从而抑制 HIV-1 反转录酶。

【适应证】本品单用或与其他抗反转录病毒药物联合治疗 12 岁以上儿童或成人的 HIV-1 感染。

【不良反应】

1. 严重不良反应有乳酸酸中毒或严重的肝毒性、急性乙型肝炎恶化、神经系统症状、肾功能损害、免疫重建炎症综合征。

2. 常见不良反应包括腹泻、恶心、呕吐、疲乏、鼻窦炎、上呼吸道感染、鼻咽炎、头痛、头晕、焦虑、失眠、抑郁、皮疹。

3. 实验室检查异常包括绝对中性粒细胞、血红蛋白或血小板计数降低，空腹血糖升高，总胆红素升高，ALT 及 AST 升高，碱性磷酸酶升高，总胆固醇、三酰甘油、低密度脂蛋白、高密度脂蛋白升高，糖尿、血尿。

【妊娠期安全等级】B。

【禁忌与慎用】

1. 对本品任一成分过敏者禁用。

2. 不建议哺乳期妇女哺乳，因可增加传染 HIV-1 婴儿的风险。

3. 儿童使用本品的安全性与有效性尚未确定。

4. 中、重度肾功能不全患者，中、重度肝功能不全患者不推荐使用。

【药物相互作用】

1. 本品禁与伏立康唑合用。

2. 本品禁与阿德福韦酯合用。

【剂量与用法】

1. 1 片/次，空腹服用，睡前服可增加神经系统的不良反应。

2. 如与利福平合用，50kg 以上的患者须另外加服依非韦仑 200mg/d。

【用药须知】

1. 包括本品在内的抗反转录病毒药物联合治疗的患者中有引起免疫重建炎症综合征的报道。联合治疗的初期，静息或残余机会性感染（如结核分枝杆菌感染、细胞巨化病毒、肺孢子虫病、结核病）可能复发，并可能需要更长期的评估和治疗。

2. 治疗期间密切监测患者的神经和精神症状，如出现中枢系统的不良反应，应评估使用本品治疗的风险与益处。

【制剂】片剂：含依非韦仑 600mg，恩曲他滨

200mg，富马酸替诺福韦酯 300mg。

【贮藏】贮于 20～25℃，短程携带允许 15～30℃。

恩曲他滨-利匹韦林-富马酸替诺福韦酯（emtricitabine,rilpivirine and tenofovir disoproxil fumarate）

别名：Complera。

本品为恩曲他滨、利匹韦林和富马酸替诺福韦酯的组合制剂。

【用药警戒】

1. 本品可导致乳酸酸中毒和严重肝损害伴脂肪变性。

2. 本品未批准用于治疗乙型肝炎，乙型肝炎和 HIV-1 共感染的患者停止本品治疗后数月都有可能出现乙型肝炎恶化。治疗过程中应密切监测肝功能，并在停用本品后随访至少数月。如有乙型肝炎恶化的证据，应及时进行抗乙型肝炎病毒治疗。

【药理学】利匹韦林是非核苷类 HIV-1 反转录酶抑制剂，富马酸替诺福韦酯在体内水解为活性成分替诺福韦二磷酸盐，后者可通过直接竞争性地与天然脱氧腺苷 5'-三磷酸底物相结合而抑制病毒聚合酶，以及通过插入 DNA 中终止链而抑制 HIV-1 复制。恩曲他滨口服后被磷酸化为具有细胞活性的 5'-三磷酸盐，5'-三磷酸盐通过进入病毒 DNA 主链，与主链结合，导致链终止，从而抑制 HIV-1 反转录酶。

【适应证】

1. 本品单用或与其他抗反转录病毒药物联合治疗未经治疗的成人 HIV-1 感染，且 HIV-1 RNA≤100 000 拷贝数/ml。

2. 患者 HIV-1 RNA 被稳定抑制在<50 拷贝数/ml，用本品可替代原治疗方案。

3. 开始本品治疗前，应考虑以下几点。

（1）HIV-1 RNA≤100 000 拷贝数/ml 的患者，用本品治疗的病毒学失败率较低。

（2）CD4$^+$≥200/mm³ 的患者，用本品治疗的病毒学失败率较低。

（3）含依非韦仑的治疗方案较含利匹韦林的方案病毒学失败率较低，较少出现耐药。

【不良反应】

1. 严重不良反应有乳酸酸中毒或严重的肝毒性伴脂肪变性、急性乙型肝炎恶化、骨损害、肾功能损害、免疫重建炎症综合征。

2. 常见不良反应包括恶心、头痛、头晕、噩梦、失眠、抑郁、皮疹。

3. 实验室检查异常包括肌酐升高、ALT 及 AST 升高、碱性磷酸酶升高，总胆固醇、三酰甘油、低密度脂蛋白升高。

【妊娠期安全等级】B。

【禁忌与慎用】

1. 对本品任一成分过敏者禁用。

2. 不建议哺乳期妇女哺乳，因可增加传染 HIV-1 婴儿的风险。

3. 12 岁以下儿童使用本品的安全性与有效性尚未确定。

4. 中、重度肾功能不全患者，重度肝功能不全患者不推荐使用。

【药物相互作用】参见恩曲他滨、利匹韦林和富马酸替诺福韦酯项下。

【剂量与用法】

1. 1 片/次，进餐时服用。

2. 如与利福平合用，须另外加服利匹韦林 25mg/d，与本品合用。

【用药须知】

1. 包括本品在内的抗反转录病毒药物联合治疗的患者中有引起免疫重建炎症综合征的报道。联合治疗的初期，静息或残余机会性感染（如结核分枝杆菌感染、细胞巨化病毒、肺孢子虫病、结核病）可能复发，并可能需要更长期的评估和治疗。

2. 治疗期间密切监测患者的神经和精神症状，如出现中枢系统的不良反应，应评估使用本品治疗的风险与益处。

【制剂】片剂：含恩曲他滨 200mg，利匹韦林 25mg，富马酸替诺福韦酯 300mg。

【贮藏】贮于 20～25℃，短程携带允许 15～30℃。

埃替格韦-可比司他-恩曲他滨-富马酸替诺福韦酯（elvitegravir, cobicistat, emtricitabine, and tenofovir disoproxil fumarate）

别名：Stribild。

本品为埃替格韦、可比司他、恩曲他滨、富马酸替诺福韦酯的组合制剂。

【用药警戒】

1. 本品可导致乳酸酸中毒和严重肝损害伴脂肪变性。

2. 本品未批准用于治疗乙型肝炎，乙型肝炎和 HIV-1 共感染的患者停止本品治疗后数月都有可能出现乙型肝炎恶化。治疗过程中应密切监测肝功能，并在停用本品后随访至少数月。如有乙型肝炎恶化的证据，应及时进行抗乙型肝炎病毒治疗。

【药理学】埃替格韦是 HIV-1 整合酶抑制剂，富马酸替诺福韦酯在体内水解为活性成分替诺福韦二磷酸盐，后者可通过直接竞争性地与天然脱氧腺苷 5'-三磷酸底物相结合而抑制病毒聚合酶，及通过插入 DNA 中终止链而抑制 HIV-1 复制。恩曲他滨口服后被磷酸化为具有细胞活性的 5'-三磷酸盐，5'-三磷酸盐通过进入病毒 DNA 主链，与主链结合，导致链终止，从而抑制 HIV-1 反转录酶。可比司他本身无药理活性，是 CYP3A 抑制剂，作为增效剂，可升高其他三药的血药浓度。

【药动学】

1. 口服本品后埃替格韦 4h 达血药浓度峰值，可比司他和恩曲他滨在 3h 达血药浓度峰值，富马酸替诺福韦在 2h 达血药浓度峰值。

4 种药物的药动学参数见表 1-19。

2. 代谢、分布及排泄过程参见埃替格韦、恩曲他滨、可比司他和富马酸替诺福韦酯项下。

表 1-19　4 种药物的药动学参数

参数±SD	埃替格韦	可比司他	恩曲他滨	替诺福韦
C_{max}（μg/ml）	1.7±0.4	1.1±0.4	1.9±0.5	0.45±0.2
AUC_{tau}[（μg·h）/ml]	23.0±7.5	8.3±3.8	12.7±4.5	4.4±2.2
C_{trough}[（μg·h）/ml]	0.45±0.26	0.05±0.13	0.14±0.25	0.10±0.08

【适应证】

1. 本品用于治疗未经治疗的成人 HIV-1 感染。

2. 患者 HIV-1 RNA 被稳定抑制在<50 拷贝数/ml，用本品可替代原治疗方案。

【不良反应】

1. 严重不良反应有乳酸酸中毒或严重的肝毒性伴脂肪变性、急性乙型肝炎恶化、骨损害、肾功能损害、免疫重建炎症综合征。

2. 常见不良反应包括眼黄疸、腹泻、恶心、腹胀、疲乏、黄疸、困倦、头痛、头晕、噩梦、失眠、皮疹。

3. 实验室检查异常包括 ALT 及 AST 升高、肌酸激酶升高、血尿。

4. 余可参见埃替格韦、恩曲他滨、可比司他和富马酸替诺福韦酯项下。

【妊娠期安全等级】B。

【禁忌与慎用】

1. 对本品任一成分过敏者禁用。

2. 不建议哺乳期妇女哺乳，因可增加传染 HIV-1 婴儿的风险。

3. 12 岁以下儿童使用本品的安全性与有效性尚未确定。

4. CC<70ml 者不推荐使用。

5. 重度肝功能不全患者不推荐使用。

【药物相互作用】本品禁与阿夫唑嗪、利福平、麦角生物碱、贯叶连翘、洛伐他汀、辛伐他汀、匹莫齐特、西地那非（治疗肺动脉高压时）、口服咪达唑仑合用。

参见埃替格韦、可比司他、恩曲他滨和富马酸替诺福韦酯项下。

【剂量与用法】1 片/次，进餐时服用。

【用药须知】

1. 包括本品在内的抗反转录病毒药物联合治疗的患者中有引起免疫重建炎症综合征的报道。联合治疗的初期，静息或残余机会性感染（如结核分枝杆菌感染、细胞巨化病毒、肺孢子虫病、结核病）可能复发，并可能需要更长期的评估和治疗。

2. 治疗期间常规检测肌酐清除率、尿糖、尿蛋白。

3. 开始本品治疗前应检测是否存在乙型肝炎病毒感染、尿糖、尿蛋白，估评肌酐清除率。

【制剂】片剂：含埃替格韦 150mg、可比司他 150mg、恩曲他滨 200mg、利匹韦林 25mg、富马酸替诺福韦酯 300mg。

【贮藏】贮于 20～25℃，短程携带允许 15～30℃。

硫酸阿巴卡韦-多芦那韦-拉米夫定（abacavir,dolutegravir,and lamivudine）

别名：Triumeq。

本品为硫酸阿巴卡韦、多芦那韦和拉米夫定的组合制剂。

【用药警戒】

1. 本品可致严重的有时致命的过敏反应，表现为多器官的多种症状，如发生过敏反应，应尽快停药。

2. 携带 HLA-B*5701 等位基因的患者对本品过敏的风险高，推荐在开始本品治疗前，筛查此基因。

3. 如发生过敏反应，永久停药，包括含本品的复方制剂，不管 HLA-B*5701 等位基因是否存在。

4. 已有报道，单用核苷类似物或合用其他反转录酶抑制剂均有可能引起乳酸酸中毒和严重肝大伴脂肪变性，甚至导致死亡。

5. HIV-1 与乙型肝炎病毒共感染的患者，停用本品可导致严重的乙型肝炎急性发作，上述患者应密切监测肝功能至停药至少数月，如需要，开始抗乙型肝炎病毒治疗。

【药理学】

1. 阿巴卡韦是碳环 2'-脱氧鸟苷核苷类药物，是一个无活性的前药，在体内经 4 个步骤代谢成为具有活性的三磷酸酯，后者竞争性地抑制 2'-脱氧鸟苷三磷酸酯（dGTP）（DNA 合成片段之一）结合进入核酸链。

2. 多芦那韦是 HIV 整合酶抑制剂。

3. 拉米夫定为核苷类似物，可在细胞内转变为具有活性的三磷酸代谢物，此代谢物通过终止 DNA 链而抑制 HIV 反转录酶。

【适应证】治疗 HIV-1 感染。

【不良反应】

1. 严重不良反应包括严重甚至致命的过敏反应、乳酸酸中毒和严重的肝损害、乙型或丙型肝炎生化指标改变、乙型肝炎恶化、HIV-1 与丙型肝炎共感染者肝功能失代偿、免疫重建炎症综合征、脂肪再分布。

2. 临床试验中发现的不良反应包括失眠、噩梦、抑郁、头痛、头晕、恶心、腹泻、疲乏、皮疹。

3. 少见不良反应包括腹痛、腹胀、消化不良、胃食管反流性疾病、上腹痛、呕吐、发热、嗜睡、厌食、关节痛、肌病、肝炎、梦魇及睡眠障碍、肾损害、瘙痒。

4. 实验室检查常见 ALT 及 AST 升高、高血糖、高三酰甘油、胆红素升高、脂肪酶升高、中性粒细胞减少。

【妊娠期安全等级】C。

【禁忌与慎用】

1. 对本品中任何一种药物过敏者禁用。

2. HLA-B*5701 基因阳性的患者禁用。

3. 不推荐 HIV-1 感染的母亲哺乳，因可增加传

染的风险。

4. 中、重度肝功能不全患者禁用。

5. 儿童的有效性及有效性尚未确定。

【药物相互作用】禁止与多非利特合用，多芦那韦可明显升高多非利特的血药浓度。

【剂量与用法】1 片/次，1 次/日，是否与食物同服均可。

【用药须知】

1. 如出现过敏反应症状和体征，应立即停药，如不能排除过敏反应的可能，就不能再开始使用包含阿巴卡韦的药物，包括本品。曾出现过敏反应的患者不能再次使用含阿巴卡韦的药品。

2. 治疗期间，如临床或试验检查提示出现肝损害，应立即停药。如有酸中毒迹象，亦应中断用药。

【制剂】片剂：每片含硫酸阿巴卡韦 600mg，多芦那韦 50mg，拉米夫定 300mg。

【贮藏】贮于 30℃下，短程携带允许 15～30℃。

拉米夫定-拉替拉韦（lamivudine and raltegravir）

别名：Dutrebis。

本品为硫酸拉米夫定、拉替拉韦的组合制剂。

【用药警戒】

1. 本品可致严重的有时致命的乳酸酸中毒和肝损害，如发生应尽快停药。

2. HIV-1 与乙型肝炎病毒共感染的患者，停用本品可导致严重的乙型肝炎急性发作，上述患者应密切监测肝功能至停药至少数月，如需要，开始抗乙型肝炎病毒治疗。

【药理学】

1. 拉米夫定为核苷类似物，可在细胞内转变为具有活性的三磷酸代谢物，此代谢物通过终止 DNA 链而抑制 HIV 反转录酶。

2. 拉替拉韦可抑制 HIV 整合酶的催化活性，这是一种病毒复制所必需的 HIV 编码酶。抑制整合酶可防止感染早期 HIV 基因组共价插入或整合到宿主细胞基因组上。整合失败的 HIV 基因组无法引导生成新的感染性病毒颗粒，因此抑制整合酶可预防病毒感染的传播。

【药动学】空服口服本品后，拉替拉韦的血药浓度在 1h 后达峰，拉米夫定和拉替拉韦吸收后的体内过程与分别给药时相同。

【适应证】与其他抗反转录病毒病合用治疗 HIV-1 感染。

【不良反应】

1. 严重不良反应包括严重甚至致命的乳酸酸中毒和严重的肝损害伴脂肪变性、乙型肝炎恶化、HIV-1 与丙型肝炎共感染者肝功能失代偿、胰腺炎。

2. 常见不良反应包括头痛、头晕、恶心、疲乏、疲乏、咳嗽、鼻部症状、失眠、肌酸激酶升高。

【妊娠期安全等级】C。

【禁忌与慎用】

1. 对本品中任何一种药物过敏者禁用。

2. 不推荐 HIV-1 感染的母亲哺乳,因可增加传染的风险。

3. 重度肝功能不全患者慎用。

4. 6 岁以下或体重＜30kg 的儿童的有效性及有效性尚未确定。

5. CC＜50ml/min 者不推荐使用。

【药物相互作用】参见拉米夫和拉替拉韦项下。

【剂量与用法】6 岁以上的患者,1 片/次,2 次/日,是否与食物同服均可。

【用药须知】

1. 如出现胰腺炎的症状和体征,应立即停药,使用抗反转录病毒药物曾发生过胰腺炎的患者慎用。

2. 本品可导致严重的皮肤反应和过敏反应,如出现危及生命的皮肤反应或过敏反应,应延迟给药。

3. 本品可导致免疫重建炎症综合征,密切监测患者机会性感染的症状和体征,如临床需要,须进行针对性治疗。

【制剂】片剂:含拉米夫定 150mg,拉替拉韦 300mg。

【贮藏】贮于 30℃下,短程携带允许 15～30℃。

阿扎那韦-可比司他（atazanavir and cobicistat）

别名:Dutrebis。

本品为阿扎那韦、可比司他的组合制剂。

【药理学】

1. 阿扎那韦为 HIV-1 蛋白酶抑制剂。

2. 可比司他为 CYP3A 抑制剂,可升高阿扎那韦的血药浓度,其本身无药理活性,为阿扎那韦的增效剂。

【药动学】口服本品后,阿扎那韦的血药浓度在 3.5h 后达峰。口服本品与阿扎那韦合用利托那韦（另一种 CYP3A 抑制剂,作为蛋白酶抑制剂的增效剂）的药动学参数比较（背景治疗均为恩曲他滨-富马酸替诺福韦酯）见表 1-20。

表 1-20　口服本品与阿扎那韦合用利托那韦的药动学参数比较

药动学参数	口服本品时阿扎那韦的药动学参数	阿扎那韦合用利托那韦时阿扎那韦的药动学参数
AUC[（μg·h）/ml]	46.13±26.18	47.59±24.38
C_{max}（μg/ml）	3.91±1.94	4.76±1.94
C_{tau}（μg/ml）	0.80±0.72	0.85±0.72

【适应证】与其他抗反转录病毒药合用治疗成人 HIV-1 感染。

【不良反应】

1. 严重不良反应包括心脏传导异常、皮疹、血肌酐异常,与替诺福韦合用出现肾损害、肾结石、胆结石、肝毒性、高胆红素血症。

2. 常见不良反应包括黄疸、眼黄疸、恶心。

3. 少见不良反应包括腹泻、呕吐、上腹痛、疲乏、横纹肌溶解、头痛、抑郁、噩梦、失眠、范科尼综合征。

4. 实验室检查常见总胆红素升高、肌酸激酶升高、淀粉酶升高、ALT 及 AST 升高、谷酰转肽酶升高、糖尿、血尿、血脂升高。

【妊娠期安全等级】B。

【禁忌与慎用】

1. 对本品中任何一种药物过敏者禁用。

2. 不推荐 HIV-1 感染的母亲哺乳,因可增加传染的风险。

3. 肝功能不全患者不推荐使用。

4. 3 个月以下幼儿的安全性及有效性尚未确定。

5. CC＜70ml/min 者不推荐使用。中度肾功能不全及终末期肾病患者禁用。

【药物相互作用】禁止与 CYP3A 或 UGT1A1 的底物合用,禁止与 CYP3A 诱导剂合用。

【剂量与用法】治疗前先测定肌酐清除率,因为可比司他可抑制肾小管分泌肌酐,但对肾功能无真正的影响。推荐剂量为口服 1 片/次,2 次/日,是否与食物同服均可。

【用药须知】

1. 治疗期间应定期监测肝、肾功能。

2. 原存在心脏传导阻滞者,使用本品时应监测心电图。

3. 本品可导致免疫重建炎症综合征,密切监测患者机会性感染的症状和体征,如临床需要,须进行针对性治疗。

4. 蛋白酶抑制剂可能使糖尿病恶化或导致新发糖尿病，使用本品治疗期间有些患者需调整抗糖尿病药物的剂量。

【制剂】片剂：含阿扎那韦300mg，可比司他150mg。

【贮藏】贮于 30℃下，短程携带允许 15～30℃。

比特瑞韦钠-恩曲他滨-替诺福韦艾拉酚胺（bictegravir sodium,emtricitabine and tenofovir alafenamide）

别名：Biktarvy。

本品为比特瑞韦钠、恩曲他滨、替诺福韦艾拉酚胺三种药物固定组方的复合制剂。

【理化性状】

1. 比特瑞韦

（1）本品为类白色至黄色粉末，20℃下水中溶解度约为 0.1mg/ml。

（2）化学名：（2R,5S,13aR）-2,5-methanopyrido[1',2':4,5]pyrazino [2,1-b][1,3]oxazepine-10-carboxamide, 2,3,4,5,7,9,13,13a-oc- tahydro-8- hydroxy-7,9-dioxo-N-[(2,4,6- trifluorophenyl)methyl]-,sodium salt （1∶1）。

（3）分子式：$C_{21}H_{17}F_3N_3NaO_5$。

（4）分子量：471.4。

（5）结构式如下：

2. 恩曲他滨

（1）本品为白色至类白色粉末，25℃下水中溶解度约为 112mg/ml。

（2）化学名：4-amino-5-fluoro-1-（2R- hydroxymethyl-1,3oxathiolan-5S-yl）-（1H）- pyrimidin-2-one。

（3）分子式：$C_8H_{10}FN_3O_3S$。

（4）分子量：247.2。

（5）结构式如下：

3. 替诺福韦艾拉酚胺

（1）本品为白色至类白色或黄褐色粉末，20℃下水中溶解度约为 4.7mg/ml。

（2）化学名：L-alanine, N-[（S）-[[（1R）-2-（6-amino-9H-purin-9-yl）-1methylethoxy]meth-yl]phenoxyphosphinyl]-, 1-methylethyl ester, （2E）-2-butenedioate （2∶1）。

（3）分子式：$C_{21}H_{29}O_5N_6P·1/2$（$C_4H_4O_4$）。

（4）分子量：534.5。

（5）结构式如下：

【用药警戒】

1. 同时感染乙型肝炎病毒和 HIV 的患者停用恩曲他滨或替诺福韦后可导致乙型肝炎急性严重恶化。

2. 应对停用本组合制剂的患者或同时感染HIV和乙型肝炎病毒的患者严密追踪临床和实验室情况。如果病情适合，可以对乙型肝炎开始治疗。

【药理学】

1. 比特瑞韦为整合酶链转移抑制剂。整合酶是HIV-1 复制必需的编码酶，抑制此酶可抑制线性HIV-1 DNA 集成成为宿主基因 DNA，阻止 HIV-1前病毒的形成和病毒的传播。

2. 恩曲他滨为核苷类反转录酶抑制剂。替诺福韦酯是一种一磷酸腺苷的无环核苷磷酸二酯同类物。替诺福韦酯要转化成替诺福韦，必须首先水解其二酯，然后通过细胞酶磷酸化以形成替诺福韦二磷酸盐，此二磷酸盐则通过与体内天然核糖底物脱氧腺苷 5′-三磷酸盐结合，并通过掺入 DNA 链末端，来抑制 HIV-1 反转录酶的作用。替诺福韦酯是一种哺乳动物 DNA 聚合酶 α、β 和线粒体 DNA 聚合酶 γ 的弱抑制剂。

3. 替诺福韦艾拉酚胺为前体药物，在细胞内被组织蛋白酶水解为替诺福韦，随后替诺福韦被细胞内激酶磷酸化形成替诺福韦二磷酸盐，此代谢产物通过抑制 HIV 反转录酶，阻止 HIV-1 的复制。

【药动学】三种药物的药动学参数参见表1-21。

表 1-21　三种药物的药动学参数

		比特瑞韦（BIC）	恩曲他滨（FTC）	替诺福韦艾拉酚胺（TAF）
吸收				
T_{max}（h）		2.0～4.0	1.5～2.0	0.5～2.0
高脂肪餐的影响（相对于空腹）	AUC 比值	1.24（1.16, 1.33）	0.96（0.93, 0.99）	1.63（1.43, 1.85）
	C_{max} 比值	1.13（1.06, 1.20）	0.86（0.78, 0.93）	0.92（0.73, 1.14）
分布				
血浆蛋白结合率（%）		＞99	＜4	忽略不计
血液与血浆比		0.64	0.6	1.0
代谢				
代谢途径		CYP3A、UGT1A1	不被明显代谢	组织蛋白酶 A（PBMC）、羧酸酯酶
消除				
$t_{1/2}$（h）		17.3（14.8, 20.7）	10.4（9.0, 12.0）	0.51（0.45, 0.62）
主要排泄途径		代谢产物	肾小管分泌和主动排泌	代谢产物
尿中排泄量占给药剂量的百分比（%）		35	70	＜1
粪便中排泄量占给药剂量的百分比（%）		60.3	13.7	31.7

【适应证】用于未经治疗的成人 HIV-1 感染，或用其他治疗方案治疗病毒抑制稳定至少 3 个月（HIV-1 RNA＜50 copies/ml）的患者的替代治疗，患者未使用过含有本品任何成分治疗，而出现耐药或治疗失败的情况。

【不良反应】

1. 严重不良反应包括乙型肝炎急性严重恶化、免疫重建炎症综合征、肾功能损害、乳酸酸中毒、严重肝大伴脂肪变性。

2. 常见腹泻、恶心、头痛、疲乏、异常梦境、头晕、失眠。少见呕吐、腹胀、消化不良、腹痛、皮疹、抑郁。

3. 实验室异常常见淀粉酶升高、AST 升高、ALT 升高、肌酸激酶升高、中性粒细胞减少、低密度脂蛋白升高。

【妊娠期安全等级】B。

【禁忌与慎用】

1. 严重肝、肾功能不全者不推荐使用。

2. 儿童用药的安全性和有效性尚未确定。

3. 哺乳期妇女使用时，应暂停哺乳。

【药物相互作用】

1. 本品包括 3 种抗 HIV-1 药物，不推荐与其他抗 HIV-1 药物合用。

2. 比特瑞韦是有机阳离子转运蛋白（organic cation transporter，OCT,2）和多药及毒素外排转运蛋白，multidrug and toxin extrusion transporter，MATE1）抑制剂，可升高经上述两种酶代谢的药物（如多非利特）的血药浓度。比特瑞韦是 CYP3A 和 UGT1A1 的底物，强效 CYP3A 或 UGT1A1 抑制剂可升高比特瑞韦的血药浓度。

3. 替诺福韦是 P-糖蛋白和乳腺癌耐药蛋白的底物（BCRP），诱导或抑制 P-糖蛋白和 BCRP 的药物可降低或升高替诺福韦的血药浓度。

4. 凡能降低肾功能的药物（阿昔洛韦、西多福韦、更昔洛韦、伐昔洛韦、缬更昔洛韦、氨基糖苷类、大剂量的多种 NSAID），均有可能升高替诺福韦和恩曲他滨的血药浓度。

5. 已经明确的相互作用见表 1-22。

表 1-22　本品与其他药物的相互作用

何种药物：药物名称	相互作用的影响	临床评价
抗心律失常药：多非利特	多非利特的血药浓度升高	可发生致命的事件，应避免合用
抗惊厥药：卡马西平、奥卡西平、苯妥英、苯巴比妥	比特瑞韦和替诺福韦的血药浓度降低	应考虑更换其他抗惊厥药
抗结核药：利福布汀、利福平、利福喷丁	比特瑞韦和替诺福韦的血药浓度降低	禁止与利福平合用，不推荐与利福布汀、利福布汀合用
中药制剂：贯叶连翘	比特瑞韦和替诺福韦的血药浓度降低	不推荐合用
含多价阳离子的药物或保健品：含多价阳离子的抗酸药、硫糖铝、补镁、补铁或补钙的药物或保健品	比特瑞韦的血药浓度降低	本品应空腹，在服用含铝、镁和钙的抗酸药 2h 前服用 补镁、补铁或补钙的药物或保健品应与本品在进食时服用
二甲双胍	二甲双胍的血药浓度升高	权衡利弊后使用

【剂量与用法】口服，1 片/次，1 次/日，与或不与食物同服均可。

【用药须知】

1. 本组合制剂并不能治愈 HIV 感染，患者依然会出现与 HIV 感染有关的机会性感染，因此患者一直要受到医师的关注。

2. 使用本组合制剂，也不能减少通过性接触或血液污染而将 HIV 传播给他人的概率。

3. 在开始本品治疗前，应监测患者是否存在慢性乙型肝炎病毒感染，同时感染 HIV-1 与乙型肝炎病毒的患者，在停用本品治疗时，可发生乙型肝炎急性恶化。如此类患者使用本品治疗后在停止治疗时，应密切监测乙型肝炎复发的症状，至少随访至停药后数月。

4. 抗反转病毒药治疗有导致免疫重建炎症综合征的报道，在治疗初期，可能发生炎症反应，潜伏或残留的机会性使感染复发（包括鸟型结核分枝杆菌感染、巨细胞病毒感染、肺孢子虫感染、结核菌感染），需要积极治疗。

【制剂】片剂：每片含比特瑞韦 50mg（相当于比特瑞韦钠 52.5 mg），恩曲他滨 200mg，替诺福韦艾拉酚胺 25mg（相当于富马酸替诺福韦艾拉酚胺 28mg）。

【贮藏】密封原装瓶，贮于 30℃以下。

1.13.7　抗丙型肝炎病毒药（drugs against hepatitis C virus）

替拉瑞韦（telaprevir）

别名：特拉匹韦、Incivek。

本品为抗丙型肝炎病毒药。

【理化性状】

1. 本品为白色或类白色粉末，水中溶解度为 0.004 7mg/ml。

2. 化学名：（1S,3aR,6aS）-2-[（2S）-2-（{（2S）-2-cyclohexyl-2-[（pyrazin-2-ylcarbonyl）amino]acetyl}amino）-3,3-dimethylbutanoyl]-N-[（3S）-1（cyclopropylamino）-1,2-dioxohexan-3-yl]-3,3a,4,5,6,6a-hexahydro-1H-cyclopenta[c]pyrrole-1-carboxamide。

3. 分子式：$C_{36}H_{53}N_7O_6$。

4. 分子量：679.85。

5. 结构式如下：

【用药警戒】接受本品联合治疗的患者可发生致命和非致命性的严重皮肤反应，包括嗜酸性粒细胞增多和全身症状（DRESS）和史-约综合征[重症多形性红斑（SJS）]、中毒性表皮坏死松解症。进展性皮疹和全身症状继续使用本品联合治疗可导致死亡。严重的皮肤反应包括皮疹伴全身症状、进展性严重皮疹发生后，必须立即停用本品、聚乙二醇干扰素α及利巴韦林和其他可能引起皮肤反应的药物，并给予紧急治疗。

【药理学】 本品为 HCV NS3/4A 蛋白酶抑制剂，直接作用于丙型肝炎病毒（DAA）。

【适应证】 用于治疗慢性丙型肝炎（CHC）。与聚乙二醇干扰素α和利巴韦林合用，用于代偿性肝病的成年患者中基因 1 型的慢性丙型肝炎的治疗（包括肝硬化患者），未经治疗的患者或既往曾用干扰素治疗的患者，包括既往无反应者（注：治疗期间丙型肝炎病毒负荷很少降低或无降低）、部分反应者和复发者。

在开始治疗前，考虑以下情况。

1. 本品不能单独使用，必须与聚乙二醇干扰素α及利巴韦林合用。

2. 之前治疗无反应者（特别是肝硬化者）不能达到持续的病毒学反应和对本品耐药的概率高。

3. 未对之前接受过（包括本品在内的）HCV NS3/4A 蛋白酶抑制剂治疗失败的患者有效性进行评价。

【药动学】

1. 吸收　在未经治疗的基因型 1 慢性丙型肝炎患者中多次给予本品（750mg，每 8 小时 1 次）与聚乙二醇干扰素α和利巴韦林合用后，C_{max} 为（3510±1280）ng/ml，C_{min} 为（2030±930）ng/ml，AUC_{8h} 为（22 300±8 650）（ng·h）/ml。

本品可口服吸收，大多数在小肠吸收，没有直肠吸收的证据。单次给予本品后一般在 4～5h 后达到血浆峰浓度。用人 Caco-2 细胞进行体外研究表明本品是 P-糖蛋白（P-gp）的底物。与聚乙二醇干扰素α和利巴韦林共同给药时比单独给予本品后暴露量高。

本品与标准脂肪餐（533kcal 和 21g 脂肪）同服时，与空腹条件下给予本品比较，本品的 AUC 增加 237%。此外，进餐的类型显著影响本品的 AUC。相对于空腹，本品与低脂肪餐（249kcal,3.6g 脂肪）和高脂肪餐（928kcal，56g 脂肪）同服时,本品的 AUC 增加分别接近 117%和 330%。在Ⅲ期临床试验中，患者均采用进食约 20g 的脂肪餐或快餐后 30min 内给予本品。所以，本品应与食物（非低脂肪）同时服用。

2. 分布　在体外，在 0.1μmol/L（68ng/ml）至 20μmol/L（13 600ng/ml）浓度范围内，本品的血浆蛋白结合率为 59%～76%，主要与α₁-酸性糖蛋白和白蛋白结合，结合呈浓度依赖性，随本品浓度增加而降低。口服给药后，表观分布容积（V_d/F）约为 252L，个体变异 72%。

3. 代谢　本品大部分在肝代谢，涉及水解、氧化和还原过程。在粪便、血浆和尿中检测到多种代谢产物。重复口服给药后，发现本品的 *R*-非对映体（活性低 30 倍）吡嗪酸和本品的α-酮酰还原（无活性）代谢产物是主要代谢产物。经用重组人 CYP 进行体外研究表明 CYP3A4 是负责本品代谢的主要酶系。但是，本品多次给药后非 CYP 介导代谢很可能起作用。

在健康受试者中单次口服给予 750mg ¹⁴C 标记的本品后，给药后 96h 内在粪便、尿和呼出气体中回收到 90%的放射性。在粪中回收为接近 82%，呼出空气中 9%和尿中 1%的放射性。在粪便中原型 ¹⁴C 标记的本品和 *R*-非对映体分别占回收总放射性的 31.9%和 18.8%。口服给药后，表观总清除率（CL/F）约为 32.4L/h，个体间变异性 27.2%。单剂量口服 750mg 后，平均 $t_{1/2}$ 为 4.0～4.7h。稳态时有效 $t_{1/2}$ 为 9～11h。

【剂量与用法】 750mg/次，3 次/日（间隔 7～9h）与食物（非低脂肪）同服。对所有患者本品必须与聚乙二醇干扰素α和利巴韦林同时使用，疗程 12 周。

在治疗 4～12 周应检测 HCV RNA 水平，以确定治疗时间和评估治疗效果。

（1）在 4～12 周 HCV RNA 水平低于检测限，完成 3 种药物联合治疗后，聚乙二醇干扰素α和利巴韦林继续治疗 12 周，共 24 周。

（2）在 4～12 周 HCV RNA 水平不高于 1000U/ml，完成 3 种药物联合治疗后，聚乙二醇干扰素α和利巴韦林继续治疗 36 周，共 48 周。

（3）曾接受过治疗，部分反应或无反应者，3 种药物联合治疗 12 周后，聚乙二醇干扰素α和利巴韦林继续治疗 36 周，共 48 周。

（4）未经治疗的肝硬化患者，在 4～12 周 HCV RNA 低于检测限时，聚乙二醇干扰素α和利巴韦林继续治疗 36 周，共 48 周。

（5）为防止治疗失败，本品不可减量或中断，参照聚乙二醇干扰素α和利巴韦林说明书进行剂量调节。

（6）病毒学反应不足的患者很可能达不到持续的病毒学反应，还可出现耐药。4～12 周 HCV

RNA 水平＞1000U/ml 者、治疗 24 周时仍能测到 HCV RNA 者，应停止用药。

（7）如果因为其他原因停止聚乙二醇干扰素α或利巴韦林，那么也必须停止本品的治疗。

【不良反应】

1. 可见严重皮肤反应/皮疹、瘙痒、贫血、恶心、痔疮、腹泻、肛门或直肠不适、味觉障碍、疲乏、呕吐和肛门瘙痒。

2. 可见白细胞、血小板减少，胆红素升高、尿酸升高。

3. 上市后报道的不良反应包括中毒性表皮坏死松解症、多形性红斑。

4. 严重皮肤反应包括药疹（有嗜酸性粒细胞增多伴全身症状和曾报道史-约综合征）。对严重皮肤反应，应立即终止本品和联合治疗的所有药物。有轻至中度皮疹患者应监视进展。如皮疹进展和严重者，应终止本品治疗。

【妊娠期安全等级】B（单用）；X（与聚乙二醇干扰素α和利巴韦林合用）。

【禁忌与慎用】

1. 利巴韦林可能引起出生缺陷和胎儿死亡；女性患者和男性患者的女性伴侣应避免妊娠。初始治疗前患者必须进行妊娠检测，采用至少 2 种有效避孕方法，并每月进行妊娠检测。

2. 尚未明确本品是否可经乳汁分泌，哺乳期妇女，使用时应暂停哺乳。

3. 儿童用药的安全性及有效性尚未确定。

【药物相互作用】

1. 本品是 CYP3A 强效抑制剂，能升高主要通过 CYP3A 代谢药物的血药浓度，导致不良反应增加。本品亦为 P-糖蛋白、OATP1B1 及 OATP2B1 抑制剂，能升高经上述通道转运的药物的血药浓度，导致不良反应增加。

2. 本品是 CYP3A 及 P-糖蛋白的底物，因此 CYP3A 及 P-糖蛋白诱导剂可降低本品血药浓度，降低治疗效果；CYP3A 及 P-糖蛋白抑制剂可增加本品血药浓度，导致不良反应增加。

3. 本品能升高抗心律失常药，如利多卡因、胺碘酮、苄普地尔、氟卡尼、普罗帕酮、奎尼丁等的血药浓度，导致严重或致命性不良反应。如需合用严密监视患者症状。

4. 能升高地高辛的血药浓度，地高辛应从最低剂量开始，在监测血药浓度条件下滴定剂量。

5. 与大环内酯类抗生素合用，如红霉素、克拉霉素及泰利霉素合用，本品血药浓度升高，应密切监测患者。还可引发 QT 间期延长和尖端扭转型心动过速。

6. 可改变华法林的血药浓度，合用时监测 INR。

7. 可改变抗惊厥药卡马西平、苯巴比妥及苯妥英的血药浓度，合用时应在监测血药浓度条件下，滴定剂量。本品的血药浓度可被上述药物降低，使疗效降低。

8. 本品能降低艾司西酞普兰的血药浓度，虽然选择性 5-羟色胺再摄取抑制剂治疗指数比较宽，但是，合用时还是应该调节剂量。能升高曲唑酮的血药浓度，导致如恶心、头晕、低血压及晕厥等不良反应增加。如需合用密切监测不良反应，适当降低曲唑酮剂量。

9. 酮康唑、伊曲康唑、泊沙康唑升高本品的血药浓度，同时本品也升高三者的血药浓度。合用时伊曲康唑或酮康唑剂量不超过 200mg/d。慎与上述药物合用，并应密切观察。与上述药物合用有引起 QT 间期延长及尖端扭转型心动过速的报道。伏立康唑的代谢涉及多种酶，很难预测与本品的相互作用，禁止合用，除非评估的效益风险比支持合用。

10. 与秋水仙碱合用

（1）肝肾功能不全患者，禁止本品与秋水仙碱合用，肝肾功能正常者，需合用时，降低秋水仙碱剂量或停用。

（2）痛风急性发作：口服 0.6mg，1h 后 0.3mg，3d 内不能重复用药。

（3）预防痛风急性发作：如原剂量为 0.6mg，2 次/日，调整为 0.3mg，1 次/日；如原剂量为 0.6mg，1 次/日，调整为 0.3mg，隔日 1 次。

（4）治疗家族性地中海热：每日最大剂量 0.6mg（可 0.3mg，2 次/日服用）。

11. 本品与利福布汀合用，本品的血药浓度可能降低，导致疗效降低，利福布汀的血药浓度可能升高，不推荐合用。

12. 本品能升高阿普唑仑的血药浓度，同时使用时应密切监测患者。同时非胃肠道给予咪达唑仑，咪达唑仑的暴露量增加。同时给药应做到临床密切监测，做好呼吸抑制和或过度镇静的抢救措施。特别是多次给予咪达唑仑时。禁止同时给予口服的咪达唑仑。

13. 本品可降低唑吡坦的血药浓度，应对唑吡坦的剂量进行滴定，以达到临床最大效益。

14. 本品能增加氨氯地平的暴露量，慎重合用，并适当降低氨氯地平剂量。可能升高其他钙通道阻滞药的血药浓度，如需合用密切监测患者。

15. 皮质激素如泼尼松、甲泼尼龙是 CYP3A 的底物，服用本品同时，系统性应用皮质激素，皮质激素的血药浓度会明显降低，不推荐同时使用。本品与吸入性氟替卡松、布地奈德同时使用，可使后两者血药浓度升高，使血浆皮质醇明显降低，不推荐合用，除非患者的益处大于风险。

16. 本品可能增加波生坦的血药浓度，慎重合用，且密切监测患者。

17. 与 HIV 蛋白酶抑制剂合用

（1）本品与阿扎那韦-利托那韦复合制剂合用，本品稳态浓度降低，阿扎那韦稳态浓度升高。

（2）本品与达芦那韦-利托那韦复合制剂合用，本品及达芦那韦稳态浓度均降低，不推荐同时使用。

（3）本品与福沙那韦-利托那韦复合制剂合用，本品及福沙那韦稳态浓度均降低，不推荐同时使用。

（4）本品与洛匹那韦-利托那韦复合制剂合用，本品稳态浓度降低，洛匹那韦稳态浓度无变化，不推荐同时使用。

18. 与 HIV 反转录酶抑制剂依非韦伦合用，两药稳态浓度均降低。

19. 本品能明显升高阿托伐他汀的浓度，本品禁与他汀类（包括阿托伐他汀、氟伐他汀、匹伐他汀、瑞舒伐他汀等）合用。

20. 本品能降低炔雌醇的暴露量，服用本品期间应采取其他两种有效避孕方式。应密切监测雌激素替代疗法患者雌激素不足的征象。

21. 本品能显著升高环孢素 A、他克莫司的血药浓度，尽管未对本品与西罗莫司合用进行研究，但本品可能升高西罗莫司的血药浓度。与上述免疫抑制剂合用，应大幅降低剂量，延长给药间隔，监测血药浓度，监测肾功能和免疫抑制剂的相关不良反应。未对本品在器官移植者使用进行研究。

22. 本品可能升高沙美特罗的血药浓度，可增加心血管方面的不良反应，包括 QT 间期延长、窦性心动过速等，不推荐合用。

23. 本品能升高瑞格列奈的血药浓度，慎重合用，密切监测患者。

24. 本品能降低美沙酮的血药浓度，初始治疗不必调节美沙酮剂量，但在维持期某些患者需调节剂量。

25. 本品能升高 PDE5 抑制剂的血药浓度，治疗勃起功能障碍，西地那非的单剂量，48h 内不超过 25mg，伐地那非 72h 内不超过 2.5mg，他达拉非 72h 内不超过 10mg。并监测 PDE5 抑制剂相关不良反应，伐地那非有引起 QT 间期延长的报道。PDE5 抑制剂治疗肺动脉高压时，禁用本品。

【用药须知】

1. 因为本品必须与聚乙二醇干扰素α和利巴韦林合用，所以聚乙二醇干扰素α和利巴韦林所有禁忌证也适用于本品。

2. 因为利巴韦林可能引起出生缺陷和胎儿死亡，妊娠期妇女禁用。育龄期女性和其伴侣，禁止本品与聚乙二醇干扰素α和利巴韦林合用，除非采取有效的避孕措施。

3. 清除率高度依赖 CYP3A 酶的药物，可显著升高血浆浓度而导致严重和（或）致死事件。

4. 强效 CYP3A 酶诱导剂可能导致本品无效。

5. 在治疗 2 周、4 周、8 周及 12 周时监测血红蛋白。

【制剂】片剂：375mg。

【贮藏】密闭贮于 25℃，短期携带允许 15～30℃。

波普瑞韦（boceprevir）

别名：伯赛匹韦，Victerelis。

本品是直接作用于丙型肝炎病毒（HCV）的抗病毒药。

【理化性状】

1. 本品为白色至类白色无定型粉末，易溶于甲醇、乙醇和辛醇，微溶于水。

2. 化学名：（1R,5S）-N-[3-amino-1-（cyclobutylmethyl）-2,3dioxopropyl]-3-[2（S）- [[[[（1,1-dimethylethyl）amino]carbonyl]amino]-3,3-dimethyl-1-oxobutyl]-6,6-dimethyl-3azabicyclo[3.1.0]hexan-2（S）-carboxamide。

3. 分子式：$C_{27}H_{45}N_5O_5$。

4. 分子量：519.7。

5. 结构式如下：

【药理学】本品是 HCV NS3/4A 丝氨酸蛋白酶抑制剂，而 HCV NS3/4A 蛋白酶是编码的多聚蛋白裂解为成熟型的 NS4A、NS4B、NS5A 及 NS5B 所必需的酶，本品酮酰官能团通过共价键可逆地与 NS3 的活性部位——丝氨酸结合，以抑制 HCV 在宿主细胞内的复制。生物化学研究显示，本品抑制 HCV 基因 1a 及 1b 型 NS3/4A 蛋白酶的抑制常数（K_i）为 14nmol/L。

【药动学】

1. 本品有两个非对映异构体，临床使用的是 SCH534128：SCH534129 为 1:1 的混旋体。血浆中的非对映异构体比例为 2:1，而 SCH534128 是活性的非对映异构体。除特别指出之外，本品的血药浓度只包括两种非对映异构体。

2. 吸收：健康志愿者口服本品 800mg，3 次/日，AUC 为 5408（ng·h）/ml，C_{max} 为 1723ng/ml，C_{min} 为 88ng/ml。健康志愿者和丙型肝炎病毒感染者之间的药动学相似。

本品经口服吸收后 2h 血药浓度达到峰值。稳态 AUC、C_{max} 和 C_{min} 低于剂量增加的比例。个体连续服用 800mg 和 1200mg 后，显示出暴露量有部分重叠现象，说明暴露量并不随剂量成比例地增高。很少产生蓄积（蓄积率为 0.8~1.5 倍）。3 次/日给药，约 1d 后药动学可达稳态。未对本品的绝对生物利用度进行研究。

本品应与食物同服。800mg/次，3 次/日，与空腹服药相比，可使暴露量最大升高达 65%。本品的生物利用度稳定，与膳食类型无关（即高脂肪、低脂肪都一样）；饭前 5min，进餐时或者饭后服药的生物利用度亦无差别。

3. 分布：健康志愿者的稳态表观分布容积（V_d/F）为 772L，服用单剂量 800mg 的血浆蛋白结合率约为 75%。血浆中两种非对映异构体内部会呈现快速转化，SCH534128 具有药理活性，而 SCH534129 则无活性。

4. 代谢：体外研究表明，本品通过醛-酮还原酶介导的途径生成对 HCV 无效的酮基还原代谢产物。单次口服 800mg ^{14}C 标记的本品后，循环中主要的代谢产物是酮基还原代谢产物的非对映异构体混合物，平均暴露量大约为原药的 4 倍，一小部分通过 CYP3A4/5 氧化代谢。

5. 排泄：本品的平均血浆 $t_{1/2}$ 约为 3.4h，总体清除率（CL/F）约为 161L/h。单剂量口服 800mg ^{14}C 标记的本品后，粪便和尿液中分别回收约 79% 和 9% 的放射性物质，约为 8% 和 3% 以原型随粪便和尿液排泄，表明本品主要经肝消除。

6. 与肝功能正常者比较，中度和重度肝功能不全患者体内本品的活性成分——非对映异构体（SCH534128）的平均 AUC 分别升高 32% 和 45%，中度和重度肝功能不全患者 SCH534128 的 C_{max} 分别升高 28% 和 62%。轻度肝功能不全患者和肝功能正常者的 SCH534128 暴露量相似。肝功能不全的患者无须调整剂量。

7. 无 HCV 感染而患有需要血液透析的终末期肾病患者单剂量给予 800mg，与肾功能正常者相比，需要血液透析的终末期肾病患者显示本品的平均 AUC 降低 10%。血液透析仅可排除低于 1% 的给药剂量。本品可用于任何程度肾损伤的患者，无须调整剂量。

8. 性别、年龄、种族对本品的药动学无影响。

【适应证】 与聚乙二醇干扰素α和利巴韦林合用于治疗慢性乙型肝炎基因 1 型感染，成年患者（18 岁以上）伴肝代偿不全疾病如慢性炎症，既往未经治疗或合用过干扰素和利巴韦林治疗失败者（包括完全无效者、部分有效者及病情复发者）。

【不良反应】

1. 与 PegIntron（佩乐能，聚乙二醇干扰素α-2b 注射剂）和 Rebetol（利巴韦林注射剂）联合用药时，报道的最常见不良反应为疲劳、贫血、恶心、头痛、味觉异常。

2. 在接受本品与聚乙二醇干扰素和利巴韦林联合用药的受试者中胃肠道不良反应如口干、恶心、呕吐、腹泻等增加。

3. 出现血红蛋白减少，可能需要减少、中断或者停止利巴韦林的使用。

4. 与接受 PegIntron/Rebetol 治疗相比，合用本品导致中性粒细胞和血小板数量降低的发生率更高。3% 的服用本品的患者血小板数量低于 50×10^9/L，而使用 PegIntron/Rebetol 的患者只有 1%。

5. 临床试验中报告≥10% 的不良反应（与 PegIntron/Rebetol 合用）包括贫血、中性粒细胞减少、食欲缺乏、头晕、失眠、易激惹、呼吸困难、脱发、皮肤干燥及皮疹。

【妊娠期安全等级】 B。

【禁忌与慎用】

1. 儿童用药的药动学和推荐剂量尚未确定。

2. 孕妇只有在潜在益处大于对胎儿潜在风险才可使用。

3. 女性患者应避免哺乳，因为尚不明确本品是否能通过母乳并且是否对婴儿有害。

4. 如正在服用下列药物，在医师同意前不要服用本品：盐酸阿夫唑嗪、抗癫痫药（卡马西平、苯妥英钠、苯巴比妥）、西沙必利、含屈螺酮制剂、含麦角制剂（甲磺酸二氢麦角胺、麦角新碱及甲基麦角新碱、麦角胺酒石酸盐）、洛伐他汀、口服的咪达唑仑、匹莫齐特、利福平、西地那非、辛伐他汀、贯叶连翘制剂、他达那非、三唑仑。

5. 如正在服用下列药物，在开始本品治疗前应告知医师：阿扎那韦、克拉霉素、达芦那韦、地塞米松、依非韦仑、伊曲康唑、洛匹那韦、泊沙康唑、利福布汀、利托那韦、伏立康唑。

6. 与下列药物合用应密切观察患者：阿普唑仑、胺碘酮、苄普地尔、波生坦、布地奈德、丁丙诺啡、环孢素、地高辛、艾司西酞普兰、非洛地平、氟替卡松、计划生育用品（避孕药、宫颈环、置入型避孕药及注射剂）、美沙酮、纳洛酮、硝苯地平、尼卡地平、奥美拉唑、泼尼松、口服或注射的泼尼松龙、普伐他汀、普罗帕酮、奎尼丁、雷特格韦、沙美特罗、西地那非、西罗莫司、他克莫司、他达那非、秋水仙碱、曲唑酮、伐地那非及华法林。

【药物相互作用】

1. 本品是 CYP3A4/5 的强效抑制剂，增加主要经 CYP3A4/5 代谢药物的暴露量，导致病程延长和不良反应增加。本品对 CYP1A2、CYP2A6、CYP2B6、CYP2C8、CYP2C9、CYP2C19、CYP2D6 或 CYP2E1 并无体外抑制作用。另外对 CYP1A2、CYP2B6、CYP2C8、CYP2C9、CYP2C19 或 CYP3A4/5 在体外无诱导作用。

2. 本品主要被醛-酮还原酶代谢。在与醛-酮还原酶抑制剂布洛芬、二氟尼柳的药物相互作用试验中，本品的暴露量增加，但无临床意义。本品可以与醛-酮还原酶抑制剂合用。

3. 本品部分被 CYP3A4/5 代谢，合用 CYP3A4/5 的诱导剂或抑制剂，可减少或增加本品的暴露量。

4. 与抗心律失常药如胺碘酮、苄普地尔、氟卡尼、普罗帕酮、地高辛及奎尼丁合用，可引发致命的不良事件，合用时应密切观察，并监测血药浓度。

5. 本品可显著升高环孢素、他克莫司、西罗莫司的血药浓度，应进行血药浓度监测。

6. 与华法林合用，血药浓度可能发生变化，监测 INR。

7. 可升高抗抑郁药地昔帕明及曲唑酮的血药浓度，引起头晕、低血压甚至晕厥。须合用时降低地昔帕明及曲唑酮的剂量。

8. 可升高酮康唑、伊曲康唑、伏立康唑及泊沙康唑的血药浓度，应降低真菌药的剂量。

9. 可明显升高秋水仙碱的血药浓度，有秋水仙碱与效强 CYP3A4 抑制剂合用引发致命毒性的报道。肝肾功能不全患者应避免两药合用。服用本品期间，如急性痛风发作，应按下列方法服用秋水仙碱：0.6mg（1 片）×1，1h 后 0.3mg（半片），3d 内不可重复服用。预防急性发作：如起始剂量为 0.6mg，2 次/日，减量为 0.3mg，1 次/日；如起始剂量为 0.6mg，1 次/日，减量为 0.3mg，隔日 1 次。治疗家族性地中海热：最大剂量 0.6mg/d。

10. 可升高克拉霉素血药浓度，肾功能正常患者不必调节剂量。

11. 与利福喷丁合用，理论上可使利福喷丁暴露量增加，本品暴露量降低。未对两药合用进行研究，不推荐两者合用。

12. 地塞米松为 CYP3A4 诱导剂，可降低波普瑞韦的血药浓度，导致治疗失败，如非必要，不可合用。可升高吸入性布地奈德和氟替卡松的血药浓度，使血液内皮质激素含量降低，如非必要，避免合用。

13. 可升高波生坦的血药浓度，必须合用时，密切监测。

14. 依非伟仑、利托那韦可降低本品血药浓度，导致治疗失败，不可合用。

15. 与阿托伐他汀合用，谨慎调节剂量，阿托伐他汀不能超过 20mg/d。

16. 禁与沙美特罗合用，可引起心脏方面的不良反应。

17. 理论上可增加口服避孕药的暴露量，在服用本品期间采取其他避孕措施。

18. 可增加 PDE5 抑制剂血药浓度，导致不良反应如低血压、晕厥、视觉障碍及勃起功能异常。对肺动脉高压患者不可同时使用，治疗勃起功能障碍不能超过下列剂量：西地那非 25mg/48h，他达拉非 10mg/72h，伐地那非 2.5mg/24h。

19. 与咪达唑仑及阿普唑仑合用，注意呼吸抑制不良反应的发生，应降低剂量。

20. 本品与许多药物和发生相互作用，其他药物对本品 C_{max} 和 AUC 的影响见表 1-23。

21. 本品对其他药物 C_{max} 和 AUC 的影响见表 1-24。

表 1-23　在健康志愿者或 HCV 基因 1 型患者合用药物对本品药动学的影响

合用药物剂量与方案	合用药物	本品的剂量与用药方案	与本品单用时的比值（90%置信区间）		
			C_{max} 变化	AUC 变化	C_{min} 变化
300mg/100mg，1 次/日×22d	阿扎那韦-利托那韦	800mg，3 次/日×6d	0.93（0.80～1.08）	0.95（0.87～1.05）	0.82（0.68～0.98）
40mg 单剂量	阿托伐他汀	800mg，3 次/日×7d	1.04（0.89～1.21）	0.95（0.90～1.01）	N/A
丁丙诺啡 8～24mg+纳洛酮 2～6mg，1 次/日×6d	丁丙诺啡/纳洛酮	800mg，3 次/日×6d	0.82（0.71～0.94）	0.88（0.76～1.02）	0.95（0.70～1.28）
100mg 单剂量	环孢素	800mg 单剂量	1.08（0.97～1.20）	1.16（1.06～1.26）	N/A
600mg/100mg，2 次/日×22d	达托那韦-利托那韦	800mg，3 次/日×6d	0.75（0.67～0.85）	0.68（0.65～0.72）	0.65（0.56～0.76）
25mg，2 次/日×7d	二氟尼柳	800mg，3 次/日×12d	0.86（0.56～1.32）	0.96（0.79～1.17）	1.31（1.04～1.65）
600mg，1 次/日×16d	依非韦仑	800mg，3 次/日×6d	0.92（0.78～1.08）	0.81（0.75～0.89）	0.56（0.42～0.74）
10mg，单剂量口服	艾司西酞普兰	800 mg，3 次/日×11d	0.91（0.81～1.02）	1.02（0.96～1.08）	N/A
200mg，2 次/日×（11～14）d	依曲韦林	800mg，3 次/日×11～14d	1.10（0.94～1.29）	1.10（0.94～1.28）	0.88[†]（0.66～1.17）
600mg，3 次/日×6d	布洛芬	400mg 单次口服	0.94（0.67～1.32）	1.04（0.90～1.20）	N/A
400mg，2 次/日×6d	酮康唑	400mg 单次口服	1.41（1.00～1.97）	2.31（2.00～2.67）	N/A
400mg/100mg，2 次/日×22d	洛匹那韦-利托那韦	800mg，3 次/日×6d	0.50（0.45～0.55）	0.55（0.49～0.61）	0.43（0.36～0.53）
20～150mg，1 次/日×6d	美沙酮	800mg，3 次/日×6d	0.62（0.53～0.72）	0.80（0.69～0.93）	1.03（0.75～1.42）
40mg，1 次/日×5d	奥美拉唑	800mg，3 次/日×5d	0.94（0.86～1.02）	0.92（0.87～0.97）	1.17[†]（0.97～1.42）
1.5μg/kg 皮下注射，每周 1 次×2 周	聚乙二醇干扰素 α-b	400mg，3 次/日×7d	0.88（0.66～1.18）	1.00[*]（0.89～1.13）	N/A
40mg，单剂量口服	普伐他汀	800mg，3 次/日×6d	0.93（0.83～1.04）	0.94（0.88～1.01）	N/A
100mg，1 次/日×12d	利托那韦	800mg，3 次/日×15d	0.73（0.57～0.93）	0.81（0.73～0.91）	1.04（0.62～1.75）

续表

合用药物剂量与方案	合用药物	本品的剂量与用药方案	与本品单用时的比值（90%置信区间）		
			C_{max} 变化	AUC 变化	C_{min} 变化
0.5mg，单剂量口服	他克莫司	800mg 单剂量口服	0.97（0.84～1.13）	1.00*（0.95～1.06）	N/A
300mg，1 次/日×7d	替诺福韦	800mg，3 次/日×7d	1.05（0.98～1.12）	1.08（1.02～1.14）	1.08（0.97～1.20）

*无影响 ＝1.00，即合用时药动学参数与单用本品时的药动学参数相等。†为 8h 时测得的数据。N/A＝未获得数据

表 1-24　在健康志愿者或基因 1 型 HCV 患者中本品对合用药物药动学的影响

合用药物	合用药物的剂量与方案	本品的剂量与用药方案	药动学参数合用本品与单用时的比值（90%置信区间）*		
			C_{max} 变化	AUC 变化	C_{min} 变化
阿扎那韦-利托那韦	300mg/100mg，1 次/日×22d	800mg，3 次/日×6d	阿扎那韦 0.75↓（0.64～0.88），利托那韦 0.73↓（0.64～0.83）	阿扎那韦 0.65↓（0.55～0.78），利托那韦 0.64↓（0.58～0.72）	阿扎那韦 0.51↓（0.44～0.61），利托那韦 0.55↓（0.45～0.67）
阿托伐他汀	40mg，单剂量	800mg，3 次/日×7d	2.66（1.81～3.90）	2.30d（1.84～2.88）	N/A
丁丙诺啡-纳洛酮	丁丙诺啡：8～24mg＋纳洛酮：2～6mg，1 次/日×6d	800mg，3 次/日×6d	丁丙诺啡：1.18（0.93～1.50），纳洛酮：1.09（0.79～1.51）	丁丙诺啡：1.19（0.91～1.57），纳洛酮：1.33（0.90～1.98）	丁丙诺啡：1.31（0.95～1.79），纳洛酮：N/A
环孢素	100mg，单剂量口服	800mg，3 次/日×7d	2.01（1.69～2.40）	2.68d（2.38～3.03）	N/A
达托那韦-利托那韦	600mg/100mg，2 次/日×22d	800mg，3 次/日×6d	达托那韦：0.64（0.58～0.71），利托那韦：0.87（0.76～1.00）	达托那韦：0.56（0.51～0.61），利托那韦：0.73（0.68～0.79）	达托那韦：0.41（0.38～0.45），利托那韦：0.55（0.52～0.59）
地高辛	0.25mg，单剂量口服	800mg，3 次/日×10d	1.18（1.07～1.31）	1.19d（1.12～1.27）	N/A
屈螺酮-炔雌醇	屈螺酮 3mg＋炔雌醇 0.02mg，1 次/日×14d	800mg，3 次/日×7d	屈螺酮：1.57（1.46～1.70），炔雌醇：1.00（0.91～1.10）	屈螺酮：1.99（1.87～2.11），炔雌醇：0.76（0.73～0.79）	N/A
依非韦仑	600mg，1 次/日×16d	800mg，3 次/日×6d	1.11（1.02～1.20）	1.20（1.15～1.26）	N/A
艾司西酞普兰	10mg 单剂量口服	800mg，3 次/日×11d	0.81（0.76～0.87）	0.79d（0.71～0.87）	N/A
依曲韦林	200mg，2 次/日×（11～14）d	800mg，3 次/日×（11～14）d	0.76（0.68～0.85）	0.77（0.66～0.91）	0.71（0.54～0.95）

续表

合用药物	合用药物的剂量与方案	本品的剂量与用药方案	药动学参数合用本品与单用时的比值（90%置信区间）*		
			C_{max} 变化	AUC 变化	C_{min} 变化
洛匹那韦-利托那韦	400mg/100mg，2 次/日×22d	800mg，3 次/日×6d	洛匹那韦：0.70（0.65～0.77），利托那韦：0.88（0.72～1.07）	洛匹那韦：0.66[c]（0.60～0.72），利托那韦：0.78（0.71～0.87）	洛匹那韦：0.57（0.49～0.65），利托那韦：0.58（0.52～0.65）
美沙酮	20～150mg，1 次/日×6d	800mg，3 次/日×6d	R-美沙酮：0.90（0.71～1.13），S-美沙酮：0.83（0.64～1.09）	R-美沙酮：0.85（0.74～0.96），S-美沙酮：0.78（0.66～0.93）	R-美沙酮：0.81（0.66～1.00），S-美沙酮：0.74（0.58～0.95）
咪达唑仑	4mg 单剂量口服	800mg，3 次/日×6d	2.77（2.36～3.25）	5.30（4.66～6.03）	N/A
奥美拉唑	40mg，1 次/日×5d	800mg，3 次/日×5d	1.03（0.85～1.26）	1.06（0.90～1.25）	1.12[e]（0.75～1.67）
聚乙二醇干扰素 α -2b	1.5μg/kg 皮下注射，每周 1 次×2 周	200mg 或 400mg 3 次/日×7d	N/A	0.99[a,b]（0.83～1.17）	N/A
普伐他汀	40mg 单剂量口服	800mg，3 次/日×6d	1.49（1.03～2.14）	1.63[d]（1.01～2.62）	N/A
泼尼松	40mg 单剂量口服	800mg，3 次/日×6d	泼尼松：0.99（0.94～1.04），泼尼松龙：1.16（1.09～1.24）	泼尼松：1.22（1.16～1.28），泼尼松龙 1.37（1.31～1.44）	N/A
雷特格韦	400mg 单剂量口服	800mg，3 次/日×10d	1.11（0.91～1.36）	1.04（0.88～1.22）	0.75（0.45～1.23）
他克莫司	0.5mg 单剂量口服	800mg，3 次/日×11d	9.90（7.96～12.3）	17.1[d]（14.0～20.8）	N/A
替诺福韦	300mg，1 次/日×7d	800mg，3 次/日×7d	1.32（1.19～1.45）	1.05（1.01～1.09）	N/A

　*无影响 = 1.00，即合用时药动学参数与单用本品时的药动学参数相等。[a] 0～168h 的数据；[b] 剂量 200mg 和 400mg 时的数据；[c] AUC 为 0h 至最后的数据；[d] AUC 为 0～12h 的数据，[e] 为 8h 时的数据。N/A = 数据不可得

【剂量与用法】

1. 对于未经治疗的患者，在初始治疗[聚乙二醇干扰素α联合利巴韦林（PR）治疗 4 周，下同]后加服本品800mg，3 次/日，在第 8 周和第 24 周，均检测不到 HCV RNA 者，可将三种药物的治疗方案延续至 28 周。

2. 对于未经治疗的患者，在初始治疗 4 周后加服本品800mg，3 次/日，第 8 周可检测出 HCV RNA，而用药至 24 周后检测不到 HCV RNA 者，可将三种药物的治疗方案延续至第 36 周，然后，用 PR 治疗至 48 周。

3. 对于经 PR 治疗有部分病毒学应答或复发者，在初始治疗及加服本品 800mg，3 次/日，第 8 周和第 24 周，均检测不到 HCV RNA 者，可将三种药物的治疗方案延续至第 36 周。

4. 对于经 PR 治疗有部分病毒学应答或复发者，初始治疗及加服本品 800mg，3 次/日，第 8 周可检测出 HCV RNA，而用药至第 24 周后已检测不到 HCV RNA 者，可将三种药物的治疗方案延续至第 36 周，其后，用 PR 继续治疗至第 48 周。

5. 对于经 PR 治疗无反应者，初始治疗及加服本品 800mg，3 次/日，无论第 8 周可否检测出 HCV

RNA，第 24 周后已检测不到 HCV RNA 者，三种药物的治疗方案延续至第 48 周。

6. 若患者在治疗 12 周后，HCV RNA≥100U/ml 或 24 周后确诊可检测到 HCV RNA，视为治疗失败，应停止三种药物的治疗方案。

7. 对于初始治疗，用 PR 用药 12 周后，HCV RNA 下降＜2log10 的患者，若考虑继续治疗，应先接受 PR 用药 4 周后，再加服本品 800mg，3 次/日，共 44 周。

8. 对干扰素应答率较弱的未经治疗的患者，为了达到最大的病毒学应答，可先接受 PR 治疗 4 周后，再加服本品 800mg，3 次/日，共 44 周。

9. 有肝代偿功能的肝硬化患者，先接受 PR 用药 4 周后，再加服本品 800mg，3 次/日，共 44 周。

10. 调整剂量时，不推荐减少本品剂量，若患者对聚乙二醇干扰素α和（或）利巴韦林有潜在的严重不良反应，应减少 PR 剂量或停止用药，但本品不应在停用 PR 时服用。

11. 所有患者在用药 12 周后，因治疗失败而停药时，HCV RNA≥100U/ml 或用药 24 周后仍可检测到 HCV RNA 时，应停止治疗。

【用药须知】

1. 本品过量没有特异性解毒药，本品过量经验十分有限，一旦过量除密切观察患者体征外，应给予综合的支持性措施，包括生命指征监测和 ECG（QT 间期）监测。如确定药物过量，洗胃以排出未吸收的有效成分，药用炭也可用来移除未吸收的有效成分。因为本品与血浆蛋白高度结合，不太可能通过血液透析去除已吸收的有效成分。

2. 应在每天进餐时服用本品，单独的蛋白饮品摄取不能替代进餐。

3. 轻中度肝肾功能不全患者不必调整剂量。

4. 如果漏服 1 剂，离下次服药预定时间不足 2h，不必补服；如≥2h，应补服，与食物同服，下一次服药按预定时间。

5. 治疗期间是否传染未知，应采取必要的防止传染他人的措施。

【制剂】胶囊剂：200mg。

【贮藏】密闭贮于 2～8℃，避免暴露于高温中。室温下可保存 3 个月。

西美瑞韦（simeprevir）

别名：Olysio。

本品是直接作用于丙型肝炎病毒（HCV）的抗病毒药。

【理化性状】

1. 本品为白色或近白色粉末几乎不溶于水、丙二醇，极微溶于甲醇，微溶于丙酮。

2. 化学名：（2R,3aR,10Z,11aS,12aR,14aR）-N（cyclopropylsulfonyl）-2-[[2-（4-isopropyl- 1,3-thiazol-2-yl）-7-methoxy-8-methyl-4quinolinyl]oxy]-5-methyl-4,14-dioxo-2,3,3a,4,5,6,7,8,9,11a,12,13,14,14atetradecahy drocyclopenta[c]cyclopropa[g][1,6]diazacyclot etradecine-12a（1H）carboxamide。

3. 分子式：C$_{38}$H$_{47}$N$_5$O$_7$S$_2$。

4. 分子量：749.94。

5. 结构式如下：

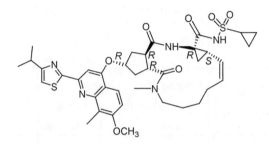

【药理学】本品是 HCV NS3/4A 蛋白酶抑制剂，本品抑制 HCV 基因 1a 及 1b 型 NS3/4A 蛋白酶的抑制常数（K_i）分别为 0.5nmol/L 和 1nmol/L。

【药动学】

1. 吸收：多剂量给予本品 75～200mg 后，暴露量增加大于剂量的增加。1 次/日给药 7d 后达稳态。HCV 感染者的暴露量为健康者的 2～3 倍。达稳态后，在给药前本品的血药浓度为 1936ng/ml，AUC$_{24h}$ 为 57 469（ng·h）/ml。与聚乙二醇干扰素、利巴韦林合用或索非布韦合用血药浓度无变化。口服后 4～6h 达血药峰值。

食物增加本品的生物利用度，延迟达峰时间 1～1.5h，故本品应在进餐时服用。

2. 分布：本品高度与血浆蛋白结合，血浆蛋白结合率大于 99%。主要与白蛋白结合，少部分与α-酸性糖蛋白结合。

3. 代谢：本品主要在肝经 CYP3A 氧化代谢，不排除 CYP2C8 及 CYP2C19 亦参与本品的代谢。血浆中主要为原药，有小部分代谢产物存在。

4. 排泄：口服本品 200mg，在健康者本品的终末 $t_{1/2}$ 为 10～13h，HCV 感染者为 41h。本品主要通过胆囊分泌排泄，粪便中回收给药剂量的 91%，其中 31% 为原药，尿液中回收给药剂量的 1%。

5. 与肝功能正常者比较，中度和重度肝损伤患者的 AUC 分别升高 2.4 倍和 4.5 倍。

【适应证】作为治疗方案的一部分，用于治疗慢性基因 1 型丙型肝炎病毒感染。

【不良反应】

1. 与聚乙二醇干扰素、利巴韦林注射剂联合用药时，常见的不良反应为皮疹、光敏性皮炎、瘙痒、恶心、肌痛、呼吸困难、碱性磷酸酶升高、胆红素升高。

2. 与索非布韦合用时的不良反应包括疲乏、头痛、恶心、失眠、光敏性皮炎。

【妊娠期安全等级】C。

【禁忌与慎用】

1. 儿童用药的安全性和有效性尚未确定。

2. 孕妇只有在潜在益处大于对胎儿潜在风险才可使用。

3. 女性患者应避免哺乳，因为尚不明确本品是否能通过母乳并且是否对婴儿有害。

4. 肝移植患者的安全性和有效性尚不明确。

5. 对其他基因型 HCV 的有效性尚不明确。

6. 与其他药物合用（如聚乙二醇干扰素、利巴韦林、索非布韦）时，参见其他药物的说明。

7. 不推荐用于重度肝功能不全患者。

8. 亚洲人种的暴露量高于其他人种 3.4 倍，具东亚血统的人群在使用本品时应权衡利弊。

【药物相互作用】

1. 本品是为 CYP1A2 抑制剂和肠道 CYP3A4 抑制剂，但对肝 CYP3A4 无抑制作用，本品是 OATP1B1/3 和 P-糖蛋白抑制剂。

2. 本品主要经 CYP3A 代谢，中效或强效 CYP3A 抑制剂可升高本品的血药浓度。

3. 本品可升高地高辛的血药浓度，推荐监测地高辛的血药浓度。

4. 本品可轻度升高抗心律失常药如胺碘酮、苄普地尔、氟卡尼、普罗帕酮、地高辛及奎尼丁的血药浓度，合用时应密切观察，并监测血药浓度。

5. CYP3A4 诱导剂（抗惊厥药，如卡马西平、奥卡西平、苯妥英、苯巴比妥，抗结核药，如利福平、利福喷丁、地塞米松等）可降低本品的血药浓度，可导致治疗失败，不推荐本品与上述药物合用。

6. 与红霉素合用，本品和红霉素的血药浓度均见升高。

7. 克拉霉素和泰利霉素可升高本品的血药浓度，不推荐合用。

8. 唑类抗真菌药（酮康唑、伊曲康唑、伏立康唑、泊沙康唑）可升高本品的血药浓度，不推荐合用。

9. 本品可升高钙通道阻滞药（氨氯地平、非洛地平、地尔硫䓬、尼索地平、尼卡地平、硝苯地平、维拉帕米）的血药浓度，密切监测钙通道阻滞药的不良反应。

10. 本品可升高西沙必利血药浓度，增加心律失常的风险，不推荐合用。

11. 水飞蓟可升高本品的血药浓度，不推荐合用。

12. 贯叶连翘可降低本品的血药浓度，不推荐合用。

13. 可比司他可升高本品的血药浓度，不推荐与含可比司他的制剂合用。

14. 依非伟仑可降低本品血药浓度，导致治疗失败，不可合用。

15. 地拉韦啶可升高本品的血药浓度，不推荐合用。

16. 依曲韦林和奈韦拉平可降低本品的血药浓度，不推荐合用。

17. 本品与达芦那韦-利托那韦合用，本品和达芦那韦的血药浓度均见升高，不推荐合用。

18. 利托那韦可升高本品的血药浓度，不推荐合用。

19. 与咪达唑仑及阿普唑仑合用，注意呼吸抑制不良反应的发生，应降低剂量。

【剂量与用法】推荐剂量为 150mg，1 次/日，进餐时服用，胶囊剂应整粒吞服。

1. 与干扰素、利巴韦林合用

（1）未经治疗的患者或经干扰素治疗复发的患者：本品与聚乙二醇干扰素、利巴韦林治疗 2 周，继后用聚乙二醇干扰素、利巴韦林治疗 12 周。

（2）经干扰素治疗无反应者：本品与聚乙二醇干扰素、利巴韦林治疗 2 周，继后用聚乙二醇干扰素、利巴韦林治疗 36 周。

（3）在治疗第 4 周、第 12 周、第 24 周测定 HCV RNA 水平，如≥25U/ml，提示本品的治疗无足够疗效，应停止治疗。

2. 与索非布韦合用

（1）伴肝硬化者：疗程 24 周。

（2）不伴肝硬化者：疗程 12 周。

【用药须知】

1. 本品不能单用。

2. 本品与干扰素及利巴韦林治疗 HCV 1a 型存在 NS3 Q80K 基因者效果差，在开始本品前应对此类患者进行筛查，此类患者应选用其他治疗方案。

3．本品不推荐用于重度肝功能不全患者及曾使用含本品或其他蛋白酶抑制剂治疗失败的患者。

【制剂】胶囊剂：150mg。

【贮藏】避光，贮于30℃以下。

达卡他韦（daclatasvir）

别名：Daklinza。

本品是直接作用于丙型肝炎病毒（HCV）的抗病毒药。2014年7月欧盟批准其上市。

【理化性状】

1．化学名：methyl[（2S）-1-{（2S）-2-[4-（4'-{2-[（2S）-1-{（2S）-2-[（methoxycarbonyl）amino]3-methylbutanoyl}-2-pyrrolidinyl]-1H-imidazol-4-yl}-4-biphenylyl）-1H-imidazol-2-yl]-1-pyrrolidinyl}-3-methyl-1-oxo-2-butanyl]carbamate。

2．分子式：$C_{40}H_{50}N_8O_6$。

3．分子量：738.88。

4．结构式如下：

【药理学】本品是HCV NS5A蛋白抑制剂，NS5A蛋白是病毒复制关键的多功能蛋白。本品可抑制HCV RNA的复制和病毒颗粒的组装。

【药动学】

1．吸收：多剂量给予本品后，血药浓度在1~2h后达峰值，暴露量的增加与剂量的增加近似线性。1次/日给药4d后达稳态。60mg/次，1次/日，多次给药后，C_{max}为1534（CV=58%）ng/ml，$AUC_{0~24h}$为14 122（CV=70%）（ng·h）/ml，C_{min}为232（CV=83%）ng/ml。本品片剂的生物利用度约为67%。

2．分布：本品的血浆蛋白结合率为99%，且与浓度无关。稳态分布容积为47L。本品是P-糖蛋白、OATP 1B1和BCRP的抑制剂。

3．代谢：本品主要经CYP3A4代谢，血浆中主要为原药，无代谢产物的浓度超过原药的5%。

4．排泄：口服放射性标记的本品6mg，粪便中回收88%的给药剂量（53%为原药），尿液中回收6.6%（主要为原药）。$t_{1/2}$为12~15h，清除率为4.24L/h。

5．肾功能不全者暴露量稍有升高。

【适应证】作为治疗方案的一部分，用于治疗慢性丙型肝炎病毒感染。

【不良反应】与聚乙二醇干扰素、利巴韦林或索非布韦联合用药时，常见的不良反应为贫血、食欲缺乏、抑郁、焦虑、失眠、头痛、头晕、偏头痛、热潮红、咳嗽、呼吸困难、鼻出血、恶心、腹泻、腹痛、便秘、腹胀、胃食管反流性疾病、口干、呕吐、瘙痒、皮肤干燥、脱发、皮疹、关节痛、肌痛、疲乏、易激惹。

【禁忌与慎用】

1．18岁以下儿童用药的安全性和有效性尚未确定。

2．孕妇只有在潜在益处大于对胎儿潜在风险才可使用。

3．女性患者应避免哺乳，因为尚不明确本品是否能通过母乳并且是否对婴儿有害。

4．肝移植患者的安全性和有效性尚不明确。

5．对其他基因型HCV的有效性尚不明确。

6．与其他药物合用（如聚乙二醇干扰素、利巴韦林、索非布韦）时，参见其他药物的说明。

7．不推荐用于重度肝功能不全患者。

8．亚洲人种的暴露量高于其他人种3.4倍，具东亚血统的人群在使用本品时应权衡利弊。

【药物相互作用】

1．波普瑞韦抑制CYP3A4，可升高本品的血药浓度，本品与包括波普瑞伟在内的CYP3A4强效抑制剂合用，应降低剂量至30mg，1次/日。

2．本品与西美瑞韦合用，两药的暴露量均见升高，但不必调整两药的剂量。

3．替拉匹韦可升高本品的血药浓度，本品的剂量应降至30mg，1次/日。

4．阿扎那韦-利托那韦可升高本品的血药浓度，本品的剂量应降至30mg，1次/日。

5．达芦那韦-利托那韦、洛匹那韦-利托那韦可能升高本品的血药浓度，尚无研究数据，不推荐合用。

6．替诺福韦、拉米夫定、齐多夫定、恩曲他滨、阿巴卡韦、去羟肌苷、司他夫定与本品合用，无临床意义的相互作用，不必调整剂量。

7．依曲韦林、奈韦拉平可能会降低本品的血药浓度，尚无研究数据，不推荐合用。

8．与利匹韦林合用无临床意义的相互作用，不必调整剂量。

9．与拉替拉韦、多芦那韦、恩夫韦肽、马拉维若合用无临床意义的相互作用，不必调整剂量。

10. 与含可比司他的制剂合用，可能会升高本品的血药浓度，本品的剂量应降至 30mg，1 次/日。

11. 与 H₂ 受体拮抗剂、质子泵抑制剂无临床意义的相互作用，不必调整剂量或分开服用。

12. 克拉霉素、泰利霉素可能升高本品的血药浓度，合用时本品的剂量应降至 30mg，1 次/日。

13. 红霉素可能升高本品的血药浓度，谨慎合用。

14. 与阿奇霉素、环丙沙星无临床意义的相互作用，不必调整剂量。

15. 本品可能会达比加群酯的血药浓度，监测达比加群酯的不良反应，特别是出血的风险。

16. 与华法林无临床意义的相互作用，不必调整剂量。

17. 卡马西平、苯妥英、苯巴比妥、奥卡西平可明显降低本品的血药浓度，禁止合用。

18. 与西酞普兰无临床意义的相互作用，不必调整剂量。

19. 酮康唑、伊曲康唑、伏立康唑、泊沙康唑可升高本品的血药浓度，合用时本品的剂量应降至 30mg，1 次/日。

20. 与氟康唑合用无临床意义的相互作用，不必调整剂量。

21. 利福平、利福喷丁、利福布汀可明显降低本品的血药浓度，禁止合用。

22. 本品可升高地高辛的血药浓度，地高辛的剂量应从低剂量开始仔细滴定，推荐监测地高辛的血药浓度。

23. 地尔硫䓬、硝苯地平、氨氯地平、维拉帕米等钙通道阻滞药可升高本品的血药浓度。

24. 全身用地塞米松可能会降低本品的血药浓度，禁止合用。

25. 贯叶连翘可能会降低本品血药浓度，禁止合用。

26. 与炔雌醇-诺孕酯无临床意义的相互作用，与其他口服避孕药的相互作用尚不明确。

27. 与环孢素、他克莫司、西罗莫司、吗替麦考酚酯无临床意义的相互作用，不必调整剂量。

28. 与丁丙诺啡、美沙酮无临床意义的相互作用，不必调整剂量。

29. 本品与苯二氮䓬类药物无临床意义的相互作用，不必调整剂量。

【剂量与用法】推荐剂量为 60mg，1 次/日，是否与食物同服均可。

1. 无肝硬化的 HCV 基因 1 型或 4 型感染的患者：本品与索非布韦合用，疗程 12 周，对于经 NS3/4A 蛋白酶抑制治疗的患者，考虑延长至 24 周。

2. 伴代偿性肝硬化的 HCV 基因 1 型或 4 型感染的患者：本品与索非布韦合用，疗程 24 周，对于未经治疗的患者、IL28BCC 基因型和（或）病毒载量低的患者可考虑缩短疗程至 12 周；晚期肝病患者可考虑加用利巴韦林。

3. 伴代偿性肝硬化的 HCV 基因 3 型感染的患者：本品与索非布韦合用，疗程 24 周。

4. HCV 基因 4 型：与聚乙二醇干扰素、利巴韦林合用，疗程 24～48 周。如果在治疗第 4 周和第 12 周检测不到 HCV RNA，三种药物使用至 24 周；如果在治疗第 4 周和第 12 周不是每次都检测不到 HCV RNA，三种药物治疗 24 周后，继续聚乙二醇干扰素、利巴韦林治疗至 48 周。

5. 在治疗第 4 周、第 12 周、第 24 周测定 HCV RNA 水平，在第 4 周 HCV RNA 水平≥100U/ml，或在第 12 周第 24 周，HCV RNA 水平≥25U/ml，提示本品的治疗无足够疗效，应停止治疗。

6. 与强效 CYP3A 抑制剂合用，本品的剂量应减至 30mg，与中效 CYP3A 抑制剂合用，本品的剂量应增加至 90mg。

7. 如漏服一剂，且距下次服用 4h 以上，应尽快补服。

【用药须知】本品不能单用，需与索非布韦或聚乙二醇干扰素、利巴韦林合用。

【制剂】片剂：30mg，60mg。

【贮藏】避光，贮于 30℃以下。

阿舒瑞韦（asunaprevir）

别名：Sunvepra。

本品是直接作用于丙型肝炎病毒（HCV）的抗病毒药。2014 年 7 月日本批准其上市，但美国未批准其上市。

【理化性状】

1. 化学名：3-methyl-N-{[（2-methyl-2-propanyl）oxy]carbonyl}-L-valyl-（4R)-4-[7-chloro-4-methoxy-1-isoquinolinyl）oxy]-N-{（1R,2S)-1- [（cyclo- propy-lsulfonyl） carbamoyl]-2-vinylcyclopropyl}-L-prolinamide。

2. 分子式：C₃₅H₄₆ClN₅O₉S。

3. 分子量：748.29。

4. 结构式如下：

【简介】本品是一种 NS3/4A 蛋白酶抑制剂，用于治疗丙型肝炎病毒（HCV）基因 1 型感染。与达卡那韦合用，口服，100mg/次，2 次/日。胶囊剂：100mg。

索非布韦（sofosbuvir）

别名：Sovaldi。

本品是一种 HCV NS5B RNA 依赖性 RNA 聚合酶抑制剂，属抗病毒药。

【理化性状】

1. 本品为白色或类白色结晶体，在 37℃，pH 为 2～7.7 时，溶解度≥2mg/ml，微溶于水。

2. 化学名：2-（(S)-((2R,3R,4R,5R)-5-(2,4-dioxo-3,4-dihydropyrimidin-1（2H）-yl）-4-fluoro-3-hydroxy-4-methyltetrahydrofuran-2-yl）methoxy）-（phenoxy）phosphorylamino）propanoate。

3. 分子式：$C_{22}H_{29}FN_3O_9P$。

4. 分子量：529.45。

5. 结构式如下：

【药理学】

1. 本品为 HCV NS5B RNA 依赖性 RNA 聚合酶抑制剂，此酶是病毒复制所必需的酶。本品是一种核苷酸前药，在细胞内代谢后，形成具有药理活性的尿苷三磷酸类似物（GS-461203），其通过 NS5B 聚合酶与 HCV RNA 结合，成为肽链终止因子。在生物化学分析中，GS-461203 可抑制 HCV 基因型 1b、2a、3a 和 4a 的、重组的 NS5B 聚合酶活性，其 IC_{50} 值为 0.7～2.6μmol/L，其不抑制人类 DNA 和 RNA 聚合酶、线粒体 RNA 聚合酶。

2. 体外试验本品对抗基因型 1a 和 1b、2a、3a 和 4a，以及嵌合 1b 复制子编码基因型 2b、5a 或 6a 中的 NS5B 全长复制子的 EC_{50} 值为 0.014～0.11μmol/L。在感染病毒分析中，本品对抗基因型 1a 和 2a 的 EC_{50} 值分别为 0.03 和 0.02μmol/L。40% 人的血清对本品抗 HCV 活性无影响。在复制细胞中降低 HCV RNA 水平方面，本品联合干扰素或利巴韦林无拮抗作用。

【药动学】

1. 吸收：在健康成年受试者和慢性丙型肝炎受试者中，曾评价本品及其在循环中代谢产物 GS-331007 的药动学。口服本品后，C_{max} 为 0.5～2h，GS-331007 的 C_{max} 为 2～4h，基于群体药动学研究，联合利巴韦林（联合或不联合聚乙二醇干扰素）治疗 HCV 基因型 1 或 6 感染，本品（$n = 838$）、GS-331007（$n = 1695$）的 $AUC_{0～24h}$ 分别为 828（ng·h）/ml 和 6790（ng·h）/ml。与健康受试者相比，HCV（$n = 272$）感染受试者给予单一本品，较本品的 $AUC_{0～24h}$ 高 39%，而 GS-331007 的 $AUC_{0～24h}$ 则低 39%。在 200～1200mg 剂量时，本品和 GS-331007 的 AUC 与剂量高低相关。

高脂肪饮食不影响本品和 GS-331007 的 C_{max} 或 $AUC_{0～inf}$，因此，本品的吸收不受食物影响。

2. 分布：本品血浆蛋白结合率为 61%～65%，当血药浓度为 1～20μg/ml 时，结合率与药物浓度无关。GS-331007 与血浆蛋白的结合率极低。健康受试者口服本品 400mg，游离型与结合型的比率约为 0.7。

3. 代谢：本品在肝中大部分代谢成具有药理活性的三磷酸 GS-461203。代谢活化途径包含通过人组织蛋白酶 A（CATA）或羧酸酯酶 1（CES1）催化的羧酸酯基团连续水解、组氨酸三联体核苷酸结合蛋白 1（HINT1）裂解氨基磷酸酯，以及随后经嘧啶核苷酸生物合成途径磷酸化作用、脱磷酸作用形成核苷代谢产物 GS-331007，其在体外不能再次有效磷酸化，且不具有抗 HCV 活性。

口服单剂量 ^{14}C 标记的本品 400mg 后，原药约占总 AUC 的 4%，GS-331007≥90%。

4. 消除：单剂量口服本品 400m 后，总回收率≥92%，尿液、粪便、呼气中分别回收 80%、14%、2.5%；尿液中的 GS-331007 和原药分别回收 78% 和 3.5%。GS-331007 主要经肾排除，原药和 GS-331007 的终末 $t_{1/2}$ 分别为 0.4h 和 27h。

5. 种族、年龄、性别对本品的暴露量无影响；儿童的药动学尚未建立。

6. 肾功能不全的患者：HCV 阴性的轻、中、重度功能不全患者服用单剂量本品 400mg，相对于肾功能正常受试者，本品的 $AUC_{0\sim inf}$ 分别为 61%、107% 和 171%；GS-331007 的 $AUC_{0\sim inf}$ 分别为 55% 和 88% 和 451%。终末期肾病（ESRD）患者在血液透析前 1h 给药，本品和 GS-331007 的 $AUC_{0\sim inf}$ 分别为 28% 和 1280%；透析后 1h 给药，本品和 GS-331007 的 $AUC_{0\sim inf}$ 分别为 60% 和 2070%。血液透析 4h 可清除本品约 18%。轻、中度肾功能不全患者无须调整剂量，重度功能不全及 ESRD 患者的安全性和有效性尚未建立，无推荐剂量。

7. 肝功能不全的患者：中、重度肝功能不全的 HCV 感染者，服用本品 400mg 达 7d，与肝功能正常受试者相比，本品的 $AUC_{0\sim 24h}$ 分别为 126% 和 143%；GS-331007 的 $AUC_{0\sim inf}$ 分别为 18% 和 9%。HCV 感染者的群体药动学分析表明，肝硬化对本品和 GS-331007 无临床意义的影响。肝功能不全患者无推荐剂量。

【适应证】本品为丙型肝炎病毒核苷酸类似物 NS5B 聚合酶的抑制剂，用作慢性丙型肝炎（CHC）感染抗病毒组合治疗方案的组成部分。

【不良反应】

1. ≥15% 的与治疗相关的不良反应包括疲劳、头痛、恶心、失眠、瘙痒、贫血、衰弱、皮疹、食欲缺乏、寒冷、流感症状、发热、腹泻、中性粒细胞减少、肌痛、易怒等。

2. 本品+利巴韦林联合治疗最常见的不良反应（≥20%）有疲劳和头痛。本品+聚乙二醇干扰素 α+利巴韦林联合治疗最常见的不良反应（≥20%）有乏力、头痛、恶心和失眠。

3. 罕见不良反应（<1%）包括全血细胞减少（特别是联合聚乙二醇干扰素治疗的患者）、精神障碍、严重抑郁症（特别是有精神病史受试者），包括自杀观念和自杀行为。

4. 实验室检查异常有胆红素、肌酸激酶和脂酶升高。

【妊娠期安全等级】 X。

【禁忌与慎用】

1. 当本品与利巴韦林或聚乙二醇干扰素 α/利巴韦林合用，适用于联合疗法的患者。请参阅聚乙二醇干扰素 α 和利巴韦林药品说明书的禁忌证。

2. 禁用于孕妇或育龄期妇女及其男性伴侣，因

为可导致畸胎和死胎。

3. 尚未明确本品是否可通过乳汁分泌，哺乳期妇女使用时，应暂停哺乳。

4. ≤18 周岁的青少年用药的安全性和有效性尚未建立，应慎用。

5. 重度肾功能不全（GFR<30ml/min）或需要血液透析的终末期肾病（ESRD）安全性和有效性尚未建立，应慎用。

6. 失代偿性肝硬化应用本品的安全性和有效性尚未建立，应慎用。

7. 肝移植后患者应用本品的安全性和有效性尚未建立，应慎用。

【药物相互作用】

1. 本品是 P-糖蛋白和乳腺癌耐药蛋白（BCRP）的底物，而 GS-331007 不是；与强效 P-糖蛋白诱导剂（如利福平或贯叶连翘）合用，可显著减少本品的血浆浓度且可能降低本品的治疗效果。

2. P-糖蛋白和（或）BCRP 抑制剂与本品合用，可能升高本品血药浓度，而不增加 GS-331007 的血药浓度。本品可与 P-糖蛋白和（或）BCRP 抑制剂合用。本品和 GS-331007 均不是 P-糖蛋白和 BCRP 的抑制剂，因此，不会增加经上述途径转运的底物的血药浓度。

3. 与抗癫痫药（卡马西平、苯妥英钠、苯巴比妥、奥卡西平）合用，本品及 GS-331007 的血药浓度均可降低，从而减弱本品的治疗作用，不宜合用。

4. 与抗结核药（利福布汀、利福平、利福喷丁）合用，本品及 GS-331007 的血药浓度会降低，从而减弱本品的治疗作用，不宜合用。

5. 与 HIV 蛋白酶抑制剂（替拉那韦、利托那韦）合用，本品及 GS-331007 的血药浓度会降低，从而减弱本品的治疗作用，不宜合用。

【剂量与用法】

1. 成人口服的推荐剂量为 400mg/次，1 次/日，空腹或餐后服用均可。

本品治疗成人慢性丙型肝炎时应与利巴韦林合用或与聚乙二醇干扰素和利巴韦林合用，其组合药物的推荐治疗方案和疗程见表 1-25：

本品联合疗法在 HCV 单一感染及 HCV/HIV-1 合并感染患者中的推荐治疗方案和疗程的每日剂量分 2 次与食物同服。肾功能不全（CC≤50ml/min）患者需降低利巴韦林剂量；参考利巴韦林说明书。

2. 本品与利巴韦林合用 24 周被认为是感染基因型 1 CHC 不适于接受干扰素基础方案患者的一

个治疗选择。

表 1-25　成人慢性丙型肝炎合用本品与利巴韦林或与聚乙二醇干扰素、利巴韦林的方案

	治疗方案	疗程
基因型 1 或 4 的 CHC 患者	本品+聚乙二醇干扰素 α[a]+利巴韦林[b]	12 周
基因型 2 的 CHC 患者	本品+利巴韦林[b]	12 周
基因型 3 的 CHC 患者	本品+利巴韦林[b]	24 周

[a] 用于基因型 1 或 4 CHC 的聚乙二醇干扰素α推荐剂量见药品说明书；[b] 利巴韦林的剂量基于体重（＜75kg 者为 1000mg；≥75kg 者为 1200mg）

3. 推荐本品与利巴韦林合用多达 48 周或直到肝移植时，以防止移植后再感染丙型肝炎病毒。

4. 剂量调整：不建议本品减量。

（1）基因型 1 和 4：如果患者有与聚乙二醇干扰素α和（或）利巴韦林可能相关的严重不良反应，聚乙二醇干扰素α和（或）利巴韦林的量应减少或停止用药。请参阅聚乙二醇干扰素α和利巴韦林的药品说明书，以了解有关如何减量和（或）停药的附加说明。

（2）基因型 2 和 3：如果患者有与利巴韦林可能相关的严重不良反应，利巴韦林剂量应调整或停药，直至不良反应的严重程度降低。基于患者的血红蛋白浓度和心脏状况进行剂量调整见表 1-26。

表 1-26　与本品合用的利巴韦林剂量调整方案

实验室值	减少利巴韦林剂量为 600mg/d[a]	停用利巴韦林[b]
无心脏疾病的患者血红蛋白	＜10g/dl	＜8.5g/dl
有稳定心脏病史的患者血红蛋白	在任意 4 周的治疗期血红蛋白降低值≥2g/dl	尽管连续 4 周减少剂量，血红蛋白仍＜12g/dl

[a] 利巴韦林每日剂量分两次与食物同服；[b] 由于实验室异常或临床表现停用利巴韦林，应尝试重新给予利巴韦林 600mg/d，并且进一步增加剂量至 800mg/d

5. 终止给药：如果与本品合用的其他药物长时间停用，本品也应停用。

【用药须知】

1. 本品不可单独使用，须与其他抗病毒药合用，当合用时，应仔细阅读其他药品说明书。

2. 如漏服，及时补服，但每天不超过 1 片，次日按时服用。

3. 老年人无须调整给药剂量。

4. 在治疗期间和结束治疗后，至少 6 个月育龄期妇女及其男性伴侣须使用两种有效的避孕措施。在治疗期间内必须进行常规妊娠试验。尚无使用全身激素类避孕药临床数据，因此，应选用有效的非激素避孕药。

5. 无特殊解毒剂，用药过量时，须监测生命体征和观察临床症状。血液透析 4h 可清除 18%的本品。

6. 用本品治疗期间，是否可传染丙型肝炎尚不清楚。

7. 不建议本品单药用于治疗慢性丙型肝炎。治疗方案和持续时间取决于病毒的基因型和患者群体，而治疗效应则随着宿主病毒载量基线水平和病毒因素变化而定。

【制剂】片剂：400mg。

【贮藏】贮于 30℃以下。

索非布韦-维帕他韦-伏西瑞韦（sofosbuvir,velpatasvir and voxilaprevir）

别名：Vosevi。

本品为治疗慢性丙型肝炎病毒（HCV）感染的复方制剂。索非布韦、维帕他韦的理化性状可分别参见本章中其药品名称的项下。

【CAS】1535212-07-7（voxilaprevir）。

【理化性状】（voxilaprevir） N

1. 化学名：（1aR,5S,8S,9S,10R,22aR）-5-tert-butyl-N-{（1R,2R）-2-（difluoromethyl）-1-[（1-methylcyclopropanesulfonyl） carbamoyl] cyclopropyl}-9-ethyl-18,18-difluoro-14-methoxy-3,6-dioxo-1,1a,3,4,5,6,9,10,18,19,20,21,22,22a-tetradecahydro-8H-7,10-methanocyclopropa [18,19][1,10,3,6] dioxadiazacyclononadecino[11,12-b]quinoxaline-8- carboxamide.

2. 分子式：$C_{40}H_{52}F_4N_6O_9S$。

3. 分子量：868.9。

4. 结构式如下：

【用药警戒】乙型肝炎和丙型肝炎共同感染的患者如使用本品治疗，可能会导致乙型肝炎复发，出现爆发型肝炎、肝功能衰竭甚至死亡。

【药理学】本品是固定剂量索氟布韦、维帕他韦和伏西瑞韦组成的复方制剂，三者均是直接抗HCV药物。索非布韦为NS5B抑制剂，NS5B是RNA依赖性RNA聚合酶，参与病毒复制。索非布韦是一种核苷酸前药，经过细胞内代谢形成有药理活性的三磷酸尿苷类似物（GS-461203），通过NS5B聚合酶插入到新合成的核苷酸链中，从而使链的延伸终止。GS-461203可抑制HCV基因型1b、2a、3a和4a重组NS5B聚合酶的活性，IC_{50}值为0.36～3.3μmol。GS-461203不是DNA和RNA聚合酶的抑制剂，也不是线粒体RNA聚合酶的抑制剂。维帕他韦是病毒复制所需HCV NS5A蛋白酶的抑制剂。伏西瑞韦是NS3/4A蛋白酶的抑制剂。NS3/4A是HCV编码多聚蛋白裂解（成为成熟形式的NS3、NS4A、NS4B、NS5A和NS5B蛋白）的关键酶，对于病毒复制至关重要。伏西瑞韦对基因1b和3a型NS3/4A蛋白酶的抑制常数（Ki）分别为38和66pM。

【药动学】

1. 索非布韦和维帕他韦药动学参见本章其药品名称项下。

2. HCV感染的成年患者多次口服本品，伏西瑞韦的T_{max}为4h，餐后服用可增加伏西瑞韦的暴露量112%～435%，C_{max}为259（±54.3）ng/ml，AUC_{tau}为2980（±51.3）（ng•h）/ml，$C_谷$为42（±67.3）ng/ml。

伏西瑞韦的蛋白结合率＞99%，主要通过CYP3A4，部分通过CYP2B6、CYP2C8、CYP3A4代谢，主要经胆HCV感染者的$AUC_{0～24}$和C_{max}较健康志愿者高2.6倍。

【适应证】用于治疗基因型1，2，3，4，5或6的成年患者的慢性HCV感染。

【不良反应】

1. 常见疲乏、贫血、恶心、头痛、失眠、无力、腹泻。

2. 少见皮疹和抑郁。

3. 索非布韦上市后，与胺碘酮和另一种直接作用于HCV的抗病毒药联用时，曾有发生严重心动过缓的报道。

4. 实验室检查少见脂肪酶升高、肌酸激酶升高、总胆红素升高。

【禁忌与慎用】

1. 本品对妊娠的影响尚不清楚。动物生殖研究显示，本品组分（索非布韦或维帕他韦）在暴露量大于人用推荐剂量时未观察到对动物胚胎及发育有不良影响。

2. 本品组分及其代谢物是否经人乳汁排泌尚不清楚。哺乳大鼠给予索非布韦，乳汁中检测到的主要成分为GS-331007，对幼鼠的生长发育没有影响。哺乳大鼠给予维帕他韦，在乳汁和幼鼠血浆中可检出，但对幼鼠的生长发育没有影响。

3. 儿童用药的有效性和安全性尚未确立。

4. 中、重度肝功能不全患者（Child-PughB或C）不推荐使用。

【药物相互作用】

1. 可能影响本品的药物：索非布韦、维帕他韦和伏西瑞韦是P-gp和乳腺癌耐药蛋白（BCRP）的底物，而GS-331007（索非布韦的活性代谢产物）不是。伏西瑞韦是OATP1B1和OATP1B3的底物。体外研究显示维帕他韦经CYP2B6、CYP2C8和CYP3A4缓慢代谢转化。伏西瑞韦通过CYP1A2、CYP2C8、CYP3A4代谢。P-gp诱导剂和（或）CYP2B6、CYP2C8或CYP3A4中至强效诱导剂（如利福平、贯叶连翘、卡马西平）合用可能会使索非布韦、维帕他韦和（或）伏西瑞韦的血药浓度降低。不推荐这些药物与本品合用。

2. 本品对其他药物的影响：维帕他韦和伏西瑞韦是P-gp、BCRP、OATP1B1、OATP1B3的抑制剂，维帕他韦也是OATP2B1的抑制剂，本品与这些转运蛋白底物（如甲氨蝶呤、米托蒽醌、伊马替尼、伊立替康、瑞舒伐他汀、柳氮磺吡啶、拓扑替康）合用时可能会增加后者的暴露量。

3. 已确定的和可能有临床意义的药物相互作用见表1-27。

【剂量与用法】口服，1次/日，1片/次，进餐时服用，疗程12周。

【用药须知】

1. 开始本品治疗前，应排除乙型肝炎病毒感染。

2. 请按医师制定的给药方案，每日按规律服用，切勿漏服。

3. 本品与某些药物可能存在相互作用，使用本品时，应告知医师正在服用的药物（包括处方药、非处方药和中草药制剂）。

表 1-27　本品与其他药物的相互作用

合用药物		对本品的影响	临床影响/建议
抑酸药	抗酸药（如氢氧化铝和镁）	维帕他韦血药浓度降低	随着 pH 升高，维帕他韦的溶解性降低，使胃 pH 增加的药物可能会使维帕他韦的血药浓度降低 抗酸药与本品应间隔 4h 服用
	H₂ 受体拮抗剂（如法莫替丁）		当 H₂ 受体拮抗剂的剂量不超过相当于法莫替丁 40mg，2 次/日的剂量时，与本品同服或间隔 12h 服用均可
	质子泵抑制剂（如奥美拉唑）		本品可与奥美拉唑 20mg 合用，但不推荐与其他质子泵抑制剂合用
抗心律失常药	胺碘酮	影响未知	胺碘酮与本品合用，可导致严重的有临床症状的心动过缓，具体机制尚不清楚。不推荐二者合用，如果临床必需，建议进行心电监护
抗心衰药	地高辛	地高辛血药浓度升高	二者合用时建议监测地高辛的血药浓度，并根据检测结果调整地高辛的剂量
抗癌药	拓扑替康	拓扑替康血药浓度升高	不推荐二者合用
抗惊厥药	卡马西平、苯妥英钠、苯巴比妥、奥卡西平	索非布韦、维帕他韦和伏西瑞韦的血药浓度均降低	不推荐合用
抗菌药丁	利福布汀、利福平、利福喷	索非布韦和维帕他韦和伏西瑞韦的血药浓度均降低	不推荐合用，禁止与利福平合用
抗反转录病毒药	依法韦仑	维帕他韦和伏西瑞韦的血药浓度降低	不推荐合用
	替诺福韦	替诺福韦血药浓度升高	注意监测替诺福韦相关不良反应，参考其说明书有关肾功能监测的建议
	替拉那韦/利托那韦	索非布韦和维帕他韦的血药浓度均降低	不推荐合用
	阿扎那韦、洛匹那韦	伏西瑞韦的血药浓度升高	不推荐合用
中草药制剂	贯叶连翘	索非布韦、维帕他韦和伏西瑞韦的血药浓度均降低	不推荐合用
HMG-CoA 还原酶抑制剂	瑞舒伐他汀	瑞舒伐他汀的血药浓度升高	二者合用可明显增加瑞舒伐他汀的血药浓度，从而使肌病风险升高，包括横纹肌溶解。不推荐合用
	匹伐他汀	匹伐他汀的血药浓度升高	二者合用可使匹伐他汀血药浓度升高，从而使肌病风险升高，包括横纹肌溶解。应密切监测 HMG-CoA 还原酶抑制剂相关不良反应，如肌病和横纹肌溶解
	阿托伐他汀、氟伐他汀、辛伐他汀、洛伐他汀	他汀类药物的血药浓度升高	他汀类应使用最低有效剂量，并密切观察不良反应
免疫抑制剂	环孢素	伏西瑞韦的血药浓度明显升高	不推荐合用

【制剂】片剂：400mg（索非布韦）/100mg（维帕他韦）/100mg（伏西瑞韦）。

【贮藏】30℃以下室温保存。

来地帕韦-索非布韦（ledipasvir and sofosbuvir）

本品是治疗丙型肝炎的复方制剂。2014 年 10 月 10 日由美国 FDA 批准上市。

【理化性状】

1. 来地帕韦

（1）本品在 pH3.0～7.5 几乎不溶于水（＜0.1mg/ml），pH2.3 以下微溶于水（1.1mg/ml）。

（2）化学名：methyl [（2S）-1-{（6S）-6-[5-（9,9-difluoro-7{2-[（1R,3S,4S）-2-{（2S）-2-[（methoxycarbonyl）amino]-3- methylbutanoyl}-2azabicyclo[2.2.1]hept-3-yl]-1H-benzimidazol-6-yl}-9H-fluoren-2-yl）-1H-imidazol- 2-yl]-5azaspiro[2.4]hept-5-yl}-3-methyl-1-oxobutan-2-yl]carbamate。

（3）分子式：$C_{49}H_{54}F_2N_8O_6$。

（4）分子量：889.0。

（5）结构式如下：

2. 索非布韦的相关资料参见其条目项下。

【药理学】来地帕韦是丙型肝炎（HCV）NS5A 蛋白酶抑制剂，此酶是病毒复制所必需的。索非布韦 HCV NS5B 蛋白酶抑制剂（参见索非布韦项下）。来地帕韦和索非布韦有协同作用。

【药动学】

1. 吸收 口服本品后来地帕韦在 4～4.5h 达血药峰值，索非布韦 0.8～1h 达血药峰值。索非布韦的主要活性代谢产物 GS-331007 在 3.5～4h 达血药峰值。三者的稳态 $AUC_{0～24h}$ 分别为 7290（ng·h）/ml、1320（ng·h）/ml 和 12 000（ng·h）/ml，稳态 C_{max} 分别为 323ng/ml、618ng/ml 和 707ng/ml。

2. 分布：来地帕韦的蛋白结合率＞99.8%。索非布韦的蛋白结合率为 61%～65%。GS-331007 的蛋白结合率很低。

3. 代谢：来地帕韦不经 CYP1A2、CYP2C8、CYP2C9、CYP2C19、CYP2D6 及 CYP3A4 代谢，

在体内经缓慢氧化代谢。循环中主要为原药（＞98%）。

4. 单剂量给予来地帕韦 90mg，粪便中回收 86%的放射性物质，原药约占给药剂量的 70%，氧化代谢产物占给药剂量的 2.2%。随尿液排泄不足 1%。

【适应证】用于治疗基因 1 型丙型肝炎。

【不良反应】

1. 常见疲劳、腹泻、恶心、头痛、失眠。

2. 实验室检查可见胆红素升高、脂肪酶升高、肌酸激酶升高。

【妊娠期安全等级】B。

【禁忌与慎用】

1. 动物实验来地帕韦可经乳汁分泌，哺乳期妇女使用时，应暂停哺乳，

2. 儿童的有效性及有效性尚未确定。

【药物相互作用】

1. 来地帕韦是 P-糖蛋白抑制剂,同时来地帕韦和索非布韦也是 P-糖蛋白的底物。

2. 胃内 pH 升高可降低来地帕韦的溶解度，与抗酸药应间隔至少 4h 服用。与 H_2 受体拮抗剂应间隔 12h 服用，H_2 受体拮抗剂的剂量不超过相当于法莫替丁 40mg，2 次/日。与质子泵抑制剂合用质子泵抑制剂不超过相当于 20mg 奥美拉唑的剂量，可与来地帕韦-索非布韦同时服用。

3. 来地帕韦可升高地高辛的血压浓度,推荐监测地高辛的血药浓度。

4. 卡马西平、苯妥英、苯巴比妥、奥卡西平、利福平、利福布汀、利福喷丁可降低来地帕韦和索非布韦的血药浓度，导致治疗失败，不推荐合用。

5. 本品能升高替诺福韦的血药浓度，监测替诺福韦的毒性。

6. 替匹那韦-利托那韦降低来地帕韦和索非布韦的血药浓度,可导致治疗失败,不推荐合用。

7. 西波瑞韦与来地帕韦合用，两者的血药浓度均升高。来地帕韦-索非布韦与西波瑞韦的相互作用尚不明确。

8. 贯叶连翘可降低来地帕韦和索非布韦的血药浓度，不推荐合用。

9. 本品可明显升高瑞舒伐他汀的血药浓度，发生横纹肌溶解的风险升高，不推荐合用。

【剂量与用法】推荐剂量为 90mg/400mg，1 次/日，是否与食物同服均可。未经治疗者和经治疗

者但无肝硬化者疗程为 12 周；经治疗并伴肝硬化者疗程 24 周。

【用药须知】本品应在每天的同一时间服用。

【制剂】片剂：每片含来地帕韦 90mg 与索非布韦 400mg。

【贮藏】贮存于 30℃以下。

奥比他韦-帕利瑞韦-利托那韦片与达沙布韦片组合包装（ombitasvir,paritaprevir,and ritonavir tablets;dasabuvir tablet）

本品是奥比他韦-帕利瑞韦-利托那韦片与达沙布韦片的组合包装，商品名 Viekira PAK，于 2014 年 12 月美国批准其上市。

【理化性状】

1. 奥比他韦

（1）本品为白色至浅黄色或粉色的粉末，几乎不溶于水，溶于乙醇。

（2）化学名：dimethyl（[（2*S*,5*S*）-1-（4-*tert*-butylphenyl） pyrrolidine-2,5-diyl]bis{benzene-4,1-diylcarbamoyl（2*S*）pyrrolidine-2,1-diyl[（2*S*）-3-methyl-1-oxobutane-1,2-diyl]}）biscarbamate hydrate。

（3）分子式：$C_{50}H_{67}N_7O_8 \cdot 4.5H_2O$。

（4）分子量：975.20。

（5）结构式如下：

2. 帕利瑞韦

（1）本品为白色至类白色粉末，微溶于水。

（2）化学名：（2*R*,6*S*,12*Z*,13a*S*,14a*R*,16a*S*）-*N*-（cyclopropylsulfonyl）-6-{[（5-methylpyrazin-2-yl）carbonyl]amino}-5,16-dioxo-2-（phenanthridin-6-yloxy）-1,2,3,6,7,8,9,10,11,13a,14,15,16,16a-tetradecahydrocyclopropa[e]pyrrolo[1,2-*a*][1,4] diazacyclopentadecine-14a（5*H*）-carboxamide dehydrate。

（3）分子式：$C_{40}H_{43}N_7O_7S \cdot 2H_2O$。

（4）分子量：801.91。

（5）结构式如下：

3. 达沙布韦

（1）本品为白色至浅黄色或粉色的粉末，微溶于水，极微溶于甲醇和异丙醇。

（2）化学名：3-（3-*tert*-butyl-4-methoxy-5-{6-[（methylsulfonyl） amino]naphthalene-2-yl}phenyl）-2,6-dioxo-3,6-dihydro-2*H*-pyrimidin-1-ide hydrate（1:1:1）。

（3）分子式：$C_{26}H_{26}N_3O_5S \cdot Na \cdot H_2O$。

（4）分子量：533.57。

（5）结构式如下：

【药理学】奥比他韦是 HCV NS5A 蛋白酶抑制剂，帕利瑞韦是 HCV NS3/4A 蛋白酶抑制剂，达沙布韦抑制编码 NS5B 基因的 HCV RNA 聚合酶，利托那韦为 CYP3A 抑制剂，对 HCV 无抑制作用，但可升高其他三药的血药浓度，为增效剂。

【药动学】

1. 吸收　本品在进餐时服用，4～5h 达血药浓度峰值，奥比他韦和达沙布韦的血药浓度与剂量成正比，利托那韦和达沙布韦的血药浓度的增加大于剂量增加的幅度。约 12d 后达稳态。达沙布韦的生物利用度约 70%。其余三药的生物利用度尚不清楚。

达稳态后奥比他韦、帕利瑞韦、利托那韦和达沙布韦的 $AUC_{0\sim24h}$ 分别为 1000（ng·h）/ml、2220（ng·h）/ml、6180（ng·h）/ml 和 3240（ng·h）/ml，C_{max} 分别为 68ng/ml、262ng/ml、682ng/ml 和 667ng/ml。

中等脂肪餐可分别升高奥比他韦、帕利瑞韦、利托那韦和达沙布韦的 AUC82%、211%、49%和30%，高脂肪餐可分别升高76%、180%、44%和22%。

2. 分布　奥比他韦、帕利瑞韦、利托那韦和达沙布韦的蛋白结合率分别为99.9%、97%～98.6%、>99%、>99.5%，血液与血浆浓度的比值分别为0.49、0.7、0.6、0.7，分布容积分别为50.1L、17.6L、21.5L、396L。

3. 代谢　奥比他韦先经氨基水解后被氧化代谢；帕利瑞韦主要经 CYP3A4 代谢，少部分经 CYP3A5 代谢；利托那韦主要经 CYP2D6 代谢，少部分经 CYP3A 代谢；达沙布韦主要经 CYP2C8 代谢，少部分经 CYP3A 代谢。

4. 排泄

（1）奥比他韦：给予放射性标记的奥比他韦，粪便中回收90.2%的给药剂量，其中原药占87.8%；尿中回收约1.91%的给药剂量，其中原药占0.03%。本品的 $t_{1/2}$ 为21～25h。

（2）帕利瑞韦：给予放射性标记的帕利瑞韦同时给予100mg 利托那韦，粪便中回收88%的给药剂量，其中原药占1.1%；尿中回收约8.8%的给药剂量，其中原药占0.05%。本品的 $t_{1/2}$ 为5.5h。

（3）利托那韦：给予奥比他韦-帕利瑞韦-利托那韦，利托那韦的 $t_{1/2}$ 为4h。给予放射性标记的利托那韦600mg，粪便中回收86.4%的给药剂量，尿中回收约11.3%。

（4）达沙布韦：给予放射性标记的达沙布韦，粪便中回收94.4%的给药剂量，其中原药占25%；尿中回收约2%的给药剂量，其中原药占0.03%。本品的 $t_{1/2}$ 为5.5～6h。

【适应证】治疗慢性基因1型 HCV 感染。

【不良反应】常见恶心、疲乏、皮疹及皮肤反应、失眠、无力、ALT 升高、总胆红素升高。

【妊娠期安全等级】B。

【禁忌与慎用】

1. 对利托那韦过敏者禁用。

2. 不推荐用于失代偿性肝硬化患者。

3. 不推荐中度肝功能不全患者使用，重度肝功能不全患者禁用。

4. 哺乳期妇女慎用。

5. 18 岁以下儿童用药的安全性及有效性尚未确定。

【药物相互作用】

1. 本品可升高抗心律失常药（胺碘酮、苄普地尔、丙吡胺、氟卡尼、利多卡因、美西律、普罗帕酮、奎宁丁）的血药浓度，应谨慎合用，推荐监测抗心律失常药的血药浓度。

2. 本品可升高酮康唑的血药浓度，合用时酮康唑的剂量不能超过200mg/d。

3. 本品可降低伏立康唑的血药浓度，不推荐合用。

4. 本品可升高吸入性氟替卡松的血药浓度，不推荐合用，推荐用其他皮质激素替代，特别是长期使用时。

5. 本品可升高呋塞米的血药浓度，密切监测，根据患者的情况调整剂量。

6. 阿扎那韦可升高帕利瑞韦的血药浓度，合用时阿扎那韦300mg，应在早晨服用。

7. 本品与达芦那韦-利托那韦合用，达芦那韦的血药浓度会降低，故避免合用。

8. 本品可升高利匹韦林的血药浓度，使 QT 间期延长的风险增加，不推荐合用。

9. 本品可升高瑞舒伐他汀的血药浓度，合用时瑞舒伐他汀的血药浓度不超过10mg/d。

10. 本品可升高匹伐他汀的血药浓度，合用时匹伐他汀的血药浓度不超过40mg/d。

11. 本品可明显升高环孢素的血药浓度，合用时环孢素的剂量应降低至原剂量的1/5，推荐监测环孢素的血药浓度和不良反应，定期监测患者肾功能。

12. 本品可升高他克莫司的血药浓度，合用时须降低他克莫司的剂量，如0.5mg，每7天1次，根据他克莫司的血药浓度调整其用量，监测患者肾功能及他克莫司的不良反应。

13. 本品可升高沙美特罗的血药浓度，不推荐合用，因沙美特罗相关的心脏不良反应会增加。

14. 本品可升高丁丙诺啡和纳洛酮的血药浓度，合用时密切监测患者中枢系统的不良反应，如过度镇静和认知障碍。

15. 本品可降低奥美拉唑的血药浓度，可适当增加奥美拉唑的剂量，但其剂量不超过40mg/d。

16. 本品可升高阿普唑仑的血药浓度，密切监测患者的不良反应，根据情况降低阿普唑仑的剂量。

17. 禁与α受体阻滞剂，如阿夫唑嗪合用，因可导致严重的低血压。

18. 苯妥英、苯巴比妥、卡马西平、利福平、贯叶连翘可明显降低本品所有成分的血药浓度，禁止与本品合用。

19. 吉非贝齐可升高帕利瑞韦的血药浓度10倍，增加发生 QT 间期延长的风险，禁止与本品合用。

20. 利托那韦与麦角碱衍生物合用可导致麦角中毒，本品禁与麦角衍生物合用。

21. 禁止与含炔雌醇的口服避孕药合用，因可导致 ALT 升高。

22. 本品可增加洛伐他汀、辛伐他汀的血药浓度，导致肌病包括横纹肌溶解的风险增加。

23. 禁止与匹莫齐特合用，因可导致心律失常。

24. 禁止与依非韦仑合用，因可导致肝酶升高。

25. 禁止与西地那非合用（治疗肺动脉高压的剂量），因可导致西地那非的不良反应明显增加。

26. 本品可大幅升高三唑仑和口服咪达唑仑的血药浓度，禁止合用。

【剂量与用法】

1. 奥比他韦-帕利瑞韦-利托那韦复合片剂，早晨服用 1 片，达沙布韦 250mg，2 次/日（早、晚服用）。本品应在进餐时服用。

2. 与利巴韦林合用时，体重≤75kg 者，利巴韦林的剂量为1000mg，分 2 次进餐时服用；体重＞75kg 者，利巴韦林的剂量为 1200mg，分 2 次进餐时服用。

3. 基因 1a 型不伴肝硬化者及基因 1b 型感染者，本品与利巴韦林合用，疗程 12 周；基因 1a 型伴肝硬化者，疗程 24 周。

【用药须知】本品可升高 ALT，尤其是使用口服避孕药的女性，用药期间定期监测肝功能，建议采用其他避孕措施。

【制剂】组合片剂：奥比他韦-帕利瑞韦-利托那韦复合片：12.5/75/50mg；达沙布韦片：250mg。

【贮藏】贮于 30℃ 以下。

格卡瑞韦-匹卜他韦（glecaprevir and pibrentasvir）

别名：Mavyret。

本品为治疗慢性丙型肝炎病毒（HCV）感染的复方制剂。

【CAS】 1365970-03-1（glecaprevir）；1353900-92-1（pibrentasvir）。

【理化性状】

1. 格卡瑞韦

（1）本品为白色至类白色结晶性粉末，37℃下，pH2～7，溶解度为 0.1～0.3mg/ml，几乎不溶于水和乙醇。

（2）化学名：（3aR,7S,10S,12R,21E,24aR）-7-tert-butyl-N-{（1R,2R）-2-（difluoromethyl）-1-[（1-methylcyclopropane-1-sulfonyl）carbamoyl] cyclopropyl}-20,20-difluoro-5,8-dioxo-2,3,3a,5,6,7,8,11,12,20,23,24a-dodecahydro-1H,10H-9,12-methanocyclopenta[18,19][1,10,17,3,6]trioxadiazacyclononadecino[11,12-b]quinoxaline-10-carboxamide hydrate.。

（3）分子式：$C_{38}H_{46}F_4N_6O_9S$。

（4）分子量：838.87。

（5）结构式如下：

2. 匹卜他韦

（1）本品为白色至浅黄色结晶性粉末，37℃下，pH1～7 时，溶解度＜0.1mg/ml，易溶于乙醇。

（2）化学名：methyl {（2S,3R）-1-[（2S）-2-{5-[（2R,5R）-1-{3,5-difluoro-4-[4-（4- fluorophenyl）piperidin-1-yl]phenyl}-5-（6-fluoro-2-{（2S）-1-[N-（methoxycarbonyl）-O-methyl-L-threonyl]pyrrolidin-2-yl}-1H-benzimidazol-5-yl）pyrrolidin-2-yl]-6-fluoro-1H-benzimidazol-2-yl}pyrrolidin-1-yl]-3-methoxy-1-oxobutan-2-yl} carbamate。

（3）分子式：$C_{57}H_{65}F_5N_{10}O_8$。

（4）分子量：1113.18。

（5）结构式如下：

【用药警戒】开始本品治疗前，应排除乙型肝炎病毒（HBV）感染，在乙型、丙型肝炎病毒（HCV）共同感染的患者使用本品可使乙型肝炎复发，甚至出现急性重型肝炎（又称暴发性肝炎）、肝衰竭甚至死亡。应密切监测同时感染的患者如乙型肝炎复发、肝炎暴发的症状，如果需要，可进行抗乙型肝炎病毒治疗。

【药理学】

1. 本品是格卡瑞韦和匹卜他韦组成的固定复方制剂，二者均是直接抗 HCV 药物。格卡瑞韦是 HCV NS3/4A 蛋白酶抑制剂，此酶是 HCV 水解蛋白编码多聚蛋白所必需的，此步骤对 HCV 的复制至关重要。本品可抑制蛋白水解活性，阻止 NS3/4A 酶的重组，对 HCV 基因型 1a、1b、2a、2b、3a、4a、5a 和 6a 的 IC_{50} 为 3.5～11.3nmol/L。

2. 匹卜他韦为 HCV NS5A 抑制剂，NS5A 对 HCV 的 RNA 复制和病毒颗粒的组装非常重要。

【药动学】两药的药动学参数见表 1-28。

表 1-28 健康志愿者的药动学参数

参 数	格卡瑞韦	匹卜他韦	参 数	格卡瑞韦	匹卜他韦
吸收			消除		
T_{max}（h）	5.0	5.0	$t_{1/2}$（h）	6	13
食物的影响（相对于空腹）	升高83%～163%	升高40%～53%	代谢	经 CYP3A 二次代谢	无
分布			主要排泄途径	胆道—粪便	胆道—粪便
蛋白结合率（%）	97.5	>99.9	尿中排泄百分率（%）	0.7	0
血液与血浆浓度比值	0.57	0.62	粪便中排泄百分率（%）	92.1	96.6

【适应证】用于治疗不伴肝硬化或伴代偿性肝硬化的基因型 1、2、3、4、5 或 6 的成年患者的慢性 HCV 感染。

【不良反应】常见不良反应为恶心、腹泻、头痛、瘙痒、疲乏、无力、胆红素升高。

【禁忌与慎用】

1. 中、重度肝功能不全的患者禁用。

2. 本品对妊娠的影响尚不清楚。动物生殖研究显示，本品组分在暴露量大于人用推荐剂量时未观察到对动物胚胎及发育有不良影响。

3. 本品组分及其代谢物是否经人乳汁排泌尚不清楚。哺乳期妇女应权衡利弊后使用。

4. 儿童用药的有效性和安全性尚未确立。

【药物相互作用】

1. 格卡瑞韦和匹卜他韦是 P-糖蛋白和乳腺癌耐药蛋白（BCRP）、有机阴离子运载多肽（OATP）1B1/3 的抑制剂，是 CYP3A、CYP1A2、尿苷二磷酸葡糖醛酸转移酶的弱抑制剂。

2. 格卡瑞韦和匹卜他韦是 P-糖蛋白和乳腺癌耐药蛋白的底物。

3. 已确定的和可能有临床意义的药物相互作用见表 1-29。

表 1-29 本品与其他药物的相互作用

合用药物	临床影响/建议
地高辛	地高辛血药浓度升高，降低地高辛的剂量 50%，监测地高辛的血药浓度
达比加群酯	达比加群酯的血药浓度升高，参见达比加群酯的说明书，与 P-糖蛋白合用时的剂量调整
卡马西平	格卡瑞韦和匹卜他韦的血药浓度降低，可能会导致治疗失败，避免合用
利福平	格卡瑞韦和匹卜他韦的血药浓度降低，可能会导致治疗失败，避免合用
含炔雌醇的口服避孕药	增加 ALT 升高的风险，不推荐合用
贯叶连翘	格卡瑞韦和匹卜他韦的血药浓度降低，可能会导致治疗失败，避免合用
阿扎那韦	格卡瑞韦和匹卜他韦的血药浓度升高，增加 ALT 升高的风险，禁止合用
达芦那韦、洛匹那韦、利托那韦	格卡瑞韦和匹卜他韦的血药浓度升高，不推荐合用

续表

合用药物	临床影响/建议
依非韦仑	格卡瑞韦和匹卜他韦的血药浓度降低，可能会导致治疗失败，不推荐合用
阿托伐他汀、辛伐他汀、洛伐他汀	他汀类药物的血药浓度升高，增加肌病的风险，包括横纹肌溶解，不推荐合用
普伐他汀	普伐他汀的血药浓度升高，增加肌病的风险，包括横纹肌溶解，合用时普伐他汀的剂量减半
瑞舒伐他汀	瑞舒伐他汀的血药浓度升高，增加肌病的风险，包括横纹肌溶解，合用时瑞舒伐他汀的剂量不超过 10mg
氟伐他汀、匹伐他汀	他汀类药物的血药浓度升高，增加肌病的风险，包括横纹肌溶解，合用时，他汀类应给予最低有效剂量，如需给予大剂量，应进行风险效益评估
环孢素	格卡瑞韦和匹卜他韦的血药浓度升高，不推荐环孢素日剂量＞100 mg 者使用

【剂量与用法】口服，1 次/日，3 片/次，进餐时服用，具体如下。

1. 未经治疗者，不伴肝硬化者，疗程 8 周；代偿期肝硬化者，疗程 12 周。

2. 经 NS5A 抑制剂治疗，未经 NS3/4A 蛋白酶抑制治疗的基因 1 型患者，无论是否伴肝硬化，疗程均为 16 周。经 NS3/4A 蛋白酶抑制剂治疗，未经 NS5A 抑制剂治疗的基因 1 型患者，无论是否伴肝硬化，疗程均为 12 周。

3. 经干扰素、利巴韦林和（或）索非布韦治疗，未经 NS5A 抑制剂和 NS3/4A 蛋白酶抑制治疗的基因 1、2、4、5、6 型患者，不伴肝硬化，疗程为 8 周，代偿期肝硬化者，疗程为 12 周。

4. 经干扰素、利巴韦林和（或）索非布韦治疗，未经 NS5A 抑制剂和 NS3/4A 蛋白酶抑制治疗的基因 3 型患者，无论是否伴肝硬化，疗程均为 16 周。

【用药须知】

1. 请按医师制订的给药方案每日规律服用本品，请勿漏服。如有漏服，距应服药时间不超过 18h，应尽快补服，如超过 18h，则不必补服，按预定时间服用下次剂量。

2. 本品与某些药物可能存在相互作用，使用本品时应告知医师正在服用的药物（包括处方药、非处方药和中、草药制剂）。

【制剂】片剂：100mg（格卡瑞韦）/40mg（匹卜他韦）。

【贮藏】30℃以下室温保存。

依巴司韦-格佐普韦（elbasvir and grazoprevir）

别名：Zepatier。

本品为治疗慢性丙型肝炎病毒（HCV）感染的复方制剂。

【CAS】1370468-36-2 （elbasvir）；1350514-68-9（grazoprevir）

【ATC】J05AX68 （WHO）

【理化性状】

1. 依巴司韦

（1）本品几乎不溶于水，难溶于乙醇，微溶于乙酸乙酯和丙酮。

（2）化学名：dimethyl N,N' - ([（6S）-6-phenylindolo[1,2-c][1,3]benzoxazine-3,10-diyl]bis{1H-imidazole-5,2-diyl-（2S）-pyrrolidine-2,1-diyl [（2S）-3-methyl-1-oxobutane-1,2-diyl]}）dicarbamate。

（3）分子式：$C_{49}H_{55}N_9O_7$。

（4）分子量：882.02。

（5）结构式如下：

2. 格佐普韦

（1）本品几乎不溶于水，易溶于乙醇和有机溶剂。

（2）化学名：(1aR,5S,8S,10R,22aR)-N-[（1R,2S)-1-[（cyclopropyl sulfonamido）carbonyl]-2-ethenylcyclopropyl]-14-methoxy-5-（2-methylpropan-2-yl）-3,6-dioxo-1,1a,3,4,5,6,9,10,18,19,20,21,22,22a-tetradecahydro-8H-7,10-methanocyclopropa[18,19][1,10,3,6]dioxadiazacyclononadecino[11,12-b]quinoxaline-8-carboxamide。

（3）分子式：$C_{38}H_{50}N_6O_9S$。

（4）分子量：766.90。

（5）结构式如下：

【用药警戒】 乙型肝炎和丙型肝炎共同感染的患者使用本品治疗，可能会导致乙型肝炎复发，出现急性重型肝炎、肝衰竭甚至死亡。

【药理学】 本品是固定剂量依巴司韦和格佐瑞韦组成的复方制剂，二者均是直接抗 HCV 药物。依巴司韦为 HCV NS5A 抑制剂，是 RNA 病毒复制和病毒颗粒组装的关键酶，参与病毒复制。格佐瑞韦是 HCV NS3/4A 蛋白酶抑制剂。HCV NS3/4A 是 HCV 编码多聚蛋白（形成成熟的 NS3、NS4A、NS4B、NS5A 和 NS5B 蛋白）所必需的蛋白裂解酶，此酶对于病毒复制来说至关重要。

【药动学】

1. 吸收 HCV 感染的成年患者口服本品，依巴司韦的中位 T_{max} 为 3h（3～6h），格佐瑞韦的中位 T_{max} 为 2h（0.5～3 h）。依巴司韦与格佐瑞韦的绝对生物利用度分别为 32%和 27%。高脂肪餐可升高依巴司韦的 $AUC_{0\sim inf}$ 和 C_{max} 11% 和 15%。但同时升高格佐瑞韦的 $AUC_{0\sim inf}$ 和 C_{max} 1.5 倍和 2.8 倍，这种食物的影响对临床影响甚微，故本品空腹或进餐后服用均可。

2. 分布 依巴司韦与格佐瑞韦均与血浆蛋白高度结合（依巴司韦的蛋白结合率＞99.9%，格佐瑞韦的蛋白结合率为 98.8%），均主要与白蛋白、α_1-酸糖蛋白结合。两者的表观分布容积分别约为 680L 和 1250L。依巴司韦分布于包括肝的大多数组织中，而格佐瑞韦主要分布于肝中。

3. 代谢 两药均通过 CYP3A 氧化代谢，循环中未发现两药的代谢产物。

4. 消除 HCV 感染的患者中，依巴司韦与格佐瑞韦终末 $t_{1/2}$ 分别为 24h 和 31h。两者均主要通过粪便排泄（＞90%），随尿排泄的占给药剂量的不足 1%。

【适应证】 用于治疗基因型 1 或 4 的成年患者的慢性 HCV 感染。有些病例须与利巴韦林合用。

【不良反应】

1. 常见的不良反应（发生率≥2%）为贫血、疲乏、头痛、呼吸困难、皮疹、瘙痒、腹痛、抑郁、易怒、关节痛、腹泻。

2. 实验室检查常见 ALT 升高、胆红素升高、血浆蛋白降低。

【禁忌与慎用】

1. 如果与利巴韦林联用，有关利巴韦林的禁忌与慎用同样适用于本品，具体请参考利巴韦林说明书。

2. 妊娠妇女和配偶已妊娠的男性禁止使用本品与利巴韦林联用方案。

3. 本品对妊娠的影响尚不清楚。动物生殖研究显示，本品组分在暴露量大于人用推荐剂量时，未观察到对动物胚胎及发育有不良影响。

4. 本品组分及其代谢物是否经人乳汁排泄尚不清楚。哺乳大鼠给予本品，乳汁中检测到的本品的两种成分，对幼鼠的生长发育没有影响。

5. 儿童用药的有效性和安全性尚未确立。

6. 轻、中度肾功能受损者不必调整剂量。重度肾功能受损（eGFR 低于 30ml//min/）或终末期肾病需要血液透析者使用本品的有效性和安全性尚未确立。肾功能受损者如需联用利巴韦林请参考利巴韦林说明书。

7. 中、重度肝功能不全患者（Child-PughB 或 C）患者禁用。

【药物相互作用】

1. 格佐瑞韦是 OATP1B1/3 转运体的底物，两药均是 CYP3A 和 P-糖蛋白的底物。已明确的相互作用见表 1-30。

2. 本品与华法林合用时，可能会引起 INR 的波动，应密切监测。

【剂量与用法】 口服，1 次/日，1 片/次，是否与食物同服均可。详细治疗方案见表 1-31。

经聚乙二醇干扰素+利巴韦林治疗+蛋白酶抑制剂治疗的 NS5A 多态性在位点 28、30、31 和 93 的基因 1a 型患者的理想疗程尚未确定。

【用药须知】

1. 开始本品治疗前，应排除乙型肝炎。

2. 开始本品治疗前应监测患者感染的 HCV 病毒基因型。

3. 如果本品与利巴韦林联用，用药期间及停药后 6 个月应采取有效措施避孕。

4. 开始治疗前、治疗过程中应监测患者肝功能。

表 1-30　本品与其他药物的相互作用

合用药物	影响	临床评价
抗菌药：萘夫西林	本品两组分的血药浓度均降低	合用可导致疗效降低，应避免合用
利福平	本品两组分的血药浓度均降低	可导致治疗失败，禁止合用
抗真菌药：口服酮康唑	本品两组分的血药浓度均升高	不推荐合用
内皮素拮抗剂：波生坦	本品两组分的血药浓度均降低	合用可导致疗效降低，应避免合用
免疫抑制剂：他克莫司	他克莫司的血药浓度升高	监测他克莫司的血药浓度和肾功能
环孢素	格佐瑞韦的血药浓度明显升高	ALT 升高的风险增加，禁止合用
抗 HIV 药：依曲韦林	本品两组分的血药浓度均降低	合用可导致疗效降低，应避免合用
依法韦仑	本品两组分的血药浓度均降低	合用可导致疗效降低，应避免合用
阿扎那韦、达芦那韦、洛匹那韦、沙奎那韦、替拉那韦	格佐瑞韦的血药浓度明显升高	ALT 升高的风险增加，禁止合用
埃替格韦/可比司他/ 恩曲他滨/ 替诺福韦	本品两组分的血药浓度均升高	不推荐与含可比司他的治疗方案合用
HMG-CoA 还原酶抑制剂：阿托伐他汀	阿托伐他汀的血药浓度升高	阿托伐他汀的剂量不超过 20mg/d
瑞舒伐他汀	瑞舒伐他汀的血药浓度升高	瑞舒伐他汀的剂量不超过 10mg/d
氟伐他汀、洛伐他汀、辛伐他汀	他汀类药物的血药浓度升高	他汀类导致横纹肌溶解的风险增加，合用时应密切监测
促醒药：莫达非尼	本品两组分的血药浓度均降低	合用可导致疗效降低，应避免合用
抗癫痫药	苯妥英、卡马西平	可导致治疗失败，禁止合用

表 1-31　详细治疗方案

患者人群	治疗药物	疗程
无 NS5A 基因多态性的未经治疗或未经聚乙二醇干扰素+利巴韦林治疗的基因 1a 型患者	本品	12 周
存在 NS5A 基因多态性的无 NS5A 基因多态性的未经治疗或未经聚乙二醇干扰素+利巴韦林治疗的基因 1 型患者	本品+利巴韦林	16 周
无 NS5A 基因多态性的未经治疗或未经聚乙二醇干扰素+利巴韦林治疗的基因 1b 型患者	本品	12 周
经聚乙二醇干扰素+利巴韦林+蛋白酶抑制剂（波普瑞韦、西美瑞韦、替拉瑞韦）治疗失败的基因 1a 或 1b 型患者	本品+利巴韦林	12 周
未经治疗的基因 4 型患者	本品	12 周
经聚乙二醇干扰素+利巴韦林治疗的基因 4 型患者	本品+利巴韦林	16 周

　　CC＞50ml/min 的患者利巴韦林的剂量按体重给予（＜66 kg 者，800 mg/d；66 ～ 80 kg 者，1000 mg/d；81～105 kg 者，1200 mg/d；＞105kg 者，1400 mg/d），分两次餐后服用。CC≤50 ml/min 的患者，包括透析的患者具体用量参见利巴韦林

【制剂】片剂：50mg（依巴司韦）/100mg（格佐普韦）。

【贮藏】贮于 20～25℃，短程携带允许 15～30℃。

1.13.8　其他抗病毒药（miscellaneous antivirals）

<u>马拉维若（maraviroc）</u>

别名：Selzentry。

本品为首个化学趋化因子受体 5（CCR5）阻断剂类药物。

【理化性状】

1. 本品为白色至灰白色粉末，生理 pH 范围（pH1.0～7.5）易溶于水。

2. 化学名：4,4-difluoro-*N*-[（1*S*）-3-[（1*R*,5*S*）-3-[3-methyl-5-（propan-2-yl）-4*H*-1,2,4-triazol-4-yl]-8-azabicyclo[3.2.1]octan-8-yl]-1-phenylpropyl]cyclohexane-1-carboxamide。

3. 分子式：$C_{29}H_{41}F_2N_5O$。

4. 分子量：513.67。

5. 结构式如下：

【用药警戒】本品可导致肝毒性，在出现肝毒性之前可发生严重的皮疹、全身性过敏反应的证据（如发热、嗜酸性粒细胞增多或 IgE 升高），如出现上述反应，应立即进行评估。

【药理学】

1. 本品选择性与人类细胞膜上的趋化因子 CCR5 结合，阻止具有 HIV-1 糖蛋白 120 和 CCR5 趋向性的 HIV-1 进入细胞。

2. 本品抑制实验室 CCR5 趋向性 HIV-1 细胞株和从急性感染患者外周血中分离出的 HIV-1 隔离群的复制，细胞培养中，本品对 HIV-1 M 组隔离群及 O 组隔离群的平均 EC_{50} 为 0.1～4.5nmol/L（0.05～ng/ml）。与其他抗反转录病毒药物合用时无拮抗作用。本品对 CXCR4 趋向性及双趋向性病毒无活性，未对抗 HIV-2 活性进行研究。

【药动学】

1. 健康志愿者单剂量口服本品 1～1200mg，药动学呈非线性。100mg 为生物利用度 23%，300mg 生物利用度预计为 33%。高脂肪餐可提升本品的 C_{max} 和 AUC 约 33%。

2. 本品的蛋白结合率约为 76%，主要与白蛋白和 α_1-酸性糖蛋白结合，分布容积约为 194L。

3. 本品主要经 CYP3A 代谢为无活性代谢产物，口服 300mg 后，循环中主要为原药（约 47%），其次为通过脱烷基作用形成的仲胺代谢产物（约 22%），其他为氧化形成的代谢产物，代谢产物无明显药理活性。

4. 口服达稳态后，终末 $t_{1/2}$ 为 14～18h。单剂量给予放射性标记的本品 300mg，经 168h 尿中和粪便中分别回收 20% 和 70% 的放射性物质，主要为原药（尿中占给药剂量 8%，粪便中占 25%），余为代谢产物。

【适应证】与其他抗病毒药联合用于成人 CCR5 趋向性 HIV-1 感染。

【不良反应】

1. 严重不良反应包括肝毒性、严重皮肤反应和过敏反应及心血管事件。

2. 临床试验中＞2% 的不良反应包括结膜炎、眼感染及炎症、便秘、发热、疼痛和不适、上呼吸道感染、疱疹病毒感染、鼻窦炎、支气管炎、毛囊炎、肺炎、肛门与生殖器疣、流感、食欲缺乏、关节相关症状和体征、肌肉疼痛、皮肤肿瘤新生、头晕或体位性头晕、感觉异常和感觉迟钝、意识混乱、外周神经病、睡眠障碍、抑郁、焦虑、膀胱和泌尿道症状、咳嗽、鼻黏膜充血和炎症、呼吸异常、鼻旁窦症状、皮疹、顶浆分泌腺和外分泌腺疾病、皮肤瘙痒、脂肪代谢障碍、红斑、高血压、ALT/AST 及总胆红素升高、淀粉酶升高、脂肪酶升高、绝对中性粒细胞计数降低。

3. 少见不良反应包括骨髓抑制、再生障碍性贫血、不稳定型心绞痛、急性心力衰竭、冠状动脉疾病、冠状动脉闭塞、心肌梗死、心肌缺血、肝炎、肝衰竭、胆汁淤积性黄疸、门静脉血栓、黄疸、心内膜炎、感染性心肌炎、病毒性脑炎、螺旋体感染、败血症性休克、艰难梭菌性肠炎、脑膜炎、肌炎、骨坏死、横纹肌溶解、磷酸激酶升高、腹部肿瘤、肛门癌、基底细胞癌、皮肤原位癌、胆管癌、弥漫性巨 B 细胞淋巴瘤、淋巴癌、肝转移癌、食管癌、鼻咽癌、鳞状细胞癌、皮肤鳞状细胞癌、舌癌、T

和 null 细胞型间变性大细胞淋巴瘤、肝总管肿瘤、内分泌肿瘤（恶性及未分化的）、脑血管意外、抽搐、癫痫、震颤、面部麻痹、偏盲、意识丧失、视野缺损。

4. 上市后发现的不良反应包括史-约综合征、药疹伴嗜酸性粒细胞增多及全身不适症状和中毒性表皮坏死松解症。

【妊娠期安全等级】 B。

【禁忌与慎用】

1. 禁用于重度肾功能不全及终末期肾病同时服用 CYP3A 诱导剂或抑制剂者。

2. 孕妇只有确实需要时才可使用。

3. 尚未明确本品是否可经乳汁分泌，哺乳期妇女使用时，应暂停哺乳。

4. 16 岁以下儿童用药的安全性及有效性尚未确定。

【药物相互作用】

1. 本品为 CYP3A 和 P-糖蛋白的底物，与上述酶或转运蛋白的抑制剂或诱导剂合用均可影响本品的药动学，需要调整剂量。

2. 不推荐与贯叶连翘制剂合用，与其合用可显著降低本品的血药浓度，造成治疗失败。

【剂量与用法】

1. 肾功能正常者

（1）与强效 CYP3A 抑制剂（包括蛋白酶抑制剂，不包括替拉那韦-利托那韦、地拉夫定、酮康唑、伊曲康唑、克拉霉素、奈法唑酮、泰利霉素等）合用，150mg，2 次/日。

（2）与其他药物（替拉那韦-利托那韦、奈韦拉平、雷特格韦、所有核苷类反转录酶抑制剂、恩夫韦肽）合用，300mg，2 次/日。

（3）与强效 CYP3A 诱导剂（同时无强效 CYP3A 抑制剂合用）（包括依非韦仑、利福平、依曲韦林、卡马西平、苯巴比妥及苯妥英）合用，600mg，2 次/日。

2. 根据肾功能调整剂量见表 1-32。

表 1-32　根据肾功能调整剂量表

合用药物	根据肾功能调整剂量				
	肾功能正常	轻度肾功能不全	中度肾功能不全	重度肾功能不全	终末期肾病规律性透析者
强效 CYP3A 抑制剂	150mg，2 次/日	150mg，2 次/日	150mg，2 次/日	无推荐剂量	无推荐剂量
其他药物	300mg，2 次/日	300mg，2 次/日	300mg，2 次/日	300mg，2 次/日，如出现直立性低血压，剂量减半	300mg，2 次/日，如出现直立性低血压，剂量减半
强效 CYP3A 诱导剂	600mg，2 次/日	600mg，2 次/日	600mg，2 次/日	无推荐剂量	无推荐剂量

【用药须知】

1. 本品可导致肝毒性，在出现肝毒性之前可发生严重的皮疹、全身性过敏反应的证据（如发热、嗜酸性粒细胞增多或 IgE），约出现治疗 1 个月时。治疗前及治疗中应定期检查 ALT、AST 及胆红素。如出现全身性过敏反应，应立即检查 ALT、AST 及胆红素。如出现肝炎的症状和体征或氨基转移酶升高伴全身性过敏反应，应考虑停药。存在肝功能异常者、同时患有乙型肝炎和丙型肝炎者慎用。

2. 本品可导致严重甚至危及生命的皮肤和全身过敏反应，包括史-约综合征、中毒性表皮坏死松解症、药疹伴嗜酸性粒细胞增多及全身症状，如出现严重皮肤和过敏反应的症状和体征（包括但不限于严重的皮疹、皮疹伴发热或不适、肌肉或关节痛、水疱、口腔病变、结膜炎、面部水肿、唇部肿胀、嗜酸性粒细胞增多）应立即停药。

3. 本品可增加心血管事件的发生风险，有直立性低血压病史者、同时使用能降低血压的药物的患者慎用。

4. 直立性低血压伴肾功能不全的患者发生心血管事件的风险增加，应根据肾功能及合用药物调整剂量。

5. 包括本品在内的抗反转录病毒药可导致免疫重建炎症综合征，导致机会性感染增加。

6. CCR5 共同受体表达于一些免疫细胞，因此本品可导致感染的风险增加。

7. 本品可影响免疫监视，导致恶性肿瘤发生率升高。

8. 本品过量无特异性解毒剂，可催吐或给予活性炭，以减少吸收，血液透析可清除本品。治疗包括一般性的支持措施，患者应采取仰卧位，监测生命体征、血压和心电图。

【制剂】片剂：150mg，300mg。

【贮藏】贮于 25℃ 下，短程携带允许 15～30℃。

扎那米韦（zanamivir）

别名：Relenza。

本品是唾液酸衍生的一种抗病毒药。

【理化性状】

1. 化学名：5-acetami-do-2,6-anhydro-3,4,5-trideoxy-4-guanidino-D-glycero-D-galacto-non-2-enonic acid。

2. 分子式：$C_{12}H_{20}N_4O_7$。

3. 分子量：332.3。

4. 结构式如下：

【药理学】

1. 神经氨酸酶亦称唾液酸酶，是病毒复制过程中一种必需的酶，本品则是流感病毒神经氨酸酶的选择性竞争抑制剂。

2. 神经氨酸酶从甘氨酸结合物中将神经氨酸末端残基分裂出来，使病毒有可能从受感染的细胞中释放出来，阻止从宿主细胞中释放后形成病毒集合，通过呼吸道的黏膜有可能降低病毒的活力。

3. 体外研究证实，本品对甲型和乙型流感病毒（包括耐金刚烷胺和金刚乙胺的病毒株）均具有强有力的活性。

4. 体外研究证实有耐药病毒出现，临床尚待累积经验。

【药动学】经口腔吸入本品 10mg 后 1～2h，有 4%～17% 的药物被全身吸收，C_{max} 为 17～142ng/ml，AUC 为 111～1364（ng·h）/ml，$t_{1/2}$ 为 2.5～5.1h。其蛋白结合率<10%。本品以原药形式于 24h 内随尿液排出，其总 CL 为 2.5～10.9L/h。轻中度或重度肾功能不全患者分别静脉注射本品 4mg 或 2mg 后，可见 CL 明显下降。正常人总 CL 平均为 5.3L/h，轻中肾功能不全患者为 2.7L/h，重度肾功能不全患者为 0.8L/h。$t_{1/2}$ 明显延长，正常人平均 3.1h，轻中度肾功能不全患者为 4.7h，重度肾功能不全患者为 18.5h。

【适应证】用于成年患者和 12 岁以上青少年患者，治疗由甲型和乙型流感病毒引起的流感。流感患者使用本品短期内能改善流感症状，症状初起 2d 内用药，疗效明显。体温正常或症状不严重的患者疗效反而不明显。

【不良反应】

1. 鼻窦炎、腹泻、恶心、咳嗽、耳鼻喉感染、头痛、头晕、呕吐。

2. 有些不良反应继发于吸入本品之后。尚未发现对中枢神经系统的不良反应。

【妊娠期安全等级】B。

【禁忌与慎用】

1. 对本品过敏者禁用。

2. 动物实验显示本品可经乳汁排泄，哺乳期妇女使用时，应暂停哺乳。

3. 哮喘、慢性阻塞性肺疾病和严重肺部疾病患者禁用。

4. 本品对老年人及 12 岁以下儿童用药的安全性尚未确定。

【药物相互作用】体外研究未见本品有明显的药物相互作用，本品不影响肝微粒体酶，也不是 CYP 酶的底物。

【剂量与用法】

1. 本品系使用"Diskhaler"的专用吸入器，经口吸入。

2. 成人和≥12 岁儿童每次两吸，每吸约相当于本品 5mg（10mg/次），2 次/日。应在症状出现后 2d 内给药。两次给药至少相距 12h，连用 5d；首日的 2 次给药时间相距至少 2h。

3. 吸入本品前给患者先吸入支气管扩张药。

【用药须知】

1. 使用前，患者应在其主治医师的指导下学习正确使用吸入剂，使用本品时，使用一种借呼吸驱动的塑料吸入装置（Dishkhaler），装入 1 个本品泡囊，患者通过嘴吸入时，泡囊被刺穿，药物就随气流释放出来。

2. 患者即使感到症状好转也应完成 5d 疗程。

3. 本品对哮喘或慢性阻塞性肺疾病患者治疗无效，甚至可能带来危险。文献报道使用本品后，可引起轻中度哮喘患者发生支气管痉挛。患有呼吸道疾病的患者服用本品时，应随身备有吸入型速效支气管扩张药，以防万一。

4. 动物实验表明，本品无致癌、致畸和致突变作用，未见生殖毒性。

【制剂】供口吸入的粉剂：每吸 5mg。

【贮藏】密闭，干燥处保存。

拉尼米韦（laninamivir）

别名：Inavir。

本品甲、乙型流感病毒的神经氨酸酶抑制剂。

【理化性状】

1. 化学名（4S,5R,6R）-5-acetamido-4- guanidino-6-（（1R,2R）-2,3-dihydroxy-1-methoxy- propyl）-5,6-dihydro-4H-pyran-2-;（4S,5R,6R）-5- Acetamido-4-guanidino-6-（（1R,2R）-2,3-dihydroxy-1-methoxypropyl）-5,6-dihydro-4H- pyran-2-carboxylic acid。

2. 分子式：$C_{13}H_{22}N_4O_7$。

3. 分子量：346.34。

4. 结构式如下：

拉尼米韦辛酸酯水合物（laninamivir octanoate hydrate）

【理化性状】

1. 本品为白色粉末，易溶于甲醇和二甲亚砜，微溶于乙醇（99.5），溶于水，微溶于 TE，几乎不溶于乙烷和乙腈。微有吸湿性。

2. 化学名：（2R,3R,4S）-3-acetamido-4-guanidino-2-[（1R,2R）-2-hydroxy-1-methoxy-3-（octanoyloxy）propyl]-3,4-dihydro-2 -pyran-6-carboxylic acid monohydrate。

3. 分子式：$C_{21}H_{36}N_4O_8 \cdot H_2O$。

4. 分子量：490.55。

5. 结构式如下：

【药理学】

1. 神经氨酸酶是流感病毒复制时所需的重要酶，能使感染肺细胞释放新病毒，从而扩大感染。神经氨酸酶抑制剂即可阻断这一过程，阻止新病毒的释放和传播。

2. 本品在体外低浓度（实验室株的 IC_{50} 为 3.32～38.80nmol/L，临床分离株 IC_{50} 为 1.29～26.50nmol/L）即可阻断甲型及乙型流感病毒的神经氨酸酶。而且本品在体外对磷酸奥司他韦耐药株（IC_{50} 为 5.62～48.90nmol/L）、新型流感病毒（A/H1N1 型，IC_{50} 为 0.41nmol/L）及高致病性禽流感病毒（A/H5N1 型，IC_{50} 为 0.28～2.1nmol/L）也显示出抗病毒活性。此外，体外研究表明，其对来自动物的 N1～N9 亚型流感病毒株的神经氨酸酶抑制活性的 IC_{50} 为 1.81～27.90nmol/L，病毒增殖抑制活性的 IC_{50} 为 0.26～2.50nmol/L，本品对已知的所有亚型都具有抑制作用。

3. 甲型流感病毒小鼠感染模型实验证实，本品单次经鼻给药 6.6～66μg/kg 组，肺组织病毒滴度显著降低；21～190μg/kg 组，小鼠存活数量显著增加。乙型流感病毒白鼬（ferret）感染模型实验证实，本品单次经鼻给药（24～240μg/kg）组，其鼻腔清洗液中病毒滴度显著降低。新型流感病毒（甲型H1N1）小鼠感染模型实验证实，本品单次经鼻给药 700μg/kg 组，肺组织病毒滴度显著降低。高致病性禽流感病毒（甲型 H5N1）小鼠感染模型实验证实，本品单次经鼻给药 75μg/kg 以上组感染 3d 后、750μg/kg 以上组感染 6d 后，肺组织病毒滴度显著降低。

【药动学】

1. 吸收

（1）健康成人：16 例日本健康成年男性接受本品单次吸入给药 20mg 或 40mg，本品及其活性代谢产物主要药动学参数见表 1-33。

（2）儿童：19 例日本 4～12 岁流感病毒感染患儿，接受本品单次吸入 20mg 或 40mg，本品及其活性代谢产物的药动学参数见表 1-34。

（3）老年人：日本健康老年人（65 岁以上）6 例接受本品单次吸入给药 40mg，本品及其活性代谢物的血药浓度变化情况及药动参数与健康非老年人（20～45 岁）比较结果见表 1-35。

（4）肾功能不全患者：日本肾功能不全（根据肌酐清除率值标准判断）患者 13 例（轻度 4 例、中度 5 例、重度 4 例）单次吸入拉尼米韦辛酸酯 20mg

时，本品及其活性代谢物拉尼米韦血药浓度变化情况及药动参数与肾功能正常组（n=7）比较结果见 表1-36。

表1-33　健康成人单次吸入拉尼米韦辛酸酯后的药动学参数（n=8）

参数	单位	拉尼米韦辛酸酯		拉尼米韦	
		20mg	40mg	20mg	40mg
C_{max}	ng/ml	145.3±40.2	336.5±112.3	19.0±3.1	38.3±9.8
T_{max}	h	0.25（0.25～0.25）	0.25（0.25～0.25）	4.0（3.0～6.0）	4.0（3.0～6.0）
$AUC_{0～tz}$	（ng·h)/ml	440.3±81.6	1018±242	558.0±96.4	1080±156
$t_{1/2}$	h	1.79±0.11	2.70±0.40	66.6±9.1	74.4±19.3

表1-34　4～12岁流感病毒感染患儿单次吸入拉尼米韦辛酸酯后的血药浓度

检测对象	给药量（mg）	n	给药后不同时间的血药浓度（μg/ml）			
			1h	4h	24h	144h
拉尼米韦辛酸酯	20	8	91.1±53.7	32.0±17.6	0.5±0.7	－
	40	11	204.7±90.1	74.7±31.3	1.1±0.6	－
拉尼米韦	20	8	12.0±8.1	17.6±10.0	5.3±2.7	0.5±0.8
	40	11	21.7±7.7	32.7±10.0	9.6±3.0	2.0±1.1

表1-35　健康老年人单次吸入拉尼米韦辛酸酯后的药动学参数（n=6）

参　数	单　位	拉尼米韦辛酸酯		拉尼米韦	
		老年人	非老年人	老年人	非老年人
C_{max}	ng/ml	83.4±37.6	179.7±56.6	15.5±23.0	29.5±30.0
T_{max}	h	0.50（0.5～0.5）	0.50（0.5～1.5）	4.0（3.0～6.0）	4.0（3.0～6.0）
$AUC_{0～tz}$	（ng·h)/ml	379.1±34.7	654.1±52.6	652.0±30.7	815.1±31.8
$t_{1/2}$	h	2.47±16.7	1.88±6.0	67.48±18.7	60.36±20.3

表1-36　肾功能不全患者单次吸入拉尼米韦辛酸酯后的药动学参数

检测对象	分组	n	C_{max} [（ng/ml）]	T_{max}（h）	$AUC_{0～inf}$ [（ng·h)/ml]	$t_{1/2}$（h）
拉尼米韦辛酸酯	正常组	7	74.3±77.0	0.5（0.5～1.5）	338±66.1	2.3±16.2
	轻度	4	57.4±47.5	1.0（0.5～2.0）	306±55.0	2.6±10.7
	中度	5	65.7±36.1	0.6（0.5～2.0）	420±39.8	2.7±13.7
	重度	4	57.9±90.6	1.5（0.5～3.0）	400±60.9	3.5±5.8
拉尼米韦	正常组	7	15.8±46.9	6.0（4.0～6.0）	570±52.9	56.1±23.3
	轻度	4	14.5±59.6	5.0（4.0～6.0）	629±66.0	54.1±22.1
	中度	5	25.1±33.6	6.0（6.0～12.0）	1158±51.6	53.2±14.9
	重度	4	29.9±48.3	12.0（8.0～36.0）	2804±70.5	57.0±46.3

2. 分布　本品（血药浓度为2μg/ml、5μg/ml、20μg/ml）蛋白结合率为67%～70%，其代谢产物拉尼米韦（血药浓度为0.2μg/ml、2μg/ml、20μg/ml）蛋白结合率为0.4%以下。

3. 代谢　推测本品吸入给药后，在气管及肺部脱水转化为活性代谢物拉尼米韦。在采用人肝微粒体进行的活体外代谢试验中，本品及拉尼米韦对主要CYP酶（CYP1A2、CYP2C9、CYP2C19、CYP2D6

及 CYP3A4）未显示抑制作用。在人体培养肝细胞中未发现本品及拉尼米韦对 CYP1A2、CYP3A4 有诱导作用。

4. 排泄 日本健康成人男性 8 例受本品单次吸入给药 40mg，144h 后累计尿中活性代谢产物拉尼米韦排泄率为给药量的 23.1%。

【适应证】甲型（A 型）、乙型（B 型）流感病毒感染。且对奥司他韦耐药性病毒（A/H1N1）也有效。

【不良反应】比较常见的为腹泻、恶心、鼻咽炎、丙氨酸氨基转移酶升高、眩晕。其中，轻度不良反应占 15.8%、中度不良反应占 8.1%、重度不良反应占 1.2%。

儿童受试者，比较常见的有腹泻、上呼吸道炎症、胃肠炎、支气管炎。其中，轻度不良反应占 10.9%、中度不良反应占 16.7%、重度不良反应占 0.4%。

严重不良反应包括支气管痉挛、呼吸困难；史-约综合征（皮肤-黏膜-眼综合征）、中毒性表皮坏死松解症、多形性红斑。

【妊娠期安全等级】B。

【禁忌与慎用】

1. 本品在使用时，需要仔细考虑本品的使用效果，慎重使用。

2. 本品的预防给药安全性和有效性尚未确立。

3. 对本品过敏者禁用。

4. 尚未明确本品是否可经乳汁分泌，哺乳期妇女使用时，应暂停哺乳。

5. 支气管哮喘患者和慢性呼吸道疾病（包括慢性阻塞性肺疾病等）患者慎用，防止发生支气管痉挛。

6. 10 岁以下儿童用药的安全性及有效性尚未确定。

【剂量与用法】

1. 成人 单次吸入给药 40mg。

2. 儿童 未满 10 岁者单次吸入给药 20mg，10 岁以上单次吸入给药 40mg。

【用药须知】

1. 用药后，可能出现神经精神症状，对于儿童及未成年人，需要注意其异常行为，防治意外发生。

2. 患有慢性代谢疾病者，用药时需慎重给药剂量。

3. 应注意区分细菌感染或合并感染流感病毒，防止混淆。

4. 当用药后出现休克症状和晕厥，则立即采取仰卧的姿势并补液。

【制剂】干粉吸入剂：20mg。

【贮藏】常温保存。

阿比朵尔（arbidol）

别名：阿比多尔。

【理化性状】

1. 化学名：1-methyl-2-（（phenylthio）methyl）-3-carbethoxy-4-（（dimethylamino）methyl）-5-hydroxy-6-bromindole。

2. 分子式：$C_{22}H_{27}BrN_2O_4S$。

3. 分子量：495.43。

4. 结构式如下：

【药理学】本品通过抑制流感病毒脂膜与宿主细胞的融合而阻断病毒的复制。体外细胞培养实验直接抑制甲、乙型流感病毒的复制，体内动物实验降低流感病毒感染小鼠的死亡率。本品尚具有干扰素诱导和免疫调节作用。

【适应证】治疗由 A、B 型流感病毒引起的上呼吸道感染。

【不良反应】不良反应发生率约为 6.2%，主要表现为恶心、腹泻、头晕和血清氨基转移酶增高。

【禁忌与慎用】

1. 本品用于妊娠期和哺乳期妇女的疗效与安全性尚不明确。

2. 65 岁以上老年人用药的安全性尚不明确。

3. 重度肾功能不全患者慎用。

4. 有窦房结病变或功能不全患者的安全性尚不明确，建议该类人群服用本品慎重考虑。

5. 儿童用药的安全性及有效性尚未确定。

【药物相互作用】

1. 若与铝制剂同时服用，则影响本品的吸收。如果在服用本品 1～2h 后，再服用铝制剂，则不影响药物的吸收。

2. 与丙磺舒同时应用，本品的 $t_{1/2}$ 延长至 10h。

3. 与茶碱合用，则血中的茶碱浓度会增加。

【剂量与用法】口服，成人 0.2g/次，3 次/日，连续服用 5d。

【用药须知】在我国尚无用于儿童治疗的资料，在俄罗斯可用于 2 岁以上儿童。

【制剂】片剂：0.1g。

【贮藏】遮光，密封保存。

帕拉米韦（peramivir）

别名：Rapivab。

【理化性状】

1. 化学名：（1S,2S,3R,4R）-3-[（1S）-1-（acetylamino）-2-ethylbutyl]-4-（carbamimidoylamino）-2-hydroxycyclopentane carboxylic acid。

2. 分子式：$C_{15}H_{28}N_4O_4$。

3. 分子量：328.4。

4. 结构式如下：

【药理学】本品为强效的选择性流感病毒神经氨酸酶抑制剂。病毒神经氨酸酶活性对新形成的病毒颗粒从被感染细胞的释放和感染性病毒在人体内进一步传播是至关重要的。

【药动学】经 30min 静脉输注本品 600mg，输注结束时达血药浓度峰值 46.8μg/ml，AUC 为 102.7（μg•h）/ml。蛋白结合率低于 30%，中央室分布容积为 12.56L。本品很少被代谢，对 CYP 酶和 P-糖蛋白无抑制作用。$t_{1/2}$ 约为 20h。本品主要随尿液以原药排泄。

【适应证】用于治疗成人急性非复杂性流感，发病不超过 2d 者。

【不良反应】

1. 常见的不良反应有恶心、呕吐、腹泻、腹痛、头痛、头晕、失眠、胃肠不适、疲乏、咳嗽、鼻塞、咽痛等。

2. 实验室检查常见血糖升高、ALT 升高、碱性磷酸酶升高、中性粒细胞降低。

3. 上市后报道的不良反应包括史-约综合征、剥脱性皮炎、皮疹、行为异常、幻觉。

【妊娠期安全等级】C。

【禁忌与慎用】

1. 尚不明确本品是否经乳汁分泌，哺乳期妇女使用时，应暂停哺乳。

2. 18 岁以下儿童用药的安全性及有效性尚不明确。

【药物相互作用】本品治疗的前 2 周或治疗后 48h 内避免接种流感减毒疫苗。

【剂量与用法】单次经 15～30min 静脉输注 600mg。CC＞50ml/min 者剂量与肾功能正常者相同，CC 为 30～49ml/min 者，剂量为 200mg，CC 为 10～29ml/min 者，剂量为 100mg。透析者需在透析后给药。本品注射剂可用 0.9%氯化钠注射液、0.45%氯化钠注射液、5%葡萄糖注射液和乳酸钠林格注射液稀释，不可使用其他液体稀释。

【用药须知】对严重的需住院治疗的流感本品并无益处（国外资料）。

【制剂】注射剂：200mg/20ml。

【贮藏】贮于 20～25℃，短程携带允许 15～30℃。

依巴珠单抗（ibalizumab）

别名：Trogarzo。

本品为 IgG4 单克隆抗体。

【CAS】680188-33-4。

【理化性状】本品是通过 DNA 重组技术由小鼠骨髓瘤非分泌 O 细胞得到的单克隆抗体，分子量约为 150kDa。

【药理学】本品与 CD4 细胞的定义域 2 结合，进而阻止 HIV-1 感染 $CD4^+$细胞，并妨碍 HIV-1 病毒颗粒进入宿主细胞，还能通过妨碍细胞间融合，阻止病毒的传播。

【药动学】单剂量给药后，本品的药动学呈非线性，经 0.5～1.5h 单剂量静脉输注本品 0.3～25mg/kg，AUC 的增加高于剂量增加的比例，清除率从 9.54（ml•kg）/h 降低至 0.36（ml•kg）/h，$t_{1/2}$ 从 2.7h 延长至 64h。本品的分布容积为 4.8L。按推荐方案给药，本品的血药浓度在首次给予 800mg 后达稳态，给药间隔期内平均血药浓度在 30μg/ml。本品的血药浓度随体重增加而降低。

【适应证】与抗反转录病毒药合用，用于治疗多耐药的 HIV-1 感染。

【不良反应】

1. 常见不良反应是腹泻、头晕、恶心、皮疹。

2. 实验室异常常见总胆红素升高、直接胆红素升高、肌酐升高、血糖升高、脂肪酶升高、尿酸升高、血红蛋白降低、血小板减少、白细胞减少、中性粒细胞减少。

【禁忌与慎用】

1. 尚无孕妇使用的数据，不建议使用。

2. 哺乳期妇女应停止哺乳，以免传染 HIV 给婴儿。

3. 儿童用药的安全性及有效性尚未确定。

【剂量与用法】静脉输注，负荷剂量 2000mg，溶于 0.9%氯化钠注射液 250ml，至少经 30min 静脉输注，继后维持剂量为 800mg，至少经 15min 静脉输注，每 2 周 1 次。每次静脉输注后用 30ml 0.9%氯化钠注射液冲洗输液管路。

【用药须知】

1. 本品与抗反转录病毒药合用可能会导致免疫重建炎症综合征，可能会导致潜伏性或机会性感染暴发。

2. 本品可导致过敏反应，表现为皮疹和荨麻疹，如出现上述症状，应尽快就医。

3. 本品可导致下肢不宁综合征或使原有的下肢不宁综合征症状加重，如有上述症状，应尽快就医。

【制剂】注射液：200mg/1.33ml。

【贮藏】避光，贮于 2~8℃，不可冷冻和振摇。

法匹拉韦（favipiravir）

别名：Avigan。

【理化性状】

1. 化学名：5-fluoro-2-oxo-1H-pyrazine-3-carboxamide。

2. 分子式：$C_5H_4FN_3O_2$。

3. 分子量：157.1。

4. 结构式如下：

【简介】本品为新型 RNA 聚合酶抑制剂，用于甲型流感（包括禽流感和甲型 H1N1 流感感染）的治疗，也用于埃博拉病毒感染的治疗。2014 年 3 月在日本批准上市。口服，首日 800mg，2 次/日，继后 600mg，2 次/日，1 个疗程 5d。

1.14　抗寄生虫病药（antiprotozoals）

依氟鸟氨酸（eflornithine）

本品属抗原虫药物。

【理化性状】

1. 化学名：2-（difluor-omethyl）-DL-ornithine。

2. 分子式：$C_6H_{12}F_2N_2O_2$。

3. 分子量：182.2。

4. 结构式如下：

盐酸依氟鸟氨酸（eflornithine hydrochloride）

别名：Landel。

【理化性状】

1. 化学名：2-（difluor-omethyl）-DL-ornithine monohydrochloride monohydrate。

2. 分子式：$C_6H_{12}F_2N_2O_2 \cdot HCl \cdot H_2O$。

3. 分子量：236.6。

【药理学】本品对鸟氨酸脱羧酶具有不可逆转的抑制作用，该脱羧酶是聚胺生物合成中的一种限制酶。

【药动学】本品可从胃肠道吸收。静脉给药后约有 80%以原药形式于 24h 内随尿排出。其终末 $t_{1/2}$ 接近 3h。可分布进入脑脊液。

【适应证】

1. 治疗冈比亚锥虫引起的锥虫病。

2. 用于女性面部脱毛。

【不良反应】

1. 因骨髓受抑导致贫血、白细胞减少和血小板减少。

2. 有些患者出现脱发和听力减退。

3. 口服本品可能导致腹泻。

4. 约有 8%使用本品的患者出现癫痫发作。

【禁忌与慎用】

1. 对本品过敏者、孕妇禁用。

2. 有血液病史者慎用本品。

3. 尚未明确本品是否可经乳汁分泌，哺乳期妇女使用时，应暂停哺乳。

4. 12 岁以下儿童用药的安全性及有效性尚未

确定。

【剂量与用法】

1. 治疗非洲锥虫病，成人 100mg/kg，每 6h 一次，静脉输注。至少连用 14d。继后也可再给予口服 300mg/（kg·d），连用 3～4 周。肾功能不全患者应减量给药。

2. 用于女性面部脱毛：涂于想脱毛的皮肤，保留 4h，2 次/日，2 次使用之间应间隔 8h。

【用药须知】

1. 本品还可用于治疗复发性神经胶质瘤，可以起到姑息的疗效。

2. 本品还可用于治疗肺孢子虫病，其疗效优于 SMZco 和喷他脒。

3. 用药期间，应定期测试听力，检查血、尿常规和肾功能。

4. 如出现癫痫发作、重度肾功能不全或严重贫血，应停药。

【制剂】①注射剂：100mg；②乳膏剂：13.9%。

米替福新（miltefosine）

别名：米特福辛、米替福林、Impavido、Miltex。

本品为一种合成烷基磷酸胆碱类药物。开始作为抗肿瘤药开发，后作为抗利什曼原虫药上市。

【理化性状】

1. 化学名：2-（hexadecoxy-oxido-phosphoryl）oxyethyl-trimethyl-azanium。

2. 分子式：$C_{21}H_{46}NO_4P$。

3. 分子量：407.57。

4. 结构式如下：

【用药警戒】本品有胚胎毒性，开始治疗前应排除妊娠。育龄期妇女在治疗中及治疗停止后 5 个月内应采取有效避孕措施。

【药理学】

1. 本品的作用机制尚不明确。其化学结构与细胞膜中存在的天然磷脂很相似。具有抗肿瘤、免疫调节、抗病毒和抗原虫作用。推测本品通过抑制细胞膜中的酶系统（如蛋白激酶-C）及磷脂酰胆碱的合成，产生抑制细胞增殖及细胞毒作用。

2. 本品也可抑制血小板活化因子诱导的反应及磷酸肌醇形成。本品的药理活性表现如下。

（1）抗肿瘤作用：动物实验（经口投药）表明，在裸鼠中，高剂量能使移植的人 KB 鳞状上皮细胞癌产生退行性变，低剂量则无效。在小鼠中，能使人乳腺细胞癌 MT-1 和 MT-3 产生肿瘤完全退行性变，但对雌激素阳性和黄体酮阳性的人乳腺癌 BO 和 MaCa3366 无效。在大鼠中，能使甲基亚硝基脲和二甲基苯蒽诱导的乳腺癌迅速减少。瘤内给药，能抑制小鼠移植入多形性恶性胶质瘤生长。

（2）免疫调节作用：在白细胞介素（IL）-2 或外源凝集素存在条件下，本品低浓度可刺激外周单核细胞培养物中干扰素γ的生成。也可增加白细胞介素-2 受体和 HLA-DR 抗原的表达，这表明本品具有免疫调节作用，是白细胞介素-2 介导 T 细胞活化过程的共刺激因子。

（3）抗病毒作用：在体外，可有效抑制 RNA 病毒 VSV 及 DNA 病毒 HSV-1。

（4）抗原虫作用：动物实验表明，口服本品治疗内脏利什曼病，其疗效优于葡萄糖酸锑钠。

【药动学】动物实验（经口投药）表明，本品吸收良好，在肝、肾、肺中药物累积量最大，分布容积为 4.7L/kg。蛋白结合率几乎为 100%。药物在肝脏可能通过磷脂酶 C 和磷脂酶 D 代谢为胆碱、胆碱磷酸、1,2-二酰基-甘油磷脂酰胆碱。终末 $t_{1/2}$ 为 96h。

【适应证】用于内脏和皮肤和黏膜利什曼病。

【妊娠期安全等级】X。

【禁忌与慎用】

1. 对本品过敏者、舍格伦-拉松（Sjogren-Larsson）综合征患者、孕妇禁用。

2. 哺乳期妇女使用时应暂停哺乳至治疗结束 5 个月。

3. <12 岁儿童用药的安全性及有效性尚未确定。

【不良反应】

1. 发生率≥2% 的不良反应包括恶心、呕吐、腹泻、头痛、食欲缺乏、眩晕、腹痛、瘙痒、嗜睡、氨基转移酶升高和肌酐升高。

2. 发生率<2% 的不良反应包括贫血、淋巴结肿大、腹胀、便秘、吞咽困难、胀气、疲乏、全身乏力、脓肿、蜂窝织炎、脓疱、感觉异常、睾丸痛、睾丸肿胀、史-约综合征、荨麻疹、皮疹、脓皮病。

3. 上市后报道的不良反应如下。

（1）血液和淋巴疾病：血小板减少，粒细胞缺乏症。

（2）胃肠道疾病：黑粪。

（3）一般疾病：全身水肿，外周水肿。

（4）肝胆疾病：黄疸。

（5）神经系统疾病：癫痫发作。

（6）生殖系统和乳腺疾病：阴囊痛，射精量减少，无射精。

（7）血管疾病：鼻出血。

【药物相互作用】本品对 CYP 酶既无诱导作用，也无抑制作用。

【剂量与用法】体重≥45kg 者，50mg，3 次/日，随餐服用；体重＜45kg 者，50mg/次，2 次/日，随餐服用。

【用药须知】

1. 治疗期间和治疗结束后 4 周监视血清肌酐。

2. 治疗期间监视氨基转移酶和胆红素。

3. 鼓励摄入液体。

4. 对内脏利什曼病治疗期间监视血小板计数。

5. 如发生呕吐和（或）腹泻建议使用除口服避孕药外的其他避孕方法。

6. 如发生史-约综合征，应终止本品的治疗。

【制剂】胶囊剂：50mg。

【贮藏】密封，于阴凉干燥处保存。

第二章 抗肿瘤药 Antineoplastics

2.1 烷化剂（alkylatingagents）

阿托氟啶（atofluding）

别名：Atfding、ATFU。

本品是新一代氟尿嘧啶衍生物。

【理化性状】

1. 化学名：1-acetyl-5-fluoro-3-（2-methyl-phenyl）uracil。

2. 分子式：$C_{14}H_{11}FN_2O_4$。

3. 分子量：290.24。

4. 结构式如下：

【药理学】本品抗瘤活性高、抗瘤谱广、毒性小。结构与嘧啶碱类似，因此可以与嘧啶碱发生特异性的拮抗作用，从而干扰核酸，尤其是 DNA 的生物合成，阻止瘤细胞的分裂繁殖。主要作用于细胞周期的 S 期。

【药动学】本品进入体内后迅速被吸收并被代谢，代谢物为 3-邻甲基苯甲酰基-5-氟尿嘧啶（TFU），在 800～1200mg 剂量时，其代谢具有线性特征，没有饱和现象，而且具有从体内清除较快、$t_{1/2}$ 较短（约为 6h）的特点。其药动学参数具有一定的个体差异，原因可能与个体的代谢酶含量和活性不同有关。

【适应证】治疗多种肿瘤有效，特别对消化道癌症和肝癌、乳腺癌疗效较好，对卵巢癌、宫颈癌、绒毛膜上皮癌、膀胱癌等也有效。

【不良反应】

1. 主要不良反应有骨髓抑制、肝功能损害、胃肠道反应等。

2. 单药治疗时不良反应较轻，特别是血液学毒性轻微，3 级白细胞下降仅占 2%。

3. 发生率在 10%以上的非血液学毒性大多为 1～2 级，3 级发生率仅占 1%。

4. 联合用药的不良反应主要为骨髓抑制，其发生程度与联合用药有关。

5. 非血液学毒性以胃肠道反应多见，主要为恶心、呕吐、腹泻、黏膜炎。

6. 另外还有脱发、肝功能受损等。

【禁忌与慎用】

1. 对本品和氟尿嘧啶类药物过敏者、孕妇禁用。

2. 严重心、肺、肝、肾功能不全患者应慎重使用。

3. 尚未明确本品是否可经乳汁分泌，哺乳期妇女应权衡本品对其的重要性，选择停药或停止哺乳。

4. 儿童用药的安全性及有效性尚未确定。

【药物相互作用】在临床试验中未发现本品与其他常用药物合用后发生显著的相互作用。

【剂量与用法】口服单药剂量为 1200mg/d，联合用药剂量 800mg/d。单药治疗至少用药 4 周以上，联合化疗至少 2 周以上。

【用药须知】

1. 轻度肝肾功能不全患者可不必调整剂量。

2. 用药期间，如出现严重下肢乏力、步态不稳、共济失调、语言不清、头晕、麻木等神经系统症状或 4 级肝功能不全应停用本品。

3. 本品与氟尿嘧啶之间存在交叉耐药，对曾用过氟尿嘧啶化疗的患者疗效较差。

4. 本品有较好的安全性和耐受性，与同类药物相比不良反应较小，且无免疫抑制作用。

【制剂】胶囊剂：200mg。

【贮藏】密闭，贮于 30℃以下阴凉干燥处。

苯达莫司汀（bendamustine）

本品为氮芥衍生物。

【理化性状】

1. 化学名称：4-{5-[bis（2-chloroethyl）amino]-1-methyl-1*H*-benzimidazol-2-yl}butanoic acid。

2. 分子式：$C_{16}H_{21}Cl_2N_3O_2$。

3. 分子量：358.26。

4. 结构式如下：

盐酸苯达莫司汀（bendamustine hydrochloridc）

别名：Treanda。

【理化性状】

1. 本品在 pH 为 2 时可溶于水、甲醇或乙醇，几乎不溶于其他有机溶剂。

2. 化学名称：1H-benzimidazole-2-butanoic acid,5-[bis（2-chloroethyl）amino]-1 methyl-monohydrochloride。

3. 分子式：$C_{16}H_{21}Cl_2N_3O_2 \cdot HCl$。

4. 分子量：394.7。

【药理学】本品确切的作用机制尚不十分清楚，但已知本品是携带一个嘌呤样苯并咪唑环的氮芥衍生物，兼具烷化剂和嘌呤类似物（抗代谢药）的双重作用机制，能通过几种不同途径导致细胞死亡，而且对静止期和分裂期细胞均有作用。

【药动学】

1. 本品的血药峰值出现在单次给药结束时，血浆蛋白结合率为 94%～96%，数据显示该药一般不会和其他与蛋白高度结合的药物相互置换，其平均稳态分布容积为 25L，其全血/血浆浓度比为 0.84～0.86。

2. 本品主要通过水解反应进行代谢，同时形成细胞毒性较低的活性代谢产物。本品经 CYP1A2 代谢途径可产生 M3（γ-羟基苯达司汀）和 M4（N-去甲基苯达司汀）两种活性代谢产物，但两者的血药浓度只分别相当于原药的 1/10 和 1/100，因此，可推测其细胞毒性作用主要来自于其原药本身，而非其代谢物。

3. 本品主要随粪便排出，清除率约 700ml/min，单剂量静脉给予 120mg/m^2，经 1h 输入，原药的中位 $t_{1/2}$ 约为 40min，代谢物 M3 和 M4 的平均 $t_{1/2}$ 分别约为 3h 和 30min。

【适应证】

1. 治疗慢性淋巴细胞白血病（CLL）。

2. 用于在利妥昔单抗（rituximab，美罗华）或含利妥昔单抗方案治疗过程中，或者治疗 6 个月内，病情仍然进展的惰性 B 细胞非霍奇金淋巴瘤（mon-Hodgkin lymphoma，NHL）。

【不良反应】

1. 本品严重不良反应有骨髓抑制、感染、输液反应和过敏反应、肿瘤溶解综合征、皮肤反应、其他恶性肿瘤、因发热而导致的中性粒细胞减少和肺炎、急性肾衰竭、心力衰竭、肺纤维化、骨髓增生异常综合征、血细胞溶解、非典型性肺炎、败血症、红斑、皮肤坏死。

2. 剂量相关性的严重不良反应有骨髓抑制、感染、肺炎、肿瘤溶解综合征和输液反应。

3. 治疗慢性淋巴细胞白血病（CLL）可见过敏反应、发热、寒战、高血压危象、恶心、呕吐、无力、疲劳、不适、虚弱、口干、咳嗽、便秘、腹泻、头痛、皮肤黏膜炎症和口腔炎、鼻咽炎、单纯性疱疹、皮疹、瘙痒、体重增加、高尿酸血症、血红蛋白减少、血小板减少、淋巴细胞减少、粒细胞减少、胆红素升高。

4. 治疗惰性 B 细胞非霍奇金淋巴瘤（NHL）可见心动过速、恶心、呕吐、腹痛、腹胀、腹泻、便秘、消化不良、胃食管反流性疾病、口腔炎、口干、疲劳、发热、寒战、水肿、无力、虚弱、胸痛、注射部位疼痛、尿道疼痛、带状疱疹、上呼吸道感染、尿路感染、鼻窦炎、肺炎、发热、鹅口疮、鼻咽炎、体重增加、食欲缺乏、脱水、低钾血症、腰痛、骨痛、肢体痛、关节痛、头痛、头晕、味觉障碍、失眠、焦虑、抑郁、咳嗽、咽痛、呼吸困难、喘鸣、鼻充血、皮疹、瘙痒症、皮肤干燥、盗汗、多汗症、低血压、血红蛋白减少、血小板减少、淋巴细胞减少、粒细胞减少。

5. 上市后报道的不良反应有过敏反应、注射部位反应（包括静脉炎、瘙痒、激惹、疼痛及红肿）。

【剂量与用法】

1. 治疗慢性淋巴细胞白血病（CLL）以 28d 为一个治疗周期，应使用 6 个治疗周期以上。在每个治疗周期的第 1 天和第 2 天给药，推荐剂量为 100mg/m^2。经静脉输注给药，每次给药时间不应少于 30min。如出现 4 级血液学毒性或临床症状明显的 ≥2 级的非血液学毒性，应暂停给药，待非血液学毒性恢复至 ≤1 级和（或）血细胞计数改善（绝对中性粒细胞计数 ≥1×10^9/L，血小板计数 ≥75×10^9/L），才可恢复治疗，但需要降低剂量。

（1）出现 3 级血液学毒性，每个治疗周期的第 1 天和第 2 天，应降低剂量至 50mg/m^2；如大于 3 级或以上的毒性复发，则降低剂量至 25mg/m^2。

（2）出现 3 级或以上非血液学毒性应降低剂量至 50mg/m^2，然后是否向上调节剂量，应由治疗医师考虑。

2. 用于治疗惰性 B 细胞非霍奇金淋巴瘤（NHL）。以 21d 为一个治疗周期，一般需要 8 个治疗周期。在每个治疗周期的第 1 天和第 2 天给药，推荐剂量为 120mg/m^2。每次给药时间不应少于

60min。如出现 4 级血液学毒性或临床症状明显的 ≥2 级的非血液学毒性，应暂停给药。待非血液学毒性恢复至≤1 级和血细胞计数改善（绝对中性粒细胞计数≥1×10⁹/L，血小板计数≥75×10⁹/L），才可恢复治疗，但需要降低剂量。

（1）出现 4 级血液学毒性，每个治疗周期的第 1 天和第 2 天，降低剂量至 90mg/m²；如 4 级的毒性反应再次复发，则降低剂量至 60mg/m²。

（2）出现 3 级或以上非血液学毒性应降低剂量至 90mg/m²，如 4 级的毒性反应再次复发，则应降低剂量至 60mg/m²。

3. 配制方法与注意事项

（1）溶解：本品 25mg 规格，用 5ml 无菌注射用水溶解；100mg 规格，用 20ml 无菌注射用水溶解。溶解后应充分振摇至呈无色或淡黄色澄清溶液，最终浓度为 5mg/ml，本品一般情况下可在 5min 内完全溶解。

（2）稀释：本品溶液在溶解后 30min 之内，根据需要抽取所需体积的大小，转移至 500ml 的 0.9% 氯化钠注射液或葡萄糖氯化钠注射液（2.5%/0.45%，前者为葡萄糖的浓度，后者为氯化钠的浓度）中，并确保本品在注射液中的最终浓度在 0.2～0.6mg/ml。配制好的注射液可在 2～8℃冷藏保存 24h，或在室温及自然光下保存 3h。

【妊娠期安全等级】D。

【禁忌与慎用】

1. 对本品及甘露醇过敏者禁用。

2. 轻、中度肾功能不全患者慎用，患者 CC＜40ml/min 禁用。

3. 轻度肝功能不全慎用，中度[AST 或 ALT 为（2.5～10）×ULN，且总胆红素（1.5～3）×ULN 或重度肝功能不全（总胆红素＞3×ULN）]禁用。

4. 孕妇使用本品可对胎儿造成伤害，禁止使用。

5. 尚未明确本品是否可经乳汁分泌，哺乳期妇女应根据药物对母体的重要性选择停药或停止哺乳。

6. 儿童的有效性尚未确定，但安全性与成人相似。

【药物相互作用】

1. 本品的活性代谢产物γ-羟基苯达司汀和 N-去甲基苯达司汀均通过 CYP1A2 形成。CYP1A2 抑制剂（环丙沙星、氟伏沙明）不但可升高本品的血药浓度，而且能降低本品活性代谢物的血药浓度。

2. CYP1A2 诱导剂（奥美拉唑、吸烟）可能会降低本品血药浓度，而且可能会升高本品代谢产物的血药浓度。当本品与 CYP1A2 诱导剂或抑制剂必须合用时应密切注意。

3. 本品分布的转运系统尚未完全确立，体外研究表明，P-糖蛋白，乳腺癌耐药蛋白（BCRP），和（或）其他外排转运蛋白可能在本品分布过程中起着转运的作用。

4. 基于体外试验数据，本品不大可能抑制 CYP1A2、CYP2C9/10、CYP2D6、CYP2E1 或者 CYP3A4/5，或诱导 CYP 酶。

【用药须知】

1. 用药前应告知主治医师有关过敏史、详细的用药史及其他伴发疾病，特别是血液或骨髓病、肾病、肝病、感染疾病等，同时应向医师详细询问服药的风险及受益情况，避免与其他可能产生不良相互作用的药物合用。

2. 输液反应及过敏反应的症状包括发热、寒战、瘙痒及皮疹。罕见严重过敏反应及类过敏反应，特别是在第 2 个治疗周期及以后。为预防严重过敏反应，在上次输液时曾发生 1～2 级输液反应的患者可给予抗组胺药、解热药及皮质激素。如发生 3～4 级输液反应，应停止使用本品。

3. 本品可能使现有的感染加重，因此，在未征得医师同意前，患者不要自行进行疫苗接种；同时应避免与近期口服过脊髓灰质炎疫苗或通过鼻吸入给予流感疫苗的人群接触，或者其他传染病（如水痘、流感）的患者。用药期间如发现感染的迹象应及时就医。

4. 因本品可导致骨髓抑制，用药期间应密切监测白细胞计数、血小板、血红蛋白及中性粒细胞计数。如出现血液学毒性可能需要延迟给药，可参见"剂量与用法"。

5. 上市后的报道可发生肿瘤溶解综合征，多发生于首个治疗周期，如不及时干预，可导致肾衰竭及死亡。预防措施包括充足的液体支持，密切监测血液电解质，特别是血钾和尿酸水平。在本品的治疗过程中可合用别嘌醇，但可增加发生严重皮肤毒性的风险。

6. 临床试验中及上市后皮肤反应均有报道，与利妥昔单抗合用，有 1 例发生中毒性表皮坏死松解症。与别嘌醇或其他药物合用可发生史-约综合征及中毒性表皮坏死松解症，有的甚至是致命性的。发生皮肤反应后，可能呈进展性，严重程度可随治疗加重，所以应密切监测患者的皮肤反应，如皮肤反应严重，应暂停使用本品。

7. 有报道指出，在本品治疗过程中可发生癌变前期及恶性肿瘤，包括骨髓增生异常综合征、骨髓增殖性疾病、急性髓细胞样白血病、支气管癌，但与本品的关系尚不能确定。

8. 注射部位渗出导致住院，在上市后有报道。应注意避免渗出，包括监测注射部位红肿、疼痛、感染及坏疽等情况。

9. 临床经验指出，过量的最大单剂量达到280mg/m² 时，4 名患者中有 3 名患者在 7～21d 出现心电图异常，包括 QT 间期延长、窦性心动过速、T 波分离及左前分支传导阻滞。

【制剂】注射剂（粉）：25mg，100mg。

【贮藏】避光，贮于室温下，短程携带允许15～30℃。

2.2　抗代谢药（antimetabolites）

三甲曲沙（trimetrexate）

别名：三甲氧苯氨喹唑啉。

本品为二氢叶酸还原酶（DHFR）抑制剂，系新合成的非典型抗叶酸药物。

【理化性状】

1. 化学名：5-methyl-6-（3,4,5- trimethoxyani-linomethyl）quinazolin-2,4-diyldiamine。

2. 分子式：$C_{19}H_{23}N_5O_3$。

3. 分子量：369.41。

4. 结构式如下：

葡糖醛酸三甲曲沙（trimetrexate glucuronate）

别名：Neutrexin。

【理化性状】

1. 化学名：5-methyl-6-（3,4,5- trimethoxyani-linomethyl） quinazolin-2,4-diyldiamine mono-D-glucuronate。

2. 分子式：$C_{19}H_{23}N_5O_3 \cdot C_6H_{10}O_7$。

3. 分子量：563.6。

4. 配伍禁忌：本品与膦甲酸不相容。三甲曲沙不能与亚叶酸或氯化物混合，一旦混合，则立即产生沉淀。

【用药警戒】必须同时应用亚叶酸以避免潜在的严重或致命的毒性。

【药理学】类似甲氨蝶呤。

【药动学】

1. 6 例艾滋病患者（4 例伴发肺孢子虫病和 2 例伴发弓形虫病）静脉注射本品 30mg/（m²·d）和亚叶酸 20mg/m²，1 次/6 小时，连用 21d。本品清除率为（38±15）ml/（m²·min），稳态分布容积为（20±8）L/kg，终末 $t_{1/2}$ 为（11±4）h。

2. 给予 37 例晚期实体瘤患者使用单剂量 10～130mg/m² 而不合用亚叶酸，$t_{1/2\alpha}$（57±28）min，终末 $t_{1/2}$ 为（16±3）h。

3. 本品的蛋白结合率为 95%。其主要代谢途径是 O-去甲基化作用，其去甲代谢物随尿排出，约占 40%的用量，粪便中仅占 0.09%～7.6%。

【适应证】

1. 本品合用亚叶酸可作为肺孢子虫病的替代治疗（患者对复方 SMZ 不能耐受或无效）。

2. 也试用于治疗各种实体瘤。

【不良反应】

1. 最常见者为本品对骨髓和胃肠道的毒性，骨髓抑制可能突然发生，白细胞减少、血小板减少和贫血都会出现。胃肠道反应可出现恶心、呕吐、口腔溃疡、口炎、腹泻。其他还有出血性肠炎、肠穿孔，甚至导致死亡。

2. 高剂量可引起急性、比较严重的肝损害，长期给药则可能出现慢性肝损害。还可导致肝纤维化、肝硬化而没有明显的肝毒性表现，最后常导致死亡。

3. 高剂量还可引起肾衰竭和肾小管坏死，肺部的反应包括危及生命的间质性肺炎，还可见到皮肤反应、脱发、骨质疏松、关节痛、眼刺激及糖尿病。

4. 神经毒性的表现可见于 5%或更多的患者，尤其在向鞘内注射药物时会发生脑白质病、轻瘫、脱髓鞘和蛛网膜炎，在同时进行颅照射时可能更重一些。鞘内给药还可能发生头痛综合征、项背强直、腰痛和发热。

5. 本品还可能引起卵子缺乏和精子减少，生育能力减退。和其他叶酸拮抗剂一样，本品也有致畸作用，还可造成死胎。

【妊娠期安全等级】D。

【禁忌与慎用】

1. 对本品过敏者、小于 18 岁的儿童、骨髓功能和肝肾功能严重不全患者禁用。

2. 糖尿病患者慎用。

3. 尚未明确本品是否可经乳汁分泌，哺乳期妇女应权衡本品对其的重要性，选择停药或停止哺乳。

【药物相互作用】

1. 由于本品通过 CYP 代谢，凡属酶抑制剂如西咪替丁、酮康唑、红霉素等都会使本品代谢减缓，血药浓度上升。

2. 相反，凡属酶诱导剂如异烟肼、茶碱、利福平等都会使本品代谢加强，使血药浓度降低。

【剂量与用法】

1. 本品注射剂（粉）预装于 5ml 的小瓶中，先以 5%葡萄糖注射液或注射用水 2ml 稀释药粉，待0.5min 左右完全溶化后再配制成 12.5mg/ml 的供静脉输注的溶液。

2. 本品剂量为 45mg/（m^2·d），于 30～60min 输完，在使用本品期间，必须同时给予亚叶酸 20mg/m^2，1 次/6 小时，于 5～10min 输完，或口服相同剂量，亦 1 次/6 小时。口服量可于次日增加到 25mg/m^2。亚叶酸必须使用到本品最后一剂后 72h，即疗程为 21d，亚叶酸则用 24d。

3. 用于治疗肿瘤可给予 8mg/（m^2·d），连用 5d，间隔 3 周，或者 150～220mg/m^2，每 28 天 1 次，通常也应合用亚叶酸援救。

4. 表 2-1 供调整剂量。

表 2-1　根据血液毒性分级剂量调整表

毒性级别	中性粒细胞	血小板	推荐剂量	
			本　品	亚 叶 酸
1	＞1000/mm^3	＞75 000/mm^3	45mg/m^2，1 次/日	20mg/m^2，1 次/6 小时
2	750～1000/mm^3	50 000～75 000/mm^3	45mg/m^2，1 次/日	40mg/m^2，1 次/6 小时
3	500～749/mm^3	25 000～49 999/mm^3	22mg/m^2，1 次/日	40mg/m^2，1 次/6 小时
4	＜500/mm^3	＜25 000/mm^3	第 1～9 天停药,第 10～21 天中断 96h	40mg/m^2，1 次/6 小时

如果第 4 级血液毒性在第 10 天前发生，应停用本品，亚叶酸（40mg/m^2，96h）则应继续再用 72h。如果第 4 级血液毒性在第 10 天或第 10 天以后发生，应停用本品 96h，以便让血液学毒性得到恢复。如果在 96h 内毒性能恢复到第 3 级，可给予 22mg/m^2，亚叶酸维持 40mg/m^2。当毒性恢复到第 2 级时，本品剂量就可加至 45mg/m^2，而亚叶酸则依然维持 40mg/m^2。如果毒性在 96h 内不能改善到小于或等于第 3 级，应停用本品。在使用最后一剂本品后 72h 内，亚叶酸继续使用 40mg/m^2，96h

【用药须知】

1. 用药期间，应定期检查血常规和肝肾功能，久用本品，肝肾易遭损害，应特别关注。

2. 肝肾功能明显受损者应考虑停药。

3. 使用高剂量时应监测血药浓度。

4. 使用高剂量时，应保持碱性尿充分排泄，以防止本品及其代谢物在肾小管中沉淀，应充分补液，适当给予碳酸氢钠或乙酰唑胺。

【制剂】注射剂（粉）：25mg。

【贮藏】室温下（15～30℃）避光保存。

<u>吉西他滨（gemcitabine）</u>

别名：二氟脱氧胞苷、LY188011。

本品为阿糖胞苷衍生物，临床常用其盐酸盐。

【理化性状】

1. 化学名：2'-deoxy-2',2'-difluorocytidine。

2. 分子式：$C_9H_{11}F_2N_3O_4$。

3. 分子量：263.2。

4. 结构式如下：

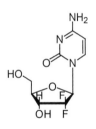

<u>盐酸吉西他滨（gemcitabine hydrochloride）</u>

别名：健择、Gemzar。

【理化性状】

1. 本品为白色到米色固体。能溶于水，几乎不溶于乙醇和极性有机溶剂，微溶于甲醇。1%的水溶液 pH 为 2.0～3.0。

2. 化学名：2'-deoxy-2',2'-difluorocytidine hydrochloride。

3. 分子式：$C_9H_{11}F_2N_3O_4$·HCl。

4. 分子量：299.7。

5. 配伍禁忌：有报道本品与阿昔洛韦、两性霉素 B、头孢哌酮钠、头孢噻肟钠、呋塞米、更昔洛韦、亚胺培南-西司他丁钠、伊立替康、甲氨蝶呤、枸橼酸甲泼尼龙、美洛西林钠、丝裂霉素、哌拉西林钠、哌拉西林钠-他唑巴坦、乙二磺酸丙氯拉嗪在模拟 Y 型输液给药时不相容。

【药理学】本品是细胞周期特异性抗代谢药，主要作用于 DNA 合成期的肿瘤细胞，即 S 期细胞，在一定条件下，可以阻止 G_1 期向 S 期进展。

【药动学】本品静脉注射后，被肝、肾、血液和其他组织中的胞苷脱氨酶快速、完全地代谢，只有不到10%的原药与代谢物随尿排出，粪便中仅1%在细胞内经核苷激酶作用转化为具有活性的二磷酸盐及三磷酸盐。在短时间静脉输注下，$t_{1/2}$ 为32～94min。其终末 $t_{1/2}$ 仅 17min，三磷酸盐的细胞内 $t_{1/2}$ 为7～12h。本品蛋白结合率低。清除率接近30%，男性比女性高。

【适应证】用于非小细胞肺癌、胰腺癌、膀胱癌、乳腺癌及其他实体瘤。

【不良反应】

1. 血液和淋巴系统：贫血、白细胞减少和血小板减少都有可能出现在给予本品治疗之后。常见发热性中性粒细胞减少。

2. 胃肠系统：常见肝功能异常，但是往往只是轻度和非进展性的，罕见因肝功能异常而导致治疗终止的情况。常见恶心和恶心伴有呕吐，极少需要减少药物剂量，并且很容易用止吐药物控制。也可见腹泻和口腔炎。

3. 泌尿生殖系统：常见轻度蛋白尿和血尿。

4. 皮肤和附属器官：常见皮疹，且经常与瘙痒相关，常为轻度，另外可见脱发（通常是轻度脱发）。

5. 呼吸系统：常见呼吸困难，可见支气管痉挛，少见间质性肺炎。

6. 全身：常见流感样症状、发热、头痛、寒战、肌痛、乏力和厌食。也可见咳嗽、鼻炎、不适和出汗。发热和乏力也常是单独出现的症状。

7. 超敏性：非常罕见严重过敏反应。

8. 亦常见嗜睡的不良反应报道。

9. 心血管系统：常见水肿/周围性水肿，少见低血压，有的研究报道本品可致心肌梗死。

【妊娠期安全等级】D。

【禁忌与慎用】

1. 对本品过敏者、孕妇禁用。

2. 肝肾功能不全患者慎用。

3. 18 岁以下儿童使用本品的安全性及有效性尚未确定。

4. 老年女性的清除率降低，易出现血液学毒性。

5. 哺乳期妇女使用时，应暂停哺乳。

【药物相互作用】

1. 与其他抗癌药配合使用或序贯化疗时，应考虑骨髓抑制作用的累积加重。

2. 由于存在引起全身性并可能是致命性疾病的风险，因此，不推荐使用黄热病疫苗和其他减毒活疫苗，特别是对免疫抑制患者。

3. 对胸部进行根治性放疗时同时合用本品，可能导致危及生命的食管炎和肺炎。

【剂量与用法】本品以 0.9%氯化钠注射液稀释，使不超过 40mg/ml，于 30min 输完，成人推荐剂量 $1g/m^2$，1 次/周，连用 3 周，休息 1 周，每28天重复 1 次。65 岁以上的老年患者也能很好耐受，不必调整剂量。

【用药须知】

1. 本品可能引起骨髓功能抑制，应用后可出现白细胞减少、血小板减少和贫血。患者在每次接受本品治疗前，必须监测血小板、白细胞、粒细胞计数。当证实有药物引起的骨髓抑制时，应暂停化疗或修改治疗方案。然而，骨髓抑制持续时间短，通常不需降低剂量，很少有停止治疗情况发生。

2. 停用本品后，外周血细胞计数可能继续下降。骨髓功能受损的患者，用药应当谨慎。与其他的抗肿瘤药物配伍进行联合或序贯化疗时，应考虑对骨髓抑制作用的蓄积。

3. 肝转移的患者或既往有肝炎、酗酒或肝硬化病史的患者使用本品，可能会导致潜在肝功能不全恶化。应定期对患者进行肾和肝功能（包括病毒学检查）的实验室评价。

4. 放疗的同时给予 $1000mg/m^2$ 的本品可导致严重的肺或食管病变。如果本品与放射治疗连续给予，由于严重辐射敏化的可能性，使用本品与放射治疗的间隔至少 4 周。如果患者情况允许可缩短间隔时间。

5. 不推荐接受本品治疗的患者使用黄热病疫苗和其他减毒活疫苗。

6. 由于本品可引起心脏和（或）心血管病症，因此具有心血管疾病病史的患者使用本品时要特别谨慎。

7. 与本品治疗相关的肺部症状，有时甚至是严重肺部症状如肺水肿、间质性肺炎或成人呼吸窘迫综合征（ARDS）有报道。这些症状的病因尚未明确。一旦发生，应考虑停用本品。早期采用支持治疗措施可能有助于缓解病情。

8. 在使用本品的患者中少见有类似溶血性尿

毒症综合征（HUS）的临床表现。如有微血管病溶血性贫血的表现，如伴血小板减少的血色素迅速下降，血清胆红素、肌酐、尿素氮、乳酸脱氢酶上升，应立即停药。停药后，患者肾功能损伤可能为不可逆的，应给予透析治疗。

9. 在对生育能力进行的研究中发现，本品可引起雄性小鼠精子生成过少。因此，要告知接受本品治疗的男性，在治疗期间和治疗后 6 个月不要使性伴侣怀孕，而且由于本品可能引起不育，因此应告知男性治疗前保存精子。本品有胚胎毒性，育龄期妇女在开始本品治疗前应排除妊娠，治疗期间应采取有效的避孕措施。

10. 规格为 200mg/瓶的本品中含有钠 3.5mg（＜1mmol），患者应考虑控制钠摄入。

11. 尚未进行关于本品对驾驶和操作机械影响的研究。但已有报道显示本品可引起轻到中度困倦，特别是用药期间饮用乙醇类饮料。因此患者在此期间必须禁止驾驶和操作机器。

【制剂】注射剂（粉）：0.2g，1g。

【贮藏】室温（15～30℃）下贮存。

卡培他滨（capecitabine）

商品名：Xeloda、希罗达。

本品为可供口服的氟尿嘧啶的前药。

【理化性状】

1. 本品为白色或类白色结晶性粉末，20℃下水中溶解度 26mg/ml。

2. 化学名：pentyl1-（5-deoxy-β-D- ribofuranosyl）-5-fluoro-1,2-dihydro-2-oxo-4-pyrimidine carbamate。

3. 分子式：$C_{15}H_{22}FN_3O_6$。

4. 分子量：359.4。

5. 结构式如下：

【用药警戒】本品与口服香豆素类抗凝药合用，应频繁监测抗凝反应（INR 或凝血酶原时间），并相应地调整抗凝药的剂量。与香豆素衍生物（如华法林、苯丙香豆素）合用，有导致出血甚至死亡的报道。

【药理学】本品对肿瘤细胞具有选择性细胞毒作用。须在体内转化为氟尿嘧啶才具有活性。由于肿瘤组织中富含胸苷磷酸化酶（TP），而正是该酶可将本品最终转化为氟尿嘧啶，故本品具有选择性细胞毒作用。

【药动学】

1. 本品口服后可迅速完全被吸收。在肝内经羧酸酯酶的催化代谢为 5'-脱氧-5-氟胞苷（5-DFCR），然后经肝和肿瘤细胞中的胞苷脱氨酶催化转化为 5'-脱氧-氟尿嘧啶（5'-DFUR），最后经 TP 催化转化为氟尿嘧啶。口服后 0.3～3h 可达血药峰值，范围较广（≥70%）。口服后最高血药浓度为 2.7～4.0mg/L。食物可降低吸收速度和吸收量，血药峰值和 AUC 分别下降 60% 和 35%；氟尿嘧啶的上述参数也分别下降 43% 和 21%。同时，食物可使本品和氟尿嘧啶的达峰时间延长 1.5h。其蛋白结合率为 54%，无浓度依赖性。

2. 本品 $t_{1/2}$ 为 0.7～1.14h，其代谢物主要随尿排出，而随尿排出的原药占用药量的 71%。肝功能不全患者不必调整用量。重度肾功能不全患者会影响经肾清除。

【适应证】

1. 转移性乳腺癌，由于紫杉醇和环磷酰胺可使肿瘤组织中的胸苷磷酸化酶升高，使本品得以发挥更具有选择性的细胞毒作用。

2. 还可治疗结、直肠癌及其他实体瘤。

【不良反应】

1. 胃肠道　口干、胃胀、黏膜炎症和（或）溃疡，如食管炎、胃炎、十二指肠炎、结肠炎及胃肠出血。

2. 心血管　下肢水肿、心源性胸痛（如心绞痛）、心肌病、心肌缺血和（或）梗死、心力衰竭、猝死、心动过速、心律失常（如心房颤动、室性期前收缩）。

3. 神经系统病症　味觉紊乱、失眠症、意识错乱、脑病、小脑功能障碍（如共济失调、发音困难、平衡功能失调、异常共济失调）。

4. 感染　免疫系统损害和（或）黏膜屏障受损的相关疾病，如局部和致命全身感染（包括细菌、病毒、真菌性）及败血症。

5. 血液和淋巴系统　贫血、骨髓抑制、各类血细胞减少症。

6 皮肤和皮下组织　瘙痒症、局部表皮剥脱、皮肤色素沉着、非真菌性甲病、光敏反应、放射治疗回忆综合征。

7. 全身　虚弱、肢痛、嗜睡、胸痛（非心脏病）。

8. 眼　干涩。

9. 呼吸系统　呼吸困难、咳嗽。

10. 肌肉骨骼　腰痛、肌痛、关节痛。

11. 精神障碍　抑郁。

12. 其他　临床试验阶段和上市后研究中有报道肝衰竭和胆汁淤积性肝炎。尚不能给出这两种疾病与本品使用之间的因果关系。

【妊娠期安全等级】D。

【禁忌与慎用】

1. 使用本品曾经出现严重不良反应或对氟尿嘧啶有过敏史者禁用。

2. 已知二氢嘧啶脱氢酶（DPD）缺陷的患者、重度肾功能不全的患者（CC＜30ml/min）禁用。

3. 尚未明确本品是否经乳汁分泌，哺乳期妇女使用本品时应停止哺乳。

4. 儿童用药的安全性及有效性尚未确定。

5. ≥65 岁的老年人更易出现毒性，应密切监测。

【药物相互作用】

1. 在使用本品合用华法林及苯丙香豆素等香豆素衍生物类抗凝剂治疗的患者中，已有凝血指标改变和（或）出血的报道。可发生于本品治疗后数天至数月内，一些患者出现在卡培他滨停用 1 个月内。对使用本品同时口服香豆素类衍生物抗凝剂的患者，应常规监测其抗凝参数（INR 或 PT），并相应调整抗凝剂的剂量。

2. 本品与其他经 CYP2C9 代谢药物间的相互作用尚未进行正式研究。本品应慎与此类药物合用。

3. 本品会增加苯妥英的血药浓度。患者出现与苯妥英钠水平升高相关的不良反应。同时服用苯妥英的患者，应常规监测苯妥英的血药浓度。

4. 制酸剂：在癌症患者中研究了一种含氢氧化铝和氢氧化镁的抗酸药（Maalox）对本品药动学的影响。本品及其一种代谢产物（5'-DFCR）的血药浓度轻微增加；对三种主要代谢产物（5'-DFUR、氟尿嘧啶和 FBAL）没有影响。

5. 亚叶酸对本品及其代谢产物的药动学无影响。但亚叶酸对本品的药效学有影响，且可能增加本品的毒性。

6. 由于索夫立定对二氢嘧啶脱氢酶的抑制作用，索夫立定与氟尿嘧啶药物间存在显著的临床相互作用。这种相互作用可导致氟嘧啶毒性升高，有致死的可能。因此，本品不应与索夫立定及其类似物（如溴夫定）合用。在结束索立夫定及其类似物治疗（如溴夫定）至少 4 周后才能开始本品的治疗。

7. 奥沙利铂、贝伐珠单抗对本品及其代谢物的药动学参数无显著临床意义的影响。

【剂量与用法】

1. 口服本品常用量为 $1250mg/m^2$，2 次/日，间隔 12h，餐后半小时服用。治疗 2 周后停药 1 周，3 周为 1 个疗程。根据毒性调整剂量的方案见表 2-2。

表 2-2　根据毒性调整本品的治疗方案表

毒性级别		在本疗程中的处理措施	下 1 个疗程的起始剂量（推荐起始剂量%）
1 级		维持目前剂量	维持目前剂量
2 级	首次出现	暂停用药直至缓解至 0～1 级	100%
	第 2 次出现		75%
	第 3 次出现		50%
	第 4 次出现	永久停药	—
3 级	首次出现	暂停用药直至缓解至 0～1 级	75%
	第 2 次出现		50%
	第 3 次出现	永久停药	—
4 级	首次出现	永久停药，或医师认为使用本品治疗的益处大于风险，毒性缓解至 0～1 级后可重新开始	50%

2. 在与多西他赛联合使用时，本品的推荐剂量为 $1250mg/m^2$，2 次/日，治疗 2 周后停药 1 周，与之合用的多西他赛推荐剂量为 $75mg/m^2$，每 3 周 1 次，静脉输注 1h。根据多西他赛的说明书，在对接受本品和多西他赛联合化疗的患者使用多西他赛前，应常规应用一些化疗辅助药物。出现毒性反应时按表 2-3 调整剂量。

3. 轻度肾功能损害患者（CC 为 51～80ml/min）不建议调整本品的起始剂量。中度肾功能损害患者（CC 为 30～50ml/min），建议本品起始剂量减为标准剂量的 75%。出现毒性反应时可按表 2-2 和表 2-3 调整剂量。

表2-3 本品与多西他赛和用时根据毒性反应调整剂量表

毒性级别	2级	3级	4级
首次出现	暂停用药直至缓解至 0~1 级后，重新以原剂量（包括多西他赛）开始	暂停用药直至缓解至 0~1 级后，本品重新以原剂量，多西他赛以 55mg/m² 开始	停用多西他赛
第2次出现	暂停用药直至缓解至 0~1 级后，本品重新以原剂量，多西他赛以 55mg/m² 开始	停用多西他赛	
第3次出现	停用多西他赛	—	—

【用药须知】

1. 本品可引起腹泻，有时比较严重。对于出现严重腹泻的患者应给予密切监护，若患者开始出现脱水，应立即补充液体和电解质。在合理用药范围，应及早开始使用标准止泻治疗药物（如洛哌丁胺）。必要时需降低给药剂量。

2. 开始接受本品治疗时应防止和纠正脱水。患者出现厌食、虚弱、恶心、呕吐或腹泻易迅速转为脱水。当出现 2 级（或以上）的脱水症状时，必须立即停止本品的治疗，同时纠正脱水。直到患者脱水症状消失，且导致脱水的直接原因被纠正和控制后，才可以重新开始本品的治疗。针对上述不良事件的发生，调整给药剂量是必要的。

3. 已观察到本品的心脏毒性与氟尿嘧啶药物类似，包括心肌梗死、心绞痛、心律失常、心搏骤停、心力衰竭和心电图改变。既往有冠状动脉疾病史患者中这些不良事件可能更常见。

4. 有患者因二氢嘧啶脱氢酶缺乏（DPD）引起的与氟尿嘧啶相关的罕见、难以预料的严重毒性（如口腔炎症、腹泻、中性粒细胞减少和神经毒性），因此无法排除 DPD 水平降低与氟尿嘧啶潜在致死毒性效应增强之间存在关联的可能性。

5. 本品可引起高胆红素血症。如果药物相关的胆红素升高≥3.0×ULN 或肝氨基转移酶（ALT、AST）升高≥2.5×ULN，应立即停药。当胆红素降低至≤3.0×ULN 或者肝氨基转移酶≤2.5×ULN 时，可恢复治疗。

6. 本品用于肝功能不全的患者时应密切监测。非肝转移引起的肝功能不全或重度肝功能不全对本品体内分布的影响尚未明确。

【制剂】 片剂：150mg，500mg。

【贮藏】 贮于室温（15～30℃）。

氟达拉滨（fludarabine）

别名：氟阿糖腺苷。

本品为抗病毒药阿糖腺苷的氟化核苷类似物。

【理化性状】

1. 化学名：9-β-D-arabinofuranosyl-2- fluoroadenine 5'-dihydrogenphosphate。

2. 分子式：$C_{10}H_{12}FN_5O_4$。

3. 分子量：285.23。

4. 结构式如下：

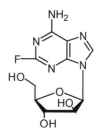

磷酸氟达拉滨（fludarabine phosphate）

别名：福达华、Fludara、Oforta。

【理化性状】

1. 本品为白色或类白色结晶性粉末，有引湿性。微溶于水，极微溶于无水乙醇，易溶于二甲基亚酰胺。

2. 化学名：9-β-D-arabinofuranosyl-2-fluoroadenine 5'-dihydrogenphosphate。

3. 分子式：$C_{10}H_{13}FN_5O_7P$。

4. 分子量：365.2。

【用药警戒】

1. 本品应在有肿瘤化疗经验的医师指导下使用。

2. 大剂量的本品可导致严重的中枢系统毒性。

3. 本品可导致自身免疫现象，可致命。

4. 本品与喷司他丁合用可导致致命的肺毒性。

【药理学】 其抗肿瘤的作用机制类似阿糖胞苷，所不同的是本品不被腺苷脱氨酶脱氨而失活。

【药动学】 静脉给药后，本品的磷酸盐迅速被脱磷酸而成为氟达拉滨，此基质被淋巴细胞摄取后再磷酸化成为具有活性的三磷酸氟达拉滨。在单次给药后 4h 细胞内的三磷酸氟达拉滨可达峰值。本品从血象中清除呈三相，终末 $t_{1/2}$ 为 10～30h。大多数药物随尿排出，24h 内约可排出 60% 的给药量。本品的药动学具有明显的个体差异。

【适应证】 主要用于治疗慢性淋巴细胞白血病。

【不良反应】

1. 全身症状　常见发热、寒战、感染、不适、虚弱和疲倦等症状。

2. 血液和淋巴系统　常见白细胞减少、血小板减少和贫血。骨髓抑制可能是严重和有累积效应的。本品对 T 淋巴细胞数目长时间的影响可以导致机会性感染危险性的增加，包括那些潜伏病毒的活化，如进行性多灶性白质脑病。在接受本品治疗的患者中少见自身免疫疾病表现。

3. 代谢与营养异常　可见肿瘤溶解综合征，这一并发症可表现为高尿酸血症、高磷酸血症、低钙血症、代谢性酸中毒、高钾血症、血尿、尿酸结晶尿和肾衰竭。胁腹疼痛和血尿可以是该综合征的首发症状。常见水肿，少见肝酶和胰腺相关酶的改变。

4. 神经系统　常见周围神经病，少见精神错乱，罕见昏迷和焦虑不安。

5. 特殊感觉　常见视力障碍，罕见视神经炎、视神经病变和失明。

6. 呼吸系统　常见肺炎发生。少见呼吸困难、咳嗽、肺浸润、肺炎和肺间质纤维化。

7. 消化系统　常见胃肠异常，如恶心、呕吐、食欲缺乏、腹泻和胃炎，少见与血小板减少相关的消化道出血。

8. 心血管系统　罕见心力衰竭和心律失常。

9. 泌尿生殖系统　罕见出血性膀胱炎。

10. 皮肤及其附属物　常见皮肤红斑，罕见史-约综合征或中毒性表皮坏死松解症（Lyell 综合征）。

【妊娠期安全等级】 D。

【禁忌与慎用】

1. 对本品过敏者、骨髓抑制明显者禁用。

2. CC＜30ml/min 的肾功能不全患者和失代偿性溶血性贫血的患者禁用。

3. 肝肾功能不全、患有感染性疾病者慎用。

4. 尚未明确本品是否可经乳汁分泌，哺乳期妇女应权衡本品对其的重要性，选择停药或停止哺乳。

5. 儿童对本品更敏感，更易出现骨髓抑制。

【药物相互作用】

1. 合用喷司他丁可加重肺毒性。

2. 合用阿糖胞苷可降低本品的代谢活化，且使阿糖胞苷的细胞内浓度上升。

3. 合用双嘧达莫或其他腺苷摄取抑制剂可降低本品的疗效。

【剂量与用法】

1. 片剂　推荐的剂量为 $40mg/m^2$，每 28 天连续服用 5d。本品可以空腹服用或进餐时服用。必须用水整片吞服，不可嚼服或掰开后服用。

2. 注射剂　强烈推荐本品只能用于静脉注射。尽管还没有静脉旁注引起严重局部不良反应的病例报道，但是必须避免静脉周围无目的地用药。

（1）推荐的剂量是 $25mg/m^2$，每 28 天连续静脉用药 5d，每个小瓶装有 2ml 注射用水，每 1ml 配制溶液中应含有 25mg 的本品。

（2）抽取相应剂量（依据患者体表面积计算）于注射器内，如果行静脉内快速推注，需再用 10ml 0.9% 氯化钠注射液稀释。或者，抽取到注射器内的所需剂量也可以用 100ml 0.9% 氯化钠注射液稀释后行静脉输注，静脉输注时间应为 30min 左右。

（3）对 CLL 患者，磷酸氟达拉滨应一直用到取得最佳治疗效果（完全或部分缓解，通常需 6 个疗程）后，方可停用。

（4）对肾功能不全患者的剂量应做相应的调整。CC 为 30～70ml/min 时剂量应减少 50%，且要严密检测血液学改变以评价药物的毒性。如果 CC＜30ml/min，应禁用本品治疗。

【用药须知】

1. 高剂量的本品与严重的神经毒性作用相关，包括失明、昏迷和死亡。静脉内应用约 4 倍于 CLL 推荐治疗剂量的本品（每天 $96mg/m^2$，5～7d）后，36% 的患者出现了严重的中枢神经系统毒性。而在应用 CLL 推荐治疗剂量范围内的患者中，严重的中枢神经系统症状（昏迷和焦虑不安）罕见或（精神错乱）少见。治疗期间应该严密观察患者的神经系统不良反应的体征。

2. 对于健康状况差的患者，应更加谨慎地使用本品，并且在治疗前应认真权衡利弊。尤其是对那些严重骨髓功能障碍 [血小板减少、贫血和（或）粒细胞减少]、免疫缺陷或有机会性感染病史的患者。

3. 目前尚无在肝功能不全的患者中应用本品的资料。对于这一类患者，如果认为预计的获益大于任何潜在的危险，应当谨慎使用。

4. 本品可导致严重的骨髓抑制，主要是贫血、血小板减少和中性粒细胞减少，虽然化疗药物引起的骨髓抑制往往是可逆的，但应用本品时仍需要严密的血液学监测。

5. 使用本品治疗的患者在静脉输注未经照射处理的全血后已经发现有与输血相关的移植物抗宿主病（GVHD）的出现。有报道这种病的死亡率非常高。因此正在接受或已经接受本品治疗的患者在需要输血时应该只接受照射处理过的血液。

6. 有报道，一些患者在接受本品治疗期间或治疗后，以前的皮肤癌病变出现可逆性的恶化或骤然暴发。

7. 有报道，肿瘤负荷高的患者在接受本品治疗时出现肿瘤溶解综合征。因为本品可以在治疗的第 1 周就诱发这种综合征，所以对这些综合征的高危人群应及早做好预防措施。

8. 有报道，不论以前有无自身免疫性疾病的基础或先前 Coombs 试验的结果，在本品治疗期间或治疗后，有时会出现致命的自身免疫现象（如自身免疫性溶血性贫血、自身免疫性血小板减少、血小板减少性紫癜、天疱疮、Evan's 综合征）。大多数溶血性贫血的患者在再次接受本品治疗后出现症状的反复。

接受本品治疗的患者应该严密监测自身免疫性溶血性贫血的体征（与溶血和 Coombs 试验阳性相关的血红蛋白降低）。建议溶血的患者中断本品的治疗。输血（照射后）和应用肾上腺皮质激素制剂是治疗自身免疫性溶血性贫血的最常用方法。

9. 有生育功能的女性或男性在接受治疗期间或治疗后的 6 个月以内必须采取避孕措施。

10. 在接受本品治疗期间或治疗后，应该避免接种活疫苗。

【制剂】①注射剂（粉）：50mg。②片剂：10mg。

【贮藏】贮于 2～8℃。

奈拉滨（nelarabine）

别名：Arranon。

本品是一种细胞毒素的脱氧鸟苷类似物 9-β-D-阿糖呋喃鸟嘌呤（ara-G）的前药。

【理化性状】

1. 化学名：nelarabine 2-amino-9-β-D-arabino-furanosyl-6-methoxy-9H-purine。

2. 分子式：$C_{11}H_{15}N_5O_5$。

3. 分子量：297.3。

4. 结构式如下：

【用药警戒】

1. 本品仅供静脉给药，并必须在富有抗癌化疗药物使用经验的医师指导下使用。

2. 本品可导致严重的神经病学事件，表现为精神状况改变，包括严重的失眠、惊厥、周围神经病（如麻木、感觉异常、活动无力和麻痹），还可能引起脱髓鞘、类似于吉兰-巴雷综合征表现的上行性周围神经病，这些不良事件并非在停药后总是可以完全恢复的。应严密监护以上不良事件的苗头，当已出现上述神经病学事件时，应及时停药。

【药理学】本品通过腺苷脱氨酶脱甲基成为 ara-G，通过脱氧鸟苷激酶和脱氧胞苷激酶单磷酸化，继而转化为具有活性的 ara-GTP5-磷酸盐。ara-GTP 在白血病的胚细胞里累积，从而结合进入 DNA，抑制 DNA 合成并致细胞死亡。其他机制可能促成本品的细胞毒性和组织毒性。

【药动学】

1. 在患有难治性白血病和淋巴瘤的患者中进行的药动学研究证实，给予本品 1500mg/m² 后，本品和 ara-G 可从血浆中快速被清除，其 $t_{1/2}$ 分别接近 0.5h 和 3h。儿童每天一次给予 650mg/m² 尚未获得有用的参数。在静脉输注本品完毕时，血浆中的 ara-G 峰值即可出现，且比本品的峰值要高，说明本品已快速而广泛地转化为 ara-G。给成年患者于 2h 内静脉输注本品 1500mg/m² 后，可分别获得本品和 ara-G 的平均 C_{max} 值为（5.0±3.0）μg/ml 和（31.4±5.6）μg/ml。在静脉输注本品 1500mg/m² 后的第 1 天，本品和 ara-G 的 AUC 分别为（4.4±2.2）（μg・h）/ml 和（162±49）（μg・h）/ml。儿童和成人分别接受本品 104mg/m² 和 2900mg/m²，其第 1 天的平均清除率分别为（259±409）L/（m²・h）和（197±189）L/（m²・h）。两组间，其第 1 天的表观清除率分别为（11.3±4.2）L/（m²・h）和（10.5±4.5）L/（m²・h），具有可比性。

2. 本品和 ara-G 广泛分布于全身，尤其是本品，儿童和成人的 V_{ss}/F 分别为（213±358）L/m² 和（197

±216）L/m^2；至于 ara-G，两组的 V_{ss}/F 值分别为（33±9.3）L/m^2 和（50±24）L/m^2。本品和 ara-G 很少与蛋白结合（<25%），结合并不依赖于两者的血药浓度。

3. 本品的主要代谢途径是通过腺苷脱氨酶进行 O-脱甲基化，形成 ara-G，再经水解形成鸟嘌呤。另外，有些本品被水解形成甲基鸟嘌呤，继而又被 O-脱甲基化形成鸟嘌呤。鸟嘌呤被 N-脱氨形成黄嘌呤，继而被氧化产生尿酸。尿酸开环，进一步氧化，形成尿囊素。

4. 本品和 ara-G 部分经肾排出，两者分别于 24h 内随尿液排出给药量的（6.6±4.7）%和（27±15）%。本品和 ara-G 的肾清除率分别为（24±23）L/h 和（6.2±5.0）L/h。肾功能不全的老年人，ara-G 的清除可能会降低。肝功能不全患者的药动学尚未进行评估。体外研究证实，在本品和 ara-G 的浓度达到 100μmol/L 时，对 CYP1A2、CYP2A6、CYP2B6、CYP2C8、CYP2C9、CYP2C19、CYP2D6 或 CYP3A4 均无明显的抑制作用。

【适应证】用于治疗 T 细胞急性淋巴细胞白血病和 T 淋巴母细胞性淋巴瘤。

【不良反应】

1. 全身反应包括疲劳、发热、虚弱、周围水肿、水肿、疼痛、僵直、步态异常、胸痛。

2. 感染包括肺炎、鼻窦炎。

3. 消化系统可见 AST 升高、恶心、呕吐、腹泻、便秘、腹痛、口炎、腹胀。

4. 代谢和营养可见畏食、脱水、高血糖。

5. 肌肉和骨骼系统可见肌痛、关节痛、腰痛、肌无力、四肢痛。

6. 神经系统包括精神错乱、失眠、抑郁、头痛、头晕、周围神经病、感觉障碍、活动无力、惊厥、癫痫发作、震颤、共济失调、健忘。

7. 呼吸系统可见咳嗽、呼吸困难、胸腔积液、鼻出血、喘鸣。

8. 心血管系统可见瘀点、低血压、窦性心动过速。

9. 血液系统可见贫血、血小板减少、（发热性）中性粒细胞减少、血钾降低、血钙降低、血糖降低、血镁降低、血肌酐升高、血蛋白降低、胆红素升高。

【禁忌与慎用】

1. 对本品过敏者、孕妇、有癫痫发作史者禁用。

2. 贫血、低血压、精神异常、哮喘患者慎用。

3. 重度肝、肾功能不全患者应在密切观察下慎用。

4. 尚未明确本品是否可经乳汁分泌，哺乳期妇女应权衡本品对其的重要性，选择停药或停止哺乳。

【药物相互作用】应用本品的免疫缺陷患者应避免注射活疫苗。

【剂量与用法】

1. 本品使用前不必稀释。将适量的药物转至 PVC 输液袋或玻璃容器中，成人于 2h 输完，儿童于 1h 输完。给药前，应检查药液是否变色或有肉眼可见的微粒。

2. 成人推荐剂量为 1500mg/m^2，第 1 天、第 3 天和第 5 天静脉输液 1 次，不必稀释，每 21 天为 1 个疗程。

3. 儿童推荐剂量为 650mg/m^2，每天静脉输注 1 次，连用 5d，21d 为 1 个疗程。

4. 治疗应持续多长的时间并无明确规定，一般可一直持续到：①出现了毒性反应；②病情已有进展情况；③打算接受骨髓移植；④继续用药已不能获得进一步的疗效。

【用药须知】

1. 本品为细胞毒药物，制备和操作时必须戴上防护手套，避免接触药液；如不慎接触，应立即用清水冲洗。

2. 应告知患者或患儿的家长，本品可引起严重的神经系统不良反应，如发生严重的瞌睡、癫痫发作、昏迷，手、指、趾、足的麻木和麻刺感，无力和麻痹，步态不稳，均应向经治医师报告。

3. 应定期检查患者的血常规、血生化和肝肾功能，随时关注不良反应的出现。

4. 正在应用本品的肿瘤溶解综合征患者并发高尿酸血症时，可通过静脉水合方式加以缓解；存在高尿酸血症风险的患者还可考虑服用别嘌醇进行治疗。

【制剂】注射液：250mg/50ml。

【贮藏】贮于 15～30℃。

氯法拉滨（clofarabine）

别名：Clofarex、Clofar、Evotra。

本品是一种嘌呤核苷酸抗代谢药物。

【理化性状】

1. 化学名：2-chloro-9-（2-deoxy-2-fluoro-β-D-arabinofuranosyl）-9H-purin-6-amine。

2. 分子式：$C_{10}H_{11}ClFN_5O_3$。

3. 分子量：303.7。

4. 结构式如下：

【药理学】本品于细胞内连续地通过脱氧胞苷激酶代谢为 5′-单磷酸盐代谢物，再由单磷酸和二磷酸激酶代谢为具有活性的 5′-三磷酸盐代谢产物。本品对胞苷激酶及磷酸激酶具有高度亲和力，其亲和力与天然的脱氧胞苷相当或更高。本品通过抑制核糖核酸还原酶，使细胞内三磷酸脱氧核糖核苷酸池数目减少，并通过终止 DNA 链的延伸，以及竞争性抑制 DNA 聚合酶来抑制 DNA 的修复，最终导致 DNA 合成受到抑制。本品三磷酸盐对这些酶的亲和力类似或高于去氧腺苷三磷酸盐。在临床前的模型中，已经证实本品通过与 DNA 链结合具有抑制 DNA 修复的能力。本品 5′-三磷酸盐也会破坏线粒体膜的完整性，导致脱落前的线粒体蛋白、细胞色素 C 和脱落诱导因子释放，从而启动细胞的程序化死亡。

【药动学】本品的群体药动学在 40 例年龄为 2～19 岁，患有复发或难治性淋巴细胞白血病患者中进行了研究。当剂量为 $52mg/m^2$ 时，在广泛的体表面积范围内，可获得相似的血药浓度。其蛋白结合率为 47%，主要与白蛋白结合。根据非隔室（non-compartmental）分析，稳态时的全身清除率和分布容积分别为 28.8L/（$m^2 \cdot h$）和 $172L/m^2$。其终末 $t_{1/2}$ 约为 5.2h。在男女性别之间和以上两种白血病之间，药动学不存在明显的差异。根据收集到的 24h 的尿标本，有 49%～60%的原药随尿液排出。在体外研究中，仅见 0.2%的代谢物随尿液排出。因此，非肾清除的路径尚未明确。根据体外研究，CYP 抑制剂和诱导剂不可能影响本品的代谢。本品对 CYP 底物代谢的作用尚未进行研究，也未在肝肾功能不全患者中进行药动学研究。

【适应证】本品适用于年龄为 1～21 岁患有复发的或既往曾接受过至少两个治疗方案而难治的急性淋巴细胞白血病（acute lymphocytic leukemia, ALL）。

【不良反应】

1. 血液和淋巴系统 发热的中性粒细胞和非发热性中性粒细胞均减少、输液反应。

2. 心血管系统 心动过速、面部发红、高血压、低血压。

3. 胃肠系统 腹痛、腹泻、便秘、恶心、呕吐、牙龈出血、咽喉痛。

4. 全身和给药部位 水肿、乏力、注射部位疼痛、嗜睡、黏膜发炎、发热、寒战、疼痛。

5. 肝胆系统 肝大、黄疸。

6. 微生物和寄生虫感染 菌血症、蜂窝织炎、单纯疱疹病毒感染、口腔念珠菌感染、肺炎、脓毒症、链球菌感染。

7. 代谢和营养障碍 食欲缺乏、体重减轻。

8. 肌肉骨骼疾病 关节痛、腰痛、肌痛、四肢痛。

9. 神经系统 头痛、失眠、头晕、震颤。

10. 精神异常 焦虑、抑郁、易激惹。

11. 泌尿系统 血尿。

12. 呼吸系统 咳嗽、呼吸困难、鼻出血、胸腔积液、呼吸窘迫。

13. 皮肤和皮下组织 挫伤、皮炎、皮肤干燥、瘀斑、红斑、瘙痒、掌跖发红感觉迟钝综合征（palmar-plantar erythrodysesthesia syndrome）（又称手足综合征）。

【妊娠期安全等级】D。

【禁忌与慎用】

1. 对本品过敏者禁用。

2. 肝肾功能不全患者应在严密监护下慎用。

3. 尚未对 21 岁以上成年人进行临床研究。

4. 65 岁以上老年患者的安全性及有效性尚未确定。

5. 尚未明确本品是否可经乳汁分泌，哺乳期妇女应权衡本品对其的重要性，选择停药或停止哺乳。

【药物相互作用】尚无资料可依。

【剂量与用法】

1. 本品应首先使用 0.2μm 注射器滤器过滤，然后用0.5%葡萄糖注射液或0.9%氯化钠注射液稀释，使溶液浓度达到 0.15～0.4mg/ml。配制好的溶液可存于室温下，但必须在 24h 以内使用。

2. 推荐静脉输注的剂量为 $52mg/m^2$，于 2h 内输完，连用 5d。应在器官功能恢复到用药前的水平时，才能重新开始下一个周期的治疗，一般为 2～6 周。在每个周期用药之前，都应测量身高和体重，以便准确地计算剂量。为了防止药物不相容性，不可混合其他药物静脉输注。

3. 在给予本品的 5d 中，应持续给患者输液，以减轻肿瘤溶解和其他不良反应对患者的影响。预防性使用皮质激素（如第 1～3 天，每天可使用氢化可的松 100mg/m²）有利于预防全身炎症反应综合征（systemic inflammatory response syndrome，SIRS）或毛细血管渗漏综合征（如低血压）。

4. 患者的器官功能如已恢复到未给药之前的状况，可以考虑减少 25% 的用量，重新开始给药。

5. CC 为 30～60ml/min 者应降低剂量 50%，尚无 CC<30ml/min 者或透析的患者的剂量调整建议。

【用药须知】

1. 本品必须在富有抗肿瘤药物使用经验的医师监督下使用。

2. 使用本品应考虑到可能出现骨髓抑制，通常是可逆的，且与剂量大小有关。使用本品可能增加感染的可能性，包括严重的脓毒症，均与骨髓抑制有关。

3. 使用本品可使外周白细胞数迅速减少，因此，应对接受本品的患者进行评估，监测肿瘤溶解综合征的症状和体征，以及细胞因子（cytokine）释放的症状和体征（如呼吸急促、心动过速、低血压、肺水肿），这些都可能发展成 SIRS 或毛细血管漏综合征和器官功能不全。

4. 经治医师应在整个使用本品的 5d 期间持续给患者输液，以减轻肿瘤溶解的不良影响和其他不良反应。

5. 如果因肿瘤溶解而突然发生高尿酸血症，应预防性地使用别嘌醇。

6. 如已出现 SIRS 或毛细血管漏综合征，应立即停药，由于两种综合征都可能致死，应考虑使用皮质激素、利尿药和白蛋白。

7. 严重的骨髓抑制，包括中性粒细胞减少、贫血和血小板减少。在开始使用本品时，大多数患者都出现了类似白血病引起血液系统受损的表现。由于这些患者以前就存在免疫受损的状况和可能因使用本品治疗而引起的延时的中性粒细胞减少，患者会处于严重的感染危险中。因此，严密监测血常规是极为重要的。

8. 治疗前和治疗期间，应定期检查肝肾功能，因为本品主要经肾排出，而肝则是本品毒性的靶器官。

9. 在静脉输注本品期间，应严密监测血压和呼吸状况。

【贮藏】贮于 15～30℃。

【制剂】注射剂：20mg/20ml。

地西他滨（decitabine）

别名：达珂、Dacogen、5-aza-2'-deoxycytidine。本品是胞嘧啶核苷类似物。

【理化性状】

1. 化学名：4-amino-1-（2-deoxy-β-D-erythro-pentofuranosyl）-1,3,5-triazin-2（1H）-one。

2. 分子式：$C_8H_{12}N_4O_4$。

3. 分子量：228.2

4. 结构式如下：

【药理学】本品通过磷酸化后直接掺入 DNA，抑制 DNA 甲基化转移酶，引起 DNA 低甲基化和细胞分化或凋亡以发挥抗肿瘤作用。体外试验显示本品可抑制 DNA 甲基化，在产生该作用的浓度下不会明显抑制 DNA 的合成。本品诱导肿瘤细胞的低甲基化，从而恢复控制细胞分化增殖基因的正常功能。在快速分裂的细胞中，掺入 DNA 的本品可与 DNA 甲基转移酶共价结合，从而产生细胞毒性作用。而非增殖期细胞则对本品相对不敏感。

【药动学】

1. 每 8 小时给予本品 1 次，3 次/日，共 3 天，血浆 C_{max} 和 $AUC_{0～∞}$ 数值基本近似。第 3 天与第 1 天的 $AUC_{0～∞}$ 蓄积比（平均值±SD）为 0.99±0.29，说明经过 3d 的 1 次/8 小时的重复给药后，本品无全身蓄积。T_{max} 通常发生在每次静脉输注结束时。

2. 本品从血浆中的清除速度相对较快，$t_{1/2}$ 大约为 35min。在不同的给药日，本品的 $t_{1/2}$、清除率和稳态分布容积近似。

3. 第 1 周期第 1 天、第 2 天和第 3 天静脉输注结束时的血浆平均（±SD）C_{max} 分别是（59.8±51.3）（n=14）、（56.5±33.7）（n=14）和（54.1±43.4）（n=14）ng/ml，第 2 周期分别是（48.0±34.4）（n=11）、（56.9±60.0）（n=11）和（42.5±17.8）ng/ml（n=11）。

4. 在人体内确切的消除和代谢转化途径尚未明确，胞苷脱氨酶的脱氨基作用主要在肝进行，但在肠上皮细胞、粒细胞和全血中也存在此种代谢。

【适应证】适用于 IPSS 评分系统中的中危-2 和高危的初治、复治骨髓增生异常综合征（MDS）患者，包括原发性或继发性的 MDS，按照 FAB 分型所有的亚型，如难治性贫血、难治性贫血伴环形铁粒幼细胞增多、难治性贫血伴原始细胞过多、难治性贫血伴有原始细胞增多-转变型、慢性粒细胞-单核细胞白血病。

【不良反应】

1. 严重不良反应包括骨髓抑制、脾大、心肌梗死、充血性心力衰竭、心搏呼吸骤停、心肌病、心房颤动、室上性心动过速、牙龈疼痛、上消化道出血、胸痛、虚弱、黏膜炎症、导管部位出血、胆囊炎、真菌感染、败血症、上呼吸道感染、支气管或肺曲霉菌病、憩室周围脓肿、呼吸道感染、肺部假单胞菌感染、鸟分枝杆菌复合感染、注射部位疼痛、注射部位出血、颅内出血、精神状态改变、肾衰竭、尿道出血、呼吸困难、咯血、肺渗出、肺栓塞、呼吸骤停、肺部块状阴影、超敏反应。

2. 常见不良反应按系统分列如下。

（1）血液和淋巴系统：中性粒细胞减少、血小板减少、贫血、发热性中性粒细胞减少、白细胞减少、淋巴结病、血小板增多、肺水肿。

（2）眼疾病：视物模糊。

（3）胃肠道疾病：恶心、便秘、腹泻、呕吐、腹痛、口腔黏膜瘀点、口腔炎、消化不良、腹水、牙龈出血、痔疮、稀便、舌溃疡、吞咽困难、口腔软组织疾病、唇部溃疡、腹胀、上腹疼痛、胃食管反流性疾病、舌痛。

（4）全身性给药部位异常：发热、外周水肿、僵直、水肿、疼痛、嗜睡、跌倒、胸部不适、间歇性发热、不适及导管部位红斑、疼痛、肿胀，肝胆疾病，高胆红素血症。

（5）感染和传染性疾病：肺炎、蜂窝织炎、念珠菌感染、导管相关性感染、尿路感染、葡萄球菌感染、口腔念珠菌病、鼻窦炎、菌血症。

（6）检查异常：心脏杂音、碱性磷酸酶升高、AST 升高、尿素升高、乳酸脱氢酶升高、白蛋白降低、碳酸氢盐升高、氯化物降低、总蛋白降低、碳酸氢盐降低、胆红素降低。

（7）代谢和营养异常：高血糖、低蛋白血症、低镁血症、低血钾、低血钠、食欲缺乏、厌食、高血钾、脱水。

（8）骨骼肌肉及结缔组织疾病：关节痛、肢体疼痛、腰痛、胸壁痛、骨骼肌肉不适、肌痛。

（9）神经系统疾病：头痛、眩晕、感觉迟钝。

（10）精神异常：失眠、意识模糊、焦虑。

（11）肾和泌尿系统异常：排尿困难、尿频。

（12）呼吸道、胸部和纵隔疾病：咳嗽、咽炎、肺湿啰音、呼吸音减弱、缺氧、后鼻流涕。

（13）皮肤及皮下组织疾病：淤血、皮疹、红斑、皮肤病损、瘙痒、脱发、荨麻疹、面部水肿。

（14）血管疾病：瘀斑、苍白、低血压、血肿。

【妊娠期安全等级】D。

【禁忌与慎用】

1. 对本品过敏者禁用。

2. 孕妇禁用。

3. 哺乳期妇女应权衡本品对其的重要性选择停药或停止哺乳。

4. 肝肾功能不全患者应在严密监护下慎用。

5. 儿童用药的安全性和有效性尚未建立。

【药物相互作用】尚无资料可依。

【剂量与用法】

1. 首次给药周期的推荐剂量为 $15mg/m^2$，连续静脉输注 3h 以上，1 次/8 小时，连用 3d。患者可预先使用常规止吐药。每 6 周重复 1 个周期。推荐至少重复 4 个周期。然而，获得完全缓解或部分缓解的患者可以治疗 4 个周期以上。如果患者能继续获益可以持续用药。

2. 依据血液学实验室检查值进行的剂量调整或延迟给药，如果经过前一个周期的治疗，血液学恢复（ANC≥1000/μl，血小板≥50 000/μl）需要超过 6 周，则下一周期的治疗应延迟，且剂量应按以下原则进行暂时性的调整。

（1）恢复时间超过 6 周，但少于 8 周的患者应延迟给药 2 周，且重新开始治疗剂量降低至 $11mg/m^2$，1 次/8 小时（每天 $33mg/m^2$，每周期 $99mg/m^2$）。

（2）恢复时间超过 8 周，但少于 10 周的患者应进行疾病进展的评估（通过骨髓穿刺评估），如未出现进展，给药应延迟 2 周以上，重新开始时剂量降低到 $11mg/m^2$，1 次/8 小时（每天 $33mg/m^2$，每周期 $99mg/m^2$），然后在接下来的周期中，根据临床情况维持或增加剂量。

（3）如果出现以下任一非血液学毒性，应暂停本品治疗直至毒性恢复：血清肌酐≥2mg/dl，总胆红素≥2×ULN，活动性或未控制的感染。

【用药须知】

1 在治疗过程中，可发生中性粒细胞减少和血小板减少，须进行全血和血小板计数以监测反应和毒性，保证在每个给药周期前至少达到最低限。在第一个周期按推荐剂量给药后，随后的周期中给药剂量应按照"剂量与用法"中所述进行调整。医师应当考虑早期应用生长因子和（或）抗微生物药，以防治感染。

2. 在用药的第一个或第二个周期较常出现骨髓抑制和中性粒细胞减少，但并不一定意味着基础疾病 MDS 的病情进展。

3. 尚缺乏肝肾功能不全患者使用本品的数据，因此这类人群应慎用。虽然代谢广泛，但 CYP 酶并不参与代谢。临床试验中，本品不用于血清肌酐＞2.0mg/dl，氨基转移酶超过正常值 2 倍，或血清胆红素＞1.5mg/dl 的患者。

4. 在开始治疗前应检测生化。

【制剂】 注射剂（粉）：50mg。

【贮藏】 贮于 25℃下，短程携带时允许 15～30℃。

依诺他滨（enocitabine）

别名：依诺胞苷、山萮阿糖啶、Sunrabin、散癌星、散瘤星。

【理化性状】

1. 化学名：*N*-[1-[（2*R*,3*S*,4*S*,5*R*）-3,4-dihydroxy-5-（hydroxymethyl）oxolan-2-yl]-2- oxopyrimidin-4-yl] docosanamide。

2. 分子式：$C_{31}H_{55}N_3O_6$。

3. 分子量：565.78。

4. 结构式如下：

【药理学】 本品对试验肿瘤细胞 L-1210 白血病细胞及人白血病细胞都有良好的抗肿瘤作用，效应取决于总给药量，其最适有效量与最小有效量的比值大，由此推测可安全用于临床。其次本品对 B-16 黑色素瘤、路易斯（Lewis）肺癌、S-180 肉瘤等实体瘤试验模型也有明显的抑制作用。

【药动学】 本品给药后血药浓度升高，以后慢慢减少，本品主要在脾、肝、肾代谢为阿糖胞苷，在血中的阿糖胞苷浓度较使用阿糖胞苷维持时间长、浓度高。脏器中浓度除脑内无分布外，在脾、骨髓、心、肝、肾内依次降低，并可随乳汁中排出。

【适应证】 用于急性白血病。

【不良反应】

1. 消化系统：食欲缺乏、恶心，有时可出现呕吐、腹泻、口炎等。

2. 神经系统：困倦、腰痛。

3. 肝：肝功能不全。

4. 皮肤：红斑、瘙痒等。

5. 变态反应：开始使用本品后有时立即出现皮疹、胸部压迫感、皮肤潮红等严重过敏症，需停药处理。

6. 有时开始使用本品后立即出现与临床过敏反应类似的反应（血压下降、嗳气、皮疹、发绀等）。

7. 其他：发热、感染、脱毛。

【禁忌与慎用】

1. 对本品有严重过敏反应的患者禁用。

2. 肝功能不全患者、并发感染症患者慎用。

3. 本品对哺乳动物有致畸作用，所以孕妇只有治疗效益远超过危险性时才可应用。

4. 哺乳期妇女使用本品时应停止哺乳。

5. 儿童用药的安全性及有效性尚未明确。

【剂量与用法】 日剂量 3.5～6.0mg/kg，与果糖、葡萄糖、木糖醇、0.9%氯化钠注射液、林格液或糖电解质注射液混合，1 次/日或分 2 次，在 2～4h 静脉输注。一般连续使用 10～14d。

【用药须知】 治疗期间需经常检查外周血象和骨髓血象。

【制剂】 注射剂（粉）：150mg，200mg，250mg。

【贮藏】 密闭、干燥、阴凉处保存。

安西他滨（ancitabine）

别名：环胞啶、环胞苷、安西他宾、cyclocytidine。

【理化性状】

1. 分子式：$C_9H_{11}N_3O_4$。

2. 分子量：225.2。

3. 结构式如下：

【药理学】本品为阿糖胞苷的衍生物，在体内可转变为阿糖胞苷，作用与阿糖胞苷相似，主要作用于 S 期，并对 G_1/S 及 S/G_2 转换期也有作用，为周期特异性药物。此外，对单纯疱疹病毒也有抑制作用。与常用抗肿瘤药物之间无交叉耐药。

【药动学】本品在体内作用时间较长，$t_{1/2}$ 为 8h。口服可被吸收，且不易被胃肠道黏膜和肝脏中的酶脱氨失活。单次静脉注射本品 $200mg/m^2$ 于 24h 排泄 95%，其中 85% 为原药，10% 为阿糖胞苷和阿糖尿苷。

【适应证】

1. 对各类急性白血病有效。

2. 对脑膜白血病有良效。

3. 与其他药物合用治疗实体瘤。

4. 还用于治疗眼科单纯疱疹病毒性角膜炎。

【不良反应】

1. 胃肠道反应：食欲缺乏、恶心、呕吐、腹泻、口腔炎、口腔溃疡。

2. 骨髓抑制：白细胞和血小板减少，严重者可有全血象抑制。

3. 少数患者有肝功能损害，可出现黄疸；敏感的患者可有血尿酸过高、结晶尿及肾功能障碍。

4. 可见直立性低血压；偶有腮腺肿胀、氨基转移酶增高。

【禁忌与慎用】

1. 对本品过敏者禁用。

2. 孕妇禁用。

3. 哺乳期妇女使用时应暂停哺乳。

【剂量与用法】

1. 静脉输注 成人每次 200～600mg（4～12mg/kg），溶于 5% 葡萄糖或 0.9% 氯化钠注射液 500ml 中输注，1 次/日，连用 5～10d 为 1 个疗程。儿童每日剂量为 2～6mg/kg。

2. 肌内注射及口服 剂量同静脉输注。

3. 鞘内注射 用于脑膜白血病，成人 50～100mg 溶于 0.9% 氯化钠注射液 2ml 中，每日或隔日 1 次。

4. 滴眼 每 1～2 小时滴眼 1 次，或用眼膏，每日涂药 4～6 次。

【制剂】①注射剂（粉）：50mg，100mg，200mg。②片剂：100mg。③滴眼剂：5mg/10ml。④眼膏：5mg/10ml。

【贮藏】遮光、密闭，在阴凉处保存。

培美曲塞（pemetrexed）

别名：Alimta。

本品是一种抗肿瘤的叶酸拮抗药，是经美国 FDA 批准的第 1 个治疗恶性胸膜间皮瘤的新药，属于罕用药（orphan drug）。

【理化性状】

1. 化学名：N-{p-[2-（2-amino-4,7-dihydro-4-oxo-1H-pyrrolo[2,3-d]pyrimidin-5-yl）ethyl]benzoyl}-L-glutamate。

2. 分子式：$C_{20}H_{21}N_5O_6$。

3. 分子量：427.4。

4. 结构式如下：

培美曲塞二钠（pemetrexed disodium）

【理化性状】

1. 化学名：disodium N-{p-[2-（2-amino-4,7-dihydro-4-oxo-1H-pyrrolo [2,3-d]pyrimidin-5-yl）ethyl]benzoyl}-L-glutamate。

2. 分子式：$C_{20}H_{19}N_5Na_2O_6$。

3. 分子量：471.4。

【药理学】

1. 本品通过破坏细胞复制所必需的依赖叶酸代谢的过程而发挥作用。体外研究显示，本品可抑制胸苷酸合成酶（thymidylate synthetase，TS）、二氢叶酸还原酶（dihydrofolate reductase，DHFR）和甘氨酰胺核糖核苷酸甲酰基转移酶（glycinamide ribonucleotide formyltransferase，GARFT），包括新合成的胸苷和嘌呤核苷酸在内的所有叶酸依赖酶。本品通过减少叶酸盐载体和结合在蛋白质转运系统上的膜叶酸盐（membrane folate），而被转运进入细胞里。一旦进入细胞，本品就通过一种叶酰聚谷氨酸合成酶而转变为聚谷氨酸型。于是，此聚谷氨酸型就被保留在细胞里，成为 TS 和 GARFT 的抑制物。聚谷氨酸化是一种在肿瘤细胞里产生，而在正常组织里则以较低程度产生的时间-浓度依赖过程。临床前的研究显示，本品可抑制间皮瘤细胞系（MSTO-211H 和 NCI-H2052）的体外生长。在本品合用顺铂时，对 MSTO-211H 间皮瘤细胞系具有协同作用。

2. 在不接受叶酸和维生素 B_{12} 的患者中给予单剂量本品后，使用群体药效学分析，其绝对中性粒细胞数（absolute neutrophil count，ANC）具有特征性。通过对最低 ANC 的测定，血液毒性的严重程度与本品全身暴露量成反比。还观察到在胱硫醚或高半胱氨酸基线浓度升高的患者中出现了更低的 ANC 最低点。这些物质的水平通过补充叶酸和维生素 B_{12} 可能会减少。在多个治疗周期内，在 ANC 处于最低点时，本品的全身暴露量并无累积现象。在本品暴露于 $38.3\sim316.8$（mg·h）/ml 时，达到本品全身暴露量的 ANC 最低点（AUC）的时间为 $8\sim9.6d$。在 ANC 处于最低点时，以同样的暴露范围之后 $4.2\sim7.5d$ 就可见到 ANC 恢复至基线水平。

【药动学】曾在 426 例多种实质瘤患者中，于 10min 内静脉输注单剂量本品 $0.2\sim838mg/m^2$ 以评估本品的药动学。本品在体内的代谢极微，24h 内主要随尿液排出用药量 $70\%\sim90\%$。总 CL 为 91.8ml/min，肾功能正常患者（CC＝90ml/min）的 $t_{1/2}$ 约为 3.5h。如清除减少，AUC 上升，则表明肾功能减退。本品的全身暴露量（AUC）和 C_{max} 与剂量成比例增加。在多个疗程期间，本品的药动学并无改变。本品的稳态 V_d 为 16.1L。体外研究显示，其蛋白结合率接近 81%，肾功能不全的严重程度并不影响蛋白结合率的高低。本品没有酶促或酶抑作用。

【适应证】

1. 本品合用顺铂治疗不能采用手术切除的恶性胸膜间皮瘤。

2. 也可用于化疗后局部进展或转移的非小细胞肺癌，不过，尚未对此适应证进行对照试验。

【不良反应】

1. 本品合用顺铂治疗恶性胸膜间皮瘤所引起的不良反应

（1）中性粒细胞减少、白细胞减少、贫血和血栓栓塞。

（2）血肌酐升高和肾衰竭。

（3）乏力、发热和周身不适。

（4）恶心、呕吐、畏食、便秘或腹泻、口炎、咽炎、消化不良、脱水、吞咽痛和食管炎。

（5）呼吸困难、胸痛、神经病、精神异常、感觉异常、抑郁。

（6）感染（无中性粒细胞减少）、感染伴中性粒细胞减少、感染发热伴中性粒细胞减少及发热伴中性粒细胞减少。

（7）变态反应、高敏反应、皮疹和脱皮。

2. 本品治疗非小细胞肺癌所引起的不良反应

（1）贫血、白细胞减少、中性粒细胞减少和血小板减少。

（2）AST 和（或）ALT 升高、肌酐肾清除率降低、血肌酐升高和肾衰竭。

（3）乏力、发热、水肿、肌痛、脱发和关节痛。

（4）心肌缺血和血栓栓塞。

（5）畏食、恶心、呕吐、便秘或腹泻、口炎、咽炎、消化不良、食管炎、吞咽困难和脱水。

（6）呼吸困难、胸痛、神经病、感觉异常、精神改变、抑郁。

【妊娠期安全等级】D。

【禁忌与慎用】

1. 对本品过敏者、肾功能不全患者（CC＜45ml/min）禁用。

2. 骨髓抑制者应减量慎用。

3. 动物实验显示，本品可使睾丸缩小，精子减少，生育力降低，值得关注。

4. 儿童用药的安全性和有效性尚未确定。

5. 尚未明确本品是否可经乳汁分泌，哺乳期妇女应权衡本品对其重要性，选择停药或停止哺乳。

【药物相互作用】

1. 顺铂并不影响本品的药动学，本品也不会改变顺铂的药动学。

2. 同时口服叶酸或肌内注射维生素 B_{12}，并不影响本品的药动学。

3. 低至中等剂量的阿司匹林（325mg，q6h）并不影响本品的药动学，较高剂量的阿司匹林是否会影响本品的药动学，尚未明确。

4. 在肾功能正常者中，布洛芬 400mg/次，4 次/日，可使本品 CL 下降 20%，AUC 上升 20%；更高剂量的布洛芬的影响，尚未明确。

5. 同时给予肾毒性药物，可使本品延迟清除，从而加重肾毒性；同时合用经肾小管排泄的药物也会使本品延迟清除，均应避免。

6. 轻、中度肾功能不全患者在使用前 12d，当天和使用后 2d 的期间内可使 NSAID 的 $t_{1/2}$ 缩短。如有必要合用任何 NSAID，必须严密监护骨髓抑制、肾毒性和胃肠道毒性。

【剂量与用法】

1. 治疗恶性胸膜间皮瘤：推荐 21d 为 1 个治

疗周期，于每个周期的第 1 天静脉输注本品 500mg/m²，于 10min 内输完。在输完本品半小时后，再静脉输注顺铂 75mg/m²，于 2h 输完，在静脉输注顺铂前后均应通过原输液管道补液。

2. 非小细胞肺癌：单用本品 500mg/m²，疗程和用法同上。

3. 为预防皮疹等过敏反应，在使用本品之前后和给药当天，均口服地塞米松 4mg/次，2 次/日。

4. 为了减少和（或）减轻本品的毒性反应，使用本品的患者每天必须口服低剂量的叶酸或含有叶酸的维生素制剂。

5. 所有接受本品的患者均应测定血常规和生化分析，在每一治疗周期之前和周期的第 8 天和第 15 天均应测定中性粒细胞的最低值和恢复的情况。除非 ANC≥1500/mm³，血小板计数≥100 000/mm³，CC≥45ml/min 时，才能开始新的治疗周期。此外，患者还应定期检查肝肾功能，供继续治疗参考。

6. 在第 1 次给本品之前的 7d 内，至少应连续使用叶酸 5d，而且在全疗程中持续给药。在最后 1 次静脉输注本品后还要持续使用叶酸 21d。此外，在第 1 次给予本品前 1 周及以后的每个治疗周期前应肌内注射维生素 B₁₂ 1 次，以后则在给予本品的同一天肌内注射。叶酸用量是 350～1000μg/次，维生素 B₁₂ 则为 1000μg/次；在临床试验中，叶酸的最常使用量是 400μg/次。

7. 本品静脉输液的配制方法是，先以 0.9%氯化钠注射液 20ml 注入装有本品的小瓶内，轻轻旋转使其完全溶解，然后再用 0.9%氯化钠注射液 100ml 进一步稀释。配制好的药液贮于室温下或冰箱里均可保持稳定 24h。未用完的药液应弃之。

8. 从第 2 个治疗周期开始，每个周期的剂量应根据血液监测的结果来决定。

（1）当 ANC＜500/mm³ 和血小板计数＞50 000/mm³ 时，本品和顺铂都只使用原剂量的 75%。

（2）当血小板计数＜50 000/mm³ 时，两药只用原剂量的 50%。

（3）除黏膜炎之外的毒性反应达到 3～4 级时，两药应用原剂量的 75%。

（4）任何腹泻均须住院治疗，如腹泻达到 3～4 级，则用原剂量的 75%。

（5）如发生 3～4 级黏膜炎，也只用原剂量的 75%。

（6）如出现神经毒性，应减量 50%，毒性严重达 3～4 级者，应停药。

【用药须知】

1. 准备输液给药时，要小心操作，建议戴上防护手套。

2. 包括血小板在内的全血细胞计数应定期检测，一般应在每个周期的第 8 天和第 15 天进行。

3. 如中性粒细胞绝对值＜1500/mm³、血小板计数＜100 000/mm³、CC＜45ml/min，就不应开始新的治疗周期。

4. 小瓶内的药物，应首先用 20ml 0.9%氯化钠注射液配成浓度为 25mg/ml 的溶液。从此溶液中抽取用量，再用 0.9%氯化钠注射液 100ml 稀释，于 10min 左右输完。

5. 以上稀释液在室温和冷藏条件下均能保持稳定，含有钙的溶液不可与本品配伍。

6. 本品的药动学参数在年龄为 26～80 岁无改变，男女性别的药动学无改变，≥65 岁者不必降低剂量。

7. 高加索人和非洲人的药动学类似，其他种群不详。

8. AST、ALT 和胆红素升高对本品的药动学无影响，但是本品并未在肝功能不全的人群中进行研究。

9. 本品应在有临床经验的医师指导下应用。

10. CC 为 45ml/min、50ml/min 和 80ml/min 的患者与 CC 为 100ml/min 的患者相比，前者的 AUC 分别上升 65%，45%和 13%。

11. 使用本品前先给予地塞米松，可减少皮肤反应的发生率并减轻反应的严重程度。

12. 在给予本品之前，应先抽出患者的胸腔积液和腹水。

13. 超量给药后最常见的毒性是骨髓抑制，伴或不伴发热、感染和黏膜炎，一般应尽早施以支持疗法，症状严重者可给予叶酸钙，首次静脉注射 100mg/m²，以后每 6 小时 1 次，连用 8d。本品能否被透析清除尚未明确。

【制剂】注射剂（冻干粉）：500mg。

【贮藏】贮于 15～30℃。

雷替曲塞（raltitrexed）

别名：拉替群司特、Raltitresed、Tomudex。

本品属于高选择性胸苷酸合成酶（TS）抑制剂。

【理化性状】

1. 化 学 名： *N*-{5-[3,4-dihydro-2-methyl-4-oxoquinazolin-6-ylmethyl（methyl）amino]-2-thenoyl} -

L-glutamic acid。

2. 分子式：$C_{21}H_{22}N_4O_6S$。

3. 分子量：458.5。

4. 结构式如下：

【药理学】本品通过细胞膜上还原型叶酸甲氨蝶呤载体而被细胞主动摄取。进入细胞后，本品被叶酸多聚谷氨酸合成酶快速、完全地代谢为一系列多聚谷氨酸类化合物。这些化合物具有更强的抑制胸腺嘧啶合成酶的作用，可抑制肿瘤细胞 DNA 的合成，对肿瘤细胞产生毒性。因本品能在细胞内滞留，故可较长时间地发挥作用。目前，本品的联合用药尚处于临床试用阶段，其方案：①本品与紫杉烷（taxane）类（如紫杉醇和多西他赛等）合用治疗实体瘤，与紫杉醇、卡铂联合治疗非小细胞肺癌；②本品与蒽环霉素（anthracycline）类（如多柔比星和柔红霉素等）合用治疗局部晚期或转移性胃癌；③本品与铂类药物（如奥沙利铂等）合用治疗转移性结肠和直肠癌；④本品与拓扑异构酶抑制剂（如伊立替康）合用治疗直肠癌；⑤本品与氟尿嘧啶合用治疗结肠和直肠癌。

【药动学】患者接受本品 $3mg/m^2$ 治疗后，血药浓度与时间呈三室模型，平均最大血药浓度为 0.833mg/L，AUC 为 1.09（mg·h）/L，其分布相 $t_{1/2}$ 为 0.8～3h，终末 $t_{1/2}$ 为 8.2～10.5h，而与用药剂量无关。本品主要以原药形式随尿液排出，患有轻、中度肾功能不全的患者，其 $t_{1/2}$ 明显延长，且 AUC 为正常肾功能患者的 2 倍，3%～14%随粪便排出。

【适应证】用于治疗晚期结肠和直肠癌。

【不良反应】

1. 可发生与剂量相关的骨髓抑制（如白细胞和血小板减少）、乏力和不适。

2. 可见恶心、呕吐、畏食、腹泻和口腔炎，如果呕吐和腹泻严重，可出现大量失水，导致肾功能受损甚至肾衰竭。

3. 常见氨基转移酶升高，偶见胆红素和碱性磷酸酶升高。

4. 可见呼吸困难，有因肺出血导致死亡的报道。

5. 可出现皮疹和脱发。有首次给药后出现吸气性喘鸣和严重哮喘的报道。

6. 还可能发生一过性体温升高。

【禁忌与慎用】

1. 对本品过敏者、孕妇和儿童禁用。

2. CC＜25ml/min 者，急性感染者、腹泻未得到控制者和明显的骨髓抑制者亦禁用。

3. 接受化疗不足 1 个月患者、腹泻易感者、轻度骨髓抑制者和化疗毒性未缓解者及 8 周内曾接受放疗或放射超过 30%的骨髓部位均应慎用。

4. 尚未明确本品是否可经乳汁分泌，哺乳期妇女应权衡本品对其的重要性，选择停药或停止哺乳。

【药物相互作用】体外研究表明，本品与氟尿嘧啶合用可产生协同作用，作用大小与给药方案和剂量有关。

【剂量与用法】

1. 成人静脉给药，每次 $3mg/m^2$，每 3 周 1 次，以 0.9%氯化钠注射液或 5%葡萄糖注射液 50ml 稀释，于 15min 左右静脉输注完，每次极量为 $3.5mg/m^2$。

2. CC 为 25～65ml/min 时，给药剂量应减半，每 4 周给药 1 次；CL 如＜25ml/min 时，则禁用本品。

3. 轻、中度肝功能不全患者不必调整剂量，重度肝功能不全患者不推荐使用。

【用药须知】

1. 本品只可单独给药，避免和其他药物混用。

2. 本品稀释后应避光，必须在 24h 内使用，静脉输注过程中应遮盖输液瓶，严密避光。

3. 不建议本品与亚叶酸钙、叶酸和维生素制剂合用。本品合用其他细胞毒药物的安全性尚未明确。

4. 本品过量使用，可导致骨髓抑制和胃肠道毒性。对药物过量的处理是，每 6 小时给予亚叶酸钙 $25mg/m^2$。

5. 本品须由掌握肿瘤化疗并能熟练处理化疗相关的毒性反应的临床医师给药或在其指导下使用。接受治疗的患者应配合监护，以便及时发现可能的不良反应（尤其是腹泻）并处理。

6. 老年患者更易出现毒性反应，尤其是胃肠道毒性（腹泻或黏膜炎），应严格监护。

7. 夫妻任何一方在接受本药治疗期间及停药后至少 6 个月内应避孕。

8. 此前使用氟尿嘧啶治疗方案而疾病仍然进展得患者可能会对本品产生耐药。

【制剂】注射剂（冻干粉）：2mg。

【贮藏】贮于 15～30℃。

普拉曲沙（pralatrexate）

别名：Foltyn。

本品为供静脉注射用的叶酸类似代谢物的靶向抑制剂。

【理化性状】

1. 本品为灰白色至黄色固体，在 pH6.5 及以上时可溶于水。本品几乎不溶于氯仿和乙醇。pK_a 值为 3.25、4.76 和 6.17。本品注射液为黄色澄明溶液。

2. 化学名：（2S）-2-[[4-[（1RS）-1-[（2,4-diaminopteridin- 6-yl） methyl]but-3ynyl]benzoyl]amino]pentanedioic acid。

3. 分子式：$C_{23}H_{23}N_7O_5$。

4. 分子量：477.48。

5. 结构式如下：

（注：本品是在 10 位上的非对映体 S 和 R 以 1:1 方式的外消旋混合物，以*标出。）

【用药警戒】

1. 骨髓抑制 本品可抑制骨髓功能，可发生血小板减少、粒细胞减少和贫血。每次给药前，应该根据绝对中性粒细胞数（ANC）和血小板计数调整剂量。

2. 黏膜炎 本品治疗的患者可能发生黏膜炎，如果严重程度≥2 级，应调整剂量。应补充叶酸和维生素 B_{12}。

【药理学】本品能完全抑制二氢叶酸还原酶，还可以竞争性抑制由多聚谷氨酸合成酶的聚麸胺作用，阻断胸腺嘧啶核苷及其他依赖单碳转移的生物分子的合成。通过干扰 DNA 的合成，促使肿瘤细胞死亡。

【药动学】

1. 吸收 10 位外周 T 细胞型淋巴瘤（PTCL）患者单剂给予本品 $30mg/m^2$，3～5min 静脉推注（壶入），每周 1 次，连续给药 6 周，得到药动学参数。本品非对映体的总清除率为 417ml/min（S-非对映体）和 191ml/min（R-非对映体）。终末 $t_{1/2}$ 为 12～18h（CV = 62%～12%）。AUC 和 C_{max} 与剂量成正比（剂量 30～$325mg/m^2$，含来自大剂量实体瘤临床研究的药动学数据）。本品多周期给药的药动学无显著改变，未观察到蓄积。

2. 分布 本品非对映体的稳态分布容积为 105L（S-非对映体）和 37L（R-非对映体）。体外研究表明本品的血浆蛋白结合率约为 67%。用 MDR1-MDCK 和 Caco-2 细胞系进行的体外研究表明本品不是 P-糖蛋白的底物，也不抑制 P-糖蛋白介导的转运。

3. 代谢 CYP 酶及葡糖醛酸糖苷酶不是本品主要的代谢酶，本品仅对 CYP 同工酶有弱诱导或抑制活性。

4. 排泄 未进行质量平衡研究。当本品剂量为 $30mg/m^2$（3～5min 静脉注射）时，尿中排泄原药 S-非对映体为给药剂量的 31%（CV=47%），R-非对映体为 38%（CV=45%）。随肌酐清除率降低本品的清除率亦降低。未对功能不全患者进行研究。

5. 年龄及性别的影响 由于本品的肾分泌对总清除率的贡献，年龄相关的肾功能不全可能导致其清除率降低和血浓度相应增加。性别对药动学无明显影响。

【适应证】用于治疗复发性或难治性外周 T 细胞淋巴瘤（PTCL），批准该适应证是基于本品治疗 PTCL 的总反应率，但尚无证据证明本品能够改善患者无进展生存期或总体生存率。

【不良反应】

1. 常见不良反应 黏膜炎（70%）、血小板减少（41%）、恶心（40%）和乏力（36%）。其次是贫血（34%）、便秘（33%）、发热（32%）、水肿（30%）、咳嗽（28%）、鼻出血（26%）、呕吐（25%）、中性粒细胞减少（24%）、腹泻（21%）、呼吸困难（19%）、厌食（15%）、低钾血症（15%）、皮疹（15%）、瘙痒（14%）、咽痛（14%）、肝功能异常（13%）和腹痛（12%）。

2. 严重不良反应 44%的患者（n=49）在研究中或在末次给药后 30d 内经历过严重不良事件。不考虑因果关系，最常见的（>3%）严重不良事件为发热、黏膜炎、脓毒症、中性粒细胞减少伴发热、脱水、呼吸困难和血小板减少。

【妊娠期安全等级】D。

【禁忌与慎用】

1. 本品可能对胎儿造成致命伤害，因此妇女在治疗期间应避免怀孕，妊娠期妇女禁用。

2. 药物是否经人乳汁分泌尚不确定。由于很多药物可通过乳汁排泄，故考虑本品可能对哺乳幼儿造成潜在的严重不良反应。哺乳期妇女用药应谨慎，选择停药或停止哺乳。

3. 儿童用药的安全性及有效性尚未确定。

【药物相互作用】

1. 体外试验研究表明，本品不是 CYP 的底物、抑制剂或诱导剂，基于 CYP 发生药物之间相互作用的可能性很小。

2. 在 I 期临床研究中，与丙磺舒同服，增加丙磺舒剂量可导致本品清除的延迟，增加其在体内的停留。由于肾清除占本品总清除的约 34%，故同服影响肾清除率的药物（非甾体抗炎药、甲氧苄啶、磺胺甲噁唑）可延缓本品的清除。

【剂量与用法】

1. 推荐剂量用法　7 周为 1 个治疗周期，前 6 周每周 1 次，每次 30mg/m^2，3～5min 静脉注射。首次注射本品 10d 前至末次注射后 30d 内，每日需口服叶酸 1.0～1.25mg，同时于首次注射前 10 周，肌内注射 1mg 维生素 B$_{12}$，之后每 8～10 周注射 1 次，以后可以在给予本品的同一天内注射。

2. 剂量调整　给予本品前，黏膜炎≤1 级，首次给药前血小板计数≥100 000/μl，以后每次给药前血小板计数≥50 000/μl，且绝对中性粒细胞计数（ANC）≥1000/μl 才能开始治疗。

3. 根据黏膜炎调整剂量

（1）首次出现 2 级黏膜炎反应，暂停治疗，直至恢复至 1 级时，重新以原剂量开始。

（2）再次出现 2 级黏膜炎反应，暂停治疗，直至恢复至 1 级时，重新以 20mg/m² 剂量开始。

（3）出现 3 级黏膜炎反应，暂停治疗，直至恢复至 1 级时，重新以 20mg/m² 剂量开始。

4. 根据血液毒性调整剂量

（1）从给药当天起连续 1 周血小板计数低于 50 000/μl，恢复后，以原剂量开始治疗。

（2）从给药当天起连续 2 周血小板计数低于 50 000/μl，恢复后，以 20mg/m² 的剂量开始。

（3）从给药当天起连续 3 周血小板计数低于 50 000/μl，应停止治疗。

（4）从给药当天起连续 1 周 ANC 介于 500～1000/μl 无发热，应暂停治疗，恢复后，以原剂量开始。

（5）从给药当天起持续 1 周 ANC 介于 500～1000/μl 并伴有发热或 ANC 低于 500/μl，应暂停治疗，给予粒细胞集落刺激因子（G-CSF）或粒细胞-巨噬细胞集落刺激因子（GM-CSF）支持治疗，恢复≥1000/μl 后，在 G-CSF 或 GM-CSF 支持下，

以原剂量开始。

（6）从给药当天起持续 2 周 ANC 介于 500～1000/μl 并伴有发热或 ANC 低于 500/μl，或第二次出现上述情况，应暂停治疗，给予粒细胞集落刺激因子（G-CSF）或粒细胞-巨噬细胞集落刺激因子（GM-CSF）支持治疗，恢复至≥1000/μl 后，在 G-CSF 或 GM-CSF 支持下，以 20mg/m² 的剂量开始。

（7）从给药当天起持续 3 周出现 ANC 介于 500～1000/μl 并伴有发热或 ANC 低于 500/μl，或第 3 次出现上述情况，应停止治疗。

5. 根据其他相关毒性调整剂量

（1）给药当天出现 3 级毒性，暂停治疗，恢复后从 20mg/m² 的剂量开始。

（2）给药当天出现 4 级毒性，停止治疗。

6. 配制方法及注意事项

（1）用前肉眼观察药液是否变色及有不溶性颗粒，如有，不能使用。

（2）抽取本品需在无菌环境下进行，本品不必稀释。

（3）本品不含防腐剂且为一次性使用制剂，剩余药液不得再用。

（4）本品未拆包装于室温可保存 72h，超过时限不可使用。

【用药须知】

1. 使用本品时应同时补充叶酸及维生素 B$_{12}$，以减少严重不良反应的发生率及严重性。

2. 用药过程中需监测全血细胞计数及黏膜炎症状，一旦有异应立即采取措施。

3. 本品应在取得抗恶性肿瘤药物使用资格的医师监督下使用。使用地点必须有足够的诊断治疗设施，如需要可处理并发症。

4. 本品是具有细胞毒性的抗癌药，当配制、处置和给药的时候应谨慎，建议穿戴防护服和手套。如果不慎接触到皮肤，应立即用肥皂和水清洗干净。如果接触到黏膜，须用大量水清洗。

5. 尚无肾功能损害患者的临床研究，但对于中、重度肾功能不全的患者应慎用。增加剂量的患者应监测肾功能和全身毒性反应。

6. 本品治疗后观察到肝功能异常。持续肝功能异常是肝功能受损的标志，需要调整剂量并监测肝功能。

7. 尚无肝功能不全的患者资料。临床试验排除了总胆红素＞1.5mg/dl、AST 或 ALT 超过正常上限（ULN）2.5 倍的患者。

【制剂】注射剂：20mg/1ml，40mg/2ml。

【贮藏】密封原装瓶，避光贮于 2～8℃下。

克拉屈滨（cladribine）

别名：克拉立平、Leustatin。

【理化性状】

1. 化学名：2-chloro-6-amino-9-（2-deoxy-β-D-erythropentofuranosyl）purine。

2. 分子式：$C_{10}H_{12}ClN_5O_3$。

3. 分子量：285.7。

4. 结构式如下：

5. 稳定性：5%葡萄糖会加速本品的降解，所以不应作为稀释溶剂。室温和有光线条件下，克拉屈滨的 0.9%氯化钠注射液贮藏在 PVC 输液器中，至少可稳定 24h。冰冻不会对溶液产生不利影响，一旦冻结，室温放置待自然溶化；不可加热或使用微波。溶化后的溶液冷藏有效期内保持稳定，不可再冻结。一旦稀释，迅速给药或给药前 2～8℃保存不超过 8h。

【用药警戒】

1. 骨髓抑制 本品可抑制骨髓功能，常可逆转并呈剂量依赖性。

2. 神经毒性（包括不可逆的下肢轻瘫和四肢轻瘫） 接受本品高剂量（毛细胞白血病推荐剂量的 4～9 倍）静脉输注的患者有神经毒性的报道。

3. 肾毒性 高剂量（毛细胞白血病推荐剂量的 4～9 倍）本品，尤其与其他肾毒性药物或疗法合用时，可观察到急性肾毒性。

【药理学】本品是一种含氯嘌呤核苷酸类似物，可抑制 DNA 合成和修复，尤其是淋巴细胞和单核细胞。

【药动学】有报道，静脉输注后，本品血药浓度呈多相下降，终末 $t_{1/2}$ 为 3～22h。本品分布广泛，可进入中枢神经系统。血浆蛋白结合率约20%。本品在细胞内通过脱氧胞苷激酶磷酸化生成细胞毒性的核苷酸。

【适应证】用于治疗活动性的伴有临床意义的贫血，中性粒细胞减少，血小板减少及疾病相关症状的毛细胞白血病（HCL）治疗。

【不良反应】

1. 本品可导致严重的骨髓抑制、中性粒细胞减少、贫血和血小板减少，需静脉输注血液制品。出现长时间的 $CD4^+$ 淋巴细胞减少，4～6 个月达最低值。也可能发生长时间的骨髓细胞过少。溶血性贫血也可见报道。

2. 其他不良反应包括发热、疲劳、不适、轻度恶心和胃肠道紊乱、皮疹、瘙痒、紫癜、头痛、眩晕、咳嗽、呼吸困难、水肿、心动过速、关节痛和肌肉痛。

3. 极高剂量的克拉屈滨可导致严重的肾和神经系统毒性及骨髓抑制。在目前的推荐剂量下，严重的神经毒性少见，但可能出现意识模糊、神经病变、共济失调、失眠和嗜睡。

4. 像其他抗代谢药一样，应用本品治疗后的患者有出现 EB（Epstein-Barr）病毒相关淋巴瘤的报道。一项研究发现，慢性淋巴细胞白血病的患者，使用本品治疗和使用烷化剂和联合化疗相比，没有显著增加发生二次恶性肿瘤的风险。但是，应用本品治疗的患者肺癌的发生率明显升高。

【妊娠期安全等级】D。

【禁忌与慎用】

1. 对本品或制剂中其他成分过敏者禁用。

2. 尚未明确本品是否可经乳汁分泌，哺乳期妇女使用时，应暂停哺乳。

3. 儿童用药的安全性和有效性尚未建立。

【药物相互作用】与能引起免疫抑制和骨髓抑制的药物合用应谨慎。

【剂量与用法】

1. 毛细胞白血病的剂量，0.09mg/（kg·d）（3.6mg/m²）剂量连续静脉输注，7d 为 1 个疗程；如患者对初始疗程无应答，也不可能对更多的剂量有应答。本品仅可静脉输注。

2. 本品静脉输注溶液仅可用 0.9%的氯化钠注射液稀释，为减少微生物污染的机会，本品注射液和稀释液应使用 0.22μm 的无菌滤器滤过。

【用药须知】

1. 本品处置过程中，如接触到皮肤或黏膜，应立即用大量清水冲洗。

2. 接受本品治疗的患者应密切观察血液学和非血液学毒性体征，周期评估外周血细胞计数，尤其在开始治疗后的第 4～8 周。推荐检测贫血、中性粒细胞减少、血小板减少和本品可能的后遗症（如感染或出血）。

3. 本品治疗中和治疗后，规律监测血液学特征以确定骨髓抑制的程度。

4. 应定期评估患者的肝肾功能。

5. 本品过量无特异性解毒剂，尚未明确透析是否可清除本品。

6. 接受本品注射剂的患者不推荐给予活减毒疫苗。

【制剂】注射剂：10mg/1ml。

【贮藏】避光贮于 2～8℃。

2.3 抗肿瘤抗生素
（antineoplastics of antibiotics）

伊达比星（idarubicin）

别名：去甲氧柔红霉素、Idamycin、Zavedos。本品为柔红霉素衍生物。

【理化性状】

1. 化学名：（7S,9S）-9-acetyl-7-（3-amino-2,3,6-trideoxy-α-L-lyxo-hexopyranosyloxy）-7,8,9,10-tetra-hydro-6,9,11-trihydroxynaphthacene-5,12-dione。

2. 分子式：$C_{26}H_{27}NO_9$。

3. 分子量：497.5。

4. 结构式如下：

盐酸伊达比星（idarubicin hydrochloride）

【理化性状】

1. 本品为橙红到棕红的粉末。微溶于水，不溶于丙酮和乙醚，溶于甲醇。0.5%的水溶液 pH 为 5.0～6.5。

2. 化学名：（7S,9S）-9-acetyl-7-（3-amino-2,3,6-trideoxy-α-L-lyxo-hexopyranosyloxy）-7,8,9,10-tetrahydro-6,9,11-trihydroxynaphthacene-5,12-dione hydrochloride。

3. 分子式：$C_{26}H_{27}NO_9 \cdot HCl$。

4. 分子量：534.0。

5. 配伍禁忌：注册药品信息中说明本品与肝素钠混合时发生沉淀，在碱性溶液中发生降解。

【用药警戒】

1. 本品仅供静脉输注，不可肌内注射或皮下注射，静脉输注时漏于血管外可导致组织坏死。

2. 包括本品在内的蒽环类抗肿瘤药可导致严重的心肌毒性，甚至可致充血性心力衰竭。

3. 本品可导致严重的骨髓抑制。

4. 肝肾功能不全患者须降低剂量。

5. 本品应在有白血病化疗经验的医师指导下使用，使用地点应配备足够的设施与药品以便能及时处理本品的严重不良反应。

【药理学】类似多柔比星。其抗癌作用较多柔比星或柔红霉素强。

【药动学】静脉给药后迅速分布并与体内各种组织结合，分布容积可能超过 2000L/kg，肝内肝外广泛代谢。主要代谢物伊达比星醇（13-二氢伊达比星）具有相等的抗癌活性。进入骨髓中和有核血细胞中的本品及其代谢物的血药峰值分别高于血浆中的 400 倍和 200 倍。细胞中的药物和代谢物的终末 $t_{1/2}$ 分布为 15h 和 72h，而两者在血浆中的 $t_{1/2}$ 分别为 20～22h 和 45h。本品主要经胆汁排出，少量以原药和代谢物随尿排出。本品口服可吸收，生物利用度为 20%～50%。

【适应证】单用或合用其他抗肿瘤药诱导急性非淋巴细胞白血病缓解，试行治疗其他药物难治的急性淋巴细胞白血病。还用于治疗各种实体瘤，如乳腺癌等。

【不良反应】同多柔比星。

【妊娠期安全等级】D。

【禁忌与慎用】

1. 对本品过敏者、严重心脏病患者禁用。

2. 肝肾功能不全患者慎用。

3. 尚未明确本品是否可经乳汁分泌，哺乳期妇女应权衡本品对其的重要性，选择停药或停止哺乳。

4. 儿童用药的安全性及有效性尚未明确。

【剂量与用法】

1. 本品不可做皮下或肌内注射。

2. 英国用注射用水配制药液，美国则用 0.9%氯化钠注射液。其快速静脉输注方法可参照柔红霉素的有关叙述。

3. 治疗成人急性非淋巴细胞白血病可用12mg/（$m^2 \cdot d$），连用 3d，并可联合使用阿糖胞苷。作为单药使用的以上方案也可治疗急性淋巴细胞白血病。另一替代方案是，8mg/（$m^2 \cdot d$），连用 5d。

4. 儿童急性淋巴细胞白血病可用 10mg/d，连用 3d。

5. 当不能打开静脉通路时，可单用本品口服，成人急性非淋巴细胞白血病可服 30mg/（m² · d），连用 3d；或 15～30mg/（m² · d），并配合其他抗癌药。

6. 晚期难治性乳腺癌可单用本品口服，45mg/m²，1 次服或分为 3 次连服 3d。根据血象恢复情况，3～4 周后可以重复。

【用药须知】

1. 用药期间，应定期检查血常规、肝肾功能和心电图，严密监护心脏毒性。

2. 肝肾功能不全患者应减量。

3. 第 1 个疗程中如已出现严重的黏膜炎，用量应至少减少 25%。

4. 如出现严重的骨髓抑制或心脏毒性反应，应即时停药。

【制剂】①注射剂（粉）：5mg，10mg，20mg。②胶囊剂：10mg。

【贮藏】避光贮于 15～30℃。

戊柔比星（valrubicin）

别名：Valstar。

本品是多柔比星的半合成类似物。

【理化性状】

1. 本品为橘黄色或橘红色结晶性粉末。熔点为 135～136℃。具有强的亲脂性，极微溶于水、己烷和石油醚，溶于无水乙醇、丙酮、二氯甲烷和甲醇。

2. 化学名：2-oxo-2-[（2S,4S）-2,5,12-trihydroxy-7-methoxy-6,11-dioxo-4-（{2,3,6-trideoxy- 3- [（trifluoroacetyl） amino]hexopyranosyl}oxy）-1,2,3,4,6,11-hexahydrote- tracen-2-yl]ethyl pentanoate。

3. 分子式：$C_{34}H_{36}F_3NO_{13}$。

4. 分子量：723.6。

5. 结构式如下：

6. 稳定性：未开封的本品 2～8℃条件贮存有效期内保持稳定。本品不可加热。用 0.9%氯化钠注射液稀释。25℃下 12h 保持稳定。不可与其他药物混合。

【药理学】本品为蒽环类药物，主要作用为干扰正常 DNA 的分裂重组，可影响细胞的各种生物学功能，主要为干扰核酸代谢。易渗入细胞内，抑制核苷形成核酸，从而引起大量染色体损伤并使细胞周期停止于 G_2 期。

【药动学】

1. 虽然本品能通过膀胱壁，膀胱黏膜完好的患者膀胱内给药可全身性吸收，但其吸收量较低。在灌流后，通过排泄几乎完全消除。

2. 给原位癌患者膀胱内灌注本品 800mg 后可渗入膀胱壁，且膀胱组织中的平均总蒽环浓度高于体外培养人膀胱细胞的 TC_{90}，其主要代谢物 N-三氟乙酰阿霉素和 N-三氟乙酰阿霉素醇的含量可忽略不计。6 例患者的 14 个尿样研究结果显示，本品、N-三氟乙酰阿霉素和总蒽环的平均回收率分别为总给药量的 98.6%、0.4% 和 99.0%。仅纳克量的原药被吸收进入血液中。

3. 膀胱内灌注本品后总蒽环 AUC 与膀胱壁状态有关。对经尿道膀胱肿瘤切除术 2 周后的患者膀胱内灌注本品 900mg，总蒽环 $AUC_{0\sim6h}$ 平均为 78nmol/（L · h）、经尿道膀胱局部肿瘤切除术、全切术后 5～51min，给予本品 800mg 的患者总蒽环 $AUC_{0\sim6h}$ 平均分别为 18 382（nmol · h）/L 和 11 975（nmol · h）/L。经 24h 静脉输注 600mg/m²，总蒽环 $AUC_{0\sim6h}$ 为 11975/（mol · h）/L。

【适应证】用于治疗对卡介苗耐药且存在手术禁忌的膀胱原位癌。

【不良反应】

1. 由于对膀胱的局部刺激，在膀胱内用药后可能出现严重的尿频和尿急、排尿困难、膀胱痉挛和疼痛，症状通常在疗程的 1～7d 缓解。严重的血尿较少见，但应注意与药物造成的红色尿液相区别。还可能发生腹痛和恶心。

2. 与其他蒽环类抗生素治疗所见相似，在药物显著的全身暴露后可能出现骨髓抑制，因此，对膀胱穿孔或膀胱黏膜受损的患者不应给予本品。

3. 230 例患者膀胱内灌注本品 20～900mg 的临床研究中显示，不良反应（≥1%）包括腹痛、虚弱、背痛、胸痛、发热、头痛、不适、血管扩张、腹泻、肠胃胀气、恶心、呕吐、贫血、高血糖、外周水肿、肌痛、头晕、肺炎、皮疹、尿频、尿急、尿潴留、尿失禁、血尿（显微镜下）、夜尿症、排尿困难、尿道疼痛、尿路感染、膀胱痉挛、膀胱痛、膀胱炎。

【妊娠期安全等级】C。

【禁忌与慎用】

1. 已知对蒽环类抗生素或聚乙二醇蓖麻油过敏、并发尿路感染、膀胱容积小（不能容纳 75ml 稀释液）及膀胱穿孔或膀胱黏膜受损的患者禁用。

2. 哺乳期妇女使用本品时应停止哺乳。

3. 儿童中的安全性和有效性尚未建立。

【药物相互作用】由于膀胱内给予本品，其全身分布量可忽略不计，故本品发生药物相互作用的可能性较低。

【剂量与用法】推荐剂量为膀胱内给药 800mg，每周 1 次，连用 6 周，用 0.9% 的氯化钠溶液稀释成 75ml 溶液，在排出前尽可能将溶液保持在膀胱内至少 2h。

【用药须知】

1. 由于存在转移风险，对本品治疗 3 个月后效应不完全的原位癌患者，应考虑膀胱切除术。

2. 经尿道前列腺切除术和（或）电灼疗法后，给予本品应至少推迟 2 周。

3. 本品给药前药瓶应先放置于室温下，不可加热。

4. 本品处置过程中若不慎入眼，应立即用大量清水彻底冲洗。

5. 本品溶液中含有聚乙二醇蓖麻油，制备或贮存中推荐使用不含邻苯二甲酸二（2-乙基己基）酯（DEHP）（如玻璃、聚丙烯、聚烯烃）的给药装置或管道中。

6. 本品溶液为红色澄明溶液，给药前应目检有无颗粒沉着或脱色现象。温度低于 4℃，聚乙二醇蓖麻油开始形成蜡状沉淀。此时，应在手中加温直至澄清，如仍有不溶性微粒，不可给药。

【制剂】无菌溶液剂：1000mg/5ml。

【贮藏】密封、避光，贮于 2～8℃，不可冻结。

匹杉琼（pixantrone）

【理化性状】

1. 化学名：6,9-bis[（2-aminoethyl）amino] benzo[g]isoquinoline-5,10-dione。

2. 分子式：$C_{17}H_{19}N_5O_2$。

3. 分子量：325.4。

4. 结构式如下：

马来酸匹杉琼（pixantrone dimaleate）

别名：Pixuvri。

【理化性状】

1. 化学名：6,9-bis[（2-aminoethyl）amino] benz[g]isoquinoline-5,10-dione（2Z）-2-butenedioate（1∶2）。

2. 分子式：$C_{17}H_{19}N_5O_2 \cdot (C_4H_4O_4)_2$。

3. 分子量：557.51。

【药理学】

1. 本品是米托蒽醌的衍生物，属氮杂蒽二酮类抗肿瘤药，其作用机制与米托蒽醌相似，可以嵌入细胞的 DNA，抑制拓扑异构酶 II。已有的临床试验研究结果表明，本品是一种有效的抗癌药，而且在使用与米托蒽醌同样的有效剂量时，本品却几乎没有心脏毒性。另外，本品在体内外均表现出具有免疫活性，故将来极有可能被作为免疫抑制剂使用。

2. 在体外试验中，本品对小鼠和人的多种肿瘤细胞，包括白血病细胞和非小细胞肺癌细胞均显示有细胞毒性，将本品加入到培养的肿瘤细胞中 1h，本品对肿瘤细胞的半数抑制浓度（IC_{50}）在 213～613mg/L。

3. 给白血病 L1210、淋巴瘤 YC-8 模型鼠使用本品后，有明显的抗癌效果，而米托蒽醌和多柔比星只能延长模型鼠的生存期。

【药动学】在 I 期临床试验中，给进展性实体瘤患者每周连续 3 次静脉使用本品，4 周为 1 个疗程，同时对本品的治疗效果和药动学参数进行了评估和测定。结果显示，药物在患者体内的血药浓度曲线符合二室模型，具有分布相迅速、消除相延迟的特点，平均 $t_{1/2}$ 为 12h，分布容积范围较大，为 25.8L，血浆清除率较高，为 72.7L/h。以原药随尿排出的部分低于给药剂量的 10%。

【适应证】用于复发性、侵袭性非霍奇金淋巴瘤（NHL）的治疗。

【不良反应】本品常见的不良反应为中性粒细胞减少、白细胞减少和淋巴细胞减少、血小板减少、贫血、恶心、呕吐、皮肤脱色、脱发、色素尿、无力。

【禁忌与慎用】

1. 对本品或制剂中任何成分过敏、严重肝病和血细胞水平低的骨髓造血功能异常者禁用。

2. 尚未明确本品是否可经乳汁分泌，哺乳期妇女应权衡本品对其的重要性，选择停药或停止哺乳。

【药物相互作用】使用本品过程中，不可接种减毒活疫苗。

【剂量与用法】本品通过外周静脉给药，剂量基于患者的体表面积。推荐剂量 $50mg/m^2$，经至少 60min 静脉输注入静脉，28d 周期的第 1 天、第 8 天、第 15 天给药，可用至 6 个周期。中性粒细胞减少和血小板减少的患者应减量或延迟治疗。

【制剂】注射剂（粉）：50mg。

【贮藏】避光，贮于 2～8℃。

净司他丁斯酯（zinostatin stimalamer）

别名：新制癌素、新制癌菌素、Neocarzinostatin、Smanca。

【药理学】本品为链霉菌属 *carzinostaticus* 产生的抗肿瘤药，是苯乙烯和马来酸、新制癌菌素（neocarzinostatin）的共聚物。本品通过对肿瘤细胞内 DNA 链直接切断作用而产生抗肿瘤效应，对人肝癌培养细胞及肝癌以外的人体癌增养细胞、小鼠白血病细胞均有抑制作用，对各种药物耐药的 P388 细胞亦有抑制作用。本品混悬液肝动脉注射的抗癌疗效比本品水溶液好。

【药动学】以 ^3H 标记本品，给肝癌家兔肝动脉注射，胆囊、肝肿瘤组织中浓度高而持久。对肝癌患者，以本品肝动脉注射后第 15 天，肝肿瘤组织的免疫反应性比正常肝组织高 17 倍，第 25 天则高达 55 倍，可见药物明显向肝肿瘤组织聚积，与细胞成分结合。本品给大鼠静脉注射，10～24h 后肝、肾、脾、骨髓、淋巴结中的浓度可达峰值，除肝外，其余 4 个器官组织于 90d 后仍可见高浓度放射性。至给药 30d 后，随尿排泄 26%，粪便中排出 17.2%，90d 后，可回收 91%，即尿中 34%，粪便中 26%，体内残存 31%。

【适应证】抗肿瘤药，其动脉内制剂用于抗肝癌，静脉注射用于抗脑瘤。还用于结肠癌、直肠癌和胃癌。

【不良反应】

1. 骨髓抑制 白细胞、淋巴细胞及血小板均减少；中性粒细胞及嗜酸性粒细胞、嗜碱性粒细胞增多。

2. 胃肠道反应 恶心、呕吐、食欲缺乏、糜烂性胃炎、溃疡、腹痛、胃不适、胆囊炎。

3. 肝功能损害 氨基转移酶、碱性磷酸酶、乳酸脱氢酶、胆红素升高，总蛋白、白蛋白降低。

4. 肾功能损害 血尿素氮升高，可出现蛋白尿、糖尿及尿沉渣镜检异常。

5. 全身反应 发热、恶寒、寒战、颜面潮红，有时可出现记忆障碍、紧张不安、谵妄、定向障碍等。

【禁忌与慎用】

1. 对本品严重过敏者、重症甲状腺疾病患者禁用。

2. 妊娠或可能妊娠的妇女禁用。

3. 消化性溃疡、重度肝功能不全患者或停药后再使用本品的患者应慎用。

4. 尚未明确本品是否可经乳汁分泌，哺乳期妇女应权衡本品对其的重要性，选择停药或停止哺乳。

5. 儿童用药的安全性及有效性尚未确定。

【剂量与用法】

1. 动脉内注射 肝动脉内插入导管，4～6mg/次，将本品混悬液注入肝动脉内，间隔 4 周，再重复给药。

2. 静脉注射或静脉输注 一般 2～4mg/d，连日或隔日给药。急性白血病，0.04～0.06mg/kg；胰腺癌、胃癌、恶性黑色素瘤、妇科恶性肿瘤等，一般 3mg/kg。

【用药须知】

1. 本品为油性混悬液，若漏出注射部位以外，可能引起栓塞。

2. 动脉注射时本品仅用于肝动脉，但肿瘤的营养血管为肝动脉以外的横膈下动脉、胃左动脉时，可向这些营养血管给药。

3. 配制本品时，须在无菌条件下加入专用混悬液，不可振摇混合，以超声波处理 3min 后，轻轻振动，待无明显的块状物后，再使用。

4. 混悬液须临用时配制，配制后迅速使用，并须避光。

【制剂】①动脉用注射剂：0.5mg，4mg，6mg。（1 安瓿中含碘化罂粟子油脂肪酸乙酯 4ml，6ml 的混悬液体）。②静脉注射用剂（粉）：1mg，2mg。

【贮藏】密闭，避光，-8℃下保存。

伊沙匹隆（ixabepilone）

别名：氮杂埃坡霉素 B、Azaepothilone B、Sporanox、Ixempra。

本品为埃坡霉素类似物。

【理化性状】

1. 化学名：（1R,5S,6S,7R,10S,14S,16S）-6,10-dihydroxy-1,5,7,9,9-pentamethyl-14-[（E）-1-（2-methyl-1,3-thiazol-4-yl）prop-1-en-2-yl]-17-oxa-13-azabicyclo

[14.1.0]heptadecane-8,12-dione。

2. 分子式：$C_{27}H_{42}N_2O_5S$。

3. 分子量：506.7。

4. 结构式如下：

【用药警戒】本品禁与卡培他滨合用于 AST（或 ALT＞）2.5×ULN 或胆红素＞1×ULN 的患者，因可增加粒细胞减少相关的死亡率。

【药理学】本品直接与微粒体上的β微管蛋白亚单元结合，导制微管动力学被抑制。抑制αβ-Ⅱ和αβ-Ⅲ微管的动态不稳定，在体外对多种肿瘤细胞有抑制作用，作用于细胞有丝分裂期 M 期，导致细胞凋亡。

在肿瘤患者体内本品对微管蛋白的作用呈浓度依赖性。在体内对多种肿瘤有效，包括一些耐药肿瘤细胞，如 P-糖蛋白、线粒体 RNA 加工酶ⅠβⅢ微管蛋白过度表达者或微管蛋白变异者。本品对紫杉烷、蒽环类抗生素及长春碱类耐药的异种移植肿瘤有效，在体内与卡培他滨有协同作用，除能直接抑制肿瘤生长外，还能抑制血管生成。

【药动学】癌症患者单剂量给予本品 $40mg/m^2$ 后，C_{max} 为 252ng/ml，AUC 为 2143（ng·h）/ml，注射后 3h 达血药峰值，肿瘤患者的药动学参数在剂量 $15\sim57mg/m^2$ 时呈线性关系。蛋白结合率 67%～77%，主要由肝 CYP3A4 代谢，有 30 种以上的代谢产物由尿和粪便中排泄，不抑制 CYP3A4、CYP1A2、CYP2A6、CYP2B6、CYP2C8、CYP2C9、CYP2C19 和 CYP2D6 的活性。^{14}C 示踪显示，65% 的剂量随粪便排泄，21%随尿排泄。终末 $t_{1/2}$ 约为 52h，每 3 周给药 1 次，未发现蓄积。

【适应证】

1. 本品与卡培他滨合用治疗转移性乳腺癌。

2 用于治疗对蒽环类或紫杉烷耐药的局部晚期乳腺癌。

3. 用于治疗对紫杉烷耐药不适用于用蒽环类治疗的乳腺癌。

【不良反应】

1. 严重不良反应为周围神经病和骨髓抑制。

2. 临床试验中报告的不良反应按系统分列如下。

（1）感染：可见脓毒症、肺炎、尿路感染、小肠结肠炎、喉炎及下呼吸道感染等。

（2）血液系统：可见凝血障碍及淋巴细胞减少。

（3）代谢与营养：可见低血钠、代谢性酸中毒、低血钾及血容量过低。

（4）中枢神经系统：可见认知障碍，晕厥、脑出血、共济失调及嗜睡。

（5）心血管系统：可见心肌梗死、室上性心律失常、左心室功能紊乱、心绞痛、心房扑动、心肌病及心肌缺血、低血压、血栓形成、血管炎、低血容量性休克及出血。

（6）呼吸系统：可见急性肺水肿、肺炎、呼吸衰竭、呼吸困难、咽喉痛等。

（7）消化系统：可见现肠梗阻、结肠炎、胃排空减少、食管炎、吞咽困难、胃炎、胃肠道出血等。

（8）肝：可引起急性肝衰竭、黄疸。

（9）皮肤：可出现多形性红斑。

（10）肌肉与骨骼：可见肌无力、肌痉挛、牙关紧咬等。

（11）肾：可发生肾结石、肾衰竭。

【妊娠期安全等级】D。

【禁忌与慎用】

1. 本品禁用于对含聚氧乙烯蓖麻油及其衍生物严重过敏者，中性白细胞计数＜$1500/mm^3$，血小板计数＜$100\ 000/mm^3$ 者。

2. 与卡培他滨合用禁用于 AST（或 ALT）＞2.5×ULN 或胆红素＞1×ULN 者。

3. 孕妇禁用。

4. 哺乳期妇女应权衡本品对其的重要性，选择停药或停止哺乳。

5. 儿童用药的安全性及有效性尚未确定。

6. 糖尿病患者、周围神经病变者慎用。

7. AST 或 ALT＞5×ULN 者慎用。

【药物相互作用】

1. 与强效 CYP3A4 抑制剂酮康唑合用，本品的 AUC 增加 79%，如两者必须合用，应考虑减低剂量。琥乙红霉素、氟康唑及维拉帕米这些轻、中度 CYP3A4 抑制剂，未进行与本品合用的研究，合用时应谨慎。

2. 本品是 CYP3A4 酶作用物，CYP3A4 诱导剂可能降低该药的血药浓度，如地塞米松、苯妥英钠、苯巴比妥、利福平、利福喷丁等。

3. 与卡培他滨合用，本品的 C_{max} 降低 19%，卡培他滨的 C_{max} 降低 27%，与氟尿嘧啶合用，氟尿嘧啶 AUC 降低 14%。

【剂量与用法】

1. 推荐剂量 $40mg/m^2$，1 次/日，静脉输注时间不少于 3h，体表面积＞$2.2m^2$ 者，剂量应以 $2.2m^2$ 计算。

2. 如出现毒性，应根据反应调节剂量，2 级神经毒性持续 7d 以上，3 级神经毒性＜7d，其他 3 级毒性者，中性粒细胞计数＜$500/mm^3$ 或异常≥7d 者，血小板计数＜$25\,000/mm^3$ 或＜$50\,000/mm^3$ 伴出血者，降低剂量 20%。3 级神经毒性≥7d 者中断治疗。中度肝功能不全患者以 $20mg/m^2$ 剂量开始，如耐受，可向上调节剂量，但不超过 $30mg/m^2$，AST（或 ALT）＞10×ULN 或胆红素＞3 倍上限者，不推荐使用。

3. 为降低过敏反应的发生，在使用本品之前，应给予 H_1 受体拮抗剂（苯海拉明 50mg，口服或等效剂量）或 H_2 受体拮抗剂（雷尼替丁 150～300mg，口服或等效剂量）。曾出现过敏反应的患者，在此基础上加用皮质激素，口服需在给予本品前 60min，静脉注射需前 30min。

【用药须知】

1. 用药期间，应持续监测血常规。

2. 本品可导致骨髓抑制，如出现严重血液学毒性应降低剂量。

【制剂】注射剂（粉）：15mg，45mg。

【贮藏】避光，贮于 2～8℃。

2.4 抗肿瘤植物成分药（antineoplastic drugs from plants）

长春氟宁（vinflunine）

别名：Javlor。

本品为新型氟化长春花生物碱。2010 年 5 月在英国上市。

【理化性状】

1. 化学名：methyl（2β,3β,4β,5α,12β,19α）-4-（acetyloxy）-15-[（4R,6R,8S）-4-（1,1-difluoroethyl）-8-（methoxycarbonyl）-1,3,4,5,6,7,8,9-octahydro-2,6-methanoazecino[4,3-b]indol-8-yl]-3-hydroxy-16-methoxy-1-methyl-6,7-didehydroaspidospermidine-3-

carboxylate。

2. 分子式：$C_{45}H_{54}F_2N_4O_8$。

3. 分子量：816.92。

4. 结构式如下：

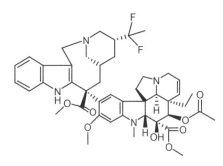

【药理学】本品与微管蛋白结合，抑制其聚合形成微管，干扰微管动力学，使有丝分裂停止，细胞凋亡。动物实验证实本品对多种肿瘤有效，可延长患者生存期，抑制肿瘤生长。

【药动学】

1. 本品在 30～$400mg/m^2$，药动学呈线性。AUC 与白细胞减少、中性粒细胞减少和疲乏的严重程度明显相关。

2. 蛋白结合率为（67.2±1.1）%，主要与脂蛋白、白蛋白结合，与其他蛋白和血小板的结合可忽略不计。分布容积为（2422±676）L，提示广泛分布于组织内。主要经 CYP3A4 代谢，但唯一的活性代谢产物 4-O-去乙酰-长春氟宁，是经多种酯酶代谢形成的。本品的血药浓度呈多指数方式下降，终末 $t_{1/2}$ 约 40h。4-O-去乙酰-长春氟宁的形成缓慢，清除亦缓慢，$t_{1/2}$ 约为 120h，本品及其代谢产物随粪便排出 2/3，另 1/3 随尿液排出。

【适应证】本品适用于铂药物化疗失败的成人晚期或转移性泌尿道上皮移行细胞癌的治疗。

【不良反应】

1. 感染 常见病毒感染、真菌感染，少见中性粒细胞性脓毒血症。

2. 血液和淋巴系统 常见中性粒细胞减少、白细胞减少、发热性中性粒细胞减少、血小板减少。

3. 免疫系统 过敏反应。

4. 内分泌 少见抗利尿激素分泌异常综合征。

5. 代谢和营养 常见低血钠、厌食、脱水。

6. 神经系统 常见失眠、周围神经病变、晕厥、头痛、头晕、神经痛、味觉障碍，少见周围运动神经病，罕见可逆性后部白质脑病综合征（reversible posterior leukoencephalpathy syndrome, RPLS）。

7. 眼　少见视物模糊。

8. 心脏　常见心动过速，少见心肌梗死、心肌缺血。

9. 血管　常见高血压、静脉血栓、静脉炎、低血压。

10. 呼吸系统　常见咳嗽、呼吸困难，少见呼吸窘迫综合征。

11. 消化系统　常见便秘、腹痛、呕吐、腹泻、胃炎、肠梗阻、消化不良、吞咽困难，少见吞咽痛、胃肠功能紊乱、食管炎、牙龈疾病。

12. 皮肤及其附属物　常见脱发、皮疹、瘙痒、荨麻疹、多汗，少见皮肤干燥、红斑。

13. 肌肉骨骼与结缔组织　常见肌痛、肌无力、关节痛、四肢痛、腰痛、骨痛、肌肉骨骼痛。

14. 泌尿系统　少见肾衰竭。

15. 整体感觉　常见无力、注射部位疼痛、发热、胸痛、寒战。

16. 实验室检查　常见体重减轻，少见体重增加、氨基转移酶升高。

【妊娠期安全等级】D。

【禁忌与慎用】

1. 对本品过敏者禁用。

2. 2周内发过严重感染者禁用。

3. 基线　ANC＜1500/mm^3、血小板＜100 000/mm^{3}者禁用。

4. 哺乳期妇女应权衡本品对其的重要性选择停药或停止哺乳。

5. 严重骨髓抑制者，重度肝肾功能不全患者禁用。

6. 儿童用药的安全性及有效性尚未确定。

【药物相互作用】

1. 应避免与强效 CYP3A4 抑制剂或诱导剂合用，可导致本品的血药浓度升高或降低。

2. 避免同时使用能延长 QT 间期的药物。

3. 慎与多柔比星合用，合用时本品的 AUC 升高 15%～20%，多柔比星 AUC 降低至 1/3～1/2。

4. 多西他赛和紫杉醇轻度抑制本品代谢。

5. 与阿片类药物合用，可加重便秘。

【剂量与用法】

1. 推荐剂量为 320mg/m²，经 20min 静脉输注，每 3 周 1 次。WHO/ECOG 体力评分 0 或 1 的患者，以 280mg/m²开始，如第一个周期内未发生需延迟给药或降低剂量的毒性，从第 2 周期始，应给予 320mg/m²。

2. 如第一次给药出现中性粒细胞减少（ANC＜1000/mm³）或血小板减少（＜100 000/mm³），应延迟给药直至血液学毒性恢复（ANC＞1000/mm³ 且血小板＞100 000/mm³），必要时降低剂量。如血液学毒性 2 周内未恢复，应停药。

3. 如第一次给药出现中度以上器官毒性，应延迟给药，直至恢复至轻度、完全恢复或恢复至基线水平。如 2 周内未恢复，应停药。

4. 如发生心肌缺血，应停药。

5. 出现 4 级中性粒细胞减少（ANC＜500/mm³）＞7d 发热性中性粒细胞减少（ANC＜1000/mm³ 伴发热≥38.5℃）、2 级黏膜炎或便秘≥5d 或≥3 级的黏膜炎便秘、其他≥3 级的毒性（恶心、呕吐除外）按下列方案调整剂量：首次出现降低剂量至 280mg/m²，连续第 2 次出现降低剂量至 250mg/m²，连续第 3 次出现，应停药；起始剂量为 280mg/m²者，首次出现上述毒性时，降低剂量至 250mg/m²，连续第 2 次出现，应停药。起始剂量为 250mg/m²者，首次出现上述毒性时，应降低剂量至 225mg/m²，连续第 2 次出现，应停药。

6. 轻度肝功能不全患者推荐剂量为 250mg/m²，中度肝功能不全患者 200mg/m²，每 3 周 1 次。重度肝功能不全患者不推荐使用。

7. CC＞60ml/min 者，按推荐剂量给药，40ml/min≤CC≤60ml/min 者推荐剂量为 280mg/m²，20/min≤CC＜40ml/min 者推荐剂量为 250mg/m²，每 3 周 1 次。重度肝肾功能者不推荐使用。

【用药须知】

1. 治疗前应监测全血细胞计数。

2. 心脏病患者慎用，如出现心肌缺血，应停药。

3. 监测患者可逆性后部白质脑病综合征的症状，如出现应停药。

4. 鞘内注射可导致死亡。

5. 使用本品的育龄期患者，无论男女均应采取有效避孕措施至停药后 3 个月。

【制剂】注射剂：50mg/2ml，100mg/4ml，250mg/10ml。

【贮藏】避光贮于 2～8℃。

托泊替康（topotecan hydrochloride）

别名：拓扑替康。

【理化性状】

1. 化学名：(S)-10-[(dimethylamino)methyl]-4-ethyl-4,9-dihydroxy-1H-pyrano[3',4':6,7] indolizino

[1,2-b]quinoline-3,14（4*H*,12*H*）-dione。

2. 分子式：$C_{23}H_{23}N_3O_5$。

3. 分子量：421.45。

4. 结构式如下：

盐酸托泊替康（topotecan hydrochloride）

别名：Hycamtin。

【理化性状】

1. 化学名：（*S*）-10-[（dimethylamino）methyl]-4-ethyl-4,9-dihydroxy-1*H*-pyrano[3',4':6,7]indolizino[1,2-*b*] quinoline-3,14（4*H*,12*H*）-dione monohydrochloride。

2. 分子式：$C_{23}H_{23}N_3O_5 \cdot HCl$。

3. 分子量：457.9。

【药理学】

1. 本品为拓扑异构酶 I 的抑制剂。本品与拓扑异构酶 I-DNA 复合物结合可阻止拓扑异构酶 I 所诱导 DNA 单链可逆性断裂后的重新连接，导致细胞死亡。其细胞毒作用是在 DNA 的合成中，是 S 期细胞周期特异性药物。

2. 本品有很强的抗肿瘤活性和广泛的抗癌谱，临床前的体内抑瘤试验中对 P388 及 L121 白血病、B16 黑素瘤、B16/F10 黑素瘤亚株、Lewis 肺癌、ADJ-PC6 浆细胞瘤、M5076 卵巢肉瘤、乳腺癌 16/C、结肠腺癌 38 及 51、Wadison 肺癌等动物移植性肿瘤疗效显著。

【药动学】本品静脉输注在体内呈二室模型，很容易分布到肝、肾等血流灌注好的组织，其结构中内酯环发生可逆性的 pH 依赖性的水解。本品 $t_{1/2}$ 为 2～3h，与血浆蛋白结合率为 6.6%～21.3%，药物可进入脑脊液中并蓄积，大部分（26%～80%）经肾脏排泄，其中 90%在用药后 12h 排泄，小部分经胆汁排泄。

【适应证】用于小细胞肺癌、一线化疗或后续化疗失败的转移性卵巢癌。

【不良反应】

1 血液系统 有白细胞减少、血小板减少、贫血等反应。骨髓抑制（主要是中性粒细胞）是本品的剂量限制性毒性，治疗期间要监测外周血常规，在治疗中中性粒细胞恢复至＞1500/mm³，血小板恢复至 100 000/mm³，血红蛋白恢复至 9.0g/dl 方可继续使用（必要时可使用 G-CSF 或静脉输注成分血）。与其他细胞毒药物联合应用时可加重骨髓抑制。

2. 消化系统 可见恶心、呕吐、腹泻、便秘、肠梗阻、腹痛、口腔炎、厌食。

3. 皮肤及附件 脱发、偶见严重的皮炎及瘙痒。

4. 神经肌肉 头痛、关节痛、肌肉痛、全身痛、感觉异常。

5. 呼吸系统 可致呼吸困难。虽然尚不能肯定是否会因此而造成死亡，但应引起医师的重视。

6. 肝 有时出现肝功能异常，氨基转移酶升高。

7. 全身感觉 乏力、不适、发热。

8. 局部反应 静脉注射时，若药液漏在血管外局部可产生局部刺激、红肿。

9. 过敏反应 罕见过敏反应及血管神经性水肿。

【禁忌与慎用】

1. 对喜树碱类药物或其任何成分过敏者禁用。

2. 严重骨髓抑制、中性粒细胞＜1.5×10^9/L 者禁用。

3. 孕妇禁用。

4. 严重肾损伤者尚无使用资料。

5. 儿童用药的安全性及有效性尚未确定。

6. 尚未明确本品是否可经乳汁分泌，哺乳期妇女应权衡本品对其的重要性选择停药或停止哺乳。

【药物相互作用】

1. 与其他骨髓抑制药物合用增加骨髓抑制的严重程度。

2. 若需使用粒细胞集落刺激因子（G-CSF），应在疗程的第 6 天，即完成本品治疗后 24h 给予。

【剂量与用法】

1. 静脉输注 推荐剂量为每日 1.2mg/m²，静脉输注 30min，持续 5d，21d 为 1 个疗程。治疗中出现严重的中性粒细胞减少患者，在其后的疗程中剂量减少 0.2mg/m² 或与 G-CSF 同时使用，使用从第 6 天开始，即在持续 5d 使用本品后 24h 后再用 G-CSF。用无菌注射用水 1ml 溶解本品 1mg，抽取所需剂量用 0.9%氯化钠或 5%葡萄糖注射液稀释后静脉输注。中度肾功能不全（CC 为 20～39ml/min）剂量调为 0.6mg/m²。

2. 口服　口服给药，与顺铂合用。推荐剂量为1次/日，每次按体表面积 1.4mg/m^2，连续服用 5d，在第 5 天给予顺铂（75mg/m^2）静脉输注，21d 为 1 个疗程。

3. 可根据患者耐受性调整本品剂量

（1）治疗中出现 3 级血液学毒性，下一周期剂量可减少 25%。如出现 4 级粒细胞减少合并严重感染性发热则中止治疗。

（2）治疗中胆红素异常者推迟 2 周，如仍未恢复则停止用药。

（3）肝功能氨基转移酶大于正常上限 2.5 倍时，下一周期剂量减少 25%，大于 5 倍时停止用药。

（4）治疗中出现肾功能毒性 1 级，下一周期剂量减少 25%，如出现 2 级毒性则中止治疗。

【用药须知】

1. 本品必须在对肿瘤化疗有经验的专科医师的指导下使用，对可能出现的并发症必须具有明确的诊断和适当处理的设施与条件。

2. 由于可能发生严重的骨髓抑制，出现中性粒细胞减少，可导致患者感染甚至死亡，因此，治疗期间要监测外周血常规，并密切观察患者有无感染、出血倾向的临床症状，如有异常应做减量、停药等适当处理。

3. 本品是一种细胞毒药物，打开包装及注射液的配制应穿隔离衣，戴手套，在垂直层流罩中进行。如不小心沾染在皮肤上，立即用肥皂和清水清洗，如沾染在黏膜或角膜上，用水彻底冲洗。

【制剂】①注射剂（粉）：2mg，4mg；②胶囊剂：0.25mg，1mg。

2.5　激素类的抗肿瘤药（antineoplastics of hormones）

福美坦（formestane）

别名：兰特隆、Lentaron。

本品为雄烯二酮的衍生物，属于芳香化酶抑制剂。

【理化性状】

1. 本品为针状白色结晶，熔点 199～202℃，pK_a 为 9.31。

2. 化学名：4-hydroxyandrost-4-ene-3,17-dione; 4-hydroxy-delta（sub 4）-androstenedione。

3. 分子式：$C_{19}H_{26}O_3$。

4. 分子量：302.4。

5. 结构式如下：

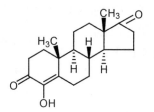

【药理学】

1. 本品可选择性抑制芳香化酶，阻断在外周组织和癌组织中由雄激素向雌激素转化的生物过程，大大减少体内雌激素，从而抑制乳腺癌生长。

2. 由于本品抑制芳香化酶的特异性很高，不影响肾上腺皮质激素的合成，因此不需要补充糖皮质激素，也不会引起雄激素前体的蓄积。由于本品能显著降雌雄激素水平，在本品的Ⅲ期临床试验中发现，使用本品的患者客观缓解率达 28%，26% 达到病情稳定。Ⅱ期临床研究发现，在接受本品作为二线治疗药的妇女中，平均缓解持续时间为 13～33 个月，显著优于氨鲁米特和甲地孕酮。

3. 由于其独特的作用机制，本品的有效率与患者以前的治疗效果无关，在作为三苯氧胺或化疗药治疗复发后的后续治疗时，仍可使约 50% 的患者受益。

【药动学】肌内注射本品后形成一个贮药库，缓慢释放活性药物进入血液循环中。一次给药 250mg 后 30～48h 可达血药峰值，然后在 2～4d 快速下降。接着又比较缓慢下降。$t_{1/2}$ 为 5～6h。在 14d 中，全身摄取用药量的 20%～25%。蛋白结合率约为 85%。本品与葡糖醛酸结合而失活。随尿排出的原药不到 1%。

【适应证】用于绝经后的乳腺癌。

【不良反应】

1. 最常发生的是注射部位的刺激和疼痛。

2. 由于雌激素的丧失而发生热潮红。

3. 皮疹、嗜睡、头晕、情绪不稳定、下肢水肿、血栓性静脉炎、阴道出血、胃肠道障碍、肌肉痛性痉挛、关节疼痛和血管迷走神经反应。

4. 过敏反应也会发生。

【禁忌与慎用】

1. 对本品过敏者、孕妇、绝经期前妇女、儿童禁用。

2. 有出血倾向者慎用。

3. 尚未明确本品是否可经乳汁分泌，哺乳期妇女应权衡本品对其的重要性，选择停药或停止哺乳。

【剂量与用法】深部肌内注射，常用 250mg/次，隔周 1 次。

【用药须知】

1. 肌内注射时，应两侧臀部交替注射，以免疼痛加剧，形成硬块。

2. 肌内注射时，应特别注意，药液不可误入血管，更应避开坐骨神经。

3. 驾车者或操作机械者应特别注意，用药期间最好避免这些工作。

【制剂】注射剂（粉）：250mg。

【贮藏】密封、避光保存。

<u>米托坦（mitotane）</u>

别名：邻对滴滴涕、Lysodren。

本品为结构类似杀虫药滴滴涕（DDT）的一种抗肿瘤药。

【理化性状】

1. 本品为白色结晶性粉末，有轻微芳香臭。熔点 75～81℃下。几乎不溶于水，溶解于乙醇、乙醚、石油醚和不挥发性油和脂中。

2. 化学名：1,1-dichloro-2-（2-chlorophenyl）-2-（4-chlorophenyl）ethane。

3. 分子式：$C_{14}H_{10}Cl_4$。

4. 分子量：320.0。

5. 结构式如下：

【用药警戒】本品须在有资格的且有化疗经验的医师指导下使用，休克或严重外伤时应立即停药，因肾上腺抑制是其主要作用，应给予外源性皮质激素，受到抑制的肾上腺即使停药也不能立即分泌皮质激素。

【药理学】本品对肾上腺皮质功能具有选择性抑制作用。还能改变周围类固醇的代谢，加快清除。

【药动学】口服后可从胃肠道吸收 40%。在每天给药 5～15g 后，血中原药浓度为 7～90μg/ml，其代谢物浓度为 29～54μg/ml。停药后 6～9 周，血中仍可检出本品。广泛分布到脂肪组织中，在肝和其他组织中代谢。大部分的代谢物随尿、粪便排出，尿中的水溶性代谢物占用量的 10%～25%。

【适应证】

1. 治疗不能手术的肾上腺皮质肿瘤。

2. 还可治疗库欣综合征。

【不良反应】

1. 常见恶心、呕吐、厌食，有时腹泻，约有 40%的患者出现头晕、眩晕、镇静、昏睡和精神抑郁。

2. 持久的脑损伤可能与长期用药有关。

3. 可能发生视物模糊、复视、晶体混浊和视网膜病变。

4. 其他还会出现过敏反应、蛋白尿、皮疹、色素沉着、发热、肌痛、出血性膀胱炎、面红、高血压和直立性低血压。

【妊娠期安全等级】C。

【禁忌与慎用】

1. 对本品过敏者、高血压患者和精神抑郁者禁用。

2. 有任何药物过敏史者慎用。

3. 孕妇只有明确需要时才可使用。

4. 尚未明确本品是否可经乳汁分泌，哺乳期妇女应权衡本品对其的重要性，选择停药或停止哺乳。

5. 儿童用药的安全性及有效性尚未确定。

【药物相互作用】

1. 本品为酶诱导剂，可使某些药物（如香豆素类抗凝血药）的代谢增强。

2. 有报道，同时使用本品和螺内酯，使库欣综合征的治疗无效，也不发生不良反应。

【剂量与用法】一般常用量为 2～6g/d，3～4次分服，2～16g 是最大剂量的调整范围。

【用药须知】

1. 用药期间应注意神经系统和视力发生异常。

2. 用药前、用药中、用药后应做详细的眼科检查。

【制剂】片剂：250mg。

【贮藏】密封、避光贮存。

<u>氟维司群（fulvestrant）</u>

别名：Faslodex。

本品是供肌内注射的一种雌激素受体拮抗药，而无激动作用。

【理化性状】

1. 化学名：7α-[9-（4,4,5,5,5- pentafluoro- pentylsulfinyl）nonyl]estra-1,3,5（10）- triene-3, 17β-diol。

2. 分子式：$C_{32}H_{47}F_5O_3S$。

3. 分子量：606.8。

4. 结构式如下：

【药理学】许多乳腺癌都有雌激素受体（estrogen receptor，ER），这些肿瘤的生长能被雌激素激发。本品可在人乳腺癌细胞中下调 ER 蛋白。研究证实，在术前 15～22d 给早期乳腺癌患者使用本品，随着剂量的增加，也增加了对 ER 的下调作用。孕酮受体（亦称雌激素调节蛋白）表达的下降程度与本品的剂量相关。这些对 ER 途径的影响也与 Ki-67 标记指数（一种细胞增殖记号）有关。体外研究证实，本品是一种对他莫昔芬耐药性的增长及对雌激素敏感的人乳腺癌（MCF-7）细胞系的可逆性抑制剂。在体内研究中，本品可延迟取自人乳腺癌 MCF-7 细胞异体移植物在裸鼠中发生肿瘤。本品可抑制建立的 MCF-7 细胞异体移植物和耐他莫昔芬的乳腺癌异体移植物的生长。对于耐药的乳腺癌移植物，本品可能和他莫昔芬存在交叉耐药性。

【药动学】静脉给药后，本品以接近肝血流的速度[约 10.5ml/（kg·min）]迅速被清除。肌内注射后，血药浓度约经 7d 可达峰值，并至少保持 1 个月，谷值约为 C_{max} 的 1/3。$t_{1/2}$ 约为 40d。每月肌内注射本品 250mg 后，经 3～6 个剂量后可达 C_{ss}，与单剂量相比，血浆 AUC 约增加 2.5 倍，谷值则相当于单剂量的 C_{max}。本品进入体内后分布迅速。稳态时，其 V_d 接近 3～5L/kg。这表明大部分分布在血管外。本品与蛋白高度结合（达 99%）；极低密度脂蛋白（very low density lipoprotein，VLDL）、低密度脂蛋白（low density lipoprotein，LDL）和高密度脂蛋白（high density lipoprotein，HDL）可能是主要的结合成分，是否与球蛋白结合尚未明确。本品的代谢似乎要包括类似于内源性类固醇（包括氧化、芳香羟化与葡糖醛酸结合）和（或）在类固醇核的 2、3 和 17 位上的硫酸化，以及侧链硫氧化物的氧化来共同完成。已经鉴定出的代谢物，有的活性较小，有的与本品的活性类似。本品的氧化仅涉及 CYP3A4，然而，CYP 的有关作用和体内非 CYP 途径尚未明确。

【适应证】适用于治疗绝经后妇女在抗雌激素疗法后，疾病显示进展的激素受体阳性的转移性乳腺癌。

【不良反应】

1. 可见哮喘、头痛、头晕、腰痛、腹痛、注射部位疼痛、骨盆痛、胸痛、流感样综合征、发热和血管扩张。

2. 可发生恶心、呕吐、畏食、便秘或腹泻、代谢和营养失调、周围水肿。

3. 可见骨痛、关节痛、失眠、感觉异常、抑郁、焦虑、呼吸困难、咽炎和咳嗽加重。

4. 还见到皮疹、出汗和尿路感染。

5. 极少发生肌痛、血栓栓塞和阴道出血。

【妊娠期安全等级】D。

【禁忌与慎用】

1. 对本品过敏者、重度肝功能不全患者禁用。

2. 中度肝功能不全患者、有出血史者、血小板减少或正在接受抗凝药的患者慎用。

3. 尚未明确本品是否可经乳汁分泌，哺乳期妇女应权衡本品对其的重要性选择停药或停止哺乳。

4. 儿童禁用。

【药物相互作用】与利福平（CYP3A4 的诱导剂）有临床相关性的改变。故同时使用本品与 CYP3A4 抑制剂或诱导剂时不必调整本品的给药剂量。

【剂量与用法】

1. 成人或老年人，推荐于臀部肌内注射本品 500mg，在第 1 天、第 15 天、第 29 天注射，之后每月 1 次。分两侧臀部各注射 250mg，必须缓注。

2. 中度肝功能不全患者，调整剂量至 250mg，注射方法同上。

【用药须知】

1. 使用本品前，必须排除怀孕的可能。

2. 晚期乳腺癌妇女中常见血栓栓塞发生，这在临床研究中也常见。当给予高危患者本品治疗时应考虑到这一点。

3. 尚无本品对骨骼作用的长期资料。考虑到本品的作用机制，会有发生骨质疏松症的潜在危险。

【制剂】注射剂：125mg/2.5ml，250mg/5ml。

【贮藏】用前不要开盒，避光，贮于 2～8℃。

尼鲁米特（nilutamide）

别名：尼鲁他胺、Nilandron、Anandron。

本品是一种非类固醇抗雄激素药。

【理化性状】

1. 化学名：5,5-dimethyl-3-（α,α,α-trifluoro-4-nitro-*m*-tolyl）-imidazolidine-2,4-dione。

2. 分子式：$C_{12}H_{10}F_3N_3O_4$。

3. 分子量：317.2。

4. 结构式如下：

【药理学】已知前列腺癌对雄激素敏感，且对部分雄激素去势治疗有反应。动物实验表明，本品具有抗雄激素作用，而无其他激素（雌激素、黄体酮、肾上腺盐皮质激素和糖皮质激素）作用。体外试验证实，本品可阻断雄激素受体水平上的睾酮作用。在体内，可干扰正常的雄激素作用。

【药动学】

1. 给患有转移性前列腺癌的患者单次口服 ^{14}C-尼鲁米特 150mg，血、尿和粪便样本的分析结果显示，本品可快速而完整地被吸收，回收率高，血药浓度可长时间保持。本品吸收后有可检测的分布期。本品与血浆蛋白中度结合，同时与红细胞低度结合。这种结合属于非饱和性的，但与 α_1-糖蛋白的结合则除外，因 α_1-糖蛋白的结合只占血浆蛋白结合率的一小部分。此结合研究的结果表明，任一结果都不会引起非线性药动学的改变。使用 ^{14}C-尼鲁米特进行的代谢研究显示，<2% 的用量在 5d 后以原药形式随尿液排出。从人尿液中分离出 5 种代谢物，其中两种代谢物由于甲基氧化，构成手性中心，从而形成 D-和 L-异构体。

2. 体外试验证实，其中一种代谢物具有 25%～50% 原药的药理活性，此活性代谢物的 D-异构体与 L-异构体相比，具有相同的高活性，不过，这些代谢物的药动学和药效学尚未进行充分的研究。在口服单剂量 ^{14}C-尼鲁米特 150mg 后，随粪便排出的极少（仅占用量的 1.4%～7%），随尿液排出的放射活性物质可能要持续 5d 以上。给予本品单剂量 100～300mg，其 $t_{1/2}$ 为 38.0～59.1h。至少有 1 种代谢物的清除时间比原药（59～126h）要长些。在多剂量给予本品 150mg，2 次/日，大多数患者可于 2～4 周达到稳态。

【适应证】本品与外科去势手术联合治疗转移性前列腺癌，为发挥最大作用，本品必须在外科手术的当天或手术后第 2 天开始使用。

【不良反应】

1. 可发生高血压、恶心、便秘、热潮红、头晕、呼吸困难、暗适应能力减退、视觉异常和尿路感染等。

2. 可见头痛、无力、腰痛、胸痛、腹痛、流感样症状、发热、便秘、畏食、消化不良、呕吐、阳痿、性欲减退、贫血、AST 和 ALT 升高、外周性水肿、骨痛、失眠、感觉迟钝、呼吸困难、上呼吸道感染、出汗、体毛脱落、皮肤干燥和发疹。

3. 少见畏光、色幻视、睾丸萎缩、男子乳房女性化、血尿、尿路不适和夜尿症。

4. 阳萎和性欲下降与血清中雄激素水平低下有关，也可在单独使用药物或去势手术时发生。值得注意的是视力障碍的发生率较高（暗适应受损、视觉异常和色盲症），导致 1%～2% 患者中断治疗。

5. 本品与去势手术合用时有 1 例发生间质性肺炎（<1%），与醋酸亮丙瑞林合用时有 7 例发生（3%），而安慰剂与其合用则只发生 1 例。日本报道使用本品时，间质性肺炎的发生率为 2%。

【妊娠期安全等级】C。

【禁忌与慎用】

1. 对本品过敏者、重度肝功能不全患者、严重肺功能不全患者禁用。

2. 儿童用药的安全性和有效性尚未确定。

3. 尚未明确本品是否可经乳汁分泌，哺乳期妇女应权衡本品对其的重要性，选择停药或停止哺乳。

【药物相互作用】体外试验证实，本品可抑制 CYP 同工酶的活性进而可降低依赖这些酶的药物的代谢，因而可延迟一些治疗窗窄的药物（如维生素 K 拮抗剂、苯妥英和茶碱等）的清除，使 $t_{1/2}$ 延长，从而产生毒性。这些药物或具有类似代谢途径的其他药物与本品合用时应调整剂量。

【剂量与用法】推荐剂量为 1 次/日，300mg/次，服用 30d 后改为 1 次/日，150mg/次。可与或不与食物同服。

【用药须知】

1. 本品应在手术的当天或第 2 天开始使用，在没有咨询医师的情况下不应中断或停止用药。由于有引起间质性肺炎的可能，如发生任何的呼吸困难或已有呼吸困难的加重患者应立即报告医师。

2. 如发生恶心、呕吐、腹痛或黄疸，患者应咨询医师。

3. 使用本品后，患者可能对乙醇不能耐受（出现面部红晕、不适或低血压），应避免摄入含乙醇的饮料。

4. 临床试验中，有13%～57%使用本品的患者当从亮区到暗区时对黑暗的适应延迟，可以从数秒到数分钟。在继续治疗时这种作用有时不会减轻。该类患者夜间不可驾驶或进行视力不适应的工作。

5. 报道有1例79岁的男性患者超量使用本品13g（为推荐治疗剂量的43倍）企图自杀，尽管立即进行了洗胃和口服活性炭处理，但2h后其 C_{max} 仍为正常值的6倍，但却没有出现中毒的体征和症状，氨基转移酶或胸透等参数亦无改变。继续对症处理，30d后一切恢复正常。

【制剂】片剂：150mg。

【贮藏】避光，贮于15～30℃。

阿巴瑞克（abarelix）

别名：Plenaxis。

本品是一种合成的具有强力拮抗活性的十肽，能有效地对抗天然产生的促性腺激素释放激素（gonadotrophin releasing hormone，GnRH）。前列腺癌对雄激素异常敏感，因此，治疗前列腺癌的主要手段应当首推降低血中睾酮的水平。不管合用抗雄激素与否[如比卡鲁胺（bicalutamide）]，GnRH激动剂[如亮丙瑞林（leuprolide）]对许多前列腺癌患者均具有疗效。然而，这些药物在睾酮水平降低之前会导致起始的睾酮水平升高，一些患者特别是那些已经涉及骨骼、膀胱和脊椎范围的晚期前列腺癌患者，往往难以忍受起始睾酮水平的波动。此时唯一可供选择的疗法是睾丸切除术。

【理化性状】

1. 化学名：*N*-acetyl-3-（2-naphthyl）-D- alanyl-4-chloro-D-phenylalanyl-3-（3-pyridyl）-D- alanyl-L-seryl-*N*-methyl-L-tyrosyl-D-asparaginyl-L-leucyl-*N*6-isopropyl-L-lysyl-L-prolyl-D-alaninamide。

2. 分子式：$C_{72}H_{95}ClN_{14}O_{14}$。

3. 分子量：1416.1。

4. 结构式如下：

【用药警戒】

1. 本品可致速发型过敏反应，患者注射本品后至少应观察30min。若出现低血压和晕厥，应采取适当的救助措施，如抬高腿部，给氧，静脉输液，给予抗组胺药物、糖皮质激素和肾上腺素等。

2. 随着本品的治疗，可出现效应降低的情况，应定期监测睾酮水平。

【药理学】本品通过直接抑制黄体生成素（luteinizing hormone，LH）和促卵泡激素（follicle stimulating hormone，FSH）的分泌，从而减少睾丸分泌睾酮。由于本品直接抑制LH的分泌，因而一开始就不可能使血清中的睾酮浓度升高。研究显示，^{125}I-阿巴瑞克与大鼠脑垂体促黄体素释放素（LHRH）受体具有很高的亲和力。在试验中，研究本品抑制血清睾酮的作用，患者不包括具有症状的前列腺癌患者，其结果说明，本品的去势作用是满意的。

【药动学】

1. 14例年龄为52～75岁、体重61.6～110.5kg的健康男性志愿者接受肌内注射单剂量本品100mg，其药动学参数如下：C_{max} 为（43.4±32.3）ng/ml，T_{max} 为（3.0±2.9）d，AUC为（500±96）（ng·d）/ml，CL/F为（208±48）L/d，$t_{1/2}$ 为（13.2±3.2）d。肌内注射本品100mg后缓慢吸收，注射后约3d达平均 C_{max} 为43.4ng/ml。在肌内注射本品后，其 V_d 为（4040±1607）L，说明本品可在体内广泛分布。

2. 体外和体内研究结果证实，本品的大部分代谢物是经肽键水解形成的。无论体外或体内研究，都未发现本品明显的氧化或结合代谢物。也没有发现本品的代谢与CYP有关。人肌内注射15μg/kg后，约有13%以原药形式随尿液排出，尿液中没有检测出代谢物。在给予本品100mg后，其CL为14.4L/d（或10ml/min）。

【适应证】用于治疗具有症状，但不适宜使用黄体生成素释放激素激动剂，且拒绝外科手术去势治疗并具有下列一个或多个因素的晚期前列腺癌患者的姑息治疗。

1. 由于转移而有造成神经系统损害的风险。

2. 由于局部侵蚀或者转移引起输尿管或膀胱口梗阻。

3. 因严重转移性骨痛而需要持续使用麻醉药镇痛。

【不良反应】

1. 可发生全身性变态反应和超敏反应、潮热、荨麻疹、瘙痒、低血压和晕厥。

2. 可见疲乏、睡眠障碍、疼痛、腰痛和乳房肿大（疼痛、触痛）。

3. 可见便秘或腹泻、周围水肿、眩晕、头痛和上呼吸道感染。

4. 可见排尿困难、尿频、恶心、尿潴留和尿路感染。

5. 实验室检查可见血清氨基转移酶升高、血红蛋白轻度下降和三酰甘油水平升高。

6. 使用本品可能会导致骨密度降低。

【妊娠期安全等级】X。

【禁忌与慎用】

1. 对本品过敏者、尿路梗阻者禁用。

2. 有药物过敏史者慎用。

3. 儿童用药的安全性和有效性尚未确定。

4. 尚未明确本品是否可经乳汁分泌，哺乳期妇女应权衡本品对其的重要性，选择停药或停止哺乳。

【剂量和用法】

1. 推荐剂量为100mg，于臀部肌内注射，于第1天、第15天和第29天（4周）及其后的每4周各1次。在第29天的给药前测量血清睾酮浓度可以确定疗效，其后每8周测量1次。

2. 配制时，将0.9%氯化钠注射液2.2ml注入小瓶中，轻轻旋转小瓶，使药粉充分溶解。

【用药须知】

1. 只有具有高级职称的医师才有本品的处方权。

2. 医师必须保证他们能够做到确诊和处理有症状的晚期前列腺癌，有能力确诊和处理变态反应、过敏反应。

3. 所在机构具备治疗变态反应，包括过敏反应所必需的药品和设备。

4. 在每次使用本品后，要仔细观察30min，注意有无过敏性反应。

5. 应充分认识并权衡本疗法的风险和效益，将使用本品的风险和效益告诉患者，并让患者在患者信息签字页上签名，把签名后的正本放入患者的病历中，留一份副本给患者。

6. 在每次注射本品后，应至少监护患者30min。如果发生过敏反应且出现低血压及晕厥时，应给予适当的支持措施，如抬高双腿，给氧，静脉补液，单独或者联合给予抗组胺药、皮质激素及肾上腺素。

7. 随着治疗次数的增加，本品的有效性可能会降低；体重超过83kg的患者更为明显。对这些患者，更要严格地监测血清睾酮水平。

8. 由于可能发生QT间期延长，故对基线QTc值＞450ms的患者，医师应谨慎地权衡使用本品的利弊。

9. 在治疗前和治疗过程中，要定期检测血清氨基转移酶水平，同时还要考虑检测前列腺特异性抗原（PSA）。

10. 应当在初次给药后的29d和每8周给药1次之前，测量血清总睾酮浓度，以监护患者对本品的反应。

11. 最大耐受剂量尚未确定。用于临床研究的最大剂量是150mg。目前尚无意外药物过量的报告。

12. 如发生严重变态反应（包括过敏反应、低血压和晕厥），应立即上报药监部门。

【制剂】注射剂（粉）：100mg。

【贮藏】贮于15～30℃。

依西美坦（exemestane）

别名：阿诺新、可怡、Aromasin。

本品为甾体芳香酶灭活剂，结构上与芳香酶的自然底物雄烯二酮相似，实为芳香酶的伪底物。

【理化性状】

1. 化学名：6-methyleneandrosta-1,4-diene-3,17-dione。

2. 分子式：$C_{20}H_{24}O_2$。

3. 分子量：296.4。

4. 结构式如下：

【药理学】绝经后妇女的雌激素主要是通过外周组织中的芳香化酶作用转化而产生的。本品通过与该酶的活性位点不可逆性结合而使其失活，从而明显降低绝经后妇女血液循环中雌激素的水平。本品对肾上腺皮质激素的生物合成无明显影响，即使浓度高于抑制芳香酶作用浓度 600 倍时，对皮质激素生成途径中的其他酶仍无明显影响。

【药动学】本品口服后吸收迅速，食物对吸收有显著影响。口服生物利用度为 42%。绝经后乳腺癌妇女对本品的吸收率比健康受试者高。患者口服后 2～4h 可达 C_{max}，比健康受试者短。本品主要与 α_1-酸性糖蛋白及白蛋白结合，其结合率为 90%。本品主要在肝内代谢为无活性的 17-氢依西美坦。原药的 $t_{1/2}$ 约为 24h，主要以代谢产物随尿液和粪便排出，各占 42%。尿中原药仅占不足 1%。

【适应证】用于曾接受过 2～3 年他莫昔芬治疗的雌激素受体阳性的绝经后早期乳腺癌患者的后续辅助治疗。

【不良反应】

1. 主要有恶心、口干、便秘或腹泻、头晕、失眠和皮疹。

2. 还有疲劳、发热、水肿、疼痛、高血压、抑郁、焦虑、呼吸困难、咳嗽、呕吐、腹痛、食欲增加和体重增加。

3. 尚有淋巴细胞计数下降和肝功能异常。约有 3%的用药者因不良反应而中止治疗。

【妊娠期安全等级】D。

【禁忌与慎用】

1. 对本品过敏者、儿童和绝经前妇女禁用。

2. 尚无 CC＜10ml/min 的女性的使用经验，因此，在这些患者中应谨慎权衡本品治疗可能的益处及潜在的危险性。

3. 重度肝功能不全的患者中，其血药浓度和药物的终末 $t_{1/2}$ 接近健康志愿者的 2 倍，因此应对这些患者严密观察。尚无在此类患者中重复用药的临床经验。

4. 尚未明确本品是否可经乳汁分泌，哺乳期妇女应权衡本品对其的重要性，选择停药或停止哺乳。

【剂量与用法】

1. 推荐口服 25mg/次，1 次/日，饭后服。应坚持治疗，直至病情恶化。轻度肝肾功能不全患者不必调整剂量。

2. 与 CYPA4 诱导剂，如苯妥英、利福平等合用，本品的剂量应增加至 50mg，1 次/日。

【用药须知】

1. 给药前检查黄体生成素、促卵泡激素和雌二醇的水平。

2. 用药前应进行肿瘤病灶的影像学检查、血常规、血生化及血脂检查。

3. 不可合用雌激素，因可抵消本品的作用。

4. 本品过量无特效解毒剂，针对病情做对症处理。

5. 对于患有骨质疏松症或具有骨质疏松风险的妇女，在使用本品进行辅助治疗之前，应使用骨密度计量仪对骨密度进行评估，之后须定期检查。

【制剂】①片剂：25mg；②胶囊剂：25mg。

【贮藏】避光、密封，置于阴凉处。

托瑞米芬（toremifene）

别名：法乐通、Fareston。

本品属于与他莫昔芬化学结构相关的非甾体类三苯乙烯抗雌激素衍生物。

【理化性状】

1. 化学名：2-{p-[（Z）-4-chloro-1,2-diphenyl-1-butenyl]phenoxy}-N,N-dimethylethylamine citrate。

2. 分子式：$C_{26}H_{28}ClNO$。

3. 分子量：406.0。

4. 结构式如下：

【用药警戒】本品导致的 QT 间期延长呈剂量相关性，本品禁用于先天性或后天性 QT 间期延长者，未纠正的低血钾、低血镁患者，禁与 CYP3A 强效抑制剂合用，禁与能延长 QT 间期的药物合用，以减少致命性尖端扭转型心动过速的风险。

【药理学】

1. 本品对雌激素受体有较高的亲和力，与雌激素受体结合后可产生雌激素样或抗雌激素作用，或者同时产生这两种作用，这与疗程长短、动物种别、性别和靶器官及所选的疗效评价终点的不同相关。一般来说，非甾体类三苯乙烯衍生物在人和大鼠中主要表现为抗雌激素作用，在小鼠身上则表现为雌激素样作用。本品可抑制二甲基苯并蒽诱发的大鼠乳腺肿瘤。其抗乳腺癌的作用主要与其抗雌激素作用有关。在使用低剂量时，本品通过耗尽雌激素受体而产生与他莫昔芬相似的作用，从而抑制肿瘤细胞的生长。

2. 本品的抗乳腺癌作用除抗雌激素因素外，可能还有其他抗癌机制，如改变肿瘤基因表达，分泌生长因子、诱导细胞凋亡及影响细胞动力学周期等。本品抗雌激素作用强度相当于他莫昔芬的 1/3。临床观察显示，本品 68mg/d 与他莫昔芬 60mg/d 对绝经后妇女用雌二醇诱导的阴道上皮组织成熟的抑制作用相同。

【药动学】本品口服后吸收迅速，2～5h 可达 C_{max}。每天口服本品 11～680mg 时的血清动力学呈线性。如每天口服本品 60mg，达稳态时的平均浓度为 0.9mg/ml（0.6～1.3mg/ ml）。其蛋白结合率＞99.5%。进食对吸收程度无影响，但可使 T_{max} 延迟 1.5～2h。本品大部分在肝内通过 CYP3A4 代谢为 N-去甲基代谢物，此代谢物的蛋白结合率高达99.9%，C_{ss} 约为原药的两倍，它虽与原药有相似的抗雌激素作用，但抗肿瘤的作用却不如原药。本品具有肠肝循环，主要以代谢物形式随粪便排出。因排泄较缓慢，C_{ss} 出现在 4～6 周。原药平均分布的 $t_{1/2}$ 为 2～12h，$t_{1/2}$ 为 2～10d；N-去甲基代谢物的 $t_{1/2}$ 为 4～20d。

【适应证】治疗雌激素受体阳性或受体不详的转移性乳腺癌。

【不良反应】

1. 可见白细胞和血小板减少、血栓栓塞、白带增多、阴道出血，少见子宫肥大、子宫息肉、子宫内膜增生，罕见子宫内膜癌。

2. 可见恶心、呕吐、畏食和便秘，少见氨基转移酶升高，罕见黄疸。

3. 可见头晕、乏力、失眠、局部麻痹、震颤和眩晕。

4. 可引起黄体生成素水平下降，骨转移患者在服药初期可出现高钙血症。

5. 绝经后乳腺癌患者可出现血总胆固醇和低密度脂蛋白中度下降。

6. 可见颜面潮红、多汗、水肿、荨麻疹、瘙痒、呼吸困难、头痛、眼痛、胸痛和体重增加。

【妊娠期安全等级】D。

【禁忌与慎用】

1. 对本品过敏者、儿童、有血栓栓塞史者、子宫内膜增生症患者、重度肝功能不全患者禁用。

2. 骨转移患者、非代偿性心功能不全和严重心绞痛患者、轻中度肝功能不全患者、白细胞减少和血小板减少者及有发生子宫内膜癌风险的患者均慎用。

3. 尚未明确本品是否可经乳汁分泌，哺乳期妇女应权衡本品对其的重要性，选择停药或停止哺乳。

【药物相互作用】

1. 本品合用噻嗪类利尿药者，可增加发生高钙血症的风险。

2. 本品可使香豆素类药物的抗凝作用增强。

3. 抑制 CYP3A4 的药物，如酮康唑、红霉素等均可抑制本品的代谢；反之，肝酶诱导剂，如卡马西平、苯巴比妥酸盐类和苯妥英等均可加速本品的代谢。

【剂量与用法】口服推荐剂量为 60mg/次，1次/日，肝功能不全患者应调整剂量。

【用药须知】

1. 用药治疗前，应进行妇科检查，明确是否有子宫异常，之后每年至少应进行 1 次妇科检查。

2. 应定期进行血常规检查并测定血钙水平。骨转移患者在使用本品初期可能出现高钙血症，尤应关注。

3. 恶心、呕吐、眩晕和高钙血症为导致停药的不良反应。

4. 本品过量可见头痛、眩晕，目前尚无特效的解毒药，应尽早进行对症处理。

【制剂】片剂：20mg，60mg。

【贮藏】避光、密封，置于阴凉处。

阿那曲唑（anastrozole）

别名：瑞婷、瑞斯意、Arimidex。

本品是一种高选择性非甾体芳香化酶抑制剂。

【理化性状】

1. 化学名：2,2'-dimethyl-2,2'-[5-（1H-1,2,4-triazol-1-ylmethyl)-1,3-phenyl-ene]bis（propiononitrile）；α,α,α',α'-tetramethyl-5-（1H-1,2,4-triazol-1-ylmethyl）-m-benzenediacetonitrile。

2. 分子式：$C_{17}H_{19}N_5$。

3. 分子量：293.4。

4. 结构式如下：

【药理学】芳香化酶是一种 CYP 酶，在雄激素转化为雌激素过程中起催化作用，能有效阻断内源性雌激素的合成，降低患者体内雌激素水平。绝经后妇女，体内雌激素主要来源于肾上腺产生的雄甾烷二醇（雄烯二酮）在外周组织中芳香酶的作用下转化为雌酮，再进一步由雌酮转化为雌二醇。由于本品可抑制芳香化酶活性，因此可以减少体液循环中雌激素水平，其推荐剂量可在 24h 内降低体液循环中的雌激素水平约 70%，直到稳定期时体内雌激素水平已在检测限下，雌激素水平降低可使肿瘤体积缩小或延缓肿瘤生长。因此，对雌激素依赖性乳腺癌患者，本品有利于阻滞肿瘤生长，甚至导致癌细胞死亡。本品对皮质醇和醛固酮分泌没有影响，也没有孕激素样、雄激素样及雌激素样作用。

【药动学】

1. 本品口服迅速被吸收，空腹服用的 T_{max} 约为 2h。口服 1mg/d，7d 后血药浓度接近稳态。食物对本品吸收有轻微影响，但不影响 C_{ss}。稳定型肝硬化和肾功能不全患者口服本品的 CL 与健康志愿者无明显差异。

2. 其蛋白结合率为 40%。

3. 本品主要在肝内代谢，消除较慢，血浆 $t_{1/2}$ 为 40~50h，其主要代谢过程有 N-脱烷基化、羟基化和葡糖醛酸化作用。本品大部分在体内代谢，只有 10% 以原药形式随尿液排出，主要代谢物三唑化合物没有芳香化酶的抑制活性。

【适应证】用于绝经后妇女的晚期乳腺癌治疗。雌激素受体阴性患者，如对他莫昔芬呈现阳性临床反应，可考虑使用本品。

【不良反应】

1. 本品耐受性较好，不良反应发生率低于甲地孕酮，因不良反应而停止治疗者在临床试验中为 5%，即使大剂量使用本品，也不会对盐皮质激素或糖皮质激素产生明显的抑制作用。

2. 可发生胃肠道反应如恶心、呕吐、腹泻和畏食，10%~15% 出现皮肤潮红、阴道干燥、头发变细、皮疹、乏力、关节痛/强直、嗜睡、抑郁和头痛。

3. 较少发生体重增加、外周组织水肿和出汗等，偶见阴道出血。

【妊娠期安全等级】D。

【禁忌与慎用】

1. 对本品过敏者、中重度肝功能不全患者、重度肾功能不全（CC<20ml/min）患者、儿童禁用。

2. 不推荐绝经前妇女使用本品。

3. 尚未明确本品是否可经乳汁分泌，哺乳期妇女应权衡本品对其的重要性，选择停药或停止哺乳。

【药物相互作用】

1. 本品不宜合用雌激素类药物，因可降低本品疗效。

2. 本品同其他药物如华法林、异丙嗪、西咪替丁和安替比林合用时，不易引起由 CYP450 所介导的相互作用。

3. 本品可以轻微提高血浆总胆固醇水平。

【剂量与用法】成人（包括老年人）口服 1mg/次，1 次/日。

【用药须知】

1. 轻中度肝、肾功能不全患者可不必调整剂量，重度肝功能不全及肾功能不全患者不推荐使用本品。

2. 本品有可能出现嗜睡，因此用药期间，不可驾车或操作机械。

3. 研究发现，受试者使用 10mg/d 时仍可耐受。过量服药无特殊解毒剂，可进行催吐，也可透析。

4. 治疗期间，应该定期监测血常规、血生化、肝功能和血脂水平。

【制剂】片剂：1mg。

【贮藏】贮于 30℃ 以下。

地加瑞克（degarelix）

本品为合成的线状十肽酰胺，含有 7 个非天然的氨基酸，本品系 GnRH 受体拮抗剂，临床用其醋酸盐。

【理化性状】

1. 化学名：D-alaninamide, N-acetyl-3-（2-naphthalenyl）-D-alanyl-4-chloro-dphenylalanyl-3-（3-pyridinyl）-D-alanyl-L-seryl-4-[[[（4S）-hexahydro-2,6-dioxo-4-pyrimidinyl]carbonyl]amino]-L-phenylalanyl-4-[（aminocarbonyl）amino]-D- phenylalanyl-L-leucyl-N6-（1methylethyl）-L-lysyl- L-prolyl。

2. 分子式：$C_{82}H_{103}N_{18}O_{16}Cl$。

3. 分子量：1632.3。

4. 结构式如下：

醋酸地加瑞克（degarelix acetate）

别名：Firmagon。

【理化性状】

1. 本品为白色至类白色非固定性粉末。

2. 分子式：$C_{84}H_{107}N_{18}O_{18}Cl$。

3. 分子量：1692.3。

【药理学】本品为促性腺激素释放激素（GnRH）受体拮抗剂，能与脑下垂体促性腺激素释放激素受体可逆性结合，减少促性腺激素的释放，因而能减少睾酮的释放。单剂量给予本品240mg，使黄体生成素（LH）和卵泡刺激素（FSH）的血浆浓度下降，随后睾酮水平下降。本品按推荐方案给药可获得并持续抑制睾酮低于去势水平（50ng/dl）。

【药动学】

1. 吸收　本品皮下注射后形成一个可逐步释放的贮藏池。皮下注射本品240mg（40mg/ml）后，平均 C_{max} 为26.2ng/ml（CV=83%），平均 AUC 为1054（ng・d）/ml（CV=35%）。通常情况下，T_{max} ＜2d。前列腺癌患者给予 40mg/ml，剂量为 120～240mg 时，其药动学呈线性。本品的药动学受注射剂浓度的影响极大。

2. 分布　静脉注射后的分布容积＞1L/kg，皮下注射后的分布容积＞1000L，表明本品在全身体液中均有分布。本品血浆蛋白结合率约为90%。

3. 代谢　本品通过肝胆管系统进行肽水解，且被代谢成肽片段随粪便排泄。皮下注射后在血样中检测不到代谢物。体外试验表明，本品不是 CYP 或 P-糖蛋白转运系统的底物、诱导剂或抑制剂。

4. 排泄　前列腺癌患者皮下注射本品 240mg（浓度为40mg/ml）后呈双相消除，平均 $t_{1/2}$ 约53d。较长的 $t_{1/2}$ 是由于本品皮下注射后在注射部位形成贮藏池，因而药物释放非常缓慢。20%～30%经肾排泄，70%～80%经肝胆管系统排泄。清除率约9L/h。

【适应证】用于治疗晚期前列腺癌。

【不良反应】

1. 常见不良反应：注射部位疼痛、红斑、肿胀、硬结，体重增加、疲乏、发冷、潮红、高血压、腰痛、关节痛、尿路感染、氨基转移酶升高、谷酰转肽酶升高、便秘、发热、盗汗、恶心、头晕、头痛、失眠。

2. 少见不良反应：勃起功能障碍、男性乳房女性化、多汗、睾丸萎缩、腹泻。

3. 长期使用 GnRH 拮抗剂可导致骨密度降低。

【妊娠期安全等级】X。

【禁忌与慎用】

1. 对本品及所含其他成分过敏者禁用。如发生严重过敏反应，应立即停药。

2. 女性禁用。

3. 65 岁以上老年人用药的安全性与有效性同年轻人相比无异，但不排除有老年患者更敏感。

4. CC＜50ml/min 的中、重度肾功能不全患者应慎用。

5. 重度肝功能不全的患者应慎用。

【药物相互作用】尚未进行与其他药物相互作用的研究。本品不是 CYP 的底物，也不是其诱导剂。

【剂量与用法】

1. 本品仅用于皮下注射

（1）起始剂量：皮下注射本品 120mg 注射液2 支，共 240mg，浓度为 40mg/ml。

（2）维持剂量：在给予起始剂量后 28d 皮下注射本品 80mg，浓度为 20mg/ml，以后每 28 天重复注射 1 次。

2. 配制方法与注意事项

（1）配制后应在 1h 内使用，不能振摇安瓿，在无菌条件下操作。

（2）本品起始剂量包装含 2 支 120mg 的粉针、注射器、注射用水、瓶塞接头及针头。起始剂量的配制及注射方法：①打开瓶盖，用酒精棉擦拭瓶塞，去掉瓶口密封盖。附上瓶塞接头，按压直到钉部穿过橡胶塞并紧密结合。②连接注射器并注入注射用水。③不要抽出注射器，轻轻转动瓶身直到液体清澈透明且无粉末性颗粒物，若液面有粉末，轻微倾斜药瓶。避免振荡产生泡沫。④液面可允许有一小圈气泡，配制可能耗费数分钟，有时甚至 15min。⑤倒置药瓶并吸入 3ml 注射液，确保剂量准确并排除气泡。⑥拔出注射器接上针头，立刻缓慢皮下注射 3ml 本品计 120mg。⑦捏起腹部皮下组织，注射器与腹部成 45°做深部皮下注射。不要刺入血管或肌肉中，轻拉活塞检查是否有血液吸入，若有，中断注射，遗弃配制药品及注射器，重配。⑧重复配制另一 120mg 剂量选择另一处部位给药。

3. 维持剂量的配制方法

（1）本品维持剂量包装含 1 支 80mg 粉针、注射器、注射用、瓶塞接头及针头。

（2）配制方法与起始剂量相同，用 4ml 注射用水配制后皮下注射。

【用药须知】

1. 第 1 次维持剂量必须在起始治疗后的 28d 后给予。

2. 本品腹部皮下注射，若与其他药物同时给药，给药部位应定期更换。给药部位应避开会受到压力的部位，诸如腰带及腰带附近或肋骨附近。

3. 不建议以其他浓度给药。

4. 本品为粉针剂，须用灭菌注射用水，在无菌操作条件下配制。不能振摇配制液，配制好的药品必须在 1h 内给药。

5. 避免皮肤接触本品，配制时戴手套。若本品接触皮肤，立刻用肥皂水彻底洗净；如接触黏膜，立刻用清水洗净。

6. 尚无本品过量报道，如过量，采取支持性措施治疗有症状患者。

7. 长期雄激素阻断治疗会延长 QT 间期。医师应考虑治疗的效益是否超过对先天性长 QT 间期综合征的患者、电解质紊乱者、充血性心力衰竭者及正在服用 I a 类（如奎尼丁、普鲁卡因胺）或Ⅲ类（如胺碘酮、索他洛尔）抗心律失常药治疗患者的风险。

8. 本品长期治疗可使垂体性腺系统受到抑制，在使用本品期间或本品后垂体促性腺激素和性腺功能诊断试验会受影响。通过定期监测前列腺特异性抗原来评价本品的治疗作用，如前列腺特异性抗原升高，应测定血清睾酮含量。

9. 肝功能不全患者本品暴露量降低，但不必调节剂量，应每月监测睾酮水平，达到治疗目标后，每隔 1 个月监测 1 次。

【制剂】注射剂：80mg/瓶（维持剂量），120mg/瓶（起始剂量）。

【贮藏】贮于 25℃下，短程携带时允许 15～30℃。远离儿童。

阿比特龙醋酸酯（abiraterone acetate）

别名：Zytiga。

本品是阿比特龙的乙酰化物，一种新型的抗肿瘤药物。

【理化性状】

1. 本品醋酸盐为白色至类白色无吸湿结晶性粉末。

2. 化学名称：（3β）-17-（3-pyridinyl）androsta-5,16-dien-3-yl acetate。

3. 分子式：$C_{26}H_{33}NO_2$。

4. 分子量：391.55。

5. 结构式如下：

【药理学】

1. 本品为阿比特龙的衍生物，属于雄激素生物合成抑制剂，可抑制 17α-羟化酶/C17,20-裂合酶（CYP17）。此酶在睾丸、肾上腺、前列腺肿瘤中表达，对雄激素的生物合成是必需的。

2. 在安慰剂对照的临床Ⅲ期试验中，本品可降低患者的血清睾酮和其他雄激素水平。

【药动学】

1. 转移性去势抵抗性前列腺癌（CRPC）患者口服阿比特龙醋酸酯后，本品达峰时间的中位数为 2h。给予转移性 CRPC 患者 1000mg，1 次/日，其稳态 C_{max} 为（226±178）ng/ml，AUC 为（1173±690）（ng·h）/ml。剂量在达 250～1000mg 时未观察到 C_{max} 有较大偏差。

2. 本品主要与人血浆白蛋白和 α₁-酸性糖蛋白高度结合（>99%）。其表观稳态分布容积为（19 669±13 358）L。

3. 本品可能通过酯酶活性（此酯酶尚未鉴定）水解成活性代谢物阿比特龙，而非由 CYP 介导的。人血浆中阿比特龙的 2 个主要代谢产物为无活性的阿比特龙硫酸酯和 N-氧化阿比特龙硫酸酯，各约占阿比特龙暴露量的 43%。阿比特龙通过 CYP3A4 和 SULT2A1 代谢为 N-氧化物阿比特龙硫酸酯，通过 SULT2A1 代谢为阿比特龙硫酸酯。

4. 在 CRPC 者中，血浆中阿比特龙的终末 $t_{1/2}$ 为（12±5）h。

【适应证】本品合用泼尼松治疗转移性 CRPC。

【不良反应】

1. 临床试验中最常见的不良反应（≥10%）为疲劳、关节肿胀或不适、潮红、腹泻、呕吐、咳嗽、高血压、呼吸困难、尿路感染和挫伤。

2. 少见不良反应（≥2%）有肌肉不适、水肿、便秘、消化不良、尿路感染、上呼吸道感染、咳嗽、尿频、骨折、心律失常、胸痛、胸部不适、心力衰竭、夜尿增多、疲乏、发热、腹股沟痛、意识混乱、跌倒、鼻咽炎、血尿、皮疹。

3. 常见的实验室检验异常（＞20%），有贫血、碱性磷酸酶升高、三酰甘油升高、淋巴细胞减少、胆固醇升高、AST 升高、ALT 升高和高血糖症、低磷酸盐血症、低血钾。

【妊娠期安全等级】X。

【禁忌与慎用】

1. 重度肝功能不全患者禁用。

2. 高血压、低血钾及液体潴留均会加重心力衰竭，故心肌梗死及室性心律失常患者应慎用。

3. 有心脏病病史者慎用，左室射血分数低于 50%，或纽约心脏学会 II～IV 级心力衰竭患者的用药安全性尚未确定。

4. 尚未明确在儿童中的安全性和有效性。

5. 女性禁用。

【药物相互作用】

1. 本品是 CYP2D6 的抑制剂，应避免与治疗指数窄的 CYP2D6 底物（如硫利哒嗪等）同服。

2. 体外研究得知，本品可抑制 CYP2C8。暂无本品与 CYP2C8 底物合用的临床资料。但当本品与 CYP2C8 底物同时应用时，应密切监测患者出现与 CYP2C8 底物相关的毒性反应。

3. 本品是 CYP3A4 的底物。使用本品治疗期间，应避免与强效 CYP3A4 抑制剂或诱导剂合用。

【剂量与用法】

1. 推荐剂量为口服 1000mg/次，1 次/日；同时口服泼尼松 5mg，2 次/日。本品须空腹，用水整片吞服。

2. 中度肝功能不全患者应降低剂量至 250mg，1 次/日。同时监测血 ALT、AST 及胆红素，第 1 个月，每月检查一次肝功能，第 2 个月，每 2 周检查一次，继后每月检查一次。如果 ALT 和（或）AST 升高至 5×ULN，或胆红素升高至 3×ULN 以上，应停止治疗，并不能重新开始治疗。

3. 治疗过程中出现肝毒性的患者[ALT 和（或）AST 升高至 5×ULN 以上，或胆红素升高至 3×ULN 以上]，应中止本品治疗。肝功能恢复后[ALT 和（或）AST 降至 2.5×ULN 以下，或胆红素降至 1.5×ULN 以下]，再从 750mg/次，1 次/日开始，最初 3 个月中每周监测肝功能，之后每月 1 次。

4. 如 750mg/d 的剂量引起了肝毒性，应停药至肝功能恢复后再从 500mg 开始，1 次/日。

5. 如 500mg/d 的剂量引起了肝毒性，应终止本品的治疗。

6. ALT 和（或）AST 升高至 20×ULN 以上，或胆红素升高至 10×ULN 以上的患者，重新开始治疗的安全性尚未确定。

【用药须知】

1. 肝功能不全患者须调整给药剂量。

2. 已经妊娠或将妊娠妇女在无保护措施（如橡胶手套），不应接触本品。

3. 本品与食物同服，其全身暴露量可见增加。与低脂肪饮食同服，其 C_{max} 和 $AUC_{0\sim\infty}$ 分别升高 7 倍和 5 倍；与高脂肪饮食同服，分别则升高 17 倍和 10 倍。因此，服用本品至少 1h 后方可进食，或进食至少 2h 后才可服用本品。

4. 应警惕本品引起的盐皮质激素过剩而导致的高血压、低血钾、液体潴留。

5 本品与泼尼松合用有导致肾上腺皮质激素不足的报道，应密切监测肾上腺皮质激素不足的症状和体征，特别是患者停用泼尼松、泼尼松减量或经历异常压力的患者。肾上腺皮质激素不足的症状和体征可被盐皮质激素过量的不良反应掩盖。如临床需要，进行适当的检查，以确诊肾上腺皮质激素不足。在压力环境下，可能需要增加肾上腺皮质激素的剂量。

6. 本品可导致肝毒性，用药前及用药期间定期监测肝功能，前 3 个月，每 2 周 1 次，继后每月 1 次。

【制剂】片剂：250mg（阿比特龙醋酸酯）。

【贮藏】贮于 20～25℃，短程携带允许 15～30℃。

阿帕鲁胺（apalutamide）

别名：Erleada。

本品为非甾体类抗雄激素药。

【CAS】956104-40-8。

【ATC】L02BB05。

【理化性状】

1. 本品为白色至浅黄色粉末，几乎不溶于水。

2. 化学名：4-[7-（6-cyano-5-trifluoromethylpyridin-3-yl）-8-oxo-6-thioxo-5,7diazaspiro[3.4]oct-5-yl]-2-fluoro-N-methylbenzamide。

3. 分子式：$C_{21}H_{15}F_4N_5O_2S$。

4. 分子量：477.44。

5. 结构式如下：

【药理学】本品通过与靶组织里的细胞溶质雄激素受体结合，竞争性地抑制雄激素的活性。前列腺癌对雄激素敏感，对能中和雄激素活性和（或）除去雄激素来源的治疗会产生效应。当本品与黄体生成素释放激素（luteinizing hormone-releasing hormone，LHRH）类似物联合治疗时，不会影响LHRH 对血清睾酮的抑制作用。本品是一种消旋体，其中仅 R –对映异构体表现出抗雄激素的活性，S-对映体实际上是无活性的。本品可抑制 CYP3A4 的活性。

【药动学】本品口服后易于吸收，与食物同服时，对吸收的速度或程度没有显著的影响。尚未明确本品的绝对生物利用度。本品的蛋白结合率为96%。本品在肝内广泛代谢。S-对映异构体（非活性的）主要经葡糖醛酸化代谢；R-对映异构体（有活性的）主要被氧化成无活性的代谢物，然后再经葡糖醛酸化。原药及其代谢物均随尿液和粪便清除。S-对映体能迅速地被清除，R-对映体的清除则较慢，其血浆 $t_{1/2}$ 为 1 周。每天口服本品 50mg，R-对映体的 C_{ss} 为 9μg/ml，约占血液循环中药物的99%。

【适应证】本品与 LHRH 类似物合用于治疗第二期转移性前列腺癌。

【不良反应】

1. 常见疲乏、关节痛、皮疹、食欲缺乏、外周水肿、跌倒、骨折、体重降低、热潮红、腹泻、恶心、甲状腺功能减退、瘙痒、缺血性心脏病、心力衰竭。

2. 实验室常见贫血、白细胞减少、胆固醇升高、血糖升高、三酰甘油升高、高血钾。

【妊娠期安全等级】X。

【禁忌与慎用】

1. 对本品过敏者和儿童禁用。

2. 中、重度肝功能不全患者、有氟他胺或尼鲁米特过敏史或严重不良反应者慎用。

3. 尚未明确本品是否可经乳汁分泌，哺乳期妇女应权衡本品对其的重要性，选择停药或停止哺乳。

【药物相互作用】

1. 预计强效 CYP2C8 或 CYP3A4 抑制剂可升高本品和活性代谢产物的血药浓度，起始治疗不必调整剂量，治疗过程中根据耐受性，调整本品的剂量。

2. 本品是强效CYP3A4 和 CYP2C19 的诱导剂，弱效 CYP2C9 诱导剂，本品可降低通过 CYP3A4、CYP2C19 或 CYP2C9 代谢的药物的血药浓度，应尽量选择替代药物，以避免这些药物降低疗效或失效。

3. 本品可降低葡糖醛酸转移酶 [UDP-glucuronosyl transferase （UGT）]底物的血药浓度，合用时应谨慎。

4. 本品是 P-糖蛋白、乳腺癌耐药蛋白（BCRP）和有机阴离子转运肽 1B1（OATP1B1）的弱效诱导剂，可降低非索非那定、瑞舒伐他汀的血药浓度。本品谨慎与上述酶的底物合用。

【剂量与用法】

1. 推荐的本品剂量为 50mg/d，可于进食或空腹时服药（早晨或傍晚）。

2. 建议将本品的服药时间定在每天的同一时间。

3. 本品要与 LHRH 类似物同时服用或与手术切除睾丸同时进行。

【用药须知】

1. 定期评估血清前列腺特异抗原（prostate specific antigen，PSA），有助于监控患者的治疗反应。如果患者的 PSA 水平升高，就要评估临床进展情况。如有疾病进展的客观表现且伴有 PSA升高，要考虑停用抗雄激素，而持续使用 LHRH类似物治疗。

2. 重度肝功能不全患者的有限资料提示，本品的排泄可能会延迟，并可导致进一步的蓄积。接受长期治疗的患者，应定期做肝功能检查。

3. 临床研究中，未显示比卡鲁胺与 LHRH 类似物（如醋酸亮丙瑞林）之间存在任何药物相互作用，也没有发现比卡鲁胺诱导肝酶的证据。

4. 本品没有特异的解毒剂，服药过量只能是对症处理。如果患者是清醒的，可以催吐。由于本品与蛋白高度结合并广泛代谢，透析可能无效。

【制剂】片剂：50mg。

【贮藏】贮于 20～25°C

2.6　单克隆抗体（antineoplastic monoclonal antibodies）

利妥昔单抗（rituximab）

别名：美罗华、Mabthera、瑞图宣、Rituxan。

本品是一种嵌合鼠/人的单克隆抗体。

【理化性状】

化学名：immunoglobulin G1（human-mouse monoclonal IDEC-C2B8 γ1-chain anti-human antigen CD20）,disulfide with human-mouse monoclonal IDEC-C2B8 κ-chain,dimer。

【用药警戒】

1. 本品可致严重的包括致命性的输液反应，静脉输注 24h 内可发生死亡，80%的致命性输液反应发生于首次输液过程中。应密切监测患者，严重反应者应停药，3～4 级输液反应者应给予适当治疗。

2. 本品可导致严重的包括致命性的黏膜皮肤反应。

3. 某些病例可致乙型肝炎病毒复活，导致暴发性肝炎、肝衰竭及死亡。开始本品治疗前应排除乙型肝炎病毒感染者，本品治疗中及治疗后应密切监测患者，一旦发生乙型肝炎病毒复活，停用本品及共用药物，并开始抗乙型肝炎治疗。

4. 本品可致进行性包括致命性的多灶性白质脑病。

【药理学】本品与纵贯细胞膜的 CD20 抗原特异性结合。该抗原位于前 B 细胞和成熟 B 淋巴细胞，但在造血干细胞、后 B 细胞、正常血浆细胞，或其他正常组织中不存在。该抗原表达于 95%以上的 B 淋巴细胞型的非霍奇金淋巴瘤。在与抗体结合后，CD20 不被内在化或从细胞膜上脱落。CD20 不以游离抗原形式在血流中循环，因此，也就不会与抗原竞争性结合。本品与 B 淋巴细胞上的 CD20 结合，并引发 B 细胞溶解的免疫反应。细胞溶解的可能机制包括补体依赖的细胞毒性（CDC）和依赖抗体的细胞毒性（ADCC）。此外，体外研究表明，本品可使药物抵抗性的人体淋巴细胞对一些化疗药物的细胞毒敏感。

【药动学】

1. 非霍奇金淋巴瘤患者每周 1 次或每 3 周 1 次给药，中位终末 $t_{1/2}$ 为 22d（6.1～52d）CD19$^+$细胞计数高者或可测量的肿瘤损伤大者清除率高，但不必根据 CD19$^+$细胞计数及肿瘤大小调整剂量。慢性淋巴细胞白血病中位终末 $t_{1/2}$ 约 32d（14～62d）。

2. 类风湿关节炎患者，静脉输注 2 剂本品 500mg，第一次给药结束后 C_{max} 为 157（±46,29%）μg/ml，第二次给药结束后 C_{max} 为 183（±55,30%）μg/ml；静脉输注 2 剂本品 1000mg，第一次给药结束后 C_{max} 为 318（±86,27%）μg/ml，第二次给药结束后 C_{max} 为 381（±98,26%）μg/ml。基于群体药动学分析，本品清除率约为 0.335L/d，分布容积 3.1L，平均终末 $t_{1/2}$18.0d（5.17～77.5d）。

3. 肉芽肿伴多血管炎或显微镜下多血管炎患者接受 375mg/m²，静脉输注，每周 1 次，共 4 周，中位终末 $t_{1/2}$ 约 23d（9～49d）。平均清除率为 0.312L/d（0.115～0.728L/d），分布容积为 4.50L（2.21～7.52L）。年龄对本品药动学无影响。

4. 男性患者、体表面积大者或人嵌合抗体阳性者清除率高，但不必据此调整剂量。未对儿童及青少年进行药动学试验，未进行正式试验以确定肝、肾功能不全对本品药动学的影响。

【适应证】

1. 非霍奇金淋巴瘤（NHL）

（1）复发或难治性的恶性度低的或滤泡性、CD20 阳性的 B 细胞型 NHL。

（2）与一线化疗药物合用用于未经治疗的滤泡性、CD20 阳性 B 细胞型 NHL；本品与一线化疗药物合用达到完全反应或部分反应的患者，单用本品支持治疗。

（3）使用一线 CVP 方案化疗后的非进展性（包括疾病稳定者）、恶性度低、CD20 阳性的 B 细胞型 NHL。

（4）与 CHOP 化疗方案或其他以蒽环类为基础的化疗方案合用治疗未经治疗的弥漫性大 B 细胞、CD20 阳性 NHL。

2. 与氟达拉滨及环磷酰胺合用治疗 CD20 阳性

的慢性淋巴细胞白血病。

3. 与甲氨蝶呤合用治疗对一种或多种 TNF 拮抗剂无效的成人中至重度活动性类风湿关节炎（RA）。

4. 与糖皮质激素合用治疗肉芽肿伴多血管炎（GPA）或显微镜下多血管炎（MPA）。

【不良反应】 由于接受治疗的患者大多数都曾接受过多种抗癌治疗，其预后均较差，以下列出的不良反应不一定都是使用本品引起的，临床应进行细致分析。

1. 与静脉输注直接相关的不良反应有发热、寒战，主要发生在第 1 次静脉输注中，通常在给药后 2h 内发生。继而发生荨麻疹、皮疹、疲劳、头痛、瘙痒、支气管痉挛、呼吸困难、舌或喉头水肿（血管神经性水肿）、鼻炎、呕吐、一过性低血压、潮红、心律失常和肿瘤部位疼痛。

2. 原有心脏病发作，如心绞痛和充血性心力衰竭加重，有可能随继续用药而减轻。

3. 少数患者有出血倾向，常较轻且可逆。严重的血小板减少和中性粒细胞减少的发生率为 1.8%。严重贫血的发生率为 1.4%。

4. 全身不良反应还有腹胀、腹痛、背痛、胸痛、颈痛、盗汗、汗多、皮肤干燥和静脉输注部位疼痛。

5. 心血管系统的不良反应有高血压、直立性低血压、心动过缓、心动过速、血管扩张。

6. 胃肠道可见腹泻、厌食和消化不良。

7. 白细胞减少、淋巴结病、高血糖、周围水肿、LDH 增高、体重减轻、低血钙和血尿酸升高。

8. 关节痛、肌痛、骨痛、张力过高。

9. 神经系统的不良反应可见眩晕、焦虑、抑郁、感觉异常、躁动、失眠、精神紧张、嗜睡和神经炎。

10. 泪腺分泌紊乱、耳痛、味觉障碍、排尿困难和血尿可能发生。

【禁忌与慎用】

1. 对本品或鼠蛋白过敏者、孕妇禁用。

2. 儿童不宜使用。

3. 有明显心脏病如心绞痛、心力衰竭、哮喘、低血压等患者慎用。

4. 有严重活动性严重感染者禁用。

5. 尚未明确本品是否可经乳汁分泌，哺乳期妇女应权衡本品对其的重要性，选择停药或停止哺乳。

【剂量与用法】

1. 本品仅能静脉输注，不能静脉注射。只能由专业人员给予，并有适当的医疗设施以处理严重的输液反应。

2. 第一次静脉输注，初始速度 50mg/h，如未出现输液反应，每 30 分钟增加 50mg/h，最大静脉输注速度 400mg/h。第二次以后，初始速度 100mg/h，如无输液反应，每 30 分钟增加 100mg/h，最大静脉输注速度 400mg/h。

3. 未经治疗的滤泡性 NHL 和弥漫性大 B 细胞淋巴瘤，如患者在第一周期中出现 3 或 4 级输液反应，在第二周期本品通过 90min 输液给予，与含糖皮质激素的化疗方案合用。总剂量的 20% 在最初的 30min 给予，剩余 80% 的剂量在 60min 给予。如果患者能耐受，余下的治疗周期可按上述方案给药。有明显心血管疾病或第二周期开始前循环中淋巴细胞计数 ≥5000/mm³ 者不能采用上述 90min 的给药方案。出现输液反应者应停药或减慢静脉输注速度，症状改善后以之前速度的 50% 重新开始。

4. NHL 患者推荐剂量为 375mg/m²，按以下方案进行。

（1）复发或难治性、恶心度低或滤泡性 CD20 阳性 B 细胞 NHL，每周 1 次，治疗 4 或 8 周。

（2）复发或难治性、恶性度低或滤泡性 CD20 阳性 B 细胞 NHL 者重复治疗，每周 1 次，治疗 4 周。

（3）未经治疗的滤泡性 CD20 阳性 B 细胞 NHL，每个化疗周期的第 1 天给药，可达 8 周；完全反应或部分反应的患者，完成本品与其他化疗方案后 8 周开始支持治疗，每 8 周 1 次，共 12 周。

（4）CVP（环磷酰胺、长春新碱、泼尼松）方案化疗后的非进展性（包括疾病稳定者）、恶性度低、CD20 阳性 B 细胞型 NHL，每周 1 次，治疗 4 周休息 6 月，最多可给予 16 剂。

（5）弥漫性大 B 细胞 NHL，每个化疗周期第 1 天给药，可达 8 次。

5. CLL 推荐剂量 375mg/m²，在 FC 化疗方案之前给予，之后在第 2～6 周期的第 1 天给予 500mg/m²（每 27 天 1 次）。含替伊莫单抗的治疗方案，在给予铟-111 替伊莫单抗和钇-90 替伊莫单抗前 4h 之内，静脉输注本品 250mg/m²，给予本品和钇-90 替伊莫单抗后 7～9d 给予铟-111 替伊莫单抗。

6. 类风湿关节炎患者，2 剂 1000mg，中间间隔 2 周，糖皮质激素如甲泼尼龙 100mg 或其他等效物，在给予本品前 30min 静脉给予，以减少输液反应。之后每 24 周 1 次或根据临床评价给药，但不能超过每 16 周 1 次，应与甲氨蝶呤合用。

7. GPA 和 MPA，375mg/m²，静脉输注，每周 1 次，共 4 周。糖皮质激素如甲泼尼龙 100mg，在给予本品前 1～3d 每天静脉给予，之后泼尼松 1mg/（kg·d）（不能超过 80mg/d，根据临床需要逐渐减量）以治疗严重的血管炎症状。此治疗方案应在本品开始前 14d 或 14d 之内给予，并可继续至本品疗程结束后 4 周。

8. 每次静脉输注前给予对乙酰氨基酚和抗组胺药。对于 90min 给药方案，应在静脉输注本品前给予糖皮质激素。对类风湿关节炎，与本品给药前甲泼尼龙 100mg 静脉给予或其他等效物。GPA 和 MPA 患者，本品需与糖皮质激素联合用药。

9. 本品治疗中及治疗后 12 个月后，推荐 CLL 患者预防性给予抗肺孢子虫病及抗疱疹病毒药物，GPA 和 MPA 患者预防应持续至本品输液结束后 6 个月。

【用药须知】

1. 本品可发生严重的包括致命的输液反应，常发生于第 1 次静脉输注时的 30～120min。输液反应包括荨麻疹、低血压、血管性水肿、低氧血症、支气管痉挛、肺浸润、急性呼吸窘迫综合征、心肌梗死、心室纤颤、心源性休克、超敏反应或死亡。为预防上述反应发生，请严格遵守用法与用量。

2. 本品可导致皮肤黏膜反应，可致命，包括副肿瘤性天疱疮、史-约综合征、苔藓样皮炎、囊泡型皮肤炎、中毒性表皮坏死松解症。如发生，应停药。发生过严重皮肤黏膜反应者再次用药的安全性未知。

3. 抗 CD20 抗体，包括本品可致乙型肝炎病毒复活，某些病例可导致暴发性肝炎、肝衰竭及死亡。乙型肝炎复发可发生于表面抗原阳性者及阴性者但核心抗体阳性者。亦见于乙型肝炎康复者（表面抗原阴性、核心抗体阳性、表面抗体阳性）。乙型肝炎病毒复活定义为病毒复制突然增加，表现为血浆乙型肝炎病毒 DNA 快速升高，原表面抗原阴性及核心抗阳性者可检测到表面抗原。本品治疗前应测定表面抗原及核心抗体，有证据感染乙型肝炎病毒者[表面抗原阳性（不管抗体状态）或表面抗原阴性但核心抗体阳性]应咨询有乙型肝炎治疗经验的医师，监测并考虑抗乙型肝炎病毒治疗。在本品治疗期间及之后数月，监测有证据的或之前存在乙型肝炎病毒感染者的肝炎症状或乙型肝炎病毒复活

的临床试验室指标。接受本品治疗发生乙型肝炎病毒复活的患者，立即停用本品及同时进行的化疗，并给予适当的替代治疗。乙型肝炎病毒复活解决后，应与有治疗乙型肝炎经验的医师讨论决定是否可重新开始本品治疗。乙型肝炎病毒复活者重新接受本品治疗的安全性资料有限。

4. 接受本品治疗的患者可发生致命性的 JC 病毒感染导致的进行性多灶性白质脑病（PML）。存在新发的精神病学表现或之前存在的精神病学症状出现变化，应考虑到 PLM 的可能。PML 的评价方法包括但不限于咨询神经病学专家、行头部 MRI、腰椎穿刺。发生 PML 的患者停用本品，并可考虑暂停同时使用的化疗药物或免疫抑制剂或降低剂量。

5. 在首次静脉输注的 12～24h，可发生肿瘤溶解综合征（TLS）导致的急性肾衰竭、高血钾、低血钙、高尿酸和（或）高血磷。肿瘤负荷高和（或）循环中淋巴细胞计数高（>25×10⁹/L）的患者发生 TLS 的风险高，应给予适当的预防肿瘤溶解药物和抗高尿酸药，并且于 12～24h 前，充分水化。TLS 的治疗包括纠正电解质异常、监测肾功能、平衡液体及支持治疗，如需要，可进行透析。

6. 本品可致严重细菌、真菌及病毒感染或病毒感染复发。活动性感染患者禁用。有复发或慢性感染病史者，发生感染的风险高。

7. 如发生严重的或危及生命的心律失常，立即中止静脉输注。在静脉输注本品过程中及之后，对有明显心律失常者或心绞痛病史者进行心电监测。

8. NHL 患者可发生严重的包括致命性的肾毒性，临床试验中发生于肿瘤溶解综合征的患者及与顺铂合用的患者。本品禁与顺铂合用，密切监测肾衰竭的迹象，肌酐升高或少尿的患者应停药。

9. 与化疗方案联合使用，本品可导致腹痛、肠梗阻和肠瘘管形成，可导致死亡。如患者出现腹痛或频繁呕吐等肠梗阻的症状，应及时进行评估。

10. 本品治疗后接种活疫苗的安全性尚未确定，类风湿关节炎患者在使用本品前至少 4 周前可接种非活性疫苗。

11. 除甲氨蝶呤外，与其他生物制剂或缓解症状的抗风湿药合用的安全性资料有限，如合用，密切观察感染的症状和体征。除皮质激素外未进行本品与免疫抑制剂联合用于 GPA 或 MPA 患者的研究。

12. 不推荐之前使用 1 种以上 TNF 拮抗剂治疗

无效的患者使用本品。

13. GPA 和 MPA 患者完成推荐疗程后继续治疗的安全性及有效性资料有限。重复治疗的安全性及有效性尚未确定。

【制剂】注射剂：100mg，500mg。

【贮藏】贮于 2～8℃。

吉妥珠单抗奥唑米星（gemtuzumab ozogamicin）

别名：Mylotarg、麦罗塔。

本品为重组 DNA 衍生的人抗 CD33 单克隆抗体吉妥珠单抗，与细胞毒抗肿瘤抗生素卡里奇霉素（calicheamicin）键合而成，是一种抗体导向抗肿瘤药。

【理化性状】

1. 化学名：immunoglobulin G4 （human-mouse monoclonal hP67.6 κ4-chain anti-human antigen CD 33），disulfide with human-mouse monoclonal hP67.6 κ-chain, dimmer conjugate with ozogamicin.

2. 分子量：151～153kDa。

3. 结构式如下：

【用药警戒】

1. 本品应在有治疗急性白血病经验的医师指导下使用，且备有监测和治疗白血病患者的设施。

2. 与其他化疗药物合用的安全性及有效性尚未进行对照临床试验，因此本品应单独使用，避免与其他化疗方案合用。

3. 推荐剂量下也可发生严重的骨髓抑制。

4. 本品可致严重的过敏反应和其他输液相关的反应，包括严重的肺部不良反应，偶可致命。大多数输液相关不良反应发生于输液期间或给药的 24h 内。如患者出现呼吸困难或临床明显的低血压，应立即停药。监测患者直至症状和体征完全恢复。强烈建议发生过敏反应、肺水肿或急性呼吸窘迫综合征的患者停止治疗。外周白细胞计数高者发生肺部不良反应和肿瘤溶解综合征的风险大，医师可考虑使用羟基脲或白细胞去除法降低外周白细胞计数至 30 000/μl 以下。

5. 本品可致肝毒性，包括严重的肝静脉阻塞性疾病。与其他化疗方案合用、造血干细胞移植前后、存在肝疾病或肝功能异常均增加发生严重的肝静脉阻塞性疾病的风险，已有死亡病例报道。应密切监测患者肝毒性的症状，特别是肝静脉阻塞性疾病，症状包括体重迅速增加、右上腹痛、肝大、腹水、胆红素升高和或肝酶升高。然而密切监测不能防止所有患者出现肝毒性。

【药理学】本抗体是一种 IgG4κ 免疫球蛋白，可与细胞毒抗肿瘤抗生素卡里奇霉素（calicheamicin）结合。本品的抗体部分特异性地与抗原 CD33 结合，后者是一种唾液酸依赖性的黏蛋白，在 80% 以上急性髓细胞性白血病患者的白细胞上表达。也表达于正常和白血病髓细胞样集落形成的细胞上，但不在多能的造血干细胞或非造血细胞上表达。在本品抗体部分与抗原 CD33 结合后，通过骨髓细胞的内在化而形成复合物。推测，卡里奇霉素可能在骨髓细胞的溶酶体中经水解释放，并与 DNA 在此较小的沟槽里结合，引起 DNA 双链断裂，导致细胞死亡。涉及本品代谢的同工酶尚待确定。

【适应证】急性髓细胞性白血病（AML）。

【不良反应】

1. 常见的不良反应有无力、腹泻、腹胀、腹痛、厌食、便秘、局部反应、皮疹、疼痛、咳嗽加重、周围水肿、抑郁、失眠、头晕、关节痛、腰痛、咽炎、LDH 升高、心动过速、鼻炎、低血钾、低血镁。

2. 几乎所有使用本品的患者都会发生骨髓抑制，中性粒细胞严重减少，一般在开始用药后第 40.5 天恢复。

3. 可发生肝损害（23%），ALT 和 AST 升高。

4. 静脉输注反应有寒战、发热、恶心、呕吐、头痛、低血压、高血压、缺氧、呼吸困难、高血糖，多发生于用药后最初 24h 中。一般这些症状在静脉输注完毕后发生，2～4h 恢复。

5. 有可能发生过敏样反应。

6. 血小板减少或出血（如鼻出血、脑出血、弥散性血管内凝血、颅内出血、血尿），前者发生率 99%，后者 15%。

7. 增加机会性感染的危险性。

8. 38%的患者可发生口炎。

9. 肿瘤溶解综合征可能以治疗的结果而出现，可用羟基脲或白细胞去除术将白细胞数降至 30 000/mm³ 以下，可考虑使用别嘌醇并补液。

【妊娠期安全等级】D。

【禁忌与慎用】

1. 对本品过敏者、儿童、有出血倾向者、严重感染者、骨髓抑制者、肝功能不全患者均禁用。

2. 电解质失衡者、血压不稳定者慎用。

3. 尚未明确本品是否可经乳汁分泌，哺乳期妇女应权衡本品对其的重要性，选择停药或停止哺乳。

【剂量与用法】

1. 本品仅供静脉输注，不做快速静脉注射。最好通过大静脉于 2h 输完。

2. 从药物本身直至静脉输注时均应避光。配制和稀释药时应关闭荧光灯在层流罩里进行。在配制药物前，可放置药瓶至室温。用 5ml 灭菌注射用水配制药粉，使成为 1mg/ml。轻轻旋转药瓶使溶解，检视有无微粒存在。抽吸所需的剂量，用 0.9%氯化钠注射液 100ml 稀释，立即使用。输液管终端应备有分离低蛋白结合物的滤器（1.2μm）。

3. 60 岁或大于 60 岁首次复发并排除念珠菌病并且未使用细胞毒化疗的 AML 患者的用量为 9mg/m²，14d 后重用 1 次。第 2 次给药并不需要等到骨髓抑制、血小板计数完全恢复。

4. 为了把过敏反应和静脉输注反应限制到最低程度，可于静脉输注前 1h 口服对乙酰氨基酚 650～1000mg 和盐酸苯海拉明 50mg。如有必要，4h 后可重服给予对乙酰氨基酚。

【用药须知】

1. 用药剂量是否应超过 9mg/m² 尚未评估。

2. 本品必须在有抗肿瘤药物使用经验的医师指导下使用。

3. 用药期间，应定期检查血常规、凝血机制和肝肾功能。

4. 伴有感染者，应积极有效地控制感染。

【制剂】注射剂（粉）：5mg。

【贮藏】避光贮于 2～8℃。

托西莫单抗（tositumomab and iodine¹³¹I tositumomab）

别名：Bexxar、百克沙。

本品由托西莫单抗和 ¹³¹I 放射性标记的托西莫单抗组成，具有抗肿瘤和放射免疫治疗作用。CD20 抗原通常于正常或恶性 B 淋巴细胞表面表达，本品实为抗 CD20 的鼠 IgG2aλ 单克隆抗体。

【理化性状】

1. 本品由两条各含 451 个氨基酸的鼠 IgG2aλ 重链和含有 220 个氨基酸的γ氢链组成。其分子量约为 150kDa，¹³¹I-托西莫单抗是通过共价键与 ¹³¹I 结合的放射性碘化衍生物。

2. 本品为无菌、无致热原、清澈或微带乳白，无色或微黄而无防腐剂的液体，静脉给药前必须稀释。

3. 化学名：immunoglobulin G2a anti-（human antigen CD20）（mouse monoclonal clone B1R1 γ2a-chain），disulfide with mouse monoclonal clone B1R1 λx-chain, dimer。

【用药警戒】

1. 严重的过敏反应（包括超敏反应）　本品可致严重的过敏反应包括致命性过敏反应。应准备好治疗过敏反应的药物，严重过敏者应永远停药，并进行适当治疗。

2. 长期的严重的血液学毒性　含本品的治疗方案可导致严重的和长期的血小板减少和中性粒细胞减少，发生率达 70%。含本品的治疗方案禁用于淋巴瘤涉及 >25%骨髓者、血小板计数 <100 000/mm³或中性粒细胞<1500/mm³。

3. 辐射　含本品的治疗方案应在有资格的医师或参加过本品治疗方案证书项目的医师和有放射许可证授权的医疗机构内使用。运输和使用中应遵守放射性药品安全规定，最小化放射暴露量。

【药理学】

1. 本品可与 CD20 抗原特异性地结合。CD20 抗原存在于前 B 淋巴细胞和成熟的 B 淋巴细胞上，而在后者中的密度较高。该抗原也在 90%以上的非霍奇金淋巴瘤（non-Hodgkin lymphoma，NHL）细胞上表达。在与抗体结合后，CD20 抗原不会从细胞表面脱落。

2. 本品可能的作用机制在于诱导细胞凋亡、补体依赖的细胞毒性（complement dependent cytotoxicity，CDC）作用及由抗体介导的依赖抗体的细胞毒性（antibody dependent cellular cytotoxicity，ADCC）作用。

【药动学】110 例 NHL 患者使用本品 485mg 治疗后，其平均血浆 CL 为 68.2mg/h（30.2～260.8mg/h）。本品在肿瘤负荷高、脾大或骨髓包含的 NHL 患者中具有清除加快、$t_{1/2}$ 变短和分布体积更大的显著特点。全身γ照相计数测定影响本品全身清除的因素和影响其血浆清除的因素相同。^{131}I 通过衰变而消除，随尿液排出。给药 5d 后可排出用量的 67%。

【适应证】用于利妥昔单抗难治和化疗后复发的 CD20 阳性、滤泡性非霍奇金淋巴瘤（转化和未转化）患者。本品用于单药治疗。

【不良反应】

1. 最严重的不良反应是长期而且严重的血小板减少症，以及因此而导致的出血。

2. 可致变态反应，如支气管痉挛和血管神经性水肿。

3. 脊髓发育不良和继发性白血病。

4. 常出现中性粒细胞减少和贫血。

5. 较少发生肺炎、胸腔积液和脱水。

【禁忌与慎用】

1. 对本品过敏者、孕妇和儿童禁用。

2. 有过敏史者慎用。

3. 尚未明确本品是否可经乳汁分泌，哺乳期妇女应权衡本品对其的重要性，选择停药或停止哺乳。

【剂量与用法】

1. 治疗必须分两步进行，首先要确定本品的剂量，然后才能进行治疗。

2. 每一步都需要在静脉输注托西莫单抗后再静脉输注 ^{131}I-托西莫单抗。治疗必须要在托西莫单抗的剂量确定后的 7～14d 进行。

3. 试验阶段

（1）治疗前 30min 给予对乙酰氨基酚 650mg 口服，苯海拉明 50mg 口服。托西莫单抗 450mg 溶于 0.9%氯化钠注射液 50ml 中静脉输注 60min 以上。若出现轻、中度毒性，静脉输注速度降低 50%，若出现严重毒性应停药，恢复后降低静脉输注速度 50%给予。

（2）在给予 ^{131}I-托西莫单抗 24h 开始服用饱和碘化钾溶液，口服，每次 4 滴，3 次/日；或复方碘溶液口服，每次 20 滴，3 次/日；或碘化钾片 130mg/d，以保护甲状腺，一直持续到 ^{131}I-托西莫单抗治疗后 2 周。

^{131}I-托西莫单抗（含托西莫单抗 35mg，^{131}I 5.0mCi）溶于 0.9%氯化钠注射液 30ml 中静脉输注 20min 以上。若出现轻、中度毒性，静脉输注速度降低 50%，若出现严重毒性应停药，恢复后降低静脉输注速度的 50%给予。静脉输注结束后用 0.9%氯化钠注射液冲洗输液管路。

静脉输注结束后立即测定输液器、输液泵及输液瓶（或袋）残余的活性，患者所接受的活性为之前配制完检测的活性减去上述残留活性。第 2～7 天在患者排尿后立即获得患者全身γ照相计数和整个身体的成像。根据患者的放射性的生物分布计算治疗剂量（计算方法须经生产厂家培训）。

4. 治疗阶段

（1）托西莫单抗的静脉输注方法同试验阶段，包括预处理。

（2）计算所得的 ^{131}I-托西莫单抗剂量、托西莫单抗 35mg 溶于 0.9%氯化钠注射液 30ml 中静脉输注 20min。

5. 托西莫单抗的配制：从 50ml 的 0.9%的氯化钠注射液瓶（或袋）中抽取 32ml 弃去，加入 32ml（450mg）托西莫单抗。轻轻转动输液瓶（或袋），使混合均匀。此溶液室温下可保存 8h，2～8℃下可保存 24h。

6. ^{131}I-托西莫单抗的配制（需在防护下进行）

（1）解冻 ^{131}I-托西莫单抗，在室温下约需 60min。

（2）根据标示的放射性活度计算 5.0mCi 所需的体积，并抽取。检验所取的 ^{131}I-托西莫单抗的放射性活度是否在 5.0mCi±10%之内，如不是，则应校准后重新抽取，使抽取的 ^{131}I-托西莫单抗放射性活度在 5.0mCi±10%之内。

（3）根据上法抽取的体积计算含托西莫单抗的剂量（药品标签会有含量提示），如不足 35mg，用非放射性的托西莫单抗补足至 35mg 备用。

（4）准备好的 ^{131}I-托西莫单抗中加入适量的 0.9%氯化钠注射液使成 30ml，轻轻转动混匀。

（5）用大孔径针头抽取至 60ml 注射器中，分析放射性活度，并记录。

【用药须知】

1. 使用本品如出现过敏反应，应立即停药，并采取相应的抢救措施。

2. 由于中性粒细胞减少，应注意继发感染。

【制剂】包装分两个部分。

1. 用于确定剂量的制剂①托西莫单抗 2 个单剂量（225mg）小瓶（16.1ml）和 1 个单剂量（35mg）小瓶（2.5ml），其中浓度为 14mg/ml；②^{131}I-托西莫单抗 1 个或 2 个单剂量，^{131}I-托西莫单抗小瓶存放于铅罐内。每个单剂量小瓶内的 ^{131}I-托西莫单抗不少于 20ml，托西莫单抗的浓度不低于 0.1mg/ml，活性不低于 0.61mCi/ml（校正值）。

2. 用于治疗的制剂

（1）^{131}I-托西莫单抗 2 个单剂量（225mg）小瓶（16.1ml）和 1 个单剂量（35mg）小瓶（2.5ml），其中浓度为 14mg/ml。

（2）^{131}I-托西莫单抗 1 个或 2 个单剂量，^{131}I-托西莫单抗小瓶存放于铅罐内。每个单剂量小瓶内的 ^{131}I-托西莫单抗不少于 20ml，托西莫单抗的浓度不低于 1.1mg/ml，活性不低于 5.6mCi/ml（校正值）。

【贮藏】托西莫单抗应贮于 2～8℃，不可冷冻，^{131}I-托西莫单抗应贮于-20℃以下。

曲妥珠单抗（trastuzumab）

别名：赫赛汀、Herzeptin。

本品是一种重组 DNA 衍生的人源化单克隆抗体。

【CAS】180288-69-1。

【ATC】L01XC03。

【用药警戒】

1. 本品可致亚临床及临床心力衰竭，本品与含蒽环类的化疗方案合用，发生率和严重程度最高。开始本品治疗前及治疗中，应评价患者左心室功能。左心室功能明显降低者，接受联合化疗者，停用本品，转移性疾病者，应暂停本品。

2. 本品可在给药过程中出现严重的和致命的输液反应及肺毒性，症状常发生于给药 24h 内，呼吸困难或明显低血压者，应暂停静脉输注，监测患者直至症状完全缓解。发生超敏反应、血管神经性水肿、间质性肺炎或急性呼吸窘迫综合征者，应停止静脉输注。

3. 孕妇使用本品可致羊水过少，进而导致肺发育不全、骨骼畸形及新生儿死亡。

【药理学】本品对人表皮生长因子受体 2（human epidermal growth factor receptor-2，HER2）的细胞外部具有选择性作用。据报道，有 25%～30%乳腺癌患者存在 HER2 过度表达，其预后较无过度表达者差。本品具有抑制过度表达 HER2 的肿瘤细胞增殖的作用。此外，本品是 ADCC 的潜在介质。体外研究显示，在 HER2 过度表达的乳腺癌患者中，更易产生由本品介导的 ADCC 如与化疗或激素相比，本品可作用于静止期细胞，从而可破坏癌细胞的微转移。与化疗相反，本品不破坏正常细胞，不良反应明显减少。本品还克服了既往单克隆抗体不能被人体识别的缺点，故不会被人体排斥。本品还能促进肿瘤细胞凋亡，抑制肿瘤细胞增殖，使已经耐药的肿瘤细胞对化疗药物重新敏感。

【不良反应】

1. 有报道指出，本品可能引起过敏反应，甚至致死。

2. 本品有明显的心脏毒性，尤其在合用蒽环类抗肿瘤药时。

3. 有 49%女性在首次接受本品静脉输注期间会发生轻度寒战、发热，罕见恶心、脱发。

4. 某些患者在静脉输注本品后可发生肿瘤局部疼痛。

【妊娠期安全等级】B。

【禁忌与慎用】

1. 对本品过敏者、老年体弱者禁用。

2. 对其他鼠源性或人源性单克隆抗体制剂过敏者或有明显不良反应者、高血压或冠心病患者、近期曾用过或正在使用蒽环类抗癌药、环磷酰胺或进行胸部放疗者、患有肺部疾病者、心功能不全或肝肾功能不全患者均应慎用。

3. 尚未明确本品是否可经乳汁分泌，哺乳期妇女应权衡本品对其的重要性，选择停药或停止哺乳。

【药物相互作用】

1. 与紫杉醇合用可使本品的血药谷值升高约 1.5 倍。

2. 与华法林合用，有增加出血的危险。

【剂量与用法】

1. 每周方案 首次给予负荷量 4mg/kg，静脉输注时间为 90min，之后给予维持量 2mg/kg，静脉输注 30min，每周 1 次。可持续给药，直至病情恶化才停药，一般平均使用 24～26 周。

2.3 周方案　首次给予负荷量 8mg/kg，静脉输注时间为 180min，之后给予维持量 6mg/kg，静脉输注 120min，每 3 周 1 次。

【用药须知】

1. 必须注意，本品只可用于过度表达 HER-2 蛋白的转移性乳腺癌患者。

2. 国外资料建议，用 30ml 溶媒 BWFI（含 1.1% 苯甲醇作为保存剂）配制本品，配制后的浓度为 21mg/ml，临用前再加 0.9%氯化钠注射液稀释，但不可使用葡萄糖注射液进行配制。

3. 本品仅供静脉输注，不可静脉注射。

4. 用药期间，如出现左心功能不全，应停药。

5. 本品引起的心肌毒性反应，可使用血管紧张素转化酶抑制药、利尿药治疗。

6. 预先使用苯海拉明、对乙酰氨基酚，可预防输液反应的发生。

7. 如发生严重过敏反应，应停药，并进行必要的抢救措施。

【制剂】注射剂：440mg。

【贮藏】冷藏（2～8℃），但不能冷冻。

曲妥珠单抗共轭复合物（ado-trastuzumab emtansine）

别名：Kadcyla。

本品是由曲妥珠单抗与微管抑制剂 DM1 共价结合，以 HER2 为标靶的抗体药物共轭化合物。每个曲妥珠单抗分子平均与 3.5 个 DM1 分子结合。

【用药警戒】

1. 肝毒性：本品可诱发严重的肝毒性，包括肝衰竭及死亡，每次用药前及用药中监测氨基转移酶及胆红素，如发现氨基转移酶或总胆红素升高，应降低本品剂量或停止使用。

2. 心脏毒性：本品可导致左心室射血分数降低，在用药前及用药中应评价左心室功能，明显左心室功能降低者应停止治疗。

3. 本品可以导致胎儿死亡或出生缺陷，故育龄期妇女及其伴侣在服药期间应采取有效的避孕措施。

【药理学】

1. 本品包含人源化的抗-HER2 IgG1，曲妥珠单抗与微管抑制剂 DM1（1 种美坦辛衍生物）通过稳定的硫醚 MCC（4-[N-马来酰亚胺甲基]环己烷-1-羧酸）共价结合，Emtansine 是指 MCC-DM1 复合物。

2. 本品是 HER2 靶向抗体与药物的共轭复合物。抗体为人源化抗 HER2 IgG1，曲妥珠单抗，小分子细胞毒性药物 DM1 是微管抑制剂。所有 HER 的细胞外区域都是由 4 个结构上截然不同的"域"组成的，分别为 Ⅰ、Ⅱ、Ⅲ和Ⅳ。本品不仅能与 HER2 受体Ⅳ域结合，还能调节受体介导的内化和随后的溶酶体的降解，导致微管释放包含 DM1 细胞毒性的代谢产物。DM1 与微管蛋白结合从而中断细胞的微管网络，造成细胞周期阻滞和细胞凋亡。另外，体外研究显示，与曲妥珠单抗相似，本品能抑制 HER2 过度表达的人乳腺癌的 HER2 受体发信号，还具有调节依赖抗体的细胞毒性作用，并抑制 HER2 细胞外域泄出。

【药动学】本品符合线性二室模型，从中央室一级消除。本品和 DM1 的 C_{max} 出现在输液结束时（约 90min），分别为（83.4±16.5）μg/ml 和（4.61±1.61）ng/ml。DM1 蛋白结合率为 93%，是 P-糖蛋白的底物。中央室分布容积为 3.13L。体外研究显示，DM1 主要由 CYP3A4/5 代谢，对主要的 CYP 酶无抑制或诱导作用。本品代谢产物 MCC-DM1、赖氨酸-MCC-DM1 及 DM1 在血液中浓度很低。本品的清除率 0.68L/d，$t_{1/2}$ 约为 4d。每 3 周给药 1 次未发现蓄积。年龄、性别及肾功能对本品的药动学参数无影响。

【适应证】本品用于既往接受过曲妥珠单抗与紫杉烷类药物治疗的 HER2 阳性的转移性乳腺癌患者，患者应曾经接受过治疗或在辅助治疗期间或 6 个月内乳腺癌复发。

【不良反应】

1. 严重不良反应为肝毒性、左心室功能障碍、胚胎胎儿毒性、肺毒性、输液有关的反应、过敏反应、血小板减少、神经毒性等。

2. 常见不良反应为疲乏、头痛、恶心、外周神经病、骨骼肌肉痛、发热、便秘、中性粒细胞减少、白细胞减少、氨基转移酶升高、低血钾及贫血症。

3. 临床试验中高于对照组的不良反应包括中性粒细胞减少、贫血、血小板减少、左心室功能不全、流泪、眼干、视物模糊、结膜炎、消化不良、口炎、口干、腹痛、恶心、呕吐、腹泻、便秘、周围水肿、发冷、发热、虚弱、疲乏、门静脉高压、输液部位感染、尿路感染、碱性磷酸酶升高、氨基转移酶升高、低血钾、肌痛、肌肉骨骼痛、关节痛、味觉异常、头晕、周围神经病变、头痛、失眠、肺炎、呼吸困难、咳嗽、鼻出血、皮炎、皮疹、高血压。

【妊娠期安全等级】D。

【禁忌与慎用】

1. 重度肾功能不全患者尚无研究资料，不推荐使用。

2. 尚未对肝功能不全患者进行研究，DM1 主要经肝代谢，肝功能不全患者须慎用。

3. 尚未明确本品是否可经乳汁分泌，哺乳期妇女应权衡本品对其的重要性，选择停药或停止哺乳。

4. 儿童用药的安全性及有效性尚未明确。

【药物相互作用】未进行正式的药物相互作用研究。体外试验表明，应用本品时应避免同时使用强效 CYP3A4 抑制剂（如酮康唑、伊曲康唑、克拉霉素、阿扎那韦、茚地那韦、奈法唑酮、利托那韦、沙奎那韦、泰利霉素及伏立康唑）。如必须合用，应在上述强效 CYP3A4 抑制剂清除后（约 3 个半衰期后）再开始应用，同时应密切监测患者的不良反应。

【剂量与用法】

1. 本品推荐剂量为 3.6mg/kg 静脉输注，每 3 周（21d）为 1 周期，直至病情改善或机体不能耐受其毒性。

2. 剂量调整

（1）出现氨基转移酶升高、胆红素升高、左心室功能异常、血小板减少、肺毒性或周围神经毒性可能需要暂时停止治疗，重新开始治疗应降低剂量，起始剂量为 3.6mg/kg 者，第一次降低剂量至 3mg/kg，第二次降低剂量至 2.4mg/kg，在此剂量下仍出现上述不良反应，应停止治疗。

（2）AST/ALT 为（2～5）×ULN（不包括 5×ULN），不必减量；如达到（5～20）×ULN，应暂停使用，直至降低至（2～5）×ULN，应降低剂量使用；如大于 20×ULN，不能再使用本品。

（3）1.5×ULN＜胆红素≤3ULN，应暂停使用直至总胆红素≤1 级，以原剂量开始治疗；3×ULN＜胆红素≤10×ULN，应暂停使用直至总胆红素≤1 级，降低剂量重新开始治疗；＞20×ULN，不能再使用本品。氨基转移酶＞3×ULN，同时胆红素＞2×ULN 者，应停止使用。

（4）如诊断肝脏结节性再生性增生，应永久停止使用本品。

3. 配制方法与注意事项

（1）使用无菌注射器，缓缓向 100mg 本品安瓿注入 5ml 注射用无菌水，或向 160mg 本品安瓿注入 8ml 注射用无菌水，轻轻旋转安瓿直至药物溶解，不要用力摇晃。

（2）溶解后溶液应为无可见微粒，无色至淡棕色有乳光的澄清液体。若药液有可见颗粒、混浊或变色则不能使用。

（3）本品溶解后若不能立即使用可放置冰箱内，要求 2～8℃保存，不能冻结，必须于 4h 内使用。

（4）配制好的药品不含防腐剂，只能用于一名患者。

（5）将配制好的 20mg/ml 的本品药液稀释至 250ml 的 0.9%的氯化钠注射液中，不能使用 5%的葡萄糖注射液。轻轻翻转混匀，避免起泡。

【用药须知】

1. 给药期间应密切观察给药部位。

2. 首次应用时，静脉输注时间应大于 90min，患者在此期间要一直接受观察，并且输液完成后要进行至少 90min 的发热、畏寒等一系列输液反应的观察。如果患者首次用药耐受性良好，随后的静脉输注时间可以＞30min，而且同样要在输液期间接受观察，一直到输液后 30min。

3. 本品剂量减少后不能再重新增加。

4. 如果常规治疗被延迟或被漏过，要在有条件时尽快给予并调整给药时间表，不要等到下一周期。

5. 如果出现相关输液反应，静脉输注速度应该减慢或停止，情况严重时应终止本品的使用。

6. 应用本品静脉输液给药时，只能用 0.22μm 的非蛋白吸附性的聚醚砜（PES）过滤器，不能静脉注射给药。

7. 本品不能与其他药物混合。

8. 为了提高生物医药产品的可追踪性，要详细记录患者信息。

9. 本品剂量不能超过 3.6mg/kg，本品不能替代曲妥珠单抗或与曲妥珠单抗合用。

【贮藏】密封、避光贮于 2～8℃，不能冻结，勿振摇。

【制剂】注射剂（粉）：100mg，160mg。

替伊莫单抗（ibritumomab tiuxetan）

别名：Zevalin。

本品为单克隆抗体 ibritumomab 和连接螯合剂 tiuxetan 经硫脲共价键结合而成。其制剂将铟-111 替伊莫单抗（[111]In ibritumomab tiuxetan）和钇-90 替伊莫单抗（[90]Y ibritumomab tiuxetan）分别包装在 2 个药盒内。

【用药警戒】

1. 本品作为治疗方案的主要组成部分，在静脉输注 24h 内可能发生死亡。这些致命性事件与严重的静脉输注反应（如缺氧、肺浸润、急性呼吸窘迫综合征、心肌梗死、心房颤动、心源性休克）有关。80%的致命性静脉输注反应发生在首次给药。出现以上反应的患者应立即停止静脉输注，并予以迅速处理。

2. 在大多数患者中，钇-90 替伊莫单抗可引起严重而持久的多种血细胞减少，淋巴瘤累及≥25% 骨髓和（或）骨髓储备不足的患者，不应使用本品的治疗方案。

【药理学】

1. 本品与 CD20 抗原（人 B-淋巴细胞限制的分化抗原，Bp35）特异性结合。本品对 CD20 抗原的表观亲和力（KD）为 14～18nmol/L。CD20 抗原在前 B 细胞、成熟的 B 淋巴细胞及 90%以上的 B 细胞非霍奇金淋巴瘤上表达。

2. 作用机制是伊莫单抗（ibritumomab）的互补-决定区域与 B 淋巴细胞上的 CD20 抗原结合。体外证实，伊莫单抗能诱导 CD20 阳性的 B 细胞凋亡。与 ^{111}In 或 ^{90}Y 结合的螯合物 tiuxetan 可与抗体内所含的裸露赖氨酸和精氨酸共价结合。^{90}Y 的β射线可在靶细胞及其相邻细胞内产生自由基，从而杀伤细胞。

3. 在临床研究中，给予本品的治疗方案可使血循中的 B 细胞继续耗尽，在 4 周时，平均血液循环中的 B 细胞数为 0。约在治疗后 12 周 B 细胞开始恢复，治疗后约 9 个月其平均中位数水平已在正常范围内（32～34/mm^3）。在整个 B 细胞耗尽期中，IgG 和 IgA 的中位数血清水平一直维持在正常范围。治疗后 IgM 的中位数血清水平下降到正常水平以下（中位数 49mg/dl，13～3990mg/dl），治疗后 6 个月可恢复到正常值。

【药动学】在血液中，本品具有活性部分的有效 $t_{1/2}$ 为 30h，平均注射活性部分（FIA）的血中持续时间为 39h。7d 内，平均约 7.2%注射的活性部分随尿排出。

【适应证】用于复发或难治性低度、滤泡性及转移性 B 细胞非霍奇金淋巴瘤，包括利妥昔单抗疗效不佳的滤泡性非霍奇金淋巴瘤。

【不良反应】

1. 最严重的不良反应有感染（主要是细菌感染）、变态反应（支气管痉挛、血管神经性水肿）、血小板减少导致出血。

2. 可能发生恶性骨髓瘤和发育异常。

3. 常见不良反应还有中性粒细胞减少、贫血、恶心、呕吐、腹痛、腹泻、咳嗽、呼吸困难、眩晕、关节痛、畏食、焦虑和皮下瘀斑。

4. 血液学毒性通常比较严重，且持续时间较长。非血液学毒性一般较轻。

5. 静脉输注利妥昔单抗（本品须与之合用）可能引起致死性静脉输注反应。

【妊娠期安全等级】D。

【禁忌与慎用】

1. 对本品中任何一种成分过敏者禁用。

2. 尚未明确本品是否可经乳汁分泌，哺乳期妇女应权衡本品对其的重要性选择停药或停止哺乳。

3. 儿童用药的安全性及有效性尚未确定。

【剂量与用法】

1. 治疗分为两步：①先单独静脉输注利妥昔单抗 250mg/m^2（不包括在本品药盒内），然后于 10min 内静脉注射固定剂量的铟-111 替伊莫单抗 5.0mCi（相当 1.6mg 总抗体量）。②在第一步治疗完成 7～10d 后，再先静脉输注利妥昔单抗 250mg/m^2，然后于 10min 内静脉注射钇-90 替伊莫单抗 0.4 mCi/kg。

2. 治疗前血小板计数为 100 000～149 000/mm^3 的患者，使用钇-90 替伊莫单抗的剂量应减至 0.3 mCi/kg（1.1MBq/kg）。

【用药须知】

1. 利妥昔单抗只供静脉输注，不可静脉注射。

2. 本品和利妥昔单抗均具有严重的不良反应，用药前必须慎重考虑。

3. 用药期间，应严密观察患者的生命体征，定时检查血常规。

4. 使用本品期间，应做好上市后的监测工作。

5. 在给药前，应立即通过适合的放射活性校准系统测定患者的剂量；剂量校准器必须按照厂家的特殊规定和对测定的质控进行操作。

6. 必须应用、遵循拿取放射性物质专门的无菌技术和注意事项；在制备时和确定铟-111 替伊莫单抗的放射化学纯度期间均应戴上防水手套。

7. 在放射性核素示踪期间应使用适当的掩蔽，在对患者给药时，注射器应使用护罩。

8. 在给药前，明确应用次序和剂量，谨防疏忽出错。有关本品放射性核素示踪的准备工作及药物的配制和使用也应按说明书的规定细致办理。

【制剂】

1. 本品药盒里提供含有用于制备单剂量的铟-111 替伊莫单抗 3.2mg 的 0.9%氯化钠注射液（2ml），1 瓶 50mmol/L 的醋酸钠，1 瓶缓冲液和 1 个空瓶。

2. 另一药盒里提供含有用于制备单剂量的钇-90 替伊莫单抗 3.2mg 的 0.9%氯化钠注射液（2ml），1 瓶 50 mmol/L 的醋酸钠，1 瓶缓冲液和 1 个空瓶。

【贮藏】贮于 2~8℃，不可冷冻。

西妥昔单抗（cetuximab）

别名：Erbitux、爱必妥。

本品为重组人鼠嵌合体的单克隆抗体，适合与伊立替康合用以治疗单用后者无效且有表皮生长因子受体（epidermal growth factor receptor，EGRF）表达的转移性结肠直肠癌患者。

【用药警戒】

1. 本品在静脉输注过程中可出现严重的输液反应，可致死。出现严重输液反应者应立即停药，永远不能再使用本品。

2. 使用本品治疗的头颈部鳞状细胞癌患者可出现心搏骤停和（或）突然死亡。使用过程中密切监测患者电解质情况包括血镁、血钾、血钙。

【药理学】

1. 本品能与人体表皮生长因子受体（EGFR）特异性结合，而 EGFR 则在某些类型的癌症如结肠直肠癌患者体内过度表达。

2. 本品与 EGFR 结合后，可阻断受体相关激酶的活化，抑制细胞生长，诱导细胞凋亡。

【适应证】

1. 本品单用或与伊立替康 （irinotecan）合用于 EGFR 过度表达的，对以伊立替康为基础的化疗方案耐药的转移性直肠癌的治疗。

2. 用于治疗头颈部的鳞状细胞癌。

【不良反应】

1. 本品在使用中最应关注的是严重的输液反应。临床试验发现，约有 1/4 的患者发生输液反应，3%患者发生严重输液反应，甚至在已使用预防性抗组胺药后仍会发生。表现为迅速发作的呼吸障碍（如支气管痉挛、嘶哑）、风疹及低血压。虽然 90% 的严重输液反应都发生在第 1 次静脉输注本品时，但仍必须严密观察每一次静脉输注，因为有些患者在以后的输液中也会发生首次严重反应。如发生严重反应立即停药，并对反应给予适当处理（如给予

肾上腺素、皮质激素、吸氧）。轻、中度不良反应在减慢输液速度和连续使用抗组胺药后即可好转。

2. 在临床试验中，注射起始负荷剂量之前 10min 内静脉注射小剂量（20mg）药物，不过这种试验剂量患者是否会发生严重的过敏反应尚无可靠的依据。

3. 皮肤反应是本品最常见的不良反应，90%患者通常在开始治疗的两周内会出现痤疮样皮疹，大部分发生在面部、上胸部和背部。常见皮肤干燥和干裂，并可有炎症和感染后遗症（如睑缘炎、唇炎和蜂窝织炎）。并发症包括由金黄色葡萄球菌引起的脓毒症，需要切开并排出脓液，但这些却很少出现。用一些局部的和（或）口服的抗生素是必要的，但不推荐局部使用皮质激素。建议患者用防晒霜和戴宽边遮阳帽以减少皮肤暴露于阳光下，因为阳光有可能加剧已发生的皮肤反应。

4. 其他不良反应还包括衰弱、不适、发热、恶心、便秘、腹泻、呕吐、畏食、腹痛、头痛、气短、疼痛和指甲病变。

5. 吉非替尼（gefitinib）和本品均能引起间质性肺病（interstitial lung disease，ILD）。报告显示<0.5%的患者发生 ILD 与使用本品有关，如果在治疗中出现肺部不良症状或加剧，应中断治疗并加以评估，如证实是 ILD，就要完全停止使用本品。

6. 与其他的治疗用蛋白一样，本品也有免疫原性，在 5%用药患者中已检测出未中和的抗体。

【妊娠期安全等级】C。

【禁忌与慎用】

1. 有明显过敏史的患者禁用或慎用本品。

2. 孕妇应权衡利弊，如无特殊必要，不要使用本品。

3. 儿童使用本品的有效性和安全性尚未确定。

4. 尚未明确本品是否可经乳汁分泌，哺乳期妇女应权衡本品对其的重要性，选择停药或停止哺乳。

【药物相互作用】尚无确切信息。

【剂量与用法】

1. 在评定是否有 EGFR 表达时，需要由 DakoCytomation 公司提供的一种试剂盒来分析结肠组织样品。美国 FDA 批准本品的同一天也核准了这个试剂盒。测定有无 EGFR 表达是用药前的必要步骤。

2. 静脉输注本品需要使用低蛋白结合率的 0.22μm 孔径的滤器。不可将药物作静脉注射。在预

先静脉注射抗组胺药之后，本品首次静脉输注负荷剂量为 400mg/m²，在 120min 左右静脉输注（最大速率为 5ml/min）完毕。建议每周维持剂量为 250mg/m²，60min 左右静脉输注（最大速率为 5ml/min）完毕。如果患者发生轻度或中度（1 级或 2 级）输液反应，输液速度应减缓 50%，如果发生严重（3 或 4 级）输液反应，应当立即并永久停止使用本品。当发生严重痤疮样皮疹时，其剂量应予调整。患者发生轻度或中度皮肤不良反应时可以继续治疗而不必调整用量。

3. 与放疗或以铂类药物为基础含氟尿嘧啶的方案治疗头颈部鳞状细胞癌时，本品应在放疗前 1 周给予或在给予铂类药物和氟尿嘧啶前 1h 结束本品的静脉输注，剂量同前。

【用药须知】

1. 本品的注射剂是溶于磷酸缓冲液的溶液，浓度为 2mg/ml。

2. 本品必须冷藏，溶液无色透明，可能见到少量易见的白色微粒。这些颗粒不会影响产品的质量，但是，本品在给药期间必须使用 0.2μm 或 0.22μm 微孔径过滤器进行过滤。

【制剂】注射剂：100mg/50ml，200mg/100ml。

【贮藏】避光，贮于 2～8℃。

贝伐珠单抗（bevacizumab）

别名：阿瓦斯汀、贝伐佐单抗、Avastin。

【理化性状】本品为澄清到发轻微乳光、无色到浅褐色的供静脉输注用无菌溶液，pH 为 6.2。

【用药警戒】本品可能导致胃肠穿孔、伤口愈合并发症、肺出血等严重不良反应。

【药理学】本品为重组人源化抗血管内皮生长因子（VEGF）的单克隆抗体。VEGF 介导正常脉管系统和恶性肿瘤脉管系统的新生血管形成。VEGF 在大部分恶性肿瘤过度表达，且其高水平与许多恶性肿瘤的转移及不良预后有关。本品通过识别两种人 VEGF 受体样的结合部位（flt-1 和 flk-1），可结合并中和所有形态的 VEGF。动物实验表明，本品可通过抑制 VEGF 诱导的血管形成，使肿瘤稳定或抑制肿瘤生长。

【药动学】

1. 给予≥0.3mg/kg 的剂量，本品药动学呈线性。90min 内静脉输注 0.3mg/kg、1mg/kg、3mg/kg 及 10mg/kg 后，其血清峰浓度分别为 5～9μg/ml、21～39μg/ml、52～92μg/ml 和 186～297μg/ml。本品在静脉输注结束时达血药峰浓度，用药 100d 后达稳态血药浓度。分布容积为 46ml/kg，在男性患者中的中央室的分布容积高于女性患者。90min 静脉输注 0.3mg/kg、1mg/kg、3mg/kg 及 10mg/kg 后，曲线下面积（AUC）分别为 31～87（μg·d）/ml、240～382（μg·d）/ml、550～1720（μg·d）/ml 及 2480～6010（μg·d）/ml。给予 0.3～10mg/kg 时，总体清除率为 2.75～5ml/（kg·d）或 0.2L/d，在男性患者中的清除率高于女性患者（0.262L/d 比 0.207L/d），有较高肿瘤负荷的患者也有较高清除率（0.249L/d 比 0.199L/d）。本品 $t_{1/2}$ 为 20d（11～50d）。

2. 遗传与生殖毒性：尚缺乏在动物或人体内进行致癌性实验的资料。短尾猴实验显示，本品可能致生育力损害，且呈药物剂量相关的变化，包括卵巢和子宫重量减轻，子宫内膜增殖减缓，月经周期数减少，卵泡发育受到抑制或黄体缺失。

【适应证】

1. 用于转移性结肠直肠癌，与以氟尿嘧啶为基础的化疗联合作为一线或二线治疗。

2. 用于不可切除的、局部晚期、复发或转移性非鳞状非小细胞肺癌，联合紫杉醇和卡铂作为一线治疗。

3. 用于治疗胶质瘤。

4. 用于治疗转移性肾细胞癌。

5. 用于治疗宫颈癌。

6. 用于治疗铂类耐药的复发性子宫内膜癌、输卵管癌、原发性腹膜癌。

【不良反应】

1. 严重不良包括出血、胃肠道穿孔、动脉血栓。

2. 心血管系统常见高血压、充血性心力衰竭、深静脉血栓、腹内血栓形成；此外，本品与严重动脉血栓栓塞事件（即脑血管意外、心肌梗死、肺栓塞、短暂性脑缺血发作和心绞痛）及致死性血栓形成事件的风险增加有关。

3. 实验室检查常见体质量减轻、低钾血症和胆红素血症。

4. 呼吸系统：上呼吸道感染、呼吸困难、声音改变、咳嗽、危及生命的肺出血。

5. 骨骼与肌肉：常见肌痛，偶见关节痛。

6. 泌尿系统：蛋白尿、肾病综合征、尿频、尿急。

7. 可能存在免疫原性，但尚未确定。

8. 神经系统：衰弱、头痛、脑血管意外、眩晕、意识错乱、可逆性大脑后部白质脑病综合征

（reversible posterior leukoencephalopathy syndrome, RPLS）（发生率低于 0.1%，表现为头痛、抽搐、视力障碍、精神障碍等）。

9. 消化系统：可见食欲缺乏、消化不良、胃肠气胀、胃肠道穿孔、呕吐、便秘、3/4 级腹泻和腹痛，较高剂量时，恶心和呕吐较严重。

10. 血液系统：白细胞减少、中性粒细胞减少、血小板减少、血栓栓塞、出血（以鼻出血常见），其他严重但不常见的不良反应包括胃肠出血、蛛网膜下腔出血和出血性脑卒中。

11. 皮肤及其附属物：可见脱发、皮肤干燥、剥脱性皮炎、指甲疾病、皮肤色素异常、皮肤溃疡、伤口愈合并发症、皮疹。

12. 其他：可有流泪过度、低热、感染，可出现输液反应，表现为衰弱、疼痛、腹泻、白细胞减少等。

【妊娠期安全等级】 C。

【禁忌与慎用】

1. 胃肠穿孔、有未愈合伤口或严重出血者，肾病综合征患者，高血压危象、严重动脉血栓者，术前或重大手术后 28d 内及近期咯血患者禁用。

2. 有单克隆抗体过敏史者，有出血倾向患者（已报道发生鼻出血和致死性出血），充血性心力衰竭、高血压及其他心血管疾病患者（出现心血管血栓栓塞的风险增加），肾功能不全、蛋白尿患者，有动脉血栓栓塞史者（出现动脉血栓的风险增加），老年（≥65 岁）患者（出现血栓形成的风险增加）慎用。

3. 尚未明确本品是否可经乳汁分泌，哺乳期妇女应权衡本品对其的重要性，选择停药或停止哺乳。

4. 儿童用药的安全性及有效性尚未确定。

【药物相互作用】 与舒尼替尼合用可导致微血管病性溶血性贫血（MAHA），不推荐两者合用。

【剂量与用法】

1. 转移性结肠直肠癌：静脉输注，1 次 5mg/kg（与 IFL 联合），或 10mg/kg（与 FOLFOX4 联合），每 2 周 1 次。首次给药时间 90min，若耐受良好，随后可加快给药速度。第 2 次给药时间 60min，以后给药时间 30min。

2. 非小细胞肺癌：1 次 15mg/kg，联合紫杉醇 200mg/m² 及卡铂化疗，每 3 周 1 次，6 个疗程。随后单用本品，除非病情发展。

3. 胶质瘤：10mg/kg，每 2 周 1 次。

4. 转移性肾细胞癌：10mg/kg，每 2 周 1 次，合用干扰素α。

5. 宫颈癌：15 mg/kg，每 3 周 1 次，与紫杉醇＋顺铂或紫杉醇＋拓扑替康合用。

6. 铂类耐药的复发性子宫内膜癌、输卵管癌、原发性腹膜癌：10mg/kg，每 2 周 1 次，与紫杉醇＋多柔比星脂质体或拓扑替康（每周 1 次）合用；或者 15mg/kg，每 3 周 1 次，与拓扑替康（每 3 周 1 次）合用。

【用药须知】

1. 本品与葡萄糖注射液呈配伍禁忌，且不可与其他药物混用。

2. 本品不得静脉快速注射或推注给药。

3. 使用本品前可以给予苯海拉明预防过敏反应。

4. 为预防高血压，高血压患者可以在用药前 12h 适当调整抗高血压药。

5. 若出现胃肠道穿孔，难愈伤口、严重出血、肾病综合征、高血压危象、严重动脉血栓栓塞事件，应永久停药；若出现中至重度蛋白尿、未控制的重度高血压，严重输液反应，应暂时停药。

6. 本品可用 0.9%氯化钠注射液 100ml 稀释。

【制剂】 注射剂：100mg/4ml，400mg/16ml。

【贮藏】 避光，2～8℃保存，不得冷冻或振摇。

阿仑单抗（alemtuzumab）

别名：Campath、阿来珠单抗。

本品为一种人源化抗肿瘤单克隆抗体，是由哺乳动物中国仓鼠卵巢细胞混悬液在含有新霉素的培养基中培养产生的。

【用药警戒】

1. *血液毒性* 在接受本品治疗的患者中，已经发生过严重而罕见的死亡、各类血细胞减少、再生障碍性贫血、自身免疫性特发性血小板减少症和自身免疫性溶血性贫血。使用本品，单剂量不可＞30mg，每周累积剂量不可＞90mg，因为加大剂量会有较高的各类细胞减少症的发生率。

2. *静脉输注反应* 本品会引起严重的输液反应，应注意观察患者，如已发生输液反应，就应及时停药。建议治疗开始时和治疗中断 7d 或以上后，都应从 10mg 开始，再逐渐递增到维持剂量。

3. *感染和机会性感染* 在患者接受本品治疗期间，已发生过严重的甚至致死的细菌、病毒、真菌和原虫感染，预防肺孢子虫病和疱疹病毒感染只能减轻病情，而不能降低感染的发生率。

【药理学】

1. 本品可与 CD52（一种非调节抗原，主要存在于所有 B 和 T 淋巴细胞、多数单核细胞、巨噬细胞和 NK 细胞）和部分粒细胞结合。在与这些细胞表面结合后，引起抗体依赖性白血病的细胞溶解，导致细胞死亡。从多数志愿者中收集到的样本进行分析，尚未在红细胞或造血干细胞上鉴定出 CD52 的表达。在淋巴组织和单核吞噬细胞系统里可见到 Campath-1H 片段结合。部分骨髓细胞（包括某些 CD34$^+$细胞）表达不稳定的 CD52 水平。

2. 对使用烷化剂和氟达拉滨治疗无效或复发的 93 例晚期 B 细胞慢性淋巴细胞白血病（B cell chronic lymphatic leukemia，B-CLL）患者静脉输注本品，30mg/次，3 次/周，可迅速清除外周血中的恶性细胞。治疗 4 周和 12 周后，CD19$^+$/CD5$^+$淋巴细胞由原有的 $33.6×10^3/\mu l$ 分别减少到 $0.003×10^3/\mu l$ 和 $0.001×10^3/\mu l$。在治疗的第 4 周，淋巴细胞绝对数也有明显减少，但继续治疗又见回升。

【药动学】采用静脉输注方式，给 B-CLL 患者以剂量递增方法每周静脉输注 1 次，可见 C_{max} 和 AUC 与剂量成比例升高，$t_{1/2}$ 平均约为 12d。给 50 例 CLL 患者静脉输注或皮下注射本品 30mg/次，3 次/周，连用 12 周，平均 C_{max} 分别为 26.4mg/ml 和 19.5mg/ml；在静脉输注的前几周，随着恶性淋巴细胞的减少，C_{max} 和 C_{min} 均见上升。一组 31 例骨髓移植者于移植前 5d 至移植后 4d，共静脉输注本品 100mg，并加用环孢素和甲氨蝶呤，植入干细胞时的平均血药浓度为 2.3mg/ml，移植后 23～85d 仍能检测到药物，而未见到巨细胞病毒感染。一组 14 例巨细胞病毒感染者，移植前第 10 天至前第 6 天，共给药 50mg，在植入干细胞时，平均血药浓度为 1.2mg/ml，体内药物留存的时间只有 8d。本品血药浓度升高和恶性淋巴细胞瘤的减轻是一致的。本品的代谢和排泄情况尚未明确。

【适应证】用于治疗 B 细胞慢性淋巴细胞白血病。

【不良反应】

1. 抗体可引起细胞因子的释放，因而常发生与首剂相关的急性反应。

2. 由于本品的免疫抑制作用，易引起感染并发症，有时并发严重的细菌感染、脓肿、病毒感染、结核病，并出现败血症。

3. 严重或危及生命的不良反应要占全部不良反应的 14%，临床用药必须予以关注。

4. 常见寒战、发热、恶心、呕吐、皮疹、呼吸困难和血压降低，多发于首剂后；有发生各类血细胞减少和骨髓再生不良而中止治疗的，甚至因此而导致死亡。

5. 注射部位可发生轻、中度皮肤反应。

6. 治疗过程中可见中性粒细胞减少、血小板减少和贫血，血中 CD4$^+$ 数目一般约需 2 个月（中位数）恢复到 ≥200/μl，但完全恢复到 CD4$^+$和 CD8$^+$ 的基线值可能需要 1 年多的时间。

7. 消化系统可见十二指肠溃疡、食管炎、龈炎、胃肠炎、胃肠出血、呕血、痔疮、肠梗阻、肠穿孔、黑粪、麻痹性肠梗阻、胃溃疡、结肠炎、假膜性小肠结肠炎、胰腺炎、高胆固醇血症、肝衰竭、肝细胞受损、低蛋白血症和胆囊疼痛。

8. 代谢方面可见糖尿病加重、酸中毒、失水、体液超负荷、高血糖、低血糖、高血钾、低血钾、低血钠、碱性磷酸酶升高和呼吸性碱中毒。

9. 肌肉骨骼方面可见关节炎加重、关节病、骨折、肌炎、肌肉萎缩、肌无力、骨髓炎和多肌炎。

10. 肿瘤相关有恶性淋巴瘤、恶性睾丸新生物、前列腺癌、浆细胞病、继发性白血病、鳞状细胞癌、转化为非霍奇金淋巴瘤、转化为幼淋巴细胞白血病。

11. 血液系统还会发生凝血障碍、DIC、溶血、溶血性贫血、脾梗死、脾大、血肿、肺栓塞、血小板增多、粒细胞减少、发育不良、结合珠蛋白减少、淋巴结病、骨髓抑制。

12. 精神方面可见精神错乱、幻觉、神经过敏、思维异常。

13. 呼吸系统可见哮喘、支气管炎、慢性阻塞性肺疾病、咯血、缺氧、胸腔积液、气胸、肺水肿、肺浸润、肺纤维化、呼吸抑制、鼻窦炎、呼吸功能不全、喘鸣、胸紧。

14. 泌尿系可见肾功能受损、急性肾衰竭、无尿、面部水肿、尿潴留、中毒性肾病、尿路阻塞、尿路感染。

15. 血管方面可见脑出血、脑血管障碍、深静脉栓塞、毛细血管脆弱、静脉炎、血栓性静脉炎。

16. 还可能发生内眼炎、听力减退、宫颈发育不良、大疱疹。

【妊娠期安全等级】C。

【禁忌与慎用】

1. 对本品过敏者、原有免疫缺陷者、儿童禁用。

2. 有 I 型过敏（包括超敏反应）史者禁用。

3. 多器官功能不全患者慎用。

4. 尚未明确本品是否可经乳汁分泌，哺乳期妇女应权衡本品对其的重要性，选择停药或停止哺乳。

【剂量与用法】

1. 本品的起始剂量为 3mg/d，于 2h 内行静脉输注。如能耐受 3mg/d（与静脉输注有关的毒性≤2级），剂量可增至 10mg/d，持续至可以耐受。

2. 对 10mg/d 耐受后，就可开始给予维持剂量 30mg/d，每周一、三、五给药，连用 12 周。

3. 在大多数患者中，将剂量升高到 30mg/d 可能需要 3～7d。但单剂量不可＞30mg，每周累积剂量不可＞90mg。

4. 在第 1 次使用之前 30min，建议先给予苯海拉明 50mg 和对乙酰氨基酚；如输液反应严重，应及时给予氢化可的松 200mg。

5. 为了防止机会性感染，必须使用预防感染的药物，如抗菌药物（SMZco）和抗病毒药物（如泛昔洛韦），用药时间一般不少于 2 个月。

6. 药液必须通过特制的滤器过滤，然后使用 0.9%氯化钠注射液或 5%葡萄糖注射液 100ml 稀释，配制好的输液在室温下可保存 8h，因此应在 8h 内使用。

【用药须知】

1. 本品应在富有抗肿瘤药物使用经验的医师指导下使用。

2. 每周至少应检查 1 次血常规，注意血液毒性的出现。治疗后 $CD4^+$ 的数目应予以测定，直到恢复到≥200/μl 为止。

3. 如出现严重的感染或严重的血液毒性，应立即停药，直至毒性反应完全消失。

4. 如出现自身免疫性贫血或重症血小板减少，应永久停用本品。

5. 本品不可静脉推注。

6. 本品的药液和配制好的输液应严格避光，避免振摇。

7. 不可与其他药物混合使用。

8. 正在使用本品的患者，不可同时使用活疫苗。

9. 尽管本品的免疫原性很低（1.9%），但仍然会引起过敏反应；对本品过敏者，对其他单克隆抗体也可能会产生过敏反应。

10. 使用本品期间，应做好上市后的监测工作。

11. 尽管本品的妊娠期安全等级为 C，但由于本品的不良反应多而且严重，孕妇以不用较妥。

【制剂】 注射剂：30mg/3ml。

【贮藏】 避光，贮于 2～8℃。

奥法木单抗（ofatumumab）

别名：Arzerra、HuMax-CD20。

本品是一种全人源化靶向抗 B-细胞膜上 CD20 IgG1 单克隆抗体。

【理化性状】 本品是 IgG1κ 人源化单克隆抗体，其分子量为 149kDa。本品的注射液为无菌、无色、不含防腐剂、供静脉输注的浓缩注射液，pH 为 6.5。非活性成分有 8.55 mg/ml 枸橼酸钠、0.195 mg/ml 一水枸橼酸、5.85mg/ml 氯化钠。

【用药警戒】

1. 本品治疗期间可发生进行性多灶性白质脑病（PML），包括致命性的。

2. 直接作用于 CD20 的单抗可导致乙型肝炎复发，甚至发生暴发性肝炎及死亡。

【药理学】 CD20 分子表达于正常的 B 淋巴细胞和白血病细胞。本品能特异性地与 CD20 分子上的小环和大环结合。CD20 不被细胞膜遮盖，与抗体结合后亦不内陷。本品的 Fab 区段和 CD20 分子结合，Fc 区段介导免疫效应子作用可导致 B 细胞裂解。导致 B 细胞裂解的机制还可能包括补体依赖的细胞毒性和依赖抗体的细胞毒性。

【药动学】 药动学数据来源于 146 名接受了 12 次治疗，难治性的慢性淋巴细胞白血病（CLL）患者。8 次给药后的 C_{max} 和 $AUC_{0～∞}$ 与 4 次给药后相比，分别升高 40%和 60%。V_{ss} 值 1.7～5.1L。本品的消除既通过 B 细胞介导的路径也有独立于标靶的路径。在 100～2000mg 剂量时，本品清除率呈剂量依赖性。由于 B 细胞的衰竭，随着给药次数的增多，本品的清除率下降明显。在第 4 次和第 8 次给药之间本品的平均清除率约为 0.01L/h，并且个体差异极大，变异系数超过 50%。在第 4 次和第 8 次给药之间本品的平均 $t_{1/2}$ 约为 14d（2.3～61.5d）。

【适应证】 治疗对氟达拉滨和阿仑单抗耐药的慢性淋巴细胞白血病（CLL）。

【不良反应】

1. 严重不良反应 输液反应、血细胞减少、进行性多灶性白质脑病、乙型肝炎复发、肠梗阻。

2. 严重的输液反应 表现为支气管痉挛、呼吸困难、喉头水肿、肺水肿、皮肤潮红、高血压、低血压、晕厥、心肌缺血/梗死、腰痛、腹痛、发热、皮疹、荨麻疹、血管神经性水肿。

3. 常见不良反应 中性粒细胞减少、肺炎、发热、咳嗽、腹泻、贫血、乏力、呼吸困难、皮疹、恶心、支气管炎、上呼吸道感染、脓毒症、鼻咽炎、带状疱疹、鼻窦炎、失眠、头痛、高血压、低血压、心动过速、皮疹、皮肤溃疡、多汗、背痛、肌肉痉挛、水肿等。

4. 常见的严重不良反应　感染（包括肺炎和败血症）、中性粒细胞减少和发热。感染是最常见的导致停药的不良反应。

【妊娠期安全等级】C。

【禁忌与慎用】

1. 未对肝肾功能不全患者进行研究，上述患者应慎用。

2. 儿童用药的安全性及有效性尚未确定。

3. 尚未明确本品是否可经乳汁分泌，哺乳期妇女应权衡本品对其的重要性，选择停药或停止哺乳。

【药物相互作用】未进行正式的药物相互作用的研究。

【剂量与用法】

1. 推荐给药方案

（1）第 1 周，首次剂量为 300mg，1 周后，2000mg，每周 1 次，共给予 7 周。

（2）第 8 次给药后，每 4 周给予 2000mg，共给药 4 次。

2. 输液配制方法

（1）300mg：从 1000ml 的 0.9%氯化钠注射液中抽取 15ml 弃去，再从 3 个安瓿各抽取 5ml 本品注入输液袋中，轻轻翻转以混合均匀。使其浓度达到每毫升含本品 300mg。

（2）2000mg：从 1000ml 的 0.9%氯化钠注射液中抽取 100ml 弃去，分别从 20 个安瓿各抽取 5ml 本品注入输液袋中，轻轻翻转以混合均匀。使其浓度达到每毫升含本品 2000mg。

药液配制后应放置于 2~8℃。

3. 静脉输注速度

（1）首剂给药，静脉输注速度 3.6 mg/h（12 ml/h）。

（2）第 2 剂给药，静脉输注速度 24mg/h（12 ml/h）。

（3）第 3~12 剂，静脉输注速度 50mg/h（25 ml/h）。

静脉输注过程中，在没有输液反应的前提下，每隔 30min 可按表 2-4 对静脉输注速度进行调整。

表 2-4　静脉输注速度调整表

输液开始后的时间间隔(min)	首剂（ml/h）	第 2 剂（ml/h）	第 3~12 剂（ml/h）
0~30	12	12	25
31~60	25	25	50
61~90	50	50	100
91~120	100	100	200
>120	200	200	400

4. 注意事项

（1）请勿振摇本品。

（2）用药前检查本品是否变色或有不溶性颗粒物，本品应为无色溶液，可能含少量可见的半透明或白色的、无定形的颗粒。如果溶液变色、污浊、有其他颗粒则不能使用。

（3）每次输液前临时配制。

（4）不能静脉注射。

（5）使用本品附带的专用输液器（聚氯乙烯输液器）。

（6）不能与其他药物混合或通过同一管路静脉输注。使用输液泵控制静脉输注速度，给予本品前后用 0.9%氯化钠注射液冲洗输液管路，配制后的液体可贮于 2~8℃，12h 内开始用，超过 24h 则不能再用。

5. 剂量调整

（1）有任何严重的输液反应均应中止用药。

（2）发生 4 级输液反应时，不可再应用本品。

（3）发生 1、2 级输液反应时，静脉输注速度降低至之前的 1/2。

（4）发生 3 级输液反应时，静脉输注速度控制在 12ml/h。

6. 静脉输注前的准备

（1）输液前 30min 至 2h，需口服 1000mg 对乙酰氨基酚（或其等效药物），口服或静脉注射抗组胺药物（盐酸西替利嗪 10mg 或其等效药物），静脉注射糖皮质激素（泼尼松 100mg 或其等效药物）。

（2）第 1、2、9 剂给药前糖皮质激素的剂量不可减少，但第 3~8、10~12 剂允许适当减少。

（3）第 3~8 剂给药，如果上次给药未发生≥3 级的输液反应，可逐步减少糖皮质激素的剂量。

（4）第 10~12 剂给药，如果第 9 剂给药未发生≥3 级的输液反应，给予泼尼松 50~100mg（或其等效药物）即可。

【禁用与慎用】

1. 本品可透过胎盘屏障，耗竭胎儿的外周 B 细胞，降低胎儿和脾脏的重量。故孕妇禁用本品，除非潜在的益处大于对胎儿的影响。

2. 尚未明确本品能否分泌入人乳。已知人类 IgG 是可以进入乳汁的，尽管新生儿和婴儿进食母乳不会导致大量吸收母体抗体进入自体循环，但由于尚未明确本品对胃肠道局部的影响及其由此进入体循环的暴露量，哺乳期妇女应慎用。

3. 未进行儿童用药的安全性和有效性研究。临床研究中涉及 65 岁以上老年人的资料有限，无从评价老年人是否与年轻人存在差异。

4. 未对肝或肾功能不全患者进行正式研究。

【用药须知】

1. 因本品可发生严重的中性粒细胞减少和血小板减少，必须定期监测全血细胞计数，出现 3 或 4 级血细胞计数减少，应增加监测频率。

2. 可发生进行性多灶性白质脑病（PML），包括致命性的。必须监测患者神经系统症状和体征，必要时立即停药。

3. 直接作用于 CD20 的单抗可导致乙型肝炎复发，甚至发生暴发性肝炎及死亡，故使用本品前应进行乙型肝炎筛查。密切监测乙型肝炎携带者临床及实验室检查数据，直至结束治疗后 6～12 个月。发生或复发肝炎者应停药，并给予适当治疗。

4. 近期接受过本品治疗者，不能进行肝炎疫苗接种，给予本品后对疫苗免疫应答反应的影响未知。

5. 本品可能引发小肠梗阻，如疑似应进行临床评价，必要时行外科手术。

【制剂】注射剂：100mg/5ml，仅供一次性使用。

【贮藏】密封、避光，贮于 2～8℃，不能冻结。

维布伦妥西单抗（brentuximab vedotin）

别名：Adcetris。

本品为 CD30 单抗直接抗体-药物偶联物（ADC）。

【理化性状】

1. 本品为 CD30 单抗直接抗体-药物偶联物（ADC），由 3 部分组成：①嵌合 IgG1 抗体 cAC10，特异的人 CD30；②微管破裂剂单甲基澳瑞他汀 E（MMAE）；③可使 MMA 共价结合到 cAC10 上蛋白酶裂解的连接桥。

2. 分子式：$C_{6476}H_{9930}N_{1690}O_{2030}S_{40}$。

3. 分子量约为 153kDa。

4. 结构式如下：

【用药警戒】接受本品治疗的患者能发生 JC 病毒感染导致进行性多灶性白质脑病（PML）和死亡。

【药理学】本品是一种 ADC。抗体为 IgG1 偶联体直接对抗 CD30。MMAE 为小分子微管断裂剂。MMAE 通过交联剂共价结合到抗体上。非临床数据证明，本品抗肿瘤活性源于 ADC 与 CD30 表达细胞结合，细胞内摄取 ADC-CD30 复合物，通过蛋白水解释放 MMAE。MMAE 结合到微管蛋白导致细胞内微管网断裂，引起细胞周期停滞和诱导细胞凋亡。

【药动学】

1. 注射结束时观察到 ADC 的最大浓度，ADC 终末 $t_{1/2}$ 为 4～6d。每 3 周给药 1 次，21d ADC 达稳态。MMAE 达峰时间为 1～3d。同 ADC 相似，每 3 周给药 1 次，21d MMAE 达稳态。

2. 人体中 ADC 平均稳态分布容积为 6～10L。

3. 体外研究数据表明，MMAE 是 CYP3A4/5 的底物和抑制剂，主要通过 CYP3A4/5 氧化代谢。

【适应证】

1. 自身骨髓干细胞移植失败或不宜进行自身骨髓干细胞移植的至少经历 2 次多药化疗方案治疗失败的霍奇金病。

2. 至少经历 1 次多药化疗方案治疗失败的系统性间变性大细胞淋巴瘤。

【不良反应】

1. 临床试验中，霍奇金病最常见的不良反应（≥20%）为中性粒细胞减少、外周感觉神经病、疲劳、恶心、贫血、上呼吸道感染、腹泻、发热、皮疹、血小板减少、咳嗽、呕吐。

2. 治疗系统性间变性大细胞淋巴瘤最常见的不良反应（≥20%）为中性白细胞减少、贫血、周围神经病变、疲劳、恶心、发热、皮疹、腹泻、疼痛。

3. 应警惕本品引起的周围神经病、输液反应、中性粒细胞减少、肿瘤溶解综合征、进行性多灶性白质脑病、渗出性多形性红斑等不良反应。

【妊娠期安全等级】 D。

【禁忌与慎用】

1. 本品具有肺毒性，禁止与博来霉素联合应用。

2. 儿童用药的安全性及有效性尚未确定。

3. 尚未明确本品是否可经乳汁分泌，哺乳期妇女应权衡本品对其的重要性，选择停药或停止哺乳。

【药物相互作用】

1. 本品与酮康唑（CYP3A4 抑制剂）同服，可增加 MMAE 暴露量约34%，正在接受强效 CYP3A4 抑制剂联合本品治疗的患者应密切监测不良反应。本品与利福平（CYP3A4 诱导剂）同服，会减少 MMAE 暴露量约46%。

2. 本品不影响咪达唑仑（CYP3A4 底物）的暴露量，但可能会影响其他由 CYP3A4 酶代谢药物的暴露量。

【剂量与用法】

1. 推荐剂量为 1.8mg/kg，每 3 周给药 1 次，30min 内静脉输注完毕。体重大于 100kg 患者，剂量在 100kg 体重基础上应适当增加。本品不可静脉注射。连续治疗最长达 16 周期，直到疾病进展或出现不可耐受的毒性。

2. 出现周围神经病，可降低剂量至 1.2mg/kg，并延迟给药，对于新发的、2 级或 3 级神经病变，直至病变改善至 1 级或基线时，才可重新开始。4 级周围神经病变，应停止本品治疗。

3. 出现 3 或 4 级中性粒细胞减少，应给予生长因子支持治疗，延迟给药直至改善至 2 级以下或基线时。尽管使用生长因子，复发 4 级中性粒细胞减少者，应停止本品治疗或降低剂量至 1.2mg/kg。

4. 配制方法及注意事项

（1）首先计算用量和所需药量。体重 100kg 以上者，按 100kg 计算。每 50mg 安瓿用 10.5ml 注射用水溶解，注射用水的水流应对着安瓿壁。轻轻转动安瓿，促进溶解。不能振摇。检视溶解后的液体有无变色或颗粒。溶液应为透明至轻微乳光的无色液体。溶解后立即稀释至输液中，或保存于 2～8℃，于 24h 内使用。不能冷冻。弃去安瓿内未用完的剩余药液。

（2）吸取计算好的溶解液，加入至少 100ml 的输液中。最终稀释浓度为 0.4～1.8mg/ml。输液可用 0.9%氯化钠注射液、5%葡萄糖注射液或乳酸钠林格注射液。轻轻倒置输液瓶或袋，使混合均匀。稀释后，应立即开始输液，或保存于 2～8℃，24h 内使用。不能冷冻。

（3）禁止与其他药物混合静脉输注。

【用药须知】

1. 本品尚能引起情绪或日常行为改变，思维混乱、多思、健忘，视觉、言语或行走方面的改变，一侧身体力量减弱。

2. 本品能引起胎儿毒性，育龄期妇女治疗期间应采取有效避孕措施。

3. 周围神经病变，中性粒细胞减少的患者需调整剂量治疗。

4. 尚无本品过量的特效解毒剂。应密切监测不良反应尤其是中性粒细胞减少，出现不良反应对症支持治疗。

【制剂】 注射剂（粉）：50mg。

【贮藏】 避光贮于 2～8℃。

伊匹木单抗（ipilimumab）

别名：Yervoy。

本品为结合到细胞毒性 T 淋巴细胞相关抗原 4（CTLA-4）上的重组人单克隆抗体，属于 IgG1κ 免疫球蛋白。

【理化性状】

1. 本品的注射剂为澄清至轻微发乳白色的无色至淡黄色的液体。

2. 分子量约为 148kDa。

【用药警戒】 由于本品具有 T 细胞激活和增殖的活性，可导致严重、致命的免疫介导的不良反应，可能会涉及任何器官系统。最常见的此类严重不良反应为小肠结肠炎、肝炎、皮炎（包括中毒性表皮坏死松解症）、神经病变和内分泌系统病变。

【药理学】 本品对黑色素瘤患者的作用机制是间接的，可能要通过 T 细胞介导的抗肿瘤免疫应答。

CTLA-4 是 T 细胞激活的负调节蛋白。本品可结合到 CTLA-4 上，从而阻断 CTLA-4 和配体 CD80/CD86 的相互作用。CTLA-4 的被阻断使 T 细胞激活并增殖。

【药动学】给予 785 例不能切除或转移的黑素瘤患者 3 种不同的剂量——0.3mg/kg、3mg/kg 和 10mg/kg，每 3 周 1 次，给药 4 次，其 C_{max} 及 AUC 与给药剂量成正比。每 3 周重复给药后清除时间恒定，全身蓄积可达 1.5 倍或以下。第 3 次给药后本品可达稳态；重复给予 3mg/kg 后稳态时的平均 C_{min} 为 19.4μg/ml。通过群体药动学分析得出的终末 $t_{1/2}$ 平均值（%CV）为 15.4d（34%），CL 为 16.8ml/h（38%）。

【适应证】用于治疗成人不能切除的或转移的黑素瘤。

【不良反应】

1. 严重的或危及生命的不良反应

（1）肠炎伴腹痛、发热、肠梗阻或腹膜症状；大便次数增加（增加 7 次以上）、大便失禁（需要持续 24h 静脉补液）、胃肠道出血、胃肠道穿孔。

（2）AST 或 ALT＞5×ULN，胆红素＞3×ULN。

（3）史-约综合征（黏膜-皮肤-眼综合征）、中毒性表皮坏死松解症、红斑伴全层皮肤溃疡或坏疽、脓疱或出血征象。

（4）严重运动和感觉神经毒性，吉兰-巴雷综合征、重症肌无力。

（5）严重的免疫介导的不良反应，如肾炎、肺炎、胰腺炎、非感染性心肌炎。

（6）免疫介导的眼部疾病，对局部应用免疫抑制剂无效。

2. 免疫介导的小肠结肠炎、肝炎、皮炎、神经病变、内分泌病、眼底病变。

3. 接受本品 3mg/kg 剂量治疗的患者中常见的不良反应（≥5%）有疲劳、腹泻、瘙痒、皮疹、大肠炎。0.3～10mg/kg 的剂量治疗的患者中常见的不良反应有荨麻疹（2%）、大肠溃疡、食管炎、急性呼吸窘迫综合征、肾衰竭、输液反应（＜1%）也有报道。基于用本品治疗黑素瘤的全部临床试验结果，严重的小肠结肠炎和肝炎的发生呈剂量依赖性。

【妊娠期安全等级】C。

【禁忌与慎用】

1. ＜18 岁儿童的有效性和安全性尚未确定。

2. 人 IgG1 能通过胎盘屏障，本品为 IgG1，因此，有损伤到胎儿的可能，哺乳期妇女慎用。

【剂量与用法】

1. 推荐剂量　3mg/kg，每 3 周给药 1 次，4 次一疗程。90min 内静脉输注完毕。

2. 配制方法　配制前本品应在室温下放置 5min，然后抽取所需药量，用 0.9%氯化钠注射液或 5%葡萄糖注射液稀释至 1～2mg/ml，轻轻倒转输液瓶或输液袋，使混合均匀。稀释液在室温（20～25℃下）或 2～8℃下不能超过 24h。

不能与其他药品混合静脉输注。静脉输注完毕后，用 0.9%氯化钠注射液或 5%葡萄糖注射液冲洗输液管路。输液管路应使用低蛋白结合率的终端滤器。

【用药须知】

1. 任何中度免疫介导的不良反应或有症状的内分泌病均应调整剂量。发生在早期、轻度或未能确定的不良反应（0～1 级）、持续的中度不良反应可用 7.5mg 泼尼松辅助治疗。

2. 严重、致命的免疫介导的不良反应多发生于初始治疗时，少数发生在停用本品治疗后的几周到几个月。发生此类不良反应应永久停用本品，并开始全身性高剂量皮质类激素治疗。

3. 免疫介导的中度不良反应或症状性内分泌疾病患者应暂停使用本品。待不良反应完全消失或部分消失（达到 0～1 级）且泼尼松剂量不超过 7.5mg，重新开始治疗，本品剂量为 3mg/kg，每 3 周 1 次，直至完成 4 次或 16 周治疗。

4. 持续中度不良反应或泼尼松剂量降低至 7.5mg，不能耐受者，应停药。

5. 从首次治疗开始，16 周内无法完成治疗周期者，应停药。

【制剂】注射剂：50mg/10ml，200mg/40ml。

【贮藏】避光，2～8℃保存，不可冷冻。

帕尼单抗（panitumumab）

别名：Vectibix。

本品为是第一个完全人源化单克隆抗体。

【理化性状】

1. 本品为 IgG2κ 单克隆抗体。

2. 分子式：$C_{6398}H_{9878}N_{1694}O_{2016}S_{48}$。

3. 分子量约为 147kDa。

【用药警戒】接受本品治疗的患者能发生严重的皮肤毒性和过敏反应，上市后有发生过敏反应导致死亡的报道。

【药理学】

1. EGFR 是一种跨膜糖蛋白，为 I 型受体酪氨酸激酶子家族的成员，包括 EGFR、HER2、HER3 和 HER4。在某些人类的肿瘤中可见到 EGFR 过度表达，包括结肠和直肠癌。EGFR 与其正常配体相互作用（如 EGF、转化生长因子α）导致磷酸化和一系列细胞内蛋白的活化，转而调节涉及细胞生长和生存、运动和增殖基因的转录。通过 EGFR 信号传导导致野生型 KRAS 蛋白活化。但是，在有 KRAS 活化的体细胞突变的细胞中，突变体 KRAS 蛋白的活化似乎与 EGFR 调节无关。

2. 本品能与正常和肿瘤细胞上的 EGFR 特异性结合，竞争性抑制 EGFR 与配体的结合。非临床研究显示，本品与肿瘤细胞上的 EGFR 结合阻止配体诱导的受体自体磷酸化和受体相关激酶的活化，从而抑制细胞生长，诱导细胞凋亡，减低促炎性细胞因子和血管生长因子的生成和 EGFR 的内化作用。体外分析和动物体内研究显示本品可抑制 EGFR 表达的人肿瘤细胞株的生长和生存。

【药动学】

1. 单次给予本品呈现非线性药动学。单剂量经 1h 静脉输注给药后，AUC 的增加大于剂量的增加。当剂量从 0.75mg/kg 增加至 9mg/kg 时，清除率（CL）从 30.6ml/（kg·d）降低至 4.6ml/（kg·d）。但是，剂量超过 2mg/kg 时，本品的 AUC 与剂量增加近似正比。

2. 推荐给药方案（6mg/kg，每 2 周给予 1 次，经 1h 静脉输注）后，给药 3 次后达到稳态，C_{max} 和 C_{min} 分别为（213±59）μg/ml 和（39±14）μg/ml。$AUC_{0\sim tau}$ 和 CL 分别为（1306±374）（μg·d）/ml 和（4.9±1.4）ml/（kg·d）。其 $t_{1/2}$ 接近 7.5d（3.6～10.9d）。

3. 年龄、性别、种族、肾功能、肝功能不全和抗瘤细胞中 EGFR 膜染色强度（1+，2+，3+）对本品的药动学无明显影响。

【适应证】 用于野生 KRAS 型转移性结肠癌。

【不良反应】

1. 严重不良反应包括肺纤维化、肺栓塞、严重皮肤毒性、感染、败血症、死亡、输液反应、腹痛、低镁血症、呕吐和便秘。

2. 导致停药的常见不良反应有静脉输注反应、严重皮肤毒性、甲沟炎和肺纤维化。

3. 常见不良反应有不同表现的皮疹、低镁血症、甲沟炎、疲乏、腹痛和腹泻，包括腹泻导致脱水。

【妊娠期安全等级】 C。

【禁忌与慎用】

1. 孕妇只有潜在的益处大于对胎儿伤害的风险时才可使用。

2. 哺乳期妇女应权衡本品对其的重要性，选择停药或停止哺乳。

3. 儿童用药的安全性及有效性尚未确定。

【剂量与用法】

1. 每 14 天给予 6mg/kg，经 60min（≤1000mg）或 90min （>1000mg）静脉输注。

2. 对轻度输液反应减慢静脉输注速率 50%；对严重输液反应须终止静脉输注。

3. 对严重或不能耐受的毒性暂不给药；如毒性改善可降低剂量 50%重新开始。

4. 本品必须通过输液泵，使用低蛋白结合的 0.2μm 或 0.22μm 在线滤器给药。给予本品后，再用 0.9%氯化钠注射液冲洗输液管路，以避免与其他药品混合。

【用药须知】

1. 治疗期间及治疗后 8 周，监测血镁，如需要，应进行补充。

2. 本品不适合用于联合化疗。

3. 用药后，如暴露于阳光可加重皮肤毒性。建议患者接受本品后，应当使用防晒霜并戴宽边遮阳帽，限制暴露于阳光下。

4. 曾有报道，使用本品者会发生角膜炎和溃疡性角膜炎，并有角膜穿孔风险。应监测角膜炎或溃疡性角膜炎的症状。对急性角膜炎或角膜炎恶化者，应中断或终止本品治疗。

5. 使用本品前，需要检测 EGFR 蛋白表达。

【制剂】 注射剂：100mg/5ml，200mg/10ml，400mg/20ml。

【贮藏】 避光贮于 2～8℃，不可冷冻。

雷妥莫单抗（racotumomab）

别名：Vaxira。

本品为鼠源性单克隆抗体，目前已在古巴和阿根廷上市用于治疗转移性或复发性肺癌。

【简介】 神经节苷脂集中于哺乳动物的细胞表面，在细胞的生长和增殖过程中起着重要的作用。NGc 神经节苷脂在健康人的组织和体液中几乎检测不到，但在几种人类肿瘤（包括肺癌、乳腺癌、黑色素细胞瘤、结肠癌、神经外胚层的儿科肿瘤）中，NGcGM3 神经节苷脂却会高度表达。本品为特异性单克隆抗体，可模拟 NGc 神经节苷脂，激发针对肿瘤抗原 NGcGM3 的免疫反应，从而产生被动的抗体治疗作用。作为肿瘤治疗性疫苗，本品可用于黑素瘤、乳腺癌及肺癌患者。本品还可激发免疫反应，识别并直接杀死肿瘤细胞。用法为皮下注射，每 14 天 1 次，2 个月后改为每月 1 次。不良反应主要为注射部位反应，全身反应少见，并呈自限性，常为流感样症状、寒战。

奥妥珠单抗（obinutuzumab）

别名：Gazyvaro、Afutuzumab。

本品为抗 CD20 单克隆抗体。

【CAS】949142-50-1。

【ATC】L01XC15。

【理化性状】

1. 分子式：$C_{6512}H_{10060}N_{1712}O_{2020}S_{44}$。

2. 分子量：146.1kDa。

【用药警戒】

1. 本品可导致乙型肝炎复发，某些病例还可能出现暴发性肝炎、肝衰竭，甚至导致死亡。因此，治疗前应排除乙型肝炎感染。

2. 本品可导致进行性多灶性白质脑病（PML），可致命。

【药理学】

1. 本品是一种单克隆抗体，靶向前 B 淋巴细胞和成熟 B 淋巴细胞的表面上表达的 CD20 抗原。

2. 本品介导 B 细胞溶解是通过以下途径。

（1）参与免疫效应细胞。

（2）通过直接地激活细胞内死亡信号通路和（或）激活补体级联反应。

3. 免疫效应细胞的机制包括依赖抗体的细胞毒性和依赖抗体的吞噬作用。

【药动学】在稳态时，本品的分布容积约为 3.8L。本品的消除由一个线性清除率途径和一个时间依赖性非线性清除率途径组成。随着本品治疗进展，时间依赖性途径的影响减小，提示有靶点介导的药物分布（TMDD）。终末清除率和 $t_{1/2}$ 分别约为 0.09（46%）L/d 和 28.4（43%）d。

【适应证】与苯丁酸氮芥合用，治疗既往未经治疗过的慢性淋巴细胞白血病患者。

【不良反应】

1. 严重不良反应包括乙型肝炎复发、进行性多灶性白质脑病、输液反应、肿瘤溶解综合征、感染、中性粒细胞减少、血小板减少。

2. 常见不良反应包括静脉输注反应、中性粒细胞减少、血小板减少、贫血、发热、咳嗽和肌肉骨骼疾病。

【妊娠期安全等级】C。

【禁忌与慎用】

1. 孕妇只有潜在的益处大于对胎儿伤害的风险时才可使用。

2. 尚未明确本品是否可通过乳汁分泌，哺乳期妇女应权衡本品对其的重要性，选择停药或停止哺乳。

3. 儿童用药的安全性及有效性尚未确定。

【剂量与用法】

1. 本品只能静脉输注，不可静脉注射。预先使用糖皮质激素、对乙酰氨基酚和抗组胺药，以预防输液反应，具体方案见表 2-5。

2. 6 个疗程推的荐剂量（28d 1 个疗程）

（1）在第 1 个疗程的第 1 天给予 100mg，静脉输注速度为 25mg/h，不可加快静脉输注的速度。

（2）第 2 天给予 900mg，静脉输注速度为 50mg/h，每隔半小时增加 50mg/h，最大速度为 400mg/h。

（3）第 8 天和第 15 天给予 1000mg，在第 2～6 个疗程的第 1 天给予 1000mg。静脉输注速度为 100mg/h，每隔半小时增加 100mg/h，最大速度为 400mg/h。

3. 配制方法：抽取所需本品剂量注入 0.9%氯化钠注射液 PVC 或非 PVC 聚烯烃静脉输注袋，不要使用其他稀释剂（如 5%葡萄糖注射液）。

（1）准备第 1 个疗程的第 1 天（100mg）和第 2 天（900mg）静脉输注溶液：从小瓶抽吸 4ml 本品注射液，注入此 4ml 注射液至 100ml 的 0.9%氯化钠注射液中，即为第 1 天使用的静脉输注溶液；剩余的 36ml（900mg）注入 250ml 的 0.9%氯化钠注射液为第 2 天使用的输液。在 2～8℃可贮存 24h。使用前放置至室温后，立即使用。

（2）准备首个疗程第 8 天和第 15 天和第 2～6 个疗程第 1 天的静脉输注溶液：从小瓶抽吸 40ml 的本品注射液注入 250ml 的 0.9%氯化钠注射液中。

（3）通过轻轻倒置混合稀释液。不要摇动或冻结。

表 2-5　预先给药方案

治疗周期	预防给药人群	预先给予药物及剂量	给药时机
受个周期的第 1、2 天	所有患者	静脉给予地塞米松 20mg 或甲泼尼龙 80mg	在静脉输注本品至少 1h 前完成
		口服对乙酰氨基酚 650～1000mg	至少在开始本品静脉输注前 30min 服用
		抗组胺药（如苯海拉明 50 mg）	
首个治疗周期的第 8 天、第 15 天、第 2～6 个周期的第 1 天	所有患者	口服对乙酰氨基酚 650～1000mg	至少在开始本品静脉输注前 30min 服用
首个治疗周期的第 8 天、第 15 天、第 2～6 个周期的第 1 天	前次静脉输注输液反应 ≥1 级	抗组胺药（如苯海拉明 50mg）	至少在开始本品静脉输注前 30min 服用
	前次静脉输注输液反应 ≥1 级或下次治疗前淋巴细胞计数＞$25×10^9$/L	静脉给予地塞米松 20mg 或甲泼尼龙 80mg	在静脉输注本品前至少 1h 前完成

【用药须知】

1. 使用本品前用糖皮质激素、对乙酰氨基酚和抗组胺预先给药。静脉输注期间严密监视，如出现过敏反应，应中断或终止静脉输注。

2. 使用前预先给予抗高尿酸血症药物和充分水化，尤其是肿瘤负荷高和（或）高循环淋巴细胞计数患者。并纠正电解质异常，监测肾功能和液体平衡。

3. 监测患者的感染症状和体征。强烈建议中性粒细胞减少患者治疗期自始至终接受抗微生物药预防感染。应考虑到预防病毒和真菌感染。

4. 应定期监测全血细胞计数和出血的征象，如发生出血，可能需要静脉输注血液制品。

5. 本品治疗前和治疗期间应避免接种活病毒疫苗。

6. 静脉输注期间可能发生低血压。每次静脉输注前 12h 和静脉输注期间及静脉输注后 1h，可考虑暂停抗高血压治疗。

【制剂】注射剂：1000mg/40ml。

【贮藏】避光贮于 2～8℃，不可冷冻。

司妥昔单抗（siltuximab）

别名：Sylvant。

本品是从中国仓鼠卵巢细胞培养生成的 IL-6 单克隆抗体。

【药理学】本品与人体的 IL-6 结合，并阻滞 IL-6 与可溶性和膜结合 IL-6 受体的结合。IL-6 可参与多种生理过程，如免疫球蛋白的分泌。在多中心巨大淋巴结增生症（multicentric Castleman's disease，MCD）患者中 IL-6 的过度产生与全身性症状有关。

【药动学】

1. 吸收　MCD 患者给予本品后（11mg/kg，每 3 周 1 次，经 1h 静脉输注），C_{max} 出现于静脉输注结束时。在稳态时，平均 C_{max} 为 332μg/ml（CV=42%），C_{min} 为 84μg/ml（CV=78%）。

用每 3 周 1 次给药方案，在第 6 次静脉输注时达稳态，稳态 AUC 为单次给药的 1.7 倍。多次给药后，在 2.8～11mg/kg 时，本品的药动学与剂量接近正比关系。

2. 分布　基于群体药动学分析，体重 70kg 男性受试者中央室的分布容积为 4.5L（CV=20%）。

3. 消除　本品的清除率为 0.23L/d。静脉输注 11mg/kg 后，终末 $t_{1/2}$ 为 20.6d（14.2～29.7d）。

【适应证】人类免疫缺陷病毒（HIV）阴性和人疱疹病毒-8（HHV-8）阴性的 MCD 患者的治疗。

【不良反应】

1. 皮肤　皮肤瘙痒、色素沉着、湿疹、银屑病、皮肤干燥。

2. 感染　上呼吸道感染、下呼吸道感染。

3. 血液和淋巴系统　血小板减少。

4. 全身反应　水肿、体重增加。

5. 胃肠道　便秘。

6. 代谢　胆固醇升高、三酰甘油升高、尿酸升高。

7. 呼吸系统　口咽疼痛。

8. 泌尿系统　肾损伤。

9. 神经系统　头痛。

10. 血管　高血压。

【妊娠期安全等级】C。

【禁忌与慎用】

1. 孕妇只有潜在的益处大于对胎儿伤害的风险时才可使用。

2. 尚未明确本品是否可经乳汁分泌，哺乳期妇女应权衡本品对其的重要性，选择停药或停止哺乳。

3. 儿童用药的安全性及有效性尚未确定。

【药物相互作用】肝中 CYP 酶可被感染、炎症刺激和细胞因子包括 IL-6 向下调节。本品治疗的患者中 IL-6 的信号传导受到抑制，可能恢复 CYP 酶活性至较高水平，导致 CYP 底物的代谢比用本品治疗前增加。正在使用治疗指数窄的 CYP 底物治疗的患者，在开始或终止本品治疗时，需进行治疗性监测（如华法林、环孢素、茶碱），并调整剂量。在停止治疗后本品对 CYP 酶活性的影响可能持续几周。谨慎与 CYP3A4 底物（如口服避孕药、洛伐他汀、阿托伐他汀）合用。

【剂量与用法】推荐剂量为 11mg/kg，经 1h 静脉输注，每 3 周 1 次。

【用药须知】

1. 存在严重感染的患者在感染解决前不要给予本品，因可能掩盖急性炎症的体征和症状包括发热和急性期反应标志物受到抑制（如 C 反应蛋白，CRP）。接受本品的患者应严密监视感染的发生。

2. 接受本品的患者不能接种活疫苗，因为对 IL-6 抑制的作用可能干扰对抗原的正常免疫反应。

3. 如患者发生严重超敏性反应，永久停止静脉输注本品。

4. 如患者发生轻至中度静脉输注反应应停止静脉输注。如反应已消除，可用较低静脉输注速率重新开始静脉输注。还可考虑使用抗组胺药、对乙酰氨基酚和皮质激素。如干预后患者仍不能耐受，应终止静脉输注。

5. 治疗场所应能提供复苏设备、药物和受过复苏训练的人员。

6. 在临床试验中曾有胃肠道穿孔报道，尽管没有在 MCD 患者中进行过试验。如患者存在胃肠道（GI）穿孔的症状应及时评估。

【制剂】注射剂（粉）：100m，400mg。

【贮藏】避光贮于 2～8℃下。不可冷冻。

尼妥珠单抗（nimotuzumab）

别名：泰欣生、BIOMAb EGFR、Biocon、TheraCIM、CIMYM、Theraloc、Oncoscience、CIMAher。

本品为抗 EGFR 抗体。

【药理学】EGFR 是分子量为 170kDa 的跨膜糖蛋白，其胞内区具有特殊的酪氨酸激酶活性。EGFR 的过度表达可改变细胞周期的调控（加快细胞增殖），阻止细胞凋亡，促进血管生成，增强细胞迁移性、侵袭性和转移性。本品可在体内或体外培养细胞中阻断 EGF 与其受体 EGFR 的结合，并对 EGFR 过度表达的肿瘤具有有效的抗血管生成、抗增殖和促凋亡作用。体内和体外研究结果均显示了本品有抗肿瘤增殖的作用，还具有抗血管生成和促进肿瘤细胞凋亡的特性。

【药动学】静脉注射本品 50mg、100mg、200mg 和 400mg，其对应的清除 $t_{1/2}$ 分别为 62.92h、82.60h、302.95h 和 304.52h。用药后 24h 内，不同剂量给药随尿排出量占注射剂量的比例分别为 21.08%、28.20%、27.36%、33.57%。本品主要分布于肝、脾、心脏、肾和胆囊，其中肝摄取量最高。动物药动学数据证实给药后 24h 肿瘤组织内的药物浓度最高。

【适应证】本品与放疗联合适用于治疗 EGFR 阳性表达的 III/IV 期鼻咽癌。使用本品前，患者应先确认其肿瘤细胞 EGFR 表达水平，EGFR 中高度表达的患者推荐使用本品。检验操作应由熟练掌握 EGFR 检测试剂盒检测技术的实验室完成。检验中的某些失误，如使用较差的组织样本、未能严格遵从操作规程、使用不当的对照等均可能得出不可靠的结果。

【不良反应】

1. 本品的不良反应主要表现为发热、血压下降、恶心、头晕、皮疹。

2. 少见的不良反应有肌肉痛、语言障碍、口干、潮红、下肢无力、嗜睡、丧失方向感、肌酐水平升高、白细胞减少、血尿、胸痛、口唇发绀。这些不良反应可自行缓解或使用常规剂量的镇痛药和（或）抗组胺药对症治疗。

【妊娠期安全等级】C。

【禁忌与慎用】

1. 对本品过敏者禁用。

2. 孕妇只有潜在的益处大于对胎儿伤害的风险时才可使用。

3. 尚未明确本品是否可经乳汁分泌，哺乳期妇女应权衡本品对其的重要性，选择停药或停止哺乳。最后一次给药后至少 60d 内禁止哺乳。

4. 18 岁以下儿童用药的安全性及有效性尚未确定。

【剂量与用法】将本品 100mg 本品稀释于 0.9%氯化钠注射液 250ml 中，于前臂静脉输注，静脉输注 60min 以上。第一次给药时间为放射治疗的第 1 天，于放疗前完成，以后每周 1 次，共 8 次。患者同时接受规范的鼻咽癌放射治疗。

【用药须知】

1. 本品冻融后抗体的大部分活性将丧失，故在贮藏和运输过程中严禁冷冻。本品稀释于 0.9%氯化钠注射液后，在 2～8℃可保持稳定 12h，在室温下可保存 8h。储存时间超过上述时间，则应弃去，不宜继续使用。

2. 本品必须在有经验的临床医师指导下使用。

【制剂】注射剂：50mg/10ml。

【贮藏】避光，贮于 2～8℃。切勿冷冻。

帕妥珠单抗（pertuzumab）

别名：Perjeta。

本品是通过 DNA 工程从哺乳动物（中国仓鼠卵巢）细胞中得到人 HER2 单克隆抗体，是第一个被称作"HER 二聚化抑制剂"的单克隆抗体。分子量 148kDa。

【用药警戒】

1. 本品可导致亚临床和临床的心力衰竭，治疗前及治疗期间定期评价左心室功能，如出现左心室功能降低，应停药。

2. 本品可导致胎儿死亡和出生缺陷，孕妇禁用。

【药理学】本品与 HER2 受体胞外结构域 II 区结合，配体依赖性抑制 HER2 与其他 HER 家族成员包括 EGFR、HER3 和 HER4 的异源二聚化。本品可抑制促分裂原活化蛋白激酶、磷酸肌醇-3 激酶，而阻止配体启动的细胞内信号转导，导致细胞生长停滞和凋亡。另外本品还有抗体依赖性的细胞毒作用。

【药动学】剂量在 2～25mg/kg，本品的药动学呈线性。平均清除率为 0.24L/d，$t_{1/2}$ 为 18d。给予负荷剂量 840mg，之后每 3 周 420mg，在首次给予负荷剂量时达稳态。

【适应证】与曲妥珠单抗和多西他赛合用，治疗既往未曾接受抗 HER2 治疗或化疗的 HER2 阳性的转移性乳癌患者。

【不良反应】

1. 整体感觉及注射部位反应　疲乏、无力、外周水肿、黏膜炎、发热。

2. 皮肤　脱发、皮肤干燥、皮疹、掌足综合征。

3. 消化系统　腹泻、消化不良、恶心、呕吐、便秘、胃炎、食欲缺乏。

4. 血液系统　中性粒细胞减少、白细胞减少、贫血、发热性中性粒细胞减少、血小板减少。

5. 免疫系统　过敏反应。

6. 神经系统　周围神经病变、头痛、头晕、味觉障碍、失眠。

7. 肌肉骨骼　肌痛、关节痛。

8. 呼吸系统　咳嗽、鼻出血、呼吸困难。

9. 眼　流泪。

10. 实验室检查　ALT 升高。

【妊娠期安全等级】D。

【禁忌与慎用】

1. 对本品过敏者禁用。

2. 孕妇禁用。

3. 尚未明确本品是否可经乳汁分泌，哺乳期妇女应权衡本品对其的重要性，选择停药或停止哺乳。

4. 目前尚无有关儿童使用本品的有效性和安全性研究，故不推荐儿童使用。

【药物相互作用】与曲妥珠单抗、多西他赛合用，未见相互作用。

【剂量与用法】初始剂量为 840mg，经 60min 静脉输注完毕。其后每 3 周 420mg，经 30～60min 静脉输注完毕。本品只能静脉输注，不可快速静脉注射。

【用药须知】

1. 育龄期妇女在治疗前应排除妊娠的可能性，治疗期间应采取有效避孕措施。

2. 治疗期间监测左心室功能，如出现左心室功能降低，应降低剂量或停药。

3. 本品可导致过敏反应，应准备好抢救设备和药品。

4. 治疗前应检测患者是否存在 HER2 过度表达，确定 HER2 过度表达者方可使用本品治疗。

【制剂】注射剂：420mg/14ml。

【贮藏】避光贮于 2～8℃，避免强烈振摇，不可冷冻。

雷莫芦单抗（ramucirumab）

别名：Cyramza。

本品为血管内皮生长因子受体（VEGFR）2 拮抗剂。

【理化性状】

1. 分子式：$C_{6374}H_{9864}N_{1692}O_{1996}S_{46}$。

2. 分子量：143.6kDa。

【用药警戒】本品可导致严重的出血，可致命。如发生严重出血，应永久停药。

【药理学】本品能特异性与 VEGFR2 结合，阻止其与 VEGFR 配体、VEGF-A、VEGF-C、VEGF-D 的结合，抑制配体刺激的 VEGFR2 的活化，进而抑制配体诱导的细胞增殖和人类内皮细胞的迁移。动物实验本品可抑制血管新生。

【药动学】晚期胃癌患者给予 8mg/kg，每 2 周 1 次，给药 3 次后，C_{min} 为 50μg/ml（6～228μg/ml），给药 6 次后为 74μg/ml（14～234μg/ml）。

【适应证】

1. 用于晚期胃癌或胃-食管结合部腺癌，曾接受氟尿嘧啶或铂类化疗后病情仍然进展者。

2. 转移性非小细胞癌（2014 年底新增的适应证）。

【不良反应】

1. 严重不良反应包括出血、高血压、胃肠穿孔、输液反应、影响伤口愈合、可逆性后部白质脑病综合征、肝硬化恶化。

2. 临床试验中常见的不良反应包括腹泻、低血钠、头痛、高血压。

3. 少见不良反应包括中性粒细胞减少、鼻出血、肠梗阻、动脉血栓。

【妊娠期安全等级】C。

【禁忌与慎用】

1. 对本品过敏者禁用。

2. 孕妇只有潜在的益处大于对胎儿伤害的风险时才可使用。

3. 尚未明确本品是否可经乳汁分泌，哺乳期妇女应权衡本品对其的重要性，选择停药或停止哺乳。

4. 目前尚无有关儿童使用本品的有效性和安全性研究，故不推荐儿童使用。

【剂量与用法】

1. 治疗胃癌：推荐剂量为 8mg/kg，经 60min 静脉输注完毕，每 2 周 1 次。本品不可静脉快速注射。

2. 治疗非小细胞肺癌：推荐剂量为 10mg/kg，经 60min 静脉输注完毕，每 3 周 1 次，应在给予多西他赛前静脉输注。

3. 每次静脉输注前应给予 H_1 受体拮抗剂（如苯海拉明），对于出现 1 或 2 级输液反应者，降低静脉输注速度 50%，在下次静脉输注前应另外给予地塞米松和对乙酰氨基酚。出现 3 或 4 级输液反应者，应永久停药。

4. 如尿蛋白≥2g/24h，应暂停用药，尿蛋白降低至<2g/24h 后，以 6mg/kg（治疗胃癌）或 8mg/kg（治疗非小细胞肺癌）的剂量重新开始治疗；如再次出现尿蛋白≥2g/24h，应暂停用药，尿蛋白降低至<2g/24h 后，以 5mg/kg（治疗胃癌）或 6mg/kg（治疗非小细胞肺癌）的剂量重新开始治疗。尿蛋白>3g/24h 者或发生肾病综合征者，应永久停药。

【用药须知】

1. 本品有可能损害胎儿，育龄期妇女在治疗期间应采取有效避孕措施。

2. 如出现严重高血压，应暂停用药，直至血压得到控制。如抗高血压治疗不能控制血压，则永久停药。

3. 择期手术前应停用本品直至伤口愈合。

4. 发生动脉血栓、胃肠穿孔、3 或 4 级出血者，应永久停药。

5. 本品只能用 0.9%氯化钠注射液稀释至 250ml 后静脉输注，禁用含葡萄糖的注射液稀释。稀释后在 2～8℃可保存 24h，室温下可保存 4h。

6. 推荐使用 0.22μm 的滤膜，单独液路静脉输注本品，静脉输注本品前后均应使用 0.9%氯化钠注射液冲洗管路。

【制剂】注射剂：100mg/10ml，500mg/50ml。

【贮藏】避光，贮于 2～8℃，避免剧烈振摇，不可冷冻。

地诺单抗（denosumab）

别名：Denosumabum、Prolia、狄诺塞麦、Xgeva。

本品是通过遗传工程从哺乳动物（中国仓鼠卵巢）细胞中得到人 IgG2 单克隆抗体，对人 RANKL（即核因子 κB 配体受体激活剂）有特异性亲和力，是特异性靶向 RANK 配体的药物。

【理化性状】

1. 分子式：$C_{6404}H_{9912}N_{1724}O_{2004}S_{50}$。

2. 分子量：144.7kDa。

【药理学】破骨细胞在体内参与骨的再吸收过程，核因子 κB 受体激活蛋白配体（RANKL）是破骨细胞生成、存活及发挥功能所必需的跨膜可溶性蛋白。本品在破骨细胞和其前体细胞表面与RANKL结合，使得RANKL与RANK受体结合受阻，阻止破骨细胞的生成、存活及功能的发挥，减少骨的再吸收，从而增加骨皮质和骨松质的骨量和强度。

【药动学】

1. 健康男性和女性志愿者（$n=73$，18～64岁）禁食至少12h后单次皮下注射本品60mg，平均血药峰值（C_{max}）为6.75μg/ml，达C_{max}的平均时间为10d。本品在体内完全消除需4～5个月，平均$t_{1/2}$为25.4d，平均AUC至16周为316（μg·d）/ml。

2. 每6个月多次皮下注射本品60mg，未观察到本品在体内蓄积和药动学特征变化。

3. 群体药动学分析表明本品药动学特征不受年龄、种族及体重等影响。

【适应证】

1. 用于治疗绝经妇女的骨质疏松症（伴有高危骨折）。

2. 用于治疗前列腺癌患者的骨丢失（接受雄激素阻断治疗所致）。

3. 用于治疗乳腺癌患者的骨丢失（接受芳香化酶抑制剂治疗所致）。

【不良反应】

1. 严重不良反应　低钙血症、严重感染、皮肤反应、下颌骨坏死。

2. 常见不良反应　贫血、心绞痛、心房颤动、眩晕、上腹痛、胃肠胀气、胃食管反流性疾病、外周水肿、无力、膀胱炎、上呼吸道感染、肺炎、带状疱疹、高胆固醇血症、腰痛、四肢痛、骨痛、脊椎关节炎、坐骨神经痛、失眠、皮疹、瘙痒。

3. 本品停药后最常见的不良反应　背痛和便秘。

4. 其他不良反应　药物超敏反应（皮疹，荨麻疹、面部水肿和红斑），一旦出现上述症状，应立即进行医学观察。

5. 上市后不良反应　包括严重症状性低血钙、皮疹、荨麻疹、面部水肿或红斑。

【妊娠期安全等级】X。

【禁忌与慎用】

1. 禁用于孕妇、低钙血症患者及对本品任一成分过敏的患者。

2. 同时服用免疫抑制剂或伴有免疫功能低下的患者慎用。

3. 老年人及肾功能不全患者无须调整剂量，对于重度肾功能不全和正在接受透析治疗的患者应进行血钙监测，同时注意补充钙和维生素D。

4. 目前尚未有关儿童使用本品的有效性和安全性研究，故不推荐儿童使用。

5. 尚未明确本品是否可经乳汁分泌，哺乳期妇女应权衡本品对其的重要性选择停药或停止哺乳。

【药物相互作用】

1. 与贝利木单抗合用可增强免疫抑制作用，相互作用明显，应密切监测。

2. 与普拉曲沙合用，会增加免疫抑制作用和感染的风险，应监测不良反应。

3. 慎与利纳西普等免疫抑制剂合用，以免增加严重感染的风险。

4. 与托法替尼合用，会增加托法替尼的毒性和不良反应，尤其是可能增加严重感染的风险，应密切监测。

【剂量与用法】

1. 由专业医疗人员每6个月在患者上臂、大腿上部及腹部皮下注射本品60mg。

2. 接受本品治疗的同时，每天需服用1000mg钙及至少400U维生素D。

【用药须知】

1. 在接受本品治疗时，应避免使用其他与本品活性成分相似的药物（如Xgeva与Prolia均为本品制剂）。

2. 如果患者漏用本品，则应尽早补用，并在补用后的6个月再行使用。

3. 患有低钙血症的患者在接受本品治疗前应纠正低钙血症；易诱发低钙血症（重度肾功能不全、正在接受透析治疗的患者）和体内矿物质紊乱的患者在接受本品治疗时，应对体内血钙及矿物质（磷和镁）水平进行临床监测，同时服用适量的钙片和维生素D。

4. 使用本品可导致严重感染如皮肤感染、腹部感染、尿路感染及耳感染，接受本品治疗的患者一旦发现有严重感染体征或症状时应立即寻求医学观察。与免疫抑制剂或损伤免疫系统的药物合用可增加发生严重感染的风险。发生严重感染的患者使用本品需权衡利弊。

5. 接受本品治疗的患者较安慰剂组患者更易出现皮炎、湿疹等皮肤反应，一旦出现严重的皮肤反应，应立即停止给药。

6. 使用本品可发生下颌骨坏死（ONJ），一般伴随拔牙或延迟愈合的局部感染发生。有 ONJ 风险因子的患者接受本品治疗前应进行常规口腔检查和适当预防性牙科处理，治疗期间需保持良好的口腔卫生。

7. 使用本品可致明显的骨代谢抑制。骨代谢的长期抑制可致骨坏死、非典型骨折及骨折愈合延迟，故使用本品的患者需监测上述症状。

【制剂】①预装注射器：60mg/1ml；②注射液：60mg/1ml（Prolia）、120mg/1.7ml（Xgeva）。

【贮藏】避光，贮于 2～8℃，避免强烈振摇，不可冷冻。

纳武单抗（nivolumab）

别名：Opdivo。

本品为首个 IgG4 单克隆抗体，美国 FDA 于 2014 年 12 月批准上市。

【药理学】本品与 T 细胞上的 PD-1 受体的配体 PD-L1 和 PD-L2 结合，可抑制 T 细胞的增殖和细胞因子的生成。在一些肿瘤中，PD-1 配体上调，并通过此通路抑制 T 细胞对肿瘤细胞免疫监视的活化。本品是 IgG4 单克隆抗体，与 PD-1 受体结合，抑制 PD-1 受体与其配体 PD-L1 和 PD-L2 的相互作用，从而解除 PD-1 介导的对免疫监视的抑制作用。在大鼠，本品可使肿瘤体积缩小。

【药动学】基于群体药动学分析，本品的清除率为 9.5ml/h，稳态分布容积为 8.0L，$t_{1/2}$ 为 26.7d，给予 3mg/kg，每 2 周 1 次，12 周后达稳态，蓄积率为 3 倍。在剂量 0.1～10mg/kg，每 2 周 1 次时，暴露量与剂量呈线性。

【适应证】

1. 用于无法手术切除的或转移性黑素瘤，使用伊马替尼治疗仍进展者或存在 BRAF V600 基因阳性而使用 BRAF 抑制剂病情仍进展者。

2. 用于经铂类为基础的化疗病情仍进展转移性非小细胞肺癌。

3. 用于晚期转移性肾细胞癌。

4. 用于经典型霍奇金病。

5. 用于头颈部鳞状细胞癌。

6. 用于尿路上皮癌。

【不良反应】

1. 严重不良反应包括免疫介导的肺炎、结肠炎、肾炎、肝炎、甲状腺功能减退、甲状腺功能亢进及其他免疫相关的不良反应。

2. 常见不良反应包括皮疹、咳嗽、上呼吸道感染、外周水肿。

3. 少见室性心律失常、虹膜睫状体炎、输液反应、头晕、外周及感觉神经病、剥脱性皮炎、多形性红斑、白癜风、银屑病。

4. 实验室检查常见淀粉酶升高、脂肪酶升高、ALT 及 AST 升高、碱性磷酸酶升高、低血钠、高血钾。

【妊娠期安全等级】D。

【禁忌与慎用】

1. 未对中、重度肝功能不全患者进行研究，不推荐使用。

2. 孕妇禁用。

3. 尚未明确本品是否经乳汁分泌，哺乳期妇女应权衡本品对其的重要性选择停药或停止哺乳。

4. 儿童用药的安全性及有效性尚未确定。

【剂量与用法】

1. 经典型霍奇金病、非小细胞肺癌：推荐剂量为 3mg/kg，经 60min 静脉输注完毕，每 2 周 1 次。用 0.9%氯化钠注射液或 5%葡萄糖注射液稀释至 1～10mg/ml 后静脉输注。

2. 黑素瘤、肾细胞癌、头颈部鳞状细胞癌、尿路上皮癌：推荐剂量为 240mg，经 60min 静脉输注完毕，每 2 周 1 次。用 0.9%氯化钠注射液或 5%葡萄糖注射液稀释至 1～10mg/ml 后静脉输注。

3. 如出现 2 级以上肺炎、2～3 级以上结肠炎、$3 \times ULN \leqslant ALT$（或 AST）$\leqslant 5 \times ULN$、$1.5 \times ULN \leqslant$ 总胆红素 $\leqslant 3 \times ULN$、$1.5 \times ULN \leqslant$ 肌酐 $< 6 \times ULN$ 或较基线升高 1.5 倍及其他 3 级以上不良反应，应暂停用药，直至恢复至 0～1 级。

4. 如出现 3 或 4 级肺炎、4 级结肠炎、ALT 或 AST $> 5 \times ULN$、总胆红素 $> 3 \times ULN$、肌酐 $\geqslant 6 \times ULN$、其他 3 级以上不良反应复发、危及生命的 4 级不良反应、不能耐受 12 周内皮质激素减量至相当于泼尼松 12mg、2 或 3 级不良反应 12 周内不能缓解至 0～1 级者，应永久停药。

【用药须知】

1. 治疗前先测定肝肾功能，治疗期间定期监测。

2. 本品有胚胎毒性，育龄期妇女在开始本品治疗前应排除妊娠，治疗期间应采取有效避孕措施，直至治疗结束后至少 5 个月。

3. 治疗期间定期监测甲状腺功能。

【制剂】注射剂：40mg/4ml，100mg/10ml。

【贮藏】贮于 2～8℃，切勿冷冻。

潘博立珠单抗（pembrolizumab）

别名：Keytruda、lambrolizumab。

本品为首个 PD-1 人源化单抗，为 IgG4κ免疫球蛋白，分子量约为 149kDa。美国 FDA 于 2014 年 9 月批准上市。

【药理学】 与 T 细胞上的 PD-1 受体的配体 PD-L1 和 PD-L2 结合，可抑制 T 细胞的增殖和细胞因子的生成。在一些肿瘤中 PD-1 配体上调，并通过此通路抑制 T 细胞的对肿瘤细胞免疫监视的活化。本品与 PD-1 受体结合，抑制 PD-1 受体与其配体 PD-L1 和 PD-L2 的相互作用，从而解除 PD-1 介导的对免疫监视的抑制作用，包括对抗肿瘤作用的抑制作用。在大鼠，本品可使肿瘤体积缩小。

【药动学】 基于群体药动学分析，本品的清除率为 0.22L/d，稳态分布容积为 8.0L，$t_{1/2}$ 为 26d，每 3 周 1 次，18 周后达稳态，蓄积率为 2.1 倍。在剂量 2～10mg/kg，每 3 周 1 次时，暴露量与剂量呈线性。

【适应证】 用于无法手术切除的或转移性黑素瘤，使用伊马替尼治疗仍进展者或存在 BRAF V600 基因阳性使用 BRAF 抑制剂病情仍进展者。

【不良反应】

1. 严重不良反应包括免疫介导的肺炎、结肠炎、肾炎、肝炎、垂体炎、甲状腺功能减退、甲状腺功能亢进及其他免疫相关的不良反应。

2. 常见不良反应包括疲乏、寒战、发热、恶心、呕吐、便秘、腹泻、腹痛、咳嗽、呼吸困难、皮疹、瘙痒、白癜风、食欲缺乏、关节痛、四肢痛、肌痛、腰痛、头痛、头晕、贫血、失眠、上呼吸道感染。

3. 实验室检查常见高血糖、低血钠、低蛋白血症、ALT 及 AST 升高、三酰甘油升高。

【妊娠期安全等级】 D。

【禁忌与慎用】

1. 未对中、重度肝功能不全患者进行研究，不推荐使用。

2. 孕妇禁用。

3. 尚未明确本品是否经乳汁分泌，哺乳期妇女应权衡本品对其的重要性选择停药或停止哺乳。

4. 儿童用药的安全性及有效性尚未确定。

【剂量与用法】

1. 推荐剂量为 2mg/kg，经 30min 静脉输注，每 3 周 1 次。先用 2.3ml 注射用水溶解本品注射剂，避免剧烈振摇，之后用 0.9%氯化钠注射液稀释至 1～10mg/ml 后静脉输注。

2. 如出现 2 级以上肺炎、2～3 级以上结肠炎、全身性垂体炎、2 级肾炎、3×ULN≤ALT（或 AST）≤5×ULN、1.5×ULN≤总胆红素≤3×ULN、3 级甲状腺功能亢进及其他 3 级以上不良反应，应暂停用药，直至恢复至 0～1 级。

3. 如出现 3 或 4 级肺炎、4 级结肠炎、ALT 或 AST＞5×ULN、总胆红素＞3×ULN、3 或 4 级肾炎、严重或 3 级以上不良反应复发、危及生命不良反应、3 或 4 级输液反应、2 或 3 级不良反应 12 周内不能缓解至 0～1 级，应永久停药。

【用药须知】

1. 治疗前先测定肝肾功能，治疗期间定期监测。

2. 本品有胚胎毒性，育龄期妇女在开始本品治疗前应排除妊娠，治疗期间应采取有效避孕措施，直至治疗结束后至少 4 个月。

3. 治疗期间定期监测甲状腺功能。

【制剂】 注射剂（粉）：50mg。

【贮藏】 贮于 2～8℃。

博利那单抗（blinatumomab）

别名：Blincyto。

本品为首个双特异性抗体，含 504 个氨基酸，分子量约为 54kDa。美国 FDA 于 2014 年 12 月批准上市。

【用药警戒】

1. 本品可致细胞因子释放综合征，可致命，如出现，应立即停药。

2. 本品可致神经毒性，可能会很严重甚至可致命，如出现，应立即停药。

【药理学】 本品是一个双特异性指向 CD19 定向 CD3 的 T 细胞衔接器，可结合至表达于 B 细胞系来源细胞表面上的 CD19 和表达于 T 细胞表面的 CD3。本品通过连接 T 细胞受体上的 CD3 和良性或恶性 B 细胞上的 CD19 而活化内源性 T 细胞。本品可调节肿瘤细胞和 T 细胞之间的突触形成，上调细胞黏附分子，释放细胞炎症因子，产生细胞溶解蛋白，促进 T 细胞增殖，可造成 CD19$^+$细胞的重新定向溶解。

【药动学】

1. 在成年患者中剂量范围在每日 5～90μg/m^2，本品的药动学呈线性。连续静脉输注后，在一天内血药浓度达稳态并保持稳定。稳态血药浓度与剂量近似成正比。复发/难治性 ALL 患者给予 9μg/d 和 28μg/d，平均稳态血药浓度分别为 211pg/ml 和 621pg/ml。

2. 分布容积约为 4.52L，尚未确定本品的代谢途径。像其他蛋白治疗药，预计本品可降解为肽和氨基酸。

3. 全身清除率为 2.92L/h，$t_{1/2}$ 为 2.11h。尿中排泄的本品可忽略不计。

4. 体重、体表面积、性别和年龄不影响本品的药动学。中度肾损伤的患者（CC 为 30～59ml/min）的清除率约为正常肾功能者的 1/2。本品清除率的个体差异很大，变异系数达 95.6%，故中度肾功能不全的患者的清除率基本在肾功能正常的患者中所观察到的范围内，对严重肾损伤的患者（CC＜30ml/min）或用血液透析患者尚无可用信息。

【适应证】用于治疗费城染色体阴性的复发性或难治性前体 B 细胞急性淋巴细胞白血病。

【不良反应】

1. 严重不良反应包括细胞因子释放综合征、神经毒性、感染、肿瘤溶解综合征、对驾驶和操作机械的能力的影响、肝酶升高、白质脑病。

2. 常见不良反应包括发热性中性粒细胞减少、贫血、中性粒细胞减少、血小板减少、白细胞减少、恶心、便秘、腹泻、腹痛、呕吐、发热、外周水肿、疲乏、寒战、胸痛、细胞因子释放综合征、各种病原体感染、脓肿、ALT 及 AST 升高、体重增加、低血钾、低血镁、高血糖、食欲缺乏、低血磷、腰痛、骨痛、四肢痛、关节痛、头痛、头晕、失眠、咳嗽、呼吸困难、皮疹、低血压、高血压。

3. 少见不良反应包括白细胞增高、淋巴细胞减少、心动过速、注射部位水肿、细胞因子风暴、免疫球蛋白降低、胆红素升高、肝酶升高、肿瘤溶解综合征、低蛋白血症、脑病、感觉异常、失语症、惊厥、记忆力损害、认知障碍、语言障碍、意识混乱、定向障碍。

4. 本品可致细胞因子释放综合征，可致命，如出现，应立即停药。

【妊娠期安全等级】C。

【禁忌与慎用】

1. 对本品过敏者禁用。

2. 未对肝功能不全患者进行研究。

3. 尚未明确本品是否经乳汁分泌，哺乳期妇女应权衡本品对其的重要性选择停药或停止哺乳。

4. 尚无 CC≤30ml/min 的研究资料。

5. 儿童用药的安全性及有效性尚未确定。

【药物相互作用】开始本品治疗时，可出现一过性细胞因子释放增加，可抑制 CYP 的活性，首个疗程的前 9 天及第 2 个疗程的前 2 天发生药物相互作用的可能性较高，尤其是经 CYP 代谢的治疗窗窄的药物。

【剂量与用法】

1. 体重＞45kg 者，在第 1～7 天，每日 9μg/kg，第 8～28 天，每日 28μg/kg，静脉输注，休息 2 周后开始第 2 个疗程，每日剂量为 28μg/kg，连用 28d，休息 2 周，之后如是继续后边的疗程，最多用 5 个疗程。

2. 在每个疗程首次给予本品或提高剂量时，应在给予本品前 1h 静脉给予 20mg 地塞米松。

3. 本品需取所需量用 0.9%氯化钠注射液稀释至 240ml 后使用输液泵恒速静脉输注，经 24h（静脉输注速度 10ml/min）或 48h（静脉输注速度 5ml/min）输完。推荐使用 0.2μm 终端滤器。静脉输注结束后不可冲洗管路，否则可致超量。

4. 剂量调整

（1）出现 3 级细胞因子释放综合征，暂停用药直至恢复后，以每日 9μg/kg 重新开始，如无复发的毒性，可在第 8 天提高剂量至 28μg/kg；出现 4 级细胞因子释放综合征，应永久停药。

（2）如果出现 1 次以上的癫痫发作应永久停药；如出现 3 级神经毒性，应暂停用药，恢复至 1 级以下至少 3d 后，以每日 9μg/kg 重新开始，如无复发的毒性，可在第 8 天提高至 28μg/kg；如毒性复发或恢复时间大于 7d，应永久停药。

（3）如出现 3 级其他毒性，暂停用药，恢复至 1 级以下后，以每日 9μg/kg 重新开始，如无复发的毒性，可在第 8 天提高至 28μg/kg；如恢复时间大于 14d，或出现 4 级其他毒性，应永久停药。

【用药须知】

1. 治疗期间应监测中性粒细胞计数，如中性粒细胞计数持续降低，应暂停用药。

2. 本品可导致中枢神经系统损害，包括癫痫和意识丧失，用药期间患者不能驾驶车辆和操作机械。

3. 治疗期间应监测肝功能，如出现 ALT 或 AST 升高至 5×ULN 以上或胆红素升高至 3×ULN 以上，应暂停用药。

【制剂】注射剂（粉）：35mg。

【贮藏】避光，贮于 2～8℃，切勿冷冻。

达拉木单抗（daratumumab）

别名：Darzalex。

本品为抗 CD38 的人 IgG1κ单克隆抗体，是通过 DNA 技术，由中国仓鼠的卵巢细胞产生的，分子量为 148kDa。

【药理学】CD38 是跨膜糖蛋白，表达于包括多发性骨髓瘤在内的造血细胞和其他类型细胞及其组织细胞的表面，具有多种功能，如受体介导的黏附、信号传导、调节环化酶和水解酶的活性。本品为抗 CD38 的单克隆抗体，与 CD38 结合后，通过诱导 Fc 介导的交联、补体依赖的细胞毒性、免疫介导的肿瘤细胞溶解、依赖抗体的细胞毒性、依赖抗体的胞吞作用等抑制表达 CD38 的肿瘤细胞的生长。

【药动学】静脉输注的剂量在 1～24mg/kg，AUC 升高的比例大于剂量增加的比例，增加剂量或重复用药后，清除率会降低，显示存在靶介导的药动学。每 4 周输注 1 次，约 5 个月后达稳态。清除率为（171.4±95.3）ml/d，分布容积为（4.7±1.3）L，$t_{1/2}$ 为（18±9）d。

【适应证】用于治疗曾经蛋白酶体抑制剂和免疫抑制剂在内的三线药物治疗的多发性骨髓瘤。

【不良反应】

1. 临床试验中发现的不良反应包括输液反应、疲乏、发热、寒战、咳嗽、鼻塞、呼吸困难、腰痛、关节痛、骨骼肌痛、四肢痛、上呼吸道感染、鼻咽炎、肺炎、恶心、腹泻、便秘、呕吐、食欲缺乏、头痛、高血压。

2. 实验室检查可见贫血、血小板减少、中性粒细胞减少、淋巴细胞减少。

【禁忌与慎用】

1. 对本品过敏者禁用。

2. 单克隆抗体可经乳汁分泌，哺乳期妇女应权衡本品对其重要性，选择停药或停止哺乳。

3. 儿童用药的安全性和有效性尚未确定。

【药物相互作用】与抗肿瘤药、免疫抑制剂合用可增强本品的免疫抑制作用。

【剂量与用法】

1. 给予本品前 1h，静脉给予甲泼尼龙 100mg 或等效的中长效皮质激素，口服 0.65～1g 对乙酰氨基酚，口服或静脉给予抗组胺药（如苯海拉明 25～50mg）。

2. 本品的推荐剂量为 16mg/kg，每周 1 次，连用 8 周，第 9 周至第 24 周，每 2 周 1 次，从第 25 周开始，每 4 周 1 次，直至疾病进展。

3. 为预防迟发性过敏反应，应在给予本品后的第 1 天和第 2 天口服甲泼尼龙 20mg 或等效的中长效皮质激素。

4. 本品应单独使用静脉管路输注，应使用 0.2μm 或 0.22μm 的在线滤器。首次用药，抽取所需剂量稀释于 0.9%氯化钠注射液 1000ml 中，初始输注速度为 50ml/h，如无输液反应，每小时可增加输注速度 50ml/h，最大输注速度为 200ml/h。第 2 次用药，抽取所需剂量稀释于 0.9%氯化钠注射液 500ml 中，初始输注速度为 50ml/h，如无输液反应，每小时可增加输注速度 50ml/h，最大输注速度为 200ml/h。从第 3 次开始，抽取所需剂量稀释于 0.9%氯化钠注射液 500ml 中，初始输注速度为 50ml/h，如无输液反应，每小时可增加输注速度 100ml/h，最大输注速度为 200ml/h。

5. 如出现轻中度输液反应，应暂停用药，症状好转后，以≤25ml/h 的速度重新开始，如未再次出现输液反应，可按上述方案增加输注速度；如出现重度输液反应，症状缓解至≤2 级，以≤25ml/h 的速度重新开始，如未再次出现输液反应，可按上述方案增加输注速度，如再次出现 3 级以上输液反应，重复上述步骤，第 3 次出现 3 级以上输液反应，应永久停药。

【用药须知】

1. 使用本品时可发生输液反应，应预防给予皮质激素、对乙酰氨基酚和抗组胺药。

2. 本品与红细胞上的 CD38 结合，可导致 Coombs 试验出现假阳性。

3. 本品增加包括带状疱疹病毒在内的病毒感染的机会，在本品治疗 1 周后应给予抗病毒药物预防带状疱疹复发，共用 3 个月。

4. 本品为单克隆抗体，可被血清蛋白电泳或免疫固定分析捕获，可影响对存在 IgGκ 的骨髓瘤蛋白的患者反应和疾病进展的判断。

5. 育龄期妇女在治疗期间应采取有效的避孕措施，直至治疗结束后至少 3 个月。

【制剂】注射剂：100mg/5ml，400mg/20ml。

【贮藏】避光、贮于 2～8℃，严禁冷冻和振摇。

地奴昔单抗（dinutuximab）

别名：Unituxin。

本品是由鼠类变异的重链和轻链区域与人类恒定的重链 IgG1 和轻链κ组成的嵌合单克隆抗体。本品与糖脂二唾液酸神经节苷脂（GD2）结合，产生于鼠类骨髓瘤细胞系 SP2/0。

【用药警戒】

1. 本品可导致严重的输液反应，发生率高达 26%，严重者可致命。因此，输注本品前应充分水化，并给予抗组胺药。输注过程中及输注结束后 4h

监测患者输液反应的症状和体征，如出现严重输液反应，应暂停用药，如出现严重过敏反应，应立即停药，永不再用。

2. 在大部分患者中，本品可引起严重的神经性疼痛，可预先在输注过程中及在输注结束后 2h 给予阿片类镇痛药。如给予镇痛药仍不能缓解者、严重感觉神经病、中重度运动神经病，应停药。

【药理学】本品与糖脂 GD2 结合。糖脂表达于包括中枢神经系统和外周神经系统正常细胞的神经外胚层和神经母细胞瘤细胞。本品结合于 GD2 细胞表面，通过 ADCC 和 CDC，诱导 GD2 细胞溶解。

【药动学】本品的药动学参数是由本品与粒细胞-巨噬细胞集落刺激因子（GM-CSF）、白细胞介素-2（IL-2）和 13-顺式-维 A 酸（RA）合用的临床试验中得出的。在试验中，27 名高危神经细胞瘤儿童接受本品治疗，以每小时 $17.5mg/m^2$ 的速度静脉输注 10～20h，连续 4d，28d 1 个疗程，进行 5 个疗程。C_{max} 为 $11.5\mu g/ml$（CV=20%），在稳态分布为 5.4L，清除率为 0.21L/d，并且随着体重增加而升高，终末 $t_{1/2}$ 为 10d。

【适应证】联合粒细胞-巨噬细胞集落刺激因子（GM-CSF）、白细胞介素-2（IL-2）和 13-顺式-维 A 酸（RA），用于治疗对多种一线治疗药物至少有部分效应的儿童高风险神经细胞瘤。

【不良反应】

1. 严重不良反应包括感染、输液反应、低钾血症、低血压、疼痛、发热、毛细血管渗漏综合征。

2. 常见的不良反应（≥25%）包括疼痛、发热、血小板减少、淋巴细胞减少、输液反应、低血压、低钠血症、ALT 升高、贫血、呕吐、腹泻、低钾血症、毛细血管渗漏综合征、中性粒细胞减少、荨麻疹、低蛋白血症、AST 升高、低钙血症。

【禁忌与慎用】

1. 对本品过敏的患者禁用。

2. 哺乳期妇女用药期间应停止哺乳。

3. 老年人、肝功能不全、肾功能不全患者的安全性和有效性尚未明确。

【药物相互作用】尚不明确。

【剂量与用法】

1. 每个疗程前，应有适当的血液、呼吸及肝肾功能方面的检查。每次用药前应预先水化。

2. 推荐剂量为每日 $17.5mg/m^2$，经 10～20h 静脉输注完毕，连续使用 4d，5 个疗程。

3. 前半小时输注速度为每小时 $0.875mg/m^2$，继后可逐渐增大到每小时 $1.75mg/m^2$。

4. 出现或中度不良反应，如暂时性的皮疹、发热、寒战、局部荨麻疹，可将输注速率降低 50%，输注速度最大 $1.75\ mg/（m^2 \cdot h）$。

5. 无其他血管性水肿症状的中度支气管痉挛，可降低输注速率 50% 并密切观察；如果症状缓解可继续输注；未缓解则静脉注射氢化可的松 1mg/kg（最大剂量 50mg），调整本品的速率至每小时 $0.875mg/m^2$ 并加强监护；如上述反应复发，应永久停药。

6. 中度或重度但是不危及生命的毛细血管渗漏综合征，可降低输注速率 50%；如出现危及生命的毛细血管渗漏综合征，应永久停药。

7. 如出现低血压，应降低输注速率 50%，保持血压稳定 2h 后，可增加至每小时 $1.75mg/m^2$。

8. 如发生全身性感染，停止用药直到症状消失，再进行下 1 个疗程。

9. 如出现眼部神经性障碍，降低输注速度 50%；若发生眼部病损，则永久停药。

10. 如出现 3 或 4 级过敏反应、3 或 4 级血清病、给予镇痛药仍出现 3 级及以上疼痛、4 级感觉神经病变、3 级感觉神经病变积极治疗仍持续 2 周以上、2 级周围运动神经病、视觉部分或完全丧失、尽管补充液体入量仍出现 4 级低血钠，应永久停药。

11. 本品应用 0.9% 氯化钠注射液稀释，轻轻转动输液瓶（袋）以混合均匀，不能振摇。本品只能静脉输注，不可静脉注射。

【用药须知】

1. 本品可出现严重输液反应和过敏性反应，比如输注后 24h 内发生面部或嘴唇肿胀、荨麻疹、呼吸困难、头晕目眩等，应在给药前给予适当处理，根据严重程度调整输注速度。

2. 本品可导致重度疼痛和运动神经病，如麻木、麻刺感、灼热、虚弱等。根据严重程度调整剂量。

3. 本品可导致毛细血管渗漏综合征，严重者应立即停药停药，并给予支持治疗。

4. 本品可导致低血压，每次输注前应监测血压，输注过程中如出现血压较基线降低 15% 以上，应立即停药，并给予支持治疗。

5. 监测患者感染的症状和体征，如发生感染，应暂停用药，直至感染完全控制。

6. 使用本品会出现眼部神经障碍，如视物模糊、畏光、眼睑下垂、复视、瞳孔大小不对称，使用过程中密切监测患者眼部神经受损的症状，如出现，应按剂量与用法中调整剂量。

7. 治疗过程中应定期监测外周全血细胞计数。

8. 治疗过程中应定期血钾、血钠、血钙等，发现异常及时进行纠正。

9. 育龄期妇女用药期间和末次用药 2 个月内应采取有效的避孕措施。

【制剂】注射剂：17.5mg/5ml。

【贮藏】避光贮于 2～8℃，禁止冻结和振摇。

厄罗珠单抗（elotuzumab）

别名：Empliciti。

本品为抗扰信号淋巴细胞激活分子家族成员（signaling lymphocytic activation molecule family member 7，SLAMF7）的人源化单克隆抗体。它是通过 DNA 技术而由 NS0 细胞产生的，分子量为 148.1kDa。

本品含小鼠抗体的补体决定区 MuLuc63，移植至人 IgG1 重链和 κ 轻链的结构上。

【药理学】SLAMF7 表达于骨髓瘤细胞，也表达于自然杀伤细胞、浆细胞，还低水平表达于造血系分化细胞的特异性免疫细胞亚种。

本品通过 SLAMF7 和 Fc 受体途径直接活化自然杀伤细胞，本品也靶向骨髓瘤细胞的 SLAMF7，促进自然杀伤细胞与其之间的相互作用，通过依赖抗体的细胞毒性强化对骨髓瘤细胞的杀伤作用。在体内和体外，本品与来那度胺合用，可提高抗肿瘤活性。

【药动学】本品的药动学呈非线性，AUC 升高的比例大于剂量增加的比例，显示存在靶介导的药动学。本品静脉输注 10mg/kg，按治疗方案与来那度胺合用，稳态血药谷值为 194μg/ml，剂量从 0.5mg/kg 增加至 20mg/kg，清除率会从 17.5ml/（kg·d）降低至 5.8ml/（kg·d）。根据群体药动学分析，稳态 C_{max} 须经 82.4d 才能完全被清除。

【适应证】与来那度胺及地塞米松合用，用于治疗曾经三线药物治疗的多发性骨髓瘤。

【不良反应】

1. 临床试验中发现的常见不良反应包括输液反应、疲乏、腹泻、发热、便秘、咳嗽、周围神经病、食欲缺乏、上呼吸道感染、鼻咽炎、肺炎、呕吐、四肢痛、体重减轻、口咽痛、白内障、血压升高或降低、心率加快或减慢。

2. 少见的不良反包括胸痛、过敏反应、感觉减退、情绪改变、盗汗。

3. 实验室检查常见淋巴细胞减少、白细胞减少、血小板减少、低蛋白血症、碱性磷酸酶升高、血糖升高、低血钙、碳酸氢盐降低、高血钾。

【禁忌与慎用】

1. 来那度胺是强致畸药，本品须与来那度胺合用，故孕妇禁用。

2. 单克隆抗体可经乳汁分泌，哺乳期妇女应权衡本品对其的重要性，选择停药或停止哺乳。

3. 儿童用药的安全性和有效性尚未确定。

【剂量与用法】

1. 本品的推荐剂量为每次 10mg/kg，与来那度胺、地塞米松合用，28d 1 个周期。具体方案见表 2-6。

2. 本品应使用输液泵经 0.2～1.2μg 的滤器给药，首次给药的初始静脉输注速度为 0.5ml/min，如无输液反应，经 30min 后，可增加至 1ml/min，如仍无输液反应，可增加至 2ml/min；第 2 次给药的初始静脉输注速度为 1ml/min，如无输液反应，经 30min 后，可增加至 2ml/min；第 3 次以后，静脉输注速度为 2ml/min。但本品的输注速度不能＞2ml/min。

如出现≥2 级的输液反应，应暂停用药，给予适当的支持治疗，恢复至 0 或 1 级后，再以 0.5ml/min 的速度开始给药，每 30min 可增加输注速度 0.5ml/min，如不再出现输液反应，可按上述步骤增加输注速度。

经 4 个周期治疗而未出现输液反应的患者，最大输注速度可提高至 5ml/min。

3. 配制方法：用注射用水溶解本品，溶解时不可振摇，完全溶解后须放置 5～10min，抽取所需剂量，溶于 0.9%氯化钠注射液或 5%葡萄糖注射液 230ml 中，供输注用。溶解后的本品可在 2～8℃下避光保存 24h。

表 2-6 本品与来那度胺、地塞米松合用的给药方案

治疗周期	第 1 和第 2 周期				自第 3 周期以后			
治疗周期中的第几天	1	8	15	22	1	8	15	22
本品的剂量（mg/kg）	10	10	10	10	10		10	
来那度胺（25 mg），口服	第 1～21 天				第 1～21 天			
地塞米松（mg），给予本品前 3～24h 口服	28	28	28	28	28	40	28	40
地塞米松（mg）给予本品前 45～90min 静脉给予	8	8	8	8	8		8	
苯海拉明（mg）（或等效的 H_1 受体拮抗剂），给予本品前 45～90min 给予，口服或静脉给予	25～50	25～50	25～50	25～50	25～50		25～50	
雷尼替丁（mg）（或等效的 H_2 受体拮抗剂），给予本品前 45～90min 静脉给予	50	50	50	50	50		50	
对乙酰氨基酚（mg），给予本品前 45～90min 口服	650～1000	650～1000	650～1000	650～1000	650～1000		650～1000	

【用药须知】

1. 使用本品时可能会发生输液反应，应预防性给予皮质激素、对乙酰氨基酚和抗组胺药。

2. 本品会增加机会性感染的发生率，治疗中应监测感染的症状和体征，如发生感染，应及时治疗。

3. 本品为单克隆抗体，可被血清蛋白电泳或免疫固定分析捕获，可影响对存在 IgGκ 的骨髓瘤蛋白的患者反应和疾病进展的判断。

4. 本品可增加发生肿瘤的发病率，应密切监测患者继发肿瘤的可能。

5. 本品由肝毒性，如出现氨基转移酶≥3×ULN，应暂停治疗，待恢复至基线后，可考虑重新开始。

6. 育龄期妇女及男性患者的性伴侣在治疗期间均应采取有效的避孕措施。

【制剂】 注射剂（粉）：300mg，400mg。

【贮藏】 避光、贮于 2～8℃，严禁冷冻和振摇。

奈昔图单抗（necitumumab）

本品为抗 EGFR 的 IgG1κ 单克隆抗体，是通过 DNA 技术而由哺乳动物 NS0 细胞产生的，分子量为 144.8kDa。

【用药警戒】 本品与吉西他滨、顺铂合用可导致心搏骤停而死亡，治疗过程中应密切监测患者的电解质情况，包括血钾、血镁和血钙，如发现异常应及时纠正。

【药理学】 本品与 EGFR 结合，阻断其与配体的结合。EGFR 的表达和活化与恶性肿瘤进展、诱导血管新生及抑制凋亡有关。体外试验显示，本品可使 EGFR 内在化和降解，对 EGFR 表达的细胞，本品有依赖抗体的细胞毒性。动物实验显示，本品可增强吉西他滨和顺铂的抗肿瘤活性。

【药动学】 本品的药动学呈剂量依赖性，在 21d 为 1 个治疗周期的第 1 天、第 8 天给予 800mg，总体清除率为 14.1ml/h，稳态分布容积为 7.0L，$t_{1/2}$ 为 14d，估计给药 100d 后达稳态。

【适应证】 与吉西他滨、顺铂合用，一线用于治疗鳞状非小细胞肺癌（NSCLC）。

【不良反应】

1. 严重的不良反应包括心搏骤停、低血镁、静脉和动脉血栓、皮肤毒性、输液反应，增加非鳞状非小细胞肺癌的死亡率。

2. 临床试验中发现的不良反应如下。

（1）皮肤：皮疹、痤疮样皮炎、痤疮、瘙痒、皮肤干燥、皲裂。

（2）胃肠道：恶心、腹泻、胃炎。

（3）呼吸系统：咯血、肺栓塞。

（4）神经系统：头痛。

（5）血管：静脉血栓。

（6）其他：甲沟炎、体重减轻、结膜炎。

3. 实验室检查常见低血钾、低血镁、低血钙、低血磷。

【禁忌与慎用】

1. 尚未明确本品是否可经乳汁分泌，哺乳期妇女使用时应停止哺乳至治疗结束至少 3 个月。

2. 儿童用药的安全性及有效性尚未确定。

3. 临床试验中未纳入重度肾功不全的患者，上述患者慎用。

【剂量与用法】

1. 成人：本品的推荐剂量为 800mg/次，经 60min 静脉输注，3 周为 1 个治疗周期，在第 1 天和第 8 天给药，在给予吉西他滨和顺铂前给予本品。

2. 首次使用出现 1 或 2 级输液反应的患者，之后每次输注前应给予苯海拉明、对乙酰氨基酚和皮质激素。出现 1 级输液反应时，应降低输注速度 50%；出现 2 级输液反应时，暂停输注，给予处理，恢复至 0 或 1 级时，降低输注速度 50%重新开始；出现 3 级以上输液反应者，应永久停药。

3. 出现 3 级皮疹或痤疮样皮疹，应暂停用药，直至恢复至≤2 级，以 400mg 重新开始，至少使用一个疗程，如症状再无恶化，之后的疗程可增加剂量至 600mg 或 800mg。如 3 级皮疹或痤疮样皮疹持续 6 周不能缓解，应永久停药。

4. 不能耐受 400mg 的患者、皮肤出现 3 级硬结或纤维化的患者、出现 4 级皮肤毒性的患者应永久停药。

5. 静脉输液的配制：本品 0.9%氯化钠注射液稀释至 250ml 后静脉输注，不用使用含葡萄糖或其他电解质的输液稀释，轻轻转动输液袋，使混合均匀，不可振摇，稀释后的本品在室温下可保存 4h，2～8℃下保存不超过 24h。

【用药须知】

1. 使用本品时可能会发生输液反应，如出现，应暂停或减慢输注，并给予适当处置。

2. 本品可导致严重的电解质紊乱，应密切监测患者的电解质情况，及时纠正电解质失衡，检测应一直持续到停用本品至少 8 周后。

3. 如患者出现危及生命的动、静脉血栓，应立即停止治疗。

【制剂】注射剂：800mg/50ml。

【贮藏】遮光，贮于 2～8℃下，不可冷冻。

阿非鲁单抗（avelumab）

别名：Bavencio。

本品是一重组人单克隆抗体，为 PD-L1 阻断抗体。

【CAS】1537032-82-8。

【理化性状】本品为重组人 IgG1 λ 单克隆抗体，分子量约为 147kDa。注射液为无菌、无防腐剂、无热原的透明、无色至淡黄色溶液，pH 为 5.0～5.6。

【药理学】PD-L1（程序性死亡配体-1）表达于肿瘤细胞和肿瘤浸润免疫细胞上，在肿瘤微环境中可抑制抗肿瘤免疫反应。PD-L1 与 T 细胞和抗原呈递细胞上的 PD-1 和 B7.1 受体结合，抑制细胞毒 T 细胞活性、T 细胞增殖和细胞因子产生。本品可与 PD-L1 结合，阻断 PD-L1 与受体 PD-1 和 B7.1 的作用，从而使 PD-L1 对包括抗肿瘤免疫反应的免疫抑制得以释放。体外研究显示，本品可诱导依赖抗体的细胞毒性（ADCC）。在同源小鼠肿瘤模型中，阻断 PD-L1 活性可导致肿瘤生长减缓。

【药动学】

1. 1629 位患者，每 2 周给予本品 1～20mg/kg。研究数据显示，在 10～20mg/kg 剂量时，本品的暴露量与剂量成正比。多剂量给药，血药浓度 4～6 周（2～3 个疗程）后达到稳态。全身蓄积量约 1.25 倍。在 10mg/kg 的剂量下，稳态分布容积平均为 4.72L。本品主要经蛋白质水解消除，群体药动学研究显示，用量 10mg/kg，本品的总清除率为 0.59L/d，终末 $t_{1/2}$ 为 6.1d。一项事后分析显示，梅克尔（Merkel）细胞癌（MCC）患者使用本品清除率随时间推移而降低，与基线值相比，平均降低 41.7%（CV=40.0%）。

2. 群体药动学分析表明，体重与本品的总清除率正相关，年龄、性别、种族、PD-L1 状态、肿瘤负荷、轻中重度肾功能不全和轻中度肝功能不全对本品的药动学均无临床意义的影响。重度肝功能不全患者使用本品研究数据有限，尚无法确定重度肝功能不全对本品的药动学影响。

【适应证】用于 12 岁及以上儿童和成人转移性 MCC 的治疗。

【不良反应】

1. 临床试验显示发生率≥10%的不良反应包括疲乏、输注相关不良反应、外周水肿、肌肉骨骼痛、关节痛、腹泻、恶心、便秘、腹痛、呕吐、皮疹、瘙痒、食欲缺乏、体重下降、咳嗽、呼吸困难、头晕、头痛、高血压、AST 及 ALT 升高、脂肪酶升高、淀粉酶升高、胆红素升高、高血糖、贫血、淋巴细胞减少、血小板减少、中性白细胞减少。

2. 免疫介导不良反应包括肺炎、肝炎、结肠炎、肾上腺功能减退、甲状腺疾病（甲状腺功能减退或甲状腺功能亢进）、1 型糖尿病、肾炎和肾功能不全、心肌炎（包括致死病例）、导肌炎、银屑病、关节炎、剥脱性皮炎、多形性红斑、类天疱疮、垂体功能减退、眼葡萄膜炎、吉兰-巴雷综合征和全身性炎症反应。

【禁忌与慎用】

1. 根据其作用机制，本品对胎儿可能有害。动物研究显示 PD-L1/PD-1 通路的抑制作用可能导致发育中胎儿免疫排斥的风险增加，从而导致胎儿死亡。育龄期妇女如需使用本品或用药期间怀孕，应告知其潜在风险，育龄期妇女在治疗期间和末次剂量后至少 1 个月内采取有效避孕措施。

2. 本品是否经人乳汁排泌、对婴儿及产乳影响均尚不清楚。因包括抗体在内的许多药物均可经乳汁排泌，考虑到本品导致母乳喂养婴儿发生严重不良反应的风险，建议哺乳期妇女在治疗期间和末次剂量后至少 1 个月内暂停哺乳。

3. 12 岁及以上儿童患者使用本品的安全性和有效性已经确定，研究显示，年龄和体重对本品的稳态暴露无临床意义的影响。12 岁及以上儿童患者使用本品的推荐剂量与成年人相同。12 岁以下儿童使用本品的安全性和有效性尚未建立。

4. 临床研究中未包括足够数量的老年人。因此，老年人使用本品是否与年轻人存在差异尚无法确定。

【药物相互作用】尚无相关数据。

【剂量与用法】

1. 本品的推荐剂量为 10mg/kg，静脉输注，输注时间至少需 60min。每 2 周给药 1 次，直至疾病恶化或发生无法接受的毒性反应为止。

2. 预先用药：前 4 次输注本品前需要预先使用抗组胺药和对乙酰氨基酚，之后根据之前输注反应表现或严重程度判断是否需要预先用药。

3. 如发生不良反应建议调整剂量，详见表 2-7。

4. 配制方法与注意事项

（1）用前应仔细检查药液有无颗粒及变色，如果出现混浊、变色或有颗粒则不能使用。

（2）抽取所需剂量的本品，加入 0.9%氯化钠注射液 250ml 中稀释。

（3）配制时轻轻倒置使混合均匀，避免起泡或过度用力振摇。

（4）配制好的溶液再次进行检查，确保溶液澄清、无色且不含颗粒物。

（5）本品稀释后应避光保存，从稀释开始至输注完毕，本品室温储存（25℃以下）时间最多不超过 4h，2～8℃下储存最多不超过 24h。如果稀释液置于冰箱保存，输注前放置使之达到室温。

（6）稀释液请勿冻结或振摇。

（7）使用的输液器要求具有无菌、无热原、低蛋白吸附的管路过滤器（孔径 0.2μm）。

（8）本品不可与其他药物通过同一通路输注。

【用药须知】

1. 使用本品有发生免疫介导不良反应的风险，治疗可能中断或终止，某些情况可能需要使用激素治疗。用药期间如果出现以下情况请及时就诊：咳嗽、胸痛或呼吸急促，或原有症状加重；黄疸、严重恶心或呕吐、右腹疼痛、嗜睡或容易发生瘀伤或出血；腹泻、严重腹痛；肾上腺功能不全、甲状腺功能减退、甲状腺功能亢进和糖尿病；尿量减少、血尿、踝部水肿、食欲缺乏和其他肾功能不全的症状和体征。

2. 本品可引起严重的甚至危及生命的输注相关不良反应。在最初 4 次输注前需预先给予抗组胺药和对乙酰氨基酚，并监测以下输注相关不良反应的症状和体征：发热、寒战、发红、低血压、呼吸困难、喘息、背痛、腹痛和荨麻疹。发生轻度或中度输注反应者可中断给药或减慢输注速率，如发生重度（3 级）或危及生命（4 级）输注反应则应永久停用本品。

【制剂】注射剂：200mg/10ml。

【贮藏】避光，贮于 2～8℃，不得冷冻和振摇。

表 2-7　根据不良反应严重程度调整剂量表

治疗相关不良反应	不良反应严重程度	剂量调整
肺炎	2 级	停用本品，当激素逐渐减量后肺炎完全或部分缓解（0～1 级）后，再恢复使用本品
	3 或 4 级或再次发生 2 级	永久停用本品
肝炎	AST 和（或）ALT 超过正常上限 3～5 倍或总胆红素超过正常上限 1.5～3 倍	停用本品，当激素逐渐减量后肝炎完全或部分缓解（0～1 级）后，再恢复使用本品
	AST 和（或）ALT 超过正常上限 5 倍或总胆红素超过正常上限 3 倍	永久停用本品
结肠炎	2 或 3 级腹泻或结肠炎	停用本品，当激素逐渐减量后结肠炎或腹泻完全或部分缓解（0～1 级）后，再恢复使用本品
	4 级腹泻或结肠炎或再次发生 3 级腹泻或结肠炎	永久停用本品
内分泌疾病（包括但不限于甲状腺功能减退、甲状腺功能亢进、肾上腺功能不全、高血糖）	3 或 4 级	停用本品，当激素逐渐减量后内分泌疾病完全或部分缓解（0 或 1 级）后，再恢复使用本品
肾炎和肾功能不全	血清肌酐超过正常上限 1.5～6 倍	停用本品，当激素逐渐减量后肾炎和肾功能不全完全或部分缓解（0～1 级）后，再恢复使用本品
	血清肌酐超过正常上限 6 倍	永久停用本品
其他免疫介导的不良反应[包括但不限于心肌炎、肌炎、银屑病、关节炎、剥脱性皮炎、多形性红斑、类天疱疮、垂体功能减退、葡萄膜炎、吉兰-巴雷综合征、大疱性皮炎、史-约综合征（SJS）/中毒性表皮坏死松解症（TEN）、胰腺炎、横纹肌溶解、重症肌无力、组织细胞坏死性淋巴腺炎、脱髓鞘疾病、血管炎、溶血性贫血、垂体炎、虹膜炎和脑炎]	以下任一：　上述未提及的免疫介导的不良反应，中或重度临床体征或症状　3 或 4 级内分泌疾病	临床评估期间停用本品，当激素逐渐减量后免疫介导的不良反应完全或部分缓解（0～1 级）后，再恢复使用本品
	以下任一：　危及生命的不良反应（内分泌疾病除外）　严重的免疫介导的不良反应再次发生　每天需要泼尼松或同等药物剂量≥10mg，时间超过 12 周　2 或 3 级免疫介导的不良反应，持续 12 周或更长	永久停用本品
输注相关不良反应	1 或 2 级	中断输注或减慢输注速率
	3 或 4 级	永久停用本品

度法鲁单抗（durvalumab）

别名：Lmfinzi。

本品是一种人免疫球蛋白 G1κ（IgG1κ）单克隆抗体，利用 DNA 重组技术，由中国仓鼠卵巢细胞悬浮培养生成。

【CAS】1428935-60-7。

【药理学】

1. 程序性死亡配体-1（PD-L1）的表达可由炎症信号（如干扰素γ）引发，在肿瘤微环境中可表达于肿瘤细胞和肿瘤相关免疫细胞。PD-L1 阻断 T 细胞功能，与 PD-1、CD80（B7.1）结合后被激活。通过与其相应受体结合，PD-L1 能降低细胞毒性 T 细胞的活性、增殖和细胞因子的产生。

2. 本品是一种人免疫球蛋白 G1κ 的单克隆抗体，能阻断 PD-L1、PD-1、CD80（B7.1）之间的相互作用，通过阻断 PD-L1/PD-1 和 PD-L1/CD80 相互作用，释放免疫反应抑制作用，但不会诱导产生依赖抗体的细胞毒性。

3. 本品阻断 PD-L1，使 T 细胞活性增加，可使肿瘤异体移植的小鼠的肿瘤缩小。

【药动学】剂量在 3mg/kg 以下，药动学参数的增加大于剂量增加的比例，剂量≥3mg/kg，药动学参数与剂量成正比。用药后大约 16 周达到稳态。稳态平均分布容积为 5.6L（CV=17%）。随着时间的推移，本品的清除率下降，平均最大降幅约 22.9%（CV=46.3%），稳态平均清除率为 8.24ml/h（CV=37.3%）；稳态清除率下降与临床作用不相关。平均终末半衰期约 17d（CV=23.2%）。

【适应证】本品用于治疗以下情况的局部晚期或转移性尿路上皮癌者：①使用含铂制剂化疗期间或化疗以后疾病仍然恶化；②使用含铂制剂化疗并施以辅助治疗 12 个月内病情仍然恶化。

【不良反应】

1. 严重不良反应包括免疫介导性肺炎、免疫介导性肝炎、免疫介导性结肠炎、免疫介导性内分泌病、其他免疫介导的不良反应、感染、输液反应。

2. 临床试验中发现的常见不良反应包括便秘、恶心、腹痛、腹泻、疲乏、外周水肿、发热、尿路感染、食欲缺乏、骨骼肌疼痛、呼吸困难、皮疹。

3. 实验室检查常见低血钠、淋巴细胞降低、贫血、碱性磷酸酶升高、高血镁、高血钙、高血糖、ALT 及 AST 升高、高胆红素血症、肌酐升高、中性粒细胞减少、高血钾、低血钾、低蛋白血症。

【禁忌与慎用】

1. 孕妇禁用。

2. 哺乳期妇女应用本品时应暂停哺乳，直至最后一次性给予本品后的 3 个月。

3. 儿童患者使用本品的安全性和有效性尚未建立。

4. 65 周岁以上患者，尤其是 75 周岁以上患者应谨慎观察其不良反应。

【剂量与用法】

1. 本品推荐剂量为 10mg/kg，每 2 周进行 1 次静脉输注，输注时间要大于 60min，直至病情恶化或产生机体不能耐受的毒性。

2. 根据不良反应调整剂量，见表 2-8。

表 2-8　根据不良反应调整剂量表

不良反应	严重程度	剂量调整	处理方法
肺炎	2 级	原剂量	初始剂量为每天 1～2mg/kg 泼尼松或等效药，后逐渐减量
	3 级或 4 级	永久停药	初始剂量为每天 1～2mg/kg 泼尼松或等效药，后逐渐减量
肝炎	2 级 ALT 或 AST＞（3～5）×ULN 或总胆红素＞（1.5～3）×ULN	原剂量	初始剂量为每天 1～2mg/kg 泼尼松或等效药，后逐渐减量
肝炎	3 级 ALT 或 AST≤8×ULN 或总胆红素≤5×ULN	药永久停	初始剂量为每天 1～2mg/kg 泼尼松或等效药，后逐渐减量
	3 级 ALT 或 AST＞8×ULN 或总胆红素＞5×ULN		
	无原因的 ALT 或 AST＞3×ULN，同时总胆红素＞2×ULN		

续表

不良反应	严重程度	剂量调整	处理方法
结肠炎和腹泻	2 级	原剂量	初始剂量为 1～2mg/kg 泼尼松或等效药，后逐渐减量
	3 级或 4 级	永久停药	
甲状腺功能减退	2～4 级		根据临床表现开始甲状腺激素替代
甲状腺功能亢进	2～4 级	原剂量直至临床情况稳定	控制临床症状
肾上腺功能不全，下垂体炎/垂体功能减退	2～4 级	原剂量直至临床情况稳定	初始剂量为 1～2mg/kg 泼尼松或等效药，后逐渐减量。根据临床表现，利用激素替代
1 型糖尿病	2～4 级	原剂量直至临床情况稳定	根据临床症状开始胰岛素治疗
肾炎	2 级，肌酐>（1.5～3）×ULN	原剂量	初始剂量为每天 1～2mg/kg 泼尼松或等效药，后逐渐减量
	3 级，肌酐>（3～6）×ULN	永久停药	
	4 级，肌酐>6×ULN		
皮疹或皮肤炎	2 级大于 1 周	原剂量	初始剂量为每天 1～2mg/kg 泼尼松或等效药，后逐渐减量
	3 级		
	4 级	永久停药	
感染	3～4 级	原剂量	依照临床症状；对疑似或确诊的感染进行抗感染治疗
输注反应	1～2 级	暂停或减缓输注速度	考虑输注前及输注后预防给药
	3～4 级	永久停药	
其他	3 级	原剂量	控制临床症状临床症状
	4 级	永久停药	考虑初始剂量每天 1～2mg/kg 泼尼松或等效药，后逐渐减量泼尼松或等效药，后逐渐减量

【用药须知】

1. 本品对胚胎有毒性，建议育龄期女性采取有效的避孕措施，直至最后一次给予本品后的 3 个月。

2. 使用本品的患者有可能发生免疫介导性肺炎或间质性肺病，应监测患者肺炎的症状和体征。对疑似肺炎的患者，进行放射影像评估，对本品进行剂量调整，并采取糖皮质激素治疗。

3. 使用本品的患者有可能发生免疫介导性肝炎，应对患者进行异常肝检查。对本品进行剂量调整，并采取糖皮质激素治疗。

4. 使用本品的患者有可能发生免疫介导性结肠炎或腹泻，应监测患者症状和体征。对本品进行剂量调整，并采取缓泻药和糖皮质激素治疗。

5. 使用本品的患者有可能发生与免疫相关的甲状腺疾病、肾上腺功能不全、1 型糖尿病、垂体功能减退，应监测患者内分泌病的症状和体征。必要时采用糖皮质激素治疗或针对性治疗。

6. 本品有可能引起免疫介导性皮疹。其他免疫相关的不良反应包括无菌性脑膜炎、溶血性贫血、免疫性血小板减少性紫癜、心肌炎、肌炎、肾炎、眼部炎症（虹膜睫状体炎、角膜炎）。发生免疫介导性皮疹和免疫性血小板减少性紫癜的患者，应监测患者症状和体征；发生肾炎的患者要监测异常肾功，同时调整本品剂量和采取糖皮质激素治疗。

7. 应用本品的患者有可能发生严重的感染，包括败血症、坏死性筋膜炎、骨髓炎，应监测患者症状和体征，对疑似和确诊的感染患者进行抗感染治疗。

8. 接受本品的患者有可能发生严重的输液反应。应监测患者的症状和体征，轻中度反应患者中断输注或减慢输液速度；发生 3～4 级输液反应的患者要永久停药。

【制剂】注射剂：120mg/2.4ml，500mg/10ml。

【贮藏】避光，贮于 2~8℃，切勿冷冻和振摇。

伊诺珠单抗奥唑米星（inotuzumab ozogamicin）

本品为 CD22 单克隆抗体与卡里奇霉素共价结合的复合物。

【CAS】635715-01-4。

【ATC】L01XC26。

【用药警戒】

1. 使用本品治疗的患者有发生肝静脉闭塞性疾病的风险。

2. 使用本品后行造血干细胞移植的患者风险高，造血干细胞移植中使用 2 种烷化剂、在造血干细胞移植前胆红素大于正常上限者的风险明显升高。

3. 本品可增加造血干细胞移植后非复发的死亡率。

4. 其他风险因素包括之前或正在罹患肝病、年龄大、使用本品治疗的时间长。

【药理学】本品是 CD22 单克隆抗体与药物的共轭物（ADC）。细胞毒抗肿瘤抗生素卡里奇霉素（calicheamicin）通过共价键与伊诺珠单抗结合。本品可与肿瘤细胞表达的 CD22 结合，ADC-CD22 内在化而形成复合物,随后在细胞内共价键裂解释放出 N-乙酰-γ-卡里奇霉素二甲基酰肼，后者活化后诱导 DNA 双螺旋结构断裂，导致细胞停止生长，细胞凋亡。

【药动学】

1. 静脉输注本品 $0.8mg/m^2$ 时，C_{max} 为 308ng/ml，每个治疗周期的 AUC 为 100 000（ng·h）/ml。复发性急性淋巴细胞白血病患者在用药 4 个周期达到稳态，达稳态后的蓄积率约为 5.3 倍。

2. 分布：体外试验显示，N-乙酰-γ-卡里奇霉素二甲基酰肼的血浆蛋白结合率约为 97%。本品的分布容积为 12L。

3. 代谢：N-乙酰-γ-卡里奇霉素二甲基酰肼在血浆中低于定量检测限，体外试验显示，N-乙酰-γ-卡里奇霉素二甲基酰肼的代谢为非酶途径。

4. 消除：本品的药动学符合两室模型，呈线性及时间依赖性消除。在复发性急性淋巴细胞白血病患者中，本品的清除率为 0.033 3L/h，$t_{1/2}$ 为 12.3d。

【适应证】用于治疗 B 细胞前体急性淋巴细胞白血病。

【不良反应】

1. 严重不良反应包括肝毒性、肝静脉阻塞、增加骨髓移植后非复发性死亡率、骨髓抑制、输液反应、QT 间期延长。

2. 常见感染、血小板减少、中性粒细胞减少、白细胞减少、发热性中性粒细胞减少、淋巴细胞减少、食欲缺乏、头痛、出血、恶心、腹痛、腹泻、便秘、呕吐、胃炎、胆红素升高、疲乏、发热、寒战、氨基转移酶升高、碱性磷酸酶升高、γ-GGT。

3. 少见脂肪酶升高、腹胀、淀粉酶升高、血尿酸升高、腹水、输液反应、全血细胞减少、肿瘤溶解综合征、QT 间期延长。

【禁忌与慎用】

1. 禁用于对本品过敏的患者、活动性出血的患者。

2. 有 QT 间期病史、电解质紊乱的患者慎用。

3. 孕妇禁用。

4. 尚未明确本品是否经乳汁分泌，鉴于本品的毒性，哺乳期妇女使用时应暂停哺乳直至治疗结束后至少 2 个月。

5. 儿童的有效性及安全性尚未确定。

【药物相互作用】本品应避免与能延长 QT 间期的药物合用，合用有导致尖端扭转性心动过速的风险。如必须合用，应监测心电图和电解质。

【剂量与用法】

1. 首个治疗周期，推荐总剂量为 $1.8mg/m^2$，分 3 次给药，第 1 天 $0.8mg/m^2$，第 8 天 $0.5mg/m^2$，第 15 天 $0.5mg/m^2$。首个周期为 3 周，但如患者达到完全缓解（CR），或完全缓解伴不完全的血液学恢复（CRi），也可延长至 4 周，以使患者从毒性中恢复。

2. 首个治疗周期达到 CR 或 CRi 的患者，以后每疗程的剂量为 $1.5mg/m^2$，分 3 次给药，第 1 天 $0.5mg/m^2$，第 8 天 $0.5mg/m^2$，第 15 天 $0.5mg/m^2$。每 4 周为 1 疗程。

3. 首个治疗周期未达到 CR 或 CRi 的患者，推荐总剂量为 $1.8mg/m^2$，分 3 次给药，第 1 天 $0.8mg/m^2$，第 8 天，$0.5mg/m^2$，第 15 天 $0.5mg/m^2$。每 4 周 1 个疗程，如果患者治疗 3 个疗程，患者不能达到 CR 或 CRi，应停止治疗。

对于要进行 HSCT 的患者，应治疗 2 个周期，对于经 2 个周期未达到 CR 或 CRi 的患者或微小残留白血病阴性的患者，应再治疗 1 个周期。对于无计划行 HSCT 的患者，应继续治疗，最多可治疗 6 个周期。

4. 推荐在用药前给予预防用药，包括皮质激素、退热药、抗组胺药，输注结束后，应观察 1h。

循环淋巴母细胞、减瘤术并用羟基脲、皮质激素和（或）长春新碱化疗至外周白细胞计数≤10 000/mm³的患者，推荐首次给予本品前预防用药。

5. 在同一个治疗周期内，不必根据血液学毒性暂停用药，但需要根据非血液学毒性，暂停用药。在 7d 内（同一治疗周期内）恢复，暂停用药（两次给药之间至少间隔 6d）；在 8～13d 恢复，跳过下一次剂量；在 14d 以后恢复，下一周期降低总剂量 25%。如果仍需进一步降低剂量，下一治疗周期改为 2 次给药；如果仍不能耐受，应永久停药。

6. 配制方法：本品注射剂应先用注射用水溶解，之后用 0.9%氯化钠注射液稀释至 50ml 后静脉输注。从溶解本品至静脉输注时间不超过 8h，溶解后应在 4h 内稀释。稀释过程中禁止振摇。

7. 根据不良反应调整剂量见表 2-9。

表 2-9　根据不良反应调整剂量

不良反应	剂量调整
治疗前 ANC≥1×10⁹/L	如 ANC 降低，暂停下一周期的治疗，直至 ANC 恢复至≥1×10⁹/L，开始下一周期治疗，如 28d 内 ANC 不能恢复至≥1×10⁹/L，应停止本品治疗
治疗前血小板计数≥50×10⁹/L	如血小板降低，暂停下一周期的治疗，直至血小板恢复至≥50×10⁹/L，开始下一周期治疗，如 28d 内血小板不能恢复至≥50×10⁹/L，应停止本品治疗
如果治疗前 ANC<1×10⁹/L 和（或）血小板计数<50×10⁹/L	如 ANC 和（或）血小板降低，暂停下一周期的治疗，直至达到下列条件之一才能开始下一周期治疗 （1）ANC 和血小板恢复至基线水平 （2）ANC 恢复至≥1×10⁹/L 和血小板恢复至≥50×10⁹/L （3）疾病稳定或得到改善（最近一次的骨髓分析），且 ANC 和血小板计数降低考虑是疾病所致（不考虑是本品的毒性）
如发生肝静脉阻塞性疾病或严重的肝毒性	永久停用本品
总胆红素>1.5×ULN，AST 和（或）ALT≥2.5×ULN	如果不是日尔贝（Gilbert）综合征或溶血导致的，暂停用药，直至总胆红素恢复至<1.5×ULN，AST 和（或）ALT 不能恢复至<2.5×ULN；如果总胆红素不能恢复至<1.5×ULN，AST 和（或）ALT 不能恢复至<2.5×ULN，应永久停药
输液反应	如出现输液反应，应暂停用药，给予皮质激素或抗组胺药；对于严重的危及生命的输液反应，应永久停药
≥2 级非血液学毒性	暂停用药，直至恢复至≤1 级

【用药须知】

1. 骨髓移植后应密切监测肝静脉阻塞和感染的症状和体征。

2. 每次给药前应监测全血细胞计数，治疗过程中监测感染、出血或其他骨髓抑制的症状和体征，需要时可预防性给予抗菌药物。

3. 本品可导致过敏反应，可预防性给予抗组胺药、皮质激素和解热镇痛药。

4. 每次给药前均应检测电解质情况，如临床需要随时检测。开始本品治疗前应先纠正电解质紊乱。

5. 育龄期女性在治疗期间及治疗结束后至少 8 个月，应采取有效的避孕措施。男性患者的性伴侣应采取有效避孕措施至治疗结束后至少 5 个月。

【制剂】 注射剂：0.9mg。

【贮藏】 避光，贮于 2～8℃。

<u>艾米珠单抗（emicizumab）</u>

别名：Hemlibra。

本品是一种人单克隆修饰免疫球蛋白 G4（IgG4）抗体，具有结合凝血因子Ⅸa 和凝血因子Ⅹ的双特异性抗体结构。分子量约为 145.6kDa。

【用药警戒】 使用本品，同时给予平均累积量>100U/kg 的活性凝血素复合浓缩物（aPCC）24h 以上的患者，可能会发生血栓性微血管病和血栓事件。给予 aPCC，须监测血栓性微血管病和血栓事件的发展情况。如果出现上述症状，需中断 aPCC，暂停本品。

【药理学】本品连接活化的凝血因子Ⅸ和凝血因子Ⅹ，恢复失活的凝血因子Ⅷ的功能，凝血因子Ⅷ是有效止血的必需因子。

【药动学】

1. 吸收　皮下给药后，平均吸收半衰期（±SD）为（1.7±1）d。给药 1mg/kg 后，绝对生物利用度为 80.4%～93.1%。注射部位在腹部、上臂和大腿所观察到的药动学特征相似。

2. 分布　平均表观分布容积为 11.4L ［95%置信区间（CI）（10.6，12.1）］。

3. 代谢　每周 1 次皮下注射本品 0.3mg/kg（0.1 倍推荐起始剂量）至 3mg/kg，其药动学与剂量成正比。甲型血友病患者，每周 1 次皮下注射本品 3mg/kg，在第 5 周，平均 C_{min}（±SD）为（54.6±14.3）μg/ml。按推荐周剂量 1.5mg/kg 持续给药，C_{min} ＞ 50μg/ml；稳态时，C_{min}（±SD）为（52.8±13.5）μg/ml。

4. 消除　平均表观清除率（95% CI）为 0.24L/d（0.22，0.26），平均表观消除半衰期（±SD）为（27.8±8.1）d。

【适应证】本品适用于体内已经产生Ⅷ凝血因子抑制剂的儿童和成人甲型血友病（先天性Ⅷ凝血因子缺乏）患者的常规预防治疗，以防止或减少出血事件的发生。

【不良反应】

1. 严重不良反应　与 aPCC 合用，产生血栓性微血管病和血栓栓塞。

2. ≥10%的不良反应　注射部位反应（包括注射部位瘀伤、不适、红斑、血肿、硬结、疼痛、瘙痒、皮疹、荨麻疹）、头痛、关节痛。

3. ≥5%的不良反应　发热、腹泻、肌痛。

【禁忌与慎用】

1. 孕妇只有在益处大于对胎儿伤害的风险时，方可使用。

2. 尚不清楚本品是否经乳汁分泌，因单克隆抗体可经乳汁分泌，哺乳期妇女应权衡利弊后使用。

【药物相互作用】与 aPCC、重组人因子Ⅶa、因子Ⅷ合用，会导致凝血过快。

【剂量与用法】皮下注射，每周 1 次，每次 3mg/kg，从第 5 周开始，每周 1 次，每次 1.5mg/kg。如果漏用一剂，要尽快在下一个给药日前补用，然后恢复正常的每周给药安排，不要用双倍剂量弥补漏用的剂量。

【用药须知】与 aPCC、重组人因子Ⅶa、因子Ⅷ合用时，应监测血栓性微血管病和血栓事件的症状和体征，一旦出现上述症状，应及时停用本品。

【制剂】注射液：30mg/1ml，60mg/0.4ml，105mg/0.7ml，150mg/1ml。

【贮藏】避光，贮于 2～8℃，30℃以下贮存不能超过 7d，不可冻结、振摇。

2.7 酶类及生物制剂 （antineoplastic enzymes and biological agents）

拉布立酶（rasburicase）

别名：Fasturtec。

本品为重组尿酸氧化酶。

【用药警戒】

1. 本品可导致过敏反应，包括超敏反应，发生严重过敏反应的患者应立即停药，永久停用。

2. 本品可造成某些患者高铁血红蛋白症，发生者立即永久停药。

3. G6PD 缺乏者禁用。发生溶血的患者立即永久停药，开始本品治疗前，应筛查 G6PD。

4. 本品在室温下可促进血样中的尿酸分解，血样应放置于预冷的肝素管中，并立即放入冰水浴中，在 4h 内分析。

【药理学】

1. 白血病和淋巴瘤的患者及对其治疗中常并发高尿酸血症。核酸的分解是恶性细胞群加快更新的结果，导致嘌呤代谢增加，使血液中尿酸的浓度增高。

2. 对癌症的积极治疗可带来细胞溶解增多，伴随嘌呤代谢物的释放。此种肿瘤溶解综合征的特征包括严重的高尿酸血症、高磷酸盐血症、高钾血症、高钙血症和急性肾衰竭。仅就高尿酸血症而言，当尿中的尿酸浓度超饱和时，所形成的尿酸结晶就会造成肾功能受损。既往临床治疗高尿酸血症均使用传统药物别嘌醇，但疗效不太满意，甚至还有不利的一方面，黄嘌呤比尿酸更难溶。

3. 本品为基因工程产生的尿酸氧化酶。此酶可催化尿酸氧化，形成尿囊素，后者的溶解度为尿酸的 5～10 倍，易于排泄。遗憾的是，人体缺乏这种酶。

【药动学】静脉输注本品 0.2mg/（kg·d），2～

3d 可达稳态血药浓度，$t_{1/2}$ 约为 19h。儿童和青少年较成人的清除率高。肝肾功能不全患者不必调整剂量。开始静脉输注本品后的 24h 可使尿酸浓度降至 2～3mg/d 以下。

【适应证】治疗和预防血液恶性肿瘤患者的急性高尿酸血症，尤适用于化疗所致高尿酸血症。

【不良反应】

1. 常见的有发热、恶心、呕吐和皮疹。

2. 较少发生腹泻、头痛和过敏。

【禁忌与慎用】

1. 对本品过敏者、孕妇和 G6PD 缺乏者禁用。

2. 有变应性反应史者应小心慎用。

3. 尚未明确本品是否可经乳汁分泌，哺乳期妇女应权衡本品对其的重要性选择停药或停止哺乳。

4. 儿童用药的安全性及有效性尚未确定。

【剂量与用法】推荐成人剂量为 0.2mg/（kg·d），加入 0.9%氯化钠注射液 50ml 中于 30min 左右输完。疗程 5～7d。

【用药须知】

1. 使用本品不影响化疗药物给药时间，但不能同时使用同一根输液管，免发生配伍不相容性。

2. 有资料表明，使用本品有可能诱导抗体产生。不过，大多数患者在使用本品 1 个疗程后，如有需要，可以换用别嘌醇。

【制剂】注射剂（粉）：1.5mg。

【贮藏】密封、避光贮于 8℃以下。

2.8　铢类药物（platinum drugs）

奈达铂（nedaplatin）

别名：奈达帕汀、奥先达、Nedaplait、Aqupla。本品为顺铂类似物。

【理化性状】

1. 化学名：*cis*-diammine（glycolato-O1,O2）platinum。

2. 分子式：$C_2H_8N_2O_3Pt$。

3. 分子量：303.2。

4. 结构式如下：

【药理学】本品的肾毒性和胃肠道反应均比顺铂轻。本品与核苷反应，生成与顺铂一样的核苷-铂络合物，从而阻断 DNA 的复制。本品在体内外均具有明显的抗肿瘤作用。对小鼠肿瘤细胞株 LU-99、RERF-LC-AI 和 CCRE-CEN 的 50%抑制肿瘤细胞增殖浓度都在 1μg/ml 以下，比顺铂稍弱。对小鼠 L1210、P388、M5076，B16、Colon26 和 Lewis 肺癌及大鼠的 Walker256 肿瘤的延长寿命率及化疗指数皆与顺铂、卡铂相似；对人体乳腺癌株 MX-1、H-31，胃癌株 H-23、ST-15，肺癌株 LU-61 等的抑制作用比顺铂强。

【药动学】本品静脉注射后，血药浓度迅速降低，几乎不与血浆蛋白结合。肾和膀胱中的药物浓度比血药浓度高，对肝药物代谢系统几乎无影响。本品大部分（92%）随尿液排出，肿瘤患者可随尿液排出 48%。

【适应证】

1. 用于头颈部癌、小细胞肺癌、非小细胞肺癌。

2. 也用于肾盂输尿管癌、前列腺癌、睾丸肿瘤、卵巢癌和宫颈癌。

3. 对乳腺癌、胃癌、食管癌有效率较低。

【不良反应】

1. 严重不良反应

（1）过敏性休克：出现过敏性休克症状（潮红、呼吸困难、畏寒、血压下降等），应细心观察，发现异常应立即停药并做适当的处理。

（2）骨髓抑制：表现为红细胞减少、贫血、白细胞减少、中性粒细胞减少、血小板减少、出血倾向，应密切观察末梢血象，发现异常，应延长给药间隔、减量或停药并进行适当的处理。

（3）肾功能异常：出现血尿素氮、血肌酐升高，肌酐清除率下降，β_2 球蛋白升高，以及血尿、蛋白尿、少尿、代偿性酸中毒及尿酸升高等，发现异常，对于是否继续给药，应慎重考虑。

（4）阿-斯综合征（Adams-Stokes syndrome）有报道因使用该品引起阿-斯综合征而死亡的病例。

（5）听力障碍、听力低下、耳鸣：本品可引起耳神经系统毒性反应，表现为听力障碍、听力低下、耳鸣。用药期间应进行适当的听力检查并观察患者的状态，发现异常应停药并做适当的处理；治疗前用过其他铂类制剂的、给药前就有听力低下、肾功能低下的患者应特别注意。

（6）间质性肺炎：对于伴有发热、咳嗽、呼吸困难、胸部 X 线异常的间质性肺炎患者，应密切观察，发现异常应终止给药，并给予肾上腺皮质激素等药物进行适当的处理。

（7）抗利尿激素分泌失调综合征（SIADH）：表现为低钠血症，低渗透压血症，尿中钠离子排泄增加，伴有高张尿、意识障碍等，发现这些症状应终止给药，并采取限制水分摄取等适当的方法处理。

2. 常见不良反应

（1）神经系统：痉挛、头痛、手足发冷等末梢神经功能障碍。

（2）肾：BUN 升高（11.4%）、血清肌酐清除率低血尿、蛋白尿、少尿、代偿性酸中毒、β_2 微球蛋白升高、尿酸升高。

（3）消化系统：恶心、呕吐（74.9%）、食欲缺乏（59.5%）、腹泻肠梗阻、腹痛、便秘、口腔炎等。

（4）循环系统：心电图异常（心动过速、ST 波低下），心肌受损。

（5）呼吸系统：呼吸困难。

（6）泌尿系统：尿痛、排尿困难。

（7）过敏：湿疹、潮红、皮疹等。

（8）肝：AST 升高（11.9%）、胆红素升高、ALP 上升、LDH 升高、ALT 升高（12.3%）、血清总蛋白减少、人血白蛋白降低。

（9）电解质：钠、钾、氯等电解质异常。

（10）其他：如脱发、全身性疲倦、发热、静脉炎、水肿、潮红、疱疹、白细胞增多（一过性）。

【禁忌与慎用】

1. 对铂严重过敏者、孕妇禁用。

2. 严重骨髓抑制的患者禁用。

3. 重度肾功能不全患者禁用。

4. 听力损害者、肝肾功能不全患者、合并感染者、水痘患者及老年人慎用。

5. 儿童用药的安全性及有效性尚未确定。

6. 尚未明确本品是否可经乳汁分泌，哺乳期妇女应权衡本品对其的重要性选择停药或停止哺乳。

【药物相互作用】

1. 本品与氮芥类、抗代谢类、生物碱类、抗生素类抗肿瘤药物合用时，可加重骨髓抑制。

2. 氨基糖苷类抗生素可加重本品的肾毒性及耳毒性。

【剂量与用法】

1. 将 100mg/m² 本品溶于 0.9%氯化钠注射液或 5%葡萄糖注射液 300ml 中，静脉输注 60min 以上，

给药后继续进行 1000ml 的 0.9%氯化钠注射液静脉输液，每 4 周给药 1 次。

2. 老年患者首剂宜为 80mg/m²。

【用药须知】

1. 使用本品期间，应定期复查血常规、肝肾功能和心电图等，注意各种并发症的发生。

2. 大量补充液体，使用甘露醇及呋塞米等可加速药物排泄，保护肾功能。

3. 本品为金属络合物，不可与其他抗癌药物混合静脉输注。

4. 本品与铝反应可产生沉淀，降低活性。

5. 本品遇光、热均易分解，应避免日光直射与高温。

6. 应防止静脉输注给药漏出血管，因会引起局部硬结与坏死。

【制剂】注射剂（粉）：10mg，50mg，100mg。

【贮藏】避光，贮于室温下。

洛巴铂（lobaplatin）

别名：乐铂、络铂、洛铂、D-19466。

【理化性状】

1. 本品为白色粉末。

2. 化学名：2-（aminomethyl）cyclobutyl] methanamine 2-hydroxypropanoic acid platinum salt。

3. 分子式：$C_9H_{18}N_2O_3Pt$。

4. 分子量：397.3。

5. 结构式如下：

【药理学】本品是第三代铂类抗肿瘤药物，可与 DNA 结合，引起链间交叉和 DNA 变性。此外，本品还能延迟或抑制 DNA 修复。本品能影响原癌基因表达，而原癌基因的表达与肿瘤的发生、凋亡和细胞增殖有关。实验证实，本品对多种动物和人肿瘤细胞株有明显细胞毒作用，对顺铂产生抗药性的细胞株本品仍有一定作用。

【药动学】静脉注射本品后，血清中游离铂的药时曲线与完整的洛巴铂基本相同，在血液循环中没有或很少有代谢产物存在。洛巴铂的两种立体异构体的药时曲线也完全相同。用药患者的血清总铂和游离铂的药时曲线，在 1h 内相似；在 11h 后，血液循环中约 25%的总铂与血清蛋白结合。游离铂的终末 $t_{1/2}$ 为（131±15）min，总铂为（6.8±4.3）d。游离铂标准化平均血浆清除率（1.73m²）

约为（125±14）ml/min，总铂为（34±11）ml/min。游离铂平均分布容积为（0.28±0.51）L/kg，总铂为（4.8±2.61）L/kg。本品主要经肾排出。

【适应证】用于治疗不能手术的转移性乳腺癌、转移性小细胞癌、慢性粒细胞白血病。

【不良反应】

1. 血液　常见血小板减少、白细胞减少。约有26.9%实体瘤患者的血小板计数低于50×10^9/L。在已进行大剂量化疗的卵巢癌患者中，血小板减少发生率达75%。血小板降低常在注射后2周开始，下降后1周恢复到100×10^9/L。在15%的患者中白细胞低于2×10^9/L。血象改变呈可逆性，但可引起继发的不良反应（如血小板减少引起出血、白细胞减少引起感染）。

2. 胃肠道　约34.3%的患者出现呕吐，但仅有6.7%的患者较严重。约14.8%的患者出现恶心（建议使用止吐药进行预防）。3.5%的患者出现腹泻。<10%的患者出现便秘。

3. 精神神经系统　约1.3%的患者出现感觉异常。<0.5%的患者出现神经病变、神经痛、耳毒性及精神错乱和视觉异常等。

4. 泌尿生殖系统　因大多数患者不需要大量输液和（或）强制利尿，故罕见肾功能异常。但食欲缺乏患者用药后，若伴有液体摄入不足、严重呕吐等，则可引起急性肾衰竭。

5. 肝　偶见轻度可逆性 AST 和 ALT 升高。

6. 过敏反应　约1.9%的患者出现过敏性反应（如疹状紫癜、皮肤潮红、皮肤反应）。这些反应常出现在过去大量使用铂类化合物治疗的卵巢癌患者中。在慢性粒细胞白血病患者中，未见该不良反应。

7. 其他　本品与其他烷化剂相似，在体内、外试验中，表现出有致突变作用，目前尚未进行致癌试验，但这类烷化剂一般都有潜在的致畸和致癌作用。亦可能对男性生育能力产生影响。

【禁忌与慎用】

1. 对本品及其他铂类过敏者、有凝血障碍者（可增加出血的危险性）、孕妇、肾功能不全患者、有骨髓抑制者禁用。

2. 细菌或病毒感染患者（可使感染扩散或恶化）、胃肠道功能紊乱者（可使病情恶化）、有神经系统疾病病史（特别是外周神经病或癫痫）者、肝功能不全患者慎用。

3. 儿童用药的安全性及有效性尚未确定。

4. 尚未明确本品是否可经乳汁分泌，哺乳期妇女应权衡本品对其的重要性选择停药或停止哺乳。

【药物相互作用】

1. 合用其他具有耳毒性、肾毒性药物时会增加耳毒性和肾毒性。

2. 本品对肾功能的影响也会影响其他经肾排出药物的药动学。

3. 本品可能降低抗惊厥药的效应。

【剂量与用法】使用前用 5ml 注射用水溶解，此溶液应在 4h 内应用（存放温度 2～8℃）。静脉注射按体表面积一次 $50mg/m^2$，再次使用时应待血液毒性或其他毒性完全恢复，推荐应用间隔为 3 周。如毒性反应恢复较慢，可延长使用间隔。治疗持续时间应根据肿瘤的反应而定。最少应使用 2 个疗程。如肿瘤开始缩小，可继续进行治疗，总数可达 6 个疗程。如使用后发生严重的不良反应，应减小剂量至 $40mg/m^2$。

【用药须知】

1. 本品抗肿瘤效果与顺铂、卡铂的作用相当或更好，毒性作用与卡铂相同。用洛巴铂后若患者发生严重的不良反应，必要时应减少剂量。

2. 氯化钠可促使本品降解，与含氯化钠的注射液呈配伍禁忌。

3. 若每 4 周注射 1 次，最大耐受剂量（MTD）为 $60mg/m^2$。对于肾功能正常的患者，当总给药时间为 5d 时，报道的 MTD 稍微增高（达 $85mg/m^2$），此时，血小板减少程度（或 MTD）与肌酐清除率有关。

4. 本品无特异性解毒药。如过量，应对患者大量输液、强制性利尿，并进行严密监护和对症处理。

5. 有生育能力的女性，在本品治疗期间，应避免怀孕，并在治疗终止后 6 个月内也应避免怀孕。

【制剂】注射剂（粉）：50mg。

【贮藏】密闭、避光，25℃以下保存。

沙铂（satraplatin）

【理化性状】

1. 本品为白色多孔性固体，易溶于水。

2. 化学名：（OC-6-43）-bis（acetato）ammine-dichloro（cyclohexylamine）platinum。

3. 分子式：$C_{10}H_{22}Cl_2N_2O_4Pt$。

4. 分子量：500.3。

5. 结构式如下：

【简介】本品为第 1 个口服有效的铂类抗肿瘤药，商品名为 Spera。本品为顺铂的类似物，一般特征与顺铂相似，但本品口服给药吸收良好。用于治疗先前化疗失败的前列腺癌，也可用于肺癌和卵巢癌。

米铂（miriplatin）

别名：Miripla。

本品为铂类抗肿瘤药，2010 年 1 月 20 日在日本上市。

【理化性状】

1. 本品为白色至浅黄色粉末，难溶于水。

2. 化学名：[（1R,2R）-1,2-cyclohexanediamine] bis（myristato）platinum。

3. 分子式：$C_{34}H_{68}N_2O_4Pt \cdot H_2O$。

4. 分子量：782.01。

5. 结构式如下：

【药理学】本品是溶于专用碘化油、肝动脉内给药的抗癌药物，肝动脉内给药后滞留于肿瘤部位，混悬液中的铂成分可长时间缓慢释放进入血液或组织中，铂二价化合物与 DNA 结合，通过阻止 DNA 合成抑制癌细胞增殖，起到抗癌效果。

【药动学】研究结果表明，血浆中的铂浓度与本品给药总剂量之间无明显的剂量依赖关系。动脉导管给予本品 70mg，本品的 C_{max} 为（5.3～14.2）ng/ml，T_{max} 为 7～183d，$t_{1/2}$ 为 18.4～707.2d，本品的血浆铂浓度低于顺铂（为顺铂的 1/500～1/100），但 $t_{1/2}$ 更长。这些患者的肿瘤缩小持续时间长达 3 个月，这与碘化油混悬液中铂成分缓慢释放而发挥出持续稳定的药效特性有关。在 II 期临床试验中，对 11 例肝细胞患者药动学研究结果表明，患者肿瘤组织中的铂浓度远高于非肿瘤组织，溶于碘化油混悬液中的本品缓慢释放进入血液循环并能选择性作用于肿瘤组织。

【适应证】用于治疗肝细胞癌。

【不良反应】常见发热、CRP 升高、氨基转移酶升高、食欲缺乏、嗜酸性粒细胞增多、葡糖苷酶升高。

【禁忌与慎用】

1. 对本品、其他含铂药物或碘类药物有过敏史者、重度甲状腺疾病患者（本品专用混悬液为碘化合物可能会因为碘摄入增加而加重病情）、妊娠或可能妊娠的妇女禁用。

2. 儿童用药的安全性及有效性尚未确定。

3. 尚未明确本品是否可经乳汁分泌，哺乳期妇女应权衡本品对其的重要性选择停药或停止哺乳。

【剂量与用法】将 70mg 本品溶于 3.5ml 本品专用混悬液中，通过插入肝动脉内的导管注射进肝脏，直至药液充满肿瘤血管内时结束。给药上限为每次 6ml（含本品 120mg），且需重复给药时要经 4 周以上的观察期。

【制剂】注射剂（粉）：70mg，混悬液 4ml。

【贮藏】贮于 2～8℃。

2.9 光动力药物（photodynamic drugs）

替莫泊芬（temoporfin）

别名：Foscan、m-THPC
本品是第二代光敏剂。

【理化性状】

1. 化学名：3,3',3'',3'''-（2,3-dihydroporphyrin-5,10,15,20-tetrayl）tetraphenol。

2. 分子式：$C_{44}H_{32}N_4O_4$。

3. 分子量：680.74。

4. 结构式如下：

【药理学】肿瘤对本品的选择性高，经肿瘤组织选择性摄取后，浓度可高达正常组织的 14 倍。药物在肿瘤组织中通过波长为 652nm 的激光照射后，使周围的介质产生大量活性氧物质（如单线态氧、氧负离子等），进而使肿瘤细胞氧化死亡。本品集中分布于肿瘤组织的血管间隙和肿瘤细胞中，主要破坏肿瘤组织的血管壁和直接杀伤肿瘤细胞，在肿瘤细胞中则主要集中于细胞质而非细胞核中。

【药动学】本品于静脉输注 0.15mg/kg 后，2～4h 可达 C_{max}，血药浓度呈现双峰现象。本品的清除极为缓慢，其 $t_{1/2}$ 为 65h。本品的 V_d 大，居于全身体液和细胞外液之间。本品不会在一般组织中集中，其蛋白结合率为 85%～87%，主要与脂蛋白和白蛋白结合。本品的血药浓度在静脉输注药物后约 15d 开始下降并逐渐恢复到患者可以接触户外光照的情况。人体对本品清除的资料有限，动物研究表明，本品大部分经肝胆排泄至粪便中。两个主要代谢物是以结合的方式代谢的，都经胆汁排出，不进行肠肝循环。

【适应证】本品用于不适于接受放疗、手术、化疗或治疗无效的晚期头、颈部鳞状细胞癌患者进行姑息治疗。

【不良反应】

1. 本品本身无毒。经光动力激活后，比第一代光敏剂的不良反应轻、皮肤光敏性低，在剂量降低的同时，毒性也会降低。

2. 注射部位可能发生疼痛、刺激、灼热，但时间不会太长即可缓解。

3. 经激光照射后，沿着治疗区域的周围会出现水肿、出血、疼痛、溃疡、瘢痕形成，还有可能引起感染。

4. 静脉输注本品后，如不慎接触到阳光或室内直接的强光，皮肤会发红、起疱、色素加深、红斑、出血、灼痛、坏死。

5. 全身可能出现恶心、呕吐、贫血、口腔溃疡、便秘、眩晕。

6. 本品经光动力学治疗不会使肿瘤细胞对随后的光动力治疗（photodynamic therapy，PDT）、化疗和放疗产生耐受性。

【禁忌与慎用】

1. 对本品及其中所含乙醇和丙二醇过敏者、孕妇、儿童禁用。

2. 如患有卟啉症或其他因光照而使病情加重的疾病应禁用。

3. 如果肿瘤患者正在通过一条静脉进行抗肿瘤治疗时，本品不可通过同一条静脉给药。

4. 如再过 30d 将进行手术的患者不应接受此治疗。

5. 如已经或正在进行另一种光敏治疗的患者禁用。

6. 尚未明确本品是否可经乳汁分泌，哺乳期妇女应权衡本品对其的重要性选择停药或停止哺乳。

【药物相互作用】　本品不可与局部使用的氟尿嘧啶同时使用。

【剂量与用法】

1. 本品供静脉输注，使用药品包装里所附带有过滤器的输液管，药液不必稀释，输液管也不用冲洗。每次给予 0.15mg/kg，静脉输注时间不可少于 6min。如有必要，4 周后可再次给药。

2. 给药后 4d 再进行激光照射，入射的光剂量为 $20J/cm^2$，在 $100mW/cm^2$ 条件下向肿瘤表面释放辐射，照射的范围不超出病变边缘 0.5cm。

3. 一个区域只能照射 1 次，遇有多个区域时，可以分次照射。

【用药须知】

1. 本品的光动力治疗仅由肿瘤中心富有光动力治疗经验的专科医师施行。

2. 总体说来，用药后 15d 不可接触户外光照，其具体安排如下：①用药后的第 1 天，24h 内停留在暗室里。②第 2～7 天，逐渐恢复室内灯光的亮度，但要避免窗外的阳光射进来，也要避开直接照射的灯光（如阅读罩灯）。这几天内如必须外出，就一定穿深色衣服，戴宽边墨镜，大块双层黑布将头、颈肩全盖上，手足露出部位都要包裹避光。如不慎使裸露的皮肤接触到光照，就会感到皮肤发热、眼痛、头痛，此时应立即躲开，走进阴暗的地方；室内强光也会产生同样的不良反应。③第 8～14 天，第 8 天可以开始外出，停留在阴暗处（阴天更好），如在光照下停留 10～15min 后 24h 内皮肤不发红，就可在这一周内逐渐增加接触光照的时间，但要说明的是，不可直接暴露于阳光下。④第 15 天和以后，对光的敏感逐渐恢复正常，可以试着让手背接受直接阳光 5min，24h 后如果不发生异常，皮肤不发红，以后就可逐渐增加暴露于阳光下的时间；但如有反应，就应延长避光的时间。

3. 市售的防晒乳膏不能隔离光照。

4. 静脉输注药物时，应避免药液外溢，如万一漏出，应包裹好这个部位，绝对不能接触光照。

5. 如不慎过量静脉输注了本品，激光照射可能使更深的肿瘤组织坏死（推荐的剂量造成的坏死浅一些），弊大于利，因而可以考虑不进行激光照射，等 4 周后再重新给药。

6. 不经过光照的本品，几乎没有细胞毒性作用，经激光激活的本品才具有活性。

7. 有些血氧测定器产生的波长可能接近本品光动力所使用的光，因此，每 10～15 分钟就要更换测定血氧的部位。

8. 在已经接受本品 30d 内，如有必要进行急诊手术，应避免无影灯光的直接照射。

9. 给药后 15～30d 不可驾车或操作机械。

10. 本品中含有 40%的乙醇，对肝病、慢性酒精中毒、癫痫、脑病患者有害，并可能增加或降低其他药物的作用。

11. 本品开启后应即使用，未用完的药液应弃之。

【制剂】注射剂：4mg/1ml，14mg/3.5ml，20mg/5ml。

【贮藏】贮于 25℃以下，有效期 4 年。

他拉泊芬（talaporfin）

别名：Laserphyrin。

本品为新的抗肿瘤药物。

【理化性状】

1. 化学名：N-{[（7S,8S）-3-carboxy-7-（2-carboxyethyl）-13-ethenyl-18-ethyl-7,8-dihydro-2,8,12,17-tetramethyl-21H,23H-porphin-5-yl]acetyl}-L-aspartate。

2. 分子式：$C_{38}H_{41}N_5Na_4O_9$。

3. 分子量：803.7。

4. 结构式如下：

【药理学】本品在半导体激光装置照射下产生单线态氧（$^1O_2$），此单线态氧可直接杀伤肿瘤细胞，或者损伤肿瘤内的血管，继而产生抗肿瘤作用。

【药动学】静脉注射本品 40mg/m^2 后 4～6h 血药浓度可达到 20μg/ml，$t_{1/2\alpha}$ 为（14.6±2.96）h，$t_{1/2}\beta$ 为（138±21.4）h。总 CL 为（19.0±3.8）ml/（m^2·h），平均 V_{ss} 为（3.26±0.51）L。通过超滤法体外测定本品 5μg/ml 和 10μg/ml 浓度时的蛋白结合率约为 100%。本品在人体内不被代谢。

【适应证】用于不能接受手术根治或必须保留肺功能而不能接受其他治疗的早期肺癌。

【不良反应】

1. 主要表现为咳嗽、咳痰、血痰、咽喉痛和发热，以及 C 反应蛋白、ALT、BUN 升高。

2. 可见倦怠、胸部不适、腹泻、蛋白尿、低钙血症、心电图异常，还可出现皮肤瘙痒。

3. 严重的不良反应是激光照射后，肉芽生成导致呼吸道变窄引发呼吸困难。

【禁忌与慎用】

1. 对本品过敏者、孕妇禁用。

2. 呼吸道癌症患者、肝功能不全患者、老年和婴幼儿均慎用。

3. 尚未明确本品是否可经乳汁分泌，哺乳期妇女应权衡本品对其的重要性选择停药或停止哺乳。

【药物相互作用】使用本品者如合用光敏药物，在激光照射后易生成肉芽导致呼吸道狭窄，引发呼吸困难。

【剂量与用法】向注射剂中加入 0.9%氯化钠注射液 4ml，使之充分溶解，避光并尽快使用。静脉注射每次 40mg/m^2，注射后 4～6h 用激光照射病灶的部位。

【用药须知】

1. 使用本品后 2 周内，应避免日光或荧光直接照射，室内光照应控制在 500lx 以下。重复使用本品，必须停药 1 个月以上，并严密观察是否出现光过敏反应。

2. 本品对早期肺癌不同病变的治疗显效率为 85.7%，有效率为 95.2%；对早期肺癌的不同病例的治疗显效率为 84.2%，有效率为 94.7%。

【制剂】注射剂（冻干粉）：100mg。

【贮藏】避光，贮于 2～8℃。

氨基乙酰丙酸甲酯（methyl aminolevulinate）

本品为光动力药物。

【理化性状】

1. 化学名：methyl 5-amino-4-oxo-pentanoate。

2. 分子式：$C_6H_{11}NO_3$。

3. 分子量：145.16。

4. 结构式如下：

盐酸氨基乙酰丙酸甲酯（methyl aminolevulinate hydrochloride）

别名：美特维克、MetvixMAL。

【理化性状】

1. 化学名：methyl 5-amino-4-oxopentanoate hydrochloride （1∶1）。

2. 分子式：$C_6H_{11}NO_3 \cdot HCl$。

3. 分子量：181.6。

【药理学】本品被异常细胞选择性吸收，并选择性地积累于肿瘤组织中，使肿瘤细胞内达到高浓度的卟啉。在刺激卟啉产生光敏感化物质（photosensitizer）并使用 Cure light 灯（专用红光源）照射时，药物被激活，光能被光敏感化物质吸收并输送氧分子，氧分子进一步转化成高活性的细胞毒物质——单体氧。

【适应证】用于治疗表浅性或非高度角化和非色素沉着光化性角化病，包括浅表性基底细胞癌（superficial basal cell carcinoma，BCC）、结节性基底细胞癌（nodosity basal cell carcinoma，nBCC）。

【不良反应】

1. 多见局部刺激、灼热、结痂、刺痛、红斑。

2. 常见瘙痒、水疱、皮肤感染、溃疡、化脓和脱皮。

3. 少见荨麻疹。

【禁忌与慎用】

1. 对本品过敏者禁用。

2. 孕妇和儿童禁用。

3. 高度角化的基底细胞癌不应使用本品。

4. 已有色素沉着或高度浸润的基底细胞癌，尚无治疗经验。

5. 尚未明确本品是否可经乳汁分泌，哺乳期妇女应权衡本品对其的重要性选择停药或停止哺乳。

【剂量与用法】

1. 使用光照之前，先除去局部的硬痂和鳞屑，然后在病变部位涂抹本品乳膏（不超出边缘 5～10mm），厚度约 1mm。用遮光衣物覆盖用药区域。

2. 3h 后，用 0.9%氯化钠注射液冲洗光照区，采用 CE 红光灯（此灯可将强光、蓝光和紫外线减到最小），持续光谱为 570～670nm，强度为 200mW/cm²，光剂量为 75J/cm² 使药物活化。

3. 可能还要使用窄谱的红光，以便使累积的卟啉得到相同的激活。开始每周 1～2 次，12 周后每周 1 次。

4. 在光照前和治疗期间，局部喷射普鲁卡因，可使病损区的刺激和疼痛缓解。

5. 治疗 3 个月后，应通过组织切片评估疗效。

【用药须知】

1. 红光应集中照射病变部位，不能超出皮损以外 5～10 mm 的表面范围。如有多个病损区域，可同时分别接受治疗。

2. 皮损部位可能于 1～2 周完全愈合。如果需要，可重复多次治疗。

3. 可与其他治疗方法联合使用。

4. 本品含有花生油，对其敏感者慎用。

5. 正常的皮肤接触本品可能过敏。

6. 本品不可接触眼睛。

7. 治疗 10d 后不可让病损区接受直接的阳光照射。

8. 本品开启后，应在 1 周内使用。

9. 治疗期间，不应驾车或操作机械。

【制剂】乳膏：0.32g/2g。

【贮藏】贮于 2～8℃。保质期 1 年。

艾发普拉（efaproxiral）

别名：依法普昔、乙丙昔罗、RSR13。

本品为血红蛋白异构调节剂。

【理化性状】

1. 化学名：2-[4-[2-[（3,5-Dimethylphenyl）amino]-2-oxoethyl]phenoxy]-2-methylpropanoic acid。

2. 分子式：$C_{20}H_{23}NO_4$。

3. 分子量：341.4。

4. 结构式如下：

艾法普拉钠（efaproxiral sodium）

【理化性状】

1. 本品为白色或类白色粉末。

2. 化学名：propanoicacid,2-[4-[2-[（3,5-dimethylphenyl）amino]-2-oxoethyl]phenoxy]-2-methyl-,monosodium salt。

3. 分子式：$C_{20}H_{23}NO_4Na$。

4. 分子量：363.38。

【药理学】本品为小分子放射增敏剂，放射治疗前给药可增加肿瘤细胞的供氧使癌细胞对放射治疗敏感，本品可与血红蛋白四聚物非共价结合，减弱血红蛋白与氧的亲和力，有利于氧的释放，增加缺氧组织的氧分压。本品不进入肿瘤组织或透过血脑脊液屏障就可增强放射治疗的细胞毒作用，也不增强放射治疗的急性毒性，可能改善脑转移瘤患者的预后。

【药动学】本品静脉给药后，静脉输注结束时达血药峰值，平均为 $449g/ml$。$t_{1/2}$ 为 34.5h。

【适应证】本品作为转移性脑瘤的辅助用药，除可增加全脑放射治疗的敏感性外，还可能提高实体瘤（如乳腺癌）脑转移患者的生存率。

【不良反应】

1. 心血管系统　剂量依赖性低氧血症的发生率为 3.4%，增加吸氧后可有效改善，还可见高血压、颅内高压、低血压、直立性低血压。

2. 中枢神经系统　常见头痛、疲乏和眩晕，较少见晕厥、癫痫发作、认知缺损、精神错乱。

3. 代谢/内分泌系统　有发热的报道。

4. 泌尿生殖系统　偶有肾功能损害（如一过性血清肌酐升高）和急性肾衰竭的报道。

5. 胃肠道　常见恶心、呕吐。

6. 血液　Ⅱ期研究中，10%的患者出现贫血，少数患者出现 3 级或 3 级以上毒性的贫血。

7. 皮肤　Ⅱ期研究中，28%的患者出现脱发，亦有过敏性皮疹的报道。

【禁忌与慎用】

1. 对本品过敏者禁用。

2. 肾功能不全、缺氧状态、贫血、有癫痫发作病史者慎用。

3. 儿童用药的安全性和有效性尚未确定。

【剂量与用法】静脉输注 50～100mg/（kg·d），静脉输注 30min 以上，静脉输注结束后 30min 内开始放射治疗。

【用药须知】

1. 本品宜经中央静脉通道给药，以避免经外周静脉给药时产生剂量限制性疼痛。

2. 治疗期间经常检查全血细胞计数及分类、肾功能、动脉血氧饱和度（脉搏血氧定量法）、血压、磁共振或 CT 扫描。

3. 本品的简要信息早于 2009 年就已载于 36 版的《马丁代尔药物大典》中，但至今尚未查找到本品的正式上市信息。

【制剂】尚缺。

【贮藏】密闭，阴凉干燥处保存。

卟吩姆钠（porfimer sodium）

别名：泡非美钠、Photofrin。

【理化性状】

1. 分子式：$C_{68}H_{74}N_8O_{11}$（$n=0$）。

2. 分子量：1179.3（$n=0$）。

3. 结构式如下：

【药理学】本品是以猪血中的卟啉二盐酸盐为原料合成的卟啉醚及酯结合的聚合物，是对肿瘤有亲和性和光敏性，与特定波长的激光并用，作为抗肿瘤的新疗法。静脉给予本品后，肿瘤细胞比正常细胞摄取本品更多，而且滞留性也好。对本品滞留的肿瘤部位进行光照，本品吸收光能而被激活。光能可使组织中的氧转变成活性氧，活性氧抑制线粒体的酶系统而抑制细胞内呼吸，引起肿瘤细胞变性坏死。

【药动学】本品吸收呈双相性。人血中 $t_{1/2}$ 长达 250h，提示有蓄积性。40～72h 从多种组织清除，但肿瘤、皮肤、网状内皮系统组织，如肝和脾中需要较长时间才能清除。体外，本品与人血清的蛋白结合率约 90%，20～100μg/ml 结合不呈浓度依赖性。

【适应证】不能用手术及其他根治疗法的肺

癌、宫颈癌或需非手术治疗的患者，在内镜下能观察到病灶的全貌、可能进行激光照射的下列疾病：早期肺癌（0 期或 I 期）、浅表性食管癌、浅表性早期胃癌、宫颈癌初期及发育异常。

【不良反应】 有抗癌用光敏剂的共同性不良反应，遵医嘱酌情应用。本品治疗的患者有眼部不适的报道，通常对阳光、亮光或汽车头灯敏感。光动力学疗法（PDT）后患者会主诉胸骨下胸痛，可能会很剧烈，可短期使用阿片类镇痛药。

【妊娠期安全等级】 C。

【禁忌与慎用】

1. 卟啉症患者、气管/食管或支气管食管瘘患者、肿瘤侵蚀到较大血管的患者、梗阻性支气管内损伤引起的急性严重呼吸窘迫患者、食管或胃静脉曲张或食管溃疡直径＞1cm 的患者禁用。

2. 尚未明确本品是否可经乳汁分泌，哺乳期妇女应权衡本品对其的重要性，选择停药或停止哺乳。

3. 儿童用药的安全性及有效性尚未确定。

4. 重度肝功能不全及对本品的清除降低，须监测其光敏反应至用药后 90d。

【药物相互作用】

1. 与其他增敏剂，如四环素类、磺胺类药物、酚噻嗪系、磺酰脲类、噻嗪类利尿药、灰黄霉素、氟喹诺酮类等合用，可能增加光敏反应的风险。

2. 二甲亚砜、β-胡萝卜素、乙醇、甲酸酯和甘露醇、血栓素 A_2 抑制剂可能降低光动力疗法的活性。

【剂量与用法】 用 5%葡萄糖注射液溶解。静脉注射，2mg/kg，静脉注射后 48～72h 后以激光照射病灶。

【用药须知】

1. 本品注射至少 30d 内，皮肤和眼睛应避免阳光直射或室内光线照射。平均白光透光率＜4%的时候，患者户外活动应穿防护服，戴墨镜。

2. 肝损患者，光敏性可能持续超过 90d。

3. 光动力学疗法可能引起眼睛易感性、胸痛、呼吸性窘迫或食管狭窄。

4. 应在 PDT 2～4 周后开始放疗；放疗后 4 周开始 PDT。

【制剂】 注射剂（冻干粉）：75mg。

【贮藏】 贮于 20～25℃。

2.10 酪氨酸激酶抑制剂（tyrosine kinase inhibitors）

阿乐替尼（alectinib）

别名：Alecensa。

本品为酪氨酸激酶抑制剂。

1. 化学名：9-ethyl-6,6-dimethyl-8-[4-（4-morpholinyl）-1-piperidinyl]-11-oxo-6,11- dihydro-5H-benzo[b]carbazole-3-carbonitrile。

2. 分子式：$C_{30}H_{34}N_4O_2$。

3. 分子量：482.62。

4. 结构式如下：

盐酸阿乐替尼（alectinib hydrochloride）

【理化性状】

1. 本品为白色或浅黄色粉末或团块，pK_a 为 7.05。

2. 化学名：9-ethyl-6,6-dimethyl-8-[4-（4-morpholinyl）-1-piperidinyl]-11-oxo-6,11- dihydro-5H-benzo[b]carbazole-3-carbonitrile hydrochloride。

3. 分子式：$C_{30}H_{34}N_4O_2$ · HCl。

4. 分子量：519.08。

【药理学】 本品为针对 ALK 和 RET 的酪氨酸激酶抑制剂。本品可抑制 ALK 的磷酸化及 ALK 介导的下游信号传导蛋白 STAT3 和 AKT 的活化，通过阻滞 ALK 的融合、增殖和激活突变，从而降低多种肿瘤细胞的生存能力。主要代谢产物 M4 与原药一样有生物活性。

体内、外试验中，本品及 M4 对多种 ALK 突变的肿瘤有效，包括对克唑替尼耐药的非小细胞肺癌。

【药动学】

1. 吸收 非小细胞肺癌患者口服本品后，其 T_{max} 约为 4h。空腹服用的绝对生物利用度约为 37%。高脂肪餐可增加本品及 M4 总暴露量 3.1 倍。口服 600mg，2 次/日，7d 后本品及 M4 的血药浓度可达稳态，本品及 M4 的蓄积率均为 6 倍。本品及 M4 的稳态 C_{max} 分别为 665ng/ml 和 246ng/ml。$AUC_{0\sim12h}$

分别为 7430（ng·h）/ml 和 2810（ng·h）/ml。剂量在 460～900mg 时，本品的暴露量与剂量呈线性。

2. 分布 本品和 M4 的分布容积分别为 4016L 和 10093L，两者的蛋白结合率均＞99%，且与浓度无关。脑脊液中的浓度与血浆中本品的游离浓度相似。

3. 代谢 本品主要经 CYP3A4 代谢成活性产物 M4，稳态时 M4 与原药暴露量的比值为 0.4。血循环中主要为原药和 M4，占总放射性物质%。M4 可经 CYP3A4 进一步代谢。

4. 排泄 空腹给予放射性示踪的本品后，98% 的放射性物质随粪便排泄，其中 84% 为原药，6% 为 M4。随尿排泄的放射性不足 0.5%。本品及 M4 的清除率分别为 81.9L/h 和 217L/h，$t_{1/2}$ 分别为 33h 和 31h。

【适应证】用于间变性淋巴瘤激酶阳性，经克唑替尼治疗病情仍然进展的或不能耐受该药的非小细胞肺癌。

【不良反应】

1. 严重不良反应包括肝毒性、心动过缓、严重肌病及肌酸激酶升高、胎儿毒性。

2. 常见不良反应包括疲劳、便秘、水肿、肌痛、咳嗽、皮疹、恶心、头痛、腹泻、关节痛或肌痛、食欲缺乏、体重增加、呕吐、视力丧失。

3. 实验室检查常见 AST 及 ALT 升高、碱性磷酸酶升高、肌酸激酶升高、高血糖、低血钙、低血钾、肌酐升高、低血磷、低血钠、贫血、淋巴细胞减少。

【禁忌与慎用】

1. 本品及其代谢物在大鼠乳汁中浓度高于母鼠血浆，基于本品对哺乳婴儿严重不良反应的潜在风险，哺乳期妇女治疗期间应停止哺乳。

2. 儿童用药的安全性和有效性尚未明确。

3. 重度肾功能不全及终末期肾病患者的安全性尚未明确。

4. 中、重度肝功能不全者的安全性尚未明确。

【药物相互作用】强效 CYP3A 抑制剂和诱导剂对本品无明显影响。

【剂量与用法】

1. 推荐剂量：口服，2 次/日，600mg/次，进餐时服用。

2. ALT 或 AST 升高＞5×ULN，总胆红素≤2×ULN，暂停用药，直至 ALT 或 AST 恢复至＜3×ULN，降低剂量至 450mg/次，2 次/日；在此剂量下，仍出现 ALT 或 AST 升高至＞5×ULN，总胆红素≤2×ULN，暂停用药，直至 ALT 或 AST 恢复＜3×ULN，降低剂量至 300mg/次，2 次/日；在此剂量下，仍出现 ALT 或 AST 升高至＞5×ULN，总胆红素≤2×ULN，应永久停药。

3. ALT 或 AST 升高＞3×ULN，总胆红素＞2×ULN，应永久停药。

4. 总胆红素升高＞3×ULN，暂停用药，直至总胆红素＜1.5×ULN，降低剂量至 450mg/次，2 次/日；在此剂量下，仍出现总胆红素＞3×ULN，暂停用药，直至总胆红素＜1.5×ULN，降低剂量至 300mg/次，2 次/日；在此剂量下，仍出现总胆红素＞3×ULN，应永久停药。

5. 如出现与治疗有关的间质性肺炎，应永久停药。

6. 如出现症状性心动过缓，应暂停用药，直至恢复至无症状或心率大于 60 次/分，如证实是其他药物引起的并且停用或调整其剂量后，可重新按原剂量给药；如证实不是其他药物引起的，或虽证实是其他药物引起的但未调整其剂量，应降低剂量至 450mg，2 次/日，如在此剂量下仍出现症状性心动过缓，应暂停用药，直至恢复至无症状或心率大于 60 次/分，再降低剂量至 300mg，2 次/日，如在此剂量下仍出现症状性心动过缓，应永久停药。

7. 如出现致命性性心动过缓，应永久停药；如证实是其他药物引起的并且停用或调整其剂量后，直至恢复至无症状或心率大于 60 次/分，再降低剂量至 450mg，2 次/日，并密切监测，如再复发则应永久停药。

8. 如出现肌酸激酶＞5×ULN，应暂停用药，直至肌酸激酶恢复至基线或≤2.5×ULN，应重新以原剂量开始；如出现肌酸激酶＞10×ULN 或第 2 次出现肌酸激酶＞5×ULN，应暂停用药，直至肌酸激酶恢复至基线或≤2.5×ULN，再降低剂量至 450mg，2 次/日。

【用药须知】

1. 治疗的前 2 个月，应每周监测 1 次肝功能，继后定期监测，如出现肝毒性，应调整剂量。

2. 如出现呼吸道症状恶化，应立即停药，并评估患者是否存在间质性肺炎，如确诊间质性肺炎，应永久停药。

3. 治疗期间应常规监测心率和血压，如出现心动过缓，应进行评估，并根据其严重程度调整剂量。

4. 治疗的第 1 个月，应每 2 周检测 1 次肌酸激酶，继后定期监测，并根据其升高程度调整剂量。告知患者向医师报告：包括任何无法解释的肌痛、触痛及无力等症状。

5. 育龄期女性在治疗期间及治疗结束后至少1周内应采取有效避孕措施。男性患者的性伴侣应采取有效避孕措施至治疗结束后至少3个月。

【制剂】胶囊剂：150mg。

【贮藏】贮于30℃下。

伊马替尼（imatinib）

本品属于 BCR-ABL 酪氨酸激酶抑制剂，是一种新型抗肿瘤药，临床用其甲磺酸盐。

【理化性状】

1. 化学名：α-（4-methyl-1-piperazinyl）-3'-{[4-（3-pyridyl）-2-pyrimidinyl]amino}-p-tolu-p-toluidide。

2. 分子式：$C_{29}H_{31}N_7O$。

3. 分子量：493.6。

4. 结构式如下：

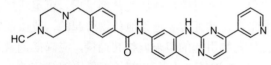

甲磺酸伊马替尼（imatinib mesylate）

别名：Gleevec、Glivec、格列卫。

【理化性状】

1. 本品为白色至类白色、浅褐色或浅黄色结晶性粉末，溶于≤pH5.5 的缓冲液中，极微溶于或难溶于中性或碱性缓冲液中。溶于二甲基亚砜，微溶于甲醇及乙醇，不溶于辛醇、丙酮及乙腈。

2. 化学名：α-（4-methyl-1-piperazinyl）-3'-{[4-（3-pyridyl）-2-pyrimidinyl]amino}-p-tolu-p-toluidide methanesulfonate。

3. 分子式：$C_{29}H_{31}N_7O \cdot CH_4O_3S$。

4. 分子量：589.7。

【药理学】本品可抑制 BCR-ABL 酪氨酸激酶，这种组成异常的酪氨酸激酶是由慢性髓细胞性白血病（chronic myelogenous leukemia，CML）患者异常的费城染色体产生的。它在 BCR-ABL 阳性细胞株及费城染色体阳性（Ph⁺）源于 CML 的新鲜白细胞中抑制增生和诱导凋亡。在使用体外的外周血和骨髓标本进行的集落测定时，本品显示出抑制 CML 患者 BCR-ABL 集落。在体外试验中，本品也能抑制横断鼠骨髓细胞 BCR-ABL 和处于原始细胞危象的 CML 患者源于 BCR-ABL 阳性白细胞株的肿瘤生长。本品也是血小板衍生的生长因子（platelet-derived growth factor，PDGF）和干细胞因子的酪氨酸激酶受体、C-KIT 的抑制剂，还能抑制 PDGF 和 SCF 介导的细胞活性。体外研究证实，本品还能抑制胃肠道间质瘤（gastrointestinal stromal tumors，GIST）细胞（表达激活的 C-KIT 突变）增生和诱导凋亡。

【药动学】

1. 口服本品后易于吸收，给药后 2～4h 可达 C_{max}。平均绝对生物利用度为98%。健康志愿者口服本品后，药物及其代谢物 N-脱甲基衍生物的 $t_{1/2}$ 分别为18h 和40h。其平均 AUC 随剂量25～1000mg 成比例增加。在重复给药时，本品的药动学无明显改变。当本品每天给药时，累积为稳态时的 1.5～2.5 倍。在本品达到临床相应浓度时，其蛋白结合率为95%，大部分与白蛋白和α₁-酸性糖蛋白结合。在患有 CML 和 GIST 的患者中，药动学是相似的。

2. 本品主要通过 CYP3A4 代谢，其他如 CYP1A2、CYP2D6、CYP2C9 和 CYP2C19 在本品的代谢中仅发挥极小的作用。人体血循中主要的代谢物是通过 CYP3A4 为主的代谢形成 N-脱甲基哌嗪衍生物。体外研究显示，该衍生物的代谢与原药相似。代谢物的 AUC 为原药的 15%。接近用药量的 81%在 7d 内随粪便排出 68%，随尿液排出 13%，其中原药占 25%（尿液中 5%，粪便中 20%），其余为代谢物。50 岁、体重 50 kg 的患者，其清除率为 8L/h；50 岁、体重 100 kg 者的清除率为 4L/h。

【适应证】

1. 用于治疗近期诊断的、具有 Ph⁺ 慢性髓细胞性白血病（CML）处于慢性期的成年患者。

2. 还适用于经干扰素α治疗无效的、处于原始细胞危象加速期的 Ph⁺ 的 CML 患者。

3. 本品还可用于干细胞移植或耐干扰素α治疗后复发的 Ph⁺CML 的儿童（未做对照观察）。

4. 本品还可治疗患有 KIT（CD117）阳性而不能切除和（或）转移的恶性胃肠道间质瘤（GIST）（未做对照观察）。

【不良反应】

1. 可能发生的不良反应多为轻、中度。新近诊断的患者中因此而停药者占3.1%，使用干扰素α治疗无效的慢性期患者占4%，加速期占4%，处于原始细胞危象的患者占5%。

2. 最常见的不良反应有水肿（严重外周水肿的发生率为 1.1%～6%）、恶心、呕吐、肌肉痛性痉挛、肌肉骨骼痛、腹泻和皮疹。局部和全身的液体潴留，包括胸腔积液、腹水、肺水肿、有或没有周围水肿的体重快速增加。这些都似乎与剂量有关，较常见于原始细胞危象加速期的患者，也常见于老年患者。少数可能严重，甚或危及生命。较常见乏力、头痛、关节痛、腹痛、鼻咽炎、胃肠道出血、消化不良、咳嗽、咽喉痛、上呼吸道感染、头晕、发热、失眠、抑郁、焦虑、流感、畏食、盗汗、瘙痒、低血钾、肺炎、寒战、鼻窦炎、胸痛和肝毒性。

3. 生化检查：中性粒细胞减少、血小板减少、贫血、肌酐水平增高、胆红素水平增高、碱性磷酸酶升高、AST 和 ALT 升高、CK 升高、LDH 升高。

4. 心血管系统：少见心力衰竭、心动过速、高血压、低血压、面红、指端发冷，罕见心包炎、血栓形成、栓塞。

5. 皮肤：较常见脱发、皮肤干燥，少见剥脱性皮炎、大疱疹、指甲病、皮肤色素增加、紫癜、银屑病、水疱疹、史-约综合征、急性全身发疹的脓疱病、急性发热性中性粒细胞皮肤病。

6. 消化系统：较常见便秘、腹胀、胃食管反流、口腔溃疡，少见胃溃疡、胃肠炎、胃炎，罕见结肠炎、肠梗阻、胰腺炎、憩室炎、胃肠穿孔、肿瘤出血和肿瘤坏死。

7. 血液系统：少见各类细胞减少，罕见再生障碍性贫血。

8. 肝胆系统：少见肝炎，罕见肝衰竭。

9. 代谢和营养：少见低磷血症、脱水、痛风、食欲缺乏、体重减轻，罕见高钾血症、低钠血症。

10. 肌肉骨骼：较常见关节肿胀；少见坐骨神经痛、关节肌肉强直，罕见无血管坏死/髋骨坏死。

11. 神经和精神方面：较常见感觉异常、耳鸣；少见抑郁、焦虑、眩晕、周围神经病、嗜睡、偏头痛、记忆力减退；少见颅内压升高、脑积水（包括死亡）、精神错乱、惊厥；罕见中枢神经系统出血。

12. 泌尿生殖系统：少见肾衰竭、尿频、血尿、乳房增大、月经过多、性功能减退。

13. 呼吸系统：罕见间质性肺炎、肺纤维化。

14. 眼和视力：较常见结膜炎、视物模糊，少见结膜出血、眼干，罕见黄斑水肿、视盘水肿、视网膜出血、青光眼、玻璃体积血。

15. 感染：少见败血病、单纯疱疹病毒感染、带状疱疹。

16. 超敏反应：罕见血管神经性水肿。

【妊娠期安全等级】D。

【禁忌与慎用】

1. 对本品过敏者和 3 岁以下的儿童禁用。

2. 尚未明确本品是否可经乳汁分泌，哺乳期妇女应权衡本品对其的重要性选择停药或停止哺乳。

【药物相互作用】

1. 当本品合用 CYP3A4 抑制剂（如酮康唑、伊曲康唑、红霉素、克拉霉素）时，可使本品的血药浓度升高。

2. 当本品合用 CYP3A4 诱导剂（如利福平、苯妥英、地塞米松、卡马西平、巴比妥酸盐）时，可使本品的血药浓度降低。

3. 本品可分别增加辛伐他汀（CYP3A4 底物）的 C_{max} 和 AUC 2 倍和 3.5 倍，说明本品是 CYP3A4 的抑制剂。

4. 当本品合用苯二氮䓬、二氢吡啶钙拮抗药时，可使后者的血药浓度升高；当本品合用治疗窗窄的 CYP3A4 底物（如环孢素或匹莫齐特）时，应特别注意。

5. 由于华法林是通过 CYP3A4 和 CYP2C9 代谢的，使用本品并需用抗凝血治疗的患者应接受低分子量肝素。

6. 体外研究表明，在与抑制 CYP3A4 活性相似的浓度下，本品可以抑制 CYP2D6 的活性。当 CYP2D6 底物合用本品时，可能增加全身与 CYP2D6 底物的接触量。

【剂量与用法】

1. 成人 CML 慢性期，推荐剂量为 400mg/d，CML 加速期或原始细胞危象，推荐剂量为 600mg/d。

2. 儿童在干细胞移植后 CML 复发的或干扰素α治疗无效的 Ph$^+$慢性期，推荐剂量为 260mg/（m^2·d）。

3. 不能切除的和（或）转移的恶性 GIST，推荐剂量为 400mg/d 或 600mg/d。

4. 轻、中度肝功能不全患者应从 400mg/d 开始，重度者应从 300mg/d 开始。

5. 病情如果没有恶化或者并无不能接受的情况出现，可以持续给药。

6. 在有下列情况存在时：在任何时段病情有恶化；在至少 3 个月的治疗后尚未获得满意的疗效；治疗 6～12 个月后未获得细胞生成的效应或失去了以前已经获得的血液学或细胞生成的效应，处于 CML 慢性期的成人，剂量可从 400mg/d 加至 600mg/d；处于加速期或原始细胞危象者，可从 600mg/d 加至 800mg/d。儿童的 CML 慢性期如出现以上成人的情况，如临床有指征，可从 260mg/（m^2·d）

加至 340mg/（m²·d）。

7. 如果胆红素上升到＞正常上限（ULN）或氨基转移酶＞5×ULN，应停药，直到胆红素回到＜1.5×ULN 或氨基转移酶回到＜2.5×ULN，可将成人剂量从 400mg 降至 300mg 或从 600mg 降至 400mg，继续给药；与之相对应，儿童可从 260mg 降至 200mg 或从 340mg 降至 260mg。

8. 如出现了血液学反应，调整剂量的方法：①CML 慢性期的开始剂量为 400mg（儿童为 260mg）或 GIST 的开始剂量为 400mg 或 600mg，如出现绝对中性粒细胞数（ANC）＜1.0×10^9/L 和（或）血小板＜50×10^9/L，应停药，直到 ANC≥1.5×10^9/L 和血小板≥75×10^9/L，再用原先开始的剂量（400mg 或 600mg）恢复治疗；如果 ANC 和血小板又分别重现＜1.0×10^9/L 和＜50×10^9/L，应重复第 1 步和减量恢复治疗（如成人开始剂量为 400mg，儿童开始剂量为 260mg，应分别减量至 300mg 和 200mg；如成人开始剂量为 600mg，则减量至 400mg）。②CML 加速期和原始细胞危象的开始剂量为 600mg，出现 ANC＜0.5×10^9/L 和（或）血小板＜10×10^9/L（至少在治疗 1 个月发生），首先应核查细胞减少是否与白血病有关；如与白血病无关，应将剂量减至 400mg，如细胞减少持续 2 周，应进一步减至 300mg；如细胞减少持续 4 周，应停药，直至 ANC≥1.0×10^9/L 和血小板≥20×10^9/L，然后恢复剂量至 300mg。

【用药须知】

1. 对于有水潴留的患者，可给予利尿药和（或）其他支持措施，必要时停药。

2. 必须在治疗 CML 或 GIST 经验丰富的医师指导下使用本品。

3. 不能整片吞服的患者，可以将药片分散溶于一杯水中或苹果汁中，待完全溶散后立即口服。

【制剂】①片剂：100mg，400mg；②胶囊剂：100mg。

【贮藏】贮于 15～30℃。

舒尼替尼（sunitinib）

本品为多激酶抑制剂。

【理化性状】

1. 化学名：N-[2-（diethylamino）ethyl]-5-[（Z）-（5-fluoro-2-dihydro-2-oxo-3H-indol-3-ylidine）methyl]-2,4-dimethyl-1H-pyrrole-3-carboxamide。

2. 分子式：$C_{22}H_{27}FN_4O_2$。

3. 分子量：398.47。

4. 结构式如下：

苹果酸舒尼替尼（sunitinib malate）

别名：Sutent。

【理化性状】

1. 本品为黄色至橙色粉末，在 pH 1.2～6.8 的溶液中，溶解度超过 25mg/ml。pK_a 为 8.95。

2. 化学名：butanedioic acid,hydroxy-（2S）-compound with N-[2-（diethylamino）ethyl]-5-[（Z）-（5-fluoro-2-dihydro-2-oxo-3H-indol-3-ylidine）methyl]-2,4-dimethyl-1H-pyrrole-3-carboxamide（1：1）。

3. 分子式：$C_{22}H_{27}FN_4O_2 \cdot C_4H_6O_5$。

4. 分子量：532.6。

【用药警戒】本品可导致肝毒性，严重者可致死。

【药理学】

1. 本品能抑制多个受体酪氨酸激酶（RTK），其中某些受体酪氨酸激酶参与肿瘤生长、病理性血管形成和肿瘤转移的过程。本品可抑制血小板衍生生长因子受体（PDGFRα和 PDGFRβ）、血管内皮生长因子受体（VEGFR1、VEGFR2 和 VEGFR3）、干细胞因子受体（KIT）、Fms 样酪氨酸激酶-3（FLT3）、1 型集落刺激因子受体（CSF-1R）和神经胶质细胞系衍生的神经营养因子受体（RET）。生化和细胞测定证实，本品能抑制这些受体酪氨酸激酶（RTK）的活性，并在细胞增殖测定中证明了本品的抑制作用。生化和细胞测定表明，其主要代谢物与本品活性相似。

2. 在表达受体酪氨酸激酶靶点的肿瘤模型的体内试验中，本品能抑制多个受体酪氨酸激酶（PDGFR β、VEGFR2 、KIT）的磷酸化进程。在某些动物肿瘤模型中显示出抑制肿瘤生长或导致肿瘤消退和（或）抑制肿瘤转移的作用。体外试验结果表明本品能抑制靶向受体酪氨酸激酶（PDGFR、RET 或 KIT）表达失调的肿瘤细胞生长，体内试验结果表明，其能抑制 PDGFRβ-和 VEGFR2 依赖的肿瘤血管形成。

【药动学】

1. 吸收：一般在口服给药后 6～12h 可达 C_{max}。

进食对本品的生物利用度无影响。与食物同服或不同服均可。

2. 分布：体外试验表明，本品及其主要活性代谢物的血浆蛋白结合率分别为 95% 和 90%，且在 100～4000ng/ml 时与浓度无关。本品的表观分布容积为 2230L。在 25～100mg 的剂量时，AUC 和 C_{max} 随剂量成比例增加。

3. 代谢：本品主要经 CYP3A4 代谢，产生的主要活性代谢物被 CYP3A4 进一步代谢。其主要活性代谢物占总暴露量的 23%～37%。主要随粪便排泄。剂量的 61% 随粪便排出，而经肾排泄的原药和代谢物约占给药剂量的 16%。清除率为 34～62L/h，患者间的变异系数为 40%。

4. 消除：健康志愿者单剂量口服本品后，本品和主要活性代谢物的终末 $t_{1/2}$ 分别为 40～60h 和 80～110h。每日重复给药后，本品可蓄积 3～4 倍，而其主要代谢物蓄积 7～10 倍，在 10～14d 本品和主要活性代谢物达稳态浓度。第 14 天血浆中本品和主要活性代谢物的总浓度为 62.9～101ng/ml。每日重复给药或按治疗方案重复周期给药，未发现本品和主要活性代谢物的药动学有明显的变化。

5. 受试的健康志愿者和实体瘤患者的药动学相似，包括胃肠道间质瘤（GIST）和晚期转移性肾细胞癌（MRCC）患者。群体药代动力学分析表明，年龄、体重、肌酐清除率、人种、性别或 ECOG 体力状态评分对本品或其活性代谢物的药动学无临床意义的影响。

轻、中度肝功能不全的患者在接受本品治疗时，不必调整初始剂量。本品及其主要代谢产物主要经肝代谢。与肝功能正常的受试者相比，本品在轻度（Child-Pugh A 级）或中度（Child-Pugh B 级）肝功能不全的受试者中系统暴露量相似。未在重度（Child-Pugh C 级）肝功能不全患者进行研究。

与肾功能正常（CC＞80ml/min）的受试者相比，本品在重度肾功能不全（CC＜30ml/min）的受试者中系统暴露量相似。

轻度、中度及重度肾功能不全的患者接受本品不必调整初始剂量。后续剂量调整应基于患者安全性及耐受性。血液透析的终末期肾病患者（ESRD）不必调整初始剂量。本品在血液透析的终末期肾病患者中的暴露量比肾功能正常的患者低 47%。因此，后续剂量可能需根据患者的安全性和耐受性逐步比初始剂量增加 1 倍。

【适应证】

1. 甲磺酸伊马替尼治疗失败或不能耐受的胃肠道间质瘤（GIST）。

2. 不能手术的晚期肾细胞癌（RCC）。

【不良反应】

1. 最常见的不良反应（≥20%）包括疲劳、乏力、腹泻、恶心、黏膜炎/口腔炎、呕吐、消化不良、腹痛、便秘、高血压、皮疹、掌足综合征、皮肤颜色改变、味觉改变、厌食和出血。

2. 严重的不良反应包括左心室功能障碍、QT 间期延长、出血、高血压。

3. 4 级实验室检查异常包括尿酸升高、脂肪酶升高、中性粒细胞和淋巴细胞减少、血红蛋白降低、血小板减少、淀粉酶水平升高、ALT 升高、肌酸激酶水平升高、肌酐升高、血糖升高，血钙下降、血磷升高、血钾升高和血钠降低。

【妊娠期安全等级】D。

【禁忌与慎用】

1. 对本品过敏者、孕妇禁用。

2. 尚未明确本品是否可经乳汁分泌，哺乳期妇女应权衡本品对其的重要性，选择停药或停止哺乳。

3. 儿童用药的安全性及有效性尚未确定。

【药物相互作用】

1. CYP3A4 强效抑制剂，如酮康唑，可升高本品的血药浓度。建议选择对此类酶没有或只有最小抑制作用的合用。如果必须与 CYP3A4 强效抑制剂同时应用时，需要考虑降低本品剂量。

2. CYP3A4 诱导剂，如利福平，可降低本品的血药浓度。建议选择对此类酶没有或只有最小诱导作用的合用。如果必须与 CYP3A4 诱导剂同时应用时，需要考虑增加本品剂量。

3. 体外研究结果表明本品不会诱导或抑制主要的 CYP 酶。对人肝微粒体和肝细胞 CYP 亚型（CYP1A2、CYP2A6、CYP2B6、CYP2C8、CYP2C9、CYP2C19、CYP2D6、CYP2E1、CYP3A4/5 和 CYP4A9/11）的体外研究表明，本品及其主要活性代谢物不会与依赖这些酶代谢的药物发生有临床意义的相互作用。

【剂量与用法】

1. 本品治疗胃肠道间质瘤和晚期肾细胞癌的推荐剂量是口服 50mg，1 次/日，服药 4 周，停药 2 周（4/2 给药方案）。与食物同服或不同服均可。

2. 剂量调整

（1）建议根据药物在个体中的安全性和耐受性情况，以 12.5mg 为幅度，增加或减少以调整剂量。

（2）CYP3A4 强效抑制剂（如酮康唑）可升高本品的血药浓度。建议在合用时，选择对此类酶没有或只有最小抑制作用的药物。如果必须与 CYP3A4 强效抑制剂合并使用，应考虑降低本品的剂量，最小可至 37.5mg/d。

（3）CYP3A4 诱导剂（如利福平）可降低本品的血药浓度。建议合用时，选择对此类酶没有或只有最小诱导作用的药物。如果必须与 CYP3A4 诱导剂合并使用，应考虑增加本品的剂量，但最大剂量不应超过 87.5mg，1 次/日。如果增加本品剂量，应仔细监测患者的毒性反应。

【用药须知】

1. 本品具有肝毒性，可能导致肝衰竭或死亡。在治疗开始前、每个治疗周期及临床需要时都应监测肝功能（ALT、AST、胆红素）。当出现 3 级或 4 级药物相关的肝功能受损时，应中断用药，若无法恢复则应终止治疗。当患者在随后的肝功能检验中显示肝指标严重下降或出现其他的肝衰竭症状时，不可重新开始给药治疗。本品在 ALT 或 AST＞2.5×ULN 或者肝氨基转移酶大于 5.0×ULN 的患者中的安全性尚未明确。

2. 若出现充血性心力衰竭（CHF）的临床表现，建议停止使用本品。无充血性心力衰竭临床证据但射血分数＜50%及射血分数低于基线 20%的患者，也应停止本品治疗或降低剂量。

3. 上市后曾报道心血管事件，包括心力衰竭、心肌功能障碍和心肌病，部分具有致死性。在本品临床研究中，排除了治疗前 12 个月内发生心脏事件的患者，如心肌梗死（包括严重/不稳定型心绞痛）、冠状动脉/外周动脉旁路移植术、有症状的充血性心力衰竭、脑血管意外或一过性缺血发作或肺栓塞的患者。目前尚未明确伴随上述疾病的患者发展为药物相关性左心室功能障碍的风险是否会增高。建议医师权衡用药风险及其潜在获益。此类患者接受本品治疗时，应仔细监测其充血性心力衰竭的临床症状和体征，也应考虑进行基线和定期 LVEF 评估。对于没有心脏危险因素的患者，应考虑进行基线射血分数的评估。

4. 研究显示，本品可延长 QT 间期，且呈剂量依赖性。QT 间期延长可能会导致室性心律失常的风险增加，包括尖端扭转型室性心动过速。接受本品治疗的患者中，观察到不到 0.1%的患者出现尖端扭转型室性心动过速。本品应慎用于已知有 QT 间期延长病史的患者、服用抗心律失常药物的患者或者有相关基础心脏疾病、心动过缓和电解质紊乱的患者。应用本品时，应考虑在治疗期间定期监测心电图和电解质（血镁和血钾）。

5. 应对高血压患者进行血压监测，并根据需要进行标准的降压治疗。如果发生严重高血压，建议暂时停用本品，直至高血压得到控制。

6. 上市后曾有报道出血事件，涉及胃肠道、呼吸系统、肿瘤、泌尿道和脑出血，部分为致死性。

7. 建议进行基线甲状腺功能的实验室检查，甲状腺功能低下的患者在接受本品治疗之前应给予相应的标准治疗。所有患者在接受本品治疗时，应密切监测甲状腺功能低下的症状和体征。应对有甲状腺功能低下症状和体征的患者进行甲状腺功能的实验室监测，并相应给予标准治疗。

8. 曾有报告，接受本品治疗的患者出现伤口愈合缓慢。建议正在进行重大外科手术的患者暂停给药，以预防该现象发生。但对于重大外科手术后何时开始治疗的临床经验有限。因此，应根据接受重大外科手术后患者的康复程度来判断是否重新开始给药。

9. 临床研究中偶见下颌骨坏死（ONJ），上市后用药也曾报道 ONJ。大部分出现 ONJ 的患者均既往使用或同时使用双膦酸盐静脉给药，这是已确认的可能引起 ONJ 的风险因素。因此，无论合并给药或序贯给予本品和双膦酸盐静脉给药，均需特别注意。

侵入性牙科手术也被确认会引起 ONJ 的风险因素。在给予本品治疗前，应考虑进行牙科检查及适当的预防性措施。既往使用或同时使用双膦酸盐静脉给药、侵入性牙科手术的患者应避免接受本品治疗。

10. 临床研究中偶见肿瘤溶解综合征，部分伴致命后果，上市后用药经验也曾有报道。这部分风险患者通常为接受本品治疗前具有高肿瘤负荷，应给予严密监测，依照临床实际情况给药。

11. 对于经历应激如手术、创伤或严重感染的患者，建议医师在对本品开具处方时应监测患者的肾上腺功能的情况。

12. 接受本品治疗的患者应在每个治疗周期开始时检查全血细胞计数（CBC）、血小板计数、血生化（包括血磷）。

【制剂】胶囊剂：12.5mg，25mg，37.5mg，50mg。

【贮藏】贮于 25℃，短程携带允许 15～30℃。

吉非替尼（gefitinib）

别名：易瑞沙、Iressa。

本品系苯胺喹唑啉衍生物，是一种选择性表皮生长因子受体（epidermal growth factor receptor，EGFR）-酪氨酸激酶抑制剂。

【理化性状】

1. 化学名：N-（3-chloro-4-fluorophenyl）-7-methoxy-6-[3-（morpholin-4-yl）propoxy]quinazolin-4-amine。

2. 分子式：$C_{22}H_{24}ClFN_4O_3$。

3. 分子量：446.9。

4. 结构式如下：

【药理学】本品通过与三磷酸腺苷竞争性结合，抑制 EGFR 细胞内的酪氨酸激酶域和 EGFR 的自磷酸化作用，并阻断信号传递，从而抑制 EGFR 的活性。动物实验证实，本品在体内可抑制肿瘤的活性。临床试验证实，本品可阻碍肿瘤的生长、转移和血管生成，促进肿瘤细胞凋亡，对晚期或转移性非小细胞肺癌具有抗肿瘤活性，可改善临床症状。

【药动学】本品口服后 3～7h 可达 C_{max}，服药 10d 后可达 C_{ss}。健康志愿者口服 100mg/d，连服 3d，其每天的平均 AUC 分别为 502（μg・h）/L、737（μg・h）/L 和 994（μg・h）/L；进展期恶性肿瘤患者口服 50～700mg/d，其 AUC 值差异较大，2 周后，其 AUC 值增至首日的 2～7 倍。进食对药物吸收的影响不明显。本品的蛋白结合率高达 90%，V_d 为 1400L。主要在肝内经 CYP3A4 代谢为 5 种代谢物，只有 O-去甲基吉非替尼具有活性，约相当于原药的 7%。本品主要随粪便排出，亦可随尿液排出。其 $t_{1/2}$ 为 6～49h。

【适应证】作为二线或三线药物，用于治疗既往接受化疗（主要指铂类和紫杉烷类）失败的局部晚期转移性非小细胞肺癌。

【不良反应】

1. 约有 1% 患者可发生间质性肺炎，其中 33% 可因此而致命。伴发肺纤维化、间质性肺炎、肺尘病、放射性肺炎和药物诱发性肺炎的患者，导致死亡的危险性增加。

2. 偶见氨基转移酶或碱性磷酸酶升高，与剂量相关，但可逆转。

3. 常见腹泻，亦见恶心、呕吐、畏食和口腔黏膜炎。

4. 常见皮肤干燥、瘙痒、皮疹、痤疮，一般在用药 1 个月内出现，通常可逆转。

5. 可能引起结膜炎、弱视、睫毛异常生长和角膜溃疡。

【妊娠期安全等级】D。

【禁忌与慎用】

1. 对本品过敏者、孕妇和儿童禁用。

2. 细菌和病毒的感染者（可使病情恶化）、重度肾功能不全患者、肝功能不全患者、间质性肺病（间质性肺炎、肺炎及肺泡炎）患者和骨髓抑制者均应慎用本品。

3. 尚未明确本品是否可经乳汁分泌，哺乳期妇女应权衡本品对其的重要性选择停药或停止哺乳。

【药物相互作用】

1. 明显抑制 CYP3A4 的药物（如酮康唑、伊曲康唑）可降低本品的代谢，增高本品的血药浓度。

2. 能诱导 CYP3A4 的药物（如苯妥英、利福平）会增强本品的代谢，降低本品的血药浓度。

3. 可升高胃液 pH 的药物（如雷尼替丁等组胺 H_2 受体拮抗剂）可能会降低本品的血药浓度。

4. 本品合用华法林会增加出血的风险，应监测 INR 和 PT 的比值（INR/PT 有可能升高）。

【剂量与用法】成人口服 250mg/d，加大剂量并不能提高疗效。老年人、一般肾功能不全患者和因肿瘤肝转移引起的中、重度肝功能不全患者，均不必调整剂量。

【用药须知】

1. 应定期监测血常规和肝功能。

2. 用药期间，患者如出现发热、气促和咳嗽，并有加重趋势，应及时停药，查找原因。如证实患者已染上间质性肺炎，不应再使用本品。

3. 如出现皮疹等过敏反应，应停药。

4. 如新发生眼部疼痛的患者，应停药。如出现了睫毛生长的位置异常，可先予以清除，再按正常剂量服药。

5. 如出现皮疹和腹泻，可能是药物过量，应及时停药，并对症处理。

【制剂】片剂：250mg。

【贮藏】贮于 30℃以下。

厄罗替尼（erlotinib）

本品属于 1 型人表皮生长因子受体/表皮生长因子受体（HER1/EGFR）酪氨酸激酶抑制剂。

【理化性状】

1. 化学名：*N-*（3-ethynylphenyl）-6,7-bis（2-methoxyethoxy）quinazolin-4-amine。

2. 分子式：$C_{22}H_{23}N_3O_4$。

3. 分子量：393.44。

4. 结构式如下：

盐酸厄罗替尼（erlotinib hydrochloride）

别名：特罗凯、Tarceva。

【理化性状】

1. 化学名：*N-*（3-ethynylphenyl）-6,7-bis（2-methoxyethoxy）quinazolin-4-amine hydrochloride。

2. 分子式：$C_{22}H_{23}N_3O_4 \cdot HCl$。

3. 分子量：429.9。

【药理学】本品通过抑制表皮生长因子受体酪氨酸激酶的自磷酸化反应，阻抑信号传导，从而达到抑制癌细胞增殖的作用。

【药动学】

1. 口服本品后约可吸收 60%的用量，如与食物同服，其生物利用度可提高到 100%，但应分开给予。

2. 本品在肝内主要经 CYP3A4 途径进行广泛代谢，小部分则通过 CYP1A2 途径代谢。本品主要经胆汁随粪便排出 83%的原药及其代谢产物，随尿液排出者约为 8%。

【适应证】局部晚期或转移性非小细胞肺癌且至少化疗失败一次的患者。

【不良反应】

1. 胃肠道　有胃肠道穿孔报告，但不常见（少于 1%），部分病例产生致命的后果。消化道出血的病例报道常见（包括部分死亡病例），一些与同时服用华法林有关。这些报道包括消化器官溃疡出血（胃炎、胃与十二指肠溃疡）、呕血、便血、黑粪及结肠炎出血。

2. 肾　可发生急性肾衰竭或肾功能不全，包括死亡，伴有或不伴有低血钾症。

3. 肝　临床试验中常见肝功能检查异常（包括ALT、AST、胆红素升高）。大部分为轻到中度，呈一过性或与肝转移有关。罕见肝衰竭（包括死亡）。混杂因素包括先前存在的肝疾病或合用肝毒性药物。

4. 眼　接受本品治疗的患者非常罕见的角膜溃疡或穿孔。角膜炎和结膜炎在本品治疗中经常发生。睫毛生长异常包括睫毛向内生长、过度生长和睫毛变粗等。

5. 呼吸道、胸部和纵隔　有发生严重的间质性肺病（包括死亡）的报道。常见鼻出血。

6. 皮肤和皮下组织　接受本品治疗患者最常报告的不良反应为皮疹，一般表现为轻到中度的红斑和脓疱性丘疹，多发生或加重于身体阳光暴露部位。对于要暴露在阳光下的患者，建议穿上保护性的衣服和（或）使用防晒霜（如含矿物质）。

常见皮肤开裂，多不严重，大部分与皮疹和皮肤干燥有关。其他可见轻度的皮肤反应如色素沉着，但不常见（少于 1%）。已有大疱性、水疱性和剥脱性皮炎的报道，包括非常罕见的史-约综合征或中毒性表皮坏死松解症，有些情况下可致命。

临床试验中常见甲沟炎，罕见睫毛/眉毛变化及脆甲和松甲。

【妊娠期安全等级】D。

【禁忌与慎用】

1. 具有生育能力的男性或女性，在治疗期间和完成治疗周期后至少 2 周内不可使用本品。

2. 尚未明确本品是否可经乳汁分泌，哺乳期妇女应权衡本品对其的重要性选择停药或停止哺乳。

3. 儿童使用本品的安全性和有效性尚未确定。

【药物相互作用】

1. CYP3A4 抑制剂酮康唑与本品合用会增加本品的 AUC 2/3，因此，当本品与其他 CYP3A4 强抑制剂如阿扎那韦、克拉霉素、茚地那韦、伊曲康唑、奈法唑酮、奈非那韦、利托那韦、沙奎那韦、泰利霉素和伏立康唑合用时，应密切监测本品的血药浓度。

2. CYP3A4 诱导剂利福平与本品合用会降低本品 AUC 2/3，因此，当本品与其他 CYP3A4 诱导剂如卡马西平、苯巴比妥、苯妥英、利福布汀、利福喷丁和贯叶连翘（圣约翰草，St. John's wort）合用时，有必要考虑增加本品的用量。

3. 同时使用本品和华法林，可能使某些患者的 INR 升高并出血，合用时应进行常规监测。

【剂量与用法】

1. 本品的推荐剂量为 150mg/d，饭前 1h 或饭后 2h 服用。治疗应坚持到病情加重或产生不能耐受的毒性反应。

2. 如同时使用一种 CYP3A4 抑制剂，可以每次减少用量 50mg；如同时使用一种 CYP3A4 诱导剂，日剂量可以＞150mg。

【用药须知】

1. 接受本品治疗的患者偶有报道可发生严重的间质性肺病，包括致命的情况。怀疑为间质性肺病患者的诊断报告包括肺炎、放射性肺炎、过敏性肺炎、间质性肺炎、间质性肺病、闭塞性细支气管炎、肺纤维化、急性呼吸窘迫综合征、肺浸润和牙槽炎。症状在服用本品后 5 天到 9 个月（中位时间为 39d）出现。大多数病例合并有其他引起间质性肺病的因素，如同时或既往的化疗、既往放疗、之前存在的间质性肺病、转移性肺病或肺部感染。一旦出现新的急性发作或进行性的不能解释的肺部症状如呼吸困难、咳嗽和发热时，应暂停治疗并进行评价。一旦确诊间质性肺病，则应停药，必要时给予适当的治疗

2. 接受本品治疗的患者可能发生腹泻，中度或重度腹泻应给予洛哌丁胺治疗。部分患者可能需要减量。对严重或持续的脱水相关腹泻、恶心、厌食或者呕吐，患者需停药并对脱水采取适当的治疗措施。

3. 接受本品治疗的患者可出现肝肾综合征、急性肾衰竭（包括死亡）和肾功能不全。有些由基线肝功能不全引起，有些与腹泻、呕吐和（或）厌食症引起的脱水或联合化疗有关。罕见伴随低钾血症和肾衰竭（包括致命）的严重脱水发生。对发生严重性腹泻或持续性腹泻甚至脱水的患者，特别是存在高危险因素的患者群（如同时接受化疗、有其他症状或疾病，或者有包括年龄偏大等其他基础因素的患者群），应中断本品的治疗，并采取适当措施对患者进行静脉补液。对脱水患者应在补液的同时进行肾功能及血电解质包括血钾的监测，建议定期监测有脱水风险患者的肾功能和血清电解质。

4. 在胰腺癌临床试验中，本品合用吉西他滨心肌梗死或心肌缺血、脑血管病、微血管溶血性贫血的发生率高。

5. 本品治疗期间罕见肝衰竭（包括死亡）。混杂因素包括既往肝脏疾病或合用肝毒性药物。因此，这类患者应定期进行肝功能检查。出现重度重肝功能异常者应停药。发现肝功能异常持续加重时，应考虑中断和（或）降低剂量同时增加肝功能

检查监测频率。治疗前检查正常的情况下，如果总胆红素＞3×ULN 和（或）氨基转移酶＞5×ULN，则应暂停或停止使用本品。

6. 接受本品治疗的患者出现胃肠道穿孔的风险增加，但不常见（部分病例可发生致命的后果）。同时合并使用抗血管生成药、皮质激素类药物、NSAIDs 和（或）紫杉类药物为基础的化疗，或者既往有消化性溃疡或憩室疾病病史的患者风险更高。出现胃肠道穿孔的患者应永久停药。

7. 有报道本品可致大疱性、水疱性和剥脱性皮炎，包括非常罕见的史-约综合征、中毒性表皮坏死松解症，可致命。如患者出现严重的大疱性、水疱性和剥脱性皮炎的症状，应暂停或停用本品。

8. 使用本品治疗有非常罕见的角膜穿孔或角膜溃疡的报道。还观察到的其他眼部异常包括异常睫毛生长、干燥性角膜结膜炎或疱疹性角膜炎，这些也是发生角膜穿孔/溃疡的危险因子。如患者出现急性眼科异常或加重，如眼睛疼痛，应暂停或停用本品。

9. 在接受本品治疗的患者中有报道表明，与香豆素类抗凝药包括华法林的相互作用导致国际标准化比值（INR）升高和出血事件增加，部分病例产生致命后果。应对使用香豆素类抗凝药患者的凝血时间和 INR 变化进行定期监测。

10. 本品片剂中含有乳糖，因此，患有罕见遗传病半乳糖不耐受、Lapp 乳糖酶缺乏症或葡萄糖-半乳糖吸收不良的患者不应使用本品。

【制剂】片剂：25mg，100mg，150mg。

【贮藏】贮于 30℃以下。

尼罗替尼（nilotinib）

别名：达希纳、Tasigna。

【理化性状】

1. 化学名：4-methyl-N-[3-（4-methyl-1H-imidazol-1-yl）-5-（trifluoromethyl）phenyl]-3-[（4-pyridin-3-ylpyrimidin-2-yl）amino]benzamide。

2. 分子式：$C_{28}H_{22}F_3N_7O$。

3. 分子量：529.5。

4. 结构式如下：

盐酸尼罗替尼一水合物（nilotinib monohydrochloride monohydrate）

【理化性状】

1. 本品为白色到轻微淡黄色到轻微黄绿色粉末。

2. 分子式：$C_{28}H_{22}F_3N_7O \cdot HCl \cdot H_2O$。

3. 分子量：584.0。

【用药警戒】

1. 本品可导致 QT 间期延长。本品给药前和给药中，应监测血钾或血镁，并纠正其失衡。给药 7d 后，ECG 检测基线 QT 间期，此后定期监测并在调整剂量后监测。

2. 接受本品患者有猝死的报道。低血钾、低血镁和 QT 间期延长患者不可给药。

3. 避免与已知能延长 QT 间期的药物和强效 CYP3A4 抑制剂合用。

4. 避免饭前 2h 及饭后 1h 服用。

【药理学】

1. 体外研究表明，本品可降低慢性粒细胞白血病细胞系的 K562 和 KU812F 及表达野生型 BCR-ABL 的前 B 细胞系 Ba/F3 的 BCR-ABL 的自主磷酸化，其 IC_{50} 分别为 42nmol/L、60nmol/L 和 23nmol/L；并可抑制细胞增殖，IC_{50} 分别为 11nmol/L、8nmol/L 和 23nmol/L，且药效强于伊马替尼（伊马替尼对 BCR-ABL 酪氨酸激酶自主磷酸化的 IC_{50} 分别为 470nmol/L、399nmol/L 和 231nmol/L；对细胞增殖的 IC_{50} 分别为 272nmol/L、80nmol/L 和 643nmol/L）。对发生 BCR-ABL 突变的、耐伊马替尼的细胞，本品仍可有效抑制其 BCR-ABL 酪氨酸激酶的自主磷酸化，减少细胞的增殖。

2. 研究结果还表明，本品对其他慢性粒细胞白血病细胞系的作用强度也高于伊马替尼，对伊马替尼敏感的 KBM5 和 KBM7 细胞增殖的抑制作用比伊马替尼强 43～60 倍（IC_{50} 分别为 1113nmol/L 和 48 015nmol/L 及 413nmol/L 和 259nmol/L），更重要的是，本品还可以阻断耐伊马替尼的慢性粒细胞白血病细胞系 KBM5-STI571R110 和 KBM7-STI571R110 的增殖，IC_{50} 分别为 21418nmol/L 和 9712nmol/L。

3. 对两种费城染色体阳性（Ph^+）的急性原始淋巴细胞白血病细胞系 Z-119 和 Z-181，本品的抑制细胞增殖作用强度比伊马替尼高 30～40 倍（IC_{50} 分别为 1913nmol/L 和 116nmol/L 及 620nmol/L 和 6319nmol/L）；而且，本品对这些细胞系的

p-190BCR-ABL 酪氨酸激酶磷酸化的抑制作用也明显大于伊马替尼；本品在浓度为 125nmol/L 时即可完全抑制该磷酸化过程，而伊马替尼的完全抑制浓度为 2500nmol/L。

【药动学】

1. 健康受试者口服本品 400mg 后，血药峰值约出现在药后 4h，$t_{1/2}$ 约为 16h，故认为本品 1 次/日或 2 次/日服用为宜。本品口服后不能完全吸收，没有明显的药物或其代谢物体内潴留现象。有 2/3 以上的给药剂量以原药排出，代谢物主要为羧酸衍生物。高脂饮食能明显提高本品的生物利用度。单剂口服 400mg 后的耐受性尚好，有轻微的头痛症状，但可自行缓解。

2. CML 或 Ph^+ALL 患者 1 次/日或 2 次/日口服本品，50～1200mg/d，结果在剂量低于 400mg/d 时，药效随给药剂量的增加而增强；但当用药量超过 400mg/d 后，药效与剂量的曲线趋于平缓。

【适应证】

1. 新诊断的 Ph^+ 的慢性髓细胞性白血病慢性期（$Ph^+CML-CP$）。

2. 对伊马替尼耐药或不能耐受的成人 Ph^+ 慢性髓细胞性白血病急性期（CML-AP）和慢性期。

【不良反应】

1. 严重不良反应包括骨髓抑制、QT 间期延长、猝死、胰腺炎和血清脂肪酶升高、肝毒性、电解质异常。

2. 临床试验中发现的不良反应分列如下。

（1）感染和传染病：少见肺炎、尿路感染、胃肠炎、咽炎；异常罕见脓血症、支气管炎、单纯疱疹、念珠菌病。

（2）血液和淋巴系统：常见血小板减少（慢性期 28%、加速期 37%）、中性粒细胞减少（28%、37%）、贫血（慢性期 8%、加速期 23%）；常见发热性中性粒细胞减少、全血细胞减少。

（3）内分泌：少见甲状腺功能亢进；罕见甲状腺功能减退、甲状腺炎。

（4）代谢和营养：常见低镁血症、高钾血症、高血糖、食欲缺乏、体重增加；少见低钾血症、低钠血症、低钙血症、低磷血症、脱水、食欲缺乏、食欲增加；罕见糖尿病、高钙血症、高磷血症。

（5）精神：常见失眠；少见抑郁、焦虑；罕见方向感丧失、混乱。

（6）神经系统：常见头痛（15%）、头晕、感觉异常；少见颅内出血、偏头痛、震颤、感觉减退、

感觉过敏；罕见脑水肿、意识丧失、视神经炎、外周神经炎。

（7）眼：常见眼睛出血、视觉敏锐度受损、眼窝外周水肿、结膜炎、眼刺激症状、眼干；罕见视盘水肿、复视、视物模糊、畏光、眼睛肿胀、眼睑炎、眼痛。

（8）耳和迷路：常见眩晕；罕见听觉损伤、耳痛。

（9）心脏：常见心悸、QT 间期延长；少见心力衰竭、心绞痛、心房颤动、心包积液、冠状动脉疾病、心脏扩大症、心杂音、心动过缓；罕见心肌梗死、心室功能异常、心包炎、心脏扑动、期前收缩。

（10）血管：常见高血压、潮红；少见高血压危象、血肿；罕见出血性休克、低血压、静脉栓塞。

（11）呼吸系统：常见呼吸困难、运动性呼吸困难、咳嗽、发声困难；少见肺水肿、胸膜积液、间质性肺病、胸膜疼痛、胸膜炎、鼻出血、咽喉疼痛、咽喉炎；罕见肺动脉高压。

（12）消化系统：常见恶心、便秘、腹泻、呕吐、腹痛、腹部不适、消化不良、胃肠胀气；少见胰腺炎、胃肠道出血、黑粪、腹胀、口腔溃疡、胃食管反流、口腔炎、口干；罕见溃疡穿孔、腹膜后出血、呕血、胃溃疡、溃疡性食管炎、不完全肠梗阻。

（13）肝胆系统：常见氨基转移酶水平升高、胆红素水平升高；少见肝炎；罕见肝毒性、肝大、黄疸。

（14）皮肤和皮下组织：常见皮疹、瘙痒、脱发、盗汗、湿疹、红斑、多汗、皮肤干燥；少见剥脱性皮炎、瘀斑、面部水肿；罕见结节性红斑、皮肤溃疡、瘀点、光敏反应。

（15）肌肉骨骼系统：常见肌痛、关节痛、肌肉痉挛、骨痛、肌肉骨骼性胸痛、肌肉骨骼疼痛；少见肌无力；罕见关节炎、关节肿胀。

（16）肾和泌尿系统：少见排尿困难、尿急、遗尿、尿频、肌酐水平升高；罕见肾衰竭、血尿、尿失禁。

（17）生殖系统和乳腺：少见乳腺疼痛、男性女型乳房、勃起障碍。

（18）全身性异常：常见疲劳、虚弱、外周水肿、发热；少见胸痛、面部水肿、下肢水肿、感冒样症状、寒战、不适。

（19）实验室检查：常见脂肪酶升高、血淀粉酶升高、ALT 升高、AST 升高、血胆红素升高、血碱性磷酸酶升高、γ-谷氨酰转移酶升高、肌酸激酶升高、血糖升高、体重降低、体重增加；少见乳酸脱氢酶升高、血糖降低、血肌酐升高、血尿素升高、肌钙蛋白增加、血钾降低、游离胆红素增加。

【妊娠期安全等级】D。

【禁忌与慎用】

1. QT 间期延长综合征、低血钾、低血镁、孕妇、计划怀孕的女性、半乳糖/乳糖不耐性患者禁用。

2. 骨髓抑制、肿瘤溶解综合征、肝损害、胰腺炎病史、血清脂肪酶检查已确诊胰腺炎的患者、胃全切除术患者慎用。

3. 尚未在儿童或青少年中进行临床研究。故不推荐用于治疗<18 岁的患者。

4. 氨基转移酶>2.5×ULN 或胆红素>1.5×ULN 的肝功能不全患者，不推荐使用本品治疗。

5. 尚未明确本品是否可经乳汁分泌，哺乳期妇女应权衡本品对其的重要性选择停药或停止哺乳。

【剂量与用法】

1. 推荐剂量：2 次/日，间隔约 12h，用水送服。不能吞咽胶囊患者，可将胶囊内容物置于一茶匙苹果沙司中，并于 15min 内立即服用，不可储存。本品可与造血生长因子，如红细胞生成素或 G-CSF 合用，也可与羟基脲或阿那格雷合用。

2. 新诊断的 Ph$^+$CML-CP，300mg，2 次/日，口服。

3. 耐药或不耐受伊马替尼的 Ph$^+$CML-CP 或 CML-AP 患者，可口服 400mg，2 次/日。

4. 如 ECG 示 QTc>480ms，应停药，监测血清钾、镁，必要时补充至正常范围；QTc 恢复到<450ms 且较基线增加不超过 20ms 内时，重新开始；如果 2 周后 QTc 在 450~480ms，应减量到 400mg，1 次/日；如果减量至 400mg，1 次/日后，QTc 仍>480ms，应停药；剂量调整后，约 7d 内应重复监测 ECG。

5. 根据中性粒细胞和血小板减少调整剂量，ANC<1.0×10^9/L 和（或）血小板计数<50×10^9/L 时，应停药，并监测血细胞计数；2 周内 ANC>1.0×10^9/L 且血小板计数>50×10^9/L 时，则以原先的剂量重新开始给药；如果血细胞计数偏低超过了 2 周，就应减量至 400mg，1 次/日。

6. 根据脂肪酶、淀粉酶、胆红素和（或）肝氨基转移酶检查异常调整剂量，如胆红素升高≥3 级，应停药，并监测胆红素；如果恢复到≤1 级，则给予 400mg，1 次/日重新开始给药。如肝氨基转移酶升高≥3 级，应停药，并监测氨基转移酶；如果恢复到≤1 级，则应给予 400mg，1 次/日重新开始给药。

【药物相互作用】

1. 体外试验表明，本品是 CYP3A4、CYP2C8、CYP2C9、CYP2D6 和 UGT1A1 的竞争性抑制剂，也是 CYP2B6、CYP2C8 和 CYP2C9 的诱导剂。正在使用香豆素（CYP2C9 和 CYP3A4 的底物）治疗的患者中，应该增加对 INR 的监测。

2. 本品通过 CYP3A4 代谢，抑制或诱导 CYP3A4 的药物，会显著增加或降低本品的血浓度，应避免合用。

3. 本品的溶解度具有 pH 依赖性，高 pH 条件下溶解度会降低。不推荐质子泵抑制剂与本品合用，如必须合用，应分开给药。

4. 本品与能抑制 P-糖蛋白的药物合用，可能增加本品的血浓度，应予谨慎。

5. 本品应避免与延长 QT 间期的药物（如抗心律失常药）合用。

【用药须知】

1. 服用本品期间不可接种疫苗，避免与近期接种过活疫苗（如通过鼻吸入的流感疫苗）的患者接触。

2. 为降低割伤、青肿、损伤的机会，避免使用锐利物体，如剃刀、指甲剪；避免使用有可能损伤身体的运动器械。

3. 本品可使患者易于感染或存在的感染恶化，应勤洗手；避免与感染人群接触。

4. 尚未进行过本品对驾驶能力和操作机器能力影响的研究。不良反应中如头晕、恶心和呕吐，在本品治疗期间是有可能出现的，所以驾驶或操作机器时应该谨慎。

【制剂】 胶囊剂：150mg，200mg。

【贮藏】 贮于 20～25℃。

达沙替尼（dasatinib）

别名：Sprycel。

【理化性状】

1. 本品为白色至类白色粉末，不溶于水，微溶于甲醇和乙醇。

2. 化学名：*N*-（2-chloro-6-methylphenyl）-2-[[6-[4-（2-hydroxyethyl）-1-piperazinyl]-2-methyl-4-pyrimidinyl]amino]-5-thiazolecarboxamide,monohydrate。

3. 分子式：$C_{22}H_{26}ClN_7O_2S \cdot H_2O$。

4. 分子量：506.02。

5. 结构式如下：

【药理学】

1. 本品可抑制 BCR-ABL 激酶和 SRC 家族激酶及许多其他选择性致癌激酶，包括 C-KIT、肌配蛋白（Eph）受体激酶和 PDGFβ受体。本品是一种强效的、次纳摩尔（subnanomolar）的 BCR-ABL 激酶抑制剂，其在 0.6～0.8nmol/L 的浓度下具有较强的活性。它与 BCR-ABL 酶的无活性及有活性构型均可结合。

2. 体外研究中，本品在各种伊马替尼敏感和耐药疾病的白血病细胞系中均具有活性。这些非临床研究的结果表明，本品可以克服由下列原因导致的伊马替尼耐药：BCR-ABL 过度表达、BCR-ABL 激酶区域突变、激活包括 SRC 家族激酶（LYN、HCK）在内的其他信号通道，以及多药耐药基因过度表达。此外，本品可在次纳摩尔浓度下抑制 SRC 家族激酶。

3. 在使用鼠 CML 模型单独进行的体内试验中，本品能防止慢性期 CML 向急变期进展，同时延长了荷瘤小鼠（源于生长在不同部位的患者 CML 细胞系，包括中枢神经系统）的生存期。

【药动学】

1. 吸收：本品口服后可被快速吸收，在 0.5～3h 达到 C_{max}。口服后，在 25～120mg，2 次/日的剂量范围内，平均 AUC 的增加大约与剂量的增加成正比。总体平均终末 $t_{1/2}$ 为 5～6h。

来自健康受试者的数据表明，在高脂饮食 30min 后单次给予本品 100mg 可使平均 AUC 增加 14%。服用本品 30min 前给予低脂饮食可使本品的平均 AUC 增加 21%。所观察到的食物作用并不能代表与临床相关暴露的改变。

2. 分布：本品具有较大的表观分布容积（2505L），表明本品可以广泛地分布于血管外。体外试验表明，本品在临床相关的浓度下与血浆蛋白的结合率约为 96%。

3. 代谢：本品在人体内被广泛代谢，有多个酶参与了代谢产物的形成。在接受 100mg ^{14}C 标记本品的健康受试者中，原药占血液循环中放射性标记物的 29%。血药浓度和在体外测定的活性表明，本品的代谢产物不太可能在所观察到的药物药理学活性中发挥主要作用。CYP3A4 是主要负责本品的代谢酶。本品是 CYP3A4 的一种较弱的时间依赖性抑制剂。在治疗浓度下，本品不能抑制 CYP1A2、CYP2A6、CYP2B6、CYP2C8、CYP2C9、CYP2C19、CYP2D6 或 CYP2E1。本品对 CYP 酶无诱导作用。

4. 清除：本品主要随粪便清除，大部分是以代谢产物的形式。单次口服 ^{14}C 标记的本品后，约 89% 的剂量在 10d 内被清除，其中分别有 4% 和 85% 的放射性标记物于尿液和粪便中被回收。尿液和粪便中的原药分别占给药剂量的 0.1% 和 19%。

5. 中度肝功能不全患者，平均 C_{max} 和 AUC 与正常肝功能者相比，分别降低 47% 和 8%。重度肝功能不全患者，平均 C_{max} 和 AUC 与正常肝功能者相比，分别降低 43% 和 28%。

【适应证】本品用于治疗对伊马替尼耐药或不耐受的费城染色体阳性（Ph$^+$）慢性髓细胞性白血病（CML）慢性期、加速期和急变期（急粒变和急淋变）的成年患者。

【不良反应】

1. 严重不良反应包括骨髓抑制、液体潴留、出血事件、QT 间期延长、充血性心力衰竭、左心室功能降低、心肌梗死、肺动脉高压。

2. 常见的不良反应包括体液潴留（包括胸腔积液）、腹泻、头痛、恶心、皮疹、呼吸困难、出血、疲劳、骨骼肌疼痛、感染、呕吐、咳嗽、腹痛和发热。与药物相关的、发热性中性粒细胞减少症的发生率为 5%。

3. 实验室检查常见中性粒细胞减少、血小板减少、贫血、低血磷、低血钾、低血钙、AST 及 ALT 升高、肌酐升高、胆红素升高。

【妊娠期安全等级】D。

【禁忌与慎用】

1. 对本品过敏者禁用。

2. 孕妇禁用。

3. 哺乳期妇女应权衡本品对其的重要性，选择停药或停止哺乳。

4. 尚未在儿童或青少年中进行的临床研究。所以不推荐用于治疗<18 岁的患者。

【药物相互作用】

1 体外研究表明，本品是 CYP3A4 的底物。本品与强效 CYP3A4 抑制剂（如酮康唑、伊曲康唑、红霉素、克拉霉素、利托那韦、泰利霉素）同时使用可增加本品的暴露量。因此，在接受本品治疗的患者中，不推荐经全身给予强效的 CYP3A4 抑制剂。

2. 每晚给予 600mg 的利福平（强效 CYP3A4 诱导剂），连续给药 8d 后，本品的 AUC 会降低 82%。其他能够诱导 CYP3A4 活性的药物（如地塞米松、苯妥英、卡马西平、苯巴比妥或含贯叶连翘的中草药制剂）可能也会增加本品的代谢并降低本品的血药浓度。因此，不推荐强效 CYP3A4 诱导剂与本品同时使用。在需要接受利福平或其他 CYP3A4 诱导剂的患者中，应当使用其他酶诱导作用较低的药物。

3. 长期使用 H$_2$ 受体拮抗剂或质子泵抑制剂（如法莫替丁和奥美拉唑）抑制胃酸分泌很有可能会降低本品的暴露量。在一项针对健康受试者的单次给药研究中，在单次给予本品前 10h 给予法莫替丁可使本品暴露量降低 61%。在接受本品治疗的患者中，应当考虑使用抗酸药替换 H$_2$ 受体拮抗剂或质子泵抑制剂。

4. 非临床数据证实，本品的溶解度依赖于 pH。在健康受试者中，氢氧化铝/氢氧化镁抗酸药与本品同时使用可使本品的 AUC 降低 55%，C_{max} 降低 58%。然而，在给予本品前 2h 给予抗酸药时，未观察到本品的血药浓度或暴露量发生相关的变化。因此，抗酸药可在本品给药前 2h 或给药后 2h 服用。

5. 本品与 CYP3A4 底物同时使用可能会增加 CYP3A4 底物的暴露量。在一项针对健康受试者的研究中，单次给予 100mg 的本品可以使辛伐他汀（已知的一种 CYP3A4 底物）的 AUC 和 C_{max} 分别增加 20% 和 37%。不能排除多次给予本品后会增加这种作用的可能性。因此，本品与已知具有较窄治疗指数的 CYP3A4 底物同时使用时应当谨慎，这些底物包括阿司咪唑、特非那定、西沙必利、匹莫齐特、奎尼丁、苄普地尔或麦角生物碱类（麦角胺、二氢麦角胺）。

【剂量与用法】片剂应整片吞服，不可压碎或掰开服用。

1. Ph$^+$加速期或急变期 CML、骨髓或淋巴急变期 CML、Ph$^+$ALL 的患者推荐起始剂量为 140mg，1 次/日。

2. 剂量调整

（1）与强效 CYP3A4 诱导剂合用，应考虑增加本品剂量，并密切监测不良反应。

（2）与强效 CYP3A4 抑制剂合用，应考虑降低本品剂量，服用 100mg 剂量者，应减少 20mg；服用 140mg 者应减少 40mg。如停用 CYP3A4 抑制剂，经 1 周的冲洗期后再恢复原剂量。

（3）CML 和 Ph⁺ALL 患者如疗效不佳，可增加剂量至 140mg/d 或 180mg/d。

（4）慢性期 CML 患者如出现 ANC＜$0.5×10^9$/L 或血小板＜$50×10^9$/L，应暂停用药，如在 7d 内恢复，再以原剂量重新开始治疗；如恢复时间超过 7d，待恢复后再以 80mg/d 的剂量重新开始治疗；如在 80mg/d 的剂量下仍出现 ANC＜$0.5×10^9$/L 或血小板＜$50×10^9$/L，应暂停用药，待恢复后再以 50mg/d 的剂量重新开始治疗；如在 50mg/d 的剂量下仍出现 ANC＜$0.5×10^9$/L 或血小板＜$50×10^9$/L，应停药（包括对伊马替尼耐药的患者）。

（5）加速期或急变期 CML、Ph⁺ALL 患者，如出现 ANC＜$0.5×10^9$/L 或血小板＜$50×10^9$/L，应检查（骨髓活检）是否与白血病有关，如无关，待恢复后以原剂量重新开始治疗；如再次出现，应暂停用药直至恢复后，再重新以 80mg/d 的剂量开始治疗；如 ANC 或血小板的降低与白血病有关，应调整剂量至 180mg/d。

（6）如出现严重的非血液学毒性，可暂停用药直至恢复后，再适当降低剂量重新开始治疗。

【用药须知】

1. 本品治疗会伴随有贫血、中性粒细胞减少和血小板减少发生。在进展期 CML 或 Ph⁺ALL 患者中，这些事件比慢性期 CML 患者更为常见。前 2 个月内应每周进行 1 次全血细胞计数，随后每月 1 次，或在有临床指征时进行。骨髓抑制通常都是可逆的，通过暂时停药或降低剂量即可。

2. 本品可导致出血，可致命。如果患者同时服用抑制血小板功能的药物或抗凝剂，那么应当谨慎。

3. 本品可导致体液潴留。出现提示胸腔积液症状（如呼吸困难或干咳）的患者应当进行胸部 X 线的评价。重度的胸腔积液可能需要接受胸腔穿刺和吸氧。体液潴留事件的常规处理方法是支持治疗，包括使用利尿药和短期的激素治疗。虽然本品在老年患者中的安全性特点与其在年轻人群中类似，但是年龄≥65 岁的患者更有可能出现体液潴留和呼吸困难事件，应当对其进行严密的观察。

4. 体外数据表明，本品有可能会延长心室复极（QT 间期）。应当慎用于出现或可能出现 QTc 延长的患者。这些患者包括低钾血症或低镁血症的患者、先天性长 QT 间期综合征的患者、正在服用抗心律失常药物或其他可以导致 QT 间期延长药物的患者，以及接受累积高剂量蒽环类药物治疗的患者。在给予本品治疗前应当纠正低钾血症或低镁血症。

5. 接受本品治疗的 258 例患者中有 5.8%报告心脏不良反应，其中包括 1.6%的患者报告心肌病、充血性心力衰竭、舒张功能不全、致死性心肌梗死及左心功能不全。对于那些伴有心功能不全体征或症状的患者应进行监测并给予适当治疗。

6. 本品片剂含乳糖一水合物。患有罕见的遗传性半乳糖耐受不良、Lapp 乳糖酶缺乏症或葡萄糖-半乳糖吸收不良的患者不应服用本品。

7. 尚未进行研究来评价本品对驾驶和操作机器能力的影响。应当告知患者在接受本品治疗期间可能会出现一些不良反应，如眩晕或视物模糊。因此，在驾驶汽车或操作机器时应当特别谨慎。

8. 临床试验中推荐在开始本品治疗前，伊马替尼至少应停用 7d。

【制剂】 片剂：20mg，50mg，70mg，80mg，100mg，140mg。

【贮藏】 贮于 20～25℃，短程携带允许 15～30℃。

帕纳替尼（ponatinib）

本品为酪氨酸激酶抑制剂，2012 年上市，但 2013 年 10 月 31 日美国 FDA 因本品可引起危及生命的血栓和血管狭窄而暂停本品销售，而同年 12 月 20 日要求产品说明书增加黑框警告后继续上市销售。

【理化性状】

1. 化学名：3-（2-imidazo[1,2-*b*]pyridazin-3-ylethynyl）-4-methyl-*N*-[4-[（4-methylpiperazin-1-yl）methyl]-3-（trifluoromethyl）phenyl]benzamide。

2. 分子式：$C_{29}H_{28}ClF_3N_6O$。

3. 分子量：569.02。

4. 结构式如下：

盐酸帕纳替尼（ponatinib hydrochloride）

别名：Iclusig。

【理化性状】

1. 本品为几乎白色至黄色粉末，pK_a为2.77和7.8，pH为1.7、2.7、7.5的缓冲液中溶解度分别为7790μg/ml、3.44μg/ml、0.16μg/ml。

2. 化学名：3-（2-imidazo[1,2-b]pyridazin-3-ylethynyl）-4-methyl-N-[4-[（4-methylpiperazin-1-yl）methyl]-3-（trifluoromethyl）phenyl]benzamide hydrochloride。

3. 分子式：$C_{29}H_{28}ClF_3N_6O \cdot HCl$。

4. 分子量：606.5。

【用药警戒】

1. 本品可导致动静脉血栓，包括心肌梗死、卒中、颅内大静脉狭窄及严重的周围血管病，须紧急手术进行血管重建。

2. 治疗前应评估动静脉血栓的风险，一旦发现血栓形成或血管狭窄的迹象，应立即停药。

3. 本品可导致心力衰竭甚至死亡。应密切监测心功能，如发现心力衰竭或原有心力衰竭恶化，应立即停药。

4. 本品可导致肝毒性、肝衰竭甚至死亡，应密切监测肝功能，如出现可疑肝毒性，应立即停药。

【药理学】体外研究显示，本品可抑制ABL与T315I突变ABL酪氨酸激酶活性的半抑制浓度（IC_{50}）分别为0.4nmol/L、2.0nmol/L，在0.1～20nmol/L，亦可抑制其他致癌激酶的活性，包括血管内皮生长因子受体（VEGFR）、血小板衍生生长因子受体（PDGFR）、成纤维细胞生长因子受体（FGFR）、红细胞生成素产生肝细胞（Eph）受体、胞质酪氨酸激酶SRC家族（SFK）、酪氨酸激酶膜受体（C-KIT）、原癌基因（RET）、血管生成素Ⅰ型酪氨酸激酶受体2（TIE2）和FMS样的酪氨酸激酶3（FLT3）。

【药动学】

1. 本品的绝对生物利用度尚未明确。口服给药后6h内可观察到血药峰值。体外血浆蛋白结合率＞99%。癌症患者口服45mg，1次/日，连服28d，稳态时分布容积的几何平均值为1223L。

2. 至少64%的本品剂量经由Ⅰ相和Ⅱ相代谢。体外研究显示，Ⅰ相代谢酶主要为CYP3A4，其次为CYP2C8、CYP2D6和CYP3A5；本品也通过酯酶和（或）酰胺酶进行代谢。

3. 癌症患者口服45mg，1次/日，连用28d，其终末$t_{1/2}$约为24（12～66）h。主要随粪便排泄。

【适应证】

1. 成人T315I阳性的慢性髓细胞性白血病（CML）（慢性期、加速期、急变期）或T315I阳性的费城染色体阳性的急性淋巴细胞白血病（Ph⁺ALL）。

2. 不适合其他酶抑制剂治疗的成人慢性髓细胞性白血病的慢性期、加速期、急变期或Ph⁺ALL。

【不良反应】

1. 严重不良反应包括血管阻塞、心力衰竭、肝毒性、高血压、胰腺炎、神经性病变、眼毒性、出血、液体潴留、心律失常、骨髓抑制。

2. 最常见的（≥20%）非血液学不良反应包括高血压、皮疹、腹痛、疲劳、头痛、皮肤干燥、便秘、关节痛、恶心、发热。最常见的导致停药的不良反应包括血小板减少（4%）和感染（1%）。

3. 导致须进行剂量调整的常见不良反应包括血小板减少、中性粒细胞减少、脂肪酶升高、腹痛、胰腺炎、ALT升高、AST及γ-GGT升高。

【妊娠期安全等级】D。

【禁忌与慎用】

1. 孕妇禁用。

2. 尚未明确本品是否可经乳汁分泌，哺乳期妇女权衡利弊，选择停药或停止哺乳。

3. ＜18岁的儿童用药的安全性及有效性尚未确定。

【药物相互作用】

1. 强效CYP3A抑制剂可升高本品的AUC和C_{max}。反之，强效CYP3A诱导剂可降低本品的AUC和C_{max}。

2. 体外研究证实，本品为P-糖蛋白、乳腺癌耐药蛋白（BCRP）和胆盐输出泵（BSEP）的抑制剂。

3. 本品溶解度具有pH依赖性，高pH条件可使溶解度降低。

【剂量与用法】

1. 推荐剂量：起始剂量为45mg，1次/日，口服，但59%的患者治疗中需要减量到30mg/d或15mg/d。已完成主要细胞生成反应的CML慢性期和加速期患者需要45mg，1次/日。如果3个月（90d）无效应，应考虑停药。是否与食物同服均可，片剂应整片吞服。

2. 中性粒细胞减少（ANC＜$1.0×10^9$/L）和血小板减少（＜$50×10^9$/L）应调整剂量。ANC＜$1×10^9$/L或血小板＜$50×10^9$/L发生不同次数的调整方法如下。

（1）第1次发生，停药，恢复到 ANC≥1.5×10^9/L 和血小板≥75×10^9/L 后，以 45mg/d 的剂量重新开始。

（2）第2次，停药，恢复到 ANC≥1.5×10^9/L 和血小板≥75×10^9/L 后，以 30mg/d 的剂量重新开始。

（3）第3次，停药，恢复到 ANC≥1.5×10^9/L 和血小板≥75×10^9/L 后，以 15mg/d 的剂量重新开始。

3. 氨基转移酶升高至＞3×ULN（2级或更高），若剂量在 45mg 时发生，应停药，监测肝功能，恢复到≤1 级（＜3×ULN），以 30mg/d 的剂量重新开始给药；若剂量在 30mg 时发生，应恢复到≤1级，以 15mg/d 的剂量重新开始给药。若剂量在 15mg 时发生氨基转移酶升高＞3×ULN（2级或更高），应停药。如出现 AST 或 ALT≥3×ULN 且胆红素升高＞2×ULN，碱性磷酸酶 2×ULN，应停药。

4. 处于胰腺炎和脂肪酶升高时的不同调整方法如下。

（1）无症状的 3 或 4 级脂肪酶升高（＞2×ULN）或无症状的、放射学检查证实胰腺炎（2级）：若剂量在 45mg 时发生，应停药，如恢复到≤1 级（＜1.5×ULN）时，应以 30mg 重新开始；若剂量在 30mg 时发生，应停药，如恢复到≤1 级，应以 15mg 重新开始；若剂量在 15mg 时发生，应停药。

（2）有症状的 3 级胰腺炎，如剂量在 45mg 发生，应停药，如脂肪酶升高恢复至＜1 级或症状完全消退，以 30mg 重新开始。

（3）发生在剂量为 30mg 时，如脂肪酶升高恢复＜1 级或症状完全消退，应以 15mg 重新开始。

（4）发生在剂量为 15mg 时，应停药。

（5）4 级胰腺炎，应停药。

5. 与强效 CYP3A 合用时或肝功能不全患者（Child-Pugh A、B 或 C 级）推荐剂量应降低至 30mg，1 次/日。

【用药须知】

1. 本品可致严重的动静脉血栓、肝毒性，治疗前应仔细权衡利弊。

2. 用药期间监测血压，如发生高血压，应及时治疗。

3. 治疗前 2 个月，每 2 周检测 1 次脂肪酶，有胰腺炎病史或饮酒者应加强监测。如出现脂肪酶升高伴腹痛，应立即评价是否发生胰腺炎。

4. 监测患者神经毒性的症状，如感觉迟钝、感觉过敏、感觉异常、不适、灼烧感、神经痛、无力等。如怀疑神经病变应停药进行评估。

5. 本品可导致严重视神经毒性，可致盲。治疗期间应定期检查眼科情况。

6. 本品可导致严重并危及生命的出血，常伴 4 级血小板减少，如发生应立即停药。

7. 监测患者液体潴留情况，并积极治疗。

8. 监测患者心率，如有异常应停药进行评估。

9. 本品可导致严重的骨髓抑制，治疗的前 3 个月应每 2 周检查全血细胞计数，如临床需要，可调整剂量。

10. 晚期患者可发生严重的肿瘤溶解综合征，本品治疗前应充分水化，纠正高尿酸。

11. 本品可影响伤口愈合，大手术前应至少停用本品 1 周，术后视恢复情况开始重新治疗。

【制剂】 片剂：15mg，45mg。

【贮藏】 贮于 20～25℃。

拉帕替尼（lapatinib）

本品是小分子 4-苯胺基喹唑啉类受体酪氨酸激酶抑制剂。

【理化性状】

1. 化学名称：N-（3- chloro-4-{[（3-fluoro- phenyl）methyl]oxy}phenyl）-6-[5-（{[2-（methy- lsulfonyl）ethyl]amino}methyl）-2-furanyl]-4-quinazolinamine。

2. 分子式：$C_{29}H_{26}ClFN_4O_4S$。

3. 分子量：581.06。

4. 结构式如下：

二对甲苯磺酸拉帕替尼（lapatinib ditosylate）

别名：Tykerb。

【理化性状】

1. 本品为黄色固体，水中溶解度 0.007mg/ml，在 25℃的 0.1mol/L HCl 中溶解度为 0.001mg/ml。

2. 化学名称：N-(3- chloro-4-{[（3-fluorophenyl）methyl]oxy}phenyl）-6-[5-（{[2-（methylsulfonyl）ethyl]amino}methyl）-2-furanyl]-4-quinazolinamine bis（4-methylbenzenesulfonate）monohydrate。

3. 分子式：$C_{29}H_{26}ClFN_4O_4S \cdot (C_7H_8O_3S)_2 \cdot H_2O$。

4. 分子量：943.5。

【用药警戒】在临床试验中和上市后曾发生肝毒性。还曾报道本品可致严重肝毒性，甚至导致死亡，但未确定死亡与本品的因果关系。

【药理学】本品是小分子 4-苯胺基喹唑啉类受体酪氨酸激酶抑制剂（K_{iapp} 估计值分别为 3nmol/L 和 13nmol/L），可抑制表皮生长因子受体（ErbB1）和人表皮生长因子受体 2（ErbB2），解离 $t_{1/2} >$ 300min。在体外和各种动物模型中，本品可抑制 ErbB（其可促进肿瘤细胞生长）。

在一项体外研究中，本品和氟尿嘧啶（卡培他滨的活性代谢物）在 4 种受试的肿瘤细胞株中联合使用，显示有累加作用。在含曲妥珠单抗介质生长的细胞株中，证实本品有抑制肿瘤细胞生长作用。在体外，本品对长期生长在含有曲妥珠单抗介质中的乳腺癌细胞株具有显著活性。这些体外研究表明，这两种药物间无交叉耐药性。

激素受体阳性的乳腺癌细胞[存在 ER（雌激素受体）和（或）PgR（孕激素受体）]共表达 HER2，对内分泌治疗有耐药趋势。相似的，最初缺乏 EGFR 或 HER2 的激素受体阳性的乳腺癌细胞，向上调节这些受体蛋白，导致肿瘤细胞对内分泌治疗耐药。

【药动学】

1. 吸收：口服吸收不完全，且个体差异大，血药浓度平均延迟 0.25h（0～1.5h），约 4h 可达峰值 C_{max}，$t_{1/2}$ 为 24h。每日给药，6～7d 可达稳态。在每日给药 1250mg 后，其平均 C_{max}（95%CI）为 2.43 μg/ml（1.57～3.77μg/ml），AUC 为 36.2（23.4～56）（μg·h）/ml。分开服用较每日 1 次的 AUC 增加 1 倍。与食物同服，AUC 增加 3～4 倍。

2. 分布：本品与白蛋白和 $α_1$-酸性糖蛋白结合率高（＞99%）。体外研究表明，本品是转运乳腺癌抗癌蛋白（BCRP、ABCG2）和 P-糖蛋白的底物。在体外，本品临床有效浓度可抑制转运蛋白 BCRP、P-糖蛋白及肝摄取转运蛋白 OATP1B1。

3. 代谢：主要经肝中 CYP3A4 和 CYP3A5 代谢，小部分经 CYP2C19 和 CYP2C8 生成各种氧化代谢物，＜10%本品血药浓度或＜14%原药及代谢产物随粪便排泄。

4. 消除：本品在推荐剂量单次给药后，其终末 $t_{1/2}$ 为 14.2h；多次给药后，有效 $t_{1/2}$ 延长至 24h。经肾排泄极微（＜2%），粪便中回收率约为口服剂量的 27%（3%～67%）。

5. 未进行年龄、性别或种族对本品的药动学影响的研究。

【适应证】

1. 用于联合卡培他滨治疗 HER2 过度表达的、既往曾接受过包括蒽环类、紫杉醇、曲妥珠单抗治疗的晚期或转移性乳腺癌。

2. 与来曲唑合用治疗激素受体阳性、HER2 过度表达的转移性乳腺癌，且适应激素治疗的绝经后妇女。

【不良反应】

1. 与卡培他滨合用＞10%的不良反应有恶心、腹泻、口腔炎、消化不良、掌跖肌触觉不良、皮疹、皮肤干燥、黏膜炎症、四肢痛、腰痛、呼吸困难及失眠等。

2. 实验室检查异常：血红蛋白、血小板、中性粒细胞降低，总胆红素、AST、ALT 升高。

3. 与来曲唑合用的不良反应有恶心、腹泻、呕吐、厌食、皮疹、皮肤干燥、脱发、瘙痒、指甲异常、疲倦、虚弱、头痛、鼻出血。总胆红素、AST、ALT 升高。

4. 个别患者可能出现左心室射血分数下降、间质性肺疾病/肺炎、肝损害等严重不良反应。

5. 上市后报道的不良反应有超敏反应、过敏反应及包括甲沟炎在内的指甲疾病。

【妊娠期安全等级】D。

【禁忌与慎用】

1. 对本品及其他成分严重过敏患者禁用。

2. 对已经或可能发生 QTc 间期延长患者，应慎用。

3. 儿童用药的安全性和有效性尚未确定。

4. 妊娠期妇女使用本品可能损害胎儿，慎用。应用本品期间，育龄期妇女应采取有效避孕措施，避免怀孕，如妊娠期间服用本品或服用本品期间妊娠，应告知孕妇对胎儿的伤害。

5. 尚未明确本品是否可经乳汁分泌，哺乳期妇女使用本品应权衡利弊，选择停药或停止哺乳。

6. 临床试验，老年人与年轻受试者安全性和有效性无显著差异，但不除外个别过敏体质患者。

7. 未曾对肾受损或正在进行血液透析患者进行专门的临床研究，考虑本品经肾消除极少，肾功能不全可能不会影响其体内药动学。

8. 因本品主要经肝代谢，重度肝功能不全可升高药物的血药浓度，因此，重度肝功能不全的患者应慎用。

【药物相互作用】

1. 本品在体外，可抑制 CYP3A4、CYP2C8 和 P-糖蛋白；在体内，又是一种弱效的 CYP3A4 抑制剂。当本品与治疗窗窄的 CYP3A4、CYP2C8 或 P-糖蛋白底物的药物合用时，应小心谨慎并考虑降低合用药物的剂量。

2. 本品在体外对 CYP1A2、CYP2C9、CYP2C19 和 CYP2D6 或 UGT 酶无明显抑制作用，临床意义尚未明确。

3. 本品应避免与强效 CYP3A4 抑制剂（如酮康唑、伊曲康唑、克拉霉素、阿扎那韦、茚地那韦、奈法唑酮、利托那韦、沙奎那韦、泰利霉素、伏立康唑）合用，因其可增加本品的血药浓度。如酮康唑，200mg，2 次/日，合用 7d 后，本品的 AUC、$t_{1/2}$ 分别增加 2.6 倍、0.7 倍；葡萄柚汁可增加本品的血药浓度，应避免合用。还应避免与强效 CYP3A4 诱导剂（如地塞米松、苯妥英、卡马西平、利福平、利福布汀、利福喷丁、苯巴比妥、贯叶连翘）合用，因其可促进本品代谢。如卡马西平 100mg/次，2 次/日，3d 后改为 200mg/次，2 次/日，共用 17d，本品的 AUC 会降低 72%。

4. 本品与咪达唑仑（CYP3A4 底物）合用，咪达唑仑口服、静脉给药，其 24h 曲线下面积（AUC）分别增加 45%、22%。

5. 本品如合用口服剂量的地高辛（P-糖蛋白底物），可使后者的 AUC 增加约 2.8 倍。合用本品前及合用过程中，应监测地高辛的血药浓度。当地高辛血药浓度＞1.2ng/ml 时，地高辛剂量应减半。

6. 本品与紫杉醇（CYP2C8 和 P-糖蛋白的底物）合用时，紫杉醇的 AUC_{24h} 可增加 23%。由于研究设计局限性，紫杉醇增加的血药浓度幅度可能被低估。

7. 本品是 P-糖蛋白的底物，与 P-糖蛋白的抑制剂合用时，本品的血药浓度可能升高，应谨慎合用。

8. 本品溶解度依赖于 pH，高 pH 时溶解度低。然而，如与奥美拉唑（一种质子泵抑制剂）合用，40mg，1 次/日，合用 7d，本品稳态血药浓度未出现临床意义上的降低。

【剂量与用法】

1. 推荐方案

（1）HER2 阳性的转移性乳腺癌患者：推荐剂量 1250mg（5 片），1 次/日，第 1～21 天连续服用，第 1～14 天与卡培他滨 2000mg/（m²·d）（口服，2 次/日）合用，21d 为 1 个疗程。本品应餐前或餐后至少 1h 服用，应每日顿服，不推荐分次服用。卡培他滨应餐时或餐后 30min 内服用。如漏服，患者不必补服。连续治疗直至病情进展或出现不可耐受的毒性。

（2）激素受体阳性、HER2 阳性转移乳腺癌患者：推荐剂量 1500mg（6 片），口服，1 次/日，与来曲唑合用，来曲唑推荐剂量为 2.5mg，1 次/日。本品餐前或餐后至少 1h 服用，应每日顿服，不推荐分次服用。

2. 剂量调整

（1）心脏事件：按美国国家癌症研究所不良事件通用术语标准（NCI CTCAE），患者左心室射血分数（LVEF）2 级或更高和患者 LVEF 减低低于美国国家癌症研究所的正常下限时，应停药。如患者的 LVEF 恢复正常和无症状时，最少 2 周后可再次给药。与卡培他滨合用时，可再次给予本品 1000mg/d；与来曲唑合用时，可再次给予本品 1250mg/d。

（2）肝功能不全：重度肝功能不全（Child-Pugh C 级）患者需减量。HER2 阳性转移乳腺癌患者。剂量从 1250mg/d 减至 750mg/d；激素受体阳性，HER2 阳性转移性乳腺癌患者，剂量从 1500mg/d 减至 1250mg/d，预计患者的 AUC 可调整至正常范围。但重度肝功能不全的患者剂量调整无临床数据支持。

（3）与强效 CYP3A4 抑制剂（参见"药物相互作用"）合用：避免与强效 CYP3A4 抑制剂、葡萄柚汁合用。如必须合用，根据药动学研究，本品的剂量应减至 500mg/d，其 AUC 可能在未用强效 CYP3A4 抑制剂前的正常范围，但尚无临床数据支持。如停用强效抑制剂，剂量应调整至推荐剂量前，约有 1 周缓冲期。

（4）与强效 CYP3A4 诱导剂（参见"药物相互作用"）合用：避免与强效 CYP3A4 诱导剂合用，如必须合用时，且患者能耐受，HER2 阳性转移性乳腺癌患者，剂量可增至 4500mg/d；或激素受体阳性且 HER2 阳性转移乳腺癌的患者，给予 5500mg/d，AUC 可能在未用强诱导剂前的正常范围，但尚无临床数据支持。若停用强效诱导剂，本品的剂量应降至推荐剂量。

（5）当患者发生 NCI CTCAE 2 级或更高的不良事件时，应关注其他毒性的产生，并暂停给药。

当不良事件改善至 1 级或更低之时，才可重新给予 1250mg/d。如毒性再次发生，与卡培他滨合用时，再次给予较低剂量 1000mg/d；或与来曲唑合用时，再次给予较低剂量 1250mg/d。

【用药须知】

1. 本品可引起 LVEF 降低，左心室功能不全患者慎用，开始本品治疗前及治疗期间应对所有患者进行评价，确保患者的 LVEF 在美国国家癌症研究所的正常范围内。

2. 本品可导致严重肝毒性甚至死亡，肝毒性可发生于开始治疗的数日至数月，开始治疗前及治疗中每 4～6 周检查肝功能，如临床需要可随时检查。如出现严重肝损害，停止治疗，永不再用。

3. 治疗过程中，发生腹泻包括严重腹泻，应及时服用缓泻药。严重腹泻需口服或静脉补充电解质和液体，暂停或停止治疗。

4. 临床试验中本品可延长 QT 间期，已有或可能发生 QTc 间期延长的患者慎用。可能发生 QTc 间期延长的情况包括低血钾、低血镁、先天性长 QT 综合征、正在服用抗心律失常药或其他导致 QT 间期延长的药物、高剂量蒽环类抗癌药蓄积等。开始本品治疗前应纠正低血钾或低血镁。

5. 可与其他药物引起相互作用，用药前患者应告知医师其服用的其他药物，包括处方药、非处方药或草药，如抗生素和抗真菌药、抗惊厥药、钙通道阻滞药（治疗心脏疾病或高血压）、抗抑郁药物、抑酸药、HIV（AIDS）治疗药等。

6. 药物过量无特异性解毒剂。因其肾排泄少，高血浆蛋白结合率，血液透析不能有效清除。

7. 尚未进行本品和芳香化酶抑制剂合用与含曲妥珠单抗化疗方案治疗转移性乳腺癌的比较研究。

【制剂】 片剂：250mg。

【贮藏】 贮于 25℃下，短程携带时允许 15～30℃。

索拉非尼（sorafenib）

本品是小分子受体酪氨酸激酶抑制剂。

【理化性状】

1. 化学名：4-[4-[[4-chloro-3-（trifluoromethyl）phenyl]carbamoylamino] phenoxy]-N-methyl-pyridine-2-carboxamide。

2. 分子式：$C_{21}H_{16}ClF_3N_4O_3$。

3. 分子量：464.83。

4. 结构式如下：

甲苯磺酸索拉非尼（sorafenib tosylate）

别名：多吉美、Nexavar。

【理化性状】

1. 本品为白色至黄色或棕色固体，几乎不溶于水，微溶于甲醇，溶于 PEG 400。

2. 化学名：4-[4-[[4-chloro-3-（trifluoromethyl）phenyl]carbamoylamino]phenoxy]-N-methyl-pyridine-2-carboxamide 4-methylbenzenesulfonate。

3. 分子式：$C_{21}H_{16}ClF_3N_4O_3 \cdot C_7H_8O_3S$。

4. 分子量：637.0。

【药理学】 本品是多种激酶抑制剂，在体外或体内均可抑制肿瘤细胞增殖，包括小鼠肾细胞癌、RENCA 模型和无胸腺小鼠移植多种人肿瘤模型，并抑制肿瘤血管生成。

【药动学】

1. 吸收 与口服液比较，片剂平均相对生物利用度为 38%～49%。本品的 $t_{1/2}$ 为 25～48h。与单剂量给药相比，重复给药 7d 可达到 2.5～7 倍的蓄积。给药 7d 后，血药浓度可达稳态，平均血药浓度峰谷比<2。口服后约 3h 可达血药峰值。中度脂肪饮食与禁食状态下的生物利用度相似。高脂饮食时，本品的生物利用度较禁食状态时降低 29%。当口服剂量超过 0.4g，2 次/日，平均 C_{max} 和 AUC 的升高与剂量呈非线性关系。

2. 分布 在体外，本品与人血浆蛋白结合率为 99.5%。

3. 代谢 本品主要在肝内通过 CYP3A4 介导的氧化作用代谢，除此之外，还有 UGT1A9 介导的葡糖酸苷化代谢。血药浓度达到稳态时，原药在血浆中占 70%～85%。本品有 8 个已知代谢产物，其中 5 个在血浆中被检出。本品在血浆中的主要循环代谢产物为吡啶类-N-氧化物。体外试验表明，该物质的效能与原药相似，在血浆中占 9%～16%。

4. 消除 口服 100mg（溶液剂）后，96% 的药物在 14d 内被消除，其中 77% 随粪便排泄，19% 以葡糖酸苷代谢产物的形式随尿液排泄。有 51% 的原药随粪便排泄，尿液中未发现原药。

【适应证】

1. 治疗不能手术的晚期肾细胞癌。

2. 治疗无法手术或向远处转移的原发肝细胞癌。

【不良反应】

1. 严重不良反应包括心肌缺血、心肌梗死、手足综合征、史-约综合征、中毒性表皮坏死松解症、QT 间期延长、胃肠穿孔、药物性肝炎。

2. 常见不良反应包括疲乏、体重减轻、手足综合征、皮疹、皮肤干燥、脱发、腹泻、厌食、恶心、便秘、呕吐、肝功能异常、腹痛、低血磷、低血钙、血小板减少、低血钾、高血压、关节痛、出血、呼吸困难、贫血。

3. 上市后有导致肝衰竭甚至死亡的报道，另外有超敏反应、血管神经性水肿、下颌骨坏死、横纹肌溶解、肺间质样改变。

【妊娠期安全等级】 D。

【禁忌与慎用】 参见拉帕替尼。

【药物相互作用】

1. 尚未见到 CYP3A4 诱导剂影响本品代谢的临床资料。但推测 CYP3A4 诱导剂（如利福平、贯叶连翘、苯妥英、卡马西平、苯巴比妥和地塞米松）可能会加快本品的代谢，因而降低本品的血药浓度。

2. 酮康唑是 CYP3A4 的强效抑制剂，健康男性志愿者使用酮康唑 1 次/日连续 7d，并合用本品单剂量 50mg，本品的平均血药浓度并未改变。所以本品和 CYP3A4 抑制剂之间不存在药物代谢的相互作用。

3. 华法林是 CYP2C9 的底物，合用本品和华法林的患者，其平均 PT、INR 值并未改变。但患者合用华法林时应定期监测 INR 值。

4. 临床试验中，本品和其他常规剂量的抗肿瘤药物可进行合用，包括吉西他滨、奥沙利铂、多柔比星和伊立替康。本品不影响吉西他滨和奥沙利铂的代谢。本品和多柔比星合用时可引起肝癌患者体内多柔比星的平均 AUC 值增加 21%。本品和伊立替康合用时，伊立替康的活性代谢产物 SN-38（通过 UGTIA1 酶代谢）的 AUC 会升高 67%～120%，伊立替康的 AUC 会升高 26%～42%。

【剂量与用法】 口服，以温开水送服。0.4g/次，2 次/日，空腹或随低脂、中脂饮食服用。如出现皮肤毒性反应，本品的用量应减为 1 次/日或隔日 1 次，每次 0.4g。

【用药须知】

1. 手足综合征和皮疹是本品最常见的不良反应。皮疹和手足综合征通常多为 NCICTC（国际肿瘤通用毒性标准）1～2 级，且多于开始服用本品后的 6 周内出现。对皮肤毒性反应的处理包括局部用药以减轻症状，暂时性停药和（或）进行剂量调整。对于皮肤毒性反应严重且反应持久的患者可能需要永久停药。严重手足综合征应永久停药。

2. 服用本品的患者会增加高血压的发病率。药物相关的高血压多为轻到中度，且多在开始服药后的早期阶段出现，用常规的降压药物即可控制。应常规监控血压，如有需要则按照标准治疗方案进行治疗。对应用降压药物后仍严重或持续的高血压或出现高血压危象的患者应考虑永久停药。

3. 服用本品治疗后可能会增加出血的风险。严重出血并不常见。一旦出血应予治疗，建议考虑永久停药。

4. 部分同时服用本品和华法林治疗的患者偶发出血或凝血时间国际标准化比值（INR）升高。对合用华法林的患者应常规监测凝血时间、INR 值并注意临床出血迹象。

5. 服用本品对伤口愈合的影响未进行专门的研究。建议需要进行大手术的患者暂停本品，手术后患者何时再应用本品的临床经验有限，因此，决定患者再次服用前应先从临床考虑，确保伤口愈合。

6. 在试验中，治疗相关的心肌缺血/心肌梗死在本品组的发生率（2.9%）高于安慰剂组（0.4%）。不稳定的冠心病患者和近期的心肌梗死患者没有入组该试验。对于发生心肌缺血和（或）心肌梗死的患者应该考虑暂时或永久停止本品的治疗。

7. 本品主要经肝消除，其在肝功能严重受损的患者体内的暴露量会升高。和通过 UGITAI 途径代谢的药物（如伊立替康）合用时应予以注意。

【制剂】 片剂：0.2g。

【贮藏】 贮于 25℃下，短程携带时允许 15～30℃。

阿法替尼（afatinib）

别名：Giotrif、Tomtovok、Tovok。
本品是小分子受体酪氨酸激酶抑制剂。

【理化性状】

1. 化学名：*N*-[4-[（3-chloro-4-fluorophenyl）amino]-7-[[（3*S*）-tetrahydro-3-furanyl]oxy]6-quinazolinyl]-4（dimethylamino）-2-butenamide。

2. 分子式：$C_{24}H_{25}ClFN_5O_3$。

3. 分子量：485.94。

4. 结构式如下：

双马来酸阿法替尼（afatinib dimaleate）

别名：Giotrif、Giotrif、Tomtovok、Tovok。

【理化性状】

1. 本品为白色至棕黄色粉末，有吸湿性，溶于水。

2. 化学名：2-butenamide,*N*-[4-[（3-chloro-4-fluorophenyl）amino]7-[[（3S)-tetrahydro-3- furanyl]oxy]-6-quinazolinyl]-4-（dimethylamino）-,（2E)-,（2Z)- 2-butenedioate（1:2）。

3. 分子式：$C_{32}H_{33}ClFN_5O_{11}$。

4. 分子量：718.1。

【药理学】

1. 本品与 EGFR（ErbB1)、HER2（ErbB2)和 HER4（ErbB4）激酶结构域共价结合，不可逆地抑制酪氨酸激酶的自身磷酸化，导致 ErbB 信号的下调。

2. 本品在体外对野生型 EGFR 细胞株的增殖或 EGFR 外显子 19 缺失突变或外显子 21L858R 突变，包括某些继发的 T790M 突变型细胞株的自身磷酸化有抑制作用，在治疗浓度下，至少暂时对上述细胞株有抑制作用。此外，在体外本品可抑制表达 HER2 细胞株的增殖。

3. 在移植表达野生型 EGFR 或 HER2 肿瘤的大鼠或在 EGFR L858R/T790M 双突变体的肿瘤模型的大鼠中，本品可抑制肿瘤的生长。

【药动学】

1. 吸收和分布　口服后，T_{max} 为 2～5h。剂量在 20～50mg，C_{max}、AUC 的增加稍高于剂量增加的比例。片剂生物利用度为 92%，与口服液相当。蛋白结合率为 95%。高脂肪餐增加本品 C_{max} 50%，增加 AUC 39%。

2. 代谢和消除　循环中主要为本品的蛋白结合物，代谢产物极其微量。主要随粪便排泄（85%)，随尿液排泄仅 4%。本品 $t_{1/2}$ 为 37h，重复服用 8d 后达稳态，C_{max} 的蓄积率为 2.8 倍，AUC 的蓄积率为 2.1 倍。

【适应证】用于转移性非小细胞肺癌，治疗前须用 FDA 推荐的方法确定肿瘤存在 EGFR 外显子

19 缺失或外显子 21（L858R）替代突变。

【不良反应】

1. 严重不良反应包括腹泻、肝毒性、间质性肺疾病、大疱性或剥脱性皮炎、角膜炎。

2. 常见不良反应按系统分列如下。

（1）消化系统：腹泻、胃炎、唇炎。

（2）皮肤：皮疹、痤疮样皮炎、瘙痒、皮肤干燥。

（3）感染：甲沟炎、膀胱炎。

（4）代谢和营养：食欲缺乏、体重减轻。

（5）呼吸系统：鼻出血、鼻溢。

（6）全身感觉：发热。

（7）眼：结膜炎。

（8）实验室检查：氨基转移酶升高、低血钾。

【妊娠期安全等级】D。

【禁忌与慎用】

1. 孕妇禁用。

2. 尚未明确本品是否可经乳汁分泌，哺乳期妇女应权衡本品对其的重要性，选择停药或停止哺乳。

3. 儿童用药的安全性和有效性尚未明确。

4. 未对重度肝肾功能不全患者进行研究，应慎用，并密切监测。

【药物相互作用】同时服用 P-糖蛋白抑制剂可升高本品的血药浓度，P-糖蛋白诱导剂则可降低本品的血药浓度。

【剂量与用法】

1. 口服，40mg/次，1 次/日，餐前至少 1h 或餐后至少 2h 服用。如果漏服，据下次服用大于 12h，应尽快补服，不足 12h 则不能补服。

2. 如出现 3 级及以上不良反应、2 级以上腹泻或连续腹泻 2d 以上需用缓泻药、2 级皮肤反应持续 7d 以上或不能耐受、肾功能不全 2 级或以上，应暂停用药，恢复后，应降低剂量重新开始。

3. 如出现危及生命的大疱、水疱及剥脱性皮炎、间质性肺疾病、严重的肝损害、持续角膜溃疡、症状性左心室功能不全、不能耐受 20mg/d 的剂量，应永久停药。

4. 与 P-糖蛋白抑制剂合用，如不能耐受，应降低剂量 10mg，耐受后可恢复原剂量；与 P-糖蛋白诱导剂合用，应增加剂量 10mg，停用与 P-糖蛋白诱导剂 2～3d 后，应恢复原剂量。

【用药须知】

1. 本品导致的腹泻可引起脱水甚至致命，患者可服用缓泻药，如腹泻严重，应暂停用药。

2. 本品可导致肝损害，治疗期间应定期检查肝功能，出现严重肝损害者应停药。

3. 本品可导致角膜炎，佩戴隐形眼镜是危险因素之一。如出现角膜炎，应评价继续治疗的益处和风险。

4. 育龄期女性应采取有效避孕措施，直至治疗结束后 12 周。

【制剂】片剂：20mg，30mg，40mg。

【贮藏】贮于 25℃下，短程携带时允许 15～30℃。

卡博替尼（cabozantinib）

本品为多靶点酪氨酸激酶抑制剂。

【理化性状】

1. 化学名：N-（4-（6,7-dimethoxyquinolin-4-yloxy）phenyl）-N'-（4-fluorophenyl）cyclopropane-1,1-dicarboxamide。

2. 分子式：$C_{28}H_{24}FN_3O_5$。

3. 分子量：501.51。

苹果酸卡博替尼（cabozantinib malate）

别名：Cometriq。

【理化性状】

1. 本品为白色至类白色固体，难溶于水。

2. 化学名：N-（4-（6,7-dimethoxyquinolin-4-yloxy）phenyl）-N'-（4-fluorophenyl）cyclopropane-1,1-dicarboxamide，（2S）-hydroxybutanedioate。

3. 分子式：$C_{28}H_{24}FN_3O_5 \cdot C_4H_6O_5$。

4. 分子量：635.6。

5. 结构式如下：

【用药警戒】

1. 本品可致胃肠穿孔和瘘管形成，如出现上述不良反应，应即停药。

2. 本品可致严重且有时是致命性的出血（包括咯血、胃肠道出血）。应随时监测患者出血的症状和体征，严重出血者禁用本品。

【药理学】体外生化和（或）细胞学分析显示，本品可抑制 RET、肝细胞生长因子受体（MET）、血管内皮生成因子受体 1（VEGFR-1）、VEGFR-2、VEGFR-3、干细胞生长因子受体（KIT）、酪氨酸激酶受体（TRKB）、FMS 样酪氨酸激酶 3（FLT3）、AXL（Anexelekto）及表皮生长因子样酪氨酸激酶 2（TIE2）的酪氨酸激酶活性，以上激酶受体在正常细胞和肿瘤细胞生长过程中均起着重要作用，上述受体异常表达在多种肿瘤的发生和发展过程中发挥着重要作用（包括抑制肿瘤细胞凋亡，参与肿瘤性血管生成及侵袭等病理过程）。本品通过抑制上述激酶的活性而发挥抗肿瘤作用，杀死肿瘤细胞，减少转移并抑制肿瘤血管的新生。

【药动学】

1. 吸收 群体药动学分析显示，本品 $t_{1/2}$ 约为 55h，分布容积约为 349L，药物稳态清除率约为 4.4L/h。口服本品后，血浆中位达峰时间（T_{max}）为 2～5h。与单次给药相比，口服 140mg/d，共 19d，体内暴露量可增加 4～5 倍（基于 AUC），并于第 15 天达稳态。

健康受试者接受本品单次口服 140mg，高脂饮食与空腹状态服药相比，前者的 C_{max} 和 AUC 分别比后者增加 41% 和 57%。

2. 分布 本品与血浆蛋白的结合率高（≥99.7%）。

3. 代谢 体外研究显示，本品为 CYP3A4 的底物，CYP3A4 抑制剂会降低其代谢产物 N-氧化物的形成（＞80%），而 CYP2A9 抑制剂则对本品的代谢影响较小（＜20%），CYP1A2、CYP2A6、CYP2B6、CYP2C8、CYP2C19、CYP2D6 及 CYP2E1 对本品无代谢作用。

4. 排泄 给予健康受试者单剂放射性标记的本品后，可从尿中回收约 27% 的放射活性物质，粪便中回收约 54%。

【适应证】用于治疗进展性、转移性甲状腺髓样癌。

【不良反应】

1. 致命性不良反应 出血、肺炎、败血症、瘘管、心脏停搏、呼吸衰竭及不明原因的死亡。

2. 临床试验中常见的不良反应 腹泻、口腔炎、手足综合征、体重减轻、食欲缺乏、恶心、疲乏、口腔痛、发色变化、味觉障碍、高血压、腹痛及便秘。

3. 最常见的（＞25%）实验室异常 AST/ALT 升高、淋巴细胞减少、ALP（碱性磷酸酶）升高、低钙血症、中性粒细胞减少、血小板减少、低磷血症及高胆红素血症。

4. 其他不良反应 腹痛、吞咽困难、消化不良、痔疮、脱水、关节痛、肌肉痉挛、淋巴细胞减少、低钙血症、疲乏、头痛、头晕、感觉异常、虚弱、外周感觉神经病、焦虑、构音困难、皮疹、皮肤干燥、脱发、红斑、角化过度、低血压。

5. 导致永久性停药的不良反应 低血钠、脂肪酶升高、PPES、腹泻、疲乏、高血压、恶心、胰腺炎、气管瘘管形成及呕吐。

6. 促甲状腺激素水平升高 接受本品治疗的患者在首次剂量后，与接受安慰剂的患者比较，前者约有57%患者的甲状腺刺激激素水平较后者升高19%。

【妊娠期安全等级】D。

【禁忌与慎用】

1. 不推荐用于中度及重度肝功能不全患者。

2. 基于其作用机制，孕妇使用本品可致胎儿损伤。如患者在妊娠期使用本品或用药期间妊娠，应告知患者对胎儿产生伤害的可能性。

3. 尚未明确本品是否通过乳汁分泌，根据本品对母体的重要性，选择停药或停止哺乳。

4. 儿童的有效性及安全性尚未确定。

5. 临床试验中未纳入足够数量的≥65岁的老人，因而无法确定他们的不良反应是否与年轻患者存在差异。

【药物相互作用】

1. 健康受试者给予强 CYP3A4 抑制剂酮康唑（400mg/d，共 27d），可增加本品单剂量暴露量（$AUC_{0\sim inf}$）约 38%，服用本品时，应避免同服强 CYP3A4 抑制剂（如酮康唑、伊曲康唑、克拉霉素、阿扎那韦、茚地那韦、奈法唑酮、奈非那韦、利托那韦、沙奎那韦、泰利霉素、伏立康唑）。

2. 健康受试者给予强 CYP3A4 诱导剂利福平（600mg/d，共 31d），可降低本品单剂量暴露量（$AUC_{0\sim inf}$）约 77%，应避免同服 CYP3A4 诱导剂（如地塞米松、苯妥英钠、卡马西平、利福平、利福布汀、利福喷丁、苯巴比妥、贯叶连翘制剂）。

3. 在人肝微粒体酶系中，本品为 CYP2C8 非竞争性抑制剂、CYP2C9 混合型抑制剂、CYP2C19 及 CYP3A4 弱竞争性抑制剂。

在培养的人肝细胞中，本品为 CYP1A1 mRNA 诱导剂，但对 CYP1A2、CYP2B6、CYP2C8、CYP2C9、CYP2C19 或 CYP3A4 mRNA 或其同工酶系无影响。

4. 在实体瘤患者中，本品稳态血药浓度（≥100mg/d，共服药至少21d）显示，对单剂量罗格列酮（CYP2C8 底物）血浆暴露量（C_{max} 和 AUC）无影响。

5. 本品为 P-糖蛋白转运活性抑制药，但并非其底物。因此，本品可能增加 P-糖蛋白的底物血药浓度。

【剂量与用法】

1. 本品的推荐剂量为 140mg/d（80mg 一剂，20mg 三剂），不能与食物同服（饭前至少 1h 或饭后至少 2h 后服用），持续治疗，直至疾病恶化或发生不能接受的毒性。本品胶囊应整个吞服，不能打开胶囊。不能同时服用抑制 CYP 酶活性的食物（如葡萄柚或葡萄柚汁）或营养补充剂。

出现 NCI CTCAE4 级血液学毒性反应、≥3 级非血液学毒性反应或不能耐受的 2 级毒性反应须暂停使用本品。不良反应改善（如恢复至极限或改善至 1 级）后按以下方法调节剂量。

（1）原使用剂量为 140mg/d，重新以 100mg/d 的剂量开始。

（2）原使用剂量为 100mg/d，重新以 60mg/d 的剂量开始。

（3）原使用剂量为 60mg/d，如能耐受重新以 60mg/d 的剂量开始，否则停止使用。

2. 如出现下列情况，如内脏出血或瘘管形成、严重出血、严重动脉血栓时间（如心肌梗死、脑梗死）、肾病综合征、恶性高血压、高血压危象、无法控制的持续性高血压、下颌骨坏死、可逆性后部白质脑病综合征（RPLS），均应永久停止使用本品。

3. 避免同时服用强效 CYP3A4 抑制剂（如酮康唑、伊曲康唑、克拉霉素、阿扎那韦、奈法唑酮、沙奎那韦、泰利霉素、利托那韦、茚地那韦、奈非那韦、伏立康唑）。

4. 需要与强效 CYP3A4 抑制剂合用的患者，应降低本品剂量 40mg（如 140mg/d 降低至 100mg 或 100mg/d 降低至 60mg）。停用 CYP3A4 强效抑制剂前 2～3d，恢复原来的剂量。

5. 如有替代方法，避免同时使用强效 CYP3A4 诱导剂（如苯妥英、卡马西平、利福平、利福布汀、利福喷丁、苯巴比妥、贯叶连翘）。

6. 需要与强效 CYP3A4 诱导剂合用的患者，应增加本品剂量 40mg（如 140mg/d 增加至 180mg 或 100mg/d 增加至 140mg）。停用 CYP3A4 强效诱导剂前 2～3d，应恢复原来的剂量。日剂量不能超过 180mg。

【用药须知】

1. 本品可致胃肠穿孔及瘘管形成的发生率分别为 3% 和 1%，均非常严重，1 例致命。非胃肠道瘘管形成包括气管和食管，2 例死亡。

2. 本品可致严重和致命性的出血，3 级出血事件发生率高于安慰剂。近期有出血或咯血病史的患者禁用本品。

3. 与安慰剂比较，本品可增加血栓事件的发生率（静脉血栓栓塞 6% 和 3%，动脉血栓 2% 和 0），如患者发生急性心肌梗死或其他临床症状明显的动脉血栓并发症，应停止使用本品。

4. 有报道本品可致伤口并发症。择期手术前至少 28d 停止本品治疗。术后伤口愈合后恢复治疗。伤口裂开或有伤口愈合并发症需医疗干预的患者，应暂停使用本品。

5. 本品可致 1 级或 2 级高血压，开始治疗前及本品治疗中应规律性监测血压。未充分控制的高血压，暂停使用，控制后，降低剂量重新开始本品治疗。抗高血压治疗无法控制的严重高血压，应停止使用本品。

6. 下颌骨坏死，表现为下颌痛、骨髓炎、骨炎、骨腐蚀、牙齿或牙周感染、牙痛、牙龈溃疡或糜烂、持续性下颌痛或口腔或下颌手术后愈合缓慢。开始本品治疗前及治疗期间应定期进行口腔检查。建议患者养成良好的口腔卫生习惯。对于侵入性齿科操作来说，如有可能，应在择期手术前暂停本品治疗至少 28d。

7. 在本品治疗的患者中，有 50% 发生手足综合征，其中 13% 严重（3 级）。不能耐受的 2 级 PPES 就应当暂停使用；3～4 级 PPES，在病情改善至 1 级后，可降低剂量重新开始治疗。

8. 本品治疗的患者中有 4 例发生蛋白尿，包括 1 例肾病综合征。在本品治疗期间应规律性地监测尿蛋白，发生肾病综合征的患者应停用本品。

9. 本品治疗的患者中有 1 例发生 RPLS，这是一种皮层下血管神经性水肿的综合征，可经 MRI 进行定性诊断。如患者出现癫痫、头痛、视觉异常、意识混乱或心理功能的改变，应进行 RPLS 评估。发生 RPLS 的患者应停用本品。

10. 本品治疗期间及治疗结束后 4 个月，应采取有效的避孕措施。

【制剂】胶囊：20mg，80mg。

【贮藏】贮于 25℃ 下，短程携带时允许 15～30℃。

克唑替尼（crizotinib）

别名：赛可瑞、Xalkori。

本品为受体酪氨酸激酶抑制剂，是第一个对间变性淋巴瘤激酶（ALK）进行靶向治疗的药品。

【理化性状】

1. 本品为白色至淡黄色粉末，pK_a 为 9.4（哌啶阳离子）和 5.6（吡啶阳离子），水溶液的 pH 为 1.6～8.2，10mg/ml＜溶解度＜0.1mg/ml。在 pH7.4 时，辛醇/水分配系数 lgk_{ow} 为 1.65。

2. 化学名：（R）-3-[l-（2,6-dichloro-3- fluorophenyl）ethoxy]-5-[1-（piperidin-4-yl）-1H pyrazol-4-yl]pyridin-2-amine。

3. 分子式：$C_{21}H_{22}Cl_2FN_5O$。

4. 分子量：450.34。

5. 结构式如下：

【药理学】本品是受体酪氨酸激酶[包括 ALK、肝细胞生长因子受体（HGFR，c-Met）、RON（Recepteur d'Origine Nantais）]抑制剂。ALK 易位（结构染色体畸变）能影响 ALK 因子，导致致癌的融合蛋白的表达。ALK 融合蛋白的形成使影响细胞分化和生长的基因表达激活和信号通路失调，得以促成肿瘤细胞增殖和存活乃至表达这些蛋白。本品通过结合到 ALK 酶的 ATP 结合位点上，来抑制 ATP 的结合和自磷酸化作用，此作用对酶的激活是必需的。

【药动学】

1. 单剂量口服本品后，中位 T_{max} 为 4～6h，给予 100mg（1 次/日）至 300mg（2 次/日）的药动学呈线性。250mg，2 次/日，15d 内达稳态，中位血清蓄积率为 4.8。剂量在 200～300mg，2 次/日，稳态时全身暴露量（C_{min} 和 AUC）的增加高于剂量增加的比例。口服单剂量 250mg，平均绝对生物利用度为 43%（32%～66%）。高脂肪餐可降低本品的 AUC 和 C_{max} 约 14%。

2. 静脉注射本品 50mg 后，即从血浆广泛分布到各组织中，分布容积为 1772L，体外研究证实，血浆蛋白结合率为91%，与血药浓度无关。

3. 本品主要通过CYP3A4/5代谢，而主要代谢途径为哌啶环的氧化形成克唑替尼内酰胺和 *O*-脱烷基化物，继后 *O*-脱烷基代谢产物共轭结合。本品是时间依赖性CYP3A抑制剂。

4. 给予单剂量本品，患者血浆平均 $t_{1/2}$ 约为42h。健康志愿者给予放射性标记的本品，尿中和粪便中分别回收22%和63%的放射性物质，原药分别占2.3%和53%。单剂量口服250mg，表观清除率为100L/h；250mg，2次/日达稳态后表观清除率为60L/h。达稳态后清除率降低可能是由于多剂量给药后本品对CYP3A的抑制作用所致。

5. 本品大部分在肝代谢，肝功能不全时可能升高本品的血药浓度，而临床试验中未包含肝功能不全患者。

轻、中度肾功能不全患者与肾功能正常者的药动学相似。重度肾功能不全患者资料有限，终末期肾病者尚无资料。口服本品250mg，2次/日，达稳态后，亚洲人比非亚洲人 C_{max} 和AUC分别高57%和50%。

【适应证】用于治疗通过FDA批准的检测方法（Vysis ALK Break-Apart FISH探针试剂盒）诊断为ALK阳性的局部晚期或转移的非小细胞肺癌（NSCLC）。

【不良反应】

1. 本品普遍耐受良好，最常见的1~2级的不良反应（≥25%）有视力障碍、恶心、腹泻、呕吐、水肿、便秘。至少有4%的患者可发生3~4级不良反应，包括ALT升高和中性粒细胞减少。

2. 159例（62%）患者有视觉障碍的报道，包括视力缺损、闪光幻觉、视物模糊、玻璃体漂浮物、畏光、复视，这些事件普遍开始于给药的前2周内。

3. 在患者中发生的≥2%的严重不良事件包括肺炎、呼吸困难、肺栓塞。

4. 本品还引起肺炎，肝脏实验室检验异常，QT间期延长，应警惕。

【妊娠期安全等级】D。

【禁忌与慎用】

1. 重度肾功能不全患者及终末期肾病、肝功能不全患者慎用。

2. 基于其作用机制，孕妇使用本品可致胎儿损伤。如患者在妊娠期使用本品或用药期间怀孕，应告知患者对胎儿产生伤害的可能性。

3. 尚未明确本品是否可经乳汁分泌，哺乳期妇女应权衡本品对其的重要性选择停药或停止哺乳。

4. 儿童的有效性及安全性尚未确定。

【药物相互作用】

1. 本品是CYP3A中效抑制剂，在人肝微粒体中主要经CYP3A代谢。强效CYP3A抑制剂（克拉霉素、伏立康唑）能升高本品的血药浓度，强效CYP3A诱导剂（如卡马西平、苯巴比妥、利福平）则使其血药浓度降低。能提高胃pH的药物（如质子泵抑制剂、H2受体拮抗剂、抗酸药）都可降低本品的溶解度，减少其生物利用度，均不推荐与本品合用。

2. 强效CYP3A诱导剂（包括但不限于卡马西平、苯巴比妥、苯妥英、利福布汀、利福平及贯叶连翘）可降低本品的血药浓度。

3. 本品体内外均能抑制CYP3A，应减少合用主要经CYP3A代谢药物的剂量。避免与治疗指数窄的CYP3A底物（如环孢素、二氢麦角胺、麦角胺、芬太尼、他克莫司）合用。

4. 体外研究表明，本品可抑制CYP1A2、CYP2B6、CYP2C8、CYP2C9、CYP2C19或CYP2D6底物的代谢，而诱导CYP1A2或CYP3A底物的代谢。

【剂量与用法】

1. 推荐口服剂量250mg/次，2次/日。胶囊应整粒吞服，可与食物同服。

2. 剂量调整

（1）出现3级血液学毒性（淋巴细胞减少除外，除非伴机会性感染）时应暂停给药，直到≤2级时才恢复给予原来的剂量；出现4级血液学毒性应暂停给药，直到≤2级，改以200mg/次，2次/日的剂量恢复治疗；如果再次出现4级血液学毒性应暂停给药，直到≤2级，改以250mg/次，1次/日的剂量恢复治疗；如果第3次出现4级血液学毒性，应永久停药。

（2）3或4级的ALT或AST升高伴总胆红素升高≤1级，应暂停给药，直至恢复到≤1级，再以200mg/次，2次/日的剂量恢复治疗。

3. 2、3、4级ALT或AST升高伴总胆红素3或4级升高（无胆汁淤积或溶血）、肺炎、4级QT间期延长，均应永久停药。

4. 3级QT间期延长，暂停治疗，直至恢复≤1级后，以200mg，2次/日的剂量恢复治疗。

【用药须知】

1. 接受本品治疗的患者中常见胃肠道不良反

应。对需要治疗的患者可给予包括使用标准的止吐药和（或）缓泻药或缓泻药的支持疗法。

2. 应告知患者视觉的变化如感觉闪光、视物模糊、光敏性或悬浮物这些常见的不良反应。这些反应在治疗的前 2 周最常见。患者应将这些感觉告知医师。

3. 服用本品期间，当感到有视力障碍、头晕或疲劳的患者，在驾驶和操作机械时应小心操作。

4. 服用本品期间避免服用葡萄柚或葡萄柚汁。

5. 育龄期患者在治疗期间应采取适当的避孕措施，并持续至完全结束治疗后至少 90d。

【制剂】胶囊剂：200mg，250mg。

【贮藏】贮于 20～25℃。

芦索替尼（ruxolitinib）

本品为酪氨酸激酶抑制剂，是首个专门用于骨髓纤维化的治疗药物。

【理化性状】

1. 化学名：（R)-3-（4-（7H-pyrrolo[2,3d]pyrimidin-4-yl）-1H-pyrazol-1-yl）-3-cyclopentyl-propanenitrile。

2. 分子式：$C_{17}H_{18}N_6$。

3. 分子量：306.37。

4. 结构式如下：

磷酸芦索替尼（ruxolitinib phosphate）

别名：Jakafi。

【理化性状】

1. 本品为白色或灰白色、淡粉色粉末，可溶于 pH1～8 的缓冲液。

2. 化学名：(R)-3-(4-(7H-pyrrolo[2,3d]pyrimidin-4-yl）-1H-pyrazol-1-yl）-3-cyclopentyl-propanenitrile phosphate。

3. 分子式：$C_{17}H_{18}N_6 \cdot H_3PO_4$。

4. 分子量：404.36。

【药理学】本品是一种激酶抑制剂，可抑制 Janus 酪氨酸激酶（JAK）JAK1 和 JAK2 的活性，JAK1/2 介导一系列细胞因子和生长因子的信号通路，而这些细胞因子对造血和免疫功能有重要作用。JAK 信号通路涉及 STAT（信号传导与转录活化因子)对细胞因子受体的补充和激活，随后 STAT 定位至细胞核，从而发挥调节基因表达的作用。骨髓纤维化（MF）是一种骨髓增生性肿瘤（MPN），其发生与 JAK1 和 JAK2 信号失调相关。

【药动学】

1. 吸收　本品口服后吸收迅速，吸收率可达 95%，服药后 1～2h 可达 C_{max}。单剂量 5～200mg 时，平均 C_{max} 和 AUC 与剂量成正比。高脂饮食对本品药动学的改变没有临床意义，观察结果显示，高脂饮食下其平均 C_{max} 中度减低（24%），平均 AUC 基本无明显变化（仅增加 4%）。

2. 分布　体外研究表明，本品血浆蛋白结合率约为 97%，且主要与白蛋白结合。骨髓纤维化患者中的稳态表观分布容积为 53～65L。

3. 代谢　体外研究表明，本品主要经 CYP3A4 代谢。血液循环中主要为原形药物，约占 60%，在健康受试者中 2 个主要活性代谢物分别约占原药的 25% 和 11%，药理活性分别为原药的 1/5 和 1/2。所有活性代谢物的药效约占原药的 18%。

4. 消除　本品肾排泄率＜1%，其代谢物 74% 随尿液排泄，22% 随粪便排泄。本品的平均 $t_{1/2}$ 约为 3h，本品加代谢物总的平均 $t_{1/2}$ 约为 5.8h。

性别和种族对本品的药动学参数无显著影响，但男性的清除率（22.1L/h）略高于女性（17.7L/h）。

【适应证】本品用于治疗中危或高危骨髓纤维化患者，包括原发性骨髓纤维化和真性红细胞增多症及原发性血小板增多症引起的骨髓纤维化。

【不良反应】

1. 最常见的血液系统不良反应有血小板减少（69.7%）、贫血（96.1%）和中性粒细胞减少（18.7%），且呈剂量相关性。

2. 常见的非血液系统不良反应如下。

（1）瘀伤（23.2%）：包括挫伤、淤血、血肿、注射部位血肿、眼眶周围血肿、血管穿刺处血肿、淤青倾向、瘀斑、紫癜。

（2）头晕（18.1%）：包括头晕、体位性头晕、眩晕、平衡障碍、梅尼埃病、内耳迷路炎。

（3）头痛（14.8%）。

（4）泌尿系统感染（9%）：包括尿路感染、膀胱炎、尿脓毒症、肾炎、脓尿、细菌尿、经鉴定的细菌尿、尿检亚硝酸盐阳性。

（5）体重增加（7.1%）。

（6）胃肠胀气（5.2%）。

（7）带状疱疹（1.9%）：包括带状疱疹和疱疹后遗神经痛。

【妊娠期安全等级】 C。

【禁忌与慎用】

1. 尚未明确本品是否经人乳汁分泌。但本品及其代谢物可经泌乳大鼠的乳汁分泌，乳汁浓度是血药浓度的 13 倍。鉴于本品潜在的严重不良反应，所以哺乳期妇女应权衡本品对其的重要性，选择停止用药或停止哺乳。

2. 儿童用药的安全性和有效性尚未确定。

3. 血小板计数在（100～150）×10^9/L 的中度（CC 为 30～59ml/min）或重度（CC 为 15～29ml/min）肾功能不全患者及正在透析的终末期肾病患者需要减少本品剂量。

4. 血小板计数在（100～150）×10^9/L 的任何程度肝功能不全的患者都需要减少本品剂量。

【药物相互作用】

1. 健康受试者的药动学研究表明，本品与强效 CYP3A4 抑制剂（如波普瑞韦、克拉霉素、泰利霉素、考尼伐坦、葡萄柚汁、茚地那韦、伊曲康唑、酮康唑、伏立康唑、泊沙康唑、洛匹那韦/利托那韦、奈非那韦、利托那韦、沙奎那韦、替拉瑞韦、米贝拉地尔、奈法唑酮）合用时，对血小板计数≥100×10^9/L 的患者，推荐本品的起始剂量为 10mg/次，2 次/日，在密切监测安全与疗效的前提下，可谨慎增加剂量。对血小板计数＜100×10^9/L 的患者，应避免与强 CYP3A4 抑制剂合用。

2. 与 CYP3A 诱导剂（如利福平）同时服用时，本品不必调整剂量。在安全有效的前提下，密切监测患者情况，可以逐渐增加剂量。

【剂量与用法】

1. 本品口服给药，食物对用药无影响。

2. 血小板计数＞200×10^9/L 的患者，本品的起始剂量为 20mg/次，口服，2 次/日；血小板计数在（100～200）×10^9/L 的患者，起始剂量为 15mg/次，口服，2 次/日。

3. 在血小板计数减少时，首先应减少剂量，但血小板计数低于 50×10^9/L 时应中断治疗，待血小板计数恢复到此水平后可重新用药，或者根据血小板计数水平增加剂量。中断治疗后重新起用本品时应较中断前至少减少 5mg/次，2 次/日。可使用的最大剂量如下：①血小板计数≥125×10^9/L 时，最大剂量 20mg/次，2 次/日；②血小板计数在（100～125）×10^9/L 时，最大剂量 15mg/次，2 次/日；③血小板计数在（75～100）×10^9/L 时，最大剂量 10mg/次，2 次/日，至少用药 2 周，计数稳定后可增加至 15mg/次，2 次/日；④血小板计数在（50～75）×10^9/L 时，最大剂量 5mg/次，2 次/日，维持至少 2 周，稳定后可增加至 10mg/次，2 次/日；⑤血小板计数＜50×10^9/L 时，应停用本品。

4. 根据血小板水平调节剂量见表 2-10。

表 2-10 血小板计数减少时的剂量调节方案

血小板计数	原剂量 25mg	原剂量 20mg	原剂量 15mg	原剂量 10mg	原剂量 5mg
（100～125）×10^9/L	降低至 20mg，2 次/日	降低至 15mg，2 次/日	维持原剂量	维持原剂量	维持原剂量
（75～100）×10^9/L	降低至 10mg，2 次/日	降低至 10mg，2 次/日	降低至 10mg，2 次/日	维持原剂量	维持原剂量
（50～75）×10^9/L	降低至 5mg，2 次/日	降低至 5mg，2 次/日	降低至 5mg，2 次/日	降低至 5mg，2 次/日	维持原剂量
＜50×10^9/L	停用	停用	停用	停用	停用

5. 若疗效不佳，在血小板和中性白细胞计数正常的情况下，可以 5mg/次，2 次/日的增幅一直增加到最大剂量 25mg，2 次/日。治疗开始后的最初 4 周不应增加剂量，且调整后至少 2 周内不应再增加剂量。开始治疗 6 个月后如脾未缩小或症状未改善应停止治疗。

6. 对肾功能不全患者的剂量调整如下。

（1）血小板计数（100～150）×10^9/L，中度（CC 为 30～59ml/min）或重度（CC 为 15～29ml/min）肾功能不全患者，推荐本品起始剂量 10mg，2 次/日，在密切监测安全与疗效的前提下，可谨慎增加剂量。

（2）行透析的终末期肾病患者，血小板计数（100～200）×10^9/L，推荐起始剂量 15mg；血小板计数＞200×10^9/L，推荐起始剂量 20mg。如需要血液透析，应在透析后给药。密切监测安全与疗效的前提下，可谨慎增加剂量。

（3）不需要透析的终末期肾病（CC＜15ml/min）患者、有中/重度肾功能不全且血小板计数＜$100×10^9$/L 的患者应避免使用本品。

7. 对血小板计数（100～150）×10^9/L 的肝功能不全患者，推荐本品的起始剂量为 10mg/次，2 次/日，在密切监测安全与疗效的前提下，可谨慎增加剂量。

8. 除血小板减少之外，由于其他原因需要停止治疗时，可逐渐减量，如 2 次/日，每次减 5mg，每周减量 1 次。

9. 对不能口服给药的患者，可经鼻饲管给药，将本品片剂放入约 40ml 水中，搅拌约 10min，在药物溶解后 6h 内，使用注射器经鼻饲管（先用约 75ml 的水冲洗鼻饲管）给药。但经鼻饲管给药的疗效尚未进行评价。

【用药须知】

1. 起始剂量取决于患者的血小板计数值。开始治疗前必须检测全血细胞计数（CBC）和血小板计数，此后每 2～4 周监测 1 次直到药物剂量稳定，随后应按临床和检测指标调整剂量。必须安全有效地逐渐调整剂量。

2. 必须注意，治疗前血小板计数＜$200×10^9$/L 的患者在治疗期间更容易出现血小板减少。

3. 血小板减少通常是可逆的，可采取减量或暂时停药的方法。如有临床指征，也可静脉输注血小板。

4. 出现贫血的患者可以输血，也可考虑调整剂量。

5. 中性粒细胞减少（ANC＜$0.5×10^9$/L）通常是可逆的，可暂时停药使其恢复。

6. 过量尚无解毒剂可用。本品不能经透析清除，但不排除有些活性代谢产物能通过透析清除。

7. 超量用药可能增强骨髓抑制作用，包括白细胞减少、贫血、血小板减少。如已超量可给予适当的对症治疗。

【制剂】片剂（以芦索替尼计）：5mg，10mg，15mg，20mg，25mg。

【贮藏】贮于 20～25℃，短程携带时允许 15～30℃。

瑞格非尼（regorafenib）

别名：Stivarga。

本品为一种新型的多激酶抑制剂。

【理化性状】

1. 本品为类白色固体，几乎不溶于水中，微溶于乙腈、甲醇、乙醇、乙酸乙酯，难溶于丙酮。

2. 化学名：4-[4-（{[4-chloro-3-（trifluoromethyl）phenyl]carbamoyl}amino）-3-fluorophenoxy]-N-methy-lpyridine-2-carboxamide monohydrate。

3. 分子式：$C_{21}H_{15}ClF_4N_4O_3 \cdot H_2O$。

4. 分子量：500.83。

5. 结构式如下：

【用药警戒】临床试验中观察到，本品可致严重且有时是致命性的肝毒性，开始治疗前及治疗期间，应监测肝功能。根据肝功能或肝细胞坏死的严重程度和持续时间，以确定降低剂量重新开始给药或停止治疗。

【药理学】本品为小分子多激酶抑制剂，对正常细胞、肿瘤血管新生细胞及维护肿瘤细胞生长环境均有抑制作用。在体外试验分析中，本品及其主要活性代谢产物 M-2、M-5 能抑制多种存在于细胞内及细胞表面的激酶，包括 RET、VEGFR1、VEGFR2、VEGFR3、KIT、PDGFRlα、PDGFRβ、FGFR1、FGFR2、TIE2、DDR2（鼠盘状结构域受体 2）、TRK2A（神经母细胞瘤过度表达神经营养素受体）、Eph2A（生红细胞生成素产生肝细胞受体 A2）、RAF-1（微管的解聚激活有丝分裂原蛋白激酶）、BRAF（人丝氨酸/苏氨酸蛋白激酶）、BRAF V600E、SAPK（应激激活蛋白激酶）2 及 PTK（蛋白酪氨酸激酶）5 等。人肿瘤异种移植模型证明了本品能抗肿瘤血管新生，抑制肿瘤细胞生长，从而达到抗肿瘤的目的。

【药动学】

1. 早期实体瘤患者单剂口服 160mg，约 4h 可达血药峰值 2.5μg/ml，平均 AUC 为 70.4 为（μg·h）/ml，剂量大于 60mg 时，稳态 AUC 升高与剂量增加不成比例。达稳态时 C_{max} 为 3.9μg/ml，此时 AUC 为 58.3（μg·h）/ml。AUC 及 C_{max} 波动幅度为 35%～44%。片剂的相对生物利用度为口服溶液的 69%～83%。

在食物对药物吸收的影响试验中，24 位健康受试者分为 3 组，分别在禁食、进食高脂饮食或低脂饮食下口服单剂 160mg。后两者与禁食组相比，结果高脂饮食组（945cal，54.6g 脂肪）和低脂饮食组（319cal，8.2g 脂肪）的 AUC 分别升高了 48% 和 36%，而高脂饮食组的活性代谢产物 M-2、M-5 的 AUC 则分别降低了 20% 和 51%；低脂饮食组的活性代谢产物 M-2、M-5 的 AUC 则分别降低 40% 和 23%。

2. 本品给药后 24h 内进入肠肝循环多次出现血药峰值，其血浆蛋白结合率高，达 99.5%。

3. 本品经 CYP3A4 及 UGT1A9 代谢。人体内主要代谢产物为 M-2 和 M-5，两者均有体外活性，且在达稳态时血药浓度与原药相近，两者的血浆蛋白结合率分别为 99.8% 及 99.5%。

单剂口服 160mg 后，本品及其活性代谢产物 M-2 平均血浆 $t_{1/2}$ 分别为 28h（14～58h）和 25h（14～32h），而 M-5 $t_{1/2}$ 较长，为 51h（32～70h）。

4. 给予单剂 120mg 放射性标记的本品后，12d 内，粪便中可回收 71% 的放射性物质（原药 47%，代谢产物 24%），尿中可回收 19% 的放射性物质（17% 为葡糖醛酸化合物）。

5. 对 14 名患有肝细胞癌（HCC）或轻度肝功能不全（Child-Pugh A 级）的受试者进行本品、M-2、M-5 的药动学研究，其中 4 人患有 HCC/中度肝功能不全（Child-Pugh B 级），10 人为实体瘤患者，肝功能正常。单剂给药 100mg，结果并未发现轻度肝功能不全患者的暴露量较肝功能正常者之间有差异。未对重度肝功能不全的患者（Child-Pugh C 级）进行研究。

6. 给予 10 名轻度肾功能不全患者（CC 为 60～89ml/min）及 18 名肾功能正常者 160mg/d，连续服药 21d，并未发现肾功能不全对血药浓度产生影响。对于中度肾功能不全患者（CC 为 30～59ml/min）的研究资料有限，未对重度肾功能不全患者及终末期肾病患者进行研究。

【适应证】用于转移性直肠癌，经氟尿嘧啶、奥沙利铂和伊立替康为基础的治疗、抗 VEGF 治疗无效的患者及经抗 EGFR 治疗无效的 KRAS 野生型患者。

【不良反应】

1. 严重不良反应　肝毒性、出血、皮肤毒性、高血压、心肌缺血及心肌梗死、可逆性后部白质脑病综合征、胃肠穿孔。

2. 常见的不良反应　虚弱、疲劳、食欲缺乏、手、足皮肤反应、腹泻、黏膜炎、体重减轻、感染、高血压和发音困难、疼痛、发热、皮疹、出血、头痛。

3. 临床试验中发生率低于 10% 的不良　脱发、味觉障碍、骨骼肌强直、口干、甲状腺功能减退、震颤、胃食管反流、肠瘘。

4. 实验室异常　贫血、血小板减少、中性粒细胞减少、血小板减少、低钙血症、低钾血症、低钠血症、低磷血症、高胆红素血症、AST 和 ALT 升高、INR 升高、脂肪酶升高、淀粉酶升高。

【妊娠期安全等级】D。

【禁忌与慎用】

1. 肝细胞癌及轻、中度肝功能不全患者与正常肝功能者本品及其活性代谢产物的暴露量无明显差异，不必调节剂量。重度肝功能不全患者不推荐使用。

2. 基于其作用机制，孕妇使用本品可致胎儿损伤。如患者在妊娠期使用本品或用药期间妊娠，应告知患者对胎儿伤害的可能性。

3. 尚未明确本品是否通过乳汁分泌，根据本品对母体的重要性，选择停药或停止哺乳。

4. 18 岁以下儿童的有效性及安全性尚未确定。

5. 轻度肾功能不全患者与肾功能正常者本品及其活性代谢产物的暴露量无明显差异，不必调节剂量。中度肾功能不全患者资料有限，未对重度肾功能不全患者及终末期肾病患者进行研究。

【药物相互作用】

1. 应避免与强效 CYP3A4 诱导剂（如利福平、苯妥英、卡马西平、苯巴比妥及贯叶连翘制剂）合用，因能降低本品的暴露量，增加主要活性代谢产物 M-5 的暴露量。

22 例健康受试者口服本品 160mg/d，7d 后服用利福平（强效 CYP3A4 诱导剂）600mg/d，共 9d，结果体内原药的 AUC 降低 50%，M-5 的 AUC 增加 264%，而 M-2 无变化。

2. 应避免与强效 CYP3A4 抑制剂（如克拉霉素、葡萄柚汁、伊曲康唑、酮康唑、泊沙康唑、泰利霉素及伏立康唑）合用，因能增加本品的暴露量，降低主要活性代谢产物 M-5、M-2 的暴露量。

18 位健康受试者口服本品 160mg/d，5d 后服用酮康唑（强效 CYP3A4 抑制剂）400mg/d，18d，本品的 AUC 增加 33%，M-2 与 M-5 AUC 均降低 93%。

3. 体外试验表明，本品竞争性地抑制 CYP1A2、CYP2B6、CYP2C19、CYP3A4、UGT1A9 及 UGT1A1 的活性。

4. 体外试验表明，本品可抑制 ABCG2（乳腺癌耐药蛋白）及 ABCB1（P-糖蛋白）的活性。

5. 11 位患者在口服推荐剂量的本品至少 7d 后接受伊立替康治疗 5d，结果显示，伊立替康的 AUC 升高了 28%，其代谢产物 SN-38 的 AUC 升高了 44%。

【剂量与用法】

1. 推荐剂量为 160mg，1 次/日，连服 21d，休息 1 周，28d 为 1 个治疗周期，连续治疗直至疾病进展或出现不能耐受的毒性。

每天应在同一时间服用，整片吞服，与低脂肪（不超过 30%）早餐同服。不能在同一天服用 2 倍剂量以弥补前一天忘服的剂量。

2. 剂量调整

（1）下列情况下暂停用药：①出现 2 级手、足皮肤反应（手足综合征）复发或降低剂量 7d 内无改善，出现 3 级手、足皮肤反应，最少停药 7d。②症状性 2 级高血压。③3～4 级不良反应。

（2）下列情况下降低剂量至 120mg：①第 1 次出现 2 级手、足皮肤反应。②3～4 级不良反应恢复后。③出现 3 级 AST 和或 ALT 升高，评估潜在的益处大于肝毒性的风险后，以此剂量重新开始治疗。

（3）下列情况下降低剂量至 80mg：①120mg 的剂量下手、足皮肤反应复发；②120mg 剂量下 3～4 级不良反应恢复后（肝毒性除外）。

（4）下列情况下永久停止使用本品：①不能耐受 80mg 的剂量；②AST 或 ALT 升高 20×ULN 以上；③AST 或 ALT 升高 3×ULN 以上伴胆红素升高 2×ULN 以上；④尽管剂量降低至 120mg，AST 或 ALT 升高 5×ULN 以上；⑤出现 4 级不良反应，除非潜在的益处大于风险，否则不能重新开始治疗。

【用药须知】

1. 本品可导致致命性肝损害，开始本品治疗前应进行肝功能检查（ALT、AST 及胆红素），治疗中，在前 2 个月至少每 2 周监测 1 次。然后每月监测 1 次，临床需要时，可增加监测频率。肝功能出现过异常者每周监测 1 次，直至肝功能指标不超过 3×ULN。根据肝毒性的严重程度和持续时间，暂时停用本品或永远停止本品。

2. 本品可增加出血事件的发生率，在发生严重或危及生命的出血者应永远停止使用本品。接受华法林的患者，更应频繁地监测 INR 水平。

3. 本品可导致手、足皮肤反应及皮疹，根据皮肤毒性的严重程度和持续时间，暂停或永远停用本品。

4. 本品可致高血压甚至高血压危象，大多发生于在首个治疗周期。高血压未足够控制前不能开始本品治疗。治疗开始前 6 周，每周监测血压，然后每治疗周期监测，如临床需要，增加监测频率。

5. 本品可增加心肌缺血和心肌梗死的发生率，新发心肌缺血或急性心肌梗死发作，暂停使用本品，急性心肌缺血缓解后，如潜在的益处大于风险，才可重新开始本品治疗。

6. 本品临床试验中发生 1 例可逆性后部白质脑病综合征，如发生上述症状，应行 MRI 进行诊断，停用本品。

7. 本品可致胃肠穿孔或瘘管形成，如发生此类不良反应，应永久停止本品。

8. 未进行本品对伤口愈合的正式研究，因为 VEGF 受体抑制剂可损害伤口愈合，择期手术至少 2 周前停用本品。术后根据伤口的愈合情况，开始本品治疗。伤口裂开的患者应停止使用本品。

9. 本品治疗期间及治疗结束后 2 个月，应采取有效的避孕措施。

【制剂】 片剂：40mg。

【贮藏】 贮于 25℃下，短程携带时允许 15～30℃。原瓶贮存，不要取出干燥剂，用后拧紧瓶盖，开盖后 28d，弃去未服完的片剂。

凡德他尼（vandetanib）

别名：Caprelsa。

本品是一种合成的苯胺喹唑啉化合物。

【用药警戒】 据报道，本品可引起 QT 间期延长，尖端扭转型室性心动过速，猝死。不可用于低钙、低钾、低镁血症或 QT 间期延长综合征。

【药理学】 本品对血管内皮生长因子受体（VEGFR）和表皮生长因子受体（EGFR）均有抑制作用，是多靶点酪酸激酶抑制剂（TKI），不仅作用于肿瘤细胞 EGFR、VEGFR 和 RET 酪氨酸激酶，还可选择性地抑制其他的酪氨酸激酶及丝氨酸/苏氨酸激酶。

【药动学】

1. 在甲状腺髓样癌患者中，300mg/d 一次的剂量，平均清除率约为 13.2L/h，平均分布容积约为 7450 L，中位血浆 $t_{1/2}$ 为 19d。

2. 口服本品后，吸收缓慢，平均达峰时间 6h（4～10h），多次给药后本品约呈 8 倍蓄积，约 3 个月才达稳态。本品暴露量不受食物影响。

3. 口服给 ^{14}C 标记的本品，在血浆、尿和粪便中检测到的本品及其代谢产物 N-氧化物和 N-去甲基凡德他尼。N-去甲基凡德他尼，主要是由 CYP3A4 代谢产生，凡德他尼-N-氧化物通过黄素单加氧酶 FMO1、FMO3 代谢形成。

【适应证】 治疗不能切除的局部晚期或转移的有症状或进展的甲状腺髓样癌。

【不良反应】

1. 报道的最常见的药物不良反应（＞20%）有腹泻、红疹、痤疮、恶心、高血压、头痛、疲劳、上呼吸道感染、食欲缺乏、腹痛。最常见的实验室检查异常（＞20%）为血钙降低，ALT 升高，血糖降低。

2. 本品可引起尖端扭转型室性心动过速、皮肤反应和渗出性多形性红斑、间质性肺疾病、局部缺血的脑血管事件、出血、心力衰竭、腹泻、甲状腺功能减退、可逆性后部脑白质脑病综合征等不良反应，应警惕。

【妊娠期安全等级】 D。

【禁忌与慎用】

1. 先天性长 QT 间期综合征者禁用。

2. 不推荐中、重度肝功能不全患者应用。

【药物相互作用】

1. CYP3A4 诱导剂能改变本品的血药浓度。避免与强效 CYP3A4 诱导剂（如地塞米松、苯妥英、卡马西平等），贯叶连翘提取物同时给药。

2. 避免与抗心律失常药（如胺碘酮、丙吡胺、普鲁卡因胺、索他洛尔等）和其他可延长 QT 间期的药物（如氯喹、克拉霉素、氟哌啶醇、美沙酮、莫西沙星等）同时给药。

【剂量与用法】

1. 推荐剂量为 300mg，1 次/日，口服。持续治疗直到不再从治疗中受益或出现不可耐受的毒性。

2. 本品不可压碎后服用。如不能整片吞服，将药片分散在盛有少量不含二氧化碳的水中，搅拌约 10min 直到药片分散（不会完全溶解）。分散体应立即服下。也可通过鼻饲或胃造瘘口给药。不可用其他液体溶解。

3. 中、重度肾功能不全患者应降低剂量至 200mg。

4. 在校正 QT 间期事件时，如 Fridericia 公式得 QTcF＞500ms，应暂停用药；在 QTcF 低于 450 ms 后，才可降低剂量，恢复用药。

出现≥3 级的毒性反应，应暂停用药，直至毒性完全缓解或改善到 1 级，才可降低剂量，恢复用药。

因为本品的 $t_{1/2}$ 长达 19d，延长的 QT 间期不会很快恢复，应给予适当监测，并可将 300mg 的剂量降低到 200mg 或 100mg。

【用药须知】

1. 本品是否与食物同服均可。如漏服且距下次给药时间＜12h 则不必补服。

2. QT 间期延长，肾损害，肝损害患者需调整剂量。

3. ＞65 岁老年人不必调整初始剂量。年龄＞75 岁的数据尚有限。

【制剂】 片剂：100mg，300mg。

【贮藏】 贮于 25℃ 下。

阿西替尼（axitinib）

别名：Inlyta。

本品为酪氨酸激酶抑制剂。

【理化性状】

1. 本品是种白色至浅黄色粉末。pK_a 为 4.8。在本品浓度超过 0.2μg/ml 时，其水溶液的 pH 为 1.1～7.8。

2. 化学名：N-methyl-2-[3-（（E）2-pyridin-2-yl-vinyl）-1H-indazol-6-yl sulfanyl]-benzamide。

3. 分子式：$C_{22}H_{18}N_4OS$。

4. 分子量：386.47。

5. 结构式如下：

【药理学】 本品在治疗浓度下可以抑制包括血管内皮生长因子（VEGFR）1、VEGFR2 和 VEGFR3 在内的受体。这些受体涉及病理性的血管生长、肿瘤生长和进展。在体外和小鼠模型的实验中证实，本品可抑制 VEGF 介导的内皮细胞的繁殖和存活。在肿瘤移植的小鼠模型中显示，本品可抑制肿瘤增长和 VEGFR2 的磷酸化。

【药动学】

1. 吸收 单次口服给药剂量 5mg，平均达峰时间为 2.5～4.1h。给药后 2～3d 达到稳态。口服 5mg 本品的生物利用度是 58%。

相比于隔夜禁食，服药伴随中度脂肪餐后可降低 10% 的 AUC，而伴随高脂肪餐可增加 19% 的

AUC。本品是否与食物同服均可。

2. 分布　本品高度结合（＞99%）血浆蛋白，主要与白蛋白和α_1-酸性糖蛋白结合。晚期肾细胞癌患者（$n = 20$）在进食状态下，2次/日，5mg/次，C_{max}和$AUC_{0\sim24h}$分别是27.8（79%）ng/ml和265（77%）（ng·h）/ml。清除率和表观分布容积分别为38L（80%）/h和160L（105%）h。

3. 代谢　本品的血浆$t_{1/2}$是2.5～6.1h。其代谢主要通过肝CYP3A4/5，此外，少部分通过CYP1A2/CYP2C19和UGT1A1代谢。

4. 清除　口服5mg放射性标记的本品，可从粪便中回收约41%的放射性物质，从尿液中回收约23%，从粪便中回收12%的原药，而尿中未检测到。尿中的羧酸和亚砜代谢物占大多数。血浆中的N-葡糖酸苷代谢物占50%，原药和亚砜代谢物各占20%。而这两种代谢物均无体外效应。

【适应证】适用于其他方法治疗无效的晚期肾细胞癌。

【不良反应】

1. 最常见（≥20%）不良反应为腹泻、高血压、疲乏、食欲缺乏、恶心、发音困难、手足综合征、体重减轻、呕吐、乏力和便秘。

2. 常见不良反应（发生率＜10%）为头晕、上腹部疼痛、肌痛、脱水、鼻出血、贫血、痔疮、血尿、耳鸣、脂肪酶升高、肺栓塞、直肠出血、咯血、下肢深静脉血栓形成、视网膜静脉阻塞/血栓形成、红细胞增多、短暂性脑缺血发作和可逆性后部白质脑病综合征（reversible posterior leukoencephalopathy syndrome，RPLS）。

3. 可发生动脉栓塞、静脉血栓栓塞、出血，严重者可致死。

4. 其他不良反应包括胃肠道穿孔和瘘管形成、甲状腺功能障碍、伤口愈合延迟、蛋白尿、肝酶升高。

【妊娠期安全等级】D。

【禁忌与慎用】

1. 曾观察到高血压包括高血压危象。开始服用本品前应充分控制血压，必要时进行监测和使用抗高血压药物进行治疗。对持续高血压，须降低本品剂量。

2. 曾观察到动脉和静脉血栓事件并可能致死。这些事件风险增加的患者慎用。

3. 曾报道出血事件，包括致命性事件。有凝血障碍者或使用抗凝血药的患者慎用。

4. 曾发生胃肠道穿孔和瘘管，包括死亡。有胃肠道穿孔或瘘管风险患者慎用。

5. 孕妇禁用。

6. 哺乳期妇女应权衡本品对其的重要性，选择停药或停止哺乳。

7. 儿童用药的安全性及有效性尚未确定。

8. 未对重度肝功能不全患者进行研究，需慎用。

【药物相互作用】

1. 避免与强效CYP3A4/5抑制剂（如酮康唑、伊曲康唑、克拉霉素、阿扎那韦、茚地那韦、奈法唑酮、利托那韦、沙奎那韦、泰利霉素和伏立康唑）如不可避免，降低50%半剂量。

2. 避免与强效CYP3A4/5诱导剂（如利福平、地塞米松、苯妥英钠、卡马西平、苯巴比妥、利福喷丁）。否则，须加大剂量。

3. 当与抗高血药药品合用时，须增加抗高血压药的剂量。

【剂量与用法】

1. 推荐起始口服剂量为5mg，2次/日。可根据个体安全性和耐受性调整剂量。约间隔12h给予本品，是否与食物同服均可。片剂要用水整片吞服。

2. 如连续2周未出现≥2级的不良反应，血压在未服用抗高血压药的情况下正常者，可增加剂量至7mg，2次/日，如连续2周仍能耐受，可增加至10mg，2次/日。

3. 当需要减量时，推荐减至3mg/次，2次/日；当需要再次减量时，可减至2mg/次，2次/日。

4. 如同时服用强效CYP3A4/5抑制剂，应降低一半剂量，当停用强效CYP3A4/5抑制剂时，须在强效CYP3A4/5抑制剂的3～5个半衰期之后再恢复本品用量。

5. 对中度肝功能不全的患者，起始剂量减半，继后根据个体对本品的安全性和耐受性调整。

【用药须知】

1. 患者在服用本品时，须监测血压。当患者使用抗高血压药后，仍然出现持续的高血压，则须降低本品的剂量。

2. 有心血管疾病的患者，使用时须慎重。

3. 有报道使用本品期间可发生甲状腺功能减退，须使用甲状腺激素替代治疗，因此用本品治疗开始前及使用过程中，须监测甲状腺功能。

4. 择期手术前至少24h停止本品。

5. 曾观察到RPLS。如发生RPLS体征或症状，应永久终止使用本品。

6. 用本品治疗开始前及使用过程中均须定期监测蛋白尿。对中度至严重蛋白尿应降低剂量或暂时中断用本品治疗。

7. 用本品治疗可能会导致肝酶升高，因此，使用本品治疗开始前和使用过程中，须定期监测 ALT、AST 和胆红素。

8. 应忠告有生育能力的妇女，本品对胎儿有潜在危害，接受本品时应避免妊娠。

【制剂】片剂：1mg，5mg。

【贮藏】贮于 20～25℃。短程携带时允许 15～30℃。

博舒替尼（bosutinib）

本品为酪氨酸激酶抑制剂。

【理化性状】

1. 本品是种白色至黄色棕色粉末。pH＜5 时易溶于水，pH＞5 时，溶解度迅速降低。

2. 化学名：3-quinolinecarbonitrile,4-[（2,4-dichloro-5methoxyphenyl）amino]-6-methoxy-7-[3-（4-methyl-1-piperazinyl）propoxy]-, hydrate（1∶1）。

3. 分子式：$C_{26}H_{29}Cl_2N_5O_3 \cdot H_2O$。

4. 分子量：548.46。

5. 结构式如下：

【药理学】

1. 本品可抑制引发 CML 的 BCR-ABL 激酶，同时抑制 SRC 族激酶包括 SRC、LYN 和 HCK。对伊马替尼耐药经鼠骨髓表达的 18 个 BCR-ABl，本品抑制其中 16 个。MMTV-PyMT 转基因大鼠乳腺癌模型，肿瘤的形成依赖于 SRC 的存在。本品对 50%以上大鼠肿瘤细胞有抑制作用，在之前存在肿瘤的老年动物可使肿瘤停止生长。

2. 对 SRC 家族激酶和 BCR-ABL 的 IC_{50} 分别为 100nmol/L、90nmol/L。BCR-ABL 融合基因造成连续的酪氨酸激酶活化，而这是 CML 发展的决定性因素。BCR-ABL 融合基因对本品高度敏感，与第一代酪氨酸及酶抑制剂伊马替尼耐比较，本品阻断 BCR-ABL 的磷酸化，只需更低的浓度。

3. 在 CML 治疗中，伊马替尼耐药是非常棘手的问题，本品抑制 CML 细胞系及转染子 BCR-ABL 的 IC_{50} 在埃摩尔范围内，较伊马替尼低 1～2 个数量级。对 BCR-ABL 基因扩增导致的伊马替尼耐药，本品依然有效。对 Y253F、E255K 及 D276G 基因变异导致的耐药，本品也一样有效。

【药动学】

1. 吸收：单剂量给予本品 500mg，进食时服用，中位达峰时间（T_{max}）为 4～6h，剂量在 200～800mg 时 AUC 和 C_{max} 与剂量成正比，15d 后平均 C_{max} 为（200±12）ng/ml，平均 AUC 为（3650±425）（ng・h）/ml。进食高脂饮食后服用 C_{max} 和 AUC 分别升高 1.8 倍和 1.7 倍。

2. 分布：CML 患者单剂量给予本品 500mg，进食时服用，表观分布容积为（6080±1230）L。蛋白结合率高（94%），且与血药浓度无关。体外研究显示本品是 P-糖蛋白底物。尚未对其他转运通道进行研究。

3. 本品主要在肝中经 CYP3A4 代谢，循环中主要代谢产物为本品的氧化脱氯产物和 N-去甲基化物及少量本品的氮氧化物。所有代谢产物均无活性。

4. 给予 CML 患者单剂量本品 500mg，于进食时服用，平均 $t_{1/2}$ 为（22.5±121.7）h，平均清除率（189±1248）L/h，放射标记的本品跟踪显示，91.3%随粪便中排出，3%随尿中排出。

5. 18 名肝功能不全患者（Child-Pugh A、B 及 C 级）和 9 名健康志愿者分别给予单剂量本品 200mg，肝功能不全患者较健康志愿者的 C_{max} 分别升高 2.4 倍、2 倍、1.5 倍，AUC 升高 2.3 倍、2 倍、1.9 倍，轻度肾功能不全患者 AUC 降低 35%，中度肾功能不全患者 AUC 降低 60%。

【适应证】用于治疗成人慢性、加速或急变期费城染色体阳性的慢性粒细胞白血病，对之前的治疗的耐药或不能耐受的患者。

【不良反应】

1. 严重不良反包括胃肠道毒性、骨髓抑制、肝毒性、液体潴留。

2. 临床试验中常见不良反应按系统分列如下。

（1）消化系统：腹泻、恶心、呕吐、腹痛。

（2）血液：中性粒细胞减少、贫血、血小板减少。

（3）全身感觉：发热、疲乏、无力、水肿。

（4）感染：呼吸道感染、鼻咽炎。

（5）实验室检查：AST 及 ALT 升高。

（6）肌肉骨骼：关节痛、腰痛。

（7）神经系统：头痛、头晕。

（8）呼吸系统：呼吸困难、咳嗽。

（9）皮肤：皮疹、瘙痒。

3. 少见不良反应包括发热性中性粒细胞减少、心包积液、心包炎、耳鸣、胃炎、胃肠道出血、急性胰腺炎、胸痛、肝毒性、过敏反应、过敏性休克、肺炎、流感、支气管炎、高血钾、脱水、QT 间期延长、磷酸激酶升高、肌酐升高、肌痛、感觉异常、急性肾衰竭、胸腔积液、急性肺水肿、呼吸衰竭、肺动脉高压、荨麻疹、痤疮、多形性红斑、剥脱性皮炎、药疹。

【妊娠期安全等级】D。

【禁忌与慎用】

1. 对本品过敏者禁用。

2. 孕妇禁用。

3. 尚未明确本品是否经乳汁分泌，哺乳期妇女应权衡本品对其的重要性，选择停药或停止哺乳。

4. 儿童用药的安全性及有效性尚未确定。

【药物相互作用】

1. 避免与中效、强效 CYP3A4 或 P-糖蛋白抑制剂合用，因可使本品血药浓度明显升高。

2. 避免中效、强效 CYP3A4 诱导剂合用，因可明显降低本品的血药浓度。

3. 兰索拉唑可升高本品的血药浓度，避免合用，可选择 H_2 受体拮抗剂替代。

4. 本品可能升高 P-糖蛋白底物，如地高辛的血药浓度。

【剂量与用法】

1. 推荐口服剂量为 500mg，1 次/日，进餐时服用。如果漏服的剂量超过 12h，不能补服，则按预定时间下次服用。

2. 治疗 8 周未达到完全血液学反应或 12 周时未达到完全细胞遗传学缓解，且无 3 级以上毒性反应者，应考虑剂量增加至 600mg。

3. 如氨基转移酶升高≥5×ULN，暂停用药，直至恢复至＜2.5×ULN，重新以 400mg 的剂量开始。如恢复时间超过 4 周，应停药。如氨基转移酶升高至≥3×ULN 伴胆红素升高≥2×ULN，碱性磷酸酶＜2×ULN，应停药。

4. 如出现 3～4 级腹泻，应暂停用药，直至恢复至≤1 级，重新以 400mg 的剂量开始。

5. 其他中、重度毒性反应，如临床需要可暂停用药，直至恢复后，再重新以 400mg 的剂量开始，如情况适宜，可升高至 500mg。

6. 如 ANC＜1000×10^6/L，或血小板＜50 000×10^6/L，应暂停用药，2 周内恢复者，应以原剂量开始，对 2 周后恢复者，应降低 100mg 的剂量。如复发，在恢复后，再次降低 100mg。本品低于 300mg 的有效性尚未评价。

7. 肝功能不全患者推荐剂量为 200mg，肾功能不全患者推荐剂量为 300mg。

【用药须知】

1. 本品可能会导致肝酶升高，因此，用本品治疗开始前和使用过程中，须定期监测 ALT、AST 和胆红素。

2. 育龄期女性治疗期间应采取有效避孕措施，并至少坚持到治疗结束 1 个月后。

【制剂】片剂：100mg，500mg。

【贮藏】贮于 20～25℃。短程携带时允许 15～30℃。

氟司他替尼（fostamatinib）

本品为酪氨酸激酶抑制剂。

【CAS】901119-35-5。

【理化性状】

1. 化学名：[6-（{5-fluoro-2-[（3,4,5-trimethoxyphenyl）amino]pyrimidin-4-yl} amino）-2,2-dimethyl-3-oxo-2,3-dihydro-4H-pyrido[3,2-b][1,4]oxazin-4-yl]methyl dihydrogen phosphate。

2. 分子式：$C_{23}H_{26}FN_6O_9P$。

3. 分子量：580.47。

4. 结构式如下：

氟司他替尼二钠六水合物（fostamatinib disodium hexahydrate）

【CAS】1025687-58-4。

【理化性状】

1. 本品为白色至类白色粉末，在 pH=1.2 的缓冲液中几乎不溶，微溶于水，溶于甲醇。

2. 化学名：disodium （6-[[5-fluoro-2-（3,4,5 trimethoxyanilino）pyrimidin-4- yl]amino]-2,2-dimethyl-

3-oxo-pyrido[3,2-*b*][1,4]oxazin-4-yl）methyl phosphate hexahydrate。

3. 分子式：$C_{23}H_{24}FN_6Na_2O_9P \cdot 6H_2O$。

4. 分子量：732.52。

【药理学】本品是对脾酪氨酸激酶有抑制活性的激酶抑制剂，本品的活性代谢产物 R406，可抑制 Fc 活化受体和 B 细胞受体的信号转导。R406 可减少抗体介导的血小板破坏。

【药动学】

1. 吸收 本品为前体药物，在肠道内转变为 R406。口服平均生物利用度为 55%，平均达峰时间为 1.5h。单次口服本品 150mg，R406 的 AUC 为 7080（±2670）（ng·h）/ml，C_{max} 为 550（±270）ng/ml。口服 $100\sim160$mg/次，每天 2 次，其蓄积率约为原来的 2 倍。血浆中本品的血药浓度可忽略不计。高脂肪餐可升高 R406 的 AUC 23% ，升高 C_{max} 15%。

2. 分布 体外试验显示，R406 的蛋白结合率为 98.3%，红细胞内浓度与血浆浓度比约为 2.6，R406 的稳态分布容积（V_{ss}）约为 256（± 92）L。

3. 代谢 本品主要在肠道经碱性磷酸酶代谢为活性代谢产物 R406，R406 在体内被广泛代谢，主要经 CYP3A4 氧化和经葡糖醛酸基转移酶葡糖醛酸化。循环中主要为 R406 及较少部分的代谢产物。

4. 消除 R406 的 $t_{1/2}$ 为 15 （± 4.3）h。R406 的代谢产物，80%随粪便排泄，20%随尿排泄。随尿中排泄的主要为 R406 的 *N*-葡糖酸苷，随粪便排泄的主要为 R406、*O*-去甲基 R406 及由肠道细菌分解本品生成的一种 R406 的 *O*-去甲基代谢产物。

【适应证】本品用于治疗其他方法疗效不佳的成年患者慢性免疫性血小板减少症（ITP）。

【不良反应】

1. 常见不良反应为腹泻、高血压、恶心、头晕、ALT 及 AST 升高、呼吸道感染、皮疹、腹痛、疲乏、胸痛、中性粒细胞减少。

2. 少见肺炎、高血压危象、呼吸困难、关节痛、牙痛、四肢痛、晕厥。

【禁忌与慎用】

1. 孕妇禁用。

2. 哺乳期妇女使用本品时应暂停哺乳，至少持续至本品治疗结束后至少 1 个月。

3. 儿童应用本品的安全性和有效性尚未建立。

【药物相互作用】

1. 与强效 CYP3A4 抑制剂（如伊曲康唑）合用，会升高本品活性代谢产物 R406 的血药浓度，导致毒性增加。

2. 与强效 CYP3A4 诱导剂（如利福平）合用，会降低本品活性代谢产物 R406 的血药浓度，导致疗效降低，不推荐合用。

3. 本品可能升高经 CYP3A4 代谢药物的血药浓度，合用时可能需要降低后者的剂量。

4. 本品可能升高 BCRP 底物（如瑞舒伐他汀）的血药浓度，导致后者毒性增加，合用时可能需要降低后者的剂量。

5. 本品可能升高 P-糖蛋白底物（如地高辛）的血药浓度，导致后者毒性增加，合用时可能需降低后者的剂量。

【剂量与用法】

1. 推荐剂量：推荐起始剂量 100mg/次，每天 2 次。1 个月之后，如血小板计数未达到 50×10^9/L，增加剂量至 150mg/次，每天 2 次。本品空腹或进餐后服用均可，如漏服 1 剂，不必补服，按常规服用下次剂量。患者应使用能维持血小板计数达到 50×10^9/L 的最低剂量，以减少出血的风险。

2. 剂量调整：根据不良反应的剂量调整见表 2-11。

3. 强效 CYP3A4 抑制剂可明显升高本品活性代谢产物的血药浓度，合用时监测本品的毒性，出现毒性时应按"2"降低剂量。

4. 如治疗 12 周，血小板升高不能满足避免出血的水平，应停止本品治疗。

【用药须知】

1. 本品可导致高血压甚至高血压危象，应经常监测血压，必要时开始抗高血压治疗，原有高血压患者需要增加抗高血压药的剂量。

2. 本品可导致肝损害，应每月监测肝功能。

3. 本品可导致中性粒细胞减少，用药过程中监测中性粒细胞计数和感染的迹象。

【制剂】片剂：100mg，150mg（以氟司他替尼记）。

【贮藏】贮于 $20\sim25$℃，短程携带允许 $15\sim30$℃。

表2-11　根据不良反应调整剂量表

不良反应	严重程度	剂量调整
高血压	1 级高血压：收缩压 130～139mmHg，舒张压 80～89mmHg	开始抗高血压治疗，或增加抗高血压药的剂量，直至血压得到控制。如果 3 周内血压不能达标,降低剂量
	2 级高血压收缩压 ≥140mmHg，舒张压 ≥90mmHg	开始抗高血压治疗或增加抗高血压药的剂量，直至血压得到控制。如果血压≥140/90mmHg 持续超过 8 周，须降低剂量。如果经过积极的抗高血压治疗后，血压仍然≥160/100mmHg 持续超过 8 周,应永久停止治疗
	高血压危象：收缩压 ≥180mmHg，舒张压 ≥120mmHg	暂停本品治疗，开始抗高血压治疗，或增加抗高血压药的剂量，直至血压得到控制。如果血压达标，可以原剂量重新开始治疗。如果经过积极的抗高血压治疗后，血压仍然≥160/100mmHg 持续超过 8 周,应永久停止治疗
肝毒性	AST/ALT 升高至 3×ULN～5×ULN	如患者有症状（如恶心、呕吐、腹痛），暂停治疗，每 72 小时检测一次肝功能，直至 ALT/AST<1.5×ULN，且总胆红素<2×ULN，降低剂量重新开始
		如果患者无症状，每 72 小时检测一次肝功能，直至 ALT/AST<1.5×ULN，且总胆红素<2×ULN，考虑暂停用药或降低剂量。如 ALT/AST 和总胆红素仍升高（AST/ALT 为 3×ULN 或以上，且总胆红素<2×ULN），暂停用药，直至 ALT/AST<1.5×ULN，且总胆红素<2×ULN，可降低剂量重新开始
	AST/ALT 升高至≥5×ULN，且总胆红素<2×ULN	暂停治疗，每 72 小时检测一次肝功能，直至 ALT/AST<1.5×ULN，且总胆红素<2×ULN，降低剂量重新开始。如 AST/ALT 持续≥5×ULN 超过 2 周，应永久停药
	AST/ALT≥3×ULN 和（或）总胆红素>2×ULN	永久停药
	游离胆红素升高，但 AST/ALT 等无异常	继续治疗，频繁监测肝功能，游离胆红素升高可能是由于本品抑制 UGT1A1 所致
腹泻		适当处置（如改变饮食、补水、抗腹泻治疗），如果症状渐重（3 级以上），暂停用药。如果腹泻缓解（1 级）,降低剂量重新开始
中性粒细胞减少		如 ANC<$1.0×10^9$/L 持续 72h,暂停用药，直至 ANC>$1.5×10^9$/L，降低剂量重新开始

　　服用 150mg，每天 2 次的患者，降低剂量至 100mg，每天 2 次；服用 100mg，每天 2 次的患者，降低剂量至 150mg，每天 1 次，早晨服用；服用 150mg，每天 1 次的患者，降低剂量至 100mg，每天 1 次，早晨服用。如不能耐受 100mg 的剂量，应永久停药

帕唑帕尼（pazopanib）

本品为酪氨酸激酶抑制剂。

【理化性状】

1. 化学名：5-[[4-[（2,3-Dimethyl-2*H*-indazol-6yl）methylamino]-2-pyrimidinyl]amino]-2-methylbenzenesulfonamide。

2. 分子式：$C_{21}H_{23}N_7O_2S$。

3. 分子量：437.51。

4. 结构式如下：

盐酸帕唑帕尼（pazopanib chloride）

别名：Votrient。

【理化性状】

1. 本品为白色至浅黄色固体。溶解度依赖于

pH，pH4 以上本品几乎不溶于水。

2. 化学名：5-[[4-[（2,3-dimethyl-2*H*-indazol-6yl）methylamino]-2-pyrimidinyl]amino]-2-methylben-zenesulfonamide monohydrochloride。

3. 分子式：$C_{21}H_{23}N_7O_2S \cdot HCl$。

4. 分子量：473.99。

【用药警戒】本品可导致肝毒性，可致命，使用期间监测肝功能，一旦发现异常，应停药。

【药理学】本品是血管内皮生长因子受体（VEGFR）1、VEGFR2、VEGFR3、血小板衍生生长因子（PDGFR）α 及 PDGFRβ、成纤维细胞生长因子受体（FGFR）1 和 FGFR3、细胞因子受体（KIT）、白细胞介素-2 受体包括 T-细胞激酶（ITK）、白细胞特异性蛋白酪氨酸激酶的多重酪氨酸激酶抑制剂。在体外，本品抑制配体诱导的 VEGFR2、KIT 和 PDGFRβ 受体的自磷酸化作用；在体内，本品抑制 VEGFR1 和 VEGFR2 磷酸化作用和血管新生。

【药动学】

1. 吸收　口服后 2~4h 可达血药峰值。口服 800mg/d 后，其 AUC 为 1037（μg·h）/ml，C_{max} 为 58.1μg/ml。给予 400mg 压碎片，比整片吞服 $AUC_{0~72h}$ 增加 48%，C_{max} 约增加 1 倍，T_{max} 降低 2h。食物增加本品的暴露量，低、高脂饮食均增加 AUC 和 C_{max} 约 2 倍。

2. 分布　本品的蛋白结合率 99% 以上，体外研究显示，本品是 P-糖蛋白和乳腺癌耐药蛋白的底物。

3. 代谢　本品主要由肝 CYP3A4 代谢，小部分经 CYP1A2 和 CYP2C8 代谢。

4. 消除　服用 800mg 推荐剂量后，平均 $t_{1/2}$ 30.9h，本品主要随粪便中排出，经肾排泄 <4%。

【适应证】

1. 用于治疗晚期肾细胞癌的治疗。

2. 曾经化疗过的软组织肉瘤。

【不良反应】

1. 常见不良反应有腹泻、高血压、毛发颜色改变、恶心、疲乏、食欲缺乏和呕吐。

2. 严重的不良反应包括肝毒性、QT 间期延长、尖端扭转型心动过速、出血、动脉血栓形成、胃肠穿孔等。

3. 临床试验中发现的不良反应包括脱发、胸痛、味觉障碍、消化不良、面部水肿、掌跖红肿疼痛、蛋白尿、皮疹、皮肤色素减退、体重减少等。

【妊娠期安全等级】D。

【禁忌与慎用】

1. 重度肝功能不全患者不推荐使用。

2. 原有 QT 间期延长者慎用。

3. 6 个月内曾发生咯血、颅内出血、胃肠道出血的患者禁用。

4. 有动脉血栓史者禁用。

5. 孕妇禁用。

6. 尚未明确本品是否经乳汁分泌，哺乳期妇女应权衡本品对其的重要性，选择停药或停止哺乳。

7. 儿童用药的安全性及有效性尚未确定。

【药物相互作用】

1. 体外研究显示，本品主要经 CYP3A4 代谢，少量经 CYP1A2 和 CYP2C8 代谢。CYP3A4 强抑制剂（如酮康唑、利托那韦、克拉霉素）可升高本品的血药浓度。如必须合用应降低剂量至 400mg，根据毒性，可能需进一步调整剂量。服药期间应避免用葡萄柚汁，因为葡萄柚汁也是 CYP3A4 的强效抑制剂。

2. 利福平可降低本品的血药浓度，尽量避免合用。

3. 本品是 CYP3A4、CYP2C8 和 CYP2D6 的弱抑制剂，对 CYP1A2、CYP2C9、CYP2C19 无影响。经 CYP3A4、CYP2C8、CYP2D6 代谢治疗窗窄的药物应尽量避免与本品合用。

【剂量与用法】

1. 推荐剂量为 800mg，1 次/日，饭前至少 1h，或饭后 2h 服用。如漏服一剂，距下次服用时间不足 12h，不能补服。

2. 晚期肾细胞癌的起始剂量为 400mg，1 次/日，根据耐受情况以 200mg 的梯度递增或递减。

3. 中度肝功能不全患者每日剂量降低 200mg，重度肝功能不全患者尚无研究资料。

【用药须知】

1. 用药期间监测电解质，并及时补充。

2. 监测患者充血性心力衰竭的症状和体征，定期检查左心室功能。

3. 监测微血管病、动静脉血栓的症状和体征，如出现，应永久停药。

4. 监测胃肠穿孔和瘘管形成的症状和体征。

5. 如出现可逆性后部白质脑病综合征，永久停药。

6. 如出现高血压，应给予正规治疗，如不能控制血压，应降低本品剂量或暂停使用。

7. 择期手术前 7d 应停用本品，术后伤口愈合后，再重新开始本品治疗。

8. 本品可能导致甲状腺功能减退，建议监测甲状腺功能。

9. 治疗前和治疗期间应监测患者尿常规，如尿蛋白＞3g/24h，应暂停用药；如降低剂量重新开始后，仍出现尿蛋白＞3g/24h 者，应永久停药。

10. 本品可导致严重感染，甚至可致命。应监测患者感染的症状和体征。如发生感染可给予适当治疗，严重感染可暂停本品治疗。

【制剂】片剂：800mg。

【贮藏】贮于 20～25℃。短程携带时允许 15～30℃。

色瑞替尼（ceritinib）

别名：Zykadia。

本品为酪氨酸激酶抑制剂。2014 年 4 月由美国 FDA 批准上市。

【理化性状】

1. 本品是种白色至类白色或浅黄色或浅棕色粉末。pK_a 为 9.7 和 4.1。

2. 化学名：5-chloro-N4-[2-[（1-methylethyl）sulfonyl]phenyl]-N2-[5-methyl-2-（1-methylethoxy）-4-（4-piperidinyl）phenyl]-2,4-pyrimidinediamine。

3. 分子式：$C_{28}H_{36}ClN_5O_3S$。

4. 分子量：558.14。

5. 结构式如下：

【药理学】

1. 本品可抑制间变性淋巴瘤激酶（anaplasticlymphoma kinase，ALK）、胰岛素样生长因子-1 受体（IGF-1R）、胰岛素受体（INSR）、ROS1 受体，其中对 ALK 抑制作用最强。本品可抑制 ALK 的自体磷酸化、ALK 介导下游信号传递蛋白 STAT3 和 ALK 依赖性肿瘤细胞的增殖。

2. 本品对表达 EML4-ALK 和 NPM-ALK 融合蛋白的细胞系增殖有抑制作用，对 EML4-ALK 阳性的大鼠和小鼠异种移植的非小细胞肺癌（NSCLC）的抑制作用呈剂量依赖性。对克唑替尼耐药的异种移植的 NSCLC，本品对其抑制作用亦呈剂量依赖性。

【药动学】

1. 吸收：单剂量口服后，T_{max} 为 4～6h，剂量在 50～750mg，C_{max}、AUC 与剂量成正比，多剂量服用后，其暴露量增加大于剂量增加的比例。口服的生物利用度尚未明确。食物可增加本品的吸收，高脂肪餐可增加本品的 AUC 73%，C_{max} 41%，低脂肪餐可增加 AUC 58%，C_{max} 43%。

2. 分布：口服 750mg，1 次/日，约 15d 可达稳态，3 周后的蓄积率为 6.2。蛋白结合率为 97%，与浓度无关。单剂量服用 750mg 后，表观分布容积为 4230L，优先分布进入红细胞。体外研究证实，血液-血浆浓度比为 1.35。

3. 代谢：本品主要通过 CYP3A 代谢，口服后，循环中主要为原药。

4. 消除：本品的 $t_{1/2}$ 为 41h，稳态时的平均清除率（33.2L/h）低于单剂量服用 750mg 的清除率（88.5L/h）。92.3%的给药剂量随尿液排泄，其中 68%为原药，随粪便排泄的仅为给药剂量的 1.3%。

5. 年龄、性别、种族及体重对本品药动学无影响。轻度肝功能不全患者的暴露量与正常者无异，未对中度和重度肝功能不全患者进行研究。轻、中度肾功能不全患者的暴露量与正常者无差异，未对重度肾功能不全患者进行研究。

【适应证】用于对克唑替尼耐药或不能耐受的间变性淋巴瘤激酶阳性的非小细胞肺癌。

【不良反应】

1. 严重不良反应包括严重的胃肠道毒性、QT 间期延长、肝毒性、心动过缓。

2. 常见不良反应包括恶心、呕吐、腹痛、腹泻、便秘、食管疾病、食欲缺乏、皮疹、间质性肺炎。

3. 实验室检查常见血红蛋白降低、ALT 及 AST 升高、胆红素升高、肌酐升高、血糖升高、脂肪酶升高、血磷降低、总蛋白降低。

【妊娠期安全等级】D。

【禁忌与慎用】

1. 禁用于 QT 间期延长的患者。

2. 孕妇禁用。

3. 尚未明确本品是否经乳汁分泌，哺乳期妇女应权衡本品对其的重要性，选择停药或停止哺乳。

4. 儿童用药的安全性及有效性尚未确定。

5. 中度肝功能不全患者、重度肾功能不全患者慎用。

【药物相互作用】

1. 本品主要经 CYP3A4 代谢，也是 P-糖蛋白的底物。CYP3A4 强抑制剂（如酮康唑、利托那韦、克拉霉素）可升高本品的血药浓度。如必须合用应降低剂量150mg。

2. 利福平等 CYP3A4 诱导剂可降低本品的血药浓度，尽量避免合用。

3. 本品是 CYP3A 和 CYP2C9 的抑制剂，避免与经 CYP3A4 和 CYP2C9 代谢治疗窗窄的药物（阿芬太尼、环孢素、二氢麦角胺、麦角胺、芬太尼、匹莫齐特、西罗莫司、他克莫司、华法林、苯妥英）合用。如必须合用，应考虑降低上述药物的剂量，并监测血药浓度。

【剂量与用法】

1. 推荐剂量为750mg，1次/日空腹服用。如漏服一剂，而距下次服用时间不足12h，不能补服。

2. 如出现 ALT 或 AST 升高 5×ULN，且总胆红素升高不超过 2×ULN，应暂停用药，直至 ALT 或 AST 恢复至≤3×ULN，降低剂量150mg，重新开始治疗。

3. 出现 ALT 或 AST 升高 3×ULN，且总胆红素升高超过 2×ULN，但无胆汁淤积或溶血，应永久停药。

4. 如出现间质性肺炎或肺炎，应永久停药。

5. 如两次心电图 QTc 间期大于 500ms，应暂停用药，直至 QTc 间期≤481ms 或恢复至基线，降低剂量150mg重新开始治疗。

6. 如出现 QTc 间期延长伴尖端扭转型心动过速或多发性室性心动过速或严重心律失常的症状和体征，应永久停药。

7. 尽管预先给予止吐药和缓泻药，仍然出现严重的恶心、呕吐、腹泻，应暂停用药直至缓解，降低 150mg 剂量重新开始。

8. 尽管降糖治疗，血糖仍持续≥250mg/dl，应暂停用药直至血糖得到控制，降低剂量150mg 重新开始给药；如降低 150mg 剂量，仍不能很好地控制血糖，应停药。

9. 如出现不危及生命的症状性心动过缓，应暂停用药直至症状消失或心率大于 60 次/分，评价引起心动过缓的原因，降低剂量。

10. 患者同时服用可导致心动过缓或低血压的药物出现须干预或危及生命临床明显的心动过缓，应暂停用药直至症状消失或心率大于 60 次/分。如可能调整影响心脏和血压的合并用药，应降低剂量150mg重新开始给药，并密切监测。

11. 患者未同时服用可导致心动过缓或低血压的药物而出现须干预或危及生命临床明显的心动过缓，应永久停药。

12. 尽量避免与强效 CYP3A4 抑制剂合用，如必须合用，应降低剂量150mg。

【用药须知】

1. 育龄期妇女在治疗期间和治疗结束后 2 周，应采取有效避孕措施。

2. 每月进行肝功能检测，定期监测心电图和电解质，出现电解质异常应及时纠正，出现肝功能异常和 QT 间期异常，需停药或降低剂量。

3. 定期监测血糖，如出现血糖升高，可给予降糖药物治疗，并调整剂量。

4. 避免与可导致心动过缓的药物合用，如出现心动过缓，须调整剂量或停药。

5. 监测患者间质性肺炎的症状和体征，如出现，应永久停药。

【制剂】胶囊剂：150mg。

【贮藏】贮于 25℃下。短程携带时允许 15～30℃。

依鲁替尼（ibrutinib）

别名：Imbruvica。

本品为酪氨酸激酶抑制剂。2014 年 4 月由美国 FDA 批准上市。

【理化性状】

1. 本品是种白色至类白色固体。易溶于二甲基亚砜，溶于甲醇，几乎不溶于水。

2. 化学名：1-[（3R）-3-[4-amino-3-（4- phenol-xyphenyl-1H-pyrazolo[3,4d]pyrimidin-1-yl]-1-piperidinyl]-2-propen-1-one。

3. 分子式：$C_{25}H_{24}N_6O_2$。

4. 分子量：440.50。

5. 结构式如下：

【药理学】本品与 BTK 的活性部位的半胱氨酸残基结合，导致 BTK 酶的活性受到抑制。BTK 是 B 细胞抗原受体和细胞因子通路的信号传递分子。BTK 通过 B 细胞表面受体信号传递可活化 B 细胞的迁移、趋化性和黏附性。非临床试验可显示本品可抑制恶性 B 细胞的增殖和生存。

【药动学】

1. 吸收：口服后，T_{max} 为 1～2h，剂量由低剂量直至 840mg，暴露量与剂量成正比。口服 560mg 的稳态 AUC 为 953±705（ng·h）/ml。口服 42mg 的稳态 AUC 为 680±517（ng·h）/ml。食物可增加 AUC2 倍，C_{max}2～4 倍。

2. 分布：蛋白结合率为 97.3%，与浓度无关。分布容积为 10000L。

3. 代谢：本品主要通过 CYP3A 代谢，少量经 CYP2D6 代谢，活性代谢产物 PCI-45227 作用为原药的 1/15，稳态时原药与活性代谢产物的血药浓度比为 1∶2.8。

4. 消除：本品的 $t_{1/2}$ 为 4～6h，清除率为 1000L/h。主要以代谢产物随粪便排泄。

5. 年龄、性别、种族及体重对本品药动学无影响。中度肝功能不全患者暴露量升高 6 倍。轻、中度肾功能不全患者的暴露量与正常者无异，未对重度肾功能不全需透析者进行研究。

【适应证】

1. 用于套细胞淋巴瘤。

2. 用于慢性淋巴细胞白血病。

3. 用于 17p 缺失的慢性淋巴细胞白血病。

【不良反应】

1. 严重不良反应包括严重的出血、感染、血细胞毒性、心房颤动、继发性肿瘤。

2. 临床试验中常见不良反应分列如下。

（1）胃肠道：腹泻、便秘、恶心、胃炎、腹痛、厌食。

（2）感染：上呼吸道感染、鼻窦炎、皮肤感染、肺炎、尿路感染。

（3）全身感觉：发热、疲乏、外周水肿、无力、寒战。

（4）呼吸系统：咳嗽、口咽痛、呼吸困难。

（5）皮肤：挫伤、皮疹、瘀斑。

（6）骨骼肌：骨骼肌痛、关节痛、肌肉痉挛。

（7）神经系统：头晕、头痛、周围神经病变、焦虑、失眠。

（8）代谢和营养：食欲缺乏。

（9）其他：新发肿瘤、撕裂伤、高血压。

3. 实验室检查常见血红蛋白降低、血小板减少、中性粒细胞减少。

【妊娠期安全等级】D。

【禁忌与慎用】

1. 孕妇禁用。

2. 尚未明确本品是否经乳汁分泌，哺乳期妇女应权衡本品对其的重要性，选择停药或停止哺乳。

3. 儿童用药的安全性及有效性尚未确定。

4. 中、重度肝功能不全患者慎用。

【药物相互作用】

1. 本品主要由 CYP3A4 代谢。CYP3A4 强抑制剂酮康唑，可升高本品的 C_{max}29 倍，升高 AUC 24 倍，应避免合用。

2. 利福平等强效 CYP3A4 诱导剂可降低本品的血药浓度，应避免合用。

【剂量与用法】

1. 本品应在每一天的同一时间服用，胶囊应整粒吞服。

2. 套细胞淋巴瘤：560mg，1 次/日。如出现 3 级或以上毒性，或 3 级或以上中性粒细胞减少伴发热或感染，或 4 级以上血液毒性，应暂停给药，直至恢复至 1 级或基线时，应降低剂量 140mg；如再次出现，就再次降低 140mg，以后出现毒性，以此类推。

3. 慢性淋巴细胞白血病可用 420mg，1 次/日。如出现毒性按上述方案调整剂量。

4. 不推荐与强效 CYP3A 抑制剂长期合用，如须短期使用强效 CYP3A 抑制剂，应暂停本品。如与中效 CYP3A 抑制剂合用，应降低剂量 140mg，并严密监测患者的毒性反应。

5. 如漏服一剂，如在同一天内应尽快补服，继后按预定时间服用。

【用药须知】育龄期妇女在治疗期间，应采取有效避孕措施。

【制剂】胶囊剂：140mg。

【贮藏】贮于 25℃下。短程携带允许 15～30℃。

<u>达拉非尼（dabrafenib）</u>

本品为激酶抑制剂。

【理化性状】

1. 化学名：N-{3-[5-（2-aminopyrimidin-4-yl）-2-tert-butyl-1,3-thiazol-4-yl]-2-fluorophenyl}-2,6-difluorobenzenesulfonamide。

2. 分子式：$C_{23}H_{20}F_3N_5O_2S_2$。

3. 分子量：519.56。

4. 结构式如下：

甲磺酸达拉非尼（dabrafenib mesylate）

别名：Tafinlar。

【理化性状】

1. 本品为白色或略带颜色固体，pK_a 为 6.6、2.2 和−1.5。pH 为 1 时极微溶于水，pH 为 4 以上时几乎不溶于水。

2. 化学名：N-{3-[5-（2-aminopyrimidin-4-yl）-2-tertbutyl-1,3-thiazol-4-yl]-2-fluorophenyl}-2,6-difluorobenzenesulfonamide methanesulfonate salt。

3. 分子式：$C_{23}H_{20}F_3N_5O_2S_2 \cdot CH_4O_3S$。

4. 分子量：615.68。

【药理学】

1. 本品抑制 BRAF V600E、BRAF V600K 和 BRAF V600D 酶的 IC_{50} 分别为 0.65 nmol/L、0.5 nmol/L 和 1.84nmol/L，抑制野生型 BRAF 和 CRAF 激酶的 IC_{50} 分别为 3.2 nmol/L 和 5.0nmol/L，在高浓度下对 SIK1、NEK11 和 LIMK1 也有抑制作用。一些突变型 BRAF 基因可导致 BRAF 的活化，从而刺激肿瘤细胞生长。在体内和体外，本品对 BRAF V600 突变阳性的黑素瘤细胞均有抑制作用。

2. 本品和曲美替尼在 AS/RAF/MEK/ERK 通路中可抑制不同的酪氨酸激酶，两者合用对 BRAF V600 突变阳性的黑素瘤细胞的抑制作用会增强。

【药动学】

1. 吸收 口服本品后，T_{max} 为 2h，绝对生物利用度为 95%。口服单剂量如为 12～300mg，暴露量与剂量成正比。口服 150mg，2 次/日，蓄积率为 0.73，稳态 AUC 个体差异为 38%。高脂肪餐会增加本品 C_{max} 51%，T_{max} 延迟 3.6h。

2. 分布 本品蛋白结合率为 99.7%，表观分布容积为 70.3L。

3. 代谢 本品的代谢主要经 CYP2C8 和 CYP3A4 酶介导形成羟基-达拉非尼。羟基-达拉非尼经 CYP3A4 进一步氧化形成羧基-达拉非尼之后，再分泌进入胆囊和尿液。羧基-达拉非尼脱羧基形成去甲基-达拉非尼，再经 CYP3A4 氧化代谢。羟基-达拉非尼的终末 $t_{1/2}$（10h）与原药平行。羧基-达拉非尼和去甲基-达拉非尼的 $t_{1/2}$ 较长（21～22h）。羟基-达拉非尼和去甲基-达拉非尼均有活性。

4. 消除 本品口服后 $t_{1/2}$ 为 8h，单次服用后表观清除率为 17.0L/h，2 次/日服用，2 周后清除率为 34.4L/h。本品以代谢产物随排泄粪便 71%，随尿液排泄 23%。

【适应证】 BRAF V600E 或 BRAF V600K 突变阳性而无法切除的或转移黑素瘤，BRAFV600K 突变阳性而无法切除的或转移黑素瘤须与曲美替尼合用。

【不良反应】

1. 严重不良反应包括新发的恶性肿瘤、出血、静脉血栓、心肌病、眼毒性、严重的发热反应、严重皮肤毒性、高血糖。

2. 临床试验中报道的最常见不良反应（≥30%）有角化过度、脱发、手足综合征、皮疹、头痛、发热、关节痛、肌痛、腰痛、乳头状瘤、皮肤鳞状细胞癌、角化棘皮瘤、咳嗽、便秘、鼻咽炎。

3. 实验室检查常见高血糖、低血磷、碱性磷酸酶升高、低血钠。少见白细胞减少、淋巴细胞减少、中性粒细胞减少、血小板减少、AST 级 ALT 升高、碱性磷酸酶升高、胆红素升高、GGT 升高、低蛋白血症、低血钾、肌酐升高、低血镁、高血钾、高血钙、低血钙。

4. 与曲美替尼合用发生的不良反应包括胰腺炎、间质性肾炎、发热、寒战、疲乏、水肿、盗汗、痤疮样皮炎、瘙痒、日光性角化病、红斑、恶心、呕吐、腹泻、便秘、腹痛、口干、头晕、口咽痛、肌痛、四肢痛、食欲缺乏、透水、失眠、尿路感染、肾衰竭、视物模糊、一过性失明、蜂窝织炎、毛囊炎、甲沟炎、多汗、高血压、QT 间期延长。

【妊娠期安全等级】D。

【禁忌与慎用】

1. 根据本品的作用机制，本品可导致胚胎毒性，孕妇禁用。

2. 尚未明确本品是否通过乳汁排泌，哺乳期妇女应权衡本品对其的重要性，选择停药或停止哺乳。

3. 18 岁以下儿童用药的安全性及有效性尚未明确。

【药物相互作用】

1. 本品主要经 CYP2C8 和 CYP3A4 代谢，强效 CYP2C8 和 CYP3A4 的抑制剂可升高本品的血药浓度，强效诱导剂可降低本品的血药浓度，尽量避免合用。如不可避免，应监测患者不良反应增加和疗效降低的情况。

2. 本品可诱导 CYP3A4 和 CYP2C9，经 CYP3A4 和 CYP2C9 的药物，如咪达唑仑（CYP3A4 底物）、S-华法林（CYP2C9 底物）和 R-华法林（CYP3A4/CYP1A2 底物）、地塞米松、口服避孕药的血药浓度均可被本品降低，应避免合用，必须合用时应密切监测。

【剂量与用法】

1. 治疗前须确认患者肿瘤中存在 BRAF V600E 突变或 BRAF V600K 突变。

2. 推荐给药剂量方案为口服 150mg，2 次/日，间隔约 12h。作为单药服用，或与曲美替尼合用，餐前至少 1h 或餐后 2h 服用。不要在下一次剂量 6h 内服用本品的漏服剂量，不要打开、压碎或破坏本品的胶囊。与曲美替尼联合给药时，在每天相同时间或早晨或傍晚给予本品，在每天的同一时间服用曲美替尼。

3. 剂量调整

（1）对新原发性皮肤恶性肿瘤，不必调整剂量；发生 RAS 突变阳性的非皮肤恶性肿瘤患者永久终止本品治疗。

（2）如出现不可耐受的毒性，须降低剂量，详见表 2-12。

（3）根据毒性反应调整本品和曲美替尼的治疗方案，详见表 2-13。

表 2-12　根据毒性调整本品和曲美替尼的剂量表

	本品的剂量	曲美替尼的剂量
首次降低剂量	100mg，2 次/日	1.5mg，1 次/日
第二次降低剂量	75mg，2 次/日	1mg，1 次/日
第三次降低剂量	50mg，2 次/日	—
之后的剂量调整	如不能耐受 50mg 的剂量，永久停药	如不能耐受 1mg 的剂量，永久停药

表 2-13　根据毒性反应调整本品和曲美替尼的治疗方案表

不良反应的严重程度		本品的治疗方案	曲美替尼的治疗方案
发热	38.5～40℃	暂停给药，直至恢复，以原剂量或将低剂量重新开始	不必调整
	高于 40℃	暂停用药，直至恢复，降低剂量重新开始	暂停给药，直至恢复，以原剂量或降低剂量重新开始
	发热合并脱水、寒战、低血压、肾衰竭	永久停药	
皮肤	不能耐受的 2 级毒性	停药 3 周，如恢复，降低剂量重新开始	停药 3 周，如恢复，降低剂量重新开始
	3～4 级皮肤毒性	停药 3 周，如未恢复，永久停药	停药 3 周，如未恢复，永久停药
心脏	无症状，左心室功能降低 10% 以上或低于正常下限	不必调整	停药 4 周，如恢复，降低剂量重新开始，如未恢复，永久停药
	症状性心力衰竭或左心室功能降低 20% 以上	暂停给药，恢复后，以原剂量重新开始	永久停药
静脉血栓	无并发症的深静脉血栓或肺栓塞	不必调整剂量	停药 3 周，如恢复至 0～1 级，降低剂量重新开始；如无改善，永久停药
	危及生命的肺栓塞	永久停药	永久停药
眼毒性	2～3 级视网膜色素上皮脱离	不必调整	停药 3 周，如恢复至 0～1 级，降低剂量重新开始；如无改善，永久停药
	视网膜静脉阻塞	不必调整	永久停药
	葡萄膜炎、虹膜炎	停药 6 周，如恢复至 0～1 级，以原剂量重新开始；如无改善，永久停药	不必调整
肺	间质性肺炎/肺病	暂停用药，如恢复至 0～1 级，以原剂量重新开始；如无改善，永久停药	永久停药

续表

不良反应的严重程度		本品的治疗方案	曲美替尼的治疗方案
其他	不能耐受的 2 级或 3 级毒性	暂停用药，如恢复至 0～1 级，以原剂量重新开始；如无改善，永久停药	停药 3 周，如恢复至 0～1 级，以原剂量重新开始；如无改善，永久停药
	首次出现 4 级毒性	暂停用药，如恢复至 0～1 级，降低剂量重新开始或永久停药	暂停用药，如恢复至 0～1 级，降低剂量重新开始或永久停药
	4 级毒性复发	永久停药	永久停药

【用药须知】

1. 本品推荐剂量持续治疗直到疾病进展或出现不可耐受的毒性。

2. 本品含磺胺结构，G6PD 缺乏的患者可出现溶血性贫血，密切监测此类患者溶血性贫血的症状。

3. 本品可导致表皮鳞状细胞癌（cuSCC），应每 2 个月检查皮肤情况，至停药后 6 个月。临床试验中手术切除 cuSCC 的患者未进行剂量调整或中断治疗。

4. 育龄期妇女在治疗期间及治疗结束后至少 2 周内应采取有效避孕措施。

5. 治疗期间应定期检查血糖及电解质，如临床需要随时检查。

6. 本品可导致新发恶性肿瘤。

【制剂】片剂：50mg，75mg。

【贮藏】原包装密闭贮于 25℃下，短程携带时允许 15～30℃。

曲美替尼（trametinib）

本品为促分裂原活化的蛋白激酶 MEK1 和 MEK2 的抑制剂。2014 年 1 月由美国 FDA 批准上市。

【理化性状】

1. 化学名：N-（3-{3-cyclopropyl-5-[（2-fluoro-4-iodophenyl） amino]-6,8-dimethyl- 2,4,7-trioxo-3,4,6,7-tetrahydropyrido[4,3-d]pyrimidin-1 （2H）-yl}phenyl）acetamide。

2. 分子式：$C_{26}H_{23}FIN_5O_4$。

3. 分子量：615.39。

4. 结构式如下：

二甲亚砜曲美替尼（trametinib dimethyl sulfoxide）

别名：Mekinist。

【理化性状】

1. 本品是种白色至类白色粉末。pH 为 2～8 时，难溶于水。

2. 化学名：N-[3-[3-cyclopropyl-5-[（2-fluoro-4-iodophenyl）amino]-3,4,6,7-tetrahydro-6,8-dimethyl-2,4,7-trioxopyrido[4,3-d]pyrimidin-1（2H）-yl]phenyl]-,compound with 1,1'-sulfinylbis[methane]（1∶1）。

3. 分子式：$C_{26}H_{23}FIN_5O_4$・C_2H_6OS。

4. 分子量：693.53。

【药理学】本品可逆性地抑制促分裂原活化的胞外信号调节激酶 1（MEK1）和 2 的激活和活性。MEK 蛋白是胞外信号调节激酶（ERK）途径的上游调节因子，可促进细胞的增殖。BRAF V600E 突变造成 BRAF 通路的活化，其中也包括 MEK1 和 MEK2 的活化。在体内和体外，本品均可抑制 BRAF V600 突变阳性的黑色素瘤细胞的生长。与达拉替尼合用可提高疗效。

【药动学】

1. 口服本品后，T_{max} 为 1.5h，服用 2mg 的片剂，其绝对生物利用度为 72%，单剂量服用 0.125～10mg，C_{max} 与剂量成正比，而 AUC 的增加高于剂量增加的比例。重复服用 0.125～4mg/d，C_{max} 和 AUC 均与剂量成正比。稳态时，患者间 AUC 和 C_{max} 的个体差异分别为 22%和 28%。高脂肪餐会增加降低 AUC 24%，降低 C_{max} 70%，T_{max} 延迟约 4h。

2. 分布：本品的蛋白结合率为 97.4%，表观分布容积为 214L。

3. 代谢：本品主要通过脱乙酰作用、单氧化作用和（或）葡糖醛酸化代谢。脱乙酰作用可能是通过水解酶介导，如羧基-酯酶或酰胺酶。单剂量给予放射性标记的本品后，循环中约 50%为原药，重复给药后原药在血浆中可占 75%。

4. 消除：$t_{1/2}$ 为 3.9～4.8d，表观清除率为 4.9L。给予放射性标记的本品后，＞80%的放射性随粪便排出，＜20%随尿液排出，随尿液排出的原药＜0.1%。

5. 年龄、性别、种族、体重等对本品药动学无影响。轻度肝功能不全及中、重度肾功能不全对本品药动学无临床意义的影响。未对中、重度肝功能不全患者进行过研究。

【适应证】 用于治疗 BRAF V600E 或 BRAF V600K 突变阳性而无法切除或转移性黑素瘤。对于 BRAF V600K 突变阳性而无法切除或转移性黑素瘤需与达拉替尼合用。

【不良反应】

1. 严重不良反应包括新发/原发性恶性肿瘤、出血、心肌病、静脉血栓、眼毒性、间质性肺疾病、严重皮肤毒性、严重发热、血糖升高。

2. 常见不良反应包括痤疮样皮炎、皮疹、瘙痒、甲沟炎、腹痛、腹泻、胃炎、淋巴水肿、高血压、出血。

3. 少见不良反应包括心动过缓、口干、毛囊炎、脓疱疹、蜂窝织炎、横纹肌溶解、头晕、味觉障碍、视物模糊、眼干。

4. 实验室检查常见 AST 及 ALT 升高、白蛋白降低、贫血、磷酸激酶升高。

5. 与达拉替尼合用的不良反应，参见达拉替尼项下。

【妊娠期安全等级】 D。

【禁忌与慎用】 参见达拉替尼。

【药物相互作用】 与达拉替尼合用，未见相互作用。与达拉替尼联合使用时，参见达拉替尼的药物相互作用。

【剂量与用法】

1. 推荐剂量为 2mg，1 次/日。

2. 根据毒性反应调整剂量和治疗方案，参见达拉替尼项下。

【用药须知】 参见达拉替尼。

【制剂】 片剂：0.5mg，1mg，2mg。

【贮藏】 防潮，避光，贮于 2～8℃。禁止冷冻。

威罗非尼（vemurafenib）

别名：Zelboraf。

本品是小分子、口服有效的激酶抑制剂。

【理化性状】

1. 本品为白色至类白色结晶性固体，难溶于水性介质。

2. 化学名：propane-1-sulfonic acid {3-[5-（4-chlorophenyl）-1H-pyrrolo[2,3-b]pyridine-3-carbonyl]-2,4-difluoro-phenyl}-amide。

3. 分子式：$C_{23}H_{18}ClF_2N_3O_3S$。

4. 分子量：489.9。

5. 结构式如下：

【药理学】 本品抑制 BRAF 丝氨酸/苏氨酸激酶、BRAF V600E 的某些突变形式激酶。相似浓度的本品也可抑制其他激酶，如 CRAF、AFAF、野生型 RAF、SRMS、MAP4KS 和 FGR。临床前研究证明，它能选择地阻断 RAF/MEK/ERK 通道的 BRAF 突变黑素瘤细胞，并能引起 BRAF 突变的异体移植瘤缩小。

【药动学】 458 例 BRAF 突变阳性的转移性黑素瘤患者的药动学数据表明，960mg，2 次/日，给药 15d 的本品药动学符合一室分布模型，以一级吸收和消除。在 240～960mg 的剂量下，稳态时本品呈线性药动学特征。

1. 吸收：本品的生物利用度尚未明确，转移性黑素瘤患者口服 960mg，15d，2 次/日，T_{max} 约为 3h，C_{max} 为（62±17）µg/ml，$AUC_{0～12h}$ 为 170（µg·h）/ml，平均蓄积率为 7.36。口服 960mg，2 次/日，15～22d 达稳态。达稳态后血药浓度稳定（晨起服药前浓度和服药后 2～4h 的比值平均为 1.13）食物对本品的影响尚未明确，临床试验中未考虑食物的影响。

2. 分布：本品与人类血浆中的白蛋白和 $α_1$-酸糖蛋白高度结合（＞99%），转移的黑素瘤患者的表观分布容积约 106L。

3. 代谢：口服 ^{14}C 标记的本品 960mg，48h 内血浆中原药占 95%，代谢产物占 5%。

4. 排泄：口服 960mg 后，尿中回收 1%的给药剂量，粪便中回收 94%。表观清除率约为 31L/d（个体差异 32%），$t_{1/2}$ 约为 57h（95%CI：30～120h）。

5. 轻、中度肾功能不全患者药动学参数与正常者相似，重度肝肾功能不全患者纳入试验数量有限，无法提供可供参考的剂量调整方案。

【适应证】 用于治疗通过 FDA 批准的诊断试验确定为 BRAF V600E 阳性突变、无法手术切除或转移的黑素瘤。

【不良反应】

1. 严重不良反应包括表皮鳞状细胞癌、过敏反应、皮肤反应、QT 间期延长，肝脏实验室检查异常、光敏性、眼部反应、新发的恶性肿瘤等不良反应。

2. 临床试验中报道的最常见不良反应（≥30%）有关节痛、皮疹、脱发、疲劳、光敏反应、恶心、瘙痒和皮肤乳突状瘤。

3. 发生率≥10%不良反应包括皮肤过度角化、全身斑丘疹、光线性角化病、皮肤干燥、红斑、丘疹样皮疹、瘙痒、斑丘疹、关节痛、四肢痛、肌痛、骨骼肌肉痛、背痛、外周水肿、发热、无力、疲乏、恶心、呕吐、腹泻、便秘、头痛、味觉障碍、皮肤乳头状瘤、皮肤鳞状细胞癌、脂溢性角化病、食欲缺乏、咳嗽、晒伤。

4. 其他不良反应（≤10%）包括手足综合征、毛发角化病、结节性红斑、史-约综合征、关节炎、头晕、外周神经病变、神经麻痹、良性肿瘤、恶心肿瘤、未分化肿瘤（包括囊肿和息肉）、基底细胞瘤、体重增加、视网膜静脉阻塞、葡萄膜炎、血管炎、心房颤动。

5. 实验室检查异常包括γ-GGT、ALT、AST、ALP 及胆红素升高。

【妊娠期安全等级】 D。

【禁忌与慎用】

1. 基于本品的作用机制，本品可导致胚胎毒性，孕妇禁用。

2. 尚未明确本品是否通过乳汁排泌，哺乳期妇女应权衡本品对其重要性，选择停药或停止哺乳。

3. 18 岁以下儿童用药的安全性及有效性还不清楚。

4. 重度肝和肾功能不全患者慎用。

5. 不推荐用于电解质失衡未纠正者、QT 间期延长者。

6. 本品不能治疗野生型 BRAF 黑素瘤。

【药物相互作用】

1. 本品为中效 CYP1A2 抑制剂，弱效 CYP2D6 抑制剂和弱效 CYP3A4 诱导剂。

2. 本品能改变由 CYP1A2、CYP2D6 和 CYP3A4 代谢的药物的血药浓度，不建议联合应用经上述酶代谢的治疗窗窄的药物。

3. 本品导致同服的华法林 AUC 增加 18%。

4. 强效 CYP3A4 抑制剂（如酮康唑、伊曲康唑、克拉霉素、阿扎那韦、奈法唑酮、沙奎那韦、利托那韦、茚地那韦、奈非那韦、伏立康唑）或诱导剂（如苯妥英、卡马西平、利福平、利福喷丁、苯巴比妥、利福布汀）能改变本品血药浓度，应谨慎合用。

5. 禁与能延长 QT 间期的药物合用。

【剂量与用法】

1. 推荐剂量 960mg，2 次/日，首剂早晨服用，第 2 剂 12h 后的晚间服用。是否与食物同服均可。用一杯水整片吞服，不可咀嚼或压碎片剂。

2. 剂量调整

（1）出现 1 或 2 级（可耐受）不良反应，维持 960mg，2 次/日的剂量。

（2）2 级（可耐受）或 3 级不良反应，第 1 次出现，暂停治疗，直至恢复为 0～1 级后，以 720mg，2 次/日的剂量开始；第 2 次出现，以 480mg 剂量开始，第 3 次出现，停止治疗。

（3）4 级不良反应，第 1 次出现，暂停治疗，直至恢复为 0～1 级后，以 480mg，2 次/日的剂量开始；第 2 次出现，停止治疗。

【用药须知】

1. 本品推荐剂量持续治疗直到疾病进展或出现不可耐受的毒性。

2. 如漏服，距下次给药时间>4h 才可补服。不可同时服用 2 倍剂量，每天应在同一时间用药。

3. 本品可致过敏反应，包括严重的超敏反应，如出现严重过敏反应，应永久停药。

4. 本品可导致 QT 间期延长，如出现需要减少剂量、中断治疗或停药。纠正危险因素后 QT 间期仍>500ms 且与治疗前相比延长>60ms 的患者永久停药。治疗期间应定期监测电解质情况，包括血钾、血镁及血钙等。

5. 本品可导致表皮鳞状细胞癌（cuSCC），应每 2 个月检查皮肤情况，至停药后 6 个月。临床试验中手术切除 cuSCC 的患者未进行调整剂量或中断治疗。

6. 本品可导致严重的皮肤反应，如发生，应永久停药。

7. 治疗期间应每月检查肝功能，如临床需要随时检查。

8. 本品可导致光敏性，可能需要降低剂量或停药。

9. 本品可导致葡萄膜炎，可能需眼用皮质激素和扩瞳药治疗。

10. 本品可导致新发恶性肿瘤。

【制剂】 片剂：240mg。

【贮藏】原包装密闭贮于 20～25℃。短程携带允许 15～30℃。

拉多替尼（radotinib）

别名：Supectr。

本品是小分子、口服有效的酪氨酸激酶抑制剂。

【理化性状】

1. 化学名：4-methyl-*N*-[3-（4-methylimidazol-1-yl）-5-（trifluoromethyl）phenyl]-3-[（4-pyrazin-2-yl-pyrimidin-2-yl）amino]benzamide。

2. 分子式：$C_{27}H_{21}F_3N_8O$。

3. 分子量：530.50。

4. 结构式如下：

【简介】本品为酪氨酸激酶 BCR-ABL 和血小板源生长因子受体抑制剂。用于治疗慢性粒细胞白血病，2012 年在韩国上市，是首个在亚洲首先上市的酪氨酸激酶抑制剂。胶囊剂：100mg，200mg。

宁特达尼（nintedanib）

本品为酪氨酸激酶抑制剂。2014 年 12 月由美国 FDA 批准上市，欧盟 2014 年 11 月批准上市。

【理化性状】

1. 化学名：methyl（3Z）-3-{[（4-{methyl[（4-methylpiperazin-1-yl）acetyl]amino}phenyl）amino]（phenyl）methylidene}-2-oxo-2,3-dihydro-1*H*-indole-6-carboxylate。

2. 分子式：$C_{31}H_{33}N_5O_4$。

3. 分子量：539.62。

乙磺酸宁特达尼（nintedanib esylate）

别名：Ofev、Vargatef。

【理化性状】

1. 本品为亮黄色粉末。

2. 化学名：1*H*-indole-6-carboxylic acid,2,3-dihydro-3-[[[4-[methyl[（4-methyl-1-piperazinyl）acetyl]amino]phenyl]amino]phenylmethylene]-2-oxo-,methylester,（3*Z*）-,ethanesulfonate（1∶1）。

3. 分子式：$C_{31}H_{33}N_5O_4 \cdot C_2H_6O_3S$。

4. 分子量：649.76。

5. 结构式如下：

【药理学】

1. 本品为小分子多种受体酪氨酸激酶和非受体酪氨酸激酶的抑制剂，本品对下列酪氨酸激酶有制剂作用：血小板衍生生长因子受体α和β、成纤维生长因子受体 1～3、血管内皮生长因子受体（VEGFR）1～3。上述受体均参与特发性纤维化的病理过程，本品通过竞争性与上述受体的 ATP 配体结合口袋结合而阻止细胞内信号转导，从而抑制成纤维细胞增殖、迁移和转化。本品对血管内皮细胞生长因子受体-3、非受体酪氨酸激酶 LCK、LYN、SRC 也有抑制作用，但对这些受体的抑制作用是否与治疗特发性肺纤维化有关尚未明确。

2. 血管内皮生长因子受体、血小板衍生生长因子受体α和β、成纤维细胞生长因子受体 1～3，这几种受体在血管生成和肿瘤生长过程中均发挥着重要作用。阻断这些受体，可导致血管生成受到抑制，而血管生成在肿瘤生长中起着关键作用。

【药动学】

1. 吸收 本品的药动学呈线性，暴露量与剂量成比例增加，多次给药后，AUC 的蓄积率为 1.76 倍。给药 1 周后，血药浓度达稳态。进餐时服用本品，2～4h 达血药峰值，口服本品 100mg，由于转运效应和首关效应，绝对生物利用度仅为 4.7%。进食可增加本品的暴露量约 20%，T_{max} 延迟约 2h。

2. 分布 本品呈双相分布，静脉注射后，分布容积为 1050L。蛋白结合率约 97.8%。血液中的浓度与血浆浓度的比值为 0.87。

3. 代谢 本品主要经酯酶水解代谢形成 BIBF1202，BIBF1202 进一步经 UGT1A1、UGT1A7、UGT1A8、UGT1A10 代谢形成 BIBF1202 葡糖酸苷。仅极小部分经 CYP3A4 代谢。

4. 排泄 总体清除率为 1390ml/min，肾清除率为 20ml/min，$t_{1/2}$ 为 8.5h。口服给药后 24h 内，0.05% 的给药剂量以原药随尿液排泄，而静脉给药后为 1.4%。口服后本品大部分（93.4%）以 BIBF1202 的形式随粪便排泄。

【适应证】

1. 联合多西他赛用于一线化疗失败后的局部晚期或转移性复发性非小细胞肺癌，肿瘤组织学检查为腺癌患者的治疗（截至发稿时欧盟批准的适应证）。

2. 治疗特发性肺纤维化（截至发稿时欧盟、美国 FDA 批准的适应证）。

【不良反应】

1. 严重不良反应包括肝酶升高、肠道功能紊乱或穿孔、动脉栓塞、出血。

2. 常见不良反应包括腹痛、恶心、呕吐、腹泻、食欲缺乏、肝酶升高、头痛、体重减轻、高血压。

【妊娠期安全等级】 D。

【禁忌与慎用】

1. 不推荐中、重度肝功能不全患者使用。

2. 未对重度肾功能不全患者进行研究，应慎用。

3. 孕妇禁用。

4. 尚未明确本品是否经乳汁分泌，哺乳期妇女应权衡本品对其的重要性选择停药或停止哺乳。

5. 儿童用药的安全性及有效性尚未确定。

【药物相互作用】

1. 本品为 P-糖蛋白底物，很小程度上也是 CYP3A4 底物，酮康唑可升高本品的暴露量 60%。与强效 CYP3A4 抑制剂合用时，应密切监测本品的不良反应，可能须暂停本品治疗或降低剂量。

2. 强效 CYP3A4 诱导剂可明显降低本品的血药浓度，应避免合用。

3. 本品为 VEGFR 抑制剂，可增加出血的风险，完全抗凝的患者如合用，应密切监测出血的症状，调整抗凝药的剂量。

【剂量与用法】

1. *治疗肺癌* 200mg，2 次/日，与多西他赛 75mg/m^2，1 次/日合用，出现肝损害时应降低剂量。

2. *治疗肺纤维化*

（1）推荐剂量为 150mg，1 次/12 小时，进餐时服用，胶囊剂应整粒吞服。

（2）如漏服一剂，不需补服，按预定时间服用下次剂量。每天剂量不能超过 350mg。

（3）如患者出现 3×ULN<ALT（或 AST）<5×ULN，无肝损害的症状，应暂停用药，或降低剂量至 100mg，2 次/日，之后可在增加剂量至 150mg，2 次/日。

（4）如患者出现 3×ULN<ALT（或 AST）<

5×ULN，并伴肝损害的症状或 ALT（或 AST）>5×ULN，应停止本品的治疗。

【用药须知】

1. 治疗前先测定肝功能，治疗前 3 个月，每月检测 1 次，之后每 3 个月检测 1 次。

2. 本品常见腹泻、恶心、呕吐等不良反应，不能耐受者可能需降低剂量。

3. 本品有胚胎毒性，育龄期妇女在开始本品治疗前应排除妊娠，治疗期间应采取有效避孕措施，直至治疗结束后 3 个月。

4. 本品有导致动脉血栓的风险，谨慎用于心血管病患者，一旦患者出现急性心肌缺血的症状，应考虑停药。

5. 本品可导致胃肠道穿孔，一旦出现胃肠道穿孔，应立即停药。胃肠道穿孔风险高的患者在治疗前应权衡利弊。

6. 本品增加出血的风险，出血风险高的患者在治疗前应权衡利弊。

7. 吸烟可降低本品的暴露量，可能会导致治疗失败，应劝导患者戒烟。

【制剂】 片剂：100mg，150mg。

【贮藏】 贮于 25℃下，短程携带允许 15～30℃。

乐伐替尼（lenvatinib）

本品为受体酪氨酸激酶（RTK）抑制剂。

【理化性状】

1. 化学名：4-[3chloro-4-（*N*-cyclopropylureido）phenoxy]-7-methoxyquinoline-6- carboxamide。

2. 分子式：C$_{21}$H$_{19}$ClN$_4$O$_4$。

3. 分子量：426.85。

甲磺酸乐伐替尼（lenvatinib mesylate）

【理化性状】

1. 本品为白色至淡黄色粉末，微溶于水，几乎不溶于乙醇。

2. 化学名：4-[3chloro-4-（*N*-cyclopropylureido）phenoxy]-7-methoxyquinoline-6-carboxamide methanesulfonate。

3. 分子式：C$_{21}$H$_{19}$ClN$_4$O$_4$·CH$_4$O$_3$S。

4. 分子量：522.96。

5. 结构式如下：

【药理学】本品是 RTK 的抑制剂，可抑制血管内皮生长因子（VEGF）受体 VEGFR1（FLT1），VEGFR2（KDR）和 VEGFR3（FLT4）的激酶活性。还可抑制涉及病理性的血管生成、肿瘤生长及肿瘤进展的其他相关 RTK，如成纤维细胞生长因子（FGF）受体 FGFR1、FGFR2、FGFR3 和 FGFR4，血小板衍生生长因子受体α（PDGFRα）、KIT 和 RET。

【药动学】

1. 吸收　口服本品后，其 T_{max} 为 1～4h。食物不影响本品吸收，但可减慢吸收速率和延迟中位 T_{max}，从 2h 延迟至 4h。住院的实体瘤患者，单次或多次服用本品，1 次/日，剂量在 3.2～32mg 时，与 C_{max} 和 AUC 成正比，蓄积率为 0.96（20mg）～1.54（6.4mg）。

2. 分布　体外研究显示，本品的血浆蛋白结合率为 98%～99%（0.3～30μg/ml），血液-血浆浓度比为 0.589～0.608（0.1～10μg/ml）。基于体外研究数据，本品是 P-糖蛋白和乳腺癌耐药蛋白（breast cancer drug resistance protein,BCRP）的底物，但不是有机阴离子转运体-1（OTA1）、OTA3、有机阴离子转运多肽（OATP）1B1、OATP1B3、有机阳离子转运体-1（OCT1）、OCT2 或胆盐输出泵的底物。

3. 代谢　CYP3A 是本品的主要代谢酶之一。在人体中测定本品代谢主要经酶（CYP3A 和醛氧化酶）和非酶两种途径。

4. 消除　本品达 C_{max} 后血药浓度呈双指数下降。终末 $t_{1/2}$ 约为 28h。6 例实体瘤患者接受单次放射性标记的本品，10d 后随粪便和尿中排除的放射性物质分别约 64% 和 25%。

【适应证】用于局部复发或转移性、进展性、放射性碘-难治性分化型甲状腺癌患者的治疗。

【不良反应】

1. 常见不良反应包括高血压、低血压、疲劳、腹泻、恶心、胃炎、腹痛、便秘、口干、食欲缺乏、呕吐、体重减轻、脱水、味觉障碍、关节痛、肌痛、头痛、头晕、手足综合征、蛋白尿、脱发、角化过度、呼吸困难、鼻出血、咳嗽、失眠、牙或口腔感染、尿路感染、QT 间期延长。

2. 严重不良反应包括高血压、心功能不全、动脉血栓栓塞事件、肝毒性、蛋白尿、肾衰竭和肾功能损伤、胃肠道穿孔和瘘管形成、QT 间期延长、低钙血症、可逆性后部白质脑病综合征、出血事件、促甲状腺激素抑制障碍。

3. 实验室检查可见 AST 及 ALT 升高、低血钾、低血钙、肌酐升高、脂肪酶升高。

【禁忌与慎用】

1. 本品及其代谢物在大鼠乳汁中浓度高于母鼠的血药浓度，基于本品对哺乳婴儿可导致严重不良反应的潜在风险，哺乳期妇女使用时，应暂停哺乳。

2. 儿童用药的安全性及有效性尚未明确。

【药物相互作用】本品与 CYP3A 和 P-糖蛋白抑制剂和诱导剂、BCRP 抑制剂合用，不必调整剂量。

【剂量与用法】

1. 推荐剂量：口服，1 次/日，每次 24mg（2 粒 10mg 胶囊和 1 粒 4mg 胶囊）。每天应在同一时间服用，如漏服，应在 12h 内补服，如离下次服药时间不足 12h，则跳过这次剂量。

2. 轻、中度肾或肝功能不全患者不必调整剂量，重度肾或肝功能不全患者，推荐剂量 1 次/日，14mg/次。

3. 如出现 2 或 3 级不能耐受的不良反应或 4 级实验室检查异常，应暂停用药，直至恢复至 0 或 1 级后，降低剂量至 20mg，1 次/日；在此剂量下如仍出现上述不良反应，应暂停用药，直至恢复至 0 或 1 级后，降低剂量至 14mg，1 次/日；在此剂量下如仍出现上述不良反应，应暂停用药，直至恢复至 0 或 1 级后，再降低剂量至 10mg，1 次/日。

【用药须知】

1. 开始本品治疗前及治疗期间应定期评估血压，治疗期间虽然进行了足够的抗高血压治疗，患者仍出现 3 级高血压，暂停用药，恢复至≤2 级后，降低剂量重新开始；如出现危及生命的高血压，应停药。

2. 如出现 4 级心功能不全或出血，应停药；如出现 3 级心功能不全或出血，应暂停用药，直至恢复至 0 或 1 级，降低剂量再重新开始给药。

3. 如出现动脉血栓事件，应停药。

4. 如出现 3 或 4 级肝肾毒性，应暂停用药，直至恢复至 0 或 1 级，降低剂量重新开始治疗。肝衰竭者应停药。

5. 如 24h 蛋白尿≥2g，暂停用药，直至 24h 蛋白尿<2g，降低剂量重新开始治疗。如发生肾病综合征，应停药。

6. 如出现胃肠穿孔或瘘管形成，应永久停药。

7. 如出现≥3 级 QT 间期延长，应暂停用药，直至恢复至 0 或 1 级，降低剂量重新开始。

8. 如出现可逆性后部白质脑病综合征，应暂停用药，完全缓解后，降低剂量再重新开始给药。

9. 育龄期妇女在用药期间及治疗结束后至少 2 周内，应采取有效的避孕措施。此外，本品可损害男性的生殖能力。

【制剂】胶囊剂：4mg，10mg。

【贮藏】贮于 25℃下，短程携带允许 15～30℃。

卡赞替尼（cabozantinib）

别名：Cabometyx。

本品为酪氨酸激酶抑制剂。

1. 化学名：N-（4-（（6,7-dimethoxyquinolin-4-yloxy）phenyl）-N'-（4-fluorophenyl）cyclopropane-1,1-dicarboxamide。

2. 分子式：$C_{28}H_{24}FN_3O_5$。

3. 分子量：501.51。

马来酸卡赞替尼（cabozantinib malate）

【理化性状】

1. 本品为白色至类白色固体，几乎不溶于水。

2. 化学名：N-（4-（6,7-dimethoxyquinolin-4-yloxy）phenyl）-N'-（4-fluorophenyl）cyclopropane-1,1-dicarboxamide,（2S）-hydroxybutanedioate。

3. 分子式：$C_{28}H_{24}FN_3O_5 \cdot C_4H_6O_5$。

4. 分子量：635.6。

5. 结构式如下：

【药理学】本品对 MET、VEGFR1、VEGFR2、VEGFR3、AXL、RET、ROS1、TYRO3、MER、KIT、TRKB、FLT3 和 TIE2 有抑制作用，上述受体酪氨酸激酶参与调节正常细胞功能和病理进展，如肿瘤形成、肿瘤转移、肿瘤血管形成、耐药及维持肿瘤微环境等。

【药动学】

1. 吸收 口服本品 140mg 后，T_{max} 为 2～3h。每天口服 140mg，15d 后可达稳态，19d 后蓄积率为 4～5 倍，C_{max} 为 C_{min} 的 1.6 倍。高脂肪餐可升高 AUC 和 C_{max} 分别为 57%和 41%。

2. 分布 本品的稳态分布容积为 319L，蛋白结合率很高（≥99.7%）。

3. 代谢 本品主要经 CYP3A4 代谢。

4. 排泄 本品主要随粪便排泄（54%），其中原药占 43%，少部分随尿液排泄（27%），在尿液中未检出原药。本品预计的 $t_{1/2}$ 为 99h，清除率为 2.2L/h。

【适应证】用于治疗经抗血管生成药治疗无效的晚期肾细胞癌。

【不良反应】

1. 严重不良反应包括胃肠道穿孔或瘘管形成、高血压、高血压危象、血栓栓塞、腹泻、可逆性后部白质脑病综合征、手足综合征。

2. 临床试验中发现的不良反应按系统分列如下。

（1）消化系统：腹泻、恶心、呕吐、胃炎、便秘、腹痛、消化不良、食欲缺乏、胰腺炎、胆汁淤积型肝炎。

（2）整体感觉：疲乏、黏膜炎、无力。

（3）皮肤和皮下组织：手足综合征、皮疹、皮肤干燥。

（4）心血管：高血压。

（5）神经系统：感觉异常、头痛、头晕、惊厥。

（6）内分泌：甲状腺功能减退。

（7）呼吸系统：发音困难、呼吸困难、咳嗽。

（8）血液：贫血。

（9）肌肉骨骼与结缔组织：四肢痛、肌肉痉挛、关节痛、骨坏死。

（10）泌尿系统：蛋白尿。

3. 实验室检查可见 ALP、ALT、AST、肌酐、三酰甘油升高，低血磷，高血糖，低蛋白血症，低血钠、高血镁、γ-GGT 升高，白细胞、绝对中性粒细胞计数、血红蛋白、淋巴细胞、血小板减少。

【禁忌与慎用】

1. 活动性出血或有严重出血倾向的患者禁用。

2. 尚未明确本品是否可经乳汁分泌，哺乳期妇女治疗期间应停止哺乳。

3. 儿童用药的安全性和有效性尚未明确。

4. 中、重度肾功能不全患者的安全性尚未明确。

5. 重度肝功能不全的患者不推荐使用本品。

【药物相互作用】

1. 强效 CYP3A 抑制剂（如波普瑞韦、克拉霉素、考尼伐坦、泰利霉素、伊曲康唑、酮康唑、利托那韦、奈法唑酮、奈非那韦、泊沙康唑、沙奎那韦、伏立康唑、葡萄柚汁），可明显升高本品的血药浓度，应尽量避免合用，如必须合用，应降低本品的剂量，并密切监测不良反应。

2. 强效 CYP3A 诱导剂（利福平、苯妥英、利福喷丁、苯巴比妥、卡马西平、贯叶连翘），可降低本品的血药浓度，应尽量避免合用，如必须合用，应增加本品的剂量。本品可降低卡马西平的血药浓度，导致卡马西平失效。

【剂量与用法】

1. 应 1 次/日，60mg/次，空腹服用，餐前至少 1h 或餐后至少 2h。如漏服，离下次服用不足 12h 时，不可补服，按原治疗方案服用下次剂量。

2. 如出现 4 级不良反应，或不能耐受的 2、3 级不良反应且降低剂量和支持治疗不能缓解者，应暂停用药，缓解后，降低剂量重新开始，原剂量为 60mg/d 者，降低剂量至 40mg/d；原剂量为 40mg/d 者，降低剂量至 20mg/d；原剂量为 20mg/d 者，维持原剂量，不能耐受者，应永久停药。

3. 如出现胃肠道穿孔或瘘管形成、严重出血、动脉血栓形成（心肌梗死、脑梗死）、高血压危象或虽经治疗不能控制的高血压、肾病综合征、可逆性后部白质脑病综合征，应永久停药。

4. 正在服用强效 CYP3A 诱导剂的患者，如能耐受，应增加剂量 20mg，但剂量不能超过 80mg/d。停用强效 CYP3A 诱导剂二三天后，应恢复原剂量。

5. 正在服用强效 CYP3A 抑制剂的患者，应降低剂量 20mg。停用强效 CYP3A 抑制剂二三天后，应恢复原剂量。

6. 轻、中度肝功能不全的患者，推荐剂量为 40mg/d。

7. 如出现 3 级以上不良反应，应暂停用药 3 周，如恢复至 2 级以下，可恢复用药（40mg 或 80mg/d），如在 3 周内不能恢复至 2 级以下，应永久停药。

【用药须知】

1. 择期手术，包括牙科操作前至少 28d，应停用本品。

2. 监测患者胃肠道穿孔或瘘管形成的症状和体征，一旦出现无法处理的上述症状和体征，应及时停药。

3. 本品可增加动脉血栓栓塞事件的发生率，如出现心肌梗死或其他动脉栓塞事件，应及时停药。

4. 本品可导致高血压或高血压危象，如尽管采取控制血压的措施，患者仍出现严重的高血压或高血压危象，应停药。

5. 使用本品的患者可能会发生腹泻、手足综合征、可逆性后部白质脑病综合征，可能需要根据其严重程度调整剂量。

6. 育龄期女性在治疗期间及治疗结束后至少 4 个月内应采取有效避孕措施。

【制剂】 片剂：20mg，40mg，60mg。

【贮藏】 贮于 20～25℃，短程携带允许 15～30℃。

奥司替尼（osimertinib）

别名：Tagrisso。

本品为激酶抑制剂。

【CAS】 1421373-65-0。

【ATC】 L01XE35（WHO）

【理化性状】

1. 化学名：*N*-（2-{2-dimethylaminoethyl-methylamino}-4-methoxy-5-{[4-（1-methylindol-3-yl）pyrimidin-2- yl]amino}phenyl）prop-2-enamide。

2. 分子式：$C_{28}H_{33}N_7O_2$。

3. 分子量：499.62。

4. 结构式如下：

甲磺酸奥司替尼（osimertinib mesylate）

【理化性状】

1. 化学名：*N*-（2-{2-dimethylaminoethyl-methylamino}-4-methoxy-5-{[4-（1-methylindol-3-yl）pyrimidin-2-yl]amino}phenyl）prop-2-enamide mesylate salt。

2. 分子式：$C_{28}H_{33}N_7O_2 \cdot CH_4O_3S$。

3. 分子量：595.71。

【药理学】 本品是 EGFR 的激酶抑制剂，能特异性不可逆地与 EGFR 的某些突变类型（T790M、L858R、外显子 19 缺失）结合，对野生型 EGFR 的抑制作用为对上述突变型的 1/9。两种活性代谢产物与原药有相似的药理活性。AZ7550 效力与原药相似，而 AZ5104 对外显子 19 缺失、T790M 突变 EGFR 的活性比原药强 8 倍，对野生型 EGFR 的活性比原药强 15 倍。在治疗浓度，本品对 HER2、HER3、HER4、ACK1 和 BLK 均有抑制作用。

【药动学】

1. 吸收　口服后，6h（3～24h）达 C_{max}。剂量在 20～240mg，AUC、C_{max} 与剂量成正比。食物对本品的吸收无影响。本品的药动学呈线性。每天 1 次口服，15d 达稳态，蓄积率为 3 倍，C_{max} 与 C_{min} 的比值为 1.6。

2. 分布　本品的稳态分布容积为 997L。根据其化学结构式推断，其蛋白结合率可能很高。

3. 代谢　本品主要经 CYP3A 氧化、脱烷基代谢。血浆中鉴定出两种活性代谢产物 AZ7550 和 AZ5104，每种代谢产物的暴露量约为原药暴露量的 10%。

4. 消除　本品的 $t_{1/2}$ 约为 48h，口服后清除率约为 14.2L/h。

【适应证】用于 EGFR T790M 突变阳性的非小细胞肺癌，用 EGFR 酪氨酸激酶抑制剂治疗病情仍进展者。

【不良反应】

1. 严重不良反应包括间质性肺炎、QTc 间期延长、心脏毒性、角膜炎。

2. 临床试验中发现的不良反应包括腹泻、恶心、胃炎、便秘、呕吐、皮疹、皮肤干燥、指甲毒性、瘙痒、食欲缺乏、咳嗽、腰痛、疲乏、白细胞降低、淋巴细胞降低、血小板减少、中性粒细胞降低。

【禁忌与慎用】

1. 根据其作用机制，本品对胎儿可能有害，孕妇禁用。

2. 哺乳期妇女使用时应停止哺乳至治疗结束至少 1 个月。

3. 儿童使用本品的安全性和有效性尚未建立。

4. 终末期肾病患者尚无推荐剂量，不推荐使用。

5. 重度肝功能不全者尚无推荐剂量，不推荐使用。

【药物相互作用】

1. 强效 CYP3A4 诱导剂（如利福平、卡马西平、苯妥英、贯叶连翘）可明显降低本品的血药浓度，应尽量避免合用。如无法避免应按"用法用量"项下调整本品的剂量。

2. 本品可升高乳腺癌耐药蛋白的底物（如瑞舒伐他汀、柳氮磺吡啶、拓扑替康）的血药浓度，合用时应检测后者的血药浓度。

【剂量与用法】

1. 本品的推荐剂量为 80mg，口服，1 次/日。

2. 吞咽困难的患者，可将本品片剂分散于 60ml 不含糖的水中，搅拌至片剂成为小块（片剂不能全部溶解）立即服用，用 120～240ml 水冲洗容器，冲洗液也应服下。

3. 通过胃管给药的患者，可将本品片剂分散于 15ml 不含糖的水中，搅拌至片剂成为小块（片剂不能全部溶解）立即服用，用 30ml 水冲洗容器，冲洗液也通过胃管注入。

4. 如发生不良反应建议调整剂量，详见表 2-14。

表 2-14　根据不良反应调整剂量表

治疗相关不良反应	剂量调整
间质性肺炎	永久停用本品
两次监测，QTc 间期≥500ms	暂停本品，直至 QTc 间期＜481ms 或恢复至基线，如果基线时 QTc 间期≥481ms，重新以 40mg/d 的剂量开始
QTc 间期≥500ms 伴致命性心律失常	永久停用本品
有症状的充血性心力衰竭或左心室功能不全持续 4 周以上	永久停用本品
3 级以上其他不良反应	暂停本品，如在 3 周内恢复至 2 级以下，重新以 40mg/d 或 80mg/d 的剂量开始
	如在 3 周内不能恢复至 2 级以下，永久停用本品

5. 如不可避免与 CYP3A4 强效诱导剂合用，本品的剂量需增加至 160mg/d，停用 CYP3A4 强效诱导剂 3 周后，恢复本品的剂量至 80mg/d。

【用药须知】

1. 本品可导致间质性肺炎，一旦患者出现呼吸系统症状，应及时就医。

2. 本品可导致 QTc 间期延长，QTc 间期延长的症状包括头晕、晕厥，如出现上述症状，应及时就医。

3. 如用药过程中出现眼部症状（眼炎、畏光、流泪、眼痛、眼红或视力改变），应及时就医。

4. 育龄期女性使用本品期间及停药 6 周内应采取有效避孕措施，男性在治疗期间及停药后 4 个月应采取有效避孕措施。

【制剂】片剂：40mg，80mg。

【贮藏】贮于 25℃下，短程携带允许 15～30℃。

布加替尼（brigatinib）

别名：Alunbrig。

本品为酪氨酸激酶抑制剂。

【CAS】1197953-54-0。

【理化性状】

1. 本品为灰白色至米黄色或黄褐色固体，pK_a 为 1.73 ± 0.02、3.65 ± 0.01、4.72 ± 0.01 和 8.04 ± 0.01。

2. 化学名：5-chloro-N^4-[2-（dimethylphosphoryl）phenyl]-N^2-{2-methoxy-4-[4-（4-methylpiperazin-1-yl）piperidin-1-yl]phenyl}pyrimidine-2,4-diamine。

3. 分子式：$C_{29}H_{39}ClN_7O_2P$。

4. 分子量：584.10。

5. 结构式如下：

【药理学】

1. 本品为酪氨酸激酶抑制剂。体外研究显示，其对包括间变性淋巴瘤激酶（ALK）、ROS1、胰岛素样生长因子-1 受体（IGF-1R）和 FLT3，以及 EGFR 缺失和点突变等多种激酶均有抑制作用。本品可抑制 ALK 的自体磷酸化作用，抑制 ALK 介导的下游信号蛋白 STAT3、AKT、ERK1/2 和 S6 的磷酸化作用，同样还能抑制表达 EML4-ALK 和 NPM-ALK 融合蛋白的细胞系增殖。对异种移植的 EML4-ALK 阳性的非小细胞肺癌小鼠具有剂量依赖性的抑制作用。

2. 体外研究显示，在临床给药可达到的浓度（≤500nmol/L）时，本品对 EML4-ALK、17 位突变、EGFR 外显子 19 缺失（E746-A750），以及 ROS1-L2026M、FLT3-F691L 和 FLT3-D835Y 细胞的活性均具有抑制作用。而 EML4-ALK 和 17 位突变则与其对 ALK 抑制剂[如克利唑替尼（crizotinib）]耐药有关。体内研究显示，本品对 4 个 EML4-ALK 突变形式具有抗肿瘤作用，包括 G1202R 和 L1196M。ALK 驱动的肿瘤细胞系植入小鼠颅内进行的研究显示，本品可减轻肿瘤负荷，并延长生存期。

【药动学】

1. 吸收　本品口服每天 1 次，90mg 或 180mg。稳态时，平均 C_{max}（CV%）分别为 552ng/ml（65%）和 1452ng/ml（60%），相应的 $AUC_{0\sim tau}$（CV%）分别为 8165（ng·h）/ml（57%）和 20 276（ng·h）/ml（56%）。单次给药和多剂量给药，在日剂量 60～240mg 时，全身暴露量与剂量成正比。多剂量给药后，平均有 1.9～2.4 倍的蓄积。单剂量口服本品 30～240mg 后，平均达峰时间（T_{max}）为 1～4h。健康受试者与高脂饮食者或空腹者相比，C_{max} 约降低 13%，而 AUC 未受影响。

2. 分布　体外研究显示，本品约 66% 与人血浆蛋白结合，且与剂量无关。血液浓度与血浆浓度比为 0.69。每日口服本品 180mg，稳态时平均表观分布容积（V_z/F）为 153L。

3. 代谢　本品主要经 CYP2C8 和 CYP3A4 代谢。健康受试者单剂量口服 180mg 放射标记的本品，N-去甲基和半胱氨酸结合是两个主要的代谢途径，循环中主要放射组分为原药（92%）和主要代谢产物 AP26123（3.5%）。稳态时 AP26123 的 AUC 低于原药暴露量的 10%。体外研究显示，代谢产物 AP26123 对 ALK 的抑制作用较原药低 3 倍。

4. 消除　当每天口服本品 180mg 时，其稳态时的平均表观口服清除率（CL/F）为 12.7L/h，平均血浆清除 $t_{1/2}$ 为 25h。健康受试者单剂量口服 180mg 放射标记的本品，粪便和尿液中回收的剂量分别占 65% 和 25%，其中原药分别占总放射活性物的 41% 和 86%。

【适应证】用于经克唑替尼治疗后病情依然进展的，或对克唑替尼不能耐受的 ALK 阳性的转移性非小细胞肺癌（NSCLC）。

【不良反应】

1. 严重不良反应包括肺炎、猝死、呼吸困难、呼吸衰竭、肺栓塞、细菌性脑膜炎和败血症。

2. 常见的不良反应如下。

（1）消化系统：恶心、腹泻、呕吐、便秘、腹痛、食欲缺乏。

（2）全身反应：疲劳、发热

（3）呼吸系统：咳嗽、呼吸困难、间质性肺疾病/肺炎、缺氧。

（4）神经系统：头痛、周围神经病、失眠。

（5）皮肤：皮疹。

（6）心血管系统：高血压。

（7）肌肉、骨骼和结缔组织：肌肉痉挛、腰痛、肌痛、关节痛、肢端疼痛。

（8）眼：视力障碍。

（9）实验室检查：ALT 及 AST 升高、高血糖、肌酸激酶升高、脂肪酶升高、淀粉酶升高、碱性磷酸酶升高、低血磷、APTT 延长、贫血、淋巴细胞减少。

【禁忌与慎用】

1. 动物实验证实，本品有胚胎毒性，孕妇禁用。

2. 尚未明确本品是否经人乳汁排泌，鉴于其可能的不良反应，建议哺乳期妇女使用本品期间及末次剂量后 1 周内请勿哺乳。

3. 儿童使用本品的安全性和有效性尚未确立。

4. 轻度肝、肾功能不全者不必调整剂量，尚未进行中或重度肝、肾功能不全者使用本品的药动学和安全性研究。

【药物相互作用】

1. 与强效 CYP3A 抑制剂伊曲康唑合用，本品的血药浓度会升高，并有可能会导致不良反应增加。因此，尽量避免本品与强效 CYP3A 抑制剂[包括但不限于某些抗病毒药（如波普瑞韦、可比司他、茚地那韦、洛匹那韦、奈非那韦、利托那韦、沙奎那韦）、大环内酯类抗生素（如克拉霉素）、抗真菌药（如伊曲康唑、酮康唑、泊沙康唑、伏立康唑）和考尼伐坦]合用。葡萄柚或葡萄柚汁可升高本品的血药浓度，应避免服用。如果与 CYP3A 强抑制剂合用无法避免，须将本品的剂量降低约 50%。

2. 与 CYP2C8 强抑制剂吉非罗齐合用，本品的血药浓度会降低，具体机制尚不清楚，该影响没有临床意义。

3. 与 CYP3A 强诱导剂利福平合用，本品的血药浓度降低，可能会导致疗效下降。因此，尽量避免本品与 CYP3A 强诱导剂（包括但不限于利福平、卡马西平、苯妥英和贯叶连翘）合用。

4. 体外研究表明，本品为 P-gp、BCRP、OCT1、MATE1 和 MATE2K 的抑制剂。因此，本品与这些转运蛋白的底物合用时，可能会升高后者的血药浓度。在临床所需的浓度下，本品并不抑制 OATP1B1、OATP1B3、OAT1、OAT3、OCT2 或 BSEP。

5. 在临床所需的浓度下，本品及其主要代谢产物 AP26123 并不抑制 CYP1A2、CYP2B6、CYP2C8、CYP2C9、CYP2C19、CYP2D6 或 CYP3A4/5。本品可通过激活孕烷 X 受体（PXR）诱导 CYP3A，可能会降低 CYP3A 底物的血药浓度。本品与 CYP3A 底物合用，包括激素类避孕药，可导致 CYP3A 底物的血药浓度降低和失效。类似的机制，本品还可能会对 CYP2C 产生诱导作用。

【剂量与用法】

1. 推荐剂量 第 1 周每天口服 90mg，如能耐受，1 周后日剂量可增至 180mg，直至疾病进展或出现不能耐受的毒性反应为止。

2. 剂量调整 如发生不良反应，请按表 2-15 调整剂量。

表 2-15 按照不良反应严重程度剂量调整表

不良反应	严重程度	剂量调整
间质性肺疾病（ILD）/肺炎	1 级	治疗开始 7d 内新发生肺部症状，应停用本品直至恢复至基线水平，继后以相同剂量重新开始使用本品，如果怀疑发生 ILD/肺炎请勿增加剂量至 180mg 治疗开始 7d 后新发生肺部症状，应停用本品直至恢复至基线水平，继后以相同剂量重新开始使用本品 如再次发生 ILD/肺炎，应永久停用本品
间质性肺疾病（ILD）/肺炎	2 级	治疗开始 7d 内新发生肺部症状，应停用本品直至恢复至基线水平，继后以 60mg 的剂量重新开始使用本品，如怀疑发生 ILD/肺炎请勿增加剂量 治疗开始 7d 后新发生肺部症状，应停用本品直至恢复至基线水平。如怀疑发生 ILD/肺炎，继后 120mg 的剂量重新开始使用本品，其他情况则以相同剂量重新开始使用本品 如再次发生 ILD/肺炎，应永久停用本品
	3 或 4 级	ILD/肺炎者永久停用本品

不良反应	严重程度	剂量调整
高血压	3 级 （ SBP≥160mmHg 或 DBP≥100mmHg， 需要干预，使用不止一种降压药物，或者与既往相比需要强化治疗）	停用本品直至血压降至 1 级或以下 BP<140mmHg 和 DBP<90mmHg），继后降低剂量（7d 内发生，剂量为 60mg；7d 后发生，剂量为 120mg）重新开始；在此剂量下复发，应停用本品直至血压降至 1 级或以下，继后降低剂量（7d 内发生，永久停用；7d 后发生，剂量为 120mg）重新开始使用本品或永久停用
	4 级（危及生命，需要紧急处理）	停用本品直至血压降至 1 级或以下，继后降低剂量（7d 内发生，剂量为 60mg；7d 后发生，剂量为 120mg）重新开始或永久停用。复发的 4 级高血压者永久停用本品
心动过缓（HR<60 次/分）	有症状的心动过缓	停用本品直至恢复至无症状的心动过缓或静息心率≥60 次/分 如与已证实可导致心动过缓的药物合用，经停用这些药物或调整剂量，恢复至无症状的心动过缓或静息心率≥60 次/分后以相同剂量重新开始使用本品 如未与已证实可导致心动过缓的药物合用，或者可导致心动过缓的药物未停或调整剂量，恢复至无症状的心动过缓或静息心率≥60 次/分后，降低剂量（7d 内发生，剂量为 60mg；7d 后发生，剂量为 120mg）重新开始
	心动过缓可危及生命，需要紧急处理	如证实未与可导致心动过缓的药物合用，永久停用本品 如证实与可导致心动过缓的药物合用，经停用这些药物或调整剂量，恢复至无症状的心动过缓或静息心率≥60 次/分后，降低剂量重新开始（7d 内发生，剂量为 60mg；7d 后发生，剂量为 120mg），同时根据临床需求频繁监测 复发：永久停用本品
视觉异常	2 或 3 级视力障碍	停用本品直至恢复至 1 级或基线水平，降低剂量重新开始（7d 内发生，剂量为 60mg；7d 后发生，剂量为 120mg）
	4 级视力障碍	应永久停用本品
肌酸	3 级 CK 升高（>5.0×ULN）	停用本品直至恢复至 1 级或以下（≤2.5×ULN）或基线水平，继后以相同剂量重新开始
肌酸激酶（CK）升高	4 级 CK 升高（>10.0×ULN）或复发 3 级升高	停用本品直至恢复至 1 级或以下（≤2.5×ULN）或基线水平，继后降低剂量（7d 内发生，剂量为 60mg；7d 后发生，剂量为 120mg）重新开始
脂肪酶或淀粉酶升高	3 级脂肪酶或淀粉酶升高（>2.0×ULN）	停用本品直至恢复至 1 级或以下（≤1.5×ULN）或基线水平，继后以相同剂量重新开始
	4 级脂肪酶或淀粉酶升高（>5.0×ULN）或复发 3 级升高	停用本品直至恢复至 1 级或以下（≤1.5×ULN）或基线水平，继后降低剂量（7d 内发生，剂量为 60mg；7d 后发生，剂量为 120mg）重新开始
高血糖	3 级（>250mg/dl 或 13.9mmol/L）或更高	如经最佳的药物治疗后仍未充分控制血糖，停用本品直至血糖得以适当控制，继后降低剂量（7d 内发生，剂量为 60mg；7d 后发生，剂量为 120mg）重新开始或永久停用

不良反应	严重程度	剂量调整
其他	3 级	停用本品直至恢复至基线水平，继后以相同剂量重新开始 复发：停用本品直至恢复至基线水平，继后降低剂量（7d 内发生，剂量为 60mg；7d 后发生，剂量为 120mg）重新开始
	4 级	首次发生：停用本品直至恢复至基线水平，继后降低剂量（7d 内发生，剂量为 60mg；7d 后发生，剂量为 120mg）重新开始 复发者永久停用

DBP 为舒张压；HR 为心率；SBP 为收缩压；ULN 为正常上限

【用药须知】

1. 若因不良反应以外的原因导致治疗中断 14d 或更长时间，在增加至既往的耐受剂量前，仍需从每天 90mg 开始口服。

2. 本品需整片吞服，请勿压碎或咀嚼。是否与食物同服均可。

3. 如果漏服或者服药后呕吐，请勿补服，仍按原定时间服用即可。

4. 一旦因不良反应减少剂量，以后不可再增加剂量。如果患者无法耐受每天 60mg 剂量，应永久停用本品。

5. 育龄期妇女使用本品期间及末次剂量后至少 4 个月内应采取有效的非激素类避孕措施。男性在使用本品期间及末次剂量后至少 3 个月内也应采取有效的避孕措施。有生育能力的男性患者使用本品有降低生育力的潜能。

【制剂】片剂：30mg，90mg。

【贮藏】贮于 20～25℃，短程携带允许 15～30℃。

奈拉替尼（neratinib）

本品为酪氨酸激酶抑制剂。

【CAS】698387-09-6。

【理化性状】

1. 化学名：$(E)N$-{4-[3-chloro-4-（pyridin-2-yl methoxy）anilino]-3-cyano-7- ethoxyquinolin-6-yl}-4（dimethylamino）but-2-enamide。

2. 分子式：$C_{30}H_{29}ClN_6O_3$。

3. 分子量：557.04。

4. 结构式如下：

马来酸奈拉替尼（neratinib maleate）

别名：Nerlynx。

【理化性状】

1. 本品为类白色至黄色粉末，在 pH1.2 的水溶液中难溶（32.90mg/ml），在 pH＞5.0 的水溶液中几乎不溶（≤0.08 mg/ml）。

2. 化学名：$(E)N$-{4-[3-chloro-4-（pyridin-2-yl methoxy）anilino]-3-cyano-7- ethoxyquinolin-6-yl}-4（dimethylamino）but-2-enamide maleate。

3. 分子式：$C_{19}H_{17}F_6N_7O$・$C_4H_4O_4$。

4. 分子量：673.11。

【药理学】本品为激酶抑制剂，能不可逆地与 EGFR、HER2、HER4 结合。体外试验显示，本品可降低 EGFR 和 HER2 的自体磷酸化，抑制 MAPK 和 AKT 向下游进行信号转导，从而起到抗肿瘤作用。本品的体内代谢产物 M3、M6、M7 和 M11 均有药理活性。动物实验显示，本品可抑制小鼠移植的表达 HER2 和 EGFR 肿瘤的生长。

【药动学】

1. 吸收 本品在剂量 40～400mg 时，药动学呈非线性，AUC 的增加低于剂量增加。口服本品后，M3、M6、M7 的血药浓度在 2～8h 达峰值。高脂肪餐可升高本品的 C_{max} 1.7 倍，升高 AUC 2.2 倍。标准早餐升高本品的 C_{max} 1.2 倍，升高 AUC1.1 倍。

2. 分布 本品的稳态分布容积为 6433（19%）L，蛋白结合率＞99%，且与浓度无关，主要与血浆白蛋白和α_1-酸性糖蛋白结合。

3. 代谢 本品主要经 CYP3A4 代谢，少部分经黄素单加氧酶代谢。本品口服后，循环中主要为原药。健康志愿者口服 240mg/d，达稳态后，M3、M6、M7、M11 的暴露量（AUC）分别占原药暴露量（AUC）的 15%、33%、22%、4%。

4. 消除 口服 200mg 放射性标记的本品，粪便和尿液中回收的剂量分别占 97.1%和 1.13%，服药后 96h 回收 61%，10d 可回收 98%。

【适应证】在使用曲妥珠单抗后，本品可用于辅助治疗成人 HRE2 过度表达的早期乳腺癌。

【不良反应】

1. 严重不良反应为腹泻和肝毒性。

2. 常见的不良反应包括腹泻、恶心、呕吐、腹痛、胃炎、腹胀、口干、疲乏、血氨基转移酶升高、胆红素升高、尿路感染、体重减轻、食欲缺乏、脱水、肌肉痉挛、皮疹、鼻出血、指甲异常、皮肤皲裂。

【禁忌与慎用】

1. 动物实验证实，本品有胚胎毒性，孕妇禁用。

2. 尚未明确本品是否经人乳汁排泌，鉴于其可能的不良反应，建议哺乳期妇女使用本品期间及末次剂量后 1 个月内请勿哺乳。

3. 儿童使用本品的安全性和有效性尚未确立。

【药物相互作用】

1. 与兰索拉唑（质子泵抑制剂）合用，本品的 C_{max} 降低 71%，AUC 降低 65%，应避免合用。预期 H_2 受体拮抗剂也会有相同的作用，本品也应避免与之合用。与抗酸药合用时，应间隔至少 3h 服用。

2. 酮康唑可升高本品的 C_{max} 321%，AUC 升高 481%，增加中毒的风险，本品应避免与中效、强效 CYP3A4 抑制剂合用（如波普瑞伟、克拉霉素、可比司他、考尼伐坦、丹诺普韦-利托那韦、地尔硫䓬、埃替格韦-利托那韦、葡萄柚汁、艾代拉利司、茚地那韦-利托那韦、伊曲康唑、酮康唑、洛匹那韦-利托那韦、奈法唑酮、奈非那韦、帕他瑞韦-利托那韦、泊沙康唑、利托那韦、沙奎那韦-利托那韦、替拉那韦-利托那韦、醋竹桃霉素、伏立康唑、阿瑞吡坦、西咪替丁、环丙沙星、克霉唑、克唑替尼、环孢素、决奈达隆、红霉素、氟康唑、氟伏沙明、伊马替尼、托非索泮、维拉帕米）。

3. 与利福平合用，本品的 C_{max} 降低 76%，AUC 降低 87%，本品应避免与中效、强效 CYP3A4 诱导剂（如利福平、卡马西平、苯妥英、米托坦、恩杂鲁胺、贯叶连翘、波生坦、依非韦仑、依曲韦林、莫达非尼）合用。

4. 本品可升高 P-糖蛋白底物地高辛的血药浓度，合用时应密切监测地高辛的血药浓度，并根据血药浓度调整地高辛的剂量。本品可能抑制达比加群酯和非索非那定的转运。

【剂量与用法】

1. 在前两个疗程（56d）中，推荐使用洛哌丁胺预防腹泻，开始服用本品时至第 14 天，洛哌丁胺的剂量为 4mg/次，3 次/日，第 15 天至第 56 天，洛哌丁胺的剂量为 4mg/次，2 次/日，第 57 天至第 365 天，洛哌丁胺的剂量为 4mg/次，需要时服用，调整洛哌丁胺的剂量，使患者大便的次数为每天 1～2 次。如果洛哌丁胺不能控制腹泻，可以加用其他治疗腹泻药物，也可暂停用药或降低剂量。

2. 本品推荐剂量为 240mg，1 次/日，口服，进餐时服用，连用 1 年。本品的片剂不可掰开或压碎服用，每天应在同一时间服用。如漏服，不用补服，第 2 天按原定时间服用。

3. 剂量调整：如发生不良反应，请按表 2-16 调整剂量。

表 2-16　按照不良反应严重程度剂量调整表

不良反应	剂量调整
一般性不良反应	如出现 3 级不良反应，应暂停用药 3 周，直至恢复至≤1 级，降低剂量至 200mg，重新开始，如上述情况再次发生，暂停用药 3 周，直至恢复至≤1 级，降低 40mg 剂量重新开始，每次出现按上述步骤和剂量调整，如果患者不能耐受 120mg 的剂量，应永久停药
	如出现 4 级不良反应，应永久停药
1 级腹泻（每天排便次数较基线增加<4 次）	调整治疗腹泻的药物的剂量，调整饮食
2 级腹泻（每天排便次数较基线增加 4～6 次，持续<5d）	保持约 2L 的液体摄入，以避免脱水
3 级腹泻（每天排便次数较基线增加≥7 次，大便失禁、需住院治疗、自理能力受限，持续<2d）	暂停用药，恢复至<1 级后，重新以原剂量开始，并同时服用洛哌丁胺

续表

不良反应	剂量调整
4 级腹泻（致命性腹泻，需紧急干预）	永久停药
3 级 ALT 升高[>（5~20）×ULN]或 3 级胆红素升高[>（3~10）×ULN]	暂停用药，直至恢复至≤1 级，评价是否其他原因导致。如在 3 周内恢复至≤1 级，降低 40mg 剂量重新开始，如在此剂量下，仍出现，应永久停药
4 级 ALT 升高（>20×ULN）或 4 级胆红素升高（>10×ULN）	永久停药
其他不良反应（脱水、发热、低血压、肾衰竭、3 或 4 级中性粒细胞减少） 2 级腹泻持续≥5d 3 级腹泻持续>2d	暂停用药，每天保持液体摄入量约 2L，以防止脱水，如 1 周内腹泻恢复至≤1 级，重新以原剂量开始，如超过 1 周腹泻恢复至≤1 级，降低 40mg 剂量重新开始。如再次发生，重复上述步骤进行剂量调整。如在 120mg 剂量下仍发生，应永久停药

4. 轻中度肝功能不全的患者不必调整剂量，重度肝功能不全的患者推荐剂量为 80mg/次，1 次/日。

【用药须知】

1. 告诉患者，本品可导致严重的腹泻，应适当补充水分和电解质。

2. 开始治疗前应检测患者总胆红素、ALT、AST 及碱性磷酸酶水平，治疗开始 3 个月，每月检查 1 次，继后每 3 个月检查 1 次。

3. 本品可导致胆红素升高，告诉患者，如出现皮肤、巩膜黄染，应及时报告医师。

4. 育龄期女性在治疗期间及治疗结束后至少 1 个月，应采取有效的避孕措施。

5. 在治疗期间及治疗结束后至少 3 个月，男性患者的性伴侣应采取有效的避孕措施。

【制剂】片剂：40mg。

【贮藏】　贮于 20~25℃，短程携带允许 15~30℃。

阿克拉替尼（acalabrutinib）

别名：Calquence。

本品是一种布鲁顿酪氨酸激酶（BTK）抑制剂。

【理化性状】

1. 本品为白色至黄色粉末，溶解度呈 pH 依赖性。pH<3 时，易溶于水；pH>6 时，几乎不溶于水。

2. 化学名：4-{8-amino-3-[(2S)-1-(but-2-ynoyl)pyrrolidin-2-yl]imidazo[1,5-a]pyrazin-1-yl}-N-pyridine-2-yl) benzamide。

3. 分子式：$C_{26}H_{23}N_7O_2$。

4. 分子量：465.51。

5. 结构式如下：

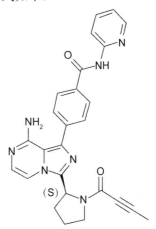

【药理学】本品是一种 BTK 的小分子抑制剂，可与其活性代谢产物 ACP-5862 在 BTK 活性位点与半胱氨酸残基形成共价键，从而抑制 BTK 的活性。BTK 是一种 B 细胞抗原受体（BCR）和细胞因子受体通路的信号分子。在 B 细胞中，BTK 信号是激活 B 细胞增殖、转运、趋化和黏附的必要途径。在非临床研究中，本品抑制 BTK 介导的激活下游信号蛋白 CD86 和 CD69，抑制恶性 B 细胞增殖和存活。

【药动学】

1. 吸收　本品几乎平均生物利用度为 25%，平均达峰时间为 0.75h。剂量在 75~250mg，本品几乎呈线性代谢，并呈剂量比例。AUC 为 1111（ng·h）/ml，C_{max} 为 323ng/ml。

2. 分布　本品与人血浆蛋白的结合率为 97.5%，体外平均血液与血浆浓度比为 0.7，平均稳态分布容积（V_{ss}）约为 34L。

3. 代谢　本品主要经 CYP3A 代谢，少部分与谷胱甘肽结合或经酰胺水解代谢。ACP-5862 是血浆中的主要代谢产物，暴露量为原药的 2～3 倍，活性约为原药的 50%。

4. 消除　口服单剂量 100mg 本品，平均终末消除半衰期（$t_{1/2}$）为 0.9（0.6～2.8）h。活性代谢产物 ACP-5862 的 $t_{1/2}$ 为 6.9h。本品平均表观口服清除率（CL/F）为 159L/h。本品 84%随粪便排出，12%随尿液排出，小于 1%以原形排出。

【适应证】本品用于治疗此前至少接受过一次治疗的成年套细胞淋巴瘤的（MCL）患者。

【不良反应】

1. 严重不良反应为出血、感染、血细胞减少、继发性恶性肿瘤、心房颤动和震颤。

2. 最常见（≥20%）的不良反应为贫血、血小板减少、头痛、中性粒细胞减少、腹泻、疲劳、肌痛、瘀伤。

3. 非血液系统，最常见的 1 级不良反应为头痛（25%）、腹泻（16%）、疲劳（20%）、肌痛（15%）、瘀伤（19%）。

4. 非血液系统，最常见的 ≥3 级不良反应（发生率≥2%）为腹泻。

5. 非血液系统（所有等级）≥5%的不良反应如下。

（1）神经系统疾病：头痛。

（2）胃肠道疾病：腹泻、恶心、腹痛、便秘、呕吐。

（3）普遍疾病：腹泻。

（4）肌肉骨骼和结缔组织疾病：肌痛。

（5）皮肤和皮下组织疾病：瘀伤和皮疹。

（6）血管疾病：出血（血肿）。

（7）呼吸系统、胸、纵隔疾病：鼻出血。

6. 血液系统≥20%的不良反应为血红蛋白减少、血小板减少、中性粒细胞减少。

7. 肌酐升高至正常上限 1.5～3 倍的发生率为 4.8%。

【禁忌与慎用】

1. 孕妇禁用。

2. 哺乳期妇女使用本品时应暂停哺乳，至少持续至本品治疗结束后 2 周。

3. 儿童使用本品的安全性和有效性尚未建立。

【药物相互作用】

1. 与强效 CYP3A 抑制剂（如伊曲康唑）合用，会升高本品血药浓度，导致毒性增加。

2. 与中效 CYP3A 抑制剂合用，会升高本品血药浓度，导致毒性增加。

3. 与强 CYP3A 诱导剂（如利福平）合用，会降低本品血药浓度，导致本品活性下降。

4. 与抑制胃酸药（质子泵抑制剂、H_2 受体拮抗药剂、抗酸药）合用，会降低本品血药浓度，导致本品活性下降。如果必须使用抑制胃酸药，建议 H_2 受体拮抗剂（如雷尼替丁或法莫替丁）或抗酸药（如碳酸钙）。

【剂量与用法】

1. 推荐剂量　约每 12 小时口服 1 次，1 次 100mg，直至病情恶化或产生不能耐受的毒性反应。

本品胶囊剂应整粒吞服，不能破坏胶囊完整性，食物对其吸收无影响。如漏服 1 剂，超过 3h 时，应跳过此次剂量，不必补服，按原来的服用时间服用下次剂量。

2. 剂量调整

（1）不良反应　发生 3 级及以上不良反应的剂量调整见表 2-17。

表 2-17　根据不良反应调整剂量表

不良反应	不良反应发生的时间	剂量调整（起始剂量=每次 100mg 每日 2 次）
3 级及以上非血液性毒性 3 级血小板减少性出血 4 级血小板减少症或 4 级中性粒细胞减少持续超过 7d	第一次和第二次	停用本品。直至恢复正常或恢复至 1 级，可重新使用本品，100mg/次，2 次/日
	第三次	停用本品。直至恢复正常或恢复至 1 级，可重新使用本品，100mg/次，1 次/日
	第四次	中断治疗

（2）合用 CYP3A 抑制剂或诱导剂的剂量调整见表 2-18。

3. 与抑制胃酸药合用

（1）质子泵抑制剂：避免合用。

（2）H_2 受体拮抗剂：在使用 H_2 受体拮抗剂 2h 前使用本品。

（3）抗酸药：至少间隔 2h 服用。

表 2-18 合用 CYP3A 抑制剂或诱导剂的剂量调整

CYP3A	合用药物	本品推荐剂量
抑制剂	强效 CYP3A 抑制剂	避免同时使用，如果此类抑制剂需短期使用（如需 7d 抗感染治疗），停用本品
诱导剂	中效 CYP3A 抑制剂 强效 CYP3A 诱导剂	100mg/次，1 次/日避免，同时使用，如果此类诱导剂必须使用，应增加本品剂量至 200mg/次，2 次/日

【用药须知】

1. 本品可导致出血，甚至是致命性的出血。常见消化道出血、颅内出血和鼻出血。抗血小板药和抗凝药可增加本品导致出血的风险，治疗中应密切监测患者出血的症状。权衡利弊后，考虑手术前和手术后 3～7d 暂停使用本品。

2. 本品可导致感染（细菌、病毒、真菌），包括致命性感染和机会性感染。机会性感染风险高的患者可考虑给予抗菌药物预防。

3. 本品可导致血细胞减少，每月应至少监测一次全血细胞计数。

4. 使用本品可继发恶性肿瘤，常见恶性皮肤癌，使用本品的患者应注意防晒。

5. 本品可导致心房颤动或心房扑动，监测患者临床症状，一旦出现症状，应给予适当治疗。

【制剂】胶囊剂：100mg

【贮藏】贮于 20～25℃，短程携带允许 15～30℃。

阿贝克利布（abemaciclib）

别名：Verzenio

本品是一种口服的激酶抑制剂。

【CAS】1231929-97-7。

【理化性状】

1. 本品为白色至黄色粉末。

2. 化学名：2-pyrimidinamine,N-[5-[（4-ethyl-1-piperazinyl）methyl]-2-pyridinyl]-5-fluoro-4-[4fluoro-2-methyl-1-（1-methylethyl）-1H-benzimidazol-6-yl]。

3. 分子式：$C_{27}H_{32}F_2N_8$。

4. 分子量：506.59。

5. 结构式如下：

【药理学】本品是一种细胞周期蛋白依赖性激酶 4 和 6 （CDK4 和 CDK6）抑制剂。当与 D 细胞周期蛋白结合后，这些激酶被激活。在雌激素受体阳性（ER+）乳腺癌细胞系中，D1 细胞周期蛋白和 CDK4/6 可促进视网膜母细胞瘤蛋白（Rb）磷酸化、细胞周期进展和细胞增殖。在体外，本品会抑制 Rb 磷酸化，并阻止细胞周期从 G_1 期进入 S 期的进程，导致细胞衰老和凋亡。在乳腺癌的异种移植模型中，本品每天作为单药或与抗雌激素结合进行治疗，可缩小肿瘤体积。

【药动学】

1. 吸收 给予每日 1 次或 2 次，每次口服本品 50～200mg，血浆暴露量 （AUC）和 C_{max} 的增加程度几乎与剂量增加成正比。每日给药 2 次后，5d 内达到稳态。基于 C_{max} 和 AUC，预计平均蓄积率分别为 2.3 （CV=50%）和 3.2（CV=59%）。

单剂量口服本品 200mg，绝对生物利用度为 45%（CV=19%）。平均 T_{max} 为 8h（4.1～24.0h）。

2. 分布 在体外，本品与人血浆蛋白、人血白蛋白、α_1-酸糖蛋白结合，浓度在 152～5066ng/ml 时，结合率与浓度无关。在临床研究中，本品 M2、M18、M20 平均结合率（标准差，SD）分别为 96.3%（1.1）、93.4%（1.3）、96.8%（0.8）、97.8%（0.6）。平均分布容积约 690.3L（CV=49%）。晚期癌症患者中，包括乳腺癌患者，本品和其活性产物 M2、M20 在脑脊液中的浓度与血浆中的游离浓度相当。

3. 代谢 肝代谢是本品清除的主要途径。本品经 CYP3A4 代谢，生成几种主要的代谢产物，N-去乙基代谢产物 （M2）是主要的代谢产物。其他代谢产物包括羟基代谢产物 （M20）、羟基-N-去乙基代谢产物（M18）和氧化代谢物（M1）。M2、M18 和 M20 与本品活性相同，其 AUC 分别占血浆总循环暴露量的 25%、13%、26%。

4. 消除 患者肝清除率（CL）平均为 26.0L/h（CV=51%），血浆消除半衰期平均为 18.3h（CV=72%）。口服单剂量本品 150mg，约 81%随粪便排泄，约 3%随尿液排泄。

【适应证】

1. 本品与氟维司群合用治疗激素受体（HR）阳性的、人表皮生长因子受体 2（HER2）阴性的或内分泌治疗后疾病恶化的转移性乳腺癌。

2. 单药治疗 HR 阳性的、HER2 阴性的或内分泌治疗后疾病恶化并且在转移发生的情况下进行过化疗的转移性乳腺癌。

【不良反应】

1. 最常见的不良反应（≥20%）为腹泻、疲劳、中性粒细胞减少、恶心、感染、腹痛、贫血、白细胞减少、食欲缺乏、呕吐和咳嗽。常见（≥5%）的 3 级或 4 级不良反应为中性粒细胞减少、腹泻、白细胞减少、贫血和感染。

2. ≥10% 的不良反应

（1）胃肠道：腹泻、恶心、腹痛（包括上腹痛、下腹痛、腹部不适、腹部压痛）、呕吐、口腔炎。

（2）感染：上呼吸道感染、泌尿道感染、肺部感染、咽炎、结膜炎、鼻窦炎、阴道感染、脓毒症。

（3）血液和淋巴系统：中性粒细胞减少、贫血（包括贫血、红细胞减少、血红蛋白减少、红细胞计数减少）、白细胞减少、血小板减少。

（4）全身：疲劳（包括虚弱无力和疲劳）、周围水肿、发热。

（5）代谢和营养：食欲缺乏。

（6）呼吸、胸和纵隔：咳嗽。

（7）皮肤和皮下组织：脱发、瘙痒、皮疹。

（8）神经系统：头痛、味觉障碍、头晕。

（9）实验室检查：ALT 和（或）AST 升高、肌酐升高、体重减轻。

3. 与氟维司群合用还可发生静脉血栓栓塞事件（包括深静脉血栓形成、肺栓塞、脑静脉窦血栓形成、锁骨下静脉血栓形成、腋静脉血栓形成和下腔静脉血栓形成）。

【禁忌与慎用】

1. 孕妇禁用。

2. 哺乳期妇女使用时应暂停哺乳，在最后一次用药至少 3 周后恢复哺乳。

3. 育龄期男性禁用。

4. 儿童使用本品的安全性和有效性尚未建立。

5. 轻中度肾功能不全的患者不必调整剂量，重度肾功能不全、终末期肾病、透析患者的药动学尚不明确，不推荐使用。

【药物相互作用】

1. 强效 CYP3A4 抑制剂可增加本品和本品活性代谢产物的暴露量，可能导致本品毒性增加。

2. 避免与强效 CYP3A4 诱导剂合用。酮康唑预计会使本品的 AUC 增加 16 倍。

3. 患者避免使用葡萄柚类产品。

【剂量与用法】

1. 推荐剂量和疗程

（1）与氟维司群合用时，本品推荐剂量为口服 150mg，2 次/日。在给予本品情况下，氟维司群的推荐剂量为 500mg，在第 1 天、第 15 天、第 29 天给药；此后每月给药 1 次。请参阅氟维司群完整处方信息。采用本品+氟维司群联合治疗的绝经期/绝经前妇女，应根据目前的临床实践标准，使用促性腺激素释放激素激动剂。

（2）当使用本品单药治疗方法时，推荐剂量为口服 200mg，2 次/日。

（3）当疾病恶化或产生不可耐受的毒性时停药。

（4）每日定时服药。

（5）如果患者服用本品后呕吐或漏服一剂，需要按照疗程服用下一剂，不必补服。本品应整片吞服，不能破坏其完整性，碎片应弃用。

2. 剂量调整

（1）开始本品治疗前应监测全血计数，用药开始 2 个月每 2 周 1 次，接下来的 2 个月每月 1 次，根据临床症状进行。出现 1 级或 2 级血液学毒性时不必调整剂量；出现 3 级毒性时，暂停用药，直到毒性≤2 级，以原剂量重新开始；如出现复发性 3 级或 4 级血液学毒性停药直到毒性≤2 级，降低每次服用剂量 50mg，重新开始。降低剂量后仍出现血液学毒性，参照上述步骤调整剂量。如不能耐受每次 50mg，每日 2 次的剂量，应永久停药。

如果需要应用细胞生长因子，最后一次给予血细胞生长因子后，至少暂停本品 48h，直到毒性≤2 级。除非已经对毒性进行了治疗，否则要降低剂量重新开始。生长因子的使用参照当前治疗指南。

（2）在首次出现稀便迹象时，即开始缓泻药治疗，并增加口服液体的摄入量。出现 1 级腹泻时不必调整剂量；出现 2 级腹泻时，如果 24h 内毒性不能达到≤1 级，需要停药直≤1 级后，以原剂量重新开始；如虽经治疗 2 级毒性持续或复发，应停药直到毒性≤1 级，降低每次服用剂量 50mg 重新开始；如出现 3 级、4 级或需要住院治疗的腹泻，停药直到毒性≤1 级，降低每次服用剂量 50mg，重新开始。降低剂量后仍出现腹泻，参照上述步骤调整剂量。如不能耐受每次 50mg，2 次/日的剂量，应永久停药。

（3）本品开始治疗前，应监测 ALT、AST、血清胆红素，开始用药 2 个月每 2 周 1 次，接下来的 2 个月每月 1 次，之后根据临床症状进行。出现 1 级肝脏毒性，不必调整剂量；出现持续性的或复发性的 2 级>（3.0～5.0）×ULN、3 级>（5.0～20.0）×ULN，且总胆红素升高不超过 2×ULN，停药直到毒性≤1 级，降低每次服用剂量 50mg 重新开始。降低剂量后仍出现肝毒性，参照上述步骤调整剂量。如不能耐受每次 50mg，2 次/日的剂量，应永久停药。如无胆汁淤积，AST 和（或）ALT 升高>3×ULN，并且总胆红素>2×ULN，应永久停药；如出现 4 级肝功能损伤>20.0× ULN，应永久停药。

（4）如出现其他 1 级或 2 级毒性，不必调整剂量；如出现持续的或复发的 2 级毒性反应，虽经治疗 7d 内不能消退或降至 1 级，应停药直到毒性≤1 级，降低每次服用剂量 50mg 重新开始；如出现 3 级或 4 级不良反应，应停药直到毒性≤1 级，降低每次服用剂量 50mg 重新开始。降低剂量后仍出现毒性，参照上述步骤调整剂量。如不能耐受每次 50mg，每日 2 次的剂量，应永久停药。

3. 本品避免与强效 CYP3A 抑制剂酮康唑合用。与其他强效 CYP3A 抑制剂合用，如本品起始剂量为每日 2 次，每次 200mg 或 150mg，建议降低剂量至每日 2 次，每次 100mg。由于不良反应，已经减量至每日 2 次，每次 100mg 者，降低剂量至每日 2 次，每次 50mg。如果患者停用强效 CYP3A 抑制剂，可恢复本品剂量（3～5 个强效 CYP3A 抑制剂的半衰期后）至此前的剂量水平。

4. 对于重度肝功能不全患者（Child Pugh C 级），需降低本品给药频率至每日 1 次。

【用药须知】

1. 本品会导致腹泻。症状发生时，应给予洛哌丁胺缓泻、补液等对症治疗，并注意随访。严重腹泻者应参照"用法用量"降低剂量。

2. 本品会导致中性粒细胞减少。开始本品治疗前要监测全血计数，用药开始 2 个月每 2 周 1 次，接下来的 2 个月每月 1 次，此后根据临床症状进行。

3. 本品有肝毒性，本品开始治疗前，要进行肝功能检测，开始用药 2 个月每 2 周 1 次，接下来的 2 个月每月 1 次，根据临床症状进行。对于持续的

或复发的 2 级、3 级、4 级肝氨基转移酶升高的患者，要停药、降低剂量或延迟给药。

4. 本品会导致静脉血栓，需监测患者静脉血栓和肺栓塞的迹象和症状，并给予适当治疗。

5. 本品有胚胎毒性，育龄期妇女最后一次用药后 3 周内，应采取有效避孕措施。

【制剂】片剂：50mg，100mg，150mg，200mg。

【贮藏】贮于 20～25℃，短程携带允许 15～30℃。

替沃扎尼（tivozanib）

别名：Fotivda。

本品是一种高效的选择性 VEGFR 抑制剂。

【ATC】L01XE34。

【理化性状】

1. 化学名：1-{2-chloro-4-[（6,7-dimethoxy-quinolin-4-yl）oxy]phenyl}-3-（5-methyliso- xazol-3-yl）urea。

2. 分子式：$C_{22}H_{19}ClN_4O_5$。

3. 分子量：454.87。

4. 结构式如下：

【药理学】本品能强力地选择性阻断所有 3 个血管内皮生长因子受体（VEGFR），并且在体外已经被证实能阻断各种血管内皮生长因子（VEGF）诱导的生化和生物反应，包括血管内皮生长因子配体诱导的 3 种血管内皮生长因子受体的磷酸化和人内皮细胞的增殖。还可明显抑制 c-kit 激酶，与血管内皮生长因子受体 1、2、3 相比，本品抑制 c-kit 的敏感性为前者的 1/8。VEGF 是一种有效的有丝分裂因子，在肿瘤组织的血管生成和血管通透性中起关键作用。通过阻断 VEGF 诱导的 VEGFR 激活，本品抑制肿瘤组织血管生成和血管通透性，从而抑制体内肿瘤生长。

【药动学】

1. 吸收　口服本品后，2～24h 血药浓度达峰。健康受试者给予单剂量 1340mg 后，平均 C_{max} 为 10.2～25.2 ng/ml，$AUC_{0\sim inf}$ 为 1950～2491（ng·h）/ml。肾细胞癌（RCC）患者每日给予 1 次 1340mg 本品 21d 或 28d 后，C_{max} 为 67.5～94.3ng/ml，$AUC_{0\sim}$

$_{24h}$ 为 1180～1641（ng·h)/ml.剂量在 450～1790mg，暴露量与剂量成正比。稳态时的蓄积率为 6～7 倍。

2. 分布　本品的血浆蛋白结合率＞99%，在 0.1～5μmol/L 浓度时，血浆蛋白率与浓度无关，本品主要与白蛋白结合。

3. 消除　RCC 患者经过 21d 治疗，随后停药 7d，本品 C_{min} 为 16.0～30.9ng/ml。本品平均终末 $t_{1/2}$ 为 4.5～5.1d。单剂量口服本品，约 79%的给药剂量随粪便排泄，12%随尿液排泄。

【适应证】对成人晚期 RCC 患者和之前治疗中使用过细胞因子后疾病恶化，而未经血管内皮生长因子受体（VEGFR）和雷帕霉素靶蛋白（mTOR）通路抑制剂治疗的晚期肾细胞癌患者，本品为首选用药。

【不良反应】

1. 全身感觉　常见疼痛、虚弱、疲劳、胸痛、发冷、发热、外周水肿。

2. 感染　少见真菌感染、脓疱疮。

3. 血液和淋巴系统　常见贫血，少见血小板减少、血红蛋白升高。

4. 内分泌系统　常见甲状腺功能亢进，少见甲状腺功能亢进、甲状腺肿大。

5. 消化系统　常见食欲缺乏、厌食、腹痛、恶心、腹泻、口腔炎、胰腺炎、吞咽困难、呕吐、反流性疾病、腹胀、舌炎、牙龈炎、消化不良、便秘、口干，少见十二指肠溃疡、黏膜炎。

6. 神经系统　常见头痛、失眠、周围神经病变、头晕、味觉障碍，少见短暂性脑缺血发作、记忆障碍，罕见可逆性后部脑病综合征。

7. 心血管系统　常见心肌梗死（急性）/心肌缺血、心绞痛、心动过速、高血压、出血、动脉血栓栓塞、静脉血栓栓塞、持续严重的高血压、脸红，少见肺部水肿、冠状动脉功能不全、心电图 QT 间期延长。

8. 呼吸系统　常见呼吸困难、语言障碍、咳嗽、鼻出血、鼻涕、鼻塞。

9. 眼、耳　常见视力障碍、眩晕、耳鸣，少见流泪增加、耳堵塞。

10. 皮肤和皮下组织　常见手足综合征、表皮脱落、红斑、瘙痒、脱发、皮疹、痤疮、皮肤干燥，少见荨麻疹、皮炎、多汗症、干皮病。

11. 肌肉骨骼和结缔组织　常见腰痛、关节痛、肌痛、骨骼肌痛，少见肌无力。

12. 实验室检查　常见蛋白尿、肌酐升高、ALT/AST 升高、γ-GT 升高、ALP 升高。

【禁忌与慎用】

1. 对本品和赋形剂过敏者禁用。

2. 18 周岁以下儿童使用本品的安全性和有效性尚未确立。

3. 重度肾功能不全和透析患者慎用。

4. 轻、中度肝功能不全患者慎用，重度肝功能不全患者禁用。

5. 心肌梗死和脑卒中患者或有此病史患者慎用。

6. 有出血病症或出血史患者慎用。

7. 有 QT 间期延长史患者、既有其他相关心脏病患者、接受其他延长 QT 间期药物的患者慎用。

8. 胃肠道穿孔或瘘管患者慎用。

9. 孕妇禁用。

10. 哺乳期妇女禁用。

【药物相互作用】

1. 禁止合用含有贯叶连翘（金丝桃属植物）的中草药制剂。

2. 与强效 CYP3A4 诱导剂合用，可降低本品 $t_{1/2}$，降低 $AUC_{0～∞}$，平均 C_{max} 和 $AUC_{0～24h}$ 未受明显影响。与强效 CYP3A4 诱导剂合用应谨慎。中效 CYP3A4 诱导剂对本品的暴露影响不大。

3. CYP3A4 抑制剂对本品暴露量（C_{max} 或 AUC）没有影响，因此本品的暴露不会因使用 CYP3A4 抑制剂而改变。

4. 体外试验显示，本品可抑制 BCRP，合用瑞舒伐他汀时需谨慎。应使用肠道吸收不受 BCRP 限制的他汀类药物替代瑞舒伐他汀。口服在肠道内具有临床相关的外排相互作用的 BCRP 底物时，要确保本品与 BCRP 底物有合适的时间窗（如 2h）。

5. 目前尚不清楚本品是否会降低激素避孕药的有效性，因此使用激素避孕药的女性应采取额外的安全避孕措施。

【剂量与用法】

1. 本品推荐剂量为每天 1 次，每次 1340mg，整粒吞服，食物对其无影响，连用 21d，停用 7d，4 周为 1 个治疗周期。除非病情恶化或产生不可耐受的毒性，应该持续治疗。

2. 剂量调整

（1）出现严重不良反应，应降低剂量或暂停用药，出现 3 级不良反应需降低剂量，降低剂量至每天 1 次，每次 890mg，连用 21d，停用 7d。出现 4 级不良反应需暂停用药。

（2）轻度肝功能不全患者不必调整剂量，中度肝功能不全患者，隔日 1 次，每次 1340mg，重度肝功能不全患者不推荐使用。

3. 如果漏服或呕吐，不用补服，按预定服药时间服用下次剂量。

【用药须知】

1. 患者在使用本品前和治疗过程中均需进行肝功能检查，包括 ALT、AST、胆红素和 ALP。

2. 本品可导致高血压（包括持续严重的高血压），在用药前和用药中需监测和控制血压。血压控制不佳的患者，需降低剂量或暂时停药。待血压控制后，以较低剂量重新开始治疗。持续严重高血压、可逆性后部脑病综合征或有其他高血压并发症发生时，要考虑中断治疗。一旦本品暂时停用或中断治疗，接受降压药物的患者要防止血压过低。

3. 使用本品可发生动脉血栓（ATE），危险因素包括某些恶性疾病、大于 65 周岁、高血压、糖尿病、吸烟、高胆固醇血症和之前有血栓类疾病病史者。

4. 使用本品可发生静脉血栓（VTE），包括肺栓塞和深静脉血栓。危险因素包括外科手术、多重创伤、静脉血栓史、高龄、肥胖、心力衰竭、呼吸衰竭和长时间不动。有以上风险的患者，开始治疗时需权衡利弊。

5. 作为单一疗法使用本品治疗肾细胞癌（RCC），可发生心力衰竭。治疗期间需定期监测心力衰竭的症状和体征。心力衰竭可能需要降低剂量、暂时或永久停药量，尤其是同时存在心力衰竭的潜在诱因（如高血压）时。

6. 使用本品可发生出血，有出血病症或出血史患者慎用。如果需要医疗干预，需暂时停药。

7. 使用本品可发生蛋白尿，建议在开始治疗前和治疗过程中定期进行监测。2 级（＞1.0～3.4g/24h）或 3 级（≥3.5g/24h）蛋白尿患者，本品需降低剂量或暂时停药。4 级蛋白尿患者（肾病综合征），需停止治疗。蛋白尿的危险因素包括高血压。

8. 本品会造成 ALT、AST 和胆红素升高。绝大多数 ALT 和 AST 的升高并未伴随胆红素升高。因为具有潜在的肝毒性，所以在开始治疗前和治疗过程中需定期监测 ALT、AST、胆红素和 ALP。重度肝功能不全患者不推荐使用。轻中度肝功能不全患者需密切监测耐受性。

9. 使用本品可确定引发可逆性后部脑病综合征（PRES）。PRES 是一种神经障碍，可出现头痛、癫痫、昏睡、混乱、失明和其他视觉和神经紊乱，如出现 PRES 症状，本品必须立即停药。重新使用

的安全性不能确定时需慎用。

10. 使用本品可发生手足综合征，但大部分都属于 1 级或 2 级反应，没有严重事件发生。对于出现症状患者的处理包括对症局部治疗，同时考虑暂时停药或降低剂量。若情况严重或持续，考虑永久停药。

11. 使用本品可使 QT 间期延长。QT/QTc 间期延长可能导致室性心律失常的风险增加。有 QT 间期延长史患者、既往有其他相关心脏病患者、接受其他延长 QT 间期药物的患者慎用。所以应用本品时，需定期监测心电图、电解质（如钙、镁、钾）。

12. 使用本品治疗过程中需定期监测胃肠道穿孔或瘘管的症状，此类患者慎用本品。

13. 为防止伤口愈合并发症，接受重大手术的患者应暂停使用本品。术后复用本品需根据伤口愈合情况。

14. 使用本品可发生甲状腺功能减退，治疗期间任何时候都会发生，早在治疗开始的 2 个月就出现。甲状腺功能减退的危险因素包括有甲状腺功能减退病史、使用抗甲状腺药物。在使用本品前和治疗过程中需定期监测甲状腺功能，对发生的甲状腺功能减退要根据情况治疗。

15. 言语障碍、腹泻、疲劳、体重下降、食欲缺乏和甲状腺功能减退在≥65 岁的患者中会更常见。所以老年患者不良反应风险更大。

16. 育龄期女性患者要采取有效的避孕措施，同时男性患者的性伴侣也需避孕。

17. 本品可能损害男性和女性的生育能力。

18. 若服用本品时患者出现体虚、疲劳、眩晕情况，则驾驶或操作机械需谨慎。

【制剂】胶囊剂：890mg，1340mg。

【贮藏】密封、防潮。

考比替尼（cobimetinib）

别名：Cotellic、克比替尼、卡比替尼。

本品是一种以 MEK 激酶为靶点的蛋白激酶抑制剂。

【CAS】934660-93-2。

【ATC】L01XE38。

【理化性状】

1. 化学名：[3,4-difluoro-2-（2-fluoro-4-iodophenylamino）phenyl] [3-hydroxy-3-（piperidin-2-yl）azetidin-1-yl]methanone。

2. 分子式：$C_{21}H_{21}F_3IN_3O_2$。

3. 分子量：531.3。

4. 结构式如下：

富马酸考比替尼（cobimetinib fumarate）

【CAS】1369665-02-0。

【理化性状】

1. 化学名：（S）-[3,4-Difluoro-2-（2-fluoro-4-iodophenylamino）phenyl] [3-hydroxy-3-（piperidin-2-yl）azetidin-1-yl]methanone hemifumarate。

2. 分子式：（$C_{21}H_{21}F_3IN_3O_2$）$_2$・$C_4H_4O_4$。

3. 分子量：1178.71。

【药理学】

1. 本品为丝裂原活化蛋白激酶（MAPK）/细胞外信号调节激酶 1（MEK1）和 MEK2 的可逆性抑制剂。MEK 蛋白是细胞外信号相关激酶（ERK）通路的上游调节剂，可促进细胞增殖。BRAF V600E 和 V600K 突变导致 BRAF 通路，包括 MEK1 和 MEK2 的组成性激活。在小鼠移植表达 BRAF V600E 肿瘤细胞系中，本品可抑制肿瘤细胞生长。

2. 本品和威罗非尼靶向在 RAS/RAF/MEK/ERK 通路两个不同的激酶。与任何一个单药比较，在体外本品与威罗非尼合用，可导致细胞凋亡加快，在移植 BRAF V600E 突变肿瘤细胞系的小鼠，本品可使肿瘤生长减慢。在小鼠移植模型，本品亦可阻止威罗非尼介导的野生型 BRAF 肿瘤细胞系生长增强。

【药动学】

1. 吸收　本品在 3.5～100mg 的剂量时呈线性药动学。每天 1 次口服本品 60mg，9d 可达稳态，平均蓄积率为 2.4 倍（CV=44%）。每天口服 60mg 的癌症患者，T_{max} 的中位数为 2.4h（范围：1～24h），稳态 $AUC_{0～24h}$ 为 4340（ng・h）/ml（CV=61%），C_{max} 为 273ng/ml（CV=60%）。在健康受试者中，本品的绝对生物利用度为 46%（90%CI：40%～53%）。基于健康的受试者服用单剂量本品 20mg 的研究，高脂肪膳食（含大约 150cal 的蛋白质、250cal 的碳水化合物和 500～600cal 的脂肪）对本品 AUC 和 C_{max} 无影响。

2. 分布　体外试验显示，本品的蛋白结合率约为 95%，与血药浓度无关。肿瘤患者的表观分布容积为 806L。

3. 代谢　本品主要经 CYP3A 氧化、UGT2B7 葡糖醛酸化代谢。给予放射性标记的本品，循环中没有任何一种代谢产物的放射性超过 10%。

4. 消除　肿瘤患者每天口服 60mg，平均消除半衰期（$t_{1/2}$）为 44h（范围：23～70h），平均表观清除率（CL/F）为 13.8L/h（CV=61%）。给予放射性标记的本品 20mg，粪便中回收 76% 的给药剂量（6.6% 为原药），尿中回收 17.8% 的给药剂量（1.6%为原药）。

【适应证】本品联合威罗非尼用于 BRAF V600E 或 V600K 突变的不可切除或转移性的黑素瘤患者的治疗。

【不良反应】

1. 严重不良反应包括原发性皮肤恶性肿瘤、出血、严重皮肤学反应、严重视网膜病和视网膜静脉阻塞、肝毒性、横纹肌溶解综合征、严重光敏性、胚胎-胎儿毒性。

2. 常见不良反应包括腹泻、恶心、呕吐、口腔炎、痤疮样皮炎、发热、寒战、高血压、出血、视力损害、视网膜脉络膜病、视网膜剥离。

3. 实验室异常包括肌酐升高、AST 及 ALT 升高、肌酸激酶升高、ALP 升高、γ-GT 升高、低血钠、低蛋白血症、低血钾、高血钾、低血钙、贫血、白细胞减少、血小板减少。

【禁忌与慎用】

1. 根据动物生殖研究发现和其作用机制，当本品被用于孕妇可能致胎儿危害，孕妇禁用。

2. 尚未明确本品是否存在于人乳汁中及哺乳对婴儿的影响。考虑到本品具有潜在的婴儿毒性，哺乳期妇女在治疗期间和完成治疗后的 2 周内禁止哺乳。

3. 儿童患者安全性和有效性尚未确定。

4. 在肾功能不全患者未曾进行专门药动力试验。根据群体药动学分析结果，建议对轻度至中度肾功能不全的患者（CC 30～89ml/min）不必调整剂量。重度肾功能不全的患者尚未确定推荐剂量。

【药物相互作用】

1. 本品应避免与中效或强效 CYP3A 抑制剂合用。如患者正在服用本品（60mg）且短期内（14d 或更短）不可避免与中效 CYP3A 抑制剂合用，则降低本品剂量至 20mg。当停止中效 CYP3A 抑制剂给药后，本品剂量应恢复至 60mg；服用本品剂量 40mg 或 20mg 的患者中，应避免合用中效或强效 CYP3A 抑制剂，选用其他药物替代中效或强效

CYP3A 抑制剂。

2. 本品与强效 CYP3A 诱导剂合用，可降低本品全身暴露超过 80%，降低其疗效。本品应避免合用中效或强效 CYP3A 诱导剂，包括且不限于卡马西平、依非韦伦、苯妥英、利福平和贯叶连翘。

【剂量与用法】

1. **推荐剂量**　本品的推荐剂量为口服 60 mg/次，每天 1 次，在每 28d 一个疗程的第 1~21 天给药，直至疾病进展或不可耐受。

2. **剂量调整**　见表 2-19。

表 2-19　根据不良反应推荐剂量调整

不良反应	严重程度	剂量调整
新原发肿瘤		不必调整
出血	3 级	暂停用药，4 周内出血改善至 0 或 1 级时，降低剂量至 40mg，1 次/日；如再次出现，按上述方法，降低剂量至 20mg，每天 1 次；如不能耐受 20mg 的剂量，应永久停药。在任何剂量下，如出血 4 周内未改善，则永久停药
	4 级	永久停药
心肌损伤	无症状，LVEF 降低绝对值较基线大于 10% 且小于正常参考值的正常值下限（LLN）	暂停用药，2 周内 LVEF≥LLN，且 LVEF 较基线降低值≤10%时，降低剂量至 40mg，1 次/日，重新开始；如再次出现，按上述方法，降低剂量至 20mg，1 次/日；如不能耐受 20mg 的剂量，应永久停药。在任何剂量下，如 LVEF≤LLN，或 LVEF 较基线绝对降低值≥10%时，应永久停药
	有症状，LVEF 较基线降低	暂停用药，4 周内症状消失，且 LVEF≥LLN，LVEF 较基线绝对降低值≤10%时，降低剂量至 40mg，1 次/日，重新开始；如再次出现，按上述方法，降低剂量至 20mg，1 次/日；如不能耐受 20mg 的剂量，应永久停药。在任何剂量下，如当症状持续，或 LVEF≤LLN，或 LVEF 基于基线绝对下降值≥10%时应永久停药
皮肤反应	2 级（不能耐受），3 或 4 级	暂停用药或降低剂量
严重的视网膜病变或视网膜静脉阻塞	视网膜病变	暂停用药，如 4 周内症状或体征改善，降低剂量至 40mg，1 次/日；若在此剂量下用药 4 周内症状未改善或症状复发，应永久停药
	视网膜静脉阻塞	永久停药
肝功能异常和肝毒性	首次出现 4 级肝损伤	暂停用药，如 4 周内改善至 0 或 1 级，降低剂量至 40mg，1 次/日；如不能耐受 20mg 的剂量，应永久停药。在任何剂量下，如 4 周内未改善至 0 或 1 级，应永久停药
	复发 4 级肝损伤	永久停药
横纹肌溶解和肌酸激酶升高	4 级肌酸激酶升高或任何等级肌酸激酶升高和肌痛	暂停用药，如 4 周内改善至 3 级以下，降低剂量至 40mg，1 次/日；如再次出现，按上述方法，降低剂量至 20mg，1 次/日；如不能耐受 20mg 的剂量，应永久停药。在任何剂量下如 4 周内未改善，应永久停药
光敏症	2 级（不能耐受），3 或 4 级	暂停用药，如 4 周内改善至 0 或 1 级，降低剂量至 40mg，1 次/日；如再次出现，按上述方法，降低剂量至 20mg，1 次/日；如不能耐受 20mg 的剂量，应永久停药。在任何剂量下如 4 周内未改善至 0 或 1 级，应永久停药
其他	2 级（不能耐受）或，任意 3 级不良反应	暂停用药，如 4 周内改善至 0 或 1 级，降低剂量至 40mg，1 次/日；如再次出现，按上述方法，降低剂量至 20mg，1 次/日；如不能耐受 20mg 的剂量，应永久停药。在任何剂量下如 4 周内未改善至 0 或 1 级，应永久停药
	首次出现任意 4 级不良反应	暂停用药直至不良反应改善至 0 或 1 级，如 4 周内改善至 0 或 1 级，降低剂量至 40mg，1 次/日；如 4 周内改善至 0 或 1 级，应永久停药
	4 级不良反应复发	永久停药

【用药须知】

1. 本品不适用于野生型 BRAF 黑素瘤患者的治疗。

2. 本品可与食物同时服用或不与食物同时服用；如漏服一次剂量或服用本品呕吐，不必补服，照常服用下一次剂量。

3. 本品与威罗非尼合用，可增加皮肤肿瘤和非皮肤恶性肿瘤的风险，监测皮肤病变的症状直至停用本品和威罗非尼后 6 个月后。使用过程中监测非皮肤恶性肿瘤的症状和体征。

4. 本品可导致光敏反应，嘱患者避免阳光照射，出门时应穿长袖衣物，戴宽边帽，涂防晒霜。

5. 育龄期女性在本品治疗期间使用有效的避孕方法，直至治疗结束后 2 周。

6. 动物研究发现，本品可能造成生殖潜力的女性和男性的生育力降低。

【制剂】片剂：20mg。

【贮藏】在室温下储存，温度应低于 30℃。

2.11 其他抗肿瘤药和抗肿瘤辅助药（miscellaneous antineoplastics and antineoplastic adjuvants）

贝沙罗汀（bexarotene）

别名：Targretin。

本品属于视黄醇类药物。

【理化性状】

1. 化学名：p-[1-（5,6,7,8-tetrahydro-3,5,5,8,8-pentamethyl-2-naphthyl）vinyl]benzoic acid。

2. 分子式：$C_{24}H_{28}O_2$。

3. 分子量：348.5。

4. 结构式如下：

【用药警戒】本品可导致胎儿先天畸形，妊娠期妇女禁用。

【药理学】本品可选择性地结合并激活视黄醇类 X 受体亚型（retinoid X receptor，RXR，包括 RXRα、RXRβ 和 RXRγ）。RXR 可形成具有各种不同受体配体[如视黄酸受体（retinoic acid receptor，RAR）、维生素 D 受体、甲状腺受体及过氧化物酶体增殖物活化受体（peroxisome proliferator-activated receptor，PPAR）]的杂二聚体。它们一旦被激活，这些作为调节基因表达转录因子的受体功能就会调控细胞的分化和增殖。体外试验表明，本品能抑制某些造血和鳞状上皮细胞起源的肿瘤细胞系的生长。在某些活体动物模型中，它还可诱导肿瘤退化。本品治疗皮肤 T 细胞淋巴瘤（cutaneous T cell lymphoma，CTCL）的确切作用机制尚不明了。

【药动学】

1. 本品口服后约 2h 可达 T_{max}，其终末 $t_{1/2}$ 约为 7h。在晚期肿瘤患者中进行的研究显示，在治疗范围内，单剂量和少累积的多剂量，其药动学均接近线性。在接受本品 75mg 和 300mg 时，给予含脂肪食物与给予葡萄糖溶液相比，脂肪餐引起的血浆 AUC 和 C_{max} 分别升高 35% 和 48%。本品与血浆蛋白的结合率高达 99% 以上。

2. 已在血浆中发现本品的 4 种代谢物：6-羟基贝沙罗汀和 7-羟基贝沙罗汀及 6-氧化贝沙罗汀和 7-氧化贝沙罗汀。体外试验提示，CYP3A4 主要产生氧化代谢物，进一步可能与葡糖醛酸结合。本品主要经肝胆系统清除，而 2 型糖尿病患者的清除是通过肾。

【适应证】用于治疗患皮肤 T 细胞淋巴瘤且对以前使用的药物耐药的患者。

【不良反应】

1. 可见脂质异常（三酰甘油、总胆固醇和低密度脂蛋白胆固醇升高、高密度脂蛋白胆固醇降低）、甲状腺功能减退。

2. 头痛、虚弱、皮疹、皮肤干燥、白细胞减少和贫血。

3. 恶心、腹痛、腹泻、胰腺炎和肝功能检查异常。

4. 白内障、变态反应、肌肉痉挛、感染、周围水肿和精神错乱。

【妊娠期安全等级】X。

【禁忌与慎用】

1. 对本品过敏者、对视黄醇类过敏者、计划妊娠的妇女禁用。

2. 肝肾脏功能受损、糖尿病、高脂血症、甲状腺功能减退、骨髓抑制、胆道疾病慎用。

3. 光敏感者、酗酒者慎用、

4. 尚未明确本品是否可经乳汁，哺乳期妇女应权衡本品对其的重要性，选择停药或停止哺乳。

5. 儿童用药的安全性及有效性尚未确定。

【药物相互作用】

1. 酮康唑、依曲康唑、红霉素、吉非贝齐、葡萄柚汁及其他CYP3A4抑制剂均会使本品血药浓度升高。

2. 利福平、苯妥英、苯巴比妥及其他CYP3A4诱导剂则会降低本品血药浓度。

3. 本品可降低他莫昔芬的血药浓度35%。

4. 吉非罗齐可持续升高的本品血药浓度，应避免合用。

5. 本品可能会降低口服避孕药的避孕效果，建议在服用本品期间采取其他避孕措施。

【剂量与用法】

1. 首次剂量为300mg/（m^2·d），于进餐时服用。

2. 如出现毒性反应，可将本品的剂量调整到200mg/（m^2·d）或100mg/（m^2·d），甚或暂时停药。待药物毒性被控制后，可谨慎地将剂量再向上调整。如果在治疗8周后未见治疗效果，且患者能很好地耐受首次剂量，就可以在仔细监控下，将剂量逐渐增加到400mg/（m^2·d）。

3. 治疗期间，只要患者能获益，就应该继续给予本品。

【用药须知】

1. 本品对三酰甘油、高密度脂蛋白胆固醇和总胆固醇的作用在治疗停止后是可逆的，通常在减少剂量或给予抗血脂药治疗后可以减轻。

2. 对具有胰腺炎危险因素（如曾患胰腺炎、未得到控制的高脂血症、过度饮酒、未得到控制的糖尿病、胆道疾病及使用可能升高三酰甘油水平或与胰腺毒性有关的药物）的患者，通常不应使用本品。

3. 肝功能不全患者会明显减少对本品的清除。

4. 限定维生素 A 的补充量，以避免发生可能出现的叠加毒性作用。

5. 本品会增强胰岛素和口服降血糖药的作用，从而引起低血糖。

6. 本品可能具有光敏性，在接受本品时，尽量不要暴露于日光和人造紫外光下。

【制剂】 胶囊剂：75mg。

【贮藏】 防潮、避光，贮于 2～25℃。

替莫唑胺（temozolomide）

别名：Temodar。

本品为咪唑四嗪（imidazotetrazine）衍生物。

【理化性状】

1. 化学名：3,4-dihydro-3-methyl-4-oxoimidazo [5,1-d][1,2,-3,5]tetrazine-8-carboxamide。

2. 分子式：C$_6$H$_6$N$_6$O$_2$。

3. 分子量：194.2。

4. 结构式如下：

【药理学】 本品是一种前药，直到进入体内水解成 MTIC［5-（3-甲基三氮烯-1-基）咪唑-4-酰胺］后才具有抗肿瘤活性。MTIC 的细胞毒作用主要表现为 DNA 分子上鸟嘌呤第 6 位氧原子上的烷基化及第 7 位氮原子的烷基化。通过甲基化加成物的错配修复，发挥细胞毒作用。

【药动学】 临床前数据提示本品能迅速通过血脑屏障，进入脑脊液。成年患者口服本品后，被迅速吸收，最早在服药后 20min 就可达到血药峰浓度（平均时间为 0.5～1.5h）。血浆清除率、分布容积和 $t_{1/2}$ 都与剂量无关。本品的蛋白结合率低（10%～20%），因此估计不会与蛋白结合率高的药物发生相互作用。口服 ^{14}C-本品后 7d 内粪便内排泄 0.8%，表明药物是完全吸收的。口服后，24h 尿内的原形药占剂量的 5%～10%，其余是以 AIC（4-氨基-5-咪唑-盐酸羧酰胺）形式或其他极性代谢物随尿排泄。

【适应证】

1. 新诊断的多形性胶质母细胞瘤，开始先与放疗联合治疗，随后作为辅助治疗。

2. 常规治疗后复发或进展的多形性胶质母细胞瘤或间变性星形细胞瘤。

【不良反应】

1. 感染 口腔念珠菌病、单纯疱疹、感染、咽炎、伤口感染、流感样症状。

2. 血液和淋巴系统 常见白细胞减少、淋巴细胞减少、中性粒细胞减少、血小板减少；少见贫血、发热性中性粒细胞减少。

3. 内分泌 少见类库欣综合征。

4. 代谢和营养 常见食欲缺乏、高血糖、体重降低；少见低血钾、碱性磷酸酶增加、体重增加。

5. 精神 常见焦虑、情绪不稳定、失眠，少见激越、情感淡漠、行为异常、抑郁、幻觉。

6. 神经系统 常见头痛、头晕、失语、平衡障碍、注意力不能集中、意识模糊、意识减低、惊厥、记忆缺陷、神经病、瞌睡、言语障碍、震颤；少见共济失调、认知障碍、言语困难、锥体外系反应、步态异常、轻偏瘫、感觉过敏、感觉减退、神经病、周围神经病、癫痫持续状态。

7. 眼　常见视物模糊；少见眼痛、偏盲、视力障碍、视力降低、视野缺损。

8. 耳和迷路　常见听力损害；少见耳痛、听觉过敏、耳鸣、中耳炎。

9. 心血管　常见水肿、下肢水肿、出血；少见高血压、脑出血、心悸、深静脉血栓形成、水肿、周围性水肿、肺栓塞。

10. 呼吸、胸和纵隔　常见咳嗽、呼吸困难；少见肺炎、上呼吸道感染、鼻充血、鼻窦炎、支气管炎。

11. 胃肠道　常见便秘、恶心、呕吐；少见腹痛、腹泻、消化不良、吞咽困难、口腔炎。

12. 皮肤及皮下组织　常见脱发、皮疹；少见皮炎、皮肤干燥、红斑、瘙痒、光敏反应、异常色素沉着、皮肤脱落、出汗增加。

13. 肌肉骨骼和结缔组织　常见关节痛、肌无力；少见腰痛、肌肉骨骼疼痛、肌痛、肌病。

14. 肾和泌尿系统　常见尿频、尿失禁；少见排尿困难。

15. 生殖系统和乳腺　少见阳萎、闭经、乳房痛、月经过多、阴道出血、阴道炎。

16. 全身和给药部位　常见疲乏、发热、疼痛、过敏反应、放射损伤、面部水肿、味觉异常；少见潮红、热潮红、无力、病情恶化、僵直、舌变色、嗅觉倒错、口渴。

17. 实验室检查　常见氨基转移酶升高。

【妊娠期安全等级】D。

【禁忌与慎用】

1. 对本品过敏者、骨髓抑制者、儿童禁用。

2. 对达卡巴嗪过敏者禁用，因该药亦代谢为MTIC（亦有称为AIC）。

3. 重度肝肾功能不全患者慎用。

4. 尚无 3 岁以下多形性胶质母细胞瘤患儿使用本品的临床经验；对于 3 岁以上胶质瘤儿童，使用本品的临床经验有限。

5. 老年患者（>70 岁）中性粒细胞减少及血小板减少的可能性较大。

6. 尚未明确本品是否可经乳汁，哺乳期妇女应权衡本品对其的重要性，选择停药或停止哺乳。

【药物相互作用】

1. 丙戊酸可使本品的清除减少 5%。

2. 其他可导致骨髓抑制的药物联合应用时，骨髓抑制可能加重。

【剂量与用法】

1. 新诊断的多形性胶质母细胞瘤的成人患者

（1）同步放化疗期：口服本品，每日剂量为 $75mg/m^2$，共 42d，同时接受放疗（6Gy 分 30 次）。随后接受 6 个周期的本品辅助治疗。根据患者的耐受程度可暂停用药，但无须降低剂量。同步放化疗期如果符合以下条件（即绝对中性粒细胞计数≥$1.5×10^9/L$，血小板计数≥$100×10^9/L$，非血液学毒性≤1 级（除脱发、恶心和呕吐外），本品可连续使用 42d，最多 49d。治疗期间每周应进行全血细胞计数。在同步化疗期间应按血液学和非血液学毒性程度暂停或终止服用本品：①如 $0.5×10^9/L$≤ANC<$1.5×10^9/L$，应暂停本品治疗，如 ANC<$0.5×10^9/L$，应终止本品的治疗；②如 $10×10^9/L$≤血小板计数<$100×10^9/L$，应暂停本品治疗，如血小板计数<$10×10^9/L$，应终止本品的治疗。③如出现 2 级非血液学毒性，应暂停本品治疗，如出现 3 级或 4 级非血液毒性，应终止本品的治疗。

（2）辅助治疗期：本品同步放化疗期结束后 4 周，再进行 6 个周期的本品辅助治疗：①第 1 周期的本品剂量是 $150mg/m^2$，1 次/日，共 5d，然后停药 23d。②第 2 周期开始时，如果第 1 周期非血液学毒性≤2 级（除脱发、恶心和呕吐外）、ANC≥$1.5×10^9/L$ 和血小板计数≥$100×10^9/L$，则剂量可增至每日 $200mg/m^2$。如果第 2 周期的剂量没有增加，在以后的周期中也不应增加剂量。③除出现毒性外，以后各周期的剂量维持在每日 $200mg/m^2$。

治疗期间的第 22 天（首剂本品后 21d）应进行全血细胞的计数。如 ANC<$1.0×10^9/L$、ANC<$50×10^9/L$ 或 3 级非血液学毒性，原服用 200mg 剂量者可降低至 150mg，原服用 150mg 剂量者可降低至 100mg。

2. 常规治疗后复发或进展为多形性或间变性星形细胞瘤的患者

（1）成人患者：以前未接受过化疗的患者，每 28 天周期中，本品口服的剂量是每日 $200mg/m^2$，共 5d。以前曾接受过化疗的患者，本品的起始剂量是每日 $150mg/m^2$，如果下个周期第 1 天的 ANC>$1.5×10^9/L$ 且血小板计数≥$100×10^9/L$ 时，则第 2 周期的剂量应增为每日 $200mg/m^2$，并根据 ANC 和血小板计数的最低值调整本品的剂量。

（2）儿童：在≥3 岁的患儿中，每 28 天周期中，本品的口服剂量是每日 $200mg/m^2$，共 5d。以前曾接受过化疗患儿，本品的起始剂量是每日 150mg/m^2，共 5d；如果没有出现毒性，下个周期的剂量可增至每日 200mg/m^2。

3. 治疗可继续到病变出现进展，最多为 2 年。

4. 所有接受本品治疗的患者：应空腹（进餐前至少 1h）服用本品。不能打开或咀嚼本品胶囊剂，应用一杯水整粒吞服。如果胶囊有破损，应避免皮肤或黏膜与胶囊内粉状内容物接触。

服用本品前后可使用止吐药。如果服药后出现呕吐，当天不能服用第 2 剂。

【用药须知】

1. 轻、中度肝功能不全患者的药动学类似肝功能正常者，不必调整剂量。

2. CC 为 36～130ml/（min·m^2）的患者并不影响本品的清除。

3. 老年人和女性有较高的骨髓抑制危险性，厂家未做剂量调整的建议。

4. 接受本品治疗期间肺孢子虫病发生率可能较高。不管何种治疗方案，都应密切观察本品治疗的全部患者（特别是同时接受皮质激素治疗患者）发生肺孢子虫病的可能性。

5. 一旦过量可能会出现骨髓抑制，包括持续的全血细胞降低，可能导致再生障碍性贫血，且在一些病例中导致了致命的结果，必要时应采取支持性措施。

6. 服用本品的患者应采取有效的避孕措施。本品具有遗传毒性，因此在治疗过程及治疗结束后 6 个月之内，男性应避孕。由于接受本品治疗有导致不可逆性不育的可能，在接受该治疗之前应冷冻保存精子。育龄期妇女应采取有效避孕措施至停止本品治疗 6 个月后。

【制剂】①胶囊剂：5mg，20mg，100mg，140mg，180mg，250mg；②注射剂（粉）：100mg。

【贮藏】胶囊剂密封、避光保存，注射剂贮于 2～8℃。

阿曲诺英（alitretinoin）

别名：阿利维 A 酸、Panretin、Panrexin。

本品（9-顺-视黄酸）是维生素 A 的衍生物，为天然产生的内源性视黄醛。

【理化性状】

1. 化学名：（2E,4E,6Z,8E）-3,7-dimethyl-9-（2,6,6-trimethyl-1-cyclohexen-1-yl）-2,4,6,8-nonatetraenoic acid。

2. 分子式：$C_{20}H_{28}O_2$。

3. 分子量：300.4。

4. 结构式如下：

【药理学】本品可结合并激活细胞内的视黄酸受体（RAR）（如 RARα、RARβ、RARγ）和视黄醛 X 受体（RXR）（如 RXRα、RXRβ、RXRγ），从而增强基因转录。本品治疗与卡波西肉瘤有关损害的实际作用机制尚未完全阐明；不过，本品似乎可以影响基因表达，从而抑制细胞增殖，诱导细胞分化，激发健康细胞和癌细胞的凋亡。体外研究证实，本品可抑制卡波西肉瘤细胞生长。

【药动学】局部应用本品后，未从血浆中检出本品及其代谢物的明显浓度。体外研究证实本品通过 CYP2C9、CYP3A4、CYP1A1 和 CYP1A2 代谢。

【适应证】局部治疗与卡波西肉瘤有关的皮肤损害。

【不良反应】

1. 常见皮疹、瘙痒、剥脱性皮炎、皮肤病（表皮脱落、表皮裂开、结痂、排出液体、焦痂和渗出）。

2. 有胚胎毒并致畸。

3. 有光敏反应（包括日光或人工日光灯管）。

4. 可能发生严重的局部皮肤反应（如严重的红斑、水肿和起疱）。

【妊娠期安全等级】D。

【禁忌与慎用】

1. 对本品过敏者禁用。

2. 有过敏性皮炎史者慎用。

3. 尚未明确本品是否可经乳汁分泌，哺乳期妇女应权衡本品对其的重要性选择停药或停止哺乳。

4. ＜18 岁儿童用药的安全性和有效性尚未确定。

【药物相互作用】

1. 动物实验证实，本品与二乙甲苯酰胺（diethyltoluamide）合用，可增加后者的毒性。

2. 在接受抗病毒药（包括蛋白酶抑制剂在内的抗反转录病毒药）、大环内酯类抗生素或唑类抗真菌药的患者中使用本品凝胶剂，并未发现相互作用。

【剂量与用法】

1. 局部使用本品 0.1%凝胶，应在用前沐浴或淋浴之后等候 20min。局部用药后应使之干燥 3～5min 后才能穿衣。用药后至少 3h 内不能沐浴或淋浴。

2. 仅在局部病损区使用充分的凝胶，2 次/日。根据耐受情况，用药次数可逐渐增加到 3～4 次。如用药范围已产生毒性，用药次数应减少。如已产生严重刺激则应停药，直至刺激感消除后才可恢复用药。

3. 患者感到用药有益处，就可持续给药。有些患者在超过 14 周治疗后才见到效应。在临床研究中有用到 175 周的。

【用药须知】本品凝胶不可接触眼、鼻孔、口、唇、阴道、阴茎头、直肠和肛门。

【制剂】局部凝胶剂：1%。

【贮藏】密封、避光保存。

阿米福汀（amifostine）

别名：氨磷汀、Ethyol。

本品为顺铂的解毒剂。

【理化性状】

1. 化学名：S-[2-（3-aminopropylamino）ethyl] dihydrogen phosphorothioate。

2. 分子式：$C_5H_{15}N_2O_3PS$。

3. 分子量：214.2。

4. 结构式如下：

【药理学】本品是一种前药，在组织中经碱性磷酸酶去磷酸化以释放硫醇代谢物而发挥药理作用。研究发现，这些代谢物可降低顺铂累积的肾脏毒性和对正常口腔组织产生的辐射毒性作用。本品能区别地保护正常组织，这种作用相对于肿瘤而言，应归因于正常组织毛细管内的碱性磷酸酶活性较高、pH 较高和血管供应较佳，从而使药物能更快地进入细胞内和更迅速地产生具有活性的硫醇代谢物。在正常组织中，高浓度的硫醇代谢物可以和顺铂的代谢物结合，从而解除其毒性。这些硫醇代谢物还可以清除因接触顺铂或者辐射所产生的再活化的活性氧自由基。本品不会改变顺铂化疗或者放疗的效果。

【药动学】本品可迅速从血浆中清除，其分布 $t_{1/2}<1min$，$t_{1/2}$ 约为 8min。在给药之后 6min，血浆中残留的本品不及 10%。本品被迅速地代谢为具有活性的游离硫醇代谢物。随后生成活性低于游离硫醇的二硫化代谢物。在 10s 内快速推注本品 150mg/m^2 后 1h，原药及其两个代谢物的 CL_r 较低，原药、硫醇和二硫化物的 CL 平均值分别为给药剂量的 0.69%、2.64% 和 2.22%。经静脉内输注本品后 5～8min，可在骨髓细胞中检测出游离的硫醇代谢物。

【适应证】

1. 用于降低晚期卵巢癌或者非小细胞肺癌患者反复使用顺铂时的累积肾毒性。

2. 用于降低头颈部癌症患者接受术后放疗（辐射窗包括腮腺部分）导致中、重度口腔干燥症的发生率。

【不良反应】

1. 全身：可见发热、寒战和强直，罕见过敏反应。

2. 心血管系统：低血压、心动过速、心动过缓、期前收缩、胸痛、心肌缺血、心肌梗死。偶有心房颤动/扑动、室上性心动过速、一过性高血压和高血压加重；心搏骤停罕见。

3. 呼吸系统：呼吸困难、缺氧、胸部发紧、呼吸暂停。

4. 过敏反应：皮疹、荨麻疹、喉头水肿和类过敏反应，有时达到严重程度，甚至发生致命的多形性红斑、剥脱性皮炎、史-约综合征和中毒性表皮坏死松解症。

5. 将本品用作放疗保护剂时所致严重皮肤反应的发生率比用作化疗保护剂时的发生率更高。

6. 泌尿系统：据报道，在低血压期间或低血压后，可发生尿潴留和罕见的肾衰竭。

7. 神经系统：罕见忧虑、癫痫发作和晕厥。

【妊娠期安全等级】C。

【禁忌与慎用】

1. 对本品和氨硫醇（aminothiol）类化合物过敏者禁用。

2. 低血压患者或者脱水未纠正的患者禁用。

3. 儿童和 >65 岁老人用药的安全性和有效性尚未确定。

4. 估计化疗可以治愈或已产生明显存活效益的恶性肿瘤（如源于生殖细胞的恶性肿瘤）患者，不必使用本品。

5. 年长患者，患有心血管或脑血管疾病，如缺血性心脏病、心律失常、充血性心力衰竭、有卒中或短暂性缺血性发作病史的患者应慎用本品。

6. 尚未明确本品是否可经乳汁，哺乳期妇女应权衡本品对其的重要性，选择停药或停止哺乳。

7. 儿童用药的安全性及有效性尚未确定。

【药物相互作用】预先使用地塞米松或者甲氧氯普胺，对本品的药动学没有影响。

【剂量与用法】

1. 用于减少化疗时的累积肾毒性：推荐的起始剂量为每次 910mg/m^2，1 次/日，在化疗前 30min 开始给药，经 15min 静脉输注。如果患者血压正常且无症状，可以开始输入足量的本品（900mg/m^2）。如果不能耐受足量的本品，在随后的化疗周期中，应将本品剂量减到 740mg/m^2。

2. 用于减少头颈部照射引起的中、重度口腔干燥：推荐的本品剂量为 200mg/m^2，1 次/日，在放射治疗前 15~30min 开始，于 3min 内静脉输注。

3. 在静脉输注本品之前，应给患者补足水分，每 5 分钟监控血压 1 次。

4. 建议提前与本品一起使用止吐药，包括静脉注射 20mg 地塞米松和 5-HT$_3$ 受体拮抗剂。根据使用的化疗药物不同，可能需要多次使用止吐药。

【用药须知】

1. 接受本品治疗的患者，要在用药前 24h 停用抗高血压药物。在静脉输注期间和用药后，应注意监控血压，因为停用抗高血压药物及静脉输液等原因会使高血压加重。

2. 在静脉输注本品时，患者应保持仰卧位。在输药期间，应每 5 分钟监控血压 1 次，之后根据临床情况进行监控。

3. 重要的是，以 910mg/m^2 静脉输注本品的持续时间不要超过 15min，因为本品的给药时间过长，不良反应的发生率就会增高。

4. 如果发生低血压，应将患者置于垂头仰卧位，并使用专一的静脉通道静脉输注 0.9%氯化钠注射液。

5. 对有低血钙风险的患者，要监控血清钙水平。必要时，可以补钙。

6. 如果发生严重的急性变态反应，应该立即并且永久性地停用本品。

7. 如果出现注射部位或照射窗口之外的病原不明的皮肤反应或黏膜损害，或者手心或足底出现水肿或大疱样病变，就要考虑停用本品，并且请皮肤科会诊和做活体检查。只有经过适当的皮肤病学评估后，才可以重新使用本品。

8. 已证实，家兔接受本品 50mg/kg（约为人用剂量的 65%）时，具有胎毒性。在妊娠期间，只有在证明本品对胎儿的潜在获益超过潜在危险时，才能使用这种药物。

【制剂】注射剂（粉）：500mg。

【贮藏】贮于 10~25℃。

右雷佐生 （dexrazoxane）

别名：右丙亚胺、Eucardion。

本品为雷佐生的右旋异构体，属于哌嗪乙二胺四乙酸的衍生物。

【理化性状】

1. 化学名：（+）-（S）-4,4'-propylenebis（piperazine-2,6-dione）。

2. 分子式：C$_{11}$H$_{16}$N$_4$O$_4$。

3. 分子量：268.3。

4. 结构式如下：

【药理学】本品原药并非有效的螯合剂，但在细胞内可水解成开环形式后则具有螯合作用，能与铁和其他重金属及多柔比星复合物螯合，从而抑制自由基的产生，发挥保护心肌细胞的作用。

【药动学】本品经静脉给药后，其 AUC 为 0.25~1.70（μg·h）/ml，可进入胸腔积液，在肝、肾中的浓度最高，蛋白结合率低于 2%。其分布 $t_{1/2}$ 为 3~30min，V_d 为 22~22.4L。有 3 种代谢物，1 种二元酸二酰胺裂解产物，2 种一元酸单胺环产物，是否有活性尚不确切。原药的 $t_{1/2}$ 为 2~4h。CL 为 3.35L/（m^2·h）时肾脏的排泄率为 40%~60%。本品的总 CL 约为 290ml/min，仅少量经胆道排泄。能否进入乳汁不详。

【适应证】用于减少和减轻蒽环类抗肿瘤药引起的心脏毒性。

【不良反应】

1. 骨髓抑制为本品最主要的毒性，亦可见贫血和凝血障碍。

2. 可能引起三酰甘油增高，并增加血清铁浓度，降低血清锌和钙，同时促进铁、锌和钙随尿液排出。

3. 可见恶心、呕吐、畏食、胃肠道不适、腹泻和氨基转移酶升高。还有血淀粉酶升高的报道，但引起胰腺炎的可能性很小。

4. 局部可发生炎症，亦见皮下坏死和脂膜炎。高剂量可致脱发。

5. 有引起过敏反应的个例报道。

【妊娠期安全等级】C。

【禁忌与慎用】

1. 对本品过敏者禁用。

2. 同时使用骨髓抑制药的患者慎用。

3. 尚未明确本品是否可经乳汁分泌，哺乳期妇女应权衡本品对其的重要性选择停药或停止哺乳。

4. 儿童用药的安全性及有效性尚未确定。

【剂量与用法】成人用量为多柔比星剂量的10倍。从开始给予本品计算，至少30min后方可使用多柔比星。应缓慢静脉注射或快速静脉输注。既往使用了亚硝基脲的患者，本品最大耐受量为750mg/m²；而既往未用过亚硝基脲的患者，其最大耐受量为1250mg/m²。

【用药须知】

1. 用药前后和用药期间，应定期监测血常规、血清铁和锌。

2. 注射溶液的配制，先以浓度为0.167mol的乳酸钠注射液将本品配制成10mg/ml的溶液，然后用0.9%氯化钠注射液或5%葡萄糖注射液将本品稀释成1.3～5mg/ml备用。稀释后的溶液在2～8℃条件下可稳定6h。

3. 本品不可用于非蒽环类抗肿瘤药引起的心脏毒性。

4. 虽然本品对心脏有保护作用，但不能消除心脏中毒的风险，对多柔比星累积剂量达300mg/m²的患者，即使使用本品，亦应密切关注心脏毒性的发生。

【制剂】①片剂：25mg，50mg。②注射剂（粉）：250mg，500mg。

【贮藏】贮于10～25℃。

索布佐生（sobuzoxane）

别名：索布佐山，Perazolin。

本品为细胞周期特异性药物。

【理化性状】

1. 化学名：4,4'-ethylenebis[1-（hydroxymethyl）-2,6-piperazinedione]bis（isobutylcarbonate）。

2. 分子式：$C_{22}H_{34}N_4O_{10}$。

3. 分子量：514.5。

4. 结构式如下：

【药理学】本品及其代谢产物均具有抗肿瘤活性，为细胞周期特异性药物，主要作用于G_2期细胞。实验研究表明，本品不作用于核酸合成系统，亦无DNA链切断修复作用。但通过对死亡细胞形态的观察，发现细胞形态出现异常膨胀、矮小细胞和发育不全的有丝分裂等。现认为其作用机制主要是抑制拓扑异构酶Ⅱ的活性。但与其他拓扑异构酶抑制剂的作用原理不完全相同。本品对小鼠肿瘤白血病P388和L1210、Lewis肺癌、B16黑素瘤、结肠癌Colon38和Colon26、M5076肉瘤和裸鼠移植物性人乳腺癌MX-1、小细胞肺癌LX-1等都具有强有力的抗肿瘤活性。

【药动学】以¹⁴C标记的本品给大鼠口服，血药浓度维持时间较长，在组织中的分布以肾、肝、消化道为最多，120h后几乎全部被消除。随粪便排出60%；随尿液排出30%，全属代谢产物，无原药。

【适应证】用于缓解恶性淋巴瘤、成人T细胞白血病、淋巴瘤的症状与体征。

【不良反应】

1. 可见白细胞减少、血小板减少、贫血、出血。

2. 恶心、呕吐、食欲缺乏、腹泻。

3. 少数患者可出现ALT、AST升高和血浆总蛋白降低。

4. 还可发生脱发、味觉异常、疲倦、皮炎和热感等。

【禁忌与慎用】

1. 对本品过敏者、严重骨髓抑制者、孕妇禁用。

2. 胃肠道溃疡或有出血史者慎用，

3. 轻度骨髓抑制、肾功能不全、合并感染和水痘患者慎用。

4. 老年人、育龄期患者慎用。

5. 尚未明确本品是否可经乳汁分泌，哺乳期妇女应权衡本品对其的重要性选择停药或停止哺乳。

6. 儿童用药的安全性及有效性尚未确定。

【药物相互作用】

1. 本品与其他抗肿瘤药或放射疗法合用可加重骨髓抑制。

2. 本品与丝裂霉素、长春新碱、氟尿嘧啶、顺铂、环磷酰胺、阿糖胞苷有相加效果，而与巯嘌呤、硫鸟嘌呤有拮抗作用。

【剂量与用法】通常成人口服1600mg/（m²·d）

或 1100mg/m²，1 次或分 2 次服，连用 5d，停药 2～3 周，为一个周期。剂量可增加到 2400mg/（m²·d）。疗程可重复。CC＜40ml/min 者剂量减半。

【用药须知】用药期间，须密切观察血象及肝肾功能。

【制剂】颗粒剂：800mg/1.0g。

【贮藏】避光，贮于室温下。

阿扎胞苷（azacitidine）

别名：Vidaza、5-Azacitidine。

本品属于脱甲基或低甲基物质的胞苷嘧啶核苷类似物，属于孤儿药（orphan drug），于 2004 年在美国被批准首次上市，是第一个专门用于治疗骨髓增生异常综合征的药物。

【理化性状】

1. 化学名：4-amino-1-β-D-ribofuranosyl-1,3,5-triazin-2（1H）-one。

2. 分子式：$C_8H_{12}N_4O_5$。

3. 分子量：244.2。

4. 结构式如下：

【药理学】本品可抑制 DNA 甲基转移酶，后者在新合成的 DNA 甲基化中起作用，也就是说，此酶被抑制后就会导致合成低甲基化的 DNA。此低甲基化的 DNA 可使分化和增殖的关键基因恢复正常功能，导致分裂细胞快速凋亡。

【药动学】

1. 皮下给予本品单剂量 75mg/m² 后，吸收迅速。给药后约 30min 可达 C_{max}（750±403）ng/ml，皮下给药后的生物利用度约为静脉给药的 89%，但目前并不主张静脉给药。

2. 目前所知，本品可能经肝代谢其少部分（具体数量不详）被吸收的药量，随尿液排出是本品及其代谢产物的主要消除途径，接近给药总量的 85%。其平均 $t_{1/2}$ 为（41±8）min。

【适应证】本品适用于骨髓增生异常综合征（myelodysplastic syndrome，MDS），可治疗 5 种 MDS 亚型（难治性贫血，难治性贫血伴环形铁粒幼细胞增多和同时伴有中性粒细胞减少症、血小板减少症或需要输血，难治性贫血伴有原始细胞增多，难治性贫血伴有原始细胞增多转变型和慢性骨髓单核细胞性白血病）中任何一种亚型的患者。

【不良反应】

1. 骨髓抑制和其他血液学反应：所有的患者都会出现严重的骨髓抑制和其他血液学反应，表现为白细胞于第 12～14 天降至最低，偶见抑制持续超过几周。

2. 常见恶心、腹泻、呕吐和其他胃肠道反应，静脉持续静脉输注可见减轻。

3. 皮肤黏膜反偶见黏膜炎及皮肤红疹。

4. 神经系统常见肌肉疼痛，少见虚弱、嗜睡及昏迷。

5. 罕见肝毒性，但可能严重。

6. 偶见暂时性发热。

【妊娠期安全等级】D。

【禁忌与慎用】

1. 晚期恶性肝脏肿瘤患者禁用。

2. 有可能妊娠的妇女在使用本品期间应避孕，接受本品治疗的男性也应采取避孕措施。

3. 尚未明确本品是否可经乳汁分泌，哺乳期妇女应权衡本品对其的重要性，选择停药或停止哺乳。

4. 儿童使用本品的有效性和安全性尚未确定。

【药物相互作用】与其他药物之间是否产生相互作用，目前尚未见到报道。

【剂量与用法】

1. 本品供皮下注射。推荐的起始剂为 75mg/（m²·d），连续给药 7d，4 周 1 个疗程。2 个疗程后如果未出现效应，且患者除了恶心和呕吐外并未出现其他毒性反应时，剂量可以增加到 100mg/（m²·d）。治疗至少应持续 4 个疗程，但欲获得完全或部分效应可能需要 4 个以上的疗程。如果患者继续受益，治疗可以一直持续下去。

2. 给药期间，如果出现不能解释的血清重碳酸盐减少（＜20mEq/L），或出现血尿素氮或肌酐水平升高，则应减少剂量或延长 2 次给药的间期。

3. 调整剂量应以实验室的血液学指标、肾功能和（或）血电解质指标为依据，并必须参考药品说明书中的有关叙述。因为老年患者多有可能出现肾功能不全，尤其要密切关注。

【用药须知】

1. 本品对既往已存在重度肝功能不全的患者具有潜在的肝毒性，故对有肝病史的患者必须非常小心，定期检查肝功能。此外，伴有肾功能不全的患者也应密切监测其肾功能。

2. 每一疗程开始之前均应进行全血细胞计数，

如有必要，还应增加全血细胞计数的测定频率，以监测患者对本品治疗的反应。

3. 为了减轻患者因用药后所产生的恶心与呕吐，可以在每次给药之前使用止吐药进行预处理。

4. 上市的本品是单剂量的无菌冻干粉末，注射前应使用无菌注射用水 4ml 注入小瓶中，继而将瓶子上下颠倒 2～3 次，然后轻轻旋转小瓶直至混匀。剂量＞4ml 时应平分注射于两个不同的部位。可注射于大腿、腹部或上臂，部位应轮流更换。每次注射的部位应与旧的注射部分至少相隔 2.54cm，不可注入有触痛的、有伤痕的、红的或硬的部位。

5. 室温条件下，制备后的混悬液必须在 1h 内给药；如果冷藏，可在 8h 内使用。将混悬液从冰箱中拿出后，至少需要 30min 使混悬液达到室温后才能给药。为了在临时给药时能使用均匀的混悬液，应将注射器倒置 2～3 次，然后在两个手掌之间轻轻滚动 30s，使注射器内的混悬液达到均匀。

【制剂】注射剂（冻干粉）：100mg（内含甘露醇 100mg）。

硼替佐米（bortezomib）

别名：万珂、Velcade、Cytomib。

本品为一种硼酸二肽衍生物，是 26S 蛋白酶体的选择性抑制药。

【理化性状】

1. 化学名：*N*-（（1*S*）-1-benzyl-2-{[（1*R*）-1-（dihydroxyboranyl）-3-methyl-butyl]amino}-2-oxoe-thyl）pyrazinecarboxamide。

2. 分子式：$C_{19}H_{25}BN_4O_4$。

3. 分子量：384.2。

4. 结构式如下：

5. 稳定性：未开封的本品注射剂，25℃原盒避光保存，有效期内保持稳定。本品注射剂不含抗菌性防腐剂。溶解的溶液应于 8h 内给药，并应保存于原始容器或给药注射器内。溶液暴露于正常室内光线的总时间应不超过 8h。

【药理学】

1. 26S 蛋白酶体是一种存在于所有真核细胞中的多催化活性蛋白酶，可降解与泛素结合的蛋白质，使多种与细胞完整性（如细胞周期控制、细胞凋亡、转录因子活化和 ATP 肿瘤因子生长）有关的调节蛋白被有序降解，如细胞周期蛋白、周期蛋白依赖性激酶（cyclin dependent kinase，CDK）抑制剂和 IκB[核转录因子κB（nuclear transcription fator-κB，NF-κB）的蛋白抑制剂]，从而使细胞有丝分裂有序进行。

2. 本品为第一代蛋白酶体抑制剂。通过抑制 26S 蛋白酶体而使这些调节蛋白稳定，使其调节作用被抑制，最终破坏细胞增殖，促进细胞凋亡。凋亡可发生于细胞内有 p21 和 p27 存在时，且不受 p53 状态的影响。本品还可通过抑制 IκB 的降解，阻断 NF-κB 活化，从而有可能提高细胞对凋亡的敏感性，并降低对细胞毒药物的耐受性。

【药动学】静脉用药 1h 后可达 C_{max}。不管单次或多次给药，其药效都可维持 48～72h。动物研究显示，本品分布广泛，其中以肝和胃肠道的药物浓度最高，皮肤和肌肉组织最低，而眼、睾丸和中枢神经系统中则未见分布。本品的蛋白结合率约为 83%，V_d＞500L。本品在肝内广泛（通过 CYP3A4、CYP2D6、CYP2C19、CYP2C9 和 CYP1A2）代谢。静脉给药 15min 后，大部分随尿液和粪便排出。给多发性骨髓瘤患者静脉注射本品 $1.3mg/m^2$，平均血药浓度达 509μg/ml（109～1300μg/ml），CC 为 31～169ml/min。晚期肿瘤患者在接受首剂 1.45～$2.00mg/m^2$ 后的平均 $t_{1/2}$ 为 9～15h。

【适应证】用于至少使用过 2 种以上疗法而病情却出现恶化的多发性骨髓瘤。

【不良反应】

1. 可引起水肿、低血压、头痛、眩晕、嗜睡、失眠和焦虑。

2. 可发生不适、虚弱、乏力和周围神经病变。

3. 血液系统恶性肿瘤患者可能出现低钠血症和低钾血症及脱水。

4. 咳嗽、上呼吸道感染、肺炎和呼吸困难。

5. 可见关节痛、背痛、骨痛、肌肉痉挛和肌肉疼痛。

6. 胃肠道常见恶心、呕吐、便秘、腹泻、畏食、腹痛、消化不良和味觉异常。

7. 常见血小板减少，少见白细胞减少和贫血。

8. 还可发生视物模糊、发热、皮疹和瘙痒。

【妊娠期安全等级】D。

【禁忌与慎用】

1. 本品含有硼和甘露醇赋形剂，对本品、硼或甘露醇过敏患者禁用。

2. 尚未明确本品是否可经乳汁分泌，哺乳期妇女应权衡本品对其的重要性选择停药或停止哺乳。

3. 以下疾病的患者慎用：①有过敏反应或过敏样反应史；②正在使用可引起周围神经病变或血压降低的药物；③肝疾病或肝血流量减少；④电解质失衡；⑤低血压尤其是直立性低血压；⑥骨髓抑制；⑦脱水；⑧现患或曾患周围神经病变或其他神经性疾病；⑨肾功能不全。

4. 本品不可鞘内给药，可致死。

5. 儿童用药的安全性及有效性尚未确定。

【药物相互作用】

【剂量与用法】

1. 成人可每次静脉注射 $1.3mg/m^2$，2 次/周，连用 2 周，停药 1 周为 1 个疗程（即第 1 天、第 4 天、第 8 天和第 11 天给药，第 12～21 天停药）。

2. 肝功能不全患者的 CL 可能降低，需调整剂量。

3. 发生 3 级非血液学的或任何 4 级血液学的毒性（不包括下面讨论的神经病变）时，应暂停本品治疗。一旦毒性症状得到缓解，可以重新开始本品的治疗，剂量减少 25%（如 $1.3mg/m^2$ 降低到 $1.0mg/m^2$；$1.0mg/m^2$ 降低到 $0.7mg/m^2$）。

4. 如果患者发生与本品治疗有关的神经痛或周围感觉神经病变，应按表 2-20 推荐的调整剂量进行治疗。如果患者本身患有严重的神经病变，应权衡利弊后方可使用本品。

表 2-20 发生与本品治疗有关的神经痛或者外周感觉神经病时推荐的剂量调整方案

外周神经病症状和体征的严重程度	用法用量调整
1 级（感觉异常或者反射丧失），不伴有疼痛或者功能丧失	维持原剂量
1 级，伴有疼痛或者 2 级（功能障碍，但不影响日常生活）	剂量降至 $1.0mg/m^2$
2 级，伴有疼痛或者 3 级（不影响日常生活）	暂停本品的治疗直至毒性缓解后恢复本品的治疗，剂量降至 $0.7mg/m^2$，并且改为每周注射 1 次
4 级（永久的感觉丧失，功能障碍）	停止本品的治疗

【用药须知】

1. 请在医师指导下使用。本品为抗肿瘤药物，配制时应小心，戴手套操作以防皮肤接触。

2. 使用本品治疗可能会导致周围神经病变，主要是感觉神经，但也有极少感觉运动神经病变的报道。以前就存在周围神经病变症状（足或手有麻木、疼痛或灼烧感）或周围神经病变体征的患者在使用本品治疗期间，其神经病变的症状（包括＞3 级）可能加重。建议监测此类患者神经病变的症状，如灼烧感、感觉过敏、感觉减退、感觉异常、不适感或神经痛。如果患者出现新的周围神经病变或其症状加重，本品的剂量和治疗方案则必须进行调整。

3. 本品可导致低血压。如果已知患者有晕厥的病史、患者正在服用能导致低血压的药物或者患者脱水，建议患者慎用本品。可以通过调整抗高血压药物、补液或使用盐皮质类激素和（或）拟交感神经药物治疗直立性低血压。

4. 使用本品有发生急性充血性心力衰竭或加重、恶化和（或）发生左心室射血分数降低的报道，其中包括无左心室射血分数降低风险或危险系数极低患者的报道。应对存在此危险的患者或有心脏疾病的患者进行密切监测。

5. 同时服用多种其他药物的患者和有严重基础疾病的患者有罕见发生急性肝衰竭的报道。其他的肝脏不良事件包括肝酶升高、高胆红素血症和肝炎。停止使用本品后，上述改变可能是可逆的。对这些患者再次给药的信息有限。

6. 罕见患者发生病因不明的急性弥漫性浸润性肺部疾病的报道，如肺炎、间质性肺炎、肺浸润性和急性呼吸窘迫综合征（ARDS），严重者可致死。对于新出现的肺部疾病症状或症状恶化的患者，应迅速诊断并及时救治。

7. 本品可导致血小板减少，通常在每个疗程的第 11 天血小板可降至最低值，而在下 1 个疗程中得到恢复。平均来说，血小板计数降低和恢复可贯穿 8 个疗程，并且未观察到累积血小板减少的现象。平均血小板计数最低值约为基线的 40%。在每次给药前应对血小板计数进行监测。当血小板计数＜25 000/μl，应停止治疗，剂量降低后可重新开始。已有因本品引起的血小板降低造成胃肠或大脑内出血的报道，此类患者应考虑输血。

8. 本品可能引起恶心、腹泻、便秘和呕吐，有时需要使用止吐药和缓泻药治疗。如果患者脱水，应补充体液和电解质。因为患者接受本品治疗可能引起呕吐和腹泻，应告知患者采取适当的措施以避免脱水。应告知患者如果出现眩晕、头晕或虚脱应咨询医师。

9. 本品是细胞毒药物，并且可以快速杀死恶性细胞，可能引起肿瘤溶解综合征。在治疗前肿瘤负荷高的患者风险高。

10. 本品通过肝酶代谢，所以本品在肝功能不全患者体内的清除可能下降。这类患者在使用本品治疗时应严密监测其毒性。

11. 肾功能不全不会影响本品的药动学。因此，肾功能不全的患者不必调整本品的剂量。由于透析会降低本品的浓度，故应该在透析结束后再给予本品。

12. 本品会引起疲劳、头晕、视物模糊。故出现上述症状的患者，不建议驾驶及操作机械。

【制剂】注射剂：3.5mg/10ml。

【贮藏】贮于30℃以下。

卡非佐米（carfilzomib）

别名：Kyprolis。

本品是继硼替佐米后的第二代蛋白酶体抑制剂。

【理化性状】

1. 本品为结晶质，几乎不溶于水，极微溶解于酸性介质。

2. 化学名：(2S)-N-((S)-1-((S)-4-methyl-1-((R)-2-methyloxiran2-yl)-1-oxopentan-2-lcarbamoyl)2-phenylethyl)-2-((S)-2-(2-morpholinoacetamido)4-phenylbutanamido)-4-methylpentanamide。

3. 分子式：$C_{40}H_{57}N_5O_7$。

4. 分子量：719.9。

5. 结构式如下：

【药理学】

1. 26S 蛋白体酶是一种蛋白质复合物，能够降解泛素蛋白。蛋白体酶的重要作用是调节细胞内特殊蛋白的浓度，从而维持细胞内环境的稳定。26S蛋白酶由 1 个 20S 核心部分和 2 个 19S 的调控部分组成。20S 核心内侧的 2 个环（β环）分别有 3 个活性位点（β1、β2 和β5），这些活力位点与蛋白酶体的 3 种主要蛋白水解活力有关［分别为后谷氨酰水解肽（PGPH）、胰蛋白酶样作用和糜蛋白酶样作用］。蛋白进入核心部分后逐步被降解成含 3～25 个氨基酸的多肽，并依次被其他的细胞肽酶水解。

2. 本品为四肽环氧酮蛋白酶抑制剂，不可逆转地与 20S 蛋白酶 N 苏氨酸含活性位点相结合。本品主要靶点为构成蛋白酶体（c20S）和免疫蛋白酶上（i20S）的糜蛋白酶样（CT-L）亚基，通过选择性抑制蛋白酶体的糜蛋白酶样活性，从而诱导肿瘤细胞死亡。在体外试验中，本品在实体瘤和血液肿瘤细胞中显示抗增殖和凋亡活性。动物实验显示，本品可抑制血液和组织中蛋白酶体活性，并延缓多发性骨髓瘤、血液肿瘤和实体瘤模型中的肿瘤生长。

【药动学】

1. 单剂量静脉给予本品 27mg/m² 后，本品的 C_{max} 和 AUC 分别为 4232ng/ml 和 379（ng·h）/ml。重复给予 15mg/m² 和 20mg/m²，AUC 和 $t_{1/2}$ 在首个疗程的第 1 天、第 15 天或第 16 天相似，提示没有蓄积。本品在 20～36mg/m² 时，呈剂量依赖性。

2. 给予本品 20mg/m² 后，平均稳态分布容积为 28L。体外试验结果显示，本品血药浓度为 0.4～4μmol/L 时，血浆蛋白结合率平均为 97%。

3. 本品在肝迅速而广泛代谢，代谢产物卡非佐米多肽片段和二醇主要分布于血浆和尿液中，肽酶裂解和环氧水解为主要代谢途径。细胞色素 P450 起次要作用。代谢产物没有生物活性。

4. 静脉给予本品 15mg/m² 后，可迅速从全身清除，$t_{1/2}$＜1h，全身清除率为 151～263L/h，远超肝血流，提示本品主要经肝外清除。

【适应证】用于治疗既往已至少接受过 2 种药物治疗（硼替佐米和 1 种免疫调节剂），并有证据显示在完成末次治疗后 60d 内疾病恶化的难治性多发性骨髓瘤。

【不良反应】

1. 临床试验中，本品最常见（发生率≥30%）的不良反应为疲劳、贫血、恶心、血小板减少、呼吸困难、腹泻和发热。

2. 应警惕本品下列不良反应：心搏骤停、充血性心力衰竭、心肌缺血、肺动脉高压、肺组织的并发症、输液反应、肿瘤溶解综合征、血小板减少、心脏毒性和肝衰竭。

【妊娠期安全等级】D。

【禁忌与慎用】

1. 尚未明确本品是否可经乳汁分泌，哺乳期妇女应权衡本品对其的重要性，选择停药或停止哺乳。

2. 儿童用药的安全性及有效性尚未确定。

3. Ⅲ或Ⅳ级心力衰竭患者的安全性尚未明确。

【药物相互作用】本品主要通过肽酶裂解和环氧水解代谢，因此，本品不会受到同时服用的CYP酶抑制剂和诱导剂影响。

【剂量与用法】

1. 本品应经2～10min进行静脉注射，每周连续注射2d，持续3周（即在第1天、第2天、第8天、第9天、第15天、第16天注射），然后停药12d，每28天为1个疗程。在第一疗程，起始剂量为20mg/m²，如果耐受，在第二疗程可将剂量增到27mg/m²，并在后期治疗中维持此剂量。治疗可持续直至疾病恶化或直到出现不可接受的毒性。

2. 如出现毒性，应根据毒性级别调整剂量，详见表2-21。

表2-21　根据毒性反应调整剂量表

毒　性	处理方法
3级或4级中性粒细胞减少或4级血小板减少	暂停用药，如在下次给药前完全恢复，维持原剂量不变；如果在下次给药前中性粒细胞减少恢复至2级，血小板减少恢复至3级，应降低剂量（从27mg/m²降低至20mg/m²，或从20mg/m²降低至15mg/m²），如能耐受，在医师的允许下，可逐渐增加至原剂量
非血液学毒性	推荐治疗方案
心脏毒性3级或4级充血性心力衰竭、左心室功能降低或心肌缺血	暂停给药，直至恢复至基线后降低剂量（从27mg/m²降低至20mg/m²，或从20mg/m²降低至15mg/m²）重新开始治疗 如能耐受，在医师的允许下，可逐渐增加至原剂量
肺动脉高压	暂停给药，直至恢复至基线后降低剂量（从27mg/m²降低至20mg/m²，或从20mg/m²降低至15mg/m²）重新开始治疗。如能耐受，在医师的允许下，可逐渐增加至原剂量
出现3级或4级肺部并发症	暂停给药，直至恢复至基线后降低剂量（从27mg/m²降低至20mg/m²，或从20mg/m²降低至15mg/m²）重新开始治疗。如能耐受，在医师的允许下，可逐渐增加至原剂量
如出现3级或4级氨基转移酶升高、胆红素升高或肝脏异常	暂停给药，直至恢复至基线后降低剂量（从27mg/m²降低至20mg/m²，或从20mg/m²降低至15mg/m²）重新开始治疗。如能耐受，在医师的允许下，可逐渐增加至原剂量
肌酐升高>2倍基线值	暂停给药，直至恢复至1级或基线后监测肾功能，如系本品引起的肾损伤，降低剂量（从27mg/m²降低至20mg/m²，或从20mg/m²降低至15mg/m²）重新开始治疗；如不是本品引起的，以原剂量开始治疗 如能耐受，在医师的允许下，可逐渐增加至原剂量
3级或4级周围神经病	暂停给药，直至恢复至基线后降低剂量（从27mg/m²降低至20mg/m²，或从20mg/m²降低至15mg/m²）重新开始治疗。如能耐受，在医师的允许下，可逐渐增加至原剂量
其他3级或4级毒性	暂停给药，直至恢复至基线后降低剂量（从27mg/m²降低至20mg/m²，或从20mg/m²降低至15mg/m²）重新开始治疗。如能耐受，在医师的允许下，可逐渐增加至原剂量

【用药须知】

1. 静脉输注本品前后均应使用 0.9%氯化钠注射液或 5%葡萄糖注射液冲洗输液管路。

2. 本品可导致输液反应，表现为发热、寒战、关节痛、肌痛、面部潮红、面部水肿、呕吐、无力、低血压、晕厥、气短、血管神经性水肿等，可发生于静脉输注本品后的即刻或静脉输注结束后 24h 内。给予本品前可服用地塞米松预防。

3. 本品可导致肿瘤溶解综合征，多发性骨髓瘤和肿瘤负荷高的患者风险大。给予本品前患者应充分水化，监测肿瘤溶解综合征的症状，如出现，应立即停药，直至症状消退。

4. 治疗期间应定期监测中性粒细胞和血小板计数及肝肾功能。

5. 在治疗期间育龄期妇女应采取有效的避孕措施。

【制剂】注射剂（粉）：60mg。

【贮藏】贮于 2～8℃，原盒避光保存。

阿那格雷（anagrelide）

别名：氯喹咪唑酮、阿那格利

【理化性状】

1. 化 学 名： 6,7-dichloro-1,5-dihydroimidazo[2,1-*b*]quinazolin-2（3*H*）-one。

2. 分子式：$C_{10}H_7Cl_2N_3O$。

3. 分子量：256.09。

4. 结构式如下：

盐酸阿那格雷（anagrelide hydrochloride）

别名：安归宁、Agrylin、Thromboreductin、Xagrid。

【理化性状】

1. 本品为类白色粉末。极微溶于水，略溶于二甲基亚砜及二甲基甲酰胺。

2. 化 学 名： 6,7-dichloro-1,5-dihydroimidazo[2,1-*b*]quinazolin-2（3*H*）-onemonohydrochloridemonohydrate。

3. 分子式：$C_{10}H_7Cl_2N_3O \cdot HCl \cdot H_2O$。

4. 分子量：310.55。

【药理学】本品是降血小板药，其具体作用机制尚未明确，可能是通过减少巨核细胞过度成熟而减少血小板生成。高于降血小板剂量给药时，本品可抑制血小板聚集，机制是抑制环磷腺苷磷酸二酯酶活性，使血小板环腺苷磷酸浓度下降。

【药动学】本品口服 2.3～6.9 周起效，1h 达血药峰值浓度，生物利用度为 75%。进食可使本品曲线下面积轻度减少，达峰浓度时间延迟 2h。表观分布容积为 12L/kg。药物大部分在肝代谢，已知 4 种有活性的代谢产物。本品肾排泄率为 72%～90%，3%～18%随粪便排泄，总体清除率为 9L/h。原药的血浆 $t_{1/2}$ 为 1.3h，终末 $t_{1/2}$ 为 76h。中度肝功能不全患者暴露量增加 8 倍。重度肾功能不全患者（CC<30ml/min）药动学无明显改变。

【适应证】美国 FDA 批准用于特发性血小板增多症及真性红细胞增多症并发血小板增多。但对于由其他骨髓增生性疾病如骨髓纤维化和骨髓增生异常综合征伴随血小板增高亦可应用。

【不良反应】

1. 心血管系统 心悸、胸痛、心动过速、周围性水肿、血管扩张、心力衰竭、脑血管意外、心肌梗死、心肌病、心脏肥大、完全性房室传导阻滞、心包炎及心室纤颤。在健康志愿者中有发生直立性低血压的倾向。

2. 中枢神经系统 头痛、晕眩、感觉异常、癫痫发作、梦魇及注意力涣散。

3. 呼吸系统 呼吸困难，有报道出现肺部浸润、肺纤维化、肺动脉高压及咳嗽。

4. 肌肉骨骼系统 肌无力。

5. 胃肠道 腹泻、腹痛、恶心、胃肠胀气、呕吐、消化不良、胰腺炎、胃溃疡及十二指肠溃疡。

6. 血液系统 有报道出现贫血、血小板减少（血小板计数在 7～14d 开始下降）、瘀斑及淋巴瘤。有引起出血、血栓形成的个案报道。本品对血红蛋白、白细胞计数、网织红细胞计数、凝血酶原时间（PT）及出血时间无显著影响。

7. 皮肤 皮疹、荨麻疹。

【妊娠期安全等级】C。

【禁忌与慎用】

1. 对本品过敏者，中、重度损害者禁用。

2. 心血管疾病患者，轻度肝功能不全患者慎用。

3. 对于孕妇尚无足够的对照研究，孕妇只有在潜在的益处大于对胎儿伤害的风险时才可使用。

4. 本品是否经乳汁排泌尚未明确，哺乳期妇女应权衡本品对其的重要性后，选择停药或停止哺乳。

5. QT 间期延长者禁用。

【药物相互作用】

1. 本品禁与能延长 QT 间期的药物（包括但不限于克拉霉素、氯喹、氟哌啶醇、美沙酮、莫西沙星、普鲁卡因胺、胺碘酮、匹莫齐特）。

2. 本品为磷酸二酯酶-3 抑制剂,禁与作用机制相同的药物（如西洛他唑、氨力农、米力农）合用。

3. 本品与阿司匹林合用可增加出血的风险,尽量避免合用。

4. 本品主要经 CYP1A2 代谢,与 CYP1A2 抑制剂（氟伏沙明、环丙沙星）合用时应密切监测,根据反应调整剂量。

5. 奥美拉唑（CYP1A2 诱导剂）可降低本品的暴露量,可能须增加本品的剂量。

6. 本品轻度抑制 CYP1A2 的活性,经此酶代谢的药物（茶碱、氟伏沙明、昂丹司琼）的血药浓度可能会升高。

【剂量与用法】

1. 成人常规剂量：口服给药起始剂量为一次 0.5mg, 4 次/日或一次 1mg, 2 次/日。1 周后可进行剂量调整, 但 1 周中日剂量最多增加 0.5mg。最大剂量不超过 10mg/d, 单剂量不超过一次 2.5mg。

2. 肾功能不全时应减量给药。

3. 儿童常规剂量：口服给药用于 6 岁以上儿童, 起始剂量为 0.5mg, 顿服。1 周后可进行剂量调整, 但 1 周中日剂量最多增加 0.5mg。最大剂量不超过 10mg/d, 单剂量不超过一次 2.5mg。

【用药须知】

1. 禁用其他治疗方案（羟基脲、干扰素α）的患者可使用本品。

2. 1.5～3mg/d 的剂量对大多数患者有效。

3. 应在使用本品治疗的第 1 周每隔 2 日及在达到维持剂量前至少每周 1 次监测血小板计数。

4. 治疗期间应定期监测肝功能。

【制剂】①胶囊剂：0.5mg, 1mg。②片剂：0.5mg。

【贮藏】密闭, 贮于 25℃下。短程携带时允许 15～30℃。

伏林司他（vorinostat）

别名：伏瑞斯特、Zolinza。

本品是第一个组蛋白脱乙酰酶抑制剂类抗肿瘤药物, 供口服给药。

【理化性状】

1. 本品为白色到浅橘黄色粉末, 无手性中心, 不具有吸湿性。极微溶于水, 微溶于乙醇、异丙醇或丙酮, 易溶于二甲基亚砜, 不溶于二氯甲烷。差式扫描量热法测定熔点为 161.7（内温）～163.9℃。饱和溶液的 pH 为 6.6, pK_a 为 9.2。

2. 化学名：*N*-hydroxy-*N'*-phenyloctanediamide。

3. 分子式：$C_{14}H_{20}N_2O_3$。

4. 分子量：264.32。

5. 结构式如下：

【药理学】

1. 组蛋白脱乙酰酶（HDAC）抑制剂是一类在转录水平调控基因表达的化合物, 能够引起肿瘤细胞生长停滞, 诱导肿瘤细胞分化和凋亡。本品是第一个组蛋白脱乙酰酶抑制剂类抗肿瘤药物。

2. 本品在纳摩尔浓度（$IC_{50}<86nmol/L$）抑制组蛋白脱乙酰酶 HDAC1、HDAC2、HDAC3（Ⅰ类）或 6（Ⅱ类）活性。这些酶可催化乙酰基从蛋白质, 如组蛋白、转录蛋白的赖氨酸残端消除, 在一些癌细胞中 HDAC 过度表达或 HDAC 异常聚集于致瘤的转录因子, 引起核小体的核心组蛋白低乙酰化。组蛋白低乙酰化可导致染色质结构浓缩, 并抑制基因的转录。本品可抑制 HDAC 活性, 使乙酰化的组蛋白蓄积, 从而导致染色质结构开放和转录被激活。在体外, 本品可引起乙酰化的组蛋白蓄积并且诱导细胞周期停滞和（或）一些变异细胞凋亡。本品抗瘤的作用机制尚不完全清楚。

【药动学】

1. 本品单剂量 400mg, 与高脂肪餐同时口服给药后, 曲线下面积（AUC）、血药峰值（C_{max}）、中位达峰时间（T_{max}）的平均值±标准差分别为（5.5±1.8）（μmol·h）/L、（1.2±0.62）μmol/L 和 4（2～10）h。在禁食状态, 口服单剂量 400mg 本品平均 AUC、C_{max} 和中位 T_{max} 分别为（4.2±1.9）（μmol·h）/L、（1.2±0.35）μmol/L、1.5（0.5～10）h。因此, 与禁食状态相比, 高脂肪餐导致口服本品的吸收广度增加（33%）, 吸收速率中度降低（T_{max} 延迟 2.5h）。然而, 这些小的影响对临床意义不大。临床试验中, 皮肤 T 细胞淋巴瘤（CTCL）患者进食时服用本品。口服给予多剂量 400mg, AUC、C_{max} 和中位 T_{max} 分别为（6.0±2.0）（μmol·h）/L、（1.2±0.53）μmol/L、4（0.5～14）h。

2. 在浓度为 0.5～50μg/ml 时, 本品蛋白结合率为 71%。

3. 本品主要代谢途径包括β-氧化后的葡糖醛

酸化和水解作用。人的血清中可检测到无药理学活性的两个代谢产物，葡糖醛酸化物和 4-苯胺基-4-氧代丁酸。人类肝微粒体的体外研究表明，CYP 的生物转化可忽略不计。

4. 本品主要以代谢产物形式排泄，尿液中的回收原药不足 1%。稳态时平均给药剂量的（16±5.8）%以伏林司他-O-葡糖苷酸，（36±8.6）%以4-苯胺基-4-氧代丁酸从尿中回收。原药及两个无活性代谢物在尿中的总回收率平均约占给药剂量的（52±13.3）%。本品及其 O-葡糖醛酸代谢产物的平均终末 $t_{1/2}$ 为 2.0h，4-苯胺基-4-氧代丁酸为 11h。

5. 本品在 400mg 剂量下的稳态 C_{max} 为 1.2μmol/L，IC_{50}＞75μmol/L，不是 CYP 酶的抑制剂。人类肝细胞基因表达研究检测显示，本品在高于药理学相关浓度（≥10μmol/L）时可能抑制 CYP2C9 和 CYP3A4 活性。因此，本品不太可能影响其他药物的药动学。因本品不通过 CYP 途径消除，推测与已知的 CYP 抑制剂或诱导剂同服可能不会发生药物间的相互作用。然而尚未进行正式的临床研究。

6. 体外研究表明，本品不是人 P-糖蛋白（P-gp）的底物，另外，本品在高达 100μmol/L 的浓度时对人类 P-gp 介导的长春碱（P-gp 底物）转运无抑制作用。因此，与本品在 2μmol/L（C_{max}）时的、人体药理学相关的血药浓度下不太可能抑制 P-gp。

7. 年龄、性别、种族对本品药动学无明显影响。

【适应证】用于治疗其他两种系统疗法治疗时或治疗后病情进展，持续或复发的转移性皮肤 T 细胞淋巴瘤（CTCL）。

【不良反应】

1. 胃肠道症状、全身症状、血液学的异常、味觉异常为 4 类最常见的药物相关性不良反应。肺栓塞和贫血为最常见与药物相关的严重不良反应。

2. 临床试验中常见的不良反应包括疲劳、腹泻、恶心、味觉障碍、血小板减少、厌食、体重降低、肌肉痉挛、脱发、口干、血肌酐升高、寒战、呕吐、便秘、头晕、贫血、食欲缺乏、外周性水肿、头痛、瘙痒、咳嗽、上呼吸道感染、发热。严重不良事件（不论因果关系）包括肺栓塞、鳞状细胞癌、贫血。

3. 临床试验中导致停药的不良事件（不涉及其因果关系）包括贫血、血管神经性水肿、衰弱、胸痛、表皮剥脱性皮炎、死亡、深部静脉血栓形成、缺血性发作、嗜睡、肺栓塞和脊髓损伤。

4. 接受 400mg，1 次/日剂量的 CTCL 患者，10.5%（9/86）因为不良事件需要调整剂量，这些不良事件包括血清肌酐增加、食欲缺乏、低血钾、白细胞减少、恶心、中性粒细胞减少、血小板减少、呕吐。发生首次不良事件导致减量的中位时间为42d（17～263d）。

5. 实验室检查异常包括血糖升高、血肌酐瞬间升高、蛋白尿。尚不知道这些实验室检查异常对临床有何实际意义。

6. 临床试验中有脱水等严重的药物相关不良事件的报道，建议患者每日饮水至少 2L，以充分达到水化。

7. 非 CTCL 群体中报道的药物相关严重不良事件包括视物模糊、无力、低血钠、肿瘤出血、吉兰-巴雷综合征、肾衰竭、尿潴留、咳嗽、咯血、高血压、血管炎等，以上不良反应在 CTCL 患者中未观察到。个体不良事件发生率在非 CTCL 患者中较高。

【妊娠期安全等级】D。

【禁忌与慎用】

1. 重度肝功能不全的患者、孕妇禁用。

2. 轻、中度肝功能不全的患者慎用。重度肝功能不全的患者不良事件发生率和严重程度均高于肝功能正常者。

3. 哺乳期妇女应谨慎用药，权衡利弊决定停止哺乳或停止给药。

4. 本品在儿童用药的安全性和有效性尚未建立。

5. 临床试验中全部 CTCL 患者（$n=107$），46%为年龄≥65 岁，15%为≥70 岁，这些老年受试者和年轻受试者的安全和有效性不完全相同，其他临床经验报道未发现老年和年轻患者在反应上无明显区别，但不排除老年个体敏感性较强。

【药物相互作用】

1. 在接受本品和香豆素衍生物类抗凝血药联合给药的患者中，观察到凝血酶原时间（PT）和国际标准化比值（INR）延长。同时服用时，应监测患者的 PT 和 INR。

2. 在本品和其他 HDAC 抑制剂（如丙戊酸）同时给药的患者中，有严重血小板减少和胃肠道出血的报道。开始给药的前 2 个月内每 2 周检测患者的血小板计数。

【剂量与用法】

1. 推荐剂量 400mg，1 次/日，进食时服用。只要无证据证明疾病进展或出现难以耐受的毒性就应持续治疗。本品的胶囊不应打开或压碎服用。

2. 如患者不耐受，可降低剂量至 300mg，1次/日，进食时服用。如有需要，剂量也可再降低至 300mg，1次/日，每周连用 5d，进食时服用。

【用药须知】

1. 应指导患者饮用流体每天至少 2L，以预防脱水，如出现过度的呕吐和腹泻应立即就诊。

2. 告知患者注意观察深部静脉血栓形成的相关体征，如有任何发展为深部静脉血栓的证据应通知医师。如发生罕见的出血应立即进行治疗。

3. 本品过量无特殊解救方法。一旦过量，给予常规疗法，如清除胃肠道未吸收的药物，临床监测体征，如需要，给予支持治疗。尚未知本品是否可透析清除。

4. 本品胶囊不可打开或压碎。应避免皮肤或黏膜直接接触胶囊内粉末。如果接触，用水充分冲洗。

5. 本品有肺栓塞和深部静脉血栓形成的风险，医师应该警惕这些不良反应的体征和症状。

6. 接受本品治疗的患者能引起剂量相关血小板减少和贫血。如果血小板计数和（或）血红素在接受本品治疗期间降低，应调整剂量或中断治疗。

7. 本品使用中有胃肠道紊乱，包括恶心、上吐下泻的报道，并且可能需要使用止吐药和缓泻药治疗。应给予水和电解质预防脱水。在给予本品治疗前应充分控制先前存在的恶心、呕吐和腹泻。

8. 本品在肝损害患者中的研究数据有限。基于这些结果，轻、中度肝损害的患者应用本品治疗时应谨慎。

9. 接受本品治疗的患者，尤其糖尿病或潜在的糖尿病患者，应监测血糖。

10. 密切监测血细胞计数和生化，包括电解质、葡萄糖和血肌酐应在开始治疗后的前 2 个月及随后治疗中每 2 周检测 1 次。电解质监测包括钾、镁、钙。给予本品前应矫正低钾血症或低镁血症，应对有症状的患者（患者有恶心、呕吐、腹泻、流体失衡或有心脏方面的症状）进行监测。

11. 本品和其他组蛋白脱乙酰酶（HDAC）抑制剂（如丙戊酸）联合应用有严重血小板减少和胃肠道出血的报道。在开始治疗的前 2 个月内每 2 周检测患者血小板计数。

12. 尚无本品在肾功能不全患者中的试验数据，肾不是本品主要排泄器官。

【制剂】胶囊剂：100mg。

【贮藏】贮于室温 20～25℃，短程携带时允许 15～30℃。

兰瑞肽（lanreotide）

别名：索马杜林、Somatuline。

本品为一种生长抑素类似物，其结构与奥曲肽类似。

【理化性状】

1. 化学名：3-（2-naphthyl）-D-alanyl-L-cysteinyl-L-tyrosyl-D-tryptophyl-L-lysyl-L-valyl-L-cysteinyl-L-threoninamide cyclic（2→7）-disulfide。

2. 分子式：$C_{54}H_{69}N_{11}O_{10}S_2$。

3. 分子量：1096.3。

4. 结构式如下：

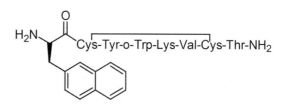

醋酸兰瑞肽（lanreotide acetate）

【理化性状】

分子式：$C_{54}H_{69}N_{11}O_{10}S_2 \cdot x（C_2H_4O_2）$。

【药理学】

1. 本品可抑制体内多种激素的分泌，如生长激素（growth hormone，GH）、胰岛素、促甲状腺激素（thyrotropic-stimulating hormone，TSH）、胰高血糖素、促胃液素、胰岛素样生长因子-1（insulin-like growth factor，IGF-1）及其他胃肠激素。本品抑制生长激素分泌的作用较生长抑素的作用强而持久，抑制胰岛素和胰高血糖素释放的作用与生长抑素相当。本品对垂体和胰腺生长抑素受体具有极高的亲和力，对中枢阿片类受体的亲和力较弱，这使其在抑制生长激素和消化道激素分泌方面具有特异作用，并提高患者对药物的耐受性，故适用于肢端肥大症的长期治疗。

2. 本品还具有抗肿瘤作用，其机制是通过直接诱导抑制细胞分裂的信号而抑制生长抑素受体为阳性的肿瘤增生，对生长抑素受体为阴性的肿瘤，本品可能是通过下调肿瘤生长刺激因子水平而发挥间接的抗肿瘤增生作用。

【药动学】

1. 本品的微粒缓释制剂肌内注射后第一阶段就开始迅速释放，且释放量较大，这就可促使血药浓度快速上升，在给药后（1.4±0.8）h 到达第一个

C_{max}（0.8 ± 3.8）µg/L。然后通过酶分解共聚体缓慢释放，可于（1.9 ± 1.8）d 达第 2 个 C_{max}（2.5 ± 0.9）µg/L。本品的绝对生物利用度为（46.1 ± 16.7）%。

2. 健康成年男子肌内注射本品后 2h 起效。对体内激素分泌的抑制作用持续时间长短不一，血浆 TSH 及胰岛素为 4d，游离 T_4 为 2～4d，生长激素为 6d，血浆 IGF-1 为 4～14d。TSH 分泌型腺瘤患者注射单剂量本品 30mg，15d 内血浆 TSH 水平均处于基础水平以下，肢端肥大症患者肌内注射后作用可持续 10～14d。肌内注射后的 $t_{1/2}$ 约为 4.5d。重复用药几个月后未见药物蓄积现象。健康成年人皮下注射本品普通制剂后的 V_d 为 0.74L/kg，血浆 CL 为 0.5L/（kg·h），$t_{1/2}$ 为 90min。

【适应证】

1. 用于对症治疗类癌。

2. 用于肢端肥大症，尤其是经外科手术和（或）放疗后生长激素分泌异常时。

3. 用于促甲状腺激素分泌型垂体腺瘤。

4. 其他类型肿瘤如绝经期的乳腺癌、神经内分泌肿瘤和直肠癌等。

【不良反应】

1. 可见恶心、呕吐、畏食、腹胀、腹痛和腹泻，长期使用有可能导致无症状胆结石。

2. 罕见血糖水平紊乱。

3. 注射部位有时可能发生疼痛，并伴有局部红斑。

【禁忌与慎用】

1. 对本品过敏者、孕妇、儿童均禁用。

2. 有对奥曲肽及其他生长抑素过敏史者、有胆囊疾病或胆石症史者、肝肾功能不全患者、糖尿病患者及继发于胃肠道疾病的腹泻患者均慎用。

3. 尚未明确本品是否可经乳汁分泌，哺乳期妇女应权衡本品对其的重要性，选择停药或停止哺乳。

【药物相互作用】本品可降低环孢素在小肠内的吸收，使其血药浓度降低。

【剂量与用法】

1. 肌内注射使用本品的微粒制剂。①治疗类癌，肌内注射 30mg/次，每 10 天 1 次，共用 4 次。②治疗肢端肥大症，肌内注射 30mg/次，每 10～14 天 1 次，可持续用药 19 个月。对疗效不佳者，可增至 60mg/次，每 10～14 天给药 1 次，可见生长激素和胰岛素样生长因子的水平恢复正常。本品血药浓度＞1µg/ml 时才足以抑制生长激素的分泌。

③TSH 分泌型垂体腺瘤，肌内注射 30mg/次，每 10～14 天 1 次，3～6 个月 1 个疗程。本品血药浓度＞1µg/ml 才有治疗作用。④绝经期乳腺癌，与他莫昔芬（30mg/次，1 次/日），肌内注射本品 20mg/次，每周 1 次，或 30mg/次，每 2 周 1 次。

2. 皮下注射使用本品的非微粒制剂。①神经内分泌肿瘤，起始皮下注射 0.75mg/次，每 8 小时 1 次，以后每周用量加倍，治疗 2 周后的用量应为 3mg/次，每 8 小时 1 次。以后的维持剂量尚待确定。②结/直肠癌，国外有报道，使用较大剂量，6mg/次，3 次/日，连用 60d，治疗 24 例此类患者，耐受性良好。

【用药须知】

1. 治疗肢端肥大症，应定期监测 TSH、血浆生长激素、IGF-1 及生长抑素，每 3 个月 1 次。并行垂体 CT 扫描，每 6 个月 1 次。

2. 治疗类癌，应定期监测尿羟-吲哚乙酸，并进行腹部和肠部 CT 扫描。

3. 治疗 TSH 分泌型腺瘤，应定期监测 TSH、游离 T_4 及 T_3。

4. 长期使用本品，建议治疗前和治疗期间每 6 个月进行一次胆囊超声波检查。

5. 肝肾功能不全患者应定期检查肝肾功能。

6. 还应定期测定血糖、催乳素和空腹血浆胰岛素水平。

7. 治疗类癌前必须先排除梗阻性肠道肿瘤。

8. 如出现明显的脂肪泻，可使用胰腺提取物治疗。

9. 有报道称，双八面体蒙脱石可减轻本品所致的腹泻和腹部痉挛。

10. 在正规治疗开始前，应先进行试验性注射，观察用药后生长激素的分泌情况和类癌的相关症状。对反应不敏感者应权衡是否应采用本品治疗。

11. 糖尿病患者必须先控制好血糖水平。对非糖尿病患者在用药时一时出现的血糖升高，不必使用胰岛素。

12. 患者在用药期间及停药后 3 个月内均应避孕。

13. 过量使用本品，可引起胃肠道反应及电解质失衡。

【制剂】注射剂（粉）：30mg。

【贮藏】贮于 2～8℃。

罗米地辛（romidepsin）

别名：Istodax。

本品是继伏林司他后，经美国 FDA 获准上市的第 2 个 HDAC 抑制剂。

【理化性状】

1. 本品是一种双环缩酚酸肽（bicyclic depsipeptide），在室温下为白色粉末。

2. 化学名：（1S,4S,7Z,10S,16E,21R）-7-ethylidene-4,21-diisopropyl-2-oxa-12,13-dithia-5,8,20,23-tetrazabicyclo[8.7.6]tricos-16-ene-3,6,9,19,22-pentone。

3. 分子式：$C_{24}H_{36}N_4O_6S_2$。

4. 分子量：540.7。

5. 结构式如下：

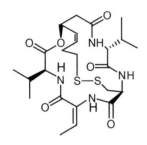

【药理学】本品是一种组蛋白脱乙酰酶（HDAC）抑制剂。HDAC 拮抗剂的作用是催化组织蛋白或非组织蛋白（如转录因子）中的赖氨酸残基去乙酰化，从而调控细胞中基因的表达，发挥治疗作用。体外试验发现，纳摩尔水平的本品即可引起乙酰化的组织蛋白蓄积，诱使部分癌细胞株的生长停滞和凋亡。

【药动学】

1. 本品在晚期癌症患者中，4h 内静脉给药剂量为 1.0～24.9mg/m² 时，表现为线性药动学。28d 周期的第 1 天、第 8 天、第 15 天经 4h 以上静脉给予 14mg/m² 的皮肤 T 淋巴细胞瘤（CTCL）患者，血药峰值和 $AUC_{0\sim inf}$ 的几何平均值分别为 377ng/ml 和 1549（ng·h）/ml。

2. 本品血药浓度为 50～1000ng/ml 时，血浆蛋白结合率高达 92%～94%，α_1-酸性糖蛋白（AAG）为主要结合蛋白。

3. 体外研究表明，本品主要经 CYP3A4 代谢，也有少部分药物经 CYP3A5、CYP1A1、CYP2B6 及 CYP2C19 代谢。治疗浓度下，本品对 CYP1A2、CYP2C9、CYP2C19、CYP2E1 或 CYP3A4 无竞争性抑制作用。28d 治疗周期的第 1 天、第 8 天和第 15 天经 4h 静脉给予 14mg/m² 的 CTCL 患者，$t_{1/2}$ 约为 3h。重复给药后没有观察到蓄积。群体药动学研究并没有发现年龄、性别或种族（白色人种/黑色人种）对代谢的影响。肝肾功能不全对药物代谢的影响尚缺乏足够的研究数据，中至重度肝功能不全或终末期肾病患者使用须谨慎。

【适应证】用于接受过至少 1 次系统治疗的 CTCL、周围 T 细胞淋巴瘤。适应证应基于应答率，总生存数（如临床获益的改善）尚未证实。

【不良反应】

1. 常见的不良反应包括恶心、乏力、感染、呕吐、食欲缺乏、低镁血症、腹泻、发热、贫血、血小板数减少、味觉障碍、便秘、中性粒细胞减少等。

2. 临床试验中严重不良反应包括感染、败血症及发热、室上性心律失常、中性粒细胞减少、疲劳、水肿、中枢系统感染、室性心律失常、呕吐、发热、白细胞减少和血小板减少。大部分死亡病例为病情恶化。

【妊娠期安全等级】D。

【禁忌与慎用】

1. 中、重度肝功能不全及终末期肾病患者用药应谨慎。

2. 儿童用药的安全性及有效性尚未确定。

3. 尚未明确本品是否可经乳汁分泌，哺乳期妇女应权衡本品对其的重要性选择停药或停止哺乳。

【药物相互作用】

1. 本品与华法林合用可使 PT 延长及 INR 增大。虽然本品与香豆素及其衍生物的潜在相互作用尚未正式确立，但同时使用时，医师应密切监测患者的 PT 和 INR。

2. 本品应尽可能避免与强效 CYP3A4 抑制剂合用。与中效 CYP3A4 抑制剂合用时应谨慎。与强效 CYP3A4 诱导剂（如地塞米松、卡马西平、苯妥英、利福平、利福布汀、利福喷丁、苯巴比妥）合用可能降低本品浓度，应尽量避免合用。患者还应避免服用含贯叶连翘的制剂。

3. 本品是一种转运 P-糖蛋白（P-gp）的底物。若与 P-gp 抑制剂合用可能升高本品的血药浓度，应谨慎使用。

【剂量与用法】

1. 本品用于至少接受过 1 次全身治疗的皮肤 T 细胞淋巴瘤患者。28d 为 1 个疗程，推荐在 28d 的第 1 天、第 8 天、第 15 天静脉输注 14mg/m² 达 4h 以上。若患者耐受且能持续获益，应予以持续治疗。

2. 若患者出现 2 级或 3 级毒性反应，治疗应推迟，直至患者毒性反应≤1 级或恢复至正常状态（基线），再次用药剂量为 $14mg/m^2$。若 3 级毒性再次出现，治疗应暂缓，直至毒性≤1 级或恢复至正常状态（基线），此后剂量均减至 $10mg/m^2$。如患者首次出现 4 级毒性，治疗应推迟，直至毒性≤1 级或基线，再次使用剂量均减至 $10mg/m^2$。减量后再次发生 3 级或 4 级毒性反应，应终止使用本品。

3. 若患者发生 3 级或 4 级中性粒细胞减少或血小板减少，治疗应暂停，直至中性粒细胞≥$1.5×10^9/L$ 和（或）血小板计数≥$75×10^9/L$ 或恢复至基线，再次使用剂量为 $14mg/m^2$。4 级发热（≥38.5℃）伴中性粒细胞或血小板减少症需要血小板输血者，治疗应推迟，直至相应血细胞减少恢复至≤1 级或基线，剂量均应减为 $10mg/m^2$。

【用药须知】

1. 由于存在 QT 间期延长的风险，给予本品前血钾和血镁应在正常范围内。

2. 治疗可能引起心电图与血液学的改变如血小板减少、白细胞减少（中性粒细胞和淋巴细胞）及贫血，因此，这些血液学参数应同步监测，必要时须调整剂量。临床发现治疗中可能发生紧急心电图形态变化（包括 T 波和 ST 段变化），这些变化的临床意义目前尚不知晓。在有先天性长 QT 间期综合征，严重心血管疾病史，服用抗心律失常或致严重 QT 间期延长药物患者的治疗中，应监测心电图、电解质。

3. 应告知育龄期妇女本品可能降低雌激素类避孕药的作用。

【制剂】注射剂（粉）：10mg。

【贮藏】贮于 20～25℃。

艾日布林（eribulin）

别名：艾瑞布林、Halaven。

本品是一种从冈田软海绵（*Halichondria okadai*）中提取的具有化疗作用的化合物。

【理化性状】

1. 化学名：2-（3-amino-2-hydroxypropyl）hexacosahydro-3-methoxy-26-methyl-20,27-bis（methylene）11,15-18,21-24,28-triepoxy-,9-ethano-12,15-methano-9*H*,15*H*-furo（3,2-*i*）furo（2',3'-5,6）pyrano（4,3-*b*）（1,4）dioxacyclopentacosin-5-（4*H*）-one.

2. 分子式：$C_{40}H_{59}NO_{11}$。

3. 分子量：729.9。

4. 结构式如下：

甲磺酸艾日布林（eribulin mesylate）

【理化性状】

1. 分子式：$C_{40}H_{59}NO_{11} \cdot CH_4O_3S$。

2. 分子量：826.0。

3. 稳定性：配制本品时注意用 0.9%氯化钠注射液稀释，不能将本品稀释于葡萄糖溶液或含葡萄糖的输液内，不能与其他药物同时静脉输注。本品或其稀释液应置于冰箱内冷藏，且本品稀释液只供使用一次，未用完部分应丢弃。

【药理学】本品为新型微管动力学抑制剂，具有独特的作用机制，能直接与微管蛋白结合，抑制微管蛋白聚合和微管的组装。本品通过对微管的抗有丝分裂作用，破坏有丝分裂的纺锤体，阻滞细胞于 G_2/M 周期，抑制微管生长，促使细胞凋亡，从而发挥抗肿瘤作用。

【药动学】本品在 0.25～4.0mg/m^2 剂量的人体药动学为线性模式。平均 $t_{1/2}$ 约为 40h，平均分布容积为 43～114L/m^2，平均清除率为 1.16～2.42L/（h·m^2）。在本品浓度为 100～1000ng/ml 时，人体血浆蛋白结合率为 49%～65%。多次用药后的药动学与单次用药相似，每周用药未见体内药物蓄积，其药动学参数与患者性别、年龄及种族无关。本品抑制人肝微粒体内 CYP3A4 酶，增加 CYP3A4 底物的血药浓度。体外试验表明，本品是药物流出转运蛋白 P-gp 的弱抑制剂。本品主要随粪便排泄（为给药剂量的 82%），其次随尿液排泄（为用药剂量的 9%）。本品主要以原药随粪便和尿液排出体外，粪便和尿液中的原药分别占 88%和 91%。

【适应证】本品适用于既往至少接受过 2 次化疗（蒽环类化疗药和紫杉烷类化疗药为基础的化疗方案）的转移性乳腺癌患者。

【不良反应】

1. 最常见不良反应（发生率>25%）有中性粒细胞减少、外周神经病变、贫血、疲劳、脱发、恶心和便秘。

2. 其他不良反应（发生率 5%～10%）有流泪增多、消化不良、腹痛和口干等胃肠道症状及注射部位周边水肿、上呼吸道感染、低血钾、肌无力、味觉障碍、眩晕、失眠和抑郁、皮疹。

【妊娠期安全等级】D。

【禁忌与慎用】

1. 尚未对胚胎及胎儿的毒性试验研究，故妊娠期妇女、准备妊娠妇女禁用。

2. 尚未确定 18 岁以下儿童和 65 岁以上老年人使用本品的安全性及有效性，儿童与老人应慎用。

3. 重度肝、肾功能不全患者慎用。

4. 尚未明确本品是否可经乳汁分泌，哺乳期妇女应权衡本品对其的重要性，选择停药或停止哺乳。

【剂量与用法】

1. 21d 为 1 个疗程，第 1 天、第 8 天静脉输注本品，每次推荐剂量为 1.4mg/m²，2～5min 输完。

2. 对肝功能不全和中度肾功能不全患者（CC 为 30～50ml/min）应减少剂量。推荐剂量：轻度肝功能不全患者，1.1mg/m²；中度肝功能不全患者，0.7mg/m²；中度肾功能不全患者，1.1mg/m²。

3. 每次用药前应视周围神经病变和全血细胞计数调整剂量。

【用药须知】

1. 注意监测外周血细胞计数，尤其是中性粒细胞计数。中性粒细胞计数变化适当调整剂量。若中性粒细胞计数＜1000/mm³ 及血小板计数＜75 000/mm³ 时，应停止用药。

2. 周围神经病变易导致患者终止接受本品治疗，应注意观察。

3. 使用本品过量时，尚无已知的解毒方法，故需防止药物过量使用。

【制剂】注射剂：1mg/2ml。

【贮藏】贮于 25℃下，原盒保存，不可冻结。

帕利夫明（palifermin）

别名：凯望斯、Kepivance。

本品是重组的角质细胞生长因子（KGF）类似物，为含有 140 个氨基酸的蛋白质，分子量为 16.3kDa。

【药理学】

1. KGF 是成纤维生长因子家族的内源性蛋白，与 KGF 受体结合后，可引起上皮细胞的增殖、分化和迁移。KGF 受体存在于许多组织的上皮细胞中，包括舌、口腔黏膜、食管、胃、肠、唾液腺、肺、肝、胰腺、肾、膀胱、乳腺、皮肤（毛囊、皮脂腺）及眼部的晶状体。造血系统的细胞不存在于 KGF 受体。内源性 KGF 由间质细胞分泌，内皮组织受伤后，内源性 KGF 会向上调节。

2. 动物实验表明，本品可增加内皮细胞的增殖，增加舌、口腔黏膜和胃肠道黏膜的厚度。本品可使接受化疗药物的动物生存率提高，体重增加。

【药动学】健康志愿者单次静脉注射 20～250μg/kg，肿瘤患者静脉注射 60μg/kg，前 30min 内血药浓度降低 95%。在 1～4h，血药浓度会有轻微升高，血管外给药，药动学呈线性。单剂量给予 60μg/kg，肿瘤患者的清除率比健康志愿者高 2～4 倍，稳态分布容积高 2 倍，但 $t_{1/2}$ 相似（4.5h，3.3～5.7h）。连续给药 3d，未发现蓄积。

【适应证】本品是皮肤黏膜上皮细胞的生长因子，用于接受骨髓毒性化疗药物治疗且需要造血干细胞支持的恶性血液病患者，以降低严重口腔黏膜炎的发病率并缩短其持续时间。

【不良反应】

1. 常见不良反应有水肿、疼痛、发热、唇舌增厚或染色、关节疼痛、皮疹、瘙痒、红斑、味觉改变、感觉迟钝、感觉过敏、脂肪酶升高。

2. 上市后报道的不良反应包括白内障、阴道水肿或红斑、手足综合征。

【妊娠期安全等级】C。

【禁忌与慎用】

1. 孕妇只有潜在的益处大于对胎儿伤害的风险时才可使用。

2. 尚未明确本品是否经乳汁分泌，哺乳期妇女应权衡本品对其的重要性，选择停药或停止哺乳。

3. 肝功能不全患者慎用。

4. 儿童用药的安全性及有效性尚未确定。

【药物相互作用】

1. 本品与肝素，包括低分子量肝素，可升高本品的暴露量 5 倍，避免与肝素合用。如果通过肝素封管的静脉输入本品，在输入本品前后用 0.9%氯化钠注射液冲洗输液管路。

2. 本品不能在输入骨髓毒性药物的 24h 内给予，否则会增加黏膜炎的严重程度。

【剂量与用法】

1. 推荐剂量为 60μg/kg，快速静脉注射，在化疗的前 3d 及后 3d 给予，共 6 剂。化疗前的最后一剂应在化疗前的 24～48h 给予，化疗后的首剂在造血干细胞静脉输注的当天给予，距化疗结束应大于 4d。

2. 本品用注射用水稀释至 5mg/ml 后静脉快速注射，稀释的本品应立即使用。稀释前本品可在室温避光放置 1h。

【用药须知】

1. 非血液性恶性肿瘤患者的安全性和有效性尚未确定。

2. 动物实验，本品可促进肿瘤生长。

【制剂】注射剂（粉）：6.25mg。

【贮藏】避光，贮于 2～8℃下。

维莫德吉（vismodegib）

别名：Erivedge。

本品是一种生物碱。

【理化性状】

1. 本品为白色至棕褐色粉末，pH 为 7 时，溶解度为 0.1μg/ml，pH 为 1 时为 0.99mg/ml。pK_a 为 3.8。

2. 化学名：2-chloro-N-（4-chloro-3-（pyridin-2-yl）phenyl）-4-（methylsulfonyl）benzamide。

3. 分子式：$C_{19}H_{14}Cl_2N_2O_3S$。

4. 分子量：421.30。

5. 结构式如下：

【用药警戒】本品可导致胎儿损伤和出生缺陷，孕妇及有可能妊娠的女性禁用。

【药理学】本品是刺猬蛋白（Hedgehog，Hh）途径的抑制剂。本品结合并抑制润滑蛋白（Smoothened），后者是涉及 Hh 信号转导的跨膜蛋白。

【药动学】

1. 单次给药，本品的生物利用度为 31.8%。单剂量给予 270mg 或 540mg，暴露量增加不成比例，提示吸收有饱和现象。稳态暴露量不受食物影响。

2. 分布容积为 16.4～26.6L，蛋白结合率大于 99%，主要与白蛋白和 α₁-酸性糖蛋白结合，与 α₁-酸性糖蛋白结合呈饱和状态。

3. 本品及代谢产物主要经肝途径清除，粪便中回收给药剂量的 82%，尿液中回收 4.4%。$t_{1/2}$ 为 4d。

【适应证】用于转移性基底细胞癌、不能手术或放疗的基底细胞癌及手术后复发的基底细胞癌。

【不良反应】

1. 全身感觉　疲乏。

2. 消化系统　恶心、呕吐、腹痛、腹泻。

3. 肌肉骨骼　肌肉痉挛、关节痛。

4. 神经系统　味觉障碍、味觉丧失。

5. 皮肤　脱发。

6. 代谢与营养　食欲缺乏、体重减轻。

7. 实验室检查　低血钠、低血钾。

【妊娠期安全等级】D。

【禁忌与慎用】

1. 对本品或其他类似磷酸盐过敏者禁用。

2. 16 岁以下儿童用药的安全性及有效性尚未确定。

3. 肝、肾损伤者的安全性尚未确定。

4. 尚未明确本品是否可经乳汁分泌，哺乳期妇女应权衡本品对其的重要性，选择停药或停止哺乳。

【药物相互作用】

1. P-糖蛋白抑制剂可升高本品的血药浓度，导致不良反应增加。

2. 升高上消化道 pH 的药物（质子泵抑制剂、H₂ 受体拮抗剂、抗酸药）可降低本品的生物利用度。

3. 本品是 CYP2C8、CYP2C9、CYP2C19 和乳腺癌耐药蛋白的抑制剂。

【剂量与用法】推荐剂量为 150mg，1 次/日，是否与食物同服均可，胶囊应整粒吞服。

【用药须知】

1. 育龄期女性使用本品前应排除妊娠的可能性，治疗期间及治疗结束后 7 个月应采取有效避孕措施。在治疗期间及治疗结束后 2 个月，男性患者的性伴侣应采取有效避孕措施。

2. 注意避免患者排泄的尿液的放射性污染。

3. 本品可导致骨髓抑制，尽管给予支持治疗，仍出现危及生命的并发症，应停药。

4. 治疗期间，具生育能力的男性和女性患者均应采取有效的避孕措施。

【制剂】胶囊剂：150mg。

【贮藏】贮于 20～25℃，短程携带时允许 15～30℃。

米伐木肽（mifamurtide）

别名：Mepact。

本品为合成的胞壁二肽衍生物，是 20 多年来唯一批准上市的治疗骨肉瘤的新药。目前在欧洲、冰岛上市销售。

【理化性状】

1. 化学名：2-[（N-{（2R）-[（2-aetamido-2,3-dideoxy-D-glucopyranos-3-yl）oxy]- propanoyl}-L-alanyl-D-isoglutaminyl-L-alanyl）amino]ethyl（2R）-2,3-bis（hexadecanoyloxy）propyl hydrogen phosphate.

2. 分子式：$C_{59}H_{109}N_6O_{19}P$。

3. 分子量：1237.5。

4. 结构式如下：

【药理学】 本品与天然的胞壁酰二肽的免疫刺激效应一样，但 $t_{1/2}$ 长。NOD2 是模式识别受体，存在于多种白细胞上，主要存在于单核细胞和巨噬细胞中。NOD2 可识别细菌的壁酰二肽，本品与 NOD2 结合后，刺激细菌感染，活化白细胞，刺激 TNF-α、白细胞介素-1、白细胞介素-6、白细胞介素-8、白细胞介素-12 及其他细胞因子的产生，活化的白细胞攻击肿瘤细胞。

【药动学】 静脉输注本品脂质体后，本品从血浆中迅速清除，集中于肺、肝、脾、鼻咽、甲状腺等部位。终末 $t_{1/2}$ 为 18h，11～12 周后再次使用，未发现蓄积。

【适应证】 用于治疗非转移性、可切除的骨肉瘤。

【不良反应】 常见发热、呕吐、疲乏、心动过速、感染、贫血、厌食、头痛、腹泻、便秘。

【禁忌与慎用】

1. 肝功能不全患者慎用，因尚无研究数据如何调整剂量。

2. 正在服用环孢素、他克莫司的患者禁用。

3. 2 岁以下小儿的安全性及有效性尚未确定。

4. 孕妇禁用。

5. 尚未明确本品是否经乳汁分泌，哺乳期妇女应权衡本品对其的重要性选择停药或停止哺乳。

【药物相互作用】

1. 理论上环孢素、他克莫司可影响本品对巨噬细胞的作用。

2. 体外试验，NSAID 可拮抗本品的作用。

3. 与多柔比星等脂溶性药物应分开服用。

4. 长期使用皮质激素可影响本品的作用，不推荐与本品合用。

【剂量与用法】

1. 推荐剂量为 $2mg/m^2$，经 1h 静脉输注，手术切除骨肉瘤，与化疗合用，每周 2 次，每次至少间隔 3d，治疗 12 周，然后改为每周 1 次，治疗 24 周，共计治疗 36 周，静脉输注 48 次。

2. 本品不能静脉快速注射，使用前应用 0.9% 氯化钠注射液稀释，过滤后使用。本品为混悬乳剂，稀释后呈白色或类白色。

【用药须知】

1. 如患者有哮喘史、慢性阻塞性肺疾病史，使用本品前应给予支气管扩张药。如发生严重的呼吸道反应，应停药。

2. 本品促进炎症反应，有自身免疫性疾病、炎症或结缔组织病者慎用，并密切监测。

3. 有不稳定心脏病患者，使用时应密切监测，如出现恶化，应停药。

4. 本品可导致过敏反应，有时不易与炎症进展区分，应密切监测患者。

5. 治疗期间定期监测肝肾功能。

【制剂】 注射剂（混悬用粉剂）：4mg。

【贮藏】 贮于 2～8℃。

奥拉帕尼（olaparib）

别名：Lynparza。

本品为新的口服多聚 ADP 核糖聚合酶（PARP）抑制剂，美国 FDA 于 2014 年 12 月批准上市。

【理化性状】

1. 本品为结晶性固体，在生理 pH 下，水中溶解度约为 0.1mg/ml。

2. 化学名：4-[（3-{[4-（cyclopropylcarbonyl）piperazin-1-yl]carbonyl}-4-fluorophenyl）methyl]phthalazin-1（2H）one.

3. 分子式：$C_{24}H_{23}FN_4O_3$。

4. 分子量：434.46。

5. 结构式如下：

【药理学】本品为 PARP，包括 PARP1、PARP2、PARP3 的抑制剂。PARP 涉及正常细胞的内稳定，如 DNA 的转录、细胞循环的调节和 DNA 的修复。本品通过抑制 PARP 的活性，促进生成 PARP-DNA 复合物，从而扰乱细胞的内稳定，最终导致细胞死亡。

【药动学】

1. 吸收　口服后 1~3h 达血药峰值，多剂给药无明显蓄积，3~4d 后达稳态。高脂肪餐可延迟本品的吸收，但对本品的吸收程度无明显影响。

2. 分布　稳态分布容积为（167±196）L，蛋白结合率为 82%。

3. 代谢　体外研究显示本品主要通过 CYP3A4 代谢。给予女性患者放射性标记的本品，循环中主要为原药（70%），粪便和尿液中排泄的原药分别为给药剂量的 15% 和 6%，提示本品在体内进行广泛的代谢。代谢产物主要为氧化代谢所产生，随后进行葡糖醛酸化或硫酸化。

4. 排泄　终末 $t_{1/2}$ 为（11.9±4.8）h，血浆清除率为（8.6±7.1）L/h。给予放射性标的本品，7d 内随粪便排出 42%，随尿液排出 44% 的放射性物质。

【适应证】用于 BRCA 基因突变的晚期卵巢癌，经三线或更多药物治疗无效者。

【不良反应】

1. 常见不良反应包括贫血、腹痛、食欲缺乏、恶心、呕吐、腹泻、消化不良、味觉障碍、疲乏、鼻咽炎、关节痛、肌痛、腰痛、头痛、咳嗽、皮炎、皮疹。

2. 少见不良反应包括胃炎、外周神经病、发热、低血镁、高血糖、焦虑、抑郁、失眠、排尿困难、尿失禁、外阴病变、皮肤干燥、瘙痒、高血压、静脉栓塞及热潮红。

3. 实验室检查常见白细胞减少、血红蛋白降低、中性粒细胞减少、血小板减少、肌酐升高。

【妊娠期安全等级】D。

【禁忌与慎用】

1. 未对肝功能不全患者进行研究，不推荐使用。

2. 未对中、重度肾功能不全患者进行研究，不推荐使用。

3. 孕妇禁用。

4. 尚未明确本品是否经乳汁分泌，哺乳期妇女应权衡本品对其的重要性选择停药或停止哺乳。

5. 儿童用药的安全性及有效性尚未确定。

【药物相互作用】

1. 与其他骨髓抑制药合用，骨髓抑制作用增强，抑制时间延长。

2. CYP3A 抑制剂可明显升高本品的血药浓度，应避免合用，如必须合用，应降低本品的剂量。

3. CYP3A 诱导剂，如利福平，可明显降低或升高本品的血药浓度，应避免合用。

【剂量与用法】治疗前应检测患者是否存在 BRCA 基因突变。

1. 推荐剂量为 400mg，2 次/日。胶囊剂应整粒吞服，如漏服不必补服，按预定时间服用下次剂量。

2. 如出现不能耐受的不良反应，可降低剂量至 200mg，2 次/日；最低剂量为 100mg，2 次/日。

3. 尽量避免与 CYP3A 中效或强效抑制剂合用，如必须合用，本品的剂量应降至 200mg，2 次/日（与 CYP3A 中效抑制剂合用）或 150mg，2 次/日（与 CYP3A 强效抑制剂合用）。

【用药须知】

1. 治疗前先测定全血细胞计数，治疗期间每月监测 1 次。如出现血液学毒性，应暂停使用，每周监测全血细胞计数，恢复后可重新开始。但如出现 MDS 或 AML，应永久停药。

2. 本品有胚胎毒性，育龄期妇女在开始本品治疗前应排除妊娠，治疗期间应采取有效避孕措施，直至治疗结束后至少 1 个月。

3. 治疗期间监测肺炎的症状和体征，如确诊肺炎，应停药。

【制剂】胶囊剂：50mg。

【贮藏】贮于 25℃下，短程携带允许 15~30℃。

贝利司他（belinostat）

别名：Beleodaq。

本品为新的口服多聚 ADP 核糖聚合酶（PARP）抑制剂，2014 年 12 月由美国 FDA 批准上市。

【理化性状】

1. 本品白色或类白色粉末，微溶于水和聚乙二醇 400，易溶于乙醇。电位滴定法测得的 pK_a 为 7.87 和 8.71，紫外法测得为 7.86 和 8.59。

2. 化学名：（2E）-N-Hydroxy-3-[3-（phenylsulfamoyl）phenyl]prop-2-enamide。

3. 分子式：$C_{15}H_{14}N_2O_4S$。

4. 分子量：318.35。

5. 结构式如下：

【药理学】本品为组蛋白脱乙酰酶（HDAC）抑制剂。HDAC 可催化乙酰基从蛋白质，如组蛋白、转录蛋白的赖氨酸残端消除。本品可使乙酰化的组蛋白和其他蛋白蓄积，导致变异细胞的细胞周期停滞和或凋亡。本品抑制在纳摩尔水平（＜250nmol/L）即可对 HDAC 起到抑制作用。

【药动学】

1. 分布 分布容积与体液量大致相等，提示本品很少分布于组织内，蛋白结合率为 92.9%～95.8%。

2. 代谢 本品主要通过 UGT1A1 代谢，少部分经 CYP2A6、CYP2C9 和 CYP3A4 代谢为贝利司他酰胺和贝利司他酸。负责催化形成甲基贝利司他、3-（磺酰苯胺）-苯酸的酶尚未明确。

3. 排泄 主要以代谢产物随尿液排泄，原药仅占不足 2%。清除率为 1240ml/min，$t_{1/2}$ 为 1.1h。

【适应证】用于复发或难治性外周 T 细胞淋巴瘤。

【不良反应】

1. 严重不良反应包括血液学毒性、肝毒性、胃肠道毒性、感染、肿瘤溶解综合征。

2. 常见不良反应包括疲乏、恶心、发热、恶心、呕吐、贫血、便秘、腹泻、呼吸困难、皮疹、咳嗽、外周水肿、血小板减少、瘙痒、乳酸脱氢酶升高、食欲缺乏、头痛、注射部位疼痛、低血钾、腹痛、QT 间期延长、低血压、头晕、静脉炎。

【妊娠期安全等级】D。

【禁忌与慎用】

1. 活动性感染患者禁用。

2. 未对中、重度肾功能不全患者进行研究，不推荐使用。

3. 孕妇禁用。

4. 尚未明确本品是否可经乳汁分泌，哺乳期妇女慎用。如确需使用，应选择停药或停止哺乳。

5. 儿童用药的安全性及有效性尚未确定。

6. 对 CC≤39ml/min 者尚无合适的推荐剂量，应慎用。

【药物相互作用】

1. 本品主要经 UGT1A1 代谢，应避免与 UGT1A1 抑制剂合用。

2. 与华法林合用无临床意义的相互作用。

【剂量与用法】

1. 推荐剂量为 1g/m²，经 30min 静脉输注，1 次/日，连用 5d 后休息，21d 为 1 个治疗周期。

2. 每疗程治疗开始前血小板计数应≥50×10^9/L，ANC≥1×10^9/L；如首次出现 ANC＜0.5×10^9/L 和（或）血小板＜25×10^9/L，降低 25% 的剂量；如再次出现上述血液学毒性，停药。

3. 首次出现 3 级或 4 级非血液学毒性降低 25% 的剂量，如再次出现，应停药。

4. UGT1A1*28 等位基因纯合子的患者应降低剂量至 0.75g/m²。

5. 抽取 9ml 注射用水加入至本品的安瓿中，轻轻转动安瓿使成浓度为 50mg/ml 的溶液，此溶液可在室温保存 12h。按体表面积计算所需本品 50mg/ml 溶液的体积，抽取至 0.9%氯化钠注射液中，此溶液应在 36h 内输完。使用 0.22μm 的终端滤器，经 30min 静脉输入，如出现静脉输注部位疼痛或与输液相关的其他反应，静脉输注时间可延长至 45min。

【用药须知】

1. 治疗前先测定全血细胞计数，治疗期间每周监测 1 次。如出现血液学毒性，应暂停使用。

2. 本品有胚胎毒性，育龄期妇女在开始本品治疗前应排除妊娠，治疗期间应采取有效避孕措施，直至治疗结束后至少 1 个月。

3. 治疗前及治疗期间每周监测肝功能，根据肝毒性的严重性，选择暂停用药或永久停药。

4. 晚期疾病及肿瘤负荷高的患者发生肿瘤溶解综合征的风险大，应给予适当处置。

【制剂】注射剂（粉）：500mg。

【贮藏】贮于 20～25℃，短程携带允许 15～30℃。

艾代拉里斯（idelalisib）

别名：Zydelig。

本品为磷脂酰肌醇-3 激酶（PI3Kδ）抑制剂。2014 年 7 月由美国 FDA 批准上市。

【理化性状】

1. 本品为白色至类白色固体。水中溶解度与 pH 有关，pH 为 5～7 时，溶解度＜0.1mg/ml，pH 为 2 时，溶解度＞0.1mg/ml。

2. 化学名：5-fluoro-3-phenyl-2-[（1S）-1-（9H-purin-6-ylamino）propyl]quinazolin-4（3H）-one。

3. 分子式：$C_{22}H_{18}FN_7O$。

4. 分子量：415.42。

5. 结构式如下：

【用药警戒】

1. 本品引起严重的或致命的肝毒性发生率约为14%，治疗前及治疗期间监测患者的肝功能，如果临床需要，应降低剂量或停药。

2. 本品引起严重的或致命的腹泻或结肠炎发生率约为14%，应监测患者腹泻和结肠炎的症状，如临床需要，应降低剂量或停药。

3. 本品治疗的患者可发生严重的肺炎。应监测患者肺部症状及间质性浸润，如临床需要，应降低剂量或停药。

4. 本品治疗的患者可发生严重的肠穿孔，如发生肠穿孔，应立即停药。

【药理学】本品为PI3Kδ抑制剂，而PI3Kδ表达于正常和恶性B细胞中。本品诱导恶性B细胞和原发性肿瘤细胞的细胞凋亡和增殖。本品抑制几种细胞信号传导途径，包括B细胞受体、CXCR4和CXCR5信号通路，这些信号通路涉及B细胞的移行和寻靶至淋巴结和骨髓。本品抑制淋巴瘤细胞的趋化性和黏附性，从而降低瘤细胞的生存能力。

【药动学】

1. 吸收：空腹服用后，其T_{max}约1.5h，剂量在50～350mg，2次/日，暴露量不随剂量增加的比例而增加。高脂肪餐可增加本品AUC 1.4倍，本品是否与食物同服均可。

2. 分布：本品蛋白结合率大于84%，稳态分布容积为23L，其血液-血浆浓度比为0.7。

3. 代谢：本品主要通过醛氧化酶和CYP3A代谢为GS-563117，少量经UGT1A4代谢。已知GS-563117无活性。

4. 消除：本品的终末$t_{1/2}$为8.2h，稳态时的清除率为14.9L/h。单剂量给予150mg ^{14}C标记的本品，14%的给药剂量随尿液排泄，78%随粪便排泄。GS-563117分别占粪便和尿液排泄量的44%和49%。

5. 年龄、性别、种族及体重对本品药动学无影响。肝功能不全患者的暴露量增加，肾功能不全患者的暴露量与正常者无异。

【适应证】

1. 复发性慢性淋巴细胞白血病。

2. 复发性滤泡B细胞非霍奇金淋巴瘤。

3. 复发性小淋巴细胞淋巴瘤。

【不良反应】

1. 严重不良反应包括肝毒性、严重腹泻或结肠炎、肺炎、肠穿孔、严重皮肤反应、超敏反应、中性粒细胞减少。

2. 常见不良反应包括恶心、呕吐、腹泻、便秘、胃食管反流性疾病、头痛、发热、寒战、肺炎、鼻黏膜充血、皮疹、败血症、支气管炎、鼻窦炎、尿路感染、关节痛。

3. 实验室检查常见中性粒细胞减少、血小板减少、淋巴细胞减少、AST及ALT升高、GGT升高、三酰甘油升高、血糖升高、血糖降低、低血钠。

【妊娠期安全等级】D。

【禁忌与慎用】

1. 对本品过敏者禁用。

2. 孕妇禁用。

3. 尚未明确本品是否经乳汁分泌，哺乳期妇女应权衡本品对其的重要性，选择停药或停止哺乳。

4. 儿童用药的安全性及有效性尚未确定。

【药物相互作用】

1. 本品主要经CYP3A4代谢，CYP3A4强效抑制剂可升高本品的AUC 1.8倍。如必须合用，应监测本品的毒性，如出现毒性，应降低剂量。

2. 强效CYP3A4诱导剂可降低本品的AUC75%，应避免合用。

3. 本品是CYP3A4强效抑制剂，避免与经CYP3A4代谢的药物合用。

【剂量与用法】

1. 推荐剂量为150mg，2次/日，整片吞服，是否与食物同服均可。

2. 如出现毒性反应，应按表2-22调整剂量。

【用药须知】

1. 育龄期妇女在治疗期间和治疗结束后1个月，应采取有效避孕措施。

2. 本品毒性严重，并可致命，应严密监测。参见以上"用药警戒"。

【制剂】片剂：100mg，150mg。

【贮藏】贮于20～30℃。短程携带时允许15～30℃。

表 2-22 根据毒性反应调整剂量表

毒性反应		剂量调整方案
肺炎		出现任何肺炎的症状均应停药
ALT/AST	>（3～5）×ULN	维持原剂量，每周至少监测一次直至 ALT/AST≤1×ULN
	>（5～20）×ULN	暂停用药，每周至少监测一次直至 ALT/AST≤1×ULN 后，维持原剂量，每周至少监测一次直至缓解
	>20×ULN	永久停药
总胆红素	>（1.5～3）×ULN	维持原剂量，每周至少监测一次直至 ALT/AST≤1×ULN
	>（3～10）×ULN	暂停用药，每周至少监测一次直至 ALT/AST≤1×ULN 后，以 100mg，2 次/日的剂量开始
	>10×ULN	永久停药
腹泻	中度腹泻	维持原剂量，每周至少监测一次直至缓解
	严重腹泻或需住院治疗	暂停原剂量，每周至少监测一次直至缓解后，以 100mg，2 次/日的剂量开始
	危及生命的腹泻	永久停药
中性粒细胞减少	$1.5×10^9/L≤ANC<1.5×10^9/L$	维持原剂量
	$0.5×10^9/L≤ANC<1.0×10^9/L$	维持原剂量，每周至少监测一次
	$ANC<0.5×10^9/L$	暂停用药，每周至少监测一次直至≥$0.5×10^9/L$
血小板减少	$50×10^9/L≤$血小板计数$<75×10^9/L$	维持原剂量
	$25×10^9/L≤$血小板计数$<50×10^9/L$	维持原剂量，每周至少监测一次
	血小板计数$<25×10^9/L$	暂停用药，每周至少监测一次直至≥$25×10^9/L$

中度腹泻，每天排便次数较基线增加 4～6 次；重度腹泻，每天排便次数较基线增加≥7 次

坦罗莫司（temsirolimus）

别名：驮瑞塞尔，Torisel，替西罗莫司。

本品为 mTOR 抑制剂，是西罗莫司的酯化物，为一种抗肿瘤药。

【理化性状】

1. 本品为白色至类白色粉末，本品无吸湿性，易溶于乙醇，几乎不溶于水，无可电离的官能团，且其溶解性与 pH 无关。

2. 化学名：(3S,6R,7E,9R,10R,12R,14S,15E,17E, -19E,21S,23S,26R,27R,34aS)-9,10,12,13,14,21,22,23, 24,25,26,27,32,33,34,34a-Hexadecahydro-9,27-dihydr oxy-3-{（1R）-2-[（1S,3R,4R）-4-hydroxy-3- methoxycyclohexyl]-1-methylethyl}-10,21-dimethoxy -6,8,12,14,20,26-hexamethyl-23,27-epoxy-3H-pyrido [2,1-c]-[1,4]oxaazacyclohentriacontine-1,5,11,28,29 （4H,6H,31H)-pen-tone 4′ [2,2-bis（hydroxymethyl）propionate]。

3. 分子式：$C_{56}H_{87}NO_{16}$。

4. 分子量：1030.30。

5. 结构式如下：

【药理学】本品是一种 mTOR（哺乳动物西罗莫司靶蛋白）的抑制剂。其与细胞内的一种蛋白（FKBP-12）结合，而蛋白药物复合物可抑制控制细胞分裂的 mTOR 的活性。对 mTOR 活性的抑制作用导致肿瘤细胞生长停滞在 G_1 期。当 mTOR 被抑制，其 PI3K/AKT 通路中 mTOR 下游靶蛋白 P70S6K 和 S6 核糖体蛋白的能力被阻断。在肾细胞癌细胞株体外研究中，本品可抑制 mTOR 的活性，导致缺氧诱导因子 HIF-1 和 HIF-2α 和血管内皮生长因子水平降低。

【药动学】

1. 在癌症患者中给予单剂量 25mg 后，平均 C_{max} 为 585ng/ml（CV=14%），平均 AUC 为 1627

（ng·h）/ml（CV=26%）。C_{max} 出现于静脉输注结束时。剂量在 1～25mg 时，本品的暴露量以小于正比方式增高，而西罗莫司暴露量的增高则与剂量成正比。在癌症患者中，单次 25mg 静脉剂量后，西罗莫司的 AUC 为本品 AUC 的 2.7 倍，主要是由于西罗莫司的 $t_{1/2}$ 较长。

2. 癌症患者单次 25mg 静脉给药后，本品的平均稳态分布容积为 172L。本品和西罗莫司均广泛地分布于血液有形成分中。

3. CYP3A4 是形成 5 种本品代谢物的主要同工酶。西罗莫司是人静脉给药后的主要活性代谢物。其余代谢物少于 10%。本品是 CYP2D6 和 CYP3A4 的抑制剂。

4. 消除：本品主要随粪便消除。在单次给予 ^{14}C 标记本品后，约 82%放射性物质在 14d 内消除，尿和粪便中分别回收 4.6%和 78%的放射性。在癌症患者中单次给予 25mg 后，平均清除率为 16.2（CV=22%）L/h。本品血药浓度表现出双指数下降，本品和西罗莫司平均 $t_{1/2}$ 分别为 17.3h 和 54.6h。

【适应证】用于治疗晚期肾细胞癌（RCC）。

【不良反应】

1. 本品最常见（≥30%）不良反应有皮疹、虚弱、黏膜炎、恶心、水肿和厌食。常见（≥30%）实验室异常有贫血、高血糖、高脂血症、高三酰甘油血症、淋巴细胞减少、碱性磷酸酶升高、血清肌酐升高、低磷血症、血小板减少、AST 升高和白细胞减少。

2. 常见不良反应（＞10%）包括无力、水肿、疼痛、发热、体重减轻、头痛、胸痛、发冷、黏膜炎、厌食、恶心、腹泻、腹痛、便秘、呕吐、感染（脓肿、支气管炎、蜂窝织炎、单纯疱疹、带状疱疹）、尿路感染、咽炎、鼻炎、腰痛、关节痛、肌痛、呼吸困难、咳嗽、鼻出血、皮疹、瘙痒、指甲病症、皮肤干燥、痤疮、味觉障碍、失眠、抑郁。

3. 低于 10%的不良反应包括致命性的肠穿孔、结膜炎、过敏反应、血管神经性水肿、肺炎、上呼吸道感染、伤口愈合困难、间质性肺疾病（罕见致命性）、高血压、静脉血栓[包括深静脉血栓、肺栓塞（包括致命性的）]、血栓性静脉炎。

4. 实验室检查异常包括血红蛋白降低，淋巴细胞、中性粒细胞、血小板减少，碱性磷酸酶、AST、肌酐、血糖升高，血磷、血钾降低，总胆红素、总胆固醇、三酰甘油升高。

5. 上市后及其他临床经验：由于报道中的人数不确定，尚未建立下列不良反应与本品的确切联系。胸膜渗漏、血流动力学上显著的需要干涉的心包积液、抽搐、横纹肌溶解、史-约综合征、复杂区域性疼痛综合征（交感反应性营养不良）、药物渗出导致的肿胀、疼痛、发热和红斑。

【妊娠期安全等级】D。

【禁忌与慎用】

1. 胆红素＞1.5×ULN 患者中禁用。

2. 对本品或其代谢物、吐温 80 或本品的任何其他组分有超敏反应（包括辅料）的患者应慎用。

3. 孕妇禁用。

4. 本品是否排泄至人乳汁中尚未明确，由于在动物研究中显示西罗莫司（本品的活性代谢物）有致癌的潜能，应根据药物对母体的重要性，选择暂停哺乳或停药。

5. 本品在儿童中的安全性和有效性尚未确定。

6. 临床研究未纳入足够数量的 65 岁及以上的患者以确定他们的反应是否与年轻者有异。

【药物相互作用】

1. 本品与利福平（强效 CYP3A4/5 诱导剂）同时给药，静脉给药后本品 C_{max} 和 AUC 无显著影响，但是西罗莫司的 C_{max} 降低 65%，AUC 降低 56%。若无其他选择，应考虑调整剂量。

2. 本品与酮康唑（强效 CYP3A4 抑制剂）同时给药，对本品 C_{max} 或 AUC 无明显影响。但是西罗莫司的 AUC 升高 3.1 倍，C_{max} 升高 2.2 倍。若无其他选择，应考虑调整剂量。

3. 本品 25mg 与地昔帕明（CYP2D6 底物）同时给药，后者血药浓度不受影响。预计本品与 CYP2D6 或 CYP3A4 的底物无临床意义的相互作用。

4. 贯叶连翘可能不可预测地降低本品血浆浓度。接受本品治疗患者不应同时用贯叶连翘制剂。

【剂量与用法】

1. RCC 患者，25mg，每周 1 次，静脉输注时间为 30～60min。直至病情进展或不能耐受。患者使用本品前应提前 30min 预防性地静脉注射 25～50mg 的苯海拉明（或类似抗组胺药）。

2. 调整剂量/中断用药

（1）中性粒细胞绝对计数（ANC）＜1000/mm^3，血小板计数＜75 000/mm^3，或出现 NCI CTCAE 3 级或以上不良反应，应暂停使用本品。一旦毒性消除至 2 级或更低，可重新开始使用，剂量降低幅度为 5mg/周，但不低于 15mg/周。

（2）肝功能不全的患者应谨慎使用本品。如轻度肝功能不全的患者[胆红素>（1～1.5）×ULN，或 AST>ULN 但胆红素≤ULN]必须使用本品，应降低剂量至 15mg/周。胆红素>1.5×ULN 患者则禁用。

（3）应避免同时使用强 CYP3A4 抑制剂（如酮康唑、伊曲康唑、克拉霉素、阿扎那韦、茚地那韦、奈法唑酮、奈非那韦、利托那韦、沙奎那韦、泰利霉素和伏立康唑）。葡萄柚汁也应避免，因其可能增加西罗莫司的血药浓度（本品的主要代谢物）。必须同时与一种强效 CYP3A4 抑制剂合用，根据药动学研究，应考虑剂量降低至 12.5mg/周。该剂量预计调整 AUC 至单独使用本品范围。但是在接受强效 CYP3A4 抑制剂患者中无相关剂量调整的临床资料。如终止强效抑制剂治疗，本品的剂量应调整回到开始强 CYP3A4 抑制剂使用前所用剂量，应有约 1 周的冲洗期。

（4）应避免同时合用强效 CYP3A4 诱导剂（如地塞米松、苯妥英、卡马西平、利福平、利福布汀、苯妥英钠）。如患者必须与强效 CYP3A4 诱导剂合用，根据药动学研究，应考虑剂量从 25mg/周增加直至 50mg/周。该剂量预计调整 AUC 至单独使用本品的范围。但是无相关接受强效 CYP3A4 诱导剂患者中剂量调整的临床资料。如终止强效诱导剂，调整剂量至强效 CYP3A4 诱导剂合用前所用剂量，应在约 1 周冲洗期。

3. 配制方法

（1）在运输和配制过程中。应避免室内光线和阳光过度照射。当溶液和容器允许时，非肠道给药的药品在给药前应检视有无颗粒物质和变色。

（2）增塑剂二-2-乙基己基苯二甲酸酯（DEHP）可能从 PVC 静脉输注袋或装置浸出，为减小患者暴露，本品最终稀释液应被贮存在瓶内（玻璃、聚丙烯）或塑料袋（聚丙烯、聚烯烃）和通过聚乙烯给药装置给药。

（3）稀释方法：①第 1 步：需先用附带的 1.8ml 稀释剂混合，最终浓度 30mg/3ml（10mg/ml），倒转药瓶混合均匀，放置充足的时间使气泡消除，溶液应是澄明至略微混浊，无色至黄色，无肉眼可见颗粒。在 25℃下稀释液 24h 内可保持稳定。②第 2 步：精确抽取步骤 1 中制备的本品需要量，迅速加至 250ml 的 0.9%氯化钠注射液中。通过倒置输液袋或瓶混合溶液，避免振荡引起泡沫。用药前检视有无颗粒物与变色，在静脉输注期间注意避光。

4. 注意事项

（1）最终稀释液应在 6h 内给药。

（2）本品静脉输注时间为 30～60min，每周 1 次。最好用输液泵确保药物静脉输注准确。

（3）静脉输注容器材料应由玻璃、聚烯烃或聚乙烯制成，以避免药物损失和萃取 DEHP。静脉输注器应配合适的过滤器，不含 DEHP 或 PVC，若使用了含 PVC 的给药装置，确保不含有 DEHP 成分，输液线路应配置不大于 5μm 孔径的过滤器以确保大于 5μm 的颗粒不被输入。如果给药装置没有过滤器，应在药品进入血管前增加聚醚砜过滤器（如终端过滤器）。可用不同的孔径范围从 0.2μm 到 5μm 的终端过滤器。不推荐终端和线内过滤器同用。

（4）稀释液含吐温 80，其能增加从 PVC 萃取 DEHP 的速率。应考虑到在稀释和给药时，包括接触 PVC 容器后的贮藏时间等。

本品未稀释时不应直接加入至水性溶液中。直接加入至水性溶液将导致药物沉淀。加入静脉输注溶液前应先与稀释液混合。建议本品与稀释液混合后，于氯化钠注射液中给药。未曾评估本品在其他静脉输注溶液中的稳定性。未曾评估与其他药物或营养药物于氯化钠注射液中混合的稳定性，应避免上述情况。本品在酸或碱中均可降解，应避免与能改变溶液 pH 的药物合用。

【用药须知】

1. 超敏性反应或输液反应表现不仅仅限于面红、胸痛、呼吸困难、低血压、呼吸暂停、意识丧失，还可能发生过敏反应。这些反应可在第一次输液或后续输液中发生。在输液过程中全程监护患者并给予适当支持疗法，当严重输液反应发生后，应立即停药并给予适当医学治疗。

在静脉注射本品开始前应给予患者一种 H₁ 受体拮抗剂。对抗组胺超敏患者，或因其他医疗原因不能接受抗组胺药的患者中应谨慎使用本品。

如患者静脉输注期间发生超敏反应，应停止静脉输注并观察至少 30～60min（取决于反应严重程度）。给予 H₁ 受体拮抗剂（如苯海拉明）后，可恢复治疗。若先前没有预防性给药（参见"剂量与用法"），重新静脉输注前约 30min 则给予一种 H₁ 受体拮抗剂（如苯海拉明）和（或）一种 H₂ 受体拮抗剂（如静脉注射法莫替丁 20mg 或静脉注射雷尼替丁 50mg），然后可在较慢速率恢复静脉输注（直至 60min）。

发生严重或危及生命的反应的患者，继续静脉输注本品前应进行效益风险评估。

2. 在 110 例正常或不同程度功能不全患者的一项 I 期剂量递增研究中评价本品的安全性和药动学。基线胆红素＞1.5×ULN 患者比基线胆红素≤1.5×ULN 患者出现更大毒性。由于死亡风险的提高，在胆红素＞1.5×ULN 患者中，≥3 级不良反应和死亡，包括由于进展性疾病死亡的发生率更高。

轻度肝功能不全患者慎用。AST 或胆红素水平升高的患者，本品及其代谢物西罗莫司的浓度升高，轻度肝功能不全患者［胆红素＞（1～1.5）×ULN 或 AST＞ULN 但胆红素≤ULN］如必须给予本品，应降低剂量至 15mg/周。

3. 使用本品很可能导致血糖升高，可能需要增加口服降血糖药的剂量或开始接受胰岛素和（或）口服降血糖药治疗。本品治疗前和治疗期间应定期检验血糖。建议患者报告过度口渴或排尿量或次数增加的情况。

4. 使用本品可能导致免疫抑制。应仔细观察患者感染的发生，包括机会性感染。

5. 接受本品治疗患者中有间质性肺疾病导致死亡的病例。有些患者无症状或极轻微症状，CT 扫描或 X 线胸片可检测到渗出液，其他症状如呼吸困难、咳嗽、缺氧和发热。有些患者需要终止本品，并开始皮质激素和（或）抗生素治疗，而有些患者可继续治疗，不必另外干预。建议患者及时报告任何新发或恶化的呼吸症状，定期评估肺 CT 或 X 线胸片。

6. 使用本品可能导致血清三酰甘油和胆固醇升高。可能需要开始服用降脂药物或增加降脂药物剂量。本品治疗前和治疗期间应定期检验血清胆固醇和三酰甘油。

7. 使用本品的患者中有发生致命性肠穿孔病例。这些患者有发热、腹痛、代谢性酸中毒、血便、腹泻和（或）急腹症。应建议患者及时报告任何新发或恶化的腹痛、血便。

8. 急性进展性，有时出现致命性的急性肾衰竭，与疾病本身进展的关系尚未明确，某些病例对透析无治疗反应。

9. 本品可导致伤口愈合异常，所以在围术期应谨慎使用。

10. 中枢神经系统肿瘤患者（原发性中枢系统肿瘤或转移）和（或）接受抗凝治疗患者使用本品发生颅内出血的风险增高（包括致命性的后果）。

11. 与舒尼替尼的合用可导致剂量限制毒性（3/4 级红斑丘疹和痛风/蜂窝织炎需要住院治疗）。

12. 本品治疗期间应避免使用活疫苗和与接受活疫苗人们密切接触。活疫苗包括鼻内流感、麻疹、腮腺炎、风疹、口服脊髓灰质炎、卡介苗、黄热病、水痘和 TY21a 伤寒疫苗。

13. 有关妊娠无足够的对照研究，然而基于作用机制，孕妇使用本品可导致胎儿损伤。妊娠期间使用本品或本品治疗期间妊娠，应告知患者对胎儿的毒性。建议有育龄期妇女在本品治疗期间和治疗停止后 3 个月内避免妊娠。

男性使用本品治疗前应咨询其对胎儿和精子的影响，治疗期间其伴侣应采取可靠的避孕措施，末次剂量后继续避孕 3 个月。

14. 基于 III 期临床试验，老年患者更易出现包括腹泻、水肿和肺炎的不良反应。

15. III 期试验中，每周检查全细胞计数（CBC），每 2 周检查生化。

16. 对本品静脉过量给药无特殊治疗。在 I 和 II 期试验中曾给予癌症患者重复静脉剂量高达 220mg/m²。剂量大于 25mg，几种严重不良事件包括血栓形成、肠穿孔、间质性肺疾病、癫痫发作和精神病的风险增高。

【制剂】注射剂：25mg/ml，多余 0.2ml 以确保能抽取药品足量，稀释剂为 1.8ml。

【贮藏】避光，贮于 2～8℃。

依维莫司（everolimus）

别名：飞尼妥、Afinitor。

本品是一种西罗莫司靶蛋白（mTOR）抑制剂，属于抗肿瘤药。

【理化性状】

1. 化学名：（3*S*,6*R*,7*E*,9*R*,10*R*,12*R*,14*S*,15*E*,-17*E*,19*E*,21*S*,23*S*,26*R*,27*R*,34a*S*）-9,10,12,13,14,21,22,23,24,25,-26,27,32,33,34,34a-hexadecahydro-9,27-dihydroxy-3-{（1*R*）-2-[（1*S*,3*R*,4*R*）-4-（2-hydroxyethoxy）-3-methoxycyclohexyl]-1-methylethyl}-10,21-dimethoxy-6,8,12,14,20,26-hexamethyl-23,27-epoxy-3H-pyrido[2,1-*c*][1,4]oxaazacyclohentriacontine-1,5,11,28,29（4*H*,6*H*,31*H*）-pentone。

2. 分子式：$C_{53}H_{83}NO_{14}$。

3. 分子量：958.2。

4. 结构式如下：

【药理学】

1. 本品为哺乳动物 mTOR 抑制剂——一种丝氨酸/苏氨酸激酶，而 mTOR 则处于 PI3K/AKT 路径的下游。几种人的肿瘤存在 mTOR 路径失调。本品与细胞内蛋白 FKBP-12 结合，导致复合物形成受到抑制，mTOR 激酶的活性受到抑制。

2. 本品可降低 S6 核糖体蛋白激酶、真核延伸因子 4E 结合蛋白（4E-BP）的活性，4E-BP 是 mTOR 下游的效应器，涉及蛋白合成。

3. 另外，本品还可以抑制低氧诱导因子（如 HIF-1）的表达，减少血管内皮生长因子（EGFR）的表达。本品对 mTOR 的抑制可以减少细胞增殖、血管新生及葡萄糖摄取。

【药动学】

1. 吸收 晚期肿瘤患者口服本品后 1～2h 即可达血药峰值，单剂量给予 5mg 和 10mg，其 C_{max} 与剂量成正比。在 20mg 剂量下，C_{max} 增加的比例小于剂量增加的比例，但 AUC 在 5～70mg 时则与剂量成正比。1 次/日口服，2 周内可达稳态。

2. 分布 健康志愿者进食高脂肪膳食可延迟单剂量本品 T_{max} 的中位数 1.25h，降低血药峰值 60%，减少 AUC 16%。多剂量筛选肾移植患者，高脂肪食物延迟 T_{max} 中位数约 1.75h，还分别降低了 C_{max}53% 和 AUC 21%。肝功能不全的患者，本品的表观清除率明显低于健康受试者，因此，肝功能不全患者的剂量应该减半。由于口服生物利用度的变量和狭窄的治疗指数，监测本品的血药浓度很重要。本品蛋白结合率约为 74%。

3. 代谢 人体中已发现 6 种代谢产物，包括 3 种单羟基代谢产物，2 种开环水解产物，1 种磷酸卵磷脂共轭化合物。这些较原药活性低 100 倍的代谢产物在动物实验中也存在。

4. 排泄 给予单剂量本品 3mg 又同时服用环孢素的患者，80% 的放射性物质随粪便排除，5% 随尿排除。未在粪便和尿中检测出原药。本品 $t_{1/2}$ 约为 30h。群体药动学研究未发现对肾功能有影响。中度肝功能不全患者的 AUC 为肝功正常者的 2 倍，须降低剂量，尚未进行重度肝功能不全对本品影响的研究，本品不能用于重度肝功能不全患者。年龄和性别对本品清除率无影响。

【适应证】

1. 治疗舒尼替尼或索拉非尼治疗失败的晚期肾细胞癌。

2. 需要治疗但无法进行根治性手术切除的室管膜下巨细胞星形细胞瘤（subependymal giant cell astrocytoma，SEGA）。

【不良反应】

1. 严重不良反应 非感染性肺炎及感染。

2. 常见不良反应（发生率≥30%） 口炎、感染、虚弱、疲乏、咳嗽和腹泻。常见 3 级或 4 级不良反应（发生率≥3%）为感染、呼吸困难、疲乏、口炎、脱水、肺炎、腹痛和虚弱。最常见的实验室异常（发生率≥50%）是贫血、高胆固醇、高三酰甘油、高血糖、淋巴细胞减少和肌酐增加。最常见 3/4 级实验室异常（发生率≥3%）为淋巴细胞减少、高血糖、贫血、低磷酸盐血症和高胆固醇血症。

3. 临床试验中高于安慰剂的不良反应 口腔炎、腹泻、恶心、呕吐、感染、无力、疲乏、周围水肿、发热、黏膜炎、咳嗽、呼吸困难、鼻出血、肺炎、皮疹、瘙痒、皮肤干燥、厌食、味觉异常、头痛、四肢痛。

4. 少见不良反应

（1）胃肠道疾病：腹痛、口干、痔疮、吞咽困难。

（2）一般疾病和给药部位情况：体重降低、胸痛、寒战、伤口愈合不良。

（3）呼吸、胸和纵隔疾病：胸腔积液、咽喉痛、鼻漏。

（4）皮肤和皮下组织疾病：手足综合征、指甲疾病、红斑、甲折断、皮肤病变、痤疮样皮炎。

（5）代谢和营养疾病：糖尿病加重、新发糖尿病。

（6）精神疾病：失眠。

（7）神经系统疾病：眩晕、感觉异常。

（8）眼疾病：眼睑水肿、结膜炎。

（9）血管疾病：高血压。

（10）肾和泌尿疾病：肾衰竭。

（11）心脏疾病：心动过速、充血性心力衰竭。

（12）肌肉骨骼和结缔组织疾病：下腭痛。

（13）血液学疾病：出血。

【妊娠期安全等级】 D。

【禁忌与慎用】

1. 未对重度肝功能不全（Child-Pugh C 级）患者进行评估，该人群应避免使用。

2. 对西罗莫司衍生物或对任何辅料有过敏反应者禁用。

3. 本品是否经人乳汁排泌尚不明确。因为许多药物能进入乳汁中，且本品对婴儿可产生严重不良反应，哺乳期妇女使用时应权衡利弊，选择终止哺乳或停药。

4. 儿童用药的安全性和有效性尚未确定。

【药物相互作用】

1. 本品是 CYP3A4 的底物，也是 CYP3A4 的竞争性抑制剂和 CYP2D6 的混合抑制剂，而且也是多药流出泵 P-糖蛋白底物和中效抑制剂。应避免与强效 CYP3A4 抑制剂合用（如酮康唑、伊曲康唑、克拉霉素、阿扎那韦、奈法唑酮、沙奎那韦、泰利霉素、利托那韦、茚地那韦、奈非那韦及伏立康唑），也要避免与强效 CYP3A4 诱导剂或 P-糖蛋白抑制剂合用。例如，在健康受试者中，当本品与下列药物合用时较单独使用本品治疗时的暴露量明显增加。

（1）酮康唑（强效 CYP3A4 抑制剂和 P-糖蛋白抑制剂）分别增加本品的 C_{max} 和 AUC 3.9 倍和 15.0 倍。

（2）红霉素（中效 CYP3A4 抑制剂和 P-糖蛋白抑制剂）分别增加本品的 C_{max} 和 AUC 2.0 倍和 4.4 倍。

（3）维拉帕米（中效 CYP3A4 抑制剂和 P-糖蛋白抑制剂）分别增加本品的 C_{max} 和 AUC 2.3 倍和 3.5 倍。

2. 在健康受试者中，本品与利福平（一种 CYP3A4 强诱导剂）同时给药，与单独本品治疗比较分别降低本品 AUC 和 C_{max} 64% 和 58%。

3. 在健康受试者中研究表明，本品和 HMG-CoA 还原酶抑制剂阿伐他汀（一种 CYP3A4 底物）和普伐他丁（一种非 CYP3A4 底物）间无临床上有意义的药动学相互作用，群体药动学分析也监测到辛伐他汀（一种 CYP3A4 底物）对本品的清除率无影响。

4. 葡萄柚汁及其他已知能抑制细胞色素 P450

及 P-糖蛋白活性的食物，可能增加本品的暴露量，在治疗期间应避免服用。贯叶连翘（圣约翰草）不可预测地降低本品的暴露量，应避免合用。

【剂量与用法】

1. **服用方法**　本品应在每天同一时间口服，与食物同服与否均可。本品片剂应整片吞服，用一杯水送服。片剂不能咀嚼或压碎服用。对于不能吞咽的患者，本品应充分分散于一杯水中（约 30ml），服用前轻轻搅拌。服药杯应用同体积水冲洗，冲洗后的液体也需全部喝完，以保证剂量的准确性。

2. **晚期肾细胞癌推荐剂量**

（1）推荐剂量为 10mg，每日同一时间服用，只要临床可见益处，持续治疗，直到无效或出现不能耐受的毒性反应。严重或无法坚持的不良反应可能需要减少剂量或暂时停药，如需减量，建议剂量为 5mg，1 次/日。

（2）中度肝功能不全（Child-Pugh B 级）患者，减量至 5mg/d，未对重度肝功能不全患者进行评价，该人群避免使用。

（3）慎与中效 CYP3A4 抑制剂和（或）P-糖蛋白抑制剂合用（如安普那韦、福沙那韦、阿瑞匹坦、红霉素、氟康唑、维拉帕米、地尔硫草），如需合用，降低剂量至 2.5mg/d，如欲增加至 5mg/d，应考虑患者的耐受程度。如果停用中效 CYP3A4 抑制剂和（或）P-糖蛋白抑制剂，需经 2～3d 的冲洗期，再增加剂量，可恢复至与中效 CYP3A4 抑制剂和（或）P-糖蛋白抑制剂合用前的剂量。

（4）尽量避免与强效 CYP3A4 诱导剂合用（如苯妥英、卡马西平、利福平、利福喷丁、苯巴比妥）。如必须合用，本品的剂量应从 10mg/d，以 5mg 的增幅升高至 20mg/d（基于药动学数据）。该剂量调整是基于本品单独服用时的 AUC 进行的预测，但无临床数据支持。如强效 CYP3A4 诱导剂停用，应恢复至单独服用本品时的剂量。

3. **SEGA 患者推荐的剂量**

（1）当体表面积分别为 0.5～1.2m² 、1.3～2.1m² 和 ≥2.2m² 时，剂量分别为 2.5mg、5mg 和 7.5mg，1 次/日。

（2）患者需要根据血药浓度、耐受性、个体反应及同时使用的其他药物，包括具 CYP3A4 诱导作用的抗癫痫药进行剂量调整。治疗 3 个月后评价 SEGA 的体积，以后每 3 个月评价一次。根据 SEGA 的体积、相应的谷值及耐受性考虑剂量调整。谷值 3ng/ml 时也能观察到治疗效果，所以如果治疗效果可以接受，就不必增加剂量。

（3）未对＜3 岁或体表面积＜0.58m² 者进行研究。用于 SEGA，理想的疗程尚未明确。

（4）慎与中效 CYP3A4 抑制剂和（或）P-糖蛋白抑制剂合用（如安普那韦、福沙那韦、阿瑞匹坦、红霉素、氟康唑、维拉帕米、地尔硫草），如需合用，应降低本品剂量约 50%，以保持谷值在 5～10ng/ml。如果接受 2.5mg/d 者需降低剂量，考虑隔日给药。

（5）加用中效 CYP3A4 抑制剂和或 P-糖蛋白抑制剂后约 2 周进行治疗浓度监测，根据患者监测结果调整剂量。如停用中度 CYP3A4 抑制剂和（或）P-糖蛋白抑制剂，恢复单独使用本品时的剂量，2 周后进行谷值测定。

（6）尽量避免与强效 CYP3A4 诱导剂合用，如必须合用，本品剂量应加倍，继后的剂量应根据治疗浓度监测剂量个体化。如停用强诱导剂，本品的剂量应恢复至单独应用时的剂量，2 周后评价血药谷值。

（7）应对推荐使用本品者常规进行治疗药物浓度监测。2 周评价 1 次谷值，并调整剂量使谷值为 5～10ng/ml。谷值大于 10ng/ml 的安全性资料有限，如果患者谷值为 10～15 ng/ml，且耐受性及治疗效果良好，不必调整剂量。如果谷值＞15ng/ml，则应降低剂量。如果谷值＜5ng/ml，每 2 周增加 2.5mg/d。调整剂量 2 周后应监测血药谷值。

【用药须知】

1. 本品的疗效是根据 SEGA 的体积改变来确定的。尚未证明本品可改善相关症状、提高总体生存率。

2. 本品应在每日相同时间口服，进食后或空腹服用均可。

3. 在妊娠期妇女中无足够的和对照良好的研究，但是，根据作用机制，当给予妊娠期妇女本品时可能引起胎儿危害。如果妊娠期间使用本品或如果服用本品的患者妊娠时，应忠告患者对胎儿的潜在危害。应建议育龄期妇女在使用本品和治疗结束后 8 周应采取有效避孕措施。

4. 尚未确定老年和较年轻患者间反应的差别，但不能排除某些老年个体敏感性更大的可能性。老年患者不必调整剂量。

5. 尚未在肾功能降低患者中用本品进行临床研究。预计肾损伤不影响药物暴露量，不建议肾损伤患者调整本品的剂量。

6. 本品可能发生过敏反应，症状包括（但不限于）过敏、呼吸困难、脸红、胸痛或血管神经性水肿（如气道或舌肿胀，伴或不伴呼吸损伤）。

7. 非感染性肺炎是西罗莫司衍生物的毒性反应，在随机的晚期肾细胞癌的研究中，本品治疗的患者非感染性肺炎发生率为 14%。CTC 3 级和 4 级非感染性肺炎发生率分别为 4% 和 0%。曾观察到致命性案例。建议患者及时报告任何新发呼吸症状或原有症状恶化。

8. 本品的免疫抑制作用可能会使患者发生细菌、真菌、病毒或原虫感染，包括条件致病菌感染。

9. 使用本品治疗的患者曾有发生口腔溃疡、口炎和口腔黏膜炎者。在临床研究中，约 44% 患者发生口腔溃疡、口炎或口黏膜炎，大多为 CTC 1 级和 2 级。建议局部治疗，但应避免使用乙醇或过氧化氢进行口腔清洗，因为其可能加重病情。不应用抗真菌药物治疗，除非已明确诊断真菌感染。

10. 在临床试验中曾报道血清肌酐普通程度升高。建议本品治疗开始前和治疗中定期监护肾功能，包括测定血尿素氮或血清肌酐。

11. 在临床试验中曾报道发生高血糖、高脂血症和高三酰甘油血症。建议本品治疗开始前和治疗中定期监测空腹血清葡萄糖和血脂谱形。如情况许可，患者开始使用本品前应达到最优血糖和血脂控制。

12. 在临床试验中曾报道血红蛋白、淋巴细胞、中性粒细胞和血小板降低。建议本品治疗开始前和治疗期中定期监测全血细胞计数。

13. 用本品治疗期间，应避免接种活疫苗或密切接触曾接种活疫苗者。活疫苗实例如滴鼻流感疫苗、麻疹疫苗、腮腺炎疫苗、风疹疫苗、口服小儿麻痹症疫苗、卡介苗、黄热病疫苗、水痘病毒疫苗和伤寒 TY21a 疫苗。患有 SEGA 的儿童应考虑开始本品治疗前，按时接受常规疫苗接种。

【制剂】片剂：2.5mg、5mg、10mg。

【贮藏】原包装、避光、防潮，贮于 25℃下，短程携带允许 15～30℃。远离儿童保存本品，若药片已碎，请勿使用。

阿柏西普（aflibercept）

别名：Eylea、Zaltrap、Ziv-aflibercept、VEGF Trap。

本品为血管内皮生长因子（VEGF）抑制剂，本品有供玻璃体注射的和供静脉输注的注射剂上市。

【理化性状】

1. 本品为一重组融合蛋白，由 VEGFR-1 和 VEGFR-2 的胞外区融合到人免疫球蛋白 G1（IgG1）的恒定区（Fc）而成。

2. 分子式：$C_{4318}H_{6788}N_{1164}O_{1304}S_{32}$。

3. 分子量：115kDa。

【用药警戒】

1. 静脉联合给予本品与伊立替康，可导致严重甚至致命性出血（包括胃肠道出血）。治疗过程中应监测患者出血的症状和体征，严重出血者禁用本品静脉注射剂。

2. 静脉给予本品可导致胃肠穿孔，严重者甚至致命，一旦发生，应立即停药并给予紧急处理。

3. 静脉给予本品可导致伤口愈合不良，一旦发生，应停药。

4. 择期手术前至少停用本品 4 周，大型手术至少停用本品 4 周后，且伤口完全愈合后才能开始使用本品治疗。

【药理学】 血管内皮生长因子-A（VEGF-A）和胎盘生长因子（PLGF）是血管生成因子 VEGF 家族的成员，其对内皮细胞有促进有丝分裂、增加趋化性和血管通透性的作用。VEGF 通过存在于内皮细胞表面的两个受体酪氨酸激酶——VEGFR-1 和 VEGFR-2 而起作用。PLGF 只与白细胞表面的 VEGFR-1 结合，而 VEGF-A 对这些受体的激活则可能导致新生血管的形成并增加血管通透性。

本品作为可溶性诱饵受体与 VEGF-A 和 PLGF 结合，因此，可抑制这些同源性 VEGF 受体的结合和被激活。

【药动学】

1. 本品向玻璃体内给药后局部作用于眼。在湿性老年性黄斑变性（senile macular degeneration，SMD）患者中，给药剂量的一部分与眼内内源性 VEGF 形成无活性的阿柏西普-VEGF 复合物。一经吸收进入体循环，本品则以游离的形式（未结合到 VEGF）成为血浆中的一部分，而较大部分则与 VEGF 结合，从而形成稳定的 VEGF 复合物。

2. 湿性 SMD 的患者每只眼玻璃体内可注射本品 2mg，1～3d 血浆中游离药物的平均 C_{max} 为 0.02μg/ml（0～0.054μg/ml）。在给患者玻璃体内注射本品 2mg 后，体内游离药物的平均 C_{max} 比结合到全身 VEGF 的半数所需本品的量要低 100 多倍。静脉注射本品后，游离药物的分布容积约为 6L。

3. 静脉输注本品 2～9mg/kg，血浆中本品呈游离的浓度与剂量呈线性。静脉输注 4mg/kg，每 2 周 1 次，其终末 $t_{1/2}$ 约为 6d（4～7d），给药 2 次后，血浆中游离的本品可达稳态，其蓄积比为 1.2。

4. 年龄、性别、种族对本品药动学无影响，体重低于 50kg 者，静脉输注后本品游离于血浆中的浓度较体重＞50～100kg 者高 29%。肾功能对本品的清除无影响，轻、中度肝功能不全患者对本品药动学也无改变，但未对重度肝功能不全患者进行研究。

【适应证】

1. 视网膜中央静脉阻塞（CRVO）引起的黄斑水肿。

2. 与氟尿嘧啶、亚叶酸、伊立替康合用治疗耐药的或经奥沙利铂治疗仍然处于进展性的转移性结肠直肠癌。

3. 治疗新生血管性（湿性）SMD。

【不良反应】

1. 玻璃体内注射剂

（1）在接受本品治疗的患者中报道的最常见不良反应（≥5%）有结膜出血、眼痛、白内障、玻璃体脱离、玻璃体漂浮物、眼压升高。

（2）玻璃体内注射后发生而与注射过程中有关的严重不良反应（＜0.1%）包括眼内炎、外伤性内障、眼压升高。

（3）本品能引起眼内炎、视网膜剥离、眼压增高、动脉血栓栓塞事件（非致命卒中和心肌梗死、血管性死亡），应警惕。

2. 静脉用注射剂

（1）严重不良反应包括出血、胃肠穿孔、伤口愈合不良、高血压、瘘管形成、动脉血栓、蛋白尿、腹泻、脱水、中性粒细胞减少、可逆性后部白质脑病综合征。

（2）常见不良反应包括尿路感染、白细胞减少、中性粒细胞减少、血小板减少、食欲缺乏、脱水、头痛、高血压、鼻出血、呼吸困难、口咽疼痛、鼻漏、腹泻、胃炎、腹痛、痔疮、直肠出血、肛门痛、手足综合征、皮肤色素沉着、蛋白尿、肌酐升高、疲乏、无力、AST 及 ALT 升高、体重增加。

3. 与所有治疗用蛋白质一样，接受本品治疗的患者有出现免疫反应的可能性。

【妊娠期安全等级】 C。

【禁忌与慎用】

1. 玻璃体内注射剂禁用于眼睛或眼周感染，活动性眼内炎症，或对本品或其中任何辅料过敏者。

2. 孕妇只有潜在的益处大于对胎儿伤害的风险时才可使用。

3. 哺乳期妇女应权衡本品对其的利弊选择停药或停止哺乳。

4. 儿童用药的安全性及有效性尚未确定。

5. 未经控制的严重高血压患者禁用本品静脉注射剂。

【药物相互作用】 与伊立替康、氟尿嘧啶无相互作用。

【剂量与用法】

1. 玻璃体内注射剂

（1）治疗新生血管性（湿性）ADM，推荐剂量为 2mg（0.05ml），初始用药每 4 周给药 1 次，玻璃体内注射，连续 3 次（12 周），随后每 8 周 1 次。任何人群用药都不必调整剂量。

（2）视网膜中央静脉阻塞（CRVO）引起的黄斑水肿，推荐剂量为 2mg（0.05ml），玻璃体内注射，每 4 周 1 次。

2. 静脉用注射剂用于治疗结肠直肠癌

（1）本品 4mg/kg，经 1h 静脉输注，每 2 周 1 次，在给予含伊立替康治疗方案前给予本品，直至病程进展或出现不能耐受的毒性反应。

（2）如发生严重出血、胃肠穿孔、伤口愈合不良、瘘管形成、高血压危象或高血压性脑病、动脉血栓、肾病综合征或血栓性微血管病、可逆性后部白质脑病综合征，应停药。

（3）复发或未控制的严重高血压应暂停用药，控制后永久降低剂量至 2mg/kg。

（4）如出现蛋白尿，暂停用药，待蛋白尿低于 2g/24h 后再重新开始治疗，如复发，暂停用药，直至恢复至低于 2g/24h，永久降低剂量至 2mg/kg。

（5）静脉输注前，用 0.9%氯化钠注射液或 5%葡萄糖注射液稀释本品至 0.6～8mg/ml，经 0.2μm 聚醚砜滤器，经 1h 静脉输注，不能使用聚偏二氟乙烯滤器。不能快速静脉注射，不能与其他药物混合。

【用药须知】

1. 玻璃体内注射药物，包括本品，可导致眼内炎症和视网膜剥离，患者应立即报告任何眼内炎症或视网膜剥离提示性症状，并进行适当处理。

2. 玻璃体内注射本品可于 60min 内引起眼压急性升高，而在使用其他 VEGF 抑制剂重复玻璃体内给药后也曾报道眼压持续升高现象，故应监测患者眼压和视盘的灌注状况并做出适当处理。

3. 使用 VEGF 抑制剂（包括本品）后有动脉血栓栓塞事件（ATE）的潜在风险。

4. 本品静脉输注可导致高血压，治疗期间应监测患者血压。

5. 静脉给药治疗前及在每疗程开始前均应监测全血细胞计数，如中性粒细胞计数降至≤1.5×10^9/L，应暂停本品治疗，直至恢复至>1.5×10^9/L 后再重新开始治疗。

6. 定期监测患者尿蛋白情况，如出现蛋白尿，按以上"剂量与用法"所示调整剂量。

7. 本品静脉输注可导致严重的腹泻，65 岁以上者发生率高，应密切监测。

8. 如出现可逆性后部白质脑病综合征的症状，应行 MRI 检查以确诊，停药后常在数天内恢复，个别患者会遗留下后遗症或死亡。

【制剂】 ①玻璃体内注射剂：2mg/0.05ml；②静脉用注射剂：100mg/4ml，200mg/8ml。

【贮藏】 避光贮于 2～8℃，不可冷冻。

泊马度胺（pomalidomide）

别名：Pomalyst、Imnovid。

本品为沙利度胺的类似物。

【理化性状】

1. 化学名：(RS)-4-amino-2-(2,6-dioxopiperidin-3-yl) isoindole-1,3-dione。

2. 分子式：$C_{13}H_{11}N_3O_4$。

3. 分子量：273.24。

4. 结构式如下：

【用药警戒】

1. 本品禁用于孕妇，因可导致新生儿出生缺陷。育龄期妇女使用时应采取两种有效避孕措施，直至治疗结束后 4 周。

2. 本品治疗的患者发生深静脉血栓、肺栓塞及心肌梗死的风险明显增高，应给予预防用药。

【药理学】 本品是沙利度胺的类似物，属于免疫调节剂，具有抗肿瘤活性。本品可抑制肿瘤细胞增殖，诱导细胞凋亡。本品对来那度胺耐药的多发性骨髓瘤细胞也有抑制作用。本品还可增强 T 细胞和自然杀伤细胞介导的免疫反应，抑制促炎性细胞因子的产生（如 TNF-α 和 IL-6），动物实验和体外试验显示，本品有抗血管新生作用。

【药动学】

1. 吸收　口服本品后 2～3h 可达血药峰值，其 AUC 与剂量成正比。多发性骨髓瘤患者单次口服 4mg，1 次/日或与地塞米松合用，AUC 为 400（ng·h）/ml，C_{max} 为 75ng/ml。多剂量给药后，本品的蓄积率为 27%～31%。

2. 分布　本品的稳态分布容积为 62～138L。本品可分布至精液中，浓度为血药浓度的 67%。蛋白结合率为 12%～44%，与血药浓度无关。本品是 P-糖蛋白的底物。

3. 代谢　本品主要经 CYP1A2 和 CYP3A4 代谢，少量经 CYP2C19 和 CYP2D6 羟基化代谢。

4. 消除　在健康志愿者中，本品的 $t_{1/2}$ 为 9.5h，多发性骨髓瘤患者为 7.5h，总体清除率为 7～10L/h。给予单剂量 ^{14}C 标记的本品 2mg，尿和粪便中分别排出 73% 和 15% 的放射性物质，原药分别为 2% 和 8%。

【适应证】与地塞米松合用用于治疗经来那度胺或一种蛋白酶体抑制剂治疗或最后一次治疗 60d 内病情仍进展的多发性骨髓瘤。

【不良反应】

1. 血液和淋巴系统　中性粒细胞减少、贫血、血小板减少、白细胞减少、发热性中性粒细胞减少、淋巴细胞减少、全血细胞减少。

2. 皮肤和附属组织　瘙痒、皮疹、皮肤干燥、盗汗、多汗。

3. 胃肠系统　腹泻、便秘、呕吐、腹痛、肝衰竭。

4. 呼吸系统及胸部　呼吸困难、咳嗽、鼻出血、口咽痛、排痰性咳嗽、间质性肺疾病、肺栓塞、呼吸衰竭、支气管痉挛。

5. 全身反应　疲劳、乏力、周围水肿、发热、寒战、多器官衰竭、过敏反应。

6. 肌肉骨骼　腰痛、胸痛、肌肉痉挛、关节痛、骨痛、肌无力、四肢痛。

7. 神经系统　头痛、头晕、震颤、周围神经病变、焦虑、意识混乱。

8. 感染　上呼吸道感染、肺炎、尿路感染、败血症、病毒感染。

9. 代谢与营养　高血钙、低血钾、厌食、低血钙、低血钠、高血糖、脱水。

10. 心血管系统　心房颤动、心肌梗死、深静脉血栓形成、心绞痛、充血性心力衰竭。

11. 其他　ALT 升高、血红蛋白降低、肌酐升高、高胆红素血症、体重增加、体重减轻、肾衰竭、肿瘤溶解综合征。

【妊娠期安全等级】X。

【禁忌与慎用】

1. 对本品过敏者禁用。

2. 深静脉血栓形成、肺动脉栓塞、中性粒细胞减少、血小板减少、肾功能不全者慎用。

3. 尚未明确本品是否可经乳汁，哺乳期妇女应权衡本品对其的重要性，选择停药或停止哺乳。

4. 18 岁以下儿童用药的安全性和有效性尚未确定。

【药物相互作用】

1. 本品与 CYP1A2 抑制剂（氟伏沙明）、强效 CYP3A4/5 和 P-糖蛋白抑制剂（酮康唑）合用时，血药浓度明显升高，本品单独与酮康唑合用时，血药浓度并不升高。本品尽量避免同时与 CYP1A2（氟伏沙明、环丙沙星）和强效 CYP3A4/5 和 P-糖蛋白抑制剂合用，无法避免时，本品的剂量应降低 50%。尚无 CYP1A2 抑制剂对本品的影响进行的研究报道，合用时可能须降低剂量。

2. 吸烟可能会降低本品的血药浓度。

3. 尚未进行 CYP1A2 诱导剂对本品影响的研究。

【剂量与用法】

1. 推荐起始剂量为空腹口服 4mg/d，连用 21d，胶囊应整粒吞服，28d 为 1 个疗程。

2. 治疗期间的剂量调节：①当血小板降至＜25 000/μl 时，应中断本品的治疗，每周进行全血细胞检查；如恢复到≥50 000/μl 时，以 3mg/d 的剂量重新开始；②以后每次血小板降低至＜25 000/μl 时，都应中断本品的治疗；如恢复，降低 1mg 的剂量重新开始；③当中性粒细胞降至＜500/μl 时或降至＜1000/μl 伴发热≥38.5℃，应中断本品的治疗，每周进行全血细胞检查，如中性粒细胞恢复到≥500/μl，以 3mg/d 的剂量重新开始；以后每次中性粒细胞降低至＜500/μl 时，都应中断本品的治疗；如恢复，降低 1mg 的剂量重新开始。

【用药须知】

1. 本品是一种严重的致畸药，孕妇和计划妊娠的妇女均绝对禁用。

2. 男性患者在整个治疗期间、暂停用药期间及停止治疗的 4 周之内都应使用安全套避孕。男性患者服用本品期间不应捐献精液。

3. 治疗期间及治疗结束后 1 个月内，患者不能捐献血液。

4. 本品会导致显著的中性粒细胞减少和血小板减少。患者在使用本品治疗多发性骨髓瘤的前8周内，应每周进行1次全血细胞计数监测，之后则每月1次。患者可能需要暂停用药和（或）下调剂量。

5. 使用本品治疗的多发性骨髓瘤患者曾发生静脉血栓栓塞事件。接受本品治疗的患者中曾有心肌梗死的报道，特别是那些存在风险因素的患者。对存在已知风险因素（包括曾发生血栓）的患者应进行密切监测，并采取措施最大限度地降低所有可控性的风险因素（如吸烟、高血压和高脂血症），对高风险患者可给予预防性用药。

6. 本品可导致肝衰竭甚至死亡，每月监测肝功能，如出现肝酶升高，应暂停用药，直至恢复，重新用药需降低剂量。

7. 服用本品的患者有出现血管神经性水肿、严重皮肤反应的报道，如出现，应永久停药。

8. 曾有在本品治疗期间出现致命性肿瘤溶解综合征的病例报道。在治疗前具有高肿瘤负荷的患者有发生肿瘤溶解综合征的风险，应对这些患者进行密切监测并采取适当的预防措施。

9. 在开始本品治疗前须考虑继发肿瘤的发生风险。在治疗前及治疗期间应使用规范癌症筛查手段以评估患者继发肿瘤的可能性并酌情予以相应治疗。

10. 本品会诱导严重的周围神经病变。因此，不能排除长期使用本品发生神经毒性的可能性。

11. 本品可导致头晕和意识混乱，应避免服用其他可导致头晕和意识混乱的药物。

【制剂】胶囊剂：1mg，2mg，3mg，4mg。

【贮藏】贮于20～25℃，短程携带允许15～30℃

索尼吉布（sonidegib）

本品是一种Smoothened（Smo）拮抗剂，可抑制Hh信号的转导通路。

【理化性状】

1. 本品为白色至类白色粉末，几乎不溶于水。

2. 化学名：N-{6-[（2R,6S)-2,6-dimethylmorpholin-4-yl]pyridin-3-yl}-2-methyl-4'-（trifluoromethoxy）-[1,1'-biphenyl]-3-carboxamide。

3. 分子式：$C_{26}H_{26}F_3N_3O_3$。

4. 分子量：485.5。

5. 结构式如下：

磷酸索尼吉布（sonidegib phosphate）

别名：Odomzo。

【理化性状】

1. 本品为白色至类白色粉末。

2. 化学名：N-[6-（cis-2,6-dimethylmorpholin-4-yl）pyridine-3-yl]-2-methyl-4'-（trifluoromethoxy）[1,1'-biphenyl]-3carboxamide diphosphate。

3. 分子式：$C_{26}H_{26}F_3N_3O_3 \cdot 2H_3PO_4$。

4. 分子量：681.49。

【用药警戒】

1. 孕妇服用本品可引起胚胎死亡或严重的胚胎发育缺陷，动物实验显示本品有胚胎和胎儿毒性，可致胎儿畸形。

2. 注意检测在初次治疗前育龄期女性的妊娠状况，建议在接受本品治疗期间及之后的至少20个月内育龄期妇女应采取有效的避孕措施。

3. 建议服用本品的男性在治疗期间和末次剂量后至少8个月使用避孕套，避免使性伴侣怀孕。

【药理学】本品是Hh信号通路抑制剂，结合并抑制参与Hh信号通路的跨膜转运平滑肌蛋白，从而抑制信号转导。

【药动学】

1. 吸收 口服本品后，吸收低于10%，癌症患者在空腹条件下单次服用本品（剂量在100～3000mg），T_{max}为2～4h。单次剂量在100～400mg时，AUC和C_{max}与剂量成正比，但在>400mg时，则低于剂量增加的比例。口服本品4个月后可达到稳态，达稳时预计蓄积率为19倍。在200mg/d，1次/日时，平均稳态血药浓度为1030ng/ml，AUC_{0-24h}为22（μg·h）/ml，C_{min}为890ng/ml。

高脂饮食（在1000cal中约50%来源于脂肪）增加本品的暴露量（AUC_{inf}和C_{max}）7.4～7.8倍。

2. 分布 表观稳态分布容积（V_{ss}/F）约为9166L。在体外，本品的血浆蛋白结合率高（>97%），且与浓度无关。体外研究表明本品不是P-糖蛋白、多药耐药相关蛋白-2、乳腺癌耐药蛋白的底物。

3. 代谢 本品主要通过CYP3A代谢，循环中主要为原药（占循环中总放射性的 36%）。

4. 排泄　本品及其代谢产物主要通过肝清除，吸收后的本品 70% 通过粪便排泄，30% 通过肾排泄，在尿中未检测到原药。群体药动学模型分析本品的 $t_{1/2}$ 约 28d。

【适应证】 用于治疗成年患者的局部晚期基底细胞癌（BCC），手术或放射治疗后复发，或不适合手术或放射治疗的患者。

【不良反应】

1 常见不良反应包括肌痉挛、肌痛、脱发、瘙痒、味觉障碍、头痛、疲乏、疼痛、恶心、腹泻、腹痛、呕吐、体重减轻、食欲缺乏。

2. 实验室检查常见肌酐升高、肌酸激酶（CK）升高、高血糖、脂肪酶升高、ALT 及 AST 升高、贫血、淋巴细胞减少。

【妊娠期安全等级】 X。

【禁忌与慎用】

1. 孕妇禁用。

2. 本品是否经乳汁分泌尚不清楚，哺乳期妇女使用时应暂停哺乳至治疗结束 20 个月。

3. 儿童患者用药的安全性及有效性尚未明确。

【药物相互作用】

1. 强效 CYP3A 抑制剂（如酮康唑、沙奎那韦、泰利霉素、伊曲康唑、伏立康唑、泊沙康唑、奈法唑酮）可明显升高本品的血药浓度，应避免合用。

2. 中效 CYP3A 抑制剂（如红霉素、阿扎那韦、氟康唑、地尔硫䓬）可明显升高本品的血药浓度，应避免合用，如必须合用，中效 CYP3A 抑制剂的使用不能超过 14d，并密切监测本品的不良反应，特别是肌肉骨骼的反应。

3. 中效和强效 CYP3A 诱导剂（如卡马西平、依非韦仑、莫达非尼、苯巴比妥、苯妥英钠、利福平、利福喷丁、贯叶连翘）可明显降低本品的血药浓度，应避免合用。

【剂量与用法】

1. 本品的推荐剂量为 200mg，1 次/日，空腹口服，至少餐前 1h 或餐后 2h 服用。如果漏服，不必补服，按照计划服用下一次剂量。

2. 如出现严重的或不能耐受的骨骼肌反应、首次 CK 升高至（2.5～10）×ULN、再次 CK 升高至（2.5～5）×ULN，应暂停用药，恢复后，重新开始治疗。

3. 如出现 CK＞2.5×ULN 伴肾功能恶化、CK＞10×ULN、再次 CK＞5×ULN、再次出现严重的

或不能耐受的骨骼肌反应，应永久停药。

【用药须知】

1. 本品可导致胎儿死亡或严重的出生缺陷。在服用本品之前应排除妊娠。在治疗期间及停药后 20 个月内应采取有效的避孕措施。对于男性，即使做了输精管结扎，也须在服用本品期间及停药后 8 个月内使用避孕套，以避免性伴侣暴露于本品。

2. 用药过程中出现新的肌肉痉挛或恶化、肌肉疼痛或压痛、黑尿或尿量减少时，应及时告知医师，并通过实验室检查检测肌肉问题和肾功能。

3. 服用本品期间及停药 20 个月内不能捐献血液及其血液制品。

4. 服用期间及停药后 8 个月内应避免捐精。

【制剂】 胶囊剂：200mg。

【贮藏】 贮于 25℃ 下，短程携带允许 15～30℃。放在儿童不能触及的地方。

帕比司他（panobinostat）

别名：Farydak。

【理化性状】

1. 化学名：(2E)-N-hydroxy-3-[4-（{[2-(2-methyl-1H-indol-3-yl）ethyl]amino} methyl）phenyl]acrylamide。

2. 分子式：$C_{21}H_{23}N_3O_2$。

3. 分子量：349.43。

4. 结构式如下：

乳酸帕比司他（panobinostatlactate）

别名：Farydak。

【理化性状】

1. 本品为白色、浅黄色或浅棕色粉末。

2. 化学名：2-hydroxypropanoicacid,compd.with 2-（E)-N-hydroxy-3-[4[[[2-（2-methyl-1H-indol-3-yl）ethyl]amino]methyl]phenyl]-2-propenamide（1∶1）。

3. 分子式：$C_{21}H_{23}N_3O_2 \cdot C_3H_6O_3$。

4. 分子量：439.51。

【用药警戒】

1. 接受本品治疗的患者中 25%会发生严重腹泻，监测患者临床症状，根据其严重程度，可以给予抗腹泻治疗，并暂停用药、降低剂量或永久停药。

2. 接受本品治疗的患者可能出现严重的甚至是致命性的心脏缺血事件、严重心律失常和心电图的变化。心律失常可以因电解质紊乱而加剧。在治疗前及治疗期间应加强监测电解质和心电图。

【药理学】本品为组蛋白脱乙酰酶（HDAC）抑制剂，在纳摩尔浓度下即可抑制 HDAC 的活性。HDAC 可催化从组蛋白和一些非组蛋白的赖氨酸残基除去乙酰基团。抑制 HDAC 的活性可增加组蛋白的乙酰化，这种外遗传改变可导致核染色质的松弛，导致转录激活。在体外，本品可造成乙酰化组蛋白和其他蛋白质的积累，诱导转录细胞的细胞周期停滞和（或）凋亡。在异种移植的小鼠中，本品可导致组蛋白乙酰化水平升高。相比之下，本品对肿瘤细胞的毒性更高于对正常细胞的毒性。

【药动学】

1. 吸收：本品口服的绝对生物利用度约为 21%。口服后 2h 可达 C_{max}。C_{max} 和 AUC 与剂量大致呈线性。

相比空腹条件下，晚期肿瘤患者在进食高脂肪餐后服用，本品的 C_{max} 和 $AUC_{0\sim48}$ 分别约增加 44% 和 16%，中位 T_{max} 亦延迟 2.5h。

本品在水中的溶解度呈 pH 依赖性，pH 越高溶解度越低。尚未在体外或在临床试验中评估可升高胃内 pH 的药物对本品的影响，但在模拟生理为基础的药动学（PBPK）模型中未观察到升高胃内 pH 的药物对本品的吸收有明显影响。

2. 分布：本品的蛋白结合率为 90%，且与浓度无关。本品是 P-糖蛋白的底物。

3. 代谢：本品在体内被广泛代谢。主要通过还原、水解、氧化和葡糖醛酸化进行生物转化。经 CYP3A 代谢的部分约占总肝消除的 40%。在体外，经 CYP2D6 和 CYP2C19 途径代谢的量很小。在体外，UGT1A1、UGT1A3、UGT1A7、UGT1A8、UGT1A9 和 UGT2B4 负责本品的葡糖醛酸化。

4. 消除：单剂量口服 ^{14}C 标记的本品，29%～51%给予的放射性物质随尿排出，44%～77% 随粪便排泄。随尿和粪便排泄的原药，粪便中<3.5%，尿液中<2.5%。

清除率（CL/F）约 160L/h，终末 $t_{1/2}$ 约为 37h。清除率的个体差异为 65%，也有报道，肿瘤患者长期服用蓄积率可达 2 倍。

5. 体表面积、年龄、性别、种族对本品的药动学无临床意义的影响。

轻、中度肝功能不全的患者，AUC 分别升高 43%和 105%，尚未对重度肝功能者进行研究。

轻、中度和重度肾功能不全的患者，AUC 分别升高 64%、99%和 59%，C_{max} 升高的程度与 AUC 相似。

【适应证】与硼替佐米和地塞米松合用，用于治疗多发性骨髓瘤，患者至少经 2 种（包括硼替佐米和免疫调节剂）方案治疗。

【不良反应】

1. 严重不良反应包括腹泻、心脏毒性、出血、骨髓抑制、感染、肝毒性、胚胎毒性。

2. 常见不良反应包括心律失常、腹泻、恶心、呕吐、疲劳、外周水肿、发热、体重减轻、食欲缺乏。

3. 少见不良反应包括乙型肝炎、甲状腺功能减退、高血糖、脱水、液体潴留、高尿酸血症、低镁血症、头晕、头痛、晕厥、震颤、味觉障碍、心悸、低血压、高血压、直立性低血压、咳嗽、呼吸困难、呼吸衰竭、肺啰音、哮鸣音、腹痛、消化不良、胃炎、唇炎、腹胀、口干、胀气、结肠炎、胃肠疼痛、皮疹、红斑、关节肿胀、肾衰竭、尿失禁、寒战、失眠。

4. 实验室检查常见血小板减少、贫血、中性粒细胞减少、白细胞减少、淋巴细胞减少、肌酐升高、低血钾、低血钠、低血磷、低白蛋白血症、胆红素升高、低血钙、高血磷、高血镁。

【禁忌与慎用】

1. 重度肝功能不全者禁用。

2. 哺乳期妇女使用时应停止哺乳。

3. 儿童用药的安全性及有效性尚未确定。

【药物相互作用】

1. 强效 CYP3A 抑制剂可升高本品的 C_{max}、$AUC_{0\sim48}$62%和 73%，如与强效 CYP3A 抑制剂（如酮康唑、波普瑞韦、克拉霉素、考尼伐坦、茚地那韦、伊曲康唑、洛匹那韦-利托那韦、奈法唑酮、那非那韦、泊沙康唑、利托那韦、沙奎那韦、替拉瑞韦、泰利霉素、伏立康唑）合用，应降低剂量至 10mg。

2. 服用本品期间避免使用杨桃、石榴、石榴汁、葡萄柚、葡萄柚汁，上述食物可抑制 CYP3A，导致本品的血药浓度升高。

3. 强效 CYP3A 诱导剂可降低全身暴露量约

70%，本品应避免强效 CYP3A 诱导剂合用。

4. 本品可明显升高 CYP2D6 底物的血药浓度，应避免与治疗指数窄的 CYP2D6 底物（如阿托西汀、地昔帕明、右美沙芬、美托洛尔、奈必洛尔、奋乃静、托特罗定、文拉法辛）合用。如必须合用，经监测 CYP2D6 底物的血药浓度和患者的不良反应。

5. 不推荐与抗心律失常药（包括但不限于胺碘酮、丙吡胺、普鲁卡因胺、奎宁丁、索他洛尔）、其他能导致 QT 间期延长的药物（包括但不限于氯喹、卤泛群、克拉霉素、美沙酮、莫西沙星、苄普地尔、匹莫齐特）合用。

【剂量与用法】

1. 本品的推荐剂量为 20mg，口服，隔日 1 次，应在同一时间服用，空腹或餐后服用均可。与硼替佐米和地塞米松合用，具体方案见表 2-23。

2. 如出现毒性反应，按表 2-24 降低剂量，调整幅度为 5mg。

3. 如出现其他 CTC 3/4 级不良反应，应暂停用药，直至恢复至基线或小于 1 级后，降低剂量重新开始，如再次出现 CTC 3/4 级不良反应，应暂停用药，直至恢复至基线或小于 1 级后，再次降低剂量重新开始用药。

表 2-23　本品与硼替佐米和地塞米松合用给药方案表

第 1~8 个周期（21d 为 1 个治疗周期）	治疗周期的第几天给药			治疗周期的第几天给药			第 3 周
本品	1	3	5	8	10	12	休息
硼替佐米（1.3mg/m², 静脉注射）	1	4		8	11		休息
地塞米松（20mg，餐后口服）	1　2	4　5		8　9	11	12	休息
第 9~16 个周期（21d 为 1 个治疗周期）							
本品	1	3	5	8	10	12	休息
硼替佐米（1.3mg/m², 静脉注射）	1			8			休息
地塞米松（20mg，餐后口服）	1　2			8　9			休息

表 2-24　出现毒性反应调整剂量表

	<50×10⁹/L CTCAE3 级	<50×10⁹/L CTCAE3 级伴出血	<25×10⁹/L CTCAE4 级
血小板减少	维持原剂量，至少每周 1 次监测血小板计数	暂停用药，至少每周 1 次监测血小板计数直至血小板计数≥50×10⁹/L，以 15mg 的剂量重新开始	暂停用药，至少每周 1 次监测血小板计数直至血小板计数≥50×10⁹/L，以 15mg 的剂量重新开始
	维持硼替佐米的剂量	暂停硼替佐米直至血小板计数恢复至≥75×10⁹/L，如果仅有 1 剂未服即可恢复，以原剂量重新开始；如果须停止连续的 2 剂以上或在同一治疗周期内出现 2 次，应降低硼替佐米的剂量	

续表

	ANC 为（0.75～1.0）×10⁹/L，CTCAE 3 级	ANC 为（0.5～0.75）×10⁹/L，CTCAE 3 级（或 2 级多次出现）	ANC＜1.0×10⁹/L（CTCAE 3 级）伴发热性中性粒细胞减少	ANC＜0.5×10⁹/L，CTCAE 4 级
中性粒细胞计数	维持本品剂量	暂停用药直至 ANC≥1.0×10⁹/L，以原剂量重新开始	暂停用药直至发热性中性粒细胞减少恢复，且 ANC≥1.0×10⁹/L，降低剂量重新开始	暂停用药直至 ANC≥1.0×10⁹/L，降低剂量重新开始
	维持硼替佐米的剂量	暂停硼替佐米直至发热性中性粒细胞减少恢复，且 ANC≥1.0×10⁹/L，如果仅有 1 剂未服即可恢复，以原剂量重新开始；如果需停止连续的 2 剂以上或在同一周期内出现 2 次，应降低硼替佐米的剂量		
贫血	Hb＜8g/dl CTCAE 3 级			
	暂停用药直至 Hb≥10g/dl，降低剂量重新开始			
腹泻	中度腹泻，大便 4～6 次/日，CTCAE 2 级	严重腹泻（≥7 次/日），须静脉补液或住院治疗，CTCAE 3 级		危及生命的腹泻，CTCAE 4 级
	暂停用药，恢复后以原剂量开始	暂停用药，恢复后降低剂量重新开始		永久停药
	可考虑暂停硼替佐米，恢复后以原剂量开始	暂停使用硼替佐米，恢复后降低剂量重新开始		永久停用硼替佐米
恶心或呕吐	严重恶心 CTCAE 3/4 级	严重或危及生命的呕吐 CTCAE 3/4 级		
	暂停本品，恢复后降低剂量重新开始	暂停本品，恢复后降低剂量重新开始		

CTCAE（Common Terminology Criteria For Adverse Events）为不良事件通用术语标准

4. 轻度肝功能不全者的推荐剂量为 15mg，中度肝功能不全者推荐剂量为 10mg，中度肝功能不全者应避免使用。

5. 与强效 CYP3A 抑制剂合用时的推荐剂量为 10mg。

6. 如果漏服，在 12h 内可以补服。

【用药须知】

1. 在治疗开始前和治疗期间，应每周至少监测一次，检测全血细胞计数，开始治疗前血小板计数应≥100×10⁹/L，ANC 应≥1.5×10⁹/L。

2. 在治疗开始前和治疗期间应监测心电图，开始治疗前 QTcF＜450ms，如 QTcF≥480ms，应暂停本品治疗，纠正电解质异常，如不能纠正 QT 间期延长，则应永久停药。

3. 在治疗开始前和治疗期间，应监测电解质，包括血钾和血镁。

4. 育龄期女性在治疗期间及治疗结束至少 1 个月内应采取有效避孕措施，男性患者的性伴侣应采取有效避孕措施至治疗结束后至少 3 个月。

5. 本品可增加感染的发生率，如发生感染应进行针对性的治疗，如感染严重，可暂停本品的治疗。如患者存在活动性感染，不应开始本品的治疗。

6. 治疗前及治疗期间，应定期监测肝功能，并根据肝功能情况调整剂量。

【制剂】胶囊剂：10mg，15mg，20mg。

【贮藏】避光贮于 20～25℃，短程携带允许 15～30℃。

曲贝替定（trabectedin）

本品为一种新型的 DNA 结合药物，由海洋被囊动物 Ecteinascidia turbinata 提取而获。

2007 年 EMA 批准其在欧洲首次上市。后又被批准在欧洲和加拿大等地区治疗复发卵巢癌。而 FDA 于 2015 年 10 月 23 日始批准其在美国上市。

【理化性状】

1. 化学名：（1'R,6R,6aR,7R,13S,14S,16R）- 6',8,14-trihydroxy-7',9-dimethoxy-4,10,23-trimethyl-19-oxo-3',4',6,7,12,13,14,16-octahydrospiro[6,16-（epithiopropano- oxymethano）-7,13-imino-6aH-1,3-dioxolo[7,8]isoquino[3,2-b][3]benzazocine-20,1'（2'H）-isoquinolin]-5-yl acetate。

2. 分子式：$C_{39}H_{43}N_3O_{11}S$。

3. 分子量：761.8。

4. 结构式如下：

【药理学】 本品是一种烷化剂，能与特异性的DNA小沟区的鸟嘌呤残基结合，形成加合物，造成DNA螺旋向小沟区弯曲。加合物的形成启动级联事件，可影响DNA结合蛋白的活性，包括一些转录因子和DNA修复通路，造成细胞周期的扰动，最后导致细胞凋亡。

【药动学】

1. 分布　静脉输注本品后有一个快速消除相，继后是一个呈指数方式的缓慢消除相。药动学参数与剂量成正比。每3周给药1次，未发现蓄积。蛋白结合率约为97%，稳态分布容积为5000L。

2. 代谢　本品主要在肝经CYP3A代谢。尿液和粪便中排泄的原药可忽略不计。

3. 消除　静脉输注放射性标记的本品，给药后24h，粪便和尿液中分别回收58%和6%的放射性物质。

【适应证】 用于治疗曾使用过蒽环类治疗的不能手术切除的或转移的脂肪肉瘤、平滑肌肉瘤、复发性卵巢癌。

【不良反应】

1. 严重不良反应包括超敏反应、脓毒血症、横纹肌溶解、肝毒性、心肌病、药液溢出导致组织坏死。

2. 临床试验中报告的不良反应包括恶心、呕吐、便秘、腹泻、疲乏、外周水肿、食欲缺乏、呼吸困难、头痛、关节痛、肌痛、失眠。

3. 实验室检查常见 ALT 及 AST 升高、ALP 升高、低蛋白血症、肌酐升高、肌酸激酶升高、胆红素升高、贫血、中性粒细胞减少、血小板减少。

【禁忌与慎用】

1. 对本品过敏者禁用。

2. 基于其药理作用，可能对胎儿有害，孕妇避免使用。

3. 尚未明确本品是否可经乳汁分泌，哺乳期妇女使用时，应暂停哺乳。

4. 儿童用药的安全性及有效性尚未明确。

5. 尚无胆红素高于正常上限的肝功能不全患者的用药资料。

【药物相互作用】

1. 酮康唑可升高本品的暴露量 66%，本品禁与强效 CYP3A 抑制剂（如酮康唑、伊曲康唑、泊沙康唑、克拉霉素、泰利霉素、利托那韦等）合用。使用本品期间禁止进食葡萄柚或葡萄柚汁。

2. 利福平可降低本品的暴露量 31%，本品禁与强效 CYP3A 诱导剂（利福平、苯妥英、贯叶连翘等）合用。

【剂量与用法】

1. 本品的推荐剂量为 1.5mg/m²，经 24h 连续静脉输注，每 21 天 1 次。每次使用本品前 30min 须静脉给予 20mg 地塞米松。

2. 如不良反应持续应延迟给药 3 周以上、出现严重肝损害，或降低剂量至 1.0mg/m² 仍出现不可耐受的反应时，应永久停药。

3. 根据实验室检查结果和不良反应按表 2-25 调整剂量。

4. 首先加入注射用水 20ml，振摇使充分溶解，溶液应呈无色至浅黄棕色。抽取所需剂量稀释于 0.9%氯化钠注射液或 5%葡萄糖注射液 500ml 中，经中心静脉输注，应使用 0.2μm 的终端滤器。

【用药须知】

1. 女性患者在治疗期间及治疗结束后 2 个月内，应采取有效避孕措施；男性患者的性伴侣应采取有效避孕措施至治疗结束后 5 个月。

2. 每次给药前及治疗期间应定期评价中性粒细胞计数。如中性粒细胞降低，应推迟给药和（或）降低剂量。

3. 每次给药前及治疗期间定期检查肌酸激酶水平，如＞2.5×ULN，应推迟给药，如出现横纹肌溶解，应永久停药。

4. 每次给药前及治疗期间定期检查肝功能，如出现肝损害，应推迟给药和（或）调整剂量。

5. 本品溢出血管外可导致组织坏死，推荐使用锁骨下中心静脉给药。

表 2-25　根据实验室检查结果和不良反应调整剂量表

实验室检查结果或不良反应	延迟不超过 3 周给药	降低剂量至 1.0mg/m²
血小板计数	<100 000/μl	<25 000/μl
中性粒细胞计数	<1500/μl	<1000/μl 伴发热或感染或 <500/μl 持续 5d 以上
总胆红素	>ULN	>ULN
AST 或 ALT	>2.5×ULN	>5×ULN
ALP	>2.5×ULN	>2.5×ULN
肌酸激酶	>2.5×ULN	>2.5×ULN
左心室射血功能降低	低于正常或有心肌病的临床症状	绝对值降低 10%以上并低于正常值，或有心肌病的临床症状
其他非血液学毒性	3 级或 4 级	3 级或 4 级

【制剂】注射剂（粉）：1mg。

【贮藏】贮于 2～8℃。

西达本胺（chidamide）

别名：爱谱沙、Epidaza。

本品是全球首个获准上市的亚型选择性组蛋白脱乙酰化酶口服抑制剂，也是中国首个授权美国等发达国家专利使用的原创新药。

【理化性状】

1. 化学名：*N*-（2-amino-5-fluorophenyl)-4- [[[1-oxo-3-（3-pyridinyl）-2-propen-1-yl]amino] methyl]-benzamide。

2. 分子式：$C_{22}H_{19}FN_4O_2$。

3. 分子量：390.4。

4. 结构式如下：

【药理学】本品为苯酰胺类组蛋白脱乙酰酶（HDAC）亚型的选择性抑制剂，主要针对第Ⅰ类 HDAC 中的 1、2、3 亚型和第Ⅱb 类的 10 亚型，具有对肿瘤异常表观遗传功能的调控作用。通过抑制相关 HDAC 亚型以增加染色质组蛋白的乙酰化水平而引发染色质重塑，并由此改变多条信号传递通路基因的表达（即表观遗传改变），进而抑制肿瘤细胞周期，诱导肿瘤细胞凋亡，同时对机体细胞免疫具有整体调节活性，诱导和增强自然杀伤细胞（NK）和抗原特异性细胞毒性 T 细胞（CTL）介导的肿瘤杀伤作用。本品还通过表观遗传调控机制，诱导肿瘤干细胞分化、逆转肿瘤细胞的上皮间充质表型转化（EMT），进而恢复耐药肿瘤细胞对药物的敏感性和抑制肿瘤转移、复发。

【药动学】

1. 吸收　在 33 例 T 细胞淋巴瘤患者中对本品的药动学进行了研究。单次餐后口服 30mg 本品后，平均 T_{max} 约为 4h，平均 C_{max} 约为 60ng/ml，平均 $AUC_{0～t}$ 约为 660（ng·h）/ml，平均终末 $t_{1/2}$ 约为 17h。连续多次口服本品 30mg 与单次服药相比，第 8 次服药后的 $AUC_{0～t}$ 值平均升高 1.8 倍。进餐后服用平均暴露量高于空腹服用相同剂量的 2.3 倍。

2. 分布　本品在人体内具有较大的表观分布容积，提示药物在体内广泛分布。体外研究结果表明，在 20～150ng/ml 浓度时，本品的蛋白结合率为 89.1%～99.3%。

3. 代谢和清除　服药后 168h 内随尿液和粪便排出量占给药剂量的 80.2%±9.5%，绝大部分于前 72h 排除。本品吸收后大部分经过肾随尿液排出，占给药剂量的 67.6%±12.7%，其中原药约为

39.4%，随粪便排出给药剂量的 12.6%±7.7%，绝大部分为原药。在人体尿液和粪便中除原药外，共发现 5 个主要代谢产物，代谢途径主要有两种，分别为不同位置的氧化和酰胺键水解。

4. 特殊人群　动物研究和人体外研究显示，肝是本品清除的主要途径。群体药动学研究显示，轻度肝、肾功能不全不会明显影响本品的药动学。尚缺乏中、重度肝、肾功能不全患者的药动学数据，建议相关患者谨慎服用本品。

【适应证】用于既往至少接受过一次全身化疗的复发或难治性的外周 T 细胞淋巴瘤。

【不良反应】

1. 血液学　血小板计数减少、白细胞或中性粒细胞计数减少、血红蛋白降低。

2. 全身反应　乏力、发热、感染。

3. 胃肠道　腹泻、恶心和呕吐、肠穿孔。

4. 代谢及营养　食欲缺乏、低钾血症、低钙血症、乳酸酸中毒。

5. 心脏　心源性猝死、QTc 间期延长、心包积液。

6. 肝　肝功能异常。

7. 肾　肾功能异常。

8. 其他不良反应　头晕、皮疹。

【禁忌与慎用】

1. 对本品或其任何成分过敏患者、孕妇、严重心功能不全患者[纽约心脏病学会（NYHA）心功能不全分级Ⅳ级]禁用本品。

2. 有活动性出血、咯血或新发血栓性疾病的患者，应避免使用本品。

3. 中、重度肝或肾功能不全的患者慎用。

4. 有 QTc 间期延长病史、先天性长 QT 间期综合征患者、正在服用抗心律失常药物或者其他可能延长 QTc 间期药物的患者，应慎用。

5. 尚未明确本品是否可经乳汁分泌，哺乳期妇女使用时应停止哺乳。

6. 儿童用药的安全性及有效性尚未确定。

【药物相互作用】

1. 体外研究显示本品对 CYP 酶各主要亚型均无明显的抑制和诱导作用。

2. 在本品治疗期间避免同时使用对凝血功能有影响的药物。

【剂量与用法】

1. 推荐剂量为 30mg，每周服用 2 次。2 次服药间隔不应少于 3d（如周一和周四、周二和周五、周三和周六等），早餐后 30min 服用。若病情未进展或未出现不能耐受的不良反应，建议持续服药。

2. 在使用本品前，应进行血常规检查，相关指标满足以下条件方可开始用药：中性粒细胞绝对值≥1.5×10^9/L，血小板≥75×10^9/L，血红蛋白≥9.0g/dl。

3. 用药期间需定期检测血常规（通常每周 1 次）。在用药过程中应根据不良反应情况调整用药，包括暂停用药并对症处理、降低剂量或停止本品治疗。针对血液学及非血液学不良反应的剂量调整原则如下。

（1）血液学不良反应的处理和剂量调整：①出现 3 级或 4 级中性粒细胞减少（中性粒细胞计数<1.0×10^9/L）时，暂停用药。如果出现 3 级中性粒细胞减少伴体温高于 38.5℃或 4 级中性粒细胞减少，则应给予 G-CSF 等细胞因子治疗。应定期检测血常规（隔天 1 次或至少每周 2 次），待中性粒细胞绝对值恢复至≥1.5×10^9/L，并经连续 2 次检查确认，可继续本品治疗。如之前的不良反应为 3 级，恢复用药时可采用原剂量或剂量降低至 20mg/次；如此前的不良反应为 4 级，恢复用药时剂量应降低至 20mg/次。②出现 3 级或 4 级血小板减少（血小板计数<50.0×10^9/L）时，暂停用药，给予白介素 11 或血小板生成素（TPO）治疗；如血小板计数<25.0×10^9/L 或有出血倾向时，应考虑给予成分输血治疗。应定期检测血常规（隔天 1 次或至少每周 2 次），待血小板恢复至≥75.0×10^9/L，并经连续 2 次检查确认，可继续本品治疗：如之前的不良反应为 3 级，恢复用药时可采用原剂量或剂量降低至 20mg/次；如此前的不良反应为 4 级，恢复用药时剂量应降低至 20mg/次。③出现 3 级或 4 级贫血（血红蛋白降低至<8.0g/dl）时，暂停用药，使用红细胞生成素（EPO）治疗；当血红蛋白<5.0g/dl 时，应给予成分输血。应定期检测血常规（隔天 1 次或至少每周 2 次），待血红蛋白恢复至≥9.0g/dl，并经连续 2 次检查确认，可继续本品治疗：如之前的不良反应为 3 级，恢复用药时可采用原剂量或剂量降低至 20mg/次；如之前的不良反应为 4 级，恢复用药时剂量应降低至 20mg/次。④针对以上血液学不良反应进行处理和剂量降低后，如果再次出现 4 级血液学不良反应或 3 级中性粒细胞减少伴体温高于 38.5℃，应永久停止本品治疗。

（2）非血液学不良反应的处理和剂量调整：如果出现 3 级非血液学不良反应，应暂停用药并给予对症治疗。应根据具体不良反应情况，定期进行相关项目的检查和监测，待不良反应缓解至≤1 级时可恢复用药，但剂量应降低至 20mg/次。如降低剂量后再次发生≥3 级不良反应，应停止治疗。用药过程中如果出现 4 级非血液学不良反应，应永久停止本品治疗。

【用药须知】

1. 服用本品治疗时，可能会出现血小板计数减少、白细胞计数减少、血红蛋白浓度降低等血液学不良反应。建议每周进行 1 次血常规检查。当出现≥3 级血液学不良反应时，应进行对症处理和暂停用药，至少隔天进行 1 次血常规检查，待相关血液学不良反应缓解至用药条件后可以恢复用药。

2. 在服用本品前，如果γ-GGT、ALT 或 AST＞2.5×ULN，建议暂缓用药，待相关指标降至正常值时再进行首次药物服用。在用药过程中应至少每 3 周检测一次肝功能相关指标，如果出现≥3 级肝功能指标异常，需暂停用药，进行对症治疗，增加肝功能指标检查频率，直至不良反应缓解至≤1 级或用药前水平，恢复用药时应减量使用。

3. 建议在用药过程中应至少每 3 周检测一次肾功能指标，如果某一项肾功能检测指标出现≥3 级异常情况，应暂停用药，进行对症处理，增加相关肾功指标检查频率，直至不良反应缓解至≤1 级或用药前水平，恢复用药时应减量使用。

4. 在 II 期临床试验中，1 例经多疗程放疗和化疗治疗后复发的 NK/T 鼻型患者，在服药前出现高热、双手臂肿胀并逐渐加重，服用本品 3 次后仍持续高热且双臂肿胀疼痛加重，突发呼吸急促并加重，5h 后呼吸心搏骤停，分析认为心源性猝死可能性大。由于缺乏相关检查数据，尚无法确定死亡与服用本品的关系。在本品用药过程中，应定期进行心脏安全性相关指标监测，包括不仅限于心电图和心脏超声检查等。

5. 本品可导致 QTc 间期延长，建议在首次服用本品前，如果血钾、血钙或血镁检查指标异常，则应在相关指标恢复至正常后方可用药。在本品用药过程中，建议每 3 周进行 1 次心电图和电解质检查。如出现 QTc 间期＞500ms，应暂停用药，增加心电图检查频率，待异常缓解或排除后，降低剂量重新开始。

6. 服用本品的患者可能出现少量或极少量心包积液，不伴有临床症状，建议在本品用药过程中，每 6 周进行 1 次心脏超声检查，以便对心包积液情况进行监测。如出现较严重的异常，应暂停用药，增加心脏超声检查频率，待异常缓解或排除，并咨询心脏专科医师的意见后，降低剂量重新开始。

7. 在本品用药过程中，应注意是否出现发热或呼吸道、泌尿道、皮肤等各系统感染症状，如有症状应尽快进行相应检查和对症治疗。

8. 目前尚不明确静脉血栓与服用本品的关系。与本品作用机制相似的药物已有导致血栓栓塞事件的报道，建议在本品用药过程中，注意血栓发生的可能。如出现血栓相关症状或体征，应及时诊断和治疗，医师可根据综合情况，做出继续服用或停用本品的决定。

9. 本品可能会对男性生殖能力产生一定的不良影响。男性患者在接受本品治疗期间及治疗后 3 个月内，应避免生育计划。

【制剂】 片剂：5mg。

【贮藏】 遮光、密封，贮于 25℃以下。

文尼克垃（venetoclax）

别名：Venclexta。

本品为 BCL-2 抑制剂，2016 年 4 月 11 日在美国 FDA 批准上市。

【CAS】 1257044-40-8。

1. 本品为黄色或暗黄色固体。

2. 化学名：4-（4-{[2-（4-chlorophenyl）-4,4-dimethyl-1-cyclohexen-1-yl]methyl}-1- piperazinyl）-N-（{3-nitro-4-[（tetrahydro-2H-pyran-4-ylmethyl）amino]phenyl}sulfonyl)-2-（1H-pyrrolo[2,3-b]pyridin-5-yloxy）benzamide.

3. 分子式：$C_{45}H_{50}ClN_7O_7S$。

4. 分子量：868.44。

5. 结构式如下：

【药理学】 本品为抑凋亡蛋白 BCL-2 的选择性抑制剂。慢性淋巴细胞白血病细胞存在 BCL-2 过度表达。BCL-2 能介导肿瘤细胞的生存及对其他化疗药物的耐药性。本品通过直接与 BCL-2 蛋白结合，置换促凋亡蛋白如 BIM，触发线粒体外膜通透性，活化半胱天冬酶，帮助恢复细胞凋亡的过程。在非临床试验中，本品对表达 BCL-2 的肿瘤具有细胞毒性。

【药动学】

1. 吸收 本品的剂量在 150～800mg 时，稳态 AUC 与剂量成正比。餐后口服，其 T_{max} 为 5～8h，低脂肪餐后服用本品 400mg，稳态 C_{max} 为（2.1±1.1）μg/ml，$AUC_{0～24h}$ 为（32.8±16.9）（μg·h）/ml。较空腹而言，低脂肪餐可升高本品的暴露量 3.4 倍，高脂肪餐可升高 5.1～5.3 倍。

2. 分布 本品的蛋白结合率＞99%，表观分布容积为 256～321L，血液与血浆的浓度比为 0.57。

3. 代谢 本品主要经 CYP3A4/5 代谢，M27 为血浆中的主要代谢产物，其生物活性低于原药的 1/58。

4. 排泄 本品的 $t_{1/2}$ 为 26h。给予放射性标记的本品，＞99.9%的放射性物质随粪便排泄，其中原药占给药剂量 20.8%。

【适应证】 用于治疗 17p 缺失的慢性淋巴细胞白血病。

【不良反应】

1. 严重不良反应包括肿瘤溶解综合征、中性粒细胞减少。

2. 临床试验中发现的不良反应按系统分列如下。

（1）血液与淋巴系统：中性粒细胞减少、贫血、血小板减少、发热性中性粒细胞减少。

（2）胃肠道：腹泻、恶心、呕吐、便秘。

（3）整体感觉：疲乏、发热、外周水肿。

（4）感染：上呼吸道感染、肺炎。

（5）代谢与营养：低血钾。

（6）肌肉与骨骼：腰痛。

（7）中枢神经系统：头痛。

（8）呼吸系统：咳嗽。

3. 实验室检查：低血钾、低血磷、低血钙、尿酸升高。

【禁忌与慎用】

1. 尚未明确本品是否可经乳汁分泌，哺乳期妇女使用本品时应停止哺乳。

2. 儿童用药的安全性和有效性尚未明确。

3. 重度肾功能不全（CC＜30ml/min）患者的安全性尚未明确。

4. 重度肝功能不全者的安全性尚未明确。

【药物相互作用】

1. 中、强效 CYP3A 抑制剂及 P-糖蛋白抑制剂（如红霉素、环丙沙星、地尔硫䓬、决奈达隆、氟康唑、胺碘酮、红霉素、环孢素、非洛地平、替格瑞洛等）可明显升高本品的血药浓度，应根据剂量与用法中的方法调整剂量。

2. 服用本品期间应避免服用葡萄柚汁、杨桃及酸橙。

3. 中、强效 CYP3A 诱导剂（如卡马西平、苯妥英、利福平及贯叶连翘）可明显降低本品的血药浓度，应避免合用。

4. 本品可升高华法林的 C_{max} 和 AUC 18%～28%，与华法林合用时，应密切监测 INR 值。

5. 体外试验显示，本品可降低 P-糖蛋白底物在小肠的吸收，本品应尽量避免与治疗窗窄的药物合用，如必须合用，P-糖蛋白底物应至少在服用本品前 6h 服用。

【剂量与用法】

1 开始本品治疗前，应检测确定患者是否存在 17p 突变。本品应在每天同一时间饭后服用，片剂应整片吞服。第 1 周剂量为 20mg，1 次/日，第 2 周增加至 50mg，第 3 周增加至 100mg，第 4 周增加至 200mg，从第 5 周起剂量为 400mg。

2. 如出现毒性，应按表 2-26 中所示处理。

3. 在剂量提升阶段，禁止与强效 CYP3A 抑制剂合用，在提升至最大剂量后，尽量避免与强效 CYP3A 抑制剂合用，如不能避免，应最少降低剂量 75%。在停用强效 CYP3A 或 P-糖蛋白抑制前 2～3d，恢复本品的剂量。

4. 应避免与中效 CYP3A 或 P-糖蛋白抑制合用，如不能避免，应至少降低剂量 50%，在停用中效 CYP3A 或 P-糖蛋白抑制前 2～3d，恢复本品的剂量。

5. 如果漏服不超过 8h，应尽快补服；如果超过 8h，则不用补服，第 2 天按原定时间服用。

【用药须知】

1. 本品可迅速缩小肿瘤，可导致肿瘤溶解综合征。患者治疗前及治疗中应采取预防措施，包括多饮水，给予抗尿酸药。应监测患者血液生化检测，如有异常应立即纠正。必要时可暂停用药。

2. 本品治疗前、治疗中及治疗后，不可接种减毒活疫苗，治疗结束后 B 细胞正常时方可接种。

3. 育龄期女性在治疗前应排除妊娠，治疗期间应采取有效避孕措施。

表 2-26　发生毒性时的处理方案

毒性及其分级	处　理
每次血液生化检查或症状提示肿瘤溶解综合征	暂停第 2 天的剂量，如在停药 24～48h 缓解，以原剂量重新开始
	血液生化检查需 48h 以上缓解，降低剂量重新开始。剂量在 ≥200mg 时发生毒性时，应降低剂量 100mg，剂量在 100mg 时，降低剂量至 50mg，剂量在 50mg 时，降低剂量至 20mg，剂量在 20mg 时，降低剂量至 10mg。在剂量升高阶段，降低的剂量应维持 1 周后提升剂量
	每次出现肿瘤溶解综合征的临床症状，缓解后，降低剂量重新开始，剂量调整方法同上
首次发生 3 级或 4 级非血液学毒性	暂停用药，恢复至≤1 级后，以原剂量重新开始
第 2 次及以后 3 或 4 级非血液学毒性	暂停用药，缓解后，降低剂量重新开始，剂量调整方法同上
首次发生 3 级或 4 级中性粒细胞减少伴感染或发热，或 4 级血液学毒性（不包括淋巴细胞减少）	暂停用药，如临床需要可给予 G-CSF，恢复至≤1 级后，以原剂量重新开始
第 2 次及以后发生 3 级或 4 级中性粒细胞减少伴感染或发热，或 4 级血液学毒性（不包括淋巴细胞减少）	暂停用药，如临床需要，可考虑使用 G-CSF，恢复至≤1 级后，降低剂量，剂量调整方法同上

对于剂量降低至 100mg 以下超过 2 周的患者应考虑停用本品

【制剂】片剂：10mg，50mg，100mg。

【贮藏】贮于 30℃以下。

卢卡帕尼（rucaparib）

别名：Rubraca。

本品为多腺苷二磷酸核糖聚合酶（PARP）抑制剂。

【CAS】283173-50-2。

【理化性状】

1. 卢卡帕尼樟脑磺酸盐为白色至淡黄色粉末，在生理 pH 范围，溶解度较低，约为 1mg/ml，溶解度与 pH 无关。

2. 化学名：8-fluoro-2-{4-[（methylamino）methyl]phenyl}-1,3,4,5-tetrahydro-6*H*-azepino[5,4,3-cd]indol-6-one。

3. 分子式：$C_{19}H_{18}FN_3O$。

4. 分子量：323.37。

5. 结构式如下：

樟脑磺酸卢卡帕尼（rucaparib camsylate）

别名：Rubraca。

【理化性状】

1. 本品为白色至淡黄色粉末，在生理 pH 范围，溶解度较低，约为 1mg/ml，溶解度与 pH 无关。

2. 化学名：8-fluoro-2-{4-[（methylamino）methyl]phenyl}-1,3,4,5-tetrahydro-6*H*-azepino[5,4,3-cd]indol-6-one （（1S,4R）-7,7dimethyl-2-oxobicyclo[2.2.1]hept-1-yl）methanesulfonic acid salt。

3. 分子式：$C_{19}H_{18}FN_3O \cdot C_{10}H_{16}O_4S$。

4. 分子量：555.67。

5. 结构式如下：

【药理学】本品为多腺苷二磷酸核糖聚合酶（PARP）抑制剂，包括 PARP 1、PARP 2 和 PARP 3，它们在 DNA 修复中发挥作用。体外研究表明，本品诱导的细胞毒性可能涉及抑制 PARP 酶活性和增加 PARP-DNA 复合物的形成，导致 DNA 损伤、细胞凋亡和细胞死亡。在具有 BRCA1/2 和其他 DNA 修复基因缺陷的肿瘤细胞系中曾观察到本品诱导的细胞毒性增加。在具有或不具有 BRCA 缺陷的小鼠异种移植人类肿瘤模型中，本品可抑制肿瘤生长。

【药动学】剂量在 240~840mg 时，每日服用 2 次，本品显示线性药动学特征，具有时间依赖性且和剂量成正比。在推荐剂量下，稳态时平均 C_{max} 为 1940ng/ml（CV 为 54%），$AUC_{0\sim12h}$ 为 16 900（ng·h）/ml（CV 为 54%），蓄积率为 3.5~6.2 倍。单剂量静脉注射本品 12~40mg，平均终末 $t_{1/2}$ 为 17h。

1. 吸收　在推荐剂量下，平均 T_{max} 为 1.9h，速释剂型的绝对生物利用度平均为 36%（30%~45%）。与空腹相比，高脂饮食时本品的 C_{max} 增加 20%，$AUC_{0\sim24h}$ 增加 38%，T_{max} 延迟 2.5h。

2. 分布　单剂量静脉注射本品 12~40mg，稳态分布容积 113~262L。体外研究显示，在治疗浓度下，本品的血浆蛋白结合率为 70%，优先分布于红细胞中，血液与血浆浓度比为 1.83。

3. 代谢　体外研究显示，本品主要经 CYP2D6 代谢，少量经 CYP1A2 和 CYP3A4 代谢。

4. 消除　单剂量口服本品 600mg，平均终末 $t_{1/2}$ 为 17~19h。每次 600mg，2 次/日，连续服用，表观清除率为 15.3~79.2L/h。单剂量静脉注射本品 12~40mg，清除率为 13.9~18.4L/h。

【适应证】作为单一疗法用于治疗已经用两种或两种以上化学疗法治疗的有害 BRCA 突变[种系和（或）体细胞]相关的晚期卵巢癌患者。

【不良反应】

1. 常见不良反应包括恶心、呕吐、便秘、腹泻、腹痛、疲乏、无力、贫血、味觉障碍、食欲缺乏、呼吸困难。

2. 少见眩晕、中性粒细胞减少、疹（包括皮疹、红斑疹、斑丘疹和皮炎）、光敏反应、瘙痒（包括瘙痒和全身瘙痒）、掌跖红肿综合征和发热性中性粒细胞减少。

3. 实验室检查常见肌酐升高、ALT 升高、AST 升高、胆固醇升高、血红蛋白降低、淋巴细胞减少、绝对中性粒细胞计数减少、血小板减少。

【禁忌与慎用】

1. 孕妇使用本品尚无临床数据，根据其作用机制及动物研究结果，孕妇使用本品可引起胎儿损害。育龄期妇女使用本品期间及末次剂量后 6 个月内应采取有效的措施避孕。

2. 本品是否经人乳汁排泌、对婴儿及产乳影响均尚无相关数据。鉴于其可能的不良反应，建议哺乳期妇女使用本品期间及末次剂量后 2 周内暂停哺乳。

3. 儿童使用本品的安全性和有效性尚未确立。

【药物相互作用】尚未相关数据。

【剂量与用法】

1. 本品的推荐剂量为 600mg，2 次/日，是否与食物同服均可。直至疾病进展或出现不能耐受的毒性反应为止。

2. 剂量调整：如发生不良反应，可考虑停药或降低剂量，请按表 2-27 调整剂量。

【用药须知】

1. 据报道使用本品治疗曾有患者发生骨髓增生异常综合征（MDS）和（或）急性髓细胞性白血病（AML）。使用本品前应测定全血细胞计数基线值，之后每月进行监测。既往化疗的患者直至血液学毒性恢复至≤1 级后，方可开始使用本品。血液学毒性延长者应暂停使用本品，每周监测血细胞计数直至恢复。如 4 周后仍未恢复至≤1 级，应由血液学专家进行进一步检查，包括骨髓和血样细胞遗传学分析。如确诊为 MDS 和（或）AML，停用本品。

表 2-27　推荐的剂量调整

剂量减少	剂　量
起始剂量	600mg，2 次/日
首次减少剂量	500mg，2 次/日
第二次减少剂量	400mg，2 次/日
第三次减少剂量	300mg，2 次/日

建议患者使用本品期间，如出现下述症状应就诊：乏力、疲劳、发热、体重减轻、反复感染、淤青、容易出血、气喘、尿液或便中有血和（或）实验室检查发现血细胞计数偏低，或需要输血。

2. 本品可能会增加光敏性，建议患者使用本品期间采取适当的措施防晒。

3. 育龄期妇女在使用本品前建议先进行妊娠试验，排除妊娠。

4. 如果漏服或者服药后呕吐，请勿补服，仍按原定时间服用即可。

5. 本品无特异性解毒剂，如发生过量，应采取对症支持治疗。

【制剂】片剂：200mg，300mg。

【贮藏】20~25℃保存，短程携带允许 15~30℃。

尼拉帕尼（niraparib）

【CAS】1038915-60-4。

【理化性状】

1. 化学名：2-{4-[（3S）-piperidin-3-yl] phenyl}-2H indazole 7-carboxamide。

2. 分子式：$C_{19}H_{20}N_4O$。

3. 分子量：320.39。

4. 结构式如下：

甲苯磺酸尼拉帕尼单水合物（niraparib tosylate monohydrate）

别名：Zejula。

本品为新的口服多腺苷二磷酸核糖聚合酶（PARP）抑制剂。

【理化性状】

1. 本品为白色至类白色结晶性固体，无吸湿性，溶解度与 pH 有关。

2. 化学名：2-{4-[（3S）-piperidin-3-yl]phenyl}-2H indazole 7-carboxamide 4-methylbenzenesulfonate hydrate（1∶1∶1）。

3. 分子式：$C_{19}H_{20}N_4O \cdot C_7H_8N_4O_4S \cdot H_2O$。

4. 分子量：510.61。

【药理学】本品为 PARP（包括 PARP1、PARP2、PARP3）的抑制剂。PARP 涉及正常细胞的内稳定，如 DNA 的转录、细胞循环的调节和 DNA 的修复。本品通过抑制 PARP 的活性，促进生成 PARP-DNA 复合物从而扰乱细胞的内稳定，最终导致细胞死亡。

【药动学】

1. 吸收　口服单剂量本品 300mg 后，其 C_{max} 为（804±403）ng/ml，剂量在 30～400mg 时，其 AUC、C_{max} 与剂量成正比，口服 21d 后的蓄积率约为 2 倍。本品口服的生物利用度约为 73%，约 3h 达血药峰值。高脂肪餐不影响本品的吸收。

2. 分布　表观分布容积为（1220±1114）L。一项研究中发现，肿瘤患者的表观分布容积约为 1074L。蛋白结合率为 83%。

3. 代谢　本品主要经羧酸酯酶代谢为无活性代谢产物，此代谢产物进一步经葡糖醛酸化代谢。

4. 消除　多剂量给予本品 300mg，平均 $t_{1/2}$ 为 36h，肿瘤患者的平均清除率为 16.2L/h。给予放射性标记的本品，21d 内尿中回收 47.5%（33.4%～60.2%），粪便中回收 38.8%（28.3%～47.0%）的

放射性物质。尿中和粪便中回收的原药分别占给药剂量的 11% 和 19%。

【适应证】用于治疗以铂类为基础的化疗有效的复发性卵巢上皮癌、输卵管癌、原发性腹膜癌。

【不良反应】

1. 严重不良反应包括骨髓异常增生综合征和（或）急性淋巴细胞白血病、骨髓抑制、心脏毒性。

2. 常见血小板减少、贫血、中性粒细胞减少、白细胞减少、心悸、恶心、便秘、呕吐、腹痛、口腔黏膜炎、腹泻、消化不良、口干、疲乏、食欲缺乏、尿路感染、ALT 和（或）AST 升高、肌痛、腰痛、关节痛、头痛、头晕、感觉障碍、失眠、焦虑、鼻咽炎、呼吸困难、咳嗽、皮疹、高血压、血红蛋白降低。

3. 少见心动过速、周围水肿、低血钾、支气管炎、结膜炎、γ-GGT 升高、血肌酐升高、碱性磷酸酶升高、体重减轻、抑郁、鼻出血。

【禁忌与慎用】

1. 孕妇禁用。

2. 尚不清楚是否分泌至乳汁中，鉴于其严重的不良反应，哺乳期妇女使用时应停止哺乳至治疗结束后至少 1 个月。

3. 儿童用药的安全性与有效性尚未确定。

4. 轻、中度肾功能不全的患者不必调整剂量，重度肾功能不全、终末期肾病患者的安全性及有效性尚未明确。

5. 轻度肝功能不全的患者不必调整剂量，中、重度肝功能不全患者的安全性尚未明确。

【药物相互作用】未进行药物相互作用的研究，口服推荐剂量后，本品及其代谢产物对 CYP 系统没影响，也不是 P-糖蛋白的底物。

【剂量与用法】

1. 推荐剂量为 300mg，1 次/日，空腹或进餐时服用均可。本品胶囊剂应在每天同一时间整粒吞服。睡前服可减少恶心的发生率。在以铂类为基础的化疗方案结束后 8 周内应开始本品的治疗。如漏服或服药后呕吐，不必补服，按预定时间服用下次剂量。

2. 如出现≥3 级的非血液性不良反应，暂停用药，如 28d 内不良反应得到缓解，以 200mg 重新开始治疗，如在此剂量下，仍出现≥3 级的非血液性不良反应，应暂停用药，如 28d 内不良反应得到缓解，以 100mg 重新开始治疗，如在此剂量下，仍出现≥3 级的非血液性不良反应，在 28d 内未见缓解

3. 首次出现血小板计数＜100 000/μl，暂停用药，如 28d 内血小板计数恢复至≥100 000/μl，以原剂量或降低剂量至 200mg，重新开始；如果首次出现血小板计数＜75 000/μl，应暂停用药，如 28d 血小板计数恢复至≥100 000/μl，应降低剂量至 200mg，重新开始。再次出现血小板计数＜100 000/μl 时，应暂停用药，如 28d 内血小板计数恢复至≥100 000/μl，应降低剂量至 200mg，重新开始；在此剂量下，仍出现上述情况，暂停用药，如 28d 内血小板计数恢复至≥100 000/μl，应降低剂量至 100mg，重新开始。如在 28d 内血小板计数不能恢复至≥100 000/μl 或在 100mg 剂量下仍出现血小板计数≥100 000/μl，应永久停药。

4. 如出现中性粒细胞计数＜1000/μl 或血红蛋白＜8g，应暂停用药，如 28d 内中性粒细胞计数恢复至＞1000/μl 或血红蛋白恢复至＞9g/dl，应降低剂量至 200mg，重新开始；如果再出次出现上述情况，应暂停用药，如 28d 内中性粒细胞计数恢复至＞1000/μl 或血红蛋白恢复至＞9g/dl，应降低剂量至 100mg，重新开始。如在 28d 内中性粒细胞计数不能恢复至＞1000/μl 或血红蛋白＞9g/dl，或在 100mg 剂量下仍出现中性粒细胞计数＜1000/μl 或血红蛋白＜8g/dl，应永久停药。

5. 出现血小板计数≤10 000/μl，应考虑输注血小板，如果同时服用抗血小板药、抗凝药，应考虑停止合用这些药物或输注较高剂量的血小板。

【用药须知】

1. 本品可导致骨髓异常增生综合征和（或）急性淋巴细胞白血病，严重者可致命。如确诊上述疾病，应立即停药。

2. 本品可导致骨髓抑制，治疗的前 1 个月内，每周检测全血细胞计数，以后每月 1 次，如临床需要，随时检查。

3. 本品可导致高血压甚至高血压危象，治疗的前 1 年内，每月检测血压和心率，之后定期检查。患冠状动脉供血不足、心律失常、高血压的患者，更应密切监测，高血压患者可能需要调整抗高血压药的剂量。

4. 本品有胚胎毒性，治疗期间及治疗结束后至少 6 个月，育龄期妇女应采取有效的避孕措施。

【制剂】 胶囊剂：100mg。

【贮藏】 贮于 20～25℃，短程携带允许 15～30℃。

瑞博西克（ribociclib）

【CAS】 1211441-98-3。

【理化性状】

1. 化学名：7-cyclopentyl-N,N-dimethyl-2-{[5-（piperazin-1-yl）pyridin-2-yl]amino}- *7H*-pyrrolo[2,3-*d*]pyrimidine-6-carboxamide（1：1）。

2. 分子式：$C_{23}H_{30}N_8O$。

3. 分子量：434.55。

4. 结构式如下：

琥珀酸瑞博西克（ribociclib succinate）

别名：Kisqali。

【理化性状】

1. 化学名：butanedioic acid—7-cyclopentyl-N,N-dimethyl-2-{[5-（piperazin-1-yl）pyridin-2-yl]amino}-*7H*-pyrrolo[2,3-*d*]pyrimidine-6-carboxamide（1：1）。

2. 分子式：$C_{23}H_{30}N_8O \cdot C_4H_6O_4$。

3. 分子量：552.62。

【药理学】 SMA 患者由于 SMN1 基因发生了功能失活性突变，不能表达正常 SMN 蛋白（运动神经元存活蛋白），同源的 SMN2 基因也只能表达少量的全长 SMN 蛋白。本品为一被修饰的反义寡核苷酸，其呋喃核糖环的 2 位羟基被 2'-O-2-甲氧乙基所代替，磷酸盐链被硫代磷酸链所代替，可与 SMN2 外显子 7 的剪切位点结合。转基因 SMA 动物模型体外分析和研究显示，本品可使 mRNA 转录过程中的外显子 7 增加，从而产生全长的 SMN 蛋白。临床研究显示本品可显著提高 SMA 患者的运动功能。

【药动学】

1. 吸收　本品向脑脊液中鞘内注射后，从脑脊液向中枢神经系统（CNS）组织中分布，血浆谷浓度远低于脑脊液谷浓度，血浆中平均 T_{max} 为 1.7～6.0h。血浆中平均 C_{max} 和 AUC 与剂量成正比。

2. 分布　鞘内注射后，本品经 CNS 和外周组织分布，如骨骼肌、肝和肾。

3. 代谢　主要经核酸外切酶（3'和 5'）介导的水解作用代谢，本品不是 CYP 酶的代谢底物、抑制剂或诱导剂。

4. 消除 本品平均终末 $t_{1/2}$，脑脊液中为 135～177d，血浆中为 63～87d。本品及其短链代谢产物主要随尿排出，24h 尿中回收仅占给药剂量的 0.5%。

【适应证】与芳香酶抑制剂合用，作为绝经后妇女雌激素受体阳性、HER2 受体阴性的晚期乳腺癌的内分泌治疗。

【不良反应】

1. 本品治疗最常见的不良反应为下呼吸道感染、上呼吸道感染和便秘。

2. 晚发型患者使用本品最常见的不良反应是头痛（50%）、背痛（41%）和腰椎穿刺后综合征（41%），大多发生在穿刺后 5d 内。

【禁忌与慎用】

1. 某些反义寡核苷酸类药物可导致凝血功能异常和血小板减少，使用本品者可能存在较高的出血风险。

2. 某些反义寡核苷酸类药物可导致肾毒性。

3. 孕妇使用本品尚无适当的数据。动物研究显示，怀孕小鼠和兔皮下注射本品，对胎仔的生长发育没有不良影响。

4. 本品是否经乳汁排泌、对婴儿及产乳影响均尚不清楚。临床若需使用，应慎重权衡利弊。

5. 新生儿至 17 岁患者使用本品的有效性和安全性已经确定。

6. SMA 主要累及儿童和青少年。因此，尚无老年患者使用本品的经验。

【药物相互作用】尚无相关资料。

【剂量与用法】

1. 口服，1 次/日，600mg/次，空腹或进食后服用均可。连服 21d，休息 7d，28d 为 1 个治疗周期。与来曲唑合用时，来曲唑连服 28d，与其他芳香化酶抑制剂合用时，应参考其说明书。

2. 本品和来曲唑应在每天的同一时间服用，如清晨。本品应整片吞服，不可压碎或掰开服用，如果服用本品后呕吐或漏服 1 剂，不必补服，按预定时间服用下次剂量。

3. 根据毒性调节剂量

（1）如 ANC≥1000/mm³，不必调整剂量；如 ANC＜1000/mm³，暂停用药，直至 ANC≥1000/mm³，以原剂量重新开始，如果再次出现上述情况，暂停用药，直至 ANC≥1000/mm³，降低剂量至 400mg/d；如出现发热性中性粒细胞减少，暂停用药，直至 ANC≥1000/mm³，降低剂量至

400mg/d；如 ANC＜500/mm³，，暂停用药，直至 ANC≥1000/mm³，降低剂量至 400mg/d。

（2）如 AST 和或 ALT 升高＞（3～5）×ULN，暂停用药，直至恢复至基线水平，以原剂量重新开始，如果再次出现上述情况，暂停用药，直至恢复至基线水平，降低剂量至 400mg/d；如 AST 和（或）ALT 升高＞（5～20）×ULN，暂停用药，直至恢复至基线水平，降低剂量至 400mg/d，如再次出现上述情况，应停药；如 AST 和（或）ALT 升高＞20×ULN，应永久停药。

（3）如 QTcF＞480ms，暂停用药，直至恢复至＜481ms，以原剂量重新开始，如果再次出现上述情况，暂停用药，直至恢复至基线水平，降低剂量至 400mg/d；如 QTcF＞500ms（至少两次心电图确认），暂停用药，直至恢复至＜481ms，降低剂量至 400mg/d。

（4）如出现其他 1 级或 2 级毒性，不必调整剂量，如出现 3 级毒性，暂停用药，直至恢复至≤1 级，重新以原剂量开始，如再次出现上述情况，降低剂量至 400mg/d。

4. 本品应避免与强效 CYP3A 抑制剂合用，如必须合用，应降低本品剂量至 400mg/d，停用强效 CYP3A 抑制剂至少 5 个半衰期后，应恢复原来剂量。

5. 轻度肝功能不全的患者，中、重度肝功能不全的患者，推荐剂量为 400mg/d。

【用药须知】

1. 本品仅可鞘内注射使用。每瓶均为单剂量使用，未用完者请舍弃。

2. 本品应置于原包装盒内冷藏保存。如果没有冷藏设备，30℃以下避光且保留在原包装盒中最长可保存 14d。

3. 本品从冰箱中取出后，保持原包装者可再放回冰箱。如果已从原包装中取出，在不超过 25℃的室温条件下，从冰箱中取出至使用时长最多不超过 30h。

4. 给药前将药品放至室温，请勿加热。

5. 从瓶内抽取出本品后应在 4h 内使用。

6. 用前应注意检查是否有颗粒物或变色。

7. 注射前，先抽取 5ml 脑脊液。

8. 根据患者状况考虑是否给予镇静药。

9. 考虑使用超声或其他影像技术辅助鞘内注射，特别是年幼者。

10. 使用脊椎麻醉针鞘内注射本品，注射时间

1～3min。请勿在有感染或炎症的皮肤部位使用。

11. 每次用药前及根据临床需要进行以下实验室检查：血小板计数、凝血酶原时间、活化部分凝血活酶时间和尿蛋白定量检测。尿蛋白检测以晨起第一次尿为佳，如尿蛋白浓度超过 0.2g/L，应复查并进一步评估。

12. 对 126 例患者进行免疫原性反应检测以评估抗药抗体（ADA）。5 例（4%）出现了治疗相关的 ADA，其中 3 例为一过性的，2 例考虑为永久性的。ADA 对本品临床疗效、不良反应或药动学的影响尚缺乏充足的数据。

13. 尚未进行本品致癌性的长期研究。体外（Ames 和 CHO 细胞染色体畸变）和体内（小鼠骨髓微核）致突变性实验结果均为阴性。动物生育力研究结果显示，未观察到本品对男性和女性生育力有不良影响。

14. 如果负荷剂量给药时间推迟或漏用，发现后应尽快给予，两次用药间隔时间至少 14d，之后按计划用药。如果维持剂量给药时间推迟或漏用，发现后应尽快给予，之后每 4 个月用药 1 次。

【制剂】片剂：200mg。

【贮藏】贮于 20～25℃。

依那德尼（enasidenib）

本品为异柠檬酸脱氢酶 2 抑制剂。

【CAS】1446502-11-9。

【理化性状】

1. 化学名：2-methyl-1-[（4-[6-（trifluoromethyl）pyridin-2-yl]-6-{[2-（trifluoromethyl）pyridin-4-yl]amino}1,3,5-triazin-2-yl）amino]propan-2-ol。

2. 分子式：$C_{19}H_{17}F_6N_7O$。

3. 分子量：473.38。

4. 结构式如下：

甲磺酸依那德尼（enasidenib mesylate）

别名：Idhifa。

【理化性状】

1. 本品几乎不溶于水（溶解度≤74μg/ml）。

2. 化学名：2-methyl-1-[（4-[6-（trifluoromethyl）pyridin-2-yl]-6-{[2-（trifluoromethyl）pyridin-4-yl]amino}1,3,5-triazin-2-yl）amino]propan-2-ol metha-nesulfonate。

3. 分子式：$C_{19}H_{17}F_6N_7O \cdot CH_3SO_3H$。

4. 分子量：569.48。

【用药警戒】使用本品后可能出现分化综合征（differentiation syndrome），如不及时进行治疗可致命，该综合征的症状包括发热、呼吸困难、急性呼吸窘迫、肺浸润、胸腔积液、心包积液、体重快速增加、外周水肿、淋巴结病、骨痛、肝肾或多器官功能异常等，如出现上述症状，应及时给予皮质激素治疗，并检测血流动力学参数，直至症状完全消失。

【药理学】本品为异柠檬酸脱氢酶 2（IDH2）抑制剂，其对变异型 IDH2，包括 R140Q、R172S 和 R172K 的抑制浓度比对野生型 IDH2 抑制浓度低 40 多倍。通过抑制变异型 IDH2，导致羟戊二酸水平降低，并诱导骨髓分化。在急性淋巴细胞白血病患者的血样中，本品可降低羟戊二酸水平，还可降低原始细胞计数，并增加成熟骨髓细胞的百分比。

【药动学】

1. 吸收　单次口服本品 100mg 后，其平均 C_{max}（CV%）为 1.3μg/ml（56.4%），T_{max} 为 4h，口服本品的生物利用度约为 57%。如每天口服 100mg，29d 后可达稳态，稳态 C_{max}（CV%）为 13μg/ml（46.3%）。在日剂量为 50～450mg 时，AUC 与剂量成正比。

2. 分布　本品的分布容积为 55.8L（CV=29%）。体外研究显示，本品的蛋白结合率为 98.5%，其代谢产物 AGI-16903 的蛋白结合率为 96.6%。

3. 代谢　原药在循环中约占 89%，脱烷基代谢产物 AGI-16903 约占 10%。体外试验显示，本品的代谢经多种 CYP 酶（如 CYP1A2、CYP2B6、CYP2C8、CYP2C9、CYP2C19、CYP2D6 和 CYP3A4）和葡糖醛酸转移酶（UGT）（如 UGT1A1、UGT1A3、UGT1A4、UGT1A9、UGT2B7 和 UGT2B15）催化，AGI-16903 也经多种酶（如 CYP1A2、CYP2C19、CYP3A4、UGT1A1、UGT1A3 和 UGT1A9）进行代谢。AGI-16903 是 P-糖蛋白和 BCRP 的底物，本品却不是。

4. 消除　本品的终末 $t_{1/2}$ 为 137h（CV=41%），总体清除率为 0.74L/h（CV=71%）。粪便中排泄 89%，其中原药占 34%，尿中排泄 11%，其中原药占 0.4%。

【适应证】用于异柠檬酸脱氢酶-2 突变的复发性或难治性急性淋巴细胞白血病。

【不良反应】

1. 严重不良反应为分化综合征。

2. 常见的不良反应包括恶心、腹泻、呕吐、食欲缺乏、肿瘤溶解综合征、非感染性白细胞升高、味觉障碍、血胆红素升高、血钙降低、血磷降低、血钾降低。

【禁忌与慎用】

1. 动物实验证实，本品有胚胎毒性，孕妇禁用。

2. 建议哺乳期妇女使用本品期间及末次剂量后 1 个月内请勿哺乳。

3. 儿童使用本品的安全性和有效性尚未确立。

【剂量与用法】

1. 推荐剂量　100mg，1 次/日，口服，空腹或进餐时服用均可。疾病无进展者或能耐受者应至少持续治疗 6 个月，等待临床起效。本品的片剂不可掰开或压碎服用，每天应在同一时间服用。如漏服，或服药后呕吐，应尽快补服，第 2 天按原定时间服用。

2. 剂量调整　如发生不良反应，请按表 2-28 调整剂量。

表 2-28　按照不良反应严重程度剂量调整表

不良反应	剂量调整
分化综合征	如怀疑分化综合征，应开始全身性使用皮质激素，监测血流动力学参数 如患者出现严重的肺部症状，须插管或机械通气。如尽管使用了皮质激素，肾功能异常持续超过 48h，应停药，待症状和体征恢复至 <2 级后再重新开始给药
非感染性白细胞升高（>30×10⁹/L）	开始使用羟基脲进行标准化治疗。如果经羟基脲治疗无效，应暂停用药，直至白细胞计数 <30×10⁹/L 后，再以 100mg 的剂量重新开始给药
胆红素 >3×ULN，持续 >2 周，不伴氨基转移酶或其他肝功能异常	应降低剂量至 50mg，待胆红素 <2×ULN 后，再恢复剂量至 100mg
其他 3 级及以上毒性及与治疗相关的肿瘤溶解综合征	应停用本品，直至恢复至 2 级以下，再降低剂量至 50mg。如毒性降低至 1 级以下，可恢复剂量至 100mg 如 3 级及以上毒性复发，应永久停用本品

【用药须知】

1. 告诉患者，如出现可疑分化综合征的症状，如发热、咳嗽、胸闷、骨痛、体重快速增加、四肢肿胀，应立即就医。

2. 本品可导致肿瘤溶解综合征，告诉患者保持足够的液体摄入，经常进行血液化验检查。

3. 本品可导致胆红素升高，告诉患者，如出现皮肤、巩膜黄染，应及时报告医师。

4. 育龄期女性在治疗期间及治疗结束后至少 1 个月，应采取有效的避孕措施。

【制剂】片剂：50mg，100mg。

【贮藏】贮于 20~25℃，短程携带允许 15~30℃。

阿西卡特希洛白西（axicabtagene ciloleucel）

别名：Yescarta。

本品为自体细胞免疫疗法，是提取自患者自身的免疫细胞，每次用药 3d 前，患者需到细胞收集中心，进行标准的白细胞去除术，收集的细胞被送到专门的生产中心，进行配制，供静脉输注用。

【用药警戒】

1. 本品可引起细胞因子释放综合征，严重者可致命。本品禁用于活动性感染或炎性疾病的患者。严重细胞因子释放综合征的患者可用托珠单抗或托珠单抗合用皮质激素治疗。

2. 本品可引起神经毒性，严重者可致命，可出现于发生细胞因子释放综合征期间或之后，使用本品过程中，应密切监测患者的神经毒性，必要时给予支持治疗和皮质激素。

3. 本品必须经"风险评估和缓解策略"（Risk Evaluation and Mitigation Strategy，REMS）严格审查后方能使用。

【药理学】

1. 本品的细胞成分依赖于患者白细胞去除术所得的细胞组分。除抗原呈递细胞（antigen presenting cell，APC）外，最终产品含 T 细胞、B 细胞、自然杀伤（NK）细胞及其他细胞。每个剂量的本品所含细胞数量和组分不尽相同，每剂本品含最少 5000 万自体同源的被 PAP-GM-CSF［包括前列腺酸性磷酸酶（PAP）、表达于前列腺癌组织的抗原与人粒细胞巨噬细胞集落刺激因子相连] 活化的 CD54$^+$细胞，混悬于 250ml 乳酸林格注射液。

2. 本品的确切机制尚未完全清楚。设计原理为抗原重组体靶向抗原呈递细胞，对前列腺酸性磷酸酶（PAP）产生免疫应答。PAP 表达于大部分前列腺癌细胞。与 PAP-GM-CSF 体外培养期间，APC 摄取并促使重组的靶向抗原形成肽类，表达于 APC 表面。

【适应证】 用于治疗无症状或轻微症状的转移性和去势抵抗性（或称激素难治性）前列腺癌的治疗。

【不良反应】

1. 临床试验中，≥15%常见的不良事件为寒战、疲劳、发热、背痛恶心、关节痛和头痛。

2. ≥2%的 3～5 级不良事件为背痛和寒战。

3. 严重不良事件包括急性输液反应、脑血管事件，以个例报道的不良事件有嗜伊红细胞增多、横纹肌溶解、重症肌无力、肌炎和肿瘤恶化。

4. 其他不良反应包括柠檬酸中毒、感觉异常、呕吐、贫血、便秘、四肢痛、头晕、肌肉痛、虚弱、流感样症状、呼吸困难、外周水肿、体重减轻、皮疹、腹泻、潮红、血尿、肌痉挛、高血压、厌食、骨痛、上呼吸道感染、失眠、胸痛、咳嗽、颈痛、泌尿道感染、多汗及震颤。

【禁忌与慎用】

1. 无禁忌证。

2. 使用本品前应慎重评估是否减少或中止免疫抑制剂治疗。

【药物相互作用】 尚无研究资料。

【剂量与用法】

1. 只可用于自体同源疗法。

2. 不可使用细胞过滤器。

3. 应在 60min 内将输液袋内的液体全部静脉输注完毕。每次注射完毕后至少须观察患者 30min。

4. 每例应给予本品 3 个完整剂量，每 2 个剂量间的间隔期限约为 2 周。对照临床试验中，本品的中位给药间隔为 2 周（1～15 周）。最大给药间隔尚未确定。如任何原因，患者不能接受预定的疗法，并且以后仍需继续治疗，在重新开始治疗前此患者仍需要进行白细胞分离术。

5. 为使急性输液反应如寒战、疲劳、恶心和关节痛发生率降低到最小，推荐在给予本品约 30 min 前口服对乙酰氨基酚、苯海拉明或静脉给予组胺

H$_1$、H$_2$ 受体拮抗、低剂量哌替啶。出现输液反应，根据反应的严重程度予以中断或减慢给药速度。还可适当给予对症治疗。临床试验中，应对急性输液反应的药物包括对乙酰氨基酚。如必须中断输注，输液袋保存在室温条件下如超过 3h 就不可继续使用。

6. 本品不做常规的传染病监测，因此患者的白细胞去除术得到的物质及本品对医护人员有传染疾病的可能，在运输、配制过程中应适当防护。

7. 在使用前才能把本品的输液袋从绝缘聚氨酯容器中取出。

8. 在确认本品确为 Dendreon 公司所分发之前，不能进行输液。Dendreon 公司会随产品附带一张细胞产品配置表给患者的输液医疗机构，包括患者标识符、有效期、时间及配置状态（批准可用于输液或再次输液）。

9. 根据绝缘聚氨酯容器外面的标签，确认所收到的产品。在输液开始前，核对细胞产品配置表上患者信息是否与患者本人信息一致。

10. 从绝缘聚氨酯容器中取出输液袋，检查是否有裂缝，如有，则不能使用。输液袋内容物微有混浊，呈奶白色至粉红色，轻轻混合，使内容物再次混悬，检查是否有结块。微小的结块可轻轻混合，以使其分散。如运输过程中造成输液袋裂缝或结块不能分散，则不能给予患者输液。

【用药须知】

1. 尚未进行试验以测试本品是否可传播传染性疾病。因此应通过专业处理方式处理本品及患者的白细胞分离等操作中用过的材料。

2. 如患者不能提供足够的静脉进行白细胞去除术或输入本品，可采取中心静脉插管，但应注意插管的相关不良反应。

3. 药物超过有效期禁止使用。

【制剂】 每一剂本品包含最少 5×10^7 个被 PAP-GM-CSF 活化的 CD54 细胞，混悬于 250ml 标准的乳酸林格注射液中。密闭保存于患者专用的输液袋中。

【贮藏】 在使用本品之前不可将聚氨酯绝缘包装从纸板箱中取出，更不可将输液袋从聚氨酯绝缘包装中取出。

替沙白西（tisagenlecleucel）

别名：Kymriah。

本品为经基因修饰的 T 细胞免疫疗法，含提取自患者自身的 T 细胞，经慢病毒载体编码的 CD19

细胞嵌合抗原受体（CAR）。CAR 由特异性针对 CD19 的小鼠单链抗体片段（scFv）、CD8 铰链、针对 4-1BB （CD137）和 CD3ζ 的跨膜区与细胞内信号域融合而成。

【用药警戒】

1. 本品可引起细胞因子释放综合征，严重者可致命。本品禁用于活动性感染或炎性疾病的患者。严重细胞因子释放综合征的患者可用托珠单抗或托珠单抗合用皮质激素治疗。

2. 本品可引起神经毒性，严重者可致命，可出现于发生细胞因子释放综合征期间或之后，使用本品过程中，应密切监测患者的神经毒性，必要时给予支持治疗和皮质激素。

3. 本品必须经过风险评估和缓解策略培训严格审查后方能使用。

【药理学】本品为经基因修饰的自体 T 细胞免疫疗法。本品是提取患者的 T 细胞通过转基因编码形成的嵌合抗原受体（CAR），能特异性清除表达 CD19 的恶性肿瘤细胞和正常细胞。CD32 组分对于启动 T 细胞活化、抗肿瘤活性至关重要。4-1BB 可增加本品的扩展性和持久性。本品与表达 CD19 的细胞结合后，CAR 传导信号，促使 T 细胞扩展和活化、靶细胞清除和本品的存留。

【药动学】按照推荐方案给药，本品的药动学参数见表 2-29。

表 2-29 本品的药动学参数

药动学参数	有反应的患者（CV%）	无反应的患者（CV%）
C_{max}（copies/μg）	34 700 （155.4%）	20 000 （71.6%）
T_{max}（d）	9.91 [0.008%～ 27%]*	20.0 [0.03%～ 62.7%]*
$AUC_{0～28d}$ [（copies・d）/μg]	318 000 （177.8%）	156 000 （99.4%）
$T_{1/2}$（d）	16.8 （155.9%）	2.52 （171.9%）

*数据为范围

18 岁以下儿童的暴露量约为成年人的 2 倍。本品可明显分布于骨髓中。

【适应证】用于治疗 25 岁以上患者的耐药或复发的 B 细胞前体急性淋巴细胞白血病。

【不良反应】

1. 严重不良反应包括细胞因子释放综合征、神经毒性、感染、发热性中性粒细胞减少、迁延性血细胞减少、低丙种球蛋白血症。

2. 临床试验中常见不良反应包括心动过速、恶心、呕吐、腹泻、便秘、腹痛、发热、疲乏、面部水肿、外周水肿、寒战、病毒感染、细菌感染、真菌感染、不明病原体感染、INR 升高、食欲缺乏、液体负荷过重、四肢痛、关节痛、腰痛、肌痛、头痛、认知障碍、意识混乱、注意力不集中、嗜睡、自动症、可逆性后部脑病综合征、精神状态变化。

3. 实验室检查常见血氨基转移酶升高、低血钾、胆红素升高、低血磷。

【禁忌与慎用】

1. 不推荐孕妇使用。

2. 尚不清楚本品是否可经乳汁分泌，哺乳期妇女使用时应权衡利弊。

【药物相互作用】尚无研究资料。

【剂量与用法】

1. 本品仅用于自体同源疗法。

2. 本品 1 个疗程，静脉输注本品应在氟达拉滨和环磷酰胺化疗耗尽淋巴细胞后进行。体重≤50kg 的患者，本品的剂量为每千克体重（0.2～5.0）× 10^6CAR-阳性 T 细胞；体重＞50kg 的患者，本品的剂量为每千克体重（0.1～2.5）× 10^6CAR-阳性 T 细胞。

氟达拉滨和环磷酰胺的化疗方案：氟达拉滨 30mg/m²，静脉输注，每天 1 次，共用 4d；环磷酰胺 500mg/m²，静脉注射，在首次给予氟达拉滨时开始给予环磷酰胺，共用 2d。化疗结束后，静脉输注本品 2～14d。如果化疗后发生严重的不良反应（肺毒性、心脏毒性、低血压）、未经控制的感染、活动性移植物抗宿主病、白血病恶化时，应延迟给予本品。

3. 本品应在 37℃ 下解冻，本品一旦解冻，在室温下保存不超过 30min。

4. 在解冻本品之前，确保准备好托珠单抗、抢救设备。在输注本品前 30～60min，给予对乙酰氨基酚、苯海拉明和 H₁ 受体拮抗剂。

5. 在给予本品前应仔细核对患者身份，患者只能使用由其外周单核细胞制备的本品。先以 0.9%氯化钠注射液开通液路，然后输注本品，输注速度为

10～30ml/min，输注完成后，用 10～30ml 0.9%氯化钠注射液冲洗输液管路。

6. 解冻后，检查输液袋是否有裂缝，如有，则不能使用。输液袋内容物微有混浊，轻轻混合，使内容物再次混悬，检查是否有结块。微小的结块可轻轻混合，以使其分散。如运输过程中造成输液袋裂缝或结块不能分散，则不能给予患者输注。

7. 本品可导致细胞因子释放综合征（CRS），如怀疑 CRS，按如下处理。

（1）轻度发热、疲乏、食欲缺乏，密切观察患者，排除感染，如出现中性粒细胞减少，根据当地的细菌流行病学，选择抗菌药物，对症治疗。

（2）高热、缺氧、轻度低血压，给予解热镇痛药，吸氧，补液，如需要，给予低剂量血管收缩药。

（3）尽管补液，给予血管收缩药，但血流动力学仍不稳定，呼吸困难加重（包括肺浸润），需氧量增加（包括高流量氧气或需要机械通气），临床症状迅速恶化，给予大剂量或多种血管收缩药，给予托珠单抗，剂量为体重＜30kg 的患者，12 mg/kg，经 1h 以上静脉输注，体重≥30kg 的患者，8 mg/kg，经 1h 以上静脉输注（最大剂量800mg）。

（4）经上述治疗症状在 12～18h 如无好转或仍然加重，给予多种血管收缩药，吸氧，机械通气，给予其他支持措施，给予甲泼尼龙 2mg/kg，继后每天 2mg，直至患者不再需要多种血管收缩药和高流量氧气，快速降低甲泼尼龙的剂量。如 24h 内症状无改善，再次按（3）的剂量和方法，给予托珠单抗。如第 2 次给予托珠单抗，24h 内症状仍无改善，可第 3 次给予托珠单抗。

【用药须知】

1. 本品可导致 CRS，可能会危及生命。在输注本品前，应准备好抢救设备和托珠单抗。

2. 本品可导致严重的神经毒性，甚至可危及生命，可于输注本品后 8 周出现。密切监测患者神经毒性的症状，一旦出现神经毒性，应给予积极治疗。

3. 使用本品的患者，在使用某些商业 HIV 核酸检测试剂时，可能出现假阳性结果。

4. 本品可导致严重的过敏反应，可能是由于本品注射剂中所含二甲基亚砜和右旋糖酐 40 所致。

5. 输注本品后，可能发生严重的感染，甚至可致命。监测患者感染的症状和体征，一旦出现感染，应积极给予抗感染治疗。使用本品治疗前，应筛查HIV、乙型肝炎病毒、丙型肝炎病毒感染，以免导致以上病毒感染暴发。

6. 输注本品及使用化疗方案后可导致血细胞减少，可迁延数周，中性粒细胞减少可增加感染的风险。在输注本品 3 周内或 CRS 未缓解前，不推荐使用骨髓生长因子，特别是粒细胞集落刺激因子。

7. 输注本品完全反应的患者，可发生低丙种球蛋白血症，监测免疫球蛋白水平，可给予抗菌药物预防感染。

8. 本品有导致继发性恶性肿瘤的可能。

9. 输注本品后 8 周内可发生神经毒性，可影响患者驾车和操作机械的能力。劝告患者不要从事上述工作，直至重新评估能从事上述工作。

【制剂】注射剂：体重≤50kg 的患者，本品的单次剂量为每千克体重（0.2～5.0）×10^6CAR-阳性 T 细胞，体重＞50kg 的患者，本品的单次剂量为每千克体重（0.1～2.5）×10^6CAR-阳性 T 细胞。密闭保存于患者专用的输液袋中。输液的体积为 10～50ml。

【贮藏】贮于液氮中（≤-120℃）。

依氟尼布（ivosidenib）

别名：Tibsovo。

本品为异柠檬酸脱氢酶酶抑制剂。

【CAS】1448347-49-6。

【理化性状】

1. 化学名：（2S）-N-{（1S）-1-（2-chlorophenyl)-2-[（3,3-difluorocyclobutyl）-amino]-2oxoethyl}-1-（4-cyanopyridin-2-yl）-N-（5-fluoropyridin-3-yl）-5-oxopyrrolidine-2-carboxamide。

2. 分子式：$C_{28}H_{22}ClF_3N_6O_3$。

3. 分子量：583.0。

4. 结构式如下：

【用药警戒】使用本品治疗的患者可能会发生分层综合征的症状，如不治疗可致命。症状包括发热、呼吸困难、缺氧、肺浸润、胸膜积液、心包积液、体重快速增加、外周水肿、低血压、肝肾及多器官功能异常，一旦出现上述症状，应给予皮质激素治疗，监测患者血流动力学参数，直至症状消失。

【药理学】可疑 IDH1 突变阳性，特点为白血病细胞中 2-羟戊二酸（2-HG）水平升高，使用本品或其他 IDH1 抑制剂可使疾病明显缓解，常见的突变形式主要为 R132H 和 R132C。本品可选择性抑制 IDH1R132，在移植 IDH1-突变 AML 的大鼠中，可降低 2-HG 水平，且诱导骨髓增殖。在 IDH1 突变型 AML 的患者中，本品可降低血中 2-HG 水平，降低暴发次数，增加成熟骨髓细胞的百分比。

【药动学】

1. 吸收：口服本品 500mg，3h 后达 C_{max} 4503ng/ml，每天口服 1 次，14d 后达稳态，C_{max} 为 6551ng/ml。每天剂量在 200～1200mg 血浆暴露量（AUC）和 C_{max} 的增加程度低于剂量增加的比例。服用 1 个月后，本品 AUC 和 C_{max} 的蓄积率分别为 1.9 倍和 1.5 倍。

高脂肪餐可增加本品 AUC25% 和 C_{max}98%。

2. 分布：达稳态后平均表观分布容积约 234L（47%CV），蛋白结合率为 92%～96%。

3. 代谢：血浆中主要以原药存在（＞92%）。本品主要经 CYP3A4 代谢，小部分经 N-脱烷基化、水解代谢。

4. 消除本品的半衰期约为 93h，表观清除率约为 4.3L/h。健康志愿者口服单剂量 77% 随粪便排泄（67%原药），约 17% 随尿液排泄（10%原药）。

【适应证】用于治疗异柠檬酸脱氢酶-1（IDH1）突变阳性的急性淋巴细胞性白血病（AML）。

【不良反应】

1. 严重不良反应包括分层综合征、吉兰-巴雷综合征、QTc 间期延长。

2. 常见的不良反应包括白细胞升高、分层综合征、腹泻、恶心、黏膜炎、腹痛、便秘、呕吐、疲乏、水肿、发热、胸疼、QT 间期延长、食欲降低、肿瘤溶解综合征、关节痛、肌痛、头痛、神经病变、咳嗽、呼吸困难、胸膜积液、皮疹、低血压。

3. 实验室检查常见血红蛋白降低、血钠降低、血钾降低、血镁降低、血尿酸升高、ALT 和（或）AST 升高、肌酐升高、血磷降低、碱性磷酸酶升高、胆红素升高。

【禁忌与慎用】

1. 动物实验本品有胚胎毒性，孕妇禁用。

2. 哺乳期妇女使用时应暂停哺乳，在最后一次用药至少 1 个月后恢复哺乳。

3. 儿童使用本品的安全性和有效性尚未建立。

【药物相互作用】

1. 强效 CYP3A4 抑制剂可增加本品的暴露量，可能导致本品毒性增加，合用时应降低本品的剂量。

2. 强效 CYP3A4 诱导剂可明显降低本品的血药浓度，应避免与强效 CYP3A4 诱导剂合用。

3. 应避免与能延长 QTc 间期的药物合用，如必须合用，应密切监测患者心电图。

4. 本品是 CYP3A4 的诱导剂，也可能是 CYP2C9 的诱导剂。本品治疗期间尽量避免合用选择 CYP3A4、CYP2C9 的底物，酮康唑、伊曲康唑应避免与本品合用，以免抗真菌治疗失败。

【剂量与用法】

1. 口服 500mg，1 次/日，直至疾病进展或出现不可耐受的毒性。疾病无进展能耐受本品的患者，治疗至少持续 6 个月，以确定临床疗效。

2. 根据不良反应调整剂量的方案见表 2-30。

3. 如与强效 CYP3A4 抑制剂合用，本品的剂量应降低至 250mg/d，停用强效 CYP3A4 抑制剂后（至少 5 个半衰期），本品的剂量应恢复至 500mg/d。

【用药须知】

1. 开始治疗前，检测患者是否存在 IDH1 基因突变。

2. 开始治疗前要监测全血计数和电解质，用药开始 1 个月每周 1 次，接下来的 1 个月每 2 周 1 次，继后每月 1 次。

3. 本品治疗期间要进行肌酸磷酸激酶检测，开始用药 1 个月每周 1 次。在治疗 3 周内，每周至少检测一次心电图，继后每月至少 1 次。

4. 本品可能会导致吉兰-巴雷综合征，治疗期间监测患者运动和感觉功能的改变，如单侧或双侧肢体无力、感觉改变、感觉异常等，一旦出现上述症状，应立即停用。

5. 片剂应整片吞服，不可压碎后服用，一旦漏服或服药后发生呕吐，不必补服，按预定时间服用下次剂量。本品不可在进食高脂肪餐后服用。

【制剂】片剂：250mg。

【贮藏】贮于 20～25℃，短程携带允许 15～30℃。

表 2-30　依氟尼布的剂量调整方案

不良反应	推荐方案
分层综合征	全身给予皮质激素，监测血流动力学参数至少 3d。给予皮质激素后分层综合征的严重症状持续超过 48h，应暂停使用本品，直至症状改善至≤2 级后，方可重新开始治疗
非感染性白细胞升高（白细胞计数≥25×10⁹/L 或相对基线白细胞的绝对增加值≥15×10⁹/L）	开始羟基脲治疗，按标准治疗进行，如临床需要可行白细胞去除术。白细胞计数升高改善后，可逐渐降低羟基脲的剂量。如果羟基脲不能改善白细胞升高的情况，应暂停本品，直至情况改善后，重新以每天 500mg 的剂量开始本品治疗
QTc 间期>480～500ms	监测电解质水平，如有异常及时纠正。查看是否合用药物引起 QTc 间期延长，如有，调整其剂量，暂停使用本品，直至 QTc 间期<480ms 或较基线增加<30ms 后，以 250mg/d 的剂量重新开始。每周检测心电图，连续监测 2 周
QTc 间期>500ms	监测电解质水平，如有异常及时纠正。查看是否合用药物引起 QTc 间期延长，如有，调整其剂量，暂停使用本品，直至 QTc 间期<480ms 或较基线增加<30ms 后，以 250mg/d 的剂量重新开始。每周检测心电图，连续监测 2 周。如果能排除病理因素，可考虑重新增加剂量至 500mg/d
QTc 间期延长伴危及生命的心律失常	永久停药
吉兰-巴雷综合征	永久停药
其他 3 级以上毒性	暂停本品，直至毒性≤2 级，以 250mg/d 的剂量重新开始，如果毒性≤1 级，可考虑增加剂量至 500mg/d。如果 3 级以上不良反应复发，应永久停药

2.12　放射性抗肿瘤药（radioactive antineoplastic drugs）

二氯化镭 223（Ra²²³ dichloride）

别名：Xofigo。

本品为放射性治疗药物。

【药理学】本品的活性来自于发射的α粒子的核素镭-223，核素镭-223 能模拟钙在骨转换区与骨内矿物质羟磷灰石形成复合物，如在骨转移肿瘤中。α粒子发射的高线性能量（80 keV/μm）可导致邻近细胞中双链 DNA 的断裂，而产生对骨转移肿瘤的抗肿瘤作用。来自本品的α粒子<100μm（<10 个细胞的直径），故对周围正常组织损伤有限。

【药动学】本品注射后，镭-223 迅速从血液中清除，主要分布于骨骼，或分泌进入肠道。注射后 15min，血浆中的放射性剩余约 20%，4h 后剩余 5%，24h 后剩余不足 1%。注射后 10min 可在骨骼和小肠

中检测到放射性物质。注射后 4h 骨骼与小肠的放射性物质各占 61% 和 49%。其他器官，如心脏、肝、肾、膀胱及脾未见对放射性物质的摄取。

【适应证】用于症状性骨转移和无已知内脏转移的去势抵抗性前列腺癌患者的治疗。

【不良反应】临床试验中的不良反应有全血细胞减少、恶心、呕吐、腹泻、外周水肿、肾损害甚至肾衰竭、贫血、白细胞减少、淋巴细胞减少、血小板减少、中性粒细胞减少、脱水、注射部位反应。

【妊娠期安全等级】X。

【禁忌与慎用】

1. 本品禁用于女性。

2. 儿童用药的安全性及有效性尚未确定。

3. 肝功能不全患者慎用。

【药物相互作用】尚未进行与其他药物相互作用的研究。

【剂量与用法】

1. 推荐剂量为 50kBq/kg，间隔 4 周注射 1 次，经 1min 静脉缓慢注射。共注射 6 次。

2. 注射本品前后，用 0.9%氯化钠注射液冲洗输液管道。

【用药须知】

1. 本品为放射性药品，运输和储存应遵守有关规定。

2. 使用本品患者的排泄物，包括呕吐物，可对他人造成影响，患者应单独使用卫生间，每次使用完，应多次冲洗。

3. 本品可使患者长期处于放射线下，有导致肿瘤和遗传缺陷的可能。

4. 本品可导致骨髓抑制，尽管给予支持治疗，仍出现危及生命的并发症，应停药。

5. 本品与化疗联合使用的安全性及有效性尚未确定。

6. 治疗期间，具有生育能力的男性患者的性伴侣应采取有效的避孕措施，一直到本品治疗结束后至少 6 个月。

【制剂】注射剂：6000kBq/6ml。

【贮藏】贮于 40℃以下，原包装或辐射性防护包装内储存。

钐 153 乙二胺四甲基膦酸（samarium153 lexidronam）

别名：Quadramet。

本品为放射性治疗药物。

【理化性状】

1. 化学名：pentasodium samarium （^{153}Sm） N,N,N',N'-tetrakis （ phosphonatomethyl ） ethane-1,2-diamine。

2. 分子式：$C_6H_{12}N_2Na_5O_{12}P_4{}^{153}Sm$。

3. 分子量：695.93。

4. 结构式如下

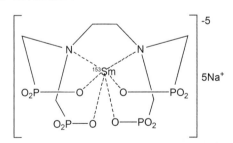

【药理学】本品与骨骼亲和力强，并且集中与羟磷灰石有关的骨转换的区域。临床试验显示本品在骨转移病灶蓄积，病灶与正常骨组织的比例为 5:1，本品缓解骨转移疼痛的机制尚未明确。

【药动学】

1. 人的蛋白结合率尚未明确，动物实验中蛋白结合率低于 0.5%。在生理 pH 下＞90%的本品以 ^{153}Sm[EDTMP]$^{-5}$ 存在，＜10%的以 ^{153}SmH[EDTMP]$^{-4}$ 存在。

2. 静脉注射后，血液中放射性物质的清除呈双指数方式。前 30min，血液中的放射性物质降低至（15%±8%），$t_{1/2}$ 为 5.5min，30min 后，血液中放射性物质的清除减缓，$t_{1/2}$ 为 65.4min。注射后 5h 血液中的放射性物质低于注射的 1%。人体中未检测到本品的代谢产物。

3. 静脉注射后，放射性物质从尿中排泄，前 6h 排除（34.5%±15.5%），总体上说，转移病灶越多，排出的放射性越少。

【适应证】用于成骨细胞的骨转移病灶的镇痛。

【不良反应】

1. 全身感觉 暴发性疼痛。

2. 心血管 胸痛、心律失常、低血压、高血压。

3. 消化系统 恶心、呕吐、腹痛、腹泻。

4. 血液系统 凝血障碍、血红蛋白降低、白细胞减少、淋巴结病、血小板减少。

5. 出血 鼻出血、瘀斑、血尿。

6. 感染 发热、寒战、口腔念珠菌病、肺炎。

7. 肌肉骨骼 肌无力、病理性骨折。

8. 神经系统 头晕、感觉异常、脊髓受压、卒中。

9. 呼吸系统 咳嗽增加、支气管炎。

10. 皮肤 紫癜、皮疹。

【妊娠期安全等级】D。

【禁忌与慎用】

1. 对本品或其他类似磷酸盐过敏者禁用。

2. 16 岁以下儿童用药的安全性及有效性尚未确定。

3. 骨髓抑制者慎用。

4. 尚未明确本品是否可经乳汁分泌，哺乳期妇女应权衡本品对其的重要性，选择停药或停止哺乳。

【药物相互作用】尚未进行与其他药物相互作用的研究。

【剂量与用法】

1. 推荐剂量为 1.0mCi/kg,经 1min 通过安全的导管静脉缓慢注射，之后用 0.9%氯化钠注射液冲洗导管。

2. 注射本品前，应对放射性物质的活度定量检测。

3. 注射后患者不能离开，直至患者的放射性符合当地管理部门的规定后，患者才能离开。

4. 注射前至少饮用 500ml 水，注射后尽量避免饮水，以减少对膀胱的损害。

【用药须知】

1. 本品为放射性药品，运输和储存应遵守有关规定。

2. 注意避免患者排泄尿液的放射性污染。

3. 本品可导致骨髓抑制，尽管给予支持治疗，仍出现危及生命的并发症，应停药。

4. 治疗期间，具有生育能力的男性和女性患者均应采取有效的避孕措施。

【制剂】 注射剂：5550MBq（150mCi）/3ml。

【贮藏】 贮于−20～10℃，密封于铅容器内。

2.13　抗化疗致吐药物（antiemetic for antineoplastic drugs）

雷莫司琼（ramosetron）

本品为选择性 5-HT$_3$ 受体阻断药。

【理化性状】

1. 化学名：(-)-(R)-1-methylindol-3-yl4,5,6,7-tetrahydro-5-benzimidazolyl ketone。

2. 分子式：$C_{17}H_{17}N_3O$。

3. 分子量：279.33。

4. 结构式如下：

盐酸雷莫司琼（ramosetron hydrochloride）

别名：奈西雅、Nasea。

【理化性状】

1. 化学名：(-)-(R)-1-methylindol-3-yl4,5,6,7-tetrahydro-5-benzimidazolyl ketone hydrochloride。

2. 分子式：$C_{17}H_{17}N_3O \cdot HCl$。

3. 分子量：315.8。

【药理学】 本品具有强力的、持久的 5-HT$_3$ 受体阻断作用，能有效地抑制化疗药物诱发的呕吐。其作用机制是，顺铂等抗肿瘤药可使 5-HT 从消化道的嗜铬细胞中游离出来，与存在于消化道黏膜（尤其是回肠黏膜）的迷走神经传入末梢中的 5-HT$_3$ 受体结合，进而刺激呕吐中枢，诱发呕吐。本品正是通过阻断此处的 5-HT$_3$ 受体而发挥止吐作用，本品对外周 5-HT$_3$ 受体的抑制作用比对中枢与 5-HT$_3$ 受体的抑制作用要强。动物实验显示，本品阻断 5-HT$_3$ 受体的作用较格拉司琼和昂丹司琼强。

【适应证】

1. 预防抗恶性肿瘤药物引起的恶心和呕吐。

2. 也适用于肠易激综合征。

【不良反应】

1. 可发生过敏样性状（发生率不明确）；有时出现休克，过敏样症状（情绪不振、胸内苦闷感、呼吸困难、喘鸣、颜面润红、发红、瘙痒、发绀、血压降低等），所以要密切观察，发现异常时应停止给药，采取适当措施。

2. 可见头晕、头痛、潮热、舌麻木、腹泻、胆红素和氨基转移酶水平升高。

【禁忌与慎用】

1. 对本品或其他 5-HT$_3$ 受体阻断药过敏者、孕妇、儿童禁用。

2. 心血管疾病患者、肝肾功能不全患者慎用。

3. 尚未明确本品是否可经乳汁分泌，哺乳期妇女慎用。如确需使用，应选择停药或停止哺乳。

【剂量与用法】

1. 一般口服 0.1mg，1 次/日，在化疗药物给药前 1h 服用，可根据年龄和病情适当增减剂量。

2. 也可静脉注射 0.3mg，1 次/日，疗效不佳时可重复给药 1 次。

【用药须知】

1. 本品不可与甘露醇、布美他尼、呋塞米配伍。

2. 本品仅限用于化疗所致恶心、呕吐的预防。

3. 本品口腔崩解片可在口腔内崩解，但应再用水送服。

4. 口服仅用于事前预防，如已出现恶心、呕吐，就必须静脉注射给药。

【制剂】 ①口腔崩解片：0.1mg；②注射剂：0.3mg/20ml。

【贮藏】 避光、密闭，室温下保存。

吲地司琼（indisetron）

本品为 5-HT$_3$ 受体阻断药。

【理化性状】

1. 化学名：N-(3,9-dimethyl-endo-3,9-diazabicyclo[3.3.1]non-7-yl)-1H-indazole-3-carboxamide。

2. 分子式：$C_{17}H_{23}N_5O$。

3. 分子量：313.3。

4. 结构式如下：

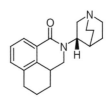

盐酸吲地司琼（indisetron hydrochloride）

别名：Sinseron。

【理化性状】

1. 化学名：*N*-(3,9-dimethyl-endo-3,9-diazabicyclo [3.3.1]non-7-yl)-1*H*-indazole-3-carboxamide dihydro-chloride。

2. 分子式：$C_{17}H_{23}N_5O \cdot 2HCl$。

3. 分子量：386.3。

【药理学】本品具有强力的、持久的 5-HT$_3$ 受体阻断作用，能有效地抑制化疗药物诱发的呕吐。其作用机制是，顺铂等抗肿瘤药可使 5-HT 从消化道的嗜铬细胞中游离出来，与存在于消化道黏膜（尤其是回肠黏膜）的迷走神经传入末梢中的 5-HT$_3$ 受体结合，进而刺激呕吐中枢，诱发呕吐。本品正是通过阻断此处的 5-HT$_3$ 受体而发挥止吐作用，本品对外周 5-HT$_3$ 受体的抑制作用比对中枢与 5-HT$_3$ 受体的抑制作用要强。

【药动学】本品口服后吸收迅速。空腹给予本品 8mg 经（1.21±0.46）h 可达 C_{max}[（59.0±20.3）ng/ml]，AUC 为（438.4±238.1）（ng·h）/ml，$t_{1/2}$ 为（4.40±1.68）h。本品主要经肝代谢。空腹给予单剂量本品 8mg 后 48h，尿液中原药、羟基化物、脱甲基化物及羟化脱甲基化物的含量分别为 12.5%、32.9%、8.1%和 6.3%。

【适应证】预防癌症化疗引起的恶心和呕吐。

【不良反应】

1. 主要不良反应有发热、头痛、腹泻。

2. 可见 ALT、AST 和胆红素升高。

【禁忌与慎用】

1. 对本品或其他 5-HT 受体阻断药过敏者、孕妇、儿童均禁用。

2. 重度肝功能不全患者慎用。

3. 尚未明确本品是否可经乳汁分泌，哺乳期妇女应权衡本品对其的重要性选择停药或停止哺乳。

【剂量与用法】成人口服 8mg/次，1 次/日，于抗癌药物使用前 0.5～2h 给药。

【用药须知】本品仅限用于化疗药物引起恶心和呕吐。

【制剂】片剂：8mg。

【贮藏】避光、密闭，室温下保存。

帕洛诺司琼（palonosetron）

本品为 5-HT$_3$ 受体阻断剂。

【理化性状】

1. 化学名：（3a*S*）-2,3,3a,4,5,6-hexahydro-2-[（3*S*）-3-quinuclidinyl]-1*H*-benz[*de*] isoquinolin-1-one。

2. 分子式：$C_{19}H_{24}N_2O$。

3. 分子量：296.41。

4. 结构式如下：

盐酸帕洛诺司琼（palonosetron hydrochloride）

别名：Aloxi。

【理化性状】

1. 化学名：（3a*S*）-2,3,3a,4,5,6-hexahydro-2-[（3*S*）-3-quinuclidinyl]-1*H*-benz[*de*] isoquinolin-1-one hydrochloride。

2. 分子式：$C_{19}H_{24}N_2O \cdot HCl$。

3. 分子量：332.9。

【药理学】本品对 5-HT$_3$ 受体有高度选择性阻断作用，可阻断呕吐反射中枢外周神经元的突触前 5-HT$_3$ 受体的兴奋，并直接影响中枢神经系统内 5-HT$_3$ 受体传递的迷走神经传入后区的作用，阻断肠道中迷走神经末梢，阻止信号传递到 5-HT$_3$ 受体触发区，减少呕吐和恶心的发生率，但对已发生的恶心与呕吐效果较差。基于本品的 $t_{1/2}$ 较长，故对化疗诱发的急、慢性呕吐均有效。

【药动学】本品的血浆 $t_{1/2}$ 长达 40h，约有 50% 的药物在肝内代谢成失活的 6-*S*-羟基帕洛诺司琼和 *N*-*O*-帕洛诺司琼。约有 80%的药物随尿液排出，其中 40%为原药，50%为代谢物。本品是否被分泌进入乳汁，尚未明确。

【适应证】

1. 预防化疗引起的急性和延迟性恶心与呕吐。

2. 预防手术后的恶心与呕吐。

【不良反应】

1. 胃肠道 常见便秘；少见腹泻、腹痛、消化不良和口干。

2. 中枢神经系统 可见头痛；罕见头晕、失眠、疲乏或无力、焦虑。

3. 心血管系统　偶见低血压、心动过缓或非持续性心动过速；罕见高血压、心肌缺血、QT 间期延长和期前收缩。

4. 泌尿生殖系统　偶见尿潴留。

5. 肌肉骨骼系统　罕见关节痛。

6. 肝　罕见血清氨基转移酶升高。

7. 眼　罕见眼刺激和弱视。

8. 过敏反应　罕见过敏性皮炎或非特异性皮疹。

9. 代谢/内分泌系统　有高钾血症的报道。

10. 其他　罕见疲乏、运动病和耳鸣。

【妊娠期安全等级】 B。

【禁忌与慎用】

1. 对本品过敏者、儿童禁用。

2. 对其他 5-HT$_3$ 受体阻断药过敏或发生其他严重不良反应者、患有心血管病者、有导致心脏 QT 间期延长的因素（如低镁血症、低钾血症、使用抗心律失常药物或可引起 QT 间期延长的药物、曾使用过蒽环类抗肿瘤药）的患者均慎用。

3. 尚未明确本品是否可经乳汁分泌，哺乳期妇女应权衡本品对其的重要性，选择停药或停止哺乳。

【药物相互作用】 合用其他可延长 QT 间期延长的药物可加重 QT 间期延长的症状。

【剂量与用法】 化疗前 20～30min 静脉注射本品 30μg/kg（0.5min 注完），较低的剂量效果不佳。

【用药须知】

1. 本品不宜和其他药物配合注射。

2. 本品的 $t_{1/2}$ 长，7d 内无须重复给药。

3. 给药前后均应静脉输注 0.9%氯化钠注射液。

4. 正在服用排钾利尿药时，应先纠正低血钾。

【制剂】 注射剂：250μg/5ml。

【贮藏】 避光，贮于 30℃ 以下干燥处。

阿瑞匹坦（aprepitant）

别名：Emend。

本品为神经激肽 1（neurokinin 1, NK 1）受体拮抗药。

【理化性状】

1. 化学名：3-[((2R,3S)-3-(p-fluorophenyl)-2-{[(αR)-α-methyl-3,5-bis(trifluoromethyl)benzyl]oxy}morpholino) methyl]-Δ2-1,2,4-triazolin-5-one。

2. 分子式：C$_{23}$H$_{21}$F$_7$N$_4$O$_3$。

3. 分子量：534.4。

4. 结构式如下：

【药理学】 本品为高亲和性的选择性人 P 物质神经激肽 1（neurokinin 1，NK1）受体阻断药，对 5-羟色胺、多巴胺和糖皮质激素受体几乎毫无亲和力，因此显著不同于已知的许多止吐药。研究说明，本品还可增强 5-羟色胺受体抑制剂昂丹司琼和糖皮质激素地塞米松的止吐作用。临床研究证实，本品可抑制顺铂所引起的急性和延迟性呕吐。

【药动学】 本品的平均绝对生物利用度为 60%～65%，正常进食不影响生物利用度。其 T_{max} 约为 4h，蛋白结合率＞95%，V_{ss} 为 70L，血浆 CL 为 62～90ml/min，终末 $t_{1/2}$ 为 9～13h。给药后可广泛代谢，其代谢途径主要经 CYP3A4，少量经 CYP1A2 和 2C19 代谢。

【适应证】 防治致吐性化疗药物所引起的急性或延迟性恶心和呕吐。

【不良反应】

1. 可见疲乏、衰弱、头晕、发热和脱水。

2. 上腹不适、嗳气、腹痛、腹泻、胃炎、胃灼热、畏食、恶心和呕吐。

3. 还可出现头痛、失眠，中性粒细胞减少。

【禁忌与慎用】

1. 对本品过敏者、孕妇、儿童禁用。

2. 尚未明确本品是否可经乳汁分泌，哺乳期妇女应权衡本品对其的重要性，选择停药或停止哺乳。

【药物相互作用】

1. 本品不能与 CYP3A4 的底物如匹莫齐特、特非那定、阿司咪唑和西沙必利等合用，因为这些底物的血药浓度会过度升高，严重者可能危及生命。

2. 已知化疗药中经由 CYP3A4 代谢的药物有紫杉醇、伊立替康、异环磷酰胺、多西他赛、依托泊苷、长春瑞滨、长春碱、长春新碱，但在临床研究中，与本品合用最频繁的有依托泊苷、长春瑞滨和紫杉醇，未因药物相互作用而调整这 3 种抗癌药物的剂量。其他几种抗癌药情况如何，研究不多，尚未明确。

【剂量与用法】 本品作为止吐方案中的一种药

物,其用法:①第 1 天于化疗前 1h 口服本品 125mg、地塞米松 12mg、静脉注射昂丹司琼 32mg;②第 2 天早晨口服本品 80mg、地塞米松 12mg;③第 3 天早晨口服本品 80mg、地塞米松 8mg;④第 4 天早晨口服地塞米松 8mg。

【用药须知】

1. 本品合用华法林会导致 INR 显著降低,因此,长期服用华法林的患者,应在给予本品后的 2 周内仔细监测 INR,尤其在给予本品的第 7~10 天更要密切关注。

2. 本品可能影响避孕药的作用,建议用其他替代的避孕措施。

3. 重度肝功能不全患者使用本品是否安全,数据不足,临床应慎重考虑。

【制剂】胶囊剂:80mg,120mg。

【贮藏】避光、贮于 30℃ 以下干燥处。

【配伍禁忌】禁与含多价阳离子的溶液配伍,如林格注射液。

【药理学】本品为在体内迅速转化为阿瑞匹坦而起作用。

【药动学】经 15min 静脉输注本品 115mg 后,阿瑞匹坦的 AUC 为(31.7±14.3)(μg·h)/ml,C_{max} 为(3.27±1.16)(μg·h)/ml。本品静脉输注 115mg 与口服阿瑞匹坦 125mg 的阿瑞匹坦暴露量相当。经 20min,静脉输注本品 150mg,阿瑞匹坦的 AUC 为(37.38±14.75)(μg·h)/ml,C_{max} 为(4.15±1.15)(μg·h)/ml。余参见阿瑞匹坦。

【适应证】与其他止吐药合用防治致吐性化疗药物所引起的急性或延迟性恶心和呕吐。

【不良反应】【药物相互作用】【禁忌与慎用】参见阿瑞匹坦。

【剂量与用法】

1. 方案 1:化疗当日,于化疗前 30min,经 20~30min 静脉输注本品 150mg,并在化疗前口服地塞米松 12mg 和 5-HT$_3$ 受体拮抗剂;第 2 天口服地塞米松 8mg;第 3~4 天口服地塞米松 8mg,2 次/日。

2. 方案 2:化疗当日,于化疗前 30min,经 20~30min 静脉输注本品 115mg,并在化疗前口服地塞

二甲葡胺福沙匹坦（fosaprepitant dimeglumine）

别名:Emend、Ivemend。

本品为阿瑞匹坦的前体药物。

【理化性状】

1. 本品为白色至类白色无定型粉末。

2. 化学名:1-deoxy-1（methylamino）-D-glucitol[3-[[（2*R*,3*S*）-2-[（1*R*）-1-[3,5-bis（trifluoromethyl）phenyl]ethoxy]-3-（4-fluorophenyl）-4morpholinyl]methyl]-2,5-dihydro-5-oxo-1*H*-1,2,4-triazol-1-yl]phosphonate（2∶1）（salt）。

3. 分子式:$C_{23}H_{22}F_7N_4O_6P \cdot 2（C_7H_{17}NO_5）$。

4. 分子量:1004.83。

5. 结构式如下:

米松 12mg 和 5-HT$_3$ 受体拮抗剂;第 2 天口服,阿瑞匹坦 80mg,地塞米松 8mg;第 3 天口服地塞米松 8mg,2 次/日,阿瑞匹坦 80mg,第 4 天口服地塞米松 8mg,2 次/日。

3. 方案 3:化疗当日,于化疗前 30min,经 20~30min 静脉输注本品 115mg,并在化疗前口服地塞米松 12mg 和 5-HT$_3$ 受体拮抗剂;第 2~3 天口服阿瑞匹坦 80mg。

4. 本品应用 0.9% 氯化钠注射液稀释至 1mg/1ml 后静脉输注。

【用药须知】参见阿瑞匹坦。

【制剂】注射剂（粉）:115mg,150mg。

【贮藏】贮于 2~8℃。

奈妥吡坦-帕洛诺司琼（netupitant and palonosetron）

别名:Akynzeo。

【理化性状】

1. 奈妥吡坦

（1）本品为白色至类白色结晶性粉末,易溶于甲苯和丙酮,溶于异丙醇、乙醇,极微溶于水。

（2）化学名:2-[3,5-bis（trifluoromethyl）phenyl]-*N*,2dimethyl-*N*-[4-（2methylphenyl）-6-（4-

methylpiperazin-1-yl）pyridin-3-yl]propanamide。

（3）分子式：$C_{30}H_{32}F_6N_4O$。

（4）分子量：578.61。

（5）结构式如下：

2. 帕洛诺司琼的理化性状可参见其条目项下。

【药理学】奈妥吡坦为 P 物质/神经激肽 1 受体拮抗；帕洛司琼为 5-HT_3 受体拮抗剂。

【药动学】帕洛诺司琼的药动学可参见其条目项下。

1. 吸收：口服本品后，奈妥吡坦的 T_{max} 为 5（2～12）h，C_{max} 为 434ng/ml（CV=56%）和 AUC 为 14 401（ng·h）/ml（CV=51%）。奈妥吡坦的剂量在 10～300mg 时，暴露量增加大于剂量的增加，剂量在 300～450mg，暴露量与剂量成正比。

2. 奈妥吡坦的分布容积为（1982±906）L。浓度在 10～1300ng/ml 时，本品的蛋白结合率大于99.5%。在 100～2000ng/ml 时，奈妥吡坦代谢产物（M1、M2 及 M3）的蛋白结合率大于97%。

3. 代谢：奈妥吡坦吸收后广泛代谢，形成 3 种代谢产物，去甲基代谢产物 M1、N-氧化代谢产物 M2、羟甲基代谢产物 M3。3 种代谢产物均有活性。奈妥吡坦主要经 CYP3A 代谢，小部分经 CYP2C9 和 CYP2D6 代谢。

4. 排泄：奈妥吡坦的血药浓度呈多指数方式下降，清除率为（20.3±9.2）L/h。$t_{1/2}$ 为（80±29）h。

单剂量给予放射性标记的奈妥吡坦，120h 内粪便和尿液中共回收给药剂量的 50%，336h 内尿中回收 3.95%，粪便中回收 70.7%的给药剂量。30d 内尿中回收 4.7%，粪便中回收 86.5%的给药剂量。

【适应证】用于化疗药所致的恶心、呕吐。

【不良反应】可见消化不良、疲乏、便秘、红斑、头痛、ALT 及 AST 升高、总胆红素升高。

【妊娠期安全等级】C。

【禁忌与慎用】

1. 未对重度肝、肾功能不全患者进行研究，此类患者避免使用。

2. 尚未明确本品是否经乳汁分泌，哺乳期妇女应权衡本品对其的重要性选择停药或停止哺乳。

3. 儿童用药的安全性及有效性尚未确定。

【药物相互作用】

1. 奈妥吡坦是中效 CYP3A4 抑制剂，可升高经 CYP3A4 代谢的药物血药浓度，本品对 CYP3A4 的抑制作用可持续数天。

2. 单剂量的奈妥吡坦可在 4d 内增加地塞米松的暴露量 2 倍，对 4d 之后的影响尚未进行评价。

3. 奈妥吡坦可明显升高咪达唑仑的血药浓度。

4. 本品可升高经 CYP3A4 代谢的化疗药的血药浓度，这些药物包括多西他赛、紫杉醇、依托泊苷、伊立替康、环磷酰胺、异环磷酰胺、伊马替尼、长春碱、长春新碱。

5. 本品不太可能明显影响含左炔诺孕酮和炔雌醇的口服避孕药的作用。

6. 奈妥吡坦主要经 CYP3A4 代谢，强效 CYP3A4 诱导剂可降低奈妥吡坦的血药浓度。

7. 强效 CYP3A4 抑制剂可明显升高奈妥吡坦的血药浓度，但单剂量服用本品时，不必调整剂量。

8. 帕洛诺司琼的相互作用可参见其条目项下。

【剂量与用法】

1. 高致吐化疗药引起的恶心、呕吐　化疗前 1h 服用本品胶囊 1 粒，化疗前 30min 服用地塞米松12mg，第 2～4 天地塞米松剂量改为 8mg。

2. 蒽环类、环磷酰胺等导致的恶心、呕吐　化疗前 1h 服用本品胶囊 1 粒，化疗前 30min 服用地塞米松 12mg，首日服用地塞米松，之后不必再服。

【用药须知】参见帕洛诺司琼项下。

【制剂】胶囊剂：含奈妥吡坦 300mg，帕洛诺司琼 0.5mg。

【贮藏】贮于 20～25℃，短程携带允许 15～30℃。

盐酸罗拉吡坦（rolapitant hydrochloride）

别名：Varubi。

本品为沙利度胺的类似物。

【理化性状】

1. 本品为白色至类白色粉末，低 pH 下水中溶解度大，易溶于乙醇。

2. 化学名：（（5S,8S）-8-{[（1R）-1-[3,5-bis（trifluoromethyl）phenyl]ethoxy]methyl]}-8- phenyl1,7-diazaspiro[4.5]decan-2-one monohydrochloride monohydrate。

3. 分子式：$C_{25}H_{26}F_6N_2O_2 \cdot HCl \cdot H_2O$。

4. 分子量：554.95。

5. 结构式如下：

$\bullet$ HCl $\bullet$ H$_2$O

【药理学】本品是人类 P 物质/NK1 受体的竞争性拮抗剂，对 NK2、NK3 或其他受体或离子通道无亲和力。

【药动学】

1. 吸收　健康志愿者口服 180mg 后约 4h 可达血药峰值，C_{max} 为 968ng/ml。在 4.5～180mg 时剂量与暴露量成正比。9～45mg，1 次/日，多次口服的蓄积率为 5 倍。高脂肪餐不影响本品的吸收。

2. 分布　在健康志愿者中，本品的表观分布容积为 460L，肿瘤患者为 387L。蛋白结合率为 99.8%。

3. 代谢　本品主要经 CYP3A4 代谢成活性代谢产物 M19，血液循环中主要为 M19，其 T_{max} 为 120h，$t_{1/2}$ 为 158h。

4. 消除　本品的 $t_{1/2}$ 为 169～183h，清除率为 0.96L/h。本品主要经肝胆途径排泄，给予 ^{14}C 标记的本品，6 周内尿和粪便中分别回收 14.2% 和 73% 的给药剂量。

【适应证】与其他止吐药物合用，用于控制成人由化疗药物导致的恶心及呕吐。

【不良反应】

1. 与高致吐化疗药合用时相对安慰剂的不良反应包括中性粒细胞减少、呃逆、腹痛。

2. 与中等致吐化疗药合用时相对安慰剂的不良反应包括食欲缺乏、中性粒细胞减少、头晕、呼吸困难、尿路感染、胃炎、贫血。

【禁忌与慎用】

1. 尚未对重度肝功能不全者进行研究，不推荐使用，必须使用时，应密切监测。

2. 动物实验显示本品可经乳汁排泄，哺乳期妇女慎用。

3. 18 岁以下儿童用药的安全性和有效性尚未确定。

【药物相互作用】

1. 本品是中效 CYP2D6 抑制剂、乳腺癌耐药蛋白抑制剂、P 糖蛋白抑制剂。单次服用本品，7d 内可使右美沙芬的暴露量升高 3 倍。本品禁与硫利达嗪合用；必须与匹莫齐特合用时应监测 QT 间期。本品禁与治疗窗窄的 CYP2D6 底物合用。

2. 本品应避免与治疗窗窄的乳腺癌耐药蛋白底物（甲氨蝶呤、托泊替康、依诺替康）合用。瑞舒伐他汀与本品合用时，应使用最低有效剂量。

3. 本品可升高地高辛的血药浓度，合用时应监测地高辛的血药浓度。

4. 强效 CYP3A4 诱导剂（如利福平）可明显降低本品的血药浓度，长期服用该类药物者应避免使用本品。

【剂量与用法】剂量与用法见表 2-31。

【制剂】片剂：90mg。

【贮藏】贮于 20～25℃，短程携带允许 15～30℃。

表 2-31　盐酸罗拉吡坦的剂量与用法

适应证	药品	第 1 天	第 2 天	第 3 天	第 4 天
预防顺铂为基础的高致吐化疗药导致的恶心、呕吐	罗拉吡坦	180mg，化疗前 1～2h 口服	无		
	地塞米松	20mg，化疗前 30min 服用	8mg，2 次/日	8mg，2 次/日	8mg，2 次/日
	5-HT$_3$ 受体拮抗剂	参照具体药物的说明书使用	无		
预防蒽环类、环磷酰胺为基础的中等致吐化疗药导致的恶心、呕吐	罗拉吡坦	180mg，化疗前 1～2h 口服	无		
	地塞米松	20mg，化疗前 30min 服用	无		
	5-HT$_3$ 受体拮抗剂	参照具体药物的说明书使用	参照具体药物的说明书使用		

第三章　镇痛、解热、抗炎和抗痛风药

Analgesics，Antipyretics，Anti-inflammatory， and Anti gout Drugs

3.1　阿片受体激动剂型镇痛药（analgesics of agonist formulations of opium receptor）

舒芬太尼（sufentanil）

别名：噻哌苯胺。

本品为苯哌啶衍生物，结构与作用类似芬太尼。

【理化性状】

1. 本品为白色或类白色粉末。几乎不溶于水，易溶于乙醇和甲醇。

2. 化学名：*N*-{4-（methoxymethyl）-1-[2-（2-thienyl）ethyl]-4-piperidyl} propionanilide。

3. 分子式：$C_{22}H_{30}N_2O_2S$。

4. 分子量：386.6。

5. 结构式如下：

枸橼酸舒芬太尼（sufentanil citrate）

别名：Sufenta。

【理化性状】

1. 本品为白色粉末。溶于水，略溶于乙醇、丙酮和氯仿，易溶于甲醇。

2. 化学名：*N*-{4-（methoxymethyl）-1-[2-（2-thienyl）ethyl]-4-piperidyl} propionanilide citrate。

3. 分子式：$C_{22}H_{30}N_2O_2S \cdot C_6H_8O_7$。

4. 分子量：578.7。

【药理学】

1. 本品为强效麻醉性镇痛药。其镇痛作用强度为芬太尼的 5～10 倍。当剂量达到 8μg/kg 时，可产生深度麻醉。主要作用于 μ 受体。

2. 与芬太尼相比，本品起效较快，麻醉和换气抑制恢复亦较快。

【药动学】本品注射后起效快，但持效时间短。能从脑等组织迅速再分布于脂肪组织，终末 $t_{1/2}$ 约为 2.5h。血浆蛋白结合率为 92.5%。主要在肝内和小肠内代谢。用量的 80% 于 24h 内排出体外。

【适应证】

1. 用于全身麻醉时辅助镇痛。

2. 在需要辅助通气时，本品作为主要的麻醉药。

【不良反应】

1. 与芬太尼相似，可引起呼吸抑制、奥迪括约肌痉挛、骨骼肌强直。

2. 偶有恶心、呕吐、支气管痉挛、心动过速、心律失常、瘙痒、红斑。

3. 反复应用可成瘾。

【妊娠期安全等级】C。

【禁忌与慎用】

1. 禁用于支气管哮喘、慢性阻塞性肺疾病、重症肌无力及有呼吸抑制的患者。

2. 脑部肿瘤或颅脑损伤引起昏迷的患者禁用。

3. 2 岁以下小儿禁用。

4. 心律失常者慎用。

5. 尚未明确本品是否可经乳汁，哺乳期妇女慎用，确实需要时，应暂停哺乳。

【药物相互作用】

1. 单胺氧化酶抑制剂（MAOIs）能增强本品的作用，可引起严重低血压、呼吸停止、休克等，两者不可合用，用过 MAOIs 的患者，停药不足 2 周者不得使用本品。

2. 本品与中枢抑制药，如巴比妥类、吩噻嗪类、三环类抗抑郁药、抗焦虑药、麻醉药等合用均可加强本品的作用，联合使用时应适当调整剂量。

【剂量与用法】

1. 麻醉辅助镇痛　麻醉时间长约 2h 者，1～2μg/kg。麻醉时间长 2～8h 者，2～8μg/kg。

2. 麻醉诱导或维持麻醉　10～30μg/kg，分次给予。初次剂量 2～5μg/kg 通常可引起意识丧失。

【用药须知】

1. 本品为短效镇痛药，可与氧化亚氮、氧合用。

2. 本品对心血管的作用与芬太尼相似，但阻断因手术刺激引起的高血压似乎更有效。

3. 本品不引起组胺释放和血中儿茶酚胺升高，故在平衡麻醉中可使循环保持稳定。

4. 老年人与体质虚弱的患者应适当减量。

【制剂】 注射剂：50μg/1ml，75mg/1ml，100μg/2ml，250μg/5ml。

【贮藏】 避光保存。

瑞芬太尼（remifentanil）

别名：瑞捷、瑞米芬太尼、Ultiva。

本品为麻醉性镇痛药。

【理化性状】

1. 化学名：3-[4-methoxycarbonyl-4-[（1-oxopropyl）phenylamino]-1-piperidine]propanoic acid methyl ester。

2. 分子式：$C_{20}H_{28}N_2O_5$。

3. 分子量：376.45。

4. 结构式如下：

盐酸瑞芬太尼（remifentanil hydrochloride）

【理化性状】

1. 化学名：3-[4-methoxycarbonyl-4-[（1-oxopropyl）phenylamino]-1-piperidine]propanoic acid methyl ester,hydrochloride salt。

2. 分子式：$C_{20}H_{28}N_2O_5 \cdot HCl$。

3. 分子量：412.9。

【药理学】 本品属于阿片受体激动剂，选择性作用于 μ 受体，具有典型的阿片样效应。其作用特点是起效快、去效极快，与药量和时间无关，且不需要药物逆转其阿片样作用。本品的相对效价是芬太尼的 50～100 倍，阿芬太尼的 20～50 倍。

【药动学】 本品应用后发挥最大镇痛效应的时间为 1～3min，单次静脉给药后，镇痛作用可持续 3～10min。其蛋白结合率为 92%，分布 $t_{1/2}$ 约 1min，V_d 为 30～60L。本品在血液和组织中迅速被酯酶代谢为失活代谢物。全身 CL 为 40～60ml/（kg·min），体内无积蓄，90%随尿液排出，能否被分泌进入乳汁尚不清楚。原药的 $t_{1/2}$ 为 3～10min。

【适应证】 用于全身麻醉诱导及全身麻醉过程中的镇静和镇痛。

【不良反应】 主要表现有恶心、呕吐、心动过缓、呼吸困难、低血压和肌肉强直，停药或减量后可见消失。

【妊娠期安全等级】 C。

【禁忌与慎用】

1. 对本品或其他芬太尼衍生物过敏者、2 岁以下儿童禁用。

2. 美国麻醉师协会标准Ⅲ/Ⅳ级患者、肥胖患者、重度肝功能不全、心力衰竭、低血容量及体质衰弱者慎用。

3. 甲状腺功能低下、头部损伤、颅内压增高和肺部疾病患者亦慎用。

4. 动物实验本品可经乳汁分泌，哺乳期妇女使用时应暂停哺乳。

【药物相互作用】

1. 本品与巴比妥类、苯二氮䓬类、中枢性肌松药、水合氯醛、乙氯维诺、阿片类和羟丁酸钠合用，可加重呼吸抑制。

2. 本品合用硫喷妥钠、异氟烷和丙泊酚等麻醉药具有协同作用，合用时应将后者减量至原剂量的 56%～75%，并做个体化调整。

【剂量与用法】

1. 成人　静脉输注负荷剂量 0.5～1μg/kg，给药时间应＞1min，维持剂量为 0.25～4μg/（kg·min），必要时可用到 2μg/（kg·min），或间断静脉注射 0.25～4μg/kg。

2. 老年人　初始剂量为成年人剂量的 50%，维持剂量酌减，缓慢静脉输注。

3. 肥胖患者　应减少剂量，按标准体重给药。

4. ＞2 岁儿童　剂量同成年人。

【用药须知】

1. 给药前后和用药期间，应监测血压、脉搏和呼吸频率。

2. 定期分析动脉血气。

3. 有心血管疾病患者应监测心电图。

4. 本品主要用于全身麻醉，但不推荐单独使用。

5. 本品禁用于硬膜外或鞘内（intrathecal，IT）注射。

6. 本品不可与血液、血清和血浆等用同一个途径给药。

7. 应在 MAOIs 停用 14d 之后，始可使用本品，并先试以小剂量，否则可发生不可预料的严重不良反应。

8. 本品可致呼吸抑制和窒息，应在监测呼吸及心血管功能的情况下并备好辅助设施始可给药。若已出现呼吸抑制，可先将输注速度降低 50%，或暂停给药，并应辅助呼吸。

9. 本品可能引起剂量依赖性低血压和心动过缓，可预先给予适量的抗胆碱药。如已出现心动过缓，可降低输注速率，也可合用升压药和抗胆碱药。

10. 本品可能引起肌肉强直，且与剂量大小有关，可减量或降低输注速率，也可事先给予肌松药预防。

11. 手术结束时，应将给药速率降至 0.05μg/（kg·min），可有效控制术后痛。对术后疼痛不推荐静脉注射，且在间隔 5min 后加快输注速度不宜超过 0.025μg/（kg·min）。

12. 本品用药过量的表现有呼吸抑制、胸壁肌强直、癫痫、缺氧、低血压和心动过缓。如症状明显，应及时停药并进行对症处理。

13. 给药停止后，应将输液器中残存的药物清洗排空，以免残药继续入血，引起不良反应。

【制剂】注射剂（粉）：1mg，2mg，5mg（以瑞芬太尼计）。

【贮藏】贮于 2～25℃。

右吗拉胺（dextromoramide）

别名：右吗拉米、右吗酰胺、Dimorlin。

本品为强效阿片受体激动剂，临床常用其酒石酸盐，商品名为吗散痛、Palfium。

【理化性状】

1. 化学名：（+）-1-（3-methyl-4-morpholino-2,2-diphenylbutyryl）pyrrolidine。

2. 分子式：$C_{25}H_{32}N_2O_2$。

3. 分子量：392.5。

4. 结构式如下：

酒石酸右吗拉胺（dextromoramide tartrate）

【理化性状】

1. 本品为白色或类白色结晶性或无定形粉末，溶于水，略溶于乙醇，1%的水溶液 pH 为 3.0～4.0。

2. 分子式：$C_{25}H_{32}N_2O_2 \cdot C_4H_6O_6$。

3. 分子量：542.6。

【药理学】本品的作用类似美沙酮，同属吗啡衍生物。其镇痛作用较吗啡强，但其镇静作用轻微，不会引起便秘。

【药动学】本品口服、皮下或肌内注射，直肠给药均可。口服后 20～30min 起效，作用可维持 2～3h。肌内注射或皮下注射起效快，但维持时间仅 1～2h。相等剂量下，口服和注射给药起效快，镇痛效果相似，但注射给药维持时间短，而口服给药维持时间相对较长，引发的不良反应也较少。

【适应证】用于各种剧痛（如外伤、手术、癌症引起的），也用于镇咳。

【不良反应】

1. 可出现恶心、呕吐、便秘、头晕、嗜睡、镇静、兴奋、轻度呼吸抑制、低血压、心动过缓。

2. 本品有药物依赖性，治疗剂量下即可出现躯体和精神依赖性，并可持续 1～2 周。长期用药者一旦停药可出现戒断综合征。

3. 反复给药后即可出现耐受性。

【禁忌与慎用】

1. 对吗啡过敏者、孕妇、呼吸功能不全患者、颅脑损伤者、颅内压增高者、急性酒精中毒和震颤性谵妄者、不明原因的急腹症及惊厥患者、重度肝功能不全患者均禁用。

2. 肝肾功能不全的老年患者、甲状腺功能减退者、肾上腺皮质功能低下者、休克患者、尿道及前列腺病变者慎用。

3. 哺乳期妇女使用时应暂停哺乳。

【药物相互作用】

1. 本品合用中枢神经系统抑制药可增加中枢抑制作用。

2. 合用其他吗啡衍生物、苯二氮䓬类药物、巴比妥类可增加呼吸抑制，并可致死。

3. 本品与阿片受体拮抗剂合用时，后者可竞争性地拮抗阿片受体，降低本品疗效，并出现戒断综合征。

【剂量与用法】

1. 成人　口服 5～7.5mg/次，严重疼痛可增至 20mg/次，于餐前和餐后 2h 服用，必要时，可重复使用，肌内注射 5mg/次，必要时可增至 15mg/次，皮下注射同肌内注射，直肠给药 10mg/次。

2. 儿童　每次用量不超过 80μg/kg，用法同成人。

【用药须知】

1. 本品为麻醉药品，必须严格管理，不可滥用。

2. 用药期间，不应驾车或进行机械操作。

3. 用药后应平卧 30min，避免低血压和心动过缓。

4. 本品仅可短期使用。

5. 本品过量可引起呼吸抑制甚至死亡。

【制剂】①片剂：5mg，10mg；②注射剂：5mg/1ml，10mg/1ml。③栓剂：10mg。

【贮藏】遮光、密封，贮于干燥处。

氢吗啡酮（hydromorphone）

别名：二氢吗啡酮、Dihydromorphenone。

本品为半合成的吗啡衍生物。

【理化性状】

1. 化学名：4,5-α-epoxy-3-hydroxy-17-methyl morphinan-6-one。

2. 分子式：$C_{17}H_{19}NO_3$。

3. 分子量：285.34。

4. 结构式如下：

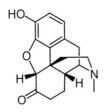

盐酸氢吗啡酮（hydromorphone hydrochloride）

别名：Exalgo、Dilaudid、Dilaudid-HP。

【理化性状】

1. 本品为白色或近白色结晶性粉末。易溶于水，微溶于乙醇，几乎不溶于二氯甲烷。

2. 化学名：4,5α-epoxy-3-hydroxy-17-methyl-morphinan-6-one hydrochloride。

3. 分子式：$C_{17}H_{19}NO_3 \cdot HCl$。

4. 分子量：321.8。

【药理学】本品属于阿片类镇痛药。

【药动学】

1. 吸收

（1）缓释片口服后血药浓度经 6～8h 逐渐升高，之后血药浓度维持 18～24h，T_{max} 为 12～16h，平均 $t_{1/2}$ 为 11h，剂量在 8～64mg 时，药动学呈线性。每日 1 次给药，3～4d 后达稳态，稳态血药浓度约为单剂量给药的 2 倍。

（2）片剂及口服液口服后吸收迅速，首关效应明显，生物利用度约 24%，0.5～1h 达血药峰值。

2. 分布：静脉注射后，稳态分布容积为 302.9L，

提示组织中广泛分布。本品蛋白结合率为 8%～19%。

3. 代谢：口服即释剂型后，本品经广泛的首关效应，主要在肝内被葡糖苷酸化形成氢吗啡酮-3 葡糖苷酸，后者在血浆中与原药的时间过程相似，比原药的血药浓度高 35～40 倍。

4. 排泄：约 75% 的给药剂量经尿排泄，主要为代谢产物，分别约有 7% 和 1% 的原药经尿和粪便排泄。

5. 中度肝功能不全患者暴露量增加 4 倍，中度肾功能不全患者暴露量增加 2 倍，重度肾功能不全患者增加 4 倍，且 $t_{1/2}$ 延长至 40h。

【适应证】用于缓解疼痛。

【不良反应】

1. 严重不良反应：包括呼吸抑制及呼吸暂停、循环抑制、休克、心搏骤停。

2. 常见不良反应：包括头重脚轻、头晕、镇静、恶心、呕吐、大汗、潮红、烦躁不安、欣快感、口干及瘙痒。

3. 少见不良反应：包括无力、头痛、躁动、震颤、不协调的肌肉运动、情绪改变、肌肉僵硬、感觉异常、肌肉震颤、视物模糊、眼球震颤、瞳孔缩小、一过性幻觉及定向障碍、失眠、视觉障碍、颅内压升高、面部潮红、寒战、心动过速、心动过缓、心悸、虚弱、晕厥、低血压、高血压、支气管痉挛、喉痉挛、便秘、胆道痉挛、厌食、腹泻、痉挛、味觉改变、尿潴留、抗利尿作用、荨麻疹、皮疹、出汗。

4. 注射剂可出现注射部位反应。

【妊娠期安全等级】C。

【禁忌与慎用】

1. 对本品或焦亚硫酸盐过敏者禁用。

2. 意识受损或昏迷的患者禁用。

3. 麻痹性肠梗阻患者、存在其他胃肠道梗阻或狭窄的患者禁用。

4. 对阿片类药物不耐受者禁用。

5. 严重呼吸抑制者禁用。

6. 急性或严重的支气管痉挛无监护设备或无复苏设备时禁用。

7. 本品可通过乳汁排泄，哺乳期妇女不推荐使用。

【药物相互作用】

1. 与其他中枢神经系统抑制药如乙醇、镇静催眠药、抗焦虑镇痛药合用，可增强这些药物的作用，

并已有致死的报告。

2. 与抗胆碱药合用有增加尿潴留和严重便秘的风险，可导致麻痹性肠梗阻。

3. 与 MAOIs 合用，可增加本品的作用，停用前者 14d 后才可开始本品的治疗。

4. 纳洛酮可对抗本品的呼吸抑制作用。

【剂量与用法】本品的剂量应个体化。

1. 皮下或静脉注射：1～2mg，如需要，可每 2～3 小时给药 1 次。

2. 静脉注射：起始剂量为 0.2～1mg，每 2～3 小时给药 1 次。老年患者及体弱者应从 0.2mg 开始。

3. 口服液及片剂：起始剂量为 2～4mg，每 4 小时服药 1 次，老年患者应从低剂量开始。

4. 缓释片：应每 24 小时服用 1 次，每日在相同时间服用，整片吞服，不可压碎和咀嚼服用。需从其他药物转为本品缓释片治疗者，应以表 3-1 中的等效剂量的 50% 开始，根据患者反应调整剂量。

表 3-1　常见成瘾性药物等效剂量表

原用药物	等效的药物大约剂量
本品	12mg
可待因	200mg
氢可酮	30mg
美沙酮	20mg
吗啡	60mg
羟考酮	30mg
羟吗啡酮	20mg

本表所列等效转换仅适用于从其他药物转至本品的缓释片

5. 芬太尼贴剂 0.025mg/h 转为本品的起始剂量为 12mg，每 24 小时给药 1 次。

6. 中度肝功能不全患者及重度肾功能不全患者应以常规剂量的 25% 开始，中度肾功能不全患者以常规剂量的 50% 开始。

【用药须知】

1. 本品可导致致命性的呼吸抑制，须密切监测患者呼吸抑制的症状。

2. 儿童易发生过量致死。

3. 慢性阻塞性肺疾病患者使用本品应密切监测，如有可能，换用其他治疗方法。

4. 对走动的患者，本品可致严重低血压甚至晕厥。特别是失血或使用中枢性镇静药（如吩噻嗪或全身麻醉药）的患者，开始本品治疗或增加剂量时应监测患者低血压的症状。

5. 颅脑损伤或颅内肿瘤的患者使用本品应密切监测镇静和呼吸抑制的症状，特别是在开始治疗时和增加剂量时。

6. 本品缓释片含焦亚硫酸钠，可导致过敏反应。

7. 本品可诱发癫痫或使癫痫恶化，应监测有癫痫病史者。

8. 需要停药时应逐渐减量，不可骤然停药。

9. 本品可损害脑力或体力，服用本品期间不能驾车或操作危险性机械。

10. 如过量，可使用纳洛酮或纳曲酮对抗。

11. 本品长期使用有成瘾性。

【制剂】①缓释片：8mg，12mg，16mg，32mg；②片剂：8mg；③口服液：1mg/1ml；④注射剂（注射体积均为 1ml）：1mg/ml，2mg/ml，4mg/ml，50mg/5ml。

【贮藏】①口服剂型：贮于 25℃，短程携带允许 15～30℃；②注射剂型：贮于 20～25℃，短程携带允许 15～30℃。

羟吗啡酮（oxymorphone）

别名：羟二氢吗啡酮、Dihydrohydroxymorphinone、Numorphan。

本品为半合成的吗啡衍生物。

【理化性状】

1. 化学名：4,5α-epoxy-3,14-dihydroxy-17-methylmorphinan-6-one。

2. 分子式：$C_{17}H_{19}NO_4$。

3. 分子量：301.34。

4. 结构式如下：

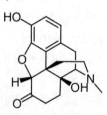

盐酸羟吗啡酮（oxymorphone hydrochloride）

别名：Opana、Opana ER。

【CAS】357-07-3。

【理化性状】

1. 本品为白色或近白色粉末，无臭。易溶于水，几乎不溶于乙醚和乙醇。37℃时 pK_a 为 8.17 和 9.54。

2. 化学名：4,5α-epoxy-3,14-dihydroxy-17-methylmorphinan-6-one hydrochloride。

3. 分子式：$C_{17}H_{19}NO_4 \cdot HCl$。

4. 分子量：337.80。

【药理学】本品属于阿片类镇痛药。

【药动学】

1. 吸收：肠道外给药后，在 5～10min 迅速起效，维持时间 3～6h。口服生物利用度约 10%，多剂量给药后 3d 达稳态。高脂肪餐增加本品 C_{max} 约 38%，片剂、缓释片应在餐前至少 1h 或餐后至少 2h 服用。

2. 分布：静脉注射后，稳态分布容积为（3.08±1.14）L/kg。蛋白结合率 10%～12%。

3. 代谢：本品在肝被广泛代谢，主要通过还原反应或与葡糖醛酸共轭结合形成活性及无活性代谢产物，两种主要的代谢产物为羟吗啡酮-3 葡糖酸苷和 6-羟基吗啡酮。羟吗啡酮-3 葡糖酸苷的 AUC 比原药高 90 倍，其药理活性尚不清楚。6-羟基吗啡酮在动物上有镇痛作用。单剂量给药后，6-羟基吗啡酮的 AUC 约为原药的 70%，但达稳态后两者的 AUC 相似。

4. 排泄：肝、肾功能正常者，<1%的给药剂量以原药形式从尿中排泄，33%～38%以羟吗啡酮-3 葡糖酸苷，<1%以 6-羟基吗啡酮从尿中排泄。给药 5d 内尿和粪便中回收约 90%的给药剂量。在健康志愿者，平均终末 $t_{1/2}$ 为（1.3±0.7）h，平均系统清除率为（2.0±0.5）L/min。

5. 老年患者 AUC 较年轻者高 40%。

6. 轻度肝功能不全患者生物利用度增加 1.6 倍，中度肝功能不全患者增加 3.7 倍，重度肝功能不全患者增加 12.2 倍。

7. 轻、中、重度肾功能不全患者生物利用度分别增加 26%、57%和 65%。

【适应证】用于缓解中、重度疼痛。

【不良反应】参见氢吗啡酮。

【妊娠期安全等级】C。

【禁忌与慎用】

1. 对本品过敏者禁用。

2. 中、重度肝功能不全患者禁用。

3. 尚不知晓本品是否可分泌到乳汁中，哺乳期妇女慎用。

4. 余参见氢吗啡酮。

【药物相互作用】参见氢吗啡酮。

【剂量与用法】剂量应个体化。老年患者及体弱者应从低剂量开始，缓慢增加剂量。

1. 注射剂：皮下或静脉注射，起始剂量为 1～1.5mg，如需要，每 4～6 小时可重复 1 次。静脉注射，起始剂量为 0.5mg，谨慎增加剂量至疼痛完全缓解。分娩镇痛，0.5～1mg，肌内注射。

2. 栓剂：5mg，每 4～6 小时给药 1 次。

3. 片剂：起始剂量为 10～20mg，每 4～6 小时给药 1 次，老年患者、肝肾功能不全患者，应以 5mg 开始。

4. 缓释片：起始剂量为 5mg，每 12 小时给药 1 次，整片吞服，不可压碎和咀嚼服用。需从其他药物转为本品缓释片治疗者，应以表 3-2 中的转换系数计算本品起始剂量，然后根据患者反应调整剂量。

表 3-2 常见几种成瘾性镇痛药转换系数

药物	转换系数
本品	1
氢可酮	0.5
美沙酮	0.5
吗啡	0.333
羟考酮	0.5

本表所列等效转换仅适用于从其他药物转至本品的缓释片，起始剂量过高，可造成致命性不良反应

5. 轻度肝功能不全患者及 CC≤50ml/min 者应以常规剂量的 50%开始。

【用药须知】参见氢吗啡酮。

【制剂】①缓释片：5mg，7.5mg，10mg，15mg，20mg，30mg，40mg；②片剂：5mg，10mg；③栓剂：5mg；④注射剂：1mg/1ml，15mg/10ml。

【贮藏】①口服剂型：贮于 25℃，短程携带允许 15～30℃；②注射剂：贮于 25℃下，短程携带允许 15～30℃；③栓剂：贮于 2～8℃。

阿芬太尼（alfentanil）

别名：埃芬太尼、阿芬他尼、四唑芬太尼、奥芬太尼、Alfenta、Rapifen、R-39209。

本品为芬太尼的衍生物，临床用其盐酸盐。

【CAS】71195-58-9。

【ATC】N01AH02。

【理化性状】

1. 化学名：N-{1-[2-（4-ethyl-5-oxo-4,5-dihydro-1H-1,2,3,4-tetrazol-1-yl）ethyl]-4 -（methoxymethyl）piperidin-4-yl}-N-phenylpropanamide。

2. 分子式：$C_{21}H_{32}N_6O_3$。

3. 分子量：416.5。

4. 结构式如下：

盐酸阿芬太尼（alfentanil hydrochloride）

【CAS】69049-60-5（无水物）；70879-28-6（一水合物）。

【理化性状】

1. 化学名：N-{1-[2-（4-ethyl-5-oxo-4,5-dihydro-1H-1,2,3,4-tetrazol-1-yl）ethyl]-4-（methoxymethyl）piperidin-4-yl}-N-phenylpropanamide monohydrochloride, monohydrate.

2. 分子式：$C_{21}H_{32}N_6O_3 \cdot HCl \cdot H_2O$。

3. 分子量：470.99。

【药理学】本品为阿片受体激动剂，为超短时强效镇痛药，其起效快，作用时间短。注射后1min 镇痛作用最大，对呼吸频率和经肺泡供氧的抑制作用一般只持续数分钟。对心血管的作用与芬太尼相似。

【药动学】在体内分布过程属于三室模型，尤其在单次大剂量注射时。给患者单剂量 100μg/kg 静脉注射，其分布半衰期为3.7min，消除半衰期为1~2h，表观分布容积为 91ml/kg，年龄超过 40 岁的患者，随年龄增长其清除率和从深部组织的再分布呈线性降低。血浆蛋白结合率92%。肝硬化者的清除率为每分钟（1.6±1.0）ml/kg，明显低于正常人。本品几乎全部经肝代谢，以原药随尿液中排出的剂量<1%，肝排泄系数为0.3~0.6。妊娠期妇女应用本品时，半衰期和肝排泄系数与正常妇女无明显区别。

【适应证】适用于短时手术的麻醉和全身麻醉的诱导和维持。

【不良反应】参见舒芬太尼。

【禁忌与慎用】

1. 禁用于支气管哮喘、呼吸抑制和重症肌无力及高敏性患者。

2. 孕妇及心律失常患者慎用。

【药物相互作用】

1. 巴比妥类、镇静药、阿片类药、吸入麻醉药（恩氟烷、异氟烷）会增强本品的作用。

2. 红霉素、地尔硫䓬、氟康唑可抑制参与本品代谢的CYP3A，从而降低本品的代谢，使本品作用时间延长，毒性增加。应通过监测患者的反应来调整剂量。

3. 美索比妥、硫喷妥钠与本品合用时，呼吸抑制作用可增加。

4. 纳曲酮与本品竞争阿片受体，从而引起阿片戒断症状。

5. 丙泊酚可改变本品的代谢，从而增加本品的毒性（如呼吸抑制、低血压、心动过缓等）。

6. 利福布汀能诱导 CYP 酶，加快本品的代谢，从而降低本品的作用。

7. 术前长期使β受体阻滞剂（如醋丁洛尔、倍他洛尔、贝凡洛尔、比索洛尔、卡替洛尔、塞利洛尔、艾司洛尔、拉贝洛尔、左布诺洛尔、美托洛尔、纳多洛尔、氧烯洛尔）的患者，使用本品会增加心动过缓的发生率。

8. 乙醇会增加肝对本品的代谢，从而降低本品的治疗效果。

【剂量与用法】

1. 对有自主呼吸者，起始静脉注射 8~20μg/kg，每 5~20 分钟可追加 3~5μg/kg 或给予 0.5~1μg/（kg·min）。

2. 有辅助呼吸的成人和儿童，20~50μg/kg，每 5~20 分钟可追加 3~15μg/kg。

【用药须知】

1. 在临床麻醉中主要用作复合全身麻醉的组成部分，本品能引起呼吸抑制和窒息，须在呼吸和心血管功能监测及辅助设施完备的情况下，由有资格和有经验的麻醉医师给药。

2. 务必在 MAOIs（如呋喃唑酮、丙卡巴肼）停用 14d 以上方可给药，而且应先试用小剂量（1/4 常用量），否则会发生严重的并发症，临床表现为多汗、肌肉僵直、血压先升高后剧降、呼吸抑制、发绀、昏迷、高热、惊厥，终致循环虚脱而死亡。

3. 快速静脉注射可引起胸壁和腹壁肌肉强直而影响通气，可用肌肉松弛药处理。

4. 由于其药动学特点，本品反复或大剂量注射后，可在用药后 3~4h 出现延迟性呼吸抑制，临床上应引起警惕。

5. 虽然大量快速静脉注射能使神志消失，但患者的应激反应依然存在。

6. 本品有成瘾性。

【制剂】注射剂：1mg/2ml，2.5mg/5ml，5mg/10ml，10mg/20ml。

【贮藏】贮于 20~25℃。

3.2 阿片受体部分激动剂镇痛药（analgesics of part of agonist of opium receptor）

布托啡诺（butorphanol）

别名：环丁羟吗喃、环丁甲二羟吗喃、Moradol、Stadol。

本品属于菲（phenanthrene）衍生物。

【理化性状】

1. 化学名：（－）-17-（cyclobutylmethyl）morphinan-3,14-diol。

2. 分子式：$C_{21}H_{29}NO_2$。

3. 分子量：327.47。

4. 结构式如下：

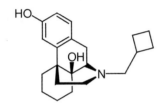

酒石酸布托啡诺（butorphanol tartrate）

【理化性状】

1. 本品为白色粉末。其溶液呈微酸性。略溶于水，不溶于乙醇、氯仿、乙醚、乙酸乙酯和己烷，微溶于甲醇，溶于稀酸。

2. 化学名：（－）-17-（cyclobutylmethyl）morphinan-3,14-diol hydrogen tartrate。

3. 分子式：$C_{21}H_{29}NO_2 \cdot C_4H_6O_6$。

4. 分子量：477.5。

【药理学】 本品作用与喷他佐辛相似。其镇痛效力为吗啡的 3.5～7 倍，可缓解中、重度疼痛。对平滑肌的兴奋作用弱。可增加肺动脉压、肺血管阻力、全身动脉压和心脏的负荷，因而不能用于心肌梗死的疼痛。

【药动学】 口服可吸收，但首关效应明显。肌内注射后吸收迅速而完全，10～15min 起效，持效 3～4h。肌内注射后 30～60min 可达血药峰值。稳态分布容积为 50L/kg。$t_{1/2}$ 为 2.5～4h。血浆蛋白结合率为 80%。主要在肝内代谢为无活性的羟布托啡诺，大部分随尿排出，11%经胆道排出，5%以原药随尿排出。本品可透过胎盘，进入乳汁。

【适应证】

1. 用于缓解中、重度疼痛，如术后、外伤、癌症、肾或胆绞痛等。

2. 可用于产前疼痛。

3. 亦可用于术前或作为麻醉前给药。

【不良反应】

1. 最常见的不良反应是嗜睡、恶心、出汗。

2. 偶见头痛、眩晕、头晕、飘浮感、嗜睡、精神错乱等。

3. 偶见幻觉、异常梦境、人格解体、心悸和皮疹。

4. 呼吸抑制较吗啡轻，最大呼吸抑制在成年人出现于剂量超过 4mg 时，其抑制程度并不随剂量增高而加重。纳洛酮可拮抗其呼吸抑制作用。

5. 对阿片类药物依赖的患者，使用本品可诱发戒断症状。

【妊娠期安全等级】 C。

【禁忌与慎用】

1. 对本品过敏者禁用。

2. 心血管、呼吸和肝肾功能不全患者慎用。

3. 哺乳期妇女使用时应暂停哺乳。

【药物相互作用】

1. 合用中枢神经系统抑制药[如乙醇、巴比妥类（催眠镇静药）、地西泮和抗组胺药]会导致中枢神经系统的抑制作用加强。当与这些药物合用时，本品的剂量应为最小有效剂量，随后的剂量应尽可能降低。

2. 目前尚不能确定与影响肝代谢的药物（如西咪替丁、红霉素、茶碱等）合用是否影响本品的作用，但合用时应降低剂量并延长给药间歇。

3. 本品合用 MAOIs 的安全性上不明确。

【剂量与用法】

1. 用于中、重度疼痛 可肌内注射 1～4mg，或静脉注射 0.5～2mg，每 3～4 小时给药 1 次。

2. 麻醉前用药 可于手术前 60～90min 肌内注射本品 2mg。

3. 老年人或肝肾功能不全患者 应减量，儿童用药量尚未确定。

【用药须知】

1. 胆囊病变、头部损伤、颅内压增高、情绪不稳定者或对一些药物容易产生依赖成瘾者，尽量避免应用。

2. 儿童不宜使用。

3. 有成瘾性。

4. 超剂量的毒性反应可用纳洛酮治疗。

【制剂】 注射剂：1mg/1ml。

【贮藏】 密封、遮光保存。

3.3 非成瘾性镇痛药
（non-addiction analgesics）

齐考诺肽（ziconotide）

别名：Prialt。

本品是在食鱼的海蜗牛中发现的天然锥体肽，为具有 25 种氨基酸和含有 3 个二硫化物桥的多元肽。本品属于一种亲水分子，在水中游离可溶。注射剂无菌，不含防腐剂，是使用一种微型输液器进行鞘内（IT）输注的等张溶液。

Cys-Lys-Gly-Lys-Cys-Ala-Lys-Cys-Ser-Arg-Leu-Met-Tyr-Asp-Cys-Cys-Thr-Gly-Ser-Cys-Arg-Ser-Gly-Lys-Cys-amide

醋酸齐考诺肽（ziconotide acetate）

【理化性状】

1. 分子式：$C_{102}H_{172}N_{36}O_{32}S_7 \cdot C_2H_4O_2$。

2. 分子量：2699.2。

【用药警戒】在使用本品期间，可能发生精神症状和神经系统功能衰减。有精神病史的患者禁用本品。对所有用药的患者都应频繁监护认知能力是否减退，是否有幻觉和精神或意识改变的表征。在发生神经或精神不良事件时，如撤药不会带来不良影响，应暂停用药或立即停药。

【药理学】本品可特异性、可逆性抑制脊髓背角上 Ⅰ、Ⅱ 层的与疼痛传递有关的 A_δ、C 神经纤维末梢的 N 型电压敏感性钙通道，可阻止脊髓初级疼痛传入神经元上钙离子的涌入，抑制神经递质如 P 物质、降钙素基因相关肽及谷氨酸等的释放，从而阻止或降低疼痛信号的传导。本品不与阿片类受体结合，其并无拮抗阿片类拮抗剂的药理作用。在动物模型中，鞘内给予本品，可增强阿片类诱导的胃肠活动减弱，但不会增强吗啡诱导的呼吸抑制。在接受本品的大鼠中，同时给予吗啡，可增强镇痛作用。本品合用吗啡并不能防止大鼠对吗啡的耐受性产生。

【药动学】

1. 在给慢性疼痛患者 IT 输注本品 1～10μg 后进行了脑脊液（cerebrospinal fluid，CSF）的药动学研究，并在静脉注射本品 0.3～10μg/（kg·d）后进行药动学研究，结果见表3-3。

【理化性状】

1.化学名：L-cysteinyl-L-lysylglycyl-L-lysyl-lycl-L-alanyl-L-lysyl-L-cysteinyl-L-seryl-L-arginyl-L-leucyl-L-methionyl-L-tyrosyl-L-α-aspartyl-L-cysteinyl-L-cysteinyl-L-threonylglycyl-L-seryl-L-cysteinyl-L-arginyl-L-serylglycyl-L-lysyl-L-cysteinamide cyclic（1→16），（8→20），（15→25）-tris（disulfide）。

2. 分子式：$C_{102}H_{172}N_{36}O_{32}S_7$。

3. 分子量：2639.1。

4. 结构式如下：

表3-3 本品的药动学参数

途径	液体	例数	CL（ml/min）	V_d（ml）	$t_{1/2}$（h）
IT	CSF	23	0.38±0.56	155±263	4.6±0.9
IV	血浆	21	270±44	30 460±6366	1.3±0.3

在 IT 输注本品 1～10μg 1h 后，脑脊液中的 AUC 为 83.6～608（ng·h）/ml，变异较大，且具有剂量依赖性。本品在慢性疼痛患者中，以 0.1～7.0μg/h 的输注速度持续输注本品 5d 或 6d，有 56% 的患者血药浓度低于检测限。可以预知，如能以较快的速度进行 IT 输注，较有可能测得血药浓度。在追踪测定达 9 个月的患者中，在 IT 输注本品数月后，其血药浓度一直保持不变。本品的蛋白结合率为 50%，其 V_d 接近 140ml。

2. 本品在多个肽的位点上通过内肽酶分解。在持续 IT 输注期间，本品从脑脊液中进入全身循环后，可通过广泛分布于大多数器官（如肾、肺、肝、肌肉等）的不同的肽酶和蛋白酶而降解成肽及多种游离氨基酸。体外研究证实，本品极少在人和动物的脑脊液和血液水解。静脉输注后仅从人尿中收集到 <1% 的本品。

【适应证】用于治疗不能耐受其他镇痛药或其他疗法无明显作用（如镇痛药或 IT 吗啡）的严重的慢性疼痛。

【不良反应】

1. 全身 腹痛、虚弱、意外伤害、腰痛、导管相关性并发症、导管部位疼痛、蜂窝织炎、胸痛、寒战、发热、流感样综合征、头痛、感染、乏力、颈痛、颈项强直和病毒感染。

2. **心血管系统** 高血压、低血压、直立性低血压、晕厥、心动过速和血管舒张。

3. **消化系统** 恶心、呕吐、厌食、腹泻、口干、便秘、消化不良和胃肠道障碍。

4. **代谢和营养** 肌酸激酶水平升高、失水、水肿、低血钾、周围水肿和体重减轻。

5. **肌肉和骨骼** 关节炎、关节痛、腿痉挛、肌痛和肌无力。

6. **神经系统** 头晕、眩晕、嗜睡、精神错乱、共济失调、步态不稳、记忆力减退、张力亢进、言语障碍、语言不能、幻觉、紧张不安、噩梦、激动、焦虑、脑脊液异常、抑郁、思想难集中、感觉迟钝、感觉过敏、不合作、失眠、思维迟钝、脑膜炎、神经痛、妄想、反射减退、木僵、震颤和惊厥。

7. **呼吸系统** 支气管炎、哮喘、咳嗽加重、呼吸困难、咽炎、肺炎和鼻炎。

8. **皮肤** 皮肤干燥、荨麻疹、皮疹和出汗。

9. **泌尿系统** 尿失禁、尿潴留、尿路感染、少尿。

10. **感觉异常** 复视、畏光、味觉颠倒、耳鸣和视力减退。

11. **血液系统** 贫血、瘀斑。

【妊娠期安全等级】 C。

【禁忌与慎用】

1. 对本品过敏者用。

2. 儿童用药的安全性和有效性尚未确定。

3. 65 岁以上老年人应从低剂量开始，应慎用。

4. 尚未明确本品是否可经乳汁分泌，哺乳期妇女使用时应暂停哺乳。

【剂量与用法】

1. 开始 IT 输注不可超过 2.4μg/d（0.1μg/h），并根据患者的临床效应以确定适合的滴速。

2. 根据效应滴定剂量，剂量可增至 2.4μg/d（相当于 0.1μg/h），每周不可超过 2～3 次，约在第 21 天时，最高剂量可达 19.2μg（0.8μg/h）。每次加量应低于 2.4μg/d（相当于 0.1μg/h），增加的次数不可超过 2～3 次。

3. 以上的慢速 IT 输注所引起的不良反应和由于不良反应而致停药的发生率较低，但如有镇痛的紧急需要，亦可冒一定的风险去加快 IT 输注。

4. 使用本品前，应详细阅读本品的使用说明书，正确配制输液。

【用药须知】

1. 本品必须在 IT 输注经验丰富的医师指导下审慎进行。

2. 本品仅供 IT 输注，不可静脉注射。

3. 有 3% 的本品使用者发生脑膜炎，医护人员和患者本身都应注意脑膜炎的症状和体征，以及与脑膜炎的可疑表现（如恶心、呕吐、发热、抽搐、头痛和颈强直），争取尽快发现，提早治疗。一旦明确脑膜炎的诊断，应立即停用本品，并给予有效的抗炎治疗。

4. 使用本品期间，可能会产生自杀、自杀意念和自杀企图，对过度抑郁、语言极少的患者应特别注意防范。

5. 用药期间，可能发生木僵和其他神经精神异常，如同时合用抗癫痫药、抗精神病药、镇静药或利尿药，可能使患者的意识水平下降更趋明显。

6. 用药期间，应监测血清肌酸激酶水平（开始每 2 周的前 1 个月和以后每月的适当时候检测），此不良反应多见于男性患者，更多在用药的前 2 个月内发生。患者如出现肌痛、肌无力、肌痉挛、虚弱或体力活动能力减弱，说明已有明显的肌酸激酶水平升高，应减量或停药。

7. 生化检查，约有 40% 用药患者的肌酸激酶水平升高，有 11% 患者的水平≥正常上限 3 倍，当极度升高（17 000～27 000U/L）时，有 2 例（2/1254）发生了肾衰竭，1 例（1/1254）发生了横纹肌溶解。

8. 在用药期间，患者应避免操作机械和驾驶车辆，更不可进行一些危及生命或身体安全的工作。

9. 在临床试验中，尽管总是突然停药，但未见因停药而产生反弹和不良反应。

【制剂】 注射剂：100μg/1ml，200μg/2ml，500μg/5ml，500μg/20ml。

【贮藏】 贮于 2～8℃。

氟吡汀（flupirtine）

别名：Katadolone。

本品为中枢性镇痛药。

【理化性状】

1. 化学名：ethyl 2-amino-6-（4-fluorobenzylamino）-3-pyridylcarbamate。

2. 分子式：$C_{15}H_{17}FN_4O_2$。

3. 分子量：304.32。

4. 结构式如下：

马来酸氟吡汀（flupirtine maleate）

【理化性状】

1. 化学名：ethyl 2-amino-6-（4-fluorobenzylamino）-3-pyridylcarbamate maleate。

2. 分子式：$C_{15}H_{17}FN_4O_2 \cdot C_4H_4O_4$。

3. 分子量：420.4。

【药理学】本品的镇痛作用介于美沙酮和对乙酰氨基酚之间，中枢镇痛作用强于外周镇痛作用。其镇痛机制不同于阿片类镇痛药，几乎与阿片受体没有亲和力，与 5-羟色胺的机制也无关，可能与肾上腺素α_1受体机制相关。本品成瘾的可能性较小，且其镇痛作用不被纳洛酮所拮抗。除镇痛外，本品尚有某种程度的解热和抗炎作用。

【药动学】本品口服后迅速被吸收，给药后 20～30min 即可起效，其作用可持续 3～5h。口服的生物利用度约为 90%。直肠给药的生物利用度约为 70%。本品进入体内后广泛分布，可透过血脑屏障。主要在肝内代谢，约有 70%的用药量随尿液排出（主要以代谢物形式，少量为原药），其余部分随粪便和乳汁排出。其 $t_{1/2}$ 为 8～11h。

【适应证】用于手术、外伤、烧伤引起的疼痛。

【不良反应】常见的有疲乏、头晕、恶心、胃部不适、便秘或腹泻、多汗、口干、氨基转移酶升高和视觉障碍。

【禁忌与慎用】

1. 对本品过敏者、肝性脑病（又称肝昏迷）患者、肾功能不全患者、低蛋白血症患者、胆汁淤积者、孕妇禁用。

2. 肝硬化或老年患者慎用。

3. 哺乳期妇女使用时应暂停哺乳。

【药物相互作用】本品可增强抗凝血药、镇静药的作用，还可增强乙醇的作用。

【剂量与用法】

1. 成人口服 100mg/次，3～4 次/日，严重疼痛者可口服 200mg/次，3 次/日。日最高剂量为 600mg。

2. 直肠给药 150mg/次，3～4 次/日，严重疼痛者剂量不变，每日给药 6 次。

【用药须知】

1. 持续用药不可超过 8d。

2. 日剂量达到 600mg 时，有产生情绪恶劣或嗜药倾向。

【制剂】①胶囊剂：100mg。②栓剂：150mg。

【贮藏】遮光、密封，贮于干燥处。

3.4　阿片受体拮抗剂（opioid receptor antagonists）

溴化甲基纳曲酮（methylnaltrexone bromide）

别名：Relistor。

本品为作用于外周的阿片μ受体拮抗剂。

【理化性状】

1. 化学名：（R）-N-（cyclopropylmethyl）noroxymorphone methobromide。

2. 分子式：$C_{21}H_{26}NO_4Br$。

3. 分子量：436.36。

4. 结构式如下：

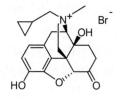

【药理学】

1. 阿片类药物在临床上有着广泛的应用，通过与中枢神经系统（CNS）内大脑和脊髓的μ受体特异性作用而缓解疼痛。但是阿片类药物可与中枢神经系统以外（如胃肠道内）的μ受体作用而引起恶心、便秘等不良反应。本品是纳曲酮的四价衍生物，为μ受体的阿片样物质结合的选择性拮抗剂，选择性拮抗肠道上的μ受体，从而缓解阿片类镇痛药所引起的便秘症状。由于本品具有独特的季胺基，通过人体血脑屏障的能力有限。只能与外周的阿片受体作用，降低阿片类物质的致便秘作用，而不会影响阿片类药物介导的中枢神经系统的镇痛作用。

2. 本品对μ受体的亲和力比κ型受体强 18 倍，且不与δ型及其他受体群结合。在离体的新生大鼠胃-脑干复合体中，本品可竞争性地对抗μ型受体激动剂产生的肠胃抑制效应。在体内，本品可以改变吗啡对胃肠的作用，而对中枢无作用。吗啡可延长活性炭在大鼠肠内的通过时间，但是皮下注射本品可完全防止这种现象。通过脑室内给药可以对抗吗啡的镇痛效果。

【药动学】

1. 本品皮下注射后迅速吸收，约 0.5h 达峰浓度（C_{max}），给予剂量 0.15mg/kg、0.30mg/kg 和 0.50mg/kg 时，C_{max} 分别为 117μg/L、239μg/L 和 392μg/L，AUC_{24h} 分别为 175（μg·h）/L、362（μg·h）/L 和 582（μg·h）/L，与给药剂量成

正比。

2. 稳态分布容积（V_{ss}）约为 1.1L/kg，血浆蛋白结合率为 11.0%～15.3%。

3. 在体内代谢的主要途径是转变为甲基-6-纳曲酮异构体（总计 5%）和硫酸甲基纳曲酮（1.3%），由甲基纳曲酮脱甲基生成纳曲酮的途径并不显著（0.06%）。本品主要以原形消除（85%的放射性），约 50%经尿排泄，少部分经粪便排泄，终末 $t_{1/2}$ 约为 8h。

4. 0.30mg/kg 单剂量皮下注射，肾功能不全对本品的肾排泄有显著影响。重度肾功能不全患者本品的肾清除率降低 8～9 倍，AUC 增加 2 倍，C_{max} 改变不明显。

5. 肝功能不全（Child-Pugh A、B 级）的患者与健康受试者对比的药动学研究结果显示，肝功能不全对本品的 AUC 或 C_{max} 无明显影响。尚未研究重度肝功能不全对本品药动学的影响。

【适应证】用于治疗接受姑息治疗的晚期疾病患者（如癌症、晚期心肺疾病或艾滋病等）使用阿片类药物引起的，使用缓泻药治疗效果不理想的便秘。使用本品超过 4 个月的研究尚未进行。

【不良反应】

1. 临床试验中的不良反应包括腹痛、胃气胀、恶心、头晕、腹泻、多汗。

2. 上市后稀有病例中有胃肠的穿孔的报道，尚未知与用药的确切因果关系。

【妊娠期安全等级】B。

【禁忌与慎用】

1. 确定或可疑的机械性胃肠梗阻患者禁用。机械性肠梗阻的症状有呕吐、胃痛、腹胀。一旦有以上症状要确诊是否与机械性肠梗阻有关。

2. ^{3}H-标记的本品动物实验结果显示，本品可通过家兔的乳汁排泌。尚未知是否可通过人类乳汁排泄。因为许多药物可通过乳汁排泄，哺乳期妇女应慎用。

3. 妊娠期（包括母亲、胎儿、产程和分娩）的安全性和有效性试验尚未建立，应谨慎使用。家兔皮下注射本品高至 25mg/（kg·d）剂量后未观察到对母兔、胎儿、分娩或对幼仔存活或生长有影响。

4. 儿科患者的安全性及有效性尚未建立。

【药物相互作用】

1. 体外研究发现本品对 CYP1A2、CYP2A6、CYP2C9、CYP2C19 或 CYP3A4 无明显抑制作用，是 CYP2D6 弱抑制剂。对健康成年男性受试者临床

药物相互作用研究中，皮下注射 0.30mg/kg 的本品，对 CYP2D6 底物右美沙芬的代谢作用影响不明显。

2. 尚未研究人类体内本品与主要通过肾排泄药物间相互作用。

【剂量与用法】

1. 本品仅可用于皮下注射。本品应在上臂、腹部或大腿部注射。注射于腹部或大腿部位时，患者可为自己或他人注射，上臂仅当由他人注射时使用。

2. 通常给药方案为隔日 1 次，皮下注射，如需要，可以缩短给药间隔，但用药间隔不可短于 24h。

3. 推荐剂量：体重 38～62kg 者，8mg，注射液体积为 0.4ml；62～114kg 者，12mg，注射液体积在 0.6ml。体重不在此范围者，0.15mg/kg，注射液体积为 0.0075 乘以患者体重，计算出的注射液体积接近 0.1ml 时向上进入。

4. 轻中度肾功能不全不必调整剂量。重度肾功能不全患者（CC＜30ml/min）剂量降低为推荐剂量的 1/2。尚未进行肾衰竭需要透析患者的研究。

5. 轻、中度肝功能不全患者不必调整剂量。尚无重度肝功能不全患者用药剂量的数据。

6. 注射前检查注射液中有无微粒和变色现象，如有，应丢弃不用。一旦将药物转入注射器后，如不能立即给药，室温条件保存，并于 24h 内给药。本品管型瓶仅 1 次性使用，即使瓶中仍有药品剩余也不能再用。本品备有专用的一次性注射器和针头，不可重复使用。避免针头损伤，不可使用修复过的针头。

【用药须知】

1. 临床试验中，30%的患者给予本品一个剂量后 30min 内排便。建议患者给药后做好排便的准备。

2. 警惕严重或持续性的腹泻，如本品治疗期间出现严重或持续腹泻，建议患者中断治疗并到医院就诊。

3. 在晚期疾病可能并发局限或弥散的完整胃肠壁结构损害患者（如癌症、消化性溃疡、假性结肠梗阻）中罕见病例报道胃肠穿孔。穿孔可能涉及胃肠道不同区域（如胃、十二指肠、结肠）。已有确定或可疑胃肠道损害患者应用本品时需谨慎。如果患者经历严重、持续和（或）恶化的腹部症状，建议中止本品治疗并立即到医院就诊。

4. 患者如不再使用阿片类镇痛疗法，应中止本品治疗。

5. 尚未进行本品在进行腹膜透析患者中使用

的研究。

6. 临床试验中本品皮下注射，无过量报道。健康受试者（$n = 41$），单剂量 0.50mg/kg 皮下注射给药，耐受性良好。一项对健康受试者研究中，静脉注射 0.64mg/kg 剂量后观察到直立性低血压。无本品过量治疗的资料可参考。一旦过量，采用常规的支持疗法。需要监测直立性低血压的体征或症状，并于适当时进行治疗。

7. 如果停止服用镇痛药，应先与医师沟通再决定是否继续使用本品。

8. 将本品包装内所有药品、针头、注射器放置在儿童不能触及的地方。

9. 本品为处方药。无医师处方情况下不可使用。即使有相同的症状，也不可将本品给予其他人使用。

【制剂】注射液（皮下注射）：12mg/0.6ml。

【贮藏】遮光、贮于 20～25℃，短程携带允许 15～30℃，不可冷冻。

阿维莫潘（alvimopan）

别名：Entereg、阿维莫泮、爱维莫潘。

本品为外周μ型阿片受体拮抗剂。

【理化性状】

1. 本品为白色至浅米黄色粉末，水中及 pH3.0～9.0 的缓冲液中溶解度＜0.1mg/ml。pH 为 1.2 时，溶解度为 1～5mg/ml，0.1mol/L 氢氧化钠溶液中溶解度为 10～25mg/ml，在生理 pH 下本品为两性离子。

2. 化学名：[[2（S）-[[4（R）-（3-hydroxyphenyl）-3（R）,4-dimethyl-1-piperidinyl] methyl]-1-oxo-3-phenylpropyl]amino]acetic acid dihydrate。

3. 分子式：$C_{25}H_{32}N_2O_4 \cdot 2H_2O$。

4. 分子量：460.6。

5. 结构式如下：

【用药警戒】本品只能在已经注册和满足获取支持和教育（E.A.S.E.）计划所有要求的医院内短期使用（15 个剂量），且只能应用于住院患者。因为本品长期使用与心肌梗死风险有关。

【药理学】

1. 本品是一种选择性的外周μ型阿片受体拮抗剂，K_i 为 0.4nmol/L（0.2ng/ml）。^{3}H-阿维莫潘从μ阿片受体上解离的速度低于从其他阿片配体解离的速度，和其与受体高度亲和力一致。在本品浓度为 1～10μmol/L 时，对超过 70 种中的任何一种非阿片受体、酶或离子通道均无活性。

2. 腹腔手术或非腹腔手术后的肠梗阻可损伤胃肠蠕动功能。术后肠梗阻可影响胃肠道的所有部位，可持续 5～6d 甚至更长时间，这将延缓肠道功能恢复和延长住院时间。其特点是腹胀、胀气、恶心、呕吐、疼痛、肠内气体和液体的积聚和延迟排气、排便时间。术后肠梗阻为多种因素导致，包括抑制交感神经传入、激素、神经递质和其他介质（如内源性阿片物质）的释放，也包括炎症反应和阿片类镇痛药的作用。吗啡及其他 μ 阿片受体激动剂广泛用于急性术后疼痛的治疗，然而众所周知其对胃肠动力有抑制作用，可延长术后肠梗阻的持续时间。

3. 口服后，本品拮抗阿片类药物外周的作用，可竞争性结合胃肠道 μ 阿片受体，恢复胃肠道动力及胃肠道分泌。在豚鼠离体回肠的实验证实，本品竞争性拮抗吗啡对收缩力的影响明显。这种选择性拮抗不反转 μ 阿片受体激动剂中枢镇痛作用。

【药动学】

1. 吸收：本品经口服给药后，在体内循环中出现一种酰胺水解物，一般将这种酰胺水解物当作是本品的代谢产物，但实际上它是肠内菌群代谢的特有产物，同时它也是一种μ阿片受体拮抗剂，K_i 为 0.8nmol/L（0.3ng/ml）。

本品给予健康受试者，T_{max} 为 1.5～3.0h，$t_{1/2}$ 为 1.3h。血药浓度在口服后 2h 达峰值，每日 2 次，每次 12mg 给药体内无明显蓄积。连续给药 5d 后平均血药浓度为（10.98±6.43）ng/ml，平均 $AUC_{0\sim12h}$ 为（40.2±22.5）（ng·h）/ml。绝对生物利用度 6%（1%～19%）。本品血药浓度在给药剂量为 6～18mg 时成比例增加，升高的幅度在剂量为 18～24mg 时小于剂量的增加。

单剂量口服本品后其代谢产物的出现延迟，T_{max} 为 36h，代谢产物个体差异大，即便同一个体也有比较大的差异。多剂量给予本品后，代谢产物蓄积。口服本品 12mg，每日 2 次，5d，代谢产物的 C_{max} 为（35.73±35.29）ng/ml。

本品及其代谢产物的血药浓度，术后感染患者明显高于健康人群，浓度分为 1.9 倍和 1.6 倍。

高脂饮食会影响本品口服吸收的程度和速度，

其 C_{max} 和 AUC 会因此而分别降低大约 38% 和 21%，T_{max} 延长 1h 左右。

2. 分布：本品稳态分布容积约（30±10）L。本品及其代谢物血浆蛋白结合率与血药浓度呈非依赖性，分别为 80% 和 94%，与白蛋白结合而不与 $α_1$-酸性糖蛋白结合。

3. 代谢：未吸收的本品和从胆汁排出的原形药物被肠道菌群水解为代谢产物，代谢产物主要通过粪便和尿消除，主要为代谢产物、葡糖苷酸共轭代谢产物及少量的其他代谢产物。

4. 排泄：本品平均血浆清除率为（402±89）ml/min。胆汁分泌是主要的清除途径，肾排泄约占总体清除率的 35%，无证据显示其经肝清除。多剂量给药后本品的终末 $t_{1/2}$ 为 10～17h，代谢产物为 10～18h。

5. 年龄、性别及种族对本品药动学无明显影响。活动期或休眠期克罗恩病患者药动学参数变异性增加，休眠期的患者较活动期患者暴露量高 1 倍。克罗恩病患者代谢产物的血药浓度较低。

【适应证】

1. 可加速局部大肠或小肠部分切除一期吻合术后患者上、下消化道功能的恢复。

2. 可加速腹腔骨盆手术后的肠胃功能恢复。

【不良反应】在临床试验中，本品发生率≥3% 的不良事件主要包括贫血、胃气胀、消化不良、便秘、低血钾、腰痛和尿潴留等。

【妊娠期安全等级】B。

【禁忌与慎用】

1. 轻中度肝功能不全患者血药浓度可能升高，但无须调节剂量，应密切监测可能发生的不良反应（如腹泻、胃肠疼痛、痉挛性疼痛），如发生不良反应，应停止使用本品。禁用于重度肝功能不全患者。

2. 轻至重度肾功能不全患者血药浓度可能升高，但无须调节剂量。本品禁用于终末期肾病患者。

3. 本品禁用于完全性肠梗阻矫正术患者。

4. 大鼠乳汁中检测到本品及其代谢产物，是否通过人类乳汁分泌未知，很多药物均可通过乳汁排泌，哺乳期妇女慎用。

5. 未建立儿科患者的安全性及有效性。

6. 禁用于连续使用 7d 及以上治疗剂量的阿片类药物的患者。

7. 本品慎用于克罗恩病患者。

【药物相互作用】

1. 体外研究显示本品及其代谢产物不是 CYP1A2、CYP2C9、CYP2C19、CYP3A4、CYP2D6 及 CYP2E1 的抑制剂，也不是 CYP1A2、CYP2B6、CYP2C9、CYP2C19 及 CYP3A4 的诱导剂，本品及其代谢产物也无 P-糖蛋白抑制作用，因此，其与 CYPP 酶和 P-糖蛋白的底物、抑制剂或诱导剂之间不太可能存在具有临床意义的相互作用。

2. 未进行本品与强效 P-糖蛋白的抑制剂（如维拉帕米、环孢素、胺碘酮、伊曲康唑、奎尼丁、奎宁、螺内酯、地尔硫䓬、苄普地尔）合用的临床研究。

3. 群体药动学研究显示，本品药动学不受抗酸药或抗生素的影响，但本品代谢产物的血药浓度在服用抗酸药或术前口服抗生素的患者中明显下降（分别降低 49% 和 81%），不过，由于代谢产物对临床疗效影响不大，因此，上述患者无须改变给药剂量。

4. 静脉注射吗啡后，本品对吗啡及其代谢产物吗啡-6-葡糖醛酸苷的药动学参数影响不大，无须调节吗啡静脉注射的剂量。

【剂量与用法】本品仅限于住院患者短期使用。成人推荐给药方案为，术前 30min 至 5h 口服 12mg，术后第 1 天开始，每次 12mg，2 次/日，连续给药 7d 或至患者出院，但最多服用 15 次。

老年患者、肝肾功能不全患者不必调节剂量。

【用药须知】

1. 一项为期 12 个月的阿片类药物治疗慢性疼痛的研究中，本品 0.5mg，2 次/日，心肌梗死发生率高于安慰剂组，未观察到在其他临床试验中出现这种情况，本品与心肌梗死的因果关系不明。

2. 本品仅限于住院患者短期内使用，且不超过 7d，如患者出院，不能再给予本品。

3. 近期使用过阿片类药物的患者，对包括本品在内的 μ 受体拮抗剂的敏感性升高，本品仅作用于外周，增高的敏感性可能仅限于胃肠道（如腹痛、恶心、呕吐、腹泻）。术前 1 周内接受过 3 剂阿片类药物的患者未纳入临床试验，因此，该类患者应慎用本品。

【制剂】胶囊剂，12mg。

【贮藏】遮光、防潮贮于 25℃ 下。短程携带允许 15～30℃。

纳洛醇醚（naloxegol）

别名：Movantik。

本品为聚乙二醇化纳洛酮衍生物。

【理化性状】

1. 本品为白色至类白色粉末，易溶于水。

2. 化学名：（5α,6α)-17-allyl-6-（2,5,8,11,14,

17,20heptaoxadocosan-22-yloxy）-4,5- epoxymorphinan-3,14-diol oxalate。

3. 分子式：$C_{34}H_{53}NO_{11} \cdot C_2H_2O_4$。

4. 分子量：742。

5. 结构式如下：

【药理学】本品为外周µ受体拮抗剂，在胃肠道与µ受体结合后改善阿片类药物导致的便秘。

【药动学】

1. 吸收：口服后，$T_{max} < 2h$，第 2 个血药峰值出现于首个血药峰值后 $0.4 \sim 3h$。C_{max} 和 AUC 与剂量成正比或近似正比。高脂肪餐增加本品吸收的速度和程度。

2. 表观分布容积为 $968 \sim 2140L$，蛋白结合率低（约为 4%）。

3. 代谢：本品主要经 CYP3A 代谢，血浆、粪便及尿液中共检出 6 种代谢产物。主要经 N-脱烷基作用、O-脱甲基作用、氧化或失去部分聚乙二醇链代谢。

4. 排泄：口服放射性标记的本品，粪便和尿液中分别回收 68% 和 16% 的放射性物质。粪便和尿中排泄的原药分别约占给药剂量的 16% 和 6%。半衰期为 $6 \sim 11h$。

【适应证】用于慢性非癌性疼痛患者长期使用阿片类药物导致的便秘。

【不良反应】可见腹痛、恶心、呕吐、腹胀、腹泻、头痛、多汗。

【妊娠期安全等级】C。

【禁忌与慎用】

1. 肠梗阻患者禁用。

2. 对本品过敏者禁用。

3. 未对重度肝功能不全患者进行研究，此类患者不推荐使用。

4. 尚不清楚本品是否经乳汁分泌，哺乳期妇女应权衡利弊选择停药或停止哺乳。

【药物相互作用】

1. 强效 CYP3A4 抑制剂（如酮康唑、伏立康唑、克拉霉素）可明显升高本品的血药浓度，应禁止合用。避免与中效 CYP3A4 抑制剂（地尔硫草、维拉帕米、红霉素）合用，如必须合用，本品的剂量应降至 12.5mg。

2. 强效 CYP3A4 诱导剂（卡马西平、利福平、苯妥英）可明显降低本品的血药浓度，应避免合用。

3. 西柚或西柚汁可明显升高本品的血药浓度，治疗期间应避免饮用西柚汁或食用西柚。

4. 本品可增加其他阿片拮抗剂的作用，易出现戒断症状，应避免合用。

【剂量与用法】开始本品治疗前停用泻药，如果用本品治疗不理想，可在使用本品 3d 后加用泻药。本品应在早餐前 1h 或早餐后 2h 服用。如果停用阿片类药物，本品亦应停用。推荐剂量为 25mg，不能耐受者可减量至 12.5mg。CC<60ml/min 者推荐剂量为 12.5mg。

【用药须知】其他作用于外周的阿片受体拮抗剂有导致胃肠穿孔的报道，原有胃肠道疾病（消化性溃疡病、肠梗阻、憩室病、浸润性胃肠道肿瘤、肿瘤腹膜转移）者在治疗前应权衡使用本品治疗的利弊。

【制剂】片剂：12.5mg，25mg。

【贮藏】贮于 $20 \sim 25℃$，短程携带允许 $15 \sim 30℃$。

纳德美丁（naldemedine）

本品为外周µ型阿片受体拮抗剂。

【CAS】916072-89-4。

【理化性状】

1. 化学名：17-（cyclopropylmethyl）-6,7-didehydro-4,5α-epoxy3,6,14-trihydroxy- N-[2-（3-phenyl-1,2,4-oxadiazol-5-yl）propan-2-yl]morphinan-7-carboxamide。

2. 分子式：$C_{32}H_{34}N_4O_6$。

3. 分子量：570.64。

4. 结构式如下：

甲苯磺酸纳德美丁（naldemedine tosylate）

别名：Symproic。

【CAS】1345728-04-2。

【理化性状】

1. 本品为白色至浅褐色粉末，溶于二甲亚砜和甲醇，微溶于水和乙醇，在水中的溶解度与 pH 有关。

2. 化学名：17-（Cyclopropylmethyl）-6,7-didehydro-4,5α-epoxy3,6,14-trihydroxy-*N*-[2-（3-phenyl-1,2,4-oxadiazol-5-yl） propan-2-yl]morphinan-7-carboxamide 4-methylbenzenesulfonic acid。

3. 分子式：$C_{32}H_{34}N_4O_6 \cdot C_7H_8O_3S$。

4. 分子量：742.84。

【药理学】本品可拮抗 μ、δ、κ 型阿片受体。在胃肠道作用于外周 μ 型阿片受体，降低阿片类药物的致便秘作用。

【药动学】

1. 吸收 空腹口服本品后，其 T_{max} 为 0.75h，C_{max}、AUC 与剂量成正比或近似正比。多次给药很少蓄积。高脂肪餐可降低本品的吸收速度，但不影响吸收程度，而 T_{max} 会延迟至 2.5h，C_{max} 会降低 35%，但是 AUC 不变。

2. 分布 本品表观分布容积约 155L，其蛋白结合率为 93%～94%。

3. 代谢 本品主要经 CYP3A 代谢形成去甲纳德美丁，少部分经 UGT1A3 代谢为纳德美丁 3-G，两种代谢产物均有药理活性，但均低于原药。给予放射性标记的本品，循环中主要代谢产物为去甲纳德美丁，占原药的 9%～13%，纳德美丁 3-G 在血浆中仅占原药的 3%。本品在胃肠道也被裂解为苯甲脒和纳德美丁羧酸。

4. 排泄 口服放射性标记的本品，尿和粪便中可分别回收 57% 和 35% 的放射性物质，尿中回收的原药占给药剂量的 6%～18%。随粪便和尿液排泄的主要为苯甲脒。本品的终末 $t_{1/2}$ 约为 11h。

【适应证】用于阿片类药物导致的便秘。

【不良反应】

1. 严重不良反应包括胃穿孔、阿片戒断综合征。

2. 在临床试验中，常见不良反应为腹痛、腹泻、恶心、胃炎。

【妊娠期安全等级】C。

【禁忌与慎用】

1. 本品有导致胃肠道穿孔的风险，存在影响胃肠道壁完整性的疾病（如消化性溃疡、急性结肠假性梗阻、憩室病、浸润性胃肠道恶性肿瘤、腹膜转移瘤、克罗恩病等）的患者慎用，并密切监测胃肠道的症状。

2. 血脑屏障遭到破坏的患者易出现阿片戒断综合征，应慎用。

3. 哺乳期妇女使用时应暂停哺乳，直至停药后至少 3d。

4. 儿童用药的安全性及有效性尚未确定。

5. 重度肝功能不全者禁用。

6. 肠梗阻患者、对本品过敏者禁用。

【药物相互作用】

1. 强效 CYP3A 诱导剂（如利福平、卡马西平、苯妥英、贯叶连翘）可明显降低本品的血药浓度，降低本品的疗效，禁止合用。

2. 禁止与其他阿片受体拮抗剂合用，可能会导致阿片戒断综合征。

3. 中、强效 CYP3A 抑制剂（如氟康唑、阿扎那韦、阿瑞吡坦、地尔硫䓬、红霉素、伊曲康唑、酮康唑、克拉霉素、利托那韦、沙奎那韦）可明显升高本品的血药浓度，增强本品的疗效，合用时应监测本品的不良反应。

4. P-糖蛋白抑制剂（如胺碘酮、卡托普利、环孢素、槲皮素、奎宁丁、维拉帕米）可明显升高本品的血药浓度，增加本品的疗效，合用时应监测本品的不良反应。

【剂量与用法】口服，0.2mg，1 次/日，空腹或进餐时服用均可。

【用药须知】

1. 停用阿片类药物治疗时，也应停用本品。

2. 本品对于使用阿片药物不足 4 周者效果差。

3. 本品可导致阿片戒断综合征，症状包括多汗、寒战、发热、流泪、热潮红、喷嚏、畏寒、腹痛、腹泻、恶心、呕吐等。

【制剂】片剂：0.2mg。

【贮藏】避光贮于 20～25℃。短程携带允许 15～30℃。

3.5 解热镇痛、抗炎、抗风湿药（antipyretic，analgesic，anti-inflammatory and antirheumatic drugs）

溴芬酸（bromfenac）

别名：Bromday。

本品为眼科局部用 NSAIDs。

【理化性状】

1. 本品为黄色至橙色结晶性粉末。

2. 化学名：sodium 2-amino-3-（4-bromo-

benzoyl）phenylacetate sesquihydrate。

3. 分子式：$C_{15}H_{11}BrNNaO_3 \cdot 1.5H_2O$。

4. 分子量：383.17。

5. 结构式如下：

【用药警戒】

1. 使用本品之前，患者应告知医师或药师是否对本品过敏、是否对阿司匹林或其他非甾体抗炎药过敏（如甲氧苯丙酸、塞来考昔）、是否有其他任何过敏史、是否对本品所含非活性成分过敏（如亚硫酸钠），总之尽可能告知医师或药师详细的过敏史。

2. 如果确定存在阿司匹林敏感性哮喘（服用阿司匹林或其他 NSAID 后有流鼻涕/鼻塞加重等呼吸系统病史），应告知医师并禁用本品。

3. 本品使用之前应告知医师病史，尤其是伴出血障碍或其他眼部问题（如眼干燥症、角膜病变等）。

【药理学】本品是一种 NSAID，具有抗炎活性。作用机制是通过抑制 COX1 和 COX2 来阻止前列腺素的合成。前列腺素在许多动物模型中已被证明是若干种眼内炎症的介质。在动物眼睛进行的研究中，前列腺素已被证明可瓦解血-房水屏障，舒张血管，增加血管通透性，导致白细胞增多及眼压增高。

【适应证】用于眼部手术后炎症和白内障手术后镇痛。

【不良反应】

1. 白内障术后使用本品最常见的不良反应（2～7%）包括眼部感觉异常、结膜充血、眼刺激（灼痛/刺痛）、目痛、瘙痒症、红眼、头痛、虹膜炎等。

2. 上市后发现的不良反应包括角膜溃疡、角膜穿孔、角膜变薄、上皮细胞破裂。

【妊娠期安全等级】C。

【禁忌与慎用】

1. 慎用于对 NSAID 易感患者。

2. 禁用于佩戴隐形眼镜者。

3. 禁用于有出血倾向者。

4. 禁用于对 NSAID 过敏者。

5. 以下患者慎用本品：复杂的眼科手术、角膜去神经、角膜上皮缺损、糖尿病、眼表疾病（如干眼综合征）、类风湿关节炎、短时间内重复眼部手术。

【剂量与用法】对于眼部炎症和白内障术后镇痛，于手术前 24h 滴患眼，1 滴/次，1 次/日，连用至术后 14d。

【用药须知】

1. 本品所含组分亚硫酸盐，可能引起过敏反应，在对亚硫酸盐敏感人群中可偶发生哮喘和危及生命的事件，这类人群数量很少但总体患病率尚不明确，对亚硫酸盐敏感的人群数量在哮喘患者中比例明显高于正常人。

2. 所有的 NSAID 均可减缓伤口愈合，局部应用同样可致减缓伤口愈合。

3. 阿司匹林、苯乙酸衍生物或其他 NSAIDs 有潜在的交叉敏感性，因此，本品慎用于对上述药物过敏的患者。

4. 本品与一些 NSAID 一样，由于干扰血小板聚集可致出血时间延长。已有报道，在行眼部手术时直接应用眼用 NSAID 可致眼部组织出血时间延长（包括眼前房出血）。建议本品慎用于具有出血倾向或正在应用具有延长出血时间药物的患者。

5. 局部应用 NSAID 可引起角膜炎。对于易感患者局部应用 NSAID 可引起上皮细胞破裂、角膜变薄、角膜糜烂、角膜溃疡或角膜穿孔。这些事件可危及视力。一经发现上皮细胞破裂证据应立即停止使用局部用 NSAID，并密切监测角膜健康状态。

6. 与其他滴眼液至少间隔 5min 使用。

【制剂】滴眼液：0.09%，1.7ml。

【贮藏】贮于 15～25℃。

帕瑞昔布（parecoxib）

本品是伐地昔布（valdecoxib）的水溶性前体药物。

【理化性状】

1. 化学名：N-{[p-（5-methyl-3-phenyl-4-isoxazolyl）phenyl]sulfonyl}-propionamide。

2. 分子式：$C_{19}H_{18}N_2O_4S$。

3. 分子量：370.43。

4. 结构式如下：

帕瑞昔布钠（parecoxib sodium）

别名：Dynastat。

【理化性状】

1. 化学名：N-{[p-（5-methyl-3-phenyl-4-isoxazolyl）phenyl]sulfonyl}- propionamide sodium。

2. 分子式：$C_{19}H_{17}N_2NaO_4S$。

3. 分子量：392.4。

【用药警戒】

1. NSAID 可增加严重心血管血栓形成的风险，包括心肌梗死、脑卒中，可致命，这种风险与治疗时长有关，患有心血管疾病或存在心血管风险因素者风险高。

2. 本品禁用于冠状动脉旁路移植术的围术期疼痛。

3. NSAID 增加严重胃肠道不良事件的风险，包括出血、溃疡及穿孔，可致命。可发生于治疗中的任何时间，且无预兆，老年患者风险高。

【药理学】本品在体内可迅速完全转化为伐地昔布而起作用。

【药动学】本品起效迅速，血浆 $t_{1/2}$ 为 0.3～0.7h，在体内被肝酯酶迅速水解为活性代谢物伐地昔布。静脉注射本品后的伐地昔布 C_{max} 比肌内注射后高，且 T_{max} 较早（分别为 0.5h 和 1.5h）。伐地昔布的 AUC 和 C_{max} 随剂量成比例增加，且与镇痛作用的起效和持续时间有关。

【适应证】用于术后疼痛的短期治疗。

【不良反应】

1. 本品最常见的不良反应有恶心、呕吐和瘙痒。

2. 与所有 NSAID 一样，使用本品者可在无预兆的情况下发生严重的消化性溃疡。

【禁忌与慎用】

1. 对本品过敏者、孕妇、有活动性消化道出血的患者禁用。

2. 阿司匹林诱发的哮喘患者、对阿司匹林等 NSAID 或其他 COX-2 抑制剂过敏者禁用。

3. 有体液潴留及高血压和心力衰竭患者、CABG 后的患者、有消化道出血史者慎用。

4. 哺乳期妇女使用时应暂停哺乳。

5. 儿童的有效性及安全性尚未确定。

【药物相互作用】

1. 本品与阿司匹林合用可增加发生胃溃疡的危险。

2. 本品可增加华法林的抗凝作用。

3. 本品可降低锂盐的 CL。

4. 本品可减弱 ACEIs 和利尿药的抗高血压作用。

5. CYP3A4 和 CYP2C9 酶抑制剂可增加本品的血药浓度。

【剂量与用法】静脉注射，起始剂量为 40mg，以后可根据需要每 6～12 小时增加 20～40mg，最高日剂量为 80mg。

【用药须知】

1. 由于静脉注射和肌内注射给药以外的其他给药方式（如关节内给药、硬膜内给药）的研究缺乏，因此，不应使用其他给药方式。

2. 由于应用本品超过 3d 的临床经验有限，建议临床连续使用不超过 3d。

3. 由于较高剂量的本品、其他 COX-2 抑制剂及 NSAID 可能增加不良反应发生率，对接受本品治疗的患者在剂量增加后应进行评估，在剂量增加而疗效并未随之改善时，应考虑其他治疗选择。

4. 根据控制症状的需要，在最短治疗时间内使用最低有效剂量，可以使不良反应降到最低。

5. 长期使用选择性 COX-2 抑制剂可增加心血管系统及血栓相关不良事件的风险。尚未确定单剂量治疗的风险程度及导致风险增加的具体治疗周期。

6. 针对多种 COX-2 选择性或非选择性 NSAID 持续时间达 3 年的临床试验显示，此类药物可能引起严重心血管血栓性不良事件、心肌梗死和脑卒中的风险增加，其风险可能是致命的。所有的 NSAID，包括 COX-2 选择性或非选择性药物，可能有相似的风险。

有心血管病或心血管疾病危险因素的患者，其风险更大。即使既往没有心血管症状，医师和患者也应对此类事件的发生保持警惕。应告知患者严重心血管安全性的症状和（或）体征以及如果发生应采取的步骤。

患者应该警惕诸如胸痛、气短、无力、言语含糊等症状和体征，而且当有任何上述症状或体征发生后应该马上寻求医师帮助。

如果患者具有发生心血管事件的高危因素（如高血压、高血脂、糖尿病、吸烟），采用本品治疗前应认真权衡利益风险。

7. 和所有 NSAID 一样，此类药物可导致新发高血压或使已有的高血压症状加重，其中的任何一种都可导致心血管事件的发生率增加。服用噻嗪类或髓袢利尿药的患者服用 NSAID 时，可能会影响这些药物的疗效。

8. 高血压患者应慎用 NSAID，包括本品。在开始本品治疗和整个治疗过程中应密切监测血压。

9. 在上市后的使用中有接受本品后短时间内发生严重低血压的例子病例。其中的一些病例是在没有过敏反应征兆的情况下发生的。医师应该做好治疗严重低血压的准备。

10. 如果患者在接受本品治疗期间，特定临床症状恶化，应进行适当检查，并考虑停止本品治疗。除冠状动脉旁路移植术（又称冠状动脉搭桥术）外，本品未在心血管血运重建术中进行过研究；其他手术的研究仅纳入了 ASA（美国麻醉师协会）分级Ⅰ～Ⅲ级的患者。

11. 由于选择性 COX-2 抑制剂缺少抗血小板作用，它不能替代阿司匹林用于预防心血管血栓栓塞类疾病。因此，治疗期间不能中止抗血小板治疗。

12. 本品治疗中曾有患者出现上消化道并发症[穿孔、溃疡及出血（PUBs）]，其中有些导致严重结果。因此，应对以下患者进行密切关注：同时服用 NSAIDs 的患者可能引发胃肠道并发症；老年人，服用其他 NSAIDs 或阿司匹林或有过胃肠道疾病病史（如溃疡或胃肠道出血）的患者。当本品钠与阿司匹林（包括低剂量）同时服用时，患者出现胃肠道不良事件的风险会进一步增加（胃肠道溃疡或其他胃肠道并发症）。

13. 在使用所有 NSAID 治疗过程中的任何时候，都可能出现胃肠道出血、溃疡和穿孔的不良反应，其风险可能是致命的。这些不良反应可能伴有或不伴有警示症状，也无论患者是否有胃肠道不良反应史或严重的胃肠事件病史。当患者服用该药发生胃肠道出血或溃疡时，应停药。老年患者使用 NSAID 出现不良反应的频率增加，尤其是胃肠道出血和穿孔，其风险可能是致命的。

14. 本品已在口腔科、骨科、妇科（主要是子宫切除手术）及冠状动脉旁路移植术中进行了研究。但缺少在其他类型手术中的研究，如胃肠道或泌尿道手术。

15. 上市后临床监测显示，接受本品治疗的患者有发生严重皮肤反应的报道，包括多形性红斑、剥脱性皮炎和皮肤-黏膜-眼综合征（Stevens-Johnson syndrome），其中有些是致命的。此外，上市后临床监测显示，接受伐地昔布（本品的活性代谢产物）治疗的患者有出现中毒性表皮坏死松解症的致死性报道，不能排除使用本品发生该不良反应的可能。

患者在治疗早期出现上述不良事件的风险最高；大部分患者在治疗开始后第 1 个月出现上述反应。

医师应采取适当措施监测治疗中的任何严重皮肤反应，如增加患者访视。应告知患者如果出现任何突发的皮肤状况，立即向医师报告。

患者一旦出现皮疹，黏膜损伤，或其他超敏征兆，应停止本品治疗。和其他药物一样，包括选择性 COX-2 抑制剂在内的 NSAIDs 都可能引起严重皮肤反应。但与其他 COX-2 选择性抑制剂相比，伐地昔布严重皮肤不良事件的报告率更高。有磺胺类药物过敏史的患者可能更易产生皮肤反应。但没有磺胺类药物过敏史的患者也可能产生严重皮肤反应。

16. 根据上市后经验，使用伐地昔布或本品均可发生超敏反应（过敏反应和血管性水肿）。其中一些反应主要发生在有磺胺类药物过敏史的患者中。一旦出现过敏迹象，应停止本品治疗。

17. 上市后临床监测，有接受本品治疗的患者出现急性肾衰竭的报道。由于抑制前列腺素合成可能导致肾功能恶化及体液潴留，因此，本品用于肾功能不全、高血压、心脏功能不全、肝功能不全，以及其他具有体液潴留倾向的患者时，应予以密切观察。

18. 脱水的患者开始使用本品治疗时，应予以密切注意。建议先为此类患者补充足够的水分，再采用本品治疗。

19. 和其他抑制前列腺素合成的药物一样，在使用本品的部分患者中曾观察到体液潴留及水肿的发生。因此，本品应慎用于在心功能不全、已存在水肿或其他有体液潴留倾向或由于体液潴留而加重病情的情况下，包括正在接受利尿药治疗或其他存在低血容量风险的患者，如果这些患者临床情况恶化，应采取适当措施，包括停用本品。

20. 和所有 NSAID 一样，本品可导致新发高血压或加重已有的高血压，其中的任何一种都可以导致心血管事件的发生率增加。高血压患者应慎用 NSAID，包括本品。在开始使用本品治疗和整个治疗过程中应密切监测血压。如果血压明显升高，应考虑替代治疗。

21. 中度肝功能不全（Child-Pugh 评分：7～9分）的患者接受本品治疗时应予以密切注意。如果在治疗过程中，患者发生上述任何器官的功能减退，应严密监测并考虑停用本品治疗。

22. 本品可能掩盖发热和其他炎症症状。应用 NSAIDs 及本品钠的非临床研究中均有软组织感染加重的个案报道。术后患者接受本品治疗时应密切观察手术切口是否出现感染迹象。

23. 本品钠与华法林或其他口服抗凝血药同时使用时，应密切观察。

24. 和其他已知的抑制环加氧酶/前列腺素合成的药物一样，对有受孕计划的妇女不推荐使用本品。

25. 目前无本品对驾驶车辆和操作机器能力影响的研究。若患者在接受本品治疗后出现头晕、眩晕或嗜睡等症状，则应停止驾驶车辆或操作机器。

【制剂】注射剂（冻干粉）：20mg，40mg。

【贮藏】贮于室温下。

艾瑞昔布（imrecoxib）

别名：恒杨。

本品是选择性 COX-2 抑制剂。

【理化性状】

1. 化学名：4-（4-（methylsulfonyl）phenyl）-1-propyl-3-（p-tolyl）-1H-pyrrol-2（5H）-one。

2. 分子式：$C_{21}H_{23}NO_3S$。

3. 分子量：369.48。

【用药警戒】

1. NSAIDs 可增加严重心血管血栓形成的风险，包括心肌梗死、脑卒中，可致命，这种风险与治疗时长有关，患有心血管疾病或存在心血管风险因素者风险高。

2. 本品禁用于冠状动脉旁路移植术的围术期疼痛。

3. NSAIDs 增加严重胃肠道不良事件的风险，包括出血、溃疡及穿孔，可致命。可发生于治疗中的任何时间，且无预兆，老年患者风险高。

【药理学】本品通过抑制 COX 发挥镇痛作用。体外试验显示，本品对 COX-2 的抑制作用强于 COX-1，其对 COX-2 抑制作用的选择性高于吲哚美辛，略强或相当于美洛昔康，但低于塞来昔布。

【药动学】

1. 本品符合二室药代动力学模型。单次给药 30mg、60mg、90mg 和 200mg 四个剂量组 AUC 和 C_{max} 与剂量呈线性。

2. 空腹状态下，口服单剂量本品后约 2h 可达到 C_{max}，人血浆中主要为羟基代谢产物 M1 和羧基代谢产物 M2。空腹状态下，原药的血浆 $t_{1/2}$ 约为 20h 左右。餐后给药的 AUC 和 C_{max} 明显大于空腹给药，但 T_{max} 和 $t_{1/2}$ 无显著性差异。多次给药在体内无蓄积。

【适应证】本品用于缓解骨关节炎的疼痛症状，适用于男性及治疗期间无生育要求的妇女。

【不良反应】

1. 常见不良反应（发生率大于 1%）有上腹不适、大便隐血、ALT 升高。

2. 少见药物不良反应（发生率 0.1%～1%）有腹痛、便秘、消化性溃疡、恶心、呕吐、胃灼热、慢性浅表性胃炎、剑突下阵发性疼痛、胃糜烂、胃底或胃体出血点、皮疹、水肿、胸闷、心悸、镜下血尿、BUN 升高、白细胞减少、AST 升高，尿蛋白、尿糖和尿红细胞均可为阳性。

【禁忌与慎用】

1. 孕妇、产妇及育龄期妇女和治疗期间有生育要求的妇女应禁用本品。

2. 已知对本品或其他昔布类药物及磺胺过敏的患者。

3. 服用阿司匹林或其他 NSAIDs 后诱发哮喘、荨麻疹或过敏反应的患者。

4. 禁用于冠状动脉旁路移植术围术期疼痛的治疗。

5. 有应用非甾体抗炎药后发生胃肠道出血或穿孔病史的患者禁用。

6. 有活动性消化道溃疡或出血，或者既往曾复发溃疡或出血的患者禁用。

7. 重度心力衰竭患者禁用。

8. 儿童有效性及安全性尚未确定。

9. 哺乳期妇女使用时应暂停哺乳。

【药物相互作用】

1. 本品是选择性 COX-2 抑制剂，研究表明其在人体内主要由 CYP2C9 代谢。体外酶抑制试验结果表明，本品对 CYP1A2、CYP2C9、CYP2C19、CYP2D6、CYP2E1、CYP3A4 抑制作用很弱。

2. 体外酶抑制试验中本品浓度为 50μmol/L 时，对主要经 CYP2C9 代谢的药物格列吡嗪和华法林的羟化代谢抑制作用很弱。

【剂量与用法】餐后用药。口服。成人常用剂量为 0.1g/次，2 次/日，疗程 8 周。多疗程累积用药时间暂限定在 24 周内（含 24 周）。

【用药须知】

1. 长期使用本品可能引起严重心血管血栓性不良事件、心肌梗死和脑卒中的风险增加，且可能是致命。所有 NSAID，包括 COX-2 选择性或非选择性药物，可能有相似的风险。有心血管疾病或心血管疾病危险因素的患者，其风险更大。为了使接受本品治疗的患者发生心血管不良事件的潜在风险最小化，应尽可能在最短疗程内使用最低有效剂量。即使既往没有心血管症状，医师和患者也应对此类事件的发生保持警惕。应告知患者严重心血管安全性的症状和（或）体征及如果发生应采取的步骤。

患者应该警惕诸如胸痛、气短、无力、言语含糊等症状和体征，而且当有任何上述症状或体征发生后应该立即就诊。

2. 和所有 NSAID 一样，本品可导致新发高血压或使已有的高血压症状加重，其中的任何一种都可导致心血管事件的发生率增加。服用噻嗪类或髓袢利尿药的患者服用 NSAID 时，可能会影响这些药物的疗效。高血压患者应慎用 NSAID，包括本品。在开始本品治疗和整个治疗过程中应密切监测血压。

3. NSAID 包括本品，应用后可能引起严重的可能致命的胃肠道事件，包括胃、小肠或大肠的出血、溃疡和穿孔。

4. 本品尚未在肾功能不全的患者中进行相关研究，故不建议肾功能不全的患者使用。

长期使用 NSAID 会导致肾乳头坏死和其他肾损害。肾功能不全、心力衰竭、肝功能不全的患者、使用利尿药和 ACEIs 的患者和老年患者风险高。

5. 在现有的对照临床研究中，尚无在进展期肾脏疾病的患者中应用本品的资料。故不推荐在进展期肾疾病患者中应用本品。如必须使用本品，建议密切监测患者的肾功能。

6. NSAID，包括本品可能引起致命的、严重的皮肤不良反应，如剥脱性皮炎、史-约综合征（SJS）和中毒性表皮坏死松解症（TEN）。这些严重事件可在没有征兆的情况下出现。应告知患者严重皮肤反应的症状和体征，在第一次出现皮肤皮疹或过敏反应的其他征象时，应停用本品。

7. 本品尚未在肝功能不全的患者中进行相关研究，故不建议肝功能不全的患者使用。

8. 哮喘患者可能因阿司匹林过敏而诱发哮喘。有阿司匹林诱发哮喘的患者使用阿司匹林会导致严重的可能致命的支气管痉挛。由于这些阿司匹林过敏的患者中阿司匹林和其他非甾体抗炎药物之间的交叉反应（包括支气管痉挛）已有报道，故本品不应用于此类型的阿司匹林过敏患者，在伴有哮喘的患者中应用本品也要谨慎。

【制剂】片剂：0.1g。

【贮藏】遮光、密封，25℃以下干燥处保存。

阿克他利（actarit）

别名：凯迈思、阿克泰妥、阿他利特、 Moba、Mover。

本品不同于传统的镇痛药和 NSAIDs。

【理化性状】

1. 化学名：（p-acetamidophenyl）acetic acid。

2. 分子式：$C_{10}H_{11}NO_3$。

3. 分子量：193.2。

4. 结构式如下：

【药理学】本品可减轻类风湿关节炎的临床症状，发病早期应用疗效较好。与传统镇痛药或 NSAIDs 不同的是，本品并无镇痛和抗炎作用。动物实验显示，本品可控制关节炎病变的发展，可能与抑制患者关节腔滑膜细胞的 IL-1b、IL-6、TNF-α 和间质胶原酶的产生有关，但具体机制不明。

【药动学】本品口服吸收迅速。给予 100～800mg 后约 2h 可达 C_{max}。血浆蛋白结合率为 7%～20%。给药 24h 后，几乎全部以原药随尿液排出。$t_{1/2}$ 约为 1h。

【适应证】类风湿关节炎。

【不良反应】

1. 可出现心悸、头晕、头痛、嗜睡、麻痹感。

2. 可能发生间质性肺炎、肺纤维化。

3. 可见皮疹、湿疹、天疱疮样病变、瘙痒、脱发等。

4. 口干、嗳气、恶心、呕吐、食欲缺乏、消化不良、胃痛、腹泻，甚至发生胃溃疡。

5. 可发生贫血，白细胞、血小板和粒细胞减少。

6. 可见 ALT、AST、ALP 升高。

7. 还可发生肾病综合征、急性肾功能不全、血尿、蛋白尿、血尿素氮、肌酐、尿 N-乙酰-β-d-氨基葡萄糖苷酶升高。

8. 发热、水肿、乏力、口炎、口唇肿胀、视力减退、复视、耳鸣也偶有发生。

【禁忌与慎用】

1. 对本品过敏者、孕妇、儿童、血友病患者、血小板减少者、重度肾功能不全患者均应禁用。

2. 有消化性溃疡史者、肝肾功能不全患者慎用。

3. 老年患者，尤其肾功能较差者慎用。

4. 哺乳期妇女使用时应暂停哺乳。

【剂量与用法】

1. 常规成人口服 300mg/d，分 3 次用。

2. 老年人宜从 100mg/次开始，2 次/日。

【制剂】片剂：100mg。

【贮藏】遮光、密封，贮于干燥处。

3.6　抗痛风药物（antigout agents）

非布司他（febuxostat）

别名：Adenuric、Febutaz、Uloric、非布索坦。
本品为黄嘌呤氧化酶抑制剂。

【理化性状】

1. 本品为白色结晶性粉末，无吸湿性，易溶于二甲基甲酰胺，溶于二甲亚砜，几乎不溶于水，难溶于乙醇，微溶于甲醇、乙腈。熔点 205～208℃。

2. 化学名：2-（3-cyano-4-isobutoxyphenyl）-4-methyl- 1,3-thiazole-5-carboxylic acid。

3. 分子式：$C_{16}H_{16}N_2O_3S$。

4. 分子量：316.37。

5. 结构式如下：

【药理学】

1. 本品为 2-芳基噻唑衍生物，是一种黄嘌呤氧化酶抑制剂，通过抑制尿酸合成，降低血清尿酸浓度。本品常规治疗浓度下不会抑制其他参与嘌呤和嘧啶合成与代谢的酶。

2. 健康受试者服用本品后，24h 平均血清尿酸浓度出现剂量依赖性降低，黄嘌呤的血清平均浓度升高。此外，尿酸的每日总排泄量减少。同时，每日尿液中的黄嘌呤总排泄量增多。每日给药剂量为40mg 和 80mg 时，24h 平均血清尿酸浓度的降低率为 40%～55%。

【药动学】

1. 吸收：口服给药后，本品吸收率至少为 49%（根据尿液中总回收的放射性标记物计算）。服药后 1～1.5h 达血药峰值。多次口服本品 40mg/d 或 80mg/d，40mg/d 的 C_{max} 是（1.6±0.6）μg/ml（$n=30$），80mg/d 的 C_{max} 是（2.6±1.7）μg/ml（$n=227$）。尚

未进行本品片剂的绝对生物利用度研究。

服用本品 80mg/d 并同时进食高脂肪餐，多次给药后 C_{max} 降低 49%，AUC 降低 18%。然而，血清尿酸浓度降低无明显差异（进餐后 58%，空腹 51%）。因此，本品给药不必考虑食物因素。

单剂量给予 80mg 合并抗酸药（包括氢氧化镁、氢氧化铝）的试验提示本品吸收延迟约 1h，C_{max} 降低 31%、AUC 降低 15%。相对于 C_{max}，AUC 与药效更有相关性，但 AUC 的改变无显著的临床意义。因此，服用本品不必考虑抗酸药因素。

2. 分布：本品平均表观稳态分布容积（V_{ss}/F）大约是 50L（CV 约 40%）。血浆蛋白结合率约 99.2%，40mg 和 80mg 剂量的血浆蛋白结合率无差异。

3. 代谢：本品被广泛代谢，通过与尿苷二磷酸葡糖醛酸转移酶（UGT）结合，通过 CYP 酶系统、非 CYP 系统进行氧化。UGT 包括 UGT1A1、UGT1A3、UGT1A9 和 UGT2B7，CYP 包括 CYP1A2、CYP2C8 和 CYP2C9。每种酶在本品代谢中作用的大小均不明确。异丁基侧链氧化生成 4 种具有药理学活性的羟基代谢产物，但其在血浆中的浓度比原药低很多。

尿液与粪便检测结果显示，本品在体内主要代谢产物有本品的酰基葡糖醛酸代谢产物（约占剂量的 35%）和氧化代谢产物 67M-1（约占剂量的 10%）、67M-2（约占剂量的 11%）和 67M-4（约占剂量的 14%），其中 67M-4 是由 67M-1 的二次代谢产物。

4. 消除：本品通过肝、肾途径消除。口服 80mg，约 49% 通过尿液排泄，包括原药（3%）、酰基葡糖醛酸代谢产物（30%）、已知的氧化代谢产物及其结合物（13%）、其他未知的代谢产物（3%）。除了随尿液排泄，大约 45% 随粪便排泄，包括原药（12%）、酰基葡糖醛酸代谢产物（1%）、已知的氧化代谢产物及其结合物（25%）、其他未知的代谢产物（7%）。平均终末 $t_{1/2}$ 为 5～8h。

5. 在轻度（CC 50～80ml/min）、中度（CC 30～49ml/min）或重度（CC 10～29ml/min）的肾功能不全的受试者中，多次服用本品 80mg，与肾功能正常受试者（CC>80ml/min）相比，C_{max} 无变化，AUC 与 $t_{1/2}$ 增加，但肾功能不全的 3 组中，结果相似。肾功能不全患者平均 AUC 值是正常者的 1.8 倍，3 种活性代谢物的平均 C_{max} 和 AUC 分别增加 1 倍和 3 倍。但是，肾功能不全患者的血清尿酸下降率与正常者类似（正常者是 58%，重度肾功能不全患者是 55%）。轻度至中度肾功能不全患者的药物剂量

不必调整。

　　轻度（Child-Pugh A 级）或者中度（Child-Pugh B 级）肝功能不全患者，相对于正常肝功能者，多次服用本品 80mg，C_{max} 与 AUC_{24h}（总量与非结合部分）平均增加 20%～30%。在不同的组别中，血清尿酸浓度下降率类似（健康组 62%，轻度肝功能不全组 49%，中度肝功能不全组 48%）。轻度与中度肝功能不全患者的药物剂量不必调整。

　　【适应证】适用于痛风患者高尿酸血症的长期治疗。不推荐用于无临床症状的高尿酸血症。

　　【不良反应】

　　1. 最常见的为皮疹、肝功能异常、恶心、关节痛。

　　2. 在Ⅱ期和Ⅲ期临床研究中，在给药剂量 40～240mg 时，以下不良反应在受试者中发生率低于 1%。

　　（1）血液和淋巴系统：贫血、特发性血小板减少性紫癜、白细胞增多/减少、中性粒细胞减少、全血细胞减少、脾大、血小板减少。

　　（2）心脏：心绞痛、心房颤动/心房扑动、心脏杂音、心电图异常、心悸、窦性心动过缓、心动过速。

　　（3）耳和迷路：耳聋、耳鸣、眩晕。

　　（4）眼：视物模糊。

　　（5）胃肠道：腹胀、腹痛、便秘、口干、消化不良、肠胃胀气、大便频繁、胃肠不适、胃炎、胃食管反流、牙龈痛、咯血、胃酸过多、便血、口腔溃疡、胰腺炎、消化性溃疡、呕吐。

　　（6）全身感觉：虚弱、胸痛/胸部不适、水肿、疲劳、感觉异常、步态异常、流行性感冒类症状、肿块、疼痛、口渴。

　　（7）肝胆系统：胆结石、胆囊炎、肝脂肪变性、肝炎、肝大。

　　（8）免疫系统：过敏反应。

　　（9）感染　带状疱疹。

　　（10）并发症：挫伤。

　　（11）代谢及营养：厌食、食欲缺乏（增加）、脱水、糖尿病、高胆固醇血症、高血糖、高血脂、高三酰甘油血症、低钾血症、体重减轻/增加。

　　（12）肌肉骨骼和结缔组织：关节炎、关节僵硬、关节肿胀、肌肉痉挛/抽搐/紧张/无力、骨骼痛/僵硬、肌痛。

　　（13）神经系统：味觉异常、平衡异常、脑血管意外、吉兰-巴雷综合征、头痛、轻偏瘫、感觉

迟钝、嗅觉减退、腔隙性脑梗死、昏睡、精神障碍、偏头痛、感觉异常、嗜睡、短暂性脑缺血发作、震颤。

　　（14）精神疾病：烦躁、焦虑、抑郁、失眠、易怒、性欲减退、神经过敏、急性焦虑症、人格改变。

　　（15）泌尿系统：血尿、肾结石、尿频、蛋白尿、肾衰竭、肾功能不全、尿急、尿失禁。

　　（16）生殖系统和乳房：乳房疼痛、勃起功能障碍、男性乳房发育。

　　（17）呼吸、胸及纵隔：支气管炎、咳嗽、呼吸困难、鼻出血、鼻腔干燥、鼻窦分泌过多、咽部水肿、呼吸道充血、喷嚏、咽喉发炎、上呼吸道感染。

　　（18）皮肤及皮下组织：脱发、血管性水肿、皮炎、皮肤划痕症、瘀斑、湿疹、毛发颜色改变、毛发生长异常、多汗症、脱皮、瘀点、光过敏、瘙痒症、紫癜、皮肤变色/色素沉着、皮损、皮肤气味异常、荨麻疹。

　　（19）血管：面红、热潮红、高血压、低血压。

　　（20）实验室指标：部分活化凝血活酶时间延长、肌酸升高、碳酸氢盐减少、钠增多、脑电图异常、血糖升高、胆固醇升高、三酰甘油升高、淀粉酶升高、钾增多、促甲状腺激素升高、血小板计数降低、血细胞比容降低、血红蛋白降低、红细胞平均体积增加、红细胞减少、肌酐升高、血尿素升高、血尿素氮/肌酐比值升高、肌酸激酶增加、碱性磷酸酶升高、乳酸脱氢酶升高、前列腺特异性抗原增加、尿量增多或减少、淋巴细胞计数减少、中性粒细胞计数减少、白细胞升高/降低、凝血试验异常、低密度脂蛋白增高、凝血酶原时间延长、管型尿、尿细胞阳性、尿蛋白阳性。

　　3. 对本品上市后药物的使用中，对药品的不良反应进行了鉴别。由于这些不良反应是从未知数量的患者中自发报告的，因此，不可能准确评估其发生频率或判断其与药物的因果关系。

　　（1）肝胆异常：肝衰竭（有些是致命的）、黄疸、肝功能检查结果严重异常、肝疾病。

　　（2）免疫系统异常：过敏反应。

　　（3）肌肉骨骼和结缔组织异常：横纹肌溶解。

　　（4）精神异常：包括攻击性倾向的精神病行为。

　　（5）肾和泌尿系统异常：肾小管间质性肾炎。

　　（6）皮肤和皮下组织异常：全身性皮疹、史-

约综合征、皮肤过敏反应。

【妊娠期安全等级】 C。

【禁忌与慎用】

1. 本品禁用于正在接受硫唑嘌呤、巯嘌呤治疗的患者。

2. 在孕妇中未进行充分的对照研究。所以唯有确认潜在益处大于对胎儿风险时，妊娠期间才能使用。

3. 对大鼠的研究发现本品可经乳汁排泄。但尚不清楚本品是否会经人乳排泄。由于很多药物可分泌到乳汁，因此，哺乳期妇女应慎用本品。如确需使用，应选择停药或停止哺乳。

4. 18 岁以下患者的安全性和有效性尚未确定。

5. 尚未对重度肝功能不全患者（Child-Pugh C 级）、重度肾功能不全患者、终末期肾病需要进行透析的患者进行研究，此类患者应谨慎使用。

【药物相互作用】

1. 本品是一种黄嘌呤氧化酶（XO）抑制剂。根据一项在健康受试者上开展的药物相互作用研究，本品改变茶碱（XO 的一种底物）在人体内的代谢。因此，本品与茶碱合用时应谨慎。

尚无本品与其他通过 XO 代谢的药物（如硫唑嘌呤、巯嘌呤）相互作用的研究。由本品引起的 XO 抑制可能会提高这些药物在血浆中的浓度，从而导致中毒。因此，本品禁用于正在接受硫唑嘌呤或巯嘌呤治疗的患者。

2. 未进行本品与细胞毒类化疗药物的相互作用研究。用细胞毒类药物化疗期间使用本品的安全性数据缺乏。

3. 基于在健康受试者体内进行的药物相互作用研究，本品与秋水仙碱、萘普生、吲哚美辛、氢氯噻嗪、华法林、地昔帕明合用时无显著相互作用。因此，本品可与这些药物合用。

4. 体外研究表明本品在治疗浓度时不会抑制 CYP1A2、CYP2C9、CYP2C19、CYP2D6 或 CYP3A4，也不会诱导 CYP1A2、CYP2B6、CYP2C9、CYP2C19 或 CYP3A4。因此，本品与通过这些 CYP 酶代谢的药物之间不太可能有药动学相互作用。

【剂量与用法】 起始剂量为 40mg，1 次/日。如果 2 周后，血尿酸水平仍不低于 6mg/dl（约 360μmol/L），建议剂量增至 80mg，1 次/日。给药时，不必考虑食物和抗酸药的影响。

【用药须知】

1. 在服用本品的初期，经常出现痛风发作频率增加。这是因为血尿酸浓度降低，导致组织中沉积的尿酸盐动员。为预防治疗初期的痛风发作，建议同时服用 NSAID 或秋水仙碱。在使用本品期间，如果痛风发作，不必中止治疗。应根据患者的具体情况，对痛风进行相应治疗。

2. 在随机对照研究中，相比使用别嘌醇，使用本品治疗的患者发生心血管血栓事件（包括心血管死亡、非致死性心肌梗死、非致死性脑卒中）的概率较高，尚未确定本品与心血管血栓事件的因果关系。用药时注意监测心肌梗死和脑卒中的症状及体征。

3. 已有患者服用本品后出现致死性和非致死性肝衰竭的上市后报道，尽管这些报道内确定它们之间因果关系的信息尚不充分。在随机对照研究中，观察到氨基转移酶可升高至正常上限的 3 倍以上。

首次使用本品之前患者应该进行一次肝功能测试，将此结果作为基线水平。

对报告有疲劳、食欲缺乏、右上腹不适、酱油色尿或黄疸等可能表明肝损害症状的患者应及时进行肝功能检测。如果发现患者有肝功能异常（ALT 超过正常上限的 3 倍以上），应该暂停用药，并调查以确定可能的原因。本品不应该重新用于这些肝功能检查异常并没有其他合理解释的患者。

若患者的血清 ALT 超过正常上限的 3 倍以上，并且其血清总胆红素超过正常上限的 2 倍以上，同时排除其他的病因，则该患者此时正处于严重的药物诱发性肝损害的危险之中，这些患者不应该再重新使用本品。对于那些血清 ALT 或胆红素升高幅度较小且有其他合理解释的患者来说，采用本品治疗需慎重。

4. 尚无本品应用于继发性高尿酸血症患者（包括器官移植）的研究，因此，不建议将本品应用于尿酸显著升高的患者[如恶性疾病、莱施-奈恩（Lesch-Nyhan）综合征]。少数病例显示，尿中黄嘌呤浓度明显升高后可在泌尿道沉积。

【制剂】 片剂：40mg，80mg。

【贮藏】 遮光、密封，不超过 25℃保存。

培戈洛酶（pegloticase）

别名：聚乙二醇重组尿酸酶、Krystexxa。

本品为重组的哺乳动物聚乙二醇化尿酸特异性酶（聚乙二醇与四聚体酶交联物），其中聚乙二醇通过单甲醚共价键与尿酸酶结合。

【理化性状】 尿酸酶通过单甲醚共价键与聚乙二醇结合，聚乙二醇分子量为 10kDa，尿酸酶 cDNA

根据哺乳动物序列编码，每个尿酸酶亚单位的分子量约为 34kDa，聚乙二醇重组尿酸酶平均分子量约为 540kDa。

【用药警戒】

1. 使用本品治疗过程中应密切关注过敏反应和输液反应，患者用药前应先给予皮质激素及抗组胺药物，并在给药后适当时间内密切监测。

2. 输注前应监测患者血清尿酸水平，如血清尿酸超过 6mg/dl，特别是连续 2 次测量值均高于 6mg/dl，应考虑停药。

【药理学】本品主要成分是一种重组尿酸特异性酶，并通过催化氧化体内尿酸转化为尿囊素，从而降低血清尿酸的水平而发挥治疗作用，而尿囊素是一种惰性和水溶性的嘌呤代谢物，极易消除，主要由肾排泄。研究表明，血清尿酸水平随着药物浓度的增加而降低。

【药动学】

1. 痛风患者单剂量静脉输注本品 0.5mg～12mg 后，本品的 C_{max} 与给药剂量成正比。

2. 本品的 C_{max} 与剂量增加成正比。分析显示，年龄、性别、体重、肌酐清除率对本品药动学无显著影响。显著影响清除率和分布容积的因素是体表面积和抗培戈洛酶抗体。

【适应证】用于治疗常规治疗难治性的成人慢性痛风，不推荐用于无症状高尿酸血症的治疗。

【不良反应】

1. 严重不良反应包括过敏反应、输液反应、痛风发作、充血性心力衰竭。

2. ≥5%患者的最常见不良反应（按由高到低排列）为痛风发作、输液反应、恶心、挫伤或淤血、鼻咽炎、便秘、胸痛、过敏反应、呕吐。

3. 在本品每 2 周 1 次治疗患者中92%的患者产生抗培戈洛酶抗体，而安慰剂组为 28%。在本品治疗的 42%患者中也检测到了抗聚乙二醇抗体。与抗体未被检出或低抗体滴度患者比，在高抗培戈洛酶抗体滴度的患者中输液反应的发生率较高。

【妊娠期安全等级】C。

【禁忌与慎用】

1. 已知的 G6PD 缺乏患者禁用。因为溶血症及高铁血红蛋白症的风险增加。

2. 对本品过敏患者禁用。

3. 孕妇只有明确需要时才可使用。

4. 不推荐哺乳期妇女使用。

5. 18 岁以下儿童用药的安全性和有效性尚未确定。

【药物相互作用】暂无本品与其他药物作用的研究数据。由于抗培戈洛酶抗体结合在药物的聚乙二醇部分，因此，也可能与其他聚乙二醇制品结合。抗聚乙二醇抗体对使用其他含有聚乙二醇药物治疗的患者的影响尚不明确。

【剂量与用法】

1. 剂量　成人患者静脉输注 8mg，每 2 周 1 次，每次输液时间应＞2h。最佳治疗持续时间尚未确定。

2. 给药准备　采用适当的无菌操作技术。从药瓶中抽取 1ml 本品到无菌注射器中。丢弃瓶内剩余部分。注射到 1 袋 250 ml 静脉输注用 0.9%氯化钠注射液或 0.45%氯化钠注射液中。不可用其他药物混合或稀释。倒置包含本品的稀释溶液袋数次，确保充分混合。不可振摇。输液袋内的本品稀释液 2～8℃和室温下 4h 内稳定。但推荐稀释溶液冷藏，不可冷冻，遮光保存，并在 4h 内用完。给药前，将本品稀释溶液放置至室温。无论是在药瓶或静脉输液中本品，均禁止人工加热（如热水、微波）。

3. 给药　本品不可静脉输注。无治疗反应的患者过敏反应和输液反应的风险较高。输注前监测血清尿酸水平，一旦高于 6mg/dl，尤其当 2 次连续测量均高于 6mg/dl 时，考虑停药。本品稀释后仅可通过重力输液、注射泵或输注泵，经不少于 120min 静脉输注给药。给药前预处理（如抗组胺药、皮质激素），可使过敏反应和输液反应风险降低。

【用药须知】

1. 在接受本品治疗过程中应密切关注输液反应、过敏反应、痛风发作及充血性心力衰竭的症状和体征。

2. 治疗过程中应密切关注过敏反应和输液反应，使用本品治疗前患者应先给予皮质激素类药物和抗组胺药物，输注前应监测患者血清尿酸水平。尿酸水平高于 6 mg/dl 患者，尤其当 2 次连续水平高于 6mg/dl 时，过敏反应发生的风险较高。

3. 任何一次输注均可发生过敏反应，包括第一次输注时，通常在开始输注的 2h 内出现。但也有迟发型超敏反应的报道，本品应以不少于 120min 的速度缓慢输注。

4. 出现输液反应，应降慢输液速度或停药，重新从较慢的速率开始。

5. 过敏反应和输液反应可发生在治疗的任何输注期间。告知患者一些药物可预防或降低这些反应的严重程度。告知患者过敏反应的体征和症状包括喘鸣、口或舌水肿、血流动力学不稳定性、皮疹或荨麻疹。输液反应最常见的体征和症状包括荨麻疹（皮疹）、红斑（皮肤发红）、呼吸困难、面红、胸部不适、胸痛和疹。告知患者本品输注期间或输注后，发生过敏反应，应立即就医。

6. 本品开始治疗后可能发生痛风发作，因为血尿酸水平改变导致从组织沉积的尿酸动员。推荐本品开始治疗至少 1 周前开始使用 NSAIDs 或秋水仙碱预防痛风发作，并持续治疗至少 6 个月，除非存在药物禁忌或患者不能耐受。痛风发作不必停药，个别患者需同时加以适当控制。

7. 告知患者本品开始治疗后痛风发作的风险增加，本品开始治疗的前几个月需规律服药以降低发作风险。如果痛风发作不需停用本品。

8. 无本品过量的报道。给药的最大剂量为单次静脉内 12 mg。因无特异性解毒药，对怀疑过量的患者应密切监测，采取一般支持疗法。

9. 使用本品后大于 4 周再使用本品的患者，由于本品的免疫原性，增加过敏反应和输液反应发生的可能，因此，再治疗的患者在使用过程中应严密监护。

【制剂】注射剂：8mg/1ml。

【贮藏】本品注射液必须存放在纸盒内，2～8℃冷藏保存，遮光。勿摇晃或冷冻。不可超出有效期限使用。

第四章　中枢神经系统药物

Drugs of Central Nervous System

4.1　大脑功能恢复药（drugs for resruming brain's function）

艾地苯醌（idebenone）

别名：雅伴、羟癸甲氧醌、Avan。

本品为脑代谢和精神症状改善药。

【理化性状】

1. 化学名：2-（10-hydroxydecyl）-5,6-dimethoxy-3-methyl-*p*-benzoquinone。

2. 分子式：$C_{19}H_{30}O_5$。

3. 分子量：338.4。

4. 结构式如下：

【药理学】本品具有抗氧化和清除自由基的活性，还可作为线粒体呼吸链中的电子载体加强有氧呼吸。实验研究发现，本品对大鼠大脑缺血和中枢胆碱、5-HT 功能下降导致的遗忘症和学习障碍有减轻作用，能抑制谷氨酸受体激动剂刺激引起的大鼠运动失调，改善脑部葡萄糖利用，刺激 ATP 形成。临床研究表明，本品对绝大多数中度老年痴呆和脑血管疾病引起的痴呆患者的临床症状有改善作用。

【药动学】口服易吸收，食物能增加本品的吸收率。存在较明显的肠肝循环，所以血药浓度出现两个峰。分布广泛，在肠、肝和肾中的浓度高。主要在肝内代谢，代谢物经肾清除，$t_{1/2}$ 为 2.6～21.7h。

【适应证】用于中度老年性痴呆和脑血管性疾病引起的痴呆。

【不良反应】不良反应较轻，如胃部不适、呕吐、腹部绞痛、腹泻，一般无须停药和调整剂量。

【禁忌与慎用】孕妇和哺乳期妇女慎用。

【剂量与用法】成人口服 30mg，3 次/日，饭后服用。

【用药须知】长期服用要注意检查 ALT、AST 等。

【制剂】片剂：30mg，50mg。

【贮藏】避光贮存。

尼唑苯酮（nizofenone）

别名：Ekonal。

本品为新型咪唑类脑缺血性疾病改善药。

【理化性状】

1. 化学名：（2-chlorophenyl）（2-{2-[（diethylamino）methyl]-1*H*-imidazol-1-yl}-5-nitrophenyl）methanone。

2. 分子式：$C_{21}H_{21}ClN_4O_3$。

3. 分子量：412.87。

4. 结构式如下：

富马酸尼唑苯酮（nizofenone fumarate）

【理化性状】

1. 化学名：（2-chlorophenyl）（2-{2-[（diethylamino）methyl]-1*H*-imidazol-1-yl}-5- nitrophenyl）methanone fumarate。

2. 分子式：$C_{21}H_{21}ClN_4O_3 \cdot C_4H_4O_4$。

3. 分子量：528.94。

【药理学】本品可改善脑功能，抑制脑梗死形成，改善脑缺血后的脑电波及恢复锥体束功能。动物实验表明，本品可显著延长缺血或缺氧条件下脑细胞的生存时间，从而改善脑细胞在缺氧后引起的一系列症状。

【药动学】成人在静脉输注 0.5～3.0mg 后 30min，血浆中的原药浓度变化呈二相型，$t_{1/2}$ 分别为 0.3h 和 0.5h，脑血管障碍患者应用本品后与此大致相似。本品静脉输注后肝内分布最高，其次为肺、肾、肾上腺。本品大部分随粪便排泄，其余随尿排出。

【适应证】用于治疗缺血性脑功能障碍，尤其是蛛网膜下腔出血的急性期及其他类型的脑出血所致的急性脑缺血。

【不良反应】偶见意识低下、嗜睡、镇静、偏瘫，少见血压下降、贫血、血小板减少，ALT、AST、尿素氮升高，极少可见呼吸抑制。

【禁忌与慎用】

1. 禁用于重症（Hunt 分级 4～5 级）患者。

2. 老年患者易发生意识低下，出现时应减量。

3. 动物实验表明，胎仔死亡率增加、妊娠期延长和新生动物生存率降低，故孕妇应权衡利弊慎用。

4. 动物实验表明，本品可通过乳汁分泌，孕妇慎用。

5. 儿童用药的安全性尚未确立。

【药物相互作用】饮酒或合用巴比妥类药物中枢抑制药可增强中枢抑制作用，不得已合用时应慎重。

【剂量与用法】静脉输注，5～10mg/次，3 次/日。于发病 1d 内开始给药，2 周为 1 个疗程。

【用药须知】本品有镇静作用，故必须注意观察意识水平的变化，于给药时注意患者呼吸受抑。

【制剂】注射剂：5mg/2ml。

【贮藏】避光贮存。

4.2　镇静、催眠及抗焦虑药（sedatives, hypnotics, and anti-anxietics）

甲苯比妥（mephobarbital）

别名：Mebaral。

本品为巴比妥类药物。

【理化性状】

1. 本品为白色，几乎无臭无味的粉末，微溶于水和乙醇，pK_a 为 7.8，熔点 176℃。

2. 化学名：5-ethyl-1-methyl-5-phenylbarbituric acid。

3. 分子式：$C_{13}H_{14}N_2O_3$。

4. 分子量：246.26。

5. 结构式如下：

【用药警戒】

1. 如出现过敏反应的症状如荨麻疹，呼吸困难，面部、唇、舌或咽喉肿胀，请立即寻求紧急医疗帮助。

2. 如出现严重不良反应，意识混乱、幻觉、心率减慢或濒死感，请立即就医。

【药理学】

1. 巴比妥类药物能够产生从兴奋到轻微镇静、催眠、深昏迷及所有程度的中枢神经系统异常状态，过量能导致死亡，足够高剂量的本类药物可诱导麻醉。巴比妥类药物能抑制感觉皮质，减少活动强度，改变小脑功能并产生嗜睡、镇静、催眠。此类药物也是呼吸抑制剂，呼吸抑制的程度依赖于剂量的大小。用催眠剂量产生的呼吸抑制作用与血压、心率都略有降低的生理睡眠所产生的抑制程度相似。

2. 本品能产生很强的镇静和抗惊厥作用，有相对温和的催眠作用，可以减少癫痫大发作和小发作的发病率。本品很少或不会导致嗜睡或精神不振，因此，当用来镇静或抗惊厥时，患者通常会更平静、更愉悦，更好地适应周围环境且不会影响智力。据报道，本品比苯巴比妥产生的镇静作用更弱。

【药动学】

1. 巴比妥类药物是一种弱酸，吸收后能快速分布到所有的组织和体液中，在脑、肝和肾处有较高浓度，其脂溶性是体内分布的主导因素。约 50% 本品的口服剂量从胃肠道吸收。本品治疗剂量的血药浓度尚未确定，$t_{1/2}$ 也未确定。口服给药后，30～60min 见效，持续时间为 10～16h。

2. 巴比妥类药物与血浆和组织蛋白有不同程度的结合，其结合程度与脂溶性相关。

3. 本品的主要代谢途径是经肝微粒体酶去甲基化形成苯巴比妥。苯巴比妥随尿液排出，或进一步代谢为对羟基苯巴比妥，从尿中以葡糖苷酸和硫酸的结合物的形式排出。约 75% 单剂量口服的本品在 24h 之内转化为苯巴比妥。因此，本品长期服用可能导致苯巴比妥在血浆中的积累。在本品长期治疗中，难以确定活性成分是本品还是苯巴比妥。

【适应证】本品作为镇静药用于缓解焦虑、紧张和恐惧，作为抗惊厥药用于治疗癫痫的大、小发作。

【不良反应】

1. 发生率＞1%的不良反应是嗜睡。

2. 发生率＜1%的不良反应（按器官系统分组，发生率依次减少）如下。

（1）神经系统：激动、精神错乱、痉挛、共济失调、中枢神经系统抑制、梦魇、精神紧张、精神障碍、幻觉、失眠、焦虑、头晕、思维异常。

（2）呼吸系统：肺换气不足、呼吸骤停。

（3）心血管系统：心动过缓、低血压、晕厥。

（4）消化系统：恶心、呕吐、便秘。

3. 其他不良反应包括头痛、过敏反应（血管神经性水肿、皮疹、剥脱性皮炎）发热、肝功能损害、苯巴比妥长期使用后的巨幼细胞贫血。

4. 本品可致药物滥用和依赖性。

【妊娠期安全等级】D。

【禁忌与慎用】

1. 对巴比妥类药物过敏者和显现或潜在的卟啉病患者禁用。

2. 巴比妥类药物可少量分泌至乳汁中，哺乳期妇女使用时应暂停哺乳。

【药物相互作用】

1. 巴比妥类药物可以诱导肝微粒体酶，导致代谢增加，降低口服抗凝剂（华法林、醋硝香豆素、双香豆素、苯丙香豆素）的作用。如果有巴比妥类药物加入治疗或者停药，抗凝治疗稳定的患者可能需要调整抗凝药物的剂量。

2. 巴比妥类药物可能通过诱导肝微粒体酶升高外源性皮质激素的代谢。当有巴比妥类药物加入治疗或停药时，正在接受稳定的皮质激素治疗的患者需要调整剂量。

3. 在巴比妥类药物停药 2 周后还能缩短多西环素的 $t_{1/2}$，其机制可能是通过诱导抗生素代谢的肝微粒体酶造成的。如果同时给予苯巴比妥和多西环素，应密切监测多西环素的临床效应。

4. 巴比妥类药物对苯妥英的代谢影响似乎是不一致的。一些研究者报道有促进作用，而另一些研究者报道却说没有影响。因为巴比妥类药物对苯妥英的代谢影响不可预测，如果同时服用，应更频繁地监测苯妥英和巴比妥类药物的血药浓度。丙戊酸钠和丙戊酸会降低巴比妥类药物的代谢，因此，应监测巴比妥类药物的血药浓度，并根据监测结果进行适当的剂量调整。

5. 合用其他中枢神经系统抑制剂，如其他镇静药、催眠药、抗组胺药、乙醇，可能产生协同作用。

6. MAOIs 可能因为抑制巴比妥类药物的代谢，从而延长巴比妥类药物的作用时间。

7. 雌二醇经苯巴比妥预处理或与苯巴比妥合用会通过增加前者的代谢而降低其效果。目前，已经有报道指出，口服避孕药并同时服用抗癫痫药（如苯巴比妥）的妇女发生妊娠。建议服用苯巴比妥的妇女选择其他的避孕方法。

8. 减弱乙酰水杨酸、保泰松的抗炎镇痛作用。

9. 甘露醇、尿素等渗透性利尿药可促进巴比妥类药物的排泄，以尿素的作用最甚。

10. 活性炭是巴比妥类药物的有效吸附剂，合用时可使后者吸收显著减少。在后者中毒时可用前者解毒。

【剂量与用法】

1. 一般用于成人抗癫痫的剂量为 400～600mg/d；5 岁以下儿童，3～4 次/日，16～32mg/次；≥5 岁儿童，3～4 次/日，32～64mg/次。若癫痫在夜间发作，最好睡前服用本品，若在白天发作则白天服用。

治疗应从小剂量开始，逐步增量至少 4～5d，直到确定最佳用量。如果患者正服用其他的抗癫痫药物，应该在逐步减少其他药物用量的同时增加本品用量，防止因治疗改变而引起癫痫突然发作。同样的，当需要减少至维持剂量或停药时，应该经过 4～5d 逐步减量。

2. 中老年人或身体虚弱者应降低剂量，因为这些患者可能对巴比妥类药物更为敏感。肾功能不全或者肝病患者应降低剂量。

3. 本品可与苯巴比妥合用，交替应用或同时应用均可。当两种药物同时服用时，用量均为其单独应用的 50%左右，具体成人平均日剂量为苯巴比妥 50～100mg，本品为 200～300mg。

4. 本品也可与苯妥英钠合用，有些时候联合用药比单独使用任一药物的效果更好，因为苯妥英钠对神经运动型癫痫特别有效，但对于癫痫小发作几乎无效。两者合用时，可降低苯妥英钠的量，但本品应给予全剂量。平均每日 230mg 苯妥英钠，再加上 600mg 本品，能得到令人满意的效果。

5. 镇静：成人，3～4 次/日，32～100mg/次，最佳剂量为 50mg；儿童，3～4 次/日，16～32mg/次。

【用药须知】

1. 巴比妥类药物为管制药品，可能会导致成瘾性，连续应用可能会产生心理和生理依赖性，所以应该谨慎应用，尤其是对有自杀倾向的抑郁症患者或有药物滥用史的患者。

巴比妥类药物可能会成瘾，尤其是长期大剂量使用可产生耐药性和生理、心理依赖。随着耐药性的加剧，用药量接近中毒剂量；耐受的最大剂量不能超过常用剂量的 3 倍。此时，治疗剂量与致命剂量相差无几。

巴比妥类药物的急性中毒症状包括步态不稳、口齿不清、持续性眼球震颤。慢性中毒的迹象包括精神错乱、判断力差、烦躁不安、失眠、躯体失调。

巴比妥类药物依赖的症状与慢性酒精中毒相似。如果一个人一定程度上出现醉酒状态，如果与其血液中的乙醇含量不成比例，可以怀疑其是否应用了巴比妥类药物。如果摄入了乙醇，巴比妥类药物的致死剂量也会大大降低。

巴比妥类药物戒断症状可以是严重的，还可能会导致死亡。轻微的戒断症状可能会出现在最后服用此类药物的 8～12h 后。这些症状通常如下述顺序出现：焦虑、肌肉抽搐、手和手指震颤、渐进无力、头晕、视觉感知失真、恶心、呕吐，失眠、直立性低血压。突然停药的主要戒断症状（抽搐、谵妄）可能会在 16h 内发生，并持续长达 5d。经过约 15d，戒断症状逐渐减弱。酗酒和滥用阿片类药物的人容易对巴比妥类药物产生滥用和依赖，而镇静剂和安非他明滥用者也会对巴比妥类药物产生滥用和依赖。

巴比妥类药物的依赖源于超过治疗剂量的药物的反复和长期应用。其依赖特点如下。

（1）一种强烈的继续用药的愿望和需要。

（2）剂量增加的趋势。

（3）药物精神依赖的影响关系到个人主观意识和欣赏能力。

（4）身体须保持一定的药物水平，药物停用时就会产生明显、具有典型特点的自身戒断综合征。

巴比妥类药物依赖的治疗包括用药的谨慎和逐步减量，患者可以使用多个不同的戒断方案予以消除依赖，但是所有的方案花费的时间都较长。一种方法是用 30mg 苯巴比妥来代替患者所服用的 100～200mg 的其他巴比妥类药物，每天苯巴比妥的服用量不得超过 600mg，分 3～4 次给药。戒断症状会发生在治疗的第 1 天，除了口服给药，也可

肌内注射 100～200mg 苯巴比妥。应用苯巴比妥稳定后，随着戒断治疗平缓顺利地进行，每日总剂量减少 30mg。该方案的修改因素包括患者开始治疗时的剂量和减少日剂量时患者的耐受程度。

婴幼儿身体依赖巴比妥类药物，可给予苯巴比妥 3～10mg/（kg·d）。戒断症状（多动、睡眠不安、震颤、反射亢进）缓解后，苯巴比妥的用量应逐渐减少，且在 2 周内完全停药。

2. 老年人或体弱者应用巴比妥类药物可能会产生显著的兴奋、抑郁、思维混乱。一些人反复应用巴比妥类药物会产生兴奋，而非抑郁。

3. 肝损伤患者应用巴比妥类药物应谨慎且开始用药时应减少剂量，有肝昏迷迹象的患者禁用。

4. 在治疗癫痫时，即使给予很小的日剂量，突然停用本品也可能会导致癫痫持续状态。

5. 当肾病、心脏病、呼吸功能疾病、重症肌无力、黏液性水肿患者应用本品时应控制好剂量。为减少急性或慢性过量的可能性，任何时候都应该给予最小的有效剂量。

6. 本品可能通过酶诱导作用增加维生素 D 的代谢，从而增加维生素 D 的需求，但极少有长期使用巴比妥类药物造成佝偻病和骨软化症的报道。

7. 胎儿在子宫内暴露于抗惊厥药物，可导致新生儿在早期由于凝血缺陷出现出血症状。所以应给予临产妇女或新生儿维生素 K。

8. 长期应用巴比妥类药物的患者须定期进行造血系统、肾、肝等器官的化验检查。

9. 急慢性疼痛患者服用本品会掩盖病情。

10. 孕妇使用可对胎儿造成伤害，妊娠期最后 3 个月接受巴比妥类药物，婴儿出生后可发生戒断症状。如在妊娠期服用该类药物或在服用该类药物期间怀孕，患者应知晓对胎儿的潜在伤害。

11. 催眠剂量的巴比妥类药物不会明显抑制子宫的活动，麻醉剂量的药物会降低子宫的收缩力和收缩频率，分娩时应用镇静催眠药可能导致新生儿的呼吸抑制，早产儿特别容易受巴比妥类药物影响而产生镇静作用。如果在分娩过程中应用了巴比妥类药物，应配置急救设备。

当分娩时，应用产钳和其他治疗干预时，巴比妥类药物的效果数据无法获得。而且，此类药物对孩子以后的生长、发育、机体功能成熟的影响尚不明确。

12. 巴比妥类药物的中毒剂量有很大差别。一般情况下，大多数此类药物口服 1g 可以使一个成

年人产生严重的毒性，2～10g 的此类药物通常可致死。巴比妥类药物中毒可能与酒精中毒、溴化物中毒和各种神经系统疾病混淆。

巴比妥类药物急性过量会表现出中枢神经系统和呼吸系统抑制，进而可能产生潮式呼吸、反射消失、瞳孔轻微收缩（重度中毒者可能会出现麻痹性扩张）、少尿、心动过速、低血压、体温降低和昏迷。可能发生典型的休克综合征（呼吸衰竭、循环衰竭、呼吸停止、死亡）。

极度过量时，大脑中所有的电活动会停止，在这种情况下，一个"水平线"形状的脑电图产生，但这不能等同于临床死亡。这种效果是完全可逆的，除非发生缺氧性损害。如果涉及精神上的创伤也应该考虑巴比妥类药物中毒的可能性。

可能发生的并发症有肺炎、肺水肿、心律失常、充血性心力衰竭和肾衰竭。如果肾功能受损，尿毒症可能增加中枢神经系统对巴比妥类药物的敏感性。鉴别诊断应包括低血糖、脑外伤、脑血管意外、痉挛、糖尿病昏迷。

13. 药物过量的治疗方法如下。

（1）开通气道，使用辅助呼气设备并吸氧。

（2）监测生命体征和体液平衡。

（3）如果患者意识清醒且具有咽反射，可用催吐剂催吐，注意防止呕吐物误吸。催吐完成后，给予患者含有 30g 活性炭的水溶液。

（4）如果不能催吐，要进行洗胃，插管时使患者面部朝下。

（5）如果需要，应进行液体疗法和其他治疗休克的标准疗法。

（6）如果肾功能正常，利尿可能有助于消除巴比妥类药物。碱化尿液能增加本品和一些巴比妥类药物的肾排泄。

（7）如果患者无尿或休克，血液透析可用于严重的巴比妥类药物中毒，但这种方法不建议作为常规方法。

（8）患者应每 30 分钟进行一次翻身。

（9）若怀疑有肺炎要给予抗生素。

（10）进行合理的护理，以防止坠积性肺炎、压疮及与意识状态改变相关的其他并发症。

【制剂】片剂：32mg，50mg，100mg。

【贮藏】密封，避光贮于 25℃下。

仲丁比妥（butabarbital）

别名：仲丁巴比妥、secbutabarbital、Butisol。

【理化性状】

1. 化学名：5-butan-2-yl-5-ethyl-1,3-diazinane-2,4,6-trione。

2. 分子式：$C_{10}H_{16}N_2O_3$。

3. 分子量：212.2。

4. 结构式如下：

仲丁比妥钠（butabarbital sodium）

【理化性状】

1. 本品为白色粉末，味苦，易溶于水和乙醇，几乎不溶于苯和乙醚。

2. 化学名：5-butan-2-yl-5-ethyl-1,3-diazinane-2,4,6-trione sodium。

3. 分子式：$C_{10}H_{14}N_2Na_2O_3$。

4. 分子量：256.2。

【药理学】本品为中效巴比妥类药物。

【药动学】口服易于吸收。在肝内代谢，$t_{1/2}$ 约为 100h。主要以代谢物随尿排出，尿中几乎无原药。

【适应证】用于镇静和催眠。

【不良反应】不良反应包括激惹、意识混乱、运动功能亢进、共济失调、中枢抑制、梦魇、神经质、精神异常、幻觉、失眠、焦虑、头晕、思维异常、肺换气不足、呼吸暂停、心动过缓、低血压、晕厥、恶心、呕吐、便秘、头痛、过敏反应（血管神经性水肿、皮疹、剥脱性皮炎）、发热、肝损害。长期使用可致依赖性。

【妊娠期安全等级】D。

【禁忌与慎用】参见甲苯比妥。

【药物相互作用】参见甲苯比妥。

【剂量与用法】

1. 镇静：口服，15～30mg，3 次/日或 4 次/日。

2. 催眠：口服，50～100mg，睡前服。

3. 术前镇静：口服，50～100mg，术前 60～90min 服。

4. 年老体弱者，肝肾功能不全患者须降低剂量。

【用药须知】参见甲苯比妥。

【制剂】①片剂；30mg，50mg。②口服液：30mg/5ml。

【贮藏】密封贮于 20～25℃。

美索比妥（methohexital）

别名：戊烷巴比妥、Brevital。

本品属于速效、强效的巴比妥类药物麻醉剂。

【理化性状】

1. 本品为白色至浅黄色结晶粉末，无臭，熔点为92～96℃。极微溶于水，微溶于乙醇、氯仿和稀碱性溶液。

2. 化学名：（±）-5-allyl-1-methyl-5-（1-methylpent-2-ynyl）barbituric acid;1-Methyl-5-（1-methyl-2-pentynyl）-5-（2-propenyl）-2,4,6（1H,3H,5H）-pyrimidinetrione。

3. 分子式：$C_{14}H_{18}N_2O_3$。

4. 分子量：262.3。

5. 结构式如下：

美索比妥钠（methohexital sodium）

别名：甲己炔巴比妥钠、Brevital sodium。

【理化性状】

1. 本品为白色至近白色粉末，有吸湿性。

2. 分子式：$C_{14}H_{17}N_2NaO_3$。

3. 分子量：284.29。

4. 配伍禁忌：本品不能与酸性溶液配伍，包括一些抗菌药物、抗精神病药、神经肌肉阻滞剂、抗毒蕈药和镇痛药。常见不能配伍的药物包括硫酸阿托品、盐酸哌替啶、碘甲筒箭毒、枸橼酸芬太尼、硫酸吗啡、乳酸喷他佐辛、氯化琥珀胆碱、氯筒箭毒和复方乳酸钠注射液。应用不含防腐剂的注射液稀释本品，否则会产生沉淀。pH改变可能导致游离巴比妥沉淀。巴比妥类药物，包括本品钠盐溶液的溶解度，只有在相对高的pH（碱性）才可保持稳定。

5. 稳定性：本品稀释后在室温下可稳定6周，由于本品不含抑菌剂，用葡萄糖或氯化钠稀释后的溶液只能保存24h。

【用药警戒】

1. 本品仅能在医院或急救机构内使用，上述机构必须能提供持续监测呼吸（如脉搏血氧测定）和心功能、复苏的药品及与年龄和大小相适应的机械通气装置和插管设备，经训练过、能使用上述设备

并且精通通气技术的人员才有可能立即执行此项急救任务。对于深度镇静的患者，应有专人持续监护，且不应该是上述抢救措施的操作者。

2. 如出现下列过敏反应的症状和体征（如荨麻疹、呼吸困难、面部、嘴唇、舌及咽喉肿胀），应立即呼叫紧急救护。

3. 如出现下列严重不良反应[如注射时严重灼烧感或肿胀、癫痫（惊厥）、麻木或刺痛感、濒死感、心率过快、呼吸无力或浅呼吸、意识混乱、焦虑、麻醉结束后出现情绪不安感]，应立即告知医护人员。

【药理学】

1. 本品的药效为硫喷妥钠的2倍，作用时间为其1/2。静脉注射后可快速起效，在1个臂脑循环的循环时间（30s）内产生意识丧失作用。本品的诱导作用可产生与剂量相关的催眠作用（从轻睡眠发展为意识丧失）和顺行性遗忘症，但无痛觉缺失。巴比妥类药物（如本品、硫喷妥钠）对中枢神经系统发挥作用的确切机制尚未完全阐明。不过，目前认为是通过改变抑制的$GABA_A$受体介导的突触传递，从而增加γ-氨基丁酸（GABA，是中枢神经系统最主要的抑制性神经递质）活性有关，至少是部分相关。

2. 本品不作用于骨骼肌，当须要肌肉松弛时必须补充使用吸入麻醉剂或骨骼肌松弛药。巴比妥类药物仅具有轻微的镇痛作用，当存在痛觉应用此类药物时有可能引起兴奋。

【药动学】

1. 静脉注射本品后，其药动学与硫喷妥钠相似，符合二室模型。给药后快速从血液分布（类似硫喷妥钠）到组织中，但消除相比硫喷妥钠快。

2. 成人常规诱导剂量静脉注射本品后，约在30s内发挥作用。对儿童行肌内注射或直肠给药后，其发挥作用（睡眠）的时间分别为2～10min或5～15min。单剂量给药后，其作用的持续时间取决于药物从中枢神经系统的重新分布。本品的作用持续时间约为硫喷妥钠的1/2。直肠给药后的绝对生物利用度约为17%。

3. 本品在很大程度上不同于其他巴比妥类药物麻醉剂（如硫喷妥钠），并不浓集于脂肪库中。因此，比其他巴比妥类药物的蓄积作用要小，而且恢复迅速。在动物中，本品给药24h后血液中即检测不到。

4. 有限数据显示，本品的血药浓度在3～

5μg/ml 时，50%的患者（EC_{50}）中足以产生催眠作用。一些临床医师的经验说法是，本品血药浓度在 5～15μg/ml 时即可产生麻醉作用。儿童肌内注射 10mg/kg（5%的注射液），15min 即达 3μg/ml 的血药浓度。直肠给药后，本品的血药浓度呈剂量依赖性，当剂量保持一定时，由于进一步稀释，血药浓度趋向升高。直肠给予本品（1%注射液）25mg/kg 后 15min，可达 6.9～7.9μg/ml 的血药浓度。

5. 静脉注射本品后，当即快速分布到全身所有组织和体液中，而脑和肝中则具有高浓度。继而血药浓度就会迅速下降，因为本品（乃高脂溶性的药物）分布到全身体液和组织结合部位也包括了脂肪，并且在脑内聚集的高浓度药物亦快速释放而下降。高脂溶性的巴比妥类药物的麻醉效应的结束，更多地取决于重新分布而不是代谢作用。本品与硫喷妥钠相比，很少解离且脂溶性较低。但血浆蛋白结合能力两者却相似。静脉给药后，本品分布容积约为 1.13L/kg，而稳态分布容积为 1.7L/kg。本品易于快速通过胎盘屏障。巴比妥类药物分布到乳汁中的浓度比血浆浓度低很多。

6. 本品的 $t_{1/2}$ 约为 97min。在肝中代谢，本品经脱甲基作用和氧化作用代谢。最重要的生物转化途径包括侧链氧化作用，此作用与生物活性结束有关。本品主要通过肾血管小球滤过排泄。

【适应证】

1. 成人

（1）其他全身麻醉剂应用前的静脉内麻醉诱导。

（2）静脉内麻醉诱导和短时外科手术弱效吸入麻醉剂（如氧化亚氮）的辅助麻醉；本品可静脉输注或间歇静脉注射。

（3）与其他胃肠外药物（通常为麻醉性镇痛药）合用，作为弱效吸入麻醉剂（如氧化亚氮）的辅助麻醉，用于长时间外科手术。

（4）伴随最低限度的痛性刺激的短时间外科手术、诊断和治疗性操作的静脉麻醉。

（5）诱导催眠状态。

2. 年龄大于 1 个月的儿童

（1）全身麻醉药使用前的直肠或肌内麻醉诱导。

（2）直肠或肌内麻醉诱导和短时间外科手术的弱效吸入麻醉剂的辅助麻醉。

（3）伴随最低限度的痛性刺激的短时间外科手术、诊断和治疗性操作的直肠或肌内麻醉。

【不良反应】

1. 与本品有关的不良反应为其药理学效应的延伸，涉及心血管系统（如循环抑制、血栓性静脉炎、低血压、心动过速、外周血管萎陷、心搏呼吸停止相关的惊厥）、呼吸系统（如呼吸抑制、呼吸暂停、心搏呼吸停止、喉痉挛、支气管痉挛、呃逆、呼吸困难）、神经系统（如骨骼肌震颤、注射部位周围神经损伤、癫痫发作）、神经系统（谵妄、坐立不安、焦虑——尤其在术后痛时）、消化系统（恶心、呕吐、腹痛、肝功能检查异常）、超敏反应（红斑、瘙痒、荨麻疹，过敏反应案例罕有报道），其他（注射部位痛、流涎、头痛和鼻炎）。

2. 静脉给药漏于血管外可能引起局部刺激症状，如疼痛、隆起、溃疡、坏死。本品误注入动脉内会产生末端坏疽。接受本品患者有血栓性静脉炎、注射部位周围神经损伤的报道。

【妊娠期安全等级】B。

【禁忌与慎用】

1. 本品禁用于已存在着全身麻醉禁忌，如潜在的卟啉症或已知对巴比妥类药物有过敏反应的患者。

2. 哮喘、梗阻性肺部疾病、严重的高血压或低血压、心肌病、充血性心力衰竭、严重贫血或肢端肥大症患者慎用。哮喘持续状态患者应用时尤其要谨慎。

3. 过度劳累或呼吸器官、循环器官、肾、肝、内分泌系统功能不全患者应用须谨慎。

4. 因巴比妥类药物可分布到乳汁，哺乳期妇女慎用。

5. 本品在年龄小于 1 个月的儿童中的安全性和有效性尚未建立。虽然公开发表文献讨论了儿童的静脉内给药，本品在儿童静脉内给药的安全性和有效性尚未在良好的对照、前瞻性研究中建立。

【药物相互作用】参见甲苯比妥。

【剂量与用法】

1. 本品可给成人直接静脉注射或连续静脉输注，大于 1 个月儿童肌内注射或经直肠给药。

2. 所有途径给予麻醉药均须辅助通气和吸氧装置。因为可能发生心搏呼吸停止，在应用本品期间和使用本品后均应仔细观察患者。年龄和大小合适的复苏设备（如气管插管和心脏复律装置、氧气、吸痰器和安全的静脉通路）并保证有资格使用上述设备的人员能立即到位。本品通常适用于麻醉前给药，可用于任何经过验证的麻醉前给药法。

3. 本品注射液应当新配制并立即应用。本品配制后的注射液在室温里可保持 24h 化学稳定。

4. 稀释时不可用含有硫氯酚的稀释剂，首选灭菌注射用水，可选 5%葡萄糖注射液、0.9%氯化钠注射液，禁用乳酸林格注射液。

5. 稀释指导

（1）配制 1%（10mg/ml）静脉注射液可直接使用制剂中 500mg 的规格，用 50ml 注射液稀释即成，2.5g 的制剂规格则先用 15ml 注射液稀释，然后加入到 235ml 注射液中，使之成为 250ml。

当 2.5g 的规格第一步被稀释时，输液管型瓶内被稀释的注射液应为黄色；而在进一步稀释成为 1%的注射液时，则应为澄明、无色溶液，否则不可使用。

（2）采用连续静脉输注麻醉时，可将 500mg 规格的本品加入到 250ml 稀释液中配成 0.2%的注射液。按此法稀释时，为了避免低渗性推荐使用 5%葡萄糖注射液或等渗的 0.9%氯化钠注射液代替注射用水。

（3）肌内给药，管型瓶内的药物可用 500mg 的规格而以 10ml 注射用水稀释；2.5g 的规格则用 50ml 注射用水稀释，使最终浓度均为 5%。

（4）直肠给药，管型瓶内的药物可用 500mg 的规格而以 50ml 注射用水稀释，2.5g 的规格则用 250ml 注射用水稀释，使最终浓度均为 1%。

6. 给药剂量高度个体化，只有熟知本品用量与其他巴比妥类药物麻醉剂存在区别的麻醉师才可开具本品。

（1）成人：本品静脉内给药浓度不超过 1%。高浓度下肌肉运动发生率显著增加，并且可出现呼吸和血压不规则。分两步给药：①麻醉诱导，用 1%注射液以 1ml/5min 的速度给药。可同时给予气态麻醉剂和（或）骨骼肌松弛药，所需用的诱导剂量在 50～120mg，平均约 70mg，成人通常剂量为 1～1.5mg/kg，诱导剂量常产生 5～7min 麻醉；②麻醉维持，通过间歇注射 1%注射液 20～40mg（1%溶液 2～4ml），通常每 4～7 分钟注射 1 次。或连续静脉输注，平均给药速度为 0.2%的注射液 3ml/min（1 滴/秒）。每个患者的每分钟流量必须个体化。

用于较长的外科手术，推荐逐渐降低给药速率。较长手术期间，其他非肠道给药的药物，通常为麻醉性镇痛药，常与本品联合使用。

（2）儿童：本品 5%的浓度供肌内注射，或以 1%浓度行直肠给药。麻醉诱导时，肌肉注射途径的

通常剂量范围为 5%的注射液 6.6～10mg/kg；直肠给药时，通常诱导剂量为 1%注射液 25mg/kg。

【用药须知】

1. 参见甲苯比妥。

2. 如果在注射期间观察到药液外渗，应中止注射直到外渗情况处理后。局部刺激可能起因于外渗。

3. 本品所有的给药途径都会有呃逆，咳嗽和（或）肌肉震颤等不良反应，可能会损伤到肺通气。

4. 诱导麻醉后可能发生暂时的低血压和心动过速。从本品麻醉中恢复迅速而平稳。禁食患者给药，术后恶心和呕吐发生率低。麻醉后战栗只在少数病例中发生。

5. 本品禁用于剖宫产术，但因为其脂溶性和缺乏蛋白结合能力，极易迅速通过胎盘。

6. 在有惊厥活动史尤其部分癫痫发作史的患者中本品可能会引发癫痫发作。无论何种途径给药均有呼吸暂停的报道。

7. 应警示患者，本品麻醉后 8～12h 可能引起困倦，并可能损伤需要精神高度集中活动的执行能力（如操作机械、驾驶车辆）。另外，接受本品的门诊治疗的患者出行时须有人陪伴。

【制剂】注射剂（冻干粉）：0.5g，2.5g。

【贮藏】贮于 20～25℃。

舒沃占特（suvorexant）

别名：Belsomra。

本品为新型催眠药，2014 年 8 月 12 日获得美国 FDA 批准上市。

【理化性状】

1. 本品为白色至类白色粉末，难溶于水。

2. 化学名：[(7R)-4-(5-chloro-2-benzoxazolyl) hexahydro-7-methyl-1H-1,4–diazepin-1-yl][5-methyl-2-(2H-1,2,3-triazol-2-yl) phenyl]methanone。

3. 分子式：$C_{23}H_{23}ClN_6O_2$。

4. 分子量：450.92。

5. 结构式如下：

【药理学】本品为增食欲素受体拮抗剂，增食欲素的神经肽信号系统是中枢觉醒的启动子。阻滞

食欲肽 A 和 B 与 OX1R 和 OX2R 的结合就可抑制觉醒的启动。

【药动学】

1. 吸收　空腹口服后 2h 达血药峰值（30～360min），生物利用度约 82%。进食高脂肪餐可延迟 T_{max}1.5h，但对 C_{max} 和 AUC 无影响。

2. 分布　本品分布容积约 59L，蛋白结合率高（>99%），与白蛋白和 α_1-酸性糖蛋白结合。

3. 代谢　本品主要经 CYP3A 代谢，少量经 CYP2C19 代谢，循环中主要为原药和羟基代谢产物。代谢产物无活性。

4. 排泄　主要随粪便排泄，粪便中回收 66% 的给药剂量，尿中回收 23%。每日 1 次给药，3d 后达稳态。$t_{1/2}$ 约为 12h。

【适应证】用于治疗失眠。

【不良反应】

1. 严重不良反应包括中枢抑制作用、对白天活动影响、思维异常、行为改变、抑郁加重、自杀意念、睡眠瘫痪症、初醒幻觉、猝倒样综合征（cataplexy-like symptom）。

2. 临床试验中发现的常见不良反应为腹泻、口干、上呼吸道感染、头痛、嗜睡、头晕、梦魇、咳嗽。

【妊娠期安全等级】C。

【禁忌与慎用】

1. 发作性睡病患者禁用。

2. 对于孕妇尚无良好对照研究，孕妇只有潜在的益处大于对胎儿伤害的风险时才可使用。

3. 本品及其代谢产物和通过大鼠乳汁分泌，尚不确定是否通过人类乳汁分泌，哺乳期妇女慎用。

4. 儿童有效性及安全性尚未确定。

5. 未对重度肝功能不全患者进行研究，不推荐此类患者使用。

【药物相互作用】

1. 乙醇可增强本品的中枢抑制作用。

2. 强效 CYP3A 诱导剂可降低本品的暴露量，故禁与强效 CYP3A 抑制剂合用。

3. 本品轻度升高地高辛的暴露量，合用时推荐监测地高辛血药浓度。

【剂量与用法】睡前 30min 服 10mg，如能耐受且无效，可增加剂量，最大剂量为 20mg。如与中效 CYP3A 抑制剂合用，推荐剂量为 5mg，最大剂量不超过 10mg。不推荐与强效 CYP3A 抑制剂合用。

【用药须知】用药期间应监测患者自杀的意念和行为的改变。

【制剂】片剂：5mg，10mg，15mg，20mg。

【贮藏】贮于 20～25℃，短程携带允许 15～30℃。

雷美替胺（ramelteon）

别名：Rozerem。

本品为是第一种不会导致患者滥用药和产生药物依赖性的处方类催眠药。

【理化性状】

1. 化学名：（S）-N-[2-（1,6,7,8tetrahydro-2H-indeno-[5,4-b]furan-8-yl）ethyl] propionamide。

2. 分子式：$C_{16}H_{21}NO_2$。

3. 分子量：259.34。

4. 结构式如下：

$$H_5C_2CONHCH_2CH_2$$

【药理学】本品为褪黑素受体激动剂，对褪黑素 MT1 和 MT2 受体的亲和力小于 MT3。MT1 和 MT2 受体负责睡眠的启动，褪黑素与之作用，可维持正常的睡眠-苏醒节律。主要代谢产物 M-II 活性为原药的 1/10～1/5。

【药动学】

1. 吸收　空腹口服后 0.75h 达血药峰值（30～90min），尽管本品吸收率可达 84%，但因广泛的首关效应绝对生物利用度仅 1.8%。进食高脂肪餐可延迟 T_{max}1.5h，但对 C_{max} 和 AUC 无影响。

2. 分布　体外试验本品蛋白结合率为 82%，主要与白蛋白结合（70%）。本品不进入红细胞。

3. 代谢　本品主要经氧化代谢为羟基和羧基代谢产物，后者进一步与葡糖醛酸结合。本品主要经 CYP1A2 代谢，少量经 CYP2C 亚族和 CYP3A4 代谢。血浆中有 4 种代谢产物，M-II、M-IV、M-I、M-III，这些代谢产物迅速被清除。M-II 的暴露量较原药高 20～100 倍。

4. 排泄　主要随尿液排泄，尿液中回收 84% 的给药剂量，粪便中回收 4%。给药后 96h 完全被清除。终末 $t_{1/2}$ 为 1～2.6h，每天服用未观察到蓄积。M-II 的 $t_{1/2}$ 为 2～5h，与浓度无关。给药后 24h 血浆中原药和代谢产物的浓度均低于检测限。

【适应证】用于治疗失眠。

【不良反应】

1. 严重不良反应包括中枢抑制作用、过敏反应、过敏样反应、思维异常、行为改变。

2. 临床试验中发现的常见不良反应为嗜睡、疲乏、头晕、恶心、失眠恶化。

【妊娠期安全等级】C。

【禁忌与慎用】

1. 中度肝功能不全患者慎用，重度肝功能不全患者禁用。

2. 对于孕妇尚无良好对照研究，孕妇只有潜在的益处大于对胎儿伤害的风险时才可使用。

3. 本品及其代谢产物可通过大鼠乳汁分泌，尚不确定是否通过人类乳汁分泌，哺乳期妇女慎用。

4. 儿童的有效性及安全性尚未确定。

5. 未对睡眠呼吸暂停患者进行研究，不推荐上述人群使用。

6. 使用本品发生血管神经性水肿者不可再用。

【药物相互作用】

1. 氟伏沙明（强效 CYP1A2 抑制剂）可升高本品 AUC190 倍，升高 C_{max}90 倍，禁止合用。尚未进行弱效 CYP1A2 抑制剂对本品影响的研究，应谨慎合用。

2. 强效 CYP3A 抑制剂可升高本品的暴露量，应谨慎合用。

3. 强效 CYP3A 诱导剂可降低本品及代谢产物 M-II 的暴露量，导致药效降低。

4. 强效 CYP2C9 抑制剂可明显升高本品的暴露量，应谨慎合用。

5. 多奈哌齐、多塞平可明显增加本品的暴露量，谨慎与本品合用。

6. 乙醇可导致困倦，慎与本品合用。

【剂量与用法】睡前 30min 服 8mg，最大剂量不超过 8mg/d。不能与高脂肪餐同服。

【用药须知】

1. 催眠药可导致复杂的行为，如驾车梦游，如出现，应考虑停药。乙醇、中枢神经抑制剂可增加发生复杂行为的风险。

2. 服用本品期间应避免从事须集中精力的危险工作，如驾车和操作危险性的机械。

3. 一旦过量可采取洗胃和支持疗法，静脉补液，监测血压、呼吸和脉搏。血液透析不能清除本品。

【制剂】片剂：8mg。

【贮藏】贮于 25℃下，短程携带允许 15～30℃。

他司美琼（tasimelteon）

别名：Hetlioz。

本品为首个用于治疗盲人非 24h 睡眠障碍的新药，2014 年 1 月获得美国 FDA 批准上市。

【理化性状】

1. 化学名：（1R,2R）-N-[2-（2,3- dihydrobenzofuran-4-yl）cyclopropylmethyl] propanamide。

2. 分子式：$C_{15}H_{19}NO_2$。

3. 分子量：245.32。

4. 结构式如下：

【药理学】本品为褪黑素受体激动剂，对褪黑素 MT1 和 MT2 受体有激动作用。MT1 和 MT2 受体负责睡眠的启动，褪黑素与之作用，可维持正常的睡眠-苏醒节律。

【药动学】

1. 吸收：空腹口服后 0.5～3h 达血药峰值，进食高脂肪餐可延迟 T_{max} 1.75h，C_{max} 降低 44%。

2. 分布：本品分布容积为 56～126 L，在治疗浓度下，蛋白结合率为 90%。

3. 代谢：本品在体内经氧化、氧化脱烷基化作用被广泛代谢，二氢呋喃环开环后，进一步被氧化成羧酸，之后进行酚醛葡糖醛酸化。CYP1A2 和 CYP3A4 是主要的代谢酶。代谢产物有活性。

4. 排泄：主要随尿液排泄，尿液中回收 80% 的给药剂量，粪便中回收 4%。仅在尿液中回收不足 1% 的原药。$t_{1/2}$ 为（1.3±0.4）h，代谢产物的终末 $t_{1/2}$ 为（1.3±0.5）～（3.7±2.2）h。

5. 老年人暴露量约为年轻患者 2 倍。女性暴露量较男性高 20%～30%。中度肝功能不全患者暴露量增加不足 2 倍，本品的清除率与肾功能关系不明显，肾功能不全患者不必调整剂量。吸烟者暴露量增加 40%。

【适应证】治疗盲人非 24h 睡眠障碍。

【不良反应】常见头痛、氨基转移酶升高、梦魇、上呼吸道感染、尿路感染。

【妊娠期安全等级】C。

【禁忌与慎用】

1. 轻、中度肝功能不全患者不必调整剂量，未对重度肝功能不全患者进行研究，不推荐使用。

2. 对于孕妇尚无良好对照研究，孕妇只有潜在的益处大于对胎儿伤害的风险时才可使用。

3. 本品及其代谢产物和通过大鼠乳汁分泌，尚不确定是否通过人类乳汁分泌，哺乳期妇女慎用。

4. 儿童有效性及安全性尚未确定。

【药物相互作用】

1. 强效 CYP1A2 抑制剂（如氟伏沙明）可升高本品的暴露量，禁止合用。

2. 强效 CYP3A 诱导剂（如利福平）可降低本品的暴露量，导致药效降低。

3. 吸烟可诱导 CYP1A2，导致本品暴露量降低。

【剂量与用法】 睡前服 20mg，每天应在同一时间服用。

【用药须知】

1. 服用本品期间应避免从事须集中精力的危险工作，如驾车、操作危险性的机械。

2. 一旦过量可采取洗胃和支持疗法，静脉补液，监测血压、呼吸和脉搏。肾功能不全患者血液透析可清除本品，但尚不清楚过量时血液透析是否有效。

【制剂】 胶囊剂：20mg。

【贮藏】 避光、防潮贮于 25℃下，短程携带允许 15～30℃。

4.3 抗偏头痛药物（drugs for anti-migraine）

4.3.1 选择性 5-HT$_1$ 激动剂（selective serotonin agonists）

舒马曲坦（sumatriptan）

别名：Imitrex、Imiject。

本品为 5-HT 受体激动药。

【理化性状】

1. 本品为白色至淡黄色粉末。极微溶于水。

2. 化学名：3-（2-dimethylaminoethyl）indol-5-yl-*N*-methylmethanesulfonamide。

3. 分子式：$C_{14}H_{21}N_3O_2S$。

4. 分子量：295.4。

5. 结构式如下：

琥珀酸酯舒马曲坦（sumatriptan succinate）

别名：Imigran、Sumadol、Sumigrene、Imitrex。

【理化性状】

1. 本品为白色或几乎白色粉末。易溶于水，几乎不溶于二氯甲烷，略溶于甲醇。1%的水溶液 pH 为 4.5～5.3。

2. 分子式：$C_{14}H_{21}N_3O_2S \cdot C_4H_6O_4$。

3. 分子量：413.5。

4. 稳定性：琥珀酸舒马曲坦片压碎溶于 3 种不同的果汁中，制成浓度为 5mg/ml 舒马曲坦口服溶液，在温度 4℃，避光贮藏条件下，稳定性可至少维持 21d。

【药理学】 本品对血管 5-HT$_1$ 受体亚型具有选择性激动作用，而对 5-HT$_2$、5-HT$_3$ 受体亚型或 α_1、α_2 或 β肾上腺素受体，D$_1$、D$_2$、毒蕈碱、苯二氮䓬受体无亲和力或药理活性。本品可使头部动脉产生收缩作用。

【药动学】 本品口服后吸收迅速但不完全，进行首关代谢。其绝对生物利用度很低（14%）。口服后约 2h 可达血药峰值。皮下注射后 25min 可达血药峰值，生物利用度高达 96%。蛋白结合率为 14%～21%。$t_{1/2}$ 约为 2h。在肝内主要被 A 型单胺氧化酶（MAO）广泛代谢，主要以失活的吲哚醋酸衍生物及其葡糖醛酸结合物随尿排出。本品及其代谢物也出现在粪便中。还有小量进入乳汁中。

【适应证】 用于治疗偏头痛和丛集性头痛。

【不良反应】

1. 5-HT$_1$ 受体激动药如本品，最常见的不良反应有头晕、面红、无力、嗜睡、疲劳。

2. 可能发生恶心、呕吐。

3. 疼痛或刺痛感、沉重、发热、压抑、紧缩感也有报道。可能影响身体任一部位如喉和胸，而且可能是剧烈的。这些症状都可能是由于血管痉挛引起的，在偶然情况下，可导致严重的心血管事件，如心律失常、心肌缺血，甚至心肌梗死。

4. 个别患者出现脑血管症状。

5. 给药后很快出现血压短暂性上升。

6. 低血压、心动过缓或心动过速，心悸也有报道。

7. 视力障碍也有发生。

8. 偶见肝功能受损，引起癫痫发作（主要是有癫痫病史者）。

9. 过敏反应轻者皮疹，重者出现全身过敏反应。

10. 皮下注射局部疼痛常见。

11. 透皮贴剂可发生用药部位疼痛、刺痛、瘙痒、灼热而不适。

【妊娠期安全等级】 C。

【禁忌与慎用】

1. 对本品过敏者禁用。

2. 本品及其他同类药物不宜用于基底部或偏瘫的偏头痛。

3. 5-HT$_1$ 受体激动药禁用于未经控制的高血压、缺血性心脏病，有心肌梗死、冠状血管痉挛（变异型心绞痛）、周围血管疾病，既往曾有脑血管偶发事件或短暂性缺血发作史的患者。

4. 肝肾功能不全患者应慎用，严重者禁用。

5. 有癫痫病史者慎用。

6. 本品可经乳汁分泌，哺乳期妇女使用时应暂停哺乳。

【药物相互作用】

1. 本品和其他 5-HT$_1$ 受体激动药不应合用麦角胺类药物或有关的制剂，因有增加血管痉挛的风险。

2. 患者已经接受了麦角胺类药物，在停用麦角胺类药物后至少 24h 才能使用本品或利扎曲坦，至少 6h 后才能使用佐米曲坦。

3. 在至少停用以上 5-HT$_1$ 受体激动药 6h 后始可给予麦角类药物。

4. 两种 5-HT$_1$ 受体激动药不可同时使用。

5. 5-HT$_1$ 受体激动药不可合用 MAOIs，在停用后者 2 周后才能使用前者。

6. 从理论上讲，5-HT$_1$ 受体激动药合用任一 SSRIs 都可能增加 5-HT$_1$ 综合征的风险。

7. 本品合用锂盐也有可能发生以上第 6 项的相互作用。

【剂量与用法】

1. 对急性发作的偏头痛，应尽可能快地使用本品。通过任何给药途径，如 1 次用药无效，就不再给第 2 次药。

2. 口服：起始口服 50mg，个别患者需用 100mg。肝功能不全患者给予 50mg 是合适的。一般在给药后 30min 见效。用药有效，但偏头痛复发时，可进一步给药，24h 的用量可达到 300mg。在美国，用量较低，起始只给予 25mg，如难获疗效，第 2 次的用量可达到 100mg。

3. 鼻腔给药：可望在用药后 15min 左右见效。英国建议一个鼻孔给药 20mg，美国用药则分 3 个层次——5mg、10mg、20mg 喷入一个鼻孔。如症状复发，在首次给药后至少 2h 再使用下一个 24h 的用量。24h 内不应超过 40mg。

4. 皮下注射：可采取患者自我皮下注射 6mg，一般在 10~15min 见效。如症状重现，至少在首次注射后 1h 再注射 6mg；24h 内不超过 12mg。本品的注射剂仅供皮下注射使用。

5. 治疗丛集性头痛，可采用皮下注射，剂量与偏头痛治疗相似。

6. 经皮给药离子渗透贴剂：将经皮给药离子渗透贴剂贴于上臂或大腿，按下开始按钮，红色 LED 灯被点亮，表示治疗开始。必须在贴敷后 15min 内开始。治疗结束后，开始灯会熄灭，可去除贴剂。使用完的贴剂不能再用。如头痛未完全缓解，可在其他部位再用一次。24h 内不能超过 2 次，每月使用超过 4 次的安全性和有效性尚未确定。

【用药须知】

1. 5-HT$_1$ 受体激动药不用于预防偏头痛发作。

2. 使用本品及类似药物之前，必须明确诊断，应注意排除其他潜在而严重的神经性疾病。

3. 绝经后妇女，40 岁以上的男性及具有缺血性心脏病因素的人，在使用本品或其他 5-HT$_1$ 受体激动药之前应排除潜在的心血管疾病。

4. 用药期间，如发生胸痛、胸紧，应进行缺血性改变的充分检查。

5. 5-HT$_1$ 受体激动药会引起嗜睡，用药者不可驾车或操作器械。

6. 对磺胺类药物过敏者，也可能对本品过敏。

【制剂】 ①片剂：25mg，50mg，100mg。②胶囊剂：50mg。③注射剂：6mg/0.5ml。④鼻喷剂：5mg，20mg。⑤注射笔：每次注射提供 4mg、6mg 剂量。⑥经皮给药离子渗透贴剂：每小时释放 6.5mg 本品，可持续 4h。

【贮藏】 经皮给药离子渗透贴剂贮于 20~25℃，短程携带允许 15~30℃。不能置于冰箱中冷藏或冷冻。其他剂型，避热、避光，贮于 2~30℃。

佐米曲坦（zolmitriptan）

别名：Zomig。

本品为 5-HT$_1$ 受体激动药之一。

【理化性状】

1. 化学名：(S)-4-{3-[2-（dimethylamino）ethyl]indol-5-ylmethyl}-1,3-oxazolidin-2-one。

2. 分子式：$C_{16}H_{21}N_3O_2$。

3. 分子量：287.4。

4. 结构式如下：

【药理学】类似舒马曲坦。

【药动学】口服后，本品的绝对生物利用度为40%～50%，2～3.5h 可达血药峰值。蛋白结合率为25%。本品在肝内代谢，主要代谢为吲哚乙酸 N-氧化物和 N-去甲同类物。N-去甲代谢物（183C91）比母药的活性要强，这将使本品发挥更大的疗效。此代谢物主要通过 CYP1A2 介导，而 A 型 MAO 则对 N-去甲代谢物要进行进一步的代谢。多于 60% 的用量随尿排出，主要为吲哚乙酸；随粪便排出者约30%，主要为原药，$t_{1/2}$ 为 2.5～3h，肝病患者可见延长。

【适应证】同舒马曲坦。

【不良反应】

1. 参见舒马曲坦。

2. 有口干和肌痛的报道。

【妊娠期安全等级】C。

【禁忌与慎用】

1. 参见舒马曲坦。

2. 患有沃-帕-怀综合征的患者禁用。

【药物相互作用】

1. 参见舒马曲坦。

2. 接受 A 型 MAOIs 的患者如合用本品，24h 用量应减至 7.5mg。

3. 西咪替丁可抑制本品的代谢，合用时，本品24h 用量应减至 5mg；与氟伏沙明或环丙沙星合用时，也应给予类似的减量，因为这些药都是针对CYP1A2 的酶抑制剂。

【剂量与用法】

1. 英国的起始剂量为 2.5mg，如 24h 内症状持续或恢复，在第 1 次用药后，至少不少于 2h 可给予第 2 次剂量。本品的最大剂量为 15mg/d。中重度肝功能不全患者用量不得超过 5mg/d。如果起始剂量 2.5mg 疗效不满意，再次发作时可以给予 5mg。

2. 美国的起始剂量为 1.25～2.5mg，24h 内最大用量为 10mg，肝病患者的单剂量应＜2.5mg。

3. 鼻喷剂：推荐剂量为 2.5mg，喷鼻，单次最大剂量 5mg，1 日最大剂量 10mg。

【用药须知】参见舒马曲坦。

【制剂】①片剂：2.5mg，5mg；②鼻喷剂：2.5mg，5mg。

【贮藏】避热、避光，贮于室温下。

依来曲坦（eletriptan）

别名：依立曲坦、Relpax。

本品是一种选择性 5-HT$_{1B/1D}$ 受体激动剂。

【理化性状】

1. 化学名：3-{[(R)-1-methyl-2-pyrrolidinyl]me-thyl}-5-[2-（phenylsulfonyl）ethyl]indole。

2. 分子式：$C_{22}H_{26}N_2O_2S$。

3. 分子量：382.5。

4. 结构式如下：

氢溴酸依来曲坦（eletriptan hydrobromide）

【理化性状】

1. 本品为白色至灰白色粉末，易溶于水。

2. 化学名：3-{[(R)-1-methyl-2-pyrrolidinyl]me-thyl}-5-[2-（phenylsulfonyl）ethyl]indole hydrobro-mide。

3. 分子式：$C_{22}H_{26}N_2O_2S \cdot HBr$。

4. 分子量：463.4。

【药理学】本品与 5-HT$_{1B}$、5-HT$_{1D}$ 和 5-HT$_{1F}$ 受体具有高度亲和力，与 5-HT$_{1A}$、5-HT$_{1E}$、5-HT$_{2B}$ 和 5-HT$_7$ 受体具有中度亲和力，与 5-HT$_{2A}$、5-HT$_{2C}$、5-HT$_3$、5-HT$_4$、5-HT$_{5A}$ 和 5-HT$_6$ 受体仅有极少或没有亲和力。本品与 α_1、α_2 或 β 肾上腺素受体、多巴胺 D$_1$ 或 D$_2$、毒蕈碱或阿片类受体均无亲和力。研究证实，5-HT 受体激动药可引起颅内血管收缩，对偏头痛有效。

【药动学】本品口服后易于吸收，约经 1.5h 达 C_{max}。患中重度偏头痛患者的中位数 T_{max} 为 2h。其绝对生物利用度接近 50%。给药时进食高脂肪餐后，其 AUC 和 C_{max} 分别增加 20% 和 30%。静脉给药后的 V_d 为 138L，蛋白结合率为 85%。其 N-去甲基代谢物是唯一具有活性的代谢物，和原药一样，可导致血管收缩。尽管代谢物的 $t_{1/2}$ 约为 13h，但 N-去甲基代谢物血药浓度仅为原药的 10%～20%，不可能起到原药的全部效应。本品主要通过 CYP3A4 代谢。其终末 $t_{1/2}$ 接近 4h，平均 CL$_r$ 接近 3.9L/h，非肾清除占总清除的 90%。年龄对本品的药动学无影响。

【适应证】治疗有或无急性发作先兆的成人偏头痛。

【不良反应】

1. 常见腰痛、寒战、发热、潮红、感觉异常，少见面部水肿、无力，罕见腹胀、脓肿、意外损伤、变态反应、流感样综合征、疝、口臭、低体温、类风湿、口吃和休克。

2. 常见心悸，少见高血压、周围血管病和心动过速，罕见心绞痛、心律失常、房室传导阻滞、低血压、晕厥、血栓性静脉炎、脑血管病、血管痉挛和室性心动过速。

3. 少见畏食、腹泻或便秘、嗳气、气管炎、腹胀、胃炎、胃肠不适、舌炎、涎多、肝功能试验异常，罕见牙龈炎、食欲增加、直肠病、口炎和舌水肿。

4. 罕见痛风、甲状腺腺病、甲状腺炎。

5. 罕见贫血、发绀、白细胞减少、淋巴腺病、紫癜。

6. 少见肌酐激酶水平上升、水肿、周围水肿和口渴，罕见碱性磷酸酶水平上升、胆红素血症、高血糖、体重增加或减少。

7. 少见关节痛、关节炎、关节病、骨痛和肌痛，罕见骨肿瘤、肌病和腱鞘炎。

8. 常见感觉减退、张力过强、眩晕，少见的噩梦、焦虑、激动、情感淡漠、共济失调、精神错乱、人格解体、抑郁、欣快、感觉过敏、运动功能亢进、情绪不稳、失眠、神经衰弱、语言障碍，罕见步态异常、语言不能、精神型反应、痴呆、张力失常、复视、幻觉、痛觉过敏、运动功能低下、癔症、神经病、神经症、偏瘫、瘫痪和抽搐。

9. 常见咽炎，少见哮喘、呼吸困难、呼吸道感染和鼻炎，罕见气管炎、窒息感、咳嗽、鼻出血、呃逆、喉炎、过度换气、鼻炎、痰多。

10. 常见出汗，少见荨麻疹、皮疹，罕见脱发、皮肤干燥、剥脱性皮炎、大疱性皮疹、银屑病、皮肤变色和瘙痒。

11. 少见视力减退、结膜炎、眼干、耳痛、泪多、光敏感、味觉颠倒和耳鸣，罕见眼出血、中耳炎、嗅觉颠倒和上睑下垂。

12. 少见尿频、尿多、尿道炎和阳萎，罕见乳房痛、肾痛、白带、痛经和阴道炎。

【妊娠期安全等级】C。

【禁忌与慎用】

1. 对本品过敏者、缺血性心脏病（如心绞痛、心肌梗死或无症状的心肌缺血）患者、有症状或检验结果持久不变的缺血性心脏病患者、冠状动脉痉挛（如变异型心绞痛或其他有潜在异常的心脏病）患者、<18岁儿童禁用。

2. 患有周围血管疾病（包括缺血性肠病）、高血压、重度肝功能不全、基底动脉性偏头痛或偏瘫性周期性偏头痛患者禁用。

3. 凡具有心血管缺血性或血管痉挛记录者、吸烟者、高胆固醇血症者、肥胖者、糖尿病患者、确信有家族性冠心病史者、手术或生理性绝经期妇女或有严重药物性过敏史者慎用。

4. 40岁以上的男性除非完全排除了冠心病，否则不可使用本品。

5. 哺乳期妇女使用时应暂停哺乳。

【药物相互作用】

1. 合用含有麦角的制剂可能引起持久的血管痉挛反应，因此，在使用本品后24h内，不可使用含有麦角的制剂。

2. 在使用具有强效 CYP3A4 抑制剂（如酮康唑、伊曲康唑、克拉霉素、利托那韦、奈非那韦、奈法唑酮、贯叶连翘）之后的72h内不可使用本品。

【剂量与用法】多数患者服用 40mg/次，比 20mg/次的疗效好，但至少应间隔 2h。首剂 20mg/次如无效，2h 后可再服 40mg。每次最高不可超过 80mg/次，因可带来更多的不良反应。

【用药须知】

1. 必须确诊患有偏头痛始可使用本品。

2. 本品合用选择性 5-羟色胺再摄取抑制剂（selective serotonin reuptake inhibitors，SSRIs）时，极少引起乏力、反射过度、共济失调，如临床有必要合用，应严密监护。

3. 过量使用本品，尚无特异的解毒药，应保持气道畅通、补氧和通气，24h 内，严密监护心血管系统。

【制剂】片剂：20mg，40mg。

【贮藏】贮于 15～30℃。

<u>阿莫曲坦（almotriptan）</u>

本品为选择性 5-$H_{1B/1D}$ 受体激动剂。

【理化性状】

1. 化学名：1-[（{3-[2-（dimethylamino）ethyl] indol-5-yl}methyl）sulfonyl]pyrrolidine。

2. 分子式：$C_{17}H_{25}N_3O_2S$。

3. 分子量：335.5。

4. 结构式如下：

苹果酸阿莫曲坦（almotriptan malate）

别名：Almogran。

【理化性状】

1. 本品为白色至浅黄色结晶性粉末，易溶于水。

2. 化学名：1-[（{3-[2-（dimethylamino）ethyl]indol-5-yl}methyl）sulfonyl]pyrrolidine malate（1∶1）。

3. 分子式：$C_{17}H_{25}N_3O_2S \cdot C_4H_6O_5$。

4. 分子量：469.6。

【药理学】本品选择性地调节某些颅侧血管的收缩，并可能与三叉神经血管系统发生相互作用，刺激三叉神经节后，继而抑制硬脑膜血管中的血浆蛋白外渗，可替代其他曲坦类药物用于治疗中度或严重偏头痛发作。本品对人体外周动脉几乎没有活性，引起人体冠脉痉挛效应的可能性也较舒马曲坦小。

【药动学】本品口服后吸收良好，1.5～3h 达 C_{max}，口服生物利用度约为 70%，食物不影响本品的吸收。本品经单胺氧化酶 A（monoamine oxidase A，MAO-A）和 CYP 转化为无明显活性的代谢产物，主要随尿液排出，$t_{1/2}$ 约为 3.5h。

【适应证】适用于治疗有或无先兆的偏头痛的急性发作治疗。

【不良反应】

1. 整体感觉　常见头痛；少见腹痛或腹部痉挛、无力、寒战、头痛、胸痛、颈痛、疲乏、颈项僵硬；罕见发热和光敏反应。

2. 心血管　少见血管扩张、心悸、心动过速、高血压、晕厥。

3. 消化系统　少见腹泻、呕吐、消化不良、肠胃炎、口渴；罕见结肠炎、食管反流、流涎。

4. 代谢　少见高血糖、磷酸激酶升高；罕见 γ-GGT 升高、胆固醇升高。

5. 肌肉与骨骼　少见肌痛；罕见关节痛、关节炎、肌病及肌无力。

6. 神经系统　常见头晕、困倦；少见震颤、眩晕、焦虑、感觉迟钝、坐立不安、中枢神经系统刺激作用、颤抖；罕见梦境异常、注意力不集中、协调性异常、抑郁、欣快感、反射亢进、张力亢进、神经质、梦魇、眼球震颤及失眠。

7. 呼吸系统　少见咽炎、鼻炎、呼吸困难、喉头痉挛、鼻窦炎、支气管炎；罕见过度换气、喉炎、打喷嚏、鼻出血。

8. 皮肤　少见出汗、瘙痒、皮疹，罕见皮炎、红斑。

9. 特殊感觉　少见耳痛、耳鸣；罕见复视、眼干、眼痛、耳炎、嗅觉倒错、视野出现盲区、结膜炎、眼刺激感、听觉过敏、味觉改变。

10. 泌尿系统　少见痛经。

【妊娠期安全等级】C。

【禁忌与慎用】

1. 有缺血性心脏病史或征兆（心肌梗死、心绞痛、无症状性局部缺血、难以控制的高血压）者，有脑血管意外、暂时性局部缺血发作或外周血管病患者，重度肝功能不全患者、基底动脉型、偏瘫性或眼肌麻痹性偏头痛患者均应禁用。

2. 孕妇、重度肾功能不全患者、轻中度肝功能不全患者、对磺胺类过敏者、其他神经系统疾病患者及治疗前有心血管疾病危险因素的患者均应慎用。

3. 老年人慎用。

4. 动物实验显示本品可经乳汁分泌，而且浓度高于血药浓度 7 倍，哺乳期妇女使用时应暂停哺乳。

【药物相互作用】本品可与麦角胺、麦角衍生物、其他 5-HT$_{1B/1D}$ 激动剂发生相互作用。

【剂量与用法】偏头痛相关性头痛发作初期服用 12.5mg，随水吞服。如果 24h 内症状重现，则再服 12.5mg。最短时间间隔为 2h，最高日剂量为 25mg。

【用药须知】参见舒马曲坦。

【制剂】片剂：12.5mg。

【贮藏】贮于室温下。

福伐曲坦（frovatriptan）

别名：夫罗曲坦、Frova。

本品为选择性 5-HT$_{1B/1D}$ 受体激动剂。

【理化性状】

1. 本品为白色至类白色粉末，易溶于水。

2. 化学名：（6R）-5,6,7,8-tetrahydro-6-methyl-amino-carbazole-3-carboxamide。

3. 分子式：$C_{14}H_{17}N_3O$。

4. 分子量：243.3。

5. 结构式如下：

【药理学】本品对神经元 5-HT$_{1D}$ 及血管选择性 5-HT$_{1B}$ 受体有高度亲和力，对 5-HT$_{1A}$、5-HT$_{1F}$ 和 5-HT$_7$ 受体有中等亲和力，与苯二氮䓬结合位点无明显亲和力。主要作用于脑外动脉和颅内动脉，并抑制这些血管的过度扩张。本品对心脏功能和血压无影响，也不影响冠脉的血流。

【药动学】口服吸收略差，口服单剂量本品 2.5mg 后 T_{max} 为 2~4h，生物利用度为 20%~30%，食物对吸收无明显影响，但可延迟 T_{max}。静脉注射 0.8mg 后平均稳态 V_d 为 3.0~4.2L/kg，与血浆蛋白结合率约为 15%。主要通过 CYP1A2 代谢，原药及其代谢产物随尿液（占 32%，其中 10%为原药）和粪便（占 62%，其中 32%为原药）排出体外。静脉注射后的平均 CL 为 130~220ml/min，肾清除占总清除的 40%~45%。本品 $t_{1/2}$ 较长，约为 26h，为同类药物中最长者，可能对持续时间较长的偏头痛发作会有特别好的疗效。

【适应证】本品适用于成人有或无先兆性偏头痛急性发作的治疗。

【不良反应】

1. 最常见眩晕、感觉异常、头痛、口干、虚弱、潮红、胸痛、消化不良和骨骼痛等。

2. 严重的不良反应为心脏疾病，特别是有易发心脏病因素者，甚至可引起致命危险，但发生率很低，如冠脉痉挛、一过性心肌局部缺血、心肌梗死、脑卒中、血压升高、室性心动过速和室性纤颤等，服药后若出现胸部、喉和颈部压迫感，则有可能为心脏病的前兆，应立即停药并采取措施。

【妊娠期安全等级】C。

【禁忌与慎用】

1. 对本品过敏者、心绞痛、心肌梗死、脑卒中、外周局部缺血性疾病、偏瘫性或基底动脉型头痛、重度肝功能不全患者均禁用。

2. 不推荐用于＞65 岁和＜18 岁的人群。

3. 动物实验本品及其代谢产物均可通过乳汁分泌，且浓度高于血药浓度，哺乳期妇女使用时应停止哺乳。

【药物相互作用】

1. 本品不与 MAOIs 或含贯叶连翘的制剂合用。

2. 与其他含麦角类药物及其他 5-HT$_1$ 受体拮抗剂之间合用时应至少间隔 24h。

3. 与选择性 5-HT 再摄取抑制剂如氟西汀、氟伏沙明和口服避孕药等合用应谨慎。

【剂量与用法】推荐剂量为 2.5mg/次，给药 2h 后，头痛复发者可再次服用，日最高剂量为 7.5mg。

【用药须知】

1. 本品只用于确诊为偏头痛患者，不作为偏头痛的预防药物使用。

2. 一般不对具有易于发生心脏疾病因素（如高血压、高胆固醇血症、吸烟、肥胖、糖尿病、冠心病家族史等）的患者使用本品，除非严密进行全程心脏监测。

3. 首剂最好在富有经验的医师监护下使用。

【制剂】片剂：2.5mg。

【贮藏】贮于室温下。

利扎曲坦（rizatriptan）

别名：Maxalt。

本品是 5-羟色胺 $_{1B/1D}$（5-HT$_{1B/1D}$）受体激动剂。

【理化性状】

1. 化学名：3-[2-(dimethylamino)ethyl]-5-(1H-1,2,4-triazol-1-ylmethyl)indole monobenzoate; dimethyl{2-[5-(1H-1,2,4-triazol-1-ylmethyl)indol- 3-yl]ethyl} amine。

2. 分子式：C$_{15}$H$_{19}$N$_5$。

3. 分子量：269.3。

4. 结构式如下：

苯甲酸利扎曲坦（rizatriptan benzoate）

别名：Maxalt。

【理化性状】

1. 本品为白色至类白色固体，25℃下水中溶解度 42mg/ml。

2. 化学名：3-[2-(dimethylamino)ethyl]-5-(1H-1,2,4-triazol-1-ylmethyl) indole monobenzoate; Dimethyl{2-[5-（1H-1,2,4-triazol-1-ylmethyl）indol-3-yl]ethyl}amine monobenzoate。

3. 分子式：C$_{15}$H$_{19}$N$_5$ • C$_7$H$_6$O$_2$。

4. 分子量：391.5。

【药理学】本品作用类似舒马曲坦，其相同剂量比舒马曲坦更有效。用药后 2h 内的反应率为 60%～77%，疼痛减轻率为 40%。

【药动学】本品口服后 30min 起效，1.5～2h 达最高效应。服用 10～40mg 后 0.5～2.5h 可达 C_{max}（5～91ng/ml）。单剂量给药的作用持续时间为 14～16h。口服生物利用度为 40%～50%。其蛋白结合率为 14%。少量可分布于脑或脑脊液中。V_d 为 110～140L（女性比男性少）。药物在肝内通过单胺氧化酶 A 的氧化脱氨作用代谢，代谢产物包括有吲哚乙酸衍生物（无活性）、N-单脱甲基利扎曲坦（有活性）、N-氧化衍生物（无活性）、6-羟基衍生物（无活性）及 6-羟基硫酸共轭物（无活性）。24h 内 8%～16%以原药排泄，51%转化为吲哚乙酸代谢物排泄。肾排出率为 82%，CL_{cr} 为 400ml/min（无剂量依赖性）；12%随粪便排出。原药 $t_{1/2}$ 为 2～3h。

【适应证】用于治疗急性偏头痛，对有或无先兆及与月经相关的偏头痛均有效，能减轻头痛、逆转功能性障碍。

【不良反应】

1. 可出现冠状动脉痉挛、一过性心肌缺血、心肌梗死、室性心动过速及心室纤颤，尤其已有冠状动脉疾病危险因素存在的患者。常规剂量用药可使冠状动脉变窄 10%～20%。

2. 可见血压升高、胸痛，少见昏厥，罕见潜在致命性心脏病。

3. 常见一过性头晕、嗜睡和疲劳，程度较轻，发生率与剂量相关。

4. 可能出现偏头痛频率增加、头痛（用药过度所致）及撤药后头痛加剧。

5. 可见血清生长激素轻度上升。

6. 可见恶心（轻度、一过性）、口干、腹痛，其发生率与剂量相关。

7. 少见颈痛、强直。

【妊娠期安全等级】C。

【禁忌与慎用】

1. 对本品过敏者、脑血管综合征（如脑卒中、短暂性脑缺血发作）患者、偏瘫或基底部偏头痛患者、缺血性心脏病患者或有心肌梗死病史者、周围血管疾病（包括缺血性肠病）患者、未经控制的高血压患者均禁用。

2. 不推荐 12 岁以下儿童使用。

3. 缺血性、血管痉挛性冠状动脉疾病患者慎用。

4. 存在冠状动脉性心脏病危险因素的患者（糖尿病、肥胖症、吸烟、高胆固醇、有冠状动脉疾病家族史的患者，40 岁以上男性及绝经妇女）慎用。

5. 未确诊为偏头痛的患者和症状表现不典型的偏头痛患者慎用。

6. 肝、肾功能不全患者慎用。

7. 动物实验本品可经乳汁分泌，且浓度高于血药浓度，哺乳期妇女使用时应暂停哺乳。

【药物相互作用】

1. 普萘洛尔可使本品 AUC 增加 70%、生物利用度增加。已使用普萘洛尔的患者，加用本品时应减量。

2. 其他 5-HT$_1$ 激动药（如阿莫曲坦、佐米曲坦、那拉曲坦、舒马曲坦）、麦角类及含麦角胺的药物（如氢麦角胺、美西麦角）与本品合用时，血管收缩效应呈相加性，使血管痉挛反应的风险增加。在使用前者 24h 内禁止使用本品。

3. 本品与选择性 5-HT 再摄取抑制剂（SSRIs）或西布曲明合用，可因相加作用导致过度的 5-HT 能兴奋。如必须合用本品和 SSRIs，须严密监测本品的不良反应（虚弱、反射亢进、共济失调）。因可出现 5-HT 综合征，故不推荐本品与 SSRIs 或西布曲明合用。

4. 与 MAOIs 合用，可因神经系统和周围组织的 5-HT 浓度增高，有可能出现 5-HT 综合征（高血压、高热、肌阵挛、精神状态改变）。禁止两者合用，或 MAOIs 至少 14d 后再使用本品。

5. 贯叶连翘有弱单胺氧化酶抑制作用，可能会加强本品的 5-HT 能效应，有可能引起 5-HT 综合征或脑血管收缩（Call-Fleming 综合征）。不推荐两者合用。

6. 本品不影响炔雌醇、依托孕烯、左炔诺孕酮、美雌醇、炔诺酮、炔诺孕酮的血药浓度。

7. 本品与美托洛尔、纳多洛尔无显著的药动学相互作用。

【剂量与用法】

1. 开始口服 5mg 或 10mg，如无效可在 2h 后重复给药。常规剂量为 5～10mg，最高剂量为 30mg/d。

2. 对已预防性服用普萘洛尔的患者，初始剂量为 5mg，如无效可在 2h 后重复给药。常规剂量为 5mg，最高剂量为 15mg/d。

【用药须知】

1. 用药前后及用药期间应监测血压、心率。

2. 食物可使本品的 T_{max} 延迟 1h。

3. 本品口腔崩解片可在舌上溶解，随唾液吞服，不必额外饮水。

4. 在偏头痛急性发作时给药越快越好。

【制剂】①片剂：5mg，10mg。②口腔崩解片：5mg，10mg。

【贮藏】密封，贮于 15～30℃。

那拉曲坦（naratriptan）

别名：纳拉曲坦、Amerge。

本品为抗偏头痛药，是选择性受体激动剂。

【理化性状】

1. 化学名：N-methyl-3-（1-methyl-4-piperidyl）indole-5-ethanesulfonamide。

2. 分子式：$C_{17}H_{25}N_3O_2S$。

3. 分子量：335.5。

4. 结构式如下：

盐酸那拉曲坦（naratriptan hydrochloride）

【理化性状】

1. 本品为白色至浅黄色粉末，易溶于水。

2. 化学名：N-methyl-3-（1-methyl-4-piperidyl）indole-5-ethanesulfonamide hydrochloride。

3. 分子式：$C_{17}H_{25}N_3O_2S \cdot HCl$。

4. 分子量：371.9。

【药理学】本品对 5-HT$_{1A}$ 及 5-HT$_{1F}$ 有轻度激活作用，因其具有颅脑血管收缩、周围神经元的抑制和三叉神经-颈复合体二级神经元传导抑制作用，从而可抑制激活的伤害性三叉神经传入效应，起到控制偏头痛发作的作用。本品不增加动脉血压，但与轻微的剂量依赖性心动过缓有关。本品具有口服生物利用度高、$t_{1/2}$ 长、药物耐受性好的特点。

【药动学】本品口服后 60min 起效，单剂量口服药效可维持 24h，T_{max} 为 2～3h。成人单剂量口服 2.5～10mg，C_{max} 为 11～46ng/ml；12～16 岁的青少年单剂量口服 2.5mg，C_{max} 为 8ng/ml。生物利用度为 70%，女性（74%）稍高于男性（63%），其蛋白结合率为 28%～31%，V_d 为 170～200L。本品可有效地透过血脑屏障。本品 50%在肝内代谢为非活

性产物。本品以 50%原药、30%代谢产物的形式随尿液排出，CL 为 220ml/min，成人 $t_{1/2}$ 为 5～6h，肝肾功能不全患者可延长至 7～20h；青少年的 $t_{1/2}$ 与成人相似（单次口服 2.5mg，$t_{1/2}$ 为 4.5～5.5h）。

【适应证】用于中重度偏头痛（有或无先兆）急性发作的治疗。

【不良反应】

1. 罕见心悸、血压升高、快速性心律失常及心电图异常，所有曲坦类药物在常规剂量下均可使冠状动脉收缩 10%～20%。

2. 可出现头晕、困倦、嗜睡、不适、疲乏等，用药期间，可能出现偏头痛发作次数增加及药物所致的头痛，可能呈剂量依赖性，每周剂量低至 7.5mg 时仍可发生。停药后症状一般会有所改善。

3. 可出现恶心、唾液分泌减少等。偶见引起缺血性结肠炎，停药后症状迅速缓解。

【禁忌与慎用】

1. 对本品过敏者、孕妇及脑血管疾病（如短暂性脑缺血发作、脑卒中）患者、偏瘫型或基底动脉型偏头痛患者、缺血性心脏病（如心绞痛、心肌梗死史或其他潜在的心血管疾病）及未控制的高血压患者禁用、周围血管疾病（包括缺血性肠道疾病）患者、重度肝功能不全、肾功能不全（CC＜15ml/min）者均禁用。

2. 具有发生冠心病危险因素的患者（如糖尿病、肥胖、吸烟、高胆固醇、高发的冠心病家族史及 40 岁以上的男性、手术或自然绝经妇女）慎用。

3. 先前未曾确诊为偏头痛的患者或目前症状不典型的偏头痛患者（应仔细排除潜在的严重神经系统疾病，如进行性脑血管意外、蛛网膜下腔出血等）慎用。

4. 轻中度肝肾功能不全患者慎用。

5. 动物实验本品可经乳汁分泌，哺乳期妇女使用时应暂停哺乳。

【药物相互作用】

1. 本品与麦角衍生物及其他 5-HT$_1$ 受体激动药（如舒马曲坦、阿莫曲坦、佐米曲坦）合用时，可增强收缩血管的效应，增加血管痉挛的危险。

2. 西布曲明与本品及其他 5-HT 受体激动药合用时可导致 5-HT 综合征（表现为精神障碍、激越、肌痉挛、反射亢进、寒战、震颤、腹泻和共济失调），应避免两者合用。单独使用 5-HT 类药物，于开始用药和增量时也可能出现 5-HT 综合征。

3. 贯叶连翘可能具有抑制 5-HT 再摄取、抑制

单胺氧化酶及几种其他神经递质的药理活性，故贯叶连翘和 5-HT 受体激动药合用时存在潜在的增强 5-HT 能效应，有导致 5-HT 综合征的可能性，两者应避免合用。

4. 与口服避孕药（如炔雌醇等）合用时，本品的清除率可降低 32%，V_d 降低 22%，而血药浓度则略有升高，但药效未发生改变。老年妇女使用激素替代治疗时不会影响本品的体内过程。

5. 5-HT 受体激动药与选择性 5-HT 再摄取抑制剂（SSRIs）合用时，可出现 5-HT 综合征，还可出现颅内出血、脑血管痉挛和缺血性脑卒中。

【剂量与用法】

1. 成人口服 2.5mg/次，急性发作时服用。如果头痛复发或缓解效果欠佳，4h 后可重复给药 1 次。24h 内最高剂量为 5mg。

2. 肝肾功能不全患者的起始剂量为 1mg，24h 内最高剂量为 2.5mg。

【用药须知】

1. 心血管疾病患者使用本品时应监测血压及心率。

2. 本品不能与麦角衍生物或其他 5-HT 受体激动剂同时使用，必须合用时应间隔 24h 以上。

3. 本品不能与 MAOIs 同时使用，必须同时使用时应间隔 2 周以上。

4. 有冠心病危险因素的患者首剂应在严密的医疗监护下服用，并建议在服药后立即监测心电图。

【制剂】片剂：2.5mg。

【贮藏】贮于室温下。

4.3.2　其他（others）

艾瑞努单抗（erenumab）

别名：Aimovig。

本品是一种人免疫球蛋白 G2（IgG2）单克隆抗体，与降钙素基因相关的肽受体具有高度亲和力。

【CAS】1582205-90-0。

【ATC】N02CX07。

【理化性状】

1. 本品是一种澄清至乳白，无色至淡黄色的溶液，pH 为 5.2。

2. 本品是在中国仓鼠卵巢（CHO）细胞中使用重组 DNA 技术生产的，由 2 个重链和 2 个 λ 亚类轻链组成，每个重链包含 456 个氨基酸，每个轻链包含 216 个氨基酸，分子量大约 150kDa。

【药理学】本品是一种单克隆抗体，与降钙素基因相关肽（CGRP）受体结合，从而起到拮抗 CGRP 受体功能的作用。

【药动学】

1. 吸收　本品通过与 CGRP 受体结合，表现出非线性动力学。在健康受试者和偏头痛患者中，每月 1 次皮下注射 70mg 和 140mg 的平均 C_{max} 和平均 AUC_{last} 见表 4-1。偶发的和慢性偏头痛患者，每月 1 次皮下注射 70mg 和 140mg 后，C_{min} 蓄积量小于 2 倍（表 4-1）。经过 3 个月的剂量后，C_{min} 达稳态。本品有效 $t_{1/2}$ 为 28d。

表 4-1　本品的药动学参数

		每月 1 次皮下注射 70mg	每月 1 次皮下注射 140mg
平均 C_{max}（SD）		6.1（2.1）μg/ml	15.8（4.8）μg/ml
平均 AUC_{last}（SD）		159（58）（μg·d）/ml	505（139）（μg·d）/ml
C_{min}（SD）	偶发性偏头痛	5.7（3.1）μg/ml	12.8（6.5）μg/ml
	慢性偏头痛	6.2（2.9）μg/ml	14.9（6.5）μg/ml

健康成人给予单剂量皮下注射本品 70mg 或 140mg，大约 6d 后血药浓度达峰值。绝对生物利用度约为 82%。

2. 分布　单剂量静脉注射本品 140mg，平均分布容积（SD）约为 3.86（0.77）L。

3. 代谢和排泄　本品有两种消除方式。低浓度下，主要通过饱和结合靶目标（CGRP 受体）消除；高浓度下，主要通过一种非特异性的、非饱和的蛋白水解途径消除。

【适应证】本品用于成人偏头痛的预防。

【不良反应】常见的不良反应（≥3%）为注射部位反应（疼痛、红斑和瘙痒）和便秘。此外还有抽搐和肌肉痉挛的反应。

【禁忌与慎用】

1. 孕妇慎用。

2. 哺乳期妇女需权衡利弊后使用。

3. 儿童使用本品的安全性和有效性尚未建立。

4. 65 周岁及以上老年患者慎用。

【药物相互作用】

1. 本品不通过 CYP 酶代谢。因此，本品与 CYP

酶的底物、诱导剂、抑制剂合用不大可能发生相互作用。

2. 本品（皮下注射单剂量 140mg）不会影响含有乙炔雌二醇和诺孕酯口服避孕药的药动学。

3. 本品与舒马曲坦合用不会影响舒马曲坦的药动学。

【剂量与用法】本品的推荐剂量为 70mg，每月皮下注射 1 次；一些患者需要给予 140mg，每月 1 次，这需要连续 2 次皮下注射，每次 70mg。

如果漏用 1 剂，要尽快补用。之后，以补用时间为起点计算下月给药时间。

【用药须知】

1. 本品注射剂仅用于皮下使用。

2. 不要摇振本品注射剂。

3. 皮下注射在腹部、大腿或上臂进行，不要注射到稚嫩、擦伤、红肿和坚硬的部位。

4. 使用前需将本品避光置于室温 30min，且室温（25℃以下）下只能保存 7d。

【制剂】注射液：70mg /1ml。

【贮藏】避光，贮于 2～8℃，不得冷冻或振摇。

4.4　抗癫痫药（抗惊厥药）［antiepileptics（anticonvulsants）］

4.4.1　用于强直-阵挛性发作与部分性发作的药物（drugs used for tonic-clonic seizure and partial seizure）

加巴喷丁（gabapentin）

别名：Neurontin、Aclonium。

本品的结构与 γ-氨基丁酸（GABA）类似，但并非 GABA 受体的激动剂。

【理化性状】

1. 本品为白色到灰白色结晶性固体。易溶于水、酸性和碱性溶液中。其 2%水溶液的 pH 为 6.5～8。

2. 化学名：1-（aminomethyl）cyclohexaneacetic acid。

3. 分子式：$C_9H_{17}NO_2$。

4. 分子量：171.2。

5. 结构式如下：

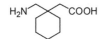

【药理学】本品与脑组织神经元上所结合的受体尚未确定，故其作用机制尚未弄清。在传统的抗癫痫药无效或患者不能耐受时，本品常用作辅助药物，研究表明，当加用加巴喷丁治疗时，发作频率明显减少，长期疗效满意，且不良反应较少。发作控制后，如果单用本品，仅部分患者有效。对失神性发作无效。

【药动学】本品通过可饱和的机制从胃肠道吸收，通常 3h 可达血药峰值。1～2d 可达稳态血药浓度。广泛分布全身，与血浆蛋白结合很少。$t_{1/2}$ 为 5～7h。基本不在体内代谢，剂量的大部分以原药随尿排出，其余随粪便排出。

【适应证】

1. 用于成人疱疹后神经痛的治疗。

2. 用于成人和 12 岁以上儿童伴或不伴继发性全身发作的部分性发作的辅助治疗。也可用于 3～12 岁儿童的部分性发作的辅助治疗。

【不良反应】

1. 常见的为倦睡、眩晕、运动失调、疲劳、眼球震颤、头痛、震颤、复视、鼻炎及恶心与呕吐。一般继续用药后这些反应可见减轻。

2. 偶有惊厥、咽炎、发音不良、体重增加、消化不良、遗忘、神经过敏等。

3. 极少发生胰腺炎，肝功能受损和史-约综合征。

【妊娠期安全等级】C。

【禁忌与慎用】

1. 对本品过敏者禁用。

2. 肾功能不全的患者慎用。

3. 急性胰腺炎的患者禁用。

4. 本品可经乳汁分泌，哺乳期妇女使用时应暂停哺乳。

【药物相互作用】

1. 氢氧化铝可降低本品的生物利用度约 20%。服用氢氧化铝后 2h 服用本品，生物利用度会下降约 5%。因此，建议本品应在氢氧化铝服用后至少 2h 服用。

2. 给予 60mg 控释吗啡胶囊 2h 后再给予 0.6g 本品，本品的平均 AUC 比未用吗啡时增加 44%。

3. 本品可升高二氢可待因酮的暴露量，同时本品的暴露量也会升高。

【剂量与用法】

1. 疱疹后神经痛　第 1 天一次性服用 0.3g，第 2 天服用 0.6g，分 2 次服用，第 3 天服用 0.9g，分

3 次服用。随后，根据缓解疼痛的需要，可逐渐增加剂量至 1.8g/d，分 3 次服用。

2. 癫痫　本品可与其他抗癫痫药物合用进行联合治疗。给药方法从初始低剂量逐渐递增至有效剂量。2 次服药之间的间隔时间最长不能超过 12h。为减少头晕、嗜睡等不良反应的发生，第 1 天用药可在睡前服用。

（1）12 岁以上患者：在给药第 1 天可采用 1 次/日，0.3g/次，第 2 天为 2 次/日，0.3g/次，第 3 天为 3 次/日，0.3g/次，之后维持此剂量服用。

（2）3～12 岁的儿童：起始剂量为每日 10～15mg/kg，分 3 次服用，在大约 3d 达到有效剂量。在 5 岁以上的患者本品的有效剂量为每日 25～35mg/kg。3～4 岁的儿童的有效剂量是每日 40mg/kg。如有必要，剂量可增至每日 50mg/kg。长期临床研究表明剂量增加到 50mg/（kg•d）耐受性良好。

3. 12 岁以上的肾功能不全患者须根据 CC 调整剂量

（1）CC≥60ml/min 者，300～1200mg，3 次/日。

（2）CC 为 30～59ml/min 者，200～700mg，2 次/日。

（3）CC 为 15～29ml/min 者，200～700mg，1 次/日。

（4）透析患者，每次透析后给予 125～350mg，1 次/日。

【用药须知】

1. 停药时应逐渐减量，推荐为 7d 以上，以防发作增加。

2. 肾功能不全的患者，服用本品必须减量。

3. 曾有服用本品发生出血性胰腺炎的报道。因此，如出现胰腺炎的临床症状（持续性腹痛、恶心、反复呕吐），应立即停用本品，并进行全面的体检、临床和实验室检查以期尽早诊断胰腺炎。

4. 对慢性胰腺炎的患者，尚无充分的使用本品的经验。

5. 同时使用吗啡治疗的患者，本品的血药浓度可能会升高。应仔细观察患者是否出现嗜睡等中枢神经系统抑制现象，应适当减少本品或吗啡的剂量。

6. 本品作用于中枢神经系统，可引起镇静、眩晕或类似症状，因此，即便按照规定剂量服用本品，也可降低反应速度，使驾驶能力、操作复杂机器的能力和在暴露危险环境中工作的能力受到损害，特别在治疗初期、药物加量、更换药物时或者同时饮酒时。

【制剂】胶囊剂：100mg，300mg，400mg。

【贮藏】室温下贮存。

依那加巴喷丁（gabapentin enacarbil）

别名：Horizant。

本品为加巴喷丁的前药。

【CAS】478296-72-9。

【理化性状】

1. 本品为白色至类白色结晶性粉末，水中溶解度 0.5mg/ml，磷酸盐缓冲液（pH 6.3）中 10.2 mg/ml。

2. 化学名：（1-{[（{（1*RS*）-1-[（2-methyl- propanoyl）oxy]ethoxy}carbonyl）amino] methyl} cyclohexyl）acetic acid。

3. 分子式：$C_{16}H_{27}NO_6$。

4. 分子量：329.39。

5. 结构式如下：

【药理学】本品为加巴喷丁的前体药物，其治疗作用来自加巴喷丁。治疗下肢不宁综合征（restless leg syndrome，RLS）和疱疹后神经痛的确切机制尚不明确。但在痛觉缺失的动物模型中，加巴喷丁阻止痛觉超敏（对于无害的刺激引起的疼痛相关行为）和疼痛过敏（对疼痛刺激过度反应）。在几种神经疼痛模型的大鼠和小鼠中，加巴喷丁可阻止疼痛相关的反应（如脊柱神经结扎模型、脊髓损伤模型、急性带状疱疹感染模型）。加巴喷丁还降低周围炎症后疼痛相关的反应（角叉菜胶垫试验、福尔马林试验后期），但不改变立即的疼痛相关行为（大鼠甩尾试验、足垫急性期）。这些模型与人类疼痛关系不明。

【药动学】

1. 本品可制成缓释片，但不可和加巴喷丁互换服用，因两者的日剂量不同，且血药浓度迥异。

2. 疱疹后神经痛患者服用 600mg，2 次/日，平均稳态 C_{max} 为 5.35μg/ml，平均 AUC_{24h} 约为 109（μg•h）/ml，C_{min} 为 3.63μg/ml，平均峰谷比 1.5。本品的吸收与单羧酸转运蛋白（MCT-1）活化转运通道有关，MCT-1 在肠道内高度表达，而且不会因本品的高剂量而出现饱和。进餐后服用生物利用度约为 75%，空腹服用生物利用度 42%～65%。低、中、高脂饮食分别增加暴露量 24%、34%和 44%。进食和空腹达到的 T_{max} 分别为 7.3h 和 5.0h，每日服用，2d 可达稳态。血浆蛋白结合率<3%，表观分布容积 76L。口服给药后，本品首关效应明显，被非特异性羧酸酯酶水解，主要在上皮细胞，少部分在肝。水解后生成加巴喷丁、二氧化碳、乙醛和异丁酸，血中本品浓度低，且存在时间短（相对加巴喷丁≤2%）游离的加巴喷丁几乎不被人类代谢。两者均不是 CYP450（CYP1A2、CYP2A6、CYP2B6、CYP2C8、CYP2C9、CYP2C19、CYP2D6、CYP2E1 和 CYP3A4）的底物、抑制剂或诱导剂，本品也不是 P-糖蛋白的底物或抑制剂。本品水解为游离的加巴喷丁后，以原药经肾排泄，肾排泄通过有机阳离子转运体主动排泌。^{14}C 示踪显示尿中回收 94%的放射性物质，粪便中回收 5%。

3. 与食物同服后，血浆中加巴喷丁表观口服清除率 6.0～9.3L/h，与进食无关，肾清除率为 5～7L/h。$t_{1/2}$ 为 5.1～6.0h，剂量与多次给药对 $t_{1/2}$ 无影响。

【适应证】
1. 治疗成人原发性下肢不宁综合征。
2. 还用于疱疹后神经痛。

【不良反应】
1. 本品可引起嗜睡状态、过度镇静及眩晕。
2. 与剂量相关的不良反应有嗜睡状态、过度镇静、眩晕、醉酒感、性欲减退、抑郁、头痛、外周水肿。
3. 还可引起恶心、口干、胃肠胀气、疲乏、易激惹、食欲及体重增加。
4. 可诱发药物超敏综合征。

【妊娠期安全等级】C。

【禁忌与慎用】儿童用药的安全性和有效性尚未确定。

【药物相互作用】
1. 加巴喷丁与西咪替丁均通过肾经 OCT2 排泌，本品（1200mg，1 次/日）与西咪替丁（400mg，4 次/日）同服，西咪替丁暴露量无变化，加巴喷丁 AUC 增加 24%，肾清除率降低 20%，这些变化无明显临床意义。
2. 萘普生是 MCT-1 的底物，本品的吸收也须通过 MCT-1。两者合用未发现相互影响。

【剂量与用法】
1. 下肢不宁综合征 推荐剂量 600mg，1 次/日，下午 5 时服用，增加剂量并不增加疗效，但可增加不良反应。如果不是在推荐时间服用，下一剂应在第 2 天的推荐时间服用。

须根据肾功能调整剂量，CC≥60ml/min，600mg/d；CC 为 30～59ml/min，从 300mg 起，如需要可增加至 600mg/d；CC 为 15～29ml/min，300mg/d；CC<15ml/min，300mg，隔日 1 次。CC<15ml 的透析患者不推荐使用。

2. 疱疹后神经痛
（1）推荐剂量 600mg，2 次/日。开始治疗的前 3d，晨起服用 600mg，第 2 天起增加剂量至 600mg，2 次/日。不推荐剂量<1200mg/d，增加剂量不增加疗效，而不良反应增加。如果漏服，无须补服，下次服用应在规定的时间。

（2）须根据肾功能调整剂量
①CC≥60ml/min 时，600mg/d，上午服用，3d 后给予维持剂量 600mg，2 次/日，如需停药，减量至 600mg/d，上午服用，1 周后停药。

②CC 在 30～59ml/min 时，300mg/d，上午服用，3d 后给予维持剂量 300mg，2 次/日，如需要可增加至 600mg，2 次/日，如需停药，降至维持剂量，上午服用，1 周后停药。

③CC 在 15～29ml/min 时，300mg/d，1 次/日，上午服用，如需要可增加至 300mg，2 次/日，上午服用。维持剂量 300mg，2 次/日者，减量至 300mg，上午服用，1 周后停药；维持剂量 300mg，1 次/日者，如需停药，不必减量。

④CC<15ml/min 时，300mg/d，隔日 1 次，如需要可增加至 300mg，1 次/日，均为上午服用。如需停药，不必减量。

⑤CC<15ml/min 的透析患者，在每次透析完成后给予 300mg，如需要可增加至 600mg，如需停药，不必减量。

【用药须知】
1. 本品为缓释片，应整片吞服，不可切开、掰开或咀嚼服用，应与食物同服，不可与其他剂型的加巴喷丁互换。
2. 本品有镇静作用，服用本品期间禁止驾驶车辆和危险性机械。
3. 停药时须减量，1 周后停药。
4. 动物实验会增加肿瘤的发生率，对人体的影响尚不清楚。
5. 本品可增加自杀的思想和行为，应注意患者的言行。

【制剂】缓释片剂：300mg。

【贮藏】原瓶保存于 25℃ 下，防潮，不要弃去干燥剂，短期携带允许保存于 15～30℃。

氨己烯酸（vigabatrin）

别名：喜保宁、思波平、Sabril。

本品为抗癫痫药，属于 2 个对映体组成的外消旋化合物。

【理化性状】

1. 本品为白色或几乎白色的粉末。易溶于水。

2. 化学名：4-aminohex-5-enoic acid。

3. 分子式：$C_6H_{11}NO_2$。

4. 分子量：129.2。

5. 结构式如下：

【用药警戒】本品能引起婴儿、儿童和成人永久性视力损伤。由于对婴儿视力损伤的程度及发生频率不易评估，以下数据系根据成年患者用药经验而来。

1. 本品可导致 30% 或更多成人患者承受永久性双侧向心性视野缩小，严重程度从轻度到重度不等。也能引起视野狭窄，致使视野半径限于 10° 以内。也可损害视网膜中心，导致视力敏锐度降低。

2. 视力损伤事件不可预测，可能发生在开始治疗的数周甚或更短时间内，治疗期任意时间，治疗后数月或数年，且中止治疗后仍有恶化的可能。风险随剂量增大和暴露量蓄积而增大，但不能确定在何剂量或暴露量下不发生视力减退。

3. 发生视力损伤后，尽管停止用药，视力损伤仍有恶化的可能。

4. 由于视力损伤的风险，如很快表现出治疗失败或在开始治疗的 2～4 周并无实质的临床获益，应终止用于婴儿痉挛的治疗。

5. 婴儿和儿童除非视力损伤已经很严重，否则不易被发现。应在基线（开始治疗后不迟于 4 周）和治疗期间至少每 3 个月评估视力，一旦检测到源于本品的视力损伤就不可逆转。停药后 3～6 个月仍然要进行视力检测。

6. 家长和医护人员不易识别视力损伤，除非视力损伤很严重，即使不是特别严重的或难以被识别的视力损伤也会造成功能障碍。

7. 本品禁用于视力损伤风险高或存在其他不可逆转的视力损伤因素的患者，除非治疗效益明确大于风险。

8. 禁与其他能引起眼睛不良反应，如视网膜病变、青光眼的药物合用，除非效益明确大于风险。

9. 儿童较成人更易发生视力损伤，症状更严重，更易出现严重的功能丧失。

10. 由于可造成永久性的视力损伤，本品只能通过一种称为 SHARE 特殊限制的分配程序才可获得本品。只有在 SHARE 的注册登记过的处方医师和药房才可开具和分发本品。另外，本品只可分发给登记并适合 SHARE 所有条件的患者。

【药理学】

1. 本品抗癫痫作用的确切机制尚不明确。目前认为与其不可逆地抑制 γ-氨基丁酸转移酶（GABA-T）的活性有关，GABA 是中枢神经系统抑制性神经递质，而本品可提高中枢神经系统 GABA 的浓度，从而抑制 GABA-T 的活性。

2. 尚不清楚血药浓度和效应之间是否呈正相关。药物持续的效力可能依赖于酶的再合成率，而非药物从体循环中的清除率。

【药动学】

1. 单剂量 0.5～4g 和重复 0.5～2.0g/d，2 次给药后的药动学曲线呈线性。口服溶液剂与片剂间呈生物等效性。口服给药后基本完全吸收。单剂量给药后婴儿和儿童 T_{max} 约 2.5h 和 1h。多次给药后很少蓄积。

2. 与血浆蛋白不结合，广泛分布到全身。平均稳态分布容积为 1.1L/kg（CV = 20%）。

3. 本品代谢不显著。主经肾排泄。成人和婴儿 $t_{1/2}$ 分别为 7.5h 和 5.7h。本品诱导 CYP2C9，但不诱导其他 CYP 酶。

4. 本品在健康老年患者（≥65 岁）肾清除率较健康年轻男性低 36%。群体药动学数据也证实此年龄上的差异。婴儿和儿童清除率为（2.4±0.8）L/h 和（5.7±2.5）L/h，成人 7L/h。药动学在性别上无差异。

【适应证】

1. 潜在获益大于潜在视力损伤风险时，用于儿童婴儿性痉挛（IS）的单一疗法。

2. 治疗其他抗癫痫药无效的成人复杂部分性癫痫发作（CPS）。

【不良反应】

1. 警惕视力损伤，磁共振影像学异常、神经毒性包括手足痉挛、口歪眼斜的症状和脱髓鞘疾病、自杀念头和行为、抗癫痫药的撤药反应、贫血、嗜睡和疲劳、周围神经病、体重增加、水肿等不良反应的发生。

2. 随机安慰剂对照的 IS 临床试验中，出现的不良反应有嗜睡、支气管炎、感染及急性中耳炎等，治疗组的发生率高于安慰剂组 5%。

3. 成人难治的 CPS 临床试验报道的不良反应有视物模糊、复视、眼部不适（视野或分辨力改变除外）、视力疲劳，胃肠道不良反应如腹泻、恶心、呕吐、便秘、上腹痛、全身不适，新陈代谢和营养不良，肌与骨骼的不适，神经系统紊乱，精神异常和胸部不适。

4. 上市后的严重不良事件涉及耳部、内分泌、胃肠道系统、全身、神经精神系统、呼吸系统、皮肤和皮下组织等。还有出生缺陷如先天性心脏病、先天性外耳缺陷、先天性血管瘤等，耳聋、胃肠道系统如胃肠出血、食管炎等。

【妊娠期安全等级】C。

【禁忌与慎用】

1. 本品可经乳汁分泌，哺乳期妇女使用时应暂停哺乳。

2. 不可与其他可引起视网膜病或青光眼等其他严重眼部不良反应的药物合用。

【药物相互作用】

1. 对照临床试验中本品使总苯妥英血浆水平平均减少 16%～20%。

2. 与苯巴比妥或丙戊酸钠之间无显著的药动学相互作用。根据群体药动学数据，卡马西平、氯氮䓬、扑痫酮、丙戊酸钠对本品血药浓度无影响。

3. 12 名健康受试者的临床试验中，氯硝西泮（0.5mg）同服对本品（1.5g，2 次/日）浓度无影响。本品增加氯硝西泮平均 C_{max} 约 30%，降低氯硝西泮平均 T_{max} 约 45%。

4. 本品不太可能影响到甾体类激素口服避孕药的效应。

5. 本品可降低高达 90%患者血浆的 ALT 和 AST 水平，一些患者中甚至检测不到。由于本品抑制 ALT 和 AST 酶活性可能影响利用此酶预测某种疾病，尤其用 ALT 检测早期肝损伤。本品可增加尿中氨基酸的含量，对诊断一些罕见的遗传性新陈代谢疾病（如α-氨基己二酸尿）可能导致测试结果假阳性。

【剂量与用法】

1. 对婴儿性痉挛（1 个月至 2 岁）可 2 次/日，口服给药，是否与食物同服均可。初始剂量 50mg/（kg・d），分两次给药。每 3 天以 25～50mg/（kg・d）增量，逐渐加至 150mg/（kg・d）。用量的粉末全部置于空杯中，每袋溶解在 10ml 冷水或室温水中，用 10ml 的口腔专用注射器给药。药物溶液浓度为 50mg/ml。不同体重婴儿应遵循个体化给药剂量。

2. 本品主要经肾清除。尚无肾功能不全儿童的剂量调整数据，可参考肾功能不全成人患者的剂量调整方案。

（1）轻度肾功能不全 （CC＞50～80ml/min），剂量降低 25%。

（2）中度肾功能不全（CC＞30～50ml/min），剂量降低 50%。

（3）重度肾功能不全 （10ml/min＜CC＜30ml/min），剂量降低 75%。

尚未对本品在透析患者中的清除率进行研究。

3. 血浆药物浓度监测优化治疗方案并无实际意义。如果决定中止本品治疗，剂量应逐渐减少。在 IS 患者的对照临床试验中，本品以每 3～4 天 25～50mg/kg 的剂量逐渐减少。

【用药须知】

1. 尚无本品过量致死报道。已报道的过量剂量为 3～90g，大多在 7.5～30g。大部分症状为昏迷、意识不清、困倦、眩晕、精神异常、呼吸暂停或呼吸抑制、心动过缓、激动、易怒、混乱、低血压、行为异常等。无特异性解毒药，可采取常规救治措施应对中毒症状。体外试验证明，活性炭对本品的吸附作用不显著。尚不清楚本品过量能否通过血液透析清除。

2. 本品属非管制药，医师应谨慎评估患者的吸毒史，并密切追踪此类患者，观察其是否有误用、滥用本品的迹象。动物实验证明本品无明显的停药反应，但与所有的抗癫痫药一样，应逐渐撤药以使癫痫发作频率增加的风险降到最低。

3. 使用本品前，医师应与婴儿的护理者详细交流，确保护理者理解如何配制本品和怎样给婴儿使用本品。

【制剂】颗粒剂：500mg/包。

【贮藏】贮于 20～25℃。

司替戊醇（stiripentol）

别名：斯利潘托，Diacomit。

本品芳香烯丙基醇类抗癫痫药。

1. 化学名:4,4-dimethyl-1-(3,4-methylenedioxy-phenyl)-1-penten-3-ol。

2. 分子式：$C_{14}H_{18}O_3$。

3. 分子量：234.29。

4. 结构式如下：

【药理学】在动物模型中，本品可对抗电击、戊四氮及荷苞牡丹碱诱导的癫痫，在啮齿目动物中，本品可增加大脑内氨基丁酸水平（GABA），GABA是哺乳动物脑内主要的抑制性神经递质。本品可抑制突触摄取 GABA 和（或）抑制 GABA 转移酶。同时增加 GABA-A 受体介导的在未成熟大鼠海马区的传输，通过巴比妥样机制增加 GABA-A 受体氯离子通道的开放时长。本品可通过药物相互作用增强其他抗癫痫药（如卡马西平、丙戊酸钠、苯妥英及许多苯巴比妥类药物）的作用，同时还可以作用于其他抗癫痫药物代谢的同工酶，尤其是 CYP3A4和 CYP2C19。

【药动学】

1. 吸收　本品吸收迅速，经 1.5h 即可达到血药峰值。绝对生物利用度尚不清楚。吸收良好，给药剂量的大部分随尿排泄。

2. 分布　本品广泛与血浆蛋白结合（约 99%）。

3. 代谢　本品在体内被代谢广泛，在尿液中发现有 13 种不同物质。主要被去甲基化和葡糖醛酸化代谢。体外试验表明，主要参与第一阶段代谢的 CYP 同工酶类为 CYP1A2、CYP2C19 和 CYP3A4。

4. 排泄　本品大部分通过肾排泄。尿液中代谢产物占大部分口服剂量（约 73%），有 13%～24%的给药剂量以原药随粪便排泄。本品的全身暴露量与服用剂量呈比例关系，在高剂量时，清除率明显下降。600mg 的日剂量清除率为 40L/（kg·d），在 2400mg 的日剂量时，清除率降低至 8L/（kg·d）。重复给药后清除率降低，可能是因为其代谢产物抑制 CYP 同工酶所致。$t_{1/2}$ 为 4.5～13h，随剂量增高而延长。

【适应证】本品与氯巴占或丙戊酸盐联合使用，治疗婴幼儿时期的肌阵挛性癫痫引发的全身性强直阵挛性癫痫发作，氯巴占和丙戊酸盐在效果不显著时的辅助治疗。

【不良反应】

1. 最常见的不良反应　厌食、食欲缺乏、体重减轻（尤其是与丙戊酸钠合用时）、精神障碍、失眠、嗜睡、共济失调、肌张力减退、肌张力障碍。

2. 常见的不良反应　中性粒细胞减少（停用后消失）。易怒、行为障碍、有攻击行为、对立行为，兴奋过度、睡眠障碍、运动功能亢进、恶心、呕吐、γ-谷氨酰转移酶（尤其是合用卡马西平和丙戊酸钠时）。

3. 少见的不良反应　复视（当与卡马西平合用时）、光敏性皮炎、皮疹、皮肤过敏、荨麻疹、疲劳。

4. 罕见不良反应　肝功能检查异常。

【禁忌与慎用】

1. 对本品或者本品胶囊中的其他成分有超敏反应者禁用。

2. 有谵妄发作的精神史者禁用。

3. 孕妇使用须权衡利弊，慎用。

【药物相互作用】

1. 潜在的药物相互作用对本品的影响

（1）其他抗癫痫药对本品药动学的影响尚不明确。

（2）大环内酯类抗菌药和唑类抗真菌药为 CYP3A4 的抑制剂和作用底物，这些药物对本品代谢的影响尚不明确。同样，本品对上述药物代谢的影响亦不明确。

（3）体外研究表明，CYP1A2、CYP2C19、CYP3A4 和其他可能的酶催化本品的 I 相代谢反应。本品与抑制或诱导这些酶的药物合用时须谨慎。

2. 经 CYP 的相互作用

（1）这些相互作用已经在体外试验和临床试验中被部分证实。合并使用本品，丙戊酸钠、氯巴占的稳态水平增加，这一点成人与儿童相似，尽管个体差异比较大。

在治疗浓度下，本品显著抑制许多 CYP 同工酶（如 CYP2C19、CYP2D6 和 CYP3A4），因此，可预测本品与其他药物的药动学相互作用。相互作用使得有效成分的血药浓度增加，而这些有效成分可能导致药理作用增强及不良反应增加。

（2）如果临床需要合并使用本品与经 CYP2C19 代谢（西酞普兰、奥美拉唑）或 CYP3A4代谢（如 HIV 蛋白酶抑制剂、抗组胺药、阿司咪唑、氯苯那敏、钙通道阻滞药、他汀类药物、口服避孕药、可待因）的药物，发生不良反应的风险增加，合并应用时应谨慎。建议监测血药浓度及不良反应，必要时进行剂量调整。

（3）由于严重不良反应的发生风险增加，应避免与治疗指数窄的 CYP3A4 的底物合用。

（4）关于本品对 CYP1A2 潜在抑制作用的数据有限，因此，不能排除与茶碱和咖啡因的相互作用。不推荐上述药物与本品合用。并不局限于药用产品，也有相当数量的针对儿童的食品和营养产品，如可乐饮料，其中含有一定量的咖啡因、巧克力和痕量的茶碱。

（5）由于本品在治疗浓度下体外可抑制 CYP2D6，经过该同工酶代谢的药物如β受体阻滞剂（普萘洛尔、卡维地洛、噻吗洛尔）、抗抑郁药（氟西汀、帕罗西汀、舍曲林、丙米嗪、氯米帕明）、抗精神病药（氟哌啶醇）、镇痛药（可待因、右美沙芬、曲马多）均可能与本品发生相互作用，可能需要调节上述药物的剂量，个别患者须剂量滴定。

3. 因缺乏临床数据，与下列药物合用时应警惕以下几点

（1）避免合并应用的药物（除非严格需要）：①麦角生物碱（麦角胺、二氢洛麦角胺），可导致四肢坏死性麦角中毒（抑制肝对麦角的消除）；②西沙必利、卤泛群、匹莫齐特、奎尼丁、苄普地尔可发生心律失常和尖端扭转型室性心动过速，特别是突发性心律失常的发生风险增加；③与免疫抑制剂（他克莫司、环孢素、西罗莫司）合用，免疫抑制剂的血药浓度升高（肝代谢减少）；④与他汀类药物（阿托伐他汀、辛伐他汀等）合用，剂量依赖性不良反应风险增加，如横纹肌溶解（因肝代谢减少导致）。

（2）须警惕的合并用药：①咪达唑仑、三唑仑、阿普唑仑，由于肝代谢减少，血浆中的苯二氮䓬类水平增加，从而导致过度镇静；②茶碱、咖啡因，本品抑制茶碱和咖啡因的肝代谢使其血浆水平增高，可能导致毒性，因此，应避免合用；③本品具有增强氯丙嗪的中枢抑制作用。

4. 本品对其他抗癫痫药物的影响

（1）本品对 CYP2C19 和 CYP3A4 的抑制作用可能会引起与苯巴比妥、扑痫酮、苯妥英钠、卡马西平、氯巴占、丙戊酸钠、地西泮、乙琥胺及噻加宾的药动学相互作用。其后果是这些抗癫痫药的血药水平升高，有超剂量的潜在风险。因此，与本品合并应用时建议监测其他抗癫痫药的血药浓度并做出适当的剂量调整。

（2）法国的一项研究发现，合用本品时托吡酯不必改变剂量或进行剂量调整。

（3）左乙拉西坦很大部分不经过肝代谢。因此，未发现本品与其之间的药动学相互作用。

【剂量与用法】

1. 剂量：根据患者的体重（mg/kg）计算给药剂量，分 2～3 次服用。本品与氯巴占或丙戊酸盐联合辅助治疗开始时，应采取剂量递增的方式，经 3d 达到 50mg/（kg•d）的推荐剂量。

2. 本品与其他抗癫痫药合用时的剂量调整如下。

（1）与氯巴占合用：在关键性研究中，当开始使用本品时，氯巴占日给药剂量为 0.5mg/（kg•d），分 2 次给药。如果出现不良反应或氯巴占超剂量给药（出现如幼儿嗜睡、肌张力低下、易怒现象）的症状，日剂量每周应减少 25%。在德拉韦综合征（Dravet syndrome，又称婴儿严重肌阵挛癫痫）患儿中合用本品，氯巴占和去甲氯巴占的血药浓度可分别增加 2～3 倍和 5 倍。

（2）与丙戊酸钠合用：除了临床安全性的原因之外，加用本品时不必调整丙戊酸钠的日剂量。出现胃肠道不良反应如食欲缺乏、体重减轻时，丙戊酸钠的剂量每周应减少 30%。

（3）出现血细胞计数及实验室检查异常时，根据个体情况，权衡利弊后调整本品剂量或停用本品。

3. 本品应在进食时服用，因本品在酸性环境中很快降解。不能与牛奶或奶制品（酸奶、软奶油奶酪等）、碳酸饮料、果汁或含有咖啡因或茶碱的饮料同服。

4. 袋装粉剂比胶囊剂的 C_{max} 稍高，因此，制剂间生物不等效。若需要更换剂型应在临床监测下进行，以防出现耐受性问题。

5. 患有严重肌阵挛型癫痫（SMEI）的 3 岁以下的婴儿使用本品时应个体化，且要考虑到潜在的临床收益和风险。在年幼患者中只有明确诊断为 SMEI 时才可使用本品辅助治疗。关于 12 月龄以下的婴儿使用该药的数据有限。

6. 肝、肾功能不全的患者不推荐使用本品。

【用药须知】

1. 在治疗 Dravet 综合征时，本品不应与卡马西平、苯妥英钠或苯巴比妥合用。根据不良反应的发生情况，同时应用本品时应减少氯巴占或丙戊酸钠的日剂量。

2. 鉴于本品和丙戊酸钠合用时胃肠道的不良反应（消化不良、食欲丧失、恶心、呕吐）的发生率增加，两药合用时应仔细监测患儿的生长速率。

3. 中性粒细胞减少可能与给予本品、氯巴占和

丙戊酸钠有关。应在开始应用本品治疗前查血细胞计数，除非另有临床指征，应每 6 个月查一次血细胞计数。

4. 开始用药前应查肝功能，除非另有临床指征，应每 6 个月查一次肝功能。

5. 本品为 CYP2C19、CYP3A4 和 CYP2D6 的抑制剂，可以显著增加经过这些酶代谢的药物浓度，增加不良反应的发生风险。体外研究表明，CYP1A2、CYP2C19、CYP3A4 和其他可能的酶催化本品的 I 相代谢反应。本品与抑制或诱导这些酶的药物合用时须谨慎。

6. 由于关键的临床研究不包括 3 岁以下的儿童，因此，建议 6 个月至 3 岁的儿童应用本品治疗时应小心监测。

7. 妊娠期间不能停药，否则疾病的恶化会对患者及胎儿产生不利影响。育龄期妇女使用本品期间应采取有效避孕措施。

8. 哺乳期患者用药期间不推荐母乳喂养，如果需母乳喂养应仔细监测对婴儿可能的不良反应。

9. 考虑到患者基础疾病及长期服药，服用本品的患者不宜驾驶车辆和进行机械操作。

【制剂】 ①胶囊剂：250mg；②口服混悬散剂：500mg。

【贮藏】 原包装避光贮藏。

拉科酰胺（lacosamide）

别名：拉考沙胺、Vimpat。

本品为新型 N-甲基-D-门冬氨酸受体甘氨酸结合位点拮抗剂。

【理化性状】

1. 本品为白色至淡黄色粉末，几乎不溶于水，微溶于乙腈及乙醇。

2. 化学名：（R）-2-acetamido-N-benzyl-3-methoxy- propionamide。

3. 分子式：$C_{13}H_{18}N_2O_3$。

4. 分子量：250.30。

5. 结构式如下：

【药理学】 本品在人体中确切的抗癫痫作用机制尚不清楚。在体外电生理学研究中，本品可选择性促进电压门控钠通道缓慢失活，从而稳定超兴奋神经元细胞膜和抑制神经元重复放电。本品可与脑衰蛋白介导调控蛋白-2（CRMP-2）结合，CRMP-2 是一种磷蛋白，主要在神经系统表达，参与神经分化，控制轴突产物。其与 CRMP-2 结合对抗癫痫的作用尚不清楚。

【药动学】

1. 本品（片剂和注射剂）药动学研究包括健康受试者（年龄 18～87 岁）、部分癫痫发作成年患者、糖尿病神经病变成年患者、肝肾功能损伤受试者。

2. 给予本品（片剂和注射剂）口服后无首关效应，口服吸收完全，且不受食物影响。绝对生物利用度约 100%。口服后，T_{max} 为 1～4h；$t_{1/2}$ 为 13h；每天 2 次重复给药 3d 后达稳态。100～800mg 剂量范围内药动学参数与剂量呈线性，个体间或个体自身差异性小。与本品相比，其代谢产物 O-去甲基代谢物，T_{max} 为（0.5～12h）和 $t_{1/2}$（15～23h）较长。

3. 静脉内给药后，在静脉输注结束时达 C_{max}。30min 或 60min 静脉内静脉输注与口服片剂生物等效。

4. 分布容积（V_d）约 0.6L/kg，接近于总体液容积。血浆蛋白结合率<15%。

5. 本品（片剂和注射剂）主要经肾生物转化并从全身循环消除。口服或静脉内给予 100mg ^{14}C 标记的本品，尿中可回收约 95%给药剂量，粪便中回收<0.5%。排泄物主要为原药（约剂量的 40%）、O-去甲基代谢物（约 30%）和结构尚不清楚的极性片段（约 20%），O-去甲基拉科酰胺约为 10%，且无已知的药理活性。

6. 本品为 CYP2C19 的底物，其他 CYP 亚型或非 CYP 酶在本品代谢中的作用尚不清楚。原药的 $t_{1/2}$ 约 13h，不随剂量、多剂量或静脉内给药而改变。

7. 本品的对映体之间无互相转化。

【适应证】

1. 本品片剂适用于≥17 岁癫痫部分发作患者的辅助治疗。

2. 注射剂适用于上述患者暂时不能口服给药时。

【不良反应】

1. 在临床对照试验中，导致停药的最常见的不良反应为头晕、共济失调、呕吐、复视、恶心、眩晕、视物模糊。

2. 常见不良反应包括眩晕、复视、视物模糊、恶心、呕吐、腹泻、疲劳、步态障碍、无力、青肿、皮肤裂伤、头晕、头痛、共济失调、嗜睡、震颤、眼球震颤、平衡障碍、记忆力障碍、抑郁、瘙痒。

3. 本品在成年癫痫部分发作的患者接受 1～3 种抗癫痫药联合治疗对照临床试验中。观察到肝功能实验室检查异常。在本品治疗组有 0.7%（7/935）患者，ALT 升高≥3 倍，安慰剂组 0%（0/356）。一例健康受试者完成本品 10d 治疗后，观察到氨基转移酶升高 20 倍伴肾炎（蛋白尿和管型尿）。病毒性肝炎检查阴性。无特殊治疗情况下，1 个月内氨基转移酶恢复正常。在此不良事件期间胆红素正常。肝炎/肾炎推测为受试者对本品的迟发型过敏性反应。

4. 其他少见不良反应包括中性粒细胞减少、贫血、心悸、耳鸣、便秘、消化不良、口干、口腔感觉减退、兴奋、发热、醉酒感、跌倒、肌肉痉挛、感觉异常、认知障碍、触觉减退、发音困难、注意力不集中、小脑综合征、精神错乱状态、情感改变、抑郁情绪。

5. 虽然本品注射剂可致注射部位疼痛或不适、刺激、红疹，但一般来说不良反应发生率与片剂相似。1 例接受β受体阻滞剂治疗患者，接受本品注射剂 150mg 静脉输注 15min 时，出现严重窦性心动过缓。停止本品静脉输注后，迅速恢复正常。

【妊娠期安全等级】C。

【禁忌与慎用】

1. 本品在哺乳的大鼠乳汁中分泌，尚不清楚本品（片剂和注射剂）是否可分泌到人类乳汁。因为许多药物可分泌到乳汁，应权衡本品对母体的重要性选择停药或停止哺乳。

2. 对人的宫内成长和分娩的影响尚不清楚，在大鼠可导致孕期延长。

3. 本品在年龄＜17 岁儿童中的安全性和有效性尚未建立。

4. 临床试验中，老年癫痫部分发作的受试者数目有限（n=18），不足以评价本品在此人群的有效性。不必根据年龄差异调整剂量。老年患者增加剂量应谨慎。

5. 重度肾功能不全的患者（CC≤30ml/min）和终末期肾疾病患者的最大推荐剂量为 300mg/d。本品可随血液透析有效清除。血液透析后，补充 50%剂量。在所有肾功能不全的患者中，增加本品剂量时应谨慎。

6. 轻、中度肝功能不全患者最大推荐剂量为 300mg/d，此类患者增加剂量时应密切观察。未对

重度肝功能不全患者的药动学进行评估，此类患者不推荐使用。

【药物相互作用】

1. 本品片剂和注射液与其他抗癫痫药（如左乙拉西坦、卡马西平、环氧化物、拉莫三嗪、托吡酯、奥卡西平、苯妥英、丙戊酸、苯巴比妥、加巴喷丁、氯硝西泮、唑尼沙胺）合用，无药动学相互作用。癫痫部分发作患者的对照临床试验中，亦无证据证明本品片剂和注射液与常用的抗癫痫药物有药物间相互作用。无药动学相互作用但不排除药效学相互作用的可能性，特别是与影响心脏传导功能的药物之间相互作用。

2. 在健康受试者中，本品与地高辛、二甲双胍、奥美拉唑均无药动学相互作用；口服避孕药（包括炔雌醇和左炔诺孕酮）不影响本品代谢，但本品可使健康受试者炔雌醇 C_{max} 增加 20%。

【剂量与用法】

1. 本品片剂是否与食物同服均可。

2. 癫痫部分发作患者可使用本品口服或静脉剂型开始治疗。初始剂量 50mg，2 次/日。根据患者个体的反应及耐受性，每隔 1 周，每日可增加 100mg（2 次/日），直至达推荐维持剂量 200～400mg/d。在临床试验中，每日 600mg 剂量疗效并不高于 400mg，且不良反应发生率较高。

3. 当本品从口服改为静脉给药时，每日开始总剂量与频次与口服时相同，静脉输注 30～60min，2 次/日，连用 5d。

4. 在静脉给药治疗后期，患者若改为口服给药，日剂量和给药频次同注射剂。

5. 轻、中度肾功能不全患者不必调整剂量，重度肾功能不全（CC≤30ml/min）和终末期肾病患者的最大推荐剂量为 300mg/d。其片剂及注射剂型均可经血液透析清除，经 4h 的血液透析后，其生物利用度降低约 50%，因此，透析后应补充 50%的给药剂量。所有肾功能不全患者在给药时须谨慎增加剂量。

6. 轻、中度肝功能不全患者每日最大推荐剂量为 300mg，重度肝功能不全患者不推荐使用。肝肾功能不全患者使用时须严密监控。

7. 本品注射剂可不稀释，或与稀释剂混合后使用。本品与 0.9%氯化钠注射液或 5%葡萄糖注射液或乳酸钠林格注射液在玻璃或 PVC 袋中混合后，在室温 15～30℃贮存 24h，未发生物理稳定性和化学稳定性变化。尚未评估本品在其他稀释液中稳定

性；发现有颗粒或变色禁止使用；未用完的注射剂剩余部分应丢弃。

【用药须知】

1. 在使用抗癫痫药物包括本品时，自杀行为或意念的风险增加。用药过程中，应密切注意上述患者抑郁症的发生或恶化、自杀行为或意念和（或）情感或行为的异常变化。

2. 本品可引起头晕、共济失调、眩晕，当剂量＞400mg时，其发生率也随之增加。当患者服用本品时，建议不要驾车，操作复杂的机械或从事其他危险的活动。

3. 本品可引起心脏节律或传导异常，包括 PR 间期延长、心房颤动和心房扑动、晕厥。本品与延长 PR 间期药物合用时，有进一步延长 PR 间期的可能。有传导问题或严重心脏病患者，如心肌缺血、心力衰竭者慎用；如必须使用，用药前及药物达稳态前，推荐监测心电图。糖尿病周围神经病变和（或）心血管疾病患者，易发生房性心律失常（心房颤动和心房扑动）。告知患者用药时注意自我监测，如有不适及时告知医师。

4. 与其他抗癫痫药物一样，本品须逐渐停药（最少 1 周时间），以使患者的癫痫发作频率增加的可能性降低到最小。

5. 应警惕本品引起的多器官超敏反应。如怀疑发生，立即停用本品，并改用其他药物治疗。

6. 本品（片剂和注射剂）在人类中过量研究的数据有限。临床发展过程中报道的意外过量的最高剂量为每日 1200mg，非致命性。暴露于高于临床治疗剂量的本品患者与给予推荐剂量患者相比，不良事件发生类型无差异。本品过量，无特异性解毒剂。应进行标准净化程序，一般支持疗法包括监测患者生命体征，并观察患者的临床状态。血液透析可有效清除本品（全身暴露量 4h 内减少 50%）。血液透析在少数已知过量案例不能执行，但可以根据患者的临床状态或在重度肾功能不全的患者中采用。

7. 无医师指导，禁止患者自己随意停药。

8. 本品为管制药物（Schedule Ⅴ）。人类药物滥用潜力研究中，单一剂量 200mg、800mg 本品，均可产生欣快感，与安慰剂组有显著差异。但推荐剂量本品，欣快感不良反应发生率＜1%。临床试验中，在糖尿病神经性疼痛患者中，突然中止本品给药，不产生生理依赖性药物戒断综合征相关的症状或体征。人类中，本品能产生精神愉悦的不良反应，故不排除其具有心理依赖性。

【制剂】 ①片剂：50mg，100mg，150mg，200mg。②注射剂：200mg/20ml（10mg/1ml）。

【贮藏】 贮于 20～25℃，短程携带允许 15～30℃

卢非酰胺（rufinamide）

别名：Banzel。

本品为三唑类衍生物，结构上不同于其他的抗癫痫药。

【理化性状】

1. 本品为白色晶体状、无臭、略带苦味的中性粉末。几乎不溶于水，微溶于四氢呋喃或甲醇，不溶于乙醇和乙腈。

2. 化学名：1-[（2,6-difluorophenyl）methyl]-1H-1,2,3-triazole-4carboxamide。

3. 分子式：$C_{10}H_8F_2N_4O$。

4. 分子量：238.2。

5. 结构式如下：

【药理学】 本品发挥抗癫痫作用的确切机制尚未明确。体外研究结果表明，本品的主要作用机制是调节钠通道的活性，特别是延长该通道的失活状态。本品（≥1μmol/L）明显减慢皮质神经元的钠通道失活后的恢复时程并且限制钠依赖动作电位（EC_{50} 为 3.8μmol/L）的持续重复触发。

【药动学】

1. 本品口服混悬剂与片剂生物等效。本品口服后吸收良好，不过吸收速率相对较慢，吸收程度则随剂量的增加而减少。多次给药后药动学无改变。本品主要通过代谢消除，主要代谢物来自氨甲酰部分形成羧酸的水解过程，代谢途径不依赖 CYP 酶。无已知活性代谢物。血浆 $t_{1/2}$ 为 6～10h。

2. 口服本品片剂后，无论进食与否，血药峰值（C_{max}）均出现在 4～6h。随着剂量的增加，本品的生物利用度反见减少。根据泌尿系的排泄，单剂量口服 600mg 本品，在进食的情况下吸收的程度至少为 85%。

3. 对本品及其代谢物可以从单剂量的数据预测到多剂量的药动学。每 12 小时给药一次，其 $t_{1/2}$ 为 6～10h。稳态峰值是单次给药的 2～3 倍。食物可增加本品（单剂量 400mg）吸收程度约 34%，增加峰值暴露量 56%，而 T_{max} 未见延长。临床试验是在进食条件下进行的，推荐本品与食物同服。

4. 只有一小部分本品（34%）与血浆蛋白结合，主要是白蛋白（27%），药物之间相互置换的风险较低。本品在红细胞和血浆之间均匀分布。表观分布容积随剂量或体表面积而变动。服用本品 3200mg/d，其表观分布容积约为 50L。

5. 本品在体内广泛代谢但无活性代谢产物。给予放射性标记本品后，有 <2% 的剂量在尿液中回收。其主要的生物转化途径是羧酸酯酶介导的水解羧胺基为酸性衍生物 CGP47292。另外尿液中检测到一些小代谢物。CYP 酶或谷胱甘肽不参与其生物转化过程。

6. 本品是一个弱 CYP2E1 抑制剂。并不显著抑制其他 CYP 酶。本品是一个弱 CYP3A4 酶诱导剂。体外研究显示，本品不能抑制 P-糖蛋白。

7. 根据放射性标记的研究，肾排泄是该药物消除的主要途径，占 85%。从尿液中检出的代谢物，至少占剂量的 66% 是酸性代谢物 CGP47292，有 2% 是原药。

8. 年龄、性别、种族对本品的药动学影响不明显。

【适应证】辅助治疗 ≥4 岁儿童和成人与 Lennox-Gastaut 综合征相关的癫痫发作。

【不良反应】

1. 4 岁以上儿童或成人 Lennox-Gastaut 综合征患者服用本品辅助治疗时通常出现中枢神经系统反应，包括嗜睡（24.3%）、疲劳（9.5%）、眩晕（2.7%）、共济失调（5.4%）、步态障碍（1.4%），导致停药的中枢神经系统不良反应包括嗜睡（12.5%）和疲劳（1.4%）。

2. 临床试验中，本品片剂辅助治疗癫痫的所有剂量组（200～3200mg/d），发生率高于安慰剂组的最常见的不良反应包括头痛、眩晕、疲劳、嗜睡、恶心。

3. 应用本品片剂辅助治疗儿童癫痫临床试验中，发生的不良反应包括瞌睡、呕吐、头痛、疲劳、眩晕、恶心、流行性感冒、鼻咽炎、食欲缺乏等。

4. 应用本品辅助治疗儿童癫痫的日剂量达 45mg/kg 时，常见不良反应（≥3%）包括嗜睡、呕吐、头痛。

5. 应用本品（高至 3200mg/d）辅助治疗成人癫痫临床试验中，不良反应包括头痛、眩晕、疲劳、恶心、嗜睡、复视、震颤、眼球震颤、视物模糊、呕吐、共济失调等。

6. 本品治疗的临床试验中导致停药的不良反应儿童与成人相似。儿童临床试验导致停药的不良反应包括抽搐、疹、疲劳、呕吐。成人临床试验导致停药的不良反应包括头晕、疲劳、头痛、恶心、共济失调。

7. 其他不良反应按身体系统和发生频率分列如下。

（1）血液和淋巴系统：常见贫血；罕见淋巴结病、白细胞减少、中性粒细胞减少、缺铁性贫血、血小板减少。

（2）心脏：罕见束支传导阻滞、房室传导阻滞。

（3）代谢和营养障碍：常见食欲下降或食欲增加。

（4）泌尿系统：常见尿频；罕见尿失禁、排尿困难、血尿、肾结石、多尿症、遗尿、夜尿。

【妊娠期安全等级】C。

【禁忌与慎用】

1. 家族性短 QT 综合征患者禁用。

2. 对于孕妇尚无足够的对照研究，只有在潜在的效益大于对胎儿的伤害时才能使用。动物实验表明本品对怀孕的动物有毒性。

3. 本品对阵痛及分娩的影响尚不明确。

4. 本品可能通过乳汁排泌，哺乳期妇女应根据本品对其的重要性，选择停止哺乳或停止用药。

5. 小于 4 岁的 Lennox-Gastaut 综合征患儿的有效性及安全性尚不明确，4～17 岁的儿童的药动学与成人相似。

6. 肾功能不全患者（CC<30ml/min）在服用本品时不必调整剂量。接受血液透析的患者可见本品的暴露量降低（约 30%）。因此，在透析过程中应该考虑调整本品的剂量。

7. 肝功能不全患者应用本品研究尚未进行。因此，重度肝功能不全的患者不推荐使用。轻、中度肝功能不全患者慎用。

【药物相互作用】

1. 体外研究显示，本品对大多数 CYP 酶无抑制作用或抑制作用微弱，是 CYP2E1 的弱抑制剂，CYP2E1 底物（如氯唑沙宗）的血浆水平可能被本品升高，但未进行临床研究。本品是 CYP3A4 的弱诱导剂，可降低 CYP3A4 底物的血药浓度。本品通过羧酸酯酶代谢，诱导羧酸酯酶的药物可增加本品的清除率。广谱诱导剂如卡马西平和苯巴比妥可轻度降低本品的代谢。羧酸酯酶抑制剂也可降低本品的代谢。

2. 药动学分析显示本品几乎不影响其他抗癫痫药物的平均稳态浓度，如卡马西平、拉莫三嗪、苯巴比妥、苯妥英、托吡酯、丙戊酸钠。具体见表 4-2。

表 4-2　其他抗癫痫药与本品片剂的相互作用

同时使用的抗癫痫药	本品对同时使用药物的影响 [1]	同时使用药物对本品的影响
卡马西平	降低 7%～13% [2]	降低 19%～26% 依赖于卡马西平的浓度
拉莫三嗪	降低 7%～13% [2]	无影响
苯巴比妥	升高 8%～13% [2]	降低 25%～46% [3] [4] 依赖于苯巴比妥的剂量或浓度
苯妥英	升高 7%～21% [2]	降低 25%～46% [3] [4] 依赖于苯妥英的浓度
托吡酯	无影响	无影响
丙戊酸	无影响	升高＜16%～70% [3] 与丙戊酸钠的浓度有关
扑米酮	未进行研究	降低 25%～46% [3] [4] 依赖于扑米酮的剂量或浓度
苯二氮䓬类 [5]	未进行研究	无影响

[1] 根据本品片剂的最大推荐剂量预测。

[2] 因为本品对其他抗癫痫药的影响与本品的血药浓度有关，儿童及成人血药浓度高者预测的最大变化。

[3] 儿童在大剂量或高血药浓度时影响较大。

[4] 苯巴比妥、扑米酮及苯妥英作为一个协变量（苯巴比妥类药物诱导剂），可检测这类药物对本品的清除影响。

[5] 所有苯二氮䓬类药物均用来检测该类药物对本品（片剂）清除的影响

3. 强效 CYP 酶诱导剂，如卡马西平、苯妥英、扑痫酮和苯巴比妥似乎会增加本品的清除。由于本品的大部分清除是通过非 CYP 依赖途径，观察到的血液中水平下降不太可能完全归因于 CYP 酶的诱导。任何效应发生在儿童的身上，影响可能更为明显。

4. 根据药动学分析，丙戊酸钠可减少本品的清除。给予儿童丙戊酸钠可能使本品的浓度升高 70%。服用本品的患者在开始服用丙戊酸钠时应该从低剂量开始，逐渐增加到临床有效剂量。同样，服用丙戊酸钠的患者在开始服用本品时，起始日剂量应低于 10mg/kg（儿童）或 400mg（成年人）。

5. 同时给予本品（800mg，2 次/日，14d）和 Ortho-Novum1/35®，导致炔雌醇 $AUC_{0～24h}$ 平均下降 22%，C_{max} 平均下降 31%；炔诺酮的 $AUC_{0～24h}$ 平均下降 14%，C_{max} 平均下降 18%。这种下降的临床意义尚不清楚。育龄期女性患者应该注意，合并使用本品和激素类避孕药可能出现避孕失败。

6. 同时给予本品（400mg，2 次/日）导致三唑仑的 AUC 降低 37%，C_{max} 降低 23%。但对奥氮平的 C_{max} 和 AUC 没有影响。

【剂量与用法】

1. 年龄≥4 岁的 Lennox-Gastaut 综合征儿童治疗日剂量应从约 10mg/kg 开始，分 2 次服用，每次 1/2。以约 10mg/kg 的增量，每隔 1d 增量，直至目标日剂量 45mg/kg 或 3200mg，分 2 次服用，每次 1/2。无论剂量多少，都应等分成 2 份分次服用。

2. 成人治疗应从 400～800mg 日剂量开始，分 2 次服用。每隔 1d，剂量增加 400～800mg，直至最大日剂量 3200mg，每日剂量分 2 次服用。

3. 本品应与食物同服。

4. 本品片剂可以整片、半片或压碎后定量服用。

5. 本品混悬剂每次服用前须充分摇匀。服用本品混悬剂时应使用本品配套供应的接合管和标有刻度的口服剂量注射器。接合管应插入混悬剂瓶颈内，并使其在取药期间保持在瓶颈内。定量注射器应插入结合管，将瓶子倒置拉动注射器内芯抽取药液。每次用完应盖好瓶盖，当接合管在瓶颈内时确保瓶盖盖好。

6. 本品混悬剂配套提供 2 个注射器，如果每次剂量超过 20ml 时，可使用 2 个注射器，或相同注射器抽取 2 次液体。每次给药结束，拉动和推动注射器内芯用水冲洗注射器。

【用药须知】

1. 正在服用丙戊酸钠的患者，本品起始日剂量应低于 10mg/kg（儿童）或 400mg（成年人）。

2. 服用抗癫痫药包括本品可增加自杀想法或行为的风险。须要警惕患者在接受任何抗癫痫药时出现的抑郁症恶化的症状和体征、不寻常的情绪和行为的变化，或出现自杀的想法、行为。

3. 警惕本品与中枢神经系统相关的不良反应，包括嗜睡或疲劳、眩晕、步态异常、共济失调。

4. 应警惕本品引起的 QT 间期缩短、多器官超敏反应、抗癫痫药物的停药综合征、癫痫持续状态、实验室检查异常（如白细胞减少）。

5. 与其他抗癫痫药物相同，本品应逐渐撤药以避免诱导癫痫，使癫痫发作和癫痫持续状态的风险降低到最小。临床试验中每 2 天剂量降低约 25%直至停药。

6. 本品混悬剂不含有乳糖或谷蛋白和染料，包含碳水化合物。

7. 临床试验中，1 例成年患者服用本品片剂7200mg 日剂量发生过量，无突出的体征或症状，未进行特殊治疗，此患者继续目标剂量。本品过量无特异性解毒药，利用诱导呕吐和洗胃法排除未吸收药物，保持气道通畅并配合一般支持疗法。

8. 服用本品期间避免饮酒和服用能引起困倦或头晕的药物。不可驾车，操作重型机械或进行其他危险活动。

9. 保持本品混悬液瓶子直立，在打开瓶子 90d 内服用完毕。

【制剂】①片剂：200mg，400mg；②口服混悬剂：40mg/ml。

【贮藏】①片剂：防潮贮于 25℃ 下，短程携带允许 15～30℃；②口服混悬剂：贮于 25℃ 下，短程携带允许 15～30℃。

吡仑帕奈（perampanel）

别名：Fycompa。

本品是非竞争性α-氨基-3 羟基-5 甲基-4 异噁唑受体（AMPAR）拮抗剂。

【理化性状】

1. 本品为白色至略带黄色的白色粉末，易溶于 N-甲基吡咯烷酮，略溶于乙腈及丙酮，微溶于甲醇、乙醇和乙酸乙酯，极微溶于 1-辛醇、乙醚，几乎不溶于庚烷或水。

2. 化学名：2-（2-oxo-1-phenyl-5-pyridin-2-yl-1,2-dihydropyridin-3-yl）benzonitrile hydrate（4∶3）。

3. 分子式：$C_{23}H_{15}N_3O \cdot 3/4H_2O$。

4. 分子量：362.90。

5. 结构式如下：

【用药警戒】服用本品可发生严重的或危及生命的精神病和行为异常，包括攻击性、敌意、易激惹、发怒及杀人意念和威胁。患者此前可有或无精神病史、攻击性行为或同时使用近乎敌意或与攻击性相关的药物。服药期间或停药后，如出现上述反应或在情绪、行为和性格上出现患者不相称的改变时，应立即就医。密切监测患者，特别是在本品的滴定剂量期或高剂量下出现上述症状时即应减量，如症状加重或恶化应立即停药。

【药理学】本品为突触后神经细胞上 AMPA 型谷氨酸受体的非竞争性拮抗剂。谷氨酸是中枢神经系统的一种主要的兴奋性神经递质，与许多由神经元过度兴奋导致的神经障碍有关。本品精确的抗癫痫机制尚未被完全阐明。

【药动学】

1. 吸收：本品口服吸收快速而完全，几乎没有首关效应。空腹服用后的 T_{max} 为 0.5～2.5h，食物不影响吸收程度（AUC），但可减慢吸收速度。2～3 周可达稳态，单剂量给予 0.2～12mg 和多次给药 1～12mg 后，剂量与 AUC 呈线性关系。进食后服药可使 C_{max} 降低 28%～40%，T_{max} 延迟 2～3h。

2. 分布：体外试验表明，血药浓度在 20～2000ng/ml 时，其蛋白结合率 95%～96%，主要与白蛋白及 α_1-酸性糖蛋白结合，血液血浆之比为 0.55～0.59。

3. 代谢：本品主要通过氧化及葡糖酸化进行代谢，氧化代谢主要由 CYP3A4 和（或）CYP3A5 介导，其他 CYP 酶也可能很小程度地参与代谢。给予放射性标记的本品，显示体循环中的原药占 74%～80%，而血浆中的代谢产物仅为痕量。

4. 排泄：从尿中可回收 22%的放射性物质，粪便中占 48%。尿和粪便中主要为氧化产物和共轭代谢产物的混合物。本品 $t_{1/2}$ 约为 105h，清除率约为 12ml/min。

5. 轻度肝功能不全患者暴露量约可增加 50%，中度肝功能不全患者的暴露量可增加 2.55 倍，$t_{1/2}$ 约延长至 300h。轻度肾功能不全患者较健康志愿者的清除率低 27%，AUC 则高 37%，但不必调节剂量。

6. 未进行重度肾功能不全和血液透析者的研究。男性（0.730L/h）清除率大于女性（0.605L/h），不必根据性别调整剂量。

【适应证】 用于≥12 岁部分性癫痫发作患者的辅助治疗，无论患者是否伴有继发性全身发作。

【不良反应】

1. 导致停药的不良反应包括头晕、嗜睡、眩晕、易怒、攻击性、发怒、共济失调、步态不稳、视物模糊、激惹及构音障碍。

2. 常见不良反应有头晕、嗜睡、疲乏、激惹、跌倒、恶心、共济失调、平衡障碍、步态不稳、眩晕、体重增加。

3. 少见不良反应有眩晕、复视、视物模糊、便秘、呕吐、上呼吸道感染、挫伤、头部损伤、四肢损伤、皮肤裂伤、低血钠、腰痛、骨骼肌痛、肌痛、四肢痛、外周水肿、无力、共济失调、头痛、低血钠、感觉减退、感觉异常、攻击性、发怒、焦虑、精神错乱、欣快感、激惹、情绪改变、咳嗽及口咽痛。

【妊娠期安全等级】C。

【禁忌与慎用】

1. 无禁忌证。

2. 对本品有严重过敏史、重度肾功能障碍、终末期肾病或需要透析的患者不建议使用。

3. 对孕妇尚无足够良好对照的临床研究，只有潜在效益大于对胎儿的风险时才可使用。

4. 本品是否经人乳汁尚不明确，哺乳期妇女应慎用。

5. 12 岁以下儿童使用的安全性和有效性尚未确定。

【药物相互作用】

1. 本品可降低左炔诺孕酮的暴露量 40%，与口服或植入性含左炔诺孕酮的避孕药同时使用，可能使避孕药药效降低。建议另外选用其他非激素型避孕方式。

2. 与 CYP 酶诱导剂包括卡马西平、苯妥英或奥卡西平合用，本品的血药浓度会降低 50%～67%。合用时，应增加本品的起始剂量，在大剂量下（8～12mg）未见影响抗癫痫效果。

3. 本品与中枢神经抑制剂包括乙醇合用会增强中枢抑制作用。本品对复杂工作如驾驶等的影响与乙醇的损害作用有相加或相乘的作用，增加乙醇对患者机敏警觉的干扰并增加愤怒、意识错乱和抑郁水平。与其他中枢抑制剂合用也有类似作用。合用时应密切监测患者，限制患者的活动，直至结束与中枢神经抑制剂（苯二氮䓬类、麻醉剂、苯巴妥类、具镇静作用的抗组胺药）合用。建议患者不能驾驶车辆或操作机械，直至已有足够的经验判断是否对上述工作有指挥能力。

4. 体外人肝微粒体试验表明，本品可轻度抑制 CYP2C8、CYP3A4、UGT1A9 和 UGT2B7，对 CYP1A2、CYP2A6、CYP2C9、CYP2C19、CYP2D6、CYP2E1、UGT1A1、UGT1A4 及 UGT1A6 无抑制作用。在人肝细胞的培养中，本品可轻度诱导 CYP2B6 和 CYP3A4/5，也可诱导 UGT1A1 和 UGT1A4，但对 CYP1A2 无诱导作用。

5. 单次给予本品 1mg 与 CYP3A4 强抑制剂（如酮康唑）400mg/d 同服，8d 后，本品的 $t_{1/2}$ 可延长 15%，AUC 可增加 20%。

6. 给予本品 6mg/d，20d 后，可降低咪达唑仑 13%（CYP3A4 的底物）的 AUC 和 15%的 C_{max}。

【剂量与用法】

1. 尚未使用具有酶诱导作用的、抗癫痫药的患者，给予的初始剂量为睡前 2mg，1 次/日，然后以每日 2mg 的增幅增加剂量，每周增加剂量不能超过 4～8mg。老年患者在滴定剂量期增加剂量的频率不能超过每 2 周 1 次。推荐剂量为 8～12mg，1 次/日。12mg 较 8mg 的剂量降低癫痫发作率的作用更强，但不良反应亦见增加。总之，须根据临床反应和耐受性进行剂量个体化调整。

2. 同时使用酶诱导剂（如苯妥英、卡马西平及奥氮平）的患者，初始剂量应为睡前 4mg，1 次/日，并密切监测患者的反应。临床试验显示，抗癫痫药物对这类患者的有效作用会大幅降低，表现在 12mg 较 8mg 降低癫痫发作频率的作用更强。如给患者另外加入或撤出也具有酶诱导作用的抗癫痫药物时，应密切监测患者的临床效应和耐受性，可能需要调整剂量。

3. 轻度和中度肝功能不全患者，暴露量会增加，$t_{1/2}$ 会延长，需要调整剂量。应从 2mg/d 开始，以每周 2mg 的增幅，每 2 周增加 1 次剂量，直至达到目标剂量。轻度和中度肝功能不全患者最大推荐剂量为 6mg/d 或 4mg/d，不推荐重度肝功能不全患者使用本品。

4. 中度肾功能不全的患者使用本品应密切监测，根据临床效应和耐受性缓慢滴定剂量。不推荐重度肾功能不全患者或接受透析的患者使用本品。

【用药须知】

1. 服用本品的患者有发生严重的或危及生命的精神病和行为异常，包括攻击性、敌意、易激惹、发怒及杀人意念和威胁。如出现上述症状，应对本品减量，如症状严重或出现恶化，应立即停用本品。

2. 包括本品在内的抗癫痫药都会增加自杀的想法或行为。应监测使用抗癫痫药的患者发生抑郁或恶化、自杀的想法或行为和（或）任何反常的情绪或行为。

3. 本品可导致剂量相关性头晕、步态不稳或共济失调的发生。这些不良反应常发生于滴定剂量期，老年患者较年轻患者风险更高。

4. 本品可导致剂量依赖性嗜睡和与疲乏，老年患者较年轻患者的发生率更高。

5. 应建议患者不要从事需要精神警觉的危险活动，如驾驶机动车或操作危险性大的机器，直至患者对上述活动已有了十足的掌控能力。

6. 在一些病例可在用药后发生跌倒，导致包括头部损伤和骨折等的严重损伤，老年患者较年轻患者跌倒的可能性更大。

7. 抗癫痫药突然撤药可增加癫痫的再发频率，本品的 $t_{1/2}$ 约 105h，即使突然停药，血药浓度都会缓慢降低。总体来说，抗癫痫药应缓慢撤药，如果因为不良反应严重，可考虑紧急停药。

8. 本品无特异性解毒剂，如过量服用，建议应确保气道开放、吸氧和通气，监测心律和生命体征。

【制剂】 片剂：2mg，4mg，6mg，8mg，10mg，12mg。

【贮藏】 贮于 25℃ 下，短程携带允许 15～30℃。

醋酸艾司利卡西平（eslicarbazepine acetate）

别名：Zebinix。

【理化性状】

1. 本品为白色至类白色结晶固体，无臭，难溶于水，易溶于有机溶剂。

2. 化学名：(10S)-10-(acetyloxy)-10,11-dihydro-5H-dibenz[b,f]azepine-5-carboxamide。

3. 分子式：$C_{17}H_{16}N_2O_3$。

4. 分子量：296.32。

5. 结构式如下：

【药理学】 本品在体内普遍转化为有治疗作用的艾司利卡西平，目前艾司利卡西平发挥抗惊厥作用的精确机制尚不明确，但认为与抑制钠通路电位差有关。

【药动学】

1. 吸收　健康受试者和患者中，艾司利卡西平的药动学在剂量为 400～1200mg/d 时，与剂量成正比。在癫痫患者中艾司利卡西平的表观血浆 $t_{1/2}$ 为 13～20h。每日 1 次服药后 4～5d 达到稳态。

本品口服后大部分检测不到，主要代谢物艾司利卡西平主要发挥本品的药效。口服给药后 1～4d 艾司利卡西平达 C_{max}。在尿中回收艾司利卡西平及其葡糖酸苷的量相当于给药剂量的 90% 以上。进食对本品口服后药动学无影响。

2. 分布　艾司利卡西平与血浆蛋白的结合相对较低（<40%）并与浓度无关。体外研究已证明华法林、地西泮、地高辛、苯妥英或甲苯磺丁脲的存在对本品血浆蛋白结合无影响。相似的，华法林、地西泮、地高辛、苯妥英或甲苯磺丁脲与蛋白的结合亦不受艾司利卡西平存在的影响。根据群体药动学分析，70kg 体重人群中艾司利卡西平的表观分布容积是 61L。

3. 代谢　本品通过水解大部分被迅速代谢为其主要活性物艾司利卡西平。艾司利卡西平占全身暴露的 91%。次要活性代谢物 R-利卡西平约占全身暴露量的 5%，奥卡西平为 1%。这些活性代谢物的无活性葡糖醛酸结合物占全身暴露的约 3%。

人肝微粒体体外实验表明，艾司利卡西平对 CYP1A2、CYP2A6、CYP2B6、CYP2D6、CYP2E1 和 CYP3A4 的活性没有临床意义的抑制作用，而对 CYP2C19 只有中度抑制作用。艾司利卡西平对 7-羟基香豆素的糖脂化和硫酸化作用无诱导作用。本品轻度激活 UGT1A1 介导的糖脂化作用。

未在人体中未观察到本品有明显的自身诱导代谢。

4. 排泄　本品代谢物主要通过肾以艾司利卡西平及其葡糖酸苷的形式排泄。艾司利卡西平及其葡糖酸苷占尿中代谢物的 90% 以上，约 2/3 为艾司利卡西平，1/3 为葡糖酸苷；其他次要代谢物占 10%。肾功能正常的健康受试者中，艾司利卡西平的肾清除率（约 20ml/min）大大地低于肾小球滤过率，表明存在肾小管重吸收。在癫痫患者中艾司利卡西平的表观 $t_{1/2}$ 为 13～20h。

【适应证】 用于部分性癫痫发作的辅助治疗。

【不良反应】

1. 常见不良反应为头晕、恶心、呕吐、共济失调、复视、嗜睡、头痛、视物模糊、眩晕、衰弱、疲乏、皮疹、发音困难和震颤。

2. 有服用本品发生严重皮肤反应包括史-约综合征（SJS）的报道。如服用本品患者发生皮肤反应，除非明确反应与本品无关，否则终止服用。服用奥卡西平或本品有皮肤反应史的患者不应服用本品治疗。

3. 曾报道服用本品患者可发生多器官超敏性反应，可致命或危及生命。常见症状包括发热、皮疹和（或）淋巴结病并累及其他系统，如肝炎、肾炎、血液异常、心肌炎等，常伴嗜酸性粒细胞增多。

4. 曾报道服用本品有过敏反应和血管神经性水肿的罕见病例。如果患者用本品治疗后发生任何这些反应，应停止本品治疗。

5. 服用本品患者中可能发生显著的低钠血症（钠<125mEq/L），有的患者也同时出现低氯血症。根据低钠血症的严重程度，可能需要降低本品剂量或停药。

6. 实验室检查可见氨基转移酶升高，血红蛋白和血容量降低，总胆固醇、三酰甘油、低密度脂蛋白和肌酸激酶升高。

【妊娠期安全等级】C。

【禁忌与慎用】

1. 肝功能不全患者禁用。

2. 对本品及奥卡西平过敏者禁用。

3. 本品可经乳汁分泌，哺乳期妇女使用时应停止哺乳。

4. 17 岁以下儿童使用的安全性和有效性尚未确定。

【药物相互作用】

1. 本品可降低口服避孕药的效果。建议另外选用其他非激素型避孕方式。

2. 几种抗癫痫药（如卡马西平、苯巴比妥、苯妥英和扑米酮）可诱导本品代谢酶并导致艾司利卡西平血药浆浓度降低。

3. 本品可能抑制 CYP2C9，CYP2C19，并可使被此同工酶代谢药物（如苯妥英、氯巴占和奥美拉唑）的血药浓度升高。体内研究提示本品可能诱导 CYP3A4，降低被此同工酶代谢药物的血药浓度（如辛伐他汀）。

4. 当华法林与本品合用时，应加强对患者 INR 的监测。

【剂量与用法】

1. 起始剂量为口服 400mg/次，1 次/日，1 周后增加至 800mg/次，1 次/日。如无效并且能耐受，可增加至最大剂量 1200mg/次，1 次/日。

2. 中重度肾功能不全患者起始剂量为 200mg/次，1 次/日，2 周后增加至 400mg/次，1 次/日。如无效并且能耐受，可增加至最大剂量 600mg/次，1 次/日。

【用药须知】

1. 和其他抗癫痫药一样，必须逐渐减量停药。

2. 中、重度肾功能不全患者应减量。

3. 接受本品治疗的患者，应避免饮酒以免发生累加的镇静作用。

4. 如果出现任何明显的骨髓抑制反应，应考虑停止用药。

5. 应对患者的自杀倾向和行为进行监测，并考虑进行适当的治疗。在出现自杀倾向和行为的信号时，应该建议患者（及其监护人）寻求医学帮助。

6. 心力衰竭的患者，应定期进行体重监测，以确定是否有液体潴留。如果有液体潴留或者心功能的恶化，应测定血清钠水平。如果明确有低钠血症，应限制液体的摄入。

7. 在开始用本品前应该测定血清钠水平，开始治疗以后大约 2 周再次测定血清钠水平。然后，在治疗的前 3 个月中，每隔 1 个月或者根据临床需要测定血清钠水平。

8. 在使用过本品的患者中有过敏反应和包括咽喉、舌唇和眼睑在内的血管神经性水肿的病例报道。若有上述反应发生，应停药并换用其他药物治疗。

【制剂】片剂：400mg。

【贮藏】贮于 20～25℃。

布瓦西坦（brivaracetam）

别名：Briviacta。

本品为非典型性抗癫痫药。

【理化性状】

1. 本品为白色或类白色结晶性粉末，极易溶于水、缓冲液（pH1.2、4.5 和 7.4）、乙醇、甲醇、冰醋酸，易溶于乙腈和丙酮，溶于甲苯，极微溶于正己烷。

2. 化学名：（2S）-2-[（4R）-2-oxo-4-propy-lpyrrolidin-1-yl]butanamide。

3. 分子式：$C_{11}H_{20}N_2O_2$。

4. 分子量：212.15。

5. 结构式如下：

【用药警戒】服用本品可增加患者自杀的意念和行为。患者的家庭成员及其看护者应警惕这种风险，一旦出现上述征象，应立即就医。

【药理学】本品的确切作用机制尚未阐明。本品在大脑中与突触小泡蛋白 2A（SV2A）有高亲和性和高选择性，可能是本品抗惊厥的作用机制。

【药动学】

1. 吸收口服后本品的吸收快速而且完全。剂量在 10～600mg，药动学与剂量成正比。口服本品后，平均 T_{max} 约为 1h（0.25～3h），高脂肪餐可延缓本品的吸收，但吸收度不变。高脂肪餐后服用本品片剂 50mg，平均 C_{max} 降低 37%，T_{max} 延迟约 3h，但 $AUC_{0\sim t}$ 基本不变。

2. 分布本品血浆蛋白结合率低（≤20%），分布容积为 0.5L/kg，本品可快速分布于大多数组织中。

3. 代谢本品主要在酰胺部位水解形成相应的羧酸代谢产物，继后在丙烷侧链羟基化，形成羟基代谢产物。水解反应主要通过肝内和肝外的酰胺酶催化，而羟基化主要由 CYP2C19 介导。CYP2C19 乏代谢者和同时使用 CYP2C19 抑制剂的患者可能需降低剂量。另一种羧酸代谢产物是在羟基代谢产物的酰胺基团进行水解，或羧酸代谢产物的丙烷侧链羟基化得到的。代谢产物均无药理活性。

4. 排泄本品主要以代谢产物的形式随尿排出。给药 72h 内约 95% 的给药剂量随尿排出，其中原药占不到 10%，随粪便排泄<1%的给药剂量。排泄的羧酸代谢产物占给药剂量的 34%。本品的终末半衰期约 9h。

【适应证】用于 16 岁以上部分发作性癫痫的辅助治疗。

【不良反应】

1. 严重不良反应包括自杀的意念和行为、神经系统反应、精神病、支气管痉挛和血管神经性水肿等过敏反应、戒断症状。

2. 常见恶心、呕吐、便秘、困倦、镇静、头晕、疲乏、小脑协调和平衡障碍、易激惹。注射剂可见味觉障碍、欣快感、注射部位疼痛。

3. 实验室检查少见白细胞减少、中性粒细胞减少。

【妊娠期安全等级】C。

【禁忌与慎用】

1. 对本品过敏者禁用。

2. 终末期肾病的患者尚无资料，不推荐使用。

3. 动物实验本品可经乳汁分泌，哺乳期妇女使用时应停止哺乳。

4. 16 岁以下儿童用药的安全性及有效性尚未确定。

【药物相互作用】

1. 利福平可明显降低本品的血药浓度，可能是通过诱导 CYP2C19 导致的。与利福平合用时，本品的剂量应加倍。

2. 本品可升高卡马西平活性代谢产物的血药浓度，但临床试验未发现安全性问题，本品与卡马西平合用时如出现不能耐受，可考虑降低卡马西平的剂量。

3. 本品可升高苯妥英的血药浓度，合用时或合用后停用苯妥英时，应密切监测患者。

4. 本品不会增强左乙拉西坦的作用。

【剂量与用法】

1. 推荐起始剂量为 50mg/次，2 次/日。根据个体患者耐受性和治疗反应，剂量可调整至 25mg/次，2 次/日至 100mg/次，2 次/日。片剂和口服液空腹或进食后服用均可。口服液不可稀释后服用，应使用专用计量器具量取，家用汤匙不是合适的测量工具。

2. 不能口服给药的患者可使用本品的注射液，经 2～15min 静脉注射。本品注射剂可不经稀释，或用 0.9%氯化钠注射液、乳酸钠林格注射液或 5% 葡萄糖注射液稀释后静脉注射。剂量和用药频次与口服相同。

3. 肝功能不全的患者，推荐起始剂量为 25mg/次，2 次/日，最大剂量是 75mg/次，2 次/日。

【用药须知】不可突然停用本品，以免癫痫发作频率增加。

【制剂】①片剂：10mg，25mg，50mg，75mg，100mg；②口服溶液：10mg/ml；③注射剂：5mg/5ml。

【贮藏】贮于 25℃下，短程携带允许 15～30℃，口服液开封后，最多保存 5 个月。

4.4.2　广谱抗癫痫药（broad spectrum antiepileptic drugs）

氯巴占（clobazam）

别名：氧异安定、Frisium、Urbanol。

本品为长效苯二氮䓬类药物。

【理化性状】

1. 本品为白色或类白色结晶性粉末。微溶于水，略溶于乙醇，易溶于二氯甲烷。

2. 化学名：7-chloro-1,5-dihydro-1-methyl-5-phenyl-1,5-benzodiazepine-2,4（3H）-dione。

3. 分子式：$C_{16}H_{13}ClN_2O_2$。

4. 分子量：300.7。

5. 结构式如下：

【药理学】本品的药理作用与地西泮相似，其镇静的不良反应很小，更适合用于成人癫痫的辅助治疗。本品对不同病因引起的癫痫患者的部分性发作和全身性发作均有效，但通常作为辅助用药。对可预测癫痫发作的患者（如妇女月经性癫痫）可采用间歇治疗。间歇方法有助于预防耐受性的产生。

【药动学】口服易于吸收，1~4h 可达血药峰值，85%与血浆蛋白结合。在肝内通过脱甲基和羟基化作用进行代谢。原药和活性代谢物 N-去甲基氯巴占的平均 $t_{1/2}$ 分别为18h 和42h。本品高度亲脂，迅速透过血脑屏障。原药和代谢物主要随尿排出。

【适应证】适用于焦虑症和癫痫的治疗。

【不良反应】

1. 最常见的有嗜睡、镇静和运动失调，连续用药常可减轻。较少见的有眩晕、头痛、精神错乱、抑郁、言语模糊或构音障碍、性欲改变、震颤、视觉障碍、尿潴留或尿失禁、胃肠道障碍、流涎和遗忘等。

2. 偶有焦躁、抑郁和肌无力。

3. 偶有月经性癫痫患者服药后经期推迟的报道。

4. 突然停药可出现戒断症状，亦可加剧癫痫发作，故停药应逐渐减量过渡。

5. 个例报道，本品可致中毒性表皮坏死松解症。

【禁忌与慎用】

1. 对本品过敏者、孕妇禁用。

2. 严重肝病、急性闭角型青光眼和卟啉症患者禁用。

3. 本品可经乳汁分泌，哺乳期妇女使用时应暂停哺乳。

【药物相互作用】参见甲苯比妥。

【剂量与用法】

1. 治疗焦虑症　常用 20~30mg/d，分次服或单次晚间服。

2. 用于癫痫的辅助治疗　剂量与用法同治疗焦虑症。

3. 3 岁或大于 3 岁儿童　推荐剂量为不超过成人剂量的 1/2。

4. 老年或体弱患者　推荐剂量为10~20mg/d。

【用药须知】

1. 老年体弱者剂量须减半；肝肾功能不全患者亦应酌减。

2. 本品在常规应用，甚至短期应用治疗剂量即可产生依赖性，突然停药可导致戒断症状，出现焦虑、不安、失眠、震颤甚至惊厥。因此，用量应给予最低有效剂量；疗程应尽量短期（一般不超过 4 周）；停药时，即使常规应用很短几周也应逐渐减小剂量至停用。停药需要的时间可从 4 周至数月不等，但短期应用后 2 周可能足够。

3. 用量过大可能产生中枢神经系统抑制与昏迷，或产生反常兴奋，通常采用洗胃及对症支持疗法，也可用苯二氮䓬类拮抗剂氟马西尼治疗。

4. 本品的镇静作用在服药最初数日的延续效应明显，故应避免从事驾驶或操作机械。

5. 如发生明显的皮肤反应，应即停药。

【制剂】片剂：10mg，20mg。

【贮藏】密封保存。

左乙拉西坦（levetiracetam）

别名：Keppra。

本品为吡咯烷乙酰胺的 S-对映异构体，属于胆碱能激动剂。

【理化性状】

1. 化学名：(S)-2-(2-oxopyrrolidin-1-yl)butanamide。

2. 分子式：$C_8H_{14}N_2O_2$。

3. 分子量：170.2。

4. 结构式如下：

【药理学】在部分性和全身性癫痫发作的动物模型中，本品具有显著的保护作用。在慢性癫痫模型中，本品也显示出潜在的抗癫痫作用，并能有效地控制癫痫发作。本品可与中枢神经系统细胞膜选择性结合，但不作用于已确认的抗癫痫药活性位点，也不改变基本的细胞特性或正常的神经传递。

【药动学】本品口服后快速而完全被吸收，1～3h可达血药峰值。食物不影响本品的吸收。蛋白结合率很低（10%），本品在血液中经酶水解为失活代谢物，随尿排出。$t_{1/2}$为6～8h，老年人和肾功能不全患者可见延长。

【适应证】用于部分性和继发全身性癫痫发作的辅助治疗，也可用于儿童（4～16岁）癫痫的辅助治疗。

【不良反应】

1. 本品耐受性较好。最常见的不良反应为嗜睡、乏力、头晕和头痛。

2. 其他可能发生厌食、健忘、焦虑、共济失调、抑郁、情绪不稳、攻击性行为、神经过敏、感觉异常、眩晕和复视。

3. 还可能引起肝功能和血液学参数异常。

【妊娠期安全等级】C。

【禁忌与慎用】

1. 对本品过敏者禁用。

2. 老年人、肝肾功能不全患者慎用。

3. 本品可经乳汁分泌，哺乳期妇女使用时应暂停哺乳。

【药物相互作用】未见本品与其他抗癫痫药、地高辛、华法林或口服避孕药之间存在相互作用。

【剂量与用法】

1. 成人开始口服500mg，2次/日，如有必要，可加量至1000mg/d，最大日剂量可达3000mg。

2. 轻度肾功能不全患者（CC为50～79ml/min），500～1500mg/次，2次/日；中度肾功能不全患者（CC为30～49ml/min），250～750mg/次，2次/日；重度肾功能不全患者（CC<30ml/min），250～500mg/次，2次/日；正在进行透析的晚期肾病患者，服用第1天推荐负荷剂量为750mg，透析后，推荐给予250～500mg附加剂量。

3. 4～11岁的儿童和青少年（12～17岁）体重≤50kg者的起始治疗剂量是10mg/kg，2次/日。根据临床效果及耐受性，剂量可以增加至30mg/kg，2次/日。剂量变化应以每2周增加或减少10mg/kg，2次/日。应尽量使用最低有效剂量。儿童和青少年体重≥50kg，剂量和成人一致。20kg以下的儿童，为精确调整剂量，起始治疗应使用口服溶液。

【用药须知】

1. 如需停止服用本品，建议逐渐停药（如成人每隔2～4周，每次减少500mg，2次/日；儿童应每隔2周，每次减少10mg/kg，2次/日）。

2. 给药时，与食物同进与否均可。

3. 由于个体敏感性差异，在治疗初始阶段或者剂量增加后，会产生嗜睡或者其他中枢神经症状。因而，对于这些需要服用本品的患者，不推荐操作需要技巧的机器，如驾驶汽车或者操作机械。

【制剂】①片剂：250mg，500mg，750mg。②口服液：10%。

【贮藏】密封保存。

大麻二醇（cannabidiol）

别名：Epidiolex。

本品是一种大麻素。

【CAS】13956-29-1。

【理化性状】

1. 本品为白色至淡黄色晶体，不溶于水，能溶于有机溶剂。

2. 化学名：2-[（1R,6R）-3-methyl-6-（1-methylethenyl）-2cyclohexen-1-yl]-5-pentyl-1,3-benzenediol。

3. 分子式：$C_{21}H_{30}O_2$。

4. 分子量：314.46。

5. 结构式如下：

【药理学】本品在人体中发挥抗惊厥作用的确切机制尚不明确，其发挥抗惊厥的作用并不是通过与大麻素受体发生相互作用而实现的。

【药动学】

1. 吸收 剂量为5～20mg/（kg·d），本品暴露量增加的比例小于剂量增加的比例。稳态时，T_{max}为2.5～5h。在进食高脂肪（高热量）食物同时服用本品，C_{max}增加5倍，AUC增加4倍，但总变异性降低。

2. 分布 本品的表观分布容积为20 963～42 849L。在体外，本品及其代谢产物的蛋白结合率>94%。

3. 消除 2次/日共7d，血浆中本品的$t_{1/2}$为56～61h。单剂量给予1500mg（最大推荐日剂量的

1.1 倍）后，血浆清除率为 1111L/h。

4. 代谢 本品通过 CYP2C19、CYP3A4 及 UGT1A7、UGT1A9、UGT2B7 代谢，代谢主要在肝和肠道（主要是肝）中进行。重复给药后，活性代谢产物 7-OH-CBD 的 AUC 比原药低 38%。7-OH-CBD 转化为 7-COOH-CBD 后，其 AUC 比原药高（接近 40 倍）。7-OH-CBD 具有药理活性，而 7-COOH-CBD 并无活性。

5. 排泄 主要随粪便排泄，少量随尿液排泄。

【适应证】用于治疗 2 岁及以上 Lennox-Gastaut 综合征（LGS）或 Dravet 综合征（DS）患者相关的癫痫症状。

【不良反应】

1. 严重的不良反应为肝损伤、嗜睡，镇静、自杀行为，意念、过敏反应、抗癫痫药物停药反应。

2. 最常见的不良反应（≥10%）为嗜睡、食欲缺乏、腹泻、转氨酶升高、疲劳、萎靡、无力、皮疹、失眠、睡眠紊乱、睡眠欠佳、感染等。

3. 常见不良反应（≥3%）为转氨酶升高、食欲缺乏、腹泻、体重减轻、肠胃炎、腹痛、腹部不适、嗜睡、镇静、昏睡、疲劳、萎靡、无力、失眠、睡眠紊乱、睡眠欠佳、易怒、躁动、具攻击性、流口水、唾液分泌过多、步态紊乱、全身感染、病毒感染、肺炎、真菌感染和其他感染、皮疹、缺氧、呼吸衰竭、肌酐升高等。

【禁忌与慎用】

1. 对本品和本品制剂所含任何成分过敏者禁用。

2. 孕妇禁用。

3. 哺乳期妇女慎用。

4. 2 岁以下儿童使用本品的安全性和有效性尚未建立。

5. 老年患者慎用。

【药物相互作用】

1. CYP3A4 或 CYP2C19 的中度或强效抑制剂 本品经由 CYP3A4 或 CYP2C19 代谢，因此，合用 CYP3A4 或 CYP2C19 的中度或强效抑制剂会升高本品的血药浓度，增加不良反应发生的风险，因此，合用时须降低本品的剂量。

2. CYP3A4 或 CYP2C19 的强效诱导剂 本品与 CYP3A4 或 CYP2C19 的强效诱导剂合用会降低本品的血药浓度，从而降低本品的疗效，所以合用时基于临床反应和耐受性，应增加本品的剂量。

3. UGT1A9、UGT2B7、CYP1A2、CYP2B6、CYP2C8、CYP2C9 和 CYP2C19 的底物 由于潜在的酶活性抑制作用，当本品合用 UGT1A9、UGT2B7、CYP2C8 和 CYP2C9 底物发生不良反应时，应结合临床需要，并考虑降低这些底物的剂量；由于潜在的酶活性诱导和抑制作用，合用时，应结合临床需要，并考虑调整 CYP1A2 和 CYP2B6 底物的剂量。

4. 敏感 CYP2C19 底物 合用本品会升高经 CYP2C19 代谢药物的血药浓度，会增加发生不良反应的风险。所以合用时，应结合临床需要，考虑降低敏感 CYP2C19 底物的剂量。

5. 氯巴占 合用本品，使 N-去甲基氯巴占（氯巴占的活性代谢物，一种 CYP2C19 底物）的血药浓度增加了 3 倍，可能增加氯巴占相关不良反应的风险。故当两者合用发生不良反应时，应考虑降低氯巴占的剂量。

6. 丙戊酸钠 本品合用丙戊酸钠，会增加肝酶升高的发生率。要考虑停用本品或丙戊酸钠，或降低其剂量。

7. 中枢神经系统抑制剂和乙醇 本品合用中枢神经系统抑制剂或乙醇可能会增加镇静和嗜睡的风险。

【剂量与用法】

1. 用药前评估：由于本品存在肝损伤风险，故所有患者开始应用本品前均需测定血清转氨酶（ALT 和 AST）和总胆红素水平。

2. 本品为口服制剂，起始剂量为 2.5mg/kg，2 次/天。1 周后，可增加至维持剂量 5mg/kg，2 次/天。能耐受本品 5mg/kg，2 次/天的患者，若想进一步减少癫痫的发作，可增加至最大推荐维持剂量 10mg/kg，2 次/天。以能耐受为前提，每周增加 2.5mg/kg，2 次/天。对于需要更快速的从每天 10mg/kg 增加至每天 20mg/kg 的患者，剂量增加的频率不能超过每隔 1d 增加一次剂量。与给予推荐维持剂量 10mg/（kg·d）相比，给予 20mg/（kg·d）在一定程度上会减少癫痫发作率，但不良反应也会有所增加。

3. 高脂肪餐可明显增加本品的暴露量，服用本品期间应尽量避免在进食高脂肪餐后服用，以免出现严重不良反应。

4. 停用本品时，剂量要逐渐减少。与所有抗癫痫药物一样，本品应尽可能避免突然停药，以减小癫痫发作的频率和产生癫痫持续状态的风险。

5. 肝功能不全的患者：中度或重度肝功能不全的患者（Child-Pugh B）或重度肝损伤（Child-Pugh

C）需要进行剂量调整，此类患者进行剂量滴定时要比正常患者更慢。轻度肝功能不全的患者（Child-Pugh A）不必调整剂量（表4-3）。

表4-3 肝功能不全患者的剂量调整表

肝损伤	开始剂量	维持剂量	最大推荐剂量
轻度	2.5mg/kg，2次/日	5mg/kg，2次/日	10mg/kg，2次/日
中度	1.25mg/kg，2次/日	2.5mg/kg，2次/日	5mg/kg，2次/日
重度	0.5mg/kg，2次/日	1mg/kg，2次/日	2mg/kg，2次/日

【用药须知】

1. 本品可引起剂量相关的肝转氨酶（ALT 和 AST）升高。

2. 本品可引起嗜睡和镇静。若患者同时服用氯巴占，则发生嗜睡和镇静的比例会更高。一般来说，此情况在治疗的早期更常见，并可能随着持续治疗而减弱。其他中枢神经抑制剂，包括乙醇可增强本品的嗜睡和镇静作用，医师需监测患者此类情况，并且告知患者不要驾驶或者操作机械，直至他们对本品使用有了足够的经验，能够判断本品是否会影响患者的驾驶和操作机械的能力。

3. 抗癫痫药物（包括本品）会增加患者自杀的倾向或行为。给予抗癫痫药物的患者需要严密监测，以防止抑郁、自杀倾向和行为、任何情绪和行为异常变化的产生和恶化。

4. 本品可产生过敏反应，若在治疗过程中出现要停止用药。而且对本品和本品所含任何成分过敏者禁用。

5. 与大多数抗癫痫药物一样，由于增加癫痫发生的频率和产生癫痫持续状态的风险，本品需要逐渐停药。如果产生了严重的不良反应，可考虑迅速停药。

【制剂】口服液：10g/100ml。

【贮藏】直立正放，贮于 20～25℃，短程携带允许 15～30℃，不要冷藏或冷冻。拧紧瓶盖，开封后须 12 周内用完。

4.5 抗震颤麻痹药（antiparkinsonians）

罗匹尼罗（ropinirole）

别名：累匹利洛、Requip。

本品是一种非麦角的多巴胺 D_2 激动剂。

【理化性状】

1. 化学名：4-[2-（dipropylamino）ethyl]-2-indolinone。

2. 分子式：$C_{16}H_{24}N_2O$。

3. 分子量：260.4。

4. 结构式如下：

盐酸罗匹尼罗（ropinirole hydrochloride）

【理化性状】

1. 化学名：4-[2-（dipropylamino）ethyl]-2-indolinone hydrochloride。

2. 分子式：$C_{16}H_{24}N_2O \cdot HCl$。

3. 分子量：296.8。

【药理学】作用类似溴隐亭。单用或与左旋多巴合用治疗帕金森病。能显著缩短"关"的时间，改善 UPDRS 运动评分，减少左旋多巴的需求量（约 20%）。

【药动学】本品口服后迅速被吸收，1.5h 可达血药峰值。食物可能减慢其速度。生物利用度约为 50%，蛋白结合率为 10%～40%。本品主要通过 CYP1A2 代谢，代谢物随尿排出。平均 $t_{1/2}$ 约为 6h。

【适应证】用于震颤麻痹。

【不良反应】

1. 用药早期可见恶心、呕吐、眩晕、直立性低血压甚至晕厥。

2. 可引起下肢血管痉挛。还可出现鼻充血、红斑性肢痛、心律失常、心绞痛加重、口干、便秘、腹泻、头痛、嗜睡、幻觉妄想、躁狂抑郁等。

3. 帕金森病患者可能发生运动障碍，肢端肥大症病可能出现胃肠出血。

4. 长期用药可出现皮肤网状青斑，腹膜纤维化胸膜增厚和积液。

5. 在使用较高剂量时还可能出现精神病、幻觉、妄想、精神错乱，但使用低剂量也可能发生。

【妊娠期安全等级】C。

【禁忌与慎用】

1. 对本品过敏者和哺乳期妇女禁用。

2. 肝功能不全或重度肾功能不全患者禁用。

【药物相互作用】

1. 红霉素、交沙霉素可提高本品的血药浓度。

2. 吩噻嗪类、丁酰苯类抗精神病药或 H_2 受体拮抗剂与本品合用可升高催乳素浓度而降低疗效。

3. 降血压药与本品合用时降压作用可见增强。

4. 高剂量雌激素可升高本品的血药浓度。

5. 酶诱导剂和酶抑制剂可使本品血药浓度降低或升高。

【剂量与用法】成人通常开始口服 750μg，3 次分服，进餐时服药更好。继后隔周增加 750μg/d，直至达到最佳疗效，通常每天在 3～9mg。如合用左旋多巴，本品可能需要使用较高的剂量。每天用量不可超过 24mg。

【用药须知】

1. 药物的不良反应与用药剂量大小有关，且存在很大个体差异，减少剂量或停药后所有的反应均可消失。因此，给药后须密切观察，随时调整剂量。

2. 本品与乙醇合用可提高机体对乙醇的敏感性，增加胃肠道不良反应。服药期间不宜饮酒。

3. 本品合用左旋多巴时，必须仔细确定左旋多巴最适宜的合用剂量，并注意个体化。

【制剂】片剂（盐酸盐）：250μg，500μg。

【贮藏】密封贮于室温下。

吡贝地尔（piribedil）

别名：泰舒达、Pronoran、Trivastal Retard、Trastal、Trivastan、Clarium。

本品为多巴胺能激动剂。

【理化性状】

1. 化学名：2-[4-（benzo[1,3]dioxol-5-ylmethyl）piperazin-1-yl]pyrimidine。

2. 分子式：$C_{16}H_{18}N_4O_2$。

3. 分子量：298.34。

4. 结构式如下：

【药理学】本品可刺激大脑代谢，同时刺激皮质电发生，增加氧消耗，提高大脑皮质组织 PO_2，增加循环血量；在人体，本品治疗期间出现以"多巴胺能"类型刺激脑皮质电发生，对多巴胺所致的各种功能具有临床作用。对于外周循环，本品可增加股血管血流量，这一作用机制可能是由于抑制交感神经张力所致。

【药动学】

1. 本品吸收迅速，口服后 1h 达 C_{max}。血浆清除为双相，第一时相 $t_{1/2}$ 1.7h，第二时相较慢，其 $t_{1/2}$ 6.9h。本品产生两种代谢产物，羟化衍生物和双羟化衍生物。

2. 本品主要随尿液排出，吸收的本品有 68% 以代谢产物的形式经肾排出，25% 经胆汁排出。50mg 的本品缓释片剂在体内逐渐吸收，活性成分逐渐释放。作用持续超过 24h。服药的 24h 内有约 50% 经尿液排出，在 48h 内全部排出。

【适应证】

1. 作为单一药物疗法或与左旋多巴合用治疗帕金森病，改善老年患者的病理性认知和感觉神经功能障碍，如注意力和（或）记忆力下降、眩晕。

2. 用于治疗动脉病变的痛性症状（步行时痛性痉挛）。

3. 用于治疗循环源性的眼科障碍。

【不良反应】

1. 轻微的消化道不适（恶心、呕吐、胀气），可在剂量个体化调整后消失。

2. 服用本品有出现昏睡的报道，在极少个体中，日间出现过度的昏睡和突然进入睡眠状态。

3. 也可出现心理紊乱如意识混乱或激越，尽管比较罕见。这些症状可在停药后消失。

4. 血压紊乱（直立性低血压）或血压不稳非常少见。

5. 由于含有胭脂红，有可能引起过敏反应。

【禁忌与慎用】

1. 对本品中任何成分过敏者、心血管性虚脱、心肌梗死急性期禁用。

2. 不建议孕妇、哺乳期妇女及儿童使用。

【药物相互作用】多巴胺能激动剂和精神安定类药（不包括氯氮平）之间存在着拮抗作用。

【剂量与用法】

1. 单独使用治疗帕金森病　150～250mg/d，分 3～5 次服用。

2. 与左旋多巴合用治疗帕金森病　50～150mg/d，分 1～3 次服用。

3. 其他适应证　50mg/d，主餐后服用。严重病例 100mg/d，分 2 次服用。

【用药须知】

1. 在使用本品进行治疗的患者中，有出现昏睡和突然进入睡眠状态的情况，特别是帕金森病患者。在日常的活动中间突然入睡，没有前兆的情况罕有报道。有必要告知患者有此类不良反应的可能，在服药治疗期间如果患者驾车或者是进行机器操作必须小心注意。曾经出现过昏睡或突然入睡的患者不可驾驶车辆或进行机器操作。应当考虑减少用药剂量或退出治疗。

2. 本品缓释片由于包含蔗糖成分，对于果糖不耐受，葡萄糖或半乳糖吸收不良或者蔗糖-异麦芽糖酶不足的患者不宜使用本品。

3. 在使用多巴胺能激动剂特别是本品进行治疗的帕金森病患者中已有病态赌博（强迫性赌博）、性欲亢进及性欲增加病例的报道。这些病例主要发生在使用高剂量治疗的患者中，如减少剂量或停止多巴胺能激动剂治疗后症状可逆转。

【制剂】缓释片：50mg。

【贮藏】遮光、密闭保存。

普拉克索（pramipexole）

本品为多巴胺受体激动剂。

【理化性状】

1. 化学名：（S）-2-amino-4,5,6,7-tetrahydro-6（propylamino）benzothiazole。

2. 分子式：$C_{10}H_{17}N_3S$。

3. 分子量：211.32。

4. 结构式如下：

盐酸普拉克索（pramipexole dihydrochloride）

别名：森福罗、Mirapex、Mirapexin、Sifrol。

【理化性状】

1. 本品为白色至类白色粉末，熔点 296～301℃。易溶于水和甲醇，微溶于乙醇，几乎不溶于二氯甲烷。

2. 化学名：（S）-2-amino-4,5,6,7-tetrahydro-6（propylamino）benzothiazole dihydrochloride monohydrate。

3. 分子式：$C_{10}H_{17}N_3S \cdot 2HCl \cdot H_2O$。

4. 分子量：302.26。

【药理学】

1. 本品是一种多巴胺受体激动剂，与多巴胺受体 D_2 亚族结合有高度选择性和特异性，并具有完全的内在活性，对其中的 D_3 受体有优先亲和力。本品通过兴奋纹状体的多巴胺受体来减轻帕金森病患者的运动障碍。动物实验显示本品抑制多巴胺的合成、释放和更新。

2. 治疗下肢不宁综合征的作用机制尚未明确。神经药理学证据提示可能与多巴胺能系统有关。

【药动学】

1. 口服本品吸收迅速完全。绝对生物利用度高于 90%，最大血药浓度在服药后 1～3h 出现。与食物同服不会降低本品吸收的程度，但会降低其吸收速率。本品显示出线性动力学特点，患者间血浆水平差异很小。

2. 在人体内，本品的血浆蛋白结合度很低（＜20%），分布容积很大（400L）。可观察到药物在大鼠脑组织中的浓度很高（大约为血浆浓度的 8 倍）。

3. 本品在男性体内的代谢程度很低。以原形从肾排泄是主要清除途径。^{14}C 标记的药物约有 90%是通过肾排泄的，粪便中的药物少于 2%。本品的总清除率约为 500ml/min，肾清除率约为 400ml/min。$t_{1/2}$ 为 8～12h。

【适应证】

1. 治疗特发性帕金森病的体征和症状，单独（无左旋多巴）或与左旋多巴合用。例如，在疾病后期左旋多巴的疗效逐渐减弱或者出现变化和波动时（剂末现象或"开关"波动），需要应用本品。

2. 治疗中、重度原发性下肢不宁综合征。

【不良反应】常见不良反应包括做梦异常、意识模糊、便秘、妄想、头晕、运动障碍、疲劳、幻觉、头痛、运动功能亢进、低血压、食欲增加（暴食、食欲过盛）、失眠、性欲障碍、恶心、外周水肿、偏执、病理性赌博、性欲亢进或其他异常行为、嗜睡、体重增加、突然睡眠发作、瘙痒、皮疹和其他过敏症状。

【禁忌与慎用】

1. 对本品中任何成分过敏者禁用。

2. 本品禁用于妊娠期，除非确实需要，如对胎儿潜在的益处大于风险时。

3. 由于本品抑制人催乳素的分泌，因此，它可抑制泌乳。本品是否可分泌到妇女乳汁中还未进行研究。由于缺乏人体数据，不应该在哺乳期内应用本品。然而，如果其应用不可避免的话，应暂停哺乳。

【药物相互作用】

1. 本品与血浆蛋白的结合程度很低（低于20%），在男性体内几乎不发生生物转化。因此，本品不可能与影响血浆蛋白结合的其他药物相互作用。由于抗胆碱能药物主要通过生物转化清除，所以尽管本品与抗胆碱能药物的相互作用还未被研究，但可推测这种相互作用的可能性非常有限。

2. 本品与司来吉兰和左旋多巴没有药动学的相互作用。

3. 西咪替丁可以使本品的肾清除率降低约34%，可能是通过对肾小管阳离子分泌转运系统的抑制实现的。因此，抑制这种主动的肾清除途径或通过这种途径清除的药物，如西咪替丁和金刚烷胺，可能与普拉克索发生相互作用并导致任何一种或两种药物的清除率降低。当这些药物与本品同时应用时，应考虑降低本品的剂量。当本品与左旋多巴合用时，建议在增加本品的剂量时降低左旋多巴的剂量，而其他抗帕金森病治疗药物的剂量保持不变。

4. 由于可能的累加效应，患者在服用本品的同时慎用其他镇静药物或乙醇。

5. 避免与抗精神病药物同时应用，预计会有拮抗作用。

【剂量与用法】 用水送服，是否与食物同服均可，即释剂型口服 3 次/日，缓释剂型 1 次/日。

1. 治疗帕金森病

（1）初始治疗：起始剂量为 0.375mg/d，然后隔 5～7d 增至 0.75mg/d，再隔 5～7d 增加至 1.5mg/d。如果患者可以耐受，应增加剂量以达到最大疗效。如果需要进一步增加剂量，应该以周为单位，每周加量 1 次，每次日剂量增加 0.75mg。每日最大剂量为 4.5mg。然而，应该注意的是，每日剂量高于 1.5mg 时，嗜睡发生率增加。

（2）维持治疗：个体剂量应该在每天 0.375～4.5mg。在临床试验中有约 5% 的患者每天服用剂量低于 1.5mg。当计划减少左旋多巴治疗时，每天服用剂量 > 1.5mg 对晚期帕金森病患者可能有效，在本品加量和维持治疗阶段，建议根据患者个体的反应以减少左旋多巴用量。

（3）突然中止治疗：突然中止多巴胺能治疗会导致神经阻滞剂恶性综合征发生。因此，应该以每天减少 0.75mg 的速度逐渐停药，直到日剂量降至 0.75mg。此后，应每天减少 0.375mg。

（4）肾功能不全患者的用药：清除本品要依靠肾功能。对于初始治疗建议应用如下剂量方案，①CC > 50ml/min 的患者不必降低日剂量。②CC 为 20～50ml/min 的患者，本品的初始日剂量应分 2 次服用，每次 0.125mg。③CC < 20ml/min 的患者。本品的日剂量应一次服用，从每天 0.125mg 开始。④如

果在维持治疗阶段肾功能降低，则以与 CC 下降相同的百分比降低本品的日剂量，如当 CC 下降 30%，则本品的日剂量也减少 30%。如果 CC 为 20～50ml/min，日剂量应分 2 次服用；如果 CC < 20ml/min，一日剂量应 1 次服用。

（5）肝功能不全患者的用药：对肝功能不全的患者可能不需要进行剂量调整，因为所吸收的药物中约 90% 是通过肾排泄的。然而，肝功能不全是否影响本品的清除尚不明确。

2. 治疗下肢不宁综合征

（1）推荐剂量为 0.125mg，睡前 2～3h 服用，如效果不明显，可隔 4～7d 增量至 0.25mg/d，再隔 4～7d 增量至 0.5mg/d，无证据显示超过此剂量更有效。

（2）中、重度肾功能不全患者，向上调整剂量的时间间隔为 14d。

【用药须知】

1. 幻觉为多巴胺受体激动剂和左旋多巴治疗的不良反应。应告知患者可能会发生幻觉（多为视觉上的）。对于晚期帕金森病，联合应用左旋多巴，可能会在本品的初始加量阶段发生运动障碍。如果发生上述不良反应，应该减少左旋多巴用量。

2. 本品与嗜睡和突然睡眠发作有关，尤其对于帕金森病患者。在日常活动中的突然睡眠发作，有时没有意识或预兆，但是这种情况很少。必须告知患者这种不良反应，建议其在应用本品治疗的过程中要谨慎驾驶车辆或操作机器。已经发生过嗜睡和（或）突然睡眠发作不良反应的患者，必须避免驾驶或操作机器，而且应该考虑降低剂量或终止治疗。

3. 由于可能的累加效应，当患者在服用本品时应慎用其他镇静类药物或乙醇。

4. 在使用多巴胺受体激动剂包括本品的帕金森病患者中曾经报道过出现病理性赌博、性欲增高和性欲亢进。因此，应告知患者和护理人员可能会出现行为改变，可考虑减少剂量/逐渐中止治疗。

5. 应定期或在发生视觉异常时进行眼科检查。

6. 由于多巴胺能治疗与直立性低血压发生有关，建议监测血压，尤其在治疗初期。

【制剂】 ①片剂：0.125mg，0.25mg，0.5mg，0.75mg，1.0mg，1.5mg；②缓释片：0.375mg，0.75mg，1.5mg，2.25mg，3.75mg，4.5mg。

【贮藏】 密封，30℃以下避光保存。置于儿童接触不到的地方。

罗替戈汀（rotigotine）

别名：Neupro。

本品是一种非麦角素类的多巴胺受体激动剂，制成透皮贴剂供临床使用。

【理化性状】

1. 化学名：（6S）-6-{propyl[2-（2-thienyl）ethyl]amino}-5,6,7,8-tetrahydro-1-naphthalenol。

2. 分子式：$C_{19}H_{25}NOS$。

3. 分子量：315.48。

4. 结构式如下：

【药理学】本品治疗帕金森病的确切作用机制尚不清楚，一般认为与其激动大脑尾壳核内多巴胺受体有关。其治疗下肢不宁综合征的确切作用机制也不清楚，被认为与其激动多巴胺受体有关。

【药动学】平均来说，在24h内约45%的本品（0.2mg/cm^2）从贴剂中释放。本品主要以非活性共轭物形式排至尿液中。移除贴片后，血药浓度降低，终末$t_{1/2}$为5～7h。药动学呈双相消除，初始$t_{1/2}$为3h。

1. 吸收　单剂量8mg/24h用于躯干后，直至药物在血浆中被检出，有一个平均约3h的滞后时间。T_{max}一般出现在给药后15～18h，但血药峰值可在给药后4～27h出现。然而，观察不到浓度的特征峰。本品贴剂每日剂量为1～24mg/24h，药动学与剂量成正比。在本品的临床疗效研究中，每日更换透皮给药部位（腹部、大腿、臀部、腰部、肩部或上臂），在6个月的维持治疗中测得的本品平均血药浓度稳定。针对患有帕金森病的患者，评估在稳态下，在不同使用部位上，其生物利用度的差异范围可由低于1%（腹部和臀部）到64%（肩部和大腿），在肩部使用部位的生物利用度高。

由于本品经皮吸收，食物不影响其吸收，因此，给药时不考虑进食时间。

对健康受试者给予本品，每日给药后的2～3d，受试者的血药浓度可达稳态。

2. 分布　重复给药后表观分布容积（V_d/F）约为84L/kg。在体外，本品血浆蛋白结合率约为92%，体内约为89.5%。

3. 代谢　本品经由共轭结合作用和去烷基化被大量代谢。静脉给药后，在人体血浆中的主要代谢物为本品的硫酸盐共轭物、葡糖醛酸共轭物，N-去丙基硫酸盐共轭物及 N-去噻吩基共轭物。多种CYP同工酶、硫基转移酶及两种UDP葡糖醛酸基转移酶均可催化本品的代谢。

移除贴片后，血药浓度就会降低。药动学呈双相消除，初始$t_{1/2}$为3h，终末$t_{1/2}$为5～7h。

4. 排泄　本品主要以非活性共轭物与 N-丙基代谢物排泄至尿液中（约71%），少部分随粪便排泄（约23%）。出现在尿液中的主要代谢物为本品的硫酸盐（占吸收量的16%～22%）、葡糖醛酸化物（11%～15%）、N-去丙基硫酸盐代谢物（14%～20%）及 N-去噻吩基硫酸盐代谢物（10%～21%）。约11%是以其他代谢物的形式经肾排出，有少量的本品共轭物由肾排出（低于吸收剂量的1%）。

5. 特殊人群　中度肝功能不全（Child-Pugh B级）患者的本品血药浓度未出现相关变化。中度肝功能不全患者无须调整剂量。重度肝功能不全患者尚无资料可考。

轻度至重度肾功能不全（包括必须接受血液透析治疗的患者）患者的血药浓度未出现相关变化。未接受血液透析治疗的重度肾功能不全患者（即CC≤30ml/min），对共轭物代谢产物的暴露量加倍。不建议进行剂量调整。

性别、年龄及种族对本品药动学无明显影响。

【适应证】

1. 用于治疗原发性帕金森病的症状和体征。

2. 用于治疗中至重度原发性下肢不宁综合征（RLS）。

【不良反应】

1. 早期帕金森病患者

（1）在双盲、安慰剂对照，剂量反应性研究中，早期帕金森病患者在最高推荐剂量（6mg/24h）时的常见不良反应有恶心、呕吐、嗜睡、用药部位反应、头晕、厌食、多汗、失眠。

（2）在安慰剂对照、剂量反应性研究中，早期帕金森病患者给予本品贴剂6mg/24h治疗时出现的≥2%不良反应有耳鸣、恶心、呕吐、厌食、消化不良、用药部位反应、疲劳、外周水肿、上呼吸道感染、鼻窦炎、挫伤、白细胞尿阳性、心电图T波异常、体重下降、厌食、食欲缺乏、肌肉痉挛、头晕、直立性低血压、嗜睡、昏睡、平衡障碍、失眠、清晨过早觉醒、噩梦、抑郁症、勃起障碍、咽喉痛、呃逆、多汗、红疹、皮肤瘙痒。

（3）12%的患者在接受本品贴剂最高推荐剂量（6mg/24h）治疗时由于不良反应而停药，与之相比较，安慰剂组只有6%。

2. 晚期帕金森病患者

（1）在临床研究中，晚期帕金森病患者给予8mg/24h本品贴剂，不良反应发生率≥2%的有恶心、呕吐、便秘、腹泻、用药部位反应、外周水肿、乏力、骨骼肌痛、关节痛、嗜睡、头晕、运动障碍、头痛、震颤、睡眠不佳、幻觉、梦魇、咳嗽、鼻塞、多汗、红斑、血管疾病、高血压。

（2）15%的患者由于不良反应导致停药，而安慰剂组只有9%。

3. 下肢不宁综合征

（1）下肢不宁综合征患者给予2mg/24h或3mg/24h本品贴剂，发生率≥2%的不良反应有眩晕、头晕、口干、便秘、呕吐、消化不良、用药部位反应、体虚、鼻咽炎、鼻窦炎、血清铁蛋白下降、肌肉痉挛、头痛、嗜睡、睡眠不佳、睡眠障碍、噩梦、瘙痒、多汗、红疹、高血压、阵发性皮肤炽热感。

（2）24%的患者由于不良反应导致停药，而安慰剂组只有3%。

4. 实验室异常包括血红蛋白降低、尿素氮升高、血糖降低。

【妊娠期安全等级】C。

【禁忌与慎用】

1. 本品禁用于已证实对本品或经皮吸收系统赋形剂成分过敏的患者。

2. 进行磁共振造影或心脏电复律时禁用。

3. 孕妇只有潜在的益处大于对胎儿伤害的风险时才可使用。

4. 本品会降低人类泌乳素分泌，且可能会抑制乳汁分泌。由于本品有分泌至人乳中的可能性且本品对哺乳的婴儿可能有不良反应，故应权衡药物对母体的重要性，选择停止哺乳或停药。

5. 老年人用药安全性和有效性与年轻患者无显著差异，反应性亦未观察到差异，但不能排除某些年长个体有较高的敏感度。

【药物相互作用】

1. 经CYP的相互作用

（1）体外研究显示多种CYP同工酶能够催化本品的代谢作用。未观察到本品代谢受到明显的抑制。若单一CYP同工酶受到抑制，其他同工酶可以催化本品的代谢。

（2）本品及5-O-葡糖醛酸、去烷基和单羟基代谢物对CYP1A2、CYP2C9和CYP3A4无抑制作用，但在治疗浓度下，对CYP2C19和CYP2D6有较低的抑制作用。

（3）在人类体外肝细胞中，本品并无诱导CYP1A2、CYP2B6、CYP2C9和CYP3A4的迹象。

（4）本品由多重磺基转移酶和双重UDP-葡糖醛酸转移酶（UGT1A9和UGT2B15）进行代谢。由于有多种途径，故不会因为任一路径受到抑制而显著改变本品的血药浓度。

2. 在体外实验中，无本品从血浆蛋白结合位点置换华法林的可能性（反之亦然）。

3. 本品不影响P-糖蛋白介导的地高辛的转运。

4. 本品（4mg/24h）与CYP1A2、CYP2B6、CYP2C9和CYP3A4抑制剂西咪替丁（400mg，2次/日）合用时，并不影响健康受试者的稳态药动学。

5. 本品（4mg/24h）与左旋多巴-卡比多巴（100mg/25mg，2次/日）合并使用时，对本品的稳态药动学无影响，本品对左旋多巴/卡比多巴的药动学亦无影响。

6. 本品（3mg/24h）与口服避孕药合用（0.03mg炔雌醇，0.15mg左炔诺孕酮）不影响避孕药的药效学和药动学。

7. 本品与CYP2C19选择性抑制剂奥美拉唑（40mg/d）合用，对本品稳态药动学无影响。

8. 多巴胺拮抗剂如抗精神病药或甲氧氯普胺可能抵消本品的作用。

【剂量与用法】每天贴1次。贴片应在每天同一时间贴于适当的部位。贴片在皮肤上保留24h，然后再另一部位更换一张新的贴片。如果患者忘记在每天用药时间更换贴片，或者贴片失去了黏性，应在一天中剩下的时间换用一张新的贴片。

1. 剂量 推荐剂量是指贴片所标注的剂量。

（1）早期帕金森病：剂量应给从2mg/24h开始，依据患者的耐受程度及临床改善程度，每周递增2mg/24h，直到有效剂量。早期帕金森病患者最低有效剂量为4mg/24h。最高推荐剂量为6mg/24h。

（2）晚期帕金森病：剂量应从4mg/24h开始，依据患者的耐受程度及临床改善程度，每周递增2mg/24h，最大剂量可达8mg/24h。

（3）下肢不宁综合征：剂量应从1mg/24h开始，依据患者的耐受程度及临床改善程度，每周递增 2mg/24h，最大剂量可达 3mg/24h。

（4）停药：本品贴剂应逐渐停药。每次将日剂量减少，最好隔天减量一次，直到完全停药。帕金森病患者日剂量最多减少 2mg/24h，下肢不宁综合征患者日剂量最多减少 1mg/24h。

2. 使用方法

（1）本品贴剂每日使用 1 次。贴片应该贴在腹前、大腿、臀部、腰部、肩部或上臂的洁净、干燥、无破损的皮肤表面。应避免在 14d 内重复在同一部位使用贴片。不要将贴片用于发红、受到刺激或破损的皮肤上。

（2）每张贴片都被包装在一个小袋内，打开包装后，应将贴片直接贴在皮肤上。在使用时须用掌力按压 30s，以确保贴片与皮肤完全接触，尤其应注意边缘部分。如本品用于如果本品用于多毛区，应在用药前至少 3d 剃光用药部位毛发。

（3）由于本品贴剂经透皮吸收，食物不影响其吸收，因此，使用不受用餐时间影响。有中度肝功能不全或轻至重度肾功能不全的患者无须调整剂量。当贴片从皮肤上脱落，应在该贴片 24h 用药周期的剩余时间内更换一张新的贴片。

（4）在贴上贴片后，应以肥皂和清水洗手以去除可能黏附的残余药物，并在洗手前小心不要触碰眼睛。

3. 移除贴剂

（1）小心缓慢地撕除贴片。小心地将贴片对折（粘贴面对折）然后丢弃，让孩童与宠物无法碰到。该贴片仍含有少量药物，有可能会伤害到孩童或宠物。

（2）将粘贴处以肥皂和清水搓洗以移除残留于皮肤上的黏性物质。可使用婴儿油或矿物油去除剩余的黏胶。乙醇和其他溶剂（如去光水）可能会造成皮肤发炎，故不宜使用。

（3）以肥皂和清水搓洗双手。

（4）皮肤移除处皮肤可能轻微发红，此症状会随时间消失。若持续有发炎或瘙痒感，应告知医师。

（5）本品会导致恶心、呕吐及一般的胃肠道不适（如消化不良/腹部不适）。恶心和呕吐可能会频繁地发生在治疗初期，可能需要调整剂量。

【用药须知】

1. 本品贴剂含有焦亚硫酸盐，可能会产生过敏性反应（包括过敏症状），并使特定的潜在危险人群发生危及生命或不太严重的哮喘发作。目前亚硫酸盐过敏在一般人群中的发病率尚不清楚。哮喘患者比非哮喘患者更容易发生亚硫酸盐过敏。

2. 本品治疗的患者，曾报道在从事日常生活活动时睡着，包括在驾驶车辆时睡着，有时会因此发生意外。虽然报道称许多上述患者使用本品后嗜睡，但一些患者未觉察到警告信号，如过度嗜睡。其中一些嗜睡症状直到治疗一年后才发生。在最高推荐剂量（3mg/24h）治疗下肢不宁综合征时，报道称 2% 的患者睡眠发作，安慰剂组患者无睡眠发作报道。

患者接受本品治疗后常发生嗜睡不良反应。在最高推荐剂量时，嗜睡的发生率不同，分别为早期帕金森病 16%，晚期帕金森病 4%，下肢不宁综合征 6%。患者在用药期间驾驶、操作机器或高空作业时应谨慎。如果患者用药期间已经出现嗜睡症状应禁止进行以上活动。

危险因素包括如同时使用镇静药及出现睡眠障碍。若患者发生日间嗜睡症状，或是在进行必须主动参与活动（如谈话、进食等）时入睡，通常应停止使用本品。若继续使用本品，应告知患者不得驾驶车辆，或是避免从事其他可能造成危险的活动。关于减少剂量是否可以消除嗜睡症状的数据不充分。

3. 帕金森病患者给予本品治疗，幻觉的发生风险增加。在最高推荐剂量时，幻觉发生率差异为 4%，且这种差异随着剂量增加而增强。与 1% 的安慰剂组患者相比，3% 的治疗组患者在最高推荐剂量时幻觉严重导致停药。本品上市后亦有幻觉报道。

4. 上市后的报道表明，在治疗期间或开始用药时或增加剂量时患者可能出现新的或恶化的精神状态和行为变化，这可能很严重，包括精神病样的行为。其他改善帕金森病症状的处方药物对精神和行为有相似的影响。这种不正常的思维和行为由一种或多种临床表现构成，包括偏执、妄想、幻觉、神志不清、精神病样行为、定向障碍、攻击性行为、躁动、谵妄。

患者本身有重大精神障碍的不应给予本品，因为有加剧原有精神病的风险。此外，某些用于治疗精神病的药物可能会加重帕金森病的症状，且可能会降低本品的疗效。

5. 病例报道指出，患者服用一种或多种增加中枢多巴胺受体激动剂，包括本品（一般用于治疗帕金森病），能体验到强烈的赌博欲望、性欲增加、有强烈的消费欲望、暴食和（或）其他强烈的冲动，且无法控制这些冲动。有些报道指出，当剂量减少或停药时这些冲动停止。给予本品治疗时，患者可能无法识别这些异常行为，因此，医师应明确告知患者监护人密切关注这些新的或增加的症状。如果患者用药期间发生上述症状，医师应考虑降低剂量或停药。

6. 在临床研究及临床经验中，多巴胺受体激动剂似乎损害血压调节系统，导致直立性低血压，尤其在剂量递增期间。此外，帕金森病的患者似乎对姿势改变的反应能力受损。由于这些原因，帕金森病和下肢不宁综合征患者接受多巴胺受体激动剂治疗时通常需要仔细监测直立性低血压的症状和体征，尤其在剂量递增期间，应告知患者这种风险。

7. 有报道称，使用多巴胺受体激动剂的患者可发生晕厥，患者应警惕晕厥发生的可能性。由于对本品贴剂的研究排除了临床相关的心血管疾病患者，严重心血管疾病患者应用时应谨慎。

8. 有些患者接受本品治疗后仰卧位/站立位收缩压（＞180mmHg）和舒张压（＞105mmHg）会中、重度升高。晚期帕金森症患者收缩压和舒张压发生风险升高。对于下肢不宁综合征患者，舒张压发生的风险会增加4%。

所有患者（早、晚期帕金森病和下肢不宁综合征患者）给予最高推荐剂量的本品贴剂，都会增加收缩压（≥20mmHg）和舒张压（≥10mmHg）轻中度升高的发生率。收缩压和舒张压的下降可在卧位、站立位发生，从卧位到站立位也可观察到。故应在所有患者平卧、站立或从平卧到站立时测量血压，收缩压和舒张压的下降会更严重。

9. 给予本品治疗的患者在仰卧位和（或）站立位时可表现出脉搏加快（＞100次/分）。晚期帕金森病治疗组比安慰剂组发生率高2%，下肢不宁综合征患者高5%。如患者存在心脑血管疾病，应考虑血压升高及脉搏增快带来的风险。

10. 早期帕金森病患者给予最高推荐剂量本品时，体重大幅增加的发生率高于安慰剂组。晚期帕金森病患者给予本品后体重增加超过基准体重10%的发生率为8%，而安慰剂组只有1%。帕金森病患者体重增加还经常伴有血管神经性水肿，提示本品可能会导致大量的液体潴留。虽然临床研究中观察到帕金森病患者对体重增加有良好的耐受性，但是可能会对受液体潴留影响的患者（如充血性心力衰竭或肾功能不全），造成更大的影响。

给予本品最高推荐剂量，早、晚期帕金森病患者血管神经性水肿的发生差异率分别为1%和8%。治疗剂量高于最高推荐剂量时治疗差异会进一步增加。

11. 本品可能会增强多巴胺能药物左旋多巴的副作用，并可能导致和（或）加重原有的运动障碍。在早期帕金森病患者中，给予本品最高推荐剂量，运动障碍发生率的差异为7%，且这个比例随剂量增加。同样是这些患者给予最高推荐剂量本品，由于运动障碍而停药的风险增加。

12. 本品治疗的患者比安慰剂组患者用药部位反应发生率更高。在最高推荐剂量时，用药部位反应发生率的差异分别为早期帕金森病15%，晚期帕金森病23%，下肢不宁综合征39%。给药部位反应呈现剂量依赖性，且导致停药的比例分别为3%、2%及12%。

用药部位反应多为轻度或中度。这些不良反应的症状和体征一般为局部红疹、水肿或用药部位瘙痒，且通常无须降低剂量。据报道，给药过程中一般皮肤反应（如过敏性皮疹，包括红斑、黄斑丘疹或瘙痒）的发生率较用药部位反应低。

在同一部位重复给药会导致刺激增加。如果患者出现持续的用药部位反应（超过几天），严重程度增加或皮肤反应向用药部位之外蔓延，应对患者个体用药风险受益进行评估。如果用药期间观察到全身反应，应停药。

13. 流行病学研究表明，帕金森病患者黑素瘤的发病风险较普通人群高（约6倍）。风险增加是否是由于帕金森病或其他因素（如用于治疗帕金森病的药物），目前尚不清楚。鉴于上述原因，建议定期监测黑色素瘤。在理想的情况下，应有皮肤科医师定期进行皮肤检查。

14. 下肢不宁综合征在治疗过程中可出现症状恶化，导致总体症状的严重程度增加，症状发作时间提早。多巴胺能药物，包括本品可能导致上述情况的发生。

15. 本品背衬层含有铝。为了避免皮肤灼伤，磁共振成像或心脏电复律前应先除去本品透皮贴片。

16. 热应用对经皮吸收系统的影响目前尚未经过研究。然而，热应用经证实可使其他经皮吸收产品的吸收提高数倍。应建议患者，避免将本品贴剂靠近外部热源（如电热毯、烤灯、桑拿浴、按摩缸、热水床及长时间的太阳直射）。

17. 在剂量迅速降低、骤然停药或改变抗帕金森病治疗时，曾有类似抗精神病药物恶性综合征的症状报道（其特征表现为体温升高、肌肉僵硬、意识改变、横纹肌溶解和（或）自主神经失调，该症状无其他明显的病因。因此，建议在本品治疗末期，采取逐渐减量的方式停药。

18. 据报道，某些患者给予麦角衍生物多巴胺能药物治疗会出现腹膜后纤维化、肺浸润、胸腔积液、胸膜增厚、心包炎、心脏心瓣膜病。停药后上述症状虽可消退，但不可能完全消失。

虽然上述不良反应被认为是与这些化合物的麦角结构相关，然而其他非麦角类多巴胺激动剂是否引起上述不良反应尚不明确。

19. 使用期间应避免饮酒。乙醇会增加睡意或在进行正常活动时突然出现入睡的趋向。

20. 目前无过量的临床研究报道。由于本品贴剂为经皮吸收系统，除非患者忘记移除前一天的贴片，否则临床应用上不大可能发生剂量过高的情形，应告知患者避免此种情况。

【制剂】透皮贴剂：2mg/24h，4mg/24h，6mg/24h，8mg/24h。

【贮藏】贮于 20～25℃，短程携带允许 15～30℃。将贴片从包装袋取出后，应立即使用。

伊曲茶碱（Istradefylline）

别名：Nouriast。

本品为咖啡因类似物，是 2013 年 3 月在日本上市的新药。

【理化性状】

1. 本品为浅黄绿色结晶性粉末，熔点 192.9℃。

2. 化学名：8-[（E）-2-（3,4-dimethoxyphenyl）vinyl]-1,3-diethyl-7-methyl-3,7-dihydro-1H-purine-2,6-dione。

3. 分子式：$C_{20}H_{24}N_4O_4$。

4. 分子量：384.43。

5. 结构式如下：

【药理学】本品为选择性腺苷 A2A 受体拮抗剂。

【药动学】本品空腹服用与进食后服用 AUC 与 C_{max} 无显著差异。蛋白结合率为 95%～97%。主要经 CYP1A1、CYP3A4 及 CYP3A5 代谢，循环中

主要为原药。

【适应证】

1. 治疗特发性帕金森病的体征和症状。

2. 治疗中、重度原发性下肢不宁综合征。

【不良反应】

1. 严重不良反应为幻觉、幻觉、妄想、谵妄、不安、抑郁恶化、受害妄想症、狂躁、激惹等精神症状。

2. 其他不良反应

（1）心血管系统：室上性期前收缩、心律失常、心悸、心肌梗死、直立性低血压、高血压。

（2）消化系统：胃炎、胃溃疡、消化不良、腹胀、呕吐、上腹疼痛、食欲缺乏。

（3）整体感觉：胸部不适、倦怠感、外周水肿、口渴、步行障碍。

（4）肝：肝功能异常。

（5）感染：支气管炎。

（6）实验室检查：体重减轻、CPK 升高、胰蛋白酶升高、脂酶升高、血尿、蛋白尿、尿糖、血糖升高、ALP 升高、淀粉酶升高、AST 及 ALT 升高、γ-GTP 升高、LDH 升高、胆红素升高、血压升高、心电图 T 波倒置、白细胞减少。

（7）骨骼与肌肉：四肢痛、腰痛、变形性脊椎病。

（8）神经系统：眩晕、头痛、失眠。

（9）呼吸系统：咳嗽。

（10）皮肤：荨麻疹、湿疹。

【禁忌与慎用】

1. 对本品过敏者禁用。

2. 本品禁用于孕妇和有可能妊娠的妇女。

3. 重度肝功能不全患者禁用。

4. 缺血性心脏病患者慎用。

5. 尚无儿童的使用经验。

【药物相互作用】

1. CYP3A4 抑制剂可升高本品的血药浓度，如同服须降低本品的剂量。

2. 本品可能增加 CYP3A4 底物（咪达唑仑、阿托伐他汀钙）的血药浓度。

3. 本品可能增加 P-糖蛋白底物（地高辛）的血药浓度。

4. 吸烟可诱导 CYP1A1 及 CYP1A2，可能降低本品的血药浓度。

【剂量与用法】口服，1 次/日，20～40mg，中度肝功能不全患者及同时服用强效CYP3A4的患者

最大剂量为 20mg/d。

【用药须知】服用本品的患者不能驾车或从事危险性工作。

【制剂】片剂：20mg。

【贮藏】避光保存。

沙芬酰胺（safinamide）

别名：Xadago。

本品为 B 型单胺氧化酶抑制剂。

【CAS】133865-89-1。

【ATC】N04BD03。

【理化性状】

1. 化学名：(S)-2-[[4-[(3-fluorophenyl)methoxy]phenyl]methyl]aminopropanamide。

2. 分子式：$C_{17}H_{19}FN_2O_2$。

3. 分子量：302.34。

4. 结构式如下：

甲磺酸沙芬酰胺（safinamide mesylate）

【理化性状】

1. 本品为白色至类白色结晶性粉末，易溶于水、甲醇、二甲亚砜，难溶于乙醇，不溶于乙酸乙酯。

2. 化学名：(S)-2-[[4-[(3-fluorophenyl)methoxy]phenyl]methyl]aminopropanamide methanesulfonate (1∶1)。

3. 分子式：$C_{17}H_{19}FN_2O_2 \cdot CH_4O_3S$。

4. 分子量：398.45。

【药理学】本品为 B 型单胺氧化酶抑制剂，通过抑制脑内多巴胺的降解而增加脑内多巴胺的水平。

【药动学】

1. 吸收　本品剂量在 50～300mg 时的药动学呈线性，空服本品后 2～3h 可达 C_{max}，绝对生物利用度约为 95%，首关效应可忽略不计，餐后口服可轻度延迟本品的 T_{max}，但不影响 C_{max} 和 AUC。每天口服 1 次，5～6d 可达稳态。

2. 分布　本品的分布容积为 165L，提示有大量的血管外分布，本品蛋白结合率为 11%～12%。

3. 代谢　本品在人体内的大部分经三条途径被代谢（仅有约 5%以原药随尿排泄）。第一条代谢途径是酰胺基团被氧化水解，形成沙芬酰胺酸（NW-1153）；第二条途径是氧化裂解醚结合位置，形成 O-去苯沙芬酰胺（NW-1199）；第三条途径是氧化裂解胺结合醚位置，形成 N-脱烷酸沙芬酰胺（NW-1689）或主要代谢产物 NW-1153。NW-1689 继而与葡糖醛酸结合形成酰基葡醛糖苷。NW-1689 是循环中的主要代谢产物，超过原药的血药浓度（为原药浓度的 161%），NW-1689 酰基葡醛糖苷和 NW-1153 分别占原药暴露量的 18%和 11%。所有代谢产物均无活性，本品的代谢几乎不经 CYP 酶催化。

4. 消除　本品的总体清除率为 4.6L/h，终末 $t_{1/2}$ 26～30h。主要以代谢产物的形式随尿排泄。

【适应证】用于辅助治疗服用左旋多巴/卡比多巴发生"开关"现象的帕金森病。本品单用治疗帕金森病无效。

【不良反应】

1. 常见的不良反应包括运动障碍、跌倒、恶心、失眠、直立性低血压、焦虑、咳嗽、消化不良、氨基转移酶升高。

2. 上市后有发生过敏反应的报道，表现为舌和齿龈肿胀、皮疹。

3. 严重不良反应包括高血压、5-羟色胺综合征、日常活动中入睡、运动障碍、幻觉、强迫动作、视网膜病变。

【妊娠期安全等级】C。

【禁忌与慎用】

1. 妊娠妇女使用本品尚无相关数据。

2. 尚不明确本品是否经乳汁分泌，哺乳期妇女使用时应权衡利弊。

3. 儿童使用本品的安全性及有效性尚未确定。

4. 对本品过敏者、重度肝功能不全的患者禁用。

【药物相互作用】

1. 本品禁止与其他 MAOIs 包括利奈唑胺合用，在停用本品至少 14d 后，才可使用其他 MAOIs，反之亦然。

2. 本品禁止与阿片类药物（包括其衍生物，如美沙酮、丙氧氨酚、曲马多）合用，两者合用可导致致命性不良反应。至少停用本品 14d 后，才能使用阿片类药物。

3. 本品禁止与色胺能药物合用，包括 5-羟色胺-肾上腺素双重再摄取抑制剂、三环及四环类抗抑郁药、环苯扎林、贯叶连翘。至少停用本品 14d 后，才能使用上述药物。

4. 本品与右美沙芬合用可导致精神病和行为异常，禁止合用。

5. 本品与拟交感神经药合用可发生高血压危象，禁止与哌甲酯、苯丙胺及其衍生物合用。在与含拟交感神经药的非处方药，包括鼻用、眼用药及感冒药时，应密切监测患者血压。

6. 服用本品的患者，应避免进食富含酪胺的食物（酿造、发酵、熏制、腌制食物），以免发生高血压危象。

7. 本品及其代谢产物可抑制乳腺癌耐药蛋白的活性，与乳腺癌耐药蛋白的底物（如甲氨蝶呤、米托蒽醌、伊马替尼、依诺替康、拉帕替尼、瑞舒伐他汀、柳氮磺吡啶、拓扑替康等）时，应监测合用药物的毒性。

8. 抗精神病药、甲氧氯普胺可降低本品的作用，加重帕金森病的症状。

【剂量与用法】

1. 推荐剂量为 5mg，1 次/日，口服，空腹或进餐后服用均可，根据患者服药后的效应和耐受性，2 周后可增加剂量至 10mg，1 次/日。

2. 如果漏服，无须补服，按预定时间服用下次剂量即可。

3. 服用 10mg 剂量者，如须停药，应先减量至 5mg，1 周后可停药。

4. 中度肝功能不全的患者，最大剂量为 5mg/d，如果患者的肝功能从中度恶化至重度，应停药。

【用药须知】

1. 本品可导致高血压或使原有高血压恶化，治疗期间应监测血压，可能需要调整降压药的剂量。

2. 服用本品期间应避免富含酪胺的食物。

3. 服用本品期间，在日常活动中可发生入睡，包括在驾驶车辆时入睡，如发生上述情况，应停药，如果继续服药，应避免驾车和操作危险性机械。

4. 本品可导致运动不能或原有的运动不能恶化，降低多巴胺或其他多巴胺能药物的剂量，可能会缓解上述症状。

5. 严重的精神病不能使用本品治疗，如治疗过程中患者出现精神病的症状或行为异常，应降低本品的剂量或停药。

6. 服用本品可导致强烈的赌博冲动、性冲动、消费冲动、进食欲望和其他的强迫行为，如发生上述反应，应降低本品的剂量或停药。

7. 突然停药可能会导致神经阻滞剂恶性综合征。

8. 动物实验，本品可导致视网膜退化和视网膜感光细胞减少，有视网膜退化、葡萄膜炎、遗传性视网膜病变、白化病、视网膜炎病史的患者或其他活动性视网膜病的患者慎用。

【制剂】 片剂：50mg，100mg。

【贮藏】 贮于 25℃下，短程携带允许 15～30℃。

4.6 抗阿尔茨海默病药（drugs for Alzheimer's disease）

卡巴拉汀（rivastigmine）

别名：利斯的明、艾斯能、Exelon。

本品为可逆性乙酰胆碱酯酶抑制剂。

【理化性状】

1. 化学名：(S)-3-[1-（dimethylamino）ethyl] phenyl-N-ethyl-N-methylcarbamate。

2. 分子式：$C_{14}H_{22}N_2O_2$。

3. 分子量：250.34。

4. 结构式如下：

重酒石酸卡巴拉汀（rivastigmine hydrogen tartrate）

【理化性状】

1. 分子式：$C_{14}H_{22}N_2O_2 \cdot C_4H_6O_6$。

2. 分子量：400.43。

【药理学】 阿尔茨海默病的病理改变主要累及从前脑基底部发出至大脑皮质和海马的胆碱能神经通路。已知这些通路与注意力、学习能力、记忆力及其他认知过程有关。本品是一种氨基甲酸类脑选择性乙酰胆碱酯酶抑制剂，通过延缓功能完整的胆碱能神经元对释放乙酰胆碱的降解而促进胆碱能神经传导。动物实验结果表明，本品能选择性增强脑皮质和海马等部位乙酰胆碱的效应。所以，本品可以改善阿尔茨海默病患者胆碱能介导的认知功能障碍。另外，胆碱酯酶抑制剂可以减慢淀粉样蛋白β-淀粉样前体蛋白（APP）片段的形成。本品通过与靶酶结合成共价复合物而使后者暂时丧失活性。人体服用 3mg 后约 1.5h 内，脑脊液乙酰胆碱酯酶活性下降近 40%。药物达到最大抑制作用后，该酶活性恢复至基础水平约需 9h。阿尔茨海默病患者脑脊液中本品对乙酰胆碱酯酶的抑制作用呈剂量依赖性，最高试验剂量为 6mg，2 次/日。

【药动学】

1. 本品口服后完全迅速吸收。约 1h 达到血药峰值。服用 3mg 的绝对生物利用度约 36%。与食物同服可使其吸收 T_{max} 延长 90min，使其 C_{max} 降低、AUC 增加近 30%。

2. 分布：本品与血浆蛋白结合率较低（约 40%）。容易通过血脑屏障，分布容积为 1.8～2.7L/kg。

3. 代谢：主要通过胆碱酯酶介导的水解作用而迅速、广泛代谢，血浆 $t_{1/2}$ 约 1h。体外实验结果表明，这种代谢物仅有微弱的胆碱酯酶抑制作用（<10%）。体外和动物实验结果表明，大部分 CYP 酶很少参与本品的代谢。

4. 排泄：尿中未发现原药。其主要以代谢物通过肾排泄。服用 24h 内大部分经肾脏迅速排泄（>90%），仅有<1%的药物经粪便排泄。阿尔茨海默病患者体内未见本品或其代谢物蓄积。

【适应证】 用于治疗轻、中度阿尔茨海默型痴呆的症状。

【不良反应】 最常被报道的药物不良反应为胃肠道反应，包括恶心（38%）和呕吐（23%），特别是在加量期。在临床试验中发现，女性患者更易于出现胃肠道反应和体重下降。

【妊娠期安全等级】 C。

【禁忌与慎用】

1. 已知对本品及其他氨基甲酸衍生物或制剂成分过敏的患者禁用本品。

2. 由于未进行相关研究，禁止用于重度肝功能不全的患者。

3. 心脏传导阻滞、尿路梗阻、癫痫、支气管哮喘者慎用。

4. 孕妇只有潜在的益处大于对胎儿伤害的风险时才可使用。

5. 尚未明确本品是否经乳汁分泌，哺乳期妇女应权衡利弊，选择停药或停止哺乳。

6. 儿童用药的安全性及有效尚未确定。

【药物相互作用】

1. 本品主要通过胆碱酯酶水解代谢。CYP 很少参与其代谢。因此，本品与由这些酶代谢的其他药物间不存在药动学的相互作用。

2. 本品（单剂量 3mg）与地高辛、华法林、地西泮或氟西汀间无药动学相互作用。华法林所致凝血酶原时间延长不受本品影响。地高辛与本品联合应用后没有发现对心脏传导产生不良的影响。

3. 在阿尔茨海默病患者的临床研究中，本品与一些常用的处方药联合应用（如抗酸药、止吐药、抗糖尿病药、作用于中枢的降血压药、β受体阻滞剂、钙通道阻滞药、影响心肌收缩力药、抗心绞痛药、NSAIDs、雌激素、镇痛药、地西泮、抗组胺药等），未产生与临床有关的不良反应危险性增加。

4. 鉴于本品的药动学效应，本品不应该与其他拟胆碱能作用的药物联合应用，其还可能干扰抗胆碱能药物的活性。

5. 作为一种胆碱酯酶抑制剂，在麻醉期间，本品可以增强琥珀酰胆碱型肌松药的作用。

【剂量与用法】 本品应 2 次/日口服，与早、晚餐同服。推荐起始剂量为 1.5mg，2 次/日；如患者服用至少 2 周以后对此剂量耐受良好，可将剂量增至 3mg，2 次/日；当患者继续服用至少 2 周以后对此剂量耐受良好，可逐渐增加剂量至 4.5mg，以至 6mg，2 次/日。倘若治疗中出现不良反应（如恶心、呕吐、腹痛或食欲缺乏等）或体重下降，应将每日剂量减至患者能够耐受的剂量为止。最高推荐剂量为 6mg，2 次/日。肾或肝功能不全患者不必调整剂量。

【用药须知】

1. 开始治疗和（或）增加剂量时可能发生胃肠道异常，如恶心、呕吐和腹泻。降低剂量可改善。长时间呕吐或腹泻导致脱水体征或症状的患者，应该降低剂量或停药，并以静脉补液。

2. 阿尔茨海默病患者在使用胆碱酯酶抑制剂时可能发生体重下降，包括本品在内。本品治疗期间应密切监测患者的体重。

3. 体重低于 50kg 的患者可能发生更多不良反应。更有可能因不良反应停止治疗。

4. 与其他拟胆碱能药物一样，当给予病态窦房结综合征（SSS）或其他心脏传导阻滞（窦房性传导阻滞、房室传导阻滞）的患者服用本品时，必须格外谨慎。

5. 胆碱神经兴奋可以引起胃酸分泌增多，也可能会加重尿路梗阻和癫痫发作，当治疗有此种情况的患者时，建议慎重。

6. 同其他拟胆碱药物一样，有哮喘病史或其他阻塞性肺疾病的患者须慎用。

7. 与其他拟胆碱药一样。本品可能会使锥体外系症状加剧。曾发现使用本品治疗的痴呆伴帕金森病患者的帕金森症状加剧。特别是震颤。

8. 有临床上明显的肾功能损伤或肝功能损伤的患者可能发生更多不良反应。应该根据个体耐受性，密切监测推荐的给药剂量和递增剂量。

9. 阿尔茨海默病可能引起渐进性驾驶能力损伤或者影响使用机械的能力。本品可能引起头晕和失眠，主要是在开始治疗或增加剂量时。因此，仍应该常规由主治医师来评价阿尔茨海默病患者继续驾驶或操作机器的能力。

【制剂】胶囊剂：1.5mg，3mg，4.5mg，6mg。

【贮藏】贮于30℃以下。

美金刚（memantine）

本品为首个用于治疗阿尔茨海默病的 N-甲基-D-天冬氨酸（NMDA）受体拮抗剂。

【理化性状】

1. 化学名：1-amino-3,5-dimethyladamantane。

2. 分子式：$C_{12}H_{21}N$。

3. 分子量：179.3。

4. 结构式如下：

NH₂

H₃C　　　CH₃

盐酸美金刚（memantine hydrochloride）

别名：易倍申、忆必佳、Axura、Akatinol、Namenda、Ebixa、Abixa、Memox。

【理化性状】

1. 本品为白色至类白色粉末，易溶于水。

2. 化学名：1-amino-3,5-dimethyladamantane hydrochloride。

3. 分子式：$C_{12}H_{21}N \cdot HCl$。

4. 分子量：215.76。

【药理学】本品是一种电压依赖性、中等程度亲和力的非竞争性 NMDA 受体拮抗剂。它可以阻断谷氨酸浓度病理性升高导致的神经元损伤。

【药动学】

1. 本品的绝对生物利用度约为 100%，T_{max} 为 3～8h，食物不影响本品的吸收。在 10～40mg 剂量范围内药动学呈线性。血浆蛋白结合率为 45%。

2. 约有 80% 本品以原形存在于人体内。体内的主要代谢产物为 N-3,5-二甲基-葡萄糖醛酸苷、4-羟基美金刚和6-羟基美金刚的同质异构体混合物及1-亚硝基-3,5-二甲基-金刚烷胺。这些代谢产物都不具有 NMDA 拮抗活性。

3. 平均84%的本品在 20d 内排出体外，99%以上经肾排泄。本品的 $t_{1/2}$ 为 60～100h。在肾功能正常的志愿者中，总体清除率为 170ml/min，其中部分本品的肾清除率是通过肾小管分泌实现的。肾小管还可重吸收本品，可能与阳离子转运蛋白的参与有关。在尿液呈碱性的条件时，本品的肾清除率会下降到 1/9～1/7。而碱性尿液可见于饮食习惯骤然改变（如从肉食转为素食时）或摄入大量呈碱性的胃酸缓冲液时。

4. 在肾功能正常或减退（CC 为 50～100ml/min）的老年志愿者中，CC 与本品的肾清除率显著相关。尚未研究肝脏疾病对本品药动学的影响。由于本品只有很小部分被代谢，且代谢产物不具有 NMDA 受体拮抗剂活性，因此，当存在轻中度肝功能障碍时，本品的药动学特性不会发生具有临床意义的改变。

【适应证】治疗中重度阿尔茨海默型痴呆。

【不良反应】常见不良反应（发生率低于 2%）有幻觉、意识混沌、头晕、头痛和疲倦。少见的不良反应（发生率为 0.1%～1%）有焦虑、肌张力增高、呕吐、膀胱炎和性欲增加。

【妊娠期安全等级】C。

【禁忌与慎用】

1. 目前尚无本品应用于肝功能不全患者的资料。

2. 癫痫患者、有惊厥病史或癫痫易感体质的患者慎用。

3. 孕妇明确需要时才可使用。

4. 尚不清楚本品是否可通过乳汁分泌，哺乳期妇女应权衡利弊，选择停药或停止哺乳。

5. 儿童的有效性及安全性尚未确定。

6. 尚无重度肾功能不全患者的用药经验，应慎用。

【药物相互作用】

1. 在合并使用 NMDA 受体拮抗剂时，左旋多巴、多巴胺受体激动剂和抗胆碱能药物的作用可能会增强，巴比妥类药物和神经阻滞剂的作用有可能减弱。本品与抗痉挛药物（如丹曲洛林或巴氯芬）合用时可以改变这些药物的作用效果，因此，需要进行剂量调整。

2. 因为本品与金刚烷胺在化学结构上都是 NMDA 受体拮抗剂，因此，应避免合用，以免发生药物中毒性精神病。同样，也不应将本品与氯胺酮或右美沙芬合用。在已发表的一个报道中，本品与苯妥英合用可能风险增加。

3. 由于其他药物（如西咪替丁、雷尼替丁、普鲁卡因胺、奎尼丁、奎宁及尼古丁）与金刚烷胺共用相同的肾脏阳离子转运系统，因此，也有可能与本品产生相互作用，导致血药浓度升高。

4. 本品与氢氯噻嗪或含氢氯噻嗪的复方制剂合并应用时有可能使氢氯噻嗪的血清水平降低。

5. 本品在体外不抑制 CYP1A2、CYP2A6、CYP2C9、CYP2D6、CYP2E1、CYP3A、环氧化物水解酶及单胺氧化酶的活性。

【剂量与用法】

1. 常释剂型

（1）每日最大剂量 20mg。为了减少不良反应的发生，在治疗的前 3 周应按每周递增 5mg 剂量的方法逐渐达到维持剂量，具体如下：治疗第 1 周的剂量为 5mg/d，晨服，第 2 周 10mg/d，分 2 次服，第 3 周每天 15mg/d，早上服 10mg，下午服 5mg，第 4 周开始以后服用推荐的维持剂量 20mg/d，分 2 次服。片剂可空腹服用，也可随食物同服。

（2）对于肾功能轻度损害（血清肌酐水平不超过 130μmol/L）患者，不必调整剂量。对于中度肾功能不全（CC 为 40～60ml/min）患者，应将本品剂量减至 10mg/d。目前尚无本品用于重度肾功能不全（CC≤29ml/min）患者的资料，因此，不推荐此类患者使用。

2. 缓释剂型　推荐起始剂量为 7mg，1 次/日，每隔 1 周可增加 7mg，最大剂量为 28mg，1 次/日。胶囊应整粒吞服，不能掰开、咀嚼后服用。轻中度肾功能不全患者不必调整剂量，重度肾功能不全患者的目标剂量为 14mg，1 次/日。

【用药须知】

1. 尿液 pH 升高的患者服用本品时必须进行密切监测。

2. 心肌梗死、失代偿性充血性心力衰竭和未有效控制的高血压患者应用本品的资料有限，因此，这些患者服用本品时应密切观察。

3. 中重度至重度阿尔茨海默型痴呆病通常会导致驾驶和机械操作能力的损害，而且本品可能改变患者的反应能力，因此，服用本品的患者在驾车或操作机械时要特别小心。

【制剂】①片剂：5mg，10mg；②缓释胶囊：7mg，14mg，21mg，28mg；③口服液：2mg/ml，360ml。

【贮藏】密封，室温（10～30℃）下保存。

4.7　戒除依赖性的药物（antiaddictives）

尼古丁（nicotine）

别名：Nicorette、Nicotrol。

本品是从烟草中提取的生物碱。

【理化性状】

1. 本品为无色至浅黄色油状液体，易溶于水和强碱溶液，具挥发性和吸湿性。

2. 化学名：（S）-3-[1-methylpyrrolidin-2-yl]pyridine。

3. 分子式：$C_{10}H_{14}N_2$。

4. 分子量：162.23。

5. 结构式如下：

【药理学】

1. 本品为戒烟药物，其主要药理学作用是刺激交感神经和副交感神经系统，从而产生相应的心血管效应，如使血压升高、心率加快，本品还可产生胆碱能作用，从而刺激中枢神经系统，使骨骼肌松弛，促进胃肠蠕动和分泌消化液。

2. 戒烟后常出现以下戒断症状：如烟瘾发作、易激惹、颓丧、生气、不安、精神紧张、焦虑、饥饿感、体重增加、注意力难以集中及睡眠障碍。在以安慰剂为对照的双盲临床试验中发现，在戒烟初期的数周或数月内，如采用本品替代治疗，无论是否同时采用心理疗法，戒烟成功率均显著增加，而且可明显减少戒断症状的发生。

【药动学】

1. 吸收　如同从呼吸道吸入一样，尼古丁可迅速通过皮肤、黏膜吸收，并且广泛分布于机体组织内。

健康戒烟者（正在使用贴剂进行戒烟治疗）单次使用本品后，本品的吸收过程表现为在进行性血浆浓度升高前，首先有 1～2h 的滞后时间，使用后 8～10h 血浆达到坪浓度。使用 30cm² 的透皮贴剂，血药峰值可达 12.3ng/ml。

静脉注射本品后，其 $t_{1/2}$ 为 2h，但如果使用本品贴剂，贴膜揭去后，其血浆浓度的下降比预计缓慢，这是由于揭去本品后，仍有 10%的尼古丁通过皮肤进入血液循环系统。其血浆浓度与中度吸烟者（即 1h 吸一支烟）的血浆浓度在同一范围内。

2. 分布 本品在体内分布广泛，其分布容积接近 180L。它可通过血脑屏障和胎盘，也可在乳汁中发现。血浆蛋白结合率低于 5%，可忽略不计。血浆总清除率为 0.92～2.43L/min。

3. 代谢 本品主要通过肝的代谢清除。主要代谢产物为可替宁（cotinine）和可替宁-1'-N-氧化物。这两种代谢物都不具有药理活性。

4. 清除 本品的 $t_{1/2}$ 约为 2h，血浆清除率为 0.92～2.43L/min。只有少量（5%～10%）本品以原药从肾排出，排出量呈 pH 依赖性，在碱性条件下可以忽略不计。蓄积作用非常轻微。

【适应证】有助于戒除吸烟，减轻本品依赖性吸烟者的成瘾行为和各种戒断症状。疗程应不超过 3 个月。戒烟后的远期疗效并不取决于本品，而主要取决于患者的毅力和是否接受了进一步的心理支持治疗。

【不良反应】本品造成的不良反应，与吸烟时产生的不良反应相似。但是，吸烟还同时可带来其他危险性，如一氧化碳、刺激性气体及焦油产生的有害影响，且使用本品后体内本品的血浆浓度大大低于吸烟时的浓度，所以使用本品治疗时，不良反应并不明显。但是，若在使用本品在时患者继续吸烟，则不良反应可能会频繁出现，并且更为明显。

1. 皮肤 使用本品贴剂会出现皮肤过敏，表现为使用部位灼痛、水肿、红斑、瘙痒、湿疹、荨麻疹和小水疱。症状多在 48h 内消失，严重的红斑可持续 1～3 周。严重的不良反应常在治疗后 3～8 周出现。一旦出现严重或持续的皮肤过敏，应停止使用本品并就医。

2. 中枢神经系统 头痛（约 30%的患者有此症状）、头晕、恶心和睡眠障碍，罕见注意力难以集中、做噩梦、疲劳、口干、意识不清、偏头痛、多汗、食欲增加、感觉异常、味觉障碍、视物模糊及震颤。

3. 心血管系统 偶见心悸、高血压、热潮红；罕见胸痛、呼吸困难、心律失常；如果已有心血管系统疾病，如冠心病（心绞痛）和（或）周围动脉闭塞性疾病（间歇性跛行），症状可能加重。

4. 胃肠道 偶见胃肠不适、呕吐、便秘、腹泻、腹胀和口干。

5. 其他 常见流感样症状，罕见运动功能障碍，背痛、关节痛、肌痛；极罕见全身性过敏反应，如全身性荨麻疹，血管神经性水肿和过敏样反应。

【妊娠期安全等级】D。

【禁忌与慎用】

1. 本品不得用于非吸烟者、儿童或偶尔吸烟者。

2. 哺乳期妇女使用时应暂停哺乳。

3. 对尼古丁或本品任一成分已知或可疑过敏者禁用。

4. 全身性皮肤病患者禁用。

5. 不稳定型或恶化性心绞痛、急性心肌梗死、严重心律失常者禁用。

6. 近期出现脑卒中患者禁用。

【药物相互作用】

1. 吸烟者中发现的酶诱导现象并非由本品引起，而是烟草烟雾中的焦油化合物所致。这意味着停止吸烟后，尽管尼古丁可被本品所替代，但机体代谢及联合用药的药理作用仍会发生变化（正常化）。吸烟可降低某些药物的血清浓度，如安替比林、雌激素、去甲西泮、利多卡因、奥沙西泮、华法林、非那西丁、咖啡因、茶碱、丙米嗪和喷他佐辛。

2. 吸烟产生的效应包括减弱普洛帕芬的镇痛作用，降低呋塞米的利尿作用，改变对普萘洛尔的药效学反应及降低 H_2 受体拮抗剂治疗溃疡病的治愈率。

3. 吸烟和尼古丁都能增加循环中皮质醇和儿茶酚胺水平。硝苯地平、肾上腺素受体激动剂和阻断剂的剂量可能也需要进行适当调整。

4. 戒烟后，即使在体内部分尼古丁被本品替代的情况下，上述现象也可能消失。因此，正在接受上述药品治疗的患者停止吸烟时，可能需要对联合用药的剂量进行适当调整。由于尼古丁对交感神经和副交感神经系统产生多种药理学作用，因此，β受体阻断剂的作用可能受到不同形式的影响。

【剂量与用法】从使用本品开始，应要求患者完全停止吸烟。本品适用于年龄超过 18 岁的成年人。

1. 贴剂 1 次/日，1 片/次，并应贴用 24h。由于每平方厘米本品所释出的尼古丁含量恒定，因此，治疗剂量仅根据贴剂接触皮肤的面积即可确定。为避免局部刺激皮肤，每日应选择不同的贴附部位。本品有 3 种剂量规格可供使用，即 $52.5mg/30cm^2$ 的尼古丁透皮贴剂（戒烟贴 30）、$35mg/20cm^2$ 的尼古丁透皮贴剂（戒烟贴 20）和

$17.5mg/10cm^2$ 的尼古丁透皮贴剂（戒烟贴 10）。不允许通过剪切贴膜来调整剂量。对每日吸烟总量超过 20 支的吸烟者，通常使用戒烟贴 30；对每日吸烟总量不超过 20 支的吸烟者，通常使用戒烟贴 20 即可。戒烟贴 10 是用来在治疗末期减少剂量时使用。治疗开始时宜使用较大剂量的本品（戒烟贴 30 或 20），再按疗程逐渐减少剂量。也可根据患者在使用一段时间后的疗效来调整剂量。

对大量吸烟者，开始可使用戒烟贴 30，随后换用戒烟贴 20，最后改为戒烟贴 10。每一阶段的疗程约为 4 周。对于中度吸烟者，可使用戒烟贴 20 约 8 周，随后换用戒烟贴 10 约 4 周。在治疗期间，应防止患者摄入较原来更多的尼古丁。除去保护铝箔后，将本品贴在清洁、干燥、完好无损的皮肤上（皮肤上应没有洗涤剂、乙醇或残留的软膏）。贴用部位最好是躯干、上臂或臀部。贴上后用手掌按压 10s。每日应选择不同部位贴用，在疗程结束时，如果本品仍不能使患者停止吸烟，则应停止使用。

2. 咀嚼胶

（1）成人剂量的选择应根据吸烟者对烟草的依赖程度而定，重度依赖的吸烟者及用 2mg 尼古丁咀嚼胶无效者，应选用 4mg 尼古丁咀嚼胶，其他选用 2mg 尼古丁咀嚼胶。大部分吸烟者每天需用 8～12 片合适剂量的咀嚼胶。每天最大剂量不超过 24 片咀嚼胶。疗程长短因人而异，临床经验显示一个疗程至少需要 3 个月，然后逐渐减少咀嚼胶的用量。当每天只需 1～2 片尼古丁咀嚼胶时，疗程便可结束，不主张使用尼古丁咀嚼胶超过 1 年。

（2）为防止尼古丁戒断症状，或有吸烟欲望时，可使用 1 片咀嚼胶。开始时慢慢咀嚼，30min 后所有尼古丁会从咀嚼胶中释放出来。当咀嚼时，尼古丁透过口腔黏膜直接进入体内，吞咽下的尼古丁在胃中被分解而失去作用，并可引起不适，因此，不要强烈地咀嚼。如果在开始治疗的 1～2d，仔细按照下列指示使用，便会习惯按正确的频度咀嚼，它会提供最佳尼古丁摄入量及避免咀嚼太快导致的不良反应，可能需要几天时间适应咀嚼胶的口味，但必须坚持。①将 1 片咀嚼胶放入口中，慢慢地咀嚼，每次咀嚼中间应间隔几秒钟；②咀嚼 10 下后，须停止 1～2min，此时可将咀嚼胶置于唇旁或颊旁；③接着进行另一次 10 下的咀嚼及休息；④如是进行 30min，然后把咀嚼胶吐掉；⑤当适应咀嚼胶的口味后，可以根据个人的需要量增加咀嚼频度；⑥若无其他合适容器，请将使用完的咀嚼胶置于包装片的空泡中。

3. 尼古丁吸入器（nicotine inhaler） 是由吸嘴及尼古丁容器两部分组成。每支尼古丁容器内储存有 10mg 的尼古丁，其尼古丁的有效释放量为 4mg 左右。尼古丁容器内还含有少量的薄荷醇，用于减轻尼古丁的刺激作用。使用时将尼古丁容器插入吸嘴中，将吸嘴的另一端放入口中吸气，尼古丁容器内的尼古丁将随吸入气流进入口腔中并被口腔黏膜所吸收。逐渐减量至停止。

4. 鼻喷剂 当吸烟者有吸烟欲望时，头稍后仰，将制剂喷入鼻孔，尼古丁可通过鼻黏膜吸收。鼻喷剂的初始剂量常为每小时喷 1～2 次，最高剂量为每天喷 80 次。

5. 舌下含片 舌下含服，每 1～2 小时含 1～2 片（2～4mg），每日最大剂量不得超过 20 片（40mg）。4 周后，用药剂量逐渐减少，直至停药。

【用药须知】

1. 尼古丁是毒性物质，如被迅速吸收，毫克剂量水平即有潜在的致命危险。

2. 使用本品时，应要求患者完全停止吸烟。应告诫患者，如果在使用本品时继续吸烟，将增加吸烟所带来的危害，包括心血管方面的不良反应。

3. 临床研究发现，少数患者使用本品贴剂后，可出现接触性过敏。对于这种患者，当使用其他含有尼古丁的产品包括烟草时，可能会再度出现接触性过敏。

4. 尚无关于本品间断使用效果的足够数据。不过，如果使用本品后出现长期失眠症状，可在贴用 16h 后揭除（即夜间不使用）。

5. 有报道在已知有肌无力（如重症肌无力、肌无力综合征）病史患者使用本品后症状加重。

6. 对出现严重或持续性皮肤不良反应的患者，应建议中断治疗。

7. 戒烟可能导致行为改变。尚无资料显示适当剂量的尼古丁透皮贴剂会影响使用者的驾驶和机械操控能力。

【制剂】 ①透皮贴剂：$52.5mg/30cm^2$，$35mg/20cm^2$，$17.5mg/10cm^2$；②咀嚼胶：2mg，4mg；③吸入器：每只含 10mg，释放剂量 4mg；④鼻喷剂：100mg/10ml，每喷 0.5mg；⑤舌下含片：2mg。

【贮藏】 防潮，避光，贮于 20～25℃，短程携带允许 15～30℃。

丁胺苯丙酮（bupropion）

别名：安非他酮、amfebutamone。

【理化性状】

1. 化学名：（±）-1-（3-chlorophenyl）-2-[（1,1-dimethylethyl）amino]-1-propanone。

2. 分子式：$C_{13}H_{18}ClNO$。

3. 分子量：239.74。

4. 结构式如下：

盐酸丁胺苯丙酮（bupropion hydrochloride）

别名：Wellbutrin、Zyban、Aplenzin、Budeprion、Forfivo。

【理化性状】

1. 本品为白色结晶性粉末，极易溶于水。味稍苦，入口有局麻感。

2. 化学名：（±）-1-（3-chlorophenyl）-2-[（1,1-dimethylethyl）amino]-1-propanone hydrochloride。

3. 分子式：$C_{13}H_{18}ClNO \cdot HCl$。

4. 分子量：276.2。

【用药警戒】

1. 本品用于戒烟，可引起严重的神经反应。

2. 本品用于治疗抑郁症，可增加儿童和年轻患者自杀的企图和行为，应密切监测患者自杀的想法和行为。

【药理学】

本品用于戒烟的确切机制尚不明确。本品是相对弱效的去甲肾上腺素和多巴胺再摄取抑制剂。

【药动学】

1. 本品口服后3h达血药峰值，生物利用度低，动物实验显示本品的生物利用度仅为5%～20%。口服后6h后羟基代谢产物的血药浓度达峰值，浓度约为原药的10倍。

2. 本品的蛋白结合率约84%，羟基代谢产物的蛋白结合率与原药相同。四氢化代谢产物的蛋白结合率为原药的50%。

3. 在体内本品被广泛代谢，羟基代谢产物的活性约为原药的50%，虽然四氢化代谢产物的活性仅为原药的1/5，但血药浓度高于原药。CYP2B6是主要的代谢酶。

4. 口服放射性标记的本品，尿液和粪便中分别回收87%和10%的给药剂量，其中原药仅占0.5%。

本品的 $t_{1/2}$ 约为21h，羟基代谢产物的 $t_{1/2}$ 为20h，稳态 AUC 约为原药的16倍。

【适应证】

1. 用于戒烟。

2. 用于严重抑郁症。

3. 用于季节性情绪失调。

【不良反应】

1. 严重不良反包括神经系统症状、年轻患者自杀的想法或行为、癫痫、高血压、轻度躁狂、闭角型青光眼、过敏反应。

2. 常见不良反应有颈痛、热潮红、高血压、口干、食欲增加、厌食、关节痛、肌痛、失眠、震颤、头晕、困倦、思维异常、支气管炎、瘙痒、皮肤干燥、皮疹、荨麻疹、口味反常。

3. 少见的不良反应包括腹痛、意外伤害、胸痛、颈痛、面部水肿、心悸、恶心、便秘、腹泻、口腔溃疡、口渴、焦虑、噩梦、注意力不集中、神经质、咳嗽、关节炎、鼻窦炎、咽炎、呼吸困难、鼻出血、耳鸣。

【妊娠期安全等级】C。

【禁忌与慎用】

1. 癫痫患者禁用。

2. 暴食症、神经性厌食症患者禁用，此类患者服用本品易致癫痫发作。

3. 有惊厥病史或癫痫易感体质的患者慎用。

4. 应劝导孕妇主动戒烟，而不是通过药物治疗戒烟。

5. 本品及其代谢产物可通过乳汁分泌，哺乳期妇女应权衡利弊，选择停药或停止哺乳。

6. 儿童的有效性及安全性尚未确定。

7. 对本品过敏者禁用。

【药物相互作用】

1. 本品主要经 CYP2B6 代谢，噻氯匹定、氯吡格雷是 CYP2B6 抑制剂，可升高本品的血药浓度，降低本品羟基化代谢产物的血药浓度，可能需调整剂量。

2. 利托那韦、洛匹那韦和依非韦仑为 CYP2B6 诱导剂，可降低本品的血药浓度，可能需增加本品的剂量，但不能超过最大推荐剂量。

3. 卡马西平、苯巴比妥和苯妥英可能降低本品的血药浓度，需增加本品的剂量，但不能超过最大推荐剂量。

4. 本品及其代谢产物时 CYP2D6 抑制剂，故本品可升高 CYP2D6 底物的血药浓度，如文拉法辛、去甲替林、丙米嗪、地昔帕明、氟西汀、帕罗西汀、舍曲林、氟哌啶醇、利培酮、硫利达嗪、美托洛尔、普罗帕酮、氟卡尼。合用时须降低 CYP2D6 底物的剂量。

5. 经 CYP2D6 活化的药物，如他莫昔芬，与本品合用时可能须增加剂量。

6. 与其他能降低癫痫发作阈值的药物，如抗抑郁药、全身用皮质激素，合用时应非常谨慎。

7. 本品治疗期间应尽量避免饮酒。

8. 禁止与 MAOIs 合用，停用 MAOIs 至少 14d，方可开始本品的治疗，宜从小剂量开始。

9. 停止吸烟可影响一些药物的药动学，如茶碱、胰岛素、华法林，根据临床反应调整剂量。

10. 本品可导致苯丙胺类尿检出现假阳性。

11. 禁止与 MAOIs 合用，停用 MAOIs 至少 14d 后，方可服用本品。

【剂量与用法】

1. 用于戒烟：口服 150mg，1 次/日，服 3d，第 4 天起 150mg，2 次/日，共服用 2 周后可尝试停止吸烟。疗程 7～12 周，个别患者可能须延长疗程。本品的缓释片应整片吞服，是否与食物同服均可。

2. 用于严重抑郁症：口服 150mg，1 次/日，4d 后增加至 300mg，晨起服用（缓释制剂），或分 2 次服用（常释剂型）。

3. 用于季节性情绪失调：口服 150mg，1 次/日，7d 后增加至 300mg，晨起服用（缓释制剂），或分 2 次服用（常释剂型）。

4. 轻度肝功能不全患者应降低剂量或延长服用间隔时间，中、重度肝功能不全患者本品的剂量不能超过 150mg，隔日 1 次。

5. 肾功能不全患者应降低剂量或延长服用间隔时间。

6. 正在服用本品的患者如须紧急使用利奈唑胺或静脉使用亚甲蓝抢救生命，应暂停服用本品，监测患者至少 2 周或直至利奈唑胺或静脉使用亚甲蓝治疗停止后 24h。利奈唑胺或静脉使用亚甲蓝停止治疗后 24h，可重新开始本品的治疗。

【用药须知】本品可升高血压，治疗前应对血压进行评估，治疗期间应监测血压。

【制剂】①片剂：150mg，300mg，450mg；②缓释片：150mg，300mg。

【贮藏】防潮，避光，贮于 20～25℃，短程携带允许 15～30℃。

伐尼克兰（varenicline）

别名：畅沛、Chantix、Champix。

本品为尼古丁乙酰胆碱受体部分激动剂。

【理化性状】

1. 化学名：7,8,9,10-tetrahydro-6,10-methano-6*H*-pyrazino[2,3-*h*] [3]benzazepine。

2. 分子式：$C_{13}H_{13}N_3$。

3. 分子量：211.3。

4. 结构式如下：

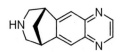

酒石酸伐尼克兰（varenicline tartrate）

【理化性状】

1. 本品为白色至淡黄色粉末，易溶于水。

2. 化学名：7,8,9,10-tetrahydro-6,10-methano-6*H*-pyrazino[2,3-*h*][3]benzazepine，（2*R*,3*R*）-2,3- dihydroxybutanedioate（1∶1）。

3. 分子式：$C_{13}H_{13}N_3 \cdot C_4H_6O_6$。

4. 分子量：361.35。

【用药警戒】

1. 使用本品的患者，有报道出现严重的神经精神症状，包括抑郁、自杀意念、自杀企图和完成自杀。此种表现可能与停止吸烟患者的尼古丁戒断症状难以区分。抑郁情绪可能是尼古丁的戒断症状，在进行非药物戒烟的吸烟者中已经有过一些报道，并且偶有自杀想法的报道。不过，服用本品且继续吸烟的患者也曾出现上述部分症状。

2. 所有使用本品治疗的患者都应观察其神经精神症状，包括行为改变、敌意、激越、抑郁情绪和自杀相关事件，包括自杀意念、行为和企图自杀。如患者出现上述症状及非自身的典型性的改变时，应立即停药，并联系医护人员。在大多数上市后报道病例中，患者停止服用本品后症状消失；不过在某些病例中，这些症状持续存在。因此，应对患者进行持续的监测并提供支持治疗，直到症状完全消除。

【药理学】

1. 本品是烟碱型乙酰胆碱受体$\alpha_4\beta_2$亚型的选择性部分激动剂，对神经中该受体具有高度亲和力。本品与$\alpha_4\beta_2$受体结合产生激动作用，同时阻断尼古丁与该受体结合，这是本品发挥戒烟作用的机制。

2. 体外电生理学研究及体内神经化学研究显示，本品与神经$\alpha_4\beta_2$烟碱型乙酰胆碱受体结合并激发受体介导的活动，但该作用明显弱于尼古丁。本品能阻断尼古丁对$\alpha_4\beta_2$受体及中脑边缘多巴胺系统的激动作用，而这种烟碱的激动作用可能正是吸烟成瘾的中枢神经系统机制。本品对$\alpha_4\beta_2$受体具有高度选择性，与该受体亚型的结合力强于与其他常见烟碱型受体（$\alpha_3\beta_4$＞500倍，α_7＞3500倍，$\alpha_1\beta\gamma\delta$＞20 000倍）、非烟碱型受体及转运蛋白（＞2000倍）的结合力。此外，本品与5-HT$_3$受体具有中等亲和力（$K_i = 350nmol/L$）。

【药动学】

1. 吸收：本品口服给药吸收完全，全身生物利用度高。一般在口服给药后3～4h可达血药峰值。健康志愿者多次口服给药后，血药浓度可在4d内达到稳态。本品口服生物利用度不受食物和给药时间的影响。

2. 分布：本品分布于包括脑组织的各种组织中。稳态表观分布容积平均为415L（CV = 50%）。本品血浆蛋白结合率低（≤20%），与年龄及肾功能无关。在啮齿类动物中，本品能通过胎盘并在乳汁中排泌。

3. 代谢：本品代谢率很低，92%以原药随尿排出，不少于10%以代谢产物排出。尿中的少量代谢产物包括伐尼克兰-N-氨基甲酰葡糖苷酸及羟基伐尼克兰。体循环中91%为原药。

4. 排泄：本品的$t_{1/2}$约为24h，其肾排泄主要通过肾小球滤过及肾小管借助于有机阳离子转运蛋白OCT2的主动分泌。

5. 药动学参数不因年龄、种族、性别、吸烟状况或合并用药的不同而发生有显著临床意义的变化。

6. 因本品基本不经肝代谢，肝功能损伤患者应用该药时其药动学参数不受影响。

7. 对于轻度肾功能损伤的受试者（50ml/min＜CC≤80ml/min），本品的药动学参数无变化。与肾功能正常受试者（CC＞80ml/min）相比，对于中度肾功能损伤（30ml/min≤CC≤50ml/min）的患者，本品全身暴露量会增加1.5倍。对于重度肾功能损伤（CC＜30ml/min）的受试者，本品的全身暴露量会增加2.1倍。对于患有终末期肾病（ESRD）的受试者，本品可经血液透析有效清除。

【适应证】本品适用于成人戒烟。

【不良反应】

1. 无论是否接受戒烟治疗，戒烟本身即伴随多种症状。例如，曾有报道试图戒烟的患者出现烦躁不安、情绪沮丧、失眠、易怒、挫折感、愤怒、焦虑、注意力无法集中、坐立不安、心率减慢、食欲增加或体重增加等。本品临床研究的设计及结果分析中未对所出现的不良事件与药物或尼古丁戒断相关性进行区分。常见不良反应按系统分列如下。

（1）感染：少见支气管炎、鼻咽炎、窦炎、真菌感染、病毒感染。

（2）代谢与营养异常：常见食欲增加；少见厌食、食欲缺乏、烦渴。

（3）精神异常：很常见梦境异常、失眠；少见惊恐、思维迟钝、思维异常、情绪不稳。

（4）神经系统异常：很常见头痛；常见嗜睡、头晕、味觉障碍；少见震颤、共济失调、构音障碍、肌张力亢进、坐立不安、心境恶劣、感觉减退、味觉减退、嗜睡症、性欲增强、性欲减退。

（5）心脏异常：少见心房颤动、心悸。

（6）眼部异常：少见暗点、巩膜脱色、眼痛、瞳孔散大、畏光、近视、多泪。

（7）耳及迷路异常：少见耳鸣。

（8）呼吸系统、胸部及纵隔异常：少见呼吸困难、咳嗽、声音嘶哑、咽喉痛、咽喉刺激、呼吸道充血、鼻窦充血、后鼻滴流、鼻漏、打鼾。

（9）胃肠道异常：很常见恶心；常见呕吐、便秘、腹泻、腹胀、胃部不适、消化不良、胃肠胀气、口干；少见呕血、便血、胃炎、胃食管反流性疾病、腹痛、排便习惯改变、大便异常、嗳气、溃疡性口炎、牙龈疼痛、舌苔厚腻。

（10）皮肤及皮下组织异常：少见全身性皮疹、红斑、瘙痒症、痤疮、多汗、盗汗。

（11）肌肉骨骼与结缔组织异常：少见关节僵硬、肌肉痉挛、胸壁痛、肋软骨炎。

（12）肾与泌尿异常：少见糖尿、夜尿症、多尿。

（13）生殖系统及乳房异常：少见月经过多、阴道分泌物、性功能紊乱。

（14）全身异常及给药部位异常：常见疲劳；少见胸部不适、胸痛、发热、发冷、虚弱、昼夜节律睡眠紊乱、周身不适、囊肿。

（15）检查：少见血压升高、心电图ST段压低、心电图T波波幅减低、心率加快、肝功能检查异常、血小板计数减少、体重增加、精液异常、C反应蛋白升高、血钙降低。

2. 上市后报道的不良反应（与本品的因果关系尚未确定）包括抑郁、躁狂、精神异常、幻觉、偏执狂、妄想、杀人意念、攻击性、敌意、焦虑和惊恐，以及自杀意念、自杀企图与完成自杀，超敏反应包括血管神经性水肿，罕见且严重的皮肤反应包括史-约综合征和多形性红斑；有服用本品治疗的患者出现包括缺血性和出血性事件在内的心肌梗死和脑血管意外的报道。

【妊娠期安全等级】C。

【禁忌与慎用】

1. 对本品过敏者或使用本品发生严重皮肤反应者禁用。

2. 哺乳期妇女应权衡本品对母亲的重要性，选择停药或停止哺乳。

3. 18 岁以下青少年人群中的安全性及有效性数据有限。

【药物相互作用】根据本品的特性及目前的临床经验，本品与其他药物间未发现有临床意义的相互作用。

1. 体外研究显示，对于主要由 CYP 酶代谢的化合物，本品改变其药动学参数的可能性不大；由于不到 10%的本品经代谢清除，本品对经 CYP 酶代谢的药物的药动学参数的影响不大。

2. 体外研究显示，治疗浓度的本品对人肾转运蛋白无抑制作用。因此，本品不太可能影响通过肾分泌清除的药物。

3. 本品不影响二甲双胍的药动学参数。二甲双胍亦不影响本品的药动学参数。

4. 同时应用本品及西咪替丁，本品的肾清除率降低，其全身暴露量提高 29%。肾功能正常的受试者或轻、中度肾功能损伤患者同时应用两药无须调整剂量。对于重度肾功能损伤患者，应避免两药同时应用。

5. 本品不改变地高辛的稳态药动学参数。

6. 本品不改变华法林的药动学参数。凝血酶原时间（以 INR 计）不受本品的影响。戒烟本身可能改变华法林的药动学。

7. 本品不改变安非他酮的稳态药动学参数。

8. 将本品与尼古丁替代贴剂（NRT）同时给予吸烟者 12d，研究最后 1 日检测的平均收缩压明显降低（平均 2.6mmHg），该变化具有显著统计学意义。该研究中，联合治疗组恶心、头痛、呕吐、头晕、消化不良及疲劳的发生率高于单独应用 NRT 治疗组。

【剂量与用法】

1. 口服，第 1～3 天，0.5mg（白色片），1 次/日，第 4～7 天：0.5mg（白色片），2 次/日，第 8 天至治疗结束，1mg（淡蓝色片），2 次/日。

2. 患者应设定戒烟日期并在此日期前 1～2 周开始服用本品。对无法耐受本品不良反应的患者，可暂时或长期将剂量降至 2 次/日，每次 0.5mg。

3. 本品应用水整片吞服，餐前餐后服用均可。患者应治疗 12 周。对于经 12 周治疗戒烟成功的患者，可考虑续加一个 12 周疗程，剂量仍为 2 次/日，每次 1mg。对于初始治疗未成功或治疗后复吸的患者，目前尚无后续 12 周疗程的有效性资料。

4. 由于在戒烟疗程结束的最初阶段，患者的复吸风险较高。对于该类患者，可考虑在戒烟疗程结束时，逐渐减量至停药。在他人的建议和支持下，有戒烟意愿的患者，戒烟治疗更易成功。

5. 肾功能损伤患者：轻（50ml/min＜CC≤80ml/min）至中度（30ml/min≤CC≤50ml/min）肾功能损伤患者，不必调整剂量。中度肾功能损伤且无法耐受不良反应的患者，可将剂量降至 1 次/日，每次 1mg。重度肾功能损伤患者（CC＜30ml/min），推荐剂量为 1mg，1 次/日。给药剂量应从 0.5mg，1 次/日开始，3d 后增加至 1mg，1 次/日。对于终末期肾病患者的临床经验有限，因此，不推荐在该人群中使用。

【用药须知】

1. 在接受本品治疗的患者中，有报道出现严重的神经精神症状（见以上"用药警戒"），应对患者进行持续的监测并提供支持治疗，直到症状完全消除。

2. 有服用本品治疗的患者出现超敏反应的上市后报道，包括血管神经性水肿。临床症状包括面部、口部（舌头、嘴唇、牙龈）、四肢及颈部（咽和喉部）肿胀。此外，还有少见的危及生命的血管神经性水肿的报道，由于导致呼吸功能障碍需要紧急医疗处理，应告知患者，在出现上述症状应立即停药寻求医疗救助。

3. 有服用本品的患者出现罕见但严重的皮肤反应的报道，包括史-约综合征和多形性红斑。由于这些皮肤反应可能危及生命，应告知患者一旦出现伴有黏膜病变的皮疹或其他任何超敏反应的迹象，应立即停药并联系医护人员。

4. 本品未在不稳定型心血管疾病或在筛选前 2 个月内发生心血管疾病的患者中进行研究。建议患者在出现新的或恶化的心血管疾病症状时应联系医护人员。患有心血管疾病的吸烟者使用本品时应权衡获益风险比。吸烟是心血管疾病的独立、重要的危险因素。与安慰剂相比，本品已被证实能有效提高长达 1 年的戒烟概率。

5. 在服用本品的患者中，有关于交通事故、未遂交通事故或其他意外伤害的报道。在有些病例中，患者报告在驾驶或操作机器期间出现嗜睡、头晕、意识丧失或注意力难以集中，从而导致损伤或引起可能造成损伤的担心。应建议患者，在了解服用本品可能会对他们产生的影响之前，应谨慎从事驾驶、操作机器或其他具有潜在危险的活动。

6. 在本品的治疗中，恶心是最常见的不良反应。恶心通常是轻至中度且是一过性的，但是对于有些患者而言，恶心会持续数月。恶心的发生率与给药剂量有关。如患者无法耐受，建议减小剂量。

【制剂】片剂：0.5mg，1.0mg。

【贮藏】密封，贮于 30℃ 以下。

阿坎酸（acamprosate）

本品为戒酒药。

【理化性状】

1. 化学名：3-acetamidopropane-1-sulfonic acid。

2. 分子式：$C_5H_{11}NO_4S$。

3. 分子量：181.21。

4. 结构式如下：

阿坎酸钙（acamprosate calcium）

别名：Campral。

【理化性状】

1. 本品为白色、无臭的粉末，易溶于水，几乎不溶于水和二氯甲烷。

2. 化学名：calcium bis[3-（acetylamino）propane- 1-sulfonate]。

3. 分子式：$(C_5H_{11}NO_4S)_2Ca$。

4. 分子量：402.48。

【药理学】本品戒酒作用的确切机制尚不明确。据推测长期饮酒可导致中枢性兴奋和抑制的失衡。动物实验证实本品可与中枢神经递质谷氨酸和 GABA 相互作用，使中枢性兴奋和抑制达到平衡。

【药动学】

1. 本品口服的生物利用度约 11%，5d 后达稳态，在 666mg，2 次/日的剂量下，本品稳态 C_{max} 为 350ng/ml，T_{max} 为 3～8h。食物可降低本品的暴露量，但无临床意义。

2. 本品的分布容积为 72～109L，蛋白结合率可忽略不计。

3. 本品在体内不被代谢。

4. 本品的 $t_{1/2}$ 为 20～33h，主要经肾排泄。

【适应证】用于治疗酒精依赖而愿意合作的酗酒者。

【不良反应】常见不良反应包括意外伤害、无力、消化不良、腹泻、恶心、腹胀、恶心、焦虑、抑郁、头晕、口干、失眠、感觉异常、瘙痒、出汗。

【妊娠期安全等级】C。

【禁忌与慎用】

1. 对本品过敏者禁用、

2. 重度肾功能不全患者禁用。

3. 尚未明确本品是否经乳汁分泌，哺乳期妇女慎用。

4. 儿童的有效性及安全性尚不确定。

【药物相互作用】本品与地西泮、双硫仑无明显相互作用。

【剂量与用法】推荐剂量为 666mg，3 次/日，中度肾功能不全患者降低剂量至 333mg，1 次/日。

【用药须知】本品可导致抑郁和自杀倾向，应密切监测患者的精神症状。

【制剂】片剂：333mg（相当于阿坎酸 300mg）。

【贮藏】贮于 25℃ 以下，短程携带允许 15～30℃。

第五章　治疗精神障碍药物

Drugs for Mental Aberration

5.1　精神兴奋药
（mentalstimulants）

右苯丙胺（dexamfetamine）

别名：右旋苯丙胺。

本品为苯丙胺的右旋异构体，属于拟交感神经兴奋性胺类。

【理化性状】

1. 化学名：(S)-α-methylphenethylammonium。
2. 分子式：$C_9H_{13}N$。
3. 分子量：135.21。
4. 结构式如下：

硫酸右苯丙胺（dexamfetamine sulfate）

别名：Dexedrine、Dexamine。

【理化性状】

1. 本品为白色或几乎白色、无臭或几乎无臭的结晶性粉末。易溶于水，微溶于乙醇，几乎不溶于乙醚。

2. 化学名：(S)-α-methylphenethylammonium sulphate。

3. 分子式：$(C_9H_{13}N)_2 \cdot H_2SO_4$。

4. 分子量：368.5。

【用药警戒】 本品滥用的概率较高。长期服用，可能致依赖性，须避免长期服药。特别要警惕就诊患者以非治疗的目的，将其分发给其他人。药物应按规定并少量地发给就诊患者使用。滥用本品可能导致突然死亡和严重的心血管不良反应事件。

【药理学】 本品是一种直接作用的拟交感药，具有α和β受体激动作用，与麻黄碱相似。其不同的特点在于其具有兴奋中枢的作用，特别是对大脑皮质。外周作用包括升高收缩期和舒张期血压，并具有弱的支气管扩张和呼吸兴奋剂作用。

【药动学】

1. 口服本品后可迅速被吸收，并分布到大部分体内组织中，以脑和脑脊液中的药物浓度最高。这足以说明本品的中枢作用是较为突出的。部分在肝内代谢，大部分随尿排出的是原药。酸性尿时排出量增加。本品可分布进入乳汁中。

2. 在 12 个健康受试者体内对片剂和胶囊剂的药动学参数进行比较。缓释胶囊与速释片剂的生物利用度相似。给予 3 片 5mg 的片剂，约 3h 可达最大血药浓度，C_{max} 为 36.6ng/ml；给予 1 粒 15mg 的缓释胶囊，约 8h 达最大血药浓度。C_{max} 为 23.5ng/ml。片剂和胶囊剂的平均血浆 $t_{1/2}$ 相似，$t_{1/2}$ 约 12h。12 名健康受试者给予本品缓释胶囊，进食（58～75g 脂肪）或禁食状态下吸收速率和程度相似。

【适应证】

1. 治疗发作性睡病。

2. 辅助治疗＞6 岁的难治性多动症。

3. 用于治疗单纯性肥胖症。

【不良反应】

1. 常见不良反应均因中枢超兴奋所引起，如失眠、惊梦、紧张、坐立不安、易激惹、欣快感，继而疲劳和抑郁。

2. 还可能发生口干、厌食、腹部疼痛和其他胃肠道不适。

3. 还会出现头晕、头痛、震颤、出汗、心动过速、心悸，血压时高时低，性欲降低和阳萎。

4. 横纹肌溶解所致肌肉损伤、肾损伤及精神异常也有报道。

5. 长期使用可致心肌病，但罕见。

6. 儿童如使用过久可引起发育延缓。

【禁忌与慎用】

1. 对本品过敏者、孕妇、老年体弱者或＜6 岁儿童禁用。

2. 中、重度高血压在内的心血管病、冠心病、过度兴奋和神经官能症患者禁用。

3. 已知对甲状腺功能亢进患者、对拟交感神经胺过敏或特异体质的患者、青光眼患者禁用。

4. 激动状态患者，有药物滥用史者禁用。

5. 肾功能不全、情绪不稳定者慎用。

6. 尚未明确本品是否可经乳汁分泌，哺乳期妇女使用时应暂停哺乳。

【药物相互作用】

1. 不可合用 MAOIs 或停用 MAOIs 还不满 14d 时，因可导致高血压危象。也可发生各种神经毒性和恶性高热，有时可为致命性的。

2. 合用β受体阻滞剂可能引起严重高血压。

3. 本品可降低其他降压药的作用，如藜芦生物碱类、胍乙啶和类似药物。

4. 正在接受苯丙胺和三环类抗抑郁药的患者应注意监测对心血管的不良影响，如心律失常可能加重。

5. 酸性尿使药物随尿排泄增加，碱性尿则使排泄减少。

6. 本品可延迟乙琥胺、苯巴比妥和苯妥英的吸收。

7. 本品的兴奋作用可受到氯丙嗪、氟哌啶醇和锂的抑制。

8. 双硫仑可抑制本品的代谢和排出。

9. 拟交感药与挥发性麻醉药（如氟烷）可增加心律失常的风险。

10. 本品可增强哌替啶的镇痛效果。

11. 右丙氧芬过量，可增强本品中枢神经兴奋作用，可发生致命的惊厥。

12. 本品会引起血浆皮质激素水平显著升高，且在晚间时升高最为明显。

13. 本品会干扰尿中皮质激素的测定。

【剂量与用法】

1. 成人一般口服 5～10mg/d，分次服，必要时，每周增加 5～10mg，最高不超过 60mg/d。老年患者应以 5mg/d 开始，每周增加剂量不应超过 5mg。

2. 多动症儿童给药应予个体化，≥6 岁者一般给予 5mg，1～2 次/日，必要时，每周加量 5mg，最高不超过 20mg/d。不过，较大儿童可能需要 40mg/d。

3. 用于单纯性肥胖，饭前 30min 服 2.5～10mg，2～3 次/日，6～8 周为 1 个疗程。

【用药须知】

1. 将本品用作减肥药时，不能长期服用。

2. 本品易产生耐受性和依赖性，作为精神振奋药不可多次使用。

【制剂】①片剂：2.5mg，5mg，10mg。②胶囊剂：5mg，10mg，15mg。

【贮藏】密封、避光贮于室温下。

赖右苯丙胺（lisdexamfetamine）

本品为中枢神经系统兴奋剂。

【理化性状】

1. 化学名：（2S）-2,6-diamino-N-[（1S）-1-methyl-2-phenylethyl hexanamide。

2. 分子式：$C_{15}H_{25}N_3O$。

3. 分子量：263.38。

4. 结构式如下：

二甲磺酸赖右苯丙胺（lisdexamfetamine dimesylate）

别名：Vyvanse。

【理化性状】

1. 本品为白色到类白色粉末，能溶于水（792mg/ml）。

2. 化学名：(2S)-2,6-diamino-N-[(1S)-1-methyl-2-phenylethyl hexanamide dimethane-sulfonate。

3. 分子式：$C_{15}H_{25}N_3O \cdot (CH_4O_3S)_2$。

4. 分子量：455.60。

【用药警戒】中枢神经系统兴奋剂（苯丙胺和含有哌甲酯的产品）具有滥用和依赖性的风险。开具本品前应估计到本品被滥用的可能性，并在治疗过程中评价过量和依赖性的体征。

【药理学】本品为右旋苯丙胺的前药。结构上是右旋苯丙胺与 L-赖氨酸共价结合，形成无活性的物质，口服后经肠道快速吸收转变为右旋苯丙胺产生药效。苯丙胺属于非儿茶酚胺拟交感胺类，具有中枢神经系统兴奋活性。苯丙胺阻断去甲肾上腺素和多巴胺被突触前的神经元再摄取，并且增加这些单胺释放入神经元。在体外，原药不与去甲肾上腺素和多巴胺再摄取起重要作用的位点相结合。

【药动学】

1. 曾在年龄 6～12 岁的注意缺陷多动症（attention seficit hyperactivity disorder, ADHD）患儿与健康成人志愿者中进行了本品口服给药后的右旋苯丙胺的药动学对比研究。18 例 6～12 岁的 ADHD 患儿，前一天晚上禁食 8h 后，口服单剂量本品 30mg、50mg、70mg，右旋苯丙胺的 T_{max} 约为

3.5h，赖右苯丙胺的 T_{max} 约为 1h。年龄为 6～12 岁的患儿口服单剂量 30～70mg 本品后，本品的药动学呈线性。健康成人 1 次/日，连续服用 7d 本品，稳态时右旋苯丙胺的 AUC 和赖右苯丙胺均无蓄积；健康成人口服单剂量 70mg 本品胶囊后，未观察到食物对右旋苯丙胺的 AUC 和 C_{max} 产生影响，仅 T_{max} 延长约 1h。

2. 口服给药后，赖右苯丙胺由胃肠道迅速被吸收。进入血液中的赖右苯丙胺由红细胞的水解而主要转化成右旋苯丙胺和 l-赖氨酸。体外数据证明，红细胞对赖右苯丙胺的水解具有高负载。即使在低血细胞比容水平（正常的 33%）也会产生大量的水解作用。赖右苯丙胺不通过细胞色素 P450 酶代谢。口服给予 6 名健康受试者 70mg 放射性标记的本品，120h 期间，约 96% 的口服放射剂量在尿中回收，仅 0.3% 在粪便中回收。在尿中回收的放射性本品，42% 与苯丙胺相关，25% 与马尿酸有关，2% 与完整的赖右苯丙胺有关。未转化的赖右苯丙胺血浆浓度低且短暂，给药 8h 后一般检测不到。在志愿者的研究中，赖右苯丙胺血浆 $t_{1/2}$ 平均小于 1h。

3. 儿童（6～12 岁）和青少年（13～17 岁）ADHD 患儿与健康成人志愿者中右旋苯丙胺药动学相似。在年龄 65～75 岁的成人体内，右旋苯丙胺清除率下降。

4. 给予男性和女性相同（mg/kg）剂量的右旋苯丙胺，全身暴露量相似。成人 55～64 岁患者中，d-苯丙胺 C_{max} 和 AUC 女性比男性的分别高 15% 和 13%。

【适应证】用于治疗儿童 ADHD，对患者可起到增加注意力，减少冲动性和过度兴奋的作用。

【不良反应】

1. 在儿童、青少年和（或）成人中，报道的最常见的不良反应（发生率≥5%）为厌食症、焦虑、食欲缺乏、体重减轻、腹泻、头晕、口干、易怒、失眠、恶心、上腹痛、呕吐。

2. 6～12 岁患儿对照临床试验中，最常见的导致停药的不良反应为心室肥大（ECG 示）、抽筋呕吐、精神过度兴奋、失眠、皮疹。发生率≥2% 的不良反应包括食欲缺乏、失眠、上腹痛、易怒、呕吐、体重减轻、恶心、口干、头晕、感情波动、皮疹、发热、瞌睡、抽筋。

3. 在 13～17 岁患儿的对照临床试验中，最常见的导致停药的不良反应为易怒、食欲缺乏、失眠。发生率≥2% 的不良反应包括食欲缺乏、失眠、体重减轻、口干。

4. 成人对照临床试验中最常见的导致停药的不良反应有失眠、心动过速、易怒、高血压、头痛、焦虑、呼吸困难。发生率≥2% 的不良反应包括食欲缺乏、失眠、口干、腹泻、恶心、焦虑、厌食、紧张不安感等。此外，本品治疗的 2.6% 男性成人患者中有勃起功能障碍的报道安慰剂（%）：0；在 1.4% 的女性受试者中观察到性欲降低安慰剂（%）：0。

5. 本品可导致儿童的体重减轻和生长率缓慢。在 6～12 岁患儿的对照临床试验中，接受本品 30mg、50mg 和 70mg 的患者，在给药 4 周后，平均体重分别减轻 0.9lb、1.9lb 和 2.5lb（1lb=453.59g）；安慰剂组体重则增加 1lb。在 13～17 岁青少年患者的 4 周对照试验中，接受本品 30mg、50mg、70mg 的患者平均体重分别减轻 2.7lb、4.3lb 和 4.8lb，安慰剂组则增加 2.0lb。

6. 本品可导致成人体重减轻。在对照成人试验中，接受本品 30mg、50mg 和 70mg，4 周治疗后平均体重分别下降 2.8lb、3.1lb 和 4.3lb。

7. 本品上市后报道的不良反应包括心悸、心肌病、瞳孔放大、复视、视调节困难、视物模糊、嗜酸性粒细胞性肝炎、过敏反应、超敏反应、运动障碍、抽搐、抑郁、强迫性皮肤搔抓症、攻击行为、渗出型多形性红斑、血管神经性水肿、荨麻疹、癫痫发作。但尚未确定与本品用药的确切因果关系。

【妊娠期安全等级】C。

【禁忌与慎用】

1. 禁用于已知对苯丙胺或本品的其他成分有超敏反应者。本品上市后已有过敏性反应、渗出型多形性红斑、血管神经性水肿和荨麻疹的报道。

2. 禁止与 MAOIs 联合给药，或在给予 MAOIs 最后剂量 14d 内禁用本品，因可能发生高血压危象。

3. 在年龄 6～17 岁儿科 ADHD 患者中的安全性和有效性已经建立。年龄<6 岁患者的安全性和有效性尚未建立。

4. 苯丙胺可分泌到人类乳汁。尚不知晓长期暴露于苯丙胺对婴儿神经发育的影响。因为乳儿有发生严重不良反应的可能，应考虑药物对母亲的重要性决定停止哺乳或停药。

5. 本品临床试验中年龄≥65 岁受试者的数目有限，尚不知晓是否与年轻受试者不同。其他报道的临床经验在年老和年轻受试者中尚未见有不同的报道。一般来说，老年患者剂量选择应从剂量范围的低值开始，应考虑其降低的肝、肾或心脏功能和并发症或对其他治疗药物带来的不良影响。

【药物相互作用】

1. 维生素 C 和其他药物酸化尿液增加尿液排泄可降低苯丙胺的 $t_{1/2}$。碳酸氢钠及其他药物碱化尿液可降低尿液排泄，延长苯丙胺的 $t_{1/2}$，应相应地调整剂量。

2. 本品联合应用 MAOIs 和中枢神经系统兴奋剂能引起高血压危象。可能的结果包括死亡、脑卒中、心肌梗死、主动脉壁夹层形成、眼睛并发症、惊厥、肺水肿和肾衰竭。

3. 右旋苯丙胺及其代谢产物是否会抑制 P450 异构酶和其他酶活性的能力尚未完全阐明。体外微粒体试验证实，苯丙胺对 CYP2D6 的抑制能力较小，其代谢物对 CYP1A2、CYP2D6 和 CYP3A4 的抑制能力也较小，但尚无对 CYP 酶抑制作用的体内研究。

4. 在药物相互作用研究中（$n=40$），缓释胍法辛（4mg）与本品（50mg）联合给药后，胍法辛最高血药浓度可增加 19%，暴露量（AUC）增加 7%，但这些改变在临床上并无显著意义。本研究中，缓释胍法辛与本品联合给药后，未观察到对 d-苯丙胺暴露量的影响。

5. 在文拉法辛 225mg 和赖右苯丙胺 70mg 的稳态药物相互作用研究中，d-苯丙胺的 $AUC_{0\sim tau}$ 和 C_{max} 下降 5%。文拉法辛的 $AUC_{0\sim tau}$ 和 C_{max} 分别增加 13% 和 10%。

【剂量与用法】

1. 一般用法：本品应在早晨服用，是否与食物同服均可。因可能引起失眠，避免下午服用。可以下列方式给药。

（1）胶囊整粒吞服。

（2）打开胶囊，倒出全部内容物与一玻璃杯水混合。如粉末不能完全化开，可以用勺子搅拌使其完全溶于水。内容物应搅动直到完全分散。立即饮完全部的药水。不应贮存。活性成分一旦分散开即完全溶解。但当把药水饮尽后，胶囊的非活性成分就会残存在玻璃杯内。进餐不可少于 1 次/日，单个胶囊不可分开服用。

2. 剂量调整：年龄≥6 岁患者，推荐起始剂量 30mg，1 次/日，早晨服用。以每周 10mg 或 20mg 的增量增加，直到上升到最大剂量 70mg/d。患者应维持在最佳疗效剂量。

3. 在给予中枢神经系统兴奋剂治疗的儿童，青少年或成人前，应评估存在心脏病（详细询问病史，

如猝死或室性心律失常的家族史，并进行体检）的可能性。处方药物前应评估滥用风险，以降低中枢神经系统兴奋药物包括本品的滥用风险。开具处方后，应仔细做好患者用药记录，告知患者勿滥用，监测滥用和过量的体征，必要时重新评估。

【用药须知】

1. 本品属于苯丙胺的前药，为特殊管制药，容易被滥用或导致依赖性。应将本品放置在安全的地方，以防误用和滥用。出售或赠送本品视为不合法行为。

2. 中枢神经系统兴奋剂，包括本品或其他苯丙胺和含有哌甲酯的产品，均有滥用的高风险。包括在用药期间控制力受损，强迫性使用，不顾损伤继续应用，渴望使用。滥用的体征和症状可能包括心率及呼吸加快、血压升高、出汗、瞳孔散大、活动过度、坐立不安、失眠、食欲缺乏、协调障碍、震颤、面红、呕吐和（或）腹痛。此外，还观察到焦虑、精神病、敌意、攻击、自杀或杀人的意念。中枢神经系统兴奋剂滥用者可能咀嚼、鼻吸、注射或使用其他未经批准能导致过量和死亡的给药途径。

3. 长期应用中枢神经系统兴奋剂，包括本品治疗期间，可能发生耐受性和躯体依赖性，突然停药后的停药症状包括极度疲劳和抑郁。

4. 在成人应用中枢神经系统兴奋剂推荐剂量治疗期间有发生猝死、脑卒中和心肌梗死的报道。心脏结构异常和其他严重心脏问题的儿童和青少年 ADHD 服用推荐剂量的中枢神经系统兴奋剂有发生猝死的报道。心脏结构异常、心肌病、严重心律失常、冠心病和其他严重心脏问题的患者要避免应用。在本品治疗期间发展为劳累性胸痛，不能解释的晕厥或心律失常的患者应进一步评价。

5. 中枢神经系统兴奋剂能引起血压升高（平均增加 2～4mmHg）和心率加快（平均增加 3～6 次/分）。监测所有患者可能发生的心动过速和高血压。

6. 警惕中枢神经系统兴奋剂的精神病学的不良反应。

（1）先前存在的精神病加剧。中枢神经系统兴奋剂可能加剧先前存在精神障碍的患者行为障碍和思维障碍。

（2）诱导双相性精神障碍患者躁狂性发作。中枢神经系统兴奋剂在双相性精神障碍患者能诱导混合的/狂躁的偶发事件。开始治疗前，对有发展为躁狂性发作危险因子的患者进行筛选。

（3）新发的精神病或狂躁症状。推荐剂量的中枢神经系统兴奋剂，在先前无精神疾病或躁狂症的儿童和青少年中能引起精神病或狂躁症状，如幻觉、妄想、躁狂症。如果此类症状发生，考虑中断中枢神经系统兴奋剂的治疗。

7. 中枢神经系统兴奋剂在儿童中能引起体重减轻和生长减慢。应用中枢神经系统兴奋剂包括本品的儿童应密切监测生长状况（体重和身高）。

8. 服用本品期间不可驾车，操作危险机械或从事其他危险活动。

9. 本品能影响其他药物作用，其他药物也能影响本品作用。服用本品期间应用其他药物能引起严重不良反应。尤其当正服用抗抑郁药包括 MAOIs。如不确定服用的为哪类药物应咨询医师或药师。正在服用的或新增的药物均应告知医师。

10. 应即时咨询正规的毒物控制中心，寻求最新过量治疗的指导和建议。个体患者对苯丙胺反应广泛不同。中毒症状可能在特异体质患者的低剂量即可发生。苯丙胺过量的症状包括坐立不安、震颤、反射亢进、呼吸迅速、意识混乱、喜好攻击、幻觉、恐怖状态、高热、横纹肌溶解。中枢神经系统刺激经常出现疲劳和抑郁。其他反应包括心律失常、高血压或低血压、循环衰竭、恶心、呕吐、腹泻和腹部痛性痉挛。致命的中毒前经常出现惊厥和昏迷。

【制剂】胶囊剂：20mg，30mg，40mg，50mg，60mg，70mg。

【贮藏】贮于 25℃下；以密封、避光的容器保存。

托莫西汀（tomoxetine）

本品为哌甲酯的右旋体。

【CAS】83015-26-3。

【ATC】N06BA09。

【理化性状】

1. 化学名：（-）-N-methyl-3-phenyl-3-（o-tolyloxy）- propylamine。

2. 分子式：$C_{17}H_{21}NO$。

3. 分子量：255.36。

4. 结构式如下：

盐酸托莫西汀（tomoxetine）

别名：择思达、Strattera、atomoxetine。

【CAS】83015-26-3。

【理化性状】

1. 本品为白色至类白色固体，水中溶解度为 27.8mg/ml。

2. 化学名：（-）-N-methyl-3-phenyl-3-（o-tolyloxy）-propylamine hydrochloride。

3. 分子式：$C_{17}H_{21}NO \cdot HCl$。

4. 分子量：291.81。

【用药警戒】在 ADHD 的儿童或青少年中进行的短期研究发现，本品可增加产生自杀观念的风险。所有使用本品治疗的儿童应该对其自杀倾向，临床症状的恶化及异常的行为改变进行密切监控，特别是在治疗的最初阶段，或在剂量改变的治疗阶段。监控通常包括在治疗的最初 4 周内，与患者或其家庭成员或护理人员进行每周 1 次面对面的联系，随后的 4 周每周 1 次的随访，以及第 12 周和 12 周以上有临床指征时进行随访。随后可通过电话随访。

【药理学】本品确切的作用机制尚不清楚。注意缺陷障碍（儿童多动症，ADHD），目前多认为其发病机制与儿茶酚胺类神经递质多巴胺和去甲肾上腺素翻转效应降低有关。本品可选择性抑制去甲肾上腺素的突触前运转，增强去甲肾上腺素功能，从而改善 ADHD 的症状，间接促进认知的完成和注意力的集中。对其他神经递质受体（如胆碱能、组胺、多巴胺、5-羟色胺及α肾上腺素受体）几乎无亲和力。

【药动学】

1. 吸收：口服后迅速吸收，给药后 1～2h 达血药峰值，在泛代谢者（EM）和乏代谢者（PM）中的绝对生物利用度分别约为 63% 和 94%。食物不影响本品的绝对生物利用度，但可降低其吸收速率，使 C_{max} 下降约 37%，T_{max} 延迟约 3h。

2. 分布：在治疗浓度下，本品的血浆蛋白结合率约为 98%，主要与人血白蛋白结合。表观分布容积为 0.85L/kg，表明其主要分布于体液中。

3. 本品首先经过 CYP2D6 代谢，生成 4-羟基盐酸托莫西汀，形成的产物进一步与葡糖醛酸结合。代谢产物 4-羟基盐酸托莫西汀的药理作用与原药相似，血药浓度约为原药的 1%。对于成年 EM 和 PM，本品的平均 $t_{1/2}$ 分别为 5.2h 和 21.6h。PM 的 AUC 约为 EM 的 10 倍。本品主要以 4-羟基托莫西汀-*O*-葡糖酸苷形式随尿液排泄（＞80%），少量随粪便排泄（＜17%），极少量以原形药物排泄（＜3%）。在 6 岁以上儿童和青少年中的药动学与成人相似。

【适应证】用于治疗 ADHD。

【不良反应】

1. 常见不良反应包括腹痛、恶心、呕吐、心率加快、血压升高、食欲缺乏、头痛、嗜睡。

2. 少见心悸、心动过速、便秘、消化不良、体重减轻、疲乏、晨间早醒、兴奋、情绪不稳、皮疹。

3. 罕见四肢厥冷、射精失败、瘙痒。

【妊娠期安全等级】C。

【禁忌与慎用】

1. 严重心血管疾病、闭角型青光眼、嗜铬细胞瘤或有嗜铬细胞瘤史的患者禁用。

2. 孕妇只有在益处大于对胎儿伤害的风险时才可使用。

3. 动物实验本品可经乳汁分泌，哺乳期妇女慎用。

【药物相互作用】

1. 与 MAOIs 合用可导致严重的甚至致命的反应，禁止合用。

2. 本品主要通过 CYP2D6 途径代谢为 4-羟基托莫西汀。在 EM 中，CYP2D6 抑制剂可升高本品的稳态血药浓度。在 EM 中，合用 CYP2D6 抑制剂，如帕罗西汀、氟西汀和奎尼丁时，应调节本品的剂量。

3. 慎与抗高血压药、升压药（如多巴胺、多巴酚丁胺）或其他影响血压的药物合用。

4. 本品可加强全身使用沙丁胺醇或其他β_2受体激动剂的作用，造成心率加快、血压升高，应谨慎合用。

5. 联合使用本品（60mg，2 次/日，服用 12d）和咪达唑仑（一种典型的 CYP3A4 底物，单剂量 50mg），咪达唑仑的 AUC 升高 15%。不必调整通过 CYP3A 代谢的药物的剂量。

6. 体外试验显示，本品不影响华法林、阿司匹林、苯妥英钠或地西泮与人白蛋白的结合。同样，这些药物也不影响本品与白蛋白的结合。

7. 升高胃液 pH 的药物（氢氧化镁-氢氧化铝、奥美拉唑）不影响本品的生物利用度。

【剂量与用法】

1. 体重小于 70kg 的儿童和青少年　开始时，每日总剂量应为 0.5mg/kg，并且经至少 3d 增加剂量至目标剂量每日约为 1.2mg/kg，可每日早晨单次服药或早晨和傍晚平均分为 2 次服用。每日剂量超过 1.2mg/kg 并无益处。对儿童和青少年，每日最大剂量不应超过 1.4mg/kg 或 100mg，选其中较小的一个剂量。

2. 体重大于 70kg 的儿童、青少年　开始时，每日总剂量应为 40mg，并且经至少 3d 增加剂量至目标剂量 80mg/d，每日早晨单次服药或早晨和傍晚平均分为 2 次服用。在继续使用 2~4 周后，如仍未达到最佳疗效，每日总剂量最大可以增加至 100mg，没有数据支持在更高剂量下会增加疗效。对体重超过 70kg 的儿童和青少年，每日最大推荐总剂量为 100mg。

3. 肝功能不全患者的剂量调整　中度肝功能不全的患者（Child-Pugh B 级），初始和目标剂量应降至常规用量的 50%。重度肝功能不全的患者（Child-Pugh C 级），初始和目标剂量应降至常规用量的 25%。

4. 与强 CYP2D6 抑制剂联合使用的剂量调整

（1）服用强 CYP2D6 抑制剂（如帕罗西汀、氟西汀、奎尼丁），且体重＜70kg 的儿童和青少年，本品的初始剂量应为每日 0.5mg/kg，只有当 4 周后症状未见改善并且初始剂量有很好的耐受性时，才增加至通常的目标剂量每日 1.2mg/kg。

（2）服用强 CYP2D6 抑制剂（如帕罗西汀、氟西汀、奎尼丁），且体重＞70kg 的儿童、青少年和成年人，本品的初始剂量应为 40mg/d，如果 4 周后症状未见改善并且初始剂量有很好的耐受性，仅可增加至通常的目标剂量 80mg/d。

【用药须知】

1. 本品可使血压升高和心率加快，因此，患高血压、心动过速或心血管或脑血管疾病的患者应注意，在治疗前、增加剂量时和治疗中应定期测量脉搏和血压。

2. 治疗过程中必须对青少年患者的生长发育进行监测。

3. 患者在开始接受治疗时应该被告知在极少数情况下可能发生障碍。应建议患者在出现瘙痒、黑尿、黄疸、右上区压痛或无法解释的流感样症状时立即就医。

【制剂】胶囊剂：10mg。

【贮藏】贮于 25℃下，短程携带允许 15~30℃。

5.2　抗精神病药（antipsychotics）

齐拉西酮（ziprasidone）

别名：Zeldox、Aabilify。

为新的非典型抗精神病药。

【理化性状】

1. 化学名：5-{2-[4-（1,2-benzisothiazol-3-yl）-1-piperazinyl]ethyl}-6-chloro-2-indolinone。

2. 分子式：$C_{21}H_{21}ClN_4OS$。

3. 分子量：412.9。

4. 结构式如下：

盐酸齐拉西酮（ziprasidone hydrochloride）

【理化性状】

1. 本品为白色或淡红色结晶状粉末或颗粒。

2. 分子式：$C_{21}H_{21}ClN_4OS \cdot HCl \cdot H_2O$。

3. 分子量：467.4。

甲磺酸齐拉西酮（ziprasidone mesylate）

【理化性状】

1. 分子式：$C_{21}H_{21}ClN_4OS \cdot CH_4O_3S \cdot 3H_2O$。

2. 分子量：563.1。

3. 稳定性：本品注射液 25℃，避光保存；稀释后的溶液 15～30℃避光保存 24h，或 2～8℃冷藏 7d。

【用药警戒】本品会增加痴呆性精神病老年患者的死亡率。此类患者禁用。

【药理学】

1. 体外试验证实，本品对多巴胺 D_2、D_3、$5-HT_{2A}$、$5-HT_{2G}$、$5-HT_{1D}$ 和 α_1 肾上腺素受体的亲和性很强（K_i 分别为 4.8nmol/L、7.2nmol/L、0.4nmol/L、1.3nmol/L、3.4nmol/L、2nmol/L 和 10nmol/L）；对组胺 H_1 受体的亲和性中等（K_i=47nmol/L）。

2. 本品对多巴胺 D_2、$5-HT_{2A}$、$5-HT_{1D}$ 具有拮抗作用，对 $5-HT_{1A}$ 受体起激动作用。本品抑制突触对 5-HT 和去甲肾上腺素的再摄取。

3. 本品的作用机制尚未完全弄清。目前认为可能通过对多巴胺和 $5-HT_2$ 的拮抗作用而发挥抗精神分裂症的作用。

【药动学】本品口服后吸收良好，6～8h 可达血药峰值，食物可使吸收量增加 1 倍。主要在肝内代谢，其代谢物主要随尿排出，部分见于粪便中。其终末 $t_{1/2}$ 为 7h。

【适应证】

1. 主要用于治疗精神分裂症。也能改善分裂症伴发的抑郁症状。

2. 可用于情感性障碍的躁狂期治疗。

【不良反应】

1. 最常见的不良反应有头痛、嗜睡、异常活动、恶心、便秘、消化不良和呼吸系统不适。

2. 可引起 QT 间期延长，与剂量相关。如持续检测 QTc 值超过 0.5s，或出现神经阻滞剂恶性综合征或迟发性运动障碍，应立即停药。

【妊娠期安全等级】C。

【禁忌与慎用】

1. 对本品过敏者、儿童禁用。

2. 近期急性心肌梗死发作、失代偿性心力衰竭和有 QT 间期延长史的患者禁用。

3. 肝功能不全患者、有心脑血管病史者、低血压或癫痫患者慎用。

4. 本品注射剂中含有通过肾滤过排除的赋形剂环糊精，肾功能受损患者肌内给药时应谨慎。

5. 尚未明确本品是否可经乳汁分泌，哺乳期妇女使用时应暂停哺乳。

【药物相互作用】

1. 和其他多巴胺 D_2 受体拮抗剂一样，本品可使血清催乳素水平升高。

2. 卡马西平可减少本品吸收。

3. 酮康唑可增加本品的吸收。

4. 其他可使 QT 间期延长的药物如奎尼丁、多非利特、匹莫齐特、索他洛尔、硫利达嗪、莫西沙星和司帕沙星合用本品会使 QT 间期更见延长。

【剂量与用法】

1. 成人精神分裂症，开始口服 20mg，2 次/日，与食物同服。继而根据需要和效应，最大剂量可调至 80mg，2 次/日。调整剂量时间间隔一般应不少于 2d。维持治疗 20mg/次，2 次/日。

2. 对精神分裂症的急性期兴奋激越的治疗，肌内注射 10～20mg/次，每 2 小时给予 10mg，或每 4 小时给予 20mg，直到最大 40mg/d。不推荐连续肌内注射超过 3d，如需长期治疗应尽快改为口服。

3. 治疗躁狂急性或混合发作、与锂剂和丙戊酸盐辅助治疗 I 型情感障碍 （bipolar I disorder）

首日 40mg/d，2 次/日，与食物同服；次日 60～80mg/d，2 次/日；随后基于耐受性和药效调整至维持剂量 40～80mg/d。

【用药须知】

1. 用药期间，应常查心电图。

2. 本品合用利尿药时，应监测血钾、血镁浓度。

3. 注意迟发性运动障碍和神经阻滞剂恶性综合征。

4. 本品注射剂不含防腐剂和抑菌剂，稀释过程中应使用无菌操作技术。

5. 本品注射剂仅可肌内注射，不可静脉给药。每支单剂量本品加入 1.2ml 灭菌注射用水，强力振摇，直到药物完全溶解。稀释后每毫升含有 20mg 的本品。

6. 不推荐本品口服制剂和注射剂同时给药。

【制剂】①胶囊剂：20mg，40mg，60mg，80mg。②注射剂（粉）：20mg。

【贮藏】密封、避光贮于室温下。

鲁拉西酮（lurasidone）

本品属苯并异噁唑类衍生物，为非典型抗精神病药。

【理化性状】

1. 化学名：（3aR,4S,7R,7aS)-2-{（1R,2R）-2-[4-（1,2-benzisothiazol-3-yl）iperazin-1ylmethyl]cyclohexylmethyl}hexahydro-4,7-methano-2H-isoindole-1,3- dione。

2. 分子式：$C_{28}H_{36}N_4O_2S$。

3. 分子量：492.68。

4. 结构式如下：

盐酸鲁拉西酮（lurasidone hydrochloride）

别名：Latuda。

【理化性状】

1. 本品为白色至类白色粉末，在水中极微溶，0.1mol/L HCl 中不溶，乙醇中微溶，甲醇中略溶，甲苯中不溶，丙酮中极微溶。

2. 化学名：（3aR,4S,7R,7aS)-2-{（1R,2R）-2-[4-（1,2-benzisothiazol-3-yl）iperazin-1ylmethyl]cyclohexylmethyl}hexahydro-4,7-methano-2H-isoindole-1,3- dione hydrochloride。

3. 分子式：$C_{28}H_{36}N_4O_2S \cdot HCl$。

4. 分子量：529.14。

【用药警戒】

1. 老年痴呆性精神病患者使用抗精神分裂症药物，有增加死亡率的风险。

2. 本品不可用于痴呆型精神病患者。

3. 儿童和青少年服用抗抑郁药会增加产生自杀想法和行为的风险，24 岁以上无增加，65 岁以上则风险下降。

4. 所有患者开始服用时，均应严密监控，以防病情恶化或产生自杀的想法和行为。建议家人和护理人员应密切观察并及时告知医师。

【药理学】本品治疗精神分裂症和双相抑郁症的机制不明，可能是通过与中枢 D_2 受体和 5-HT_2 受体结合，产生拮抗作用而实现。本品对 D_2 受体（K_i=0.994nmol/L）和 5-HT_2 受体（K_i=0.47nmol/L）及 5-HT_7 受体（K_i=0.495nmol/L）均有高度亲和力和拮抗作用，与人的α_{2C} 肾上腺素受体有中度亲和力（K_i=10.8nmol/L），是 5-HT_{1A}（K_i=6.38nmol/L）受体的部分激动剂，又是α_{2A} 肾上腺素受体的拮抗剂（K_i=40.7nmol/L）。对 H_1 和 M_1 受体几无作用（IC_{50}＞1000nmol/L）。

【药动学】

1. 口服给药后，经 1～3h 可达血药峰值，9%～19%给药剂量被吸收，给予 40mg 后，表观分布容积平均为 6173（CV=17.2%）L，其蛋白结合率约为 99%。进食后服用较空腹服用后的 C_{max} 和 AUC 分别增加约 2 倍和 1 倍。

2. 本品主要通过 CYP3A4 代谢，主要生物转化途径为氧化 N-脱烷基、降莰烷的羟化及 S-氧化，本品在体内代谢成两种活性产物（ID-14283 和 ID-14326）及两种主要的非活性产物（ID-20219 和 ID-20220）。体外研究显示，本品不是 CYP1A1、CYP1A2、CYP2A6、CYP4A11、CYP2B6、CYP2C8、CYP2C9、CYP2C19、CYP2D6 和 CYP2E1 的底物。吸烟不影响本品的药动学参数。单剂量给予 ^{14}C 标记的本品，尿中可回收 9%的放射性物质，粪便中可回收 80%的放射性本品。给予 40mg 本品后，平均的表观清除率为 3902（CV=18.0%）ml/min。

【适应证】用于精神分裂症和Ⅰ型双相情感障碍的抑郁发作。

【不良反应】

1. 治疗精神分裂症时，≥5%的不良反应有嗜睡、静坐不能、锥体外系症状、失眠和恶心。≥2%的不良反应有呕吐、消化不良、唾液分泌过多、背痛、头晕、焦虑和坐立不安。其中静坐不能和锥体外系症状为剂量相关性。

2. 单一治疗双相抑郁症时，≥5%的不良反应有嗜睡、静坐不能、锥体外系症状、恶心、呕吐、腹泻、口干和焦虑。≥2%的不良反应有鼻咽炎、流感、尿路感染和背痛。

3. 与锂盐和丙戊酸合用治疗双相抑郁症时，≥5%的不良反应有恶心、嗜睡、静坐不能和锥体外系症状。≥2%的不良反应有呕吐、疲劳、鼻咽炎、体重增加、食欲增加和坐立不安。

4. >1%其他不良反应有心动过速、视物模糊、腹痛、食欲缺乏、皮疹、瘙痒和高血压。0.1%～1%的不良反应有贫血、1级房室传导阻滞、心绞痛、心动过缓、眩晕、胃炎、卒中综合征、构音困难、异常做梦、惊恐发作、睡眠障碍、排尿困难、闭经和痛经。

5. <0.1%的不良反应有猝死、横纹肌溶解、肾衰竭、乳房增大、乳溢、胸痛、勃起障碍和血管性神经水肿。

【妊娠期安全等级】 B。

【禁忌与慎用】

1. 对本品或其成分过敏者禁用。

2. 禁与强效 CYP3A4 抑制剂（如酮康唑、克拉霉素、利托那韦、伏立康唑和米贝拉地尔等）合用。

3. 禁与强效 CYP3A4 诱导剂（如利福平、阿伐麦布、贯叶连翘、苯妥英和卡马西平等）合用。

4. 有癫痫发作史和癫痫发作阈值降低者（如早老性痴呆）应慎用。

5. 本品对认知和运动功能有潜在的损害，操作危险设备（如机动车）者应慎用。

6. 抗精神病药物与吸入性肺炎有关，有此类风险的患者，尤其是进行性早老性痴呆患者应慎用。

7. 动物实验显示本品可经乳汁排泄，哺乳期妇女使用时应停止哺乳。

8. 18 岁以下儿童用药的安全性及有效性尚未确定。

【药物相互作用】

1. 本品主要由 CYP3A4 代谢，应避免与 CYP3A4 强抑制剂或诱导剂合用。与轻度 CYP3A4 抑制剂（地尔硫䓬、阿扎那韦、红霉素、氟康唑和维拉帕米等）合用时，本品剂量应减半。

2. 与轻度 CYP3A4 诱导剂合用时，则可能需要增加剂量。与锂盐和丙戊酸钠合用时，不必调节剂量，避免与葡萄柚汁合用。而本品与锂盐、P-糖蛋白、CYP3A4 底物或丙戊酸钠合用时，则不必调整这些药物的剂量。

【剂量与用法】

1. 本品治疗精神分裂症的推荐起始剂量为 40mg，1 次/日，最大剂量 160mg/d，与食物（至少达到 350cal）同服。

2. 治疗 I 型双相情感障碍的抑郁发作的推荐起始剂量为 20mg，1 次/日，最大剂量 120mg/d，与食物（至少达到 350cal）同服。

3. 中度及重度肝、肾功能不全患者的起始剂量为 20mg，中度及重度肾功能不全和中度肝功能不全患者的每天最大剂量不超过 80mg，重度肝功能不全患者每天最大剂量不超过 40mg。

4. 与轻度 CYP3A4 抑制剂合用时，本品起始剂量为 20mg，1 次/日，最大剂量 80mg/d。

【用药须知】

1. 本品会增加老年痴呆性精神病的死亡率，此类患者不能使用本品。

2. 儿童和青少年重度抑郁症患者使用抗抑郁药物可增加自杀的想法和行为，应对所有患者进行密切观察和适当的监控，包括病情恶化、自杀和行为改变等，尤其是在开始治疗的后数月内或者剂量增加或减少时。发生以上情况时应改变治疗方案包括停药。

3. 使用本品可发生致命的神经阻滞剂恶性综合征，包括高热、肌强直、精神状态改变、自律神经失调（不稳定的血压、心动加速、汗多和心律失常）。其他症状有肌酸激酶升高、肌红蛋白尿（横纹肌溶解）和急性肾衰竭。一旦发生抗精神病药物恶性综合征（NMS），应立即停用本品和其他临床治疗非必需药物，加强对症治疗和医学监护，以及采取对其他并发症有特效疗法的治疗措施。对于罹患 NMS 已康复的患者，因可能复发，再次用药应慎重并密切监控。

4. 使用抗精神病药物，可能发生延迟性运动障碍，使用本品时应采取使其发生率降到最低的给药方案，包括使用最低剂量和最短疗程。如果发生应考虑停药，但部分患者可能需要继续用药。

5. 非典型抗精神病药物可致机体代谢改变而增加心血管和脑血管风险，包括高血糖、血脂异常和体重增加。停药后高血糖可恢复，但仍有部分患者需要使用抗糖尿病药物。

6. 本品可升高催乳激素使性腺功能减退而致男女患者的骨密度下降。

7. 对于已存在白细胞减少或有药物导致的白细胞/中性粒细胞减少症史的患者，在用药初期的几个月应经常监测全血细胞数，如出现无其他原因所致的白细胞减少时，应停药。中性粒细胞减少症患者应仔细监测有无发热或发生感染的体征或症状，一旦出现应立即治疗。如发生严重的中性粒细胞减少症（中性粒细胞绝对计数<1000/mm³），应停药并恢复白细胞计数。

8. 本品可致直立性低血压和晕厥，通常在用药初期和加大剂量时表现最明显。对于脱水、血容量减少、服用抗高血压药物、有心血管及脑血管病史的患者，风险可见增加。此类患者的初始用药剂量应较低并缓慢增加，同时应监测相关症状。

9. 抗精神病药物可损害机体降低体温的功能，对有可能导致体温升高（如剧烈锻炼、暴露在高温环境、服用抗胆碱药物或脱水）情况的患者应给予适当的建议。

10. 抗精神病药物可增加发生躁狂或轻躁狂的风险，尤其是双相情感障碍患者，应监测。

11. 服用本品应避免饮酒。

12. 有药物滥用史者应密切观察。

13. 可引发新生儿因呼吸困难而住院，孕妇使用应权衡利弊。

【制剂】片剂：20mg，40mg，60mg，80mg，120mg。

【贮藏】贮于 25℃下，短程携带允许保存于15～30℃。

帕利哌酮（paliperidone）

别名：芮达、Invega。

本品为苯并异噁唑类抗精神病药。

【理化性状】

1. 本品略溶于 0.1mol/L HCl 及二氯甲烷，不溶于 0.1mol/L NaOH 和己烷微溶于 N,N-二甲基甲酰胺。

2. 化学名：（±）-3-{2-[4-（6-fluoro-1,2-benzisoxazol-3-yl）piperidino]ethyl}- 6,7,8,9-tetrahydro-9-hydroxy-2-methyl-4H-pyrido[1,2-a]pyrimidin-4-one。

3. 分子式：$C_{23}H_{27}FN_4O_3$。

4. 分子量：426.49。

5. 结构式如下：

棕榈酸帕利哌酮（paliperidone palmitate）

【理化性状】

1. 化学名：（9RS）-3-{2-[4-（6-fluoro-1,2-benzisoxazol-3-yl）piperidin-1-yl]ethyl}-2-methyl-4-oxo-6,7,8,9-tetrahydro-4H-pyrido[1,2-a]pyrimidin-9-yl hexadecanoate。

2. 分子式：$C_{39}H_{57}FN_4O_4$。

3. 分子量：664.9。

【用药警戒】本品可能增加痴呆相关性老年精神病患者的死亡率。

【药理学】本品是利培酮的主要活性代谢产物。与其他治疗精神分裂症的药物一样，本品的作用机制尚不清楚。但目前认为本品是通过对 D_2 受体和 5-HT_2 受体拮抗剂联合介导发挥抗精神病作用的。本品也是α_1、α_2 肾上腺素受体及组胺 H_1 受体的拮抗剂，这可能是本品某些其他作用的原因。本品与具有胆碱能的毒蕈碱或β_1、β_2 肾上腺素受体无亲和力。体外试验表明，本品对映异构体（+）和（-）的药理活性与本品相似。

【药动学】

1. 吸收 口服本品单剂量后，约经 24h 达 C_{max}。在推荐剂量范围内（3～12mg），给药后的本品药动力学与剂量成正比。本品终末 $t_{1/2}$ 约23h。给予本品后，大多数受试者在给药后 4～5d 达到稳态。在 9mg 的剂量下，平均稳态峰谷比是 1.7，范围为 1.2～3.1。服用本品后，其（+）和（-）的对映异构体会相互转化，稳态时两者 AUC 的比例大约为 1.6。

口服本品后，其绝对生物利用度为 28%。健康受试者中，高脂肪/高热量膳食下，给予12mg 本品后，其 C_{max} 与 AUC 比空腹状态下分别增加 60%和54%。与食物同服可增加本品暴露量。

本品棕榈酸酯脂溶性极低，肌内注射后缓慢溶解，继后被水解释放出本品，并被吸收进入循环，单次肌内注射，血药浓度缓慢升高，13d 达血药峰值。注射后第 1 天即开始释放本品，可持续释放达126d。

三角肌单次肌内注射（39～234mg），较臀肌内注射 C_{max} 高约 28%，前两次三角肌内注射（第 1天和第 8 天）可使本品快速达到治疗浓度。剂量在

39～234mg，其血药浓度与 AUC 成正比，稳态时于三角肌内注射的平均血药浓度峰谷比为 1.8，臀肌内注射时为 2.2。

2. 分布　本品表观分布容积为 487L，血浆蛋白结合率与本品（外）消旋体的结合率是 74%。

3. 代谢　尽管体外研究提示，CYP2D6 和 CYP3A4 参与本品的代谢，但体内结果提示这些同工酶在本品的总体清除中只起有限的作用。

4. 排泄　5 名健康受试者口服单剂量 1mg 后，其 ^{14}C 标记的本品 1 周后，59%（51%～67%）以原形随尿排出，剂量的 32%（26%～41%）以代谢物被回收，6%～12%的剂量没有被收回。约 80%放射性在尿液中检测到，粪便中为 11%。已在体内研究中证实，有 4 种代谢途径，皆不超过剂量的 10%：脱烷基作用、羟基化作用、脱氢和苯并异噁唑断裂。

群体药动学分析显示，CYP2D6 泛代谢者和乏代谢者本品暴露量或清除率无差异。

【适应证】

1. 口服剂型和注射剂型用于治疗青年和成人的精神分裂症。

2. 口服剂型用于单一疗法治疗情感分裂性精神障碍或作为情绪稳定剂辅助治疗抑郁症。

【不良反应】

1. 增加痴呆相关性老年精神病患者的死亡率。

2. 成人精神分裂患者中常见锥体外系症状、心动过速、静坐不能、房室传导阻滞、束支传导阻滞、窦性心律失常、腹痛、口干、唾液过度分泌、虚弱、疲劳、眩晕、头痛、嗜睡和直立性低血压。

3. 青年精神分裂患者中常见心动过速、视物模糊、口干、唾液过度分泌、舌肿胀、恶心、虚弱、疲乏、鼻咽炎、体重增加、静坐不能、头晕、锥体外系症状、头痛、嗜睡、思睡、舌麻痹、焦虑、闭经、溢乳、男子乳房发育、鼻出血。

4. 成人情感性分裂障碍中常见锥体外系症状、心动过速、上腹疼痛/腹部不适、食欲缺乏（增加）、虚弱、消化不良、便秘、恶心、胃部不适、鼻黏膜炎、上呼吸道感染、静坐不能、发音障碍、腰痛、肌痛、体重增加、嗜睡、睡眠障碍、咳嗽、咽喉痛。

5. 成人精神分裂症常见停药反应为神经系统紊乱。

6. 成人情感性分裂障碍停药反应常见为胃肠道疾病。

7. 青少年精神分裂患者中常见为心动过速、幻觉、口干、唾液分泌过多、舌肿大、呕吐、虚弱、

疲劳、鼻咽炎、体重增加、静坐不能、眩晕、锥体外系症状、头痛、嗜睡、无力、舌麻痹、焦虑、闭经、溢乳、男性乳房女性化和鼻出血。

8. 剂量依赖性不良反应可见精神分裂症成人嗜睡、直立性低血压、静坐不能、肌张力障碍、锥体外系反应、肌张力过高、帕金森综合征、唾液分泌过多；精神分裂症青年可见心动过速、静坐不能、锥体外系症状、嗜睡、头痛；情感分裂性精神障碍成人可见静坐不能、肌张力障碍、发音障碍、肌痛、鼻咽炎、鼻炎、咳嗽、咽喉痛。

9. 少见不良反应包括心悸、心动过缓、眼运动失调、胃肠胀气、水肿、过敏反应、尿路感染、ALT 升高、AST 升高、关节痛、肢端痛、角弓反张、精神激动、失眠、噩梦、胸部不适、月经不调、逆行射精、鼻充血、瘙痒、皮疹和高血压。

10. 上市后发现的不良反应包括血管神经性水肿、阴茎异常勃起、舌肿胀、迟发性运动障碍、尿失禁、尿潴留，发生率尚不知晓。

【妊娠期安全等级】C。

【禁忌与慎用】

1. 已在接受利培酮和本品治疗的患者中观察到了超敏反应，包括过敏反应和血管神经性水肿。因本品属于利培酮的代谢产物，因此，禁忌用于已知对本品、利培酮或本品中任何成分过敏的患者中。

2. 先天性长 QT 间期综合征患者和心律失常患者禁用。

3. 对于孕妇无足够良好对照的临床研究，只有效益大于对胎儿的伤害的风险时才可使用。

4. 本品可通过母乳分泌，哺乳期妇女使用时应暂停哺乳。

5. 本品在 12～17 岁患儿中安全有效性已评估，但在低于 12 岁精神分裂患儿及低于 18 岁的情感分裂性精神障碍患者中尚无研究。

【药物相互作用】

1. 与中枢作用的药物或乙醇慎重合用。

2. 本品可对抗左旋多巴和其他多巴胺受体激动药，导致直立性低血压，与其他能引起该不良反应的药物合用，可出现叠加效应。

3. 本品不太可能与通过 CYP 酶代谢的药物产生有临床意义的药动学相互作用，体外研究显示，本品不抑制 CYP1A2、CYP2A6、CYP2C8/9/10、CYP2D6、CYP2E1、CYP3A4 和 CYP3A5，亦不诱导这些酶的活性。

4. 高浓度的本品是一种弱 P-糖蛋白抑制剂。无体内研究数据，临床相关性尚不明确。

5. 本品不会与锂发生药动学相互作用。

6. 本品（12mg，1 次/日，5d）与丙戊酸钠缓释片（500~2000mg，1 次/日）合用，在 13 例丙戊酸盐稳定的患者中，对丙戊酸盐的稳态药动学（AUC_{24h} 和 C_{max}）无影响。

7. 本品不是 CYP1A2、CYP2A6、CYP2C9、和 CYP2C19 的底物，所以不可能与这些同工酶的抑制剂或诱导剂产生相互作用。CYP2D6 和 CYP3A4 对本品代谢影响极低。体外试验表明本品是 P-糖蛋白的底物。

8. 本品 6mg，1 次/日与卡马西平 200mg，2 次/日合用，本品的稳态 C_{max} 和 AUC 约降低 37%，这种降低主要是通过增加肾排泄而产生的。开始卡马西平治疗时，应考虑增加本品剂量；相反，卡马西平停药时，应考虑降低本品剂量。

9. 本品被 CYP2D6 代谢的程度有限，健康志愿者单剂量给予本品 3mg，同时给予帕罗西汀 20mg，帕罗西汀的暴露量在 CYP2D6 泛代谢者增加 16%（90%CI：4，30），未进行帕罗西汀大剂量的研究，临床相关性尚不清楚。

10. 单剂量本品 12mg 与丙戊酸钠缓释片（1000mg，1 次/日）同时服用，本品的 C_{max} 和 AUC 升高约 50%。与丙戊酸盐合用时，临床评估后，可考虑降低本品的剂量。

【剂量与用法】

1. 口服剂型推荐剂量

（1）精神分裂症：①成人推荐剂量为 6mg，1 次/日。经过临床评估可至 12mg，1 次/日，但增量应为每 5 天增加 3mg。不必进行初始剂量滴定，尽管未对 6mg 以上的剂量的额外益处进行系统性评价，但随剂量增加，疗效有增加的趋势。这就需要与剂量相关的不良反应进行平衡，某些患者可能从 12mg/d 的剂量获益，有些患者 3mg/d 的剂量已经足够。在一项长期研究中，服用本品稳定 6 周的精神分裂症患者显示出延迟发作。本品应使用最小有效剂量以支持临床效益稳定，并定期评估长期使用的效果。②12~17 岁青少年的推荐剂量是 3mg，1 次/日。经过临床评估可增至 12mg，1 次/日，但增量应为每 5 天增加 3mg。不必滴定初始剂量，高剂量增加疗效并不明显。体重不足 51kg 的患者最大剂量为 6mg，体重为 ≥51kg 的患者最大剂量为 12mg，增加剂量疗效不仅不增加，而不良反应却呈剂量依

赖性。

（2）情感分裂性精神障碍：成人推荐剂量 6mg，1 次/日，如需要，根据临床评估可以间隔 4d 增量为 3mg，并可提高到极值 12mg，1 次/日。不必进行初始剂量滴定，随剂量增加，疗效有增加的趋势。这就需要与剂量相关的不良反应进行平衡。

2. 注射剂用于治疗精神分裂症

（1）注射剂推荐的初始剂量第 1 天为 234mg，1 周后降为 156mg，三角肌内注射，每月维持剂量为 117mg，三角肌或臀肌内注射。调整剂量需考虑本品缓释的特点，以 1 个月的时间间隔进行调整。第 2 剂应在第 1 剂 1 周后给予，避免漏用。第 2 剂可在正确的时间点（第 1 剂 1 周后）前 4d 或后 1 周内给予，第 3 剂之后，每月 1 次，可在正确的给药时段内于 7d 内给予。

（2）在距离第 1 剂注射日期不足 4 周的时候，第 2 剂 156mg 就尽快于三角肌处行肌内注射，第 3 剂应在距第 1 剂后 5 周的时候给予，剂量为 117mg（此时可以不考虑第 2 剂的注射时间），继后每月 1 次，根据患者的耐受性和效应，给予 39~234mg，三角肌或臀肌处行肌内注射。如果漏用时间超过了第 1 剂后 4 周，就按上（1）所述方法重新开始初始剂量后再给予维持剂量。

（3）如漏用维持剂量不超过 6 周，应尽快注射，继后每月 1 次；如漏用维持剂量的时间超过 6 周至 6 个月，应尽快于三角肌处肌内注射之前稳定的剂量（如之前的稳定剂量为 234mg，则重新开始的前 2 次，每次就应注射 156mg），继而在 1 周后注射相同的剂量，再延后每月 1 次注射之前的稳定剂量；如漏用维持剂量超过 6 个月，应按上（1）所述方法重新开始初始剂量后再给予维持剂量。

（4）从口服抗精神病药转为本品时，在开始治疗前停用口服抗精神病药，推荐初始剂量为第 1 天给予 234mg，1 周后给予 156mg，于三角肌处行肌内注射。之前正在服用本品缓释片 12mg/d 的患者，如转为本品注射剂，应给予本品的维持剂量为 234mg，每 4 周 1 次；之前正在服用本品缓释片 6mg/d 的患者，如转为本品注射剂，本品的维持剂量应为 117mg，每 4 周 1 次；之前正在服用本品缓释片 3mg/d 的患者，如转为本品注射剂，本品的维持剂量应为 39~78mg，每 4 周 1 次。

（5）未使用过本品口服剂型或利培酮口服和注射剂型的患者，再开始本品注射剂治疗前，应首先建立患者对本品或利培酮口服剂型的耐受性。

（6）已稳定使用其他长效抗精神病药注射剂型的患者，应在下次使用时间点使用本品注射剂替代其他抗精神病药，继后每月1次，肌内注射本品，且不需要1周后注射第2剂。推荐维持剂量为117mg，根据之前患者的耐受性和有效性，维持剂量可在39～234mg调整。

3. 用药说明

（1）可在进食或空腹下服用本品的缓释片。本品的缓释片必须在液体帮助下整片吞服，不应咀嚼、掰开或压碎片剂。本品的活性成分包含在一个不可吸收的包衣中，该包衣可控制药物的释放速率。缓释片的包衣及不可溶解的核心成分均会从体内排出，患者如果偶尔观察到粪便中出现某些药片状物，不必担心。

（2）未对本品和利培酮联合使用进行研究。由于本品为利培酮的主要活性代谢物，因此，应考虑的是，如果利培酮与本品同时使用，本品暴露量会出现叠加。

4. 特殊人群剂量

（1）本品应根据个体肾功能调整剂量。轻度肾功能不全的患者（50ml/min≤CC<80ml/min），建议初始剂量为3mg，1次/日，根据临床效应与耐受性，剂量可增大至6mg，1次/日的极量；中至重度肾功能不全的患者（10ml/min≤CC<50ml/min），建议初始剂量为1.5mg，1次/日，根据临床评估，剂量可增大到3mg，1次/日的极量；CC<10ml/min的患者不推荐使用本品。

（2）轻、中度肝功能不全的患者（Child-Pugh A级和B级）不推荐进行剂量调整。未在重度肝功能不全的患者中对本品进行研究。

（3）由于老年患者可能出现肾功能不全，有时可能需要根据其肾功能情况调整剂量。通常而言，肾功能正常的老年患者的推荐剂量与肾功能正常的成人相同。对于中、重度肾功能不全的患者而言（10ml/min≤CC<50ml/min），推荐的最大剂量是3mg，1次/日（参见上文的肾功能不全的患者）。

【用药须知】

1. 本品有增加痴呆相关的老年患者死亡的风险，可能增加脑血管病发生的风险，禁用于与痴呆相关的精神病。

2. 包括本品在内的抗精神病药，均与神经阻滞剂恶性综合征有关，临床表现为高热、肌肉僵直、精神状态改变及自主神经不稳定（脉搏、血压异常，心动过速、出汗及心律失常），另外还可见肌酸激酶升高、肌红蛋白尿症及急性肾衰竭。其处置如下。

（1）立即停止抗精神病药及非至关重要的用药。

（2）强化全身治疗与监护。

（3）治疗严重的并发症，针对症状给予针对性治疗。患者康复后，仍需抗精神病药治疗者，应密切监测，有复发的报道。

3. 本品可引起QTc间期中度延长。避免与其他已知能延长QTc间期的药物合用，包括ⅠA类（如奎尼丁、普鲁卡因胺）或Ⅲ类（如胺碘酮、索他洛尔）抗心律失常药，抗精神病药物（如氯丙嗪、甲硫哒嗪），抗菌药物（如加替沙星、莫西沙星），或任何其他类能引起QTc间期延长的药物。本品也应避免用于先天性长QT间期综合征患者和心律失常患者。

某些情况下，延长QT间期药物可能会增加尖端扭转型室性心动过速和（或）猝死的风险，这些情况包括以下几种。

（1）心动过缓。

（2）低钾血症或低镁血症。

（3）与其他能延长QTc间期药物同时使用。

（4）存在先天性QT间期延长。

4. 接受抗精神病药物治疗的患者可能发展成为一种潜在的、不可逆的、无意识运动障碍综合征。虽然综合征患病率最高的似乎是中老年人，尤其是老年妇女，但也不可能预测哪些患者会出现这种综合征。

迟发性运动障碍会随着治疗的持续时间和抗精神病药物总剂量的蓄积，不可逆转地使风险高，虽然罕见，但综合征可以在低剂量、相对较短的治疗时间内出现。

虽停止抗精神病药物之后会部分或完全缓解，但对迟发性运动障碍暂无明确的治疗方法。抗精神病药物治疗本身就可以抑制（或部分抑制）综合征的症状和体征，因此，也就可能掩盖潜在的进展过程。

鉴于这些考虑，本品应以最小有效剂量给药，以降低迟发性运动障碍的发生。患有慢性疾病对一种抗精神病药物有应答的患者应保留长期抗精神病药物治疗。需要长期治疗的患者应寻求一种最小剂量和最短治疗时间而产生良好临床效应的治疗方法。若需要继续治疗应定期再评估。

如果患者出现迟发性运动障碍的症状，应考虑停药。某些患者尽管存在这种综合征，但却又可能需要继续本品的治疗。

5. 非典型抗精神病药物与代谢变化相关，可增加心脑血管风险。这些变化包括高血糖（糖尿病）、血脂异常和体重增加。所有非典型抗精神病药均已被证明可产生代谢异常改变，每种药物都有其特定的风险。

确诊糖尿病的患者开始非典型抗精神病药治疗时，应规律性监测血糖，存在糖尿病风险的患者（如肥胖、家族史）应在治疗开始前及治疗中定期检测空腹血糖。应监测患者高血糖的症状与体征，包括烦渴、多尿、多食及虚弱，如有上述症状应检查空腹血糖。某些病例，停用非典型抗精神病药后血糖可恢复正常，但一些患者可能需要停用非典型抗精神病药，并进行抗糖尿病治疗。血脂异常，包括胆固醇、三酰甘油、高密度脂蛋白、低密度脂蛋白升高。

6. 与其他 D_2 受体拮抗剂一样，长期使用本品亦可引起催乳素水平升高，升高的程度与利培酮相似。高催乳素血症可抑制丘脑促性腺激素释放激素，造成垂体促性腺激素分泌减少，造成性腺激素的生成障碍，影响男性和女性的生殖能力。升高催乳素水平的药物引起溢乳、闭经、男子乳腺发育及阳萎。长期高催乳素血症伴性腺功能减退可导致男性和女性的骨密度降低。

7. 本品缓释片在胃肠道不会改变其形状，先前存在胃肠道狭窄者（病理性的或治疗引起的，如食管活动障碍、小肠炎性疾病、因粘连或降低转运时间引起的短肠综合征、腹膜炎病史、囊性纤维化病、慢性肠假性梗阻、梅克尔憩室）一般不能服用本品的缓释片，因罕见报道不变形的缓释剂型可引发肠梗阻，故不能冒险服用本品的缓释剂型。本品的缓释片只可用于能整片吞服片剂的患者。

8. 因其α阻滞活性，本品可致直立性低血压和晕厥。已知有心脏疾病（如心力衰竭、心肌梗死或心肌缺血病史或传导异常）、脑血管病或易于罹患低血压的情况（如脱水、血容量不足、正在服用抗高血压药）者慎用。易于出现低血压者应监测直立性低血压。

9. 抗精神病药可导致白细胞减少、中性粒细胞减少。可能的危险因素包括先前存在白细胞计数减少及有药物引起白细胞/中性粒细胞减少的病史，存在上述情况明显者，应在治疗开始的数月内，经常检测全血细胞计数，如无其他原因，白细胞计数明显减少者，应停药。

如患者出现明显的中性粒细胞计数减少，应仔细监测患者发热或其他的感染的症状和体征，如有，迅速给予治疗。如出现严重的中性粒细胞减少（绝对中性粒细胞计数＜1000/mm³），应停用本品，随访白细胞情况，直至恢复正常。

10. 本品可引起嗜睡，包括本品在内的抗精神病药有可能损害判断、思考或运动能力，服用本品的患者应谨慎进行需精神机敏的操作，如操作危害性机械或驾驶车辆，除非确定本品对患者无不良影响。

11. 临床前试验中，本品可诱发癫痫，与其他抗精神病药一样，本品慎用于有癫痫病史或存在其他可能引起致癫痫发作域降低的情况的患者。致癫痫发作域降低的情况在 65 岁以上患者更普遍。

12. 抗精神病药与食管活动不良及误吸有关。吸入性肺炎是阿尔茨海默型痴呆的常见死因。本品慎用于吸入性肺炎风险高的患者。

13. 精神病本身可有自杀企图，药物治疗时应严密监测高风险患者，本品处方量应控制至最小，减少患者过量服用的风险。

14. 本品上市后有阴茎异常勃起的报道，严重的阴茎异常勃起可能需要手术干预。

15. 抗精神病药可影响患者体温调节能力，进行剧烈运动、暴露于过热环境中、同时接受抗胆碱能药或脱水等情况的患者应给予适当监测，因可引起中枢性体温升高。

16. 本品有止吐作用，可能对其他药物过量的情况，或对肠梗阻、瑞氏（Reye）综合征及脑肿瘤等病情起到掩盖的作用。

17. 帕金森病和路易体痴呆患者可增加对抗精神病药物敏感性，表现为意识混乱、行动迟钝、步态不稳、经常摔倒、锥体外系症状和与神经阻滞剂恶性综合征临床表现一致的症状。

18. 心肌梗死或不稳定的心脏病患者中使用本品影响尚不明确，但应慎用。

19. 未对本品滥用及依赖性的风险进行系统评估，有药物滥用史者，应密切监测其滥用的症状（如耐受性增加、剂量增加及觅药行为）。

20. 对本品过量经验有限，且无特异性解毒药物，如过量，给予适当医疗支持和密切监护。

【制剂】①缓释片剂：1.5mg，3mg，6mg，9mg；②缓释注射剂（棕榈酸酯）：39mg，78mg，117mg，156mg，234mg。

【贮藏】防潮，贮于 25℃下，短程携带允许

15～30℃，置于儿童不能触及的地方。

维拉唑酮（vilazodone）

别名：维拉佐酮。

本品为选择性5-羟色胺再摄取抑制剂和5-羟色胺部分激动剂。

【理化性状】

1. 化学名：2-benzofurancarboxamide,5-[4-[4-（5-cyano-1*H*-indol-3-yl）butyl] -1-piperazinyl]。

2. 分子式：$C_{26}H_{27}N_5O_2$。

3. 分子量：441.5。

4. 结构式如下：

盐酸维拉唑酮（vilazodone hydrochloride）

别名：Viibryd。

本品为选择性5-羟色胺再摄取抑制剂和5-羟色胺部分激动剂。

【理化性状】

1. 化学名：2-benzofurancarboxamide,5-[4-[4-（5-cyano-1*H*-indol-3-yl）butyl] -1-piperazinyl]-hydrochloride（1∶1）。

2. 分子式：$C_{26}H_{27}N_5O_2 \cdot HCl$。

3. 分子量：477.99。

【用药警戒】抗抑郁药可增加自杀倾向。开始使用本品后应对患者进行密切观察，以防症状恶化和发生自杀行为。本品未被批准用于儿童。

【药理学】作用机制尚未完全阐明。目前认为是通过选择性抑制5-羟色胺（5-HT）再摄取而增强中枢色胺能神经活性。本品亦是5-HT$_{1A}$受体部分激动剂。这种作用在抗抑郁中的角色尚不清楚。本品与5-HT再摄取部位有高亲和力（K_i= 0.1nmol/L），而与去甲肾上腺素或多巴胺再摄取部位的亲和力较低（K_i=56nmol/L 或 K_i=37nmol/L）。

【药动学】

1. 吸收 口服本品后的T_{max}为4～5h，与食物同服的绝对生物利用度为72%。与食物同服可提高生物利用度（C_{max}提高147%～160%，AUC增加约64%～85%）。若服药7h内发生呕吐可降低吸收约25%，但不必补服。酒精和质子泵抑制剂对本品吸收的速率和程度无影响，也不改变本品的T_{max}和终末消除速率。

2. 分布 本品广泛分布于组织中，蛋白结合率96%～99%。

3. 代谢和消除 主要由 CYP 和非 CYP 途径（可能是通过羧酸酯酶）代谢。粪便和尿中仅回收2%和1%的原形药物。CYP3A4 是主要的代谢酶，少部分由 CYP2C19 和 CYP2D6 代谢。轻、中度肾功能不全和轻、中、重度肝功能不全不影响本品的清除率。

【适应证】用于重度抑郁症。

【不良反应】

1. 发生率≥2%的不良反应有腹泻、恶心、口干、呕吐、失眠、消化不良、胃肠胀气、胃肠炎、头晕、嗜睡状态、感觉异常、震颤、异常做梦、性欲下降、坐立不安、性高潮异常（包括性冷淡）、疲劳、感觉过敏、心悸、关节痛、勃起障碍、射精延迟和食欲增加等。

2. 其他不良反应常见视物模糊、眼干、食欲缺乏、镇静、偏头痛、多汗、盗汗，少见室性期前收缩、感觉异常、惊恐发作、躁狂、尿频和白内障等。

【妊娠期安全等级】C。

【禁忌与慎用】

1. MAOIs 禁与本品合用，或至少在本品停用14d 内禁用。

2. 正在接受利奈唑胺治疗或静脉注射亚甲蓝的患者禁用本品。

3. 有癫痫病史者慎用。

4. 慎与其他中枢神经系统药物合用。

5. 有双相情感障碍、躁狂或轻度躁狂病史或家族史者慎用。

6. 动物实验显示本品可经乳汁排泄，哺乳期妇女使用时应暂停哺乳。

7. 儿童禁用。

【药物相互作用】

1. 强效 CYP3A4 抑制剂（如酮康唑）能增加本品血药浓度 50%，如需合用，本品剂量应降低至 20mg；如与中效 CYP3A4 抑制剂（如红霉素）合用，对于不能耐受不良反应者降低剂量至 20mg；与低效 CYP3A4 抑制剂（如西咪替丁）合用，则不必调整剂量。

2. 强效 CYP3A4 诱导剂（如卡马西平）可降低本品的暴露量约 45%，如果使用时间超过 14d，本品的剂量应加倍。停用后，应在 14d 内将本品的剂量降低到正常用量。

3. CYP2C19 和 CYP2D6 抑制剂不改变本品的血药浓度，体外研究显示 CYP1A2、CYP2A6、CYP2C9 和 CYP2E1 对本品代谢影响较小。

4. 与其他蛋白结合率高的药物合用，可增加其他药物的游离药物浓度。

5. 上市后报道，本品与色胺能抗抑郁药和曲坦类合用发生 5-羟色胺综合征。本品与其合用时，尤其是在开始服用和剂量增加时应仔细观察。

6. 与酒精有药效学相互作用，服药期间应戒酒。

7. 与 NSAIDs 合用上消化道出血危险性增加。正在服用华法林者，在开始或停止使用本品时，应密切观察。

【剂量与用法】推荐剂量 40mg，1 次/日。应从 10mg/d 起滴定剂量，1 周后增加至 20mg/d，再 1 周后增加至 40mg/d，进餐时服用。

【用药须知】

1. 轻、中度肝功能不全患者不必调节剂量。

2. 本品与色胺能药物（包括阿米替林、三环类抗抑郁药、芬太尼、锂盐、曲马多、丁螺环酮、色氨酸、贯叶连翘等）合用，尤其是在开始治疗和剂量增加时需要特别注意发生 5-HT 综合征的风险。一旦发现，应立即停药并采取对症支持疗法。

3. 停药时应逐渐减量，突然停药可诱发严重症状。停药后如发生不可耐受的症状应恢复用药，然后再以更慢的速度减量。

4. 5-HT 再摄取抑制剂可导致低钠血症，一旦发生应停用本品并采取适当医学措施。

【制剂】薄膜衣速释片：10mg，20mg，40mg。

【贮藏】贮于 25℃ 下，短程携带允许 15～30℃。

伊潘立酮（iloperidone）

别名：伊潘利酮、伊洛培酮、Fanapt。

本品为非典型抗精神病药。

【理化性状】

1. 本品为灰色接近白色结晶粉末状物质，几乎不溶于水，极微溶于 0.1mol/L HCl 溶液，易溶于氯仿、乙醇、甲醇及乙腈。

2. 化学名：4'-[3-[4-（6-fluoro-1,2-benzisoxazol-3-yl）piperidino]propoxy]- 3'methoxyacetophenone。

3. 分子式：$C_{24}H_{27}FN_2O_4$。

4. 分子量：426.48。

5. 结构式如下：

【用药警戒】抗精神病药治疗老年痴呆相关精神病可能增加患者死亡的风险，因此，本品禁用于与痴呆相关的老年精神病患者。

【药理学】

1. 本品为非典型抗精神病药，是 5-HT$_{2A}$ 和 D$_2$ 受体双重拮抗剂，同其他抗精神分裂症药物一样，本品确切作用机制不清楚，可推测其疗效是通过对 D$_2$ 受体和 5-HT$_2$ 受体的双重拮抗所发挥的联合作用。本品对 5-HT$_{2A}$ 受体、D$_2$ 受体和 D$_3$ 受体均具有较高的亲和力，对 D$_4$ 受体、5-HT$_6$ 受体、5-HT$_7$ 受体和去甲肾上腺素能神经（NE）受体亦有较好的亲和力，但对 5-HT$_{1A}$、D$_1$ 受体和组胺 H$_1$ 受体的亲和力较低，而对胆碱能 M 受体却无亲和力。

2. 本品通过阻断 D$_2$、D$_3$、5-HT$_{1A}$ 和去甲肾上腺素能神经 α$_1$/α$_{2C}$ 受体发挥作用，其代谢产物 P88 的亲和力等同或低于其母体化合物，比较而言，代谢产物 P95 仅表现出与 5-HT$_{2A}$、NEα$_{1A}$、NEα$_{1B}$、NEα$_{1D}$ 和 NEα$_{2C}$ 受体有亲和力。本品不仅可以通过降低大脑边缘系统的多巴胺能活性而减轻阳性症状（幻觉、妄想、思维紊乱、敌视、怀疑、行为怪异），还可增加额叶皮质的多巴胺能从而改善阴性症状（反应迟钝、情感和语言平淡、回避社交及缺乏注意力）和认知缺陷。

【药动学】本品及其代谢物 P88、P95 在 CYP2D6 泛代谢者（EM）中观察的平均 $t_{1/2}$ 分别是 18h、26h 和 23h，在乏代谢者（PM）分别是 33h、37h 和 31h。在给药 3～4d 达到稳态浓度。单剂给药的药动学参数可预测本品蓄积情况，药动学参数变化大于剂量增加的比例。本品主要通过肝 CYP2D6 和 CYP3A4 代谢。

1. 吸收 本品片剂口服吸收良好，2～4h 达血药峰值，与口服液比较，其相对生物利用度为 96%。标准高脂肪餐对本品、P88 或 P95 的 C_{max} 及 AUC 无显著影响，但可延迟本品、P88 和 P95 的 T_{max} 分别为 1h、2h 和 6h。服用本品可不考虑饮食的影响。

2. 分布　本品表观清除率（清除率/生物利用度）47～102L/h，表观分布容积 1340～2800L。在治疗浓度下，本品及其代谢物的血浆蛋白结合率可达 95%。

3. 代谢　本品主要通过 3 条生物转化通路被代谢，即羰基还原、羟基化作用（CYP2D6 介导）和 O-脱甲基作用（CYP3A4 介导）。两种主要代谢物分别为 P95 和 P88。对泛代谢者（EM），稳态时 P95 的 AUC 是本品 AUC 的 47.9%，而对乏代谢者（PM）为 25%。在 EM 和 PM 中活性代谢物 P88 分别占血浆总暴露的 19.5% 和 34.0%。

4. 消除　尿中可回收大部分放射性（EM 和 PM 的平均回收率分别为 58.2% 和 45.1%），粪便中放射性回收率为 19.9%（EM）和 22.1%（PM）。

【适应证】本品用于治疗成人的急性精神分裂症。

【不良反应】

1. 临床试验中报告的不良反应

（1）本品发生率<2% 或在任一剂量下发现的大于安慰剂项下的不良反应有关节痛、疲劳、体重增加、肌肉骨骼症状、心动过速、视觉模糊、恶心、腹泻、腹部不适、口干、鼻咽炎、鼻充血、上呼吸道感染、呼吸困难、头晕、嗜睡、锥体外系症状、震颤、射精失败、皮疹、低血压和直立性低血压。

（2）剂量相关性不良反应有腹部不适、头晕、低血压、肌肉骨骼症状、心动过速和体重增加。

（3）发生率≥5%，最少服用本品 1 剂且发生率是安慰剂 2 倍的不良反应有头晕、口干、疲劳、鼻充血、嗜睡、心动过速、直立性低血压、体重增加。

（4）锥体外系症状（EPS）包括静坐不能、反应迟钝、震颤、运动障碍、张力障碍、帕金森综合征。

2. 上市后报告的不良反应

（1）血液及淋巴系统紊乱：罕见白细胞减少症，少见贫血及缺铁性贫血。

（2）心脏疾病：常见心悸、罕见心律失常、房室传导阻滞及心力衰竭（包括充血性和急性心力衰竭）等。

（3）耳朵和迷路障碍：少见眩晕、耳鸣。

（4）内分泌失调：少见甲状腺功能减退。

（5）眼部疾病：常见结膜炎（包括过敏性），少见干眼、睑缘炎、眼睑水肿、眼睛肿胀、晶状体混浊、白内障、眼睛充血（包括结膜）。

（6）胃肠道功能紊乱：少见胃炎、唾液分泌过多、大便失禁、口腔溃疡、罕见口疮性口腔炎、十二指肠溃疡、食管裂孔疝、胃酸过多、唇溃疡、反流性食管炎及口腔炎。

（7）一般疾病：少见水肿、行走困难、口渴，罕见高热。

（8）肝胆障碍：少见胆石症。

（9）查体：常见体重下降，少见血红蛋白减少、中性粒细胞计数增加、血细胞比容下降。

（10）代谢和营养障碍：少见食欲增加、脱水、低血钾、液体潴留。

（11）肌肉骨骼和结缔组织疾病：常见肌痛、肌肉痉挛，罕见斜颈。

（12）神经系统疾病：少见感觉异常、精神运动性多动、不安、失忆、眼球震颤，罕见下肢不宁综合征。

（13）精神障碍：常见不安、侵略、妄想，少见敌意、性欲下降、偏执、性冷淡、精神错乱状态、狂躁、紧张症、情绪波动、恐慌症、强迫症、暴食症、谵妄、烦渴、冲动控制障碍、重性抑郁症。

（14）肾和泌尿系统疾病：常见尿失禁，少见排尿困难、尿频、遗尿症、肾结石，罕见尿潴留、急性肾衰竭。

（15）生殖系统和乳房疾病：常见勃起功能障碍，少见睾丸疼痛、闭经、乳房疼痛，罕见月经不规则、男子乳腺发育、月经过多、子宫出血、绝经后出血、前列腺炎。

（16）呼吸、胸、纵隔疾病：少见鼻出血、哮喘、鼻窦炎、鼻窦充血、鼻干，罕见咽干、睡眠呼吸暂停综合征、劳累型呼吸困难。

【妊娠期安全等级】C。

【禁忌与慎用】

1. 禁用于与痴呆相关的老年精神病患者。

2. 禁用于肝功能不全患者。

3. 禁用于对本品、本品代谢物及任一辅料过敏者。

4. 禁用于先天性长 QT 间期综合征者和有心律失常病史者。本品禁止与任何一种可能延长 QT 间期的药物联合应用，包括抗心律失常药（胺碘酮、普鲁卡因胺、奎尼丁、索他洛尔）；抗精神病药（氯丙嗪、硫利达嗪）；抗菌药物（加替沙星、莫西沙星）和其他药物（喷他脒、左旋乙酰美沙酮、美沙酮）。

5. 禁用于低钾血症、低镁血症、心动过缓、心力衰竭和心肌梗死者。

6. 本品治疗期间禁止剧烈活动，防止诱发心律失常、头晕、心悸或晕厥。

7. 严重心脏疾病，如 QT 间期延长、近期发作过心肌梗死、心力衰竭或心律失常患者禁用。如发现 QTc＞500ms，应停止用药。如发现心律失常的症状，如头晕、心悸或晕厥，应当进一步检查，包括心电监护。

8. 因可能对认知和运动能力有潜在影响：需要操作机器者慎用。

9. 有癫痫发作史或癫痫发作阈值较低者慎用。

10. 动物实验显示本品可经乳汁排泄，哺乳期妇女使用时应暂停哺乳。

11. 儿童用药的安全性及有效性尚未确定。

【药物相互作用】

1. 慎与其他影响中枢神经系统的药物及酒精合用。由于其α₁拮抗作用，可增强降压药的作用。

2. 本品不经 CYP1A1、CYP1A2、CYP2A6、CYP2B6、CYP2C8、CYP2C9、CYP2C19 或 CYP2E1 代谢，因此，不会和这些酶的诱导剂、抑制剂发生或其他影响因素（如吸烟）相互作用。

3. 本品主要通过 CYP3A4 和 CYP2D6 代谢，CYP3A4 抑制剂（酮康唑、伊曲康唑、克拉霉素或利托那韦）或 CYP2D6 抑制剂（氟西汀或帕罗西汀）可以抑制本品代谢并使血药浓度升高。

4. 人体肝微粒体体外试验表明，本品对经 CYP1A1、CYP1A2、CYP2A6、CYP2B6、CYP2C8、CYP2C9 或 CYP2E1 代谢的药物无抑制作用。对 CYP1A2、CYP2C8、CYP2C9、CYP2C19、CYP3A4 和 CYP3A5 无诱导作用。

5. 一项健康受试者进行的试验表明，本品 3mg 联合右美沙芬 80mg，可使右美沙芬总暴露量增加 17%，峰浓度增加 26%。

6. 本品禁止与任何一种可能延长 QT 间期的药物（胺碘酮、多菲利特、匹莫齐特、普鲁卡因胺、奎尼丁、索他洛尔或大环内酯类抗生素）联合应用。

7. α受体阻滞剂（哌唑嗪）、抗胆碱能药/镇痉药（阿托品、双环胺或东莨菪碱）可与本品发生相互作用。

【剂量与用法】

1. 本品可阻断α肾上腺素能神经受体而引起直立性低血压，所以必须从最小有效剂量开始。

2. 推荐首日剂量为 1mg/次，2 次/日，然后分别在第 2、3、4、5、6 和 7 天调整至 2mg、4mg、6mg、8 mg、10 mg 和 12mg，2 次/日，以达到日剂量 12～24mg（已证实的有效剂量）。最大推荐剂量为 24mg/d。

3. 处方医师必须知晓，本品达到有效治疗剂量需经 1～2 周，所以相比较于其他抗精神病药物，本品控制精神分裂症状的疗效出现在给药后 1～2 周，且应考虑到与剂量相关的不良反应。

4. 本品不必因为成人年龄、性别、种族或肾功能不全的状态差异调整剂量。本品使用与膳食无关。

5. 本品与 CYP2D6 抑制剂（氟西汀或帕罗西汀）联合使用或用于 CYP2D6 缺乏者时，剂量减半；当CYP2D6抑制剂退出治疗时，应该恢复常规剂量。

6. 本品与 CYP3A4 抑制剂（酮康唑或克拉霉素）联合使用时，剂量减半，当 CYP3A4 抑制剂退出治疗时，应该恢复常规剂量。

【用药须知】

1. 有痴呆相关精神病的老年患者可增加死亡风险和脑血管相关不良事件（卒中）。

2. 对存在电解质紊乱风险的患者监测血清钾和镁的水平。

3. 出现高热、肌僵硬、精神状态改变等抗精神病药的神经阻滞剂恶性综合征时应立即停药，对症治疗并做好医疗监护。

4. 出现迟发性运动障碍症状时，可考虑停药，但有些患者仍可继续本品的治疗。

5. 有报道，抗非典型精神病药包括本品可导致与酮症酸中毒、高渗性昏迷或死亡相关的高糖血症。糖尿病患者开始本品治疗时应注意监测血糖变化。存在糖尿病风险因素（肥胖、家族史）的患者在开始本品治疗前、治疗中应监测空腹血糖。

6. 本品可导致体重增加。

7. 本品慎用于有惊厥性发作及阿尔茨海默病史的患者。

8. 本品可引发直立性低血压，起立可能发生眩晕、心动过速和晕厥。

9. 抗精神病药曾报道可导致白细胞减少、中性粒细胞减少和粒细胞缺乏。有白细胞计数低或中性粒细胞减少史患者，治疗初期应经常监测全血细胞计数和其他致病因子，当首次出现白细胞下降征象时应立即中断本品治疗。出现严重中性粒细胞减少症的患者亦应立即停用本品。

10. 本品可诱发自杀企图：密切监护存在高危

自杀倾向者。

11. 本品可致高催乳素血症，影响垂体分泌促性腺激素，可影响生殖能力，长期性腺功能减退症，可造成骨质疏松。

12. 本品可影响体温调节中枢，剧烈运动、暴露于高温环境、同时接受抗胆碱能药或脱水的患者应给予适当监护。

13. 抗精神病药可导致食管活动不良和误吸，本品及其他抗精神病药均应慎用于吸入性肺炎风险高的患者。

14. 曾报道阴茎异常勃起的病例，应注意密切观察，严重者需手术治疗。

15. 因对判断、思考和运动能力有潜在危害，当操作危险机器包括驾车时应慎用。

16. 尚未确定本品的治疗周期，因此，应该对患者的分裂症状进行定期评估以确定是否继续治疗。

17. 中断使用本品超过 3d，应根据首次剂量重新开始治疗。

18. 尚无本品与其他抗精神病药物切换应用的相关数据，因此，两种药物切换使用的重叠期应尽可能遵循最小化原则。

【制剂】片剂：1mg，2mg，4mg，6mg，8mg，10mg 和 12mg。

【贮藏】避光、防潮贮于室温（25℃）下，短程携带允许 15～30℃。

丁苯那嗪（tetrabenazine）

别名：四苯那嗪、Xenazine。

本品为口服单胺耗竭剂。

【理化性状】

1. 本品为白色至微黄色结晶型粉末，难溶于水，溶于乙醇。pK_a 为 6.51。

2. 化学名：1,3,4,6,7,11b-hexahydro-3-isobutyl-9,10-dimethoxyb enzo-[a]quinolizin-2-one

3. 分子式：$C_{19}H_{27}NO_3$。

4. 分子量：317.43。

5. 结构式如下：

【用药警戒】本品可增加亨廷顿舞蹈症患者抑郁的风险和自杀的想法和行为，用药期间应密切关注患者的言谈举止，以防患者抑郁和自杀倾向加重。家属如发现患者行为异常应及时告知医师。有自杀倾向或想法及抑郁症史的患者应加倍注意。试图自杀的患者及未充分控制的抑郁症患者禁用。

【药理学】

1. 本品治疗舞蹈症的具体作用机制尚不明确，但其机制可能与可逆性地耗竭神经末梢的单胺类神经递质（如多巴胺、5-羟色胺、去甲肾上腺素和组胺）有关。本品可逆性地抑制囊泡单胺转运蛋白 2（VMAT2）（$K_i \approx 100nmol/L$），减少单胺类神经递质的摄取进入突触囊泡，从而耗竭单胺类神经递质的存储。

2. 体外研究表明，循环中的代谢产物为双氢丁苯那嗪（HTBZ），是 α-HTBZ 和 β-HTBZ 的混合物，对 VMAT2 亦有很高的亲和力，而本品对多巴胺 D_2 受体的亲和力很差。

【药动学】

1. 口服给药至少可吸收 75% 以上，本品在肝中被羰基还原酶迅速代谢为具有活性的产物——α-HTBZ 和 β-HTBZ，所以单次口服给药 12.5～50mg 后，本品的血药浓度一般会低于检测限。α-HTBZ 和 β-HTBZ 达血药峰值的时间为 1～1.5h，主要被 CYP2D6 代谢，其中 β-HTBZ 被代谢为另一主要循环代谢产物 9-去甲基-β-HTBZ，其血药浓度达峰时间为 2h。食物不影响本品的生物利用度。

2. 用 ^{11}C 标记的本品静脉注射给药后，使用 PET 扫描显示，本品及其代谢物 α-HTBZ 迅速分布于脑组织中，其中与纹状体结合率较高，较少分布于皮质。

体外研究表明，本品及其代谢产物 α-HTBZ 和 β-HTBZ 的血药浓度在 50～200ng/ml 范围波动，本品血浆蛋白结合率为 82%～85%，α-HTBZ 为 60%～68%，β-HTBZ 为 59%～63%。

3. 口服本品后可被代谢为 19 种不同的代谢产物，以 α-HTBZ、β-HTBZ 和 9-去甲基-β-DHTBZ 为主，随后再被代谢为硫酸盐或葡糖醛酸共轭复合物。

体外试验表明，本品及其代谢产物 α-HTBZ、β-HTBZ 对 CYP450 酶系统既无抑制作用也无诱导作用，并非 P-糖蛋白的底物或其抑制剂。而 9-去甲基-β-DHTBZ 是否与其他药物存在相互作用及其活性与原药之间的关系尚未进行研究。

4. 本品在肝中被广泛代谢，而主要经肾排泄。α-HTBZ、β-HTBZ 和 9-去甲基-β-DHTBZ 的 $t_{1/2}$ 分别为 7h、5h 和 12h。75%的给药剂量随尿排出，7%～16%经粪便排泄。尿液中未检测出原形药物，检测出的α-HTBZ 或β-HTBZ 低于给药剂量的 10%。循环中的代谢产物，包括 HTBZ 的硫酸盐和葡糖醛酸结合的 HTBZ 共轭代谢物及氧化代谢物为经尿液排泄的主要代谢物。

5. 在中、轻度慢性肝功能不全患者与健康受试者的对照试验中，肝功能不全患者本品的血药浓度高于或近似等于α-HTBZ 的血药浓度，说明丁苯那嗪在代谢为α-HTBZ 的过程中显著受阻。在肝功能不全患者体中，本品的平均 C_{max} 可达健康受试者的 7～190 倍，$t_{1/2}$ 约为 17.5h。与健康受试者相比，肝功能不全患者的α-HTBZ 和β-HTBZ 的达峰时间稍显延长，其 $t_{1/2}$ 分别延长约 10h 和 8h，暴露量则增加 30%～39%。

在肝功能不全患者体内，本品及其在循环中代谢产物的暴露量可见增加，其安全性和有效性尚不明确，所以肝功能不全患者禁用本品。

6. 性别对α-HTBZ 或β-HTBZ 的药动学无影响，但儿童、老年人、种族及肾功能不全对本品药动学的影响尚未进行系统研究。

【适应证】

1. 治疗各种精神病、运动障碍和中枢神经系统障碍。

2. 治疗与亨廷顿病相关的舞蹈症。

【不良反应】

1. 严重的不良反应 抑郁和自杀倾向、静坐不能、烦乱不安、焦虑、帕金森病、吞咽困难、镇静和嗜睡。

2. 常见的不良反应 镇静/嗜睡、疲乏、失眠、抑郁、静坐不能和恶心。

3. 其他不良反应 易怒、食欲缺乏、强迫性反应、平衡感差、帕金森病、头晕、构音障碍、步伐不稳、头痛、呕吐、出血斑、呼吸急促、支气管炎、排尿困难。

4. 锥体外系不良反应 动作徐缓、帕金森病、锥体外系功能失调、肌张力亢进。

【妊娠期安全等级】 C。

【禁忌与慎用】

1. 本品禁用于有严重自杀倾向或抑郁症而未得到有效治疗者、肝功能不全患者、正在服用MAOIs 者（本品不可与 MAOIs 同时服用，至少应在停用 MAOIs 14d 以后，方可服用本品）、正在服用利血平者（至少在停用利血平 20d 以后方可服用本品）、先天性长 QT 间期综合征及有心律失常病史的患者。

2. 孕妇在用药前应充分权衡治疗效益和潜在风险的利弊。

3. 本品及其代谢物是否通过乳汁排泌尚不知晓，哺乳期妇女应根据本品对母体的重要性，选择停药或停止哺乳。

4. 儿童用药的有效性及安全性尚未确定。

【药物相互作用】

1. 体外研究显示，α-HTBZ 及β-HTBZ 是CYP2D6 的底物，本品与强效 CYP2D6 抑制剂（帕罗西汀、氟西汀、奎尼丁）合用时，可显著增加这些代谢产物的暴露量，所以在维持本品剂量稳定时，加用强效 CYP2D6 抑制剂时，本品必须减量使用，单次给药最大剂量不应超过 25mg，日给药量不得超过 50mg。

2. 利血平可与囊泡单胺转运蛋白 2（VMAT2）进行不可逆的结合，作用可持续数天。为避免过量用药及使中枢神经系统的 5-羟色胺和去甲肾上腺素过度消耗，因此，本品不可与利血平联合用药，至少在停用利血平 20d 后方可给予本品。

3. 禁止与 MAOIs 合用，后者停药至少 14d 方可服用本品。

4. 用药期间饮酒或服用其他镇静药可加重镇静作用和嗜睡。

5. 本品可略微延长 QTc 间期，应尽量避免与其他延长 QTc 间期的药物合用，如抗精神药（氯丙嗪、氟哌啶醇、奥氮平）、抗菌药物（莫西沙星）、抗心律失常药（奎尼丁、普鲁卡因，胺碘酮、索他洛尔）等。同时禁用于患有先天性长 QT 间期综合征及有心律失常病史的患者。

6. 本品与抗精神药氯丙嗪、氟哌啶醇、奥氮平、利培酮、硫利达嗪，齐拉西酮等合用时，与本品有关的不良反应如 QTc 间期延长、神经阻滞剂恶性综合征、锥体外系反应会加重。

【剂量与用法】 本品须根据患者病情进行个性化给药，首次使用本品，在开始治疗的数周内应逐步提高剂量，在避免发生耐受的前提下达到最佳疗效，服药不受进食影响。

1. 日推荐剂量为 50mg 时，初始剂量可定为12.5mg/d，早晨服用 1 次，一周后，剂量调整为每次 12.5mg，2 次/日。日给药剂量按每周增加 12.5mg，用以确定耐受剂量。如日剂量须提高至 37.5～50mg，则应分 3 次给药。单次给药剂量不得超过

25mg。如出现静坐不能、烦乱不安、帕金森病、抑郁、失眠、焦虑或镇静状态等不良反应，应停止向上滴定剂量，并降低剂量，如不良反应仍未缓解，应停药或开始其他特异性治疗（如抗抑郁药）。

2. 日推荐剂量超过 50mg 时，用药前须对患者进行检查和基因配型。通过检测代谢酶 CYP2D6 的表达，来确定其是乏代谢型患者或是泛代谢型患者，从而进行个体化给药。

CYP2D6 中等或泛代谢者，日给药剂量应按每周 12.5mg 增加，用以确定耐受剂量。日给药剂量大于 50mg 时，每天分 3 次给药，单次给药最大剂量为 37.5mg，日给药量不得超过 100mg。如出现静坐不能、烦乱不安、帕金森病、抑郁、失眠、焦虑或镇静状态等不良反应时，应停止向上滴定剂量，并降低剂量，如不良反应仍未缓解，则应停药，或开始其他特异性治疗（如抗抑郁药）。

CYP2D6 乏代谢者，给药方法与泛代谢者相同，但单次给药最大剂量为 25mg，日给药量不应超过 50mg。

3. 本品与强效 CYP2D6 抑制剂如奎尼丁或抗抑郁药（氟西汀、帕罗西汀）合用，α-HTBZ 及 β-HTBZ 的暴露量可见增加，本品单次给药最大剂量不应超过 25mg，日药量不得超过 50mg。

4. 由于肝功能不全患者可使本品及其循环中代谢产物的暴露量增加，其安全性和有效性尚不明确，所以肝功能不全患者禁用。

5. 停药时不必逐步减量，但病情有可能在停药后的 12～18h 出现反跳。停药后须继续服药治疗的患者，如停药已达 5d 以上，则应重新确定剂量；停药少于 5d 者，可继续按停药前的维持剂量给药。

【用药须知】

1. 本品可导致抑郁和自杀，所以出现以下情况时，应及时告知医师：忧愁，想哭，不想与外界交往，沉浸在自己的世界；睡觉时间比平时极大延长或缩短；觉得一切都无足轻重；有负罪感；感到绝望无助；比平时更加暴躁易怒，更具侵袭性；食欲比平时萎靡或亢进；难以集中注意力；一直感觉疲乏困倦；有自残或自杀的想法。如果抑郁或自杀倾向无缓解，应考虑停止给药。

2. 亨廷顿病为进展性疾病，表现为情感淡漠、认知障碍、舞蹈症、僵硬及功能性能力减退，本品也可致上述情况恶化，很难区分上述症状是药物引起或是疾病本身进展引起，降低剂量或停止用药可区分。在有些患者中，舞蹈症可随时间的推移可能

会有一定改善。

3. 本品可导致神经阻滞剂恶性综合征，表现为高热、肌肉僵直、精神改变，自律神经失调（脉搏或血压异常、心动过速、发汗及心脏节律失常），其他还包括碱性磷酸酶、肌红蛋白升高，横纹肌溶解及急性肾衰竭。处理措施如下。

（1）立即停用本品及其他非必需的药物。

（2）加强对症治疗和医疗监护。

（3）可用强化护理措施，治疗任何严重的并发症。

4. 使用本品的患者应监测坐立不安及激惹的发生，如出现静坐不能，应降低剂量，某些患者可能需要停药。

5. 吞咽困难是亨廷顿病的一种症状，有些病例与吸入性肺炎有关，是否与本品有关尚不确定。

6. 使用本品的患者不能参加通过大脑警觉，以保证自己和他人安全的活动，如驾驶车辆或操作危险机器，直至患者达到维持剂量，且知晓药物对他们的影响。

7. 应劝导患者服用本品时不能同时饮酒或服用其他镇静药物，可导致作用相加，加重镇静和催眠作用。

8. 本品可导致 QTc 间期轻微延长，避免与其他延长 QT 间期的药物合用，避免用于先天性长 QT 间期综合征患者及心脏节律失常的患者，因可增加尖端扭转型心动过速和或猝死的风险。危险因素包括心动过缓、高血钾或低血镁、合用延长 QTc 间期的药物、存在先天性 QT 间期延长。

9. 临床研究中正在服用抗精神病药物（如氯丙嗪、氟哌啶醇、奥氮平、利培酮、硫利达嗪、齐拉西酮）的患者应排除在外。本品与多巴胺拮抗剂合用会使 QTc 间期延长、神经阻滞剂恶性综合征及锥体外系症状可明显加重。

10. 本品可引起低血压和直立性低血压，对于易发生低血压的患者监测生命体征。

11. 如果临床症状怀疑高泌乳素血症，应进行适当的实验室检查，可考虑停止使用本品。

12. 本品可导致迟发性运动障碍，如果出现迟发性运动障碍的症状和体征，可考虑停药。

13. 未对新近发生心肌梗死的患者和不稳定型心脏病患者进行临床研究。

14. 本品及其代谢产物均与含黑色素的组织结合，长期使用会在这些组织内蓄积，并产生毒性，应注意长期使用可能对视力产生的影响。

15. 如有以下情况，须在用药前告知医师。

（1）有情绪上或精神上的问题（如抑郁、神经过敏、焦虑、易怒、精神病、自杀倾向）。

（2）患有肝病，对本品的任何成分过敏，患有或曾经患有乳腺癌，患有不稳定性心脏病、心力衰竭或近期有过心脏病发作、心律失常，计划或已经怀孕，处于哺乳期。

16. 文献报道有 8 例发生药物过量，剂量从 100mg 至 1g，不良反应包括急性肌张力障碍、动眼危象、恶心、呕吐、大汗、镇静、低血压、意识混乱、腹泻、幻觉、发红及颤抖。推荐一般的支持治疗和针对症状的治疗，监测心脏节律和生命体征。

17. 服用本品前应告知医师用药史，用药期间无医师建议不得擅自服用其他药物。

18. 如出现任何不良反应，在告知医师前不得擅自停药。

【制剂】片剂：12.5mg，25mg。

【贮藏】贮于 25℃下，短程携带允许 15～30℃。

阿塞那平（asenapine）

别名：Saphris。

本品是一种非典型抗精神病药。

【理化性状】

1. 本品为白色至类白色粉末。

2. 化学名：（3a*RS*,12b*RS*）-*rel*-5-chloro-2,3,3a, 12b-tetrahydro-2-methyl-1*H*-dibenz [2,3:6,7]oxepino [4,5-c]pyrrole。

3. 分子式：$C_{17}H_{16}ClNO$。

4. 分子量：285.77。

5. 结构式如下：

【用药警戒】患有痴呆相关精神病的老年患者死亡风险增加。17 项安慰剂对照临床研究表明，使用非典型抗精神病药治疗 10 周，治疗组死亡风险是安慰剂对照组的 1.6～1.7 倍。治疗组死亡率约 4.5%，对照组约 2.6%。尽管引起死亡原因众多，但最常见的原因依然是心血管疾病（如心力衰竭、猝死）或感染（如肺炎）。本品未被批准用于治疗与痴呆相关的精神病。

【药理学】本品治疗精神分裂症和双相障碍的确切机制仍未十分清楚，可能与多巴胺 D_2 受体和 5-HT_{2A} 受体结合产生拮抗作用有关。研究表明，本品对 5-HT_{1A}、5-HT_{1B}、5-HT_{2A}、5-HT_{2B}、5-HT_{2C}、5-HT_5、5-HT_6 和 5-HT_7 及多巴胺 D_2、D_3、D_4 和 D_1 受体，α_1 和 α_2 肾上腺素受体和组胺 H_1 受体具有高度亲和性，对 H_2 受体具有中度亲和力，是上述受体的拮抗剂。阿塞那平对毒蕈碱胆碱受体没有明显的亲和力。

【药动学】

1. 吸收　本品舌下给药后吸收迅速，平均达峰时间为 0.5～1.5h，平均 C_{max} 约为 4ng/ml。每日 2 次给药，3d 内达到稳态浓度。舌下给药剂量为 5mg 时，其绝对生物利用度为 35%。当剂量增至 10mg 时，其对应的吸收程度和最大浓度并未呈线性增加（1.7 倍）。口服给药后，本品的绝对生物利用度更低（＜2%）。给药后几分钟内（2 min 或 5min）饮水可使吸收减少。

2. 分布　本品分布迅速而广泛，分布容积为 20～25L/kg。血浆蛋白结合率为 95%，包括白蛋白和 α_1-酸性糖蛋白。

3. 代谢　本品主要经尿苷二磷酸葡糖醛酸转移酶 UGT1A4、葡糖醛酸化和 CYP 同工酶（主要为 CYP1A2）氧化代谢。

4. 消除　平均 $t_{1/2}$ 为 24h，50%的本品随尿排泄，40%随粪便排泄。

【适应证】本品适用于治疗成年精神分裂症，成年 I 型双相情感障碍的急性躁狂发作或混合性发作（伴或不伴精神症状）。

【不良反应】

1. 精神分裂症患者常见的不良反应（发生率 ≥5%和至少是安慰剂的 2 倍）有静坐不能（与剂量相关）、口腔感觉减退和嗜睡。双相情感障碍患者常见的不良反应（发生率≥5%和至少是安慰剂的 2 倍）有嗜睡、眩晕、除静坐不能外的锥体外系反应和体重增加。

2. 上市前临床研究不良反应发生率≥2%且高于安慰剂如下。

（1）全身反应：疲劳、易激惹。

（2）消化系统：便秘、口干、口腔感觉减退、唾液过度分泌、胃部不适、呕吐、消化不良、牙痛。

（3）代谢紊乱：体重增加、食欲增加。

（4）神经系统：静坐不能、头晕、头痛、味觉障碍、除静坐不能外的锥体外系反应、嗜睡。

（5）精神系统：焦虑、抑郁、失眠。

（6）循环系统：高血压。

（7）肌肉骨骼系统：关节痛、肢端疼痛。

3. 其他可能的不良反应如下。按发生率不良反应分类：很常见（≥1/10），常见（≥1/100，且＜1/10），少见（≥1/1000，且＜1/100），罕见（≥1/10 000，且＜1/1000），非常罕见（＜1/10 000）。

（1）血液和淋巴系统不良反应：罕见贫血；少见血小板减少。

（2）心血管系统：少见心动过速、一过性传导阻滞。

（3）眼：少见视力调节障碍。

（4）消化系统：少见口腔感觉异常、舌痛、舌肿大。

（5）全身反应：罕见过敏反应。

（6）化验异常：少见低钠血症。

（7）神经系统：少见发音困难。

4. 另外，还可导致空腹血糖升高、总胆固醇和三酰甘油水平升高、ALT 一过性升高、泌乳素水平升高，但这些变化均没有临床意义。

【妊娠期安全等级】 C。

【禁忌与慎用】

1. 重度肝功能不全患者禁用。

2. 10 岁以下儿童用药的安全性及有效性尚未确定。

【药物相互作用】

1. 与其他中枢神经系统活性药物或酒精合用时应慎重。

2. 因本品具有 α_1-肾上腺素能拮抗作用，因此，有可能增加某些抗高血压药物的降压效果。

3. 本品主要经 UGT1A4 葡糖醛酸化和 CYP1A2 氧化代谢，与氟伏沙明（强效 CYP1A2 抑制剂）合用应慎重。

4. 本品是 CYP2D6 弱抑制剂，与帕罗西汀（CYP2D6 底物和抑制剂）合用应慎重。

【剂量与用法】

1. 不论精神分裂症是急性发作还是维持治疗，推荐起始和目标剂量均为 5mg，2 次/日。

2. 不论双相情感障碍是急性发作还是维持治疗，推荐起始和维持剂量均为 10mg，2 次/日。根据耐受性剂量可减至 5mg，2 次/日。

3. 临床上尚未进行过用药剂量高于 10mg，2 次/日的安全性评估。高剂量时未见额外获益，相反不良反应发生率会明显升高，因此，不建议增加剂量。

4. 舌下含服，置于舌下数秒即可完全溶解。不可压碎、咀嚼或吞咽。给药后 10min 应避免进食和饮水。

5. 轻至中度肝功能不全患者不必调整剂量，重度肝功能不全患者与正常肝功能者相比，前者的血药浓度可增加 7 倍，因此，这部分人群不建议使用本品。

6. 不必根据患者的年龄、性别、种族、肾功能调整本品的剂量。

7. 就疗程而言，还没有确切的证据，一般建议有效的患者就可连续用药直至病情恶化。

8. 从其他抗精神病药换用本品，或者本品和其他抗精神病药合用，是立即停用以前使用的抗精神病药还是逐渐减量再停用，应根据患者的具体情况选择。

【用药须知】

1. 患有与痴呆相关精神病的老年患者在使用非典型抗精神病药治疗时脑血管不良事件（如脑卒中、短暂性缺血发作）的发生率和死亡风险会增加，本品未被批准用于治疗与痴呆相关的精神病。

2. 本品治疗期间可发生神经阻滞剂恶性综合征，其临床表现是高热、肌肉强直、精神状态改变和自主神经失调（不规律脉搏或血压、心动过速、出汗和心律失常），其他还可能包括肌酸激酶升高、肌红蛋白尿（横纹肌溶解）和急性肾衰竭。一旦发生应立即停药、对症处理并且密切监测。

3. 使用抗精神病药物治疗的患者中可能出现不可逆的、无意识的运动障碍。尤其是老年女性患者的发生率较高。一旦发生应考虑停药。

4. 临床研究显示，尽管与葡萄糖代谢相关的不良反应发生率＜1%，但糖尿病患者使用本品仍应定期监测血糖。有糖尿病风险因素（如肥胖、糖尿病家族史）的患者若使用本品，在开始治疗前和治疗期间应定期监测空腹血糖。任一患者用药期间都应密切关注多饮烦渴、多尿、多食和虚弱等高血糖症状，一旦出现应做空腹血糖测试。停药后，部分患者血糖可以恢复正常。

5. 临床研究显示，使用本品治疗的患者体重略有增加。

6. 研究发现，本品可能诱发直立性低血压（症状包括直立时感到眩晕或头昏目眩）和晕厥，特别是治疗早期或者增加剂量时更易发生。患有心血管病（心肌梗死或缺血性心脏病史、心力衰竭或传导异常）、脑血管病或患者容易发生低血压（脱水、血容量不足和使用抗高血压药物治疗）及老年人应慎用。当患者使用可引发低血压、心动过缓、呼吸或中枢神经系统抑制药物治疗时应慎用本品。这些患者如使用本品应注意监测，一旦发生低血压，应考虑减少剂量。

7. 本品可能导致白细胞减少、中性粒细胞减少和粒细胞缺乏，白细胞计数水平低或有药物导致白细胞减少和或中性粒细胞减少史的患者在治疗的前几个月应经常监测全血细胞计数，一旦白细胞水平下降又没有其他诱因则需停药。中性粒细胞减少患者应密切关注是否有发热或其他感染的症状和体征，一旦发生感染应及时治疗。严重中性粒细胞减少（中性粒细胞绝对计数<1000/mm³）患者应停药。

8. 研究显示，与安慰剂相比本品可使 QTc 间期延长 2～5ms，尚无尖端扭转型室性心动过速或与心室复极延迟相关的不良反应报道。应避免与延长 QTc 间期的药物合用，这些药物包括：ⅠA 类抗心律失常药（如奎尼丁、普鲁卡因胺）或Ⅲ类抗心律失常药（如胺碘酮、索他洛尔），抗精神病药物（如齐拉西酮、氯丙嗪、硫利达嗪）和抗菌药物（如加替沙星、莫西沙星）。有心律失常史及下述状况的患者禁用，如心动过缓、低钾血症或低镁血症、存在先天性 QT 间期延长等，这些状况可能会增加发生尖端扭转型室性心动过速和（或）猝死的风险。

9. 和其他拮抗多巴胺 D_2 受体的药物一样，本品可导致泌乳素水平升高，而且长期用药可持续存在。

10. 有癫痫发作史或癫痫阈值较低的情况（如阿尔茨海默型痴呆）的患者慎用。癫痫阈值较低的情况在 65 岁以上人群较常见。

11. 使用本品治疗的患者嗜睡发生率较高，特别是在开始治疗的第 1 周。因此，在了解到患者对本品的敏感性前，对需要警觉性的活动，如操作具有一定危险性的机器或者驾驶汽车应小心。

12. 干扰机体体温降低机制是抗精神病药的特征。当本品处方给处于体温可能升高的患者（如剧烈运动、过热、同时服用抗胆碱能活性药物或脱水）时，建议进行适当护理。

13. 自杀倾向是精神病和双相性精神障碍所固有的，药物治疗时应密切监测高危患者。为了减少药物过量的风险，本品的处方量应控制在最低水平，并且对患者进行良好管理。

14. 食管运动功能障碍和误吸与抗精神病药的

使用有关。吸入性肺炎是老年患者，尤其是老年进行性阿尔茨海默型痴呆患者发病和死亡的常见原因。本品不应用于痴呆相关精神病患者，也不可用于有吸入性肺炎危险的患者。

15. 吸烟对本品的药动学没有影响。

16. 研究表明，在舌下给药前立即进食可使本品吸收减少 20%，舌下给药后 2min、5min 饮水可分别使本品吸收减少 19% 和 10%。因此，给药后 10min 应避免进食和饮水。

17. 用药期间如果妊娠或计划妊娠应告知医师，用药期间应停止哺乳。

18. 一旦漏服，发现后可立即补服。如果接近下次用药时间则不必补服，按下次用药时间给药即可。

19. 目前尚无特异性的解解毒药。一旦发生过量，应检查心电图，同时，应采用支持疗法，保持呼吸道通畅、吸氧和通风，对症治疗。应持续密切监测，直到患者康复。

【制剂】舌下含片：5mg，10mg。

【贮藏】避光、防潮，15～30℃室温保存。

氘代丁苯那嗪（deutetrabenazine）

别名：Austdo.

本品为囊泡单胺转运体（vesicular monoamine transporter 2，VMAT2）抑制剂。

【CAS】1392826-25-3。

【理化性状】

1. 本品属于 *RR* 与 *SS* 异构体的混旋物，为白色至浅黄色粉末，几乎不溶于水，溶于乙醇，pK_a 为 6.31。

2. 化学名：(*RR,SS*)-1,3,4,6,7,11b-hexahydro-9,10-di（methoxy-d3）- 3-（2-methylpropyl）2*H*-benzo[α]quinolizin-2-one。

3. 分子式：$C_{19}H_{21}D_6NO_3$。

4. 分子量：323.46。

5. 结构式如下：

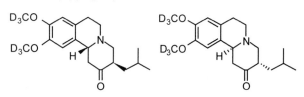

RR-deutetrabenazine　　*SS*-deutetrabenazine

【用药警戒】亨廷顿舞蹈症患者使用本品后可出现抑郁及自杀的想法和行为。开始本品治疗前应充分权衡利弊，治疗中应严密监测患者的抑郁症状、自杀的行为及反常的举动，患者的监护者，应熟知这种风险，一旦发现上述症状，应立即告知医师，特别要注意有抑郁或自杀企图病史的患者。有自杀倾向、未能很好控制抑郁症的患者禁用本品。

【药理学】本品治疗舞蹈症的具体作用机制尚不明确，但其机制可能与可逆性地耗竭神经末梢的单胺类神经递质（如多巴胺、5-羟色胺、去甲肾上腺素和组胺）有关。本品的活性代谢产物为双氢丁苯那嗪（HTBZ），是α-HTBZ和β-HTBZ的混合物，是可逆的VMAT2抑制剂，可减少单胺类神经递质的摄取进入突触囊泡，从而耗竭单胺类神经递质的储存。

【药动学】

1. 吸收：口服本品25mg后，基于广泛的首关效应，其血药浓度会低于定量检测限。本品在肝内被代谢为活性的氘代双氢代谢产物（HTBZ），α-HTBZ和β-HTBZ。单次服用6～24mg和多次服用7.5～22.5mg，2次/日，C_{max}与剂量呈线性。本品的口服生物利用度约为80%。活性代谢产物的T_{max}为3～4h。进餐对活性代谢产物的AUC无影响，但可升高C_{max} 50%。

2. 分布：α-HTBZ和β-HTBZ的分布容积分别约为500L和730L。静脉输注放射性标记的丁苯那嗪，使用PET扫描显示，本品及其代谢物α-HTBZ迅速分布于脑组织中，其中与纹状体结合率较高，较少分布于皮质。体外研究表明，本品及其代谢产物α-HTBZ和β-HTBZ的血药浓度在50～200ng/ml时，本品血浆蛋白结合率为82%～85%，α-HTBZ为60%～68%，β-HTBZ为59%～63%。

3. 代谢：本品在肝中被广泛代谢，主要经羧基还原酶形成α-HTBZ、β-HTBZ，后两者大部分经CYP2D6，少部分经CYP1A2和CYP3A4/5进一步代谢。

4. 消除：α-HTBZ和β-HTBZ的终末$t_{1/2}$为9～10h，α-HTBZ和β-HTBZ的总体清除率分别为47L/h和70L/h。75%～86%的给药剂量随尿排出，8%～11%经粪便排泄。尿液中未检测出原形药物，检测出的α-HTBZ或β-HTBZ均低于给药剂量的10%。循环中的代谢产物，包括HTBZ的硫酸盐与葡糖醛酸结合的HTBZ共轭代谢物及氧化代谢物均为经尿液排泄的主要代谢物。

5. 尚未在肝功能不全患者中进行研究。但丁苯那嗪在肝功能不全患者体中，平均C_{max}可达健康受试者的7～190倍，α-HTBZ和β-HTBZ的暴露量则增加40%。在肝功能不全患者体内，本品及其在循环中代谢产物的暴露量可能会增加，其安全性和有效性尚不明确，所以肝功能不全患者禁用本品。

【适应证】用于治疗亨廷顿舞蹈症。

【不良反应】

1. 严重不良反应　包括抑郁、自杀行为、神经阻滞剂恶性综合征、静坐不能、激惹、躁动、帕金森病、镇静状态、困倦、QTc间期延长、高泌乳素血症、与含黑色素的组织结合。

2. 常见的不良反应　包括困倦、腹泻、口干、疲乏、尿路感染、疲乏、焦虑、便秘、易于发生挫伤、头晕、激惹。

【禁忌与慎用】

1. 动物实验证实，本品可致死胎，孕妇禁用。

2. 尚不清楚本品及其活性代谢产物是否可经乳汁分泌，哺乳期妇女使用时，应权衡利弊选择停药或停止哺乳。

3. 儿童使用本品的安全性和有效性尚未确立。

4. 临床试验中未纳入足够的老年人，老年人常存在肝、肾功能减退，使用时应减量。

5. 尚未在肝功能不全患者中进行研究，但丁苯那嗪及其活性代谢产物在肝功能不全的患者中暴露量会明显升高，故本品禁用于肝功能不全的患者。

6. 使用本品者会出现自杀倾向，未能很好控制的抑郁症患者禁用。

【药物相互作用】

1. 强效CYP2D6抑制剂可升高本品活性代谢产物的暴露量3倍，合用时，应降低本品的剂量，本品的单次剂量不能超过18mg，日剂量不能超过36mg。

2. 利血平可不可逆地与VMAT2结合，其延续时间和效应持续时间可达几天，应等待舞蹈症再次出现时方能给予本品，以防过量和减少中枢系统5-羟色胺、去甲肾上腺素耗竭的风险。停用利血平之后至少20d后，才能开始本品治疗。基于上述，本品与利血平应避免合用。

3. 本品禁与MAOIs合用，停用MAOIs之后至少14d后，才能开始本品治疗。

4. 多巴胺拮抗药、抗精神病药与本品合用会增加发生帕金森病、神经阻滞剂恶性综合征、静坐不能的风险。

5. 乙醇、其他镇静药可增强本品的镇静、致困倦作用。

6. 本品可轻度延长 QTc 间期，应避免与能延长 QT 间期的药物（如氯丙嗪、氟哌啶醇、硫利达嗪、齐拉西酮、莫西沙星、奎尼丁、普鲁卡因胺、胺碘酮、索他洛尔等）合用。

7. 本品禁止与丁苯那嗪合用。

【剂量与用法】

1. 本品的剂量应个体化。本品片剂应整片吞服，不可掰开或压碎服用。以前未服用过丁苯那嗪的患者，在首次服用本品时，推荐剂量为 6mg，1 次/日，进餐时服用。如果疗效不佳，每周可增加日剂量 6mg，最大日剂量为 48mg，如果日剂量≥12mg，应分 2 次服用。

2. 此前正在服用丁苯那嗪的患者，停用丁苯那嗪，于第 2 天开始服用本品，剂量参见表 5-1。转为本品后，如果疗效不佳，每周可增加日剂量 6mg，最大日剂量为 48mg。

表 5-1 氘代丁苯那嗪服用剂量

丁苯那嗪的 日剂量	氘代丁苯那嗪 的初始治疗方案
12.5mg	6mg，1 次/日
25mg	6mg，2 次/日
37.5mg	9mg，2 次/日
50mg	12mg，2 次/日
62.5mg	15mg，2 次/日
75mg	18mg，2 次/日
87.5mg	21mg，2 次/日
100mg	24mg，2 次/日

3. 与强效 CYP2D6 抑制剂（如奎尼丁、氟西汀、帕罗西汀、丁胺苯丙酮）合用时，本品的日剂量不能超过 36mg。

4. CYP2D6 乏代谢者，本品的日剂量不能超过 36mg。

5. 如果停用本品不超过 1 周，可不调整剂量，继续此前的剂量，如果停药超过 1 周，应从低剂量开始重新向上滴定剂量。

【用药须知】

1. 本品及其代谢产物和与含黑色素的组织结合，长期使用本品，可在含黑色素的组织蓄积。使用本品的患者应定期进行眼科检查。

2. 本品可导致抑郁和自杀，所以在出现以下情况（忧愁、想哭、不想与外界交往、沉浸在自己的世界；睡觉时间比平时极大延长或缩短；觉得一切都无足轻重；有负罪感；感到绝望无助；比平时更

加暴躁易怒，更具侵袭性；食欲比平时萎靡或亢进；难以集中注意力；一直感觉疲乏困倦；有自残或自杀的想法）时，应及时告知医师。如果抑郁或自杀倾向无缓解，应考虑停药。

3. 亨廷顿病为进展性疾病，表现为情感淡漠、认知障碍、舞蹈症、僵硬及功能性能力减退，本品也可致上述情况恶化，很难区分上述症状是药物引起或是疾病本身进展引起，降低剂量或停止用药可区分。在有些患者中，舞蹈症随时间的推移可能会有一定改善。

4. 本品可导致神经阻滞剂恶性综合征，表现为高热、肌肉僵直、精神改变，自律神经失调（脉搏或血压异常、心动过速、发汗及心脏节律失常），其他还包括碱性磷酸酶、肌红蛋白升高、横纹肌溶解及急性肾衰竭。处理措施如下。

（1）立即停用本品及其他非必需的药物。

（2）加强对症治疗和医疗监护。

（3）可用强化护理措施，治疗任何严重的并发症。

5. 使用本品的患者应监测坐立不安及激惹的发生，如出现静坐不能，应降低剂量，某些患者可能需要停药。

6. 吞咽困难是亨廷顿病的一种症状，有些病例与吸入性肺炎有关，是否与本品有关尚不确定。

7. 使用本品的患者不能参加通过大脑警觉以保证自己和他人安全的活动，如驾驶车辆或操作危险机器，直至患者达到维持剂量，且知晓药物对他们的影响。

8. 应劝导患者服用本品时不能同时饮酒或服用其他镇静药物，可导致作用相加，加重镇静和催眠作用。

9. 本品可导致 QTc 间期轻微延长，避免与其他延长 QT 间期的药物合用，避免用于先天性长 QT 间期综合征患者及心脏节律失常的患者，因可增加尖端扭转型心动过速和（或）猝死的风险。危险因素包括心动过缓、高血钾或低血镁、合用延长 QTc 间期的药物、存在先天性 QT 间期延长。

10. 临床研究中正在服用抗精神病药物（如氯丙嗪、氟哌啶醇、奥氮平、利培酮、硫利达嗪、齐拉西酮）的患者应排除在外。本品与多巴胺拮抗剂合用会使 QTc 间期延长、神经阻滞剂恶性综合征及锥体外系症状可明显加重。

11. 如果临床症状怀疑高泌乳素血症，应进行适当的实验室检查，可考虑停止使用本品。

【制剂】片剂：6mg，9mg，12mg。

【贮藏】贮于 25℃下，短程携带允许 15～30℃。

缬苯那嗪（valbenazine）

本品为口服的单胺耗竭剂。

【CAS】1025504-45-3。

【理化性状】

1. 化学名: L-valine,（2R,3R,11bR)-1,3,4,6,7,11b-hexahydro-9,10- dimethoxy-3-（2-methylpropyl）-2H-benzo[α]quinolizin-2-yl ester。

2. 分子式：$C_{24}H_{38}N_2O_4$。

3. 分子量：418.58。

4. 结构式如下:

甲苯磺酸缬苯那嗪（valbenazine tosylate）

别名：Ingrezza。

【理化性状】

1. 化学名：L-valine,（2R,3R,11bR)-1,3,4,6,7,11b-hexahydro-9,10- dimethoxy-3-（2-methylpropyl）-2H-benzo[a]quinolizin-2-yl ester4-methylbenzenesulfonate（1：2）。

2. 分子式：$C_{38}H_{54}N_2O_{10}S_2$。

3. 分子量：762.97。

【药理学】本品治疗迟发性运动障碍的具体作用机制尚不明确，但其机制可能与本品可逆性地抑制囊泡单胺转运蛋白2（VMAT2），调节单胺类神经递质从细胞质摄取进入突触囊泡有关。

【药动学】

1. 吸收：单次口服 40～300mg，本品及其活性代谢产物（+）-α-HTBZ 的 AUC、C_{max} 与剂量近似成正比。口服给药本品的 T_{max} 为 0.5～1h，每天服药 1 次，1 周后可达稳态，本品的绝对生物利用度约为 49%。（+）-α-HTBZ 达血药峰值的时间为 4～8h。高脂肪餐可升高本品 C_{max}46%，升高 AUC13%，但（+）-α-HTBZ 的暴露量不受影响。

2. 分布：本品的稳态分布容积约为 92L，其血浆蛋白结合率≥99%，（+）-α-HTBZ 为 64%。

3. 口服本品后被广泛代谢，主要在缬氨酸位置

水解形成活性代谢产物（+）-α-HTBZ。也可经 CYP3A4/5 催化，氧化形成单氧化缬苯那嗪和其他少量代谢产物。（+）-α-HTBZ 经 CYP2D6 进一步代谢。

4. 本品的总体清除率为 7.2L/h。本品和（+）-α-HTBZ 的 $t_{1/2}$ 为 15～22h。给予放射性标记的本品，尿液和粪便中分别可回收 60% 和 30% 的放射性物质，随尿液或粪便排除的原药和（+）-α-HTBZ 均<2%。

5. 在中、重度肝功能不全患者体中，本品及其活性代谢产物的暴露量可见增加。

【适应证】用于治疗成人迟发性运动障碍。

【不良反应】

1. 严重的不良反应包括镇静和 QT 间期延长。

2. 常见的不良反应包括镇静、嗜睡、疲乏、口干、便秘、注意力不集中、尿潴留、视物模糊、平衡障碍/摔倒、头晕、头痛、静坐不能、躁动、恶心、呕吐、关节痛。

3. 少见血糖升高、体重增加、呼吸道感染、流涎、运动障碍、锥体外系反应、焦虑、失眠、泌乳素升高、碱性磷酸酶升高、胆红素升高。

【禁忌与慎用】

1. 本品禁用于先天性长 QT 间期综合征及有 QT 间期延长相关的心律失常病史的患者。

2. 动物实验显示本品可致死胎，孕妇在用药前应充分权衡治疗效益和潜在风险的利弊。

3. 治疗期间及停药 5d 内，哺乳期妇女应暂停哺乳。

4. 儿童用药的有效性及安全性尚未确定。

5. 重度肾功能不全的患者不推荐使用本品。

【药物相互作用】

1. 本品与 MOAIs（如异卡波肼、苯乙肼、司来吉兰）合用，可增加突触内单胺类神经递质的浓度，可能导致诸如 5-羟色胺综合征等不良反应增加，减弱本品的治疗作用，应避免合用。

2. 强效 CYP3A4 抑制剂（如酮康唑、伊曲康唑、克拉霉素），可明显升高本品及其活性代谢产物的暴露量，合用时应降低本品的剂量。

3. 强效 CYP2D6 抑制剂（如氟西汀、帕罗西汀、奎尼丁），可明显升高本品及其活性代谢产物的暴露量，合用时应根据患者的耐受性调整本品的剂量。

4. 强效 CYP3A4 诱导剂（如卡马西平、利福平、苯妥英），可明显降低本品及其活性代谢产物的暴

露量，合用时应降低本品的剂量。

5. 本品可升高地高辛的血药浓度，合用时应监测地高辛的血药浓度，并根据监测结果调整地高辛的剂量。

6. 本品可略微延长 QTc 间期，应尽量避免与其他延长 QTc 间期的药物合用，如抗精神药（氯丙嗪、氟哌啶醇、奥氮平）、抗菌药物（莫西沙星）、抗心律失常药（奎尼丁、普鲁卡因，胺碘酮、索他洛尔）等。同时禁用于患有先天性长 QT 间期综合征及有心律失常病史的患者。

【剂量与用法】

1. 起始剂量为 40mg，1 次/日，1 周后剂量可增加至 80mg，1 次/日，某些患者可能仅需要 40mg，1 次/日的剂量即可奏效。本品可在空腹或进餐后服用。

2. 中、重度肝功能不全的患者，推荐剂量为 40mg，1 次/日。

3. CYP2D6 乏代谢者或与强效 CYP2D6 抑制剂合用，应根据耐受性调整剂量。

4. 与强效 CYP3A4 抑制剂合用，本品的剂量为 40mg，1 次/日。

【用药须知】

1. 使用本品的患者不能参加通过大脑警觉以保证自己和他人安全的活动，如驾驶车辆或操作危险机器，直至患者达到维持剂量，且知晓药物对他们的影响。

2. 本品可导致 QT 间期轻微延长，避免与其他延长 QT 间期的药物合用，避免用于先天性长 QT 间期综合征患者及心脏节律失常的患者，因可增加尖端扭转型心动过速和（或）猝死的风险。

【制剂】片剂：40mg。

【贮藏】贮于 20～25℃下，短程携带允许 15～30℃。

依匹哌唑（brexpiprazole）

别名：Rexulti。

本品为非典型抗精神病药。

【CAS】913611-97-9。

【ATC】N05AX16。

【理化性状】

1. 化学名：7-{4-[4-（1-benzothiophen-4-yl)piperazin-1-yl]butoxy}quinolin- 2（1H）-one。

2. 分子式：$C_{25}H_{27}N_3O_2S$。

3. 分子量：433.57。

4. 结构式如下：

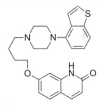

【用药警戒】

1. 抗精神病药物可导致老年痴呆患者死亡风险增加，本品未被批准用于治疗与痴呆相关的精神疾病。

2. 抗抑郁药物可增加 24 岁及以下患者自杀观念和行为的风险，使用本品治疗时需密切观察。

3. 儿科患者用药的安全性及有效性尚未明确。

【药理学】本品治疗重度抑郁症和精神分裂症的作用机制尚不清楚。然而，本品可能是通过与部分激动 5-HT$_{1A}$ 受体和多巴胺 D$_2$ 受体，以及拮抗 5-HT$_{2A}$ 受体而起作用。

【药动学】

1. 吸收 单剂量给药 4h 后血药浓度达峰值，口服绝对生物利用度为 95%。给药 10～12d 达稳态。食物对其吸收无影响。给予 4mg 本品，同时配以标准高脂膳食，不会显著影响其 C_{max} 和 AUC。每日 1 次或多次给药，本品暴露量（C_{max} 和 AUC）的增加与给药剂量成正比。本品不是诸如 MDRI（P-gp）和 BCRP 的外排转运蛋白的底物。

2. 分布 静脉给药后，本品的分布容积很大（1.56L/kg±0.42L/kg），表明存在血管外分布。本品与人血白蛋白和 α$_1$-酸糖蛋白高度结合（>99%），而且这种蛋白结合不会受肝、肾功能不全的影响。本品蛋白结合率亦不受华法林、地西泮和地高辛的影响。

3. 代谢 本品代谢主要通过 CYP3A4 和 CYP2D6 代谢。单次或多次给药后，本品和其主要代谢物 DM-3411 在体循环中占主导地位。稳态时，DM-3411 占本品血浆暴露量（AUC）的 23%～48%。DM-3411 无药理活性。本品对 CYP 同工酶几乎无抑制作用。

4. 消除 单剂量口服本品，约 25% 随尿排泄，约 46% 随粪便排泄。随尿排泄的原药少于 1%，约有 14% 的原药随粪便排泄。每日 1 次口服本品的表观口服清除率为 19.8（±11.4）(ml・kg)/h。每天多次给药后，本品和其主要代谢物 DM-3411 的终末 $t_{1/2}$ 分别为 91h 和 86h。

【适应证】用于重度抑郁症（MDD）的辅助治疗和精神分裂症的治疗。

【不良反应】

1. 严重不良反应为老年痴呆患者死亡率增加、青少年和年轻人的自杀观念和行为、老年痴呆患者的脑血管不良反应（包括卒中）、神经阻滞剂恶性综合征（NMS）、迟发性运动障碍、代谢变化、白细胞减少、中性白细胞减少、粒细胞缺乏、直立性低血压和昏厥、跌倒、癫痫、体温调节异常、吞咽困难、认知和运动障碍。

2. 治疗 MDD 的常见不良反应包括便秘、疲劳、鼻咽炎、体重增加、血皮质醇降低、食欲增加、静坐不能、头痛、嗜睡、震颤、头晕、焦虑、不安。

3. 治疗精神分裂症常见的不良反应包括消化不良、腹泻、体重增加、血肌酸激酶升高、静坐不能、震颤、过度镇静。

4. 其他不良反应包括恶心、口干、唾液分泌过多、腹痛、胃肠胀气、尿路感染、血液催乳素增加、肌痛、梦境异常、失眠、多汗。

【禁忌与慎用】

1. 对本品及所含成分过敏者禁用。

2. 孕妇禁用。

3. 哺乳期妇女慎用。

4. 儿童患者的安全性和有效性尚未建立。

5. 65 周岁以上老年患者的安全性和有效性尚未建立。

【药物相互作用】

1. 强效 CYP3A4 抑制剂（如克拉霉素、酮康唑、伊曲康唑）可增加本品的暴露量，合用时应降低本品的剂量。

2. 强效 CYP2D6 抑制剂（如氟西汀、帕罗西汀、奎尼丁）可增加本品的暴露量，合用时应降低本品的剂量。

3. 强效 CYP3A4 诱导剂（如利福平、苯妥英、卡马西平）可降低本品的暴露量，合用时应增加本品的剂量。

【剂量与用法】

1. 重度抑郁症的辅助治疗　推荐起始剂量为每日 1 次，每次 0.5mg 或 1mg，空腹或进餐时服用均可。逐渐增加剂量至每日 1 次，每次 1mg 后，目标剂量为每日 1 次，每次 2mg。剂量的增加每周 1 次，应根据患者的临床反应和耐受性进行。最大日推荐剂量为 3mg。定期评估治疗效果，来确定继续使用的必要性和适当的剂量。

2. 精神分裂症的治疗　第 1～4 天，推荐起始剂量为每日 1 次，每次 1mg。推荐目标剂量为每日 1 次，每次 2～4mg。第 5～7 天，逐渐增加剂量至每日 1 次，每次 2mg，然后根据患者的临床反应和耐受性，在第 8 天增加至 4mg。最大推荐日剂量为 4mg。

3. 肝功能不全的患者的剂量调整　中、重度肝功能不全的患者（Child-Pugh 评分≥7），治疗 MDD 最大推荐剂量每日 1 次，每次 2mg；治疗精神分裂症最大推荐剂量每日 1 次，每次 3mg。

4. 肾功能不全的患者的剂量调整　中、重度肾功能不全的患者或终末期肾病的患者（肌酐清除率<60ml/min），治疗 MDD 最大推荐剂量每日 1 次，每次 2mg；治疗精神分裂症最大推荐剂量每日 1 次，每次 3mg。

5. CYP2D6 乏代谢患者或合用 CYP 抑制剂或诱导剂患者的剂量调整　已知 CYP2D6 乏代谢患者和合用 CYP3A4 抑制剂、CYP2D6 抑制剂或强效 CYP3A4 诱导剂患者均须调整剂量（表 5-2）。如果合用停止，调整本品剂量至原来水平。如果合用 CYP3A4 诱导剂停止，需要经 1～2 周时间减少本品剂量至原来水平。

表 5-2　CYP2D6 乏代谢患者和合用 CYP3A4 抑制剂、CYP2D6 抑制剂或 CYP3A4 诱导剂患者剂量调整

	情况	剂量调整
CYP2D6 乏代谢患者	未合用强效或中效 CYP3A4 抑制剂	常规剂量的一半
	合用强效或中效 CYP3A4 抑制剂	常规剂量的 1/4
非 CYP2D6 乏代谢患者	合用强效 CYP2D6 抑制剂	常规剂量的一半
	合用强效 CYP3A4 抑制剂	常规剂量的一半
	合用强效或中效 CYP2D6 抑制剂和强效或中效 CYP3A4 抑制剂	常规剂量的 1/4
强 CYP3A4 诱导剂		利用 1～2 周时间达到 2 倍常规剂量

【用药须知】

1. 本品会增加老年痴呆性精神病的死亡率，此类患者不能使用本品。

2. 儿童和青少年重度抑郁症患者使用抗抑郁药物可增加自杀的想法和行为，应对所有患者进行密切观察和适当的监控，包括病情恶化、自杀和行

为改变等，尤其是在开始治疗的后数月内或者剂量增加或减少时。发生以上情况时应改变治疗方案包括停药。

3. 使用本品可发生致命的神经阻滞剂恶性综合征，包括高热、肌强直、精神状态改变、自律神经失调（不稳定的血压，心动加速，汗多和心律失常）。其他症状有肌酸激酶升高、肌红蛋白尿（横纹肌溶解）和急性肾衰竭。一旦发生神经阻滞剂恶性综合征，应立即停用本品和其他临床治疗非必需药物，加强对症治疗和医学监护，以及采取对其他并发症有特效疗法的治疗措施。对于罹患神经阻滞剂恶性综合征已康复的患者，因可能复发，再次用药应慎重并密切监控。

4. 使用抗精神病药物，可能发生延迟性运动障碍，使用本品时应采取使其发生率降到最低的给药方案，包括使用最低剂量和最短疗程。如果发生应考虑停药，但部分患者可能需要继续用药。

5. 非典型抗精神病药物可致机体代谢改变而增加心血管和脑血管风险，包括高血糖、血脂异常和体重增加。停药后高血糖可恢复，但仍有部分患者需要使用抗糖尿病药物。

6. 本品可致病理性赌博、性欲冲动、购物、暴食等冲动行为，如出现上述症状，应降低剂量或停药。

7. 对于已存在白细胞减少或有药物导致的白细胞/中性粒细胞减少症史的患者，在用药初期的几个月应经常监测全血细胞数，如出现无其他原因所致的白细胞减少时，应停药。中性粒细胞减少症患者应仔细监测有无发热或发生感染的体征或症状，一旦出现应立即治疗。如发生严重的中性粒细胞减少症（中性粒细胞绝对计数<1000/mm³），应停药并恢复白细胞计数。

8. 本品可致直立性低血压和晕厥，通常在用药初期和加大剂量时表现最明显。对于脱水、血容量减少、服用抗高血压药物、有心血管及脑血管病史的患者，风险可见增加。此类患者的初始用药剂量应较低并缓慢增加，同时应监测相关症状。

9. 抗精神病药物可损害机体降低体温的功能，对有可能导致体温升高（如剧烈锻炼、暴露在高温环境、服用抗胆碱药物或脱水）情况的患者应给予适当的建议。

10. 如其他抗精神病一样，本品可导致癫痫发作。有癫痫病史者、老年患者风险高。

11. 本品可导致吞咽困难，存在误吸风险的患者慎用。

12. 与其他抗精神病药一样，本品可损害判断、认知和操作能力，服用本品的患者应避免驾车、操作危险性机械。

【制剂】片剂：0.25mg，0.5mg，1mg，2mg，3mg，4mg。

【贮藏】贮于 20～25℃，短程携带允许 15～30℃。

布雷帕唑（brexpiprazole）

别名：Rexulti。

本品为非典型性抗精神病药。

【理化性状】

1. 化学名：7-{4-[4-（1-benzothiophen-4-yl）piperazin-1-yl]butoxy}quinolin2（1H）-one。

2. 分子式：$C_{25}H_{27}N_3O_2S$。

3. 分子量：433.57。

4. 结构式如下：

【用药警戒】

1. 服用本品可增加老年痴呆相关的精神病患者的死亡率，本品禁用于老年痴呆相关的精神病的治疗。

2. 抗抑郁药可增加青少年患者的自杀意图和行为，监护者应密切监测患者自杀意图和行为的恶化或出现。本品用于儿科患者的安全性及有效性尚未确定。

【药理学】本品的确切作用机制尚未阐明。可能通过部分激动 5-HT$_{1A}$ 受体和多巴胺 D$_2$ 受体，拮抗 5-HT$_{2A}$ 受体起作用。

【药动学】

1. 吸收　口服后 4h 达血药峰值，口服的绝对生物利用度为 95%，10～12d 达稳态。药动学与剂量成正比。进食不影响本品的吸收。

2. 分布　本品血浆蛋白结合率高（>99%），主要是白蛋白和 α$_1$-酸性糖蛋白结合。静脉注射后分布容积为（1.56±0.42）L/kg，提示本品广泛分布于血管外。

3. 代谢　体外试验显示，本品主要经 CYP3A4 和 CYP2D6 代谢，循环中主要为代谢产物 DM-3411，稳态时占原药暴露量的 23%～48%。代谢产物均无药理活性。

4. 排泄　基于放射性标记的本品，尿和粪便中分别回收给药剂量的 25% 和 46%，其中尿中原药不到给药剂量的 1%，粪便中约占 14%。本品的清除率为（19.8±11.4）（ml·kg）/h。本品的终末半衰期约 91h。

【适应证】

1. 辅助治疗严重抑郁症。

2. 治疗精神分裂症。

【不良反应】

1. 严重不良反应包括增加老年痴呆患者的死亡率、增加青少年自杀的意念和行为、神经阻滞剂恶性综合征、神经系统反应、迟发性运动障碍、代谢紊乱、白细胞减少、中性粒细胞减少、粒细胞减少、直立性低血压和晕厥、体温调节紊乱、吞咽困难、认知和运动功能损害、癫痫发作。

2. 临床试验中常见的不良反应包括便秘、疲乏、鼻咽炎、体重降低、血皮质醇水平降低、食欲增加、静坐不能、头痛、困倦、震颤、头晕、焦虑、坐立不安。

3. 上市后报道的不良反应包括视物模糊、恶心、口干、唾液分泌过多、腹痛、腹胀、尿路感染、血清催乳素升高、心绞痛、异常做梦、失眠、多汗。

【妊娠期安全等级】 C。

【禁忌与慎用】

1. 对本品过敏者禁用。

2. 有癫痫病史者慎用，65 岁以上老年人慎用。

3. 动物实验本品可经乳汁分泌，哺乳期妇女使用时应停止哺乳。

4. 16 岁以下儿童用药的安全性及有效性尚未确定。

【药物相互作用】

1. 强效 CYP2D6 抑制剂或强效 CYP3A4 抑制剂均可明显升高本品的血药浓度。

2. 强效 CYP3A4 诱导剂可明显降低本品的血药浓度。

【剂量与用法】

1. 治疗抑郁症：口服，起始剂量为 0.5～1mg，1 次/日，每周可逐渐增加剂量直至目标剂量 2mg/d，本品最大剂量为 3mg/d。是否与食物同服均可。

2. 治疗精神分裂症：口服，起始剂量为 1mg，1 次/日，目标剂量为 2～4mg/d。第 5～7 天，增加剂量至 2mg，1 次/日，根据患者的反应和耐受程度，从第 8 天开始可增加剂量至 4mg，1 次/日。本品的最大剂量为 4mg/d。

3. 中、重度肝或肾功能不全的患者，治疗抑郁症的剂量为 2mg，1 次/日；治疗精神分裂症的剂量为 3mg，1 次/日。

4. CYP2D6 乏代谢者降低剂量至常规剂量的 50%，且同时服用中、强效 CYP3A4 抑制剂的患者，降低剂量至常规剂量 1/4。

5. 同时服用强效 CYP2D6 抑制剂或强效 CYP3A4 抑制剂的患者，降低剂量至常规剂量的 50%。

6. 同时服用强效 CYP2D6 抑制剂和强效 CYP3A4 抑制剂的患者，降低剂量至常规剂量的 1/4。

7. 同时服用强效 CYP3A4 诱导剂的患者，经 1～2 周，剂量加倍。

【用药须知】

1. 在儿童和青少年中进行的临床试验中，与安慰剂组相比，接受抗抑郁药治疗者出现自杀相关行为（自杀企图和自杀行为），本品不能用于青少年患者。

2. 本品用于治疗伴有痴呆的老年抑郁症患者，可增加死亡率和神经系统不良反应（包括卒中）。本品不能用与治疗上述患者。

3. 本品应慎用于有双相情感障碍、躁狂或有轻躁狂发作史的患者。当患者出现躁狂症状时，应该停止使用本品。

4. 本品可导致神经阻滞剂恶性综合征，其特征为高热、肌肉僵直、颤抖、意识障碍和血清肌酸激酶水平升高，还可能出现肌红蛋白尿（横纹肌溶解）和急性肾衰竭。此时应停用包括本品在内的所有抗精神病药物，并给予对症治疗。

5. 本品可导致迟发性运动障碍，如发生，应停药，但部分患者可能需要继续使用本品治疗。

6. 非典型抗精神病药，包括本品可导致代谢紊乱，包括升高血糖、血脂。原有糖尿病的患者，开始本品治疗时，应注意监测血糖，并根据血糖水平调整降血糖药物的剂量。建议定期监测患者血脂水平和体重。

7. 注意观察患者是否出现与中性粒细胞减少有关的发热、感染的症状和体征，一旦出现 ANC ＜1000/mm³，应暂停用药。

8. 本品可导致直立性低血压，低血容量、同时服用抗高血压药、有心脑血管病史者风险高，上述患者应给予最低起始剂量，缓慢增加剂量，并监测血压。

9. 本品可干扰体温调节中枢，造成体温调节紊乱，应告知患者避免剧烈运动，避免暴露于高温环境中，避免同时使用抗胆碱药，避免脱水。

10. 建议患者不要从事需要精神警觉的危险活动，如驾驶机动车或操作危险性大的机器，直至患者对上述活动已有了十足的掌控能力。

【制剂】片剂：0.25mg，0.5mg，1mg，2mg，3mg，4mg。

【贮藏】贮于 20～25℃，短程携带允许 15～30℃。

5.3　抗抑郁药（antidepressents）

艾司西酞普兰（escitalopram）

本品为 SSRIs。

【理化性状】

1. 化学名：(+)-(S)-1-[3-（dimethylamino）propyl]-1-（p-fluorophenyl）-5-phthalancarbonitrile。

2. 分子式：$C_{20}H_{21}FN_2O$。

3. 分子量：324.39。

4. 结构式如下：

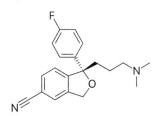

草酸艾司西酞普兰（escitalopram oxalate）

别名：依他普仑、Lexapro、Cipralex。

【理化性状】

1. 化学名：(+)-(S)-1-[3-（dimethylamino）propyl]-1-（p-fluorophenyl）-5-phthalancarbonitrile oxalate。

2. 分子式：$C_{20}H_{21}FN_2O \cdot C_2H_2O_4$。

3. 分子量：414.4。

【药理学】

1. 本品是消旋西酞普兰的 S-对映异构体。其作用机制被假定为在中枢神经系统中对血清素的活性有增强作用。在动物体内和体外研究表明，本品是一种高选择性 5-HT 再摄取抑制药，而对去甲肾上腺素和多巴胺能神经元的再摄取仅有极小的作用。就抑制 5-HT 再摄取和抑制 5-HT 神经元放电速率而言，本品比 R-对映体至少要强 100 倍。使用本品长期处理（达 5 周），并未在抗抑郁的鼠模型中诱导出耐受性。

2. 本品对 5-HT$_{1\sim7}$ 或其他受体，包括α和β肾上腺素能、多巴胺（D$_{1\sim5}$）、组胺（H$_{1\sim3}$）、毒蕈碱（M$_{1\sim5}$）和苯二氮䓬类受体没有或仅有很低的亲和力。本品对各离子通道，包括 Na$^+$、K$^+$、Cl$^-$ 和 Ca^{2+}通道也没有或仅有很低的亲和力。对毒蕈碱、组胺和肾上腺素能受体的拮抗作用可能与其他治疗精神病药物的各种抗胆碱、镇静和心血管不良反应有关。

【药动学】

1. 单剂量和多剂量给药时，本品的药动学呈线性，在剂量为 10～30mg/d 时，与药动学参数与剂量成比例增加。本品的生物转化主要在肝内进行，平均终末 $t_{1/2}$ 为 27～32h。每天给药 1 次，约在 1 周内达 C_{ss}。在稳态时，年轻健康者血浆中本品累积的程度 2.2～2.5 倍于单剂量后观察到的血药浓度。本品片剂和口服溶液具有生物等效性。在口服单剂量本品（片剂或口服液）20mg 后约 5h 可达 C_{max}，食物不影响其吸收。静脉给药，其绝对生物利用度为 80%。其 V_d 约为 12L/kg。其蛋白结合率接近 56%。口服本品后，随尿液排出的原药和 S-去甲基西酞普兰（S-PCT）分别占 8%和 10%。口服本品的 CL 为 600ml/min，接近肾清除的 7%，本品可被代谢为 S-DCT 和 S-二去甲基西酞普兰（S-DDCT）。

2. 在人体内，原药是血浆中的主要化合物。在稳态时，S-DCT 在血浆中的浓度接近原药浓度的 1/3，在大多数的志愿者中，均测不到 S-DDCT 的浓度。动物实验表明，原药的血药浓度至少分别比 S-DCT 和 S-DDCT 高 7 倍和 27 倍，这说明在抑制 5-HT 再摄取的过程中，本品的代谢物并无明显的抗抑郁作用。S-DCT 和 S-DDCT 对 5-HT$_{1\sim7}$、α和β肾上腺素能、D$_{1\sim5}$、H$_{1\sim3}$、M$_{1\sim5}$ 及苯二氮䓬受体均无或仅有很低的亲和力。两者也不与 Na$^+$、K$^+$、Cl$^-$ 和 Ca^{2+}通道结合。动物实验证实，在本品 N-去甲基化中，CYP3A4 和 CYP2C19 是主要的代谢酶。

【适应证】

1. 治疗严重的抑郁症。

2. 治疗广泛性焦虑症（generalized anxiety, GAD）。

【不良反应】

1. 治疗严重抑郁症可发生如下不良反应

（1）口干、汗多、头痛、头晕、恶心、腹痛、腹泻或便秘、消化不良。

（2）流感样症状、乏力、腰痛、失眠或嗜睡、畏食、鼻炎、咽炎和性欲减退。

2. 治疗广泛性焦虑症可发生如下不良反应

（1）口干、汗多、上呼吸道感染、鼻炎、咽炎、头痛、头晕、感觉异常、恶心、呕吐、胀气、消化不良、便秘或腹泻、腹痛。

（2）牙痛、流感样症状、乏力、颈肩痛、失眠或嗜睡、性欲减退、噩梦，畏食、打呵哈。

（3）射精障碍、性感缺失和月经异常。

【妊娠期安全等级】C。妊娠后的第7～9个月绝对禁用。

【禁忌与慎用】

1. 对本品过敏者、有自杀意念者、哺乳期妇女、自主神经功能失调者、胃肠功能明显减退者、正患感冒者和脱水者均禁用。

2. 12岁以下儿童用药安全性和有效性尚未确定。

3. 某些老年患者对本品特别敏感，宜减量慎用。

【药物相互作用】

1. 同时接受5-HT再摄取抑制剂和单胺氧化酶抑剂（MAOIs）会发生严重的不良相互作用，在停用前者14d以后始可使用MAOIs，反之相同。

2. 由于本品主要具有中枢神经系统作用，如同时合用NSAIDs常易发生消化道出血，应谨慎。

3. 西咪替丁可升高本品的AUC和C_{max}。

4. 锂剂可增强本品的5-HT的作用，应严密监护。

5. 舒马曲坦合用任一种SSRIs（包括本品）都可能引起无力、反射亢进（包括膝腱反射和肱桡肌反射等）和共济失调。

6. 卡马西平可能增加本品的清除。

【剂量与用法】

1. 推荐口服10mg/次，1次/日，早晚均可，进食对吸收无影响。每天10mg或20mg均有效，但20mg/d并不比10mg/d更优。如要增加剂量，至少要在1周后才可开始加量。

2. 大多数老年人和肝功能不全患者应从口服10mg/d开始，轻、中度肾功能不全患者不必调整剂量。

【用药须知】

1. 用药期间，要严密观察患者，是否有自杀念头，病情是否有加重迹象。

2. 在严重抑郁症与精神病或非精神病障碍之间，许多发病原因或现象是雷同的，应详细进行临床鉴别诊断，争取准确用药。

3. 超量使用本品会出现头晕、出汗、恶心、呕吐、震颤、嗜睡、窦性心动过速、惊厥，罕见遗忘、精神错乱、昏迷、通气过度、发绀、横纹肌溶解、心电图异常（包括QT间期延长、结性节律、室性心律失常及个例尖端扭转型室性心动过速），甚至有致死的报道。处理的方法是，维持气道通畅，保证充足通气和氧合，洗胃，口服活性炭。注意观察生命体征，给予对症和支持疗法。由于本品的分布容积大，使用利尿药、透析、输血和输液都无济于事。本品亦无特异性的解毒药。在处理本品超量时，也还要考虑到其他药物过量的可能。

【制剂】①片剂：5mg，10mg；②口服液：5mg/5ml。

【贮藏】贮于15～30℃下。

瑞波西汀（reboxetine）

本品为强效的选择性去甲肾上腺素再摄取抑制剂。

【理化性状】

1. 化学名：（±）-（2RS）-2-[（α-RS）-α-（2-Ethoxyphenoxy）benzyl]morpholine。

2. 分子式：$C_{19}H_{23}NO_3$。

3. 分子量：313.39。

4. 结构式如下：

甲磺酸瑞波西汀（reboxetine mesylate）

别名：Edronax。

【理化性状】

1. 化学名：（±）-（2RS）-2-[（α-RS）-α-（2-Ethoxyphenoxy）benzyl]morpholine methanesulphonate。

2. 分子式：$C_{19}H_{23}NO_3 \cdot CH_4O_3S$。

3. 分子量：409.5。

【药理学】本品通过对NE再摄取的选择性阻滞，提高中枢内NE的活性，从而改善患者的情绪。对5-HT亦有较弱的抑制作用，对抗毒蕈碱受体无明显的亲和力。

【药动学】口服本品后易于吸收，2h可达血药峰值。蛋白结合率约为97%。本品通过脱甲基化、羟基化和氧化作用进行代谢，继而与葡糖醛酸和硫酸结合。消除主要以代谢物（78%）随尿排出，原药仅占 10%。血浆 $t_{1/2}$ 为 13h。本品可透过胎盘，进入乳汁中。

【适应证】治疗抑郁症。

【不良反应】

1. 常见失眠、汗多、头晕、直立性低血压、感觉异常、阳萎和排尿困难。

2. 眩晕、口干、便秘、心动过速和尿潴留（主要男性）也有报道。

3. 老年患者在长期用药后会出现低血钾，还可能发生低钠血症。

【禁忌与慎用】

1. 对本品过敏者、孕妇禁用。

2. 肝肾功能不全患者慎用。

3. 有双相表现者、前列腺增生、青光眼、尿潴留或患有癫痫者应慎用。

4. 儿童用药的安全性和有效性尚未建立。

5. 本品少量经乳汁分泌，虽未见对婴儿有害，哺乳期妇女亦应慎用。

【药物相互作用】

1. 不可合用 MAOIs，在停用 MAOIs 14d 之内亦不可使用本品。开始使用任何可致严重反应的药物（如苯乙肼）之前，必须停用本品 7d。

2. 合用麦角胺时，应注意血压升高。

3. 本品与降压药合用时，可能引起直立性低血压。

4. 应避免合用抗心律失常药、抗精神病药、环孢素、三环类抗抑郁药、氟伏沙明、咪唑类抗真菌药和大环内酯类抗生素。

5. 不应合用排钾利尿药。

【剂量与用法】

1. 成人口服 8mg/d，2 次分服，如有必要，3～4 周后可加量至 10mg/d，最大日剂量不可超过 12mg。

2. 用药期间，不应驾车和操作机械。

【制剂】片剂：4mg，8mg。

【贮藏】密封、避光贮存。

维洛沙嗪（viloxazine）

别名：苯氧吗啉、苯甲吗啉。

本品为二环抗抑郁药。

【理化性状】

1. 化学名：2-（2-ethoxyphenoxymethyl）morpholine。

2. 分子式：$C_{13}H_{19}NO_3$。

3. 分子量：237.2。

4. 结构式如下：

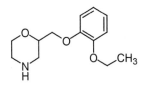

盐酸维洛沙嗪（viloxazine hydrochloride）

别名：Vivalan、Emovit、Vivarint。

【理化性状】

1. 化学名：2-（2-ethoxyphenoxymethyl）morpholine hydrochloride。

2. 分子式：$C_{13}H_{19}NO_3 \cdot HCl$。

3. 分子量：273.8。

【药理学】本品不具有明显的抗毒蕈碱或镇静作用。像三环类抗抑郁药一样，本品也是去甲肾上腺素再摄取的抑制剂；其还增加 5-HT 从神经元储存中释放。

【药动学】口服本品后快速被吸收并广泛被代谢。代谢物主要途径包括羟基化和结合。本品主要以代谢物随尿排出。与三环类抗抑郁药不同，本品的 $t_{1/2}$ 仅为 2～5h。本品可进入乳汁中。

【适应证】治疗抑郁症。

【不良反应】

1. 常见恶心、呕吐和头痛。

2. 较少发生口干、眼调节障碍、心动过速、便秘，比三环类抗抑郁药更难排尿。

3. 焦虑、激动、失眠、震颤、感觉异常、精神错乱、共济失调、出汗、肌肉骨骼痛、轻度高血压、皮疹、惊厥和黄疸伴氨基转移酶升高均较少出现。

4. 在高剂量或超剂量中，本品比三环类抗抑郁药较少产生心律失常和低血压。

【禁忌与慎用】

1. 对本品过敏者、孕妇禁用。

2. 近期恢复的心肌梗死患者禁用。

3. 有明显心脏病、重度肝功能不全、躁狂症和有消化性溃疡病史者禁用。

4. 一般心血管病和癫痫病患者慎用。

5. 儿童用药的安全性和有效性尚未建立。

6. 哺乳期妇女使用时应暂停哺乳。

【药物相互作用】

1. 不可合用 MAOIs，在停用 MAOIs 14d 之内亦不可使用本品。开始使用任何可致严重反应的药物（如苯乙肼）之前，必须停用本品 7d。

2. 本品可降低抗高血压药的作用，如胍乙啶、异喹胍、二甲苄胍或可乐定。

【剂量与用法】 成人口服 300mg/d，一般早上服 200mg，午餐时服 100mg。一天总量不可超过 400mg，一天中最后一次服药时间不可迟于下午 6 时。老年人开始 100mg/d。一般维持量为常用量的 50%。

【用药须知】

1. 撤药时，可能出现头痛、呕吐和疲劳。为减轻撤药症状，可逐渐减量。

2. 用药期间，不可驾车和操作机械。

3. 本品合用抗高血压药时，应监测血压。

4. 和其他三环类抗抑郁药一样，在使用全身麻醉药期间，合用抗抑郁药可能引起低血压和心律失常，因此，凡正在使用二环、三环类抗抑郁的患者如必须接受手术，应将患者用药情况通知麻醉师。

【制剂】 片剂：100mg，200mg。

【贮藏】 密封、避光保存。

去甲文拉法辛（desvenlafaxine）

别名：Pristiq。

【理化性状】

1. 化学名：1-[（1*RS*）-2-（dimethylamino）-1-（4-hydroxyphenyl）ethyl]cyclohexanol。

2. 分子式：$C_{16}H_{25}NO_2$。

3. 分子量：263.38。

4. 结构式如下：

对映异构体

琥珀酸去甲文拉法辛（desvenlafaxine succinate）

别名：Pristiq。

【理化性状】

1. 本品为白色至灰白色粉末，易溶于水。

2. 化学名：1-[（1*RS*）-2-（dimethylamino）-1-（4-hydroxyphenyl）ethyl]cyclohexanol hydrogen butanedioate monohydrate。

3. 分子式：$C_{16}H_{25}NO_2 \cdot C_4H_6O_4 \cdot H_2O$。

4. 分子量：399.5。

【药理学】 本品是新的苯乙胺衍生物，是抗抑郁药文拉法辛的 *O*-去甲基活性代谢产物，是一种强效、选择性 5-羟色胺（5-HT）和去甲肾上腺素（NA）再摄取抑制剂，通过选择性抑制突触前膜对 5-HT 和 NE 的再摄取，增强中枢 5-HT 和 NE 神经递质的功能，本品还可以轻度抑制多巴胺（DA）的摄取，通过双重作用机制发挥其抗抑郁作用，其抗抑郁效果与文拉法辛相似。

【药动学】

1. 在 100～600mg/d 剂量时，本品的药动学呈线性。每日给药 1 次，4～5d 可达稳态血药浓度。口服后达峰时间约为 7.5h，绝对口服生物利用度约为 80%。与空腹给药相比，餐后（高脂饮食）口服本品的 C_{max} 约上升 16%，但 AUC 无显著性差异，因此，本品空腹及餐后均可服用。其血浆蛋白结合率为 30%，表观分布容积为 3.4L/kg。

2. 本品主要通过尿苷二磷酸葡糖醛酸转移酶（UGT）介导的结合反应进行代谢，其次是通过 CYP3A4 介导的氧化代谢途径代谢。CYP2D6 代谢途径对本品影响不大。在给药 72h 后，本品分别以原药形式（45%）、葡糖醛酸苷代谢物（19%）或氧化代谢物（<5%）的形式随尿排泄。本品的 $t_{1/2}$ 约为 11h。

【适应证】 用于治疗重度抑郁症（MDD）。

【不良反应】 常见不良反应如下。

1. 心血管系统　心悸、心动过速、血压升高、面色潮红。

2. 消化系统　恶心、呕吐、便秘、腹泻、口干。

3. 全身症状　疲劳、寒战、紧张不安、无力。

4. 代谢和营养　胆固醇升高、食欲缺乏、体重减轻。

5. 神经及精神系统　头晕、头痛、嗜睡、失眠、震颤、焦虑、神经质、易激惹、感觉异常、注意力不集中、梦境异常。

6. 泌尿生殖系统　尿急、性快感缺失、性欲减退、性高潮异常、射精异常、勃起功能障碍。

7. 呼吸系统　打哈欠。

8. 皮肤　多汗、皮疹。

9. 特殊感觉　视物模糊、瞳孔扩大、耳鸣、味觉异常。

10. 其他不常见的不良反应包括　过敏、体重增加、肝功能异常、泌乳素升高、震颤、晕厥、锥体外系反应、肌肉强直、人格障碍、轻度躁狂、鼻出血、直立性低血压、低钠血症等。

11. 罕见的不良反应　缺血性心血管事件，如心肌缺血、心肌梗死等。

【妊娠期安全等级】 C。

【禁忌与慎用】

1. 对去甲文拉法辛、文拉法辛及其制剂中任何其他组分过敏者禁用。

2. 正在服用或在 2 周内曾经服用过 MAOIs 的患者禁用本品。此外，停用本品后至少间隔 7d 才可开始服用 MAOIs。

3. 妊娠期后 3 个月使用本品、其他 5-羟色胺和去甲肾上腺素再摄取抑制剂（SNRIs）及选择性 5-羟色胺再摄取抑制剂（SSRIs）的孕妇，其所生育的新生儿对呼吸支持、胃管喂养和延长住院等需求的发生率增加。如必须在妊娠期后 3 个月使用本品，医师应仔细权衡利弊，考虑减量甚至逐渐停药。

4. 患有心、脑血管疾病和脂质代谢异常的患者慎用。

5. 本品可经母乳分泌，考虑到潜在严重不良反应的可能，必须在停止哺乳和停药之间做出选择。

6. 儿童用药的安全性和有效性尚未确定。

【药物相互作用】

1. 对文拉法辛和其他中枢神经系统活性药物合用的风险缺乏系统的评估。因此，当本品和其他中枢神经系统活性药物合用时应慎重。

2. 本品不可与 MAOIs 合用。

3. 本品不宜与容易引起出血的药物，如阿司匹林等抗血小板药、NSAIDs、华法林等抗凝药合用，否则容易增加出血的风险。

4. 尽管有研究表明本品不会增加酒精导致的精神、运动和心理测定的改变，但是服用本品期间应建议患者避免饮酒。

5. 本品与 CYP3A4 抑制剂，如酮康唑合用，可能会使本品血药浓度升高。而抑制 CYP1A1、CYP1A2、CYP2A6、CYP2D6、CYP2C8、CYP2C9、CYP2C19 和 CYP2E1 的药物对本品的药动学没有显著影响。

6. 本品为 CYP2D6 的弱抑制剂，与主要经此酶代谢的药物如地昔帕明合用，可导致后者血药浓度升高。

7. 本品与经 CYP3A4 代谢的药物如咪达唑仑合用，可导致后者血药浓度降低。

8. 不建议本品与血清素前体药物（如色氨酸）合用。

9. 本品与文拉法辛类似，两者合用会对疗效和安全性产生影响。

10. 与作用于 5-羟色胺递质系统的药物（包括曲坦类）、损害 5-羟色胺代谢的药物（包括 MAOIs）；治疗情绪障碍的药物（包括三环类、锂盐、SSRIs 和 SNRIs）、西布曲明、曲马多、圣约翰草（我国称为贯叶连翘）提取物、色氨酸补充剂等合并使用时可能会发生 5-羟色胺综合征。5-羟色胺综合征可能包括精神状态的改变（如激动、幻觉、昏迷）、自主神经不稳定（如心动过速、血压不稳、高热）、神经肌肉系统失调（如反射亢进、动作失调）和（或）胃肠道症状（如恶心、呕吐、腹泻）。最严重的 5-羟色胺综合征与神经阻滞剂恶性综合征的表现相似，包括高热、肌肉强直、自主神经不稳定，可能伴有生命体征的快速波动及精神状态的改变。

【剂量与用法】

1. 本品缓释片初始推荐剂量为 50mg/次，1 次/日，空腹或与食物同服，给药时间最好每天固定。该药须整片吞服，不可掰开、压碎、溶解或咀嚼后服用。

2. 轻度肾功能不全患者（CC 为 50～80ml/min）不必调整剂量。中度肾功能不全患者（CC 为 30～50ml/min）推荐剂量为 50mg/d。重度肾功能不全患者（CC<30ml/min）或终末期肾病（ESRD）患者推荐剂量为 50mg，隔日 1 次，透析后不必追加用量。中、重度肾功能不全或终末期肾病患者不可加大剂量。

3. 肝功能不全患者推荐剂量为 50mg/d，不推荐剂量超过 100mg/d。

4. 老年患者不必因为年龄调整剂量，可根据肾清除率调整剂量。

【用药须知】

1. 用药前应告知经管医师有关患者的过敏史、详细的用药史及其他伴发疾病，同时应与医师详细讨论服药的风险及受益情况，避免与其他可能产生不良相互作用的药物合用。

2. 应了解抗抑郁药有可能导致儿童或青少年患者出现自杀倾向的风险。

3. 当从其他种类的抗抑郁药，包括文拉法辛换成本品时，原来使用的药品应逐渐减量以减少撤药反应。

4. 停药前应咨询临床医师，不可随意突然停药，以免发生停药反应。患者需停用该药时，建议尽可能逐渐减量而不是突然停药，如果在减量或停药过程中出现不能耐受的反应，可以考虑恢复先前的处方剂量，继后以更缓慢的方式减量。

5. 孕妇使用的安全性尚未建立。如果在治疗期间发生怀孕或计划怀孕，应告知医师。

6. 因有报道可导致瞳孔扩大,眼压升高者和窄性青光眼患者使用本品应密切监测。

7. 本品进入人体的有效成分被吸收后,完整的骨架可随粪便排出。

8. 小心储放药物,避免儿童无意中取用。

9. 对本品过量的一般处理措施与其他抗抑郁药过量相似,保证气道通畅和适当的吸氧和换气,监测心率和生命体征,采用一般性的支持和对症治疗。对于出现症状或服药不久的患者可进行洗胃,洗胃时保持呼吸道通畅。可考虑使用活性炭。不推荐采用催吐。因为本品分布容积较大,即使加强利尿、透析、血液灌注及换血疗法可能无效。目前尚无专用的解毒药。

【制剂】 缓释片:50mg(相当于 76mg 琥珀酸去甲文拉法辛),100mg(相当于 152mg 琥珀酸去甲文拉法辛)。

【贮藏】 在 20~25℃保存,短程携带允许 15~30℃保存。

度洛西汀(duloxetine)

本品性质极似文拉法辛(venlafaxine),是一选择性 5-HT 和去甲肾上腺素再摄取双重抑制剂。

【理化性状】

1. 化学名:(+)-(S)-N-methyl-γ-(1- naphthyloxy)-2-thiophenepropylamine。

2. 分子式:$C_{18}H_{19}NOS$。

3. 分子量:297.41。

4. 结构式如下:

盐酸度洛西汀(duloxetine hydrochloride)

别名:Cymbalta。

【理化性状】

1. 化学名:(+)-(S)-N-methyl-γ-(1-naphthyloxy)- 2-thiophenepropylamine hydrochloride。

2. 分子式:$C_{18}H_{19}NOS \cdot HCl$。

3. 分子量:333.9。

【药理学】 尽管本品抗抑郁和中枢疼痛抑制作用的确切机制尚不明确,但可以认为与中枢神经系统 5-羟色胺能和去甲肾上腺素能的潜在作用相关。临床前研究表明,本品对神经元 5-HT 和去甲肾上腺素的再摄取具有强力的抑制作用,但对多巴胺的再摄取仅有较小的抑制作用。本品对多巴胺能、肾上腺素能、组胺能、阿片类、谷氨酸盐和 GABA 受体均无明显的亲和力,对单胺氧化酶无抑制作用。本品虽在体内广泛代谢,但血液循环中的代谢物并未显示出与原药有关的药理活性。

【药动学】 本品的 $t_{1/2}$ 约为 12h,其药动学在治疗剂量范围内与剂量大小成比例。给药 3d 后可达 C_{ss}。本品主要通过肝代谢,涉及 CYP2D6、CYP1A2。口服本品易于吸收,但约滞后 2h 才开始吸收。给药后 6h 可达 C_{max}。食物对 C_{max} 无影响,但 T_{max} 则从 6h 延迟到 10h,并使 AUC 减少 10%。夜间给药与早晨给药相比,吸收可延迟 3h,本品的清除率可提高 1/3。其 V_d 为 1640L。蛋白结合率达 90%以上,主要与白蛋白、$α_1$-酸性糖蛋白结合。肝肾功能不全并不影响本品与血浆蛋白结合。本品可被广泛代谢成许多代谢物,其生物转化途径涉及萘基环的氧化和继后的结合与进一步氧化。体外试验证实,CYP2D6 和 CYP1A2 对萘基环的氧化起催化作用。血浆中的代谢物包括 4-羟基度洛西汀葡糖醛酸结合物和 5-羟基、6-甲氧度洛西汀硫酸盐。尿中还检出许多其他的代谢物,但排出量较小。尿中的原药仅有痕量(<用量的 1%)。大多数(约 70%)代谢物随尿液排出,约有 20%随粪便排出。

【适应证】 用于治疗较重或重症抑郁症。

【不良反应】

1. 心血管系统　可引起血压轻度上升及心率下降,甚至血压持续上升。

2. 中枢神经系统　可见失眠、头痛、嗜睡、晕眩、震颤及易激惹。

3. 代谢/内分泌系统　可见体重下降。

4. 泌尿生殖系统　可见排尿困难及男性性功能障碍(如射精障碍、性欲下降、勃起障碍、射精延迟、达高潮能力障碍)。

5. 胃肠道　可见恶心、腹泻、便秘、口干、食欲缺乏及味觉改变。

6. 血液　较少见贫血、白细胞减少、白细胞计数升高、淋巴结病及血小板减少。

7. 皮肤　常见盗汗、瘙痒及皮疹。较少见痤疮、脱发、冷汗、瘀斑、湿疹、红斑、颜面部水肿及光敏反应。另可见出汗增多。

8. 眼　可见视物模糊。

【妊娠期安全等级】 C。

【禁忌与慎用】

1. 对本品过敏者、未经控制的闭角型青光眼患者禁用。

2. 儿童用药的安全性和有效性尚未确定。

3. 糖尿病、心血管病患者慎用。

4. 本品乳汁中的浓度约为血药浓度的 25%，哺乳期妇女使用时应暂停哺乳。

【药物相互作用】

1. 本品是 CYP1A2 的抑制剂，如与本品合用，可使本品的 AUC 增加 6 倍，C_{max} 增加 2.5 倍，有些喹诺酮类药物（如环丙沙星和依诺沙星）与本品也有以上相似的相互作用，可导致 5-HT 综合征。

2. 帕罗西汀是 CYP2D6 的抑制剂，与本品合用会使本品的血药浓度升高，使本品不良反应增多。

3. 由于本品的中枢作用，当与其他具有中枢作用的药物合用时，可能相互增强药理活性，应避免合用。

4. 合用任何一种 SSRIs 和任何一种 MAOIs 都会引发 5-羟色胺综合征，有时会导致死亡，其反应包括高热、强直、肌阵挛、自主神经失去稳定、生命体征快速起伏波动，精神状况改变，包括极度激动，进而谵妄和昏迷。即使在停用 SSRIs 后，继续用 MAOIs 时也会同样发生此种严重反应，建议在停用 MAOIs 后至少 14d 始可使用本品，在停用本品后至少 5d 才能使用 MAOIs。

5. 本品合用色氨酸、锂盐也会引起 5-HT 综合征。

6. 本品与三环类抗抑郁药合用，可因竞争代谢途径，使后者血药浓度升高，产生毒性。

【剂量与用法】

推荐口服 20mg/次，2 次/日，可加量至 30mg/次，2 次/日。一日不可超过 60mg。与进食无关。

【用药须知】

1. 本品不推荐终末期肾病（CC＜30ml/min）且需透析的患者使用。

2. 过量用药，尚无特异的解毒药，应立即洗胃、给予活性炭、保持气道畅通、补氧、机械通气等对症处理，由于本品 V_d 大，加强利尿、透析、血液灌流和换血都难以发挥有益的作用。

3. 应熟悉 5-HT 综合征的表现，一旦发现迹象，应尽快停药。

4. 停用本品，必须逐渐减量，停药后，本品的作用还可持续 5d。

5. 用药期间，患者起立时应缓慢，过急可能引起头晕。

6. 乙醇可增加本品的不良反应。

7. 一旦发生皮疹等过敏反应，应考虑停药。

8. 如胆红素和氨基转移酶均见升高，而非阻塞性所致，一般是严重肝受损的征兆；也有胆红素和氨基转移酶升高，但又伴碱性磷酸酶升高，则是阻塞性肝胆疾病的过程，临床必须做出确切的鉴别诊断。

【制剂】胶囊剂：20mg，30mg，60mg。

【贮藏】贮于 15～30℃。

罗利普令（rolicyprine）

别名：Rolicypram、Adeo。

本品为磷酸二酯酶Ⅳ（PDE 4）的抑制剂。

【理化性状】

1. 化学名：5-oxo-*N*-（2-phenylcyclopropyl）pyrrolidine-2-carboxamide。

2. 分子式：$C_{14}H_{16}N_2O_2$。

3. 分子量：244.3。

4. 结构式如下：

【药理学】本品可用于抑郁症，并具有促智作用。实验发现，左旋体活性较强，其 IC_{50} 是右旋体 IC_{50} 的 3 倍。

【药动学】健康男性志愿者口服本品 1mg，吸收较好。生物利用度为 73%。原药的 $t_{1/2}$ 为 2h，总 CL 为 2ml/（kg·min），主要随尿液快速排出。志愿者静脉注射 0.1mg 或口服 1.0mg 本品后，测定血浆 $t_{1/2}$ 等药动学参数，静脉给药的血药浓度水平下降分三个阶段，各阶段 $t_{1/2}$ 分别为 0.2h、0.6～0.9h 和 6～8h，总 CL 为 6ml/（kg·min）。口服后 0.5h，C_{max} 可达 16ng/ml，生物利用度为 74%。右旋体与左旋体的药物代谢动力学很相似。

【适应证】用于抑郁症。对重度、轻度或非典型抑郁症患者的疗效及安全性与丙米嗪无明显差异。

【不良反应】动物实验未见致畸作用及对胚胎的影响。临床研究显示，本品耐受良好，不良反应有恶心、腹部不适和出汗。用药 30min 之内反应明显，一般在 2h 内消失。未见该药引起变态反应。

【药物相互作用】本品能轻微地增加血液中氢化可的松的水平。

【剂量与用法】口服 0.25mg，0.5mg 或 1mg/次，3 次/日。

【制剂】片剂：0.25mg，0.5mg，1mg。

【贮藏】贮于室温下。

阿戈美拉汀（agomelatine）

别名：维度新、Valdoxan、Melitor、Thymanax。本品为褪黑素受体激动剂。

【理化性状】

1. 化学名：N-[2-（7-methoxynaphthalen-1-yl）ethyl]acetamide。

2. 分子式：$C_{15}H_{17}NO_2$。

3. 分子量：243.3。

4. 结构式如下：

【药理学】

1. 本品是一种褪黑素受体激动剂和 $5-HT_{2C}$ 受体拮抗剂。动物研究结果显示，本品能校正昼夜节律紊乱动物模型的昼夜节律，使节律得以重建，在多种抑郁症动物模型中显示出抗抑郁作用。

2. 本品能特异性地增加前额皮质去甲肾上腺素和多巴胺的释放，对细胞外 5-羟色胺水平未见明显影响。受体结合试验结果显示，本品对单胺再摄取无明显影响，对 α、β 肾上腺素受体，组胺受体，胆碱能受体，多巴胺受体及苯二氮䓬类受体无明显亲和力。

3. 人体研究中，本品对睡眠具有正向的时相调整作用，诱导睡眠时相提前，降低体温，引发类褪黑素作用。

【药动学】

1. 吸收：口服本品后吸收快速且良好（≥80%）。绝对生物利用度低（口服治疗剂量<5%），个体间差异较大。与男性个体相比，女性的生物利用度较高。口服避孕药会增加药物的生物利用度，而吸烟会使生物利用度降低。服药后 1～2h 达到血浆峰浓度。

在治疗剂量范围内，暴露量随剂量升高而成比例增加。高剂量时，首关效应达到饱和。进食（标准饮食或高脂饮食）不影响本品的生物利用度或吸收率。高脂饮食会增加个体差异。

2. 分布：稳态分布容积约为 35L，血浆蛋白结合率为 95%，与血药浓度无关，不受个体年龄或者肾脏功能的影响。但肝功能不全的患者游离药物浓度可升高 1 倍。

3. 代谢：口服后主要经肝 CYP1A2 迅速代谢，CYP2C9 和 CYP2C19 也参与本品的代谢，但作用较小。主要代谢产物羟化阿戈美拉汀和去甲基阿戈美拉汀均无活性，且在体内迅速结合，并随尿液排出。

4. 消除：本品消除速率快，平均的血浆 $t_{1/2}$ 为 1～2h，清除率较高（约为 1100ml/min），主要以代谢产物的形式随尿液排泄，其中原药成分可忽略不计。重复给药不会改变本品的药动学。

5. 在重度肾功能不全的患者，药动学参数未发生相关改变。慢性轻度（Child-Pugh A 级）或中度（Child-Pugh B 级）肝功能不全的肝硬化患者的研究中，与相匹配（年龄、体重、吸烟习惯）的无肝功能不全的志愿者相比，轻、中度肝功能不全患者服用 25mg 本品的暴露量显著升高（分别升高 70 倍和 140 倍）

【适应证】治疗成人抑郁症。

【不良反应】

1. 神经系统　常见头痛、头晕、嗜睡、失眠、偏头痛，少见感觉异常。

2. 精神障碍　常见焦虑，自杀念头或自杀行为、躁狂（轻躁狂的发生频率尚不清楚），这些症状也可能由基础疾病导致。少见激越及相关症状（如易激惹和坐立不安）、攻击行为、噩梦、梦境异常。

3. 视觉障碍　少见视物模糊。

4. 胃肠系统障碍　常见恶心、腹泻、便秘、腹痛。

5. 皮肤及皮下组织不适　常见多汗，少见湿疹，罕见红斑疹、瘙痒。

6. 肌肉骨骼和结缔组织　常见腰痛。

7. 全身性疾病及给药部位不适　常见疲劳。

8. 肝胆系统障碍　常见 ALT 和 AST 升高（超过正常上限值的 3 倍以上），罕见肝炎。

【妊娠期安全等级】B。

【禁忌与慎用】

1. 对本品或任何赋形剂过敏的患者禁用。

2. 乙型肝炎病毒携带者/患者、丙型肝炎病毒携带者/患者、肝功能不全的患者（即肝硬化或活动性肝病患者）禁用。

3. 孕妇慎用。

4. 动物实验证实，本品可经乳汁分泌，尚不明确本品是否经人乳汁分泌，哺乳期妇女使用时应停止哺乳。

5. 18 岁以下抑郁患者的疗效和安全性尚未建立。

【药物相互作用】

1. 主要经 CYP1A2（90%）和 CYP2C9/19（10%）代谢。与这些酶有相互作用的药物可能会降低或提高本品的生物利用度。氟伏沙明是强效 CYP1A2 和中效 CYP2C9 抑制剂，可明显抑制本品的代谢，使本品的暴露量增高 60 倍（12～412）。因此，本品禁止与强效 CYP1A2 抑制（如氟伏沙明、环丙沙星）联合使用。

2. 本品与雌激素（中效 CYP1A2 抑制剂）合用时暴露量会增高数倍。尽管 800 名同时使用雌激素的患者均未显示出特异的安全性问题，在获得进一步临床经验前，同时服用和中度 CYP1A2 抑制剂（如普萘洛尔、格帕沙星、依诺沙星）时应谨慎。

3. 本品对 CYP 酶没有诱导作用。因此，本品不会改变经 CYP 代谢的药物的暴露量。

4. 本品对高血浆蛋白结合率药物的游离药物浓度没有影响，反之亦然。

5. 在 I 期临床试验中，未发现本品与苯二氮䓬类药、锂盐、帕罗西汀、氟康唑和茶碱之间有相互作用。

6. 本品不可与乙醇同时使用。

7. 尚无电休克治疗（EST）和本品同时使用的治疗经验。

【剂量与用法】

1. 推荐剂量为 25mg，1 次/日，睡前口服。如果治疗 2 周后症状没有改善，可增加剂量至 50mg，1 次/日，睡前服用。抑郁症患者应给予足够的治疗周期（至少 6 个月），以确保症状完全消失。本品可与食物同服或空腹服用。

2. 所有患者在起始治疗时应进行肝功能检查并定期复查，建议在治疗 6 周（急性期治疗结束时）、12 周和 24 周（维持治疗结束时）进行定期化验。此后可根据临床需要进行检查（参见本品"用药须知"）。

【用药须知】

1. 在儿童和青少年进行的临床试验中，与安慰剂组相比，接受抗抑郁药治疗者出现自杀相关行为（自杀企图和自杀念头）、敌意（主要表现为攻击、对立行为和易怒）的发生率更高。

2. 本品用于治疗伴有痴呆的老年抑郁症患者的疗效和安全性尚未得到证实，因此，本品不应用于治疗伴有痴呆的老年抑郁症患者。

3. 本品应慎用于有双相情感障碍、躁狂或有轻躁狂发作史的患者。当患者出现了躁狂症状时，应该停止使用本品。

4. 抑郁症本身会导致自杀念头、自伤和自杀行为（自杀相关事件）的风险增加。这种风险持续存在直至患者明显缓解。由于治疗最初几周或更长的时间内可能都没有改善，此时应对患者进行密切监测直至症状缓解。通常的临床经验是在患者康复期早期自杀风险会有所升高。

发生过自杀相关事件的患者或在治疗前即有严重自杀意念的患者是出现自杀念头或企图的高风险人群，治疗期间应密切监测。

治疗过程中，特别是在治疗早期及改变剂量后应对患者进行严密观察，尤其是自杀风险高的患者。应当告诫患者（以及患者的看护人），如果患者出现任何症状恶化、自杀行为或念头，以及行为的异常改变，应当立即寻求医疗帮助和指导。

5. 在开始应用本品治疗前，所有患者都应进行肝功能检测，并在治疗期间定期复查，建议在治疗 6 周（急性期治疗结束时）、12 周和 24 周（维持治疗结束时）进行肝功能检查，此后可根据临床需要检查。发生血清氨基转移酶水平升高的患者应在 48h 内进行复查。如血清氨基转移酶水平超过正常上限值的 3 倍以上应停止用药，并定期进行肝功能检查直至恢复正常水平。

治疗前血清氨基转移酶较高的患者（＞正常上限值，≤3 倍正常上限值）应慎用本品，最好在治疗的前 3 周进行实验室监测。

患者出现任何提示有肝功能损害的症状时应进行肝功能检查。应根据临床表现和肝功能检查结果判断患者是否需要继续服用本品。如果出现黄疸应停止用药。

有肝功能不全危险因素的患者应慎用本品，如肥胖、超重、非酒精性脂肪肝病患者，过量饮酒的患者，或正接受可能引起肝损害药物的患者等。

6. 本品含右乳糖。有罕见的遗传性半乳糖不耐受、Lapp 乳糖酶缺乏或半乳糖吸收不良的患者不应使用本品。

7. 没有进行本品对驾驶和机械操作能力影响

的研究。但考虑到头晕和嗜睡是本品常见的不良反应，患者应注意对驾驶和操作机械能力的可能影响。

【制剂】片剂：25mg。

【贮藏】密封保存。

5.4　其他（others）

莫达非尼（modafinil）

别名：Alertec、Modavigil、Provigil。

【理化性状】

1. 本品为白色至类白色结晶性粉末，几乎不溶于水或环己烷，溶于丙酮和甲醇。

2. 化学名：2-[（diphenylmethyl）sulfinyl] acetamide。

3. 分子式：$C_{15}H_{15}NO_2S$。

4. 分子量：273.35。

5. 结构式如下：

【药理学】

1. 本品为1∶1的消旋体，本品促醒的确切机制尚不明确。动物实验本品可增加大脑内多巴胺的水平。在缺乏多巴胺转运蛋白的基因工程小鼠，本品无促醒作用。本品的促醒作用不能被多巴胺受体拮抗剂氟哌啶醇拮抗，多巴胺合成抑制剂α-甲基对酪氨酸可拮抗苯丙胺的作用，但不能拮抗本品的作用。

2. 哌甲酯和苯丙胺可增强猫的整个大脑的神经活动，与上述两药相比，本品更能明显增强猫的大脑离散区域的神经活动。这些发现对人体的作用意义尚不清楚。

3. 本品除促醒和增加运动作用外，本品对人还有精神兴奋、致欣快、改变情绪和情感、增强感知力和思维能力的作用。

【药动学】

1. 吸收　口服本品迅速吸收，T_{max}为2h。食物对总生物利用度的影响极小，但在进食状态下T_{max}可被延迟1h，且食物可能影响起效和持效时间。R-莫非达尼的暴露量为S-莫达非尼的3倍。R和S-异构体在体内不能相互转化。口服后2～4d可达稳态。

2. 分布　本品的分布容积为0.9L/kg，与血浆蛋白（主要是白蛋白）的结合率为60%。

3. 代谢　主要经肝代谢，酰胺水解是最重要的代谢途径，其次是S-氧化、芳香环羟基化和葡糖醛酸化。给予放射性标记的本品，11d内回收81%的放射性物质，其中尿中回收80%，粪便中回收1%。尿中主要是莫达非尼酸，至少还有其他6种代谢物，但浓度都很低。仅莫达非尼酸和莫达非尼砜在血浆中达到一定的浓度，但均无活性。

成年患者在服用本品数周后，可见血药谷值降低，提示本品存在自身诱导作用，但降低的幅度无临床意义。参与自身诱导的酶为CYP3A4。莫达非尼砜因半衰期长，存在蓄积。

4. 消除　本品$t_{1/2}$约为15h。老年人体内的清除率下降。

【适应证】用于阻塞性睡眠呼吸暂停（OSA）、嗜睡症导致的过度睡眠和倒班工作睡眠障碍（SWSD）患者的促醒。

【不良反应】

1. 心血管系统　心悸、心率加快、高血压。

2. 呼吸系统　呼吸困难、鼻炎、咽炎、胸痛。

3. 泌尿生殖系统　多尿、尿酸轻度下降。

4. 免疫系统　严重的不良反应有血管神经性水肿和过敏反应，还可见季节性变态反应，多器官过敏反应。

5. 神经系统　头痛、眩晕、嗜睡、失眠、注意力障碍、震颤、偏头痛、感觉异常、运动障碍、运动功能亢进、肌张力过高。

6. 精神　可见焦虑、抑郁、兴奋、神经质、情绪低落。严重不良反应有自杀企图，还可见躁狂症、妄想症、幻觉。

7. 肝　可见肝功能异常。

8. 胃肠道　可见恶心、食欲缺乏、口干、呕吐、腹泻、消化不良、便秘、稀便、上腹痛、腹胀。

9. 血液　可见嗜酸性粒细胞增多、粒细胞减少。

10. 皮肤　可见接触性皮炎、多汗症。严重不良反应有严重皮疹（包括史-约综合征、中毒性表皮坏死松解症、伴嗜酸性粒细胞增多和全身症状的药疹），多发生于用药后1～5周。

11. 其他　可见疲劳、流感样综合征、腰痛、鼻出血。

【妊娠期安全等级】C。

【禁忌与慎用】

1. 对本品过敏者禁用。

2. 尚未明确本品是否可经乳汁分泌，哺乳期妇女慎用。

3. 儿童用药的安全性和有效性尚不明确。

4. 有精神病、抑郁症、躁狂症病史者，有近期心肌梗死或不稳定型心绞痛史者，左心室肥大者，有使用中枢神经系统兴奋药造成左房室瓣脱垂综合征史者不推荐使用。

5. 老年患者应减量慎用。

【药物相互作用】

1. 本品可逆地抑制 CYP2C19 活性，使 CYP2C19 底物（如苯妥英、地西泮、普萘洛尔、奥美拉唑和氯米帕明）清除时间延长，与本品联用时需调整剂量并监测毒性。

2. 本品长期使用可诱导 CYP3A 活性，故可能会减弱 CYP3A 底物（如环孢素、炔雌醇、咪达唑仑和三唑仑）的药效，合用时应监测 CYP3A 底物的浓度并须调整剂量。

3. 本品可减弱甾体避孕药的效果，使用避孕药期间及停药后 1 个月，应停用本品或使用替代避孕方法。

4. 由于本品的代谢清除与 CYP3A 有关，故与 CYP3A4/5 诱导剂（如卡马西平、苯巴比妥、利福平）或抑制剂（如酮康唑、红霉素）联用时可改变本品的血浆浓度。

5. 本品与哌甲酯或右苯丙胺合用，可使本品的吸收延迟约 1h。本品和氯米帕明合用不会改变任一药的药动学参数。

6. 本品与单胺氧化酶抑制剂的相互作用尚不明确，两药合用时应谨慎。

7. 本品与华法林联用，对华法林的药动学参数无显著影响，但不能排除药效学相互作用。故本品与华法林联用时，应经常监测凝血酶原时间或国际标准化比值。

8. 本品与乙醇的相互作用尚不明确，用药期间避免饮酒。

9. 食物对本品的总生物利用度的影响极小，但可能影响起效和持续时间。

【剂量与用法】

1. OSA 或嗜睡症　200mg/次，1 次/日，早晨服用。

2. SWSD　200mg/次，1 次/日，在开始倒班工作前 1h 给药。

3. 肝功能不全患者　重度肝功不全（伴或不伴肝硬化）者的口服清除率下降，应减量。

4. 老年人剂量　由于老年患者对本品及其代谢物的清除率下降，应使用较小剂量。

【用药须知】

1. 用药后症状未缓解者应避免驾驶或操作机械。

2. 出现多器官过敏反应［发热、皮疹、心肌炎、肝炎、肝功能、异常、血液学异常（如嗜酸性粒细胞增多、白细胞减少、血小板减少）、瘙痒和虚弱］，血管神经性水肿或过敏样反应（如面部、眼、唇、舌或喉部肿胀；吞咽或呼吸困难，声嘶）或严重皮疹反应时，应立即停药。

3. 用药过量最常见的症状为失眠，中枢神经系统症状（如烦躁不安、定向障碍、意识错乱、兴奋和幻觉），消化系统症状（如恶心和腹泻），心血管系统症状（如心动过速、心动过缓、高血压和胸痛）。处理用药过量。若无禁忌证，可催吐或洗胃。

【制剂】片剂：50mg，150mg，200mg，250mg。

【贮藏】贮于 20～25℃。

阿莫达非尼（armodafinil）

别名：Nuvigil。

【理化性状】

1. 本品为白色至类白色结晶性粉末，几乎不溶于水，微溶于丙酮，溶于甲醇。

2. 化学名：2-[(R)-(dipenylmethyl)sulfinyl]acetamide。

3. 分子式：$C_{15}H_{15}NO_2S$。

4. 分子量：273.35。

5. 结构式如下：

【药理学】

1. 本品为莫达非尼的右旋异构体，本品或莫达非尼（消旋体）促醒的确切机制尚不明确。本品与莫达非尼具有相似的药理作用，但比莫达非尼的有效作用时间长。本品促醒的作用与苯丙胺相似。α_1 受体拮抗剂哌唑嗪可增强本品的作用，但体外试验本品并无 α_1 拮抗作用。

2. 本品是间接的多巴胺受体激动剂。体外研究证实，本品可与多巴胺转运蛋白结合，并抑制多巴胺的再摄取。

【药动学】口服本品易吸收，禁食状态下达峰时间约为 2h。食物对总生物利用度的影响极小，但在进食状态下达峰时间可能延迟 2～4h，且食物可能影响起效和持效时间。给药 7d 内血药浓度达稳态。AUC 为 20.1～66.2（μg·h）/ml，与血浆蛋白（主要是白蛋白）的结合率为 60%，表观分布容积约为 42L。本品主要经肝代谢，酰胺水解是最重要的代谢途径，其次是经 CYP3A4/5 酶催化形成砜。口服后本品清除率约为 33ml/min，$t_{1/2}$ 约为 15h。老年人体内的清除率下降。

【适应证】用于阻塞性睡眠呼吸暂停（OSA）、嗜睡症导致的过度睡眠和倒班工作睡眠障碍（SWSD）患者的促醒。

【不良反应】

1. 心血管系统　心悸、心率增快。

2. 呼吸系统　呼吸困难。

3. 泌尿生殖系统　多尿。

4. 免疫系统　严重的不良反应有血管神经性水肿和过敏反应，还可见季节性变态反应。

5. 神经系统　头痛、眩晕、嗜睡、失眠、注意力障碍、震颤、偏头痛、感觉异常、神经质。

6. 精神　可见焦虑、抑郁、兴奋、神经质、情绪低沉。严重不良反应有自杀企图，还可见躁狂症、妄想症、幻觉。

7. 肝　可见 γ-谷氨酰转移酶升高。

8. 胃肠道　可见恶心、食欲缺乏、口干、呕吐、腹泻、消化不良、厌食、便秘、稀便、上腹痛。

9. 血液　有出现轻度全血细胞减少，停药后消失的个案报道。

10. 皮肤　可见接触性皮炎、多汗。严重不良反应有严重皮疹（包括史-约综合征、中毒性表皮坏死松解症、伴嗜酸性粒细胞增多和全身症状的药疹）。

11. 其他　可见疲劳、流感样综合征。

【妊娠期安全等级】C。

【禁忌与慎用】

1. 对本品和莫达非尼过敏者禁用

2. 尚未明确本品是否可经乳汁分泌，哺乳期妇女慎用。

3. 儿童用药的安全性和有效性尚不明确。

4. 有精神病、抑郁症、躁狂症病史者，有近期心肌梗死或不稳定型心绞痛史者，左心室肥大者，有使用中枢神经系统兴奋药造成左房室瓣脱垂综合征史者不推荐使用。

5. 老年患者应减量慎用。

【药物相互作用】

1. 本品可逆地抑制 CYP2C19 活性，使 CYP2C19 底物（如苯妥英、地西泮、普萘洛尔、奥美拉唑和氯米帕明）清除时间延长，与本品联用时须调整剂量并监测毒性。

2. 本品长期使用可诱导 CYP3A 活性，故可能会减弱 CYP3A 底物（如环孢素、炔雌醇、咪达唑仑和三唑仑）的药效，合用时应监测 CYP3A 底物的浓度并须调整剂量。

3. 由于本品的代谢清除与 CYP3A 有关，故与 CYP3A4/5 诱导药（如卡马西平、苯巴比妥、利福平）或抑制药（如酮康唑、红霉素）合用时可改变本品的血药浓度。

4. 本品与中枢神经系统兴奋药的相互作用尚不明确。但莫达非尼与哌甲酯或右安非他明联用，可使莫达非尼吸收延迟约 1h。莫达非尼和氯米帕明联用不会改变任一药的药动学参数。

5. 本品与 MAOIs 的相互作用尚不明确，两药合用时应谨慎。

6. 莫达非尼与华法林联用，对右旋和左旋华法林的药动学参数无显著影响，但不能排除药效学相互作用。故本品与华法林联用时，应经常监测凝血酶原时间或国际标准化比值。

7. 本品与乙醇的相互作用尚不明确，用药期间避免饮酒。

8. 食物对本品的总生物利用度的影响极小，但可能影响起效和持续时间。

【剂量与用法】

1. OSAHS 或发作性睡病　150～250mg/次，1 次/日，早晨服用。

2. SWSD　150mg/次，1 次/日，在开始倒班工作前 1h 给药。

3. 肝功能不全时剂量　重度肝功能不全的清除率下降，应减量。

4. 老年人剂量　由于老年患者对本品及其代谢物的清除率下降，应使用较小剂量。

【用药须知】

1. 用药后症状未缓解者，应避免驾驶或操作机械。

2. 出现多器官过敏反应［发热、皮疹、心肌炎、肝炎、肝功能、异常、血液学异常（如嗜酸性粒细胞增多、白细胞减少、血小板减少）、瘙痒和虚弱］，血管神经性水肿或过敏样反应（如面部、眼、唇、舌或喉部肿胀；吞咽或呼吸困难，声嘶）或严重皮疹反应时，应立即停药。

3. 尚无用药过量的报道。莫达非尼用药过量最常见的症状为失眠，中枢神经系统症状（如烦躁不安、定向障碍、意识错乱、兴奋和幻觉），消化系统症状（如恶心和腹泻），心血管系统症状（如心动过速、心动过缓、高血压和胸痛）。处理用药过量。若无禁忌证，可催吐或洗胃。

【制剂】片剂：50mg，150mg，250mg。

【贮藏】贮于 20～25℃。

第六章 自主神经系统药物

Drugs of Autonomic Nervous System

6.1 拟胆碱药（cholinomimetics）

达伐吡啶（dalfampridine）

别名：氨吡啶、Ampyra、Fampridine。

【理化性状】

1. 本品为细小的白色粉末。

2. 化学名：4-aminopyridine。

3. 分子式：$C_5H_6N_2$。

4. 分子量：94.1。

5. 结构式如下：

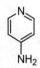

【药理学】本品的确切作用机制尚未明确。本品为广谱的钾通道阻滞剂。动物实验表明，本品可通过抑制钾通道而增强退化轴突的传导。

【药动学】

1. 吸收　本品从胃肠道吸收快速而完全，片剂与口服液比较，相对生物利用度为96%。给予本品的缓释片10mg后，3~4h达C_{max}（7.3~21.6）ng/ml。暴露量与剂量成正比。

2. 分布　本品的蛋白结合率为97%~99%，分布容积为2.6L/kg。

3. 代谢　体外研究显示，CYP2E1是本品的主要代谢催化酶。代谢产物为3-羟基-4-氨基吡啶及其硫酸盐，无活性。缓释片的$t_{1/2}$为5.2~6.5h。

4. 消除　给药24h后，尿中回收95.9%的给药剂量，其中原药占90.3%，粪便中回收0.5%的给药剂量。

【适应证】用于改善多发性硬化患者的行走能力。

【不良反应】常见失眠、头痛、头晕、恶心、关节痛、腰痛、多发性硬化复发、平衡障碍、感觉障碍、鼻咽炎、便秘、消化不良、咽痛。

【妊娠期安全等级】C。

【禁忌与慎用】

1. 癫痫患者禁用。

2. 尚未明确本品是否经乳汁分泌，哺乳期妇女应权衡利弊，选择停药或停止哺乳。

3. 18岁以下儿童用药的安全性及有效性尚未明确。

4. 中、重度肾功能不全者禁用。

【剂量与用法】口服，10mg，2次/日，应间隔12h服用。片剂应整片吞服，与食物是否同服均可。

【用药须知】

1. 治疗前及治疗期间应定期检查肾功能，CC为50~80ml/min者血药浓度会上升50%，应降低剂量。

2. 如发生癫痫，应立即停药，不可再用。

【制剂】缓释片：10mg。

【贮藏】贮于25℃下，短程携带允许15~30℃。

6.2 抗胆碱药（anticholinergic）

非索罗定（fesoterodine）

别名：Toviaz。

本品为毒蕈碱受体拮抗剂。

【理化性状】

1. 化学名：2-[（1R）-3-（diisopropylamino）-1- phenylpropyl]-4-（hydroxymethyl）phenyl isobutyrate。

2. 分子式：$C_{26}H_{37}NO_3$。

3. 分子量：411.6。

4. 结构式如下：

富马酸非索罗定（fesoterodine fumarate）

【理化性状】

1. 本品为白色至类白色粉末，易溶于水，属于前体药物。口服本品后快速去酯化成为活性代谢物（*R*）-2-（3-二异丙胺基-1-苯丙基）-4-甲基苯酚，或称为5-羟甲基托特罗定，属于5-羟毒蕈碱受体拮抗剂。

2. 分子式：$C_{26}H_{37}NO_3 \cdot C_4H_4O_4$。

3. 分子量：527.66。

【用药警戒】

1. 若出现过敏症状和体征，如荨麻疹、呼吸困难及面部、嘴唇、舌头或咽喉肿胀，立即呼叫紧急救护。

2. 如出现下列症状，如胸痛、心率快或不稳定、手或脚肿胀、小便较平时少或无尿、排尿疼痛或困难等，立即停药并就医。

【药理学】

1. 本品是竞争性毒蕈碱受体拮抗剂。口服后迅速而广泛地通过非特异性酯酶水解，活性代谢物5-羟甲基托特罗定具有拮抗毒蕈碱作用，同时也是酒石酸托特罗定片和酒石酸托特罗定缓释胶囊的活性代谢物。毒蕈碱受体对膀胱平滑肌收缩、刺激唾液分泌有重要作用。本品产生作用的机制是抑制膀胱上的毒蕈碱受体。

2. 一项关于患者无意识逼尿肌收缩的尿动态研究证明，给予本品后可增加逼尿肌收缩时的体积和膀胱容量，并呈剂量依赖性。此结果与抗毒蕈碱药物对膀胱的影响一致。

【药动学】

1. 本品口服吸收良好，由于被非特异性酯酶快速、广泛地水解形成活性代谢物5-羟甲基托特罗定，所以血浆中检测不到原形药物。活性代谢物的生物利用度为52%。单次或多次口服本品剂量4～28mg时，血浆活性代谢产物的浓度与给药剂量成正比。给药后约5h可达峰值。多次给药无蓄积。

2. 活性代谢物的血浆蛋白结合率较低（约50%），其主要与白蛋白和α_1-酸性糖蛋白结合。静脉给药后活性代谢产物的平均稳态分布容积为169L。

3. 口服给药后本品被迅速而广泛地水解成其活性代谢物。后者在肝中主要通过CYP3A4和CYP2D6进一步代谢成为几乎无活性的羧基-*N*-脱异丙基代谢产物或*N*-脱异丙基代谢物。经CYP2D6的代谢方式具有多样性，与CYP2D6泛代谢型相比，在约7%的白种人和约2%的非洲裔美国人的CYP2D6乏代谢人群中，本品活性代谢物的C_{max}和AUC分别会增高1.7倍和2倍（表6-1）。

表6-1　CYP2D6泛代谢者及乏代谢者富马酸非索罗定活性代谢产物药动学的几何平均数

药动学参数	4mg	4mg	8mg	8mg
	泛代谢者（*n*=16）	乏代谢者（*n*=8）	泛代谢者（*n*=16）	乏代谢者（*n*=8）
C_{max}（ng/ml）	1.89[43%]	3.45[54%]	3.98[28%]	6.90[39%]
$AUC_{0～tz}$（ng·h/m）	21.2[38%]	40.5[31%]	45.3[32%]	88.7[36%]
T_{max}（h）[a]	5[2～6]	5[5～6]	5[3～6]	5[5～6]
$t_{1/2}$（h）	7.31[27%]	7.31[30%]	8.59[41%]	7.66[21%]

$AUC_{0～tz}$为从0时起至最后一次可检测到的血药浓度；a 数据为中位数（范围）

4. 活性代谢物的消除主要通过肝代谢和肾排泄。本品口服后，从尿液中回收大约服用剂量的70%，其中活性代谢物（16%）、羧基代谢物（34%）、羧基-*N*-脱异丙基化物代谢物（18%）或*N*-脱异丙基代谢物（1%）。从粪便中回收的量少（7%）。静脉注射本品后活性代谢物的终末$t_{1/2}$约为4h，口服给药后，其终末$t_{1/2}$约为7h。

5. 食物对本品药动学无影响。一项16名健康男性志愿者摄入食物对本品药动学的研究表明，与食物同服，本品活性代谢物的AUC和C_{max}分别增加约19%和18%。

6. 年龄、性别及种族对本品药动学无明显影响。

7. 与健康志愿者相比，轻中度肾功能不全者（CC=30～80ml/min）C_{max}和AUC分别升高1.5倍和1.8倍，重度肾功能不全者（CC＜30ml/min），C_{max}和AUC分别升高2.0倍和2.3倍。

8. 与健康志愿者相比，中度肝功能不全者C_{max}和AUC分别升高1.4倍和2倍。未对重度肝功能不全者进行研究。

【适应证】 用于治疗膀胱过度活动综合征的症状，如尿频、尿急和（或）急迫性尿失禁。

【不良反应】

1. 严重不良反应　心绞痛、胸痛、胃肠炎及QT间期延长。

2. 常见抗毒蕈碱药物的典型反应　主要包括口干（本品控释片 8mg/d、4mg/d、安慰剂组分别为35%、19%和7%）和便秘（本品控释片 8mg/d、4mg/d、安慰剂组分别为6%、4%和2%）等。

3. 其他不良反应　消化不良、便秘、恶心、上腹痛、尿道感染、上呼吸道感染、眼干、排尿困难、尿潴留、咳嗽、口干、周围水肿、腰痛、失眠、皮疹、ALT及γ-GGT升高。

4. 上市后报道的不良反应　视物模糊，心悸，过敏反应（血管神经性水肿伴气道阻塞、面部水肿），中枢神经系统反应（头晕、头痛、嗜睡），皮肤和皮下组织异常（荨麻疹、瘙痒）。但上市后上述不良反应的发生频率与本品用药的因果关系尚未确定。

【妊娠期安全等级】 C。

【禁忌与慎用】

1. 尿潴留、胃潴留或未控制的闭角型青光眼患者禁用。

2. 已知对本品活性成分或辅料过敏者禁用。

3. 对托特罗定片或托特罗定缓释胶囊过敏者禁用。

4. 严重的膀胱出口梗阻的患者由于有尿潴留风险应该慎用。

5. 与其他抗胆碱药物一样，胃肠蠕动减少的患者，如有严重便秘者，应慎用。

6. 已被控制的闭角型青光眼患者应慎用本品，除非潜在的获益大于风险。

7. 尚无肝功能不全患者服用本品的资料，因此，不建议使用。

8. 重症肌无力患者胆碱能神经肌肉接头的胆碱能活性降低，应用本品时应谨慎。

9. 尚未知本品是否可以分泌到乳汁，只有在对新生儿的潜在获益大于风险时才可在哺乳期使用。

10. 尚无本品在儿童中用药的安全性和有效性数据。

11. 老年患者不必调整剂量，年龄对本品药动学影响不显著。轻中度肾损害和轻中度肝损害患者不必调整剂量。

【药物相互作用】

1. 本品与其他抗毒蕈碱药物同服，会增加抗毒蕈碱药物效应，产生口干、便秘、尿潴留等。由于抗胆碱能药物可影响胃肠蠕动，可能会阻碍一些同服药物的吸收。

2. 服用强效 CYP3A4 抑制剂（如酮康唑、伊曲康唑、克拉霉素等）时，本品的推荐剂量不应大于4mg。强效 CYP3A4 抑制剂酮康唑与本品同服时，会导致本品的活性代谢物 5-羟甲基托特罗定的最大浓度（C_{max}）和曲线下面积（AUC）增加约1倍。中等强度的 CYP3A4 抑制剂（琥乙红霉素、氟康唑、地尔硫草、维拉帕米和葡萄柚汁）对本品药动学的影响无临床意义，与本品同服时不必调整本品剂量。尚无弱 CYP3A4 抑制剂（西咪替丁）的研究数据。

3. 服用 CYP3A4 诱导剂（利福平、卡马西平等）时不推荐调整剂量。同时口服本品 8mg 与利福平600mg，导致本品的活性代谢物 5-羟甲基托特罗定 C_{max} 和 AUC 分别下降约 70% 和 75%。活性代谢物的终末 $t_{1/2}$ 无改变。

4. 尚无本品与 CYP2D6 抑制剂的药物相互作用临床数据。同服时不推荐调整本品剂量。

5. 体外数据显示，在治疗浓度，本品的活性代谢物无抑制或诱导细胞色素 P450 酶系统的作用。

6. 本品与含有炔雌醇和左炔诺孕酮的复方避孕药同服，后者血药浓度无显著临床意义。

7. 临床研究表明，本品 8mg，1 次/日，对华法林（25mg）的药动学或抗凝活性（PT/INR）无显著影响。应继续华法林的标准治疗监测。

【剂量与用法】

1. 推荐起始剂量为 4mg，1 次/日。基于个体反应和耐受性，剂量可增加到 8mg，1 次/日。

2. 以下人群的日剂量不应超过 4mg。

（1）重度肾功能不全患者（CC<30ml/min）。

（2）服用酮康唑、伊曲康唑、克拉霉素等CYP3A4 抑制剂的患者。

3. 本品不推荐用于重度肝功能不全患者（Child-Pugh 分级为 C 级）。

4. 本品应随液体整片吞服，不应咀嚼、掰开或压碎，与食物是否同服均可。

【用药须知】

1. 与血管神经性水肿有关的上呼吸道肿胀可能会危及生命。如果舌、咽部或喉发生血管神经性水肿时，应立即停用本品并及时治疗或采取措施以保证气道通畅。在某些情况下，血管神经性水肿多发生在首次给药后。

2. 已有本品抗胆碱能作用的各种中枢神经系统（CNS）不良反应的报道，包括头痛、头晕、嗜睡。尤其在开始治疗或增加剂量时，应监测患者抗胆碱能的 CNS 体征。建议患者不要驾驶车辆或操作重型机械。如果患者曾有过抗胆碱能的 CNS 不良反应，应考虑减量或停药。

3. 与其他抗胆碱能药物一样，本品能引起便秘、尿潴留、视物模糊、热衰竭（由于出汗减少）；此外，乙醇能加重本品引起的睡意。

4. 食物对本品的药动学无临床意义的影响。

5. 本品过量能导致严重抗胆碱能作用，应采取对症和支持治疗。一旦过量，建议进行心电图监测。

【制剂】控释片剂：4mg，8mg。

【贮藏】贮于 20～25℃，短程携带允许 15～30℃。注意防潮。

达非那新（darifenacin）

【理化性状】

1. 化学名：(S)-2-{1-[2-（2,3-dihydrobenzofuran-5-yl）ethyl]-3-pyrrolidinyl}-2,2 diphenylacetamide。

2. 分子式：$C_{28}H_{30}N_2O_2$。

3. 分子量：426.55。

4. 结构式如下：

氢溴酸达非那新（darifenacin hydrobromide）

别名：Enablex、Emselex。

【理化性状】

1. 本品为白色或近白色粉末。

2. 化学名：(S)-2-{1-[2-（2,3-dihydrobenzofuran-5-yl）ethyl]-3-pyrrolidinyl}-2,2 diphenylacetamide hydrobromide。

3. 分子式：$C_{28}H_{30}N_2O_2 \cdot HBr$。

4. 分子量：507.5。

【药理学】本品为选择性毒蕈碱性 M_3 受体抑制剂。M_3 受体主导膀胱逼尿肌的收缩，本品即通过阻断 M_3 受体来发挥作用。

【药动学】

1. 吸收　本品的口服生物利用度为 15%～

19%，口服本品缓释片后约 7h 达血药峰值，口服 1 次/日，6d 后达稳态。

2. 分布　本品蛋白结合率约 98%，主要与 α_1-酸糖蛋白结合。表观分布容积为 613L。

3. 代谢　本品主要经 CYP2D6 和 CYP3A4 代谢，代谢产物无活性。

4. 消除　给药剂量的 60%经肾排泄，余随粪便排泄，主要为代谢产物。清除率为 32～40L/min，$t_{1/2}$ 为 13～19h。

【适应证】用于膀胱过度刺激引起的尿频、尿急、尿失禁。

【不良反应】

1. 消化系统　口干、便秘、消化不良、腹痛、恶心、呕吐、腹泻。

2. 泌尿系统　泌尿系感染。

3. 神经系统　头晕、头痛。

4. 全身症状　无力、意外伤害、疼痛、外周水肿。

5. 代谢和营养　体重增加。

6. 肌肉关节　关节痛。

7. 呼吸系统　流感样症状、支气管炎、咽炎、鼻窦炎、鼻炎。

8. 心血管系统　高血压。

9. 皮肤　皮肤干燥、皮疹、瘙痒。

10. 其他　眼干、视觉异常。

【妊娠期安全等级】C。

【禁忌与慎用】

1. 对本品过敏者禁用。

2. 尿潴留、胃潴留及未控制的闭角型青光眼患者禁用。

3. 重度肝功能不全者禁用。

4. 有明显膀胱尿道阻塞症状的患者慎用。

5. 胃肠道阻塞性疾病、严重便秘、溃疡性结肠炎、重症肌无力患者慎用。

6. 已经控制的闭角型青光眼患者慎用。

7. 尚未明确本品是否经乳汁分泌，哺乳期妇女慎用。如确需使用，应选择停药或停止哺乳。

8. 儿童用药的安全性及有效性尚未确定。

【药物相互作用】

1. 本品主要经 CYP2D6 和 CYP3A4 代谢，CYP3A4 抑制剂（如酮康唑、利托那韦、克拉霉素等）可升高本品的血药浓度，合用时本品的剂量不超过 7.5mg/d。

2. 西咪替丁可增加本品的暴露量。

3. 与治疗窗窄的 CYP2D6 的底物（氟卡尼、硫利达嗪、三环类抗抑郁药）合用时应谨慎，本品可升高经 CYP2D6 代谢的药物的血药浓度。

4. 与其他抗胆碱药合用，可加剧口干、视物模糊等不良反应。

5. 本品可降低胃肠道的运动功能，可能影响其他口服药物的吸收。

【剂量与用法】口服，7.5mg/次，1 次/日，根据效应可增加至 15mg/d。本品片剂应整片吞服。

【用药须知】本品过量可引起严重抗毒蕈碱作用，应采取对症治疗和支持治疗，并监测心电图。

【制剂】缓释片剂：7.5mg。

【贮藏】避光贮于 15～30℃。

索利那新（solifenacin）

【理化性状】

1. 化学名：(1S)-(3R)-1-azabicyclo[2.2.2]oct-3-yl- 3,4-dihydro-1-phenyl-2（1H）iso-quinoline-carboxylate。

2. 分子式：$C_{23}H_{26}N_2O_2$。

3. 分子量：362.47。

4. 结构式如下：

琥珀酸索利那新（solifenacin succinate）

别名：卫喜康、VESIcare。

【理化性状】

1. 化学名：butanedioic acid, compounded with (1S)-(3R)-1-azabicyclo[2.2.2]oct-3-yl 3,4-dihydro-1-phenyl-2（1H）iso-quinolinecarboxylate （1∶1）。

2. 分子式：$C_{23}H_{26}N_2O_2 \cdot C_4H_6O_4$。

3. 分子量：480.55。

【药理学】本品是竞争性毒蕈碱受体拮抗剂，对膀胱的选择性高于唾液腺。毒蕈碱 M_3 受体在一些主要由胆碱能介导的功能中起着重要作用，包括收缩膀胱平滑肌和刺激唾液分泌。本品通过阻滞膀胱平滑肌的毒蕈碱 M_3 受体来抑制逼尿肌的过度活动，从而缓解膀胱过度活动症伴随的急迫性尿失禁、尿急和尿频症状。

【药动学】

1. 吸收：口服本品后，在 3～8h 后达 C_{max}，T_{max} 与给药剂量无关。剂量在 5～40mg 时，C_{max} 和 AUC 与给药剂量成比例增加。绝对生物利用度约为 90%。进食不影响本品的 C_{max} 和 AUC。

2. 分布：静脉给药后本品的表观分布容积约为 600L。本品很大程度上与血浆蛋白结合（98%），主要是与 α_1-酸性糖蛋白结合。

3. 代谢：本品在肝中广泛代谢，主要代谢酶是 CYP3A4，也存在其他代谢途径。本品的全身清除率大约是 9.5L/h，终末 $t_{1/2}$ 为 45～68h。口服后除了可检测到原药外，还可在血浆中发现一种有药理学活性的代谢物（4R-羟基索利那新）和 3 种无活性的代谢物（N-葡糖苷酸结合物、索利那新 N-氧化物和 4R-羟基索利那新-N-氧化物）。

4. 排泄：单次给 ^{14}C 标记的本品 10mg 后，26d 内在尿中检测到约 70% 的放射性，在粪便中检测到约 23% 的放射性。在尿中回收的放射性约 11% 来自未变化的原药，18% 为 N-氧化代谢物，9% 为 4R-羟基-N-氧化代谢物，8% 为 4R-羟基代谢物（活性代谢产物）。在治疗量范围内，药动学呈线性。

5. 在重度肾功能不全（CC≤30ml/min）的患者，本品的暴露量 C_{max} 增加约 30%，AUC 增加 100% 以上，$t_{1/2}$ 延长 60% 以上。肌酐清除率和本品的清除率之间有统计学意义的关系。在中度肝功能不全（Child-Pugh 评分 7～9 分）患者，C_{max} 不受影响，AUC 增加 61%，$t_{1/2}$ 延长 1 倍。未在重度肝功能不全患者中进行研究。

【适应证】用于膀胱过度活动症患者伴有的尿失禁和（或）尿频、尿急症状的治疗。

【不良反应】常见的不良反应包括口干、便秘、恶心、呕吐、上腹痛。

【妊娠期安全等级】C。

【禁忌与慎用】

1. 尿潴留、严重胃肠道疾病（包括中毒性巨结肠）、重症肌无力或闭角型青光眼的患者禁用本品。

2. 对本品活性成分或辅料过敏的患者禁用。

3. 进行血液透析的患者禁用。

4. 重度肝功能不全的患者禁用。

5. 正在使用酮康唑等强力 CYP3A4 抑制剂的重度肾功能不全或中度肝功能不全患者禁用。

6. 动物实验证实，本品可经乳汁分泌，并影响幼子发育，故哺乳期妇女应避免使用本品。

7. 儿童用药的安全性和有效性尚未确立。因此，儿童不应使用本品。

8. 明显的下尿道梗阻，有尿潴留的风险者慎用。

9. 胃肠道梗阻性疾病、有胃肠蠕动减弱的危险者慎用。

10. 自主神经疾病患者慎用。

11. 食管裂孔疝/胃食管反流和（或）正在服用能引起或加重食管炎的药物（如二磷酸盐化合物）者慎用。

【药物相互作用】

1. 与其他具有抗胆碱作用的药品合用可能引起更明显的治疗作用和不良反应。在停止本品治疗、开始使用其他抗胆碱药物之前，应设置约1周的间隔。同时使用胆碱能受体激动剂可能降低本品的疗效。

2. 本品能降低甲氧氯普胺和西沙必利等促进胃肠蠕动的作用。

3. 体外研究证明，治疗浓度时本品不抑制CYP1A1、CYPIA2、CYP2C9、CYP2C19、CYP2D6或CYP3A4。因此，本品不太可能影响通过这些CYP同工酶代谢的药物的清除率。

4. 本品由CYP3A4代谢。同时给予强效CYP3A4抑制剂酮康唑200mg/d，可使本品的AUC增加2倍；酮康唑剂量增至400mg/d，可使AUC增加3倍。因此，同时与酮康唑或利托那韦、奈非那韦和伊曲康唑等其他强效CYP3A4抑制剂使用时，本品的最大剂量应限制在5mg。

5. 尚未研究酶诱导对本品及其代谢物的作用，以及CYP3A4底物对本品暴露的作用。因为本品由CYP3A4代谢，所以可能与其他高亲和力CYP3A4底物（如维拉帕米、地尔硫䓬）和CYP3A4诱导剂（如利福平、苯妥英、卡马西平）发生相互作用。

6. 本品与口服避孕药（炔雌醇或左炔诺孕酮）无临床意义的相互作用。

7. 口服本品时不改变 R-华法林或 S-华法林的药动学及它们对凝血酶原时间的影响。

8. 口服本品未显示对地高辛的药动学有明显影响。

【剂量与用法】

1. 本品的推荐剂量为1次/日，5mg/次，必要时可增至1次/日，10mg/次。本品必须整片用水送服，餐前或餐后均可服用。

2. 轻中度肾功能不全患者（CC＞30ml/min）不必调整剂量。重度肾功能不全患者（CC≤30ml/min）应谨慎用药，剂量不应超过5mg/d。

3. 轻度肝功能不全患者不必调整剂量。中度肝功能不全（Child-Pugh评分7～9分）患者应谨慎用药，剂量不可超过5mg/d。

4. 与酮康唑或治疗剂量的其他强效CYP3A4抑制剂如利托那韦、奈非那韦和伊曲康唑同时用药时，本品的最大剂量不应超过5mg。

【用药须知】

1. 神经源性逼尿肌过度活动患者的用药安全性和有效性尚未确立。

2. 遗传性半乳糖不耐症、Lapp乳糖酶缺乏或葡萄糖-半乳糖吸收不良的患者，不应使用本品。

3. 最早可在服药4周后确定本品的最大疗效。

4. 对驾驶和操作机械的影响：像其他抗胆碱能药物一样，本品可能引起视物模糊、嗜睡和疲劳（不太常见），可能对驾驶和机械操作有负面影响。

5. 一旦出现服药过量应立即洗胃并给予支持性治疗，同时推荐使用心电监护仪进行监护。

【制剂】 片剂：5mg。

【贮藏】 密封，室温（10～30℃）下保存。

咪达那新（imidafenacin）

别名：Staybla。

【理化性状】

1. 本品为白色结晶或结晶性粉末，易溶于乙酸，溶于二甲基酰胺、甲醇，难溶于乙醇，微溶于乙腈，几乎不溶于水。

2. 化学名：4-（2-methyl-1H-imidazol-1-yl）-2,2-diphenylbutanamide。

3. 分子式：$C_{20}H_{21}N_3O$。

4. 分子量：319.40。

5. 结构式如下：

【药理学】 本品为毒蕈碱性 M_3 受体、M_1 受体抑制剂。M_3 受体主导膀胱逼尿肌的收缩，M_1 受体强化乙酰胆碱对膀胱的刺激作用。本品通过阻断 M_3 受体、M_1 受体来发挥作用。

【药动学】

1. 吸收 本品口服后几乎100%经消化道吸收，绝对生物利用度为57.8%，空腹服用后1.5h达血药峰值，进餐后1.3h达血药峰值。进餐后的AUC较空腹服用增加20%，C_{max} 增加30%。

2. 分布 本品的蛋白结合率为87.1%～88.8%，主要与白蛋白和 α_1-酸性糖蛋白结合。

3. 代谢　本品经首关效应代谢 40%，经 CYP3A4 代谢为 M2（氧化代谢产物）和 M4（环裂解代谢产物），经 CYP3A4 代谢为 UGT1A4 为 M9（咪达那新-葡糖酸苷）。本品及代谢产物对 CYP 酶均无抑制活性。

4. 消除　给予放射性标记的本品 0.25mg，192h 内粪便和尿液中分别回收 65.6% 和 29.4% 的放射性。尿中约有给药剂量的 10% 的原药，粪便中未发现原药。$t_{1/2}$ 约为 2.9h。

【适应证】用于膀胱过度活动症引起的尿急、尿频及尿失禁。

【不良反应】临床试验中报告的不良反应包括眼压升高、口干、口渴、排尿困难、麻痹性肠梗阻、腹胀、幻觉、QT 间期延长、心动过缓、急性青光眼、便秘、消化不良、腹痛、恶心、呕吐、腹泻、心悸、血压升高、期前收缩、咽痛、咳嗽、红细胞降低、白细胞降低、血小板降低、排尿困难、膀胱炎、肾盂肾炎、尿蛋白、眼干、眼疲劳、眼睑水肿、复视、ALT 及 AST 升高、血尿酸升高、血脂升高、皮肤干燥、中毒性巨结肠。

【禁忌与慎用】
1. 对本品过敏者禁用。
2. 尿潴留、胃肠道阻塞性疾病、麻痹性肠梗阻、幽门闭锁、消化道运动功能低下及未控制的闭角型青光眼患者禁用。
3. 中重度肝功能不全者禁用。
4. 有明显膀胱尿道阻塞症状的患者慎用。
5. 胃肠道阻塞性疾病、严重便秘、溃疡性结肠炎、重症肌无力患者慎用。
6. 已经控制的闭角型青光眼患者慎用。
7. 尚未明确本品是否经乳汁分泌，哺乳期妇女慎用。如确需使用，应选择停药或停止哺乳。
8. 儿童用药的安全性及有效性尚未确定。

【药物相互作用】
1. 本品主要经 CYP2D6 和 CYP3A4 代谢，CYP3A4 抑制剂（如酮康唑、利托那韦、克拉霉素等）可升高本品的血药浓度。
2. 与其他抗胆碱药合用，可加剧口干、视物模糊等不良反应。

【剂量与用法】成人口服 0.1mg/次，2 次/日，早晚饭后各服 1 次；如果疗效不显著，可增加到 0.2mg/次，2 次/日。

【用药须知】用药前须明确诊断，因其他疾病也可能造成尿急、尿频和尿失禁。

【制剂】片剂：0.1mg。
【贮藏】避光保存。

右苄替米特（dexetimide）

本品为抗胆碱药。

【理化性状】
1. 化学名：3-（1-benzyl-4-piperidyl）-3-phenylpiperidine-2,6-dione。
2. 分子式：$C_{23}H_{26}N_2O_2$。
3. 分子量：362.5。
4. 结构式如下：

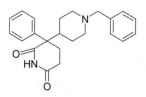

盐酸右苄替米特（dexetimide hydrochloride）

【理化性状】
1. 化学名：3-（1-benzyl-4-piperidyl）-3-phenylpiperidine-2,6-dione monohydrochloride。
2. 分子式：$C_{23}H_{26}N_2O_2 \cdot HCl$。
3. 分子量：398.92。

【药理学】本品有较强的中枢和外周抗胆碱能作用，具有起效较快、长效等特点。

【适应证】治疗抗精神病药物引起的帕金森病。

【不良反应】可能出现口干、呕吐、头痛、眩晕、视觉模糊、瞳孔散大等。继续用药或减量常会自行消失，不需处理，有口干者，可饮水或口含硬糖以缓和症状，对于原发或并发迟发性运动障碍患者，用药后迟发性运动障碍可能加剧，极个别患者可能出现颜面水肿、烦躁不安，伴有濒死感，停药后症状会消失。

【剂量与用法】成人，1 次/日，0.55mg/次，每日剂量不得超过 1.10mg。儿童剂量按体重调整。

【用药须知】患有青光眼、前列腺肥大者及孕妇慎用。

【制剂】片剂：0.55mg。
【贮藏】密闭保存。

6.3　拟肾上腺素药（adrenomimetics）

米拉贝隆（mirabegron）

别名：Myrbetriq。

本品为β₃-肾上腺素能激动剂。

【CAS】223673-61-8。

【ATC】G04BD12。

【理化性状】

1. 本品为白色粉末，几乎不溶于水，溶于甲醇和二甲基亚砜。

2. 化学名：2-（2-aminothiazol-4-yl）-N-[4-（2-{[（2R）-2-hydroxy2-phenylethyl]amino}ethyl)phenyl]acetamide。

3. 分子式：$C_{21}H_{24}N_4O_2S$。

4. 分子量：396.51。

5. 结构式如下：

【药理学】本品是β₃-肾上腺素能受体激动剂，通过活化β₃-肾上腺素能受体，使膀胱逼尿肌松弛，增加膀胱容量。

【药动学】

1. 口服给药后，约 3.5h 血药浓度达峰值，剂量25mg时绝对生物利用度为29%，50mg时为35%。C_{max} 和 AUC 增加的比例高于剂量增加的比例，50mg 以上剂量时更加明显。剂量从 50mg 增至 100mg，C_{max} 和 AUC 分别增加 2.9 倍和 2.6 倍。剂量从 50mg 增至 200mg，C_{max} 和 AUC 分别增加 8.4 倍和 6.5 倍。每日 1 次给药，7d 后达稳态。分布广泛，静脉给药，稳态分布容积约 1670L。蛋白结合率约 71%，显示与白蛋白和α₁-酸性糖蛋白有中等亲和力。可进入红细胞内。体外研究显示，红细胞中浓度约为血浆中的 2 倍。

2. 本品在体内有多种代谢途径，包括脱烷基化、氧化、葡糖醛酸化、酰胺水解。循环中主要为原药，血浆中存在两种无活性代谢产物。虽然体外研究显示CYP2D6和CYP3A4在本品的氧化代谢中具有重要作用，但是体内研究显示这两种酶对本品总体消除作用有限。遗传性 CYP2D6 弱代谢者 C_{max} 和 AUC 较强代谢者分别高 16%和 17%。丁酰胆碱酯酶、二磷酸葡糖醛酸基转移酶、乙醇脱氢酶也参与本品的代谢。

3. 本品静脉注射后，总清除率约为57L/h，终末 $t_{1/2}$ 约 50h，肾清除率约 13L/h，主要通过肾小管分泌及肾小球滤过。尿液中原药与剂量相关，剂量为 25mg/d 时，尿中原药约为 6%，剂量为 100mg/d 时则为 12.2%。健康志愿者给予 160mg ^{14}C 标记的本品溶液，尿液中回收 55%放射性，粪便中回收 34%。

【适应证】用于治疗膀胱过度活动症伴发的尿失禁、尿急、尿频。

【不良反应】

1. 常见不良反应包括高血压、鼻咽炎、尿路感染及头痛。其他少见不良反应包括便秘、上呼吸道感染、关节痛、腹泻、腹痛、心动过速、疲乏。

2. 低于 1%的不良反应包括心悸、血压升高、青光眼、消化不良、胃炎、腹胀、鼻窦炎、鼻炎、γ-GGT 升高，AST、ALT、LDH 升高，肾结石、膀胱痛、阴道炎、风疹、白细胞破碎性血管炎、皮疹、瘙痒、紫癜及嘴唇水肿。

3. 上市后发现的不良反应为尿潴留。

【妊娠期安全等级】C。

【禁忌与慎用】

1. 终末期肾病者及重度肝功能不全者禁用。

2. 高血压患者禁用。

3. 膀胱出口梗阻的尿潴留患者及使用抗毒蕈碱药的膀胱过度活动症患者慎用。

4. 孕妇只有在本品的益处大于对胎儿伤害的风险时才可使用。

5. 哺乳期妇女应权衡本品对其的重要性，选择停药或停止哺乳。

6. 儿童用药的安全性和有效性尚未建立。

【药物相互作用】

1. 本品为中效 CYP2D6 抑制剂，能升高经CYP2D6 代谢的药物，如美托洛尔、地昔帕明的血药浓度，如需合用，降低剂量，并监测血药浓度，特别是合用治疗窗窄的CYP2D6底物，如硫利达嗪、氟卡尼及普罗帕酮。

2. 与地高辛合用时，地高辛 C_{max} 可升高 1.01～1.3ng/ml（29%），AUC 可升高 16.7～19.3（ng·h）/ml（27%）。如需合用，地高辛从最低剂量开始，并监测血浆地高辛浓度。

多剂量口服本品 100mg 后，单次服用 25mg 华法林，S-华法林及 R-华法林的 C_{max} 将升高约 4%，AUC 将升高约 9%。本品不影响单次服用华法林 25mg 的药效，如 INR 及凝血酶原时间，但对多次服用华法林药效的影响尚未进行充分研究。

【剂量与用法】

1. 推荐起始剂量 25mg，1 次/日，如需要可增加剂量至 50mg，1 次/日。

2. 中度肝功能不全者及重度肾功能不全者每日剂量不超过 25mg。

【用药须知】本品能升高血压，应定期监测血压，未控制的严重高血压患者禁用。

【制剂】缓释片剂：25mg，50mg。

【贮藏】贮于 20～25℃，短程携带允许 15～30℃。

洛非西定 （lofexidine）

别名：Lucemyra，凯尔丁，洛非斯汀，罗西定。本品为中枢 α_2-肾上腺素受体激动剂。

【CAS】31036-80-3。

【ATC】N07BC04。

【理化性状】

1. 化学名：2-[1-（2,6-dichlorophenoxy）ethyl]-4,5-dihydro-1H-imidazole。

2. 分子式：$C_{11}H_{12}Cl_2N_2O$。

3. 分子量：259.132。

4. 结构式如下：

盐酸洛非西定 （lofexidine hydrochloride）

【CAS】21498-08-8。

【理化性状】

1. 本品为白色至类白色结晶性粉末，易溶于水、甲醇和乙醇。微溶于三氯甲烷，几乎不溶于己烷、苯。

2. 化学名：2-[1-（2,6-dichlorophenoxy）ethyl]-4,5-dihydro-1H-imidazole, monohydrochloride。

3. 分子式：$C_{11}H_{13}Cl_3N_2O$。

4. 分子量：295.6。

【药理学】本品为中枢 α_2-肾上腺素受体激动剂，能与肾上腺素能神经元的受体结合，减少去甲肾上腺素的释放，降低交感神经紧张度。

【药动学】

1. 吸收　单次口服本品后，吸收良好，其达峰时间为 3～5h，本品的药动学与剂量成近似正比，进食不影响其药动学。口服单剂量（0.36mg 的口服溶液）相对于静脉输注（200min 输注 0.2mg）的绝对生物利用度为 72%。口服剂量和静脉输注后的平均 C_{max} 分别为 0.82ng/ml（T_{max} 中值为 3h）和 0.64ng/ml（平均 T_{max} 为 4h）。平均 AUC_{inf} 的平均值分别为 14.9（ng•h）/ml 和 12.0（ng•h）/ml。

2. 分布　口服和静脉给药后，本品的平均表观分布容积分别为 480L 和 297.9L，明显大于身体总体积，显示本品广泛分布到身体的各种组织中。本品的蛋白结合率约为 55%。一项研究表明，在达血药峰值时，本品在志愿者红细胞中的浓度为血药浓度的 27%。

3. 代谢　根据绝对生物利用度结果分析，本品经首过效应约 30%剂量转化为非活性代谢物。本品主要由 CYP2D6 代谢；CYP1A2 和 CYP2C19 也能够代谢本品。

4. 消除　静脉给药后，本品的 $t_{1/2}$ 约为 12h，平均清除率为 17.6L/h。

本品初次用药后终末 $t_{1/2}$ 为 11～13h。达稳态后，终末 $t_{1/2}$ 为 17～22h。按推荐给药方案重复用药后蓄积可达 4d。

本品质量平衡研究显示，在给药后 144h，尿液中放射性物质几乎完全排泄（93.5%），给药 216h 后的粪便中再回收 0.92%的放射性物质。本品在胃肠道中几乎完全被吸收，其原药及其代谢物主要通过肾排泄。经肾排泄的原药占给药剂量的 15%～20%。

【适应证】用于缓解成人阿片类药物戒断症状。

【不良反应】主要不良反应有失眠、（直立性）低血压、心动过缓、眩晕、嗜睡、过度镇静、口干等不良反应。

【禁忌与慎用】

1. 严重的冠状动脉功能不全、近期发生心肌梗死、脑血管疾病、慢性肾衰竭及有明显心动过缓的患者禁用。

2. 妊娠期妇女使用本品的安全性尚未确定。在动物生殖研究中，大鼠和家兔妊娠期胚胎器官形成时，口服本品，可降低胎儿体重，胎儿的重吸收增加，并在人类暴露量下可致产子减少。

3. 哺乳期妇女使用本品安全性尚未确定，哺乳期妇女慎用。

4. 儿童使用本品的安全性及有效性尚未确定。

5. 对于 65 岁以上的患者应慎用。按照肾功能不全的程度进行剂量调整。

6. 先天性长 QT 间期综合征的患者应避免使用。

【药物相互作用】

1. 与美沙酮合用可导致 QT 间期延长，合用时应监测心电图。

2. 本品和口服纳曲酮联用会使纳曲酮的稳态药动学有统计学上的显著差异。如果在服用本品的2h内服用纳曲酮，可使其疗效降低。如果纳曲酮非口服给药，两药相互作用不可预测。

3. 与CYP2D6抑制剂帕罗西汀合用，可使本品吸收的程度增加28%。当CYP2D6抑制剂与本品合用时，应监测患者直立性低血压和心动过缓的症状。

4. 本品可增强苯二氮䓬类药物、乙醇、巴比妥类药物和其他镇静药物对中枢神经系统的抑制作用。

5. 本品应避免与减慢心率、降低血压的药物合用。

【剂量与用法】

1. 推荐剂量。在戒断高峰期（通常是末次使用阿片类药物后的5～7d），根据症状和不良反应情况，常用的起始剂量为单次口服0.54mg，每日4次，间隔5～6h。每日用量不应超过2.88mg（16片），单次剂量不应超过0.72mg（4片）；可持续用药14d。

为减轻本品的戒断症状，可在2～4d逐渐减少剂量（如每1～2日减少1片）。对于本品不良反应敏感性较强的患者来说，本品用量应该降低、暂停或停用。随着阿片类药物戒断症状消退，剂量也可减少。

2. 肝功能不全患者的剂量调整见表6-2。

表6-2 肝功能不全患者的剂量调整

	轻度	中度	重度
Child-Pugh评分	5～6	7～9	>9
推荐剂量	0.54mg/次 4次/日 （2.16mg/d）	0.36mg/次 4次/日 （1.44mg/d）	0.18mg/次 4次/日 （0.72mg/d）

3. 肾功能不全患者的剂量调整见表6-3。

表6-3 肾功能不全患者的剂量调整

	轻中度	重度，终末期肾病，透析
GFR（肾小球滤过率）（ml/min）	30～89.9	<30
推荐剂量	0.36mg/次 4次/日 （1.44mg/d）	0.18mg/次 4次/日 （0.72mg/d）

【用药须知】

1. 本品可导致血压下降、心率减慢、直立性低血压或晕厥；服药前及期间要注意监测生命体征。如果出现临床显著或有症状的低血压和（或）心动过缓，则应降低本品剂量、推迟给药或略过一次剂量。

2. 服用本品期间应监测充血性心力衰竭、心动过缓、肝功能、肾功能。在电解质异常的患者（如低钾血症或低镁血症）中，首先要纠正异常。

3. 本品不用于治疗阿片类药物使用障碍的患者。完全停用阿片类药物的患者可能对阿片类药物的耐受性降低，并且在恢复阿片类药物使用时，可能增加致命性过量的风险。对于阿片类药物使用障碍的患者，本品仅能与综合治疗方案合用，并告知患者和护理人员用药过量风险会增加。

4. 本品突然停用会导致血压明显升高。症状包括腹泻、失眠、焦虑、发冷、多汗和疼痛。指导患者不要在没有咨询医师的情况下停用本品。准备停用本品治疗时，应逐渐降低剂量。可预先或给药治疗后，告知患者与停药有关的症状。

5. 本品服用过量可表现为低血压、心动过缓和镇静。若发生急性服药过量，应酌情进行洗胃。透析不能清除大部分的药物。在用药过量的情况下，针对症状进行支持性治疗。

6. 本品在CYP2D6乏代谢患者中的药动学尚未系统评估，但是很可能会如合用CYP2D6抑制剂一样增加本品的暴露量（约28%）。在CYP2D6乏代谢患者中应监测不良反应，如直立性低血压和心动过缓。

【制剂】片剂：0.18mg（相当于其盐酸盐0.2mg）。

【贮藏】贮于25℃下，短程携带允许15～30℃。

6.4 抗肾上腺素药（antiadrenergics）

奈必洛尔（nebivolol）

别名：Bystolic。
本品为β受体阻滞剂。

【理化性状】

1. 本品的盐酸盐为白色至几乎白色粉末，溶于甲醇、二甲基亚砜及 N,N-二甲基甲酰胺，难溶于乙醇、丙烯、乙二醇及聚乙二醇，微溶于己烷、二氯甲烷及甲苯。本品为 L 及 R 立体异构体的消旋混合物。

2. 化学名：（1*RS*,1'*RS*）-1,1'-[（2*RS*,2'*SR*）bis（6-fluoro-3,4-dihydro-2*H*-1-benzopyran-2-yl）]-2,2'-iminodiethanol hydrochloride。

3. 分子式：$C_{22}H_{25}F_2NO_4$。

4. 分子量：405.48。

5. 结构式如下：

盐酸奈必洛尔（nebivolol hydrochloride）

【理化性状】

1. 分子式：$C_{22}H_{25}F_2NO_4 \cdot HCl$。

2. 分子量：441.9。

【用药警戒】本品可能诱发或加重外周血管病患者动脉供血不足的症状，也可能加重甲状腺功能亢进的症状或导致甲状腺功能亢进危象。

【药理学】

1. 本品为β受体阻滞剂，在快代谢型人群（大多数人）和≤10mg 的剂量下，本品优先作用于$β_1$受体；在慢代谢型人群和较高剂量时，本品对$β_1$和$β_2$受体均有抑制作用。本品在治疗剂量时无内在拟交感活性和膜稳定作用，也无$α_1$受体抑制活性。本品的不同代谢物，包括葡萄糖酸苷均有β受体阻滞活性。

2. 本品降压作用的确切机制未明，可能包括下列因素：①降低心率；②降低心肌收缩力；③降低脑血管运动中枢传出至外周的交感神经的紧张性；④抑制肾素活性；⑤扩张血管，降低外周血管阻力。

【药动学】

1. 本品通过许多途径代谢，包括葡糖醛酸化和由 CYP2D6 介导的羟化。在 CYP2D6 泛代谢者中，活性同分异构体（D-奈必洛尔）有效 $t_{1/2}$ 约 12h，而乏代谢者的有效 $t_{1/2}$ 约为 19h。

2. 直至剂量达 20mg，在泛代谢者和乏代谢者中，血浆 D-奈必洛尔升高与剂量增加成比例。L-奈必洛尔的暴露量高于 D-奈必洛尔，但是 L-奈必洛尔的活性低，D-奈必洛尔与受体的亲和力比 L-奈必洛尔高 1000 倍以上。在相同剂量下，乏代谢者 D-奈必洛尔的 AUC 为泛代谢者的 5 倍，C_{max} 为 10 倍。在乏代谢者中重复每日 1 次给药，D-奈必洛尔蓄积约 1.5 倍。

3. 本品的吸收类似口服液。其绝对生物利用度

还不明确，食物不影响本品的药动学。泛代谢者和乏代谢者平均 T_{max} 为 1.5～4h。本品的血浆蛋白结合率约为 98%，主要与白蛋白结合，并与本品的血药浓度无关。

4. 本品主要通过直接葡糖醛酸化代谢，少部分通过 CYP 介导的 *N*-脱烷基化和氧化代谢。其立体特异性代谢产物有药理学活性。

5. 单剂量口服 ^{14}C 标示的本品，泛代谢者尿中回收 38%，粪便中回收 44% 的剂量；乏代谢者尿中回收 67%，粪便中回收 13% 的剂量。本品全部经多个氧化物或它们相应的葡糖苷酸共轭物排泄。

6. 中度肝功能不全患者血药峰值升高 3 倍，AUC 增加 10 倍，表观清除率降低 86%。轻度肾功能不全者表观清除率无变化，中度者轻微降低，重度者表观清除率降低 53%。

【适应证】本品用于降低血压，治疗高血压。可以单独使用或与其他抗高血压药合用。

【不良反应】

1. 临床试验中导致停药的最常见的不良反应有头痛（0.4%）、恶心（0.2%）和心动过缓（0.2%）。

2. 临床试验中发生率≥1%且高于安慰剂对照组的不良反应有心动过缓、腹泻、恶心、疲劳、胸痛、表面水肿、头痛、头晕、失眠症、呼吸困难、皮疹。

3. 发生率≥1%且与安慰剂对照组接近的不良反应有全身乏力、腹痛、高胆固醇血症、感觉异常。

4. 实验室检查异常　本品与尿素氮、尿酸和三酰甘油的升高，以及高密度脂蛋白胆固醇和血小板计数的降低有关。

5. 上市后报道的不良反应　肝功能异常（包括 AST、ALT、胆红素升高）、急性肺水肿、急性肾衰竭、房室传导阻滞（二度和三度）、支气管痉挛、勃起功能障碍、过敏反应（包括荨麻疹、过敏性脉管炎及罕见的血管性水肿）、心肌梗死、瘙痒、牛皮癣、雷诺综合征、外周缺血/跛行、嗜睡、晕厥、血小板减少症、各种皮疹和皮肤病、眩晕及呕吐等。

【妊娠期安全等级】C。

【禁忌与慎用】

1. 以下患者禁用本品：严重心动过缓、大于一度的心脏传导阻滞、心源性休克、代偿失调的心力衰竭、病态窦房结综合征（安装永久性心脏起搏器除外）、重度肝功能不全（Child-Pugh 分级>B 级）患者及对该产品的任何成分过敏者。

2. 儿童用药的安全性和有效性尚未确定。

3. 对大鼠的研究表明，本品或其代谢物能穿过

胎盘屏障，在乳汁中排泄。但尚未明确本品是否是从人类乳汁中排出。由于β受体阻滞剂对哺乳婴儿有潜在的严重不良反应，尤其是心动过缓，因此，在哺乳期不建议使用本品。

4. 未对孕妇进行研究，只有潜在的效益大于对胎儿的伤害时才能使用。

5. 65岁以上老年人与年轻患者在疗效和不良反应出现率方面无整体差异。

6. 心力衰竭患者如出现心力衰竭恶化，停用本品。

【药物相互作用】

1. CYP2D6抑制剂（奎尼丁、普罗帕酮、氟西汀、帕罗西汀等）可增加本品的暴露量，两者合用时本品可能需减量。

2. 本品不能与其他β受体阻滞剂同时使用。与儿茶酚胺耗竭类药物（如利血平、胍乙啶）合用，应对患者进行密切监护。与可乐定合用时，在其逐渐减量前应停用本品数天。

3. 洋地黄糖苷类和β受体阻滞剂均可使房室传导减缓，心率减慢。两者合用可增加心动过缓的风险。

4. 本品可加重心肌抑制剂或房室传导抑制剂的效应，如某些钙通道阻滞药[苯烷基胺类（维拉帕米）和苯并噻氮䓬类（地尔硫䓬）]或抗心律失常药物（丙吡胺）。

5. 西咪替丁（400mg，2次/日）导致血浆中的D-奈必洛尔水平增加23%。

6. 与西地那非合用时，西地那非的AUC和C_{max}分别减少21%和23%。D-奈必洛尔的C_{max}和AUC也降低（<20%）。

7. 本品与地高辛、华法林、利尿药、雷米普利、氯沙坦、雷尼替丁、活性炭合用无临床意义的相互作用。

8. 对于高血压患者，利用群体药动学分析，证明以下药物（对乙酰氨基酚、阿司匹林、阿托伐他汀、埃索美拉唑、布洛芬、左甲状腺素钠、二甲双胍、西地那非、辛伐他汀或生育酚）对本品药动学无影响。

9. 以下药物（地西泮、地高辛、苯妥英、依那普利、氢氯噻嗪、丙米嗪、吲哚美辛、普萘洛尔、磺胺二甲嘧啶、甲苯磺丁脲、华法林）不改变体外本品与血浆蛋白质结合。

【剂量与用法】

1. 本品剂量必须个体化。对大多数患者，单用本品或与其他药物合用，推荐起始剂量为5mg，1次/日，与食物是否同服均可。如需要进一步降低血压，可以2周为间隔逐渐增加剂量，直到40mg/d。更频繁的给药方案无益。

2. 重度肾功能不全患者（CC<30ml/min），推荐的初始剂量为2.5mg，1次/日；需要时可缓慢滴定剂量。未在透析患者中进行研究。

3. 中度肝功能不全的患者，推荐初始剂量为2.5mg，1次/日；需要时可缓慢滴定剂量。尚未对重度肝功能不全的患者进行研究，因此，本品不推荐该人群使用。

4. 老年人及CYP2D6乏代谢者无须调整剂量。

【用药须知】

1. 有冠状动脉疾病的患者，使用本品时不能突然停止治疗。否则可引起心绞痛、心肌梗死、室性心律失常恶化。如需停药，在可能的情况下，在1～2周逐渐减量停药，如心绞痛恶化或发生急性冠状动脉供血不足，必须立即恢复本品治疗，至少暂时恢复。

2. 本品未在心绞痛患者或新近发生心肌梗死的患者中进行临床研究。

3. 一般而言，有支气管痉挛性疾病的患者不能接受β受体阻滞剂。

4. 停用β受体阻滞剂增加心肌梗死及胸痛的风险，已经服用者在围术期通常应继续服用，当给予抑制心肌功能的麻醉剂（如乙醚、环丙烷、三氯乙烯）时，应密切监测患者。如果手术前停用β受体阻滞剂，心脏对肾上腺素刺激作用的反应能力受损，增加全身麻醉和手术过程中的风险。本品的β受体阻滞作用可被β受体激动剂多巴酚丁胺或异丙肾上腺素逆转。可发生严重而拖延的低血压，另外难以复率和维持心跳。

5. β受体阻滞剂可能掩盖低血糖的迹象，尤其是室性心动过速。非选择性β受体阻滞剂可能增强胰岛素引起的低血糖，并导致血糖水平恢复迟缓。尚未明确本品是否有这些效应。应告知自发性低血糖患者和接受胰岛素或口服降糖药的糖尿病患者发生这种情况的可能性。

6. β受体阻滞剂可能掩盖甲状腺功能亢进症的临床症状，如心动过速。突然停用可加重甲状腺功能亢进的症状或可能导致甲状腺功能亢进危象。

7. β受体阻滞剂可诱发或加重外周血管病患者动脉供血不足的症状。

8. β受体阻滞剂与非二氢吡啶类钙通道阻滞药

（维拉帕米和地尔硫草）合用可引起明显的负性变力及负性变时作用，因此，治疗时需监测患者的心电图和血压。

9. 对已知或怀疑嗜铬细胞瘤患者，使用β受体阻滞剂之前需使用α受体阻滞剂。

10. 对多种变应原有严重过敏史的患者，在使用β受体阻滞剂时，对再次遭到变应原攻击时的反应可能更强烈，此类患者对常规剂量肾上腺素的治疗可能不敏感。

11. 本品过量的症状和体征为心动过缓和低血压，其他还包括心力衰竭、头晕、低血糖、疲乏和呕吐、支气管痉挛、心脏传导阻滞。本品蛋白结合率高，血液透析不太可能除去本品。如发生过量，应给予一般的支持治疗和特异性的针对症状的治疗，也可考虑以下针对性治疗（包括停用本品）。

（1）对心动过缓，可经静脉给予阿托品，如效果不佳，谨慎给予异丙肾上腺素或另一种正性变时性药物。某些情况还可能需要经胸廓或经静脉放置起搏器。

（2）对低血压，可静脉给予液体和血管收缩药，静脉给予胰高血糖素也可能有益。

（3）对心脏传导阻滞（二度或三度），可静脉给予异丙肾上腺素，也可能需要经胸郭或经静脉放置起搏器。

（4）对充血性心力衰竭，可洋地黄苷类或利尿药，有些病例可考虑使用变力性药物和血管舒张药物。

（5）对支气管痉挛，可用短效的β₂受体激动剂的吸入剂和（或）氨茶碱。

（6）对低血糖，可静脉注射葡萄糖，需要时重复注射或给予胰高血糖素（支持措施应持续至患者生命体征平稳）。

【制剂】片剂：2.5mg，5mg，10mg，20mg。

【贮藏】避光，密封，保存于20～25℃下。

盐酸布那唑嗪（bunazosin hydrochloride）

别名：Detantol。

本品是选择性α₁受体阻滞剂，在日本批准上市。

【CAS】52712-76-2。

【理化性状】

1. 本品为白色粉末，无吸湿性，极易溶于甲酸，难溶于水、甲醇、乙醇，不溶于乙醚。滴眼剂为无色透明水溶液。

2. 化学名：4, Amino, 2, （4, butanoyl, 1, 4, diazepan, 1, yl）, 6, 7, dimethoxyquinazoline monohydrochloride。

3. 分子式：$C_{19}H_{27}N_5O_3 \cdot HCl$。

4. 分子量：409.91。

5. 结构式如下：

【药理学】本品为选择性α₁受体阻滞剂，可同时使阻力血管及容量血管扩张，有效降低收缩压与舒张压。对α₂受体几乎无作用，因此不抑制交感神经末梢释放儿茶酚胺的负反馈作用，不易引起心率和心排血量增加。眼局部给药，可促进房水经由葡萄膜巩膜通道外流，进而降低眼压。

【药动学】

1. 吸收　健康成人（$n=12$）口服本品片剂2mg后，经0.96h后可达C_{max}（22.48ng/ml），血药浓度呈现一个快速分布相和一个缓慢的消除相，AUC为54.68（ng·h）/ml，生物利用率为44.1%。缓释片不受食物条件影响。口服本品缓释片剂6mg后，经5.25h后可达C_{max}（10.19ng/ml），AUC为132.73（ng·h）/ml，生物利用率为44.6%。

2. 分布　分布容积为82.4L，蛋白结合率为97.1%。

3. 代谢和消除　本品片剂的$t_{1/2}$为1.51h，清除率为37.7L/h。缓释片剂的清除率为15.8（ml·kg）/min。给药24h后，原药的尿排泄率为0.7%。大部分由肝代谢，代谢物随尿和粪便排出。

【适应证】口服药用于治疗高血压。滴眼液用于治疗青光眼、高眼压症。

【不良反应】

1. 口服主要有头晕、眩晕、心悸、直立性低血压、恶心、头痛、视物模糊、口干、鼻塞、倦怠感、肠胃道不适等。

2. 滴眼剂主要有结膜充血、角膜糜烂、弥漫性表层角膜炎等角膜障碍、眼睑炎、刺激感、雾视等。

【妊娠期安全等级】C。

【禁忌与慎用】

1. 对本品过敏者禁用。

2. 肝、肾功能不全的患者慎用。

3. 老年患者慎用。

4. 正在服用PDE-5抑制剂的患者慎用。

【药物相互作用】

1. 与利尿药或其他的降压药合用会增强血压降低作用。

2. 与利福平合用，其肝药酶诱导作用会降低本品的血药浓度。

3. 与 PDE-5 抑制剂合用，其血管扩张作用会增强本品的降压作用。

【剂量与用法】

1. 片剂　成人口服从 1.5mg/d 开始给药，如果效果不明显，可逐渐提高至 3～6mg/d，一日剂量分 2～3 次，餐后服用。可根据年龄、病情适当增减，日最大剂量为 12mg。

2. 缓释片剂　成人口服 3～9mg/d，1 次/日。通常从 3mg/d 开始，日最大剂量为 9mg。

3. 滴眼剂　滴于眼睑内，每次 1 滴，2 次/日。

【用药须知】 在给药初期或突然增加用量的情况下，有时可出现由于直立性低血压所引起的眩晕、头晕等症状，因而对从事高空作业、开车等伴有危险性工作的患者，在给药时应予以注意。

因有时会产生直立性低血压，故不仅应测定卧位血压，还应测定站立位或坐位血压。考虑到体位变换会引起血压变化，宜在坐位时控制血压。

在给药初期或突然增加用量的情况下，有时可致起立时眩晕、头晕、恶心或胸部不适、呼吸困难等。此时应采取让患者成仰卧位等适当措施。也可根据需要，在充分考虑患者的并发症、既往史等情况的基础上，采取给予升压药等对症治疗。

缓释片剂若嚼碎服用，可能由于一过性血药浓度升高而易于出现不良反应，因此服用本品缓释片剂时切勿咀嚼。

滴眼时瓶口勿接触眼睛；禁止在佩戴隐形眼镜时使用；使用其他滴眼剂时至少间隔 5min；使用后应将瓶盖拧紧，以免污染药品。

【制剂】 ①片剂：0.5mg，1mg；②缓释片剂：3mg，6mg；③滴眼剂：0.01%。

【贮藏】 片剂、缓释片剂常温避光保存。滴眼剂密封，在阴凉处保存。

第七章 心血管系统药物

Cardiovascular Systemic Agents

7.1 抗心律失常药
（antiarrhythmics）

伊布利特（ibutilide）

本品为Ⅲ类抗心律失常药。

【理化性状】

1. 化学名：N-（4-{4-[ethyl（heptyl）amino]-1-hydroxybutyl}phenyl）methanesulfonamide。

2. 分子式：$C_{20}H_{36}N_2O_3S$。

3. 分子量：384.6。

4. 结构式如下：

富马酸伊布利特（ibutilide fumarate）

别名：Corvert。

【理化性状】

1. 本品为白色至类白色粉末，在 pH 7 以下，水中溶解度超过 100mg/ml。

2. 化学名：（±）-4'-[4-（ethylheptylamino）-1-hydroxybutyl]meth-anesulfonanilidefumarate（2∶1）。

3. 分子式：$C_{22}H_{38}N_2O_5S$。

4. 分子量：442.62。

【用药警戒】

1. 本品可导致致命性心律失常，特别是持续的多态性室性心动过速，偶伴 QT 间期延长（尖端扭转型室性心动过速），有时无明显的 QT 间期延长。临床试验中有 1.7%的患者需心脏复律。使用本品过程中应由经过治疗急性室性心律失常，特别是多态性室性心动过速训练的人员持续监测 ECG，心房颤动持续 2～3d 者，必须给予足够的抗凝，一般至少维持 2 周。

2. 长期心房颤动的患者转复后，很可能转为窦性心律，长期使用本品维持窦性心律可导致风险。使用本品的患者应谨慎选择，权衡维持窦性心律的益处与使用本品的风险。

【药理学】

1. 对心脏电生理的研究表明，本品可抑制复极时 K^+外向电流，延长动作电位时间，延长 QT 间期，延长心肌的有效不应期。促进平台期缓慢内向 Na^+电流及平台期内向 Ca^{2+}电流，延长动作电位时间，延长心肌的有效不应期和 QT 间期，减慢传导，使折返激动不易形成。

2. 动物实验结果表明，本品可终止犬动物模型的持续心房扑动和心房颤动，延长 QT 间期，减少犬急性心肌梗死模型室颤和室速的发生率，并降低室颤时除颤阈值。临床研究表明，本品起效快，在 10min 内快速静脉注射本品 0.03mg/kg 时或在 8h 内缓慢静脉输注 0.1mg/kg 时，可使 QT 间期延长 38%～43%。QT 间期延长的程度与本品的血药浓度呈正相关。本品对 QRS 时间无明显影响。本品对心率、血压及其他血流动力学指标无明显影响。本品无明显负性肌力作用。

【药动学】本品口服有较强的首过效应，生物利用度低，故采用静脉输注。静脉应用后，迅速分布于细胞外液。41%的药物与血浆蛋白结合，本品大部分药物在肝代谢。代谢产物共 8 个，除其中一个代谢产物有活性外，其余 7 个均无活性。本品 $t_{1/2}$ 为 3～6h，主要随尿液排出体外。

【适应证】用于治疗快速心房颤动、心房扑动。

【不良反应】可引起尖端扭转型室性心动过速、持续单形态室性心动过速、非持续单形态室性心动过速、房室传导阻滞、束支传导阻滞、室性期前收缩、室上性期前收缩、低血压、直立性低血压、心动过缓、窦性心动过缓、结性心律失常、充血性心力衰竭、心动过速、窦性心动过速、室上性心动过速、室性节律、高血压、QT 间期延长、心悸、晕厥、肾衰竭。其他不良反应为恶心、头痛。

【妊娠期安全等级】C。

【禁忌与慎用】

1. 严重心动过缓、严重心力衰竭、低钾血症、低镁血症、原有 QT 间期延长和尖端扭转型室性心动过速发作史的患者禁用。

2. 孕妇只有在益处大于对胎儿伤害的风险时方可使用。

3. 哺乳期妇女应权衡利弊，选择停药或停止哺乳。

4. 儿童用药安全性尚未评价。

【药物相互作用】

1. 由于室性心律失常有可能掩盖地高辛过量引起的心脏毒性，血浆地高辛浓度高于或怀疑高于正常水平的患者使用本品应谨慎。

2. 本品与吩噻嗪类、三环类抗抑郁药、四环类抗抑郁药、抗组胺药等能延长 QT 间期的药物合用，会导致心律失常的危险性增加。

【剂量与用法】静脉给药，体重＞60kg，推荐首剂 1mg，10min 内静脉输注，如需要，10min 后可行第 2 次输注，剂量仍为 1mg。体重＜60kg，首剂 0.01mg/kg，若需要，再用相同剂量给予第 2 次治疗。

【用药须知】

1. 用药前应检查患者血钾、血镁浓度，并开始抗凝治疗。

2. 患者应该住院治疗，并进行连续心电监护，至少应监护 4h 或至 QT 间期恢复到基线值。

3. 肝功能不全患者，使用本品时，其清除率减低，药物作用时间延长。

4. 4h 内不得合用其他延长 QT 间期的药物。

5. 由于老年人肝肾、心脏功能降低，用药剂量应谨慎，从低剂量开始。

6. 本品可用 5%葡萄糖或 0.9%氯化钠注射液稀释。稀释液可室温放置 24h，或 2～8℃下放置 48h。

【制剂】注射剂：1mg/10ml。

【贮藏】贮于室温下。

维纳卡兰（vernakalant）

本品新型Ⅲ类抗心律失常药物。

【理化性状】

1. 化学名：（3R)-1-{（1R,2R)-2-[2-（3,4-dimethoxyphenyl)ethoxy]cyclohexyl}pyrrolidin-3-ol。

2. 分子式：$C_{20}H_{31}NO_4$。

3. 分子量：349.46。

4. 结构式如下：

盐酸维纳卡兰（vernakalant hydrochloride）

别名：Brinavess。

【理化性状】

1. 分子式：$C_{20}H_{31}NO_4 \cdot HCl$。

2. 分子量：385.93。

【药理学】本品作用于心房 Kv1.5K$^+$通道，抑制心房组织的复极过程。心肌细胞的 Kv1.5 通道主要耗用 Ikur 电流，是心房肌动作电位形态的主要决定电流。阻滞 Ikur，可延长心房肌的有效不应期。由于 Kv1.5 通道蛋白主要在心房表达，因此，认为本品可选择性地作用于心房，故本品也被称为心房复极延长剂。事实上，心室还是存在极少量的 Kv1.5 表达，理论上本品还是有可能延长心室细胞动作电位的时程。本品除了对 Ikur 电流起作用，还阻滞钠电流，对 Ikr、Iks 电流也有微弱的作用，因此，可以说它是一个多通道阻滞剂。本品只针对 7d 之内的心房颤动有效可能归因于心房颤动发生后复杂的离子通道重构。

【药动学】

1. 本品的血药浓度与剂量呈线性关系。在健康志愿者中，以 0.1～5.0mg/kg 剂量静脉注射 10min，血药浓度随给药剂量的增加而增加。C_{max} 为 0.083～0.91g/ml。峰值出现于开始用药后的 10min。Ⅲ期的 ACTI（atrial arrhythmia conversion trial i，房性心律失常转复试验 i）研究，首先于 10min 内静脉应用本品 3mg/kg，如 15min 未能转复心房颤动，再于 10min 内静脉给予 2mg/kg。第 1 剂药物应用后 10min 血药浓度达峰，平均最大血药浓度为 4.97μg/ml。第 2 剂药物应用后，35min（从第 1 剂开始计时）血药浓度达峰，平均最大血药浓度为 4.61μg/ml。分布容积为 2L/kg，药动学呈二室模型。血浆蛋白结合率为 53%～63%。清除速度为 649～938ml/min，呈一级动力学消除模式。以 3mg/kg、2mg/kg 间隔 15min 给药的方式，并未造成血药浓度的明显升高。

2. 本品口服的生物利用度约为 20%。口服约第 4 天达到稳定的血药浓度，随药物剂量的加大，血药浓度增加。剂量 900mg，2 次/日口服，于第 7 天可达到与静脉给药 2～3mg/kg 相同的血药峰值。

3. 本品经 CYP2D6 同工酶代谢，主要代谢成无活性的 RSD1385。RSD1385 以结合形式存在，且迅速从肝和肾排泄（但排泄的比例尚不清楚）。以目前 3mg/kg、2mg/kg 间隔 15min 的静脉用药的方式，CYP2D6 的亚型对本品的峰值并无明显影响。因此，无须用药前检查 CYP2D6 酶活性的高低。本品清除 $t_{1/2}$ 根据肝 CYP2D6 酶活性的不同而不同。在 CYP2D6 酶活性高者清除 $t_{1/2}$ 为 3.6h，在 CYP2D6 酶活性低者清除 $t_{1/2}$ 为 8h。年龄、肾功能状态、是否存在心力衰竭、是否合用 CYP2D6 酶抑制剂、是否合用β受体阻滞剂和钙通道阻滞药并不影响本品的清除。

【适应证】

1. 快速转复成年人最近发作的心房颤动。

2. 非手术者，治疗心房颤动持续≤7d 者。

3. 手术后的患者，治疗心房颤动持续≤3d 者。

【不良反应】

1. 神经系统　很常见味觉障碍，常见感觉异常、头晕、头痛、感觉减退，少见灼烧感、味觉倒错、血管迷走神经性晕厥。

2. 眼　少见眼刺激感、流泪增加、视力损害。

3. 心血管　常见心动过缓、房颤、低血压，少见窦性停搏、完全房室传导阻滞、一度房室传导阻滞、右束支传导阻滞、室性期前收缩、心悸、窦性心动过缓、特发性室速、QT 间期延长、心源性休克、面部潮红、面色苍白。

4. 呼吸系统　很常见打喷嚏，常见咳嗽、鼻部不适，少见呼吸困难、窒息感、流涕、喉刺激感、气哽感觉、鼻充血。

5. 消化系统　常见恶心、呕吐、口腔感觉异常，少见腹泻、排便急迫、口干、口腔感觉减退。

6. 皮肤　常见瘙痒、多汗，少见广泛性瘙痒、冷汗。

7. 肌肉与骨骼　少见四肢痛。

8. 输液部位　常见输液部位疼痛、热感，少见输液部位激惹、过敏、感觉异常，荨麻疹、胸部不适、疲乏。

【禁忌与慎用】

1. 对本品及制剂成分过敏者禁用。

2. 严重动脉狭窄，收缩压<100mmHg，并伴 3 级或 4 级心力衰竭的患者禁用。

3. QT 间期延长的患者（未校正>440ms）或严重的心动过缓、窦房结功能障碍、二或三度房室传导阻滞未安装起搏器者禁用。

4. 4h 之内曾给予其他抗心律失常药（Ⅰ类和Ⅲ类）或本品者禁用。

5. 发生急性冠状动脉综合征（包括心肌梗死）至少 30d 内禁用本品。

【剂量与用法】

1. 推荐初始剂量为 3mg/kg，经 10min 静脉输注，体重>113kg 者的最大剂量为 339mg，如输注结束后 15min，未成功复律，给予第 2 剂 2mg/kg，体重>113kg 者的最大剂量为 226mg。24h 内总剂量不能超过 5mg/kg。

2. 如在给予第 1 剂或第 2 剂期间成功复律，本次输液应继续完成。推荐使用输液泵输注本品，禁止快速静脉注射或静脉注射。推荐使用 0.9%氯化钠注射液、乳酸钠林格注射液或 5%葡萄糖注射液稀释本品至 4mg/ml 后使用。

【用药须知】

1. 本品可导致严重的低血压，用药期间应严密监测，如在第 1 剂输注过程中发生低血压，不能给予第 2 剂。

2. 给予本品前应纠正低血钾，充分水化，如需要时，给予抗凝药。

【制剂】注射剂：200mg/10ml（相当于游离碱 181mg）。500mg/20ml（相当于游离碱 452.5mg）。

【贮藏】避光保存，稀释液贮于 25℃以下，12h 内使用。

决奈达隆（dronedarone）

本品为苯并呋喃衍生物，结构与胺碘酮类似。

【理化性状】

1. 化学名：N-{2-butyl-3-[4-（3-dibutylaminopropoxy）benzoyl]benzofuran-5-yl}methanesulfonamide。

2. 分子式：$C_{31}H_{44}N_2O_5S$。

3. 分子量：556.75。

4. 结构式如下：

盐酸决奈达隆（dronedarone hydrochloride）

别名：Multaq。

【理化性状】

1. 本品为白色粉末。不溶于水，极易溶于二氯甲烷和水。

2. 化学名：*N*-{2-butyl-3-[4-（3-dibutylaminopropoxy）benzoyl]benzofuran-5-yl}methanesulfonamide, hydrochloride。

3. 分子式：$C_{31}H_{44}N_2O_5S \cdot HCl$。

4. 分子量：593.2。

【用药警戒】

1. 严禁失代偿性心力衰竭和永久性心房颤动的患者使用本品，因会导致死亡、脑卒中和心力衰竭发生的风险增高。

2. 永久性心房颤动的患者，使用本品会导致死亡、脑卒中和因心力衰竭而住院的风险加倍。患者在使用本品前应该监测心率不少于 3 个月，不能复律为正常窦性节律的心房颤动（AF）患者严禁使用本品。

3. 有症状的、最近需要住院治疗的或者纽约心脏病协会心功能分级为Ⅳ级心力衰竭的患者，严禁使用本品，因本品会导致死亡的风险加倍。

【药理学】作用机制尚未明确。本品具有 4 类（Vaughan-Williams 分类）抗心律失常药的特性，但这些活性分别对临床效应的贡献尚不清楚。

【药动学】

1. 吸收 口服本品后吸收迅速，但生物利用度差，由于首关效应，空腹时口服本品的生物利用度仅约 4%，进食后可增加至 15%。在进餐时口服本品 3～6h 后，本品及其体内的代谢物（*N*-2 丁基代谢物）的血药浓度可达峰值。每次使用 400mg，2 次/日，4～8d 可达到稳态，本品的平均蓄积率为 2.6%～4.5%。达到稳态时，本品在体内的药动学与剂量曲线呈非线性，当剂量增加为 2 倍时，C_{max} 和 AUC 分别增加 2.5～3 倍。

2. 分布 本品及其 N-2 丁基代谢物的体外血浆蛋白结合率＞98%，未达到饱和状态。两者均主要与白蛋白结合。静脉给药后稳态分布容积约为 1400L。

3. 代谢 本品在体内经 CYP3A 代谢，代谢途径首先由 *N*-2 丁基化形成活性 *N*-2 丁基代谢物，经氧化脱氨基作用和直接氧化作用形成无活性的丙酸代谢物。各种代谢物进一步代谢生成超过 30 种不典型的代谢物。*N*-2 丁基代谢物表现出药效学活性，强度为原药的 1/10～1/3。

4. 排泄 口服本品后，代谢物有 6%随尿液排泄，84%随粪便排出体外。本品及其 N-2 丁基代谢物在血浆中仅占这些代谢物的 15%。静脉给予本

品，清除率为 130～150L/h，$t_{1/2}$ 为 13～19h。

【适应证】用于有阵发性或持续性心房颤动病史的窦性心律的患者，降低住院风险。

【不良反应】

1. 严重不良反应 包括心力衰竭或心力衰竭恶化、肝损伤、肺毒性、与排钾利尿药合用会导致低钾血症和低镁血症、QT 间期延长。

2. 常见的不良反应 包括腹泻、恶心、呕吐、腹部疼痛、消化不良、感觉疲倦和虚弱、心动过缓、皮肤疾病如发红、皮疹和瘙痒。

3. 上市后报告的不良反应 包括心脏衰竭或心脏衰竭恶化、肝损伤、间质性肺疾病包括肺炎和肺纤维化，过敏反应包括体位性水肿、血管炎，包括白细胞破碎性血管炎。

【妊娠期安全等级】X。

【禁忌与慎用】

1. 永久性心房颤动的患者禁用。

2. 有症状的、最近需要住院治疗的或者 NYHA 4 级心脏衰竭的患者禁用。

3. 二度或三度房室传导阻滞，或病态窦房节综合征（使用起搏器除外）患者禁用。

4. 脉搏＜50 次/分者禁用。

5. 同时使用强效 CYP3 抑制剂者禁用。

6. 同时使用会导致 QT 间隔延长的药物或中成药者禁用。

7. 若服用本品前服用胺碘酮，可能会产生肝毒性和肺毒性。

8. QTc 间期≥500ms 或 PR 间期＞280ms 者禁用。

9. 严重的肝损伤者禁用。

10. 妊娠期妇女和哺乳期妇女禁用。

11. 对本品或者本品中其他任何辅料过敏者禁用。

12. 本品用于儿童和青少年（18 岁以下）的有效性和安全性尚未确定。

【药物相互作用】

1. 禁止联合使用能延长 QT 间期的药物，如某些吩噻嗪类、三环类抗抑郁药、某些大环内酯类抗生素、一类或三类抗心律失常药物，因为有导致尖端扭转型室性心动过速的潜在风险。

2. 对于正在使用地高辛的失代偿性心力衰竭和持续性心房颤动的患者，本品有增加心律失常和猝死的风险；但是对未使用地高辛的患者来说，上述风险的发生率与安慰剂组无明显区别。地高辛可

以加强本品的电生理作用（减少房室结传导）。如果需要继续使用地高辛，地高辛的剂量减半，并监测其血药浓度，严密观察其毒副作用。

3. 钙通道阻滞药（如维拉帕米和地尔硫䓬）通过抑制窦房结及房室结电传导会加强本品的作用，在监测心电图下，初始给予低剂量钙通道阻滞药可以有较好的耐受性。

4. 本品可使普萘洛尔和美托洛尔的药效加强，其他 CYP2D6 底物（包括其他β受体阻滞剂、三环类抗抑郁药和选择性 5-羟色胺再摄取抑制剂）在联合使用本品时，都可能会使药效增加。而β受体阻滞剂和本品合用可导致心动过缓，在监测心电图下，给予低剂量的β受体阻滞剂和其他 CYP2D6 底物。

5. 避免同时使用利福平和其他 CYP3A 诱导剂，如苯巴比妥、卡马西平、苯妥英和贯叶连翘，会导致本品作用明显降低。

6. 避免同时服用葡萄柚汁，因可明显降低本品的暴露量。

7. 本品可使辛伐他汀的药效加强，辛伐他汀与本品合用时，剂量应小于 10mg/d。

8. 因为本品与他汀类药物之间存在多种反应机制，所以建议本品与他汀类药物合用应参考他汀药物的说明书中与 CYP3A 和 P-糖蛋白抑制剂合用时的推荐剂量。

9. 本品可增加口服西罗莫司、他克莫司和其他有效血药浓度范围小的 CYP3A 底物的血药浓度。因此，同服以上药物时应该监测其血药浓度，并适当调整剂量。

10. 本品可使达比加群酯血药浓度增加。

11. 本品可使华法林的血药浓度稍微升高，但临床应用中并未发现 INR 明显升高。在临床试验中，联合使用抗凝药物时，与安慰剂组相比，服用本品组，用药一周后 INR≥5 的患者较多，但并未观察到明显的出血风险。上市后，与华法林合用既有增加出血风险的报告，也有未增加出血风险的报告，故本品与华法林合用时需要监测 INR 值。

【剂量与用法】

1. 推荐成人剂量为 400mg/次，2 次/日，早餐和晚餐时各服 1 次。在使用本品之前，必须停用一类或三类抗心律失常药物（如胺碘酮、氟卡尼、普罗帕酮、奎尼丁、丙吡胺、多非利特、索他洛尔）或 CYP3A 强效抑制剂（如酮康唑）。

2. 本品不能和葡萄柚汁同时服用，如果错过服药时间，患者应该按照时间安排正常服药，不能服

2 倍剂量。

【用药须知】

1. 本品在女性中的药物浓度平均高于男性30%。

2. 在本品过量的情况下，应监测患者的心率和血压，并根据症状给予支持治疗。本品及其代谢物是否可以通过透析除去尚不清楚，没有可用的特效解毒剂。

3. 停用本品前应咨询医师。

4. 如果出现心力衰竭的症状或体征，如体重快速增加、体位性水肿或呼吸急促应寻求医师帮助。

5. 如果出现潜在的肝损伤症状应告知医师，如厌食、恶心、呕吐、发热、全身不适、乏力、右上腹不适、黄疸、尿色深或瘙痒。

【制剂】 片剂：400mg。

【贮藏】 贮于 25℃下，短程携带允许 15～30℃。

7.2　抗心绞痛药（antianginals）

伊伐布雷定（ivabradine）

本品为第一个窦房结 If 电流选择特异性抑制剂，它单纯减缓心率的作用是近 20 年来稳定型心绞痛治疗药物最重要的进步。

【理化性状】

1. 化学名：3-[3-（{[（7S）-3,4-dimethoxybicyclo[4.2.0]octa-1,3,5-trien-7-yl]methyl}（methyl）amino）propyl]-7,8-dimethoxy-2,3,4,5-tetrahydro-1H-3-benzazepin-2-one。

2. 分子式：$C_{27}H_{36}N_2O_5$。

3. 分子量：468.5。

4. 结构式如下：

盐酸伊伐布雷定（ivabradine hydrochlorid）

别名：Procoralan、Corlentor。

【理化性状】

1. 分子式：$C_{27}H_{36}N_2O_5 \cdot HCl$。

2. 分子量：505.05。

【用药警戒】本品可对胎儿造成伤害，孕妇仅在生命受到威胁或其他药物无效时方可使用。孕龄

妇女用药期间应采取避孕措施。

【药理学】本品选择性作用于窦房结自律性 P 细胞，抑制窦房结起主要起搏作用 If 电流，不仅抑制其自律性，还可降低交感神经兴奋后的心率，增加舒张期充盈，扩张动脉血管，降低心肌耗氧量。

【药动学】

1. 吸收　本品口服给药后，能迅速和较彻底地被吸收，在禁食条件下，1h 后能达到血药峰值。在每次 5mg，2 次/日的长期给药中，最大血浆浓度为 22ng/ml（CV=29%），稳态下的平均血浆浓度为 10ng/ml（CV=38%）。

2. 分布　本品血浆蛋白结合率大约为 70%，表观分布容积在稳态下接近 100L。

3. 代谢和排泄　在肝脏和消化道内，本品仅通过 CPY3A4 发生氧化作用从而被代谢，主要的活性代谢物为 N-去甲基化衍生物。本品在血浆中的 $t_{1/2}$ 为 2h，有效 $t_{1/2}$ 为 11h。总清除率为 400ml/min，肾脏消除率为 70ml/min。代谢物随尿液和粪便排泄，在尿液中能找到 4% 的原药。

4. 剂量　口服剂量范围为 0.5～24mg，本品的药动学呈线性。使用剂量增加到 15～20mg（2 次/日），能够增加本品和主要代谢物的血药浓度，从而使心率呈线性降低。在高剂量下，心率的降低与血药浓度不再成比例。尽管 CYP3A4 抑制剂的危险性较低，但本品与强效 CYP3A4 抑制剂联合使用时，会导致心率过度降低。

【适应证】用于禁用或不耐受 β 受体阻滞剂、窦性心律正常的慢性稳定型心绞痛患者。

【不良反应】

1. 常见光幻视、视物模糊、一度房室传导阻滞、室性期前收缩、血压失控。

2. 少见嗜酸性粒细胞增多、尿酸升高、头痛、头晕、晕厥、视力损害、复视、心动过缓、心悸、室上性期前收缩、恶心、便秘、腹泻、血管神经性水肿、肌肉痉挛、无力、疲乏、肌酐升高、QT 间期延长、低血压、呼吸困难。

3. 罕见红斑、瘙痒、荨麻疹、心神不宁，极罕见心房颤动，二、三度房室传导阻滞，病态窦房结综合征。

【妊娠期安全等级】D。

【禁忌与慎用】

1. 对本品过敏者禁用。

2. 静息心率低于 60 次/分者禁用。

3. 心源性休克、急性心肌梗死、严重低血压（＜ 90/50mmHg）、病态窦房结综合征、窦房性传导阻滞、不稳定性或急性心力衰竭、依赖于起搏器者、不稳定型心绞痛、三度房室传导阻滞者禁用。

4. 孕妇禁用。

5. CC 高于 15ml/min 的肾功能不全患者不需要调整给药剂量，CC 低于 15ml/min 的肾功能不全患者缺乏研究数据，应慎用。

6. 轻度肝功能不全的患者，无须调整给药剂量。中度肝功能不全的患者，应慎用本品。重度肝功能不全的患者，尚未进行相关研究，应禁用本品。

7. 动物实验本品可经乳汁分泌，哺乳期妇女应权衡利弊，选择停药或停止哺乳。

8. 因为缺乏安全性和有效性的数据，本品不推荐应用于儿童和青少年患者。

【药物相互作用】

1. 本品主要经 CYP3A4 代谢，本品不影响其他 CYP3A4 底物的代谢。强效 CYP3A4 抑制剂可升高本品暴露量 7～8 倍。禁与强效 CYP3A4 抑制剂合用，如唑类抗真菌药、大环内酯类抗生素、HIV 蛋白酶抑制剂及萘法唑酮。

2. 应避免与延长 QT 间期的药物（如奎尼丁、丙吡胺、苄普地尔、索他洛尔、伊布利特、胺碘酮、匹莫齐特、齐拉西酮、舍吲哚、甲氟喹、卤泛群、喷他脒、西沙必利、静脉用红霉素）合用。

3. 慎与排钾利尿药合用，因低血钾增加心律失常的风险。

4. 中效 CYP3A4 抑制剂（如维拉帕米或地尔硫䓬）可升高本品的暴露量 2～3 倍。与其他 CYP3A4 中效抑制剂（如氟康唑）合用，如静息心率＞60 次/分，应降低剂量至 2.5mg，2 次/日，并监测心率。

5. CYP3A4 诱导剂（如利福平、巴比妥类、苯妥英、贯叶连翘）可降低本品的暴露量和活性，同时服用时应调整剂量。贯叶连翘降低本品暴露量约 50%，在本品治疗期间，应避免服用贯叶连翘。

6. 本品与下列药物无相互作用：质子泵抑制剂、西地那非、地高辛、华法林、他汀类调脂药、二氢吡啶类钙通道阻滞药、阿司匹林、ACEI、血管紧张素 II 拮抗剂、硝酸酯类、利尿药、β 受体阻滞剂。

【剂量与用法】通常推荐起始剂量为 5mg/次，2 次/日。用药 3～4 周后，根据治疗效果，增加至 7.5mg/次，2 次/日。如果在治疗期间，休息时心率持续低于 50 次/分，或患者体验到心率缓慢的症状，如头晕、疲劳或者血压过低，剂量必须向下调整，包括可能剂量 2.5mg/次，2 次/日。必须每日 2 次口服，如早餐和晚餐时服用。如果心率低于 50 次/分，或心搏徐缓症状持续，则应停止用药。

【用药须知】

1. 育龄期妇女应采取有效避孕措施。

2. 本品对心律失常无效，不推荐用于心房颤动或涉及窦房结的其他心律失常。推荐常规监测心电图。慢性心力衰竭使用本品治疗发生心房颤动的风险高。

3. 不推荐用于二度房室传导阻滞。不推荐与能减慢心率的钙通道阻滞药，如维拉帕米、地尔硫䓬合用。

4. 心力衰竭患者应在病情稳定的情况下方可服用本品，心功能不全患者应慎用。脑卒中后立即使用本品的安全性尚未明确。

5. 如果出现视觉恶化，应暂停用药，特别是色素性视网膜炎的患者。

6. 本品应在餐中服用。用药期间不宜吃葡萄柚或饮用葡萄柚汁，否则会升高本品的血药浓度，加重不良反应。

【制剂】 片剂：5mg。

【贮藏】 室温下保存。

瑞加德松（regadenoson）

别名：Lexiscan。

本品为具有扩张冠状动脉作用的 A_2A 腺苷酸受体的激动剂。

【理化性状】

1. 化学名：1-{6-amino-9-[（2*R*,3*R*,4*S*,5*R*）-3,4-dihydroxy-5-（hydroxymethyl）oxolan-2-yl]-9*H*-purin-2-yl}-*N*-methyl-1*H*-pyrazole-4-carboxamide。

2. 分子式：$C_{15}H_{18}N_8O_5$。

3. 分子量：390.35。

4. 结构式如下：

【药理学】

1. 本品是 A_2A 腺苷酸受体的一种低亲和力激动剂（$K_i \approx 1.3\mu mol/L$），与 A_1 腺苷酸受体的亲和力相比要至少低 10 倍（后者的 $\underline{K_i} > 16.5\mu mol/L$），

与 A_2B 和 A_3 腺苷酸受体即使有亲和力，也很低。本品激活 A_2A 腺苷酸受体后，能使冠状动脉扩张、增加冠状动脉血流量（CBF）。

2. 本品增加冠状动脉血流量迅速而短暂。在施行冠状动脉导管插入术的患者中，采用脉搏波多普勒超声检查，测量给予本品前和给药 30min 后冠状动脉血流量的平均峰值速度（APV）。给药后 30s，平均 APV 的增加可超过基线值 2 倍；在 10min 内，平均 APV 低于基线值的 2 倍。

3. 心肌摄取的放射性药物量与 CBF 成正比。由于本品增加正常冠状动脉的血流量，而对狭窄动脉几乎没有作用，因此，会使狭窄动脉供应区域的心肌摄取的放射性药物量相对减少。在给予本品后，正常冠状动脉供血区的心肌灌注成像强度相对大于狭窄动脉供血区。

【药动学】

1. 吸收与分布　在健康志愿者中，本品的血浆浓度-时间曲线呈多指数性，符合 3 室模型特征。本品注射后 1～4min 可达血药峰值，时间与药效反应平行，初始相的半衰期为 2～4min，中间相的半衰期平均为 30min，同时伴随药效的丧失，终末相中血药浓度下降，半衰期约为 2h。健康受试者的用药剂量在 0.3～20μg/kg 时，清除率、终末半衰期或分布容积均与剂量无关。

包括受试者和患者的群体药动学分析证实，本品清除率的下降与肌酸清除率的下降平行，清除率随体重增加而增加。年龄、性别和种族对本品的药动学影响较小。

2. 代谢　尚不明确本品在人体内的代谢情况。用大鼠、犬和人肝微体及人肝细胞做培养，未检出本品的代谢物。

3. 排泄　在健康志愿者，约 57%（范围为 19%～77%）的本品以原药随尿排出，平均血浆清除率约为 450ml/min，也就是说，超过了小球滤过率，提示肾小管分泌在本品的排出中起到了一定的作用。

【适应证】 用作放射性核素心肌灌流成像（MPI）时的应激剂，用于不能耐受运动试验的患者。

【不良反应】

1. 临床试验中报告的不良反应　包括呼吸困难、头痛、面部潮红、胸部疼痛/不适、头晕、心绞痛、恶心、腹部不适、味觉障碍、感觉发热、心电节律/传导异常。

2. 上市后报道的不良反应 包括心脏传导阻滞、心脏停搏、明显的高血压、症状性低血压伴一过性缺血、癫痫、晕厥、震颤、腹痛、恶心、呕吐、肌痛、腹泻、骨骼肌痛、呼吸困难、喘息。

【妊娠期安全等级】C。

【禁忌与慎用】

1. 二度或三度房室传导阻滞或窦房结功能障碍的患者禁用本品，除非已安置了人工起搏器。

2. 尚未在孕妇中进行足够的、良好的对照研究。只有潜在的益处大于对胎儿的潜在危险时，孕妇才可使用。

3. 尚不明确本品是否分泌到人乳，根据药动学资料，本品用药后 10h 被清除。因此，哺乳期妇女用药后，要考虑中断哺乳 10h。

4. 尚未确定儿科患者（年龄＜18 岁）使用本品的安全性和有效性。

【药物相互作用】

1. 甲基黄嘌呤类药物（如咖啡因和茶碱）是非特异性的腺苷酸受体拮抗体，可能会干扰本品的扩血管作用。在给予本品之前，停用含甲基黄嘌呤类及茶碱类的任何药物至少 12h。可以使用氨茶碱以减轻本品严重的或持续的不良反应。

2. 在临床研究中，给予正在接受其他作用于心脏的药物（即β受体阻滞剂、钙通道阻滞药、ACEI、硝酸盐、强心苷类、血管紧张素受体拮抗剂）的受试者使用本品时，未报道不良反应或对本品作用无明显影响。

3. 双嘧达莫可能会改变本品的效应，在可能的情况下，于使用本品前，应停用双嘧达莫至少 2d。

4. 本品对 CYP1A2、CYP2C8、CYP2C9、CYP2C19、CYP2D6 或 CYP3A4 无抑制作用，提示本品不大可能改变经上述酶代谢的药物的药动学。

【剂量与用法】推荐的本品静脉注射剂量是 5ml（0.4mg）。用 22 号标准规格或较粗的导管或针头，在大约 10s 内快速注射到周围静脉内。注射本品之后，立即用 5ml 盐水冲管。在盐水冲管之后 10～20s，直接经同一导管给予心肌灌流成像的放射性核素。

【用药须知】

1. 由应激剂引起的心肌缺血可引起致命的心脏停搏、出现危及生命的室律紊乱和心肌梗死。在使用本品之前，一定要准备好心脏复苏术设备。如果对本品发生严重的反应，可使用氨茶碱以缩短本品引起的冠状血流量增加的持续时间。

2. 包括本品在内的腺苷酸受体激动剂都会抑制窦房结和房室结，可能会引起一度、二度或三度房室传导阻滞，或者需要干预的窦性心动过缓。

3. 本品会引起动脉舒张和血压降低。患有自主神经功能紊乱、血容量不足、冠状动脉左主干狭窄、心脏瓣膜狭窄、心包炎或心包积液、伴脑血管功能不全的颈动脉狭窄等疾病的患者发生严重低血压的风险可能更大。上市后还观察到晕厥、短暂性脑缺血发作和癫痫发作。

4. 有些患者接受本品治疗后，可能会引起血压升高。据观察，血压上升出现在给予本品后的数分钟内。大多数患者的血压升高会在 10～15min 恢复，不过，某些患者要在给药后 45min 才会出现血压升高。

5. 本品可引起支气管收缩和呼吸功能受累。对已知或怀疑有支气管收缩性疾病、慢性阻塞性肺疾病（COPD）或者哮喘的患者，在使用本品治疗前，可给予适当的支气管扩张药治疗，并准备好复苏设备。

6. 本品过量用药后可能会导致严重的不良反应。在健康志愿者中进行的一项研究中，当本品的剂量＞0.02mg/kg 时，出现了无法忍受的面部潮红、眩晕和心率加快等症状。

7. 可以缓慢静脉注射（以每 30～60 秒注射 50～100mg 的速度）50～250mg 的氨茶碱，以缓解本品产生的严重的和持续的不良反应。

【制剂】①注射剂：0.4mg/5ml；②带锁定接头的预灌注射器：0.4mg/5ml。

【贮藏】贮于 25℃下，短程携带允许 15～30℃。

7.3 治疗慢性心功能不全药（drugs for chronic cardiac insufficiency）

左西孟旦（levosimendan）

别名：Simdax。

本品为西孟旦的左旋异构体，于 2000 年在瑞典首次上市。

【理化性状】

1. 化学名：mesoxalonitrile（－）-{p-[（R）-1,4,5,6-tetrahydro-4-methyl-6-oxo-3-pyridazinyl]phenyl}hydrazone。

2. 分子式：$C_{14}H_{12}N_6O$。

3. 分子量：280.3。

4. 结构式如下：

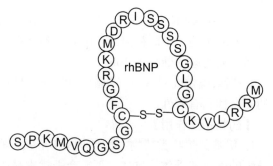

【药理学】

1. 本品与心脏肌钙蛋白 C 的结合，增强心脏肌钙蛋白 C（心肌原纤维细丝）对 Ca^{2+} 的敏感性，从而增强心肌收缩力，而不提高细胞内的 Ca^{2+} 浓度，也不明显增加心肌的氧耗。

2. 具有独特的双重作用模式，既能增加排血量，又可扩张血管。在加强心脏泵血功能时并不使心率加快。能同时扩张静脉和包括冠状动脉、脑血管在内的外周动脉。

3. 本品不会影响心脏舒张，也不产生心律失常，在心肌缺血和再灌注损伤时具有心肌保护作用。

【药动学】静脉给药后 20～30min 起效，不加快心率，不增加氧耗。目前尚无具体药动学参数报道。

【适应证】短期治疗失代偿性心力衰竭，也可用于缓解心肌梗死的心力衰竭症状。

【不良反应】一般耐受良好，常见不良反应有头痛、低血压，偶有心动过速和心悸。

【禁忌与慎用】

1. 对本品过敏者和孕妇禁用。

2. 低血压患者慎用。

3. 哺乳期妇女使用时应暂停哺乳至用药结束后 14d。

4. 儿童用药的安全性和有效性尚未确定。

【药物相互作用】

1. 与其他血管扩张药合用可致低血压。

2. 与其他心血管药物如β受体阻滞剂、ACEI、钙通道阻滞药、硝酸酯类、地高辛、华法林、阿司匹林合用时一般较为安全。

【剂量与用法】用 5%葡萄糖注射液稀释，供静脉输注，开始给予 12mg/kg 负荷剂量 10min，继后以每分钟 0.1mg/kg 的速度输注。持续 30～60min 观察疗效，如病情已趋稳定，输注速度可调整为 0.05mg/（kg·min），维持 6～24h。

【用药须知】用药期间，应持续监测心电图、血压、心率和尿量。

【制剂】注射剂：12.5mg/5ml。

【贮藏】避光、密封贮于室温下。

奈西利肽（nesiritide）

别名：Natrecor、重组人脑利钠肽。

本品是重组人 B 型利钠肽。

【理化性状】

1. 分子式：$C_{143}H_{244}N_{50}O_{42}S_4$。

2. 分子量：3464。

3. 32 个氨基酸序列如下：

【药理学】

1. 本品与血管平滑肌和内皮细胞的不溶性鸟苷酸环化酶受体结合，导致细胞内 3′，5′-环鸟苷一磷酸盐（cGMP）浓度增高，引起平滑肌松弛。研究证明，本品能松弛离体的预先由内皮素-1 或去氧肾上腺素引起收缩的人动脉和静脉组织标本。人体研究显示，本品具有剂量依赖性降低肺楔嵌压和心力衰竭患者全身动脉压的作用。

2. B 型利钠肽是心室分泌的心脏天然激素，不仅可以促进水、盐排泄，还可诱导动脉和静脉扩张，改善慢性心力衰竭患者的血流动力学，降低心脏前后负荷，增加排钠，抑制肾素-血管紧张素-醛固酮系统和交感神经系统。

【药动学】充血性心力衰竭患者静脉注射或输注本品后，平均终末 $t_{1/2}$ 约 18min，平均初始 $t_{1/2}$ 约 2min。平均分布容积约为 0.073L/kg，稳态分布容积为 0.19L/kg，平均清除率约 9.2ml/（kg·min）。注射本品 0.01～0.03μg/（kg·min）达稳态时，血浆中的利钠肽浓度比基线增高 3～6 倍。

【适应证】用于急性失代偿充血性心力衰竭。

【不良反应】

1. 心血管系统　常见低血压、室性心动过速、室性期前收缩、心绞痛或心动过缓。少见心动过速、心房颤动或房室结传导异常。

2. 神经系统　常见头痛、失眠、眩晕或焦虑。少见思维混乱、感觉异常、嗜睡、震颤或发热。

3. 消化系统　常见口干、便秘、上腹痛、消化不良或腹胀。

4. 血液系统　常见低血钾或低血镁。

5. 肾　可升高血肌酐。

6. 骨骼肌系统　常见背痛或小腿痉挛。

7. 其他　注射部位疼痛、咳嗽、眼干、出汗、皮疹或尿潴留。

【妊娠期安全等级】C。

【禁忌与慎用】

1. 对本品过敏者、心源性休克或收缩压＜90mmHg者、心脏低充盈压者禁用。

2. 儿童的安全使用尚未确定。

3. 本品是否经乳汁排泌尚不清楚，哺乳期妇女慎用。

【剂量与用法】

1. 静脉注射 2μg/kg 之后，再持续输注 0.01μg/（kg·min）。

2. 开始给药不应高于以上剂量。

【药物相互作用】

1. 与肝素、胰岛素、利尿酸钠、布美地尼、依那普利拉、肼屈嗪、呋塞米不相容。防腐剂焦亚硫酸钠与本品不相容，含防腐剂的注射剂不能与本品通过同一管路输注。

2. 本品可与肝素结合，不能通过肝素封管的中心静脉给予本品。

【用药须知】

1. 本品不宜合用血管扩张药。

2. 使用本品可明显改善心力衰竭患者的呼吸困难。

3. 肾脏功能可能依赖于肾素-血管紧张素-醛固酮系统的严重心力衰竭患者，采用本品治疗可能引起高氮血症。急性肾衰竭和需要进行肾透析时，请监测血液生化指标，特别是血清肌酐升高的情况。

4. 治疗过程中应密切监测血压，如出现低血压，应降低剂量或停药。

【制剂】注射剂（粉）：0.5mg，1.5mg。

【贮藏】贮于 2～8℃。

卡培立肽（carperitide）

别名：卡哌利汀、重组人心房肽、Hamp。

【理化性状】

1. 分子式：$C_{127}H_{203}N_{45}O_{39}S_3$。

2. 分子量：3080.48。

3. 28 个氨基酸序列如下：

H-Ser-Leu-Arg-Arg-Ser-Ser-Cys-Phe-Gly-Gly-Arg-Met-Asp-Arg-
　　　　　　　　　　　　　　　　　　　　　　　　S–S
lle-Gly-Ala-Gln-Ser-Gly-Leu-Gly-Cys-Asn-Ser-Phe-Arg-Tyr-OH

【药理学】本品是由心室内颗粒合成的多肽，通过冠状动脉分布全身，作用于血管平滑肌和肾等组织，调节血压和体内电解质平衡。本品为 28 个氨基酸组成的一种循环调节激素，起血管扩张和利尿作用。本品引起的血管舒张是由于与血管平滑肌的 ANP（心房利钠多肽）受体结合，通过提高鸟苷酸环化酶的活性而实现的，提示可减轻心脏前后负荷。以本品 0.1μg/（kg·min）连续静脉输注 60min，血流动力学改善率为 56.7%。安慰剂组仅 7.5%。

【药动学】给健康男性志愿者本品 50μg/kg 或 100μg/kg 静脉注射，其 $t_{1/2}$ 分别为α相（2.13±0.38）min、β相（9.22±1.24）min 及α相（2.31±0.56）min、β相（10.9±2.37）min。心力衰竭患者以 0.1μg/（kg·min）的速度连续给药 60min，消除 $t_{1/2}$α相为（2.83±0.63）min，β相为（25.3±5.12）min。

【适应证】用于急性心功能衰竭（包括慢性心力衰竭急性加重）。

【不良反应】

1. 主要为血压下降、低血压休克及心动徐缓带来的临床症状（多数可有明显的肺动脉楔压、右房压等前负荷减轻），要密切观察。

2. 有时可有眩晕、胸部不适、呼吸困难等。也可有消化系症状如嗳气、呕吐等，都比较轻微。

3. 实验室检查可见血小板减少、白细胞升高和血细胞比容的变化，以及 LDH、总胆红素、BUN、肌酐、尿酸升高、血浆蛋白减少、血浆电解质的变化或尿蛋白增加等。

【妊娠期安全等级】C。

【禁忌与慎用】

1. 严重低血压或心源性休克患者、右心室梗死的患者及脱水的患者禁用。

2. 低血压患者、有脱水倾向的患者、肾病综合征患者、血细胞比容显著升高及重度肝肾功能不全患者、老年患者等慎用。

3. 孕妇及小儿应用本品尚无经验，安全性尚未建立，只有治疗的有益性大于危险性时才可应用。

4. 虽然动物实验显示乳汁中分泌很少，但应用本品过程应停止哺乳。

【药物相互作用】本品与呋塞米同时使用可引起配伍的变化，不可混合输注。

【剂量与用法】本品先以 10ml 注射用水溶解，

再以 0.9%氯化钠注射液或 5%葡萄糖注射液稀释，以 0.1μg/（kg·min）的速度持续静脉输注。给药量应一面监护血流动力学的变化一面适当调整，可增加到 0.2μg/（kg·min）。应用本品不可与其他药物混合输注，只可用 0.9%氯化钠注射液、乳酸林格液、5%葡萄糖注射液稀释。

【用药须知】

1. 引起心动过缓、低血压时应停药，并用阿托品等对症处理。

2. 应监测心率、血压、尿量、电解质，尽可能监护动脉楔压、右房压和心搏量等。

3. 本品给药后 60min，如未见血流动力学和临床症状改善，应改用其他治疗方法。

4. 本品无长期应用经验，原则上应避免用药超过 24h。

【制剂】 注射剂（粉）：1000U。

【贮藏】 贮于 10℃以下。

7.4 抗高血压药（hypotensive agents）

7.4.1 钙通道阻滞药（calcium channel blokers）

巴尼地平（barnidipine）

【理化性状】

1. 本品为黄色结晶性粉末，无臭，易溶于丙酮、氯仿、甲醇，不溶于水。

2. 化学名：3-（3R）-1-benzylpyrrolidin-3-yl-5-methyl 2,6-dimethyl-4-（3-nitrophenyl）-1,4- dihydropyridine- 3,5-dicarboxylate。

3. 分子式：$C_{27}H_{29}N_3O_6$。

4. 分子量：491.53。

5. 结构式如下：

【药理学】 本品通过特异性地作用于细胞膜膜电位依赖性钙离子通道，抑制钙离子流入细胞内，选择性地使外周血管及冠状血管的平滑肌松弛。

1. 降压作用 在各种高血压模型中（自发高血压大鼠、肾性高血压大鼠及乙酸脱氧皮质酮-食盐负荷高血压大鼠），本品显示出持久的显著降压作用。长期给药也没有出现耐药性。

原发性高血压患者服用本品后，不影响血压的昼夜变化节律，一天服药 1 次，不过度降低夜间血压，且降压作用可以持续 24h。另外，已经证实本品对次日晨起血压的升高也有抑制作用。

2. 血管扩张作用 对于麻醉犬，随着用量的增加降低外周血管和冠状血管阻力的作用增强。另外，可扩张冠状动脉、椎动脉、股动脉及肾动脉等血管，使这些脏器的血流量增加。

在原发性高血压患者中，可显著降低全部外周血管、肾血管及肝血管阻力。

3. 对肾功能的作用 在生理盐水负荷自发性高血压大鼠中，本品可使尿量及尿中电解质排泄量增加，同时尿中钠/钾比值升高。

麻醉犬的肾动脉给药试验中，在低剂量下，本品可以抑制肾小管的钠重吸收。高剂量下，可增加肾血流量和 GFR。

在无麻醉脑卒中易发高血压大鼠试验中，本品可抑制肾及血管的高血压性病变。

【药动学】 健康人口服本品后，尿中没有原形药物，主要代谢产物是侧链酯的水解产物，二氢吡啶环氧化物。

【适应证】 用于治疗原发性高血压、肾性高血压。

【不良反应】 常见的不良反应有面部潮红、发热感及心悸。偶见氨基转移酶升高、头痛、眩晕、腹部不适及过敏反应。

【禁忌与慎用】

1. 对本品过敏者禁用。

2. 重度肝、肾功能不全的患者应慎用。

3. 孕妇或可能妊娠的妇女禁服本品。

4. 尚未明确本品是否可分泌到乳汁中，哺乳期妇女慎用。如确需使用，应选择停药或停止哺乳。

5. 儿童用药的安全性和有效性尚未确定。

【药物相互作用】

1. 与β受体阻滞剂、利尿药合用，降压作用可加强。

2. 与苯妥英合用可增加苯妥英的毒性，同时本品血药浓度降低。应降低苯妥英的剂量，增加本品的剂量。

3. 与西咪替丁合用，可使本品血药浓度增高，需降低本品的剂量。

4. 与地高辛合用，地高辛血药浓度增加，应降低地高辛的剂量。

5. 葡萄柚汁有增强本品作用的可能性。

【剂量与用法】口服，10mg 或 15mg，1 次/日，但应从 10mg/d 开始服用，可根据需要增加用量至 15mg/d。

【用药须知】

1. 因有报道称，有的患者突然停用钙通道阻滞药病情加重，所以在停用本品时，应缓慢减量，并给予充分的观察。另外，患者应注意没有医师的指示，不能随便停药。

2. 因为降压作用可能引起头晕等不适，所以从事高空作业、汽车司机等危险工作的人，服用本品时应注意。

3. 服用时请不要咬破或打开胶囊，因为药物的体内过程可能发生改变。

4. 将药品交给患者时，应指导患者从 PTP 包装中取出胶囊后服用，因有误服 PTP 包装，被锐角刺破食管黏膜发生穿孔及纵隔炎的报道。

【制剂】胶囊剂：5mg，10mg，15mg。

【贮藏】遮光、密封保存。

阿折地平（azelnidipine）

别名：贝琪。

本品为钙通道阻滞药。

【理化性状】

1. 本品为白色至浅黄色结晶性粉末，不溶于水，微溶于乙醇，易溶于丙酮和二氯甲烷。

2. 化学名：O_3-[1-[di（phenyl）methyl]azetidin-3-yl]O_5-propan-2-yl2-amino-6-methyl- 4-（3-nitrophenyl）-1,4-dihydropyridine-3,5-dicarboxylate。

3. 分子式：$C_{33}H_{34}N_4O_6$。

4. 分子量：582.64。

5. 结构式如下：

【药理学】本品降压作用与第三代的 CCB 类药物氨氯地平十分相似，作用持续时间长且作用和缓。但在对心脏的影响和血管组织亲和性等药理特性方面和氨氯地平存在着差异，表现在本品不容易引起心动过速等交感神经系统的兴奋和肾素-血管紧张素（RA）系统的活性化作用。此外，研究还表明阿折地平具有利尿作用、心脏保护作用、肾保护作用及抗动脉硬化作用。有着这些特点的本品作为理想的钙通道阻滞药物对于高血压的治疗确实具有划时代意义。

【药动学】

1. **吸收**　健康成年男子口服 8mg，1 次/日，连续给药 2d 后可达稳态，血浆中药物达峰时间为 2～3h，$t_{1/2}$ 为 19～23h。空腹给药时的 C_{max} 及 $AUC_{0～\infty}$ 为餐后给药的 38% 及 69%。

2. **分布**　本品体外血浆蛋白结合率为 90%～91%，主要与淋巴蛋白非特异性结合。在动物实验中（大鼠）本品可进入乳汁。

3. **代谢**　主要的代谢部位为小肠与肝，结构中的二氢吡啶环被 CYP3A4 酶氧化。

4. **排泄**　口服给予单剂量 ^{14}C 标记的本品，至给药后的第 7 天,药物及其代谢产物随尿排泄约 26%，随粪便排泄约 63%。

【适应证】本品用于治疗高血压病，可单独使用，也可与其他抗高血压药物合用。

【不良反应】

1. 发生率为 0.1%～1%的不良反应包括皮疹、瘙痒、头晕、头重、震颤、眩晕、胃部不适、恶心、心悸、发热、倦怠感、面部潮红，ALT、AST、LDH、γ-GTP 等升高，肝功能异常，ALP 升高，BUN 升高，尿酸、总胆固醇、CPK、血钾升高。

2. 发生率在 0.1%以下的不良反应包括便秘、腹痛、嗜酸性粒细胞增多、总胆红素升高、低血钾、尿内结晶增加、水肿。

【禁忌与慎用】

1. 对本品过敏者禁用。

2. 妊娠或可能妊娠的妇女禁用。

3. 正在使用唑类抗真菌药（伊曲康唑、咪康唑等）、HIV 蛋白酶抑制剂（利托那韦、沙奎那韦、茚地那韦）的患者禁用。

4. 哺乳期妇女最好避免使用本品，如必须使用应停止哺乳。

5. 儿童用药的安全性及有效性尚未确定。

6. 重度肝功能不全的患者应慎用（因本品在肝中代谢）。

7. 重度肾功能不全的患者应慎用（一般情况下，重度肾功能不全的患者伴随降压可能会导致肾功能减退）。

8. 老年患者使用本品时，应从 8mg 或更低剂量开始给药，在给药过程中密切观察，慎重给药。

【药物相互作用】本品主要被肝 CYP3A4 代谢。

1. 禁与唑类抗真菌剂如伊曲康唑（itraconazole）、咪康唑（miconazole）合用，与伊曲康唑合用后本品的 AUC 升高至 2.8 倍。

2. 禁与 HIV 蛋白酶抑制剂如利托那韦、沙奎那韦、茚地那韦合用，合用时可能增强本品的作用。

3. 与其他降压药合用可能出现过度降压，必要时应减量服用其他降压药或本品。因与作用机制不同的药物合用，可使药理作用增强。

4. 由于本品会阻碍地高辛从肾（肾小管分泌）及肾外的排泄。可使地高辛的 C_{max} 升高至 1.5 倍，AUC 升高至 1.3 倍，必要时，地高辛应减量使用。

5. 西咪替丁、甲磺酸伊马替尼、甲磺酸地拉夫定（delavirdine mesylate）、大环内酯类抗生素（红霉素、克拉霉素等）可能会增强本品的作用，必要时可减小本品的剂量或停止使用这些药物。

6. 本品会使辛伐他汀的 AUC 升高 1 倍，必要时应停止使用本品或不合用辛伐他汀。肾功能不全患者尤应注意。

7. 环孢素、苯二氮䓬类药物（地西泮、咪达唑仑、三唑仑）、口服黄体、卵泡激素类、口服避孕药等这些药物可竞争性抑制 CYP3A4，降低相互的清除率，合用时可能会增强本品或这些合用药物的作用，必要时应停止使用本品或不合用这些药物。

8. 枸橼酸坦度螺酮可能会增强本品的作用，必要时可减小本品的剂量或停止使用枸橼酸坦度螺酮。

9. 利福平、苯妥英、苯巴比妥可能减弱本品的作用。这些药物的代谢酶诱导作用会使本品的清除率增加。

10. 葡萄柚汁可使本品的血药浓度增加，降压作用增强，故使用本品时注意不要饮用葡萄柚汁。葡萄柚汁中所含成分抑制 CYP3A4 酶对本品的代谢，降低本品的清除率。

【剂量与用法】早餐后口服，1 次/日。成人的初始剂量为 8mg，1 次/日，最大剂量为 16mg，1 次/日。剂量调整应根据患者个体效应进行。一般的剂量调整应在 7～14d 后开始进行。

【用药须知】

1. 肝功能不全患者需减量或慎用，因其生物利用度可能增加，而加强降压作用。

2. 本品不经肾排泄，肾病患者无须修改剂量。

3. 虽然本品不影响心脏传导系统和心肌收缩，但理论上钙通道阻滞药会影响窦房结活动及心肌储备，应予以注意。窦房结活动不正常者尤应关注，心脏储备较弱的患者也应谨慎。

【制剂】片剂：8mg，16mg。

【贮藏】遮光、密封，常温（10～30℃）下保存。

贝尼地平（benidipine）

别名：苄尼地平、Coniel。

本品为钙通道阻滞药。临床用其盐酸盐。

【理化性状】

1. 本品盐酸盐为黄色结晶性粉末，熔点 199.4～200.4℃，易溶于甲醇和乙醇，微溶于水、氯仿、丙酮，几乎不溶于乙酸乙酯、甲苯、n-戊烷。pK_a 为 7.34。

2. 化学名：O_5-methyl O_3-[（3R)-1-（phenylmethyl）piperidin-3-yl] 2,6-dimethyl-4-（3-nitrophenyl)-1,4-dihydropyridine-3,5-dicarboxylate。

3. 分子式：$C_{28}H_{31}N_3O_6$。

4. 分子量：505.56。

5. 结构式如下：

【药理学】

1. 本品是一种二氢吡啶类钙通道阻滞药，与细胞膜电位依赖性钙通道的 DHP 结合部位相结合，抑制 Ca^{2+} 内流，从而扩张冠状动脉和外周血管。本品在细胞膜上的分布较多，主要进入细胞内与 DHP 结合部位相结合。此外，离体血管的收缩抑制作用和 DHP 结合部位的亲和性等研究表明，本品与 DHP 结合部位的结合性强，且解离速度非常缓慢，所以显示出持续的药理作用，而与血药浓度无关。

2. 对自发性高血压大鼠、DOCA-食盐高血压大鼠及肾性高血压犬经口给予本品，均显示出缓慢而持续的降压作用。长期给药不产生耐药性。原发性高血压患者口服本品 1 次/日后，不影响血压的日内变动，且在 24h 内显示出稳定的降压效果。

3. 本品对实验性心绞痛模型（大鼠）及犬冠状动脉结扎再灌流引起的心功能低下、缺血性心电图变化有显著的改善作用。在给劳累性心绞痛患者口服本品后，显示本品对运动负荷所引起的缺血性变化（心电图 ST 段降低）具有改善作用。

4. 对肾功能不全模型（肾切除 5/6）自发性高血压大鼠连续经口给予本品时，在显示降压作用的同时还可改善肾功能。原发性高血压患者口服本品后，可见到肾血流量显著增加。高血压合并慢性肾功能不全的患者经口给予服本品后，肌酐清除率及尿素氮清除率显著上升，显示本品有肾功能保护作用。

5. 本品通过激活内皮 NO 合成酶（eNOS）和增强 eNOS 基因表达以增加 NO 生成，并能通过其抗氧化作用抑制 NO 灭活，最终扩大 NO 的生物活性，从而抑制血管重塑，对血管内皮起到保护性作用。

【药动学】

1. 吸收　本品口服后吸收较快，健康成人口服给药（2mg、4mg、8mg）后约 1h 血药浓度可达峰值，$t_{1/2}$ 为 1～2h。药动学数据见表 7-1。

表 7-1　贝尼地平药动学参数

剂量（m g）	C_{max}（ng/ml）	T_{max}（h）	$t_{1/2}$（h）	$AUC_{0\sim\infty}$[（ng·h）/ml]
2mg	0.55±0.41	1.1±0.5	—	1.04±1.26
4mg	2.25±0.84	0.8±0.3	1.70±0.70	3.94±0.96
8mg	3.89±1.65	0.8±0.3	0.97±0.34	6.70±2.73

2. 分布　大鼠经口给予 ^{14}C 标记的本品 1mg/kg 后，其主要分布于肝、肾、肾上腺、体外试验蛋白结合率为 98.46%～98.93%，体内试验显示，蛋白结合率为 75%～76%。

3. 代谢　人的代谢反应主要是脱去 3 位侧链上的苄基（N-脱烷化），水解 3 位上的 1-苄基-3-哌啶酯及 5 位上的甲酯，氧化二氢吡啶环，氧化 2 位上的甲基。

4. 排泄　单次口服 ^{14}C 标记的本品 8mg 后，在给药后 48h 内尿中排泄量约为给药剂量的 35%，粪便中排泄约为 36%，给药后 120h 内尿中排泄量为 36%，粪中排泄量约为 59%

【适应证】用于治疗高血压和心绞痛。

【不良反应】常见不良反应按系统分类如下：

1. 肝　少数患者（0.1%～5%）出现 ALT、AST、γ-GTP、ALP、胆红素、LDH 升高等肝功能损害的表现，故需注意观察，如有异常应停药。

2. 肾　少数患者（0.1%～5%）出现 BUN、肌酐升高。

3. 血液系统　少数患者（0.1%～5%）出现白细胞数减少、嗜酸性粒细胞增加。

4. 循环系统　少数患者（0.1%～5%）出现心悸、颜面潮红、潮热、血压降低，极少数患者（<0.1%）出现胸部重压感、心动过缓、心动过速，也有出现期前收缩者。

5. 神经系统　少数患者（0.1%～5%）出现头痛、头重、眩晕、步态不稳、直立性低血压，极少数患者（<0.1%）出现嗜睡、麻木感。

6. 消化系统　少数患者（0.1%～5%）出现便秘，极少数患者（<0.1%）出现腹部不适感、恶心、胃灼热、口干，也有出现腹泻、呕吐者。

7. 过敏反应　少数患者（0.1%～5%）出现皮疹，极少数患者（<0.1%）出现瘙痒感，也有发生光敏症者。如出现皮疹、瘙痒感、光敏症，应停药。

8. 其他　少数患者（0.1%～5%）出现水肿（面部、小腿、手），极少数患者（<0.1%）出现耳鸣、手指发红或发热感、肩凝、咳嗽、尿频、乏力感。

【禁忌与慎用】

1. 心源性休克患者禁用，服用本品有可能使症状恶化。

2. 孕妇或有可能妊娠的妇女禁用。

3. 动物实验（大鼠）表明本品可分布至乳汁，故哺乳期妇女禁用本品，如必须使用本品时，应停止哺乳。

4. 儿童的有效性及安全性尚未确定。

5. 因老年患者不宜过度降压，故患高血压的老年患者用药时，应从小剂量一日 2mg 开始，并注意观察用药情况，慎重给药为宜。

6. 血压过低患者慎用。

7. 本品有可能加重肝功能损害，重度肝功能不全的患者慎用。

【药物相互作用】

1. 其他降压药可增强本品的降压效应，可能引起血压过度降低。

2. 本品可抑制肾小管的地高辛分泌，使地高辛血药浓度上升。有可能引起中毒。

3. 西咪替丁可抑制本品在肝微粒体的代谢酶，同时降低胃酸，增加药物吸收。有可能使血压过度降低。

4. 利福平可诱导肝的药物代谢酶,促进本品代谢,降低本品的血药浓度,使降压作用减弱。

5. 葡萄柚汁可抑制本品在肝的代谢,使本品的血药浓度升高,有可能使血压过度降低。

【剂量与用法】早饭后口服。成人用量通常为每次 2～4mg,1 次/日。应根据年龄及症状调整剂量。如效果不满意,可增至每次 8mg,1 次/日。重症高血压患者应每次 4～8mg,1 次/日。

【用药须知】

1. 突然停用钙通道阻滞药,有症状恶化的病例报告,因此,停用本品应逐渐减量并注意观察。另外,应嘱患者不可自行停药。

2. 服用本品有可能引起血压过度降低,出现一过性意识消失等。若出现此类症状,应停药并予以适当处置。

3. 有时会出现降压作用引起的眩晕等,因此,从事高空作业、驾驶汽车等具有危险性的机械操作时应予以注意。

4. 据报道,进行持续性门诊腹膜透析的患者,有时透析排液呈白浊状,故应注意与腹膜炎等的鉴别。

【制剂】片剂:2mg。

【贮藏】密封,贮于干燥处。

西尼地平(cilnidipine)

别名:致欣。

本品为钙通道阻滞药。

【理化性状】

1. 本品为淡黄色结晶性粉末。

2. 化学名:$(+/-)-(E)$-cinnamyl 2-methoxyethyl 1,4-dihydro-2,6-dimethyl-4-(m-nitrophenyl)-3,5-pyridinedicarboxylate。

3. 分子式:$C_{27}H_{28}N_2O_7$。

4. 分子量:492.52。

5. 结构式如下:

【药理学】本品为亲脂性二氢吡啶类钙通道阻滞药,能与血管平滑肌细胞膜上的 L 型钙通道的二氢吡啶位点结合,阻滞 Ca^{2+} 通过 L 型钙通道的跨膜内流,从而松弛、扩张血管平滑肌,起到降压作用。它还可通过阻滞 Ca^{2+} 通过交感神经细胞膜上 N 型钙通道的跨膜内流而抑制交感神经末梢去甲肾上腺素的释放和交感神经活动。

【药动学】

1. 吸收　健康成年男子单次口服本品 5mg、10mg 和 20mg,C_{max} 分别为 4.7ng/ml、5.4ng/ml 和 15.7ng/ml,$AUC_{0\sim24}$ 分别为 23.7(ng·h)/ml、27.5(ng·h)/ml 和 60.1(ng·h)/ml,呈剂量依赖性增加趋势。口服本品 10mg,1 次/日,连服 7d,给药第 1 天、第 4 天、第 7 天的 C_{max} 分别为(9.5±1.6)ng/ml、(13.5±5)ng/ml、(16.5±7.9)ng/ml,T_{max} 分别为(2.8±1)h、(3.7±0.8)h、(3±1.3)h,$t_{1/2}(\alpha)$ 为(1±0.2)～(1.1±0.6)h,$t_{1/2(\beta)}$ 为(5.2±2)～(8.1±2.7)h,$AUC_{0\sim\infty}$ 分别为(59.1±12.7)(ng·h)/ml、(108.1±29)(ng·h)/ml、(95.5±34.5)(ng·h)/ml。用药第 4 天后达稳态,未发现药物蓄积情况。

2. 分布　体外试验中本品蛋白结合率为 99.3%。

3. 代谢　本品主要在肝经 CYP3A4 和 CYP2C19 代谢,代谢途径为甲氧乙基的脱甲氧化、肉桂酯的加水分解及二氢吡啶环的氧化。

4. 排泄　2 次/日服用本品 10mg,连服 7d,尿中未检测出原药,代谢物占给药剂量的 5.2%。

【适应证】用于治疗高血压。

【不良反应】

1. 发生率为 0.1%～5% 的不良反应包括尿频、尿酸升高、肌酐升高、尿素氮升高、尿蛋白阳性、头痛、头晕、肩肌肉僵硬、面色潮红、心悸、燥热、心电图异常(ST 段压低、T 波倒转)、低血压、AST、ALT、γ-GTP 上升等肝功能异常,呕吐、腹痛、口干、白细胞计数异常、中性粒细胞异常、皮疹、水肿、疲倦、血清胆固醇上升、血钾和血磷异常。

2. 发生率<0.1% 的不良反应包括尿沉渣阳性、困倦、失眠、手颤、健忘、胸痛、畏寒、期前收缩、性功能障碍、便秘、腹胀、血小板减少、红细胞异常、血细胞比容异常、嗜酸性粒细胞和淋巴细胞异常、瘙痒、眼部干燥、充血、腓肠肌痉挛、味觉异常、尿糖阳性、空腹血糖异常、总蛋白异常、血钙和 C 反应蛋白异常。

【禁忌与慎用】

1. 对本品中任何成分过敏的患者禁用。

2. 由于会引起血压过低等症状，故高空作业、驾驶机动车及操作机器时应禁用。

3. 孕妇或有可能妊娠的妇女禁用。

4. 本品可分布至乳汁，故哺乳期妇女禁用本品，如必须使用本品时，应停止哺乳。

5. 儿童的有效性及安全性尚未确定。

6. 因老年患者不宜过度降压，故患高血压的老年患者用药时，应从小剂量开始，并注意观察用药情况，慎重给药为宜。

7. 肝功能不全患者服用本品时，血药浓度会增加，故应慎用。

8. 充血性心力衰竭患者慎用。

9. 慢性肾功能不全患者慎用。

10. 与β受体阻滞剂联合用药时慎用，特别是有左心室功能不全患者。

【药物相互作用】

1. 临床上不推荐患者使用本品的同时服用含麻黄类药物。麻黄中的麻黄碱能够加剧高血压症状。

2. 本品与贯叶连翘相互作用临床上未见报道。但是贯叶连翘与本品的代谢途径相同，均通过CYP4503A4代谢。故本品应该避免和贯叶连翘联合使用。

3. 本品与其他降压药合用时可能有叠加作用，使降压效应增强，可能导致血压过度降低。

4. 本品可能使地高辛的血药浓度上升，甚至产生地高辛中毒症状，如恶心、呕吐、头痛、视觉异常、心律失常等，调节地高辛用量或停用本品能够改善相应症状，可能机制为本品能使地高辛的肾及肾外清除率减少。

5. 与西咪替丁合用有作用增强的报道，可能是由于西咪替丁能使肝血流量降低，本品在肝微粒体中的酶代谢被抑制，还可使胃酸降低，从而使本品的吸收增加。

6. 钙通道阻滞药与利福平合用有作用减弱的报道，可能是利福平会诱导肝药酶，从而促进钙通道阻滞药的代谢，使其清除率上升所致。

7. 本品与唑类抗真菌药（如酮康唑和伊曲康唑）合用时血药浓度会增加，可能是唑类抗真菌药抑制了CYP3A4而减少本品的代谢所致。

8. 葡萄柚汁可抑制本品在肝的代谢，使本品的血药浓度升高，有可能使血压过度降低。

【剂量与用法】成年人的初始剂量为每次5mg，1次/日，早饭后服用。根据患者的临床效应，可增加剂量，最大可增至每次10mg，1次/日，早饭后服用。

【用药须知】

1. 突然停用钙通道阻滞药，有症状恶化的病例报告，因此，停用本品时，应逐渐减量并注意观察。另外，应嘱患者不可自行停药。

2. 育龄妇女治疗期间应采取避孕措施。

3. 有下述情况时不推荐使用钙通道阻滞药，如不稳定型心绞痛、1个月内曾发生过心肌梗死、左室流出道梗阻、未治疗的充血性心力衰竭。

4. 使用芬太尼麻醉时，建议术前36h停止服用本品及其他二氢吡啶类衍生物。

【制剂】①片剂：5mg，10mg；②胶囊剂：5mg。

【贮藏】密封、避光保存。

依福地平（efonidipine）

别名：Landel。

本品为钙通道阻滞药，临床用其盐酸盐。

【理化性状】

1. 化学名：2-[phenyl（phenylmethyl）amino]ethyleste。

2. 分子式：$C_{34}H_{38}N_3O_7P$。

3. 分子量：631.65。

4. 结构式如下：

【药理学】本品是将磷导入二氢吡啶类的钙通道阻滞药，兼有T型钙通道和L型钙通道的阻滞作用。同其他L型钙通道阻滞药一样，本品可扩张小动脉，降低总外周血管阻力，减少心脏后负荷，有效降低收缩压和舒张压。本品对冠状动脉有特异性的扩张作用，可在降低冠状动脉灌注压的同时增加冠状动脉流量。本品在降低血压的同时不引起反射性交感神经兴奋和心率的加快，且有降低心肌耗氧量的作用。作为一种T型钙通道阻滞药，本品可减慢心率，但不降低心肌收缩力，适合于伴有心率加快的心力衰竭的治疗。

【药动学】口服后起效慢。本品的$t_{1/2}$为2h，但由于本品口服吸收后与细胞膜有很高的亲和力，故本品的实际生物效应时间远长于$t_{1/2}$。研究表明，本品相其受体的结合和解离速率显著慢于尼群地平。

【适应证】用于治疗高血压和心力衰竭。

【不良反应】

1. 严重不良反应包括病态窦房结综合征、房室交界性心律、房室传导阻滞、低血压性休克。

2. 可有 ALT、AST、LDH、ALP、BUN 及血清肌酸酐升高。有时血清胆固醇、三酰甘油、血清肌酸磷酸激酶、尿酸升高。对发生嗜酸性粒细胞增多、血红蛋白减少、血清钠降低等症的患者，应仔细观察，发现异常应停药，进行适当处置。

3. 有时可有面部发热、潮红、心慌、发热感、心动过缓、胸痛等。还可有头重、头痛、眩晕、全身倦怠、恶心、呕吐、胃部不适、腹痛、便秘、尿频、肿胀、步履蹒跚等。有时皮肤可出现皮疹、瘙痒。

【禁忌与慎用】

1. 对本品中任何成分过敏的患者禁用。

2. 由于会引起血压过低等症状，故高空作业、驾驶机动车及操作机器时应禁用。

3. 孕妇或有可能妊娠的妇女禁用。

4. 本品可分布至乳汁，故哺乳期妇女禁用本品，如必须使用本品时，应停止哺乳。

5. 儿童的有效性及安全性尚未确定。

6. 因老年患者不宜过度降压，故患高血压病的老年患者用药时，应从小剂量开始，并注意观察用药情况，慎重给药为宜。

【药物相互作用】参见巴尼地平。

【剂量与用法】通常成人每日 20～40mg/kg，分 1～2 次服，可根据年龄、症状适当增减，若不能得到满意的降压效果，剂量可增加到每日 60mg/kg。

【用药须知】

1. 突然停用钙通道阻滞药，有症状恶化的病例报告，因此停用本品时，应逐渐减量并注意观察。另外，应嘱患者不可自行停药。

2. 育龄妇女治疗期间应采取避孕措施。

【制剂】片剂：5mg。

【贮藏】密封、避光保存。

马尼地平（manidipine）

本品为钙通道阻滞药。

【理化性状】

1. 本品为淡黄色晶体，不溶于水，溶于乙醚。有同质异晶体，α 型为黄色结晶，不溶于乙醇、丙酮和乙醚，溶于水，熔点 157～163℃。β 型为淡黄色细晶，不溶于乙醇、乙醚和丙酮，溶于水。熔点 174～180℃。

2. 化学名：2-[4-（diphenylmethyl）piperazin-1-yl]ethyl methyl 2,6-dimethyl-4-（3-nitrophenyl）-1,4-dihydropyridine-3,5-dicarboxylate。

3. 分子式：$C_{35}H_{38}N_4O_6$。

4. 分子量：610.69。

5. 结构式如下：

盐酸马尼地平（manidipine hydrochloride）

别名：Calslot、Franidipine。

本品为钙通道阻滞剂。

【理化性状】

1. 化学名：2-[4-（diphenylmethyl）piperazin-1-yl]ethyl methyl 2,6-dimethyl-4-（3-nitrophenyl）-1,4-dihydropyridine-3,5-dicarboxylate dihydrochloride。

2. 分子式：$C_{35}H_{38}N_4O_6 \cdot 2HCl$。

3. 分子量：683.62。

【药理学】本品为二氢吡啶类钙通道阻滞药。在自发性高血压大鼠、两肾-夹型高血压大鼠、乙酸去氧皮质酮高血压大鼠和肾性高血压犬均有剂量依赖性的降压作用。其作用较尼卡地平及硝苯地平强且维持时间长。本品对阻力血管具有选择性，能扩张肾血管，对心肌及传导阻滞作用较少，对血脂无不良影响。

【药动学】本品口服吸收迅速，达峰时间为 1～2h，峰值与药时曲线下面积随剂量而增加。其 S-异构体作用为 R-异构体的 2 倍。$t_{1/2}$ 为 5h。血浆蛋白结合率达 97%。

【适应证】用于治疗原发性高血压，对低肾素型高血压的降压效果更明显，并能改善尿酸代谢。

【不良反应】其不良反应类似硝苯地平，偶见肝功能或肾功能异常、白细胞减少等。

【禁忌与慎用】参见巴尼地平。

【药物相互作用】参见巴尼地平。

【剂量与用法】口服，开始时 5mg，1 次/日，然后根据需要递增至 10～20mg，1 次/日。

【用药须知】

1. 突然停用钙通道阻滞药,有症状恶化的病例报告,因此停用本品时,应逐渐减量并注意观察。另外,应嘱患者不可自行停药。

2. 育龄妇女治疗期间应采取避孕措施。

3. 据报道,进行持续性门诊腹膜透析的患者,有时透析排液呈白浊状,故应注意与腹膜炎等的鉴别。

【制剂】片剂:5mg,10mg,20mg。

【贮藏】密封、避光保存。

尼鲁地平（niludipine）

别名:硝苯丙氧乙啶。

本品为钙通道阻滞药。

【CAS】22609-73-0。

【理化性状】

1. 化学名:2,6-dimethyl-4-（3-nitrophenyl）-1,4-dihydropyridine-3,5-dicarboxylic acid bis（2-propoxyethyl）ester。

2. 分子式:$C_{25}H_{34}N_2O_8$。

3. 分子量:490.55。

4. 结构式如下:

【药理学】本品的药理作用与硝苯地平相似,扩张冠状动脉的作用比硝苯地平强3～10倍,持续时间长1倍,心率及血压下降时冠脉流量仍有增加,对心肌耗氧量无影响。

【适应证】用于冠状动脉粥样硬化性心脏病（冠心病）心绞痛、高血压。

【不良反应】其不良反应类似硝苯地平,偶见肝功能或肾功能异常、白细胞减少等。

【禁忌与慎用】巴尼地平。

【药物相互作用】参见巴尼地平。

【剂量与用法】口服,30～60mg/次,2次/日。

【用药须知】参见巴尼地平。

【制剂】片剂:30mg。

【贮藏】密封、避光保存。

米贝拉地尔（mibefradil）

别名:咪拉地尔、博思嘉、Posicor。

本品是瑞士罗氏公司研制生产的T型钙通道阻滞药,初期适应证为高血压、冠心病心绞痛和心力衰竭。1997年相继在欧洲、美国、日本上市,由于其药物相互作用的严重不良反应,于1998年6月自愿撤市。而2012年,Tau Therapeutics制药公司重新定位米贝拉地尔为治疗实体肿瘤的抗癌药,且已经获得FDA的批准进入临床试验。

【理化性状】

1. 化学名:（1S,2S）-2-（2-（（3-（1H-benzo[d]imidazol-2-yl）propyl）（methyl）amino）ethyl)-6-fluoro-1-isopropyl-1,2,3,4-tetrahydronaphthalen-2-yl 2-methoxyacetate。

2. 分子式:$C_{29}H_{38}FN_3O_3$。

3. 分子量:495.63。

4. 结构式如下:

【药理学】本品为四氢萘酚衍生物,其结构与作用明显不同于目前的钙通道阻滞药。本品主要阻滞T型钙通道,而不是L型钙通道。本品作用途径与常用钙通道阻滞药既相同又相异。在治疗剂量或治疗浓度时,本品主要阻滞T型钙通道。当T型钙通道被完全阻滞后,也可阻滞L型钙通道。本品的受体结合点与维拉帕米、地尔硫䓬虽有交叉,但不影响二氢吡啶类（如硝苯地平等）药物的结合。其血管系统选择性与二氢吡啶类药物相似。二氢吡啶类易引起反射性心动过速,本品可减慢心率,这一点与维拉帕米和地尔硫䓬相似,但本品仅在过量时才产生后两者易引起的负性肌力作用。

【药动学】本品口服吸收良好,不受食物影响。血药浓度达峰时间为1h,$t_{1/2}$为12～14h,生物利用度约90%,且随剂量增加而升高。静脉注射给药时,吸收$t_{1/2}$为6h,消除$t_{1/2}$为13h,消除率随剂量增加而减少。本品主要在肝代谢,分泌进入胆汁,小部分以原形进入尿液中。轻度肾功能不全患者不必调整剂量,肝功能不全则须减量。

【适应证】高血压和慢性稳定型心绞痛。

【不良反应】常见有头痛、头晕、下肢水肿、鼻炎、腹痛及消化不良等。过量易引起心动过缓、心电图改变。本品下肢水肿发生率5.1%,低于氨氯地平（25.7%）、硝苯地平（17.7%）及地尔硫䓬（9.4%）等。本品未见临床首剂效应和反跳现象。

【禁忌与慎用】

1. 孕妇和小儿禁用。

2. 病态窦房结综合征、房室传导阻滞患者及心率低于 55 次/分的老年患者禁用。

3. 禁与β受体阻滞剂合用。

4. 哺乳期妇女应权衡本品对其的重要性，选择停药或停止哺乳。

【药物相互作用】

1. 本品不宜与抗组胺药（特非那定、阿司咪唑等），镇吐药（西沙必利），调脂药（洛伐他丁、辛伐他汀、阿伐他汀）等合用，以免使其他药生物利用度升高，并有引起横纹肌溶解的危险。

2. 也不能合用环孢素、他克莫司、苯二氮草类、三环类抗抑郁药丙米嗪等。

【剂量与用法】口服，首次 50mg/次，1 次/日，以后可酌情增至 100mg/次，1 次/日，治疗高血压一般需 1～2 周达最高疗效。

【用药须知】

1. 本品与其他降压药合用时，应注意血压不宜降得过低。

2. 尽量不用大剂量口服，以免发生较多的不良反应。

【制剂】片剂：50mg。

【贮藏】密封、避光保存。

7.4.2　血管紧张素转化酶抑制药（angiotensin converting enzyme inhibitors，ACEI）

佐芬普利（zofenopril）

本品为含有巯基的长效 ACEI。

【理化性状】

1. 化学名：（4S）-1-[（2S）-3-（benzylthio）-2-methyl- propionyl]-4-（phenylthio）- L-proline。

2. 分子式：$C_{22}H_{23}NO_4S_2$。

3. 分子量：429.55。

4. 结构式如下：

佐芬普利钙（zofenopril calcium）

别名：Bifril、Zofenil、Zopranol。

本品为含有巯基的长效 ACEI。

【理化性状】

1. 化学名：calcium salt of（4S）-1-[（2S）-3-（benzylthio）-2- methyl- propionyl]-4-（phenylthio）- L-proline。

2. 分子式：$C_{44}H_{44}CaN_2O_8S_4$。

3. 分子量：897.2。

【药理学】因本品含有巯基，故具有亲脂性和抗氧化作用。本品可被水解为具有活性的佐芬普利拉。

【药动学】本品口服后迅速而且完全被吸收，并几乎完全转化为佐芬普利拉。口服后 1.5h 佐芬普利拉可达血药峰值。给予单剂 10～80mg 后药动学呈线性。每天给药 15～60mg，连用 3 周，未见药物蓄积。食物影响吸收速度，但不影响吸收程度，AUC 几乎保持不变。蛋白结合率约为 88%，$t_{1/2}$ 约为 5.5h。口服的总清除率为 1300ml/min。本品静脉注射后，随尿排出 76%，随粪便排出 16%。口服本品则随尿排出 69%，随粪便排出 26%，说明其代谢消除是通过肝肾两个途径的，而且以肾为主。

【适应证】

1. 用于轻中度原发性高血压。

2. 急性心肌梗死 24h 内有或无症状、血流动力学稳定并未接受溶栓治疗的患者。

【不良反应】

1. 常见不良反应有头晕、头痛、疲劳、咳嗽、恶心和呕吐。

2. 较少见的有面部潮红、肌痉挛和虚弱。

3. 罕见严重低血压、周围血管性水肿、直立性低血压和胸痛、肌痛和肌痉挛、肾功能不全和急性肾衰竭。

4. 呼吸系统可见咳嗽、呼吸困难、鼻炎、鼻窦炎、支气管炎和支气管痉挛。

5. 个别出现因上呼吸道水肿所引起的致命性呼吸阻塞。

6. 胃肠道还可见腹痛、腹泻、便秘和口干。

7. 过量可致严重低血压、麻痹、心率过缓、电解质紊乱、肾衰竭和休克。

【禁忌与慎用】

1. 对本品过敏者、孕妇及未采取有效避孕措施的育龄妇女均禁用。

2. 使用其他 ACEI 而发生过周围血管性水肿和遗传性或特发性血管性水肿的患者禁用。

3. 重度肝功能不全、双肾动脉狭窄患者禁用。

4. 哺乳期妇女应权衡本品对其的重要性,选择停药或停止哺乳。

5. 儿童用药的安全性和有效性尚未确定。

6. >75 岁老年心肌梗死患者慎用,肾功能或肝功能不全的心肌梗死患者不宜使用。

【剂量与用法】

1. 治疗高血压。对无水钠潴留的患者,开始可口服 15mg,1 次/日,间隔 4 周调整剂量,日最高剂量为 60mg,根据血压水平使用最佳有效剂量,也可将一日用量分 2 次分服。如疗效不佳,可加用利尿药。

2. 对疑有水钠潴留的患者。首剂给药可能出现低血压险情。应在处理水钠潴留并停用利尿药 2～3d 后再开始使用本品。如仍有虑,起始可口服 7.5mg。

3. 急性心肌梗死患者在症状出现 24h 内开始使用本品,连续治疗 6 周。剂量为第 1～2 天每 12 小时口服 7.5mg。第 3～4 天每 12 小时给药 15mg。第 5 天后每 12 小时给药 30mg。如在开始用药的头 3 天出现低收缩压则不再增加用量,并使血压稳定在有效的剂量上。如在 1h 以上的间隔时间内 2 次出现低于 90mmHg 的收缩压,则应停用本品。用药 6 周后,如无左心室功能不全或心力衰竭症状,则可停药。否则应继续给药。

【用药须知】

1. 在使用本品之前,所有患者均应检查肾功能。

2. 既往曾患肾病或正在使用高剂量本品的患者,应定期检查尿蛋白。

3. 患有胶原血管疾病的患者,或正在接受免疫抑制疗法的患者,尤其在他们还存在肾功能不全时,有必要定期进行白细胞计数检查。

4. 心力衰竭患者和很可能存在水、盐耗竭的患者(如同时接受利尿药或透析的患者),在开始使用本品时就可能出现症状性低血压。因此,应在严密的监护下开始治疗,使用小剂量,并使患者处于斜卧位,把药物的副作用限制到最低程度。

5. 血透期间使用高流量聚丙烯腈膜时,接受本品的患者有的出现了过敏样反应。在使用硫酸右旋糖酐纤维素柱进行 LDL 血采集术期间和使用膜翅目毒液进行脱敏期间接受本品的患者,也会发生过敏样反应。

6. 动物实验证实,母体给予大剂量本品,对胎儿会产生伤害。因此,孕妇不应使用本品。

7. 肾功能不全的老年人用量减半。

8. 轻中度肝功能不全患者起始剂量减半。

【制剂】片剂:7.5mg,15mg,30mg,60mg。

【贮藏】密封、防潮置于室温下。

群多普利(trandolapril)

别名:Mavik、泉多普利。

【理化性状】

1. 本品为白色或近白色粉末。溶于氯仿、二氯甲烷及甲醇,熔点 125℃。

2. 化学名:(2S,3aR,7aS)-1-[(S)-N-[(S)-1-carboxy-3phenylpropyl]alanyl] hexahydro -2-indolinecarboxylic acid,1-ethyl ester。

3. 分子式:$C_{24}H_{34}N_2O_5$。

4. 分子量:430.54。

5. 结构式如下:

R=C₂H₅,依那普利
=H,依那普利拉

【药理学】本品为一新型长效含羧基的 ACEI,作用比依那普利强 2.3～10 倍,其本身及吸收后的水解活性产物群多普利拉都有活性,但活性产物的作用为原药的 7 倍。

【药动学】

1. 吸收 本品主要在肝内转化为二酸群多普利拉,口服本品后的生物利用度为 10%,群多普利拉为 70%,空腹服用,本品在给药后 1h 可达血药峰值,而群多普利拉则在 4～10h 才达血药峰值。本品的清除 $t_{1/2}$ 约为 6h。在稳态时,群多普利拉的有效 $t_{1/2}$ 为 22.5h。多剂量给药后未发现蓄积。食物可减缓本品的吸收,但不影响群多普利拉的 AUC 和 C_{max},也不影响本品的 C_{max}。

2. 分布 本品的血浆蛋白结合率约为 80%,与浓度无关。群多普利拉的蛋白结合率呈浓度依赖性,0.1ng/ml 时为 94%,1000ng/ml 时为 65%,提示随血药浓度的升高,结合率有饱和现象。本品的分布容积约为 18L,本品及其活性代谢产物的总体清除率分别为 52L/h 和 7L/h。肾清除率与剂量有关,为 1～4L/h。

3. 代谢和排泄 口服后约 33% 的原药和代谢产物随尿排出,随粪便排出 66%。本品的 AUC 和

C_{max} 及群多普利拉的 C_{max} 在剂量 1～4mg 时，与剂量成正比，群多普利拉的 AUC 升高比例略低于剂量增高的比例。至少发现了 7 种代谢产物，主要为葡糖酸苷或脱脂产物。

4. CC<30ml/min 及透析者　本品及群多普利拉的血药浓度约升高 2 倍，清除率降低 85%。轻中度乙醇性肝硬化者，本品及群多普利拉的血药浓度分别升高约 9 倍和 2 倍。

【适应证】用于治疗原发性高血压、心力衰竭。

【不良反应】发生率较低，极少需要停药。长期服用有少数患者出现不良反应，如干咳、头痛、头晕、无力、心悸、低血压、恶心、胃肠紊乱、瘙痒、皮疹和水肿等。

【妊娠期安全等级】D。

【禁忌与慎用】

1. 对本品过敏者及孕妇禁用。

2. 哺乳期妇女应权衡本品对其的重要性，选择停药或停止哺乳。

3. 儿童用药的安全性和有效性尚未确定。

【药物相互作用】参见佐芬普利。

【剂量与用法】口服，0.5～2mg/次，1 次/日。CC<30ml/min 及肝硬化患者应从 0.5mg 的剂量开始。

【用药须知】参见佐芬普利。

【制剂】片剂：1mg，2mg，4mg。

【贮藏】贮于 20～25℃。

地拉普利（delapril）

【理化性状】

1. 化学名：2-[（2S）-N-（2,3-dihydro-1H-inden-2-yl）-2-{[（2S）-1-ethoxy-1-oxo-4-phenylbutan-2-yl]amino}propanamido]acetic acid。

2. 分子式：$C_{26}H_{32}N_2O_5$。

3. 分子量：452.54。

4. 结构式如下：

盐酸地拉普利（delapril hydrochloride）

别名：压得克、Adecut、Alindapril。

【理化性状】

1. 本品为白色片状结晶。熔点 166～170℃。

2. 化学名：2-[（2S）-N-（2,3-dihydro-1H-inden-2-yl）-2-{[（2S）-1-ethoxy-1-oxo-4-phenylbutan-2-yl]amino}propanamido]acetic acid hydrochloride。

3. 分子式：$C_{26}H_{32}N_2O_5 \cdot HCl$。

4. 分子量：489.01。

【药理学】本品为含羧基类 ACEI，可抑制循环中及血管壁的 ACE 活性，还可抑制交感神经末梢去甲肾上腺素的游离及醛固酮的分泌，也具有活化缓激肽的作用，以上机制共同发挥降压作用。其作用与剂量相关，达峰效应时间为 1～6h，此时的血浆浓度为 731μg/ml。

【适应证】适用于原发性高血压、肾性高血压及肾血管性高血压。

【不良反应】

1. 可有皮疹、瘙痒、眩晕、步履蹒跚、站立时头晕、头痛、失眠、疲倦、肩部酸痛感、恶心、呕吐、食欲缺乏、发热、心悸、血白细胞减少、红细胞减少、血红蛋白下降及血细胞比容下降。

2. 有时出现 ALT、AST、乳酸脱氢酶、碱性磷酸酶及总胆红素上升。

3. 有时可出现血尿素氮及肌酐升高、蛋白尿。

4. 可有咳嗽、乏力、出汗、血钾升高、总胆固醇及尿酸升高。

5. 偶可出现尿糖及抗核抗体阳性。

【禁忌与慎用】

1. 对本品过敏者禁用。

2. 轻度肾功能不全患者适当减量，重度肾功能不全患者（血清肌酸酐值>3mg/dl、两侧性肾动脉狭窄）须慎重用药。

3. 有由于其他血管紧张素转化酶抑制剂引起血管神经性水肿史的患者禁用。

4. 孕妇禁用。

5. 本品活性代谢物能通过乳汁分泌，故哺乳期妇女用药期间应停止哺乳。

6. 尚无小儿用药的经验，小儿不宜使用。

【剂量与用法】口服，成人初始剂量为 15mg/次，2 次/日，以后 15～30mg/次，2 次/日。最大剂量为 60mg/次，2 次/日，血压稳定后，可酌情改为每天 1 次服药。

【用药须知】

1. 可能影响高空作业及机械操作能力。

2. 与保钾利尿药合用时可出现血钾上升现象，可加强利尿降压药的降压作用。

【制剂】片剂：15mg。

【贮藏】密封保存。

阿拉普利（alacepril）

别名：Cetapril。

本品为新型 ACEI。

【理化性状】

1. 化学名：(2S)-2-{[(2S)-1-[(2S)-3-acety-lsulfanyl-2-methylpropanoyl]pyrrolidine-2-carbonyl] amino}-3-phenylpropanoic acid。

2. 分子式：$C_{20}H_{26}N_2O_5S$。

3. 分子量：406.49。

4. 结构式如下：

【药理学】本品为含巯基的新型血管紧张素转化酶抑制药，是前体药，在体内迅速转化为卡托普利而起作用。本品分解缓慢，具有较高的效力和较长的作用时间。

【药动学】口服吸收良好，生物利用度为 67%，达峰时间为 1～2h，食物可延迟达峰时间，降压作用持续 6～10h。在肝中经去乙酰化迅速代谢为卡托普利，血中的游离卡托普利、蛋白结合的卡托普利和总卡托普利的 $t_{1/2}$ 分别为 1.9h、4.2h 和 5.2h。卡托普利可进入乳汁，但量很少。经肾和肠道排泄，24h 尿液总排出量为 50%～70%。肾功能不全可影响药物排出，CC＜20ml/min 的患者，卡托普利 $t_{1/2}$ 显著延长。血液透析可以清除本品。

【适应证】

1. 用于原发性和肾性高血压，可单独应用或与其他降压药（如利尿药）合用。

2. 用于充血性心力衰竭，可单独应用或与强心药、利尿药合用。

【不良反应】【禁忌与慎用】同卡托普利。

【剂量与用法】口服给药，25～75mg/d，分 1～2 次服。根据患者血压情况增减剂量，对重症患者最大用量为 100mg/d。

【用药须知】

1. 容易出现低血压的患者（如充血性心力衰竭、低钠血症、使用大剂量利尿药或近期使用强效利尿药、透析或存在血容量严重不足者），用药后应警惕发生低血压，须密切监测血压。

2. 如出现顽固性干咳时，应停药观察。

3. 如出现发热、淋巴结肿大和（或）咽喉疼痛等症状，应立即检查白细胞计数。

4. 如出现呼吸或吞咽困难、喉部喘鸣及面部、嘴唇、四肢、舌、声门或喉部水肿等血管神经性水肿症状，应停药。

5. 低血压和心动过速可能是本品中毒的初期临床表现，可在用药后 1h 内出现，最大作用出现在用药后 4～6h。本品过量的处理同卡托普利。

【制剂】片剂：12.5mg，25mg。

【贮藏】密闭贮存。

螺普利（spirapril）

别名：斯匹诺利、山多普利、Sandopril。

【理化性状】

1. 化学名：(8S)-7-[(2S)-2-{[(2S)-1-thoxy-1-oxo-4-phenylbutan-2-yl]amino}propanoyl]- 1,4-dithia-7-azaspiro[4.4]nonane-8-carboxylic acid。

2. 分子式：$C_{22}H_{30}N_2O_5S_2$。

3. 分子量：466.62。

4. 结构式如下：

【药理学】本品是一种新型的不含巯基的血管紧张素转化酶抑制药，结构同依那普利相似。最大降压作用出现在口服后 4～8h，作用较持久。

【药动学】口服本品后平均生物利用度为 50%，进入人体后能快速转变成具有活性的二羧酸代谢产物螺普利拉，后者达峰时间为 1.8～3.0h。螺普利拉在血浆中的衰减有两个时相，第一相 $t_{1/2}$ 为 1.5～2.2h，第二相 $t_{1/2}$ 为 30～40h。螺普利拉的消除是通过肾和非肾（肝）双重机制。在伴有肾衰竭的患者中，未发现螺普利拉有临床意义的蓄积现象，并且不受剂量变化的影响。老年人和伴有肝功能不全的患者，螺普利拉的药动学会发生改变，老年人 AUC 和 C_{max} 均升高 30%，而肝功能不全患者 AUC 降低 30%。

【适应证】用于高血压和充血性心力衰竭。

【不良反应】常见的不良反应为眩晕、头痛和疲乏，其发生率通常和其他的血管紧张素转化酶抑制药相似。服用本品也可发生咳嗽。不良反应的发生与服用剂量有关，剂量越小，其不良反应的发生率越低。

【禁忌与慎用】同依那普利。

【剂量与用法】高血压患者，口服，每次 6～50mg，1 次/日。充血性心力衰竭的起始剂量为 1.5mg，1 次/日，根据病情和疗效可适当调整剂量。

【用药须知】由于其肝、肾双重消除机制，肾功能不全患者使用不必调整剂量。

【制剂】片剂：25mg。

【贮藏】避光、密闭贮存。

莫西普利（moexipril）

别名：美西普利。

【理化性状】

1. 化学名：[3S[2[R*（R*）],3R*]]-2-[2-[[1-（ethoxycarbonyl）-3-phenylpropyl]amino]-1-oxopropyl]-1,2,3,4tetrahydro-6,7-dimethoxy-3-isoq uinolinecarboxylicacid。

2. 分子式：$C_{27}H_{34}N_2O_7$。

3. 分子量：498.57。

4. 结构式如下：

盐酸莫西普利（moexipril hydrochloride）

别名：Univasc。

【理化性状】

1. 本品为细小的白色至类白色粉末，室温下溶于水。

2. 化学名：[3S[2[R*（R*）],3R*]]-2-[2 -[[1-（ethoxycarbonyl）-3- phenylpropyl]amino]-1-oxopro -pyl]-1,2,3,4tetrahydro-6,7-dimethoxy-3-isoq uinoline-carboxylicacid,monohydrochloride。

3. 分子式：$C_{27}H_{34}N_2O_7 \cdot HCl$。

4. 分子量：535.04。

【药理学】本品是一种不含巯基的酯类化合物，为高效血管紧张素转化酶抑制药莫西普利拉（moexiprilate）的前体药。每次服用本品 15mg，可抑制 80%～90%的血管紧张素转化酶的活性，此作用在服药 2h 内开始，并可持续 24h。

【药动学】

1. 吸收：胃肠道对本品的吸收不完全，生物利用度约为 13%，血药浓度达峰时间 1.5h，食物可降低本品的生物利用度，故应于空腹时服用。本品在吸收后能迅速脱酯而形成莫西普利拉，该活性代谢物在服药后 3～4h 可达血药浓度峰值。初次服用本品后 1h 内就出现降血压作用，6～8h 舒张压和收缩压降低值最大。

2. 分布：莫西普利拉的蛋白结合率约为 50%，分布容积为 183L，本品和莫西普利拉的清除率分别为 441ml/min 和 232ml/min。

3. 代谢和清除：本品的 $t_{1/2}$ 为 1.3h，而莫西普利拉 $t_{1/2}$ 长达 9.8h，这是由于它与 ACE 结合后缓慢释放，因此，每天服用 1 次即可。两者均被代谢为二酮哌嗪衍生物及未知的代谢物，静脉注射后，尿中以莫西普利拉形式回收 40%的给药剂量，而原药形式为 26%，以及极小部分代谢物。粪便中回收 20%的给药剂量，主要为莫西普利拉。口服给药后，尿中以莫西普利拉形式回收 7%的给药剂量，而原药形式为 1%，代谢物占 5%。粪便中回收 53%的给药剂量，52%为莫西普利拉，1%为原药。

4. 肾功能不全患者对本品及莫西普利拉的有效 $t_{1/2}$ 和 AUC 均会增加。轻中度肝功能损害者，单剂量口服本品 15mg，本品的 C_{max} 和 AUC 分别增加 50%和 12%，而莫西普利拉的 C_{max} 降低 50%，AUC 增加 3 倍。老年人 C_{max} 和 AUC 较年轻者增加约 30%。

【适应证】对轻、中、重度高血压都有效，降低收缩压作用强于卡托普利。

【不良反应】

1. 最常见的严重不良反应是咳嗽和眩晕。

2. 常见的不良反应有咳嗽、头痛、眩晕、疲劳、血管神经性水肿、面部潮红和皮疹。由于血容量和盐的耗尽（脱水或合用利尿药），有可能发生血压过低。

【妊娠期安全等级】D。

【禁忌与慎用】

1. 肝、肾损伤，胶原血管性疾病，肾动脉狭窄的患者应禁用。

2. 对本品过敏者禁用。

3. 有血管水肿者及孕妇禁用。

4. 哺乳期妇女应权衡本品对其的重要性，选择停药或停止哺乳。

5. 儿童用药的安全性和有效性尚未确定。

【剂量与用法】口服，1 次/日，7.5～30mg/次。正在服用利尿药者，如可能在使用本品前停用 2～3d。如不能停用，本品的起始剂量为 3.75mg/次，1 次/日，逐渐增加剂量，并监测低血压反应。肾清除率≤40ml/min 者，起始剂量为 3.75mg/次，1 次/日。

【用药须知】

1. 双侧肾动脉狭窄的患者使用本品可能发生肾衰竭。

2. 肾功能不全、伴轻微肾功能不全的糖尿病、补钾或服用保钾利尿药的患者，可能发生高钾血症。

【制剂】片剂：7.5mg。

【贮藏】防潮、密闭贮于室温下。

依那普利拉（enalaprilat）

本品为依那普利的活性代谢产物。

【理化性状】

1. 本品为白色至类白色粉末，难溶于甲醇，微溶于水。

2. 化学名：1-[N-[（S）-1-carboxy-3-phenyl-propyl]-L-alanyl]-L-proline dihydrate。

3. 分子式：$C_{18}H_{24}N_2O_5 \cdot 2H_2O$。

4. 分子量：384.43（无水物）。

5. 结构式如下：

【药理学】本品为依那普利的活性成分。

【药动学】本品静脉注射后 15min 内起作用，最大降压作用出现在给药后 1~4h，作用可维持 6h，当出现蓄积时，其 $t_{1/2}$ 约为 11h，该药 90% 以上以原形随尿排出。

【适应证】用于高血压，尤其是依那普利口服疗效不佳时。

【不良反应】本品不良反应与依那普利相似，较依那普利易出现低血压反应。

【妊娠期安全等级】C（妊娠前 3 个月），D（妊娠后 6 个月）。

【禁忌与慎用】

1. 禁用于使用 ACEI 发生过遗传或特发性血管神经性水肿的患者。

2. 依那普利和本品均可在乳汁中出现，哺乳期妇女应权衡本品对其的重要性，选择停药或停止哺乳。

3. 儿童的安全性及有效性尚未确定。

【剂量与用法】静脉注射，1.25~5mg/次，每 6 小时一次，以 5% 葡萄糖注射液、0.9% 氯化钠注射液或原装稀释剂稀释至 50ml，注射时间不少于 5min。最大剂量 20mg/d。对正在使用利尿药的患者，初始剂量为 0.625mg/次。若 1h 后疗效不理想，可追加 0.625mg。另外的 1.25mg 可间歇 6h 后再用。CC≤30ml/min 的患者初始剂量为 0.625mg/次，每 6 小时一次。由口服依那普利片剂改用本品者，初始使用剂量为 1.25mg/次，每 6 小时 1 次。由使用本品改为依那普利片剂者，初次使用依那普利剂量为 5mg/次，1 次/日。

【用药须知】本品对严重低钠血症/血容量不足，严重心力衰竭，肾功能不全，缺血性心脏病或脑血管疾病有较强的降压作用，用时应加强监护。

【制剂】注射剂：1.25mg/ml，2.5mg/2ml（以无水依那普利拉计算）。

【贮藏】贮于 30℃ 以下。

沙库必曲-缬沙坦（sacubitril and valsartan）

别名：Entresto。

本品为脑啡肽酶抑制剂沙库必曲和血管紧张素Ⅱ受体阻滞剂缬沙坦组成的复方制剂。

【理化性状】

1. 本品是沙库必曲与缬沙坦、钠离子和水以 1：1：3：2.5 形成的复合物。

2. 化学名：octadecasodiumhexakis（4-{[（1S,3R）-1-（[1,1'-biphenyl]-4-ylmethyl）-4-ethoxy-3-methyl-4-oxobutyl]amino}-4oxobutanoate）hexakis（N-pentanoyl-N-{[2'-（1H-tetrazol-1-id-5-yl）[1,1'-biphenyl]-4-yl]methyl}-L-valinate）-water （1/15）。

3. 分子式：$C_{48}H_{55}N_6O_8Na_3 \cdot 2.5H_2O$。

4. 结构式如下：

【用药警戒】本品直接作用于肾素-血管紧张素系统,可导致新生儿损伤或死亡。服用本类药物期间一旦发现怀孕,应立即停药。

【药理学】本品包含脑啡肽酶抑制剂沙库必曲和血管紧张素 II 受体阻滞剂缬沙坦。沙库必曲为前体药物,其活性代谢物 LBQ657 可抑制脑啡肽酶(中性肽链内切酶,NEP);缬沙坦可阻断血管紧张素 II-1 型受体(AT_1)。本品对心力衰竭患者的心血管和肾脏效应归因于被脑啡肽酶分解增加的多肽水平(如利钠肽),同时血管紧张素 II 的效应被缬沙坦抑制。缬沙坦通过选择性阻断 AT_1 受体抑制血管紧张素 II 的效应,同时抑制血管紧张素 II 依赖性醛固酮的释放。

【药动学】

1. 本品经口服后水解成沙库必曲和缬沙坦,沙库必曲进一步代谢成 LBQ657。沙库必曲、LBQ657 和缬沙坦分别在 0.5h、2h 和 1.5h 达 C_{max}。口服沙库必曲绝对生物利用度≥60%。本品所含缬沙坦比其他剂型配方中缬沙坦的生物利用度更高,本品 26mg、51mg、103mg 中缬沙坦的生物利用度,分别相当于其他剂型配方中 40mg、80mg 和 160mg 的生物利用度。本品口服,1 片/次,2 次/日,3d 后沙库必曲、LBQ657 和缬沙坦的血药浓度达到稳态。稳态下沙库必曲和缬沙坦不会产生明显蓄积,而 LBQ657 蓄积量为 1.6 倍。

2. 沙库必曲、LBQ657 和缬沙坦的血浆蛋白结合率均高(94%～97%)。LBQ657 透过血脑屏障的程度是有限的(脑脊液中浓度为血药浓度的 0.28%)。缬沙坦和沙库必曲的平均表观分布容积分别是 75L 和 103L。

3. 沙库必曲极易被酯酶转化为 LBQ657,LBQ657 不会进一步代谢。缬沙坦代谢程度很低,只有 20%以代谢产物的形式被回收。

4. 本品口服后,52%～68%的沙库必曲(主要以 LBQ657 的形式)和约 13%的缬沙坦及其代谢物均随尿液排泄,37%～48%的沙库必曲(主要以 LBQ657 的形式)和 86%的缬沙坦及其代谢产物随粪便排泄。沙库必曲、LBQ657 和缬沙坦的平均 $t_{1/2}$ 分别约为 1.4h、11.5h 和 9.9h。

【适应证】用于治疗心力衰竭。本品可降低慢性心力衰竭(NYHA 分级 II～IV)患者的心血管死亡和住院风险,降低射血分数。通常与其他治疗心力衰竭的药物联合,以代替血管紧张素转化酶抑制药(ACEI)或其他血管紧张素受体阻滞剂(ARB)。

【不良反应】本品发生率≥5%的不良反应包括血管神经性水肿、低血压、头晕、高血钾、咳嗽、肾衰竭或急性肾衰竭、血红蛋白降低。

【禁忌与慎用】

1. 对本复合制剂中的任一成分过敏者、孕妇禁用。

2. 使用 ACEI 或 ARB 曾发生血管神经性水肿的患者禁用。

3. 儿童用药的安全性和有效性尚未确定。

4. 重度肝功能不全者不推荐使用。

5. 动物实验证实,沙库必曲、缬沙坦均可通过乳汁排泌,哺乳期妇女使用时应暂停哺乳。

【药物相互作用】

1. 在老年患者、液体耗竭的患者(包括使用利尿药),本品与 NSAID(包括 COX-2 抑制剂)合用,会增加肾功能损害的风险,甚至可导致急性肾衰竭。

2. 本品避免与任一种 ACEI、ARB 合用,以免导致肾素-血管紧张素系统的双重阻断。

3. 在糖尿病患者或肾功不全的患者中本品禁与阿利吉仑合用。

4. 本品与保钾利尿药合用可致血钾升高。

5. 本品与锂剂合用可致锂中毒的风险增加。

【剂量与用法】

1. 口服,推荐起始剂量为 49mg/51mg,2 次/日,2～4 周后,如能耐受,可增加至 97mg/103mg。与或不与食物同服均可。

2. 既往未服用或仅服用小剂量 ACEI 或 ARB 的患者、重度肾功能不全者、中度肝功能不全者的起始剂量为 24mg/26mg,2 次/日,2～4 周后,如能耐受,可剂量加倍,直至目标维持剂量 97mg/103mg。

【用药须知】

1. 服用 ACEI 者须停用 36h 后才能服用本品。

2. 本品过量可能导致低血压。对服用本品过量患者,必须严密监护,及时给予对症治疗,因本品与血浆蛋白结合率高,但经血液透析难以被清除。

【制剂】片剂:24mg/26mg,49mg/51mg,97mg/103mg。

【贮藏】防潮,贮于 25℃下,短程携带允许 20～25℃。

7.5 周围血管扩张药（peripheral vasodilators）

贝前列素（beraprost）

本品为合成的依前列醇类似物。

【理化性状】

1. 化学名：2,3,3a,8b-tetrahydro-2-hydroxy-1-（3-hydroxy-4-methyl-1-octen-6-ynyl)- 1*H*-cyclopenta（*b*）benzofuran-5-butanoic acid。

2. 分子式：$C_{24}H_{30}O_5$。

3. 分子量：398.49。

4. 结构式如下：

贝前列素钠（beraprost sodium）

别名：德纳。

【理化性状】

1. 化学名：2,3,3a,8b-tetrahydro-2-hydroxy-1-（3-hydroxy-4-methyl-1-octen-6-ynyl)- 1*H*-cyclopenta（*b*）benzofuran-5-butanoate sodium。

2. 分子式：$C_{24}H_{29}NaO_5$。

3. 分子量：420.47。

【药理学】 与前列环素一样，本品通过血小板和血管平滑肌的前列环素受体，激活腺苷酸环化酶、使细胞内 cAMP 浓度升高，抑制 Ca^{2+} 流入及血栓素 A_2 生成等，从而有抗血小板和扩张血管的作用。

【药动学】

1. 吸收 健康成人单次口服本品 100μg 时，T_{max} 为 1.42h，C_{max} 为 0.44ng/ml，$t_{1/2}$ 为 1.11h。

2. 代谢和排泄 单次口服本品 50μg 后，24h 内尿中原药的排泄量是 2.8μg，β-氧化物的排泄量是 5.4μg。原药和β-氧化物也可以葡糖醛酸结合物的形式排泄，总排泄量中游离形式的原药和β-氧化物的比例分别是 14%和 70%。

【适应证】

1. 改善慢性动脉闭塞性疾病引起的溃疡、间歇性跛行、疼痛和冷感等症状。

2. 治疗肺动脉高压。

【不良反应】

1. 严重不良反应

（1）出血倾向[脑出血（<0.1%）、消化道出血（<0.1%）、肺出血（发生率不明）、眼底出血（<0.1%）]，应密切观察，如出现异常时，应停止给药，给予适当的处置。

（2）有引起休克、间质性肺炎、肝功能异常、心肌梗死及心绞痛的报道，应密切观察，如发现血压降低、心率加快、面色苍白、恶心症状时，应停止给药，给予适当的处置。

2. 其他不良反应包括贫血、嗜酸性粒细胞增多、白细胞减少、皮疹、湿疹、瘙痒、头痛、头晕、嗜睡、朦胧状态、麻木感、恶心、腹泻、呕吐、食欲缺乏、胃溃疡、胃功能障碍、口干、胃灼热、氨基转移酶升高、低密度脂蛋白升高、尿素氮升高、胆红素升高、碱性磷酸酶升高、黄疸、血尿、尿频、颜面潮红、皮肤潮红、发热、心悸、血压降低、心率加快、三酰甘油升高、水肿、腰痛及脱发。

【禁忌与慎用】

1. 妊娠或可能妊娠的妇女禁止服用（有关妊娠期间用药的安全性尚未确定）。

2. 出血的患者（如血友病、毛细血管脆弱症、上消化道出血、尿路出血、咯血、眼底出血等患者服用本品可能导致出血增加）禁用。

3. 经期妇女慎用。

4. 有出血风险的患者慎用。

5. 儿童的有效性及安全性尚未确定。

6. 本品可经动物乳汁分泌，哺乳期妇女应权衡利弊，选择停药或停止哺乳。

【药物相互作用】

1. 与其他抗凝药、抗血小板药、溶栓药合用，出血的风险性增加。

2. 与前列腺素 I_2 合用，低血压的风险增加。

【剂量与用法】 饭后口服，40μg，3 次/日。

【制剂】 片剂：20μg，40μg。

【贮藏】 密封、常温（10～30℃）保存。

阿法环糊精利马前列素（limaprost alfadex）

别名：Opalmon、Prorenal。

本品为合成的依前列醇类似物。

【理化性状】

1. 本品为白色粉末，有吸湿性，易溶于水，微溶于甲醇，极微溶于乙醇和乙酸乙酯。

2. 化学名：（2E)-7-{（1R,2R,3R)-3-hydroxy-2-[（E,3S,5S)-3-hydroxy-5-methylnon-1-en-1-yl]-5-oxocyclopentyl} hept-2-enoic acid-α-cyclodextrin。

3. 分子式：$C_{22}H_{36}O_5 \cdot xC_{36}H_{60}O_{30}$。

4. 分子量：380.52。

5. 结构式如下：

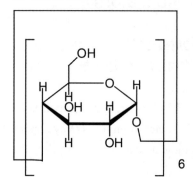

【药理学】本品能强效舒张血管，增加血流，抑制血小板凝聚。

【药动学】

1. 吸收　空腹服用 5μg 后 0.42h 可达血药峰值 1.26pg/ml，$t_{1/2}$ 为 0.45h。

2. 分布　体外试验测得本品蛋白结合率为 95.8%。

3. 代谢和排泄　本品主要在α-链进行β-氧化、ω-链的末端氧化、环戊烯环的异构化及 C-9 位置去羧基化进行代谢。本品对 CYP1A2、CYP2C9、CYP2C19、CYP2D6 和 CYP3A4 无抑制作用。动物实验本品代谢物随尿（30%）和粪便排泄（70%）。

【适应证】

1. 用于改善血栓闭塞性脉管炎的症状（感觉冷、疼痛、缺血性溃疡等症状）。

2. 改善腰椎管狭窄症的症状（下肢麻木、肢体疼痛、行走能力）。

【不良反应】不良反应较少，可见皮疹、瘙痒、腹泻、恶心、腹部不适、腹痛、厌食、胃灼热、AST 升高、ALT 升高、肝功能障碍、心悸、头痛、头晕、面部潮红、潮热。

【禁忌与慎用】

1. 妊娠或可能妊娠的妇女禁止服用。

2. 有出血风险的患者慎用。

3. 儿童的有效性及安全性尚未确定。

4. 本品是否经乳汁分泌尚不清楚，哺乳期妇女应权衡利弊，选择停药或停止哺乳。

【药物相互作用】与其他抗凝药、抗血小板药、溶栓药合用，出血的风险性增加。

【剂量与用法】

1. 用于末梢循环障碍，口服 10μg，3 次/日。

2. 用于腰椎管狭窄症、血栓闭塞性脉管炎，口服 15μg，3 次/日。

【用药须知】

1. 本品仅能缓解腰椎管狭窄患者的主观症状，治疗过程中应监测患者疾病进展情况。

2. 本品治疗严重的、有手术指征的腰椎管狭窄的有效性尚未明确。

【制剂】片剂：5μg。

【贮藏】密封、干燥保存。

7.6　治疗肺动脉高压药（drugs for pulmonary hypertension）

波生坦（bosentan）

别名：Tracleer。

本品为非肽类非选择性内皮素受体拮抗剂。

【理化性状】

1. 化学名：p-tert-butyl-N-[6-（2-hydroxyethoxy)-5-（o-methoxy-phenoxy)-2-（2-pyrimidinyl)-4-pyrimidinyl]benzenesulfonamide。

2. 分子式：$C_{27}H_{29}N_5O_6S$。

3. 分子量：551.6。

4. 结构式如下：

【药理学】本品为高取代嘧啶衍生物或内皮素-1（endothelin，ET-1）受体的竞争性拮抗剂，与血管中的内皮素受体 A（endothelin receptor A，ETA）及脑、上皮和平滑肌细胞中的内皮素受体 B （endothelin receptor B，ETB）结合。内皮素是一类具有血管活性的 21 肽，其中 ET-1 最为重要，能强烈收缩血管，在高血压、肺动脉高压、心肌缺血、心血管重构、冠状动脉成形术后再狭窄及蛛网膜下腔出血后的血管痉挛等病症中起着至关重要的病理生理作用。干扰 ET 系统功能，就能对上述心脑血管疾病起到治疗作用。ET-1 还有致增生、致纤维化和致炎作用，在肺动脉高血压（pulmonary artery hypertension，PAH）患者的血浆和肺组织中浓度较高。本品对 ETA 和 ETB 具有高度选择性，通过与 ETA 和 ETB 结合，起到拮抗 ET-1 的作用，从而降低血管压力，阻止心脏和血管增生，减轻肺纤维化和炎症。

【药动学】本品口服不受食物影响，其生物利用度为 50%，V_d 达 18L，血浆蛋白（主要是白蛋白）结合率＞98%。血药浓度经 3～5h 达峰值，$t_{1/2}$ 为 5.4h，3～5d 达稳态，本品在肝内通过 CYP2C9 和 CYP3A4 进行代谢，90%以上的药物通过胆汁消除，少于 3%的原药随尿液排出。

【适应证】用于休息或轻微运动时（功能状态评分为Ⅲ级或Ⅳ级）出现呼吸困难的肺动脉高压患者改善运动耐力及相关症状。

【不良反应】

1. 本品可致可逆性肝损伤和致畸作用，无症状的氨基转移酶升高、肝功能异常，与剂量有关，其原因可能是肝小管胆盐输出泵受抑制，从而引起细胞内细胞毒性胆盐的蓄积所致。

2. 本品可引起血红蛋白显著减少和贫血。

3. 本品最常见的不良反应有头痛、面部潮红、腿部水肿。

【妊娠期安全等级】X。

【禁忌与慎用】

1. 对本品过敏者、贫血患者禁用。

2. 中重度肝功能不全、肝氨基转移酶值高于正常上限 3 倍者禁用。

3. 哺乳期妇女使用时，应停止哺乳。

4.12 岁以下儿童的有效性和安全性尚未建立。

【药物相互作用】

1.CYP3A4 抑制剂（如酮康唑、利托那韦等）、CYP2C9 及 CYP3A4 抑制剂（如氟伐他汀和伊曲康唑等）都可升高本品血清浓度。

2. 本品可诱导 CYP2C9 和 CYP3A4，从而降低华法林及由这些酶代谢的其他药物的血浆浓度，包括口服避孕药。

3. 环孢素可显著升高本品的血药浓度。

4. 格列本脲可加重本品的肝损害。

【剂量与用法】

1. 成人起始口服 62.5mg/次，2 次/日，分别在早晚分服，共 28d，再增加至维持剂量 125mg。

2. 体重 10～20kg 的患者，推荐起始剂量 31.25mg，1 次/日，维持剂量 31.25mg，2 次/日。

3. 体重 20～40kg 的患者，推荐起始剂量 31.25mg，2 次/日，维持剂量 62.5mg，2 次/日。

【用药须知】

1. 本品可使水钠潴留和水肿加重，并使心力衰竭症状加重。

2. 高剂量（250mg/次，2 次/日）比低剂量（125mg/次，2 次/日）更容易引起肝功能异常。

3. 使用本品的妇女若有妊娠可能，每月应进行 1 次妊娠检查。

4. 本品可影响激素类避孕药的效果，应采取其他避孕方式。

5. 使用本品前及开始使用后第 1 个月、第 3 个月应检查血红蛋白水平，以后每 3 个月检查 1 次。

6. 本品可能造成肝损害，用药前应进行肝功能检查，肝功能不正常者不建议使用。患者用药期间每月应进行一次肝功能检查。每月肝功能检查（AST/ALT）标准如下：①若 3×ULN＜AST 和（或）ALT≤5×ULN，降低剂量或暂停用药，之后每 2 周检查一次 AST/ALT，若恢复至治疗前浓度可恢复用药；②若 5×ULN＜AST 和（或）ALT≤8×ULN，暂停用药，之后每 2 周检查一次 AST 和（或）ALT，若恢复至治疗前浓度可恢复用药；③若 AST 和（或）ALT＞8×ULN，建议不再使用本品。

7. AST 和（或）ALT 上升伴随胆红素上升至 2×ULN，或有肝损害症状出现，应停药。重新开始治疗时应从低剂量开始，并在 3d 内再检测 AST/ALT。

【制剂】片剂：62.5mg，125mg。

【贮藏】贮于 20～25℃。

安贝生坦（ambrisentan）

别名：Letairis。

本品是一种选择性内皮素 A 受体（ETA）拮抗剂。

【理化性状】

1. 本品是一种白色至类白色的晶体，pK_a 为 4.0，在低 pH 水溶液中几乎不溶，随水溶液 pH 升高溶解度增加。本品固态时性质稳定，不吸湿，不受光照影响。

2. 化学名：（+）-（2S）-2-[（4,6-dimethyl-pyrimidin-2-yl）oxy]-3-methoxy-3,3-diphenylpropanoic acid。

3. 分子式：$C_{22}H_{22}N_2O_4$。

4. 分子量：378.42。

5. 结构式如下：

【用药警戒】 孕妇服用本品可能导致胎儿严重的生理缺陷。开始治疗前，应排除妊娠。在本品治疗期间及治疗结束 1 个月后，育龄妇女应采取两种有效的避孕措施，如输卵管节育或使用铜 T380A 宫内节育器或左炔诺孕酮宫内节育器。

【药理学】

1. 内皮素-1（ET-1）是一种强效的自分泌和旁分泌肽，有两种受体亚型，ETA 和 ETB，在血管平滑肌和内皮细胞产生 ET-1 调节作用。ETA 的主要作用是血管收缩和细胞增殖，而 ETB 的主要作用是血管扩张、抗内皮增生和清除 ET-1。

2. 肺动脉高压（PAH）患者，ET-1 在血浆浓度升高可达 10 倍，且与右心房压力及疾病严重程度相关。PAH 患者肺组织内 ET-1 和 ET-1mRNA 浓度可升高 9 倍，且主要在肺动脉的内皮中。这些发现揭示，ET-1 在 PAH 的病理形成和进展中起着关键作用。本品是 ETA 受体高度亲和性（K_i=0.011mmol/L）的拮抗剂，且对 ETA 受体的亲和性是 ETB 受体的 4000 倍以上。对 ETA 高选择性的临床影响未知。

【药动学】

1. 在健康受试者中，本品的药动学与剂量成正比，绝对生物利用度尚不清楚。健康受试者和 PAH 患者在口服本品 2h 后，其药动学均可获得血药峰值，生物利用度不受食物影响。

2. 体外研究表明，本品是 P-糖蛋白的底物。本品与血浆蛋白高度结合（99%），主要经非肾途径清除，其代谢产物是否随胆汁消除尚未可知。血浆中 4-羟甲基安贝生坦的 AUC 接近原药的 4%。体内 S-对映体向 R-对映体的转变可忽略不计。在健康受试者和 PAH 患者中，其平均口服清除率分别为

38ml/min 和 19ml/min。本品的 $t_{1/2}$ 为 15h，稳态时，其平均谷值约为平均峰值的 15%。长期每日 1 次给药的蓄积率为 1.2，表明本品的 $t_{1/2}$ 约为 9h。

【适应证】 本品用于治疗肺动脉高压（PAH），提高患者的运动能力，延迟临床症状的恶化。

【不良反应】

1. 发生率高于 3% 的不良反应有外周水肿、鼻塞、鼻窦炎、面部潮红，这些反应均为轻中度，仅鼻塞呈剂量依赖性。

2. 上市后报道的不良反应有氨基转移酶升高、贫血、液体潴留、心力衰竭（液体潴留引起）、过敏（如血管神经性水肿、皮疹）、恶心、呕吐等。

【妊娠期安全等级】 X。

【禁忌与慎用】

1. 本品可造成血红蛋白和红细胞下降，故贫血患者禁用。

2. 孕妇禁用。

3. 本品是否通过乳汁排泌尚不清楚，不推荐哺乳期妇女使用。

4. 中重度肝功能不全患者不推荐使用。对轻度肝功能不全患者无研究资料，但本品的暴露量可能升高。

5. 育龄期妇女只有在排除妊娠后才能使用。

6. 本品在儿童中的安全性和有效性尚未确定。

【药物相互作用】 与环孢素多剂量合用时，可使本品血药浓度增加 2 倍，故本品与环孢素合用时剂量应控制在 5mg，1 次/日。

【剂量与用法】 初始计量为 5mg，1 次/日。若患者能够耐受可增加剂量至 10mg，1 次/日。本品应整片吞服，不应被分割、压碎或咀嚼。食物对本品吸收无影响。

【用药须知】

1. 使用本品后，患者若因体液潴留而造成心力衰竭，应该及时采取治疗并停用本品。

2. 使用本品后，若出现急性肺水肿，应怀疑肺静脉闭塞性疾病的可能性，如证实，停用本品。

3. 本品可减少精子数量。

4. 本品可降低血红蛋白和血细胞比容，在治疗开始前、开始后 1 个月及以后定期监测血红蛋白。存在贫血的患者不推荐使用本品。如出现明显的血红蛋白降低，且可排除其他原因，考虑停用本品。

5. 当患者出现潜在的肝损害症状（如厌食、恶心、呕吐、发热、全身不适、乏力、右上腹部不适、黄疸、尿色深或瘙痒）应及时就医。

6. 老年人发生周围水肿的概率更高。

7. 轻中度肾功能者无须调整剂量。对重度肾功能不全患者尚无研究资料。

8. 如果本品造成氨基转移酶升高 5 倍以上或胆红素升高 2 倍以上应当立即停药。

9. 尚无本品过量的经验，过量可能造成低血压，可能需要干预。

【制剂】薄膜衣片：5mg，10mg。

【贮藏】原包装密封、避光贮于 25℃，短程携带允许 15～30℃。

马西替坦（macitentan）

别名：Opsumit。

本品为内皮素受体拮抗剂。

【理化性状】

1. 本品为结晶性粉末，不溶于水。在固态时非常稳定，无吸湿性，对光不敏感。

2. 化学名：*N*-[5-(4-bromophenyl)-6-[2-[(5-bromo-2-pyrimidinyl）oxy]ethoxy]-4 -pyrimidinyl]-*N*′-propylsulfamide。

3. 分子式：$C_{19}H_{20}Br_2N_6O_4S$。

4. 分子量：588.27。

5. 结构式如下：

【用药警戒】

1. 孕妇禁用，因本品可导致胎儿损害。

2. 使用本品治疗前应排除妊娠，治疗中每月及停药后 1 个月，均需进行妊娠检查，治疗中及停药后 1 个月，应采取有效避孕措施。

【药理学】内皮素（ET）-1 及其受体（ETA 和 ETB）可介导各种有害的影响，如血管收缩、纤维化、增殖、肥大和炎症。在原有疾病情况下[如肺动脉高压（PAH）]，局部 ET 系统会上调并参与调节血管扩张导致器官受损。本品可发挥阻止 ET-1 与 ETA 及 ETB 结合的作用，对 ET 受体有高度的亲和力，并可持久占用肺动脉平滑肌细胞中的 ET 受体。本品的代谢产物之一也具有 ET 受体拮抗药理活性，其药效估计约为原药的 20%。

【药动学】

1. 对本品及其活性代谢物的药动学研究主要基于健康受试者。1～30mg/次，1 次/日给药时，其药动学与剂量成正比。一项交叉对比研究表明，在 PAH 患者与健康受试者中，本品及其活性代谢物的暴露量相似。

2. 吸收：本品口服后约 8h 可达血药峰值。口服给药的绝对生物利用度尚不清楚。在健康受试者的研究中，高脂肪早餐不影响本品及其活性代谢物的暴露量，因此，本品与食物是否同服均可。

3. 分布：本品及其活性代谢物蛋白结合率高（>99%），主要是与白蛋白结合，少部分与 α_1-酸性糖蛋白结合。健康受试者本品及其活性代谢物的分布容积约为 50L 和 40L。

4. 代谢：口服后，本品及其活性代谢物的表观 $t_{1/2}$ 分别约为 16h 和 48h。本品大部分经由 CYP3A4 介导，小部分由 CYP2C19 介导，且主要在结构上的磺酰胺部位通过氧化去丙基而形成活性代谢物。在稳态时，PAH 患者的活性代谢物全身暴露量为原药的 3 倍，预计贡献约 40% 的总药理活性。

5. 排泄：给予健康受试者放射性标记的本品，约 50% 的放射性从尿中排泄，但无原形药物或活性代谢产物，粪便中回收约 24% 的放射性。

【适应证】用于治疗肺动脉高压（PAH，WHO 分组 1），延缓疾病进展。

【不良反应】临床试验中发现的不良反应包括贫血、鼻咽炎、支气管炎、流感、尿道感染。

【妊娠期安全等级】X。

【禁忌与慎用】

1. 孕妇禁用。

2. 本品是否经乳汁分泌尚不清楚，哺乳期妇女应权衡利弊，选择停药或停止哺乳。

3. 儿童用药的安全性及有效性尚未确定。

【药物相互作用】

1. 强效 CYP3A4 诱导剂（如利福平）可显著降低本品的暴露量，本品应避免与强效 CYP3A4 诱导剂合用。

2. 强效 CYP3A4 抑制剂（如酮康唑）可升高本品的暴露量约 1 倍。本品应避免与强效 CYP3A4 抑制剂合用。许多抗 HIV 药物（如利托那韦）又是强效 CYP3A4 抑制剂，因此，同时需要强效 CYP3A4 抑制剂进行抗 HIV 治疗者，应选择其他治疗方法。

【剂量与用法】10mg，1 次/日。未对超过 10mg 的剂量进行研究，故不推荐。

【用药须知】

1. 本品可导致氨基转移酶升高、肝毒性和肝衰竭。告知患者要向医师报告肝毒性的症状（如恶心、呕吐、右上腹疼痛、疲乏、厌食、黄疸、小便黄赤、发热、瘙痒），如有临床意义的氨基转移酶升高，或氨基转移酶升高伴胆红素升高（＞2 倍正常上限），或伴有肝毒性的临床症状者应停药。无肝毒性临床症状者，等到肝酶正常后，再重新开始治疗。

2. 包括本品在内的内皮素受体拮抗剂都可引起血红蛋白及血细胞比容降低。这种降低多发生于用药早期，之后则趋向稳定。血红蛋白降低者很少需要输血。严重贫血的患者不推荐开始本品治疗，本品治疗前及治疗期，如临床需要，应监测血红蛋白水平。

3. 一旦发生肺水肿的迹象，考虑存在周围血管闭塞性疾病（PVOD）的可能性，如能确定，应停药。

4. 其他内皮素受体拮抗剂可影响精子生成，应告知男性患者对生育的潜在影响。

5. 开始本品治疗前及治疗期间，每月都应进行妊娠测试，如果治疗期间已有妊娠或怀疑妊娠，应与医护人员联系，进行妊娠测试。并告知妊娠测试阳性者本品对胎儿的潜在风险。

6. 在本品治疗期间及治疗结束后 1 个月，育龄期妇女必须采用适当的避孕措施。患者应选择高度有效的避孕方法（如宫内避孕器、避孕植入剂、输卵管绝育术）或联合避孕方法（激素法与屏障法或两种屏障法同时使用）。即使性伴侣行输精管切除术，也必须与激素或屏障法同时使用。

7. 本品曾给予健康者单剂量高达 600mg（批准剂量的 60 倍），观察到头痛、恶心和呕吐等毒性反应。一旦过量，如有需要，应采取常规的支持措施。透析不太可能奏效，因为本品的蛋白结合率高。

【制剂】片剂：50mg。

【贮藏】贮于 20～25℃下，短期携带允许保存于 15～30℃。

利奥西呱（riociguat）

别名：Adempas。

本品是可溶性鸟苷酸环化酶（sGC）的刺激物。

【理化性状】

1. 本品为白色至黄色结晶，无吸湿性。固态下对温度、湿度及光线稳定。25℃水中溶解度 4mg/L，乙醇中 800mg/L，0.1mol/L HCl（pH=1）中 250mg/L，磷酸盐缓冲液中（pH=7）3mg/L，pH=2～4 时溶解度与 pH 相关，pH 越低，其溶解度越大。

2. 化学名：methyl 4,6-diamino-2-[1-（2-fluoro-benzyl）-1*H*-pyrazolo[3,4-*b*] pyridine-3-yl]-5-pyrimi-dinyl（methyl）carbamate。

3. 分子式：$C_{20}H_{19}FN_8O_2$。

4. 分子量：422.42。

5. 结构式如下：

【用药警戒】

1. 孕妇禁用，可导致胎儿损害。

2. 开始本品治疗前、治疗期间每月及治疗后 1 个月应排除妊娠，治疗期间及治疗结束 1 个月内应采取有效避孕措施。

【药理学】

1. sGC 是存在于心肺系统的酶，也是一氧化氮的受体。一氧化氮与 sGC 结合后，后者催化合成信使分子环磷酸鸟苷（cGMP），细胞内 cGMP 在调节血管紧张度、增殖、纤维化和炎症中起重要作用。

2. 肺动脉高压（PAH）与内皮功能失调、一氧化氮合成受损及 NO-sGC-cGMP 路径刺激不足有关。本品有双重作用方式，可使 sGC 对内源性 NO 敏感，还可不依赖于 NO 直接刺激 sGC。本品刺激 NO-sGC-cGMP 通路，导致 cGMP 生成增加，血管舒张。本品的活性代谢产物（M1）药效为原药的 1/10～1/3。

【药动学】

1. 本品药动学在 0.5～2.5mg 与剂量成正比，AUC 个体间差异约 60%，个体内差异约 30%。

2. 口服后本品绝对生物利用度约 94%，经 1.5h 可达血药峰值，食物不影响本品的生物利用度。

3. 稳态分布容积约 30L，蛋白结合率 95%，主要与白蛋白及 α_1-酸性糖蛋白结合。

4. 本品主要通过 CYP1A1、CYP3A、CYP2C8 及 CYP2J2 代谢，主要活性代谢产物 M1 由 CYP1A1 催化形成，再进一步代谢为无活性的 *N*-葡糖苷酸。PAH 患者血浆中 M1 的浓度约为原药的一半。

5. 口服放射性标记的本品后，尿中和粪便中分别回收 40% 和 53% 的放射性物质。排泄的代谢产物与原药的比例差异较大，但多数个体排泄以代谢产物为主。PAH 患者平均全身清除率为 1.8L/h，终末 $t_{1/2}$ 为 12h。健康志愿者平均全身清除率为 3.4L/h，终末 $t_{1/2}$ 为 7h。

6. 年龄、性别、体重或种族对本品或 M1 的药动学无明显影响。

【适应证】

1. 用于治疗成人手术后持续或复发的或不能手术的慢性血栓栓塞性肺动脉高压（WHO 分组 4），提高其运动能力和 WHO 功能分级。

2. 用于成人肺动脉高压（PAH）（WHO 分组 1），提高运动能力和 WHO 功能分级并延缓临床恶化。单用或与内皮素及前列腺素类合用有效，包括对 WHO 分级为 Ⅱ～Ⅲ级的自发性或遗传性 PAH 或结缔组织病相关的 PAH 有效。

【不良反应】

1. 常见头痛、头晕、消化不良、胃炎、恶心、腹泻、低血压、呕吐、贫血、胃食管反流及便秘。

2. 可能与本品有关的不良反应有心悸、鼻塞、鼻出血、吞咽困难、腹胀、外周水肿。

【妊娠期安全等级】X。

【禁忌与慎用】

1. 本品可导致胎儿损害，孕妇禁用。

2. 禁止与硝酸盐或能产生一氧化氮的药物（如亚硝酸异戊酯）合用。

3. 禁止与磷酸二酯酶（PDE）抑制剂合用，包括特异性的 PDE5 抑制剂（如西地那非、他达拉非、伐地那非）及非特异性 PDE 抑制剂（双嘧达莫或茶碱）。

4. 本品是否排泌至乳汁中尚不知道，哺乳期妇女慎用。

5. 儿童的有效性及安全性未知。

6. CC<15ml/min 或透析患者的有效性及安全性未定。

7. 重度肝功能不全患者的有效性及安全性未定。

【药物相互作用】

1. 与硝酸盐或能产生一氧化氮的药物（如亚硝酸异戊酯）合用可导致低血压，禁止合用。

2. 与磷酸二酯酶（PDE）抑制剂合用，可导致低血压，禁止合用。

3. 与非吸烟者相比，吸烟者血药浓度降低 50%～60%，吸烟者禁烟后应降低剂量。

4. 与强效 CYP、P-糖蛋白或乳腺癌耐药蛋白抑制剂（如酮康唑和伊曲康唑）及 HIV 蛋白酶抑制剂（如利托那韦）合用会增加本品的暴露量，可导致低血压。对不能耐受者应降低剂量。

5. 强效 CYP3A 诱导剂（如利福平、苯妥英、卡马西平、苯巴比妥或贯叶连翘）可明显降低本品暴露量。尚无合用时的推荐剂量。

6. 抗酸药如氢氧化铝、氢氧化镁降低本品的吸收，服用本品 1h 内禁止服用抗酸药。

【剂量与用法】

1. 初始剂量，1mg，3 次/日。不能耐受低血压者，初始剂量为 0.5mg，3 次/日。如患者收缩压＞95mmHg，且无低血压症状和体征，可逐步增加剂量 0.5mg，3 次/日。增加剂量间隔不少于 2 周，最大剂量不超过 2.5mg，3 次/日。如出现低血压症状，降低剂量 0.5mg，3 次/日。

2. 如漏服 1 剂，无须补服，按服用时间服用下次剂量。如停用≥3d，应重新滴定本品剂量。

3. 吸烟患者如能耐受，可考虑调整至＞2.5mg、每日 3 次的剂量。但戒烟后应考虑降低剂量。

4. 正在使用强效 CYP、P-糖蛋白或乳腺癌耐药蛋白抑制剂（如酮康唑、伊曲康唑）或 HIV 蛋白酶抑制剂（如利托那韦）的患者，本品的起始剂量为 0.5mg，3 次/日，同时监测患者低血压的症状和体征。

【用药须知】

1. 本品可降低血压，如下患者可出现症状性低血压或缺血：血容量不足、严重的左心室流出遇梗阻、静息性低血压、自主神经紊乱者，或同时用抗高血压药、强效 CYP 及 P-糖蛋白抑制剂者。如出现低血压应降低剂量。

2. 临床试验中，本品可导致出血，包括 1 例致命性咯血。其他出血事件包括 2 例阴道出血、2 例插管部位出血和硬膜外血肿、咯血及腹内出血各 1 例。

3. 肺血管舒张剂可明显恶化肺静脉闭塞性疾病（PVOD）的心血管状态，故此类患者不推荐使用。一旦发生肺水肿，应考虑与 PVOD 相关的可能，如确诊，停用本品。

4. 如治疗过程中妊娠或怀疑妊娠，应与医护人员联系。

5. 一旦过量，密切监测血压，需要时给予支持治疗。由于本品蛋白结合率高，透析不易清除。

【制剂】片剂：0.5mg，1mg，1.5mg，2mg，2.5mg。

【贮藏】贮于 25℃下，短程携带允许 15～30℃。

伊洛前列素（iloprost）

别名：万他维、Ventavis、Ilomedine。

本品是依前列醇的同类物。

【理化性状】

1. 本品为油状物,溶于甲醇、乙醇、乙酸乙酯、丙酮和 pH＞7 的缓冲液,几乎不溶于 pH 为 7 的缓冲液,微溶于 pH 为 3、5 的缓冲液。

2. 化学名:5-{（E）-（1S,5S,6R,7R）-7-hydroxy-6[（E）-（3S,4RS）-3-hydroxy-4-methyl-1-octen-6-inyl]-bicyclo[3.3.0]octan-3-ylidene}pentanoic acid。

3. 分子式:$C_{22}H_{32}O_4$。

4. 分子量:360.48。

5. 结构式如下:

【药理学】本品是一种人工合成的前列环素类似物,具有抑制血小板聚集、血小板黏附及其释放的作用,可扩张小动脉与小静脉、增加毛细血管密度及降低微循环中存在的炎症介质,如 5-羟色胺或组胺所导致的血管通透性增加。促进内源性纤溶活性,抑制内皮损伤后白细胞的黏附及损伤组织中白细胞的聚集,并减少肿瘤坏死因子的释放。吸入后可直接扩张肺动脉血管床,可持续降低肺动脉压力与肺血管阻力,增加心排血量,使混合静脉血氧饱和度得到明显改善。对体循环血管阻力及动脉压力影响很小。

【药动学】

1. 吸收:肺动脉高压患者吸入本品 5μg,吸入末期观察到血清最高药物浓度为 100～200pg/ml。$t_{1/2}$ 为 5～25min。在吸入本品 30min 至 1h 之后,血液中的本品低于检测限(血浆浓度＜25pg/ml)。

2. 分布:健康志愿者在静脉输注本品后,稳态表观分布容积为 0.6～0.8L/kg。血药浓度在 30～3000pg/m 时,与血浆蛋白的结合呈浓度依赖性,最高结合率约为 60%,其中有 75% 是与白蛋白结合。

3. 代谢:本品主要在羧基链进行 β-氧化而代谢。原药不能排泄。其主要代谢产物为四去甲-伊洛前列素,该代谢产物在尿中以自由和结合的 4 种非对映异构体形式存在。动物实验表明四去甲-伊洛前列素无药理活性。体外研究表明无论静脉给药或吸入给药,本品在肺内的代谢产物均相同。

肾功能与肝功能正常的志愿者静脉输注伊洛前列素后,大多数情况下表现为双相消除的特点,平均 $t_{1/2}$ 分别为 3～5min 及 15～30min。总清除率约为 20ml/(kg·min),表明本品存在肝外代谢途径。

4. 应用 ³H-伊洛前列素在健康志愿者进行质量平衡研究。静脉输注后,总放射性的回收率为 81%,尿液与粪便中的回收率分别为 68% 和 12%。

5. 终末期肾衰竭接受间断血液透析治疗的患者、肝硬化患者,本品的清除率明显降低。

【适应证】治疗中度原发性肺动脉高压。

【不良反应】

1. 除了由于吸入用药的局部不良反应如咳嗽加重外,吸入本品的不良反应主要与前列环素药理学特性有关。临床试验中最常见的不良反应包括血管扩张、头痛及咳嗽加重。

2. 常见的不良反应包括因血管扩张而出现潮热或者面部发红、咳嗽增加、血压降低、头痛、颊肌痉挛(口腔开合困难)、晕厥、咯血、心悸、舌痛、腰痛、流感样综合征。

3. 如果患者服用抗凝剂(抗凝血剂),可能会发生微量的出血。大部分肺动脉高压患者同时服用抗凝药物,常见出血事件(大部分为血肿)。

【妊娠期安全等级】C。

【禁忌与慎用】

1. 对本品或任何赋形剂过敏者禁用。

2. 出血危险性增加的疾病(如活动性消化性溃疡、外伤、颅内出血或者其他出血),由于本品对血小板的作用可能会使出血的危险性增加,应慎用。

3. 患有心脏病的患者,如严重心律失常、严重冠状动脉性心脏病、不稳定型心绞痛、发病 6 个月内的心肌梗死、未予控制和治疗的或未在严密检测下的非代偿性心力衰竭、先天性或获得性心脏瓣膜疾病伴非肺动脉高压所致的有临床意义的心肌功能异常,明显的肺水肿伴呼吸困难,近 3 个月发生过脑血管事件(如短暂性脑缺血发作、脑卒中)或其他脑供血障碍者慎用。

4. 目前尚无儿童及青少年的用药经验。不能应用于 18 岁以下的患者。新生儿、婴儿不得经空气接触本品。

5. 孕妇只有在益处大于对胎儿伤害的风险时才可使用。

6. 目前尚不清楚本品是否经乳汁分泌,哺乳期妇女应权衡利弊,选择停药或停止哺乳。

【药物相互作用】

1. 本品可增强β受体阻滞剂、钙通道阻滞药、血管扩张剂及血管紧张素转化酶抑制剂等药物的抗高血压作用。

2. 因为本品有抑制血小板功能的作用，因此与抗凝药物（如肝素、香豆素类抗凝药物）或其他抑制血小板聚集的药物（如阿司匹林、NSAID、磷酸二酯酶抑制剂及硝基血管扩张药）合用时可增加出血的危险性。

3. 静脉输注本品不影响患者多次口服地高辛后的药动学，对同时给予的组织型纤溶酶原激活剂（t-PA）的药动学也无影响。

4. 动物实验表明，预先给予糖皮质激素可减轻本品的扩血管作用，但不影响对血小板聚集的抑制作用。这一发现对于人体用药的意义尚不清楚。

【剂量与用法】

1. 成人每次吸入应从 2.5μg 开始（吸入装置中口含器所提供的剂量）。可根据不同患者的需要和耐受性逐渐增加至 5.0μg。根据不同患者的需要和耐受性，每天应吸入6～9次，每次吸入时间应为5～10min。

2. 本品的清除率降低，肾功能或肝功能不全患者、肝功能异常及肾衰竭需要血液透析的患者，应考虑减少用药剂量。

【用药须知】

1. 对于体循环压力较低的患者（收缩压＜85mmHg），不应当开始本品治疗。

2. 对于急性肺部感染、慢性阻塞性肺疾病及严重哮喘的患者应做密切监测。

3. 对于能够进行外科手术的栓塞性肺动脉高压患者不应首选本品治疗。

4. 有晕厥史的肺动脉高压患者应避免一切额外的负荷和应激，如运动。如果晕厥发生于直立体位时，每天清醒但未下床时吸入首剂药物对预防晕厥是有帮助的。如果晕厥的恶化是由基础疾病造成的，应考虑改变治疗方案。

5. 肝功能不全的患者和肾衰竭需要血液透析的患者，应考虑减低剂量。

【制剂】 吸入溶液剂：20μg/2ml。

【贮藏】 遮光、密闭保存。

塞来西帕（selexipag）

别名：Uptravi。

本品为治疗肺动脉高压药。2015 年 12 月 31 日由美国 FDA 批准其上市。

【理化性状】

1. 本品为浅黄色结晶性粉末，几乎不溶于水，固态时稳定，无吸湿性，对光稳定。

2. 化学名：2-{4-[（5,6-diphenylpyrazin-2-yl）（isopropyl） amino]butoxy}-N（methylsulfonyl）acetamide。

3. 分子式：$C_{26}H_{32}N_4O_4S$。

4. 分子量：496.62。

5. 结构式如下：

【药理学】 本品为前列环素受体激动剂。本品被羧酸酯酶-1 水解成活性代谢产物，此代谢产物的活性为原药的 37 倍。

【药动学】

1. **吸收** 口服后本品的 T_{max} 为 1～3h，活性代谢产物的 T_{max} 为 3～4h。进餐后服用可延迟本品的 T_{max}，C_{max} 降低约 30%。但本品及其代谢产物的 AUC 不受影响。单剂量服用本品800μg 或 1800μg，多剂量服用，本品及其代谢产物的药动学与剂量成正比。活性代谢产物的稳态暴露量为原药的 3～4 倍。

2. **分布** 本品及其活性代谢产物的蛋白结合率高（＞99%），与白蛋白及α_1-酸性糖蛋白结合的程度相似。

3. **代谢** 在肝本品的酰磺胺基团被羧酸酯酶-1 水解，形成活性代谢产物。CYP3A4 和 CYP2C8 介导的氧化代谢分别形成羟基化和脱烷基代谢产物。UGT1A3 和 UGT2B7 参与活性代谢产物的葡糖醛酸化。除活性代谢产物外，其他代谢产物在循环中的量均很低。

4. **排泄** 本品的半衰期为 0.8～2.5h。代谢产物的终末半衰期为 6.2～13.5h，原药的清除率为 35L/h。本品主要随粪便排泄。

【适应证】 用于治疗肺动脉高压，延缓疾病进展，减少患者住院概率。

【不良反应】

1. 常见头痛、腹泻、下颌痛、肌痛、恶心、呕吐、四肢痛、面部潮红、贫血、食欲缺乏、皮疹。

2. 实验室检查少见血红蛋白降低、促甲状腺激素降低。

【妊娠期安全等级】 动物实验未见毒性。

【禁忌与慎用】

1. 透析的患者，以及 eGFR<15ml/min 的患者尚无资料，不推荐使用。

2. 重度肝功能不全的患者不推荐使用。

3. 动物实验本品及活性代谢产物可经乳汁分泌，哺乳期妇女使用时应停止哺乳。

4. 儿童用药的安全性及有效性尚未确定。

【药物相互作用】强效 CYP2C8 抑制剂（吉非贝齐）可明显升高本品及活性代谢产物的血药浓度，禁止两者合用。

【剂量与用法】

1. 推荐起始剂量为 200μg/次，2 次/日，根据患者的耐受性，每周可逐渐提高剂量，最高剂量为 1600μg/次，2 次/日。与食物同服可提高耐受性。本品片剂不可掰开或压碎服用。

2. 若漏服，如距下次服药还有 6h 以上，应尽快补服。如停止服用 3d 以上，应重新以 200μg/次，2 次/日开始服用。

3. 重度肝功能不全的患者，推荐起始剂量为 200μg/次，1 次/日，如能耐受，每周可增加剂量 200μg。

【用药须知】监测肺水肿的症状，一旦出现立即停药。

【制剂】片剂：200μg，400μg，600μg，800μg，1000μg，1200μg，1400μg，1600μg。

【贮藏】贮于 20～25℃，短程携带允许 15～30℃。

第八章 调血脂、减肥药物

Drugs for Regulating Lipid and Decreasing Obesity

8.1 调血脂药（lipid regulating drugs）

瑞舒伐他汀（rosuvastatin）

别名：罗索他汀、苏伐他汀、罗舒伐他汀。

本品属他汀类药物，为 HMG-CoA 还原酶抑制剂。

【理化性状】

1. 化学名：(E)-(3R,5S)-7-{4-(4-fluorophenyl)-6-isopropyl-2-[methyl（methylsulfonyl）amino] pyrimidin-5-yl}-3,5-dihydroxyhept-6-enoic acid。

2. 分子式：$C_{22}H_{27}FN_3O_6S$。

3. 分子量：481.54。

4. 结构式如下：

瑞舒伐他汀钙（rosuvastatin calcium）

别名：Crestor。

【理化性状】

1. 化学名：(E)-(3R,5S)-7-{4-(4-fluorophenyl)-6-isopropyl-2-[methyl（methylsulfonyl）amino] pyrimidin-5-yl}-3,5-dihydroxyhept-6-enoic acid calcium（2:1）。

2. 分子式：$(C_{22}H_{27}FN_3O_6S)_2 \cdot Ca$。

3. 分子量：1001.1。

【药理学】本品通过抑制 HMG-CoA 还原酶的活性，降低体内的胆固醇合成，从而降低 LDL 水平，同时还能升高 HDL 水平。本品在结构上与其他同类药物（如辛伐他汀）相比，具有一个有极性的磺酰甲烷基团，因而有相对较强的亲水性，可使其高选择性地被肝细胞摄入而不易进入其他组织细胞。本品抑制 HMG-CoA 还原酶的效力比其他他汀类药物（阿托伐他汀、辛伐他汀、普伐他汀、洛伐他汀）要强。

【药动学】每日口服本品 20mg、40mg 和 80mg 后 3～5h 可达 C_{max}。1 周后，平均 C_{ss} 分别为 9.7ng/ml、37ng/ml 和 46.2ng/ml，AUC 分别为 82（ng·h）/ml、256（ng·h）/ml 和 329（ng·h）/ml。肝功能不全患者的 C_{ss} 和 AUC 可见升高。本品的生物利用度约为 20%，进食不影响其吸收。主要分布在肝内，其蛋白结合率约为 85%（主要为白蛋白），V_d 约为 134L。约有 10%的本品在肝内经 CYP2C9 和 CYP2C19 代谢，其部分代谢产物尚存有活性。本品主要以原药排泄，约有 10%随尿液排出，90%随粪便排出，其 $t_{1/2}$ 为 13～20h。

【适应证】用于治疗纯合子家族性高胆固醇血症、家族性胆固醇血症、原发性胆固醇血症和高三酰甘油血症。

【不良反应】

1. 可发生头痛、乏力、上呼吸道感染、肌痛、肾功能不全患者甚至可能发生横纹肌溶解症。

2. 还可发生恶心、消化不良、腹泻或便秘。

3. 肾衰竭的发生率<1%，可出现一过性蛋白尿和镜下血尿。

【妊娠期安全等级】X。

【禁忌与慎用】

1. 对本品过敏者、活动性肝病或不明原因的氨基转移酶持续升高者、8 岁以下儿童均禁用。

2. 肾功能不全患者、氨基转移酶高于正常上限 3 倍以上者、过量饮酒者、有肝病史者、易于发生横纹肌溶解者、易患肌病者及不明原因的持续蛋白尿者均应慎用。

3. 哺乳期妇女使用时，应暂停哺乳。

【药物相互作用】

1. 合用环孢素可使本品的血药浓度和 AUC 上升，而对环孢素的药动学并无影响。

2. 合用吉非贝齐时，本品的血药浓度和 AUC

上升。

3. 本品与华法林合用时，可见 INR 升高。

4. 本品合用含钙或镁的抗酸药时，可见本品的血药浓度下降 54%，必须合用时，两药应间隔 2h。

【剂量与用法】

1. 治疗原发性杂合子高胆固醇血症、混合性脂质异常血症（Ⅱa 和 Ⅱb 型）、高三酰甘油血症：成人起始口服 10mg/次，1 次/日，不需要快速使胆固醇水平下降者或易患肌病者，可口服 5mg/次，1 次/日；对明显高胆固醇血症和急欲使胆固醇水平正常者，可口服 20mg/次，1 次/日。维持剂量为 5～40mg/次，1 次/日（在 20mg 疗效不佳时才用 40mg）。

2. 治疗纯合子家族性高胆固醇血症：起始剂量为 20mg/次，1 次/日，最大剂量不可超过 40mg/d。

3. 轻中度肾功能不全患者不必调整剂量，对尚未进行血液透析的重度肾功能不全患者，则必须调整剂量；对长期接受血液透析的患者，应减少剂量。

【用药须知】

1. 食物可使本品吸收率下降 20%，但不影响其 AUC。

2. 葡萄柚汁中含有多种可抑制 CYP3A4 活性的成分，故有升高经 CYP3A4 代谢的药物血浆水平可能性，常规饮用量对本品代谢影响很小，但如大量饮用，则可能升高本品的血浆水平，使发生横纹肌溶解的危险性增加。

3. 服用本品期间，不可合用可能降低内源性皮质激素浓度的药物（如酮康唑、西咪替丁、螺内酯）。

4. 不论用于何种适应证，使用本品均应从小剂量开始。

【制剂】 ①片剂：5mg，10mg，20mg，40mg。②胶囊剂：5mg，10mg，20mg。

【贮藏】 贮于 20～25℃。

匹伐他汀（pitavastatin）

别名：Livalo。

本品为 HMG-CoA 还原酶抑制剂。

【理化性状】

1. 化学名：（3R,5S,6E）-7-[2-cyclopropyl-4-（p-fluorophenyl）-3-quinolyl]- 3,5-dihydroxy-6- heptenoic acid。

2. 分子式：$C_{25}H_{24}FNO_4$。

3. 分子量：421.5。

4. 结构式如下：

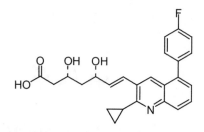

匹伐他汀钙（pitavastatin calcium）

【理化性状】

1. 本品为白色至浅黄色粉末，无臭，有吸湿性。易溶于吡啶、氯仿、稀盐酸及四氢呋喃，溶于乙二醇，难溶于辛醇，微溶于甲醇，极微溶于水和乙醇，几乎不溶于乙腈和乙醚。遇光不稳定。

2. 化学名：（+）monocalcium bis{（3R,5S,6E)-7-[2-cyclopropyl-4-（4-fluorophenyl）- 3-quinolyl]-3,5dihydroxy-6-heptenoate}。

3. 分子式：$C_{50}H_{46}CaF_2N_2O_8$。

4. 分子量：880.98。

【药理学】 本品对 HMG-CoA 还原酶具有强力的抑制作用，可高效抑制人肝 HepG2 细胞中生成胆固醇的过程，从而阻碍胆固醇的合成。本品能在超低浓度下诱导 LDL 受体 mRNA 的合成，使其数量增加，导致 LDL 受体密度增加，促进 LDL 的清除，使 LDL-C 和 TG 浓度降低。

【药动学】 本品口服后，主要在十二指肠和大肠被吸收。其蛋白结合率＞96%。本品选择性地分布于肝中，其他组织与血药浓度相同或较低。本品主要在肝、肾、肺、心和肌肉中代谢，原药和代谢物随尿液和粪便排出，几乎全部被清除。

【适应证】 用于治疗高脂血症和家族性高胆固醇血症。

【不良反应】 常见胃肠不适、腹痛、便秘，偶有 AST、ALT 和 CPK 升高。

【禁忌与慎用】

1. 对本品过敏者、孕妇禁用。

2. 急性肝病或氨基转移酶持续升高者禁用。

3. 肾功能不全患者慎用。

4. 哺乳期妇女使用时，应暂停哺乳。

【药物相互作用】

1. 环孢素可明显升高本品的血药浓度，应禁止合用。

2. 红霉素可明显升高本品的血药浓度，如合用，本品的剂量不能超过 1mg/d。

3. 利福平可明显升高本品的血药浓度，如合用，本品的剂量不能超过 2mg/d。

4. 避免与吉非贝齐合用，以降低发生横纹肌溶解症的风险。

5. 慎与纤维酸类合用，因可能增加肌病的风险。

6. 与烟酸合用增加发生骨骼肌不良反应的风险，应降低本品的剂量。

7. 本品对华法林的药动学无明显影响。

【剂量与用法】成人口服 1～2mg/次，1 次/日，一般在晚饭后服用。

【用药须知】

1. 对于高胆固醇患者仍然应该首先采取饮食疗法，并注意运动疗法。

2. 用药开始到 12 周，至少做 1 次肝功能检查，12 周后，可以半年做 1 次定期检查。

3. 用药期间，应定期检查血脂，如果在规定疗程中无效果，应该终止给药。

【贮藏】密闭、防潮，贮于室温下。

【制剂】片剂：1mg，2mg。

阿昔莫司（acipimox）

别名：阿西莫司、莫酸、氧甲吡嗪、乐脂平、Olbemox、Olbetam。

本品为人工合成的烟酸衍生物。

【理化性状】

1. 化学名：5-methylpyrazine-2-carboxylic acid 4-oxide。

2. 分子式：$C_6H_6N_2O_3$。

3. 分子量：154.1。

4. 结构式如下：

【药理学】本品能抑制脂肪组织的分解，减少游离脂肪酸自脂肪组织释放，从而降低 TG 在肝中的合成；刺激脂肪组织的蛋白脂酶，抑制 LDL 及 VLDL 的合成，加速 VLDL 的分解，使 TG 在肝中的合成及血中 LDL-C 与 VLDL-C 均减少，还可抑制肝脂肪酶的活性，减少 HDL 的分解，提高血中 HDL 的含量。适用范围与烟酸相似，其较烟酸的优点为无初效反应，半衰期长；作用较强，无游离脂肪酸反跳现象；明显改善葡萄糖耐受性，能降低空腹血糖 15%左右，不与口服降糖药发生相互作用，可用于糖尿病患者；不引起尿酸变化，可用于高尿酸血症的患者；出现肝氨基转移酶升高者极少；服药后有面部潮红及皮肤瘙痒症状者仅 6%左右，明显低于服烟酸者。

【药动学】口服吸收迅速而完全，2h 后可达血药峰值。$t_{1/2}$ 约为 2h。不与血浆蛋白结合。大部分以原药形式随尿排出。

【适应证】临床主要用于治疗 Ⅰ～Ⅴ 型高脂蛋白血症，尤利于降低 TG（达 50%），也适用于糖尿病性血脂异常。

【不良反应】

1. 不良反应较烟酸小，长期服用耐受性较好。

2. 少数患者开始服用时由于皮肤血管扩张而出现皮疹、红斑、荨麻疹、热感、瘙痒和血管性神经性水肿数天后可消失。

3. 可见上腹不适、头痛、乏力。

4. 对肝肾功能及血糖的影响均较轻。

5. 可能出现支气管痉挛。

【禁忌与慎用】

1. 对本品过敏者、孕妇及哺乳期妇女禁用。

2. 肾功能不全患者（CC<30ml/min）及消化性溃疡患者禁用。

【剂量与用法】成人口服 250mg，2～3 次/日，饭后服。最大剂量可达 1200mg/d。

【用药须知】肾功能不全患者酌减用量，或延长间隔时间。

【制剂】胶囊剂：250mg。

【贮藏】避光保存。

右甲状腺素（dextrothyroxine）

本品为人工合成的甲状腺素右旋异构体。

【理化性状】

1. 化学名：（2R）-2-amino-3-[4-（4-hydroxy-3,5-diiodophenoxy）-3,5- diiodophenyl]propanoic acid。

2. 分子式：$C_{15}H_{11}I_4NO_4$。

3. 分子量：776.87。

4. 结构式如下：

右甲状腺素钠（dextrothyroxine sodium）

【理化性状】

1. 化学名：sodium （2R）-2-amino-3-[4-（4-hydroxy-3,5-diiodophenoxy）-3,5- diiodophenyl] propanoic acid。

2. 分子式：$C_{15}H_{11}I_4NNaO_4$。

3. 分子量：798.85。

【药理学】天然的甲状腺素为左旋，虽可降低血浆胆固醇含量，但对代谢的影响很大。人工合成的右旋甲状腺素，虽其降低胆固醇作用为左旋的1/5，但其影响代谢的作用仅为左旋者的 1/20～1/10。本品能促进胆固醇转化为胆酸而排泄，并加速 LDL 的分解，从而降低血浆中的胆固醇和 LDL 水平。

【适应证】适用于Ⅱ、Ⅲ型高脂蛋白血症，尤以Ⅱ型者为佳。

【不良反应】

1. 不良反应类似甲状腺功能亢进症状，也可能出现神经过敏、失眠、震颤、多汗；长期应用还可出现心律失常。

2. 对碘过敏者服后可能出现皮疹和瘙痒。

【禁忌与慎用】

1. 对本品过敏者、孕妇及哺乳期妇女禁用。

2. 冠心病、心功能不全、心律失常者禁用。

3. 高血压、肝肾功能不全患者慎用。

【剂量与用法】开始口服 1～2mg/d，以后每月递增 1～2mg，最大可加至 8mg/d，分数次服。

【制剂】片剂：1mg，2mg，4mg，6mg。

【贮藏】避光贮于室温下。

依折麦布（ezetimibe）

别名：依折替米贝、Zetia。

本品为选择性胆固醇吸收抑制剂。

【理化性状】

1. 化学名：(3*R*,4*S*)-1-(*p*-fluorophenyl)-3-[(3*S*)-3-(*p*-fluorophenyl)-3-hydroxypropyl]-4-（*p*-hydroxy-phenyl）-2-azetidinone。

2. 分子式：$C_{24}H_{21}F_2NO_3$。

3. 分子量：409.4。

4. 结构式如下：

【药理学】本品附着于小肠绒毛刷状缘上，局部作用于小肠上皮细胞，选择性抑制小肠中胆固醇和相关植物固醇的吸收，从而减少小肠中胆固醇向肝转运，降低肝中胆固醇的贮量，并增加血液中胆固醇的清除。研究显示，单用本品治疗高胆固醇血症的患者可见其 LDL 胆固醇中度降低（<20%）。本品对内源性胆固醇无抑制作用，而他汀类则可减少肝内源性胆固醇的合成，两药合用有协同降低胆固醇的作用，在降低高胆固醇血症患者的 TC、LDL-C、apoB 和 TG 及提高 HDL-C 等方面均优于两药单用。此外，本品不增加胆汁分泌（如胆酸螯合药），对小肠吸收 TG、脂肪酸、胆汁酸及脂溶性维生素均无显著影响。

【药动学】本品口服后迅速吸收，食物对其无明显影响。吸收后的本品在肠壁内广泛结合成具有药理活性的依折麦布葡糖酸苷（ezetimibe-glucuronide）。成年人单次空腹口服 10mg，其原药和其葡糖酸苷分别于 4～12h 和 1～2h 达到 C_{max}（3.4～5.5ng/ml 和 45～71ng/ml），分别占血浆中总药物浓度的 10%～20% 和 80%～90%。两者的蛋白结合率均高达 90% 以上。本药主要在小肠和肝内代谢，给药量的 78% 随粪便排出，11% 随尿液排出，两者均有肠肝循环存在，$t_{1/2}$ 分别为 19～30h 和 13～20h。

【适应证】

1. 用于原发性（杂合子型家族性或非家族性）高胆固醇血症，可单用或合用他汀类药物。

2. 也用于纯合子型家族性高胆固醇血症（omozygous familial hypercholesterolemia, HOFH）和纯合子型高固醇血症。

【不良反应】

1. 可见头痛、腹痛、腹泻、氨基转移酶升高。

2. 还可发生恶心、皮疹、血管神经性水肿和胰腺炎。

【妊娠期安全等级】C。

【禁忌与慎用】

1. 对本品过敏者、中度（Child-Pugh 评分 7～9 分）或重度（Child-Pugh 评分>9 分）肝功能不全患者、活动性肝病或氨基转移酶水平持续升高者、<10 岁儿童禁用。

2. 胆道梗阻者慎用。

3. 哺乳期妇女使用时应暂停哺乳。

【药物相互作用】

1. 环孢素可使本品的血药浓度升高，两者不宜合用。

2. 非诺贝特或吉非贝齐可分别升高本品血药浓度 1.5 倍和 1.7 倍。氯贝丁酯合用本品可增强胆固醇分泌至胆汁中，导致胆结石，故不可合用。

3. 考来烯胺可降低本品平均 AUC 值约 55%，在使用考来烯胺时加用本品，可因上述作用而降低本品降低 LDL-C 的效力。

4. 抗酸药可减缓本品的吸收速度，但不影响其生物利用度。

5. 本品与他汀类合用，如上所述，虽可产生协同的降胆固醇作用，但可引起头痛、乏力、恶心、腹胀、腹痛、腹泻或便秘、肌痛等不良反应。本品对妊娠家兔有致畸作用，还可使氨基转移酶持续升高，达到正常上限的 3 倍，合用时应仔细权衡利弊。

【剂量与用法】

1. 成人　推荐口服 10mg/次，1 次/日，单用或合用他汀类药物，肾功能不全患者不必调整剂量，中重度肝功能不全患者不推荐使用本品。

2. 儿童　10 岁以上儿童剂量和用法同成人。

【制剂】片剂：10mg。

【贮藏】贮于 30℃以下。

洛美他派（lomitapide）

本品为一种微粒体三酰甘油转移蛋白抑制剂。

【理化性状】

1. 化学名：*N*-（2,2,2-trifluoroethyl）-9-[4-[4-[[[4'（trifluoromethyl）[1,1'-biphenyl]-2-yl] carbonyl] amino]-1-piperidinyl]butyl]-9*H*-fluorene-9-carboxamide。

2. 分子式：$C_{39}H_{37}F_6N_3O_2$。

3. 分子量：693.72。

4. 结构式如下：

甲磺酸洛美他派（lomitapide mesylate）

别名：Lojuxta、Juxtapid。

【理化性状】

1. 本品为白色至类白色粉末，微溶于水和乙酸乙酯，易溶于丙酮、乙醇、甲醇，溶于 2-丁醇、二氯甲烷、乙腈，难溶于 1-辛醇、2-丙醇，不溶于庚烷。水溶液的 pH 为 2～5。

2. 化学名：*N*-（2,2,2-trifluoroethyl）-9-[4-[4-[[[4'（trifluoromethyl）[1,1'-biphenyl]-2-yl] carbonyl] amino]-1-piperidinyl]butyl]-9*H*-fluorene-9-carboxa-mide, methanesulfonate salt。

3. 分子式：$C_{39}H_{37}F_6N_3O_2 \cdot CH_4O_3S$。

4. 分子量：789.8。

【用药警戒】本品可升高氨基转移酶，增加肝脏脂肪，开始治疗前及治疗中应定期监测肝功能。如出现肝功能异常应调整剂量。

【药理学】

1. 纯合子家族性高胆固醇血症（HoFH）是一种极罕见的常染色体显性遗传性疾病，发病机制为细胞膜表面的 LDL 受体缺如或异常，导致体内 LDL 代谢异常，造成血浆 TC、LDL-C 水平升高，往往导致极其严重的心血管问题。

2. 本品为微粒体三酰甘油转移蛋白抑制剂，能与内质网囊腔内的微粒体三酰甘油转移蛋白结合，从而抑制在肠壁细胞和肝脏细胞内含载脂蛋白-B 的脂蛋白的组装，抑制乳糜和 LDL 的合成，致使血浆 LDL-C 水平降低。

【药动学】

1. 吸收　口服本品 60mg 后，约 6h 达血药峰值，生物利用度约为 7%。在 10～100mg 的剂量，药动学近似线性。

2. 分布　本品的稳态分布容积为 985～1292L，其蛋白结合率为 99.8%。

3. 代谢　本品主要在肝代谢，代谢途径包括氧化、氧化脱烷基、葡糖醛酸化及哌啶环开环。CYP3A4 是主要的代谢酶，血浆中主要代谢产物为无活性的 M1 和 M3。CYP1A2、CYP2B6、CYP2C8 和 CYP2C19 也不同程度地参与本品代谢，代谢物为 M1。

4. 排泄　随尿排泄 50%～60%，随粪便排泄 33%～35%，尿中主要为 M1，粪便中主要为原药。$t_{1/2}$ 为 39.7h。

【适应证】适用于纯合子家族性高胆固醇血症（HoFH）患者，作为对低脂肪膳食和包括 LDL 血浆置换分离在内的其他降脂治疗的辅助治疗，用于降低 LDL-C、TC、载脂蛋白 B 和非 HDL-C。

【不良反应】

1. 可见腹泻、恶心、呕吐、消化不良、腹痛和氨基转移酶升高。

2. 腹胀、便秘、胸痛、腰痛、发热、排便急迫、里急后重、鼻咽炎、胃炎、流感、疲乏、头痛、头晕、心悸、心绞痛。

【妊娠期安全等级】X。

【禁忌与慎用】

1. 孕妇禁用。

2. 禁与强效或中效 CYP3A4 抑制剂同时使用。

3. 中度或重度肝功能不全或活动性肝病包括无法解释的持续肝功能异常者禁用。

4. 本品是否经乳汁排泌尚不清楚，哺乳期妇女应权衡利弊，选择停药或停止哺乳。

5. 儿科患者的有效性及安全性尚未确定。

【药物相互作用】

1. CYP3A4 抑制剂可增加本品的暴露量。禁与强效或中效 CYP3A4 抑制剂合用；与弱效 CYP3A4 抑制剂，包括阿托伐他汀和口服避孕药合用，剂量不超过 30mg/d。

2. 本品可增加华法林的血药浓度。应经常监测国际标准化比值（INR），特别是本品剂量调整时。

3. 本品与辛伐他汀或洛伐他汀合用，后者暴露量会增加。肌病风险增加，应降低剂量。

4. 本品为 P-糖蛋白抑制剂，可升高 P-糖蛋白底物的血药浓度，应降低 P-糖蛋白底物的剂量。

5. 与胆酸螯合剂合用，需至少间隔 4h 服用。

【剂量与用法】

1. 起始剂量为 5mg/次，1 次/日。根据安全性和耐受性调整剂量。至少 2 周后增加至 10mg/d；然后，最小间隔 4 周，增加至 20mg、40mg/d，直至最大推荐剂量 60mg/d。晚餐后至少 2h 后用水送服。

2. 透析的肾病终末期患者或轻度肝损害者剂量不应超过 40mg/d。

【用药须知】

1. 治疗前、调整剂量前及治疗期间应定期监测 ALT、AST、碱性磷酸酶和总胆红素；育龄期女性应排除妊娠。

2. 由于脂溶性维生素/脂肪酸吸收减低，每天可服用维生素 E、亚油酸、α-亚麻酸（ALA）、二十碳五烯酸（EPA）和二十二碳六烯酸（DHA）补充剂。

3. 开始治疗的同时，降低膳食中的脂肪供给 20%。

【制剂】 胶囊剂：5mg，10mg，20mg。

【贮藏】 贮于 20～25℃，短程携带允许 15～30℃。

米泊美生钠（mipomersen sodium）

别名：Kynamro。

【理化性状】

1. 分子式：$C_{230}H_{305}N_{67}Na_{19}O_{122}P_{19}S_{19}$。

2. 分子量：7594.8。

3. 结构式如下：

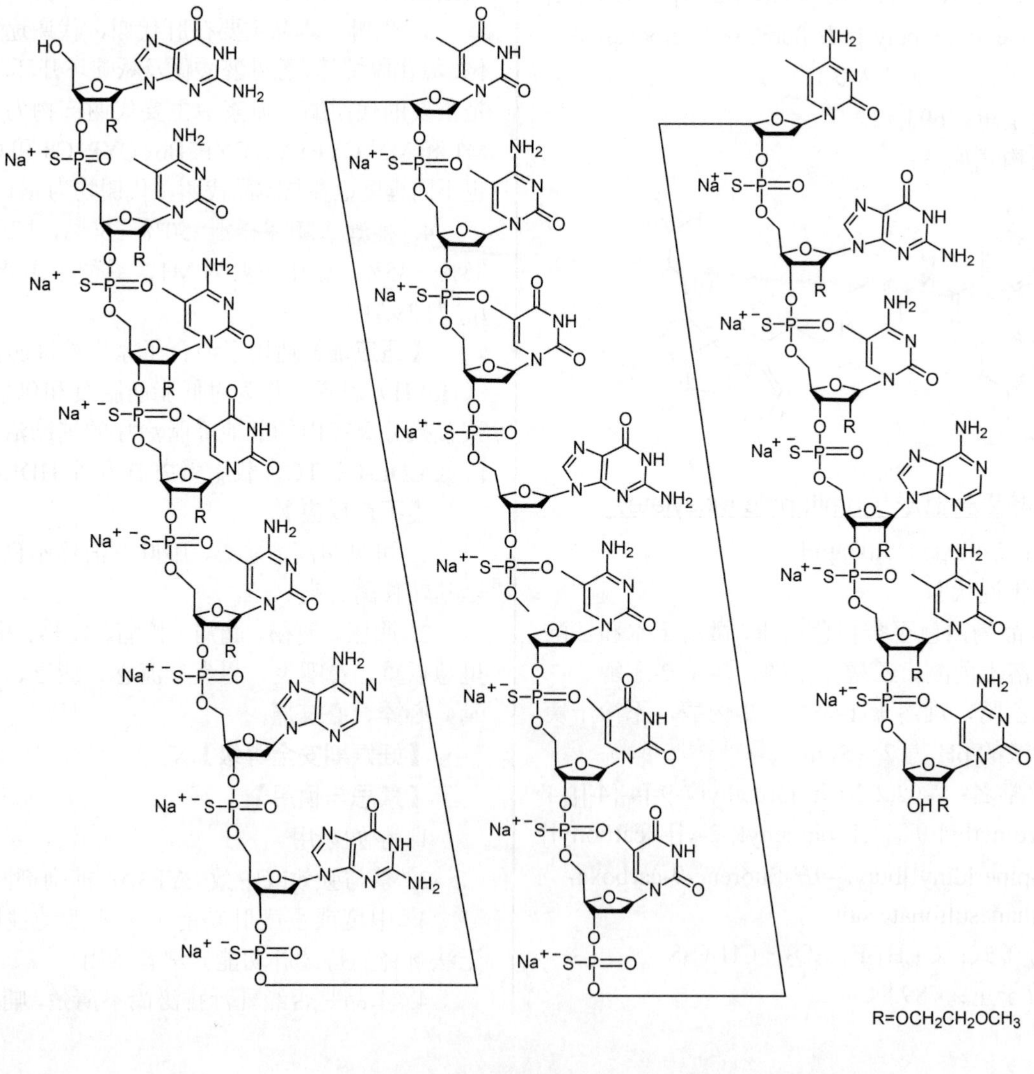

R=OCH₂CH₂OCH₃

【用药警戒】本品可升高氨基转移酶，增加肝脏脂肪，开始治疗前及治疗中应定期监测肝功能。如出现肝功能异常应调整剂量。

【药理学】本品是靶向载脂蛋白 B-100 人信使核糖核酸（mRNA）的一种反义寡核苷酸，载脂蛋白 B-100 是 LDL 和其代谢前体 VLDL 的主要载脂蛋白。本品与载脂蛋白 B-100mRNA 的编码区互补，并通过 Watson 和 Crick 碱基配对结合。本品与同源 mRNA 的杂交导致核糖核酸酶 H-介导的同源 mRNA 的降解，导致载脂蛋白 B-100 的转录受到抑制。

【药动学】

1. 吸收　皮下注射后，3～4h 达血药峰值。剂量在 50～400mg，生物利用度为 54%～78%。

2. 分布　在治疗浓度时，体内蛋白结合率高（>90%）。分布 $t_{1/2}$ 为 2～5h。每周 1 次给药，6 个月后可达稳态。

3. 代谢　本品在组织内先经内切酶代谢为短链寡核苷酸，继而被外切酶进一步代谢。

4. 排泄　在尿液中既可检测到原药也可检测到短链寡核苷酸，皮下注射后 24h，尿中回收 4% 的给药剂量。$t_{1/2}$ 为 1～2 个月。

【适应证】适用于纯合子家族性高胆固醇血症（HoFH）患者，作为对低脂肪膳食和包括 LDL 血浆置换分离在内的其他降脂治疗的辅助治疗，用于降低 LDL-C、TC、非 HDL-C。

【不良反应】可见心绞痛、心悸、恶心、呕吐、腹痛、注射部位反应、疲乏、流感样症状、寒战、发热、外周水肿、脂肪肝、氨基转移酶升高、肝功能异常、四肢痛、骨骼肌肉痛、疼痛、失眠、高血压。

【妊娠期安全等级】B。

【禁忌与慎用】

1. 对于孕妇尚无良好对照的临床研究，孕妇只有明确需要时方可使用。

2. 重度肾功能不全患者、显著蛋白尿患者及透析患者禁用。

3. 中度和重度肝功能不全或活动性肝病，包括原因不明的血清氨基转移酶持续升高者禁用。

4. 已知对产品成分过敏者禁用。

5. 本品是否经乳汁排泌尚不清楚，哺乳期妇女应权衡利弊，选择停药或停止哺乳。

6. 对儿童患者的安全性及有效性尚未确定。

【药物相互作用】本品与华法林、辛伐他汀、依折麦布无相互作用。

【剂量与用法】200mg，每周 1 次，皮下注射。应在每周的同一天注射，如果忘记注射，若距下次注射的时间至少 3d，应立即注射，如距下次注射时间少于 3d，则不能注射，下一剂就只能按预定时间注射。

【用药须知】

1. 治疗前、调整剂量前及治疗期间定期监测 ALT、AST、碱性磷酸酶和总胆红素；育龄期女性应排除妊娠。

2. 尚未确定本品对非 HoFH 的高胆固醇血症患者的安全性和有效性。

3. 尚未确定本品对心血管患病率和死亡率的影响。

4. 建议不要使用本品辅助用于 LDL 的血浆置换。

5. 建议每 3 个月检测 1 次血脂，本品达到最大效应应需 6 个月。

6. 本品只能皮下注射，注射部位应选择腹部、大腿或上肢的裸露部位。不能注射于有炎症、挫伤、硬结或破损的部位。

【制剂】注射剂：200mg/ml。

【贮藏】避光，贮于 2～8℃。

阿利泼金（alipogene tiparvovec）

别名：Glybera。

【简介】用于严格限制膳食脂肪但仍发生严重或反复胰腺炎发作的脂蛋白脂肪酶（LPL）缺乏患者，这是首个在欧洲获批用于患者临床治疗的基因治疗药物。LPL 缺乏症是一种遗传性疾病，发病率小于百万分之二。既往医师试图通过严格控制膳食脂肪摄入来治疗 LPL 缺乏症，但胰腺炎患者重症发作时往往会有生命危险需要住院治疗。本品依靠一种腺病毒给肌肉细胞提供脂蛋白酶功能性基因复制片段而达到治疗目的。注射后 3～12 周，血脂开始下降。治疗费用达 160 万美金，是目前世界上最昂贵的药物。

阿里罗单抗（alirocumab）

别名：Praluent。

本品为靶向人单克隆抗体（IgG1 同型体），自中国仓鼠卵巢细胞悬浮培养液中提取，经 DNA 重组技术生产而成。分子量为 146kDa。

【药理学】

1. 本品是一种前蛋白转化酶枯草溶菌素 9（PCSK9）抑制剂，PCSK9 与肝细胞表面的低密度脂蛋白受体（LDLR）结合，促进肝内 LDLR 的退化。LDLR 是清除循环中 LDL 的主要受体，因此，PCSK9 降低 LDLR 受体水平就可导致血液中 LDL-C 的水平升高。本品可通过抑制 PCSK9 结合到 LDLR 上，增加有效的 LDLR 数目以清除 LDL，从而降低 LDL-C 水平。

2. 本品以浓度依赖方式降低游离的 PCSK9。本品 75mg 或 150mg 单剂量皮下注射，对游离的 PCSK9 的最大抑制作用出现在给药后 4～8h，当本品的血药浓度降低至检测限以下时，其游离的 PCSK9 浓度会回到基线水平。

【药动学】

1. 吸收　皮下注射本品 75～150mg 后，T_{max} 为 7～10d，腹部、上臂或者大腿单次皮下注射 75mg，其药动学参数相似。群体药动学研究显示，本品皮下注射的绝对生物利用度大约为 85%。本品剂量增加 2 倍，总浓度增加 2.1～2.7 倍。在给药 2～3 次后达到稳态，蓄积率为 2 倍。

2. 分布　静脉给药后，其分布容积为 0.04～0.05L/kg，表明本品主要分布于循环系统。

3. 代谢和排泄　本品为蛋白，尚未进行专门的代谢研究。预计会降解成一些小型肽类和单个氨基酸。在本品与阿托伐他汀和瑞舒伐他汀联合应用的临床研究中，本品反复给药后他汀类药物的血药浓度尚未发现临床意义的变化，表明本品对 CYP 酶（主要是 CYP3A4 和 CYP2C9）和转运蛋白如 P-gp 和 OATP 无影响。本品呈双相消除，低浓度时，主要通过与靶蛋白（PCSK9）饱和结合而被消除，当高浓度时则主要通过一种非饱和蛋白水解途径消除。基于群体药动学分析，患者皮下注射 75mg 或 150mg，每 2 周 1 次，达稳态后的 $t_{1/2}$ 中值为 17～20d。

【适应证】用于治疗原发性高脂血症，作为膳食控制和最大耐受量的他汀类药物的辅助治疗，用于杂合子家族性高胆固醇血症（HeFH）或动脉粥样硬化性心血管病需要进一步降低 LDL-C 的成年患者。

【不良反应】

1. 常见鼻咽炎、流行性感冒、尿路感染、腹泻、支气管炎、肌肉痛、肌肉痉挛、鼻窦炎、咳嗽、挫伤、骨骼肌痛。

2. 少见神经认知障碍、肝酶异常、低 LDL-C 值。

3. 可有过敏反应，表现为严重皮疹、发红、严重瘙痒、面部水肿或呼吸困难。

4. 注射部位反应，最常见的不良反应包括注射部位发红、瘙痒、水肿、疼痛/压痛，一般感冒症状或流感样症状。

【妊娠期安全等级】B。

【禁忌与慎用】

1. 尚未明确本品是否可经乳汁分泌，哺乳期妇女使用时应暂停哺乳。

2. 儿童用药的安全性及有效性尚未明确。

【药物相互作用】本品与他汀类药物合用时，中位表观 $t_{1/2}$ 降为 12d，但是此差异无临床意义，也不会影响推荐剂量。

【剂量与用法】

1. 本品的推荐起始剂量是 75mg，皮下注射，每 2 周 1 次，此剂量可使大多数患者的 LDL-C 降低至目标水平。如 LDL-C 下降效应不佳，剂量可增加至最大剂量 150mg，每 2 周 1 次。

2. 开始治疗的 4～8 周应测定 LDL-C 水平，必要时根据反应调整剂量。

3. 如忘记注射一剂，且距上次注射未超过 7d，应给予补充注射，然后恢复原来的用药时间表；如距上次注射超过 7d，应跳过此次剂量，按原来用药的时间表注射下一剂。

【用药须知】

1. 本品可导致过敏反应，甚至严重的过敏反应，如出现严重过敏的症状，应立即停药，并给予常规的抗过敏治疗。

2. 本品注射前应经 30～40min 放至室温下，一旦放置至室温应立即使用，放置至室温超过 24h 者不可使用。

【制剂】①预分装注射器：75mg/ml，150mg/ml。②注射笔：75mg/ml，150mg/ml。

【贮藏】遮光，贮于 2～8℃。

依伏库单抗（evolocumab）

别名：伏洛单抗、Repatha。

本品为重组人 IgG2 单克隆抗体，为前蛋白转化酶枯草杆菌蛋白酶 9（PCSK9）抑制剂。

【CAS】1256937-27-5。

【ATC】C10AX13。

【理化性状】

1. 本品由中国仓鼠卵巢细胞（CHO）通过基因重组技术制得，分子量约为 144kDa。注射液为无菌、无防腐剂的透明至有乳光、无色至淡黄色溶液，用氢氧化钠调节 pH 至 5.0。

2. 分子式：$C_{6242}H_{9648}N_{1668}O_{1996}S_{56}$。

【药理学】

1. PCSK9 可与肝表面的低密度脂蛋白（LDL）受体（LDLR）结合，可降低肝降解低密度脂蛋白胆固醇（LDL-C）的作用。本品与 PCSK9 结合，抑制循环中的 PCSK9 与 LDLR 结合，从而防止 PCSK9 介导的 LDLR 降解，使之重回肝细胞表面。本品可增加可利用的 LDLR 的数量，将 LDL 自血液中清除，从而降低 LDL-C 水平。

2. 单剂量皮下注射本品 140mg 或 420mg，约 4h 对循环中未结合的 PCSK9 达最大抑制作用。当本品浓度低于最低检测限时，未结合的 PCSK9 浓度可恢复至基线水平。

【药动学】本品表现为非线性药动学特征。健康受试者给予本品 140mg，C_{max}（SD）平均为 18.6（7.3）μg/ml，AUC_{last}（SD）平均为 188（98.6）（μg•d）/ml。健康受试者给予本品 420mg，C_{max}（SD）平均为 59.0（17.2）μg/ml，AUC_{last}（SD）平均为 924（346）（μg•d）/ml。单剂量静脉注射本品 420mg，总清除率（SD）平均约为 12（2）ml/h。每 2 周皮下注射本品 140mg 或每月皮下注射本品 420mg，血清谷浓度有 2～3 倍的蓄积，C_{min}（SD）平均为 7.21（6.6）μg/ml，给药后约 12 周血清谷浓度可达稳态。

1. 吸收　健康成年受试者单剂量皮下注射本品 140mg 或 420mg，血药浓度 3～4d 达峰值，绝对生物利用度约为 72%。

2. 分布　单剂量皮下注射本品 420mg，稳态分布容积（SD）平均约为 3.3（0.5）L。

3. 代谢和消除　本品呈双相消除，低浓度时，主要通过饱和结合至靶点 PCSK9 消除，而在较高浓度时，主要是通过非饱和蛋白水解途径消除。本品的有效 $t_{1/2}$ 估计为 11～17d。

【适应证】

1. 原发性高脂血症。辅助饮食和最大耐受剂量的他汀类药物治疗成人杂合子型家族性高胆固醇血症（HeFH），或需要额外降低 LDL-C 的临床动脉粥样硬化性心血管疾病（CVD）。

2. 纯合子型家族性高胆固醇血症（HoFH）。辅助饮食和其他降脂疗法（如他汀类、依折麦布、LDL 血浆分离置换）用于需要额外降低 LDL-C 的 HoFH。

【不良反应】临床试验中发现的不良反应包括鼻咽炎、上呼吸道感染、流行性感冒、背痛、注射部位反应、咳嗽、尿路感染、鼻窦炎、头痛、肌痛、头晕、骨骼肌疼痛、高血压、腹泻、肠胃炎等。

【禁忌与慎用】

1. 孕妇使用本品的风险尚无相关数据。妊娠妇女使用本品应慎重权衡利弊。

2. 本品是否经人乳汁排泌、对婴儿及产乳影响均尚不清楚。虽然人 IgG 可出现在乳汁中，但已有的文献认为母乳中的抗体不会大量地进入新生儿和婴儿体循环中。

3. 13 岁以下儿童 HoFH 患者使用本品的安全性和有效性尚未确立，原发性高脂血症或 HeFH 儿童患者使用本品的安全性和有效性也未确立。

4. 轻中度肝肾功能不全者不必调整剂量，重度肝肾功能不全者使用本品尚无相关数据。

5. 对本品有严重过敏反应者禁用。

【药物相互作用】与高强度他汀给药方案合用，本品的 C_{max} 和 AUC 约降低 20%，但没有临床意义。

【剂量与用法】

1. HeFH 或原发性高脂血症伴有临床动脉粥样硬化性心血管疾病：本品的推荐剂量为 140mg/次，每 2 周皮下注射 1 次；或 420mg/次，每月皮下注射 1 次。如果更改给药方案，在原方案末次给药日按新方案给药剂量注射即可。

2. HoFH：本品的推荐剂量为 420mg/次，每月皮下注射 1 次。使用本品后 4～8 周监测 LDL-C 水平以确定疗效。

【用药须知】

1. 用前应目视检查药液有无颗粒及变色，如果出现混浊、变色或有颗粒则不能使用。

2. 选择没有触痛、淤伤、发红或硬结的腹部、大腿或上臂部位皮下注射本品。

3. 本品不可与其他药物在同一部位给予。

4. 皮下注射部位应轮换。

5. 单次剂量 420mg，可使用带预充的一次性使用输液装置皮下注射，注射时间 9min 以上；也可以使用一次性预充式自动注射器或一次性预充注射器在 30min 内连续注射 3 次，每次注射时间需要 15s。

6. 如果漏用本品，距下次用药时间 7d 以上者应尽快注射或者忽略漏用剂量，仍按原方案给药。

7. 本品冰箱冷藏保存。用前放置使之达到室温。一次性预充式自动注射器或一次性预充注射器至少需 30min，用带预充的一次性使用输液装置至少需 45min。本品不可使用任何其他方法加温。本品若在原包装中室温储存（20～25℃），必须在 30d

内使用。

8. 使用本品有发生过敏反应（如皮疹、荨麻疹）的风险，甚至有可能导致治疗中止。用药期间，如果发生严重过敏反应，应停用本品，给予相应的治疗，注意监测直至过敏症状或体征消失。

9. 用前先对患者和（或）护理人员对如何准备和使用本品进行适当培训，包括皮下给药方法、无菌技术、如何使用一次性预充自动注射器等。建议每次使用前阅读说明书并遵循使用指南。

10. 一次性预充注射器或一次性预充自动注射器的针帽可能含有天然橡胶，乳胶过敏者可能会引起过敏反应。

【制剂】注射剂：140mg/ml（一次性预充注射器），140mg/ml（一次性预充 SureClick 自动注射器），420mg/3.5ml（带预充的一次性使用 Pushtronex 输液装置）。

【贮藏】避光，贮于 2～8℃下，不得冷冻或振摇。

美曲普汀（metreleptin）

别名：Myalept。

本品为重组人瘦素类似物。

【CAS】186018-45-1。

【理化性状】

1. 本品为含 147 个氨基酸的非糖基化的多肽。

2. 化学名：recombinant methionyl-human leptin。

3. 分子式：$C_{714}H_{1167}N_{191}O_{221}S_6$。

4. 分子量：16156。

【用药警戒】

1. 使用本品治疗的患者会出现本品的抗体，导致本品失效和（或）内源性瘦素的作用受到抑制。发生严重感染或怀疑本品治疗失效时，应检测本品的抗体。

2. 获得性全身性脂肪代谢障碍的患者可出现T 细胞淋巴瘤，是否使用本品治疗均可发生。血液学异常伴或不伴获得性全身性脂肪代谢障碍的患者，在使用本品治疗前应仔细权衡利弊。

【药理学】脂肪细胞储存脂质，在饥饿时为非脂肪组织提供能量。全身性脂肪代谢障碍者缺乏脂肪组织导致高三酰甘油血症和脂肪异位分布于非脂肪组织中，如肝和肌肉，导致代谢异常，如胰岛素抵抗。内源性瘦素是一种脂肪组织分泌的激素，负责为中枢神经系统提供脂肪贮备的信息。全身性脂肪代谢障碍者瘦素缺乏引起脂肪组织丧失，导致过度摄取热量，进一步恶化代谢异常。本品可与瘦素受体结合并使其活化。

【药动学】健康志愿者皮下注射 0.1～0.3mg/kg 的本品，4.0～4.3h 血浆瘦素浓度达峰值。全身性脂肪代谢障碍者达峰时间约为 4h（2～8h）。每天静脉输注本品 0.3mg/kg、1.0mg/kg 和 3.0mg/kg，分布容积分别为（370±184）ml/kg、（398±92）ml/kg 和（463±116） ml/kg。

【适应证】辅助饮食控制，治疗有瘦素缺乏并发症的先天性或获得性全身脂肪代谢障碍疾病。

【不良反应】可见头痛、体重减轻、腹痛、关节痛、头晕、耳部感染、疲乏、恶心、上呼吸道感染、卵巢囊肿、贫血、腰痛、腹泻、感觉异常、蛋白尿、发热。

【妊娠期安全等级】C。

【禁忌与慎用】

1. 禁用于普通肥胖患者。

2. 对本品过敏者禁用。

3. 尚不清楚本品是否经乳汁分泌，哺乳期妇女应权衡利弊选择停药或停止哺乳。

【剂量与用法】

1. 体重≤40kg 者，起始剂量为 0.06mg/kg，根据患者的耐受性、体重减轻的情况可调节至 0.02mg/kg，最大剂量为 0.13 mg/kg。

2. 体重＞40kg 的男性，起始剂量为 2.5mg，根据患者的耐受性、体重减轻的情况可调节至 1.25～2.5mg，最大剂量为 10mg。

3. 体重＞40kg 的女性，起始剂量为 5mg，根据患者的耐受性、体重减轻的情况可调节至 1.25～2.5mg，最大剂量为 10mg。

4. 本品应在每天的同一时间进行皮下注射。本品只能用注射用水溶解，溶解时避免剧烈振摇。不能与其他药品混合后注射。

【用药须知】

1. 本品用于局部脂肪代谢障碍的安全性和有效性尚不明确。

2. 本品用于非酒精性脂肪性肝炎的安全性和有效性尚不明确。

3. 本品不能用于治疗 HIV-1 感染所致的脂肪代谢障碍。

4. 本品不能用于代谢障碍引起的高脂血症，包括糖尿病引起的高脂血症。

5. 正在使用胰岛素和口服降血糖药的患者有发生低血糖的风险，密切监测低血糖的症状，需降低胰岛素和口服降血糖药的剂量，有时需大幅降低。

6.有胰腺炎高风险的患者须停止治疗,应经 1 周减量停药,以减少胰腺炎发作的风险。

【制剂】注射剂:11.3mg,加入 2.2ml 注射用水后,浓度为 5mg/ml。

【贮藏】避光,贮于 2~8℃。

8.2 减肥药（drug for decreasing obecity）

奥利司他（orlistat）

别名:塞尼可、Xenical。

本品是长效和强效的特异性胃肠道胰脂肪酶抑制剂。

【理化性状】

1. 化学名:*N*-formyl-L-leucine, ester with（3*S*, 4*S*)-3-hexyl-4-[（2*S*)-2-hydroxytridecyl]-2-oxetanone;（*S*)-1-[（2*S*,3*S*)-3-hexyl-4-oxo-oxetan-2-ylmethyl] dodecyl *N*-formyl-L-leucinate。

2. 分子式:$C_{29}H_{53}NO_5$。

3. 分子量:495.7。

4. 结构式如下:

【药理学】本品通过与胃和小肠腔内胃脂酶和胰脂酶活性丝氨酸部位形成共价键,使酶失活而发挥治疗作用。使 30%的 TG 不能被机体吸收,从而减少热量摄入,达到减轻体重的目的。本品不须通过全身吸收发挥药效。本品还能降低血压,调节血脂,改善血糖。

【药动学】口服吸收量极微,通常治疗剂量的全身吸收极其有限。无蓄积,血浆中仅偶尔可测出原药,浓度很低（<10ng/ml）。难以测定全身的药动学。在体外,99%以上与血浆蛋白结合。代谢主要集中在胃肠道壁。在肥胖患者中进行的研究显示,在极少部分被全身吸收的药物成分中有两种主要的代谢产物,M1（4-环内酯环水解产物）和 M3（M1 附着一个 *N*-甲酰基亮氨酸的裂解产物）占全部血药浓度的 42%,具有极弱的酶抑制活性,而且血药浓度很低,没有药理意义。83%以原药随粪便排出体外。药物彻底排出需 3~5d。药效在给药后

24~48h 即可显现,停止治疗后 48~72h,粪便中脂肪含量便恢复到治疗前水平。

【适应证】本品结合低热量饮食适用于肥胖和体重超重者。服用本品可以降低与肥胖相关的危险因素和与肥胖相关的其他疾病的发病率,包括高胆固醇血症、2 型糖尿病、糖耐量减低、高胰岛素血症、高血压,并可减少脏器中的脂肪含量。

【不良反应】

1. 本品主要引起胃肠道不良反应,与药物阻止摄入脂肪吸收的药理作用有关。常见为油性斑点、胃肠排气增多、大便紧急感、脂肪（油）性大便、大便次数增多和大便失禁。

2. 其他少见不良反应有上呼吸道感染、下呼吸道感染、流行性感冒、头痛、月经失调、焦虑、疲劳、泌尿系感染。

3. 偶有对本品过敏的报道,主要表现为瘙痒、皮疹、荨麻疹、血管神经性水肿和过敏反应。

【妊娠期安全等级】B。

【禁忌与慎用】

1. 对本品过敏者禁用。

2. 患慢性吸收不良综合征或胆汁淤积症者禁用。

3. 18 岁以下儿童用药的安全性尚未确定。

4. 哺乳期妇女使用时,应暂停哺乳。

【药物相互作用】

1. 本品可使维生素 D、维生素 E 和胡萝卜素的吸收减少。如果需要补充复合维生素,应在服用本品至少 2h 后服用,或在睡前服用。

2. 本品可使环孢素的血药浓度降低,同时给药时,应对环孢素的血药浓度进行监测。

3. 本品与乙醇、地高辛、二甲双胍、硝苯地平、口服避孕药、苯妥英、他汀类或华法林之间无药物相互作用。

【剂量与用法】

1. 成人推荐剂量为每次主餐时或餐后 1h 内服 120mg。如果一餐未进食或食物中不含脂肪,则可略过一次服药。

2. 老年人、肝肾功能不全患者不必调整剂量。

【用药须知】治疗期间注意补充复合维生素。

【制剂】胶囊剂:120mg。

【贮藏】贮存于 25℃以下。

苯甲曲秦（phendimetrazine）

别名:苯二甲吗啉。

本品为拟交感神经药,属于二类精神药品,临

床主要用其酒石酸盐。

【理化性状】

1. 化学名：3,4-dimethyl-2-phenylmorpholine。

2. 分子式：$C_{12}H_{17}NO$。

3. 分子量：191.27。

4. 结构式如下：

酒石酸苯甲曲秦（phendimetrazine tartrate）

别名：plegine、prel-2、statobex、Bontril。

【理化性状】

1. 本品为白色、无臭、味苦的结晶性粉末，易溶于水，微溶于乙醇，不溶于氯仿、丙酮、乙醚和苯。

2. 化学名：(＋)-3,4-dimethyl-2-phenylmor pholine hydrogen tartrate。

3. 分子式：$C_{12}H_{17}NO \cdot C_4H_6O_6$。

4. 分子量：341.36。

【用药警戒】本品急性过量可表现出以下症状和体征：①异常躁动、混乱、好争斗、幻觉及恐慌状态，中枢兴奋后通常会有疲劳和抑郁表现；②心律失常、高血压、低血压及虚脱等；③恶心、呕吐、腹泻、腹部绞痛等；④本品中毒可致抽搐、昏迷和死亡。

药物过量处理主要是对症，包括使用巴比妥类镇静药物。如患者有高血压病史，则应考虑给予硝酸酯类药物或速效α受体阻滞剂。血液透析或腹膜透析虽经验不足，但仍建议使用。

【药理学】本品为拟交感神经药，作用于下丘脑，具有抑制食欲、降低体重和兴奋中枢的作用。

【药动学】本品易从胃肠道吸收，持续作用时间约4h。

【适应证】短期（数周）使用本品可辅助热量限制，治疗外源性肥胖。

【不良反应】

1. 神经系统　过度兴奋、烦躁不安、情绪激动、出汗、头晕、失眠、震颤及头痛等。

2. 胃肠道　口臭、口干、腹泻、恶心、胃痛、便秘等。

3. 心血管系统　心悸、心动过速、血压升高等。

4. 依赖性　本品属于管制药品，长期服用可产生依赖性，滥用可致较强的心理依赖性和社会功能障碍。

5. 其他　荨麻疹、视物模糊、尿频、尿痛、阳萎及性欲改变等，本品还可能引起过敏反应。

【妊娠期安全等级】B。

【禁忌与慎用】

1. 甲状腺功能亢进、中重度高血压、进展性动脉硬化、心血管综合征、青光眼、已知对本品过敏或对拟交感胺有特异质反应、有药物滥用史或正在接受中枢神经兴奋剂及在14d内使用过MAOI抑制剂的患者均须禁用。

2. 糖尿病患者和轻度高血压患者；任何对其他拟交感胺类（伪麻黄碱、苯丙胺等）过敏者均须慎用。

3. 妊娠期用药应权衡本品对母体的益处与对胎儿伤害的风险。

4. 不建议12岁以下儿童使用本品。

【药物相互作用】

1. 糖尿病患者使用本品，对胰岛素的需要量可能会减少。

2. 本品与安非他明相似，可降低胍乙啶的降压作用。

3. 禁与MAOI合用。

【剂量与用法】

1. 片剂和胶囊剂　35mg，2～3 次/日，饭前1h 服用。应个体化给药，在某些情况下，17.5mg即可达到最佳治疗效果。最大剂量每次不超过70mg，3 次/日。

2. 缓释胶囊　早餐前30～60min 服用105mg，1 次/日。

【用药须知】

1. 服用本品者不能驾车或操作机器。

2. 本品可升高血压，轻度高血压患者服用本品应密切监测血压。

3. 数周后本品的抑制食欲作用会出现耐受性，如发生，应停药，而不是增加剂量。

4. 与MAOI合用可发生高血压危象。

5. 长期大量使用突然停药，可造成极度疲乏和抑郁。

6. 服用本品应考虑发生习惯性或成瘾性的可能性。

【制剂】①片剂：35mg；②胶囊剂：35mg；③缓释胶囊：105mg。

【贮藏】①片剂：贮于 15～30℃；②胶囊剂、

缓释胶囊：贮于 15～30℃下。

苯丁胺（phentermine）

本品为苯丙胺类药。

【理化性状】

1. 化学名：α,α-dimethylphenethylamine。

2. 分子式：$C_{10}H_{15}N$。

3. 分子量：149.23。

4. 结构式如下：

盐酸苯丁胺（phentermine hydrochloride）

别名：芬特明、Fastin、Adipex-P、Ionamin、Suprenza。

【理化性状】

1. 本品为白色结晶性粉末，无臭，有吸湿性。溶于水和低浓度乙醇，微溶于氯仿，不溶于乙醚。

2. 化学名：α,α-dimethylphenethylamine hydrochloride。

3. 分子式：$C_{10}H_{15}N \cdot HCl$。

4. 分子量：185.7。

【用药警戒】

1. 不推荐本品与其他抑制食欲药、减肥药，包括中草药、OTC 药及 5-羟色胺能神经药物，如选择性 5-羟色胺再摄取抑制剂（如氟西汀、氟伏沙明、帕罗西汀）合用。

2. 本品可导致原发性肺动脉高压，有致命的风险。

3. 有报道本品与芬氟拉明或右芬氟拉明合用可导致严重的反流性心脏瓣膜病。

【药理学】本品与苯丙胺作用相似，具有抑制食欲、降低体重和中枢兴奋作用。

【药动学】本品口腔崩解片口服后 3～4.4h 达血药峰值。与高脂肪早餐同服，C_{max} 增加 5%，AUC 增加 12%，蛋白结合率约 96.3%。

【适应证】短期（数周）使用本品可辅助热量限制，治疗外源性肥胖。

【不良反应】

1. 神经系统　过度兴奋、烦躁不安、欣快感、头晕、失眠、震颤、头痛及精神错乱等。

2. 胃肠道　口干、口中异味、腹泻、便秘及其他胃肠功能紊乱等。

3. 心血管系统　原发性肺动脉高压、反流性心脏瓣膜病、心悸、心动过速、血压升高、缺血性事件等。

4. 依赖性　本品属于管制药品，长期服用可产生依赖性，滥用可致较强的心理依赖性和社会功能障碍。

5. 其他　荨麻疹、阳萎及性欲改变等。

【妊娠期安全等级】X。

【禁忌与慎用】

1. 甲状腺功能亢进、中重度高血压、心血管疾病（如冠状动脉疾病、脑卒中、心律失常、充血性心力衰竭）、青光眼、处于激惹状态者、已知过敏或对拟交感胺有特异质反应、有药物滥用史或在 14d 内使用过 MAOI 的患者均须禁用。

2. 糖尿病患者和轻度高血压患者、肾功能不全患者、任何对其他拟交感胺类（伪麻黄碱、安非他明、苯丙胺等）过敏者均须慎用。

3. 哺乳期妇女使用时，应暂停哺乳。

4. 不建议 16 岁以下儿童使用本品。

【药物相互作用】

1. 糖尿病患者使用本品，对胰岛素或降糖药的需要量可能会减少。

2. 本品可降低肾上腺素能神经元阻断药物的降压作用。

3. 14d 之内使用过 MAOI 者禁用本品。

4. 乙醇可增加本品的不良反应。

【剂量与用法】

1. 片剂和胶囊剂　37.5mg，早餐前 1～2h 服用。应个体化给药，在某些情况下，18.75mg 即可达到最佳治疗效果。某些患者给予 18.75mg，2 次/日，可能更有效。

2. 口腔崩解片　早晨服用，15～37.5mg，1 次/日，不应晚上服用，以免失眠。

【用药须知】

1. 服用本品者不能驾车或操作机器。

2. 本品可升高血压，轻度高血压患者服用本品应密切监测血压。

3. 数周后本品的抑制食欲作用会出现耐受性，如发生，应停药，而不是增加剂量。

4. 与 MAOI 合用可发生高血压危象。

5. 长期大量使用突然停药，可造成极度疲乏和抑郁。

6. 服用本品应考虑发生习惯性或成瘾性的可能性。

【制剂】①片剂：37.5mg；②胶囊剂：15mg，

30mg,37.5mg；③口腔崩解片：15mg,30mg,37.5mg。

【贮藏】贮于 20～25℃。

盐酸苯丁胺-托吡酯（phentermine hydrochloride and topiramate）

别名：Qsymia。

本品为盐酸苯丁胺与托吡酯的复方制剂。

【药理学】盐酸苯丁胺为食欲抑制药，托吡酯可降低食欲，增加饱胀感。

【适应证】辅助热量限制及运动，治疗成人外源性肥胖，如体重指数≥30kg/m²（肥胖）或≥27kg/m²（超重）并伴有高血压、糖尿病或血脂异常者。

【不良反应】

1. 严重不良反应包括心率加快、自杀的行为和意念、急性闭角型青光眼、情绪改变和睡眠障碍、认知损害及代谢性酸中毒。

2. 临床试验中常见的不良反应按系统分类如下。

（1）神经系统：感觉异常、味觉障碍、头痛、头晕、失眠、抑郁、焦虑、感觉迟钝及注意力不集中等。

（2）胃肠道：口干、消化不良、腹泻、便秘、胃食管反流性疾病、口腔感觉异常等。

（3）整体感觉：疲乏、易怒、口渴及胸部不适。

（4）心血管系统：心悸。

（5）眼：眼干、眼痛、视物模糊。

（6）代谢与营养：低血钾、食欲缺乏。

（7）生殖系统：痛经。

（8）感染：上呼吸道感染、鼻咽炎、鼻窦炎、泌尿系感染、流感、支气管炎、胃炎。

（9）皮肤及其附属物：皮疹、脱发。

（10）骨骼肌肉及结缔组织：腰痛、四肢痛、肌肉痉挛、骨骼肌肉痛、颈痛。

（11）呼吸系统：咳嗽、鼻充血、鼻塞、咽痛。

（12）其他：操作性疼痛。

【妊娠期安全等级】X。

【禁忌与慎用】

1. 甲状腺功能亢进、在 14d 内使用过 MAOI 的患者、对拟交感胺类过敏或有特异质反应者禁用。

2. 糖尿病患者和轻度高血压患者、肾功能不全患者、任何对其他拟交感胺类（伪麻黄碱、苯丙胺、苯丁胺等）过敏者均须慎用。

3. 本品对胎儿有害，孕妇禁用。

4. 哺乳期妇女使用时，应暂停哺乳。

5. 18 岁以下儿科患者的安全性及有效性尚未明确。

6. 未对终末期肾病、重度肝损害者进行研究，不建议上述人群使用。

【药物相互作用】

1. 糖尿病患者使用本品，对胰岛素或降糖药的需要量可能会减少。

2. 排钾利尿药可加重本品导致的低血钾。

3. 14d 之内使用过 MOAI 者禁用本品。

4. 包括乙醇在内的中枢抑制剂可增加本品的不良反应。

5. 苯妥英或卡马西平可降低托吡酯的血药浓度 48% 或 40%。

6. 与丙戊酸钠合用可导致高血氨症和体温过低，应监测血氨。

7. 与其他碳酸酐酶抑制剂（如唑尼沙胺、乙酰唑胺）合用，可增加代谢性酸中毒及肾结石的风险，应避免合用。

【剂量与用法】

1. 早晨服用，与食物是否同服均可，起始剂量为 3.75mg/23mg，1 次/日，不应晚上服用，以免失眠。14d 后增加剂量至 7.5mg/46mg，服用此剂量 12 周后评价治疗效果，如体重减轻不足 3%，停药或调整剂量至 11.25mg/69mg，14d 后增加至 15mg/92mg，服用此剂量 12 周后再次评价治疗效果，如较基线体重减轻不足 5%，则视为治疗无效，应停药。

2. 中重度肾功能不全患者、中度肝损害者每天的剂量不应超过 7.5mg/46mg。

【用药须知】

1. 本品对心血管疾病的发生率和死亡率的影响尚未明确。

2. 本品与其他抑制食欲药合用的安全性尚未明确。

3. 如服用 15mg/92mg 的剂量，停药应逐渐减量，每隔 1 天降低剂量，至少经 1 周停药。

4. 本品可升高血压，轻度高血压患者服用本品应密切监测血压。

5. 育龄期妇女在开始本品治疗前应排除妊娠，治疗期间采取有效避孕措施，并每月进行妊娠监测。

6. 与 MAOI 合用可发生高血压危象。

【制剂】片剂：3.75mg/23mg，7.5mg/46mg，11.25mg/69mg，15mg/92mg。

【贮藏】防潮贮于 15～25℃。

氯卡色林（lorcaserin）

本品是一种选择性 5-HT$_{2C}$ 受体激动剂。

【理化性状】

1. 化学名：（*R*）-8-chloro-1- methyl-2,3,4,5-tetrahydro-1*H*-3-benzazepine。

2. 分子式：C$_{11}$H$_{14}$ClN。

3. 分子量：195.69。

4. 结构式如下：

盐酸氯卡色林（lorcaserin hydrochloride）

别名：Belviq。

【理化性状】

1. 本品为白色至类白色粉末，在水中的溶解度大于 400mg/ml。

2. 化学名：（*R*）-8-chloro-1-methyl-2,3,4,5-tetrahydro-1*H*-3-benzazepine hydrochloride hemihydrate。

3. 分子式：C$_{11}$H$_{14}$ClN • HCl • 0.5H$_2$O。

4. 分子量：241.16。

【药理学】目前认为本品通过选择性激动位于下丘脑上的厌食黑素细胞皮质素神经元的 5-HT$_{2C}$ 受体，降低摄食量和促进饱感，但确切的作用机制尚不清楚。

【药动学】

1. 吸收　本品通过胃肠道吸收，T_{max} 为 1.5～2h。2 次/日，3d 后达到稳态，蓄积率约为 70%。进食高脂肪（约占食物总热量的 50%）和高热量（800～1000cal）食物的情况下，C_{max} 约增加 9%、AUC 约增加 5%、T_{max} 约延迟 1h。本品可与或不与食物同服。

2. 分布　本品可分布至脑脊液和中枢神经系统，与人血浆蛋白中度结合（约 70%）。

3. 代谢　本品在肝中通过多种酶被广泛代谢。口服后循环中的主要代谢物是其氨基磺酸盐（M1），M1 的 C_{max} 为原药的 1～5 倍。尿中的主要代谢物是 *N*-甲酰葡萄糖苷酸盐（M5），而 M1 约占 3%。尿中其他少量的代谢物为氧化代谢物的葡糖醛酸或硫酸共轭物。主要代谢物对 5-羟色胺受体无活性。

4. 排泄　本品的代谢物主要随尿液排泄。从尿和粪中分别回收 92.3% 和 2.2%。

5. 特殊人群

（1）肾功能不全患者可降低本品的 C_{max}，而 AUC 无变化。与肾功能正常者比较，轻、中、重度肾功能不全患者 M1 的暴露量分别增加约 1.7 倍、2.3 倍和 10.5 倍，M5 分别增加约 1.5 倍、2.5 倍和 5.1 倍。M1 的终末半衰期分别延长 26%、96% 和 508%，M5 分别延长 0、26% 和 22%。重度肾功能不全患者 M1 和 M5 会产生蓄积。4h 标准血液透析，可清除体内约 18% 的 M5，但原药和 M1 不能被清除。重度肾功能不全患者或终末期肾病患者建议不用本品。

（2）与肝功能正常者比较，轻中度肝功能不全患者的 C_{max} 分别降低 7.8% 和 14.3%。中度肝功能不全患者的半衰期延长 59%，可达 19h。轻中度肝功能不全患者的 AUC 分别升高 22% 和 30%。

（3）性别、年龄和种族对代谢无明显影响。

【适应证】本品作为限制饮食和运动疗法的辅助用药，用于初始体重指数 ≥30kg/m^2（肥胖）或 ≥27kg/m^2（超重）并伴有至少一种体重相关并发症（如高血压、血脂异常和 2 型糖尿病）的成人的长期体重控制。

【不良反应】

1. 非糖尿病患者最常见不良反应（≥5%）有头痛、眩晕、疲乏、恶心、口干和便秘；糖尿病患者有低血糖、头痛、背痛、咳嗽和疲乏。

2. 非糖尿病患者发生率 ≥2% 且高于安慰剂的不良反应有恶心、腹泻、便秘、口干、呕吐、疲乏、上呼吸道感染、鼻咽炎、泌尿系感染、腰痛、肌肉痛、头痛、眩晕、咳嗽、口咽痛、鼻窦充血和皮疹；糖尿病患者有恶心、牙痛、疲乏、外周水肿、季节性变态反应、鼻咽炎、泌尿系感染、胃肠炎、低血糖、糖尿病恶化、食欲缺乏、背痛、肌肉痉挛、头痛、眩晕、精神病、焦虑、失眠、应激、抑郁、咳嗽和高血压。

3. 其他不良反应：与曲坦类和右美沙芬合用，会发生寒战（1.0%）、震颤（0.3%）、意识模糊（0.2%）、迷失方向（0.1%）和多汗症（0.1%）。服用本品至少 1 年后，会发生认知功能障碍（2.3%），包括注意力集中困难、记忆困难和精神错乱，也会产生欣快感（0.17%）、抑郁（2.6%）和自杀想法（0.6%）。非糖尿病患者可发生精神疾病（2.2%）而导致住院和停药。

4. 实验室检测异常：淋巴细胞、中性粒细胞和血红蛋白降低，催乳素高于正常上限、为 2 倍正常上限和 5 倍正常上限的发生率分别为 6.7%、1.7%和 0.1%。

5. 眼疾：非糖尿病患者可发生视物模糊、眼干和视力受损，糖尿病患者可发生视力障碍、结膜感染、刺激、炎症、眼部感觉障碍和白内障。

6. 有 2.4%的患者，服药 1 年后发生心脏瓣膜闭锁不全。

【妊娠期安全等级】 X。

【禁忌与慎用】

1. 孕妇禁用。

2. 色胺能药物及损害 5-羟色胺代谢的药物、右美沙芬、锂剂、曲马多、抗精神病药物或其他多巴胺拮抗剂会产生危及生命的 5-羟色胺综合征或抗精神病药物恶性综合征样反应，尤其是在联合用药时。本品如与影响 5-羟色胺神经递质系统的药物合用时应格外小心并对患者仔细观察，尤其是在开始用药和剂量增加时。如出现综合征症状应立即停药并采取支持疗法。

3. 充血性心力衰竭的患者应慎用。本品不应与 5-羟色胺能和多巴胺能药物等 5-HT$_{2B}$ 受体激动剂类药物合用。当发生心脏瓣膜病体征或症状如呼吸困难、体位性水肿、充血性心力衰竭或心脏杂音时，应进行评估和考虑停药。

4. 因本品对认知功能有损害，故操作危险设备时应小心。

5. 本品可致欣快、幻想和精神分裂，用量不能超过 10mg，2 次/日，如产生自杀想法或行为应停药。

6. 正在治疗糖尿病的患者开始使用本品后如发生低血糖，应适当改变抗糖尿病药物的给药方案。

7. 如发生阴茎异常勃起超过 4h，无论疼痛与否均应立即停药并就医。与治疗勃起功能障碍的药物合用时更应慎重。

8. 心动过缓患者或大于一度的心脏传导阻滞的患者慎用。

9. 治疗期间考虑定期监测全血细胞计数。

10. 当怀疑有催乳素升高的症状和体征（如溢乳和乳房发育）时应测定催乳素水平。

【药物相互作用】

1. 与可能影响 5-羟色胺能神经传递系统的其他药物合用时应非常谨慎，包括但不限于曲坦类药物、MAOI（包括利奈唑胺，一种可逆性非选择性 MAOI 抗生素）、选择性 5-羟色胺再摄取抑制剂（SSRI）、选择性 5-羟色胺-去甲肾上腺素再摄取抑制剂（SNRI）、右美沙芬、三环类抗抑郁药物（TCA）、安非他酮、锂剂、曲马多、色氨酸和贯叶连翘。

2. 本品可能会增加 CYP2D6 底物类药物的暴露量，应谨慎合用。

【剂量与用法】 推荐剂量为口服 10mg/次，2 次/日。

【用药须知】

1. 本品对心血管疾病的发生率和死亡率的影响尚未明确。

2. 本品与其他抑制食欲的药物合用的安全性尚未明确。

3. 如患者通过 12 周治疗未达到体重减轻 5%时，应停用本品。

4. 应告知患者本品与其他 5-羟色胺能药物联合使用时，可能发生 5 羟色胺综合征或神经阻滞剂恶性综合征（NMS）样反应。

5. 发生心脏瓣膜病体征和症状，包括呼吸困难或水肿的患者应求医。

6. 患者应谨慎操作危险性机械，包括汽车，直至确定本品治疗对他们无不良影响。

7. 应教导患者出现抑郁或症状恶化、自杀观念或行为和（或）情绪有任何不寻常变化时应求医。

8. 阴茎勃起持续时间超过 4h，不管是否疼痛，均应立即停药并就医。

9. 用药期间应避免妊娠或哺乳，一旦妊娠或哺乳应告知医师。

10. 患者应告知医师在服用本品期间使用的所有其他药物、营养补充物和维生素（包括任何使体重减轻的产品）。

【制剂】 片剂：10mg。

【贮藏】 25℃保存，短期允许 15～30℃保存。

新利司他（cetilistat）

别名：西替利司他、Oblean。

本品是首个通过控制脂质吸收以治疗肥胖症及并发症的药物。2014 年 2 月在日本上市。

【理化性状】

1. 化学名：2-（hexadecyloxy）-6-methyl-4H-3,1-benzoxazin-4-one。

2. 分子式：$C_{25}H_{39}NO_3$。

3. 分子量：401.58。

4. 结构式如下：

【简介】本品是一种脂酶抑制剂，能够抑制消化道和胰腺分泌的脂肪酶活性，阻止肠道吸收脂肪，最终导致体重下降；同时本品还能够通过减少内脏的脂肪，改善疾病相关参数，如肥胖糖尿病患者的糖化血红蛋白等。不良反应常见稀便（便溏）、大便失禁、排便频繁及胀气等。本品可抑制脂溶性维生素和其他脂溶性营养成分的吸收，所以需要适量地补充维生素以弥补这些损失。剂量为 120mg/次，3 次/日，餐后即服。

第九章　呼吸系统药物 Drugs of Respiratory System

9.1　镇咳药（bechics）

芬地酸左旋氯哌斯汀（levocloperastine fendizoate）

本品为氯哌斯汀的左旋体。

别名：Privituss。

【理化性状】

1. 化学名：L（-）-1-[2-（*p*-chloro-α-phenyl-benzyl-oxy）ethyl]-piperidine, 2-[4-(*o*- hydroxyphenyl) benzohyl）benzoate （1：1）。

2. 分子式：$C_{40}H_{38}ClNO_5$。

3. 分子量：648.20。

4. 结构式如下：

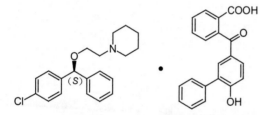

【药理学】本品不仅能抑制延髓咳嗽中枢，也能抑制支气管感受外界物质刺激，并具有抗炎和抗惊厥作用（和罂粟碱有相似效果）。

【药动学】

1. 吸收　口服 56.64mg 后，90～120min 达峰浓度，C_{max} 为 55.2μg/L，AUC 为 10 611（μg·min）/L。

2. 分布　本品在全身分布，静脉给药时分布容积为 80L/kg，口服给药时为 150L/kg。在靶器官尤其是肺达到的浓度比血液更高。稳态下的分布容积为 187L/kg。本品可通过胎盘屏障（通常少量）。

3. 代谢和排泄　约 2/3 以代谢物形式随粪便排出，1/3 随尿排出。$t_{1/2}$ 为 106min，总体清除率为 0.94L/min。

【适应证】用于镇咳。

【不良反应】

1. 神经系统　偶见头晕。

2. 消化系统　偶见恶心、口干、厌食等症状。

【禁忌与慎用】

1. 对本品过敏者禁用。

2. 孕妇慎用本品（动物实验没有关注致畸性和胚胎毒性。建议不要在妊娠的第一个月服用此药；在妊娠的后期，如果需要可以遵循医嘱使用）。

3. 尚不明确本品是否可经乳汁分泌，哺乳期妇女使用时应停止哺乳。

4. 由于研究尚不充分，2 岁以下儿童禁用。

5. 通常情况下老年人身体功能下降，因此服用此药时应减少用量。

【药物相互作用】

1. 与抑制或者刺激中枢神经系统的药物同时使用时，可能会发生药物相互作用。

2. 可以增强抗组胺和抗 5-羟色胺药物的药效。

3. 可以减弱肌松药，如罂粟碱的药效。

【剂量与用法】口服，用前摇匀。可根据年龄和症状增加或减少剂量。

1. 成人　5ml/次，3 次/日。

2. 2～4 岁儿童　2 ml /次，2 次/日。

3. 4～7 岁儿童　3 ml /次，2 次/日。

4. 7～15 岁儿童　5 ml /次，2 次/日。

【用药须知】本品为混悬剂，应摇匀后服用。

【制剂】口服混悬剂：8ml：56.64mg。

【贮藏】密封，室温保存。

9.2　黏痰溶解药（mucolytics）

厄多司坦（erdosteine）

别名：坦通、阿多停、Dostein、Edirel。

本品为黏痰溶解药。

【理化性状】

1. 化学名：（±）-（{[（tetrahydro-2-oxo-3-thienyl）carbamoyl]methyl}thio）acetic acid。

2. 分子式：$C_8H_{11}NO_4S_2$。

3. 分子量：249.3。

4. 结构式如下：

【药理学】本品分子中含有封闭的巯基（—SH），在肝内经生物转化为含有游离巯基的活性代谢产物，该代谢物可促使支气管分泌物中的糖蛋白二硫键断裂，从而降低痰液的黏稠度，利于痰液排出，本品还具有抗氧化作用，肺泡组织中的 α_1-抗胰蛋白酶可抑制弹性蛋白酶水解弹性蛋白。本品则具有保护 α_1-抗胰蛋白酶作用，从而避免其因自由基的氧化作用而失活。此外，本品还具有增强抗生素的穿透性、增强黏膜纤毛的运动等功能。

【药动学】本品口服后很快自胃肠道吸收，在肝内首关代谢为 3 个具有活性的产物：N-硫代二苷醇高半胱氨酸、N-乙酰高半胱氨酸和高半胱氨酸。慢性支气管炎患者单次和多次服用本品 300mg 后，原药和 3 个代谢物分别于 0.9～1.6h、1.1～2.2h、2.5～4.6h 和 2.3～4.8h 达到 C_{max}，且不受年龄和肾功能不全的影响。本品代谢产物的蛋白结合率约为 64.5%。本品主要经肾小球滤过排出，其中原药占 30%，代谢物占 50%；随粪便排出的原药和代谢物均约 4%。原药的总体 CL 为 1538～4151ml/min，$t_{1/2}$ 为 0.82～1.76h；N-硫代二苷醇高半胱氨酸的 CL 为 544～1142ml/min，$t_{1/2}$ 为 0.92～2.33h；N-乙酰高半胱氨酸的 CL 为 90～199ml/min，$t_{1/2}$ 为 0.58～4.99h。

【适应证】适用于不易咳出的稠痰。

【不良反应】偶发轻微的头痛、上腹隐痛、恶心、呕吐、腹泻和口干。

【禁忌与慎用】

1. 本品过敏者、重度肝肾功能不全患者禁用本品。

2. 消化性溃疡患者、冠心病等心血管疾病患者及有慢性肝病的老年患者均应慎用本品。

3. 妊娠期安全性尚不明确，孕妇避免使用。

4. 哺乳期妇女使用时应暂停哺乳。

【剂量与用法】

1. 成人口服 300mg，2 次/日。有慢性肝病的老年患者应减量。

2. 儿童口服 10mg/（kg·d），分 2 次用。

【用药须知】

1. 避免合用可待因、复方桔梗片等强效镇咳药。

2. 本品使用胶囊制剂，15 岁以下儿童不宜服用本品。

3. 大剂量给药虽未出现药物中毒现象，但仍需谨慎，避免过量。

【制剂】胶囊剂：100mg，300mg。

【贮藏】遮光、密封、贮于干燥处。

稀化黏素（gelomyrtol）

别名：Myrtol。

本品为桃金娘科树叶的标准提取物。

【药理学】本品是一种脂溶性挥发油，具有溶解黏液、刺激腺体分泌、促进呼吸道黏膜纤毛摆动、加速液体流动、促进分泌物排出的作用。可改善鼻黏膜的酸碱环境，促进鼻黏膜上皮组织结构重建和功能的恢复。本品还具有消炎作用，能通过减轻支气管黏膜肿胀而起到舒张支气管的作用；此外，还具有抗菌作用。

【药动学】口服本品后经小肠吸收，大部分经肺和支气管排出。

【适应证】

1. 用于稀释痰液，使排痰困难减轻。

2. 用于支气管造影术后，利于造影剂排出。

【不良反应】偶有恶心和胃部不适。

【禁忌与慎用】

1. 对本品过敏者禁用。

2. 孕妇、哺乳期妇女慎用。

【剂量与用法】

1. 成人　口服胶囊剂 300mg/次，2～3 次/日，最后一次可在睡前服用；用于支气管造影可一次性给予 240～360mg。

2. 儿童　4～10 岁儿童的急性病，口服 120mg/次，3～4 次/日；慢性病可给予 120mg/次，2 次/日。

【用药须知】

1. 不可用热水送服，应用温水于餐前半小时服用。

2. 肠溶胶囊应整粒吞下，不可咬碎。

【制剂】胶囊剂：120mg，300mg。

【贮藏】贮于 25℃以下。

舍雷肽酶（serratiopeptidas）

别名：serralysins、erratiapeptase、serratia peptidase、serratio peptidase、serrapeptidase。

本品为采用沙雷菌属细菌所产生的蛋白分解酶而制成的口服制剂。

【药理学】动物实验结果显示，本品能使烫伤大鼠血管通透性亢进受到抑制，抑制某些致炎物质所致大鼠的炎性肿胀，降低支气管炎家兔痰液的黏稠度，提示本品具有消肿和祛痰作用。

【药动学】服本品后，血液及淋巴组织的达峰时间约 1h，维持作用时间为 4～5h。可广泛分布于淋巴、支气管、肺、膀胱、血液等组织及体液中，以淋巴组织中浓度最高。淋巴组织及血液中的浓度一般与剂量成正比，淋巴组织中药物浓度较血药浓度更持久。本品可在体内代谢，代谢物及部分原药随尿或粪便排泄。

【适应证】

1. 治疗由支气管炎、肺炎、支气管哮喘、支气管扩张等所引起的痰液黏稠、咳痰困难。

2. 也可用于麻醉术后的痰液黏稠、咳痰困难。

3. 缓解由手术、外伤、慢性副鼻窦炎、乳汁淤积等所引起的肿胀。

【不良反应】

1. 过敏反应　如皮疹、瘙痒、皮肤潮红等。

2. 消化道反应　如食欲缺乏、胃部不适、恶心、呕吐、腹泻等。

3. 其他　如鼻出血、痰中带血等出血症状，以及出现黄疸、AST 及 ALT 升高、碱性磷酸酶（ALP）升高及 γ-GTP 等上升。

【禁忌与慎用】

1. 对本品过敏者禁用。

2. 既往有药物过敏史、凝血功能障碍、重度肝肾功能不全患者慎用。

3. 儿童用药的安全性尚未确立。

【药物相互作用】

1. 因本品可强效溶解纤维蛋白和纤维蛋白原，从而增强抗凝药的作用，所以与抗凝药联合使用时应慎重，已使用者应注意密切观察。

2. 本品与抗生素类药、化疗药、NSAID 并用可引起下列反应：①史-约综合征（皮肤黏膜眼综合征）及中毒性表皮坏死松解症；②间质性肺炎、嗜酸细胞性肺疾病；③休克。

【剂量与用法】 口服，成人 10mg/次，3 次/日，餐后整片吞服。可根据年龄和症状适当增减。

【用药须知】

1. 若有不良反应发生，应停止用药，并进行适当处理。

2. 本品为肠溶片，应整片吞服，切勿咀嚼。

【制剂】 片剂：10mg。

【贮藏】 密封，保存于干燥处。

9.3　平喘药（antasthmatics）

9.3.1　兴奋β肾上腺素受体药（drugs for stimulating β receptor）

左沙丁胺醇（levosalbutamol）

别名：levalbuterol、Xopenex。

本品为β₂肾上腺素受体激动剂，制成供吸入的溶液。

【理化性状】

1. 化学名：（R）-α₁-[（tert-butylamino）methyl]-4-hydroxy-m-xylene-α,α′-diol。

2. 分子式：$C_{13}H_{21}NO_3$。

3. 分子量：239.3。

4. 结构式如下：

盐酸左沙丁胺醇（levosalbutamol hydrochloride）

【理化性状】

1. 1%本品水溶液的 pH 为 4.5～5.5。

2. 化学名：（R）-α₁-[（tert-butylamino）methyl]-4-hydroxy-m-xylene-α,α′-diol hydrochloride。

3. 分子式：$C_{13}H_{21}NO_3 \cdot HCl$。

4. 分子量：275.8。

硫酸左沙丁胺醇（levosalbutamol sulfate）

【理化性状】

1. 化学名：（R）-α₁-[（tert-butylamino）methyl]-4-hydroxy-m-xylene-αα′-diol sulfate（2：1）。

2. 分子式：$(C_{13}H_{21}NO_3)_2 \cdot H_2SO_4$。

3. 分子量：576.7。

酒石酸左沙丁胺醇（levosalbutamol tartrate）

【理化性状】

1. 化学名：（α₁R）-α₁-{[（1,1-dimethylethyl）amino]methyl}-4-hydroxy-1,3-benzenedimethanol（2R,3R）-2,3-dihydroxybutanedioate（2：1）。

2. 分子式：$2(C_{13}H_{21}NO_3) \cdot C_4H_6O_6$。

3. 分子量：628.7。

【药理学】

1. 激活呼吸道平滑肌上β₂-肾上腺素受体，可使腺苷酸环化酶活化和细胞内环磷腺苷的浓度升高，继而使蛋白激酶 A 活化，从而抑制肌球蛋白磷酸化和降低钙离子浓度，使平滑肌舒张。

2. 本品可使气管到终末细支气管所有气道上的平滑肌舒张，它是针对致痉物的一种功能性拮抗剂，可松弛气道，抵制所有支气管收缩剂的作用。环磷腺苷浓度的上升与抑制介质从气道肥大细胞中释出有关。β₂-肾上腺素受体是支气管平滑肌上的主要受体，数据显示，人的心脏有一组β₂-肾上腺素受体，占心脏β-肾上腺素受体的 10%～50%。这些受体的精确功能虽尚未确定，但所有β-肾上腺素受体激动剂对某些患者均可产生显著的心血管效应，如对脉搏、血压、症状和心电图的改变。

3. 体外试验证实，本品对β-肾上腺素受体的亲和力约为消旋体沙丁胺醇（R-albuterol）的 2 倍、S-沙丁胺醇的 100 倍。在豚鼠气管中，盐酸左旋沙丁胺醇和消旋体可降低致痉物（如乙酰胆碱组胺）的反应，但 S-沙丁胺醇无反应。这些结果说明，起气管松弛作用的主要是 R-沙丁胺醇。

【药动学】

1. 在给予本品单剂量 1.25mg 和累积剂量 5mg 及消旋硫酸沙丁胺醇单剂量 2.5mg 和累积剂量 10mg 后，所研究的 4 种剂量的 R-沙丁胺醇药动学参数如下：①C_{max} 分别为（11±0.45）ng/ml、（0.8±0.41）ng/ml、（4.5±2.20）ng/ml 和（4.2±1.51）ng/ml；②T_{max} 分别为 0.2（0.17±0.37）h、0.2（0.17±1.50）h、0.2（0.18±1.25）h 和 0.2（0.28±1.00）h；③AUC 分别为（3.3±1.58）（ng·h）/ml、（1.7±0.99）（ng·h）/ml、（17.4±8.56）（ng·h）/ml 和（16.0±7.12）（ng·h）/ml；④$t_{1/2}$ 分别为（3.3±2.48）h、（1.5±0.61）h、（4.0±0.15）h 和（4.1±0.97）h。

2. 6～11 岁儿童在吸入本品 0.63mg 后，R-沙丁胺醇的 AUC 和 C_{max} 与吸入消旋硫酸沙丁胺醇 1.25mg 后的 AUC 和 C_{max} 相当。给儿童与成人吸入相同的剂量（0.63mg），儿童体内 R-沙丁胺醇的 C_{max} 与成人接近（0.52ng/ml vs 0.56ng/ml），但 AUC 是成人的 1.5 倍[2.55（ng·h）/ml vs 1.65（ng·h）/ml]，这说明 6～11 岁儿童使用较低的药量时，其效果是与成人相似的。

【适应证】用于治疗和预防成人、青少年、6 岁以上儿童及老年人的可逆性气道阻塞病。

【不良反应】

1. 成人和 12 岁以上青少年的不良反应包括变态反应、流感样综合征、意外损伤、疼痛、腰痛、心动过速、偏头痛、消化不良、腿痛性痉挛、头晕、张力过强、神经质、震颤、焦虑、咳嗽加重、病毒感染、鼻炎、鼻窦炎和鼻甲水肿，还可能发生寒战、胸痛、ECG 异常、高血压、低血压、晕厥、腹泻、口咽干燥、消化不良、胃肠炎、恶心、淋巴结病、肌痛、焦虑、手感迟钝、失眠、感觉异常、震颤和

眼痒，也可见到哮喘恶化、喘鸣、出汗和呕吐。

2. 6～11 岁儿童发生的不良反应有腹痛、意外损伤、无力、发热、头痛、疼痛、病毒感染、腹泻、淋巴结病、肌痛、哮喘、咽炎、鼻炎、湿疹、皮疹、荨麻疹和中耳炎。

3. 还可能发生过敏反应（包括超敏反应）、血管神经性水肿、心律失常（包括心房颤动、心动过速、室上性心动过速和期前收缩）、哮喘、胸痛、咳嗽加重、呼吸困难、皮疹、荨麻疹和震颤。

【妊娠期安全等级】C。

【禁忌与慎用】

1. 对本品、消旋沙丁胺醇及其他β-肾上腺素受体激动剂过敏者和哺乳期妇女、6 岁以下儿童、严重高血压者、冠脉供血不足或冠心病患者禁用。

2. 一般高血压患者、青光眼患者、糖尿病患者、嗜铬细胞瘤患者、有动脉瘤病史者、心律失常者、惊厥性疾病患者和特发性主动脉瓣狭窄患者慎用。

【药物相互作用】

1. β-肾上腺素受体拮抗药不仅阻断β-肾上腺素受体激动剂（如本品）的肺部作用，而且可使哮喘患者产生严重的支气管痉挛。因此，在一般情况下哮喘患者不能使用β受体阻滞剂。但在某些情况下，如心肌梗死后有必要使用β受体阻滞剂，应考虑谨慎使用具有心脏选择性的β受体阻滞剂。

2. 使用非保钾利尿药（如袢利尿药或噻嗪类利尿药）可使 ECG 改变和（或）发生低钾血症，此时如使用β受体激动剂，尤其是过量使用，可使情况急剧恶化。尽管其临床意义尚不得而知，但β受体激动剂与非保钾利尿药合用时应特别小心。

3. 已经使用地高辛 10d，如单次静脉注射或口服消旋沙丁胺醇后，血清中地高辛的浓度分别平均下降 16% 和 22%。患有呼吸道阻塞性疾病的患者如长期使用本品和地高辛，发生改变的程度和临床意义尚不清楚，因此，对接受这 2 种药物的患者应仔细进行血清地高辛浓度评估。

4. 由于本品的心血管作用，因此，不可合用 MAOI 或三环类抗抑郁药，如必须使用本品，应停用这两类药物 2 周后，方可使用。

5. 6 岁以上儿童使用本品后，产生的病理生理学、药物暴露水平及效果与成人本质上是类似的。

6. 合用甲基多巴可能发生急性低血压反应。

7. 本品与磺胺类药物合用，可能使后者的血药浓度降低。

【剂量与用法】

1. 6～11 岁儿童　给予喷雾吸入 0.31mg/次，3

次/日，一般常规剂量不超过 0.63mg/次。

2. 成人和 11 岁以上儿童　起始剂量 0.63mg/次，3 次/日，间隔 6～8h，喷雾吸入。如哮喘严重或 0.63mg/次效果不佳，可将剂量调整到 1.25mg/次。使用最高剂量药物时，应严密监测不良反应并权衡利弊。如能控制支气管痉挛复发，则可继续使用本品。此时，常规用药可使大部分患者获得最佳的治疗效果。如果治疗达不到预期效果应立即咨询医师，因为这常是哮喘恶化的征兆，需要对治疗进行再评价。

【用药须知】

1. 一般情况下，65 岁以上患者的起始剂量应为 0.63mg。如果支气管扩张作用不足，在患者能够耐受的情况下增加本品的用量直到推荐的最大剂量，并经常进行临床和实验室监测。

2. 本品的作用可持续 8h，使用频率不应大于推荐的次数，在没有征得医师同意时，不能增加使用剂量和次数。如果发现使用本品的治疗效果降低、症状加重和（或）需要更频繁的使用时，应立即寻求其他药物治疗。

3. 本品为低密度聚乙烯瓶包装，应避免光照和过热，20～25℃下保存在防护薄袋中，过期后不能使用。一旦打开薄袋，应在 2 周内使用。如果从袋中取出塑料瓶后不立即使用，则应遮光保存并在 1 周内用完。溶液如果不是无色的则应废弃。

4. 本品在喷雾器中不可与其他药物配伍。

5. 超量后的预期症状是β受体过度兴奋，不良反应如癫痫发作、心绞痛、高血压、低血压、心动过速（超过 200 次/分）、心律失常、神经质、头痛、震颤、口干、心悸、恶心、头晕、疲劳、不适和失眠，也可能发生低血钾。和所有拟交感神经药一样，滥用本品可导致心脏停搏甚至死亡。治疗过量的措施包括停药和适当的对症治疗。可考虑慎用具有心脏选择性的β受体阻滞药，但要切记该类药物可引起支气管痉挛。尚无足够的证据证实透析是否对处理本品过量有益处。

6. 与其他吸入性β受体激动剂一样，本品也会引起矛盾性支气管痉挛，使原来的支气管痉挛加重，可能危及生命。一旦发生这种情况，应立即停药并就医。该情况常见于首次使用新的金属或玻璃罐包装的药品时。

7. 哮喘可能在几小时内急剧加重，或在几天或更长的时间内慢慢加重。如果患者需要比平时更多的本品，则可能提示哮喘很难稳定，应对患者和治疗方案进行再评价，并考虑给予抗感染治疗，如使用皮质激素类药物，事实说明，许多患者仅用β受体激动剂扩张气管控制哮喘往往是不够的。此外，还应排除感染性炎症的可能性。

8. 与其他β受体激动剂一样，某些患者使用本品可产生显著的心血管作用，如脉搏、血压和（或）症状的改变。虽然在推荐剂量下不经常发生，但如果发生则应停药。此外，本品可使 ECG 改变，如 T 波变平、QTc 间期延长和 ST 段降低。这些变化的临床意义尚不得而知，因此，像所有的拟交感神经药物一样，患有心血管病症的患者，尤其是患有冠状动脉功能不全、心律失常和高血压的患者使用本品应谨慎。

9. 不要超量用药，曾有哮喘患者过量吸入拟交感神经药致死的报道，死亡的确切机制虽不完全清楚，但推测是由严重的急性哮喘危象的意外发作和随后的缺氧导致心脏停搏而引起的。

10. 使用消旋沙丁胺醇后可发生速发型超敏反应，表现为偶发荨麻疹、血管神经性水肿、皮疹、支气管痉挛、过敏反应和口咽水肿等。对使用本品发生速发型超敏反应的患者，必须考虑可能发生过敏反应。

【制剂】吸入溶液：0.31mg/3ml，0.63mg/3ml，1.25mg/3ml。

【贮藏】密闭、遮光，贮于 20～25℃下；短程携带允许 15～30℃。

利米特罗（rimiterol）

别名：哌喘定、立灭喘、羟哌甲苯二酚、Asmaten、Pummadil。

本品为第三代β₂受体激动剂。

【理化性状】

1. 化学名：4-{（S）-hydroxy[（2R）-piperidin-2-yl]methyl}benzene-1,2-diol。

2. 分子式：$C_{12}H_{17}NO_3$。

3. 分子量：223.27。

4. 结构式如下：

【药理学】本品为短效选择性β₂受体激动剂，其平喘作用与异丙肾上腺素相似，本品对心脏β₁受体的作用甚弱，因此，心血管系统的不良反应很少，安全范围较大，长时间服用未产生耐受性。吸入气雾剂时，其支气管扩张作用与沙丁胺醇相似，给药后 5min 生效，维持时间 1.5～3h。

【药动学】口服本品后迅速被吸收。除通过与硫酸和葡糖醛酸结合进行广泛的首过代谢外，还通过儿茶酚-O-甲基转移酶进行代谢，因而 $t_{1/2}$ 很短（< 5min）。本品还可通过肺里的儿茶酚-O-甲基转移酶进行代谢，随尿和胆汁排出。

【适应证】用于治疗支气管哮喘和慢性阻塞性肺疾病。

【不良反应】

1. 可有肌肉震颤、心悸。

2. 大剂量可出现轻微心动过速、头痛和外周血管扩张。

【禁忌与慎用】

1. 高血压、心血管功能不全患者慎用。

2. 甲状腺功能亢进的患者慎用。

3. 糖尿病患者慎用。

【药物相互作用】

1. β受体阻滞剂（普萘洛尔等）可拮抗本品的支气管扩张作用。

2. 其他肾上腺素受体激动剂与本品合用时，作用可增加，而不良反应也可能加重。

3. 茶碱类与本品合用时，松弛支气管平滑肌的作用可见增加，但不良反应也会增多。

【剂量与用法】气雾吸入，0.1～0.5mg/次（1～3 喷），2 次间隔应为 30min 以上，每日不超过 8 次。

【用药须知】

1. 对其他肾上腺素受体激动剂过敏者可能对本品呈交叉过敏。

2. 长期使用可形成耐药性，不仅疗效降低，且有加重哮喘的危险。

【制剂】气雾剂：0.5%～1%。

【贮藏】密封、遮光贮存。

阿福特罗（arformoterol）

本品为选择性β$_2$受体激动剂，是（R,R）-福莫特罗的对映体。

【理化性状】

1. 化学名：（-）-N-[2-hydroxy-5-（（1R）-1-hydroxy-2-{[（1R）-2-（4-methoxyphenyl）-1-methylethyl]amino}ethyl）phenyl]formamide。

2. 分子式：$C_{19}H_{24}N_2O_4$。

3. 分子量：344.4。

4. 结构式如下：

酒石酸阿福特罗（arformoterol tartrate）

别名：Brovana。

【理化性状】

1. 本品为白色至类白色固体，微溶于水。

2. 化学名：（-）-N-[2-hydroxy-5-（（1R）-1-hydroxy-2-{[（1R）-2-（4-methoxyphenyl）-1-methylethyl]amino}ethyl）phenyl]formamide hydrogen（2R,3R）-2,3-dihydroxybu-tanedioate。

3. 分子式：$C_{19}H_{24}N_2O_4 \cdot C_4H_6O_6$。

4. 分子量：494.5。

【用药警戒】

1. 长效β$_2$ 受体激动剂有增加哮喘相关死亡的风险。

2. 本品对于哮喘患者的安全性和有效性尚未建立。包括本品的所有长效β$_2$受体激动剂都禁用于未长期使用哮喘控制药物的哮喘患者。

【药理学】

1. 本品的药效是消旋福莫特罗的 2 倍。β$_2$受体在支气管平滑肌占主导地位，β$_1$ 受体在心脏中占主导地位，同时心脏也存在着β$_2$受体，故即使是选择性β$_2$受体激动剂也存在着心脏的不良反应。

2. β$_2$ 受体阻滞剂的药理作用包括刺激内源性腺苷酸环化酶，该酶能催化 ATP 形成环 3',5'腺苷单磷酸（cAMP）。内源性 cAMP 水平升高，继而产生支气管平滑肌松弛作用，并抑制速发型过敏反应介质从细胞里释放，特别是从肥大细胞释放出来。

3. 体外研究显示，本品还可抑制人肺部肥大细胞介质（包括组胺和白三烯）的释放，在豚鼠中可抑制组胺诱导的血浆白蛋白溢出，在气道高反应性的犬中可抑制过敏原诱导的嗜酸性粒细胞流入。

【药动学】

1. 给予 COPD 患者 5～25μg，2 次/日，共 2 周；或 15～50μg，1 次/日，共 2 周时，本品的全身暴露量与剂量呈线性。蓄积指数为 2.5。使用 15μg 达稳态时，本品的 $AUC_{0\sim12h}$ 为 39.33（pg·h）/ml。

2. 体外本品浓度为 0.25～1.0ng/ml 时，蛋白结合率为 52%～65%。体外试验的浓度高于本品治疗浓度。

3. 本品首先经直接葡糖醛酸化，然后经 *O*-脱甲基作用代谢。至少有 5 种尿苷二磷酸葡糖醛酸转移酶参与催化，CYP2D6 和 CYP2C19 具有催化 *O*-脱甲基作用。

4. 单剂量给予放射标记的本品，48h 内尿液中可回收 63%，粪便中可回收 11%，14d 内总计回收 89%，尿和粪便中分别占 67% 和 22%，原药约占给药剂量的 1%。肾清除率为 8.9L/h。COPD 患者平均终末半衰期为 26h。

【适应证】用于松弛慢性阻塞性肺疾病的支气管收缩，包括慢性支气管炎和肺气肿。

【不良反应】

1. β_2 受体激动剂相关不良反应包括心绞痛、高血压或低血压、心动过速、心律失常、紧张、头痛、震颤、口干、心悸、肌肉痉挛、恶心、头晕、疲劳、不适、低血钾、高血糖、代谢性酸中毒和失眠。

2. 临床试验中报道的常见不良反应（≥2%）包括胸痛、腰痛、腹泻、鼻窦炎、下肢抽筋、呼吸困难、皮疹、流感综合征、外周水肿、胸闷。

3. <2% 的不良反应包括脓肿、过敏反应、洋地黄中毒、发热、疝气、颈强直、赘生物、骨盆痛、腹膜后出血、动脉硬化、心房颤动、房室传导阻滞、充血性心力衰竭、心脏传导阻滞、心肌梗死、QT 间期延长、室上性心动过速、T 波倒置、便秘、胃炎、黑粪、口腔念珠菌病、牙周脓肿、直肠出血、脱水、水肿、糖耐量减低、高血糖、高血脂、低血糖、低血钾、关节痛、关节炎、骨骼异常、风湿性关节炎、肌腱挛缩、烦躁、脑梗死、唇周异常、运动功能减退、麻痹、肺癌、呼吸障碍、声音改变、皮肤干燥、单纯性疱疹、皮肤染色、皮肤增厚、视力异常、青光眼、乳房赘生物、钙结晶尿、糖尿、血尿、肾结石、遗尿、前列腺特异性抗原升高、脓尿、尿道障碍、尿异常。

【妊娠期安全等级】C。

【禁忌与慎用】

1. 对本品过敏者禁用。

2. 在矛盾性支气管痉挛、COPD 急性恶化、冠状动脉供血不足、心律失常、高血压、糖尿病酮症酸中毒等情况时慎用。

3. 同时使用肾上腺素类药物、皮质激素、非保钾利尿药、MAOI、三环类抗抑郁药、延长 QT 间期的药物、β 受体阻滞剂等应慎用。

4. 本品是否经乳汁排泄尚未确定，哺乳期妇女慎用。

5. 尚未在孕妇中进行足够的、良好的对照研究。只有潜在的益处大于对胎儿伤害的潜在风险时，孕妇才可使用。

6. COPD 不发生于儿童，但儿童用药的安全性及有效性尚未确定。

7. 禁用于未长期使用哮喘控制剂（糖皮质激素）治疗的哮喘患者。

【药物相互作用】

1. 与黄嘌呤衍生物（氨茶碱、茶碱）、皮质激素或排钾利尿药合用，会增加低血钾风险。

2. MAOI、三环类抗抑郁药及延长 QTc 间期的药物可加重本品对心脏的影响，延长 QTc 间期会增加室性心律失常的风险。

3. 本品与肾上腺素及异丙肾上腺素等儿茶酚胺类药物合用时，可能引起心律失常，甚至可能导致心搏停止。

4. 本品可增加洋地黄类药物导致心律失常的易感性。

5. β 受体阻滞剂不但可拮抗本品的作用，还可导致 COPD 患者发生严重的支气管痉挛。

【剂量与用法】本品吸入溶液的推荐剂量为 15μg 雾化吸入，2 次/日（早上和晚上），不推荐每日总剂量 >30μg。肾功能或肝功能不全的患者不必调整剂量，但如持续吸入则应注意监测肝功能。

【用药须知】

1. 长效 β_2 受体激动剂有增加哮喘相关死亡的风险。本品禁用于支气管痉挛的急性发作。

2. 与其他吸入性 β_2 受体激动剂一样，本品可导致矛盾性支气管痉挛，可致命，如发生，应立即停药，并选择其他治疗方法。

3. COPD 可在数小时内急性恶化，也可能经数天缓慢恶化，如果本品不能控制症状，吸入短效 β_2 受体激动剂的效果越来越差，患者吸入的需求量增大，这可能就是疾病恶化的征象，须立即重新评价 COPD 的治疗方案，切不可增大本品剂量至 15μg，2 次/日以上。

4. 与其他 β_2 受体激动剂相似，本品可导致明显的心脏效应，表现为脉搏增加、血压升高。虽不常见，一旦发生可能须暂停用药。本品还可导致心电图改变，如 T 波压低、QTc 间期延长。心血管疾病者，特别是冠状动脉供血不足、心律失常及高血压患者，慎与其他拟交感神经药合用。

5. 本品可导致速发型超敏反应，表现为荨麻疹、皮疹和支气管痉挛。

6. 过量可出现心绞痛、高血压或低血压、心动过速至 200 次/分、心律失常、头痛、震颤、口干、心悸、肌肉痉挛、恶心、头晕、疲乏、不安、低血钾、高血糖、代谢性酸中毒及失眠，心搏骤停甚至死亡。

7. 治疗措施包括停药、进行适当的症状治疗和支持治疗，可考虑使用心脏选择性β受体阻滞剂，但应注意该类药物可导致支气管痉挛，透析是否有益尚缺乏足够证据，推荐进行心电监护。

8. 开盒后的药瓶应一直放入袋中。有密封凭证的溶液应澄清无色，开瓶后，可在室温下放置 6 周，6 周后未用完的药物应弃去。

【制剂】雾化用溶液：15μg（阿福特罗，相当于酒石酸盐 22μg）。

【贮藏】遮光避热，贮于 2～8℃。

茚达特罗（indacaterol）

本品为长效吸入β$_2$受体激动剂。

【理化性状】

1. 化学名：(R)-5-[2-[（5,6-diethyl-2,3-dihydro-1H-inden-2-yl） amino]-1-hydroxyethyl]-8-hydroxy-quinolin-2（1H）-one。

2. 分子式：C$_{24}$H$_{28}$N$_2$O$_3$。

3. 分子量：392.49。

4. 结构式如下：

马来酸茚达特罗（Indacaterol maleate）

别名：比斯海乐、昂润、Breezhaler、Onbrez。

【理化性状】

1. 化学名：(R)-5-[2-[（5,6-diethyl-2,3-dihydro-1H-inden-2-yl） amino]-1-hydroxyethyl]-8-hydroxy quinolin-2（1H）-one maleate。

2. 分子式：C$_{24}$H$_{28}$N$_2$O$_3$ · C$_4$H$_4$O$_4$。

3. 分子量：508.56。

【用药警戒】长效β$_2$受体激动剂有增加哮喘相关死亡的风险。本品对于哮喘患者的安全性和有效性尚未建立。包括本品在内的所有长效β$_2$受体激动剂都应禁用于未长期使用哮喘控制药物的哮喘患者。

【药理学】

1. 本品吸入后，其在肺内局部就可发挥支气管扩张剂的作用。β$_2$受体是支气管平滑肌中的主要肾上腺素受体，β$_1$受体是心脏中的主要受体，同时在人体心脏中也存在β$_2$受体，占全部肾上腺素受体的 10%～50%。虽然尚不清楚这些受体的确切功能，但它们的存在提示了一种可能性，即使高选择性的β$_2$受体激动剂也可能有影响心脏的作用。

2. 包括本品在内的β$_2$受体激动剂的药理学作用，至少部分来自于细胞内腺苷环化酶的激活，该酶能够催化三磷酸腺苷（ATP）转化为环-3',5'-一磷酸腺苷（环磷酸腺苷）。环磷酸腺苷（cAMP）水平升高引起支气管平滑肌松弛。体外研究显示,本品对β$_2$受体的激动活性高于β$_1$受体 24 倍，高于β$_3$受体 20 倍。尚不明确这些发现的临床意义。

【药动学】

1. 吸收　单剂或多剂吸入给药后，本品达血药峰值的中位时间约为 15min。全身暴露量随剂量（150～600μg）成比例增加。吸入一剂后，绝对生物利用度平均为 43%～45%。全身暴露量来自肺和肠道的吸收。约 75% 的全身暴露量来自肺吸收，而其余 25% 来自肠道吸收。

本品血药浓度随重复给药而增加。在 12～14d 达到稳态。1 次/日吸入给药 150～600μg，本品的平均蓄积率为 2.9%～3.5%。

2. 分布　在静脉输注给药后，本品的分布容积为 2557L，显示药物分布广泛。在体外与人血清中和血浆蛋白结合率分别为 94.1%～95.3% 和 95.1%～96.2%。

3. 代谢　在人体 ADME（吸收、分布、代谢、排泄）试验中，口服放射性标记的本品后，原药是血清中的主要成分，约占 24h 总药物相关 AUC 的 1/3。羟基衍生物是血清中最主要的代谢产物。茚达特罗酚 O-葡糖醛酸苷和羟基化茚达特罗是次级代谢产物。羟基衍生物的非对映异构体、N-葡糖醛酸苷茚达特罗及 C-脱烷烃产物和 N-脱烷烃产物是已鉴定出的进一步代谢产物。体外研究显示，UGT 中只有 UGT1A1 亚型将本品代谢成为酚 O-葡糖醛酸苷。在重组 CYP1A1、CYP2D6、CYP3A4 共同孵育实验中可见氧化代谢产物形成。CYP3A4 被认为是本品羟基化的主要同工酶。体外研究进一步表明，本品是外排转运蛋白 P-gp 的低亲和性底物。

4. 排泄　随尿液排泄的原药通常低于给药剂量的 2%。本品的平均肾清除率为 0.46～1.20L/h。

与血浆清除率 23.3L/h 相比，肾清除率在本品的全身消除中所起到的作用较小（为全身清除率的 2%～5%）。

粪便排泄是主要的排泄途径，多于尿液途径。本品主要以原药的形式（占给药剂量的 54%）随粪便排泄，其次是羟基代谢产物（占给药剂量的 23%）。给药剂量的 90%或更多可从排泄物中回收。

本品的血药浓度呈现多相下降，平均终末 $t_{1/2}$ 为 45.5～126h。根据重复剂量给药后本品的蓄积率计算得到的有效半衰期为 40～52h，与观察到达到稳态为 12～14d 的时间相一致。

5. 其他 年龄（成人至 88 岁）、性别、体重（32～168kg）、种族对本品药动学无临床意义的影响。

在轻中度肝功能不全的患者中，本品的 C_{max} 或 AUC 无改变，与健康受试者相比较，蛋白结合率也不存在差异。尚未在重度肝功能不全受试者中开展研究。

由于泌尿途径对全身清除的比例非常低，尚未在肾功能不全受试者中开展研究。

【适应证】用于成人 COPD 患者的维持治疗。

【不良反应】常见鼻咽炎、上呼吸道感染、咳嗽、头痛及肌肉痉挛。

【妊娠期安全等级】C。

【禁忌与慎用】

1. 未使用长期哮喘控制药物的哮喘患者禁用所有的长效β₂受体激动剂。

2. 本品不适用于哮喘的疾病治疗。

3. 对本品或其他辅料有过敏史的患者禁用。

4. 心脏疾病、惊厥疾病或甲状腺毒症的患者，以及对拟交感神经类药物过敏的患者应慎用本品。

5. 孕妇只有在益处大于对胎儿伤害的潜在风险时，才可使用。

6. 动物实验表明本品可经乳汁分泌，哺乳期妇女应权衡利弊，选择停药或停止哺乳。

7. 儿童使用本品的有效性及安全性尚未确定。

【药物相互作用】

1. 与其他拟交感神经药物（单剂或复方制剂的成分）合用时，可能会使本品的不良反应增加。本品不应该与其他长效β₂受体激动剂或含有长效β₂受体激动剂的药品合用。

2. β₂受体激动剂与甲基黄嘌呤衍生物、皮质激素或非保钾利尿药合用可能会增强潜在的低血钾效应。非保钾利尿药，尤其是在超过推荐剂量使用时，可能使服用非保钾利尿药（如袢利尿药或噻嗪利尿药）导致的 ECG 改变或低钾血症急剧恶化。虽然尚未明确这些作用的临床意义，但建议谨慎合用本品和非保钾利尿药。

3. 肾上腺素受体拮抗药可能减弱或拮抗β₂受体激动剂的效应。因此，除非有迫切需求，本品不应该与β肾上腺素受体拮抗药（包括滴眼液）合用，需要时，应该首选心脏选择性的β受体阻滞剂，但也应慎用。

4. 本品与其他β₂受体激动剂一样，应该极其谨慎地用于正在服用 MAOI、三环类抗抑郁药或其他已知能够延长 QTc 间期的药物的患者，因为这些药物可能增强肾上腺素受体激动剂对心血管系统的效应。已知能够延长 QTc 间期的药物可能增加室性心律失常的风险。

【剂量与用法】吸入一粒 150μg 胶囊的内容物，1 次/日。应该在每日相同时间使用本品。

【用药须知】

1. 尚未明确本品在哮喘患者中的安全性和有效性，故不适用于哮喘的治疗。

2. 在治疗可能危及生命的 COPD 急性加重时，不能将本品作为初始治疗方法。尚未在 COPD 急性加重的患者中进行本品的研究。在这种情况下不宜使用本品。

不应使用本品缓解急性症状，即不能用于支气管痉挛急性发作的急救治疗。尚未进行本品缓解急性症状的研究，不可采用增加剂量的方式缓解症状。应该吸入短效β₂受体激动剂治疗急性症状。

开始使用本品时，应指导原本规律应用吸入型短效β₂受体激动剂（如 4 次/日）的患者停止规律使用这些药物，仅在需要缓解急性症状时使用这些药物。在医师给患者开本品处方时，应同时将吸入型短效β₂受体激动剂开在处方上，并指导患者如何使用。增加吸入型β₂受体激动剂使用量是疾病加重的信号，提示需要及时给予医疗关注。

COPD 可能在几小时内迅速恶化，也可能在数天或更长的时间内缓慢恶化。如果本品不能继续有效控制支气管痉挛的症状，或者患者吸入短效β₂受体激动剂的疗效降低，或者患者需要比平时吸入更多的短效β₂受体激动剂，这些可能是疾病恶化的信号。在这种情况下，应立刻对患者及其 COPD 治疗方案进行重新评估，不宜超过本品日推荐剂量使用。

3. 与其他吸入型β₂受体激动剂一样，本品的使用不应过于频繁和高于推荐剂量，不能与含有长效β₂肾上腺素受体激动剂的其他药物合用，否则可能导致用药过量。已有报道过量使用吸入型拟交感神经药物可导致心血管反应和死亡。

4. 应用本品后可能出现速发型过敏反应。如果有过敏反应的表现（特别是呼吸或吞咽困难，舌、唇和颜面肿胀，荨麻疹，皮疹），应立即停用本品，并选择替代治疗。

5. 与其他吸入型β$_2$受体激动剂一样，本品有可能导致危及生命的矛盾性支气管痉挛。如果发生矛盾性支气管痉挛，应该立即停用本品并选择其他的替代治疗。

6. 与其他β$_2$受体激动剂一样，本品可在一些患者中产生具有临床意义的心血管效应，表现为心率增加、收缩压或舒张压升高，或出现相关症状。如果有上述反应，可能需要停用本品。另外，已经有β受体激动剂可引起心电图（ECG）改变的报道，如T波低平、QTc间期延长和ST段下降，但尚不清楚这些发现的临床意义。因此，与其他拟交感神经胺类相似，心血管疾病，尤其是冠状动脉功能不全、心律失常和高血压的患者应慎用本品。

7. 与其他拟交感神经类药物相似，患有惊厥疾病或甲状腺毒症的患者，以及对拟交感神经类药物过敏的患者应慎用本品。有报道显示静脉注射β$_2$受体激动剂沙丁胺醇可加重已有的糖尿病和酮症酸中毒症状。

8. β$_2$肾上腺素受体激动剂可能通过细胞内分流，导致一些患者出现明显的低钾血症，从而可能导致心血管方面的不良反应。血钾降低通常呈一过性，不需要补充治疗。吸入高剂量的β$_2$受体激动剂，可能导致血糖升高。

【制剂】吸入用硬胶囊：150μg。

【贮藏】室温（10～30℃）保存。避免儿童误取。将胶囊保存在泡罩内，仅于使用前取出。

维兰特罗（vilanterol）

本品为长效吸入β$_2$受体激动剂。

【理化性状】

1. 化学名：4-{（1*R*）-2-[（6-{2-[（2,6-dichlorobenzyl）oxy]ethoxy}hexyl）amino]-1- ydroxyethyl}-2-（hydroxymethyl）phenol。

2. 分子式：C$_{24}$H$_{33}$Cl$_2$NO$_5$。

3. 分子量：486.43。

三苯乙酸维兰特罗（vilanterol trifenatate）

本品为长效吸入β$_2$受体激动剂。

【理化性状】

1. 本品为白色粉末，几乎不溶于水。

2. 化学名：triphenylacetic acid-4-{（1*R*）-2-[（6-{2-[（2,6 dicholorobenzyl）oxy]ethoxy}hexyl）amino]-1-hydroxyethyl}-2-（hydroxymethyl）phenol（1：1）。

3. 分子式：C$_{24}$H$_{33}$Cl$_2$NO$_5$・C$_{20}$H$_{16}$O$_2$。

4. 分子量：774.8。

5. 结构式如下：

【用药警戒】长效β$_2$受体激动剂有增加哮喘相关死亡的风险。本品对于哮喘患者的安全性和有效性尚未建立。包括本品的所有长效β$_2$受体激动剂都禁用于未长期使用哮喘控制药物的哮喘患者。

【药理学】

1. 本品吸入后其在肺内局部发挥支气管扩张剂的作用。β$_2$受体是支气管平滑肌中的主要肾上腺素受体，β$_1$受体是心脏中的主要受体，同时在人体心脏中也存在β$_2$肾上腺素受体，占全部肾上腺素受体的10%～50%。虽然尚不清楚这些受体的确切功能，但它们的存在提示了一种可能性，即使高选择性的β$_2$肾上腺素受体激动剂也可能有影响心脏的作用。

2. 包括本品在内的β$_2$受体激动剂的药理学作用，至少部分来自于细胞内腺苷环化酶的激活，该酶能够催化三磷酸腺苷（ATP）转化为环-3',5'-一磷酸腺苷（环磷酸腺苷，cAMP）。cAMP水平升高引起支气管平滑肌松弛，减少细胞特别是肥大细胞释放速发型过敏反应介质。

【药动学】

1. 吸收：本品的血药浓度不能预测临床效应。吸入给药后，本品达到血药峰值的时间为5～15min。全身暴露量来自肺部吸收，胃肠道吸收可忽略不计，重复给药后14d达稳态，蓄积率为1.7。

2. 分布：在静脉输注给药后，本品的分布容积为165L，在体外蛋白结合率为94%。

3. 代谢：本品主要经CYP3A4代谢，也是P-糖蛋白的底物。

4. 排泄：静脉注射放射性标记的本品后，粪便中回收30%的放射性，尿液中回收70%。重复给药后本品有效半衰期为11h。

5. 在轻中度肝功能不全的患者中，本品的C_{max}或AUC无明显差异。尚未在重度肝功能不全的受试者中开展研究。重度肾功能不全患者AUC$_{0～24}$升高 56%。

【适应证】用于成人 COPD 患者的维持治疗。

【不良反应】有些患者可导致明显的心血管反应，包括心率加快、血压升高。

【妊娠期安全等级】C。

【禁忌与慎用】参见茚达特罗。

【药物相互作用】

1. 酮康唑可升高本品的血药浓度，但不会出现 β 受体激动剂导致的心脏和血压反应。

2. 本品为 P-糖蛋白底物，但临床试验中，中效 P-糖蛋白抑制剂维拉帕米对本品暴露量无影响。

【剂量与用法】目前尚无本品的单方制剂上市，有与芜地溴铵或氟替卡松的复方吸入剂上市（参见呼吸系统用药的复方制剂表）吸入用胶囊均含本品 25μg，1 次/日。

【用药须知】参见茚达特罗。

【制剂】①芜地溴铵-维兰特罗吸入粉剂：每吸含 62.5μg/25μg。②福莫特罗-维兰特罗吸入粉剂：每吸含 100μg/25μg。

【贮藏】防潮，贮于 25～30℃，短程携带允许 15～30℃。

盐酸奥达特罗（olodaterol hydrochloride）

别名：Striverdi。

本品为长效 β₂ 受体激动剂，美国于 FDA 于 2014 年 7 月批准上市。

【CAS】868049-49-4。

【ATC】R03AC19。

【理化性状】

1. 本品为白色至类白色粉末，难溶于水，微溶于乙醇。

2. 化学名：2H-1,4-benzoxazin-3H（4H）-one,6-hydroxy-8-[（1R）-1-hydroxy-2-[[2-（4-methoxyphenyl）-1,1-dimethylethyl]amino]ethyl]-, monohydrochloride。

3. 分子式：$C_{21}H_{26}N_2O_5 \cdot HCl$。

4. 分子量：422.9。

5. 结构式如下：

【用药警戒】长效 β₂ 受体激动剂与增加哮喘相关死亡的风险。本品对于哮喘患者的安全性和有效

性尚未建立。包括本品的所有长效 β₂ 受体激动剂都禁用于未长期使用哮喘控制药物的哮喘患者。

【药理学】包括本品在内的 β₂ 受体激动剂药物，其药理学作用至少部分来自于细胞内腺苷环化酶的激活，该酶能够催化三磷酸腺苷（ATP）转化为环-3', 5'-一磷酸腺苷（环磷酸腺苷，cAMP）。cAMP 水平升高引起支气管平滑肌松弛。体外研究显示本品对 β₂ 受体的激动活性高于 β₁ 受体 241 倍，高于 β₃ 受体 2299 倍。尚不明确这些发现的临床意义。

【药动学】

1. 吸收　本品的药动学呈线性。1 次/日给药，7d 后达稳态，稳态暴露量为单剂量给药的 1.8 倍。吸入给药后，本品达血药峰值的时间为 15～20min。吸入给药，绝对生物利用度为 30%，但口服的生物利用度低于 1%。全身暴露量来自肺吸收，来自肠道吸收可忽略不计。

2. 分布　在吸入或静脉给药后，本品呈多室分布，分布容积为 1110L，显示药物分布广泛。血浆蛋白结合率约为 60%，与血药浓度无关。

3. 代谢　本品主要经直接葡萄苷酸化或 O-去甲基化后葡萄苷酸化代谢，已鉴定出 6 种代谢产物，仅未葡萄苷酸化的去甲基代谢产物有活性，但在治疗剂量其血药浓度无法检测到。CYP2C9 和 CYP2C8 参与本品的去甲基化，CYP3A4 的作用可忽略不计。UGT2B7、1A1、1A7 和 1A9 参与葡萄苷酸化的过程。

4. 排泄　本品的总体清除率为 872ml/min，肾清除率为 173ml/min。静脉给药后的半衰期为 22h，而吸入给药的半衰期为 45h。但根据 C_{max} 计算，吸入 5μg/d 的本品，有效半衰期为 7.5h。

静脉给予放射性标记的本品，尿中回收 38% 的放射性物质，其中 19% 为原药，粪便中回收 53%；吸入给予放射性标记的本品，尿中仅回收 9% 的放射性物质，其中 5%～7% 为原药，粪便中回收 84%。

5. 特殊人群　年龄（成人至 88 岁）、性别、体重（32～168kg）、种族对本品药动学无临床意义的影响。严重肾损害者本品的暴露量增加 40%。在轻中度肝功能损害患者中，本品的 C_{max} 或 AUC 无改变，与健康受试者相比较，蛋白结合率不存在差异。尚未在重度肝功能损害受试者中开展研究。

【适应证】用于缓解慢性阻塞性肺疾病，包括慢性气管炎和肺气肿的气道阻塞。

【不良反应】常见不良反应包括鼻咽炎、上呼吸道感染、支气管炎、尿道感染、咳嗽、头晕、皮

疹、腹泻、腰痛、关节痛。

【妊娠期安全等级】C。

【禁忌与慎用】

1. 未使用长期控制哮喘药物的哮喘患者禁用所有的长效 β₂ 受体激动剂。

2. 未对严重肝损害者进行研究，不推荐使用。

3. 孕妇慎用。

4. 尚不清楚本品是否经乳汁分泌，哺乳期妇女应慎用。

5. 儿科患者的有效性及安全性尚未确定。

【药物相互作用】

1. 慎与其他肾上腺素能药物合用，因可增加本品的不良反应。

2. 黄嘌呤衍生物、皮质激素及非保钾利尿药可加重本品的低血钾反应。

3. 与单胺氧化酶抑制剂、三环类抗抑郁药、延长 QTc 间期的药物合用应非常谨慎，可增加室性心律失常的风险。

4. 慢性阻塞性肺疾病一般不用 β 受体阻断剂，除非心肌梗死后预防用药，且无其他可选择药物时才能使用，但 β 受体阻滞剂可拮抗本品的作用。

5. 酮康唑可升高本品的血药浓度 1.7 倍，但不必因此调整本品的剂量。

【剂量与用法】喷雾吸入，2 吸/次，1 次/日，每天应在同一时间使用。

【用药须知】参见茚达特罗。

【制剂】吸入剂：2.7μg（相当于奥达特罗 2.5μg）。

【贮藏】贮于 25℃下，短程携带允许 15～30℃。

9.3.2 磷酸二酯酶抑制剂（inhibitors of phosphodiesterase）

<u>甘氨茶碱钠（theophylline sodium glycinate）</u>

别名：甘菲林。

本品为茶碱钠和甘氨酸的组合制剂。

【药理学】本品为水溶性茶碱衍生物，其作用与氨茶碱相同，可松弛支气管、肠道和胆道平滑肌，抑制过敏介质释放，对支气管黏膜的充血、水肿也有缓解作用。可增加心排血量，扩张入球小动脉和出球小动脉，增加肾小球滤过率和肾血流量，抑制远端肾小管对钠和水的重吸收，具有利尿作用。本品还可增加离体骨骼肌的收缩力。针对慢性阻塞性肺疾病患者，可改善膈肌收缩力，减轻呼吸肌的疲劳。此外，本品还具有舒张冠状动脉、外周血管和

胆管的作用。

【药动学】本品口服吸收后分解为茶碱。成人口服本品 330mg 后 2h 左右茶碱可达 C_{max}。本品主要在肝内代谢，随尿液排出。

【适应证】

1. 主要用于治疗支气管哮喘、哮喘型支气管炎、阻塞性肺气肿，与 β 受体激动剂合用可提高疗效。

2. 还可用于心源性哮喘和胆绞痛。

【不良反应】茶碱的毒性反应与它的血药浓度有关，当浓度为 15～20μg/ml 时即可出现不良反应。早期多见恶心、呕吐、易激动、兴奋、失眠；当浓度超过 20μg/ml 时，可能出现心动过速、心律失常；当浓度超过 40μg/ml 时，可能出现发热、脱水、惊厥的毒性反应，严重者甚至出现呼吸暂停、心脏停搏。

【妊娠期安全等级】C。

【禁忌与慎用】

1. 对本品过敏者、活动性消化性溃疡、未给予控制的惊厥患者、急性心肌梗死伴血压显著降低者及哺乳期妇女均应禁用。

2. 12 岁以下儿童用药的安全性尚未确定，不宜使用。

3. 老年人和新生儿的血浆 CL 均见降低，导致药物潜在毒性增加。

【药物相互作用】

1. 合用地尔硫䓬、维拉帕米、西咪替丁、美西律可增加本品的血药浓度。

2. 本品可增加咖啡因或其他黄嘌呤类药物的作用和毒性。

3. 有些抗菌药如红霉素、罗红霉素、克拉霉素和四环素可降低茶碱的 CL，尤其是红霉素和依诺沙星。

4. 苯巴比妥、苯妥英、利福平为酶诱导剂，可加快茶碱在肝内的清除。

5. 本品可干扰苯妥英的吸收，使后者血药浓度降低。

6. 本品可使锂盐的肾排泄增加，使后者的作用降低。

【剂量与用法】

1. 成人口服 138～165mg（按无水茶碱计）/次，3 次/日，饭后服；直肠给药 800mg/次，2 次/日；喷雾吸入 5%～10%溶液 2ml/次，每 4 小时 1 次；静脉注射 400mg/次，极缓慢注射，如能耐受，可逐渐

增至 800mg/次，3～4 次/日；肾功能不全时，应适当调整剂量并延长给药的间隔时间；肝功能不全时，同肾功能不全的处理方式。

2. 儿童剂量推荐如下。①1～6 岁：60～120mg/次，3 次/日；②6～12 岁：120～180mg/次，3 次/日。

【制剂】 ①片剂：330mg（内含无水茶碱165mg），300mg。②胶囊剂：138mg（无水茶碱）。③栓剂：800mg。④气雾剂：5%～10%。⑤注射剂：400mg/2ml。

【贮藏】 遮光、密封保存。

罗氟司特（roflumilast）

别名：Daliresp。

本品是选择性磷酸二酯酶 4（PDE4）抑制剂。

【理化性状】

1. 本品为白色至类白色非吸湿性粉末，熔点160℃，在水和己烷中几乎不溶，略溶于乙醇，易溶于丙酮。

2. 化学名：*N*-（3,5-dichloropyridin-4-yl）-3-cyclopropylmethoxy-4-difluoromethoxy-benzamide。

3. 分子式：$C_{17}H_{14}Cl_2F_2N_2O_3$。

4. 分子量：403.22。

5. 结构式如下：

【药理学】

1. 本品及其活性代谢物（罗氟司特氮氧化物）是 PDE4 的选择性抑制剂，可导致细胞内环磷酸腺苷（cAMP）的蓄积。本品对 COPD 患者能发挥治疗作用，此与肺细胞内 cAMP 的增加有关。

2. COPD 患者每天口服 1 次本品 500μg，4 周后，痰里的中性粒细胞和嗜酸性粒细胞分别减少31% 和 42%。健康志愿者每天口服 1 次本品 500μg，在节段性肺脂多糖（LPS）激惹后的支气管肺泡灌洗液内的总细胞数、中性粒细胞数和嗜酸性粒细胞数分别会减少 35%、38% 和 73%。

3. 仓鼠灌胃本品 8mg/（kg·d）（约为人推荐剂量的 11 倍以上），连续给药 2 年后，其鼻上皮细胞未分化癌的发生率显著增加，并呈剂量相关性。雌雄小鼠分别口服本品 12mg/（kg·d）和 18mg/（kg·d）（约为推荐人用剂量的 10 倍和 15 倍），

未见其致肿瘤性。小鼠微核试验阳性，但 Ames 试验、人淋巴细胞畸变试验和 V79 细胞微核试验等均为阴性。对大小鼠和兔子均无致畸性。使用本品 3个月，对人的精液指标和生殖激素无影响。

【药动学】

1. 吸收　口服本品 500μg 后的绝对生物利用度约 80%。空腹状态的 C_{max} 出现在给药后约1h（0.5～2h），而其活性氮氧化物代谢物的达峰时间约为 8h（4～13h）。

2. 分布　本品及其氮氧化物代谢物的血浆蛋白结合率约为 99% 和 97%。单剂量 500μg 本品的分布容积约为 2.9L/kg。少量可穿透血脑屏障。

3. 代谢　本品通过 I 相（细胞色素 P450）和 II 相（结合）反应被广泛代谢，主要代谢物为本品的氮氧化物，血浆中两者约占给药总量的87.5%。体外试验表明，本品对 PDE4 的抑制作用比其氮氧化物代谢物强 3 倍，但后者血浆 AUC 比前者高 10 倍。

4. 消除　短期静脉输注本品后的血浆清除率约为 9.6L/h。口服 1 次后，本品及其代谢物的有效半衰期分别约为 17h 和 30h。每天 1 次口服后，本品及其氮氧化物代谢物的稳态血药浓度分别出现在给药后的第 4 天和第 6 天。静脉注射或口服放射性标记的本品后，可在尿中回收约 70% 的放射性物质。

【适应证】 本品适用于有严重 COPD 伴有慢性支气管炎和加重史的患者，以降低 COPD 加重的风险。

【不良反应】

1. 常见不良反应（≥2%）　腹泻、体重减轻、恶心、头痛、背痛、流感、失眠、头晕和食欲缺乏。

2. 其他不良反应（1%～2%）　腹痛、消化不良、胃炎、呕吐、胃肠功能紊乱、鼻炎、鼻窦炎、泌尿系感染、肌痉挛、震颤、焦虑、抑郁。

3. 严重不良反应　腹泻、心房颤动、肺癌、前列腺癌、急性胰腺炎和急性肾衰竭。

【妊娠期安全等级】 C。

【禁忌与慎用】

1. 中度或重度肝功能不全的患者（Child-Pugh分级为 B 或 C）禁用。

2. 本品不是支气管扩张剂，不应用于缓解急性支气管痉挛。

3. 哺乳期妇女使用时，应暂停哺乳。

4. 儿童用药的安全性和有效性尚未建立。

【药物相互作用】

1. 本品主要由 CYP3A4 和 CYP1A2 代谢为罗氟司特的氮氧化物。强效 CYP 酶诱导剂会降低本品的全身暴露量而降低疗效。所以不建议本品与 CYP 酶诱导剂（如利福平、苯巴比妥、卡马西平、苯妥英）合用。

2. 本品与 CYP3A4 抑制剂或 CYP3A4 和 CYP1A2 双重抑制剂（如红霉素、酮康唑、氟伏沙明、依诺沙星、西咪替丁）合用可能增加本品的全身暴露量，并可能导致不良反应加重。若需要合用应仔细权衡利弊。

3. 含孕二烯酮或炔雌醇的口服避孕药与本品合用可能会增加本品的全身暴露量，并可能导致不良反应加重。若需合用应仔细权衡利弊。

【剂量与用法】500μg/次，1 次/日，空腹或餐后服药均可。

【用药须知】

1. 使用本品可能会增加精神系统的不良反应，包括自杀倾向。有抑郁和（或）自杀念头或行为史的患者在使用本品前，应仔细权衡利弊。

2. 体重减轻是本品的一种常见不良反应，患者应常规监测体重。如发生不能解释或临床上有意义的体重减轻，应对其进行评价，并考虑中断治疗。

3. 过量用药后应立即求医并采取适当的支持治疗。因本品与蛋白高度结合，血液透析可能不是去除药物的有效方法，是否可通过腹膜透析尚未明确。

【制剂】片剂：500μg。

【贮藏】在 20～25℃保存，短程携带允许 15～30℃。

丙羟茶碱（proxyphylline）

别名：Monophylline。

本品是茶碱类平喘药，于 2009 年 9 月在日本批准上市。

【CAS】603-00-9。

【理化性状】

1. 本品为白色粉末，无吸湿性，易溶于水，微溶于乙醇，难溶于乙酸、丙酮、乙醚。

2. 化学名：7-（β-hydroxypropyl）theophylline。

3. 分子式：$C_{10}H_{14}N_4O_3$。

4. 分子量：238.25。

5. 结构式如下：

【药理学】本品为茶碱类药物，具有强心、利尿、松弛支气管平滑肌等作用。其中心肌收缩力增强的作用与二羟丙茶碱相等，约为茶碱的 0.5 倍。对呼吸道平滑肌有直接松弛作用，是二羟丙茶碱的 1.5 倍，茶碱的 0.25 倍。

【药动学】健康成人口服本品 5mg/kg 后，快速分布，消除 $t_{1/2}$ 为 8.2～11.5h，总体清除率为 41～51L/h，肾清除率为 9～13L/h，分布容积为 0.53～0.72L/kg。健康成人静脉给药 7mg/kg，$t_{1/2}$ 为 7.8～11.3h，表观分布容积为 0.53～0.72L/kg，总体清除率为 44～53L/h。

【适应证】用于治疗支气管哮喘、哮喘型慢性支气管炎、充血性心力衰竭。

【不良反应】主要有恶心、心悸、头痛、食欲缺乏、多尿、肠胃道不适、休克、意识障碍、横纹肌溶解症等。

【妊娠期安全等级】X。

【禁忌与慎用】

1. 对本品或其他茶碱类药物有严重不良反应既往史的患者禁用。

2. 以下患者慎用：①癫痫患者；②甲状腺功能亢进症患者；③急性肾炎的患者；④老年患者；⑤儿童患者。

【药物相互作用】

1. 与咖啡因或其他黄嘌呤类药并用，可增加其作用和毒性。

2. 与氟烷合用，会升高本品的血药浓度，出现心动过速、心律失常等风险。

【剂量与用法】

1. 片剂 成人口服 200～300mg/d，分 2～3 次服用。可根据年龄、病情适当增减。

2. 注射剂 成人 200mg，皮下、肌内注射或静脉注射。

【用药须知】快速静脉注射会引起上述的不良反应，还会出现面部潮红、热感、心律失常、休克等风险，应缓慢注射。

【制剂】①片剂：100mg。②注射剂：200mg。

【贮藏】常温保存。

9.3.3　M 受体阻滞剂（blockers of M receptor）

噻托溴铵（tiotropium bromide）

别名：Spiriva。

本品属于季胺类化合物，为继异丙托溴铵之后的第 2 个获准上市的经口吸入给药的抗胆碱能药物。

【理化性状】

1. 化学名：6β,7β-epoxy-3β-hydroxy-8-methyl-1αH,5αH- tropanium bromide di-2-thienylglycolate。

2. 分子式：$C_{19}H_{22}BrNO_4S_2$。

3. 分子量：472.4。

4. 结构式如下：

【药理学】本品和异丙托溴铵一样，通过抑制支气管平滑肌环鸟苷酸环化酶，使三磷酸鸟苷生成减少，升高 cAMP/cGMP[环磷鸟苷（cyclic guanosine monophosphate，cGMP）]比值而发挥作用。吸入给药产生的支气管扩张主要是局部和专指位点的效应，而非全身作用。

【药动学】口腔吸入给药时，大部分药物会被吞下进入胃肠道，但不会被吸收。仅有小量达到作用部位——肺，经肺表面吸收再进入体循环。约有 14% 用药量以原药随尿液排出。

【适应证】用于慢性阻塞性肺疾病，包括慢性支气管炎及与肺气肿相关的支气管痉挛。

【不良反应】

1. 极少患者会发生速发型过敏反应，包括血管神经性水肿，应立即停药，并采取相应的治疗方案。

2. 发生口干的患者占用药者的 12%，还会发生咽炎和腹痛。

3. 有 1/3 的用药者发生上呼吸道感染，但与对照组相似。

4. 还可能出现视物模糊和便秘。

【妊娠期安全等级】C。

【禁忌与慎用】

1. 对本品、异丙托溴铵和阿托品及其衍生物过敏者应禁用。

2. 闭角型青光眼和前列腺增生及膀胱颈部梗阻的患者慎用。

3. 儿童不推荐使用本品。

4. 中重度肾功能不全患者慎用。

5. 哺乳期妇女使用时，应停止哺乳。

【药物相互作用】避免与具有抗胆碱能活性的药物同时合用。

【剂量与用法】

1. 本品作用时间较长，每天只需给药 1 次。将胶囊放入吸入器（HandiHaler）的中心膛里，按下吸入器旁边的按钮就可刺穿胶囊。

2. 当患者通过接嘴吸入时，含有药物的干粉就会分散在气流中。常用量为 18μg/次。

【用药须知】

1. 本品包装在有 2 个水泡条的水泡板上，每板包含排成一条线的 3 个胶囊。在使用了第一个胶囊后，2 个剩下的胶囊必须在接下去的 2 天中使用。胶囊必须贮存在水泡中，取出后要立即使用。只要把盖在上面的薄片撕到印有"停止"的线上即可，以避免暴露一个以上的胶囊。一个单独的胶囊被打开后必须立即使用，否则效果将减弱。如果无意中暴露了胶囊，而且没有立即使用，应该丢弃。

2. 本品切记不可口服。

【制剂】胶囊剂：18μg。

【贮藏】密闭、置于 30℃ 以下。

阿地溴铵（aclidinium bromide）

别名：Udorza Pressair、Eklira Genuair、Tudorza Genuair、Bretaris Genuair。

本品属于季胺类化合物，为经口吸入给药的长效抗胆碱能药物。

【理化性状】

1. 本品为白色粉末，极微溶于水、乙醇，难溶于甲醇。

2. 化学名：[（8R）-1-（3-phenoxypropyl）-1-azoniabicyclo[2.2.2]octan-8-yl] 2-hydroxy -2,2-dithiophen-2-ylacetate bromide。

3. 分子式：$C_{26}H_{30}BrNO_4S_2$。

4. 分子量：564.6。

5. 结构式如下：

【药理学】本品为长效抗胆碱能药，与毒蕈碱受体 M1～M5 有相同的结合力。在呼吸道通过抑制平滑肌的 M3 受体，从而导致支气管扩张。吸入给药产生的支气管扩张主要属于局部效应，而无全身作用。

【药动学】

1. 吸收：健康志愿者吸入本品 400μg，2 次/日，生物利用度为 6%，10min 后可达血药峰值。

2. 静脉给予 400μg 本品后，分布容积约为 300L。

3. 代谢：本品主要通过化学水解和酯酶水解代谢，形成其乙醇衍生物和二噻吩乙醇酸衍生物。两者都不与毒蕈碱受体结合，也都缺乏药理学活性。

4. 排泄：在年轻健康志愿者中静脉给药后的总清除率约为 170L/h，个体间变异为 36%。健康志愿者静脉内给予放射性标记的本品可被广泛代谢，只有 1%以原药排泄。随尿液排泄 54%～65%的放射性物质，随粪便排泄 20%～33%，几乎全部本品被水解消除。吸入干粉剂后，尿中排泄的原药约为给药剂量的 0.09%，有效半衰期为 5～8h。

【适应证】用于慢性阻塞性肺疾病，包括慢性支气管炎与肺气肿相关的支气管痉挛。

【不良反应】

1. 严重不良反应包括矛盾性支气管痉挛、闭角型青光眼恶化、尿潴留恶化。

2. 常见不良反应包括头痛、鼻咽炎、咳嗽、鼻窦炎、鼻炎、牙痛、呕吐。

3. 少见不良反应有糖尿病、口干、一度房室传导阻滞、骨关节炎、心力衰竭、心搏呼吸骤停。

【妊娠期安全等级】C。

【禁忌与慎用】

1. 对本品过敏者应禁用。

2. 闭角型青光眼和前列腺增生及膀胱颈部梗阻的患者慎用。

3. 孕妇只有在益处大于对胎儿伤害的风险时才可使用。

4. 动物实验证实本品可经乳汁分泌，本品是否经人乳汁排泄尚不清楚，孕妇慎用。

5. 儿童用药的有效性及安全性尚未确定。

6. 对牛奶蛋白过敏者慎用。

【药物相互作用】避免与具有抗胆碱能活性的药物同时合用。

【剂量与用法】经口吸入，400μg/次，2 次/日。

【用药须知】

1. 如发生矛盾性支气管痉挛应立即停药。

2. 本品可导致速发型过敏反应，如发生应立即停药，并给予替代疗法。

【制剂】吸入粉剂：400μg/次。

【贮藏】贮于 25℃下干燥处，短程携带允许 15～30℃。

格隆溴铵（glycopyrronium bromide）

别名：甘罗溴铵、甘罗溴胺、格隆溴胺、胃长宁、溴环扁吡酯、甲比戊痉平、Glycopyrrolate Bromide、Robinul、Seebri。

本品属于季铵类化合物，用于治疗胃溃疡及胃痉挛，2012 年诺华开发其吸入剂用于治疗 COPD，获得日本及欧盟上市批准。

【理化性状】

1. 白色结晶性粉末，无臭，味微苦，熔点 193～198℃，易溶于水（1∶5）和乙醇（1∶10），几乎不溶于氯仿和乙醚，不能与碱性药物混合。

2. 化学名：3-[2-cyclopentyl（hydroxy）phenylacetoxy]-1,1-dimethylpyrrolidinium bromide。

3. 分子式：$C_{19}H_{28}BrNO_3$。

4. 分子量：398.3。

5. 结构式如下：

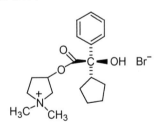

【药理学】本品是一种类似阿托品的季铵类抗胆碱能药物，具有较强的抑制胃液分泌作用及轻微的胃肠道解痉作用。本品可以调节胃肠蠕动，降低胃液分泌量和游离酸浓度及抑制气管和支气管的过度分泌。此外，本品还具有比阿托品更强的抗唾液分泌作用，且作用维持时间更长。此外，由于本品的季铵基团限制了它通过诸如血脑屏障的脂细胞膜，所以与中枢神经系统相关的不良反应发生极少。本品比等量的阿托品效力强 5～6 倍；其抗流涩作用较阿托品为佳，镇静作用较东莨菪碱轻；其加速心率、视物模糊、发热等不良反应较阿托品轻；延迟性瞳孔散大在阿托品全身用药时较为显著，但本品仅会引起很小的变化；本品可与新斯的明合用，以纠正竞争性肌肉松弛药过量，与阿托品合用新斯的明相比，心动过速出现较少，止涩作用较佳。

【药动学】本品口服给药生物利用度低，仅10%～25%吸收。肌内注射后10min可达血药峰值，迷走神经阻滞作用可持续2～3h，抑制腺体分泌作用可持续约7h；儿童口服后90min可达血药峰值。本品不易透过血脑屏障，在脑脊液和胎盘中浓度低。本品48.5%经肾排泄，少量以原药经胆汁排泄，是否排泌入乳汁尚不清楚。静脉注射后1min内即可起效。

【适应证】

1. 用于胃肠痉挛、胃溃疡及十二指肠溃疡、慢性胃炎、胃液分泌过多等。

2. 静脉注射或肌内注射可用于麻醉前给药以抑制腺体分泌。

3. 用于减轻抗神经肌肉阻滞剂引起的不良反应。

4. 治疗多汗症和支气管痉挛。

【不良反应】

1. 心血管系统　可引起心律失常。

2. 中枢神经系统　可引起头痛、头晕、嗜睡、失眠、精神错乱。由于本品不能通过血脑屏障，故由其引起的中枢神经系统不良反应比其他抗胆碱能药轻。

3. 内分泌/代谢系统　可能引起泌乳的减少。

4. 消化系统　可导致胃食管反流、口干（口苦）、味觉丧失。

5. 泌尿生殖系统　可能引起勃起功能障碍。

6. 眼　大剂量会引起瞳孔放大，但还未发现本品常用剂量肌内注射或静脉注射会引起散瞳。此外，本品还可能引起睫状肌麻痹。

7. 皮肤　本品可引起出汗减少，在环境温度高时可能导致发热和热衰竭。此外本品还可引起荨麻疹。

8. 骨骼/肌肉　本品可引起神经肌肉阻滞并导致肌无力或瘫痪。

9. 其他　本品可引起过敏反应。

【妊娠期安全等级】B。

【禁忌与慎用】

1. 对本品及其他抗胆碱能药物过敏者禁用。

2. 幽门梗阻、青光眼、前列腺肥大、重症肌无力、麻痹性肠梗阻或肠弛缓、反流性食管炎、溃疡性结肠炎或中毒性巨结肠症、急性出血导致的心血管状态不稳定、梗阻性尿路病变禁用。

3. 自主神经功能障碍、充血性心力衰竭、冠心病、高血压、甲状腺功能亢进、回肠造口术或结肠造口术、心动过速、肝肾疾病患者慎用。

4. 孕妇只有明确需要时才可使用。

5. 本品可导致乳汁分泌减少，哺乳期妇女慎用。

【药物相互作用】

1. 本品与普鲁卡因胺合用时，可对房室结传导产生相加的抗迷走神经效应，其机制可能为两者药理作用的相互叠加。

2. 本品与西沙必利合用时，可减弱西沙必利的促胃肠动力作用。

3. 本品与利托君合用时，可导致室上性心动过速。

4. 本品与环丙烷同时应用于麻醉治疗时可引起室性心律失常。

5. 用药期间饮酒可使患者注意力下降。

【剂量与用法】

1. 治疗COPD　经口吸入，每次1粒吸入胶囊，1次/日。

2. 治疗胃肠疾病　1～2mg/次，3～4次/日，饭后及睡前服。维持量为1mg/次，2次/日。单次极量4mg，每天极量12mg。

3. 麻醉前给药　肌内注射0.2～0.4mg，或静脉注射0.2～0.4mg。

4. 术前用药　为了抵消手术期间腹膜牵张引起的血管迷走反射所致的心律失常（如心动过缓）可静脉注射0.1mg本品。

5. 治疗多汗症　用本品0.1%溶液行离子导入法，每次治疗12min，可根据年龄、体重增减调整治疗时长。每次只能治疗一个部位，每天治疗不能超过2个部位，间隔时间至少为7d。

【用药须知】

1. 注意监测胃内容物量和pH。

2. 用药过程中应监测心电图以预防心律失常的发生。

3. 观察胃肠疼痛或其他消化性溃疡症状的缓解。

4. 观察唾液、气管、支气管及咽部的分泌减少的情况。

5. 警惕过敏反应的出现。

6. 用药期间应避免驾驶或从事具有潜在危险的工作。

7. 本品不能与碱性药物混合。

【制剂】①片剂：0.25mg，0.5mg，1mg，2mg；②胶囊剂：0.5mg；③注射剂：0.2mg/ml；④吸入用硬胶囊：含63μg，能提供55μg吸入剂量（因吸入器可存留部分药物）；⑤离子导入用粉末：5g，10g。

【贮藏】密闭阴凉处保存。

芜地溴铵（umeclidinium bromide）

别名：Incruse ellipta。

本品为季胺类抗胆碱能药。

【理化性状】

1. 本品为白色粉末，微溶于水。

2. 化学名：1-[2-（benzyloxy）ethyl]-4-（hydroxy-diphenylmethyl）-1-azoniabicyclo[2.2.2]ctane bromide。

3. 分子式：$C_{29}H_{34}NO_2Br$。

4. 分子量：508.49。

5. 结构式如下：

【药理学】本品为长效抗胆碱能药，与毒蕈碱受体 M1～M5 有相同的结合力。在呼吸道通过抑制平滑肌的 M3 受体，而导致支气管扩张。吸入给药产生的支气管扩张主要是局部效应，而无全身作用。

【药动学】在剂量62.5～500μg，本品的药动学呈线性。本品的血药浓度不能预测临床效应。

1. 吸收　健康志愿者吸入本品后，5～15min达血药浓度峰值。主要通过肺部吸收，胃肠道吸收量很小。重复给药14d后达稳态，蓄积率为1.8。

2. 分布　静脉给予本品后，分布容积约为86L，体外研究显示，本品的蛋白结合率为89%。

3. 代谢　本品主要通过 CYP2D6 代谢，也是P-糖蛋白的底物。本品先经氧化后，再经葡糖苷酸化，形成无活性的代谢产物。

4. 排泄　静脉内给予放射性标记的本品，随尿液排泄约58%的放射性，而随粪便排泄22%；口服放射性标记的本品，随粪便排泄92%的放射性，而尿中不到1%，提示本品口服几乎不吸收。本品的有效半衰期为11h。

【适应证】用于慢性阻塞性肺疾病，包括慢性支气管炎及与肺气肿相关的支气管痉挛。

【不良反应】

1. 严重不良反应包括矛盾性支气管痉挛、闭角型青光眼恶化、尿潴留恶化。

2. 常见不良反应包括鼻咽炎、上呼吸道感染、咽炎、咳嗽、关节痛、肌痛、上腹痛、牙痛、挫伤、心动过速。

3. 少见不良反应有心房颤动、泌尿系感染、肺炎、下呼吸道感染、室上性心动过速、鼻炎、室上性期前收缩、窦性心动过速、室性逸搏心律、头痛、头晕、窦性头痛、腰痛、颈痛、四肢痛、恶心、消化不良、腹泻、抑郁、皮疹、眩晕。

【妊娠期安全等级】C。

【禁忌与慎用】

1. 对本品过敏者应禁用。

2. 闭角型青光眼和前列腺增生及膀胱颈部梗阻的患者慎用。

3. 孕妇只有在益处大于对胎儿伤害的风险时才可使用。

4. 本品是否经人乳汁排泌尚不清楚，孕妇慎用。

5. 儿童用药的有效性及安全性尚未确定。

6. 对牛奶蛋白严重过敏者禁用。

【药物相互作用】避免与具有抗胆碱能活性的药物同时合用。

【剂量与用法】经口吸入，400μg/次，2 次/日。

【用药须知】

1. 如发生矛盾性支气管痉挛应立即停药。

2. 本品可导致速发型过敏反应，如发生应立即停药，并给予替代疗法。

【制剂】吸入粉剂：400μg/次。

【贮藏】贮于 25℃下干燥处，短程携带允许15～30℃。

9.3.4 抗过敏平喘药（antianaphylactic antasthmatics）

吡嘧司特（pemirolast）

别名：哌罗司特、倍米司特、Alegysal、Pemilaston。

本品为肥大细胞稳定剂。

【理化性状】

1. 化学名：9-methyl-3-（1H-tetrazol-5-yl）-4H-pyrido[1,2-a] pyrimidin-4-one。

2. 分子式：$C_{10}H_7N_6O$。

3. 分子量：227.21。

4. 结构式如下：

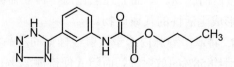

吡嘧司特钾（pemirolast potassium）

【理化性状】

1. 化学名：potassium 9-methyl-3-（1*H*-tetrazol-5-yl）-4*H*-pyrido[1,2-*a*]pyrimidin-4-one。

2. 分子式：$C_{10}H_7KN_6O$。

3. 分子量：266.3。

【药理学】本品具有类似色甘酸钠的作用，也是白三烯的抑制剂。能抑制细胞外 Ca^{2+} 内流和细胞内 Ca^{2+} 的释放，还可抑制磷酸二酯酶的活性，升高细胞内的 cAMP 水平，抑制花生四烯酸的释放和代谢。对抗原-抗体反应引起的组胺、白三烯、前列腺素的释放都有抑制作用。

【药动学】本品 $t_{1/2}$ 为 4～5h，用于哮喘口服后 3～6 周起作用，1～1.7h 可达血药浓度峰值，2.5～40mg 剂量有较好吸收，可分布于肺组织。用于变应性结膜炎滴眼 1 周内起效，全身吸收显著。在肝内代谢为吡嘧司特葡萄糖苷酸，84%～90% 以该代谢物形式经肾排泄，无药物蓄积作用。

【适应证】

1. 用于预防或减轻支气管哮喘的发作。也可用于治疗过敏性鼻炎。

2. 用于过敏性结膜炎，春季卡他性结膜炎。

【不良反应】

1. 偶见头痛、嗜睡、困倦、呕吐、胃痛、胃部不适、便秘、口干、口腔炎、胃炎、胃灼热、恶心或过敏症状（如皮疹和瘙痒）。

2. 可能发生血小板增多、血红蛋白减少；ALT、AST、γ-GTP 或 ALP 升高和蛋白尿；女性患者用后可见痛经。

3. 滴眼液使用后出现眼刺激感（0.36%）、结膜充血（0.14%）、眼睑瘙痒感（0.11%）、眼睑炎（0.27%）、眼部分泌物（0.16%）、结膜炎（<0.1%）。10%～25% 过敏性结膜炎患者用药期间有鼻炎、流感样或感冒样症状，发生鼻窦炎、咳嗽、支气管炎、喷嚏、鼻塞的情况较少。

【妊娠期安全等级】C。

【禁忌与慎用】

1. 对本品过敏者、哺乳期妇女和儿童禁用。

2. 早产儿、新生儿、婴儿用药的安全性和有效性尚未建立。

3. 动物实验中本品可分泌至乳汁，哺乳期妇女慎用。

4. 有过敏病史者，肝肾受损者慎用。

5. 孕妇使用应权衡利弊。

6. 长期用药须定期检查血常规、血生化及肝功能。

【剂量与用法】

1. 成人　饭后口服 5～10mg，2 次/日，必要时，睡前加服 1 次。滴眼液，每眼 1 滴，早晚各 1 次。

2. 儿童　口服。支气管哮喘：5～11 岁，1 次 5mg，2 次/日；11 岁以上，1 次 10mg，2 次/日，于早餐及晚餐后（或睡前）服用。可根据年龄和症状适当增减剂量。

【用药须知】

1. 本品不能迅速缓解急性哮喘发作。

2. 本品滴眼液不适用于结膜炎以外的其他眼部不适或损伤。

3. 对季节性发作的患者，应在好发季节前开始服用本品，直至好发季节结束。

4. 对长期服用糖皮质激素的患者，使用本品后，应逐渐减少皮质激素的用量。已减量的患者，中止使用本品后，可能再次复发。

5. 用药后如出现不良反应，应减量或停药。

【制剂】①片剂：5mg。②滴眼液：5mg/5ml。

【贮藏】在 15～25℃ 保存。

他扎司特（tazanolast）

别名：塔赞司特。

本品为肥大细胞稳定剂。

【理化性状】

1. 化学名：butyl 3'-（1*H*-tetrazol-5-yl）oxanilate。

2. 分子式：$C_{13}H_{15}N_5O_3$。

3. 分子量：289.28。

4. 结构式如下：

【药理学】本品主要依赖于其代谢产物苯酰羧酸（MTCC）发挥作用，可抑制肥大细胞释放过敏介质。口服后的作用比曲尼司特强。

【适应证】用于防治支气管哮喘。

【不良反应】

1. 偶发皮疹、瘙痒，如反应明显应及时停药。

2. 可能发生恶心、呕吐、腹痛、胃痛和腹泻。

3. 偶见血清氨基转移酶升高。

4. 偶有头痛、眩晕、疲倦。

5. 偶见心悸、蛋白尿和排尿困难。

【禁忌与慎用】

1. 对本品过敏者、孕妇、所有年龄阶段的儿童禁用。

2. 有过敏病史者慎用。

3. 哺乳期妇女使用时，应停止哺乳。

【剂量与用法】成人饭后服用 75mg，3 次/日。根据年龄、病情和耐受情况适当增减。

【用药须知】

1. 本品不能迅速减轻急性症状。

2. 如发生明显的过敏反应及时停药。

【制剂】胶囊剂：75mg。

异丁司特（ibudilast）

别名：依布拉特。

本品属于白三烯拮抗剂和血小板激活因子拮抗剂。

【理化性状】

1. 化学名：1-（2-isopropylpyrazo-lo[1,5-a]pyridin-3-yl）-2-methyl-1-propanone。

2. 分子式：$C_{14}H_{18}N_2O$。

3. 分子量：230.3。

4. 结构式如下：

【药理学】本品可选择性地抑制白三烯的释放，使白三烯所致支气管收缩和血管通透性增加受到制约，具有抗过敏、抗炎和扩张支气管的作用。

【适应证】

1. 缓解支气管哮喘的呼吸困难。

2. 改善脑梗死、脑出血后遗症和脑动脉硬化患者的自觉症状。

【不良反应】

1. 主要有厌食、嗳气、眩晕和皮疹。

2. 偶见心悸和 ALT、AST、γ-GTP 及胆红素水平升高。

【禁忌与慎用】

1. 对本品过敏者、孕妇禁用。

2. 颅内出血尚未完全止血者禁用。

3. 脑梗死急性期和肝功能不全患者慎用。

4. 儿童用药的安全性和有效性尚未建立。

5. 哺乳期妇女使用时，应暂停哺乳。

【剂量与用法】成人口服 10mg，2～3 次/日。

【制剂】胶囊剂：10mg。

瑞吡司特（repirinast）

本品为肥大细胞稳定剂。

【理化性状】

1. 化学名：isopentyl 5,6-dihydro-7,8-dimethyl-4,5-dioxo-4H-pyrano[3,2-c]quinoline-2-carboxylate。

2. 分子式：$C_{20}H_{21}NO_5$。

3. 分子量：355.4。

4. 结构式如下：

【药理学】本品是一种前药，口服吸收后在体内迅即水解形成活性代谢物 7 位、8 位甲基的羟基化物而发挥药效。哮喘患者口服后，可抑制抗原引起的肺功能减弱和皮肤过敏反应。

【药动学】口服本品 150mg 后，2h 可达血药峰值（约为 150ng/ml），$t_{1/2}\alpha$ 和 $t_{1/2}\beta$ 分别约为 1.4h 和 34.5h。24h 内，健康成人随尿排出活性代谢物 20.2%，失活代谢物 2.7%。本品不易透过胎盘，但能进入乳汁。未见体内蓄积。

【适应证】用于防治支气管哮喘等变态反应性疾病。

【不良反应】

1. 可见皮疹、瘙痒等过敏反应。

2. 偶见困倦、下肢麻木。

3. 偶有恶心、胃部不适、腹痛和腹泻。

4. 偶见 ALT、AST、γ-GTP 轻度上升。

5. 偶见蛋白尿、胸痛、出汗和口炎。

【禁忌与慎用】

1. 对本品过敏者、孕妇禁用。

2. 有过敏性病史者慎用。

3. 儿童用药的安全性和有效性尚未建立。

4. 哺乳期妇女使用时，应暂停哺乳。

【剂量与用法】成人口服 150mg，2 次/日，早晚各 1 次。可随年龄、病情和耐受性适当增减剂量。

【用药须知】

1. 长期使用皮质激素的患者在给予本品时，应酌情减少前者的用量，严密观察。

2. 本品不能缓解疾病急性发作。

3. 如能摸清患者的好发季节，应在好发季节前就开始给药，可起到遏阻发作的作用。

【制剂】片剂：150mg。

氨来呫诺（amlexanox）

别名：氨来仙司、Solfa。

本品为肥大细胞稳定剂。

【理化性状】

1. 化学名：2-amino-7-isopropyl-5-oxo-5H-[1]benzopyrano[2,3-b]pyridine-3-carboxylic acid。

2. 分子式：$C_{16}H_{14}N_2O_4$。

3. 分子量：298.3。

4. 结构式如下：

【药理学】本品不仅对肥大细胞具有稳定作用，还可抑制白三烯的形成。

【药动学】饭后 1 次口服本品 50mg 后，于 0.9h 达到血药峰值。$t_{1/2}$ 为 2.6h。大部分原药和代谢物在给药后 11h 内随尿排出。

【适应证】

1. 用于防治支气管哮喘，其鼻用气雾剂可用于治疗过敏性鼻炎。

2. 用于口腔溃疡。

【不良反应】

1. 可能发生皮疹、瘙痒等过敏反应。

2. 偶见恶心、呕吐、腹痛、腹泻等胃肠道反应。

3. 头晕、头痛、嗜酸性粒细胞增多、BUN 或氨基转移酶水平上升也会出现。

【禁忌与慎用】

1. 对本品过敏者、孕妇、儿童禁用。

2. 哺乳期妇女使用时，应暂停哺乳。

3. 有过敏性病史者慎用。

【剂量与用法】

1. 治疗支气管哮喘　成人给予 25～50mg，3 次/日，于早饭、晚饭前及睡前服。

2. 治疗口腔溃疡

（1）贴片：一旦发现有溃疡出现就应使用本品，4 次/日，最好是在早餐、午餐、晚餐后和睡前 80min，清洁口腔后使用。每个口腔溃疡处用 1 片，1 次最多用 3 片。持续用药至溃疡愈合，但用药不应超过 10d。如用药 10d 后仍无明显的愈合或疼痛减轻，应咨询医师。

（2）糊剂：挤出适量本品，涂在溃疡表面，用药量以覆盖溃疡面为准。4 次/日，最好在餐后和睡前做好口腔卫生后使用。

【用药须知】

1. 本品不可能缓解哮喘的急性发作。

2. 有季节性发作特点的患者，应当在季节尚未到来之时提前使用本品，并持续用药到好发季节结束。

3. 哮喘患者在使用本品时如出现大发作，就必须给予支气管扩张药或皮质激素。

4. 长期接受激素的患者在同时使用本品时，应试行减少激素的用量，并小心监护病情。

5. 对使用本品而减少激素的患者，在停用本品时应注意病情会有反复。

6. 尽可能在口腔溃疡一出现就使用本品，4 次/日连续使用。最好是在早餐、午餐、晚餐后和睡前 80min 清洁口腔后涂用。应确保贴片紧贴溃疡处。

7. 在有多处溃疡的情况下，每处溃疡使用 1 片。1 次最多使用 3 片。

8. 用药前，将手洗净并擦干，特别是直接接触溃疡的指尖，然后将贴片类白色的一面贴于溃疡处，并轻压。贴片应紧贴溃疡处。极少数情况下，患者感觉贴的效果不太理想，可重新再贴，并在贴后轻压数秒，再移开手指。如果出现皮疹或接触性黏膜炎应停止用药。

9. 使用贴片后应立刻洗手。

10. 为保证药物能在睡觉前分散至患处，患者在睡前 80min 内不能使用本品贴片。

11. 用本品贴片 1h 内，患者应避免进食。

12. 用药后 20～80min，药物会完全分散至口腔的溃疡处。由于贴片贴的位置不同，以及贴后口腔的活动情况不同，药物完全分散至患处的时间会有所不同。当药物分散至患处时，患者会感觉到口腔中有微小的颗粒。这些颗粒可安全地吞咽。

13. 持续用药至溃疡愈合。如用药 10d 后仍无明显愈合或疼痛减轻，应咨询医师。

【制剂】①片剂：50mg；②口腔贴片：2mg；

③糊剂：250mg/5g。

【贮藏】密闭，室温保存。

扎鲁司特（zafirlukast）

别名：安可来、Accolate。

本品为白三烯受体阻滞药。

【理化性状】

1. 化学名：cyclopentyl3-{2-methoxy-4-［（o-tolylsulfonyl） carbamoyl]benzyl}-1-methylindole-5-carbamate。

2. 分子式：$C_{31}H_{33}N_3O_6S$。

3. 分子量：575.7。

4. 结构式如下：

【药理学】本品可选择性地阻断半胱氨酰白三烯（CysLTs）的亚型 $CysLT_1$ 受体，起到对抗 CysLTs 的作用。由于 CysLTs 是引起哮喘的重要炎性介质，一经对抗，就可使哮喘获得缓解。

【药动学】本品口服后易于吸收，3h 可达血药峰值，以双相方式下降。$t_{1/2}$ 约为 10h。老年人对本品的清除率比健康人明显降低，C_{max} 和 AUC 增高 2 倍。肾功能不全患者的肌酐清除率和 $t_{1/2}$ 无明显改变，说明肾功能不全患者使用本品不必调整，实验证明，对肝功能不全患者，包括肝硬化病，不推荐使用本品，食物影响本品吸收（下降 40%），应空腹服药。本品的蛋白结合率为 99%。本品在体内代谢完全，随粪便排泄 89%，随尿排出仅占 10%。

【适应证】用于哮喘的预防和长期治疗。

【不良反应】

1. 可引起荨麻疹及血管神经性水肿等过敏反应。

2. 可见头痛和胃肠道功能障碍。

3. 偶见血清氨基转移酶升高。

4. 服用本品的老年患者，其感染的发生率增加，但症状较轻，主要影响呼吸道，一般不必中止治疗。

【妊娠期安全等级】B。

【禁忌与慎用】

1. 对本品过敏者、肝功能严重受损者禁用。

2. 本品可分泌到乳汁中，故哺乳期妇女使用时，应暂停哺乳。

3. 12 岁以下儿童用药的安全性和有效性尚未建立，不推荐使用。

4. 有过敏病史者慎用。

【药物相互作用】

1. 本品合用吸入糖皮质激素、吸入和口服支气管扩张药、抗生素或抗组胺药，未见不良相互作用。

2. 本品合用口服避孕药未见不良相互作用。

3. 本品合用阿司匹林可使前者血药浓度升高 45%，但并不引起相应的临床效应。

4. 合用红霉素可使本品血药浓度下降 54%。

5. 合用茶碱可使本品血药浓度下降 40%。

6. 与特非那定合用可引起本品 AUC 降低 54%，但对特非那定的血药浓度无影响。

7. 合用华法林可使凝血酶原时间延长约 35%，其间的相互作用可能是由于本品抑制了 CYP209 同工酶。

【剂量与用法】成人或大于 12 岁儿童起始口服 20mg，2 次/日，可逐渐增至 40mg，1 次/日，如给予 2 次/日，可能疗效更好。

【用药须知】

1. 合用华法林时，应适当减量，并定期监测凝血酶原时间。

2. 哮喘缓解期，仍应继续服用本品。

3. 在急性发作期仍应维持本品治疗，但单用本品，不能解除哮喘的急性发作。

4. 在本品与皮质激素合用时，减少激素用量应慎重考虑。

5. 用本品期间，如发生肝功能异常，应给予密切关注，因为这可能是肝毒性的早期信号。

【制剂】片剂：20mg。

【贮藏】贮于低于 30℃条件下。

孟鲁司特（montelukast）

别名：Singulair、顺尔灵。

本品也为白三烯受体阻滞药。

【理化性状】

1. 化学名：1-[（{（R）-m-[（E）-2-（7-Chloro-2-quinolyl） -vinyl]-α-[o-（ 1-hydroxy-1-methylethyl） phenethyl]-benzyl}thio）methyl] cyclopropaneacetate。

2. 分子式：$C_{35}H_{35}ClNO_3S$。

3. 分子量：585.18。

4. 结构式如下：

孟鲁司特钠（montelukast sodium）

【理化性状】

1. 化学名：sodium 1-[（{（R）-m-[（E）-2-（7-chloro-2-quinolyl）-vinyl]-α-[o-（1-hydroxy-1-methylethyl）phenethyl]-benzyl}thio）methyl] cyclopropaneacetate。

2. 分子式：$C_{35}H_{35}ClNNaO_3S$。

3. 分子量：608.2。

【药理学】本品是一种选择性白三烯受体拮抗剂，与其他有药理学重要意义的呼吸道受体如类前列腺素、胆碱能和β肾上腺素受体相比，本品对 I 型半胱氨酰白三烯（$CysLT_1$）受体有高度亲和性和选择性，能有效地抑制 LTC_4、LTD_4 和 LTE_4 与 $CysLT_1$ 受体结合所产生的生理学效应而无任何受体激动活性。

【药动学】

1. 本品口服吸收迅速而完全，成人空腹服用 10mg 后，T_{max} 为 3h。平均口服生物利用度为 64%。

2. 本品血浆蛋白结合率达 99%以上。稳态分布容积平均为 8～11L。动物实验显示，只有极少量通过血脑屏障，用药 24h 后其他组织中的药物量也极少。

3. 本品几乎完全被代谢。成人和儿童使用治疗剂量，在稳态情况下，血浆中未测出本品的代谢产物。

4. 本品及其代谢产物几乎全经胆汁排泄。健康青年中血浆 $t_{1/2}$ 为 2.7～5.5h。

【适应证】

1. 用于哮喘的预防和长期治疗。也用于预防和维持治疗阿司匹林哮喘、过敏性哮喘和预防运动性哮喘。

2. 用于季节性过敏性鼻炎以减轻症状。

【不良反应】耐受良好，仅有头痛、腹痛。

【妊娠期安全等级】B。

【禁忌与慎用】

1. 对本品过敏者禁用。

2. 据国外资料，对其他白三烯受体拮抗剂曾发生过敏或严重不良反应者、严重肝疾病患者、严重哮喘患者慎用。

3. 尚未明确本品是否可分泌到乳汁中，哺乳期妇女应慎用，如确需使用，应选择停药或停止哺乳。

4. 6 岁以下儿童用药的安全性和有效性尚未建立。

【药物相互作用】

1. 本品可常规用于预防及长期治疗哮喘。

2. 本品与茶碱、泼尼松、泼尼松龙、口服避孕药、特非那定、地高辛或华法林合用，未见有明显的不良相互作用。

3. 合用苯巴比妥时，本品的 AUC 减少约 40%。

4. 单用支气管扩张药无效时，加用本品，可能有效，待病情改善后，可逐渐减少支气管扩张药的剂量。

5. 合用本品和皮质激素，当病情减轻时，可适当减少激素的用量，但不能以本品全部替代激素。

【剂量与用法】成人或 15 岁及以上儿童，睡前顿服 10mg。

【用药须知】

1. 本品 1 周内可起效。

2. 本品治疗哮喘急性发作一般无效。

3. 不应骤然以本品取代皮质激素。

【制剂】片剂：5mg。

【贮藏】贮于低于 30℃条件下。

普仑司特（pranlukast）

别名：普鲁司特、哌鲁卡特、Ultair。

本品为白三烯受体拮抗药。

【理化性状】

1. 化学名：N-[4-oxo-2-（1H-tetrazol-5-yl)-4H-1-benzopyran-8-yl]-p-（4-phenylbutoxy）benzamide。

2. 分子式：$C_{27}H_{23}N_5O_4$。

3. 分子量：481.5。

4. 结构式如下：

【药理学】本品可选择性结合白三烯 C_4（leukotriene C_4，LTC_4）、白三烯 D_4（leukotriene D_4，LTD_4）和白三烯 E_4（eukotriene E_4，LTE_4）受体，其中以对后两者的亲和力较高，但对乙酰胆碱、组胺和 5-HT 受体无拮抗作用。主要通过阻断炎症介质白三烯与其受体结合而抑制支气管收缩、血管高渗透性、黏膜水肿和气道过敏反应，从而改善支气管哮喘患者的症状和肺功能。

【药动学】本品口服后 1h 可起效。空腹服药后 3h 可达 C_{max}，与食物同服则需 4～5h 达峰。餐后单次口服本品 225mg、337.5mg 和 450mg，其 C_{max} 分别为 446ng/ml、438ng/ml 和 700ng/ml。按

以上剂量每天服用 2 次，连用 1 周，其峰值分别为 530ng/ml、630ng/ml 和 1200ng/ml。年龄和性别对药动学参数无影响。动物实验证实本品在肝内广泛被代谢，主要随粪便排出。血、尿、粪便中的主要代谢物是氢氧化物，随尿液排出的代谢物多半是其与葡糖醛酸的结合物。本品 $t_{1/2}$ 为 1.7～9h，与服药次数及剂量有关，但剂量与 $t_{1/2}$ 并不呈现渐进性的正比上升趋势。

【适应证】用于支气管哮喘的预防和治疗。

【不良反应】

1. 主要有皮疹、瘙痒、腹痛、腹泻或便秘、胃部不适、恶心、呕吐、血氨基转移酶和胆红素水平升高。

2. 偶见发热、咽喉痛、全身倦怠（多为白细胞减少的征兆）、鼻出血、紫斑、牙龈出血（多为血小板减少的征兆），如有加重趋势，应考虑停药。

3. 偶见麻木、震颤、失眠、嗜睡、头痛、关节痛和水肿。

【禁忌与慎用】

1. 对本品过敏者、颅内出血尚未获得控制者和孕妇、哺乳期妇女、儿童禁用。

2. 对其他白三烯受体拮抗药有既往过敏史者、肝疾病或严重哮喘患者慎用。

【药物相互作用】

1. 本品可增加华法林的血药浓度。

2. 特非那定可降低本品的血药浓度。

【剂量与用法】成人口服 225～450mg/d，分 2 次，于早、晚餐后服用。老年人适当减量。

【用药须知】

1. 本品不能缓解哮喘急性发作，当急性发作时，应使用支气管扩张药和肾上腺皮质激素。

2. 长期服用皮质激素的患者，如因服用本品而对前者减量，应逐渐减量，若突然终止，哮喘可能再度发作。

3. 使用本品期间，如发生了变应性肉芽肿性血管炎（Churg-Strauss 综合征），应合用低剂量的糖皮质激素。

【制剂】胶囊剂：112.5mg。

【贮藏】遮光、密封，贮于干燥处。

塞曲司特（seratrodast）

别名：畅诺、Bronica。

本品为血栓素 A_2 受体拮抗剂。

【理化性状】

1. 化学名：（±）-2,4,5-trimethyl-3,6-dioxo-ζ-phenyl-1,4-cyclohexadiene-1-heptanoic acid。

2. 分子式：$C_{22}H_{26}O_4$。

3. 分子量：354.4。

4. 结构式如下：

【药理学】本品具有抑制各种化学递质[血栓素 A_2、白三烯 D_4、血小板活化因子（platelet activating factor，PAF）]引起的支气管收缩作用，还有抑制因抗原吸入而诱发的速发型和迟发型过敏反应的作用，从而改善肺功能。

【药动学】口服本品 80mg 后，2～3h 可达 C_{max}，血浆 $t_{1/2}$ 约为 25h。给予老年患者本品 40mg 和 80mg，与健康成人相比，发现其 AUC 增加，$t_{1/2}$ 延长 1.5～2 倍，T_{max} 延迟。一次口服本品 80mg，72h 内尿液排泄量约占给药量的 16%。尿内的原药和大部分代谢物均为结合体。老年患者单剂量给予本品 40mg 和 80mg 后，72h 内的尿液排泄量占给药量的 11%～12%，比健康成年人略少。

【适应证】用于支气管哮喘的治疗。

【不良反应】

1. 恶心、呕吐、口干、食欲缺乏、胃部不适、腹痛、腹泻、便秘；偶见伴随黄疸、AST 和 ALT 升高等肝功能障碍，还报道有急性肝炎发生。

2. 鼻出血、皮下出血、贫血、嗜酸性粒细胞增多。

3. 嗜睡、头痛、头晕、倦怠、水肿、心悸。

4. 可能出现过敏症状，如皮疹、瘙痒。

【禁忌与慎用】

1. 对本品过敏者、孕妇禁用。

2. 儿童慎用。

3. 哺乳期妇女使用时，应暂停哺乳。

【药物相互作用】

1. 本品合用非那西丁等解热药或头孢菌素类，可能出现溶血性贫血。

2. 本品合用阿司匹林可使本品的游离浓度上升 26%。

【剂量与用法】成人口服 80mg/次，1 次/日，晚饭后服用，或遵医嘱。

【用药须知】

1. 本品不同于支气管扩张药和皮质激素，不能立即减轻已发作的哮喘，而是通过消除各种症状，改善肺功能，从而有效地缓解哮喘。

2. 服用本品期间，如出现哮喘大发作，应给予激素或支气管扩张药。

3. 激素依赖性患者使用本品，应在病情减轻时缓慢减少激素用量，不可突然停药。

4. 如出现肝功能受损，应考虑停药或减少用量。

5. 老年患者应从低剂量（40mg/d）开始，并严密观察。

【制剂】颗粒剂：80mg/袋。

【贮藏】贮于室温下。

曲尼司特（tranilast）

别名：利喘平、利喘贝、Rizaben。

本品属于过敏反应介质阻释药。

【理化性状】

1. 化学名：N-（3,4-dimethoxycinnamoyl）anthranilic acid。

2. 分子式：$C_{18}H_{17}NO_5$。

3. 分子量：327.3。

4. 结构式如下：

【药理学】

1. 本品有抑制化学递质释放的作用，可稳定肥大细胞膜和嗜碱性粒细胞膜，封闭细胞膜 Ca^{2+} 通道，阻止细胞裂解脱颗粒，从而可抑制组胺和 5-HT 等过敏反应介质的释放。实验证明，本品对免疫球蛋白 E（immunoglobulin E，IgE）引起的大鼠皮肤过敏反应和实验性哮喘具有显著的抑制作用。本品与酮替芬相似，兼具有抗组胺和白三烯的作用，但对中枢神经的抑制作用不及酮替芬和其他第一代抗组胺药明显。本品还能抑制抗原反复注射后局部组织过敏性坏死反应（阿瑟反应，Arthus reaction）。对乙酰胆碱、组胺、5-HT 等均无直接拮抗作用。

2. 本品还能抑制健康男子的普-库反应（Prausnitz-Kusther）。对螨抗原过敏的成年支气管哮喘患者口服本品后，能抑制由抗原引起的白细胞释放组胺，抑制吸入变应原引起的过敏反应，此外，本品还能抑制过敏性鼻炎反应患者由抗原引起的

鼻分泌物中肥大细胞脱颗粒，缓解鼻变应反应。

【药动学】本品口服易于吸收，给药后 2～3h 可达 C_{max}，$t_{1/2}$ 约为 8.6h，24h 后血药浓度明显降低，48h 后几乎检测不到药物。本品广泛分布于各个器官，药物在 96h 内由肝代谢成 4-脱甲基曲尼司特与硫酸及葡糖醛酸的结合物，代谢物随尿液排出。

【适应证】预防和治疗支气管哮喘、过敏性鼻炎和其他过敏性疾病。

【不良反应】

1. 可见头痛、眩晕、失眠或嗜睡，尿频、尿痛、血尿等膀胱刺激症状。

2. 可引起畏食、恶心、呕吐、腹痛、腹泻或便秘、黄疸、血氨基转移酶升高。

3. 可能发生贫血、过敏反应如瘙痒和皮疹。

【禁忌与慎用】

1. 对本品过敏者、孕妇禁用。

2. 肝肾功能不全患者慎用。

3. 哺乳期妇女使用时应暂停哺乳。

【剂量与用法】

1. 成人　口服100mg/次，3 次/日。如用于预防，通常连用 4 周，2～3 个月 1 个疗程，起效后改为维持剂量，相当于原剂量的 1/3～2/3，疗程 2～12 个月，个别情况更长。

2. 儿童　口服 5mg/（kg·d），分 3 次服，其余可参照成人用法。

【用药须知】

1. 用药前须先做皮试，严防过敏反应。

2. 与其他平喘药合用，而以本品为基础用药，有规则地连续服用，可长期控制哮喘的发作。

3. 对已经发作的哮喘，本品不可能迅速起效，可合用支气管扩张药或皮质激素 1～4 周，然后将合用药物逐渐减量并撤除。

4. 在季节性过敏性疾病发作前 1～2 周就开始服用本品，才能取得满意的预防效果。

【制剂】①片剂：100mg。②胶囊剂：100mg。

【贮藏】遮光、避热，贮于干燥处。

齐留通（zileuton）

别名：Zyflocr。

本品为白三烯类合成抑制剂，为平喘药。

【理化性状】

1. 本品为一对对映体的消旋混合物，为无臭白色结晶粉末，溶于甲醇和乙醇，微溶于乙腈，几乎不溶于水和己烷，熔点 144.2～145.2℃。

2. 化学名（±）-1-（1-benzo[b]thien-2-ylethyl）-

1-hydroxyurea。

3. 分子式：$C_{11}H_{12}N_2O_2S$。

4. 分子量：236.29。

5. 结构式如下：

【药理学】白三烯是由花生四烯酸在 5-脂氧合酶作用下合成的，本品为 5-脂氧合酶抑制剂，可抑制白三烯（LTB_4、LTC_4、LTD_4 和 LTE_4）的生成。本品为消旋混合物，对映体均具有药理活性。白三烯具有多种生物效应，包括中性粒细胞和嗜酸性粒细胞的迁移、中性粒细胞和单核细胞的聚集、白细胞吸附、毛细血管渗透性增加和平滑肌收缩。这些效应导致哮喘患者气道出现炎症、水肿、黏液分泌和支气管收缩。本品可适度改善肺功能、降低支气管平滑肌张力、减轻哮喘症状。

【药动学】

1. 吸收　一项单剂量给药研究表明，食物可使本品的 C_{max} 和 AUC 分别增加 18%和 34%，使 T_{max} 从 2.1h 延长至 4.3h。相对于速释剂型，就 C_{max} 和 AUC 而言，空腹时本品的相对生物利用度分别为 0.3 和 0.57，餐后相对生物利用度分别为 0.45 和 0.76。一项多剂量给药研究表明食物可使本品的 AUC 和 C_{min} 分别增加 43%和 170%，而对 C_{max} 没有影响。因此，本品建议与食物同服。稳态时，相对于速释剂型，就 C_{max}、C_{min} 和 AUC 而言，餐后本品相对生物利用度分别为 0.65、1.05 和 0.85。该数据表明，稳态时餐后本品的 C_{max} 比速释剂型降低 35%，而 C_{min}、AUC 和速释剂型相似。

2. 分布　本品的表观分布容积为 1.2L/kg，蛋白结合率为 93%，主要与白蛋白结合，少量与 α_1-酸性糖蛋白结合。

3. 代谢　体外研究表明本品及其 *N*-去羟基化代谢物可被 CYP1A2、CYP2C9 和 CYP3A4 氧化代谢。代谢物包括 2 个 *O*-葡萄糖醛酸苷轭合物（主要代谢物）立体异构物和一个 *N*-去羟基化代谢物（A-66193）。自尿中排泄的无活性的 A-66193 和原药均不足单次给药剂量的 0.5%。多次给药后 A-66193 的峰值为 4.9μg/ml，AUC 为 93（μg•h）/ml，具有较大的个体差异。非活性代谢产物是在本品吸收之前经胃肠道菌群作用而形成的，从而使本品吸收延迟。

4. 消除　平均终末 $t_{1/2}$ 为 3.2h，表观口服清除率为 669ml/min，本品的主要活性来自于原药，放射标记研究证实口服吸收良好，迅速进入循环系统，自尿中和粪便中回收的药量分别为 94.5%和 2.2%。

【适应证】用于成人、12 周岁及以上儿童哮喘的预防和慢性哮喘的治疗。本品不能逆转哮喘急性发作时的支气管痉挛，哮喘急性加重期可继续使用本品治疗。

【不良反应】

1. 为期 12 周的短期临床研究中最常报道的不良反应（发生率≥5%且高于安慰剂的）包括鼻窦炎、恶心和咽喉痛。发生率≥1%且高于安慰剂的包括胃肠道症状（上腹部痛、腹泻、消化不良、呕吐）、皮疹、过敏和肝毒性。

2. 为期 6 个月的长期临床研究中最常报道的不良反应（发生率≥5%且高于安慰剂的）包括头痛、上呼吸道感染、肌痛和腹泻。发生率≥1%且高于安慰剂的包括 ALT 升高、白细胞计数降低（<$3.0×10^9$/L）。

3. 上市后报道的不良反应包括严重肝损害（死亡、危及生命的肝损害、症状性黄疸、高胆红素血症和 ALT 升高>8×ULN）、睡眠障碍、行为改变。

【妊娠期安全等级】C。

【禁忌与慎用】

1. 对本品任何组分过敏者禁用。

2. 活动性肝病或持续 ALT 升高≥3×ULN 者禁用。

3. 12 岁以下儿童禁用。

4. 酗酒、轻度肝功能不全（ALT升高<3×ULN）及有肝疾病史者慎用。

5. 哺乳期妇女慎用。

【药物相互作用】

1. 本品与茶碱同服，可导致茶碱的稳态清除率明显降低（约 50%），AUC 约为原来的 2 倍，C_{max} 升高（约 73%），茶碱的清除半衰期增加约 24%。同样，茶碱导致的不良反应与单一用药相比更加频繁。

2. 本品与华法林同服，可使 *R*-华法林的清除率降低 15%，AUC 增加 22%，*S*-华法林的药动学不受影响。这些药动学的变化可伴有明显的凝血酶原时间增加。

3. 本品与普萘洛尔同服，可使普萘洛尔的血药浓度明显增加，清除率下降约 42%，使普萘洛尔的

C_{max}、AUC 和清除半衰期分别增加 52%、104%和 25%。尚未进行正式的本品与其他β受体阻滞剂的相互作用研究。

4. 本品与泼尼松、炔雌醇（口服避孕药）、已知经 CYP3A4 代谢的药物、地高辛、苯妥英、柳氮磺吡啶和萘普生之间没有明显的相互作用。不过，尚未进行正式的本品与 CYP3A4 抑制剂（如酮康唑）之间相互作用的研究。

【剂量与用法】2 片/次，2 次/日，早、晚餐后 1h 内口服。整片吞服，请勿嚼碎、掰开或压碎。

【用药须知】

1. 用药前应详细告知医师患者的用药史、过敏史和疾病史，尤其是有肝疾病和酗酒者。

2. 本品用于哮喘的长期治疗，即使在哮喘缓解期也应遵照医嘱定期服用。

3. 本品非支气管扩张剂，哮喘急性发作，包括哮喘持续状态请勿使用。

4. 服用本品时除非医师建议，否则请勿自行停用或者减少其他平喘药的剂量。漏服本品后按原计划继续服用，请勿擅自将剂量加倍。

5. 使用本品的患者应备有短效的、经口吸入的拟交感神经药（如沙丁胺醇）以防哮喘急性发作。

6. 使用本品期间，如果 24h 内短效支气管扩张剂使用频率或者用量高于平时，应就诊。

7. 使用茶碱的患者开始使用本品后，应将茶碱的剂量减少一半，并注意监测茶碱的血药浓度。同理，使用本品的患者若使用茶碱治疗，应根据茶碱的血药浓度调整剂量和给药间隔时间。

8. 本品与华法林同服，应注意监测凝血酶原时间或其他凝血试验，建议适当地调整华法林的剂量。

9. 本品与普萘洛尔同服可使心率减慢，因此，应注意加强监测并根据需要调整普萘洛尔的剂量。本品与其他β受体阻滞剂合用也应注意监测。

10. 使用本品期间可见一项或多项肝酶升高和胆红素升高。这些异常可进展至临床上明显的肝损害，继续用药可保持不变和消失，一般多在用药 3 周内发生。ALT 通常是预测肝损害最敏感的指标。用药前及用药期间应定期监测肝功能，一般在用药前及用药开始的 3 个月每月检查 ALT，继后每 2～3 个月检查 1 次。如果出现肝功能受损的症状和(或)体征（如右上腹疼痛、恶心、疲乏、嗜睡、瘙痒、黄疸或流感样综合征），或者氨基转移酶升高>5×ULN，应停用本品直至氨基转移酶恢复正常。

11. 本品可导致肝损害，用药期间应限制摄入含乙醇的饮料。

12. 本品可导致睡眠异常和行为改变（如抑郁、焦虑、激越、攻击行为、易怒、自杀想法和行为）等精神方面的不良反应，患者用药期间应注意观察，如果发生上述不良反应，应告知医师，这些患者如需继续用药应仔细权衡利弊。

13. 孕妇使用本品尚无适当的设计良好的对照试验，只在潜在的益处大于可能对胎儿的危险的情况下，方可在妊娠期间使用本品。

14. 研究表明本品及其代谢物可经大鼠乳汁分泌，人类是否经乳汁分泌尚不清楚。不过由于动物研究表明本品具有潜在的致肿瘤性，因此，哺乳期妇女必须考虑母亲用药的必要性，并在停止哺乳和停药之间做出选择。

15. 12 岁以下儿童使用本品的安全性和有效性尚未建立。

16. 速释型制剂研究亚组分析表明，≥65 岁的老年人发生 ALT 升高风险更大。本品的亚组分析则未见明显区别。研究表明老年人药动学和年轻人相似。

17. 老年女性，尤其是肝功能不全时对本品更敏感。

18. 肾功能不全患者和接受血液透析者不必调整剂量。

19. 关于本品过量的经验有限，透析不能清除本品。本品过量后应根据需要给予对症支持治疗。可通过催吐和洗胃清除未吸收的药物，注意保持气道畅通。

【制剂】片剂：600mg。

【贮藏】20～25℃下遮光保存。短程携带允许 15～30℃。

美泊利珠单抗（mepolizumab）

别名：Nucala。

本品为拮抗 IL-5 的单抗，是采用中国仓鼠的卵巢细胞通过 DNA 技术产生的，分子量 149kDa。

【药理学】IL-5 是嗜酸性粒细胞生长、增殖、补充、活化和生存的关键细胞因子。本品与表达于嗜酸性粒细胞表面的 IL-5 受体复合物的α链结合后，可抑制 IL-5 的生物活性。本品与 IL-5 的解离常数为 100pM。炎症在哮喘发作的病理过程中非常重要，多种细胞（肥大细胞、嗜酸性粒细胞、中性粒细胞、巨噬细胞、淋巴细胞）和调节因子（组胺、花生酸类、白三烯、细胞因子）参与炎症过程。本品通过阻滞 IL-5 的信号传导，抑制嗜酸性粒细胞的增殖和生存。本品用于治疗哮喘的确切机制尚不清楚。

【药动学】

1. 吸收　皮下注射本品后，剂量为 12.5～250mg 时与药动学参数成正比。在上臂皮下注射后，生物利用度约为 80%，每 4 周皮下注射 1 次，达稳态后蓄积率为 2 倍。

2. 分布　体重为 70kg 的哮喘患者，分布容积为 3.6L。

3. 代谢　本品为 IgG1 单抗，在体内可广泛被蛋白水解酶降解。

4. 消除　本品的 $t_{1/2}$ 为 16～22d，体重为 70kg 的哮喘患者，其清除率为 0.28L/d。

【适应证】 作为一种附加维持疗法，用于≥12 岁患者的重度嗜酸性粒细胞性哮喘的治疗。

【不良反应】

1. 临床试验中发现的不良反应包括头痛、注射部位反应、腰痛、疲乏、流感样表现、尿路感染、上腹痛、瘙痒、肌肉痉挛、湿疹。

2. 少见的不良反应包括过敏性鼻炎、无力、支气管炎、膀胱炎、头晕、呼吸困难、耳感染、肠胃炎、下呼吸道感染、骨骼肌痛、鼻充血、鼻咽炎、恶心、咽炎、发热、皮疹、牙痛、病毒感染、呕吐。

3. 本品还可导致过敏反应和抗体生成。

【妊娠期安全等级】 动物实验有致畸性。

【禁忌与慎用】

1. 对本品过敏者禁用。

2. 尚未明确本品是否可经乳汁分泌，哺乳期妇女应权衡本品对其的重要性，选择停药或停止哺乳。

3. ≤12 岁儿童用药的安全性和有效性尚未确定。

【药物相互作用】 与抗肿瘤药、免疫抑制药合用可增强本品的免疫抑制作用。

【剂量与用法】

1. 本品仅供皮下注射，可注射于上臂、大腿及腹部，剂量为 100mg，每 4 周 1 次。

2. 本品的注射剂安瓿中加入 1.2ml 注射用水，轻轻旋转安瓿使充分溶解，如使用旋流器，时间不应超过 10min，不可超过 450 转/分。溶解后的溶液为 100mg/ml。

【用药须知】

1. 使用本品时可发生过敏反应，甚至可在使用后几天才发生，如发生，应停药。

2. 本品不可治疗哮喘的急性发作，使用本品如出现症状恶化，应就医，采取其他治疗措施。

3. 本品会增加包括带状疱疹病毒在内的病毒感染的概率，可考虑在使用本品前接种病毒疫苗。

4. 本品治疗开始后，不可突然停用皮质激素，包括吸入性皮质激素，如停用皮质激素，应在医师指导下逐渐停用。

5. 嗜酸性粒细胞可能参与一些寄生虫感染的免疫反应，临床试验中排除了蠕虫感染的患者，应在开始使用本品治疗前，先治疗寄生虫感染。寄生虫感染的患者如对本品无效应，应停止治疗，先治疗寄生虫感染。

【制剂】 注射剂（粉）：100mg。

【贮藏】 遮光贮于 25℃以下，严禁冷冻。

瑞思利珠单抗（reslizumab）

别名：Cinqair。

本品为人白细胞介素-5（IL-5）单克隆抗体（IgG4κ），是通过 DNA 技术而由小鼠骨髓 NS0 细胞表达产生的，分子量为 147kDa。

【用药警戒】 本品可导致严重的，甚至危及生命的超敏反应，输注本品后医护人员应观察患者一段时间。在输注过程中如发现过敏反应的症状和体征，应立即停止输注。

【药理学】 IL-5 是嗜酸性粒细胞生长、增殖、动员、活化而生存的关键细胞因子。本品与 IL-5 结合的解离常数为 81pmol/L。本品通过与表达于嗜酸性粒细胞表面的 IL-5 的受体复合物α链结合而抑制 IL-5 的生物活性。炎症是哮喘病理过程中的重要部分。多种炎症细胞（如肥大细胞、嗜酸性粒细胞、中性粒细胞、巨噬细胞、淋巴细胞）和介质（如组胺、花生酸类、白三烯、细胞因子）均参与该炎症过程。本品可抑制嗜酸性粒细胞的生殖和生存，但确切的作用机制尚未完全明确。

【药动学】 静脉输注本品结束后，其血药浓度可达峰值，之后以双相方式降低。多次给药后，本品的蓄积率为 1.5～1.9 倍。本品的分布容积为 5L，表明其很少分布于血管外。本品在体内被蛋白分解酶分解成多肽和氨基酸。清除率为 7ml/h，$t_{1/2}$ 为 24d。

【适应证】 辅助用于≥18 岁嗜酸性粒细胞增多型严重哮喘患者的维持治疗。

【不良反应】 本品的不良反应主要为超敏反应、口咽痛、肌酸磷酸激酶升高、胸痛、颈痛、肌肉痉挛、四肢痛、肌无力、骨骼肌痛。

【禁忌与慎用】

1. 对本品过敏者禁用。

2. 本品可增加先兆子痫和早产的风险，孕妇慎用。

3. 动物实验显示，本品可经乳汁分泌，哺乳期妇女应权衡利弊后使用。

4. ＜18 岁的儿童用药的安全性及有效性尚未明确。

【剂量与用法】 本品的推荐剂量为 3mg/kg，加入 0.9%氯化钠注射液 50ml 中，经 20～50min 静脉输注。配制时不可振摇，以免起泡，推荐使用 0.2μm 的低蛋白结合滤器。配制后应立即使用。

【用药须知】

1. 本品不适用于其他类型的哮喘，也不能用于缓解急性哮喘发作或恶化的症状。本品仅能静脉输注，不可静脉注射。

2. 临床试验中，有 1 例患者新发恶性肿瘤。

3. 使用本品后，不能突然停用全身使用的或吸入的皮质激素，如情况允许，可在医师指导下逐步停用。

4. 嗜酸性粒细胞升高可能与寄生虫感染有关，如果患者存在寄生虫感染，且对抗寄生虫治疗无反应，应停止本品治疗，先治疗寄生虫感染。

【制剂】 注射剂：100mg/10ml。

【贮藏】 遮光，贮于 2～8℃。禁止冷冻和振摇。

9.4　其他（others）

奥马珠单抗（omalizumab）

别名：Xolair。

本品为基因重组人源化 IgG 单克隆抗体。

【药理学】 本品是将中国仓鼠卵巢细胞组织混悬液在含有庆大霉素的培养基里培养而得到的基因重组人源化 IgG 单克隆抗体，能选择性地与人免疫球蛋白 E 结合，抑制 IgE 与高亲和力的 IgE 受体（FcεRI）在肥大细胞和嗜碱性粒细胞表面的结合，从而减少过敏性介质的释放。在特异反应性患者中还能减少 FcεRI 的数量。本品的作用有以下特点：①与游离 IgE 结合，不与 IgG 和 IgA 结合；②阻断 IgE 与其高亲和力受体结合；③不与结合在肥大细胞或嗜碱性粒细胞上的 IgE 结合；④抑制 IgE 培养细胞合成 IgE。

【药动学】 本品静脉给药后 1～2h，血浆 IgE 开始下降，单次或多次静脉给药，血浆 IgG 显著抑制的持续时间均为 2～4 周。静脉给予 2mg/kg 负荷剂量后，在第 7 天、第 14 天、第 28 天、第 56 天和第 70 天给予 5 次 1mg/kg，2 周内均达到 C_{ss}（＞300 000ng/ml），皮下给药 7～8d 可达 C_{max}，如在第 1 天、第 7 天和第 14 天给予 0.15mg/kg，每 2 周给予相同剂量的治疗方案，达 C_{ss} 的时间也出现在 2 周内（C_{ss} 约为 2000ng/ml）。皮下给药后 V_d 为 78ml/kg，生物利用度为 62%。能否进入乳汁尚不清楚。总 CL 为 2.4ml/kg，$t_{1/2}$ 为 20～26d。

【适应证】

1. 用于治疗成人和 12 岁以上儿童的哮喘。

2. 对气喘性致敏原呈皮肤阳性反应，吸入性皮质激素不能控制这些中重度持续性哮喘症状时，本品能减少这些患者哮喘加重的发生率。

【不良反应】

1. 严重的不良反应可见恶性肿瘤、过敏反应、皮炎、瘙痒。

2. 注射部位反应：损伤、发热、发红、烧灼感、刺激感、蜂窝形成、疼痛、发炎、硬结，多在用药后 1h 发生，一般持续 8h。

3. 还可发生头晕、耳痛、关节痛、腿痛、腰痛、病毒感染、上呼吸道感染、鼻窦炎和咽炎。

【妊娠期安全等级】 B。

【禁忌与慎用】

1. 对本品或其他抗体制剂过敏者。

2. 急性支气管痉挛或哮喘持续状态患者慎用。

3. 肝肾功能不全患者慎用。

4. 尽管孕期安全等级为 B，但因本品可引起较重的不良反应，故不推荐孕妇使用本品。

5. 12 岁以下儿童的用药安全性和有效性尚未确定。

6. 哺乳期妇女使用时，应暂停哺乳。

【药物相互作用】 尚无资料可依。

【剂量与用法】

1. 过敏性哮喘　中重度病例可静脉给予本品 2.5μg/kg 或 5.8μg/kg[按血清 IgE 的水平(ng/ml)计]，同时口服和（或）吸入皮质激素。其中，第 1 天、第 2 天、第 4 天给予半量，继后每 2 周给予全量 1 次，共 20 周；对于气喘性致敏原呈皮肤阳性反应，而吸入性皮质激素又不能控制这些具有中重度持续性哮喘症状的患者，推荐皮下给予 150～375mg/次，每 2～4 周 1 次。

2. 过敏性鼻炎　①常年性鼻炎：皮下给予 16μg/kg[按血清 IgE 的水平（U/ml）计]，每 4 周皮下注射 1～2 次。②季节性鼻炎：皮下给予 150～300mg，每 3～4 周 1 次，用药次数依据血清总 IgE 而定（IgE 水平＞150U/ml 时，每 3 周 1 次；IgE 水平为 30～150U/ml 时，每 4 周 1 次）。

【用药须知】

1. 本品不能制止严重哮喘的加重，故不能用于严重支气管哮喘或其持续状态。以本品换用激素时，不能突然停用激素，应逐渐减量。

2. 本品一定要在医师的指导下使用，以保证安全。

3. 配制的溶液以单次使用为宜，在 2～8℃下可保存 8h，室温下可保存 4h。

【制剂】注射剂：202.5mg（在其标准配制方法后得到的有效剂量为 1.2ml，即 150mg）。

【贮藏】遮光，2～8℃保存。运输途中应在 30℃以下。

卡法坦特（calfactant）

别名：Infasurf。

本品是灭菌、非致热的肺表面活性剂，为仅供气管内滴入的混悬液。

【药理学】内源性肺表面活性剂是有效通气必不可少的，因为它能缓解肺的表面紧张度，从而稳定肺泡的功能。肺表面活性剂的缺少是引起早产婴儿呼吸窘迫综合征的原因。本品具有恢复这类婴儿肺表面活力的作用。给小羊滴入本品后，少于 30% 的药物出现在小羊的肺内膜里。

【适应证】预防早产婴儿呼吸窘迫综合征。

【不良反应】大多数不良反应都是在使用本品滴入气管的过程中发生的，如发绀、气道阻塞、心动过速、药物进入气管内导管时引起的反射等。

【禁忌与慎用】

1. 对本品过敏者禁用。

2. 早产儿伴有呼吸暂停、动脉导管未闭、颅内出血、脓毒症、肺漏气、间质性肺气肿、坏死性小肠结肠炎的，对症处理后，应慎用本品。

【剂量与用法】

1. 本品必须由对早产婴儿呼吸窘迫综合征处理富有经验的儿科医师使用。

2. 在迅速提高血氧合作用，改善肺的顺应性后即可滴入本品。

3. 严密监护，调节合适的供氧和通气压力。

4. 按出生体重计，每次剂量给予 3ml/kg，每 12 小时给药 1 次，共用 3 次。

【用药须知】

1. 本品为混悬液，用前必须轻轻旋转，使之重新混匀，但不可剧烈振摇。

2. 本品未用前应贮于冰箱内（2～8℃），垂直存放。当本品从冰箱中取出时，应在纸盒上标明日期和时间。用前不必加温，已置于室温下的本品如果未用，在取出后 24h 内仍可再放入冰箱里保存。本品从冰箱里取出后不应超过 24h，也不可超过 1 次地放回冰箱。不应反复在室温下升温，每一小瓶药物只供一次使用，未用完的药液应弃之。小瓶中的微粒和泡沫是正常的，不必振摇。

3. 本品通过侧边的接合口注入气管内导管。2 名护理者分立两侧，1 名负责滴药，另 1 名监护患者，协助体位。

4. 一次单剂量（3ml/kg）应分成两个相等的半量（1.5ml/kg），当每个半量给完之后，体位应侧向右或侧向左（两侧交换体位）。在给药的同时，于每个半量的给药时间内持续通气相当于 20～30 次呼吸。

5. 在药物滴入气道期间，如发生心动过缓、对药物进入气管内导管时引起的反射、气道阻塞、发绀、气管内导管移位、通气不足，应停止滴药，采取有效的干预措施，以稳定婴儿的病情和状况，然后才能恢复滴药。在滴入期间，有气道阻塞表征时，气管内抽吸或重新插管是必要的。

【制剂】混悬液：3ml，6ml。

【贮藏】贮于 2～8℃。

α_1-蛋白酶抑制剂（α_1-proteinase inhibitor）

别名：Aralast。

本品为丝氨酸蛋白酶抑制剂。

【药理学】

1. 本品在肺部具有抑制丝氨酸蛋白酶[如嗜中性白细胞弹性蛋白酶（neutrophil elastase，NE）]的作用。这类酶长期存在于肺，能够降解肺泡壁中的蛋白质成分。在正常的肺里，α_1-蛋白酶抑制剂（一种蛋白酶抑制剂，α_1-PI）对下呼吸道提供了超过 90% 的对抗 NE 的作用。α_1-PI 缺乏症是一种常染色体等显性遗传性疾病，其特征是在血清和肺长期处于低水平的α_1-PI。严重缺乏时，常伴随着缓慢进展、中重度的弥漫性阻塞性肺气肿，大多数在 30～40 岁时发病，导致患者的寿命显著低于预期寿命。

2. 在α_1-PI 缺乏者的下呼吸道里，嗜中性粒细胞长期处于释放抗 NE 的低水平，几乎起不到保护作用，从而导致肺内蛋白酶/蛋白酶抑制剂的失衡。与α_1-PI 缺乏有关的肺气肿以肺的下叶尤为典型。据悉，这种疾病的发生是由于下呼吸道里α_1-PI 的量过少，不足以抑制 NE。这种失衡状态会导致肺实质结缔组织的破坏。

【适应证】

1. 用于先天性α_1-蛋白酶抑制因子缺乏症。

2. 用于先天性α_1-PI 缺乏且临床上有明显肺气肿患者的长期加强治疗。

【不良反应】

1. 最常见的有咽炎、头痛、咳嗽、鼻窦炎、疼痛、皮疹、腰痛、病毒感染、外周水肿、肿胀、眩晕、嗜睡和哮喘。

2. 与输注有关的不良反应有寒战、发热、血管扩张、眩晕、瘙痒、皮疹、视力障碍、胸痛、咳嗽加重和呼吸困难。

3. 有1.1%患者使用本品后ALT或AST显著上升（大于 2 倍正常上限值），甚至达到 3.7 倍正常上限值。氨基转移酶的上升是短暂的，持续 3 个月或者更短时间。

【妊娠期安全等级】C。

【禁忌与慎用】

1. 本品禁用于有抗体选择性对抗IgA 的 IgA 缺乏患者（IgA＜15mg/dl），可能会出现严重的过敏反应。

2. 哺乳期妇女慎用本品。

3. 未在儿童中确定本品的安全性和疗效。

【药物相互作用】不推荐本品与其他药物联合使用。

【剂量与用法】

1. 推荐剂量为 60mg/kg，每周 1 次，静脉输注。给药速度不宜超过 0.08ml/（kg·min）。

2. 本品配制后，室温下 3h 内必须使用，以免偶然污染而产生不良后果。

【用药须知】

1. 本品仅供静脉输注。

2. 不要将本品用于治疗没有确定为先天性α_1-PI 缺乏症的肺病患者。

3. 目前还未进行动物生殖研究，尚不清楚孕妇用药是否会引起胎儿损害及本品是否会影响生殖能力。

4. 由于α_1-蛋白酶抑制因子来源于人的血浆，因此有感染多种传染病的风险。

5. 本品应单独给药，不可与其他药物或供稀释的溶液混合使用。

6. 如果发生过敏或者严重的类过敏反应，要立即中止输注，并给予肾上腺素和其他干预措施。

7. 发生不良事件，应立即减慢滴速或者中止输注，直到症状消退。然后，以患者能耐受的速度重新开始输注药液。

8. 在整个用药期间，应持续监测生命体征，仔细观察患者。

【制剂】注射剂：0.5g/25ml，1.0g/50ml。附有适量的灭菌注射水，同时附有一个灭菌的双头流通针头和一个灭菌的 20μm 的过滤器。

【贮藏】贮于 2～8℃，不可冷冻。用前将本品从冰箱中取出，在＜25℃下贮存。从冰箱中取出的本品必须在 1 个月内使用。

伊伐卡夫特（ivacaftor）

别名：Kalydeco。

本品为囊性纤维化跨膜传导调节（cystic fibrosis transmembrane conductance regulator）增效剂。

【CAS】873054-44-5。

【ATC】R07AX02。

【理化性状】

1. 本品为白色至类白色粉末，在水中几乎不溶。

2. 化学名：N-（2,4-di-*tert*-butyl-5-hydroxyphenyl）1,4-dihydro-4oxoquinoline-3- carboxamide。

3. 分子式：$C_{24}H_{28}N_2O_3$。

4. 分子量：392.49。

5. 结构式如下：

【药理学】本品是 CFTR 蛋白的增效剂。CFTR 蛋白存在于人体许多器官内上皮细胞表面的一种氯离子通道中。本品通过增强 G551D-CFTR 蛋白的通道开放概率[或门控选通（gating）]增加氯离子的转运。

【药动学】

1. 吸收　与脂肪餐同服，本品的暴露量可增加 2～4 倍。餐后服用本品 150mg，其 T_{max} 约为 4h，AUC 和 C_{max} 分别为（10 600±5260）（ng·h）/ml 和（768±233）ng/ml。每 12h 服 150mg，3～5d 后达稳态，蓄积率为 2.2～2.9。

2. 分布　本品的蛋白结合率约 99%，主要与α_1-酸性糖蛋白和白蛋白结合。每 12 小时 服 150mg，7d 后，表观分布容积为（353±122）L。

3. 代谢　本品在体内主要经 CYP3A 被广泛代谢，其代谢产物 M1 和 M6 的作用分别为原药的 1/6 和 1/50。

4. 排泄　本品主要以代谢产物的形式随粪便排泄，其中 M1 占给药剂量的 22%，M6 占 43%。随尿排泄的原药可忽略不计。单剂量服用后，本品的 $t_{1/2}$ 约为 12h。清除率为 (17.3 ± 8.4) L/h。

【适应证】用于治疗年龄 ≥2 岁的儿童及成人 CFTR 基因中存在突变的囊性纤维化。

【不良反应】

1. 临床试验中常见的不良反应包括头痛、口咽痛、上呼吸道感染、鼻塞、腹痛、腹泻、鼻咽炎、皮疹、恶心、头晕等。

2. 少见鼻炎、肝酶升高、血糖升高、关节痛、肌痛、胸痛、窦性头痛、咽部红斑、胸膜痛、哮喘、鼻窦充血、痤疮。

【妊娠期安全等级】B。

【禁忌与慎用】

1. 不推荐重度肾功能不全或终末期肾病患者使用。

2. 动物实验显示，本品可经乳汁分泌，哺乳期妇女慎用。

3. 6 岁以下儿童应用本品的安全性和有效性尚未确定。

【药物相互作用】

1. 本品为敏感的 CYP3A 的底物，酮康唑可使本品的 AUC 升高 8.5 倍。与强效 CYP3A 抑制剂（伊曲康唑、泊沙康唑、伏立康唑、克拉霉素、泰利霉素）合用时，应降低剂量。

2. 氟康唑可使本品的 AUC 升高 3 倍。与中效 CYP3A 抑制剂（如红霉素）合用时，应降低剂量。

3. 服用本品期间应避免服用葡萄柚汁和酸橙。

4. 强效 CYP3A 诱导剂可明显降低本品的暴露量，应避免与之合用。

5. 本品及其代谢产物 M1 可抑制 CYP3A 和 P-糖蛋白的活性，可使地尔硫草的暴露量升高 1.5 倍，使地高辛的暴露量升高 1.3 倍。本品应慎与 CYP3A 和 P-糖蛋白的底物合用，如地高辛、环孢素、他克莫司，并密切监测。

【剂量与用法】

1. 6 岁以上儿童及成人，口服 150mg，每 12 小时 1 次，脂肪餐后服。

2. 中度肝功能不全者，口服 150mg，1 次/日；重度肝功能不全者，口服 150mg，1 次/日或延长服药间隔。

3. 正在服用中效 CYP3A 抑制剂（如氟康唑）的患者，本品的剂量应降低至 150mg，1 次/日；正在服用强效 CYP3A 抑制剂（如酮康唑）的患者，本品的剂量应降低至 150mg，每周 2 次。

【用药须知】

1. 本品可引起肝酶升高，建议服用本品的第 1 年内每 3 个月检查 1 次肝功能。

2. 如果用药期间出现 ALT 或 AST 升高至正常上限的 5 倍，应暂停用药。恢复后是否重新开始用药，应权衡利弊后再做决定。

【制剂】片剂：150mg。

【贮藏】贮于 20～25℃，短程携带允许 15～30℃。

猪肺磷脂（poractant alfa）

别名：固尔苏、Curosurf。

本品由猪的肺表面活性物质制得，主要含有磷脂和 1%～2% 的特异疏水性低分子蛋白 SP-B 和 SP-C。

【药理学】

1. 肺表面活性物质是以磷脂和特异性蛋白质为主要成分的混合物质，分布于肺泡内表面。其主要功能是降低肺表面张力。肺表面活性物质降低表面张力的特性对于维持肺泡稳定、避免肺泡在呼气末萎陷、维持整个通气循环有充分的气体交换必不可少。

2. 无论何种原因所致肺表面活性物质缺乏而导致的早产婴儿严重的呼吸衰竭都被称为呼吸窘迫综合征（RDS）或肺透明膜病（HMD）。RDS 是早产儿急性发病和死亡的主要原因，也会造成长期呼吸和神经系统后遗症。

3. 气管内滴入外源性表面活性物质，可替代性弥补内源性肺表面活性物质的缺乏。本品的表面活性有助于其在肺内均匀分布，沿肺泡的气液交界面展开。本品治疗表面活性物质缺乏的生理和治疗作用已经在不同的动物模型上得到了证实。

经剖宫产分娩并立即处死的早产胎兔立即使用本品后肺扩张有明显的改善。

早产新生兔接通 100% 氧气，经气管插管给予本品，与对照动物相比，潮气量和肺胸顺应性有明显改善。

早产新生兔用本品治疗（维持约 10mg/kg 的标准潮气量）可以将肺-胸系统顺应性提高到和成熟新生动物相似的水平。

4. 早产新生儿用单剂量本品（1.25～2.5ml/kg，等于 100～200mg/kg），氧合有快速明显的提高，吸入氧浓度（FiO_2）降低，而动脉氧分压（PaO_2）、PaO_2/FiO_2 和动脉/肺泡氧分压（a/APO_2）之比提高；病死率和主要肺部并发症的发生率降低。第 2 次或第 3 次给药 100mg/kg 可以进一步降低气胸的发生率和病死率。

【药动学】气管内给药后，本品主要存留在肺内，用 ^{14}C 标记的二棕榈酰磷脂酰胆碱测定其在新生兔体内的 $t_{1/2}$ 为 67h。给药后 48h，在血浆和肺以外的器官中仅有微量的表面活性磷脂。

【适应证】治疗和预防早产婴儿的呼吸窘迫综合征。

【不良反应】

1. 罕见肺出血，但有时是早产儿致命的并发症，发育越不成熟的早产儿发病率越高。无任何证据表明使用本品能增加该事件的危险性。

2. 少见心动过缓、低血压、低氧饱和度、暂时性的脑电活动减弱。

【剂量与用法】

1. 抢救治疗　推荐剂量为一次 100～200mg/kg（1.25～2.5ml/kg）。如果婴儿还需要辅助通气和补充氧气，则可以每隔 12h 再追加 100mg/kg（最大总剂量：300～400mg/kg）。建议一经诊断为 RDS，尽快开始治疗。

2. 预防　出生后（15min 内）尽早给予 100～200mg/kg。第一次给药后 6～12h 可以再给 100mg/kg，然后如果发生了 RDS 需要机械通气，间隔 12h 给药（最大总剂量：300～400mg/kg）。

3. 用法

（1）本品开瓶即用，贮藏在 2～8℃冰箱里。使用前将药瓶升温到 37℃。轻轻上下转动，勿振摇，使药液均匀。

（2）用无菌注射器吸取药液，直接通过气管内插管将药液滴注到下部气管，或分成 2 份分别滴注到左、右主支气管。

（3）为了有利于均匀分布，手工通气约 1min，氧气百分比和给药前相同。然后将婴儿与呼吸机重新连上，根据临床反应和血气的变化适当调整呼吸机参数。以后给药也按同样的方法。给予本品后不需要辅助通气的婴儿可以不连到呼吸机上。

（4）给药后，一般会观察到 PaO_2 或氧饱和度立即升高，因此，建议密切观察血气。建议连续监测经皮氧分压或氧饱和度以避免高氧血症。

【用药须知】

1. 本品只能在医院内，由对早产婴儿的护理和复苏训练有素、经验丰富的医师使用。院内应该有适当的通气和 RDS 婴儿的监护设备。

2. 婴儿如果在长时间破膜（超过 3 周）后分娩，可能肺部发育不良和对外源性表面活性物质反应不佳，所以在使用本品时应特别小心。

3. 应保证婴儿的一般状况稳定。纠正酸中毒、低血压、贫血、低血糖和低体温。

4. 用药后偶然会出现气管内插管被黏液阻塞；很少报道有心动过缓、低血压、低氧饱和度。出现这些症状须中断治疗并采取适当的措施。等婴儿情况稳定后仍可以在适当监护下使用本品。

5. 用药后胸部扩张很快得到改善，需要及时减少吸入峰压，而不必等待血气分析的结果。

6. 预防用药只有在有完善的新生儿监护措施并在持续监控和护理下给予，还要符合下列条件。

（1）妊娠小于 26 周的新生儿推荐预防用药。

（2）妊娠在 26～28 周的新生儿，如生前母亲未使用过皮质激素，推荐立即预防应用；如出生前母亲使用过皮质激素，只有在 RDS 发生的情况下使用表面活性剂。

（3）考虑到妊娠小于 28 周的危险因素，在有以下 2 项或多项 RDS 危险因素存在的情况下也推荐使用预防用药：围生期窒息、出生时需要插管、母亲糖尿病、多胎妊娠、男性、家族有 RDS 易患因素、剖宫产。

（4）妊娠在 29 周或以上的新生儿，只有在 RDS 发生的情况下才使用本品。

7. 使用外源性表面活性剂治疗后，如果肺功能改善，可以在有足够设施的情况下使用经鼻的持续气道正压（nCPAP）。

8. 使用表面活性物质可以减轻 RDS 的严重程度，或降低其发病率，但是早产婴儿可能因发育不全而有其他并发症，因此，不可能完全消除与早产有关的病死率和发病率。

9. 万一过量时，如果对婴儿的呼吸、通气或氧合作用有明确不良的影响，应尽量吸出药液。同时给予支持疗法，并特别要注意水和电解质平衡。

【制剂】溶液剂：240mg/3ml。

【贮藏】遮光，贮于 2～8℃，首次抽吸后残余药液不要再次使用。复温后的药瓶不要重新放回冰箱。

牛肺表面活性剂（calf pulmonary surfactant）

别名：珂立苏。

本品是从健康新生小牛肺中分离提取的肺表面活性物质，主要组分包括磷脂、胆固醇、三酰甘油、游离脂肪酸和少量肺表面活性物质蛋白（SP-B和 SP-C），其中总磷脂不少于 80%，卵磷脂不少于 55%，蛋白含量 1%～2%。

【药理学】本品主要作用是降低肺泡气-液界面表面张力，保持肺泡稳定，防止肺不张。据文献报道，在伴有呼吸障碍的早产儿，肺表面活性物质有使肺泡扩张和稳定的作用，可改善肺顺应性和气体交换。

【药动学】由于肺表面活性物质是动物体内固有的，是成分十分复杂的物质，且主要在肺泡表面起作用，难以在动物体内进行药动学研究。据文献资料表明，肺泡池表面活性物质清除途径有多种可能，其中相当一部分被肺泡 II 型细胞摄取，进入板层小体重新利用，其生物半衰期在不同情况下差异较大，肺泡池卵磷脂全部更新时间为 3～11h。本品滴入气管后，部分在肺泡内发挥作用，其他则进入肺组织进行再循环，再利用。其代谢主要在肺内，基本上不进入体内其他部分进行代谢。本品的肺内清除按一级动力学进行。

【适应证】治疗和预防早产婴儿的呼吸窘迫综合征。

【不良反应】

1. 给药过程中因一过性气道阻塞可有短暂的血氧下降和心率、血压波动，发生不良反应时应暂停给药，给予相应处理，病情稳定后再继续给药。

2. 根据临床试验，本品给药过程中由于气道部分阻塞发生临床症状者共占 33.3%，其中发生一过性发绀 21.1%、呛咳 8.8%、呼吸暂停 3.5%。以上症状在药液注射完毕，手控通气 1min，药物分布于肺泡内后即消失，未见过敏反应及其他不良反应。

【禁忌与慎用】本品不适用于孕妇、哺乳期妇女及老年人用药。

【药物相互作用】早产儿的母亲产前应用糖皮质激素，可促进肺结构和功能的成熟，增加肺表面活性物质的分泌，提高本品的治疗效果。

【剂量与用法】

1. 本品仅能用于气管内给药。要在出现 RDS早期征象后尽早给药，通常在患儿出生后 12h 以内，不宜超过 48h，给药越早效果越好。

2. 推荐剂量为 70mg/kg（出生体重），给药剂量应根据患儿具体情况灵活掌握，首次给药范围可在 40～100mg/kg（出生体重），多数病例如能早期及时用药，70mg/kg 即可取得良好效果；病情较重，胸部 X 线片病变明显，动脉血氧分压较低，或有并发症的病例，偏大剂量可能有更好效果。

3. 应用前检查药品外观有无变色，每支加 2ml注射用水，将药品复温到室温（可在室温放置 20min或用手复温），轻轻振荡，勿用力摇动，使成均匀的混悬液，若有少量泡沫属正常现象。按剂量抽吸于 5ml 注射器内，以细塑料导管经气管插管注入肺内，插入深度以刚到气管插管下口为宜。总剂量分4 次，按平卧、右侧卧、左侧卧、半卧位顺序注入。每次注入时间为 10～15s，注入速度不要太快，以免药液呛出或堵塞气道，每次给药间隔加压给氧（频率 40～60 次/分）1～2min（注意勿使气量过大以免发生气胸），注药全过程约 15min。给药操作应由 2 名医务人员合作完成，注药过程中应密切监测患儿呼吸循环情况，肺部听诊可有一过性少量水泡音，不必做特殊处理。给药后 4h 内尽可能不要吸痰。

多数通常只应用 1 次即可，如患儿呼吸情况无明显好转，需继续应用呼吸机，明确呼吸衰竭是由RDS 引起，必要时在第一次用药后 12～24h（至少6h）可应用第 2 次，重复给药最多应用 3 次，剂量与首次给药相同。

【用药须知】

1. 本品仅可用于气管内给药，用药前患儿需进行气管插管。

2. 本品的应用要在有新生儿呼吸急救经验的医师指导下进行，并严格遵守有关新生儿急救规范的操作规程。本品的应用只有在完善的新生儿综合治疗和有经验的呼吸急救工作基础上才能成功，特别是呼吸机的准确应用。

3. 为使本品的混悬液均匀，加水后有时需振荡较长时间（10min 左右），但勿用强力，避免产生过多泡沫，但有少量泡沫属正常现象。注意勿将混悬液中的小颗粒注入气管，可用 4 号细针头吸取药液。

4. 给药前要拍胸部 X 线片证实气管插管的位置适中，勿插入过深，以防药液只流入右侧，同时要保持气道插管的通畅，必要时予以吸引。

5. 准备用本品治疗的 RDS 患儿，给药前应用呼吸机的参数宜偏低，注意压力勿过高，因表面活性物质缺乏的肺，肺组织很容易因强制性扩张而受损伤。给药后呼吸机的调节视病情而定，呼吸频率在 40～60 次/分，吸气时间 0.5s 左右。

6. 给药后的肺顺应性（几分钟到 1h）很快就会好转，应及时检查血气，调整呼吸机参数（压力、氧浓度），以免通气过度或血氧过高。

7. 肺表面活性剂治疗不能解决 RDS 患儿的所有问题，影响疗效的因素较多。据统计，应用肺表面活性剂治疗的 RDS 患儿 50%～75%有即刻持久反应，10%～20%有暂时效果，另外 15%～25%对治疗无反应，特别是极低体重患儿，窒息患儿常见仅具有暂时效果。肺成熟度除肺表面活性物质外尚有肺血管和肺结缔组织等方面问题。此外，给药开始的时间、剂量、呼吸机的调节及产前母亲是否应用激素都会影响治疗效果。

8. 给药后病情改善不明显时要考虑呼吸窘迫的其他原因，如气胸、动脉导管重新开放等。

9. 肺表面活性物质的灭活或抑制是治疗失败的一个重要原因。在 RDS 病程中，特别在后期，各种原因产生的肺损伤可导致肺表面活性物质的灭活。灭活可由肺上皮损伤时血浆内渗出成分（如血浆蛋白、纤维蛋白原）、炎性产物、胎粪等引起。它们可干扰肺表面活性物质的磷脂或蛋白的功能，其中有些可逆，有些不可逆。灭活的机制是多样的，可破坏肺表面活性物质在肺泡表面形成的单分子层，可改变磷脂与蛋白的协同作用，可将磷脂分解或造成蛋白溶解（proteolysis）。含有蛋白的肺表面活性物质制剂，有一定的抵抗抑制能力，由于不同肺表面活性物质制剂蛋白成分的差异，其抵抗抑制能力不同。在肺表面活性物质治疗中，当抑制现象发生时，可通过增加肺表面活性物质治疗的剂量和次数减轻抑制的影响。

10. 根据国外临床报告，应用肺表面活性剂（动物制剂）后，2 年以上临床追踪的结果与对照相比，应用肺表面活性剂患儿未发现有更多的过敏性疾患（湿疹、哮喘、牛奶过敏等）；在体格、神经、智力的发育及患呼吸道感染的次数方面，均与对照组无差别。

11. 根据国外资料，应用本品的新生儿，有 2.6%产生特异蛋白抗体，但其中 1/3 在用药前已存在。抗体产生机会不多的原因与牛和人肺表面活性物质蛋白氨基酸序列极为相近有关。通过大量临床观察，至今没有应用肺表面活性剂引起严重过敏的临床报告。

12. 本品开启后应在 24h 内应用。

【制剂】注射剂（粉）：70mg。

【贮藏】密封，-10℃以下保存。

吡非尼酮（pirfenidone）

别名：艾思瑞、Esbriet。

本品为首个批准用于治疗肺纤维化的药物，2014 年 10 月由美国 FDA 批准上市。

【理化性状】

1. 本品为白色至浅黄色、无吸湿性粉末。在甲醇、乙醇、丙酮和氯仿中比水和 1.0mol/L HCl 中更易溶解。熔点约为 109℃。

2. 化学名：5-methyl-1-phenylpyridin-2-one。

3. 分子式：$C_{12}H_{11}NO$。

4. 分子量：185.22。

5. 结构式如下：

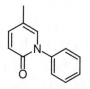

【药理学】

1. 特发性肺纤维化与肿瘤坏死因子 TNF-α和白介素 1（IL-1β）炎症细胞因子合成和释放引起的慢性纤维化和炎症有关。

2. 本品的作用机制尚不完全清楚。研究结果显示，本品能减少由多种刺激引起的炎症细胞积聚，减弱成纤维细胞受到细胞生长因子如转化生长因子β（TGF-β）和血小板源生长因子（PDGF）刺激后引起的细胞增殖、纤维化相关蛋白和细胞因子产生及细胞外基质的合成和积聚。动物肺纤维化模型（博来霉素和移植导致的纤维化）实验结果显示，本品具有抗纤维化和抗炎作用。

【药动学】

1. 吸收：单次口服本品 801mg 后，30min 至 4h 达 C_{max}（中位时间 0.5h）。食物降低吸收速率和吸收程度，中位 T_{max} 从 0.5h 增加至 3h，C_{max} 和 $AUC_{0\sim inf}$ 分别降低约 49%和 16%。

2. 分布：本品主要与血清蛋白结合，结合率约为 58%，与血药浓度无关。表观口服分布容积约为 59～71L。

3. 代谢：本品主要在肝中被 CYP1A2 和多种其他 CYP 酶（CYP2C9、CYP2C19、CYP2D6 和 CYP2E1）代谢，形成 4 个代谢物。在人体血浆中只有原药和 5-羟基-吡非尼酮有一定的浓度。代谢物与原药的血药浓度比值为 0.6～0.7。

4. 消除：终末半衰期约为 3h。本品主要以代谢物 5-羧基-吡非尼酮被排泄，主要随尿（约为剂量的 80%）排泄。中度肝功能不全患者中，本品的 $AUC_{0\sim inf}$ 和 C_{max} 分别升高约 1.6 倍和约 1.4 倍，代谢产物血药浓度无变化。

5. 在有轻中度和重度肾功能不全患者中，本品的 $AUC_{0\sim inf}$ 分别约增加 1.4 倍、1.5 倍和 1.2 倍。相应的 5-羧基-吡非尼酮 $AUC_{0\sim inf}$ 增加 1.7 倍、3.4 倍和 5.6 倍。尚未在肾病终末期需要透析者中研究本品的药动学和安全性。年龄、性别、种族、体重对本品的药动学无显著影响。

【适应证】用于治疗特发性肺纤维化。

【不良反应】

1. 胃肠道反应 恶心、消化不良、呕吐、厌食。

2. 皮肤 光敏反应、皮疹。

3. 肝功能损害 随 AST、ALT 升高而出现肝功能损害，甚至有可能发生肝衰竭，要定期检查肝功能。

4. 神经系统 嗜睡、眩晕、步态不稳。

【妊娠期安全等级】C。

【禁忌与慎用】

1. 对本品任何成分过敏的患者禁用。

2. 中毒性肝病患者禁用。

3. 孕妇只有在益处大于对胎儿伤害的风险时方可使用。

4. 重度肾功能不全或需要透析患者禁用。

5. 哺乳期妇女应权衡利弊选择停药或停止哺乳。

6. 儿童用药的有效性及安全性尚未确定。

【药物相互作用】

1. 环丙沙星、胺碘酮、普罗帕酮会增加本品的不良反应。

2. 奥美拉唑、利福平会降低本品的疗效。

3. 本品与强效 CYP1A2 抑制剂氟伏沙明合用时，可导致明显药物相互作用，其清除率可显著降低。联合使用氟伏沙明 10d，可使本品的 $AUC_{0\sim\infty}$ 增加约 6 倍。因此，本品应避免与 CYP1A2 中效或强效抑制剂联合使用。

4. 本品可被多种 CYP 酶（CYP1A2、CYP2C9、CYP2C19、CYP2D6、CYP2E1）所代谢，故与其他药物合用时，较易受其他药物所引发的 CYP 酶活性抑制或诱导的影响。

【剂量与用法】

1. 开始治疗前应先检查肝功能。本品的初始用量为每次 267mg，3 次/日，第 8 天开始增加至 534mg，3 次/日，第 15 天开始增加至 801mg，3 次/日，本品

应在进餐时服用。

2. 如出现 ALT 和（或）AST>3 且≤5×ULN 无症状，不伴胆红素升高，暂停用药，排除其他原因，重新检测，恢复正常后，重新开始滴定剂量。

3. 如出现 ALT 和（或）AST>3 且≤5×ULN 伴症状或高胆红素血症、ALT 和（或）AST>5×ULN 应永久停药。

4. 与强效 CYP1A2 抑制剂（氟伏沙明、依诺沙星）合用时，降低剂量至 267mg，3 次/日；与中效 CYP1A2 抑制剂（环丙沙星，750mg，2 次/日）合用，降低剂量至 534mg，3 次/日。

【用药须知】

1. 本品可能导致严重的光敏反应，长期暴露在光线下，有导致皮肤癌的可能。使用时要事先对患者进行详细说明。应使用防晒霜，尽量避免暴露接触紫外线，如出现皮疹、瘙痒，及时联系医师。

2. 尽量避免合并使用其他药物，如四环素抗生素类药物（多西环素）等，因其可增加光敏反应的概率。

3. 应用本品会发生嗜睡、头晕等相关情况。因此，使用本品的患者不要驾车或者从事危险的机械操作。

4. 由于肝功能的损害可引起 ALT、AST 等的升高和黄疸，服用本品期间要定期进行肝功能检查。

5. 吸烟可减低本品疗效。

【制剂】胶囊剂：267mg。

【贮藏】遮光，密闭保存。

卢马卡托-伊伐卡夫特（lumacaftor and ivacaftor）

别名：Orkambi。

本品为治疗囊性纤维化（CF）的复方药物。

【CAS】936727-05-8（lumacaftor）。

【ATC】R07AX30（lumacaftor）。

【理化性状】

1. 卢马卡托

（1）本品为白色至灰白色粉末，几乎不溶于水（溶解度为 0.02mg/ml）。

（2）化学名：3-[6-（{[1-（2,2-difluoro-1,3-benzodioxol-5yl）cyclopropyl]carbonyl}amino）-3- methylpyridin-2-yl]benzoic acid。

（3）分子式：$C_{24}H_{18}F_2N_2O_5$。

（4）分子量：452.41。

（5）结构式如下：

2. 伊伐卡夫特的理化性状参见本章同名药物内容。

【药理学】CFTR 蛋白是存在于多种器官上皮细胞表面的氯离子通道。F508del 突变的结果导致蛋白质错误折叠，造成细胞的加工和运输缺陷，引起目标蛋白降解，从而使细胞表面 CFTR 的数量减少。本品与野生型 CFTR 蛋白相比，到达细胞表面少量的 F508del-CFTR 更趋于不稳定且通道开放能力低（缺陷门控）。卢马卡托可改善 F508del-CFTR 的构象稳定性，使成熟蛋白加工和运输至细胞表面增加。伊伐卡夫特是 CFTR 增效剂，通过增加细胞表面 CFTR 蛋白通道开放的概率（或门控），促进氯化物的运输。

【药动学】健康成年志愿者卢马卡托的暴露量（AUC）约比 CF 患者高 2 倍，伊伐卡夫特的暴露量相近。健康受试者每天服用 2 次，通常给药后约 7d 卢马卡托和伊伐卡夫特可达到稳态血药浓度，卢马卡托的蓄积率约 1.9（表 9-1）。由于卢马卡托的 CYP3A 诱导作用，伊伐卡夫特的稳态暴露量较给药第 1 天低。

表 9-1　CF 患者卢马卡托和伊伐卡夫特稳态时药动学参数平均值（SD）

药物	C_{max}（mg/ml）	T_{max} * （h）	$AUC_{0\sim12h}$[（mg·h）/ml]
卢马卡托 400mg，q12h	25.0（7.96）	25.2（9.94）	198（64.8）
伊伐卡夫特 250mg，q12h	0.602（0.304）	9.34（3.81）	3.66（2.25）

*T_{max} 数据来自健康志愿者，给药剂量卢马卡托 200mg，q12h，伊伐卡夫特 250mg，q12h

1. 吸收　单剂量本品与含脂食物同服，卢马卡托的暴露量较空腹约高 2 倍，伊伐卡夫特的暴露量约高 3 倍。多剂量服用本品，在 200mg，q24h 和 400mg，q12h 的剂量范围内，卢马卡托的暴露量与剂量成正比。进食状态下，卢马卡托的平均 T_{max} 约为 4.0h（2.0～6.0h）。

2. 分布　卢马卡托的蛋白结合率约 99%，主要与白蛋白相结合。进食状态下，CF 患者口服 200mg，q24h，连续服用 28d，平均表观分布容积（±SD）为 86.0（69.8）L。伊伐卡夫特的蛋白结合率约 99%，主要与 α_1 酸性糖蛋白和白蛋白结合。

3. 代谢　体内外研究数据表明，卢马卡托主要通过氧化反应和葡糖醛酸化代谢。伊伐卡夫特主要经 CYP3A 在人体内被广泛代谢，M1 和 M6 是其两个主要代谢产物。

4. 消除　CF 患者卢马卡托的 $t_{1/2}$ 约 26h，表观清除率 CL/F（CV）估计为 2.38L/h（29.4%）；健康受试者同时给予伊伐卡夫特和卢马卡托，伊伐卡夫特的 $t_{1/2}$ 约 9h，表观清除率 CL/F（CV）约为 25.1L/h（40.5%）。卢马卡托口服后，大部分（51%）以原形随粪便排出体外，只有极少量的原药及代谢产物（尿中回收仅占总放射性的 8.6%，原药仅占 0.18%）随尿液排出体外。单独口服伊伐卡夫特，大多（87.8%）经代谢后随粪便排出体外，少量原药及代谢产物（尿中回收仅占总放射性的 6.6%）随尿液排出体外。

群体药动学数据表明，不同性别的卢马卡托和伊伐卡夫特药动学参数没有差异。

【适应证】

1. 适用于 12 岁及以上携带 F508del 突变纯合子的囊性纤维化患者。若患者基因型未知，必须采用 FDA 批准的 CF 突变试验检测 CFTR 两个等位基因是否存在 F508del 突变。

2. F508del 突变纯合子以外患者使用本品的有效性和安全性尚未确定。

【不良反应】

1. 发生率<1%的严重不良反应包括肺炎、咯血、咳嗽、血肌酸磷酸激酶增加和氨基转移酶升高。

2. 发生率≥5%且高于安慰剂的不良反应包括呼吸困难、鼻咽炎、恶心、腹泻、上呼吸道感染、疲乏、呼吸异常、血肌酸磷酸激酶升高、皮疹、胃肠胀气、鼻漏、流感。

【禁忌与慎用】

1. 晚期肝病患者应仔细权衡利弊，慎用本品。如确需使用本品，开始治疗后应密切监测且需降低剂量。

2. 动物实验未观察到致畸性和对胚胎发育有不良影响，尚无孕妇使用的安全性资料。

3. 卢马卡托或伊伐卡夫特均可排泄至哺乳大鼠乳汁中，两者是否经人乳汁排泄、对产乳及婴儿影响均尚不清楚。临床若需使用，应慎重权衡利弊。

4. 12 岁以下儿童使用本品的安全性和有效性尚未确立。

5. 临床研究未包括适当数量的老年人，≥65 岁老年人使用本品与年轻人相比是否存在差异尚不清楚。

6. 尚未进行轻、中、重度肾功能不全患者或终末期肾病患者使用本品的相关研究。轻中度肾功能受损者不必调整剂量。重度肾功能不全（CC≤30ml/min）或终末期肾病者慎用本品。

7. 尚未进行器官移植患者使用本品的临床研究，但鉴于可能存在的药物相互作用，对这些患者不推荐使用本品。

【药物相互作用】

1. 可能影响本品的药物

（1）本品与强效 CYP3A 抑制剂伊曲康唑同用，卢马卡托的暴露量不受影响，但伊伐卡夫特暴露量增加 4.3 倍。由于卢马卡托对 CYP3A 的诱导作用，稳态时伊伐卡夫特的暴露量预计不会超出单用伊伐卡夫特（伊伐卡夫特单药治疗的批准剂量：150mg，q12h）时的暴露量。因此，当服用本品的患者开始使用 CYP3A 抑制剂时不必调整剂量。不过，使用强效 CYP3A 抑制剂者若开始使用本品，考虑到卢马卡托的诱导效应，治疗第 1 周，应将本品剂量减至每日 1 片（每日剂量卢马卡托 200mg，伊伐卡夫特 125mg），之后仍按推荐的日剂量服用。强效 CYP3A 抑制剂包括酮康唑、伊曲康唑、泊沙康唑、伏立康唑、泰利霉素和克拉霉素等。本品与中效或弱效 CYP3A 抑制剂同用时不必调整剂量。

（2）本品与强效 CYP3A 诱导剂利福平同用，对卢马卡托的暴露量影响很小，但可使伊伐卡夫特暴露量降低 57%。这可能会降低本品的有效性。因此，不建议本品与强效 CYP3A 诱导剂共用，如利福平、利福布汀、苯巴比妥、卡马西平、苯妥英和贯叶连翘等。本品与中效或弱效 CYP3A 诱导剂同用时不必调整剂量。

2. 本品对其他药物的影响

（1）卢马卡托为强效 CYP3A 诱导剂，伊伐卡夫特为 CYP3A 敏感底物，两者同用，会使伊伐卡夫特暴露量降低约 80%。本品与 CYP3A 底物同用时可能降低后者的暴露量，有可能会降低这些药品的治疗作用。因此，不建议本品与 CYP3A 敏感底物或治疗窗窄的 CYP3A 底物合用。例如，苯二氮䓬类：咪达唑仑、三唑仑（考虑选择这些苯二氮䓬类药物的替代品）；免疫抑制剂：环孢素、依维莫司、西罗莫司和他克莫司。

（2）体外研究表明，卢马卡托对 CYP2B6、CYP2C8、CYP2C9 和 CYP2C19 有诱导作用，对 CYP2C8 和 CYP2C9 有抑制作用；伊伐卡夫特对 CYP2C9 可能有抑制作用。因此，本品与 CYP2B6、CYP2C8、CYP2C9 和 CYP2C19 底物合用可能会改变这些底物的暴露量。

（3）体外研究显示卢马卡托可抑制 P-gp，使孕烷 X 受体（PXR）活化，同时具有抑制和诱导 P-gp 两方面的潜能。此外，一项伊伐卡夫特单药治疗的临床研究表明，伊伐卡夫特为 P-gp 的弱抑制剂。因此，本品与 P-gp 底物合用可能改变后者的暴露量。合用时应监测地高辛的血药浓度，调整地高辛剂量以获得所需的疗效。

（4）本品可减少孟鲁司特的暴露量，从而降低其疗效。两者合用时建议采用适当的临床监测而不必调整孟鲁司特的剂量。本品可降低泼尼松和甲泼尼龙的暴露量和疗效，合用时糖皮质激素可能需要较高的剂量以获得所需的疗效。

（5）克拉霉素、红霉素、泰利霉素与本品合用时，可使前三者的暴露量减少，从而会影响这些抗生素的疗效。考虑用其他抗生素代替，如环丙沙星、阿奇霉素或左氧氟沙星。

（6）本品可降低伊曲康唑、酮康唑、泊沙康唑和伏立康唑的暴露量和有效性。不建议本品与这些抗真菌药合用。如果必须合用这些抗真菌药，应密切监测患者是否暴发真菌感染。可考虑使用氟康唑替代。

（7）本品可降低布洛芬的暴露量和有效性。可能需要较高剂量的布洛芬以获得所需的疗效。

（8）本品可降低西酞普兰、艾司西酞普兰和舍曲林的暴露量和有效性。这些抗抑郁药可能需要较高剂量以获得所需的疗效。

（9）本品可降低激素类避孕药的暴露量和有效性。当与本品同用时，激素类避孕药，包括口服、注射、透皮和植入，均无法达到有效避孕。同用可增加月经异常事件发生率，除非获益超过风险，否则避免合用。

（10）本品可降低瑞格列奈的暴露量和有效性，可能会改变磺脲类降糖药的暴露量，可能需要调整剂量以获得所需的疗效。使用二甲双胍时不建议调整剂量。

（11）本品可降低质子泵抑制剂（如奥美拉唑、埃索美拉唑和兰索拉唑）的暴露量和有效性，可能会改变雷尼替丁的暴露量，可能需要调整剂量以获得所需的疗效。使用碳酸钙不建议调整剂量。

（12）本品会改变华法林的暴露量，合用时需监测国际标准化比值（INR）。

3. 本品与以下药物合用时不必调整剂量　如阿奇霉素、氨曲南、布地奈德、头孢他啶、西替利嗪、环丙沙星、黏菌素、多黏菌素、阿法链道酶、氟替卡松、异丙托溴铵、左氧氟沙星、胰酶、胰脂肪酶、沙丁胺醇、沙美特罗、磺胺甲噁唑-甲氧苄啶、噻托溴铵和妥布霉素等。根据代谢和消除途径，预计本品不影响这些药物的暴露量。

【剂量与用法】

1. 12 岁及以上者　口服，2 片/次，q12h，与含有适量脂肪的食物同服，如蛋类、鳄梨、坚果、黄油、花生酱、奶酪披萨、全脂乳制品（如全脂奶、奶酪和酸奶）。

2. 肝功能不全患者的剂量调整　轻度肝功能受损者不必调整剂量（Child-Pugh 分级为 A 级）；中度肝功能受损者（Child-Pugh 分级为 B 级）建议剂量调整为早晨 2 片，晚上 1 片（每日剂量卢马卡托 600mg，伊伐卡夫特 375mg）。

3. 同服 CYP3A 抑制剂者剂量调整　已经服用本品者开始使用 CYP3A 抑制剂时不必调整剂量。但当服用强效 CYP3A 抑制剂（如伊曲康唑）者开始使用本品时，治疗第 1 周，应将本品剂量减至每日 1 片（每日剂量卢马卡托 200mg，伊伐卡夫特 125mg），之后仍按推荐的日剂量服用。本品与强效 CYP3A 抑制剂同用过程中，如果中断本品治疗时间超过 1 周，重新开始服用后第 1 周，同样应将本品剂量减至每日 1 片，之后按推荐的日剂量服用。

【用药须知】

1. 本品有可能引起氨基转移酶升高，个别还可能伴随总胆红素升高。建议用药前检查 ALT、AST 和胆红素，使用本品治疗第一年每 3 个月检查 1 次，以后每年检查 1 次。对有 ALT、AST 或胆红素升高史的患者，检查更应频繁。如患者出现 ALT、AST 或胆红素升高，应密切监测直至恢复正常。若 ALT 或 AST>5×ULN，或者 ALT 或 AST>3×ULN 且胆红素>2×ULN，应停用本品。恢复正常后，如需重新开始治疗应仔细权衡利弊。

2. 与安慰剂相比，本品导致呼吸系统不良反应

（如胸部不适、呼吸困难和呼吸异常）更常见。FEV_1（$ppFEV_1$）<40 患者使用本品的临床经验有限，建议这些患者使用本品治疗期间密切监测。

3. 使用本品治疗有可能导致血压升高，用药期间应定期监测血压。

4. 曾有儿童患者使用伊伐卡夫特（本品成分之一）发生非先天性晶体混浊的报道。虽然有些病例还存在其他风险因素（如使用糖皮质激素和射线暴露），但伊伐卡夫特的风险尚不能排除。因此，建议儿童患者开始使用本品时应进行眼科检查和随访。

5. 由于本品与激素类避孕药存在相互作用，建议患者采取其他方式避孕。

6. 本品与富含脂肪的食物同服时吸收更佳，标准的 CF 饮食可较好地满足此需求。

7. 若漏服本品，时间未超过 6h，可立即补服 1 次剂量；如时间超过 6h，则不必补服，按下次计划给药时间服用即可。漏服后切不可加倍服用。

8. 尚无使用本品过量的报道。一项旨在评估本品对心电图（ECG）影响的研究显示，49 名健康受试者连续 7d 给予本品，最高重复剂量为卢马卡托 1000mg，qd/伊伐卡夫特 450mg，q12h，与卢马卡托 600mg/伊伐卡夫特 250mg 或安慰剂相比，不良反应发生率≥5%的有头痛（29%）、氨基转移酶升高（18%）和全身皮疹（10%）。本品过量尚无特异性解毒剂，过量一般采取对症支持治疗。

【制剂】片剂：含卢马卡托 200mg 和伊伐卡夫特 125mg。

【贮藏】贮于 20～25℃下，短程携带允许 15～30℃。

替扎卡夫特-伊伐卡夫特（tezacaftor and ivacaftor）

别名：Symdeko。

本品为治疗囊性纤维化（CF）的复方药物。

【CAS】 1152311-62-0（替扎卡夫特）；873054-44-5（伊伐卡夫特）。

【ATC】R07AX30。

【理化性状】

1. 替扎卡夫特

（1）本品为白色至类白色粉末，在水中几乎不溶。

（2）化学名：1-(2,2-difluoro-2*H*-1,3-benzodioxol-5-yl)-*N*-{1-[(2*R*)-2,3-dihydroxypropyl]-6-fluoro-2-

（1-hydroxy-2-methylpropan-2-yl）-1*H*-indol-5-yl}cyclopropane-1-carboxamide。

（3）分子式：$C_{26}H_{27}N_2F_3O_6$。

（4）分子量：520.5。

（5）结构式如下：

2. 伊伐卡夫特

（1）本品为白色至类白色粉末，在水中几乎不溶。

（2）化学名：*N*-（2,4-di-*tert*-butyl-5-hydroxyl-phenyl）-1,4-dihydro-4oxoquinoline-3-carboxamide。

（3）分子式：$C_{24}H_{28}N_2O_3$。

（4）分子量：392.49。

（5）结构式如下：

【药理学】CFTR 蛋白是存在于多种器官上皮细胞表面的氯离子通道。F508del 突变的结果导致蛋白质错误折叠，造成细胞的加工和运输缺陷，引起目标蛋白降解，从而使细胞表面 CFTR 的数量减少。替扎卡夫特能促进正常和选择 CFTR[囊性纤维跨膜转导调控因子（cystic fibrosis transmembrane conductance regulator）]突变形式（包括 f508del-CFTR）的细胞调控和迁移，增加成熟 CFTR 蛋白输送至细胞表面。伊伐卡夫特是 CFTR 增效剂，通过增加细胞表面 CFTR 蛋白通道开放的概率（或门控），促进氯化物的运输。两种药物合用可增加细胞表面 CFTR 的数量和功能,增加氯化物的运输。

【药动学】

1. 吸收 餐后单次口服本品，替扎卡夫特的 T_{max} 平均为 4h（2～6h），伊伐卡夫特 T_{max} 平均为 6h（3～10h）。C_{max} 分别为（5.95±1.50）μg/ml 和（1.17±0.424）μg/ml。替扎卡夫特的 $AUC_{0～24h}$ 为（84.5±27.8）（μg·h）/ml，$AUC_{0～12h}$ 为（11.3±4.60）（μg·h）/ml。进食高脂肪餐后单次服用本品，替扎卡夫特的暴露量与空腹相似，伊伐卡夫特的暴露量约升高 3 倍。

2. 分布 替扎卡夫特的蛋白结合率约 99%，主要与白蛋白相结合。伊伐卡夫特的蛋白结合率约 99%，主要与 $α_1$-酸性糖蛋白和白蛋白结合。进食状态下，CF 患者餐后服用本品，1 片/次，每 12 小时 1 次，替扎卡夫特和伊伐卡夫特的平均表观分布容积（±SD）分别为 271（157）L 和 206（82.9）L。

3. 代谢 替扎卡夫特主要经 CYP3A4 和 CYP3A5 代谢。健康志愿者单次口服 100mg ^{14}C 标记的替扎卡夫特，循环中主要有 M1、M2、M5 三种代谢产物。M1 的活性与替扎卡夫特相似，被认为是活性代谢产物，M2 的活性较 M1 低很多，M5 无药理活性。M3 是替扎卡夫特直接葡糖醛酸化的代谢产物。伊伐卡夫特主要经 CYP3A 在人体内被广泛代谢，M1 和 M6 是其两个主要代谢产物。M1 的活性是伊伐卡夫特的 1/6，M6 无药理活性。

4. 消除 口服 ^{14}C 标记的替扎卡夫特，大部分（72%）随粪便排泄（原药和 M2），随尿排泄 14%（主要为 M2）。给药后 21d 内回收 86% 的给药剂量。只有不足 1% 的原药随尿排泄。

单独口服伊伐卡夫特，大多（87.8%）经代谢后随粪便排出体外，少量原药及代谢产物（尿中回收仅占总放射性的 6.6%）随尿液排出体外。

口服本品，1 片/次，每 12 小时 1 次，替扎卡夫特的有效 $t_{1/2}$ 为（15.0±3.44）h，伊伐卡夫特的有效 $t_{1/2}$ 为（13.7±6.06）h。

【适应证】

1. 适用于 12 岁及以上携带 F508del 突变纯合子的囊性纤维化患者。若患者基因型未知，必须采用 FDA 批准的 CF 突变试验检测 CFTR 两个等位基因是否存在 F508del 突变。

2. F508del 突变纯合子以外患者使用本品的有效性和安全性尚未确定。

【不良反应】常见头痛、恶心、鼻窦充血、头晕、氨基转移酶升高。

【禁忌与慎用】

1. 轻度肝功能不全者不必调整剂量，中度肝功能不全患者须降低剂量，重度肝功能不全者不推荐使用。

2. 动物实验未观察到致畸性和对胚胎发育有不良影响，尚无孕妇使用的安全性资料。

3. 替扎卡夫特或伊伐卡夫特均可排泄至哺乳大鼠乳汁中，两者是否经人乳汁排泌、对产乳及婴儿影响均尚不清楚。临床若须使用，应慎重权衡利弊。

4. 12 岁以下儿童使用本品的安全性和有效性尚未确立。

5. 临床研究未包括适当数量的老年人，≥65 岁老年人使用本品与年轻人相比是否存在差异尚不清楚。

6. 尚未进行中重度肾功能不全患者或终末期肾病患者使用本品的相关研究。轻中度肾功能不全者不必调整剂量。重度肾功能不全（CC≤30ml/min）或终末期肾病者慎用本品。

【药物相互作用】

1. 可能影响本品的药物

（1）本品两种组分均为 CYP3A 的底物，与 CYP3A 抑制剂，如酮康唑、伊曲康唑、泊沙康唑、伏立康唑、泰利霉素和克拉霉素等合用，可明显升高本品两种组分的暴露量，合用时应降低剂量。

（2）本品与 CYP3A 诱导剂，如利福平、利福布汀、苯巴比妥、卡马西平、苯妥英和贯叶连翘合用，本品两种组分的暴露量均明显降低，导致疗效降低，不推荐合用。

（3）葡萄柚汁可明显升高本品两种组分的暴露量，服用本品期间，应避免饮用葡萄柚汁，可服用酸橙。

2. 本品对其他药物的影响　伊伐卡夫特为 P-gp 的弱抑制剂。因此，本品与 P-gp 底物合用可能改变后者的暴露量。合用时应监测地高辛、西罗莫司、依维莫司、他克莫司的血药浓度。

【剂量与用法】

1. 12 岁及以上者：口服，1 片/次，同时服用伊伐卡夫特 1 片（150mg），每 12 小时 1 次，与含有适量脂肪的食物同服。这些食物包括蛋类、鳄梨、坚果、黄油、花生酱、奶酪披萨、全脂乳制品（如全脂奶、奶酪和酸奶）。如果漏服一剂，若服用时间不超过 6h，应尽快补服；如超过 6h，则不必补服，按预定服用时间服用下一剂。

2. 肝功能不全患者的剂量调整：轻度肝功能不全者不必调整剂量（Child-Pugh A）；中重度肝功能不全者建议剂量调整为本品 1 片/次，每 12 小时 1 次，取消服用伊伐卡夫特。

3. 同服 CYP3A 抑制剂者剂量调整见表 9-2。

表 9-2　替扎卡夫特-伊伐卡夫特与中效、强效 CYP3A 抑制剂合用时的剂量调整方案

		中效 CYP3A 抑制剂				强效 CYP3A 抑制剂#			
		第1天	第2天	第3天	第4天*	第1天	第2天	第3天	第4天
早晨剂量	本品片剂	✓	-	✓	-	✓	-	-	✓
	伊伐卡夫特150mg	-	✓	-	✓	-	-	-	-
晚上剂量	伊伐卡夫特150mg	-	-	-	-	-	-	-	-

*按上表本品片剂隔日 1 次，伊伐卡夫特片剂也是隔日 1 一次，但在不服用本品片剂的日期服用。

#本品片剂每周 2 次，每 3 或 4 天 1 次

【用药须知】

1. 本品有可能引起氨基转移酶升高，个别还可能伴随总胆红素升高。建议用药前检查 ALT、AST 和胆红素，使用本品治疗第一年每 3 个月检查 1 次，之后每年检查 1 次。对有 ALT、AST 或胆红素升高史的患者，检查更应频繁。如患者出现 ALT、AST 或胆红素升高，应密切监测直至恢复正常。若 ALT 或 AST＞5×ULN，或者 ALT 或 AST＞3×ULN 且胆红素＞2×ULN，应停用本品。恢复正常后，如需重新开始治疗应仔细权衡利弊。

2. 曾有儿童患者使用伊伐卡夫特（本品成分之一）发生非先天性晶体混浊的报道。虽然有些病例还存在其他风险因素（如使用糖皮质激素和射线暴露），但伊伐卡夫特的风险尚不能排除。因此，建议儿童患者开始使用本品时应进行眼科检查和随访。

【制剂】片剂：含替扎卡夫特 100mg/伊伐卡夫特 150mg。

【贮藏】贮于 20～25℃，短程携带允许 15～30℃。

第十章　消化系统药物

Drugs for Digestive System Diseases

10.1　抑制胃酸分泌药（drugs for inhibitinggastric acid secretion）

10.1.1　质子泵抑制剂（inhibitors of proton pump）

右兰索拉唑（dexlansoprazole）

别名：Kapidex、Dexilant。

【理化性状】

1. 本品为白色至近白色粉末，熔点 140℃。几乎不溶于水，易溶于二甲基甲酰胺、二氯甲烷、甲醇、乙醇、乙酸乙酯、乙腈，微溶于乙醚，极微溶于水。

2. 化学名：（+）-2-[（R）-{[3-methyl-4-（2,2,2-trifluoroethoxy）pyridin-2-yl]methyl} sulfinyl]-1H-benzimidazole。

3. 分子式：$C_{16}H_{14}F_3N_3O_2S$。

4. 分子量：369.4。

5. 结构式如下：

【药理学】 本品为兰索拉唑的右旋体。

【药动学】

1. 口服本品 30mg 或 60mg 缓释胶囊后，血药浓度出现 2 个峰值，首个峰值出现在服药后 1～2h，第 2 个峰值出现在 4～5h。C_{max}、AUC 与剂量成正比。本品在体内无蓄积作用。

2. 分布：蛋白结合率为 96.1%～98.8%，与血药浓度无关。表观分布容积为 40.3L。

3. 代谢：本品在肝内经氧化、还原广泛代谢，之后硫酸化、葡糖醛酸化或与谷胱甘肽结合，形成无活性代谢产物。羟基化主要经 CYP2C19 催化，氧化代谢主要经 CYP3A4 催化。

4. 给予放射性标记的本品，尿中回收 50.7% 的放射性物质，主要为原药，粪便中回收 47.6% 的放射性物质。清除率为 11.4～11.6L/h，$t_{1/2}$ 为 1～2h。

【适应证】 用于胃溃疡、十二指肠溃疡、吻合口溃疡、反流性食管炎及胃泌素瘤。

【不良反应】

1. 常见不良反应有恶心、呕吐、皮疹和头痛，有时头痛极为严重需停药。

2. 腹胀、便秘、腹泻、上腹痛、ALT 和胆红素升高也有报道。

3. 中枢神经系统的不良反应包括激动、抑郁、精神错乱和幻觉。

4. 其他较少见的有关节痛、肌痛、感觉异常、攻击性行为、视物模糊、味觉改变、周围水肿和低钠血症。

5. 还可能发生粒细胞减少、白细胞减少、血小板减少、间质性肾炎和肝毒性。

【禁忌与慎用】

1. 对本品过敏者、重度肾功能不全患者禁用。

2. 重度肝功能不全患者慎用，必要时剂量减半。

3. 尚无儿童的安全用药经验。

【药物相互作用】

1. 本品具有酶抑制作用，一些经肝细胞色素 P450 酶代谢的药物如地西泮、双香豆素、苯妥英等，其 $t_{1/2}$ 可因合用本品而延长。

2. 本品能显著升高胃内 pH，可增加地高辛的吸收。

【剂量与用法】

1. 腐蚀性食管炎　口服 60mg，1 次/日，连用 8 周。

2. 其他疾病　口服 30mg，1 次/日。

【用药须知】

1. 使用前应排除胃癌的可能性。

2. 胃泌素瘤患者的剂量应个体化，必须使基础胃酸的分泌减少，维持在 0～10mmol/h。

【制剂】缓释胶囊剂：30mg。

【贮藏】贮于 25℃下，短程携带允许 15～30℃。

瑞伐拉赞（revaprazan）

别名：Revanex。

【理化性状】

1. 化学名：*N*-（4-fluorophenyl）-4,5-dimethyl-6-（1-methyl-3,4-dihydro-2（1*H*）-isoquinolinyl）-2-pyrimidinamine。

2. 分子式：$C_{22}H_{23}FN_4$。

3. 分子量：362.44。

4. 结构式如下：

【简介】本品是全球唯一上市的钾竞争性酸泵抑制剂（potassium-competitive acid pump blockers，P-CAB），已在韩国上市。

与传统 PPI 不同，本品是通过竞争性抑制酸泵（即 H^+-K^+-ATP 酶）中的 K^+ 而起作用，是一种可逆的 K^+ 拮抗剂。临床和动物实验表明，本品比 PPI 或 H_2 受体拮抗剂起效更快，升高 pH 的作用更强。本品对 H^+-K^+-ATP 酶的选择性比 Na^+-K^+-ATP 酶高 100 倍以上。在治疗剂量时本品对其他的酶影响很小，对机体生理功能影响小。

【剂量与用法】用于胃炎、胃溃疡、十二指肠溃疡等，口服，200mg，1 次/日。

【不良反应】有腹胀、腹泻、嗳气、恶心、腹痛、便秘、消化不良。

【制剂】片剂：200mg。

10.1.2　前列腺素类药（drugs of prostaglandins）

恩前列素（enprostil）

别名：Gardrine。
本品是一种合成的去氢前列素 E_2。

【理化性状】

1. 化学名：methyl 7-[（1*S*,2*S*,3*S*）-3-hydroxy-2-[（3*R*）-3-hydroxy-4-phenoxybut-1-enyl]-5-oxocyclopentyl]hepta-4,5-dienoate。

2. 分子式：$C_{23}H_{28}O_6$。

3. 分子量：400.46。

4. 结构式如下：

【药理学】

1. 本品可抑制基础胃酸及由组胺、五肽促胃液素、氨甲酰胆碱及食物等引起的胃酸分泌。

2. 增加胃液中糖蛋白的含量，加强黏膜屏障。

3. 增加黏膜血流，促进上皮细胞分泌碳酸氢盐以中和胃酸。

【药动学】本品口服吸收迅速，30～60min 可达血药峰值，$t_{1/2}$ 约为 34.3h，服药后 24h 内随尿排出给药剂量的 50.6%，随粪便排出 34%。

【适应证】用于治疗胃及十二指肠溃疡。

【不良反应】一般有腹泻、头痛、恶心、便秘、腹痛等。

【禁忌与慎用】

1. 对本品过敏者、孕妇禁用。

2. 哺乳期妇女使用时应暂停哺乳。

【剂量与用法】每次口服 35mg，2 次/日，疗程 4～8 周。

【制剂】胶囊剂：35mg。

【贮藏】密封、贮于阴凉干燥处。

奥诺前列素（ornoprostil）

别名：Alloca、Ronok。

【理化性状】

1. 化学名：methyl（−）-（1*R*,2*R*,3*R*）-3-hydroxy-2-[（*E*）-（3*S*,5*S*）-3-hydroxy-5-methyl-1-nonenyl]-ε,5-dioxocyclopentaneheptanoate。

2. 分子式：$C_{23}H_{38}O_6$。

3. 分子量：410.5。

4. 结构式如下：

【药理学】

1. 抑制基础胃酸及由组胺、五肽促胃液素、氨甲酰胆碱和食物引起的胃酸分泌。

2. 增加胃黏膜血流量，使胃黏液糖蛋白分泌增加，促进溃疡愈合。

3. 抑制乙醇等药物引起的胃黏膜氢离子的逆向扩散和黏膜损伤。

【药动学】本品口服后约有 65% 被吸收，主要分布在消化器官内。给药后 48h 内，随粪便排泄约 70%，随尿排泄约 20%。

【适应证】用于治疗胃溃疡。

【不良反应】一般有恶心、呕吐、腹胀、腹泻、便秘、氨基转移酶升高、头痛、头晕、出汗、尿频和鼻血等。偶见荨麻疹等过敏反应（一旦发生，应立即停药）。

【禁忌与慎用】

1. 对本品过敏者、孕妇禁用。

2. 哺乳期妇女使用时应暂停哺乳。

【剂量与用法】每次口服 5mg，4 次/日，餐前或睡前服，疗程 4～8 周。

【制剂】胶囊剂：2.5mg。

【贮藏】密封、贮于干燥处。

罗沙前列醇（rosaprostol）

别名：Rosal。

【理化性状】

1. 化学名：7-[（1R,2S）-2-hexyl-5-hydroxycyclopentyl] heptanoic acid。

2. 分子式：$C_{18}H_{34}O_3$。

3. 分子量：298.46。

4. 结构式如下：

【药理学】

1. 抑制基础胃酸和五肽促胃液素及各种刺激引起的胃酸分泌。

2. 维持黏膜血流量，增加黏液分泌，保护胃黏膜，促进溃疡愈合。

3. 防止吲哚美辛等 NSAID 引起的黏膜损伤。

【药动学】本品口服后较易吸收，约 3h 可达血药峰值，在体内分布迅速且广泛。$t_{1/2}$ 约为 4.8h，体内代谢完全。

【适应证】用于胃及十二指肠溃疡、慢性胃炎及十二指肠炎、药物对胃及十二指肠的损伤。

【不良反应】主要有恶心、呕吐、腹泻。

【禁忌与慎用】

1. 对本品过敏者、孕妇禁用。

2. 支气管哮喘、阻塞性支气管肺部疾病、青光眼患者慎用。

3. 哺乳期妇女使用时应暂停哺乳。

【剂量与用法】每次口服 500mg，4 次/日，疗程 4～6 周。

【制剂】片剂：500mg。

【贮藏】密封贮于干燥处。

10.2 胃黏膜保护药（protective drugs of peptic mucosa）

曲昔匹特（troxipide）

别名：Aplace。

本品为胃黏膜保护药。

【理化性状】

1. 化学名：3,4,5-trimethoxy-N-（piperidin-3-yl）benzamide。

2. 分子式：$C_{15}H_{22}N_2O_4$。

3. 分子量：294.35。

4. 结构式如下：

【药理学】本品为一新型防御因子增强型胃炎、胃溃疡治疗剂，对各种实验性溃疡均有抑制作用，对实验性胃炎有治疗和预防作用，对各种急性胃黏膜病变有预防作用，能增强胃黏膜的血流量，促进组织的修复。对其作用机制的研究表明，本品与 H_2 受体拮抗剂不同，对胃酸分泌无影响，而是增强胃黏膜的防御因子，促进胃溃疡部位的修复，改善溃疡部位胃黏膜的血液循环和代谢，使胃黏膜组织成分正常化。

【药动学】口服本品 0.1g 后，迅速吸收和分布，$t_{1/2}$ 较长，T_{max} 为（2.33±0.52）h，C_{max} 为（1.07±0.36）mg/L，$AUC_{0\sim int}$ 为（9.38±1.74）（h·mg）/L，$t_{1/2}$ 为（12.52±3.69）h。体内过程符合线性动力学。吸收后主要分布在小肠，依次为肝、肾、肺、脾等。健康人口服本品 0.1g，24h 尿中排泄量为给药剂量的 61%，48h 尿中排泄量为给药量的 87%。尿中排泄量的 98% 以上为原药。

【适应证】

1. 改善急性胃炎及慢性胃炎急性发作期的胃黏膜病变（糜烂、出血、发红、水肿）。

2. 用于治疗胃溃疡。

【不良反应】

1. 消化系统　有时出现便秘。偶有腹部胀满、胸部烧灼、恶心等症状。

2. 肝　有时出现 AST、ALT 升高，偶有 ALP、γ-GPT 升高等肝功能异常。

3. 过敏反应　偶有瘙痒、皮疹等。

4. 其他　偶见头重、全身乏力、心悸等。

【禁忌与慎用】

1. 对本品过敏者禁用。

2. 对于孕妇或可能妊娠的妇女，只有评估治疗获益大于风险时才可使用本品。

3. 哺乳期妇女使用本品时应暂停哺乳。

4. 儿童用药的安全性和有效性尚未建立。

5. 肝肾功能不全患者慎用。

【剂量与用法】口服，100mg/次，3 次/日，饭后服用。

【制剂】片剂：100mg。

【贮藏】密闭保存。

吉法酯（gefarnate）

别名：合欢香叶酯、惠加强 G、胃加强 G、Wycakon-G。

本品为胃黏膜保护药。最初由卷心菜分离得到，现已能人工合成。

【理化性状】

1. 化学名：(2E)-3,7-dimethylocta-2,6-dien-1-yl (4E,8E)-5,9,13-trimethyltetradeca- 4,8,12-trienoate。

2. 分子式：$C_{27}H_{44}O_2$。

3. 分子量：400.64。

4. 结构式如下：

【药理学】本品为合成的异戊间二烯化合物，具有促进溃疡愈合、调节胃肠功能和胃酸分泌、保护胃肠黏膜等作用。本品的确切作用机制尚不明确，目前认为可能是直接作用于胃黏膜上皮细胞，增强其抗溃疡因子的能力。

【药动学】本品口服易吸收，口服给药 50mg/kg，吸收率为 60%～70%，6h 达血药峰值，广泛分布于组织，其中以胃肠组织浓度最高。本品在肝代谢，主要以代谢物形式经呼吸道、尿或粪便排泄。

【适应证】用于治疗胃、十二指肠溃疡及急慢性胃炎，也可用于空肠溃疡、结肠炎及胃痉挛等。

【不良反应】偶见心悸、胃肠道反应（如口干、恶心、便秘等），一般不必停药。

【禁忌与慎用】

1. 有前列腺素类药物禁忌者，如青光眼患者慎用。

2. 孕妇及哺乳期妇女慎用。

【药物相互作用】

1. 螺内酯可降低本品的吸收。

2. 阿米洛利可延缓本品的代谢和降低本品的疗效。

【剂量与用法】

1. 成人　预防消化性溃疡及急慢性胃炎等，每次 50mg，3 次/日；治疗消化性溃疡及急慢性胃炎等，每次 100mg，3 次/日，一般疗程为 1 个月，病情严重者需 2～3 个月，病情好转后可服用维持剂量，每次 50～100mg，3 次/日。

2. 儿童　每次 50～100mg，3 次/日。

【用药须知】

1. 治疗期间应按时用药，不可提前中断疗程。

2. 服用本品后不良反应严重者应立即停药。

【制剂】片剂：50mg。

【贮藏】贮于室温干燥处。

伊索拉定（irsogladine）

本品为胃黏膜保护药。

【理化性状】

1. 化学名：6-（2,5-dichlorophenyl）-1,3,5-triazine-2,4-diamine。

2. 分子式：$C_9H_7Cl_2N_5$。

3. 分子量：256.09。

4. 结构式如下：

马来酸伊索拉定（irsogladine maleate）

别名：盖世龙。

【理化性状】

1. 化学名：6-（2,5-dichlorophenyl）-1,3,5-triazine-

2,4-diamine maleate。

2. 分子式：$C_9H_7Cl_2N_5 \cdot C_4H_4O_4$。

3. 分子量：372.17。

【药理学】本品具有抗溃疡作用，可强化胃黏膜上皮细胞间结合，增强黏膜本身的稳定性，以发挥细胞防御和增加胃黏膜血流的作用，而不影响基础胃酸分泌，也不刺激酸分泌。本品对实验性胃炎显示具有用量依赖性地抑制或治愈效果。

【药动学】健康成人口服本品 4mg，经消化道迅速吸收，用药后 3.5h 血药浓度达峰值（C_{max} 为 154mg/ml）。另外，连续用药试验中，未见异常蓄积性。本品主要随尿液排泄。

【适应证】用于胃溃疡，也可用于改善急性胃炎、慢性胃炎急性发作期的胃黏膜病变（糜烂、出血、充血、水肿）。

【不良反应】

1. 消化道 有时出现便秘、腹泻、恶心、呕吐症状。

2. 肝 有时 AST、ALT、AlP、LDH 值轻度升高。

3. 皮肤 有时出现皮疹，若出现此类症状，应停药。

4. 其他 胸部压迫感、失眠等症状。

【禁忌与慎用】

1. 对本品过敏者禁用。

2. 孕妇及哺乳期妇女慎用。

3. 儿童用药的安全性及有效性尚未建立。

【剂量与用法】4mg，分 1～2 次口服。

【用药须知】老年患者生理功能降低，故应从低剂量（如 2mg/d）开始给药，根据病情和耐受性调整剂量，慎重用药。

【制剂】片剂：2mg。

【贮藏】密封、干燥处保存。

聚普瑞锌（polaprezinc）

别名：L-肌肽锌、泊拉普利嗪。

本品为胃黏膜保护药。

【理化性状】

1. 化学名：zinc 2-[（3-azanidyl-1-oxido-propylidene）amino]-3-（3H-imidazol-4-yl）propanoate。

2. 分子式：$C_9H_{14}N_4O_3Zn$。

3. 分子量：291.64。

4. 结构式如下：

【药理学】本品为细胞膜稳定剂。对低温应激性溃疡、无水乙醇溃疡、抗坏血酸溃疡、胃黏膜损伤、缺血再灌注引起的胃黏膜损伤及烫伤应激性溃疡具有细胞保护作用；对盐酸、乙醇溃疡及幽门结扎、阿司匹林溃疡及创伤有促进愈合的效果；对负荷或不负荷氢化可的松的醋酸溃疡、有较高酸分泌的吲哚美辛溃疡、由胃酸潴留或胃蛋白酶引起的胃自身消化有关的 Shay 溃疡，临床剂量在 3mg/kg 以上才有效。

【药动学】空腹服用本品 75mg，血浆锌浓度在 1.6h 达 C_{max}（1.9μg/ml），本品主要经粪便排泄。

【适应证】用于胃溃疡。

【不良反应】少见皮疹等过敏症状、便秘、恶心、ALT 升高、ALP 升高、LDH 升高、嗜酸性粒细胞增多、三酰甘油升高、肝功能障碍、黄疸。

【禁忌与慎用】

1. 孕妇用药的安全性尚未确定。

2. 哺乳期妇女使用本品时应暂停哺乳。

3. 儿童用药的安全性及有效性尚未建立。

4. 对本品、肌肽和锌盐过敏者禁用本品。

【药物相互作用】本品与青霉胺类、左旋甲状腺素钠同时服用时，可形成螯合物降低其吸收水平，疗效减弱，应避免同时服用。需联合使用时请分开服用。

【剂量与用法】口服，成人 75mg/次，2 次/日。早饭后及晚上睡前服用，可根据年龄、病情增减剂量。

【用药须知】一旦临床出现过敏症状、肝功能损伤、黄疸时需立即停用本品，进行相应处理。

【制剂】颗粒剂：150mg。

【贮藏】密封、干燥处保存。

索法酮（sofalcone）

别名：苏法抗、索法尔痛、Solon。

本品是从中药广豆根中提取的有效成分。

【理化性状】

1. 化学名：[5-[（3-methylbut-2-en-1-yl）oxy]-2-（（2E）-3-{4-[（3-methylbut-2-en-1-yl）oxy] phenyl} prop-2-enoyl）phenoxy] acetic acid。

2. 分子式：$C_{27}H_{30}O_6$。

3. 分子量：450.52。

4. 结构式如下：

【药理学】本品能扩张胃黏膜血管，增加胃组织血流量；抑制前列腺素分解酶——5-羟基前列腺素脱氢酶，增加胃组织内前列腺素的含量；可使动物实验性溃疡模型构成胃壁的有效成分硫酸化黏蛋白的含量增加，促进胃黏膜的修复，利于溃疡愈合。

【药动学】口服吸收迅速，给药后约 1h 达 C_{max}，12h 后基本上从血中消除。$t_{1/2}$ 为 1h，主要在肝代谢。

【适应证】用于胃溃疡。

【不良反应】偶见口渴、便秘、胃灼热等，但都较轻而且可逆，一般不必停药。

【禁忌与慎用】孕妇禁用。

【药物相互作用】本品能延缓地西泮和苯妥英钠在肝内的消除。

【剂量与用法】口服，100mg/次，3 次/日。

【制剂】①颗粒剂：100mg。②胶囊剂：50mg，100mg。

【贮藏】密封保存。

依卡倍特（ecabet）

【理化性状】

1. 化学名：1R-(1α,4a-β,10a-α)-1,2,3,4,4a,9,10,10a-octahydro-1,4a-dimethyl-7-（1-methylethyl）-6-sulfo-1-phenanthrenecarboxylic acid。

2. 分子式：$C_{20}H_{27}O_5S$。

3. 分子量：380.5。

4. 结构式如下：

依卡倍特钠（ecabet sodium）

【理化性状】

1. 化学名：1R-（1α,4a-β,10a-α)-1,2,3,4,4a,9,10,10a-octahydro-1,4a-dimethyl-7-（1-methylethyl）-6-sulfo-1-phenanthrenecarboxylic acid sodium salt。

2. 分子式：$C_{20}H_{27}NaO_5S$。

3. 分子量：402.48。

【药理学】

1. 胃黏膜覆盖保护作用　本品可选择性地与患者的胃黏膜损伤部位结合形成膜屏障，保护胃黏膜免受胃酸侵蚀。对胃黏膜的覆盖作用不受胃内 pH 变化的影响。

2. 胃蛋白酶活性抑制作用　本品对健康成人的胃蛋白酶活性具有抑制作用。通过与胃蛋白酶和胃蛋白酶原结合，抑制胃蛋白酶活性（体外试验）。

3. 对幽门螺杆菌作用　体外试验显示，本品在酸性环境下可抑制幽门螺杆菌尿素酶，进而对幽门螺杆菌产生杀伤作用。在动物（猴）实验中，发现本品具有抑制幽门螺杆菌的作用和阻止其附着的作用。

4. 内源性前列腺素增加作用　本品可增加患者胃黏膜前列腺素（PGE_2，PGI_2）含量。

5. 防御因子增强作用　本品可持续增加健康成人胃黏液分泌量。抑制乙醇所致的大鼠胃黏膜血流量减少，增加大鼠胃中 HCO_3^- 的分泌。

6. 抑制胃黏膜损伤的作用和促进溃疡愈合作用　本品可抑制健康成年人因阿司匹林过量所致的胃黏膜出血。本品可抑制乙醇、盐酸、氢氧化钠、热水、氨水、胆酸等引起的大鼠胃黏膜损伤，抑制大鼠幽门结扎胃溃疡的发生，促进大鼠醋酸胃溃疡的愈合。

【药动学】健康成人口服 1.0g，2～5h 达 C_{max}（约 $1\mu g/ml$），$t_{1/2}$ 约为 8h。大部分药物不经代谢，以原药排出体外，72h 内尿中排出约 3%，粪便排出 90% 以上。

【适应证】

1. 用于胃黏膜损伤（糜烂、出血、红肿、水肿），急性胃炎、慢性胃炎的急性发作期。

2. 用于胃溃疡。

【不良反应】偶见皮疹、荨麻疹、便秘、腹泻、胸部压迫感、周身疲乏感。

【禁忌与慎用】

1. 对本品过敏者禁用。

2. 妊娠或可能妊娠妇女用药的安全性尚未确定，因此，只限在治疗需要大于风险时使用。

3. 哺乳期妇女用药的安全性尚未确定。哺乳期妇女应避免使用，必须用药时，服药期间应暂停哺乳。

4. 小儿用药的安全性尚未确定。

【剂量与用法】口服，1g/次，2 次/日，早餐前及睡前服用。

【制剂】颗粒剂：1g。

【贮藏】密闭，不超过 25℃下保存。

10.3　胃肠解痉药（gastrointestinal antispasmodics）

奥替溴铵（otilonium bromide）

别名：Spasmoctyl 40、Doralin。

【理化性状】

1. 化学名：*N,N*-diethyl-*N*-methyl-2-{4-[2-（octyloxy）benzamido]benzoyloxy}ethanaminium bromide。

2. 分子式：$C_{29}H_{43}BrN_2O_4$。

3. 分子量：563.57。

4. 结构式如下：

【药理学】本品为抗胆碱能药，对于消化道平滑肌具有选择性和强烈的解痉挛作用，因此，适用于所有的运动功能亢进、不同原因和不同部位及由于平滑肌纤维病理性萎缩引起的痉挛反应。

【药动学】口服给药后的实验资料显示，此药的吸收率很低（给药剂量的 5%）。被吸收的药物大部分经胆汁排泄。

【适应证】适用于胃肠道痉挛和运动功能障碍（肠易激综合征、胃炎、胃十二指肠炎、肠炎、食管病变）。也可用于内镜检查前准备（食管-胃-十二指肠镜、结肠镜、直肠镜等）。

【不良反应】如果按照治疗剂量使用，非特殊情况下不会发生阿托品样反应。

【禁忌与慎用】

1. 对本品过敏者禁用。

2. 孕妇、哺乳期的妇女及儿童慎用。

3. 青光眼、前列腺增生、幽门狭窄的患者慎用。

【剂量与用法】成人口服，每次 40～80mg，2～3 次/日。

【制剂】片剂：40mg。

【贮藏】贮于 25℃以下。

匹维溴铵（pinaverium bromide）

【理化性状】

1. 化学名：4-（6-bromoveratryl）-4-[2-[2-（6,6-dimethyl-2-norpinyl）ethoxy]ethyl] morpholinium bromide。

2. 分子式：$C_{26}H_{41}Br_2NO_4$。

3. 分子量：591.4。

4. 结构式如下：

【药理学】本品是作用于胃肠道的解痉剂，是一种钙通道阻滞药，通过抑制钙离子流入肠道平滑肌细胞发挥作用。动物实验中观察到，本品可以直接或间接地减低致敏性传入的刺激作用。本品没有抗胆碱能作用，也没有对心血管系统的不良反应。

【药动学】低于 10%的口服剂量经胃肠道吸收，1h 内达血药峰值，$t_{1/2}$ 为 1.5h，本品几乎全部在肝代谢并清除，动物自动放射影像学研究显示本品聚集于胃肠道中。蛋白结合率为 97%。

【适应证】

1. 对症治疗与肠易激综合征有关的疼痛、排便异常和肠道不适。

2. 对症治疗与胆道功能紊乱有关的疼痛。

3. 为钡灌肠做准备。

【不良反应】偶见腹痛、腹泻、便秘、瘙痒、皮疹、恶心、口干等。

【禁忌与慎用】

1. 对本品过敏者禁用。

2. 孕妇及儿童禁用。

3. 哺乳期的妇女使用本品应停止哺乳。

【剂量与用法】

1. 口服，50mg/次，3 次/日，根据病情可增至 100mg/次。

2. 钡灌肠准备时，检查前 3d 100mg/次，2 次/日，在检查前清晨再口服 100mg。

3. 切勿咀嚼或掰碎药片，宜在进餐时用水吞服。不要在卧位时或临睡前服用。

【制剂】片剂：50mg。

【贮藏】避光，干燥处保存。

溴美喷酯（mepenzolate bromide）

别名：宁胃适、甲哌佐酯、双苯甲胍佐酯、溴化甲哌酯、溴化甲哌佐酯、Mebaral、Cantil。

本品为合成的季胺碱类抗胆碱能药物。

【理化性状】

1. 本品为白色或乳白色粉末，易溶于甲醇，微溶于水和氯仿，几乎不溶于乙醚。熔点228～229℃。

2. 化学名：3-[（hydroxydiphenylacetyl）oxy]-1,1-dimethylpiperidinium bromide。

3. 分子式：$C_{21}H_{26}NO_3Br$。

4. 分子量：420.34。

5. 结构式如下：

【用药警戒】本品服用过量时的症状和体征有头痛、恶心、呕吐、视物模糊、瞳孔放大、发热、皮肤干燥、头晕、口干、吞咽困难及中枢神经系统的刺激症状，也可发生筒箭毒样中毒症状（即神经肌肉阻滞作用），可能会导致肌无力和瘫痪。人的最大剂量：4岁儿童服用375～500mg未见不良影响，30岁成人服用500～750mg却会导致死亡。血液透析是否能清除本品尚未确定。治疗应包括洗胃、催吐及使用活性炭，镇静药物（如短效巴比妥类和苯二氮䓬类）可用于处理过度兴奋症状。适当的肠外胆碱能制剂可作为解毒剂使用。

【药理学】本品是一种神经节后副交感神经抑制剂，可减少胃酸和胃蛋白酶的分泌，也可抑制结肠自发性收缩。

【药动学】本品为季胺碱类抗胆碱能药物，胃肠道吸收不完全，缺乏本品在体内的分布和代谢过程研究。本品以电离形式存在，脂溶性比较差，因此，其不易透过血脑屏障和进入眼内。^{14}C放射性标记的本品单剂量口服后，5d内给药剂量的3%～22%由尿液排出体外，大多数1d内即可完成。其余未被吸收的随粪便排出。

【适应证】本品适用于消化性溃疡的辅助治疗。尚未证明其能有效促进消化性溃疡愈合，降低复发率或预防相关并发症。

【不良反应】

1. 胃肠道系统　呕吐、恶心、便秘、味觉丧失、口干等。

2. 中枢神经系统　精神错乱、头晕、乏力、嗜睡、头痛、精神紧张等。

3. 眼科　眼压升高、睫状肌麻痹、视物模糊、瞳孔扩大等。

4. 其他　如过敏性休克、荨麻疹、心动过速、尿潴留、阳萎、抑制泌乳等。

【妊娠期安全等级】B。

【禁忌与慎用】

1. 青光眼、尿路梗阻、阻塞性胃肠疾病、麻痹性肠梗阻、老年人或衰弱患者胃肠动力不足、急性消化道出血、重症肌无力、溃疡性结肠炎伴中毒性巨结肠、过敏或特异质反应患者禁用。

2. 老年患者、自主神经病变、肝或肾疾病、溃疡性结肠炎、食管裂孔疝伴反流性食管炎、冠心病、充血性心力衰竭、心律失常、心动过速、高血压、前列腺肥大、甲状腺功能亢进患者慎用。

3. 儿童患者安全性和有效性尚未确立。

4. 孕妇只有明确需要时才可使用。

5. 尚未明确本品是否可经乳汁分泌，哺乳期妇女慎用。

【药物相互作用】

1. 与具有抗胆碱活性的药物合用，如金刚烷胺、Ⅰ类抗心律失常药物（如奎尼丁）、抗组胺药、抗精神病药物、苯二氮䓬类药物、MAOI、麻醉性镇痛药（如哌替啶）、硝酸盐和亚硝酸盐、拟交感神经药、三环类抗抑郁药等，可增强本品作用，不良反应增加。

2. 抗胆碱能药物可拮抗青光眼药的作用，与糖皮质激素等合用使这种有害作用进一步增强，使眼压升高。

3. 本品可能影响各种药物的胃肠道吸收，如缓慢溶出剂型的地高辛，可造成地高辛血药浓度升高。

4. 本品可拮抗胃肠动力药，如甲氧氯普胺的作用。抗酸药可影响抗胆碱能药物的吸收，因此，应避免两者同时使用。

5. 本品抑制胃酸分泌的作用可被治疗胃酸分泌缺乏的药物拮抗，这些药物常用来进行胃酸分泌测试。

【剂量与用法】

1. 一般成人剂量为每次25mg或50mg，4次/日，餐前或睡前服用。应从小剂量开始用药，根据患者效应调整剂量。

2. 谨慎选择老年患者的剂量，一般应从小剂量开始。

【用药须知】

1. 在高温情况下，使用本品会因减少出汗可发生中暑。

2. 本品可导致头晕和视物模糊，使用本品期间避免驾驶车辆或其他机械操作等危险性工作。

3. 腹泻可能是不完全肠梗阻的早期症状，特别是回肠造口术或结肠造口术的患者，上述患者使用本品可能有害。

4. 使用抗胆碱能药物治疗溃疡可导致胃排空延迟。敏感的个体使用胆碱能药物可出现中枢神经系统症状，包括意识混乱、定向障碍、短期记忆丧失、幻觉、构音障碍、共济失调、昏迷、欣快感、焦虑、疲乏、失眠、激若及特殊习惯，上述症状一般在停药后 12～24h 缓解。

【制剂】片剂：25mg。

【贮藏】密闭，贮于 10～30℃条件。

奥芬溴铵（oxyphenonium bromide）

别名：溴甲安弥。

【理化性状】

1. 化学名：2-(2-cyclohexyl-2-hydroxy-2-pheny-lacetoxy)-*N,N*-diethyl-*N*- methylethanaminium bromide。

2. 分子式：$C_{21}H_{34}BrNO_3$。

3. 分子量：428.4。

4. 结构式如下：

【药理学】本品为季铵盐抗胆碱药，有抑制胃肠蠕动和减少胃液分泌作用，具有阿托品样的外周作用，具有显著的神经节阻滞作用，但对中枢神经系统作用小。

【药动学】胃肠道吸收少，口服药吸收 10%～25%，不易通过血脑屏障，随胆汁及尿排出。

【适应证】用于十二指肠溃疡及胃肠道痉挛等。

【不良反应】本品易引起口干、视物模糊、尿潴留、便秘、恶心、呕吐、心动过速、疲倦及嗜睡等。

【禁忌与慎用】

1. 幽门梗阻、前列腺肥大、青光眼患者禁用。

2. 手术前患者禁用。

3. 心功能不全、反流性食管炎、不完全性或完全性肠梗阻等患者慎用。

4. 孕妇、哺乳期妇女及儿童慎用。

【药物相互作用】本品能减弱胃肠道运动和延迟胃排空，使大多数其他合用的口服药物吸收减慢或减少。

【剂量与用法】

1. 口服，5～10mg/次，3 次/日。

2. 皮下或肌内注射。1～2mg/次，每隔 6h 注射1 次，或按病情给药。

【用药须知】

1. 如有口渴、散瞳、排尿困难等反应，须减少用量。

2. 老年人及衰弱患者对本药敏感，应慎用。必须时应适当减少用量。

【制剂】①片剂：5mg；②注射剂：2mg/1ml。

【贮藏】避光，密闭保存。

10.4　助消化药（digestants）

胰脂肪酶（pancrelipase）

别名：Pertzye、Ultrase、Viokace、Pancrecarb。

本品是一种助消化药，提取自猪胰腺。含胰脂肪酶、蛋白酶和淀粉酶。

【理化性状】

1. 本品为米白色无定型粉末，易溶于水，几乎不溶于乙醇和乙醚。

2. 分子式：$C_{5850}H_{8902}N_{1606}O_{1739}S_{49}$。

3. 分子量：131 125.6。

【药理学】本品在十二指肠和小肠近端能将脂肪催化水解为单酰甘油、甘油和游离脂肪酸，蛋白质转化为氨基酸和肽类，淀粉转变为糊精类和短链糖类如麦芽糖和麦芽三糖，从而代替胰腺消化酶的生理活性。

【药动学】

1. 本品用耐胃酸腐蚀聚合物的肠溶衣包合以保护酶通过胃运输到十二指肠。

2. 一旦消化酶完成食物的水解催化作用，可由肠黏膜或食物消化过程中分泌的抗酶灭活。消化酶碎片可能从肠道吸收，之后随尿液排出。被灭活的酶从粪便中排出。

【适应证】本品用于器质性胰腺功能不全吸收不良综合征［如胰腺囊性纤维化、慢性胰腺炎（由于饮酒或其他原因）、胰腺切除术、胃肠道旁路手术（如 Billroth Ⅱ 胃肠造口吻合术）、胰腺癌或者其他情况胰腺功能不全影响脂肪消化者（遗传、创伤和异体移植胰腺炎、血色素沉积症、舒瓦克曼综合征、多发性脂肪瘤、甲状旁腺功能亢进）］的对症治疗的替代疗法。替代疗法不可取代对原发性疾病的治疗，也不会延误病情。

【不良反应】

1. 胃肠道最常见不良反应包括恶心、呕吐、腹胀、腹痛、便秘或腹泻、消化不良。

2. 皮肤常见不良反应包括瘙痒、荨麻疹、皮疹。较少出现过敏反应，表现为瘙痒和面部斑疹、呼吸困难、嘴唇肿胀。

3. 在慢性胰腺炎或胰腺切除术患者中最常见的不良反应包括肛门瘙痒、胆道结石、贫血、腹水、外周水肿、胆囊积水、病毒感染、头痛、肾囊肿。

4. 曾有报道极高剂量的外源性胰酶可导致高尿酸尿症和高尿酸血症。结肠狭窄与大剂量胰脂肪酶制剂（如每次服超过 20 000 脂肪酶单位）有关。

【妊娠期安全等级】 C。

【禁忌与慎用】

1. 对猪蛋白质或任何含有其成分的产品过敏者禁用。如发生过敏反应，应停药并开始对症治疗。

2. 急性胰腺炎或慢性胰腺炎急性发作患者禁用本品。

3. 尚不清楚本品是否可以分泌到乳汁，哺乳期应慎用。

4. 孕妇只有在益处大于对胎儿伤害的风险时才可使用。

【药物相互作用】

1. 抗酸药或组胺 H_2 受体拮抗剂（如西咪替丁）可降低传统的胰脂肪酶制剂的活性。

2. 本品可降低口服铁剂的吸收（右旋糖酐铁、蔗糖铁除外）。

【剂量与用法】（剂量以脂肪酶活性计算）

1. 本品应在进餐或加餐时同服。

2. 治疗应以最低的推荐剂量开始，逐渐增加剂量。剂量应该适合个体需要并根据临床症状、脂肪泻程度和食物中脂肪含量予以制订。

3. 成人：①初始剂量为每餐 500U/kg，最大剂量为 2500U/kg（日总剂量≤10 000U/kg），或根据每天脂肪摄取量计算<400U/g；②本品剂量取决于饮食中的脂肪含量，每 17g 膳食脂肪需要脂肪酶约 8000U；③通常剂量每餐 4000～33 000U；④加餐可按正餐的一半剂量服用。必要时增加剂量，以减轻症状；⑤治疗严重酶缺乏的情况，如果临床需要而无恶心、腹痛和（或）腹泻发生，剂量可增至每餐 88 000U 或给药频率增加到每小时 1 次。

4. 儿童：①小于 6 个月用量尚未确定；②6 个月～1 岁每餐服用 2000U；③1～7 岁每次进餐可服用 4000～800U，每次加餐服用 4000U；④7～12 岁每次进餐或加餐服用 4000～12 000U，此剂量可能还需要增加；⑤缓释胶囊治疗 4 岁以上，体重>16kg 的囊肿性纤维化引起吸收不良综合征，每餐服用 500U/kg。剂量应根据疾病的严重程度、脂肪泻的控制情况和营养状况来调整。最大剂量为 2500U/kg（日总剂量≤10 000U/kg），或根据每天脂肪摄取量计算（<400U/g）。本品剂量取决于饮食中脂肪含量，每 17g 膳食脂肪需要脂肪酶约 8000U。

【用药须知】

1. 本品缓释胶囊剂不能与其他胰脂肪酶制品互换。

2. 进餐或加餐时用足量的水服下。缓释胶囊应该完整吞下。请勿挤压或咀嚼胶囊及内容物。

3. 若患者无法吞下完整的胶囊，应小心打开胶囊并将内容物加入到少量 pH 为 4.5 或更低的酸性软食物（如苹果酱）中。混合后应该立即吞服，不能咀嚼，并确保伴有足量的水或果汁摄入。注意确保没有药物残留在口腔内以避免刺激黏膜。

4. 应丢弃任何未使用完的部分胶囊内容物。剩下的内容物可能已失去或降低了药效。

5. 包装瓶内含有干燥剂，切勿服用干燥剂包。

6. 4 岁以下幼儿及体重不足 16kg 者，不能服用本品缓释胶囊，缓释胶囊的剂量不适合上述患者。试图把胶囊内容物分成几份服用的方法也不可取。

7. 须由医师负责调整剂量。在未咨询医师前患者不要自行调整剂量。

8. 临床研究未能纳入足够数量 65 岁及 65 岁以上的老年患者，尚不能确定老年患者与年轻患者应用的反应是否有差异。老年患者的剂量一般应谨慎确定，通常以低剂量开始治疗。应考虑到老年人肝、肾和（或）心功能的降低并伴有并发症和（或）其他治疗药物。

9. 如果漏服，下一餐时服用正确剂量即可，不必补服。不能一次服用 2 倍剂量。

10. 应避免吸入本品的粉末，否则可刺激鼻黏膜和呼吸道，引起支气管痉挛。

11. 曾报道过囊性纤维化患者出现小肠狭窄和梗阻需要手术减压的案例，尤其患有肠道并发症史如胎粪便性肠梗阻、短肠综合征、手术或克罗恩病，服用大剂量的胰脂肪酶制剂（超过 20 000U）。如果有症状提示胃肠道梗阻发生，应该考虑到肠狭窄的可能性并评估本品的治疗。每餐服用>2500U/kg

脂肪酶的患者应该重新评估，脂肪酶的剂量是减少50%还是逐渐下降到最低临床有效剂量取决于 72h 粪便里的脂肪排泄量。

【制剂】①缓释胶囊剂：含脂肪酶 8000U，蛋白酶 28 750U，淀粉酶 30 250U；含脂肪酶 16 000U，蛋白酶 57 500U，淀粉酶 60 500U。②片剂：含脂肪酶 10 440U，蛋白酶 39 150 U，淀粉酶 39 150U；含脂肪酶 20 880U，蛋白酶 78 300U，淀粉酶 78 300U。③胶囊剂：含脂肪酶 4500U，蛋白酶 20 000U，淀粉酶 25 000U。④肠溶微球缓释胶囊剂：含脂肪酶 4000U，蛋白酶 25 000U，淀粉酶 25 000U；含脂肪酶 8000U，蛋白酶 40 000U，淀粉酶 50 000U。

【贮藏】干燥密封，贮于 20～25℃。置于儿童触及不到的地方。

10.5 导泻药（cathartic drugs）

匹可硫酸钠（sodium picosulfate）

别名：Sodipic Picofast、Laxoberal、Laxoberon、Purg-Odan、Picolax、Picoprep、Guttalax、Pico-Salax、Prepopik。

本品为一种缓泻药。

【理化性状】

1. 本品为无色无味的白色结晶性粉末，易溶于水，微溶于甲醇，难溶于乙醇，不溶于乙醚。5%的水溶液 pH 为 7.4～9.4。

2. 化学名：disodium （pyridin-2-ylmethylene）di-4,1-phenylene disulfate。

3. 分子式：$C_{18}H_{13}NNa_2O_8S_2$。

4. 分子量：481.4。

5. 结构式如下：

【药理学】本品通过肠内菌群的代谢变成二酚代谢物，此化合物可使肠蠕动亢进，刺激肠黏膜，减少水分吸收，从而产生导泻作用。

【药动学】本品口服后大部分残留于胃肠道，少部分分布于肝、肾、血液及肺。本品在小肠不被代谢，直接进入大肠，被肠道菌群产生的芳基硫酸酯酶分解为二酚代谢物。代谢产物大部分随粪便排泄，少部分被吸收后在肝经葡糖醛酸化后，随尿液排出，或被重吸收后，随胆汁排出。

【适应证】用于各种便秘，帮助术后排便，促进服钡剂后排便。

【不良反应】可见腹痛、腹鸣、恶心、呕吐、皮疹、荨麻疹、AST 升高、ALT 升高。

【禁忌与慎用】

1. 对本品过敏者禁用。

2. 急腹症患者禁用。

3. 孕妇只有益处大于对胎儿的潜在风险时方可使用。

【剂量与用法】成人 5～7.5mg/次，1 次/日；7～15 岁儿童，5mg/次，1 次/日。

【制剂】片剂：2.5mg。

【贮藏】密封保存。

鲁比前列酮（lubiprostone）

别名：Amitiza。

【理化性状】

1. 本品为白色结晶或结晶性粉末，微溶于乙醚和乙醇，几乎不溶于己烷和水。

2. 化学名：（−）-7-[（2R,4aR,5R,7aR）-2-（1,1-difluoropentyl）-2hydroxy-6- oxooctahydrocyclopenta [b] pyran-5-yl]heptanoic acid。

3. 分子式：$C_{20}H_{32}F_2O_5$。

4. 分子量：390.46。

5. 结构式如下：

【药理学】本品为一局限性氯离子通道激活剂，可选择性活化位于胃肠道上皮尖端管腔细胞膜上的 2 型氯离子通道（CIC-2），增加肠液的分泌和肠道的运动性，从而促进排便，减轻慢性特发性便秘的症状，且不改变血浆中钠和钾的浓度。

【药动学】因本品生物利用度很低，血药浓度低于检测限（10pg/ml），而无法准确测定其药动学参数，目前仅能测定其活性代谢产物 M3。单剂口服 24μg 后，M3 的 T_{max} 为 1.14h，C_{max} 为 41.9pg/ml，AUC 为 59.1（pg·h）/ml。蛋白结合率为 94%，除胃肠道外，其他组织只有极微量分布。本品在胃、空肠迅速广泛代谢为 M3。其生物转化并非 CYP 系统介导，而是被碳酰还原酶所代谢。M3 的 $t_{1/2}$ 为

0.9~1.4h。口服本品 72μg，24h 尿液中回收率为60%，168h 内粪便中回收率为30%。排泄物中的本品和M3为痕量。高脂肪餐可使M3的 C_{max} 降低5%，AUC 不变，临床意义不明。迄今尚无肝肾功能不全患者的药动学资料。

【适应证】用于成人慢性特发性便秘，便秘型肠易激综合征（只用于18岁以上女性患者）。

【不良反应】

1. 常见不良反应为胃肠道症状，其中恶心发生率为13.2%，呈剂量依赖性，与食物同服可降低其发生率。腹泻发生率为3.4%，与剂量无关。

2. 其他还有晕厥、震颤、感觉异常、味觉异常、僵直、无力、疼痛、水肿、哮喘、呼吸痛、咽喉发紧、精神紧张、面色潮红、心悸、食欲缺乏等。

【妊娠期安全等级】C。

【禁忌与慎用】

1. 对本品过敏和机械性肠梗阻病史者禁用。

2. 孕妇及哺乳期妇女慎用。

【药物相互作用】体外试验证实，本品与其他药物发生相互作用的概率很小。体外肝微粒体的研究显示，碳酰还原酶在该药生物转化中起作用，同时本品既不诱导也不抑制 CYP 酶，包括 CYP3A4、CYP2D6、CYP1A2、CYP2A6、CYP2B6、CYP2C9、CYP2C19 和 CYP2E1 等。

【剂量与用法】口服，推荐剂量为24μg，2 次/日，餐中服。

【用药须知】用于治疗便秘型肠易激综合征时只能用于18岁以上的成年女性，儿童及成年男性禁用。

【制剂】胶囊剂：24μg。

【贮藏】避免高温和潮湿，室温下保存。

利那洛肽（linaclotide）

别名：Linzess。

本品为鸟苷酸环化酶-C 激动剂。

【理化性状】

1. 本品为白色无定型粉末，微溶于水和 0.9% 氯化钠溶液。

2. 化学名：L-cysteinyl-L-cysteinyl-L-glutamyl-L-tyrosyl-L-cysteinyl-L-cysteinyl-lasparaginyl-L-prolyl-L-alanyl-L-cysteinyl-L-threonyl-glycyl-L-cysteinyl-L-tyrosine, cyclic（1-6），（2-10），（513）-tris（disulfide）。

3. 分子式：$C_{59}H_{79}N_{15}O_{21}S_6$。

4. 分子量：1526.8。

5. 氨基酸序列如下：

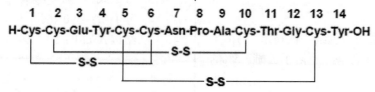

【用药警戒】本品禁用于6岁以下儿童，避免用于6~17岁儿童，非临床试验中，本品可导致幼龄小鼠死亡。

【药理学】本品为鸟苷酸环化酶-C（GC-C）激动剂，本品及其活性代谢产物均与 GC-C 结合，作用于肠上皮细胞表面，使 GC-C 活化，GC-C 活化可导致细胞内和细胞外环磷酸鸟苷的浓度升高，细胞内环磷酸鸟苷浓度升高，刺激氯化物和碳酸氢盐分泌进入肠腔，主要通过囊性纤维化跨膜传导调节因子离子通道，使肠道内液体增多，肠道运输加速。

【药动学】口服极少吸收，给予 145μg 或 290μg后，血药浓度均低于检测限。本品主要在胃肠道内被代谢，通过缺失末端酪氨酸部分成为其活性代谢产物。本品及其代谢产物主要在肠道内降解为小分子肽和氨基酸。以 290μg 连服 7d，粪便中回收的活性多肽，空腹服用时为5%，餐后服用时为3%。

高脂肪餐后服用本品可导致稀便和大便次数增加。年龄、性别及肝肾功能预计对本品及其代谢产物的清除无影响。

【适应证】用于伴便秘的肠易激综合征、慢性特发性便秘。

【不良反应】

1. 治疗肠易激综合征常见（≥2%）胃肠道反应 腹泻、腹痛、胃肠胀气、腹胀、病毒性肠炎、头痛。少见胃食管反流性疾病、呕吐、疲乏、便血、过敏反应、荨麻疹。

2. 治疗慢性特发性便秘常见（≥2%）腹泻、腹痛、胃肠胀气、腹胀、上呼吸道感染、鼻窦炎，少见消化不良、大便失禁、病毒性胃肠炎、直肠出血、便血、黑粪、过敏反应、荨麻疹。

【妊娠期安全等级】C。

【禁忌与慎用】

1. 对孕妇尚无足够良好对照的临床研究，只有当本品收益大于对胎儿的风险时才使用。

2. 本品是否分泌至乳汁未知，推荐剂量下本品及其代谢产物血药浓度低于检测限，哺乳期妇女慎用。

3. 儿童用药的安全性与有效性尚未确定。

【药物相互作用】未进行药物相互作用研究，口服推荐剂量后，本品及其代谢产物血药浓度低于检测限。本品对 CYP 系统没有影响，也不是 P-糖蛋白的底物。

【剂量与用法】本品胶囊应整粒吞服，不能分开或嚼碎服用。

1. 伴便秘的肠易激综合征，推荐剂量为 290μg，1 次/日，于早餐前至少 30min 空腹服用。

2. 慢性特发性便秘，推荐剂量为 145μg，1 次/日，于早餐前至少 30min 空腹服用。

【用药须知】

1. 本品禁用于 6 岁以下儿童，非临床试验中，本品可导致幼龄小鼠死亡（相当于人类年龄不超过 2 岁）；避免用于 6～17 岁儿童和青少年，本品虽不引起青年时期小鼠的死亡，但缺乏这一年龄段的安全性及有效性资料。

2. 本品最常见不良反应为腹泻，如发生严重腹泻，应停用本品，并与医护人员联系。

【制剂】胶囊剂：145μg、290μg。

【贮藏】贮于 20～25℃，短程携带允许 15～30℃。

替加色罗（tegaserod）

本品为 5-HT$_4$ 受体部分激动剂。

【理化性状】

1. 化学名：1-{[（5-methoxyindol-3-yl）methylene]amino}-3-pentylguanidine。

2. 分子式：C$_{16}$H$_{23}$N$_5$O。

3. 分子量：301.39。

4. 结构式如下：

马来酸替加色罗（tegaserod maleate）

别名：泽马可、Zelmac、Zelnorm。

【理化性状】

1. 化学名：1-{[（5-methoxyindol-3-yl）methylene]amino}-3-pentylguanidine maleate。

2. 分子式：C$_{16}$H$_{23}$N$_5$O · C$_4$H$_4$O$_4$。

3. 分子量：417.5。

4. 稳定性和相容性：本品压碎后在水或苹果汁中稳定，后者可改变药物的口味。不推荐用橙汁、牛奶或酸奶服药，因为药物在其中不能完全溶解，且稳定性尚未能确定。

【药理学】本品与人体大脑组织中的 5-HT$_4$ 受体具有高度的亲和力，能激动该受体，进而激活腺苷酸环化酶，使 cAMP 增多，后者再激活 cAMP 依赖性蛋白激酶（PKA），使 K$^+$ 通道关闭，Ca^{2+} 通道开放，增强 Ca^{2+} 电流，从而介导 Cl$^-$ 分泌，改善肠道分泌功能。这是因为 Cl$^-$ 通常与 H$^+$ 相互偶联分泌，形成 HCl。而 HCl 具有杀菌，促胰液、胆汁和肠液分泌等作用，所造成的酸性环境有利于钙、铁的吸收。再者，通过触发肠道黏膜的生理反射，刺激肠道嗜铬细胞释放降钙素基因相关肽（calcitoningene related peptid，CGRP）、血管活性肠肽（vasoactive intestinal peptide，VIP）和 P 物质（substance P，SP），促进结肠近端收缩及远端舒张，形成结肠蠕动。此外，本品还可增加食管下段括约肌张力并促进食物加速通过胃肠，提高进餐前后结肠张力和动力指数，显著改善以便秘为主的肠易激综合征（IBS）症状。

【药动学】本品口服后迅速被吸收，空腹服药后 1.5h 可达血药峰值。分别给予本品 2mg、6mg 和 12mg，2 次分服后，最大血药稳态浓度分别为 0.7μg/L、2.7μg/L 和 5.6μg/L，AUC 分别为 2.4μg/（L·h）、8.9μg/（L·h）和 20.4μg/（L·h），达峰时间分别为 1.1h、1.0h 和 1.3h。静脉注射后可广泛分布于全身组织中，分布容积为（368±223）L。其蛋白结合率约为 98%。平均生物利用度为 11%。终末 $t_{1/2}$ 约为 11h。肝肾功能不全患者的药动学与健康人相似。持续服药 5d，血浆中未出现蓄积现象。

【适应证】用于女性便秘型肠易激综合征（短期治疗用以缓解症状）。

【不良反应】

1. 常见腹泻，几天内可自行恢复，胀气也较常见。

2. 虽可出现头痛、恶心和腹痛，但与对照组相似，有待进一步观察。

【妊娠期安全等级】B。

【禁忌与慎用】

1. 对本品过敏者、孕妇和儿童禁用。

2. 重度肾功能不全患者、中重度肝功能不全患者、有肠粘连病史者及疑似肝胰壶腹括约肌功能障碍者均应禁用。

3. 哺乳期妇女使用时应暂停哺乳。

【剂量与用法】推荐口服剂量为 6mg，2 次/日。

宜餐前服用。

【用药须知】

1. 老年人服药不必减量。

2. 在服药的第 1 周内可能出现腹泻，一般在继续用药中减轻，如有加重现象，应停药。

3. 本品对男性患者的有效性和安全性尚未确定。

【制剂】 片剂：6mg。

【贮藏】 避光保存。

小麦纤维素（testa triticum tricum purif）

别名：非比麸、Fiberform。

本品为从麦麸中提取的纯天然纤维素制剂。

【药理学】 大多数人进食的食物中所含有的纤维素含量几乎都不能满足身体的需要，而纤维素摄入不足则是便秘的主要原因之一。本品可增加粪便体积，使粪便硬度正常化，使肠道运转时间正常化。本品是一种不能消化的纤维素制剂，所以它增加粪便体积的同时还增加其与水的结合能力，也使得粪便排出更加顺畅。本品长期使用还可改善高脂血症患者的血脂情况。

【药动学】 本品不被人体消化吸收，服用后随粪便排出体外。

【适应证】 作为肠激惹、憩室病、肛裂和痔疮等伴发的便秘的辅助治疗，也可用于手术后软化大便。

【不良反应】 少数患者服用后可能会出现腹胀和腹鸣，但很快减轻，并在 1～2 周消失。

【妊娠期安全等级】 B。

【禁忌与慎用】 肠梗阻的患者禁用。

【剂量与用法】

1. 成人：3.5g/次，2～4 次/日，至少 1 周，之后逐渐减量至 2 次/日或 1 次/日，每日清晨都应服药。

2. 6 个月以上儿童：1.75g/次，1～2 次/日，至少 1 周，之后逐渐减量至 1 次/日，每日清晨都应服药。

3. 本品可加入食物或饮料中服用，如汤、粥、牛奶、果汁等。每次用 200ml 左右的液体一起服用可达最佳效果。

【用药须知】

1. 服用本品期间建议患者喝足量的水，可达到最佳效果。

2. 对小麦过敏者有可能对本品过敏。

【制剂】 颗粒剂：3.5g。

【贮藏】 30℃以下贮存。

普卡那肽（plecanatide）

别名：Trulance。

本品为鸟粪便嘌呤环化酶-C 激动剂。

【CAS】 467426-54-6。

【理化性状】

1. 本品为白色至类白色无定型粉末，溶于水。

2. 化学名：L-leucine,L-asparaginyl-L-α-aspartyl-L-α-glutamyl-L-cysteinyl-L-αglutamyl-L-leucyl-L-cysteinyl-L-valyl-L-asparaginyl-L-valyl-L-alanyl-L-cysteinyl-L-threonylglycyl-Lcysteinyl-, cyclic （4→12），（7→15）-bis（disulfide）。

3. 分子式：$C_{65}H_{104}N_{18}O_{26}S_4$。

4. 分子量：1681.89。

5. 氨基酸序列如下：

$$H\text{-}Asn^1\text{-}Asp^2\text{-}Glu^3\text{-}Cys^4\text{-}Glu^5\text{-}Leu^6\text{-}Cys^7\text{-}Val^8\text{-}Asn^9\text{-}Val^{10}\text{-}Ala^{11}\text{-}Cys^{12}\text{-}Thr^{13}\text{-}Gly^{14}\text{-}Cys^{15}\text{-}Leu^{16}\text{-}OH$$

【用药警戒】 本品禁用于 6 岁以下儿童，非临床试验中，本品可导致幼龄小鼠因脱水而死亡。避免用于 6～18 岁儿童和青少年，此人群用药的有效性及安全性尚不明确。

【药理学】 本品化学结构类似尿鸟苷素，为鸟嘌呤环化酶-C（GC-C）激动剂，本品及其活性代谢产物均与 GC-C 结合，作用于肠上皮细胞表面，使 GC-C 活化，由此可导致细胞内和细胞外的环磷酸鸟苷浓度升高。细胞内环磷酸鸟苷浓度升高可刺激氯化物和碳酸氢盐分泌进入肠腔，再主要通过囊性纤维化跨膜传导调节因子离子通道，使肠道内液体增多，肠道运输加速。

【药动学】 口服本品时极少吸收，口服 3mg 后，本品及其活性代谢产物的血药浓度均低于定量检测限。本品主要局限于胃肠道。在胃肠道内被代谢，活性代谢产物为终端亮氨酸缺失。本品及其代谢产物主要在肠道内降解为小分子肽和氨基酸。

【适应证】 用于治疗成人慢性特发性便秘。

【不良反应】 常见腹泻，少见鼻窦炎、腹胀、上呼吸道感染、腹部压痛、氨基转移酶升高。

【妊娠期安全等级】 本品几乎不经胃肠道吸收，治疗剂量下，血药浓度低于定量检测限，且动物实验未见本品有胚胎毒性。

【禁忌与慎用】

1. 机械性肠梗阻的患者禁用。

2. 禁用于 6 岁以下儿童，避免用于 6～18 岁儿童和青少年。

【药物相互作用】 未进行药物相互作用研究，口服推荐剂量后，本品及其代谢产物血药浓度低于检测限。本品对 CYP 系统没影响，也不是 P-糖蛋白的底物。

【剂量与用法】 推荐剂量为 3mg，1 次/日，空腹或进餐时服用均可。如果漏服，不必补服，按预定时间服用下次剂量。如患者吞咽困难，可压碎本品片剂，与苹果沙司同服，也可将片剂分散于水中服用、鼻饲或胃管注入。

【用药须知】 本品最常见不良反应为腹泻，如发生严重腹泻，应降低本品的剂量，补充水分。

【制剂】 片剂：3mg。

【贮藏】 贮于 20～25℃，短程携带允许 15～30℃。

10.6　止泻药（antidiarrheals）

克罗菲美（crofelemer）

别名：Fulyzaq。

【理化性状】

1. 本品提取于秘鲁的巴豆属植物 *lechleri* 的红乳胶，是原花青素低聚物混合物，主要组成以（+）-儿茶素、（−）-表儿茶素、（+）-没食子儿茶酸、和（−）-表没食子儿茶酸为基本单元随机序列。用间苯三酚测定低聚物的平均聚合度为 5～7.5。

2. 结构式如下：

R = H 或 OH，*n* = 3～5.5

【药理学】 本品可抑制肠腔表面肠细胞环磷酸腺苷（cAMP）激活的囊性纤维化跨膜传导调节蛋白（CFTR）氯离子通道和钙离子活化氯离子通道（CACC）。CFTR 的氯离子通道和 CACC 可调节肠道上皮细胞的氯离子和液体分泌。在腹泻中本品通过抑制肠道中的氯离子分泌及伴随这种分泌的大量失水，以到达治疗腹泻的目的。

【药动学】 口服很少吸收，血药浓度低于检测限。

【适应证】 用于缓解使用抗反转录病毒治疗感染 HIV 的 AIDS 成年患者的非感染性腹泻症状。

【不良反应】

1. 常见上呼吸道感染、支气管炎、咳嗽、腹胀、胆红素升高、恶心、腰痛、关节痛、泌尿系感染、鼻咽炎、骨骼肌痛、贾第鞭毛虫病、痔疮、焦虑、ALT 升高。

2. 偶见腹痛、痤疮、AST 升高、结合胆红素升高、游离血胆红素升高、便秘、抑郁、皮炎、头晕、口干、消化不良、肠炎、带状疱疹、肾结石、肢体末梢疼痛、尿频、季节性过敏、鼻窦炎及白细胞计数降低。

【妊娠期安全等级】 C。

【禁忌与慎用】

1. 孕妇只有潜在的益处大于对胎儿伤害的风险时才可使用。

2. 尚未明确本品是否经乳汁分泌，哺乳期妇女应权衡利弊，选择停药或停止哺乳。

3. 儿童用药的安全性及有效性尚未建立。

4. 肝肾功能不全患者慎用。

【药物相互作用】

1. 体外研究表明，本品在肠道具有抑制 CYP3A 和转运蛋白 MRP2 和 OATP1A2 的可能。由于本品吸收很少，所以不太可能抑制体内组织中的 CYP1A2、CYP2A6、CYP2B6、CYP2C9、CYP2C19、CYP2D6、CYP2E1 和 CYP3A4。

2. 药物相互作用试验中，同时服用奈非那韦、齐多夫定或拉米夫定无临床意义的相互作用。

【剂量与用法】 口服，125mg，2 次/日。

【用药须知】 本品不用于感染性腹泻。

【制剂】 缓释片剂：125mg。

【贮藏】 密封，干燥处保存。

阿洛司琼（alosetron）

【理化性状】

1. 化学名：2,3,4,5-tetrahydro-5-methyl-2-[（5-methyl-1*H*-imidazol-4-yl）methyl]-1*H*- pyrido[4,3-*b*]indol-1-one。

2. 分子式：$C_{17}H_{18}N_4O$。

3. 分子量：294.35。

4. 结构式如下：

盐酸阿洛司琼（alosetron hydrochloride）

别名：罗肠欣、Lotronex。

【理化性状】

1. 化学名：2,3,4,5-tetrahydro-5-methyl-2-[（5-methyl- 1*H*-imidazol-4-yl）methyl]-1*H*- pyrido[4,3-*b*] indol-1-one, monohydrochloride。

2. 分子式：$C_{17}H_{18}N_4O \cdot HCl$。

3. 分子量：330.8。

【用药警戒】

1. 本品可导致严重的胃肠道不良反应，包括缺血性结肠炎和严重的便秘，可致住院，需输血、手术治疗，严重者甚至可致命。

2. 本品仅用于以严重腹泻为特征的肠易激综合征，且用传统方法治疗无效的女性患者。

3. 治疗期间如出现便秘或缺血性结肠炎的症状，应立即停药，如症状无缓解应及时就医。发生缺血性结肠炎的患者，不能再使用本品。便秘缓解的患者，如使用本品，必须得到医师的许可。

【药理学】 本品为 5-羟色胺（5-HT$_3$）受体拮抗剂，可抑制非选择性阳离子通道的活化，进而调节肠神经系统，抑制胃肠道神经元上的 5-HT 受体的活化，减少肠道分泌、蠕动和传入疼痛信号。

【药动学】

1. 吸收：本品口服吸收快，生物利用度 50%～60%，年轻男性志愿者口服本品 1mg 后，C_{max} 约为 5ng/ml，T_{max} 约为 1h，年轻女性 C_{max} 约为 9ng/ml，T_{max} 与男性相同。男性志愿者连服本品 28d（2mg，2 次/日），第 28 天 C_{max} 为 12.4ng/ml，T_{max} 为 1.7h，首日和第 28 天的 AUC 分别为 26.6（ng·h）/ml 和 39.4（ng·h）/ml。与食物同服，本品吸收率降低 25%，T_{max} 延后 15min。

2. 本品表观分布容积为 65～95L，血浆蛋白结合率为 82%，每天 2 次给药无蓄积。

3. 本品经肝 CYP2C9、CYP3A4、CYP1A2 被广泛代谢，其代谢产物的总 C_{max} 为原药的 9 倍，AUC 为原药的 13 倍，$t_{1/2}$ 为原药的 2 倍，显示其存

在循环中代谢。本品主要通过肾清除，肾清除率为 94ml/min。尿中回收约 73% 的给药剂量，粪便中回收约 24%，总计仅 7% 为原药。

【适应证】 适用于以腹泻为主的严重肠易激综合征（irritability bowel symptom，IBS）的女性患者，包括病程超过 6 个月或胃肠道解剖生化异常或普通治疗无效的严重 IBS，可减轻下腹部疼痛、腹部不适、尿急、腹泻症状。

【不良反应】

1. 消化系统　严重不良反应有缺血性结肠炎（主要症状是腹部痉挛和疼痛）、严重便秘（可致肠道梗阻、肠道破裂，甚至死亡）。因此，FDA 与葛兰素威康制药公司商议并曾在 2000 年 11 月 28 日做出了从市场撤销的决定，后又有限制地重返市场。少见唾液减少、消化不良、胃肠痉挛、缺血性结肠炎，罕见结肠炎、溃疡性结肠炎、直肠炎、胃肠炎、十二指肠炎、胃酸过多、大便隐血、胃肠蠕动减慢、肠梗阻、肠套叠。

2. 神经系统　少见睡眠失调，罕见记忆障碍、平衡失常、镇静、感觉迟钝。

3. 骨骼肌肉　罕见肌痛、肌僵直、骨痛。

4. 呼吸系统　少见呼吸异常，罕见病毒性呼吸道感染。

5. 血液系统　罕见红细胞、血红蛋白降低，出血。

6. 心血管系统　少见心率加快，罕见心律失常、血压升高、期前收缩。

7. 内分泌系统　罕见高血糖或低血糖、下丘脑功能降低及钙、磷代谢失调。

8. 其他　乏力、瘙痒、性功能异常、阴道出血、脱发、痤疮等。

【妊娠期安全等级】 B。

【禁忌与慎用】

1. 对本品过敏者禁用。

2. 便秘患者、有严重便秘史或便秘后遗症者禁用。

3. 肠梗阻、肠狭窄、中毒性巨结肠、胃肠穿孔、胃肠粘连、缺血性结肠炎、局限性肠炎（克罗恩病）、活动性溃疡性结肠炎、有活动性憩室炎或病史患者禁用。

4. 动物实验显示，本品可经乳汁排泄，尚未明确本品是否可经人乳汁分泌，哺乳期妇女应权衡利弊选择停药或停止哺乳。

5. 儿童用药的安全性及有效性尚未建立。

6. 肝病患者、青光眼、前列腺肥大、幽门狭窄患者慎用。

【药物相互作用】

1. 抗抑郁药氟伏沙明为 CYP1A2、CYP3A4、CYP2C9 抑制剂，能使本品的 AUC 增加 6 倍，$t_{1/2}$ 延长 3 倍。

2. 酮康唑为 CYP3A4 抑制剂，能使本品的 AUC 增加 29%。

【剂量与用法】 口服，开始剂量 1mg/次，1 次/日。用药 4 周后，如能良好耐受并且 IBS 症状未得到控制，剂量增加到 1mg/次，2 次/日。按该剂量治疗 4 周后病情未得到控制者应停止用药。是否与食物同服均可。

【用药须知】

1. 使用本品 1～4 周，病情将会明显改善，但当停止治疗时，病情会反复。

2. 使用本品 4 周无效，应停止用药。

3. 本品对男性的 IBS 无效，原因尚不清楚。

【制剂】 片剂：0.5mg，1mg。

【贮藏】 室温，防潮，避光保存。

特罗司他乙酯（telotristat ethyl）

本品为色氨酸羟化酶抑制剂。

【CAS】 1137608-69-5。

【理化性状】

1. 化学名：[（S）-ethyl-2-amino-3-（4-（2-amino-6-（（R）-1-（4-chloro-2-（3-methyl-1H-pyrazol-1-yl）phenyl）-2,2,2-trifluoroethoxy）pyrimidin-4-yl）phenyl）propanoate]。

2. 分子式：$C_{27}H_{26}ClF_3N_6O_3$。

3. 分子量：575.0。

4. 结构式如下：

马尿酸特罗司他乙酯（telotristat etiprate）

别名：Xermelo。

【理化性状】

1. 本品为白色至类白色固体。在 25℃下，pH 为 1 时本品的溶解度 ＞71mg/ml，在 pH 为 3 的磷酸盐缓冲液中，溶解度为 0.30mg/ml，在 pH 为 5～9 时，本品几乎不溶于水。本品易溶于甲醇，溶于丙酮，难溶于乙醇。

2. 化学名：[（S）-ethyl-2-amino-3-（4-（2-amino-6-（（R）-1-（4-chloro-2-（3-methyl-1H-pyrazol-1-yl）phenyl）-2,2,2-trifluoroethoxy）pyrimidin-4-yl）phenyl）propanoate] hippurate salt。

3. 分子式：$C_{27}H_{26}ClF_3N_6O_3 \cdot C_9H_9NO_3$。

4. 分子量：754.2。

【药理学】 本品的活性代谢产物特罗司他是色氨酸羟化酶抑制剂，此酶是色氨酸生物合成的限速酶。体外试验显示，特罗司他抑制色氨酸羟化酶的作用是原药的 30 倍。5-羟色胺在调节胃肠道分泌、运动功能、炎症、感觉等方面扮演重要角色。通过抑制色氨酸羟化酶，降低外周 5-羟色胺的水平，降低类癌综合征腹泻的频次。

【药动学】

1. 吸收　单剂量口服本品后，在健康志愿者，本品的 T_{max} 为 0.5～2h，特罗司他的 T_{max} 为 1～3h，此后血药浓度呈双相方式下降。单剂量空腹口服本品 500mg，本品的 C_{max} 和 AUC 分别为 4.4ng/ml 和 6.23（ng•h）/ml；特罗司他的 C_{max} 和 AUC 分别为 610ng/ml 和 2320（ng•h）/ml。剂量在 100～1000mg，本品及特罗司他的 AUC、C_{max} 与剂量成正比。多剂量给予本品 500mg，3 次/日，本品及特罗司他几乎无蓄积。

在转移癌患者和类癌综合征患者，合用生长抑素，口服本品后，本品的 T_{max} 为 1h，特罗司他的 T_{max} 为 2h。进食后口服本品 500mg，3 次/日，本品的 C_{max} 和 AUC 分别为 7ng/ml 和 22（ng•h）/ml；特罗司他的 C_{max} 和 AUC 分别为 900ng/ml 和 3000（ng•h）/ml。本品的药动学参数变异很大，变异系数达 55%。

进餐可增加本品及特罗司他的暴露量，而高脂肪餐升高得更加明显。

2. 分布　本品及特罗司他的蛋白结合率均 ＞99%。体外研究显示，特罗司他是 P-糖蛋白的底物。

3. 代谢　本品主要经羧酸酯酶代谢为特罗司他，特罗司他进一步被氧化成脱氨基脱羧基代谢产物，此代谢产物的全身暴露量约为特罗司他的 35%。

4. 消除　健康志愿者单剂量口服本品 500mg，原药的 $t_{1/2}$ 为 0.6h，特罗司他的 $t_{1/2}$ 为 5h。口服 500mg，3 次/日，14d，本品和特罗司他的稳态清除率分别为 2.7L/h 和 152L/h。口服放射性标记的本品，240h 内，粪便中回收 93.2% 的放射性物质，尿中回收 ＜0.4%。

【适应证】 与生长抑素类似物合用，用于治疗类癌综合征腹泻。

【不良反应】

1. 常见恶心、头痛、头晕、γ-GGT 升高、抑郁、腹胀、食欲缺乏、发热、腹痛、便秘。

2. 少见碱性磷酸酶升高、ALT 和（或）AST 升高、大便硬结。

【妊娠期安全等级】尚无孕妇使用的资料，动物实验未见胚胎毒性。

【禁忌与慎用】

1. 孕妇禁用。

2. 尚不清楚本品是否经乳汁分泌，哺乳期妇女使用时应权衡利弊。

3. 儿童用药的安全性与有效性尚未确定。

4. 轻中度肾功能不全的患者不必调整剂量，重度肾功能不全、终末期肾病患者的安全性及有效性尚未明确。

5. 轻度肝功能不全的患者不必调整剂量，中重度肝功能不全患者的安全性尚未明确。

【药物相互作用】

1. 本品可降低 CYP3A4 底物的暴露量，合用时应监测后者的治疗效果，需要时可增加后者的剂量。

2. 短效生长抑素可明显降低本品及其活性代谢产物的暴露量，如与短效生长抑素合用，生长抑素应在服用本品至少 30min 之后使用。

【剂量与用法】推荐剂量为 250mg，3 次/日，空腹或进餐时服用均可。如漏服，不必补服，按预定时间服用下次剂量。

【用药须知】本品可导致便秘，如果出现持续严重便秘、腹痛加重，应停药。

【制剂】片剂：250mg。

【贮藏】贮于 25℃下，短程携带允许 15～30℃。

10.7 胃肠动力药（gastrointestinal prokinectic drugs）

氯波必利（clebopride）

本品为苯甲酰胺类胃动力药。

【理化性状】

1. 化学名：4-amino-*N*-（1-benzylpiperidin-4-yl）-5-chloro-2-methoxybenzamide。

2. 分子式：$C_{20}H_{24}ClN_3O_2$。

3. 分子量：373.88。

4. 结构式如下：

【药理学】本品为高选择性的苯甲酰胺类多巴胺受体拮抗剂，是胃肠道动力药，可加强并协调胃肠运动，加速胃肠蠕动，促进胃排空，防止食物滞留与反流，并有增加胃黏膜血流量的作用，能有效地抑制胃壁己糖胺的减少，因而对胃黏膜具有保护和修复作用，能抑制恶心、呕吐。

【药动学】健康的成年人口服本品 0.68mg 约 1.6h 后达到血药峰值，平均为 0.88ng/ml。由尿中排出氯波必利原药、脱苄胺氯波必利及它们各自的葡糖醛酸结合物，连续口服给药（0.68mg，3 次/日，5d）无蓄积性。

【适应证】用于因胃排空延缓、胃食管反流、胃炎、食管炎所引起的上腹饱胀、疼痛、恶心、呕吐、嗳气、反酸、食欲缺乏、消化不良及便秘；糖尿病性胃轻瘫和恶心、呕吐时的对症治疗。

【不良反应】偶见口干、头晕、倦怠、乏力、嗜睡、腹泻、腹痛等，停药后即可恢复正常。

【禁忌与慎用】

1. 对本品过敏者及机械性胃肠道梗阻、帕金森病患者禁用。

2. 孕妇慎用。

3. 尚未明确本品是否可经乳汁分泌，哺乳期妇女使用时应暂停哺乳。

4. 儿童、老年患者慎用。

【药物相互作用】抗胆碱能药可能会对抗本品的作用，故不宜合用。

【剂量与用法】首次服用 0.34mg，继后 0.68mg/次，2～3 次/日，早晚或餐前 30min 服用。

【用药须知】本品可导致头晕和嗜睡，服用本品期间不能驾驶车辆和操作危险性机械。

【制剂】片剂：0.68mg。

【贮藏】遮光、密封，在干燥处保存。

普卡必利（prucalopride）

别名：Resolor。

本品为高选择性 5-HT₄ 受体激动剂。2009 年 10 月在欧洲获批后，2010 年 1 月在德国上市，2010 年 3 月在英国上市。临床用其琥珀酸盐。

【理化性状】

1. 化学名：4-amino-5-chloro-*N*-[1-（3-methoxy-propyl）piperidin-4-yl]-2,3-dihydro-1- benzofuran-7-

carboxamide。

2. 分子式：$C_{18}H_{26}ClN_3O_3$。

3. 分子量：367.87。

4. 结构式如下：

【药理学】本品为苯丙咪唑类药物，是特异性 5-HT$_4$ 受体完全激动剂，具有较高选择性和特异性 5-HT$_4$ 受体作用，增加胆碱能神经递质的释放，刺激肠蠕动反射，增强结肠收缩和近端结肠传输，能够有效地缓解便秘患者的症状。

【药动学】

1. 吸收　本品口服给药后被迅速吸收，在 2～3h 达 C_{max}。绝对口服生物利用度＞90%。同时摄入食物不影响本品的口服生物利用度。

2. 分布　本品分布广泛，稳态分布容积为 567L，血浆蛋白结合率约为 30%。

3. 代谢　在体外，本品通过人类肝代谢非常缓慢，仅有少量代谢产物。在一项放射标记的人体口服给药研究中，在尿及粪便中回收少量的 8 种代谢产物，主要代谢产物（R107504，通过 O-甲基化和氧化形成，将羟基氧化成羧基）占给药量＜4%。原药占血浆中总放射性物质的约 85%，只有 R107504 是血浆中的一种微量代谢产物。

4. 排泄　大部分药物以原药排泄（在尿中约为给药量的 60%，在粪便中至少为 6%），原药的肾排泄涉及被动过滤及主动分泌。本品的血浆清除率平均为 317ml/min，其终末 $t_{1/2}$ 约为 1d。2mg，1 次/日给药可在 3～4d 到稳态。稳态血药浓度的谷值和峰值分别为 2.5ng/ml 和 7ng/ml。1 次/日给药后的蓄积比为 1.9～2.3。

【适应证】用于治疗成年女性患者中通过轻泻剂难以充分缓解的慢性便秘症状。

【不良反应】

1. 营养及代谢　少见食欲缺乏。

2. 神经系统　常见头痛、头晕，少见震颤。

3. 心血管系统　少见心悸。

4. 胃肠道　常见恶心、腹泻、腹痛、呕吐、消化不良、直肠出血、胃肠胀气、肠鸣音异常。

5. 肾及泌尿系统　常见尿频。

6. 全身及给药部位　常见疲劳，少见发热、全身乏力。

【禁忌与慎用】

1. 对本品活性成分或任何辅料过敏的患者禁用。

2. 肾功能障碍需要透析的患者禁用。

3. 由于肠壁结构性或功能性异常引起的肠穿孔或梗阻、闭塞性肠梗阻、严重肠道炎性疾病，如克罗恩病、溃疡性结肠炎和中毒性巨结肠的患者禁用。

4. 近期接受过肠部手术的患者禁用。

5. 不建议在妊娠期间使用本品。育龄女性在使用本品期间应采用有效的避孕方法。

6. 本品会在母乳中分泌。预计在治疗剂量下服用本品时，母乳喂养对新生儿/婴儿没有影响。但由于缺乏人体数据，不建议在哺乳期间使用。

7. 18 岁以下儿童用药的安全性及有效性尚未确定。

【药物相互作用】

1. 体外数据表明，本品与其他药物发生相互作用的可能性低，治疗浓度的本品预计不会影响经 CYP 介导的合用药的代谢。尽管本品可能是 P-糖蛋白（P-gp）的底物，但其在治疗浓度上并不是 P-糖蛋白抑制剂。

2. 酮康唑是一种强效 CYP3A4 和 P-糖蛋白抑制剂，2 次/日，200mg/次的酮康唑可使本品的 AUC 增加约 40%。这种弱效应可能归因于酮康唑抑制本品抑制 P-糖蛋白介导的肾转运，但并不具有临床意义。在与其他 P-糖蛋白抑制剂，如维拉帕米、环孢素 A、奎尼丁联合使用时，也可以观察到类似程度的相互作用。

3. 针对健康受试者的研究显示，本品对华法林、地高辛、乙醇及帕罗西汀的药动学没有临床意义的影响。

4. 治疗剂量的丙磺舒、西咪替丁、红霉素及帕罗西汀不影响本品的药动学。

5. 由于其作用机制，使用阿托品类药物可能会降低本品的作用。

【剂量与用法】本品可在一天中任何时间服用，餐前、餐后均可。

1. 成人　1 次/日，2mg/次。

2. 老年患者（>65 岁）　起始剂量为 1mg/次，1 次/日，如有需要，可增加至 2mg/次，1 次/日。

3. 肾功能不全患者　重度肾功能不全患者（GFR<30ml/min）的剂量为 1mg/次，1 次/日。轻中度肾功能不全患者不必调整剂量。

4. 肝功能不全患者　重度肝功能不全患者（Child-Pugh 分级为 C 级）的剂量为 1 次/日，1mg/次。

轻中度肝功能不全患者不必调整剂量。

【用药须知】

1. 使用本品治疗之前，需要彻底了解患者病史及检查情况，以排除继发性原因导致的便秘，并确定患者在至少 6 个月时间内使用轻泻剂而无法达到充分缓解。

2. 虽然轻泻剂在关键性临床试验中被用作临时急救缓解性用药，但尚未评估本品联合轻泻剂的安全性和有效性。

3. 本品的有效性和安全性仅在慢性功能性便秘治疗中得到证明。尚未评估本品用于存在继发原因的便秘患者中的有效性和安全性，包括内分泌疾病、代谢性疾病和神经性疾病引起的便秘，因此，不建议这些患者使用本品。尚未证实本品对药物相关性便秘的有效性和安全性，其中包括由于阿片类药物导致的继发便秘，因此，不建议此类患者使用本品。

4. 未对本品在患有严重及临床不稳定的伴随疾病的患者（如肝、心血管或肺疾病、神经或精神疾病、癌症或 AIDS 及其他内分泌疾病）中进行研究。这些患者应该谨慎使用。应特别慎用于有心律失常或缺血性心血管病病史的患者。

5. 如果患者用药期间出现心悸，应予以适当处理。

6. 使用本品时，如发生严重腹泻，口服避孕药的效果可能会降低，建议采取其他避孕方法，以预防可能发生的口服避孕药失效。

7. 片剂中含乳糖水合物。患有半乳糖不耐受、Lapp 乳糖酶缺乏或葡萄糖-半乳糖吸收不良等罕见遗传性疾病的患者，不得服用。

8. 正在服用已知可引起 QTc 间期延长的药物治疗的患者应慎用本品。

9. 尚未进行本品对驾驶及操控机器能力影响的研究。使用本品，特别是在用药第 1 天，可引起头晕和疲乏，可能对驾驶及操控机器产生影响。

【制剂】 片剂：1mg。

【贮藏】 密闭，不超过 30℃ 干燥处保存。

溴必利（bromopride）

别名：奥必利、甲氧溴苯酰胺、胃本、Valopd、Cascaprid。

本品为苯甲酰胺类药物，在比利时以商品名 Digesan 销售。

【理化性状】

1. 化学名：4-amino-5-bromo-*N*-[2-(diethylamino)ethyl]-2-methoxybenzamide。

2. 分子式：$C_{14}H_{22}BrN_3O_2$。

3. 分子量：344.25。

4. 结构式如下：

【药理学】 本品具有抑制胃酸分泌、促进水溶性胃黏膜分泌及保护胃黏膜的作用。本品通过调节胃肠运动减轻胃及十二指肠溃疡患者的上腹疼痛、反酸、腹胀、消化不良等症。本品能拮抗 5-羟色胺和多黏菌素 B 引起的试验性的溃疡，且有对抗由阿扑吗啡、毛花苷 C、硫酸铜等引起的呕吐作用。本品还有轻微的麻醉及中枢抑制作用，对组胺、乙酰胆碱、氯化钡所致的胃肠痉挛具有一定的缓解作用。

【药动学】 口服吸收迅速而完全，口服 2h 后血药浓度可达峰值，在体内分布广泛，以大脑、肾、心脏、睾丸浓度为高，给药 6h 后以上器官仍有较高浓度。体内主要代谢物为单乙基衍生物，8h 后主要经肾排泄。

【适应证】 用于治疗上腹部疼痛、呕吐、反酸、腹胀、胃及十二指肠溃疡、胃及十二指肠炎、痉挛性或出血性结肠炎等。也可用于呃逆，放疗的胃肠道反应。

【不良反应】 主要有嗜睡、头晕、乏力、口干等，停药可消失。

【药物相互作用】 本品不宜与抗精神病药合用。

【剂量与用法】 口服，3 次/日，10～20mg/次。

【制剂】 片剂：10mg。

【贮藏】 密闭保存。

萘二磺乙乳胆铵（aclatonium napadisilate）

别名：阿克吐、Abovis、celatonium napadisilate。

【理化性状】

1. 化学名：2-(2-acetyloxypropanoyloxy)ethyl-2-[2-(2-acetyloxypropanoyloxy)ethyl–dimethyl-ammonio]ethyl]-dimethyl-azanium naphthalene-1,5-disulfonate。

2. 分子式：$C_{30}H_{44}N_2O_{14}S_2$。

3. 分子量：720.8。

4. 结构式如下：

【药理学】通过在健康人胆道末端十二指肠乳头开口部插入压力感受器测定胆道末端运动，证明本品在十二指肠内给药 50mg 或 100mg 后 6min 内出现运动亢进作用，能增强胆汁向十二指肠内排出。对健康人和各种胃病患者胃液分泌作用的研究结果表明，口服本品 100mg 对基础及刺激后的胃液分泌量、胃液酸度、胃蛋白酶浓度均无任何影响。本品可使离体的豚鼠回肠标本收缩，其剂量-效应曲线在使用阿托品后平行移行，但不受抗组胺药等影响，显示类似乙酰胆碱的作用。因而本品对迷走神经并无作用，而直接作用于平滑肌内的乙酰胆碱受体，促使消化道运动亢进。

【药动学】口服本品后，其碱部分和酸部分分别被吸收代谢。碱从消化道吸收迅速，在给药后 2～4h 达到峰值。而酸部分几乎不由消化道吸收，随粪便排泄。

【适应证】用于慢性胃炎，胆道运动障碍，消化道手术后消化功能异常（如恶心、呕吐、食欲缺乏和腹胀）。

【不良反应】

1. 过敏　有时出现皮疹、瘙痒等，应停药。

2. 消化系统　偶见腹痛、腹泻、胃部缺乏、胃灼热、便秘，罕见恶心、呕吐、食欲缺乏、肠鸣、软便、唾液增多等。

3. 其他　偶见困倦，罕见出汗。

【禁忌与慎用】

1. 本品具副交感神经刺激作用，因此，哮喘、甲状腺功能亢进、消化性溃疡（活动期）、癫痫、震颤麻痹、明显的迷走神经亢进状态等患者原则上禁用。

2. 孕妇禁用。

3. 儿童用药的安全性及有效性尚未确立。

【药物相互作用】本品与抗胆碱酯酶药合用时，可增强本品的作用。

【剂量与用法】口服，3 次/日，25～50mg/次。

【制剂】胶囊剂：25mg，5mg。

【贮藏】密封保存。

阿考替胺（acotiamide）

别名：Acofide。

【理化性状】

1. 化学名：N-{2-[bis（1-methylethyl）amino]ethyl}-2-{[（2-hydroxy-4,5-dimethoxyphenyl）carbonyl]amino}-1,3-thiazole-4-carboxamide。

2. 分子式：$C_{21}H_{30}N_4O_5S$。

3. 分子量：450.55。

盐酸阿考替胺（acotiamide hydrochloride）

别名：Acofide。

【理化性状】

1. 本品为浅白色至黄色结晶粉末或晶体，可溶于二甲基甲酰胺，微溶于乙醇、甲醇、水，微溶于乙腈、丙醇，极微溶于丙酮，几乎不溶于己烷和乙酸乙酯。

2. 化学名：N-{2-[bis（1-methylethyl）amino]ethyl}-2-{[（2-hydroxy-4,5-dimethoxyphenyl）carbonyl]amino}-1,3-thiazole-4-carboxamide hydrochloride trihydrate。

3. 分子式：$C_{21}H_{30}N_4O_5S \cdot HCl \cdot 3H_2O$。

4. 分子量：541.1。

5. 结构式如下：

【简介】本品于 2013 年 2 月在日本上市，是世界上首个获批的功能性消化不良治疗药。用于功能性消化不良、饭后腹胀、上腹部胀等消化系统症状。本品通过抑制乙酰胆碱酯酶而起作用，可促进胃动力、改善胃容纳障碍、增强胃底扩张。

【剂量与用法】饭前服 100mg，3 次/日。

【制剂】片剂：100mg。

伊卢多啉（eluxadoline）

别名：Viberzi。

本品是 μ 阿片受体激动剂，也是 δ 受体和 κ 受体的拮抗剂。

【理化性状】

1. 化学名：5-[[[（2S）-2-amino-3-[4-（aminocarbonyl）-2,6-dimethylphenyl]-1-oxopropyl][（1S）-1-（4-phenyl-1H-imidazol-2-yl）ethyl]amino]methyl]-2-methoxybenzoic acid。

2. 分子式：$C_{32}H_{35}N_5O_5$。

3. 分子量：569.65。

4. 结构式如下：

【药理学】本品与人 μ 受体和 δ 受体的结合常数分别为 1.8nmol/L 和 430nmol/L。与人 κ 受体的结合常数尚无数据，与天竺鼠小脑 κ 受体的结合常数为 55nmol/L。动物实验显示，本品可与内脏中的阿片受体结合。

【药动学】

1. 吸收　健康受试者口服本品 100mg，其 C_{max} 为 2～4ng/ml，AUC 为 12～22（ng·h）/ml。2 次/日给药，本品的药动学大致呈线性，无蓄积。本品的药动学参数的变异系数为 51%～98%。其绝对生物利用度尚未确定。进餐时服用的中位 T_{max} 为 1.5h（1～8h），空腹时为 2h（0.5～6h）。高脂肪餐可降低本品的 C_{max} 50%，降低 AUC 60%。

2. 分布　本品血浆蛋白结合率为 81%。

3. 代谢　本品的确切代谢途径尚未明确，有证据表明，经葡糖醛酸化可以形成酰基葡糖酸苷代谢物。

4. 消除　本品平均血浆消除 $t_{1/2}$ 为 3.7～6h。在健康男性受试者中，单剂量口服 ^{14}C 标记的本品 300mg，336h 内在粪便中回收 82.2% 的总放射性物质，192h 内在尿中回收 <1% 的总放射性物质。

【适应证】用于成年患者伴腹泻的肠易激综合征的治疗。

【不良反应】

1. 常见不良反应为便秘、恶心和腹痛。

2. 少见的不良反应（≤2%）包括胃食管反流性疾病、头晕、AST 升高、醉酒感、镇静状态、嗜睡、欣快感、哮喘、支气管痉挛、呼吸衰竭、喘息。

【禁忌与慎用】

1. 已知或疑似胆道梗阻、奥狄括约肌疾病或功能障碍者禁用，这些患者发生奥狄括约肌痉挛的风险高。

2. 酗酒者、乙醇滥用者、乙醇成瘾者或每天饮用 3 杯以上含乙醇饮料者禁用。

3. 具胰腺炎病史、胰腺结构疾病包括已知或疑似胰管梗阻者禁用。

4. 严重便秘或便秘后遗症、已知或疑似机械性胃肠道梗阻者禁用。

5. 儿童用药的安全性及有效性尚未确定。

6. 尚未明确本品是否可经乳汁分泌，哺乳期妇女应权衡利弊选择停药或停止哺乳。

7. 轻中度肝功能不全患者减量慎用，重度肝功能不全者禁用。

【药物相互作用】

1. OATP1B1 抑制剂（如环孢素、吉非贝齐、阿扎那韦、利托那韦、洛匹那韦、沙奎那韦、替拉那韦、利福平、艾曲波帕）可升高本品的血药浓度，合用时应降低本品的剂量，并且监测患者的不良反应，可能会对患者驾驶和操作机器的能力造成损害。

2. 强效 CYP 抑制剂[环丙沙星（CYP1A2）、伏立康唑（CYP2C19）、克拉霉素（CYP3A4）、帕罗西汀和安非他酮（CYP2D6）]可能会升高本品的血药浓度。

3. 本品应避免与可导致便秘的药物（如阿洛司琼、抗胆碱能药、阿片类药物）合用，洛哌丁胺可在急性腹泻时使用，但不可长期使用，如发生便秘，应立即停用。

4. 本品可升高瑞舒伐他汀的血药浓度，增加发生肌病的风险，瑞舒伐他汀应给予最低有效剂量，并密切监测患者的不良反应。

5. 本品可能会升高 CYP 底物（如阿芬太尼、环孢素、二氢麦角胺、麦角胺、芬太尼、匹莫齐特、奎尼丁、西罗莫司、他克莫司）的血药浓度，合用时应监测合用药物的血药浓度。

【剂量与用法】

1. 在成年人中的推荐剂量为 100mg，2 次/日，进餐时服用。

2. 在以下患者中推荐的剂量是 75mg，2 次/日，进餐时服用：①无胆囊者；②不能耐受 100mg 的剂量者；③同时接受 OATP1B1 抑制剂者；④轻中度肝功能不全者。

3. 严重便秘超过 4d 的患者应中止治疗。

4. 如漏服一剂，在规定时间服用下一次剂量，不必补服。

【用药须知】

1. 本品可增加奥狄括约肌痉挛的风险，导致胰腺炎、肝酶升高并伴急性腹痛。应告知患者如出现急性腹痛或腹痛恶化，应立即就医，确诊为奥狄括约肌痉挛的患者不能再次使用本品。

2. 本品可增加与奥狄括约肌痉挛无关的胰腺炎的发生率，应劝告患者在服用本品期间禁止饮酒，如果出现胰腺炎的症状，如腹痛或上腹痛向后背放射并伴胰酶升高，应及时就医。

【制剂】片剂：75mg，100mg。

【贮藏】贮于 20~25℃，短程携带允许 15~30℃。

10.8 肝胆、胰腺疾病药（drugs for liver and gall bladder disease）

依泊二醇（epomediol）

【理化性状】

1. 化学名：（1*S*,4*R*,6*R*,7*S*）-1,3,3-trimethyl-2-oxabicyclo[2.2.2]octane-6,7-diol。

2. 分子式：$C_{10}H_{18}O_3$。

3. 分子量：186.25。

4. 结构式如下：

【药理学】本品通过膜 ATP 酶和腺苷酸环化酶作用而使肝细胞功能恢复，使酒精中毒时的高尔基体恢复正常功能。

【药动学】口服吸收良好，30min 后血药浓度达峰值，$t_{1/2}$ 为 2.8h。

【适应证】用于急慢性肝病的辅助治疗。

【不良反应】偶见皮疹，停药后可恢复。

【禁忌与慎用】

1. 禁用于对本品过敏患者和胆道机械性梗阻患者。

2. 孕妇慎用。

【剂量与用法】口服，200~400mg/次，2次/日。

【制剂】片剂：100mg，200mg。

【贮藏】密闭贮存。

拉克替醇（lactitol）

【理化性状】

1. 化学名：4-*O*-α-D-galactopyranosyl-D-glucitol。

2. 分子式：$C_{12}H_{24}O_{11}$。

3. 分子量：344.31。

4. 结构式如下：

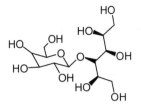

【药理学】本品是由山梨醇和半乳糖构成的双糖衍生物，极少被胃肠道吸收。本品不被胃肠道内双糖酶分解，而以原形进入结肠。在结肠内被肠内菌群（主要是类杆菌和乳酸杆菌）降解为短链有机酸（主要为乙酸、丙酸和丁酸），酸化结肠内容物，从而减少了结肠对氨的吸收。本品可转化为低分子量有机酸，导致结肠内渗透压升高，从而增加粪便的含水量和体积，产生轻泻作用。

【药动学】口服本品不被胃肠道吸收，主要在大肠由细菌分解代谢。本品主要以原药随粪便排出体外。

【适应证】用于肝性脑病和慢性便秘的治疗。

【不良反应】常见的不良反应有胃肠胀气、腹部胀痛和痉挛，易发生于服药初期。偶见的不良反应有恶心、腹泻、肠鸣和瘙痒。罕见的不良反应有胃灼热、呕吐、头痛、头晕等。

【禁忌与慎用】

1. 本品在结肠发挥作用，肠道不通畅（肠梗阻、人造肛门等）患者不得服用本品。

2. 半乳糖不能耐受的患者服用本品时可能会出现不易察觉的半乳糖血症（一种罕见的遗传代谢病），故应禁用本品。

3. 本品对孕妇及哺乳期妇女用药的安全性尚未确定，故应权衡利弊后使用。

【药物相互作用】

1. 本品一般不能与促钾排泄药物（如噻嗪类利尿药、皮质激素、两性霉素等）合用，本品会加强这些药物的作用。

2. 不能同时服用胃酸中和剂和新霉素，这些药物会阻滞本品对肠腔内容物的酸化作用。

【剂量与用法】口服，可于就餐时服用或与饮料混合服用。以每日排软便 2 次为标准，增减本品的服用剂量。推荐的初始剂量为每日 0.6g/kg，分 3次于就餐时服用。

【用药须知】

1. 当出现胃肠道可疑的病变或症状、不明原因的腹痛或出现便血，应立即停服本品。

2. 水和电解质紊乱患者及腹泻患者不得服用本品。结肠粪便积存（便结）患者应先采取其他方法进行治疗。

3. 出现腹泻（可能导致电解质紊乱）通常是服用过量的症状。此时应减少服用剂量。应确定一个避免出现腹泻的适宜剂量。使肝硬化患者一日出现 2 次软便。

4. 治疗初期就出现水和电解质平衡紊乱的病例应给予停药。

5. 如患者服用本品后出现恶心，可在就餐时服用。

6. 若服用本品 1 周仍未排便，应向医师咨询。自己服药时间不要超过 4 周。

【制剂】散剂：5g。

【贮藏】遮光，密封保存。

萘莫司他（nafamostat）

本品为非肽类蛋白酶抑制剂。

【理化性状】

1. 化学名：6-amidino-2-naphthyl 4-guanidino-benzoate。

2. 分子式：$C_{19}H_{17}N_5O_2$。

3. 分子量：347.37。

4. 结构式如下：

甲磺酸萘莫司他（nafamostat mesylate）

【理化性状】

1. 化学名：6-amidino-2-naphthyl 4-guanidino-benzoate dimethane sulphonate。

2. 分子式：$C_{19}H_{17}N_5O_2 \cdot (CH_4SO_3)_2$。

3. 分子量：539.58。

【药理学】本品为合成的蛋白酶抑制剂，对凝血酶、胰蛋白酶、激肽释放酶、血纤维蛋白溶酶及补体系统经典途径的 Clr-、Cls-等胰蛋白酶样丝氨酸蛋白酶有很强的选择性抑制作用，对磷脂酶 A_2 也有抑制作用。对与 α_2-巨球蛋白结合的胰蛋白酶，如同对游离胰蛋白酶一样，也有体外抑制作用。对大鼠和兔静脉输注本品，可降低由胰蛋白酶、肠激酶及内毒素经胰管逆行注入而引起的各种实验性胰腺炎死亡率；大鼠、兔静脉输注本品，对给予内毒素引起的实验性弥散性血管内凝血（DIC），可改善各种凝血学检查值，抑制肾小球体纤维蛋白血栓的形成；大鼠静脉注射本品后，可抑制血浆中由玻璃粉引起的激肽的生成。胰腺炎患者给予本品可降低由激肽释放酶激活引起的激肽原总量减少幅度。此外，本品可延长各种凝固时间（aPTT、PT、TT、LWCT、CCT）（体外）；抑制凝血酶、肾上腺素、ADP、胶原及内毒素引起的血小板凝集（体外）；抑制补体溶血反应（体外）。对于静脉注射溶血素引起的全身性福斯曼（嗜异性）休克的豚鼠，口服和静脉注射本品均能延长生命。

【药动学】健康男子在 90min 内静脉输注本品 10mg、20mg 和 40mg 时，开始输注后 60～90min 血中原形药物浓度达峰值，分别为 16.4ng/ml、61.5ng/ml 和 93.2ng/ml。本品主要在血液及肝中代谢，从血中消除迅速，给药结束后 1h 均下降至 5ng/ml 以下。健康男子静脉输注本品 20mg 和 40mg，24h 后尿中总排泄率分别为 27.1% 和 30.2%（以主要代谢物 6-脒基-2-萘酚为指标）。

【适应证】

1. 用于治疗急性胰腺炎、急性恶化的慢性胰腺炎、手术后急性胰腺炎、胰管造影后的急性胰腺炎与急性外伤性胰腺炎。

2. 用于治疗弥散性血管内凝血。

3. 用于预防血液体外循环时的血液凝固。

【不良反应】

1. 偶见高血钾、低血钠等电解质异常（出现时应立即停药）。

2. 偶有皮疹、红斑、瘙痒等过敏症状（出现时应立即停药）。

3. 偶见白细胞、血小板异常（出现时应减量或停药）。

4. 偶见 AST 及 ALT 升高等肝功能异常。

5. 可见腹泻、恶心、呕吐等消化道症状。

6. 注射部位发红及胸部不适、头重等。

【禁忌与慎用】

1. 禁用于对本品有过敏史者。

2. 哺乳期妇女及妊娠期妇女使用本品的安全性尚未确定，在使用本品时应充分权衡利弊。哺乳期妇女应暂停哺乳。

3. 儿童使用本品的安全性及有效性尚未完全明确。

【药物相互作用】本品应避免与其他同效药合用，如抑肽酶、乌司他丁、甲磺酸加贝酯、阿加曲班及肝素制剂等。

【剂量与用法】

1. 治疗胰腺炎　每次 10mg 溶于 5%葡萄糖注射液 500ml 静脉输注（约 2h），1～2 次/日，根据病情适当增减。

2. 治疗弥散性血管内凝血　通常将 1 日量溶于 1000ml 5%葡萄糖注射液中，以每小时 0.06～0.20mg/kg 进行 24h 持续静脉滴注。

3. 预防血液体外循环时的血液凝固　通常在体外循环开始前，用 20mg 溶于 500ml 0.9%氯化钠注射液中，配成溶液进行血液回路内的洗涤、填充；体外循环开始后，以 20～50mg/h（溶于 5%葡萄糖注射液中）的速度作为抗凝剂持续注入。也可根据症状适当增减。

【用药须知】

1. 本品在肝中广泛代谢，主要通过肾排泄，老年患者生理功能减退，应注意减量用药并密切观察。

2. 用于预防血液体外循环的灌流血液凝固时，120mg/h 或 150mg/h 的大剂量可导致耳鸣、麻木、呼吸困难症状。根据本品的药理学性质，本品过量使用还可能导致休克、出血、血清电解质紊乱等。

【制剂】注射剂（粉）：10mg。

【贮藏】遮光、密闭、30℃以下保存。

胆酸（cholic acid）

别名：Cholbam。

本品为肝产生的胆汁酸。

【理化性状】

1. 本品为白色至类白色粉末。在 20℃下几乎不溶于水和 0.1mol/L 的 HCl，微溶于 0.1mol/L 的 NaOH。溶于冰醋酸、醇类和丙酮。20℃的饱和溶液 pH 为 4.4。

2. 化学名：（*R*）-4-[（3*R*,5*S*,7*R*,8*R*,9*S*,10*S*,12*S*,13*R*,14*S*,17*R*）-3,7,12-trihydroxy-10,13 -dimethyl-hexadecahydro-1*H*-cyclopenta（*a*）phenanthren-17-yl] pentanoic acid。

3. 分子式：$C_{24}H_{40}O_5$。

4. 分子量：408.57。

5. 结构式如下：

【药理学】本品在肝脏中由胆固醇合成，是胆汁酸的主要成分。胆汁酸合成障碍者，由于缺乏胆汁酸而导致中间胆汁酸蓄积和胆汁淤积。胆汁酸可帮助脂肪和脂溶性维生素的吸收。内源性的胆汁酸可增加胆汁流量，并提供生理性的反馈，从而抑制胆汁酸的合成。本品的确切机制尚未完全明确，本品及其结合物是核受体和法尼酯 X 受体（FXR）的内源性配体，FXR 还可调节涉及胆汁酸合成及肠肝循环维持胆汁酸内平衡的酶和转运蛋白。

【药动学】

1. 口服给药的胆酸与内源性胆酸的代谢途径相同。胆酸是以被动扩散的方式经消化道吸收，进入机体的胆酸池主要以结合型进行肠肝循环。

2. 在肝中，胆酸通过胆酸-CoA 合成酶和胆酸-CoA、氨基酸 *N*-乙酰转移酶与甘氨酸或牛磺酸结合。结合后的胆酸主要通过胆盐外排泵（BSEP）被分泌至胆汁，然后与胆汁其他组分一起被释放入小肠。

3. 大部分结合的胆酸在回肠内通过顶端钠依赖性胆酸转运蛋白被重吸收，通过牛磺胆酸钠协同转运肽和有机阴离子转运蛋白转回至肝并进入肠肝循环的另一次循环。结合的胆酸在从回肠至结肠时不再被吸收，经细菌介导的解离和 7-去羟基作用形成胆酸和脱氧胆酸。胆酸和脱氧胆酸在结肠中可能被重吸收或随粪便排泄。在健康受试者中由胆固醇重新再合成胆酸，以补偿胆酸的丢失，维持胆酸池的恒量。

【适应证】

1. 单一酶缺陷引起的胆汁酸合成障碍。

2. 用于过氧化物酶体病的辅助治疗，包括齐薇格谱系障碍的患者，临床表现为肝疾病、因降低脂溶性维生素的吸收而导致的脂肪泻或其并发症。

【不良反应】常见腹泻、反流性食管炎、胃肠不适、黄疸、皮肤损害、恶心、腹痛、肠息肉、泌尿系感染、周围神经病。

【药物相互作用】

1. 本品禁止与胆盐外排泵抑制剂，如环孢素合用，合用可造成结合胆盐在肝的蓄积，如必须合用，密切监测氨基转移酶和胆红素水平。

2. 胆汁酸结合树脂、含铝的制酸药可影响本品的吸收。

【剂量与用法】

1. 推荐剂量为每日 10～15mg/kg，分 1～2 次口服。家族性高三酰甘油血症的患者或有家族史者，小肠对本品的吸收差，应增加 10%的剂量。本品应在进餐时服用。

2. 本品应在服用胆汁酸结合树脂或含铝的制酸药之前至少 1h 或之后 4～6h 服用，尽可能延长服用的间隔时间。

3. 对不能吞咽胶囊剂的婴儿和儿童，可打开胶囊剂将内容物与婴儿配方奶粉或吸出的母乳（适用于幼儿）或软食，如土豆泥或苹果泥（适用于年长儿童和成人）混合，以掩盖不愉快的味道。

【用药须知】

1. 治疗前 3 个月，每月监测 AST、ALT、ALP 及 INR，之后至少每 6 个月监测 1 次。如治疗 3 个月无效，或出现完全性胆管阻塞，应停药。

2. 如出现肝功能或胆汁淤积持续恶化，应停药。γ-GGT 和 ALT 同时升高，可能是本品过量的表现，应密切监测肝功能，并降低剂量。

【制剂】胶囊剂：50mg，250mg。

【贮藏】贮于 20～25℃下，短程携带允许 15～30℃。

奥贝胆酸（obeticholic acid）

别名：Ocaliva。

本品为法尼酯 X 受体激动剂。

【理化性状】

1. 本品为白色至类白色粉末，溶于甲醇、丙酮或乙酸乙酯，pH 低时微溶于水，pH 高时易溶于水。

2. 化学名：3α,7α-dihydroxy-6α-ethyl-5β-cholan-24-oic acid。

3. 分子式：$C_{26}H_{44}O_4$。

4. 分子量：420.63。

5. 结构式如下：

【药理学】法尼酯 X 受体是一种细胞核受体，表达于肝和小肠，其是调节胆汁酸、炎症、纤维化和代谢的关键受体。法尼酯 X 受体活化后，通过抑制胆固醇的合成，增加肝细胞内的胆汁酸向细胞外转运而降低肝细胞内胆汁酸的水平。本品可限制循环中胆汁酸的总量，促进胆汁酸分泌，从而减少肝细胞对于胆汁酸的暴露量。

【药动学】

1. 口服本品 10mg 后，T_{max} 约为 1.5h，甘氨酸-奥贝胆酸、牛磺酸-奥贝胆酸的 T_{max} 为 10h。进食时服用不影响本品的吸收。每天服用 5mg、10mg、25mg，服用 14d 后，全身暴露量与剂量成正比。甘氨酸-奥贝胆酸、牛磺酸-奥贝胆酸及总奥贝胆酸（包括奥贝胆酸及两种共轭物）的暴露量增加的比例高于剂量增加的比例。

2. 分布：本品及其共轭物的血浆蛋白结合率≥99%，原药的分布容积为 618L，甘氨酸-奥贝胆酸、牛磺酸-奥贝胆酸的分布容积尚不清楚。

3. 本品与甘氨酸或牛磺酸共轭结合后进入肝，并被分泌进入胆汁，在小肠又被吸收进入肠肝循环，两种共轭物可在回肠和结肠中被肠道菌群去共轭，一部分被吸收，另一部分随粪便排泄。每天服用 1 次，两种共轭物会出现蓄积。两种代谢产物的药理作用与原药相似。甘氨酸-奥贝胆酸、牛磺酸-奥贝胆酸的血药浓度分别为原药的 13.8 倍和 12.3 倍。本品的另一种代谢产物 3-葡糖酸苷的药理活性很低。

4. 给予放射性标记的本品，87%的给药剂量通过胆汁分泌，随粪便排泄，≤3%的给药剂量随尿液排泄，未检出原药。

【适应证】用于原发性胆汁性胆管炎，可与熊去氧胆酸合用治疗对后者反应不佳者，也可用于不能耐受熊去氧胆酸者，单用本品治疗。

【不良反应】

1. 严重不良反应包括严重的肝脏不良反应（肝性脑病、静脉曲张出血）、严重瘙痒、HDL-C 降低。

2. 常见不良反应包括瘙痒、疲乏、腹痛和腹部不适、皮疹、关节痛、食管痛、头晕、便秘、外周水肿、腹胀、发热、甲状腺功能异常、湿疹。

【禁忌与慎用】

1. 完全胆道阻塞的患者禁用。

2. 孕妇使用本品的资料有限，孕妇慎用。

3. 尚未明确本品是否可经乳汁分泌，哺乳期妇女使用时应暂停哺乳。

4. 儿童用药的安全性尚未明确。

【药物相互作用】

1. 胆汁酸结合树脂可影响本品的吸收，两者合用时应间隔至少 4h 服用。

2. 本品与华法林合用时，可降低 INR，两者合用时应密切监测 INR，并根据检测结果调整华法林的剂量。

3. 本品可升高 CYP1A2 底物的血药浓度，与治疗窗窄的 CYP1A2 底物（如茶碱、替扎尼定）合用时，应监测其血药浓度。

【剂量与用法】

1. 口服，5mg，1 次/日，如治疗 3 个月效果不佳，可增加至剂量 10mg，1 次/日。

2. 如出现不能耐受的瘙痒，可加用抗组胺药或胆汁酸结合树脂；服用 5mg/d 的患者，降低剂量至 5mg，隔日 1 次；服用 10mg/d 的患者，降低剂量至 5mg/d。降低剂量后再次出现无法耐受的皮疹，应暂停使用本品 2 周。持续出现无法耐受的皮疹者，应永久停药。

3. 中重度肝功能不全患者，推荐剂量为 5mg，每周 1 次，如果治疗效果不佳，患者能耐受，可增加剂量至 5mg，每周 2 次（至少间隔 3d 服用），随后根据疗效和耐受性可增加剂量至 10mg，每周 2 次（至少间隔 3d 服用）。

4. 与胆汁酸结合树脂同时服用时，两者至少应间隔 4h 服用。

【用药须知】

1. 使用本品过程中，应监测肝功能，出现严重肝不良反应者，应权衡继续治疗的利弊。

2. 本品可降低 HDL-C 水平，治疗期间应监测血脂水平。如果最大剂量治疗 1 年，患者的效应始终不佳，且出现 HDL-C 水平降低，应权衡继续治疗的利弊。

【制剂】 片剂：5mg，10mg。

【贮藏】 贮于 20~25℃，短程携带允许 15~30℃。

10.9　其他（others）

替度鲁肽（teduglutide）

别名：Revestive、Gattex。

本品为新型重组人胰高血糖素样肽-2 类似物。

【理化性状】

1. 化学名:L-histidyl-L-glycyl-L-aspartyl-L-glycyl-L-seryl-L-phenylalanyl-L-seryl-L-aspartyl-L-glutamyl-L-methionyl-L-asparaginyl-L-threonyl-L-isoleucyl-L-leucyl-L-aspartyl-Lasparaginyl-L-leucyl-L-alanyl-L-alanyl-L-arginyl-L-aspartyl-L-phenylalanyl-L-isoleucyl-L-asparaginyl-L-tryptophanyl-L-leucyl-L-isoleucyl-L-glutaminyl-L-threonyl-L-lysyl-L-isoleucyl-L-threony

l-L-aspartic acid。

2. 分子式：$C_{164}H_{252}N_{44}O_{55}S$。

3. 分子量：3752.08。

【药理学】 本品可与肠内分泌细胞、上皮下肌纤维母细胞、黏膜下及肌间神经丛的肠神经元的 GLP-2 受体结合，促进多种物质的分泌，包括胰岛素样生长因子、一氧化氮、角质细胞生长因子。

【药动学】

1. 本品皮下注射的绝对生物利用度为 88%，注射后 3~5h 达血药峰值，短肠综合征患者皮下注射 0.05mg/kg 后，C_{max} 为 36ng/ml，$AUC_{0~inf}$ 为 0.15（μg·h）/ml。重复皮下注射未发现蓄积。

2. 本品的分布容积为 103ml/kg，与血液的容积相仿。

3. 本品确切的代谢途径尚不清楚，推测与内源性 GLP-2 一样，在体内被分解为小分子肽和氨基酸。

4. 本品的清除率为 123（ml·h）/kg，与 GFR 近似，提示本品主要经肾排泄，在健康志愿者本品的 $t_{1/2}$ 为 2h，短肠综合征患者 $t_{1/2}$ 为 1.3h。

【适应证】 用于治疗成人依赖于肠外营养的短肠综合征。

【不良反应】

1. 临床试验中发现的不良反应包括腹痛、上呼吸道感染、恶心、腹胀、呕吐、液体潴留、胃肠胀气、过敏反应、食欲异常、睡眠障碍、咳嗽、皮肤出血、胃肠道穿孔。

2. 上市后有心肌梗死和颅内出血的报道，与本品的因果关系尚不清楚。

【妊娠期安全等级】 B。

【禁忌与慎用】

1. 哺乳期妇女应权衡利弊，选择停药或停止哺乳。

2. 儿童用药的安全性及有效性尚未确定。

3. 轻中度肾功能不全患者不必调整剂量，未对重度肝功能不全患者进行研究。

【药物相互作用】 本品可增加口服药物的吸收。

【剂量与用法】

1. 皮下注射 0.05mg/kg，1 次/日。注射部位可选择腹部、大腿或上臂，注意更换注射部位。本品不可肌内注射或静脉注射，如忘记注射，记起时尽快注射，一天内不能注射 2 次。

2. 中重度肾功能损害者及终末期肾病患者剂量减半。

【用药须知】

1. 使用期间定期监测体液和电解质情况。

2. 本品可加速肿瘤生长，如有活动性胃肠道肿瘤，应停药；其他部位肿瘤者应权衡利弊后使用。

3. 本品的使用与结肠息肉有关，开始本品治疗前6个月应行结肠镜检查，并切除息肉。治疗1年后复查结肠镜，之后每5年检查1次。如发现息肉，应遵守当时的指南进行随访，如发现直肠癌，应停药。

4. 治疗监测小肠肿物，如有应切除，如发现小肠癌，应停用本品。

5. 本品治疗期间可发生肠梗阻，如发生应暂停用药，肠梗阻治愈后可恢复治疗。

6. 临床试验中本品可导致胰腺炎，治疗中定期监测胰淀粉酶和胰脂肪酶，如需要，可进行影像学检查。

【制剂】注射剂：5mg/0.5ml。

【贮藏】贮于2～8℃，避免冷冻。

聚多卡醇（polidocanol）

别名：聚乙二醇单十二醚、Asclera、Lauromacrogol 400。

本品为非离子型去污剂，包括两种组分，由极性亲水性的十二烷（醇）和非极性疏水性的聚氧化乙烯链构成。

【理化性状】结构式如下：

【用药警戒】本品仅适用于治疗静脉曲张管径≤1mm的下肢静脉曲张。本品可发生致死性过敏反应和严重超敏反应，应该严格控制本品使用剂量（≤3ml）。研究表明，本品的致死性过敏反应和严重超敏反应在剂量≥3ml时多见，因此，在使用本品时应备好抗过敏药物和对症治疗的措施和设备。本品仅供静脉注射，动脉注射可见组织坏死和局部缺血或腐烂。

【药理学】本品为硬化剂，局部损伤血管内皮。静脉注射后，本品诱发内皮损伤，血小板在损伤部位聚集并附着静脉血管壁，使血小板密度增高，纤维蛋白闭合阻塞血管，最终被结缔组织取代。

【适应证】本品适用于治疗下肢静脉曲张，包括无并发症的蜘蛛状血管病变（静脉曲张管径≤1mm的微型静脉曲张）和网状静脉曲张（静脉曲张管径为1～3mm）。尚未在静脉曲张管径≥3mm

患者中进行研究。

【药动学】本品对血管内皮的损伤效应呈浓度依赖性和体积依赖性。给予本品4.5～18.0mg，其平均$t_{1/2}$为1.5h。

【剂量与用法】本品仅供静脉注射，应用前目测药物溶液应无颗粒、无变色，容器无破损。

1. 蜘蛛状血管病变（静脉曲张管径≤1mm的微型静脉曲张）可使用0.5%的本品制剂。

2. 网状静脉曲张（曲张的静脉管径1～3mm）可使用1%的本品制剂。

3. 每次注射0.1～0.3ml，每次使用注射液不超过10ml。

4. 使用细针（26G或30G）注射器（玻璃或塑料），切向插入静脉并缓慢注射。注射后穿弹力袜或支撑长筒袜，温和加压防止血管破裂。治疗期间鼓励患者立刻步行15～20min，密切监视患者可能出现的任何过敏反应或症状。

治疗蜘蛛状血管病变应保持温和加压2～3d，治疗网状静脉曲张应保持温和加压5～7d。治疗广泛性静脉曲张，应使用加压绷带或长筒袜梯度高强度加压。为防止治疗后的深静脉血栓形成，治疗面加压是必需的也是极力推荐的。

5. 必须重复治疗且本品治疗剂量超过10ml时，应间隔1～2周。

6. 小静脉曲张中的血栓可采用穿刺切除术或微血栓切除术。

【不良反应】

1. 本品不良反应多发于注射部位且多为轻度，以发生率高低为序，依次为注射部位血肿、刺激、褪色、疼痛、瘙痒、灼热、血管增生和血栓。本品具有致死性过敏反应和严重超敏反应。

2. 以下不良反应是基于本品上市后的全球临床不良反应，若干比较严重或麻烦是因为缺乏对照组，或存在报告者的主观性，因而可能存在部分不合理性或不科学性，难以进行评估和建立其发生率与药物使用的相关性。

（1）免疫系统：过敏性休克、血管性水肿、荨麻疹、哮喘。

（2）神经系统：脑血管意外、偏头痛、感觉异常、意识丧失、意识模糊、眩晕。

（3）心脏系统：心脏停搏、心悸。

（4）血管病症：深部静脉血栓、肺栓塞、晕厥、循环衰竭、血管炎。

（5）呼吸系统：呼吸困难。

（6）皮肤和皮下组织：皮肤色素沉着、皮炎、多毛症。

（7）全身性和注射部位：注射部位坏死、潮红、灼热。

（8）损伤、中毒和并发症：神经损伤。

【妊娠期安全等级】C。

【禁忌与慎用】

1. 对本品过敏者禁用。

2. 急性血栓栓塞者禁用。

3. 本品仅供静脉注射，禁用于动脉注射。

4. 是否经母乳排泌尚未明确，哺乳期妇女避免使用。

5. 儿童用药的安全性及有效性尚未明确。

6. 本品研究基于18～70岁患者，但≤18岁和≥65岁的数据样本不足，故而此人群应慎用。

【药物相互作用】尚未进行本品与其他药物相互作用研究。

【用药须知】

1. 本品使用时应准备抗过敏治疗。

2. 本品进入血管周围可发生疼痛反应，如果疼痛反应严重，应给予局部麻醉药治疗（禁用肾上腺素）。

3. 治疗期间，建议患者最好白天在治疗腿上穿弹力袜和支撑长筒袜且保持2～3d和2～3周，袜子的高度取决于能否保证覆盖治疗面积。

4. 建议患者在经本品治疗后立刻步行15～20min，并持续数天。

5. 建议患者在经本品治疗的2～3d避免进行剧烈运动、长时间的飞行旅游、日光浴、热水浴和桑拿。

6. 动脉内注射可引起严重缺血、坏疽，如发生应立即手术治疗。

7. 本品对于阵痛和分娩的影响尚未明确。

8. 过量注射本品可导致严重不良反应，如局部坏死。

【制剂】①注射液：10mg/2ml，20mg/2ml；②注射用泡沫剂：2个303ml铝合金罐，一个含180mg/18ml（10mg/ml）溶液，含常压的二氧化碳；另一个含压缩氧气，附连接器，2个金属罐通过连接器联结后使产品活化形成泡沫，活化后1ml含本品1.3mg。

【贮藏】①注射液：密封，贮于15～30℃；②注射用泡沫剂套装贮于15～25℃，短程携带允许15～30℃。未经活化的注射用泡沫剂可平放或直立放置，含氧气的压力罐应置于通风处，遇热可爆炸，远离热源和强烈光照处。泡沫剂活化后应在7d内使用，直立放置。

第十一章　泌尿系统药物　Drugs for Urinary System

11.1　利尿药（diuretics）

阿佐塞米（azosemide）

别名：阿佐酰胺、雅利、Axosemide、Azadol、Diart、Diurapid、Luret。

本品为高效利尿药。

【理化性状】

1. 本品为结晶状，熔点为 218～221℃。

2. 化学名：2-chloro-5-（1*H*-tetrazol-5-yl）-4-（2-thenylamino）benzenesulphonamide。

3. 分子式：$C_{12}H_{11}ClN_6O_2S_2$。

4. 分子量：370.8。

5. 结构式如下：

【药理学】本品为磺胺类髓袢利尿药，其作用类似呋塞米，但降压作用较弱而抗 ADH（血管升压素）作用较强。

【药动学】

1. 本品口服吸收差，生物利用度仅为 10%，明显小于其他髓袢利尿药。用于利尿时，口服 1h 起效，2～4h 达最大效应，3～4h 达血药峰值，单次给药后作用持续 9h。对水肿患者作用可持续 12h 以上。

2. 本品主要在肝代谢，以原形、氧化脱噻吩甲基物和葡糖醛酸结合物的形式随尿排泄。本品总体清除率为 5.4L/h，口服 $t_{1/2}$ 为 2.3～2.7h，静脉注射 $t_{1/2}$ 为 2～2.5h，略长于其他磺胺类髓袢利尿药。

3. 口服及静脉注射后，药物原形随尿液排出率分别为 2% 和 20%。是否经乳汁排泄尚不清楚。

【适应证】用于心源性（充血性心力衰竭）水肿、肾性水肿、肝性水肿。

【不良反应】

1. 中枢神经系统　偶见头晕、头痛、耳鸣、疲倦，停药后可好转或消失。

2. 代谢/内分泌系统　常见电解质紊乱（低血钾、低血钠、低血氯性碱中毒等）、高尿酸血症，偶见高血糖症、高脂血症。有报道用药后可轻度降低肾对尿酸的排泄，致血尿酸轻度增高，因此，使用时须仔细观察，发现异常时应采取减量或停药等措施。

3. 泌尿生殖系统　少见多尿、碱性磷酸酶上升，偶见血尿素氮、肌酐上升，此时须停药或采取适当措施。

4. 肌肉骨骼系统　偶见四肢无力、肌肉痉挛、腓肠肌疼痛（可能与大量利尿而又未能补充盐分有关）、关节痛。

5. 消化系统　少见嗳气、呕吐、食欲缺乏、胃部不适、腹泻、口渴、便秘。偶见胰腺炎（须在临床中注意血淀粉酶值的上升）。此外，偶可发生 ALT、AST 上升，此时须减量或停药。

6. 过敏反应　偶见皮疹，重者必须停药；对磺脲类或磺胺类药物过敏者对本品也可能过敏。

7. 其他　偶见胸闷、脱水、血栓栓塞、血常规变化。

【禁忌与慎用】

1. 对本品及磺脲类、磺胺类药物过敏者，中毒患者，肝昏迷者，肾功能不全患者，低血钠、低血钾患者，循环血容量减少者，低血压患者，无尿患者禁用。

2. 严重冠状动脉硬化或脑动脉硬化患者，痛风或有既往史、遗传史者，糖尿病或有既往史、遗传史者，腹泻者，呕吐者，高尿酸血症患者，肝疾病患者（晚期肝硬化、肝实质性病变、肝功能不全等）慎用。

3. 孕妇用药应权衡利弊。

4. 哺乳期妇女慎用，必须用药时应停止哺乳。

5. 新生儿可能导致肾钙化，乳儿电解质平衡易被破坏，应慎用。

6. 老年患者易出现低血钠、低血钾，对于心源性水肿老年患者，利尿作用导致血容量减少，有诱发脑梗死等血栓性疾病的可能。应谨慎给药，从小剂量开始，并密切观察患者的状态。

【药物相互作用】

1. 与锂剂合用，可因近端小管对钠离子和锂离子的重吸收增加而导致血清锂浓度升高，从而增加锂的毒性，可表现为乏力、震颤、极度口渴、意识模糊等，故应避免合用。

2. 与 ACEI 合用，可致严重的直立性低血压。

3. 与洋地黄类药物（如地高辛）合用，可致洋地黄中毒，应避免合用。

4. 与酮色林合用，可发生室性心律失常。

5. 与苄普地尔合用，可因低钾血症而发生尖端扭转型室性心动过速。合用时应密切监测血钾和血镁浓度，也可换用或合用保钾利尿药。

6. 与阿司咪唑合用，可能导致 QT 间期延长，室性心律失常，应避免合用。

7. 有报道同类药物和特非那定合用导致 QT 间期延长，室性心律失常，故本品不应和特非那定合用。

8. NSAID 可减弱本品的利尿及抗高血压作用，应避免合用。

【剂量与用法】口服，40～80mg/次，1 次/日，于早餐时服用。根据患者年龄、症状适当增减剂量。

【用药须知】

1. 本品不宜长期服用。

2. 本品应避免与氨基糖苷类抗生素、头孢菌素类抗生素、箭毒类肌肉松弛药、去甲肾上腺素合用。

3. 进行低盐疗法的患者慎用本品。

4. 连续使用本品时应定期监测患者水及电解质状况。

【制剂】片剂：80mg。

【贮藏】遮光、密封保存。

依普利酮（eplerenone）

别名：Inspra。

本品为醛固酮受体阻滞剂。

【理化性状】

1. 本品为无臭，白色到灰白色结晶性粉末。微溶于水，溶解度与 pH 无关。pH=7 时，辛醇/水中分配系数约 7.1。

2. 化学名：pregn-4-ene-7,21-dicarboxylic acid,9,11-epoxy-17-hydroxy-3-oxo,γ-lactone, methyl ester（7α，11α,17α）。

3. 分子式：$C_{24}H_{30}O_6$。

4. 分子量：414.5。

5. 结构式如下：

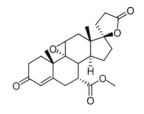

【药理学】

1. 本品通过与盐皮质激素受体结合，从而阻断醛固酮与之结合。

2. 已证实本品可持续增加血浆肾素和血清醛固酮水平，这与醛固酮对肾素分泌的负反馈调节抑制作用相一致。由此产生的血浆肾素活性、循环醛固酮水平增加不会抵消本品的作用。

3. 与糖皮质激素、孕激素和雄激素受体相比，本品选择性与重组人盐皮质激素受体结合。

【药动学】

1. 口服给药后，本品约 1.5h 达血浆峰值，2d 达稳态。100mg 片剂的绝对生物利用度为 69%。剂量在 20～100mg，其 C_{max} 和 AUC 呈剂量正相关；大于 100mg 则否。本品吸收不受食物影响。CYP3A4 抑制剂可升高本品的血药浓度。

2. 本品血浆蛋白结合率约 50%，主要与 α_1-酸性糖蛋白结合。稳态时表观分布容积为 43～90L。本品并不优先与红血细胞结合。

3. 本品主要通过 CYP3A4 代谢，人血浆中未鉴定出活性代谢物。

4. 本品以原药随尿和粪便排泄量小于 5%。单剂量口服放射标记的本品后，约 32%的剂量随粪便排泄，67%随尿排泄。$t_{1/2}$ 为 4～6h，表观血浆清除率约为 10L/h。

5. ≥65 岁的老年受试者与年轻受试者（18～45 岁）相比，C_{max} 和 AUC 分别增加 22%和 45%。稳态时，黑种人的 C_{max} 和 AUC 分别降低约 19%和 26%。

6. 与对照组相比，肾功能不全患者的稳态 AUC 和 C_{max} 分别增加 38%和 24%，重度肾功能不全的患者分别降低 26%和 3%。本品的血浆清除率与肌酐清除率无关。

7. 中度肝功能不全的患者与正常者相比，稳态 C_{max} 和 AUC 分别增加 3.6%和 42%。

8. 与对照组相比，稳定性心力衰竭患者，稳态时的 AUC 和 C_{max} 分别增加 38%和 30%。

【适应证】

1. 用于心肌梗死后的充血性心力衰竭，可改善左心室收缩功能异常（射血分数≤40%）和急性心肌梗死后有充血性心力衰竭临床证据患者的存活率。

2. 单用或与其他药物合用治疗高血压。

3. 原发性醛固酮增多症。

【不良反应】

1. 临床试验中，治疗急性心肌梗死后心力衰竭的主要不良反应为高血钾和肌酐升高。

2. 治疗高血压临床试验中，导致停药的最常见不良反应为头痛、头晕、心绞痛、心肌梗死、GGT增高。本品25～400mg，发生率≥1%且高于安慰剂组的不良反应有高胆固醇血症、高三酰甘油血症、腹泻、腹痛、蛋白尿、咳嗽、头晕、疲劳、流感样症状。本品治疗中有男性乳腺发育和女性异常阴道出血的报道，但未设安慰剂对照。本品致皮肤反应可有血管神经性水肿、皮疹。

【妊娠期安全等级】B。

【禁忌与慎用】

1. 本品禁用于以下患者：①血钾＞5.5mEq/L；②CC≤30ml/min；③使用强效CYP3A4抑制剂（酮康唑、依曲康唑、萘法唑酮、醋竹桃霉素、克拉霉素、利托那韦和奈非那韦）者。

2. 本品用于治疗高血压时禁用于以下患者：①2型糖尿病有微量白蛋白尿者；②男性血清肌酐＞2.0mg/dl，女性＞1.8mg/dl；③CC＜50ml/min；④正进行补钾治疗或使用保钾利尿药（阿米洛利、螺内酯、氨苯蝶啶）者。

3. 尚未明确本品是否可分泌到乳汁中，哺乳期妇女慎用。如确需使用，应停止哺乳。

4. 尚无小于4岁儿童的临床研究数据，此类人群应慎用。

5. 孕妇使用本品的安全性尚未建立，孕妇使用应权衡利弊。

6. 老年人、轻中度肝功能不全患者不须调整本品的起始剂量。但肌酐清除率降低的老年人发生高钾血症的风险增加。

7. 肾功能不全患者使用本品发生高钾血症的风险增加。

【药物相互作用】

1. 本品不可与强CYP3A4抑制剂合用。正接受中效CYP3A4抑制剂的高血压患者，本品减量使用。

2. 本品与ACEI和（或）ARB合用，高钾血症风险增加。

3. 接受利尿药和ACEI时又合用锂制剂患者，有锂中毒的报道。本品合用锂剂应监测血锂水平。

4. 其他保钾抗高血压药与NSAID合用，一些患者的抗高血压效应降低，肾功能不全患者会发生严重的高钾血症。因此，本品与NSAID合用时应密切监测血压和血钾水平。

【剂量与用法】

1. 心肌梗死后的心力衰竭　开始25mg，1次/日；如耐受，4周内加量到50mg，1次/日为佳。与食物是否同服均可。一旦开始治疗，依据血钾水平调整剂量，详见表11-1。

表 11-1　急性心肌梗死后心力衰竭患者的剂量调整

血清钾（mEq/L）	调整方式	调整剂量
＜5.0	增量	25mg隔日1次，再25mg，1次/日，最后50mg，1次/日
5.0～5.4	维持	不做调整
5.5～5.9	减量	50mg，1次/日，再25mg，1次/日，然后25mg隔日1次，直到停药
≥6.0	停药	当血清钾降到＜5.0mEq/L，再以25mg隔日1次剂量重新开始

2. 高血压　推荐起始剂量50mg，1次/日，约4周内达全效。如效果不佳，可增至50mg，2次/日。因高钾血症风险，不推荐日剂量超过100mg。

3. 接受中度CYP3A4抑制剂，如红霉素、沙奎那韦、维拉帕米、氟康唑的高血压患者　本品起始剂量应减至25mg，1次/日。

4. 原发性醛固酮增多症　口服25～50mg，2次/日。用于不能耐受螺内酯不良反应的患者的二线治疗。

【用药须知】

1. 本品过量的症状可能有低血压和高血钾。透析不能清除。

2. 本品给药前应监测血清钾水平，大于5.5mEq/L不可给药。

3. 本品开始治疗前1周和调整剂量后1个月应监测血清钾水平。此后，应定期评估。

4. 患者给予中度CYP3A4抑制剂3～7d，应检查血清钾和肌酐。

【制剂】片剂：25mg，50mg。

【贮藏】25℃保存。

11.2 血管加压素受体拮抗剂

考尼伐坦（conivaptan）

本品为精氨酸加压素（AVP）拮抗药。

【理化性状】

1. 化学名：[1,1'-biphenyl]-2-carboxamide,*N*-[4-[（4,5-dihydro-2methylimidazo[4,5-*d*][1]benzazepin-6（1*H*）-yl）carbonyl]phenyl]。

2. 分子式：$C_{32}H_{26}N_4O_2$。

3. 分子量：498.58。

4. 结构式如下：

盐酸考尼伐坦（conivaptan hydrochloride）

别名：Vaprisol。

【理化性状】

1. 本品为白色到类白色或浅橙白色的粉末，极微溶于水（0.15mg/ml，23℃）。

2. 化学名：[1,1'-biphenyl]-2-carboxamide,*N*-[4-[（4,5-dihydro-2methylimidazo[4,5-*d*][1]benzazepin-6（1*H*）-yl）carbonyl]phenyl]-,monohydrochloride。

3. 分子式：$C_{32}H_{26}N_4O_2 \cdot HCl$。

4. 分子量：535.04。

【药理学】本品是精氨酸加压素（AVP）V_{1a}和 V_2 受体的非肽类双重抑制剂，血浆中 AVP 水平对于调节水和电解质平衡至关重要。在等容量和高容量低钠血症中，AVP 水平常升高。AVP 的作用主要通过 V_2 介导，V_2 与肾收集管的顶膜上的水通道蛋白耦合，这些受体帮助维持血浆渗透压。本品主要通过拮抗肾集合管上的 AVP 的 V_2 受体起作用，提高体内的钠浓度，并可使排尿过程不伴随钠的排出，从而改善低钠血症。

【药动学】静脉输注（40mg/d 或 80mg/d）或口服给药后，药动学呈非线性，本品抑制其自身代谢是主要原因。药动学个体差异大（清除率变异系数为 94%）。

1. 健康志愿者静脉给予负荷剂量 20mg（静脉输注 30min），之后 40mg/d，连续静脉输注 3d，

C_{max} 出现在负荷剂量静脉输注结束后，平均为 619ng/ml，C_{min} 出现于开始给予负荷剂量 12h，且在输液期间逐渐升高，在静脉输注结束后血药浓度为 188ng/ml。平均终末 $t_{1/2}$ 为 5.0h，平均清除率 253.3ml/min。

2. 本品广泛与血浆蛋白结合，在 10～1000ng/ml，本品蛋白结合率为 99%。

3. CYP3A 为本品的代谢酶，已鉴定出的 4 种代谢产物，对 V_{1a} 受体的活性为原药的 3%～50%，对 V_2 受体的活性为原药的 50%～100%。4 种代谢产物的总暴露量约为原药的 7%，故对本品的药效贡献有限。

4. 在静脉（10mg）或口服（20mg）给药后，83% 的给药剂量随粪便排泄，12% 随尿排泄。在给药后的 24h 内，约 1% 的原药随尿排泄。与肾功能正常患者相比，肾功能不全（CC<60ml/min）患者的 AUC 高 80% 左右。

5. 中度肝功能不全患者暴露量约为正常者的 2 倍，轻度肝功能不全患者暴露量的升高无临床意义，未对重度肝功能不全患者进行评价。

【适应证】

1. 注射剂用于血容量正常的和高容量性低钠血症（常伴发 SIADH 患者、甲状腺功能减退患者、肾上腺功能减退患者或肺部疾病患者）住院患者的治疗。

2. 适用于心力衰竭。

3. 口服用于治疗由充血性心力衰竭、肝硬化及 SIADH 导致的低钠血症。

【不良反应】常见不良反应为贫血、心房颤动、腹泻、恶心、呕吐、外周水肿、注射部位疼痛、红斑、静脉炎、发热、口渴、肺炎、泌尿系感染、心电图 ST 段压低、低血钾、低血镁、低血钠、头痛、精神错乱、失眠、瘙痒、高血压、低血压、直立性低血压。

【妊娠期安全等级】C。

【禁忌与慎用】

1. 低血容量低钠血症者禁用。

2. 禁与强效 CYP3A 抑制剂，如酮康唑、伊曲康唑、克拉霉素、利托那韦及茚地那韦合用。

3. 无尿患者禁用。

4. 本品注射剂含有葡萄糖，禁用于对谷物或谷物制品过敏者。

5. 重度肝肾功能不全患者禁用。

6. 孕妇使用本品的安全性尚未建立，只有潜在

的益处大于对胎儿伤害的风险时才可使用。

7. 尚未明确本品是否可分泌到乳汁中，哺乳期妇女应权衡本品对母亲的重要性，选择停药或停止哺乳。

8. 儿童使用本品的有效性及安全性尚未确定。

9. 老年人使用本品的安全性与其他人群没有差异。

【药物相互作用】

1. 本品为 CYP3A4 的底物，强效 CYP3A4 抑制剂酮康唑可使口服本品的 C_{max} 和 AUC 分别增加 4 倍和 11 倍。

2. 本品为 CYP3A4 的强效抑制剂，可显著升高地尔硫䓬、辛伐他汀及氨氯地平的血药浓度。

3. 本品（口服，40mg，2 次/日）与 0.5mg 的地高辛（P-糖蛋白的底物）同服，地高辛清除率降低 30%，C_{max} 和 AUC 分别增加 79% 和 43%。若两者合用应注意监测地高辛的血药浓度。

4. 本品（40mg/d，4d）与单剂量 25mg 华法林合用，S-华法林的 C_{max} 和 AUC 分别增加 17% 和 14%。INR 和凝血酶原时间无变化。

5. 卡托普利和呋塞米对本品药动学无影响。

6. 本品是 CYP3A4 的底物，与 CYP3A4 抑制剂合用时可能导致本品血药浓度升高。因此，本品不可与 CYP3A4 的强效抑制剂，如酮康唑、伊曲康唑、克拉霉素、利托那韦和茚地那韦等合用。本品同时又是 CYP3A4 的一种强效抑制剂。在临床试验中，有 2 例正在服用经 CYP3A4 代谢的 HMG-CoA 还原酶抑制剂的患者在口服本品后出现横纹肌溶解症。因此，避免本品与主要经 CYP3A4 代谢的药物合用，且静脉输注本品后若使用经 CYP3A4 代谢的药物，两者的间隔时间至少 1 周。

【剂量与用法】

1. 先给予负荷剂量 20mg 静脉输注，静脉输注时间不超过 30min，然后给予维持剂量 20~40mg/d，持续静脉输注，最多使用 4d。

2. 中度肝功能不全患者，负荷剂量及维持剂量均为 10mg，用法同上，如血钠升高不理想，可增至 20mg。

3. 本品只能经大静脉给药，建议每天更换 1 次注射部位，以减轻可能出现的血管刺激反应。

4. 口服，起始剂量为 15mg/次，1 次/日。24h 后，可将剂量提高至 30mg/d，如必需，则可将剂量最高提升至 60mg/d。

【用药须知】

1. 如果血钠浓度快速增加（24h 内血钠上升速

度大于 12mEq/L），可导致严重的渗透性脱髓鞘综合征，应停药。如果停药后血钠仍继续上升，不能重新使用本品；如果低钠血症持续或再次发生，且患者无血钠急速上升，可以重新减量使用本品。

2. 如果患者出现血容量减少或血压过低，应停药。如果患者血容量和血压恢复正常，而低血钠持续，可以重新减量使用本品。

3. 本品与乳酸钠林格注射液及呋塞米注射液不相容。

【制剂】 ①大容量注射剂：100ml 含葡萄糖 5g，本品 20mg。②片剂：15mg，30mg，60mg。

【贮藏】 避光贮于 15~30℃（短期暴露于 40℃ 以下无影响）。

莫扎伐普坦（mozavaptan）

【理化性状】

1. 化学名：N-[4-（5-dimethylamino-2,3,4,5-tetrahydro-1-benzazepine-1-carbonyl）phenyl]-2-methylbenzamide。

2. 分子式：$C_{27}H_{29}N_3O_2$。

3. 分子量：427.5。

4. 结构式如下：

【简介】 本品为在日本上市的血管加压素受体拮抗剂，在日本被批准用于治疗由于肿瘤相关的抗利尿激素分泌失调综合征（syndrome of inappropriate secretion of antidiuretic hormone, SIADH）引起的低钠血症。

托伐普坦（tolvaptan）

别名：Samsca。

本品为选择性血管加压素 V_2 受体拮抗药。

【理化性状】

1. 本品为白色晶体或结晶性粉末，在水中几乎不溶。

2. 化学名：（±）-4'-[（7-chloro-2,3,4,5-tetrahydro-5-hydroxy-1H-1-benzazepin-1-yl）carbonyl]-O tolu-m-toluidide。

3. 分子式：$C_{26}H_{25}ClN_2O_3$。

4. 分子量：448.94。

5. 结构式如下：

【用药警戒】

1. 开始或重新开始接受本品治疗的患者必须住院，并密切监测血钠水平。

2. 过快地纠正低钠血症[如>12mEq/（L·24h）]可能引起渗透性脱髓鞘疾病，导致发音困难、嘶哑、吞咽困难、嗜睡、情感变化、四肢轻瘫、痉挛、癫痫、昏迷甚或死亡。故本品不适用于亟须升高血钠水平以预防或治疗严重神经系统症状的患者。对脱髓鞘综合征风险升高（如缺氧、酗酒或营养不良）的患者更应谨慎。

3. 重度营养不良、酒精中毒或有肝病史的易感患者使用本品，建议以较慢的速率纠正低血钠水平更为适当。

4. 本品存在潜在的不可逆的且可能致命的肝损害风险。如果低钠血症患者本身存在基础肝疾病，包括肝硬化等，则患者从肝损害中恢复的能力可能受损。通过限制本品的持续治疗时间，可能会降低肝损害的发生风险。如果患者报告的症状提示可能存在肝损伤，医务人员应立即对其进行肝检查，肝损害症状包括疲劳、厌食、右上腹不适、小便色深或黄染等。如果怀疑有肝损害，应立刻停用本品，给予相应治疗，并应同时进行检查，明确可能的原因。在明确所观察到的肝损害与本品治疗无关之前，不应让患者重新使用本品。

【药理学】

1. 本品是一种选择性血管加压素 V_2 受体拮抗药，亲和力为天然精氨酸血管加压素（AVP）的1.8倍，V_{1a} 受体的29倍。口服15～60mg后即可起到拮抗加压素的作用，升高血浆钠离子水平，抑制肾集合管水的重吸收，促使体内多余水分排出。尿排泄钠、钾及血钾浓度无显著变化。本品的代谢物与原药相比，拮抗人 V_2 受体的活性很弱或无活性。

2. 随着本品的使用，血浆本身的 AVP 浓度可能升高（平均2～9pg/ml）。

【药动学】

1. 药效学：健康志愿者单剂量口服本品60mg，给药后2～4h可见排尿开始和血钠浓度升高，4～8h达最大效应，血钠浓度升高6mEq，尿排泄率增加9ml/min。本品的药效滞后于血药浓度，给药后

24h仍可维持最大效应（血钠）的60%左右，而尿排泄率则不再升高。剂量超过60mg作用就不再增加。在推荐剂量每日15～60mg，利尿及升钠的作用是有限的。

2. 吸收：健康受试者单剂口服本品480mg或300mg/d多剂给药，观察到 AUC 与剂量成正比。但当口服剂量≥60mg时，其 C_{max} 的升高与剂量的增加并不成比例。本品的药动学性质具有立体定向性特点，其 S-（-）和 R-（+）对映体的稳定比率为3。本品绝对生物利用度尚不明确。至少有40%原药或代谢物被人体吸收。给药后2～4h可达血药峰值。食物不影响本品的生物利用度。

3. 分布：表观分布容积约为3L/kg，血浆蛋白结合率高达99%。

4. 消除：本品主要经 CYP3A4 代谢，仅小于1%的原药经肾排泄。口服给药的清除率约为4ml/（kg·min），任何原因的低钠血症患者，其清除率约降至2ml/（kg·min）。终末 $t_{1/2}$ 约为12h。每日1次给药方案的蓄积因子约为1.3，谷浓度约为峰浓度的16%，提示实际半衰期可能不到12h。峰浓度与平均暴露量存在明显个体差异，变异系数为30%～60%。

5. 体外资料显示，本品为 P-糖蛋白的底物与抑制剂。

6. 中重度肝功能不全及充血性心力衰竭患者的清除率降低，但分布容积增加，这些变化无临床意义。

7. 肌酐清除率为10～79ml/min的患者，与肾功能正常者的暴露量和临床效应并无差异。

【适应证】适用于显著高血容量性或正常血容量性的低钠血症患者（血钠<125mEq/L 或低钠不明显而限制补液又无法纠正其症状），包括伴有充血性心力衰竭、肝硬化及 SIADH 引起的低钠血症。

【不良反应】

1. 常见不良反应 口干、便秘、口渴（多饮）、尿频、虚弱无力、发热、高血糖（糖尿病）、厌食症（食欲缺乏）。

2. 少见不良反应 弥散性血管内凝血、心内血栓、心室纤颤、凝血酶原时间延长、缺血性结肠炎、糖尿病酮症酸中毒、横纹肌溶解、脑卒中综合征、尿道出血、阴道出血、肺栓塞、呼吸衰竭、深部静脉血栓。

【妊娠期安全等级】C。

【禁忌与慎用】

1. 血容量减少性低钠血症、无尿、对口渴无正常感知能力或对口渴无正常反应者及不能通过口

饮方式置换体液的患者、头晕、昏厥、肾功能不全的脱水患者禁用。

2. 肝硬化患者使用本品有胃肠道出血的风险，只有当治疗收益大于风险时才给予本品。

3. 本品是否通过乳汁分泌未知，应权衡本品对哺乳者的重要性以决定停止哺乳或停药。

4. 孕妇使用本品的安全性尚未建立，孕妇使用应权衡利弊。

5. 需紧急干预血钠水平升高的患者禁用。

6. 尚不明确使用本品升高血钠水平是否有益者禁用。

7. 不能主动调节体液平衡者，过快纠正血钠、高血钠及血容量不足的风险明显升高者禁用。

8. 低血压、肾衰竭者相关低血钠恶化的危险超过本品的治疗益处时禁用。

9. 儿童用药的安全性和有效性尚未建立。

10. 65 岁及以上受试者的安全性及有效性与年轻受试者无差异，但某些敏感的老年患者除外。

【药物相互作用】

1. 本品主要经 CYP3A4 代谢，同时使用强效 CYP3A4 抑制剂酮康唑 200mg，每日 1 次可导致本品暴露量增加 5 倍。本品合用酮康唑 400mg，1 次/日，或合用其他强效 CYP3A4 抑制剂（如克拉霉素、伊曲康唑、沙奎那韦、奈韦拉平、利托那韦及萘法唑酮）按说明书以最大剂量给药，可导致本品的暴露量显著升高。因此，不推荐本品与强效 CYP3A4 抑制剂合用。

2. 未进行中等强度 CYP3A4 抑制剂（红霉素、伏立康唑、阿瑞匹坦、地尔硫䓬及维拉帕米）对本品暴露量影响的研究，但可推测这些 CYP3A4 抑制剂也能升高本品浓度，应尽量避免同时使用。

3. 葡萄柚汁可升高本品暴露量 1.8 倍。

4. 与利福平合用，本品暴露量降低 85%。强效 CYP3A4 诱导剂（如利福布汀、利福喷丁、巴比妥类、苯妥英、卡马西平及贯叶连翘）可使常规剂量的本品无效，须增加剂量并监护患者反应，进行相应剂量调整。

5. 本品是一种 P-糖蛋白底物，本品与 P-糖蛋白抑制剂（如环孢素）合用需要减少剂量。与地高辛（P-糖蛋白的底物）合用，能增加地高辛暴露量 1～3 倍。

6. 与胺碘酮、地高辛、呋塞米和氢氯噻嗪同服没有临床意义的相互影响。

7. 本品是 CYP3A4 弱抑制剂，与洛伐他汀同服，洛伐他汀及其活性代谢物洛伐他汀-β羟酸暴露量分别增加 1.4 倍和 1.3 倍，但无临床意义。

8. 本品与呋塞米和氢氯噻嗪相比，24h 尿量（排泄率）更高，本品同服呋塞米或氢氯噻嗪与单服本品相似。

9. 虽然未进行专项相互作用研究，但临床研究本品与β受体阻滞剂、血管紧张素受体阻滞剂、ACEI、低剂量保钾利尿药同服，高钾血症发生率比安慰剂与上述药物合用高 1%～2%。合用上述药物应当监测血钾水平。

10. 与钠含量高的药物或其他治疗低钠血症的药物（如氯化钠注射液）同时应用也会有血钠快速升高的风险，故不建议合用这些药物。

11. 除了对肾小管的作用，本品还对参与凝血因子（von Willebrand 因子）释放的血管加压素 V_2 受体有阻碍作用。因此，本品可能会与用于预防或控制出血的血管加压素类似物（如去氨加压素）存在相互作用，使其作用减弱。

【剂量与用法】成人常用起始剂量为 15mg，1 次/日，与食物是否同服均可。在至少 24h 后剂量可增加至 30mg，1 次/日，最大剂量为 60mg，1 次/日。

【用药须知】

1. 患者接受本品治疗应当持续摄取液体以缓解口渴。

2. 不用根据年龄、性别、种族、心功能和肝功能调整剂量。

3. 本品对阵痛和分娩的影响还不明确。

4. 肝功能不全、轻度至重度肾功能不全、充血性心力衰竭患者不用调整剂量。

5. 未对 CC<10ml/min 者或透析患者进行研究，无尿患者使用本品无益。

6. 充血性心力衰竭患者的暴露量增加无明显临床意义，不用调整剂量。

7. 在起始用药和调整剂量过程中，应监测血清电解质和血容量变化。在开始治疗最初 24h 不限制液体。应告知服用本品的患者可以根据口渴程度自行饮水。

8. 停药后，应重新开始液体限制并检测血钠水平和血容量变化。

9. 如错过一剂服药，记起时可立刻补服，若与下一次服药时间相近，可跳过此次重新开始正常给药。不可服用双倍剂量。

10. 药物过量

（1）临床试验中给健康志愿者单次口服最高

达 480mg；或多剂量给药 300mg，1 次/日，共 5d，耐受良好。过量的症状和体征包括血钠水平升高、多尿、口渴及脱水或血容量不足。

（2）大鼠及犬的本品半数致死量（LD_{50}）为＞2000mg/kg，单剂量 2000mg/kg（最大喂服剂量）未见死亡。单剂量 2000mg/kg 可使小鼠致死，小鼠表现为活动能力降低、蹒跚步态和体温过低。

（3）本品无特异性解毒药，如过量，先评估中毒程度，获得详细药物过量史，体检并考虑可能涉及的其他药物。支持性疗法包括监测呼吸、心电图（ECG）和血压，补充水和电解质。如果经胃肠道补水不足，可静脉给予低渗液体，同时密切监测电解质和体液平衡。血液透析不太可能清除本品。

11. 钠纠正速度不可过快。如在给药的最初 6h 钠增加超过 6mmol/L，或在最初 6～12h 超过 8mmol/L，建议密切监测这些患者的血清钠并给予低渗溶液。若在 24h 内血清钠增加超过 12mmol/L，或在 48h 内超过 18mmol/L，则应中断或中止本品治疗，随后给予低渗溶液。

【制剂】片剂：15mg，30mg。

【贮藏】贮于 25℃，短程携带中的温度为 15～30℃，避免潮湿，远离儿童。

11.3　其他（others）

醋羟胺酸（acetohydroxamic acid）

【理化性状】

1. 化学名：ethanehydroxamic acid。
2. 分子式：$C_2H_5NO_2$。
3. 分子量：75.07。
4. 结构式如下：

【药理学】本品系尿素酶竞争性抑制药，具有与尿素相似结构的酰胺基，在体内与尿素酶生成螯合物，使该酶的活性受到抑制。尿素酶是尿路结石形成的生化诱发物。当它的活性受到抑制后，尿素分解减少，尿氨浓度下降，pH 降低，从而溶解尿石并防止感染性尿路结石的形成。

【药动学】本品可从胃肠道迅速被吸收，1h 内达血药峰浓度，$t_{1/2}$ 长达 10h，肾功能不全者患者更长。部分本品在肝代谢为无活性的乙酰胺。本品 2/3 以原药从肾排泄。

【适应证】用于治疗尿路结石。

【不良反应】

1. 可见溶血性贫血和缺铁性贫血。
2. 可见焦虑和压抑等神经系统反应。
3. 其他可见头痛、胃肠道紊乱、脱发、皮疹和震颤等。

【禁忌与慎用】

1. 急性肾衰竭患者（血肌酐≥265.2μmol/L）禁用。
2. 孕妇禁用。
3. 哺乳期妇女服用本品应权衡利弊，选择停药或暂停哺乳。
4. 儿童慎用。

【药物相互作用】

1. 本品能与胃肠道铁螯合而减少两者的吸收。
2. 服用本品时饮酒，可增加皮疹的发生率。

【剂量与用法】口服，250mg/次，3 次/日。

【用药须知】服用本品期间应定期检查血常规和肾功能。

【制剂】胶囊剂：250mg。

【贮藏】遮光、密封保存。

苯乙酸钠-苯甲酸钠（sodium phenylacetate and sodium benzoate）

别名：Ammonul。

本品是含苯乙酸钠和苯甲酸钠的复方制剂，可以有效地减少尿素循环酶缺乏患者体内氨的水平。

【理化性状】

1. 苯乙酸钠为白色或灰白色结晶性粉末，具有强烈的刺激气味，溶于水；苯甲酸钠为白色结晶性粉末，无味，易溶于水。
2. 分子式：$C_8H_7NaO_2$（苯乙酸钠）；$C_7H_5NaO_2$（苯甲酸钠）。
3. 分子量：158.1（苯乙酸钠）；144.1（苯甲酸钠）。
4. 结构式如下：

苯乙酸钠　　　　　苯甲酸钠

【药理学】在肝合成尿素是氨的一条重要去路，可以有效地减少尿素循环酶缺乏患者体内氨的水平。苯乙酸钠和苯甲酸钠是代谢活跃的化合物，它可以替代尿素途径排泄废物氮。苯乙酸与谷氨酰胺在肝和肾形成苯基谷氨酰胺，通过乙酰化，苯基谷氨酰胺由肾排出体外。苯甲酸与甘氨酸结合，形成马尿酸，再通过乙酰化，由肾排出体外。

【药动学】

1. 静脉内给药苯甲酸和苯乙酸均具有非线性药动学。静脉注射苯甲酸 $1g/m^2$、$2g/m^2$、$3.75g/m^2$、$4g/m^2$ 和 $5.5g/m^2$，90min 后，平均 AUC 分别为 20.3（$\mu g \cdot h$）/ml、114.9（$\mu g \cdot h$）/ml、564.6（$\mu g \cdot h$）/ml、562.8（$\mu g \cdot h$）/ml 和 1599.1（$\mu g \cdot h$）/ml。$3.75g/m^2$ 和 $5.5g/m^2$ 剂量时，总清除率从 5.19L/（$h \cdot m^2$）下降到 3.62L/（$h \cdot m^2$）。与苯甲酸相似，给予苯乙酸 $1g/m^2$、$2g/m^2$、$3.75g/m^2$、$4g/m^2$ 和 $5.5g/m^2$，平均 AUC 分别为 175.6（$\mu g \cdot h$）/ml、713.8（$\mu g \cdot h$）/ml、2040.6（$\mu g \cdot h$）/ml、2181.6（$\mu g \cdot h$）/ml 和 3829.2（$\mu g \cdot h$）/ml，分别给予 $3.75 g/m^2$ 和 $4g/m^2$ 剂量，总清除率从 1.82L/（$h \cdot m^2$）下降到 0.89L/（$h \cdot m^2$）。

2. 在 24h 的维持输注期结束时可检测到苯乙酸盐（$3.75g/m^2$ 时 T_{max} 为 2h），而苯甲酸盐浓度迅速降低（$3.75g/m^2$ 时，T_{max} 为 1.5h），分别给予 $3.75g/m^2$ 和 $4g/m^2$ 的剂量在 14h 和 26h 后检测不到。

3. 苯乙酸和苯甲酸在代谢方面存在差异。苯甲酸的马尿酸盐比乙酸苯乙酰谷酰胺形成更迅速，因此，血浆苯乙酸浓度均高于苯甲酸，且存在时间较长。

4. 给予负荷剂量 150mg/kg，血清中苯乙酸的浓度下降与饱和酶动力学是一致的。99%的苯乙酸以苯乙酰谷酰胺的形式排出体外。

【适应证】

1. 本品用于辅助治疗儿童和成人急性高氨血症及尿素循环酶缺乏患者的相关性脑病。

2. 本品用于高氨血症急性期，应考虑同时补充精氨酸，补充热量，限制蛋白饮食，血液透析和其他降氨疗法。

【不良反应】

1. 本品治疗的患者中发生率≥3%的不良反应，按发生率由高到低排列包括神经系统病症，新陈代谢和营养系统病症，呼吸、胸和纵隔的病症，全身和给药部位不适，胃肠道病症，感染，血液和淋巴系统病症，心脏疾病，呕吐，高血糖症，低血钾，痉挛，精神损害，血管病症等。

2. 不良反应特征年龄组间不同。患者年龄≤30d 更易发生血液和淋巴系统疾病及血管疾病（特别是低血压）；而患者年龄＞30d 更易发生胃肠道疾病（尤其是恶心、呕吐和腹泻）。

【妊娠期安全等级】C。

【禁忌与慎用】

1. 65 岁及以上的老人，肝肾功能不全的患者慎用。

2. 充血性心力衰竭或重度肾功能不全和钠潴留水肿患者慎用。

3. 尚不清楚苯乙酸钠、苯甲酸钠及其共轭产物能否分泌到人类乳汁。哺乳期妇女慎用。

【药物相互作用】

1. 与丙磺舒或某些抗生素如青霉素合用，由于它们与苯乙酰谷酰胺和马尿酸竞争肾小管主动分泌，可能会影响本品的排泄。

2. 对于尿素循环障碍患者，与丙戊酸合用会降低本品疗效。

3. 使用糖皮质激素可导致蛋白质分解代谢，因此，可能增加尿素形成障碍患者的血氨水平。

【剂量与用法】

1. 本品应以≥25ml/kg 的 10%葡萄糖注射液稀释后给药。10%无菌葡萄糖注射液稀释后再给药，其给药剂量和稀释度应根据新生儿、婴儿和幼儿体重计算，较大患者如儿童、青少年及成人按体表面积来计算。详见表 11-2。

表 11-2　本品的剂量和用法

患者群		负荷剂量用法	本品	盐酸精氨酸
1～20kg 患者	CPS 和 OTC 缺乏者	24h 内应 90～120min 输注	2.5ml/kg	200mg/kg
	ASS 和 ASL 缺乏者	24h 内应 90～120min 输注	2.5ml/kg	600mg/kg
＞20kg 患者	CPS 和 OTC 缺乏者	24h 内应 90～120min 输注	55ml/m²	200mg/kg
	ASS 和 ASL 缺乏者	24h 内应 90～120min 输注	55ml/m²	600mg/kg

OTC.鸟氨酸氨甲酰基转移酶；CPS.氨甲酰磷酸合成酶；ASS.精氨基琥珀酸合成酶；ASL.精氨基琥珀酸裂解酶

2. 本品为浓溶液，静脉给药前必须稀释，并通过中心静脉导管给药。外周静脉内导管给药可引起烧伤。其他任何途径均不可给药。

3. 本品的负荷剂量应输注 90～120min，紧接着以相同的剂量输注 24h 以上作为维持治疗。因为药动学研究中，苯乙酸盐血浆水平延长，不可给予重复的负荷剂量。继续输注直到升高的血氨水平恢复正常或患者能耐受口服营养和药物。本品输注期间应给予止吐药，以控制输液相关的恶心、呕吐。本品给药前，应停用其他类似的口服药物，如苯丁酸钠。

4. 一旦患者诊断为高血氨应立即输注本品。治疗高血氨也需要补充热量和限制蛋白饮食。非蛋白营养主要补充葡萄糖[8～10mg/（kg·min）]，可用静脉用脂肪乳。

5. 本品输注中和输注后，继续监测下列关键的临床实验室数值：血氨、谷氨酰胺、血浆氨基酸定量、血糖、电解质、静脉或动脉血气、AST 和 ALT。

6. 神经学状态、昏迷等级、呼吸急促、CT 或 MRI 扫描或脑水肿的眼底病变数据和（或）灰质和白质（脑及脊髓的）损伤对评估患者对治疗的效应也很关键。

7. 严重高血氨或对本品治疗无反应的患者应考虑血液透析。在本品治疗非新生儿患者群的研究中，13%的高氨血症需要透析。

8. 本品溶液可在玻璃和 PVC 容器中制备。室温和室内光线下 24h 内保持物理性质和化学性质稳定。除可与 10%的盐酸精氨酸注射液同一容器混合外，目前无本品输液相容性信息。不可与其他输液和药物同时给药。

9. 静脉给予的精氨酸是治疗氨甲酰磷酸合成酶（CPS）、鸟氨酸氨甲酰基转移酶（OTC）、精氨基琥珀酸合成酶（ASS）或精氨基琥珀酸裂解酶（ASL）缺乏的主要方法。因为高剂量盐酸精氨酸给药后可发展为高氯血症性酸中毒，应监测氯化物和碳酸氢盐水平并适量给予碳酸氢盐。疑为高氨血症的婴儿，但未确定尿素循环障碍，应静脉内给予精氨酸（经 90min 给予 6ml/kg 的 10%盐酸精氨酸注射液，随后相同剂量经 24h 维持输注）。如诊断可能排除 ASS 或 ASL 缺乏，盐酸精氨酸剂量应降低到 10%盐酸精氨酸注射液每日 2ml/kg。

10. 一旦患者升高的血氨水平降低到正常范围，就可转为口服治疗，如使用苯丁酸钠、饮食控制并开始或再次维持蛋白质限制。

【用药须知】

1. 65 岁及以上的患者用药应谨慎，宜从小剂量开始使用。

2. 肝肾功能不全的患者用药应谨慎，注意调整剂量。

3. 药物过量可能导致死亡，主要原因有心力衰竭、血氨过多、颅内压增高等，一旦发现药物过量，应立即停药，并采取相应的措施，必要的情况下进行血液或腹膜透析。

4. 未控制的高血氨能迅速导致脑损伤和死亡，应及时采取措施，必要时，采取血液透析以降低氨水平。

5. 苯乙酰谷氨酰胺和马尿酸盐排泄使尿钾丢失更多，应谨慎监测血钾水平并适时治疗。

6. 未稀释的本品每毫升含有 30.5mg 钠。因此，充血性心力衰竭或重度肾功能不全和钠潴留水肿患者应谨慎。如果发生不良事件，停用本品，评估患者，采取适当治疗措施。

7. 本品外渗到静脉周围组织可导致皮肤坏死。如果疑为外渗，停止输注，必要时，重新选择另一部位输注。给药期间应密切观察。本品未经稀释不可给药。

8. 药动学研究中，苯乙酸盐血浆水平维持时间长，本品不可重复给予负荷剂量。另外，静脉内给予苯乙酸盐有发生神经毒性的报道。症状主要为嗜睡、疲劳、轻度头晕等，可加重已有的神经病变。

9. 苯乙酸盐和苯甲酸盐与水杨酸盐结构类似，本品能引起典型的水杨酸盐过量的不良反应，如换气过度和代谢性酸中毒。应监测血生化和血液 pH。

【制剂】 注射剂：50ml（10%/10%，苯乙酸钠/苯甲酸钠）。

【贮藏】 贮于 25℃下，短程携带允许 15～30℃。

尿苷三乙酸酯（uridine triacetate）

【理化性状】

1. 化学名：（ 2',3',5'-tri-O-acetyl-β-D-ribo-furanosyl）- 2,4（1H,3H）- pyrimidinedione。

2. 分子式：$C_{15}H_{18}N_2O_9$。

3. 分子量：370.3。

4. 结构式如下：

【药理学】 本品为尿苷的乙酰化形式，口服后在体内被广泛存在的非特异酯酶脱乙酰基化，释放尿苷进入血液循环。本品可为遗传性乳清酸尿症患者提供尿苷，上述患者因基因缺陷，自身不能合成足够的尿苷。尿苷可被几乎所有的细胞摄取，用于合成嘧啶核苷酸，细胞内的嘧啶核苷酸达到正常水平后，就可反馈性地抑制乳清酸的生成，继而尿中的乳清酸水平就会降低。

遗传性乳清酸尿症（尿苷单磷酸合酶缺乏）是先天性常染色体隐性遗传的嘧啶代谢紊乱性疾病，是因为体内缺乏尿苷单磷酸合酶。尿苷单磷酸合酶编码尿苷-5'-单磷酸合成酶。该酶是催化嘧啶核苷酸合成途径最后 2 个步骤的双功能酶。

遗传性乳清酸尿症患者缺乏尿苷单磷酸合酶，会造成两种后果，一是嘧啶核苷酸从头合成途径受阻，导致嘧啶核苷酸不足，引起临床疾病；二是乳清酸不能被转化为尿苷单磷酸随尿排出，导致乳清酸尿症，乳清酸结晶还偶可引起尿路阻塞性疾病。

【药动学】口服本品后 2～3h 血浆中的尿苷可达血药峰值，$t_{1/2}$ 为 2～2.5h。尿苷能被细胞摄取，并能穿过血脑屏障。本品可通过肾排泄，也可通过嘧啶代谢途径被代谢。

【适应证】用于治疗遗传性乳清酸尿症。

【不良反应】尚未发现不良反应。

【剂量与用法】口服，本品的推荐起始剂量为 60mg/kg，1 次/日，如效果不佳，可增加至 120mg/kg。

【用药须知】本品的颗粒不能咀嚼服用。

【制剂】橘子口味颗粒剂：2g。

【贮藏】贮于 25℃ 下，短程携带允许 15～30℃。

第十二章　血液系统药物 Drugs of Blood System

12.1　铁剂（ferralias）

<u>蔗糖铁（iron sucrose）</u>

别名：维乐福、Venofer。

【理化性状】

1. 分子式：$[Na_2Fe_5O_8(OH)\cdot 3(H_2O)]n\cdot m$ $(C_{12}H_{22}O_{11})$。

2. 分子量：34 000～60 000。

【药理学】氢氧化铁核心表面被大量非共价结合的蔗糖分子所围，从而形成一个平均分子量为43kDa 的复合物。这种大分子结构可以避免从肾被消除。这种复合物结构稳定，在生理条件下不会释放出铁离子。核心的铁环绕结构与生理状态下的铁蛋白结构相似。

【药动学】

1. 健康志愿者单剂量静脉注射含 100mg 铁的本品，经 10min 可达血药峰值，平均为538μmol/L。中央室分布容积与血浆容积相等（约 3L）。

2. 注射的铁在血浆中被快速清除，$t_{1/2}$ 约为 6h。稳态分布容积约为 8L，说明铁在人体中分布少。由于本品比转铁蛋白稳定性低，可以观察铁与转铁蛋白的竞争性交换，结果铁的转运速率为 31mg/24h。

3. 注射本品后的前 4h 铁清除量不到全部清除量的 5%。在 24h 后，血浆中铁的水平下降到注射前的水平，约 75%的蔗糖被排泄。

【适应证】本品适用于口服铁剂效果不好而需要静脉铁剂治疗的患者，如不能耐受口服铁剂的患者和口服铁剂吸收不良的患者。

【不良反应】

1. 罕见　过敏反应。

2. 偶见　口腔金属味、头痛、恶心、呕吐、腹泻、低血压。

3. 极少出现　副交感神经兴奋、胃肠功能障碍、肌肉痛、发热、风疹、面部潮红、四肢肿胀、呼吸困难。在输液的部位可发生静脉曲张、静脉痉挛。

【妊娠期安全等级】B。

【禁忌与慎用】

1. 非缺铁性贫血、铁过载或铁利用障碍、已知

对单糖或二糖铁复合物过敏者禁用。

2. 妊娠前 3 个月不建议使用非肠道铁剂，在第 2 个和第 3 个 3 个月应慎用。

【药物相互作用】和所有的非肠道铁剂一样，本品会减少口服铁剂的吸收，所以本品不能与口服铁剂同时使用。口服铁剂的使用应在注射完本品 5d 后开始。

【剂量与用法】

1. 注意事项

（1）本品只能与 0.9%氯化钠注射液混合使用，不能与其他药品混合。

（2）使用前肉眼检查一下安瓿内是否有沉淀和破损。

（3）本品的容器被打开后应立即使用。

（4）如果在日光下，4～25℃的温度环境中，0.9%氯化钠注射液稀释后的本品应在 12h 内使用。

（5）本品应以静脉输注或缓慢注射的方式给药，或直接注射到透析器的静脉端。本品不适合肌内注射或按照患者需要铁的总量一次全剂量给药。

（6）在患者第一次治疗前，应按照推荐的方法先给予一个小剂量进行测试，成人用 1～2.5ml（20～50mg 铁），体重≥14kg 的儿童用 1ml（20mg 铁），体重<14kg 的儿童用日剂量的一半（1.5mg/kg）。应备有心肺复苏设备。如果在给药 15min 后未出现不良反应，继续给予余下的药液。

2. 给药方法

（1）本品的首选给药方式是静脉输注（为了减少低血压发生和静脉外的注射危险）。1ml 本品最多只能稀释到 0.9%氯化钠注射液 20ml 中，稀释液配好后应立即使用。100mg 铁至少输注 15min；200mg 至少输注 1.5h；400mg 至少输注 2.5h；500mg 至少输注 3.5h。

如果临床需要，本品的 0.9%氯化钠注射液的稀释液体积可以小于特定的数量，配成较高浓度的本品药液。然而，输注的速度必须根据每分钟给予铁的剂量来确定（如 10ml 本品=200mg 铁，应至少 30min 输完；25ml 本品=500mg 铁，应至少 3.5h 滴完）。为保证药液的稳定，不允许将药液配成浓

度更低的溶液。

（2）静脉注射：本品可不经稀释缓慢静脉注射，推荐速度为 1ml/min（5ml 本品至少注射 5min），每次的最大注射剂量是 10ml 本品（200mg 铁）。静脉注射后，应伸展患者的手臂。

（3）往透析器里注射：本品可直接注射到透析器的静脉端，方法同前面的静脉注射。

3. 剂量

（1）成人和老年人：根据血红蛋白水平每周用药 2～3 次，5～10ml（100～200mg 铁）/次，给药频率应不超过每周 3 次。

（2）儿童：根据血红蛋白水平每周用药 2～3 次，每次 0.15ml/kg（3mg 铁/kg）。

【用药须知】

1. 本品只能用于已通过适当的检查，适应证得到完全确认的患者（如血清铁蛋白、血红蛋白、血细胞比容、红细胞计数、红细胞平均体积、平均血红蛋白含量、红细胞平均血红蛋白浓度）。

2. 非肠道使用的铁剂会引起有潜在致命的过敏反应或过敏样反应，轻度过敏反应可服用抗组胺类药物，重度过敏应立即给予肾上腺素。

3. 有支气管哮喘、铁结合率低或叶酸缺乏的患者，应特别注意过敏反应或过敏样反应的发生。

4. 重度肝功能不全、急性感染、有过敏史或慢性感染的患者在使用本品时应谨慎。

5. 如果本品注射速度太快，会引发低血压。

6. 谨防静脉外渗漏。如果遇到静脉外渗漏，应按以下步骤进行处理：若针头仍然插在静脉中，用少量 0.9%氯化钠注射液冲洗。为了加快铁的清除，指导患者用黏多糖软膏或油膏涂在针眼处。禁止按摩以避免铁的进一步扩散。

【制剂】注射剂：100mg（以铁计算）/5ml。

【贮藏】在 4～25℃温度下贮存于原装硬纸盒中。避免过热，不要冷冻。错误的贮存会导致形成肉眼可见的沉淀物。

葡萄糖酸钠铁复合物（sodium ferric gluconate complex）

别名：Ferrlecit。

【理化性状】

1. 化学名：D-gluconic acid, iron$^{(3+)}$sodium salt。

2. 分子式：$[NaFe_2O_3（C_6H_{11}O_7）（C_{12}H_{22}O_{11}）5]_n$（n≈200）。

3. 分子量：289 000～440 000。

【用药警戒】本品可导致严重的过敏反应，甚至危及生命，输注本品期间及结束后 30min，应密切观察患者，一旦出现过敏反应，及时抢救。

【药理学】本品为铁补充剂。铁是合成血红蛋白的关键。此外，铁对代谢及维持各种酶的活性来说是必需的。

【药动学】

1. C_{max} 和剂量与给药方法有关，静脉注射本品 125mg/7min 可以观察到最大的 C_{max}，其终末 $t_{1/2}$ 约为 1h，$t_{1/2}$ 与剂量有关而与给药速度无关，静脉注射本品 62.5mg/4min 和 125mg/7min，其 $t_{1/2}$ 分别为 0.85h 和 1.45h。本品的总清除率为 3.02～5.35L/h。AUC 为 17.5（62.5mg）～35.6（125mg）（mg·h）/L，给药后本品在 24h 内约有 80%转移至铁传递蛋白中，约经 40h 铁传递蛋白的饱和度会降至基线水平。

2. 在给予儿童 1.5mg/kg 的剂量时，其 C_{max}、$AUC_{0\sim\infty}$ 及终末 $t_{1/2}$ 分别为 12.9mg/L、95.0（mg·h）/L 和 2.0h。在给予 3.0mg/kg 的剂量时，其 C_{max}、$AUC_{0\sim\infty}$ 及终末 $t_{1/2}$ 分别为 22.8mg/L、170.9（mg·h）/L 和 2.5h。透析不能清除本品。

【适应证】

1. 用于成人缺铁性贫血。

2. 用于正在接受补充红细胞生成素治疗的长期接受血液透析的 6 岁以上儿童和成年患者。

【不良反应】

1. 整体感觉　注射部位疼痛、胸痛、无力、头痛、疲乏、发热、不适、感染、脓肿、寒战、新发肿瘤、流感样综合征、败血症、头晕、虚弱。

2. 神经系统　肌肉抽搐、头晕、感觉异常、激惹、嗜睡、意识模糊。

3. 呼吸系统　呼吸困难、咳嗽、上呼吸道感染、肺炎。

4. 心血管系统　低血压、高血压、晕厥、心动过速、血管舒张、心绞痛、心肌梗死、肺水肿。

5. 消化系统　恶心、呕吐、腹泻、厌食、腹痛、直肠疾病、消化不良、呃逆、腹胀、胃肠功能紊乱、黑粪。

6. 骨骼肌肉　小腿痉挛、肌痛、关节痛、腰痛、上肢痛。

7. 皮肤及其附属物　荨麻疹、皮疹、出汗增加。

8. 泌尿生殖系统　泌尿系感染、月经过多。

9. 特殊感觉　结膜炎、眼球震颤、泪液分泌增加、眼睑水肿、角膜老年环、红眼、复视及耳聋。

10. 代谢及营养　高血钾、全身水肿、腿部水肿、周围水肿、低血糖、血容量过多、低血钾。

11. 血液系统　红细胞异常（形态学、颜色或数量改变）、贫血、白细胞升高、淋巴结病。

【妊娠期安全等级】B。

【禁忌与慎用】

1. 非缺铁性贫血、铁过量或铁利用障碍、已知对本品过敏者禁用。

2. 妊娠前 3 个月不建议使用非肠道铁剂。在第 2 个和第 3 个 3 个月应慎用。

3. 尚未明确本品是否经乳汁分泌，但作为防腐剂的苯甲醇可能经乳汁分泌，哺乳期妇女慎用。

4. 6 岁以下幼儿使用本品的安全性及有效性尚未确定。

【药物相互作用】和所有的非肠道铁剂一样，本品会减少口服铁剂的吸收。所以本品不能与口服铁剂同时使用。

【剂量与用法】本品只能用 0.9%氯化钠注射液稀释。

1. 成人　透析期间每次 10ml（铁 125mg）溶于 0.9%氯化钠注射液 100ml 中，经 1h 静脉输入。也可直接静脉缓慢注射 12.5mg/min，10ml（125mg 铁）/次。

2. 儿童　剂量为透析期间每次 0.12ml/kg（铁 1.5mg/kg），稀释于 0.9%氯化钠注射液 25ml 中，经 1h 静脉输入。最大剂量不超过 125mg。

【用药须知】

1. 本品可导致低血压，用药过程中应密切监测。

2. 非肠道使用的铁剂会引起铁负荷过载，导致医源性含铁血黄素沉着，应定期监测血液学参数。

3. 本品用苯甲醇做防腐剂，苯甲醇与儿童严重不良反应及死亡有关。早产儿和低体重幼儿更易发生毒性反应。

【制剂】注射剂：62.5mg（以铁计算）/5ml。

【贮藏】贮于 20～25℃，短程携带允许 15～30℃。禁止冷冻。

羧基麦芽糖铁（ferric carboxymaltose）

别名：Injectafer。

本品为静脉用铁补充剂。

【理化性状】

1. 化学名：PolynuClear iron（Ⅲ）hydroxide 4（R）-（poly-（1→4）-O-α-D-glucopyranosyl）- oxy-2（R）,3（S）,5（R）,6-tetrahydroxy-hexanoate。

2. 分子式：$[FeO_x(OH)_y(H_2O)_z]_n$ $[\{(C_6H_{10}O_5)_m(C_6H_{12}O_7)\}]_k$。$n≈10^3$，$m≈8$，$l≈11$（配位体的支化度），$k≈4$。

3. 分子量：约 150 000。

【药理学】本品是胶体氢氧化铁（正 3 价）与糖类聚合体的复合物。

【药动学】缺铁者单剂量给予本品 100～1000mg（以铁计）后，血浆内铁的浓度达峰时间为 15min～1.21h，峰值为 37～333μg/ml，分布容积 3L。静脉注射或输注后，铁迅速从血浆中清除，其终末 $t_{1/2}$ 为 7～12h，肾清除可忽略不计。

【适应证】

1. 用于成人缺铁性贫血而不能耐受口服铁剂或对口服铁剂治疗效果不满意的患者。

2. 用于不依赖于透析的慢性肾病者。

【不良反应】

1. 临床试验中发生率≥1%的不良反应包括恶心、高血压、面部潮红、血磷降低、头晕、呕吐、注射部位变色、头痛、氨基转移酶升高、味觉异常、低血压和便秘。

2. 发生率≥0.5%的不良反应有腹痛、腹泻、注射部位疼痛/刺激、皮疹、感觉异常和打喷嚏。

3. 上市后报道的不良反应包括风疹、呼吸困难、瘙痒、心动过速、红斑、发热、胸部不适、寒战、血管神经性水肿、腰痛、关节痛及晕厥，发生频率及与本品的因果关系尚未确定。

【妊娠期安全等级】C。

【禁忌与慎用】

1. 对本品或其注射剂成分过敏者禁用。

2. 对孕妇尚无足够良好对照的临床研究，只有当本品收益大于对胎儿的伤害风险时才可使用。

3. 本品注射后乳汁中的浓度高于口服铁剂者乳汁中的浓度，因此，哺乳期妇女使用时，应暂停哺乳。

4. 儿童使用本品的有效性及安全性尚未确定。

【药物相互作用】尚未进行正式药物相互作用研究。

【剂量与用法】

1. 剂量以铁元素计算，1ml 含铁 50mg。使用前检视本品注射剂是否存在颗粒或变色，本品不含防腐剂，仅供一次性使用，剩余的药物必须丢弃。避免注射于血管外。注射于血管外可使注射部位长时间呈棕色。

2. 体重 50kg 以上者，可注射 2 剂，间隔至少 7d。750mg/次，总剂量不得超过 1500mg。体重低于 50kg 者，15mg/kg，每个疗程总剂量铁不超过 1500mg。如缺铁性贫血复发，可重复注射。

3. 本品不经稀释而缓慢静脉注射，或者也可以稀释后行静脉输注。静脉注射的速度约为 100mg（2ml）/min；静脉输注时，应将 750mg 稀释到不超过 250ml 的 0.9%氯化钠注射液中，使被稀释的药液浓度不低于 2mg/ml，输注时间 15min 以上。稀释液在 2～4mg/ml 可稳定 72h，为保持稀释液的稳定性，稀释液的浓度不得低于 2mg/ml。

【用药须知】

1. 本品可导致严重的超敏反应，可危及生命甚至导致死亡。表现为休克、明显的低血压、意识丧失和（或）心肺衰竭。注射中及注射后至少 30min，监测患者过敏反应的症状和体征。本品只能在配备治疗严重过敏反应的人员和治疗措施的地方使用。

2. 接受本品的患者可发生高血压，临床试验中可见收缩压一过性升高，有些患者伴面部潮红、头晕或恶心，常发生于给药后，并可在 30min 内缓解。因此，每次注射本品后，需监测患者高血压的症状和体征。

3. 本品给药后的 24h 内，实验室分析可能过高估计血清铁和转铁蛋白结合铁水平。

4. 本品过量可引起存储位置铁的蓄积，导致含铁血黄素沉着症，表现为多关节异常、步态不稳和虚弱。有一患者 4 个月内接受 4000mg，出现低磷酸盐血性骨软化症，停药后仅部分恢复。

【制剂】注射剂：750mg（铁）/15ml。

【贮藏】贮于 20～25℃下，短程携带允许 15～30℃。禁止冷冻。

超顺磁性三氧化二铁（superparamagnetic iron oxide）

别名：Feraheme、ferumoxytol、Rienso、菲诺莫妥。

本品为静脉用铁补充剂。

【理化性状】

1. 本品的注射剂为红棕色至黑色、含甘露醇的胶体溶液，pH6.0～8.0。

2. 分子式：$Fe_{5874}O_{8752}C_{11719}H_{18682}O_{9933}Na_{414}$。

3. 分子量：750kDa。

【药理学】本品为多聚葡萄糖山梨醇羧甲醚包裹的超顺磁性三氧化二铁。其胶粒的直径在 17～31nm，多聚葡萄糖山梨醇羧甲醚可隔离具生物活性的铁与血浆成分接触，直至铁-糖类的复合物进入肝、脾、骨髓中网状内皮系统的巨噬细胞内。在巨噬细胞的小囊泡内，此复合物释放出铁，铁进入细胞内的铁储存池，或转运至铁转运蛋白，并转运至红细胞系统的前体细胞，用以生成血红蛋白。

【药动学】本品呈剂量依赖性、容量限制性消除，消除 $t_{1/2}$ 约 15h，剂量增加清除率（CL）下降，分布容积（V_d）与血浆体积一致，CL 和 V_d 的估计值分别为 69.1ml/h 和 3.16L。C_{max} 和终末 $t_{1/2}$ 随剂量增加而增加。静脉给予 2 剂 510mg（以铁计）后，24h 内 C_{max} 为 206mg/ml，T_{max} 为 0.32h。血液透析不能清除本品。

动物实验显示，肝、脾及中央淋巴结组织浓度最高，放射示踪显示，给药后 24h 内红细胞内可检测到放射性。本品很少从肾排泄，但糖类包合物随尿和粪便排出。

【适应证】用于慢性肾病患者的缺铁性贫血。

【不良反应】

1. 本品可引起严重的超敏反应和低血压。

2. 常见不良反应为腹痛、腹泻、便秘、低血压、恶心、呕吐、头晕、外周水肿、头痛、胸痛、咳嗽、皮疹、腰痛、呼吸困难、发热、瘙痒、肌肉痉挛。

3. 在临床试验中，导致治疗中断且发生率 ≥2% 的不良反应包括低血压、注射部位肿胀、血清铁蛋白水平升高、胸痛、腹泻、头晕、瘀斑、瘙痒、慢性肾衰竭和荨麻疹。

4. 上市后报道的不良反应包括危及生命的超敏反应、心搏或呼吸骤停、明显的低血压、晕厥、意识丧失、心动过速/节律异常、血管神经性水肿、心肌缺血、充血性心力衰竭、脉搏异常及发绀。发生频率及与本品的因果关系尚未确定。

【妊娠期安全等级】C。

【禁忌与慎用】

1. 对本品或其注射剂成分过敏者禁用。

2. 对孕妇尚无足够良好对照的临床研究，只有当本品收益大于对胎儿的风险时才可使用。

3. 尚未明确本品是否可通过乳汁排泌，根据本品对母亲的重要性，选择停药或停止哺乳。

4. 儿童使用本品的有效性及安全试验尚未确定。

【药物相互作用】未进行正式药物相互作用研究，可降低口服铁剂的吸收。

【剂量与用法】

1. 推荐起始剂量为 510mg，静脉注射，第 2 剂在 3～8d 给予，510mg，静脉注射。本品可不经稀释，直接静脉注射，最大速度 1ml/s（30mg/s），也可稀释于 50～200ml 氯化钠注射液或葡萄糖注射液中静脉注射。在给予第 2 剂后至少 1 个月评价血液学反应，如存在或复发缺铁性贫血，可再次给药。

2. 接受血液透析的患者，在患者血压稳定的情况下，于透析结束至少 1h 后给予，并监测低血压反应。

【用药须知】

1. 本品可导致严重的过敏反应，可危及生命甚至导致死亡，表现为休克、明显的低血压、意识丧失和（或）衰竭。其他表现有瘙痒、皮疹、荨麻疹、哮喘或低血压超敏反应等。注射中及注射后至少 30min，监测患者过敏反应的症状和体征。本品只能在配备治疗严重过敏反应的人员和治疗措施的地方使用。

2. 接受本品的患者可发生低血压，每次注射本品后，监测患者低血压的症状和体征。

3. 过度静脉补铁可导致医源性含铁血黄素沉着，本品治疗期间应定期监测血液学反应，铁负荷过高者禁用。

4. 本品可干扰 MR 诊断，应在给予本品前行 MR 检查。如必须在给药后 3 个月内行 MR 检查，建议使用 T_1 或质子密度加权 MR，以使本品的影响最小化。如采用 T_2 加权 MR 应在给药 4 周后进行。本品给药后 1～2d 对血管 MR 成像的影响最大。本品不干扰 X 线、计算机断层摄影（CT）、正电子发射断层摄影（PET）、单光子发射计算机体层摄影（SPECT）、超声或核医学显像。

【制剂】注射剂：510mg（铁）/17ml。

【贮藏】贮于 20～25℃下，短程携带允许 15～30℃。禁止冷冻。

多糖铁复合物（iron polysaccharide complex）

【药理学】铁是构成血红蛋白的基本元素，本品可作为铁元素补充剂，可迅速提高血清铁水平与升高血红蛋白。放射性核素示踪研究证实本品易被人体吸收。

【药动学】本品是铁和多糖形成的复合物，以完整的分子形式存在，在消化道中能以分子形式被吸收。经放射性标记示踪试验证实其吸收率不低于硫酸亚铁，且吸收率不受胃酸减少、食物成分的影响，有极高的生物利用度。

【适应证】用于治疗单纯性缺铁性贫血。

【不良反应】极少出现胃刺激或便秘。

【禁忌与慎用】

1. 重度肝肾功能不全，尤其是伴有未经治疗的尿路感染者禁用。

2. 铁负荷过高、血色病或含铁血黄素沉着症患者禁用。

3. 非缺铁性贫血（如珠蛋白生成障碍性贫血）患者禁用。

【药物相互作用】制酸剂及四环素类药物抑制其吸收。

【剂量与用法】口服，成人 1 次/日，0.15～0.3g/次。

【制剂】片剂：0.15g（以铁计算）。

【贮藏】室温（15～30℃下）贮存。

乳酸亚铁（ferrous lactate）

【药理学】铁为机体不可缺少的元素，是构成血红蛋白、肌红蛋白及多种组织酶的重要成分。缺乏铁可引起缺铁性贫血或其他各种缺铁性疾病。乳酸亚铁吸收率较高，可作为铁元素的补充剂。

【适应证】用于治疗单纯性缺铁性贫血。

【不良反应】

1. 可见胃肠道不良反应，如恶心、呕吐、上腹疼痛、便秘。

2. 本品可减少肠蠕动，引起便秘，并排黑粪。

【禁忌与慎用】

1. 重度肝肾功能不全，尤其是伴有未经治疗的尿路感染者禁用。

2. 铁负荷过高、血色病或含铁血黄素沉着症患者禁用。

3. 非缺铁性贫血（如珠蛋白生成障碍性贫血）患者禁用。

4. 乙醇中毒、肝炎、急性感染、肠道炎症、胰腺炎、胃与十二指肠溃疡、溃疡性肠炎者慎用。

5. 尚未对孕妇进行严格的对照研究，孕妇使用本品的益处可能胜于其潜在危害。

6. 儿童用药的安全性及有效性尚未确定。

【药物相互作用】

1. 维生素 C 与本品同服，有利于本品吸收。

2. 本品与磷酸盐类、四环素类及鞣酸等同服，可妨碍铁的吸收。

3. 本品可减少左旋多巴、卡比多巴、甲基多巴及喹诺酮类药物的吸收。

【剂量与用法】口服，成人 3 次/日，0.15～0.3g/次。饭后服用。

【用药须知】

1. 本品不应与茶同服。

2. 本品宜在饭后或饭时服用，以减轻胃部刺激。

3. 不得长期使用，应在医师确诊为缺铁性贫血后使用，且治疗期间应定期检查血象和血清铁水平。

【制剂】 ①片剂：0.1g（以铁计算）。②胶囊剂0.15g。③口服液：0.1g/10ml。

【贮藏】 室温（15～30℃下）贮存。

焦磷酸枸橼酸铁（ferric pyrophosphate citrate）

别名：Triferic。

【理化性状】

1. 分子式：$Fe_4(C_6H_4O_7)_3(H_2P_2O_7)_2(P_2O_7)$。

2. 分子量：1313。

3. 结构式如下：

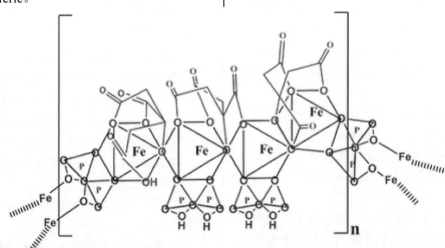

【药理学】 本品加入透析液中，可透过透析膜，铁被释放进入血液循环，与转铁蛋白结合后，被输送至红细胞先体细胞，生成血红蛋白。

【药动学】 本品的药动学参数是基于健康志愿者静脉注射后得到的。血清铁 AUC 和 C_{max} 的升高与本品的剂量成正比。经 4h 静脉输注本品，血清铁的 $t_{1/2}$ 为 1.48h，清除率为 0.406～0.556L/h，分布容积为 0.765～0.859L。

【适应证】 用于慢性肾病须透析的患者补铁，以维持血红蛋白的水平。

【不良反应】

1. 本品可导致过敏反应。

2. 全身反应：外周水肿、发热、无力、疲乏。

3. 感染：尿道感染。

4. 与操作相关的并发症：直立性低血压、动静脉瘘血栓形成、动静脉瘘出血。

5. 肌肉骨骼：肌肉痉挛、四肢痛、腰痛。

6. 神经系统：头痛。

7. 呼吸系统：呼吸困难。

【妊娠期安全等级】 C。

【禁忌与慎用】

1. 尚未明确本品是否可经乳汁分泌，哺乳期妇女应权衡利弊，选择停药或停止哺乳。

2. 儿童用药的安全性及有效性尚未明确。

【剂量与用法】 本品加入碳酸氢盐浓缩液中，供透析使用，但不能加入酸性浓缩液中。每安瓿加入 9.46L 碳酸氢盐浓缩液中，三价铁的最终浓度为 110μg/L。混合后的透析液应在 24h 内使用。每次透析时使用本品。

【用药须知】

1. 本品可导致严重的过敏反应，可有生命危险，应密切观察患者直至透析结束、患者情况稳定后。

2. 应在每次透析前评价铁储备。

【制剂】 注射剂：27.2mg（以三价铁计）/5ml。

【贮藏】 贮于 20～25℃，短程携带允许 15～30℃。

蛋白琥珀酸铁（iron proteinsuccinylate）

【药理学】 本品是一种有机铁化合物，在 pH 小于 4 时为沉淀物，而在 pH 较高时（pH7.5～8）又重新变为可溶性物质。此外，本品不被胃蛋白酶消化，在中性 pH 时则被胰蛋白酶水解。本品所含的铁受蛋白膜的保护，因此，不会造成胃黏膜损伤并在十二指肠内开始释放，而且一般不会产生胃肠耐受性问题。

【适应证】 用于由于铁的摄入量不足或吸收障碍、急性或慢性失血及感染所引起的隐性或显性缺铁性贫血，妊娠及哺乳期贫血等绝对和相对缺铁性贫血。

【不良反应】 用药过量时易发生胃肠功能紊乱。

【禁忌与慎用】 含铁血黄素沉着、血色素沉着、再生障碍性贫血、溶血性贫血、铁利用障碍性贫血、慢性胰腺炎和肝硬化患者禁用。

【药物相互作用】

1. 本品与四环素类药物同服，可妨碍铁的吸收。

2. 维生素 C 与本品同服，有利于本品吸收，而与制酸剂（奥美拉唑）一起服用可降低铁质的吸收。

3. 氯霉素可延迟患者对本品的反应。

【剂量与用法】 成人 15～30ml/d。小儿按体重每日服 1.5ml/kg。

【用药须知】 不得长期使用，应在医师确认为缺铁性贫血后使用，且治疗期间应定期检查血象和血清铁水平。

【贮藏】 密封保存。

12.2　维生素类（vitamins）

左亚叶酸钙（calcium levoleucovorin）

别名：Fusilev。

本品是消旋 *d,l*-亚叶酸的左旋异构体，以钙盐存在，是亚叶酸药理学的活性异构体。

【理化性状】

1. 化学名：（6*S*）-*N*-{4-[[（2-amino-5-formyl-1,4,5,6,7,8-hexahydro-4-oxo-6pteridinyl）methyl] amino] benzoyl}-L-glutamate pentahydrate。

2. 分子式：$C_{20}H_{21}CaN_7O_7 \cdot 5H_2O$。

3. 分子量：601.6。

4. 结构式如下：

【药理学】

1. 在大剂量甲氨蝶呤治疗中的作用　本品为 5-甲酰基四氢叶酸药理学上的活性异构体，不需要经过二氢叶酸还原酶的还原作用而直接参与使用叶酸作为体内转移"一碳基团"的生物效应，使得本品得以抵消通过抑制二氢叶酸还原酶发挥的叶酸拮抗剂（如甲氨蝶呤）所起到的治疗和毒性作用。

2. 与 5-氟尿嘧啶（5-FU）联用中的作用　本品能增强氟嘧啶类抗肿瘤药（如 5-FU）的治疗和毒性作用。5-FU 被代谢为 5-氟-2'-脱氧尿苷-5'-单磷酸盐（FdUMP），后者结合并抑制胸苷酸合成酶（DNA修复和复制中的一个重要的酶）。本品很容易转化为还原型叶酸（5,10-亚甲基四氢化叶酸），此化合物使 FdUMP 与胸苷酸合成酶稳固结合，可增强此酶的抑制作用。

【药动学】

1. 在健康男性志愿者进行本品 15mg 剂量的药动学研究中，静脉内给药后，血清总四氢叶酸（总- THF）浓度达到 1722ng/ml 的平均峰值。血清（6*S*）-5-甲基-5,6,7,8-四氢叶酸浓度达到 275ng/ml 的平均峰值，平均达峰时间为 0.9h。总四氢叶酸和（6*S*）-5-甲基-5,6,7,8-四氢叶酸的平均终末 $t_{1/2}$ 分别为 5.1h 和 6.8h。

2. 在 40 名健康受试者中进行了另一项药动学研究，受试者接受静脉内单剂量本品（200mg/m²）或消旋 *d,l*-亚叶酸（400mg/m²），在交叉设计中每 2h 输注 1 次。结果显示左亚叶酸和左-5-甲基四氢叶酸的 $AUC_{0\sim inf}$ 和 C_{max} 的几何平均值的 90% 置信区间均在标准值的 80%～125%。因此，无论给予本品或消旋 *d,l*-亚叶酸，左亚叶酸和 5-甲基四氢叶酸的 $AUC_{0\sim inf}$ 和 C_{max} 相差不大。给予本品和消旋 *d,l*-亚叶酸后，左亚叶酸的 $AUC_{0\sim inf}$ 几何平均值分别为 30 719（ng·h）/ml 和 31 296（ng·h）/ml，C_{max} 几何平均值分别为 10 895ng/ml 和 11 301ng/ml。给予本品和消旋 *d,l*-亚叶酸后，5-甲基四氢叶酸的 $AUC_{0\sim inf}$ 几何平均值分别为 52 105（ng·h）/ml 和 50 137（ng·h）/ml；5-甲基四氢叶酸 C_{max} 几何平均值分别为 4930ng/ml 和 4658ng/ml。

3. 本品与 5-FU 联合使用的试验结果显示，无论 5-FU[370mg/（m²·d），静脉注射]与本品（250mg/m²和1000mg/m²静脉注射，连续 5.5d，*n*=9）或与 *d,l*-亚叶酸（500mg/m²，静脉内注射连续 5.5d，*n*=6）联合给药，左亚叶酸钙和 5-甲基-THF 剂量标准化的平均稳态血浆浓度相差不大。

【适应证】

1. 本品为叶酸类似物，用来治疗叶酸缺乏引起的巨幼红细胞性贫血。

2. 用于骨肉瘤经大剂量甲氨蝶呤治疗后与叶酸拮抗相关的症状。

3. 本品也适用于减少并抵抗甲氨蝶呤的毒性和消除叶酸拮抗剂意外超剂量的损伤。

4. 本品还可与 5-FU 联用于晚期转移性结直肠癌患者的姑息疗法。

【不良反应】

1. 解救大剂量甲氨蝶呤的临床研究

（1）胃肠道反应包括口腔炎、呕吐、恶心、腹泻、消化不良、阑尾炎、呼吸困难、皮炎、意识混乱、神经性疾病、肾功能异常、味觉颠倒。

（2）临床试验中观察到白细胞减少和血小板减少，但因为患者还接受其他骨髓抑制剂的化学疗法，故不能确定此不良反应与本品对大剂量甲氨蝶呤的解救有关。

2. 联合 5-FU 治疗结肠直肠癌的临床试验中≥10%的不良反应包括胃肠道病症、口腔炎、腹泻、恶心、呕吐、腹痛（包括腹痛、上腹痛、小腹痛、腹部压痛）、虚弱/疲劳/不适、食欲缺乏、皮炎、秃发症。

3. 上市后发现的不良反应包括呼吸困难、瘙痒症、皮疹、体温变化伴寒战。

【妊娠期安全等级】C。

【禁忌与慎用】

1. 禁用于有叶酸或亚叶酸过敏史患者。

2. 本品治疗骨肉瘤临床试验中不包括年龄≥65 岁的受试者，故不知这些人群与年轻受试者有无差别。在本品与 5-FU 联合用于晚期结肠直肠癌的临床试验中，不良反应与 5-FU 相关毒性一致，并且年龄≥65 岁和<65 岁患者的毒性相似。

3. 尚不知本品是否可分泌到人类乳汁。因为许多药物可通过人类乳汁排泄，并且因为本品有致乳儿严重不良反应的可能性，哺乳期妇女应权衡利弊选择停药或停止哺乳。

4. 尚无儿童应用本品的相关资料。

【药物相互作用】

1. 大剂量叶酸可能抵抗苯巴比妥、苯妥英和扑痫酮的抗癫痫作用，增加易感儿童癫痫发作的频率。虽然尚不清楚叶酸和亚叶酸是否有相同的作用，然而，叶酸和亚叶酸有相同的代谢途径。当亚叶酸与抗惊厥药联用时应谨慎。

2. 初步的临床试验证明小剂量全身给予的亚叶酸，其主要的代谢产物 5-甲基甲氢叶酸可微量进入脑脊液（CSF）。人类鞘膜内给药后，脑脊液中5-亚甲基四氢叶酸还原酶（5-MTHFA）水平比用于甲氨蝶呤解救时的浓度低 1～3 个数量级。

3. 本品可增加 5-FU 的毒性。

【剂量与用法】

1. 本品给药剂量为消旋 d,l-亚叶酸常用剂量的半量。仅可用于静脉内给药，不可鞘内给药。本品应与其他药物联合给药。为避免沉淀形成的风险，本品不可与其他药物混合输注。

2. 大剂量甲氨蝶呤治疗后亚叶酸解救疗法

（1）本品推荐剂量是基于甲氨蝶呤 $12g/m^2$静脉给予 4h 以上（参见甲氨蝶呤说明书），本品的解救剂量为 7.5mg（约 $5mg/m^2$），每 6 小时 1 次，紧接在甲氨蝶呤持续输注 24h 后开始给予。

（2）血清肌酐和甲氨蝶呤血药浓度应至少每日监测 1 次。应持续给予本品，水化和碱化尿液（pH≥7.0），直到甲氨蝶呤水平低于 5×10^{-8}mol/L（0.05μM）。

（3）甲氨蝶呤治疗后本品的推荐剂量如表 12-1 所示。

表 12-1　甲氨蝶呤治疗后本品的推荐剂量

临床情况	实验室检查	本品剂量和疗程
甲氨蝶呤常规消除	给药 24h 后，血清甲氨蝶呤水平约 10μmol/L，48h 后 1μmol/L，72h 后低于 0.2μmol/L	60h 内，每 6 小时给予 7.5mg（在使用甲氨蝶呤 24h 后开始，共给药 10 次）
甲氨蝶呤后期消除延迟	给药后 72h 血清甲氨蝶呤水平仍大于 0.2μmol/L，并在用药 96h 仍大于 0.05μmol/L	继续 7.5mg，每 6 小时 1 次，直到甲氨蝶呤水平低于 0.05μmol/L
甲氨蝶呤早期消除延迟和（或）急性肾损伤	血清甲氨蝶呤水平在给药后 24h≥50μmol/L，或 48h≥50μmol/L，或使用甲氨蝶呤后，血清肌酐水平 24h 增加 100%以上	每 3 小时给予 75mg，直到甲氨蝶呤水平低于 1μmol/L，然后每 3 小时给予 7.5mg，直到甲氨蝶呤水平低于 0.05μmol/L

（4）甲氨蝶呤早期消除延迟患者可能发展为可逆的急性肾衰竭。除适当的本品治疗外，这些患者还需要水化和碱化尿液，密切监测水和电解质状况，直到甲氨蝶呤血药浓度开始低于 0.05μmol/L，且肾衰竭完全逆转。

（5）一些患者在给予甲氨蝶呤后会有甲氨蝶呤消除或肾功能的异常表现，虽然显著但严重程度低于表 12-1 所示。这些异常表现伴或不伴显著的临床毒性。如果观察到显著的临床毒性，在随后疗程中应将本品解救延长 24h（84h 共给药 14 次）。如观察到实验室检查异常或临床毒性，则应考虑患者可能服用其他与甲氨蝶呤具有相互作用的药物（如影响甲氨蝶呤消除或影响其与血清蛋白结合的药物）。

（6）甲氨蝶呤的延迟排泄可能由体内其他部

位液体蓄积（如腹水、胸腔积液）、肾功能不全或水化不充分所引起。在此情况下，可加大本品剂量或延长本品疗程。

（7）虽然本品可能改善高剂量甲氨蝶呤引起的血液毒性，但对甲氨蝶呤和（或）其代谢产物引起的肾毒性却无作用。

3. 当不慎超剂量使用甲氨蝶呤时，应尽快使用本品进行急救；排泄延迟时，也应在甲氨蝶呤使用 24h 内应用本品。叶酸拮抗剂（如甲氨蝶呤）和本品解救的时间间隔延长，本品中和毒性的作用可能降低。本品 7.5mg（约 5mg/m²）静脉内给药，每 6 小时 1 次，直到血清甲氨蝶呤水平低于 10^{-8}mol/L。

血清肌酐和甲氨蝶呤水平应每 24 小时监测 1 次。如果 24h 血清肌酐超过治疗前 50% 或用药 24h 甲氨蝶呤水平大于 5×10^{-6}mol/L，或用药 48h 甲氨蝶呤水平大于 9×10^{-7}mol/L，本品剂量应增加到 50mg/m²，每 3 小时 1 次，直到甲氨蝶呤水平低于 10^{-8}mol/L。并同时予以水化（3L/d）和用碳酸氢钠碱化尿液，保持尿液 pH≥7.0。

4. 与 5-FU 联用于晚期结肠癌、直肠癌，以下是两种经验性的方案。

（1）缓慢输注本品 100mg/m²（不少于 3min）后，给予 5-FU 370mg/m²，静脉输注。

（2）静脉输注本品 10mg/m² 后，给予 5-FU 425mg/m²，静脉输注。

5. 5-FU 和本品，应分别输注以免形成沉淀。1 次/日，连续 5d 为 1 个疗程，间隔 4 周（28d），用第 2 疗程；根据毒性反应的恢复情况，每隔 4～5 周（28～35d）可重复一次，并根据患者耐受性调整 5-FU 的剂量。中等血液学的或胃肠的毒性，5-FU 的剂量降低 20%，严重毒性降低 30%。如无毒性反应，5-FU 可增加 10%。不必因为毒性调整本品剂量。

6. 配制方法

（1）注射用冻干粉

1）50mg 粉针剂需要用 5.3ml 0.9%氯化钠注射液溶解，使成浓度为 10mg/ml 的溶液。用含防腐剂的氯化钠注射液（如苯甲醇）进行配制的研究尚未进行。不推荐使用除 0.9%氯化钠注射液外的其他溶液配制。

2）配制好的液溶须立即用 0.9%氯化钠注射液或 5%葡萄糖注射液进一步稀释成 0.5～5mg/ml，配制的溶液和稀释后的溶液应在室温保存分别不超过 12h 和 4h。

3）给药前检查配制的溶液有无颗粒或变色现

象，如有则不能使用。

（2）注射液

1）本品的注射液不含防腐剂。给药操作过程执行严格的无菌操作。

2）注射液可用 0.9%氯化钠注射液或 5%葡萄糖注射液稀释成 0.5mg/ml 的浓度。稀释后的稀溶液应在室温保存不超过 4h。

3）注射前检查注射液有无颗粒或变色现象，如有则不能使用。

【用药须知】

1. 因为本品含有 Ca^{2+}，输注速度每分钟不能大于 16ml（160mg 左亚叶酸）。

2. 本品可增加 5-FU 的毒性。老年患者接受每周 *d,l*-亚叶酸和 5-FU 给药，致死原因为严重的小肠结肠炎、腹泻、脱水。在晚期结肠癌、直肠癌患者的姑息治疗中同时给药时，5-FU 应低于通常剂量。虽然观察到本品与 5-FU 同时给药治疗的毒性与单用 5-FU 相似，但与 5-FU 单独给药相比，联合给药时胃肠的毒性（尤其是口腔炎和腹泻）仍较常见并可能更严重且导致病程延长。

3. 尚无本品过量的相关资料。

4. 本品不可用于恶性贫血和维生素 B_{12} 缺乏引起的巨幼红细胞性贫血。不适宜的应用虽可能没有造成血液病学上的损害，但可加剧神经系统的症状。

【制剂】①注射剂（粉）：50mg（相当于 64mg 左亚叶酸钙五水合物）；②注射剂：175mg/17.5ml（左亚叶酸）；250mg/25ml（左亚叶酸）。

【贮藏】①注射剂（粉）：室温 25℃，避光保存，直到使用时才可从原盒取出；②注射剂：2～8℃避光保存，直到应用时才可从原盒取出。

12.3 重组人红细胞生成素（recombinant human erythropoietin，r-HuEPO）

醋酸聚乙二醇肽（peginesatide acetate）

别名：Omontys。

本品为促红细胞生成素受体激动剂，2012 年 3 月在美国批准上市，2013 年 2 月 23 日因可导致患者发生心血管事件甚至死亡而退市。

【理化性状】

1. 本品为合成的聚乙二醇化的二聚肽，由两条含21个氨基酸的肽链与亚氨基二乙酸和β-丙氨酸共价结合而成。氨基酸序列与内源性红细胞生成素无同源性。

2. 分子式：$C_{2031}H_{3950}N_{62}O_{958}S_6$。

3. 分子量：45 000。

4. 结构式如下：

【用药警戒】本品有增加死亡、心肌梗死、脑卒中、深静脉血栓、血栓形成、肿瘤或肿瘤复发的风险。使用本品时仅给予维持不必输注红细胞的最低有效剂量。

【药理学】本品与促红细胞生成素受体结合，并使之活化。

【药动学】单次皮下或静脉注射本品 $0.03\sim0.1mg/kg$，C_{max} 与 AUC 与剂量成比例增加。皮下注射后约48h达 C_{max}，生物利用度约为46%。本品不被代谢，主要随尿液排泄。健康志愿者静脉注射后 $t_{1/2}$ 为（25.0 ± 7.6）h，皮下注射后 $t_{1/2}$ 为（53.0 ± 17.7）h。透析患者皮下注射后 $t_{1/2}$ 为（47.9 ± 16.5）h。平均清除率为（0.5 ± 0.2）ml/（h·kg），分布容积为（34.9 ± 13.8）ml/kg。

【适应证】用于治疗透析的慢性成人肾病所致的贫血。

【不良反应】

1. 严重不良反应包括增加死亡、心肌梗死、脑卒中、血栓形成的风险，高血压及严重过敏反应。

2. 常见不良反应包括恶心、腹泻、呕吐、呼吸困难、动静脉瘘并发症、咳嗽、直立性低血压、头痛、肌肉痉挛、四肢痛、腰痛、关节痛、低血压、高血压、发热、高血钾、上呼吸道感染。

【妊娠期安全等级】C。

【禁忌与慎用】

1. 对本品或其他粒细胞刺激因子过敏者禁用。

2. 未经控制的高血压、本品或其他粒细胞刺激因子治疗后出现纯红细胞再生障碍者禁用。

3. 对于孕妇尚无良好对照研究，孕妇只有在益处大于对胎儿伤害的风险时方可使用。

4. 尚未明确本品是否经乳汁分泌，哺乳期妇女慎用。

5. 儿童用药的安全性及有效性尚未确定。

【剂量与用法】患者血红蛋白水平低于 10g/dl 时开始治疗。推荐起始剂量为 0.04mg/kg，静脉注射或皮下注射，每月 1 次。

【用药须知】

1. 使用本品前应控制血压，使用期间如血压无法控制，应降低剂量或停药。

2. 治疗前几个月，本品增加癫痫的发生率，应密切监测患者的精神症状，如出现癫痫及前驱症状，应立即就医。

3. 透析的患者在使用本品时，体外管路中的抗凝剂如肝素的需要量可能增加，以防止栓塞。

4. 治疗前及治疗期间应监测铁转运蛋白饱和度和血清铁水平，铁转运蛋白饱和度低于 20% 或血清铁低于 100μg/L 时，应及时补铁。

【制剂】①注射剂：2mg/0.5ml，3mg/0.5ml，4mg/0.5ml，5mg/0.5ml，6mg/0.5ml，10mg/ml，20mg/2ml；②预灌封注射器：1mg/0.5ml，2mg/0.5ml，3mg/0.5ml，4mg/0.5ml，5mg/0.5ml，6mg/0.5ml。

【贮藏】避光贮于 2～8℃，禁止冷冻。直至使用前才能从原包装中取出。

甲氧基聚乙烯乙二醇依泊汀-β（methoxy polyethylene glycol-epoetin beta）

别名：美信罗、Mircera。

本品为长效促红细胞生成素受体激动剂。

【理化性状】本品为甲氧基聚乙二醇丁酸与 N 端氨基或赖氨酸的 e-氨基基团结合的产物。分子量约 60 000。

【用药警戒】本品有增加死亡、心肌梗死、脑卒中、深静脉血栓、血栓形成、肿瘤或肿瘤复发的风险。应使用能减少红细胞输入的最低剂量。

【药理学】本品作用同依泊汀β，$t_{1/2}$ 较长。内源性促红细胞生成素受损和红细胞生成素不足是慢性肾衰竭（CRF）患者贫血的主要原因。

【药动学】腹膜透析的患者肌内注射本品 0.4μg/kg，$t_{1/2}$ 为（134 ± 65）h，AUC 为（0.49 ± 0.18）ml/（h·kg）；皮下注射 0.8μg/kg，$t_{1/2}$ 为（139 ± 67）h，T_{max} 为 72h，绝对生物利用度为 62%。多次给药对药动学参数无影响。每 4 周注射 1 次，未发现本品蓄积，但每 2 周注射 1 次，稳态血药浓度增加 12%。透析不影响本品的清除。

【适应证】用于治疗透析的慢性成人肾病所致的贫血。

【不良反应】

1. 严重不良反应包括增加死亡、心血管事件、血栓形成的风险，增加肿瘤患者的死亡率、增加肿瘤复发或进展的风险，高血压、癫痫、纯红细胞再生障碍。

2. 常见不良反应包括高血压、腹泻、鼻咽炎、头痛、上呼吸道感染。

3. 少见不良反应包括低血压、恶心、呕吐、尿道感染、肌肉痉挛、四肢痛、腰痛、直立性低血压、动静脉瘘血栓形成、液体潴留、咳嗽。

【妊娠期安全等级】C。

【禁忌与慎用】

1. 对本品过敏者禁用。

2. 未经控制的高血压患者禁用。

3. 对于孕妇尚无良好对照研究，孕妇只有在益处大于对胎儿伤害的风险时方可使用。

4. 尚未明确本品是否经乳汁分泌，哺乳期妇女慎用。

5. 儿童用药的安全性及有效性尚未确定。

【剂量与用法】患者血红蛋白水平低于 10g/dl 时，开始治疗。

1. 未使用红细胞生成素者剂量为 0.6μg/kg，肌内或皮下注射，每 2 周 1 次。

2. 正在使用促红细胞生成素者，转为本品时，可肌内或皮下注射，每 2 周 1 次或每月 1 次。剂量转换见表 12-2。

3. 如血红蛋白达到 12g/dl，或 2 周内增加幅度超过 1g/dl，应降低剂量。

4. 如漏用 1 剂，记起时立即注射。

表 12-2　红细胞生成素与本品剂量的转换

之前红细胞生成素的周剂量（U/周）	之前红细胞生成素的周剂量（μg/周）	本品的剂量	
		1 次/月	1 次/2 周
<8000	<40	120	60
8000～16 000	40～80	200	100
>16 000	>80	360	180

【用药须知】

1. 本品不适于其他原因导致的贫血。

2. 患者对本品治疗无反应时，应查找其他导致贫血的原因。

3. 如发生过敏反应，应立即停药，并积极治疗。

4. 透析的患者对本品反应较好，治疗期间需监测血压、液体平衡和肾功能。

5. 本品可影响透析的效果，可能需调节患者的透析频率。

6. 治疗前及治疗期间应监测体内铁水平，水平低于 100μg/L 或转铁蛋白饱和度低于 20% 者应适当补铁。

7. 治疗期间每 2 周检测 1 次血红蛋白，直至稳定于 10～12g/dl。

【制剂】注射剂：50μg/ml，100μg/ml，200μg/ml，300μg/ml，400μg/ml，600μg/ml，1000μg/ml。

【贮藏】避光贮于 2～8℃。禁止冷冻。直至使用前才能从原包装中取出。

12.4　升白细胞药（leukopoiesis stimulating agents）

培格司亭（pegfilgrastim）

别名：Neulasta、聚乙二醇非格司亭。

本品为非格司亭的长效制剂。

【理化性状】

1. 本品为非格司亭与聚乙二醇的共价结合物。

2. 分子式：$C_{845}H_{1343}N_{223}O_{243}S_9$。

3. 分子量：约为 39kDa。

【药理学】本品是一种集落刺激因子，通过与细胞膜表面受体相结合而作用于造血细胞，促进细胞的增殖、分化、成熟及终末细胞的功能激活。

【药动学】

1. 本品的药动学参数呈非线性，清除率随着剂量的增加而变小。中性粒细胞受体结合是本品清除的重要一环，本品的血浆清除率与中性粒细胞的数目直接相关。除此之外，体重也是一个重要的影响因素。同一剂量下，体重大的患者全身暴露量高。另外，本品药动学参数变异性很大，皮下注射后 $t_{1/2}$ 为 15～80h。

2. 性别、年龄对本品药动学无影响。未对肝损伤患者的药动学进行研究。

【适应证】本品用于减少化疗过程中感染的发生率，这种感染常表现为中性粒细胞减少相关的发热（即发热与抗感染的白细胞数量的严重下降有关）。在非骨髓性的恶性肿瘤患者的化疗过程中，化疗药物也会引起髓系粒细胞的抑制作用，因而会出现中性粒细胞减少，常会增加中性粒细胞减少相关性发热的发病率。

本品不能用于造血干细胞移植中外周血祖细胞的动员。

【不良反应】

1. 临床研究中本品最常见的不良反应为骨痛和剧痛。

2. 上市后报道的不良反应包括脾破裂、镰状细胞危象、过敏反应、呼吸窘迫综合征、注射部位反应、急性发热性嗜中性皮肤病（Sweet's syndrome）。

【妊娠期安全等级】C。

【禁忌与慎用】

1. 对本品或非格司亭过敏者禁用。

2. 孕妇只有在益处大于对胎儿伤害的风险时才可使用。

3. 本品是否能从乳汁中分泌尚未明确，但已知粒细胞集落刺激因子很少从乳汁分泌且无法被新生儿口服吸收。但是哺乳期妇女用药仍需谨慎。

4. 儿童用药的安全性及有效性尚未明确。

【药物相互作用】尚无正式研究报道本品与其他药物相互作用。但本品提高骨髓造血功能，可能会暂时地引起骨造影的阳性变化。

【剂量与用法】成年人每个治疗周期中单次皮下注射的推荐剂量为 6mg。化疗的前 14d 至化疗后 2d 内，不可使用本品。

【用药须知】

1. 有报道本品可致脾破裂，甚至危及生命。若使用本品后出现左上腹部疼痛或肩部疼痛，应评估是否出现脾大或破裂。

2. 镰状细胞异常的患者使用本品后可能发生严重的镰状细胞危象。

3. 使用本品可能会发生急性呼吸窘迫综合征（ARDS）。用药后如果有发热并发肺部渗出或呼吸窘迫，应注意评估是否患有 ARDS。一旦发生，应立即停药。

4. 本品可能引起严重的过敏性反应，且多发生在首次使用时，如发生，应立即停药。有对本品或非格司亭过敏史的患者禁用本品。

5. 本品有刺激肿瘤包括恶性肿瘤生长的可能。

【制剂】注射剂：3mg/ml，6mg/0.6ml。

【贮藏】避光贮于 2～8℃，勿振摇。室温放置超过 48h 后请勿使用。应避免冻结。一旦冻结，请使用前在冰箱冷藏的条件下解冻。冻结超过一次请勿使用。

来格司亭（lenograstim）

别名：rC-CSF、莱诺格拉斯丁、雷诺格拉斯蒂姆、雷诺司替、格拉诺赛特。

本品为 G-CSF 的基因重组体。

【理化性状】本品由 DNA 重组技术制成，由 175 个氨基酸组成，分子量为 18 800。

【药理学】本品为一种结构与来源于人的粒细胞集落刺激因子（G-CSF）基本无差异的糖蛋白造血因子，作用于骨髓中的粒细胞系祖细胞，促进其向中性粒细胞分化和增殖。

【药动学】皮下注射，血药浓度在给药后 4～6h 呈上升趋势，之后呈现缓慢的下降。静脉给药，给药后血药浓度迅速降低，4～8h 后低于经皮下给药同等剂量的血药浓度，在给药 24h 后则几乎检测不出。健康男子连续 5d 静脉或皮下给予 20μg，无论哪种给药方式，血药浓度在第 1 天和第 5 天几乎呈现相同的降低方式，尿中浓度均低于检测限。多次给药未观察到本品的蓄积。

【适应证】

1. 用于骨髓移植时促进中性粒细胞数的增加。

2. 预防抗肿瘤化疗药物引起的中性粒细胞减少症及缩短中性粒细胞减少症的持续期间，可用于实体瘤、急性淋巴细胞白血病。

3. 用于骨髓增生异常综合征的中性粒细胞减少症。

4. 用于再生障碍性贫血的中性粒细胞减少症。

5. 用于先天性及原发性中性粒细胞减少症。

6. 用于免疫抑制治疗（肾移植）继发的中性粒细胞减少症。

【不良反应】

1. 因有引起休克的可能，故须严密观察，一旦发现异常，应中止给药并采取适当的处理措施。

2. 因有诱发或恶化间质性肺炎的可能，故须严密观察，当出现发热、咳嗽、呼吸困难及胸部 X 线检查异常等情况时，应中止给药并采取给予肾上腺皮质激素等适当的处理措施。

3. 对骨髓增生异常综合征的患者，因会促使幼稚细胞增加，故须严密观察，一旦发现幼稚细胞增加，应中止给药。

4. 因出现过成人呼吸窘迫综合征，故应严密观察。当出现急速的进展性呼吸困难、低氧血症、胸部 X 线透视出现双肺弥漫性浸润阴影等异常情况时，应停药，并采取妥当的呼吸管理等处理措施。

5. 皮肤：皮疹、发疹、瘙痒感、荨麻疹。

6. 肝：AST、ALT 上升等肝功能异常。

7. 消化系统：恶心、呕吐、食欲缺乏、腹泻、腹痛。

8. 肌肉骨骼系统：骨痛、腰痛、背痛、胸痛。

9. 呼吸系统：肺水肿、呼吸困难、低氧血症、胸腔积液。

10. 血液：血小板减少。

11. 其他：ALP、LDH、CRP、UA 升高，发热、头痛、心悸、水肿、倦怠感。

【妊娠期安全等级】C。

【禁忌与慎用】

1. 对本制品或其他粒细胞集落刺激因子制剂有过敏反应者及重度肝、肾、心、肺功能不全者禁用。

2. 有药物过敏史者，过敏体质者，轻中度肝、肾、心、肺功能不全的患者慎用。

3. 孕妇的安全性尚未确定，不推荐使用。

4. 尚未明确本品是否能经乳汁中分泌，但已知粒细胞集落刺激因子很少从乳汁分泌且无法被新生儿口服吸收。但是哺乳期妇女用药仍需谨慎。

5. 早产儿、新生儿及婴儿的安全性尚未确定，不推荐使用。

【药物相互作用】尚无正式研究报道本品与其他药物相互作用。但本品提高骨髓造血功能，可能会暂时引起骨造影的阳性变化。

【剂量与用法】

1. 骨髓移植时促进中性粒细胞数的增加：成年患者及小儿患者通常在骨髓移植后次日至第 5 天后开始。静脉输注，5μg/kg，1 次/日。

2. 预防抗肿瘤化疗药物引起的中性粒细胞减少症及缩短中性粒细胞减少症的持续期间。

（1）实体瘤患者：通常，在抗肿瘤化疗药物给药结束后次日开始。皮下注射 2μg/kg，1 次/日。由于出血倾向等原因导致皮下注射困难时，可静脉注射（含静脉输注）5μg/kg，1 次/日。

（2）急性淋巴细胞白血病患者：通常在抗肿瘤化疗药物给药结束后次日开始。静脉注射（含静脉输注）5μg/kg，1 次/日。如没有出血倾向等问题，可皮下注射 2μg/kg，1 次/日。

3. 骨髓增生异常综合征的中性粒细胞减少症：通常，从中性粒细胞数低于 1000/mm³ 时开始。静脉注射，5μg/kg，1 次/日。

4. 再生障碍性贫血的中性粒细胞减少症：通常从中性粒细胞数低于 1000/mm³ 时开始。静脉注射，

5μg/kg，1 次/日。

5. 先天性及原发性中性粒细胞减少症：通常从中性粒细胞数低于 1000/mm³ 时开始。静脉或皮下注射，2μg/kg，1 次/日。

6. 免疫抑制治疗（肾移植）继发的中性粒细胞减少症：通常从中性粒细胞数低于 1500/mm³（白细胞数 3000/mm³）时开始。皮下注射，2μg/kg，1 次/日。

【用药须知】

1. 本品的使用对象限于中性粒细胞减少症患者。用药期间，应定期检查血象，注意避免使中性粒细胞数（白细胞数）增加到必要值以上。当发现中性粒细胞数（白细胞数）增加到必要值以上时，需采取减少用量或暂时停药等措施。

2. 因有引起过敏反应的可能，故一旦发生过敏反应，应立即中止给药并采取适当的处理措施。此外，为预防过敏反应的发生，在使用本品前，应对患者进行充分的问诊，并事先做皮试。

3. 用于骨髓移植患者时，若其原发病为髓细胞性白血病，须在使用本品前进行细胞体外试验，以确认本品的刺激是否会导致白血病细胞的增殖。此外应定期进行血液及骨髓检查，当发现幼稚细胞增加时，中止给药。

4. 对化疗引起的中性粒细胞减少症患者，应该避免在化疗前 24h 和后 24h 期间使用本品。对于骨髓增生异常综合征患者，建议在用药前进行细胞体外试验，以确认本品无促进幼稚细胞集落增加的作用。

5. 对采用免疫抑制治疗（肾移植）继发的中性粒细胞减少症患者给药时，应充分观察并调节给药量，使中性粒细胞数维持在 2500/mm³（白细胞 5000/mm³）以上。有报道，再生障碍性贫血及先天性中性粒细胞减少症患者使用粒细胞集落刺激因子制剂后，可转化成骨髓增生异常综合征或急性髓性白血病。再生障碍性贫血、骨髓增生异常综合征及先天性中性粒细胞减少症患者使用粒细胞集落刺激因子制剂后，会出现染色体异常。上述患者长期使用本品的安全有效性尚未建立，有报道可见脾脏增大。本品仅供在医师指导下使用。

【制剂】注射剂（粉）：50μg，100μg，250μg。

【贮藏】避光贮于 10℃以下，避免冻结。

沙格司亭（sargramostim）

别名：基因重组人粒细胞巨噬细胞集落刺激因子、Leukine。

本品为 G-CSF 的基因重组体。

【理化性状】

1. 本品利用 DNA 重组技术通过酵母表达系统制成，由 127 个氨基酸系列组成。氨基酸序列与内源性粒细胞巨噬细胞集落刺激因子（GM-CSF）不尽相同。

2. 分子式：$C_{639}H_{1006}N_{168}O_{196}S_8$。

3. 分子量：14 434.5。

【药理学】 本品药理作用与内源性 GM-CSF 相同。

【药动学】 健康志愿者经静脉输注本品 $250\mu g/m^2$，输注结束时观察到 GM-CSF 的血药峰值，C_{max} 约为 5.0ng/ml，清除率约为 420ml/（min·m²），$AUC_{(0\sim inf)}$ 为 640ng/（ml·min），$t_{1/2}$ 约 60min。3～6h 后，血中无法检测到 GM-CSF。皮下注射本品，15min 后血中可检测到 GM-CSF，1～3h 后达血药峰值，$t_{1/2}$ 约为 162min，6h 后仍能在血中检测到本品。平均 C_{max} 为 1.5ng/ml，清除率为 549ml/（min·m²），$AUC_{(0\sim inf)}$ 为 549ng/（ml·min）。

【适应证】

1. 在急性髓性白血病诱导化疗后使用，缩短中性粒细胞恢复时间，减少严重感染的发生率。

2. 动员造血祖细胞进入外周血，以便采集后移植。

3. 用于非霍奇金淋巴瘤、急性淋巴性白血病、霍奇金病自体骨髓移植后加速骨髓恢复。

4. 用于加速同种异体骨髓移植后的恢复。

5. 用于同种异体移植或自体移植失败或延迟。

【不良反应】

1. 整体感觉　发热、腹痛、头痛、寒战、无力、腰痛、胸痛、眼出血。

2. 消化系统　腹泻、恶心、呕吐、胃炎、消化不良、呕血、厌食、胃肠道出血、便秘。

3. 皮肤　皮疹、脱发、瘙痒。

4. 肌肉骨骼　骨痛、关节痛。

5. 心血管系统　高血压、心动过速。

6. 代谢与营养　高胆红素血症、高血糖、外周水肿、肌酐升高、低血镁、氨基转移酶升高、碱性磷酸酶升高、低血钙、高血脂、白蛋白降低、尿素氮升高。

7. 呼吸系统　咽炎、呼吸困难、鼻炎。

8. 血液和淋巴系统　血小板减少、白细胞减少、瘀斑、粒细胞减少。

9. 泌尿生殖系统　血尿。

10. 中枢神经系统　感觉异常、失眠、焦虑。

【妊娠期安全等级】 C。

【禁忌与慎用】

1. 对 GM-CSF、源自酵母的产品有过敏史者禁用。

2. 正在进行放射治疗的患者禁用。

3. 过多的幼稚细胞进入骨髓或外周血者禁用（≥10%）。

4. 本品含苯甲醇，禁用于新生儿。

5. 孕妇的安全性尚未确定，只有明确需要时方可使用。

6. 尚未明确本品是否可经乳汁分泌，但已知粒细胞集落刺激因子很少从乳汁分泌且无法被新生儿口服吸收。但是哺乳期妇女用药仍需谨慎。

【药物相互作用】 慎与锂剂、皮质激素合用。

【剂量与用法】

1. 急性髓系白血病在诱导化疗的第 11 天或化疗结束后 4d 给予，推荐日剂量为 $250\mu g/m^2$，经 4h 静脉输注。如果第 10 天骨髓再生障碍伴幼稚细胞小于 5%，应进行第二次诱导化疗，如幼稚细胞小于 5%，应继续本品的治疗直至连续 3d 检测 ANC 大于 1500/mm³或最长使用 42d。如白血病复发，应立即停药。如发生严重不良反应，降低剂量 50%或暂时停药。如 ANC＞20 000/mm³应暂时停药。

2. 动员造血祖细胞进入外周血，推荐日剂量为 $250\mu g/m^2$，经 4h 静脉输注，或皮下注射，1 次/日。在动员过程中应持续给药，如白细胞大于 50 000/mm³，应降低剂量 50%。如不能动员足够的祖细胞，应采取其他措施。

3. 用于自体或同种异体骨髓移植后加速骨髓恢复，推荐日剂量为 $250\mu g/m^2$，经 2h 静脉输注，在骨髓移植后 2～4h 开始，并且不迟于放疗和化疗后 24h。连续使用至连续 3d 检测 ANC 大于 1500/mm³。如出现严重不良反应可降低剂量 50%或暂停用药。如出现幼稚细胞或疾病进展，应立即停药。

4. 用于同种异体移植或自体移植失败或延迟，推荐日剂量为 $250\mu g/m^2$，经 2h 静脉输注，疗程 14d。如休息 7d 后仍未进行移植，可再给予上述剂量 7d。再经 7d 休息期，仍未进行移植者，可给予 $500\mu g/m^2$，经 2h 静脉输注 14d。如不能改善病情，再增加剂量已无必要。如出现严重不良反应可降低剂量 50%或暂停用药。如出现幼稚细胞或疾病进展，应立即停药。ANC 大于 20 000/mm³应暂时停药。

【用药须知】

1. 接受本品治疗的患者，如发生过敏性休克、血管神经性水肿、支气管痉挛等急性过敏反应时应立即停药，并给予紧急处理。

2. 本品有刺激肿瘤包括恶性肿瘤生长的可能，特别是髓系恶性肿瘤。

3. 治疗期间每 2 周检测 1 次全血细胞计数，定期检查肝肾功能。密切监测体重和液体平衡。

【制剂】①注射剂（粉）：250μg；②注射剂：250μg/ml，500μg/ml。

【贮藏】避光贮于 2～8℃，避免冻结和振摇。

安西司亭（ancestim）

别名：重组人干细胞因子。

【简介】本品是由大肠埃希菌表达的人重组干细胞因子（SCF），又称重组甲硫酰人干细胞因子（r-metHuSCF）。在美国申报期间未获得通过，但在加拿大、澳大利亚和新西兰已获得批准。适应证是与 G-CSF 联用于外周血干细胞（PBPC）动员失败，PBPC 移植患者的再次动员，以增加采集的PBPC 数。

干细胞因子是由内皮细胞、纤维母细胞，以及睾丸和卵巢中生成的造血生长因子组成。干细胞因子正常以跨膜和可溶性两种形式存在，在正常造血、肥大细胞生成、生殖细胞功能和肠道运动中起重要作用。在小鼠中，缺乏干细胞因子（Sl 突变）或缺乏细胞表面受体的表达（W 突变），胎鼠可因严重贫血而死亡，显示干细胞因子在造血中起不可替代的重要作用。

美国未批准本品的原因是其不良反应，包括注射部位局部皮肤反应和罕见的全身变态反应。注射部位可能发生黑色素细胞增生，造成色素沉着；注射部位的肥大细胞浸润可引起短暂伴环形红斑的局部水肿。本品促进肥大细胞的生成和激活，很可能是引起全身变态反应的原因，表现为荨麻疹、瘙痒、呼吸困难、咳嗽、声音嘶哑和喉部发紧。预防给药包括给予吸入沙丁胺醇，口服雷尼替丁和（或）苯海拉明（或西替利嗪），可减低全身变态反应的危险。

地菲林葡萄糖苷（cleistanthin-B）

别名：升白新。

【理化性状】本品为白色粉末，不溶于水，易溶于二甲基甲酰胺，微溶于丙酮、苯等有机溶媒。

【药理学】能促进骨髓造血功能，从而发挥升高白细胞和预防白细胞减少的作用。

【适应证】用于防治肿瘤患者因放疗和化疗所致白细胞减少症，用药后白细胞可持续上升。与维生素 B₄、鲨肝醇等比较，其升高白细胞作用强，波动幅度小，且其他药无效时，本品仍常有效。

【药动学】口服或肌内注射均可迅速吸收，肌内注射吸收完全，口服只能吸收给药量的 50%左右。体内分布甚广，肝、肾、心脏组织含量最高，肾上腺、骨髓及骨组织中含量低。可透过血脑屏障。主要经胆道及粪便排泄，其次为肾，自肾排泄的主要为本品的降解产物。体内消除缓慢，服药48h 后，血药浓度仍维持一定水平，肌内注射后 24h，血中仍可测得。

【不良反应】尚无报道。

【剂量与用法】口服，200mg/次，3 次/日。

【用药须知】

1. 剂量过大时，可能对肝、肾功能有影响，故长期大量应用时，应定期检查肝、肾功能。

2. 本品微粒胶囊与胶囊剂量不同，应注意。

【制剂】①胶囊剂：200mg；②微粒胶囊：50mg。

【贮藏】密封、避光保存。

12.5 促凝血药和止血药

重组人凝血因子Ⅶa[coagulation factorⅦa（recombinant）]

别名：诺其、NovoSeven。

本品为通过 DNA 重组技术制成的凝血因子Ⅶa。

【理化性状】本品是通过基因工程技术由中国仓鼠卵巢细胞产生的糖蛋白，分子量 50 000。

【药理学】本品含有激活的重组人凝血因子Ⅶ。本品止血机制涉及凝血因子Ⅶa 与组织因子的结合，形成的复合物激活因子Ⅸ形成因子Ⅸa、激活因子Ⅹ形成因子Ⅹa，以触发凝血酶原向凝血酶的转化，凝血酶激活损伤部位的血小板和凝血因子Ⅴ和Ⅷ，并通过纤维蛋白原向纤维蛋白的转换形成止血栓子。药理剂量的本品可不依赖于组织因子，在损伤部位，直接在活化的血小板表面上激活因子Ⅹ。这使得在不依赖于组织因子情况下，凝血酶原转化成大量凝血酶。因此，凝血因子Ⅶa 的药效学作用导致局部凝血因子Ⅹa、凝血酶和纤维蛋白生成增多。

从理论上讲，对于患有潜在疾病的患者，整个凝血系统的激活从而诱发弥散性血管内凝血的可能性不能完全被排除。

【药动学】

1. 有抑制物的 A 型和 B 型血友病患者　给药前和给药后 24h 内分别取血样做因子Ⅶ凝血活性测定。单剂量给药 17.5μg/kg、35μg/kg 和 70μg/kg 后的药动学呈现线性趋势。平均表观分布容积为 103（78～139）ml/kg，平均清除率为 33.0（27～49）ml/（h·kg）。平均滞留时间为 3.0（2.4～3.3）h，$t_{1/2}$ 为 2.3（1.7～2.7）h。平均血浆回收率为 43.5%。

2. 凝血因子Ⅶ缺乏症患者　总体清除率为 70.8～79.1ml/（h·kg），稳态分布容积为 280～290ml/kg，平均停留时间为 3.75～3.80h，$t_{1/2}$ 为 2.82～3.11h。单剂量给药 15μg/kg 和 30μg/kg 后的药动学显示，两种剂量水平之间无任何显著性差异。平均血浆回收率为 20%（18.9%～22.2%）。

【适应证】 用于下列患者群体的出血发作及预防在外科手术过程中或有创操作中的出血。

1. 凝血因子Ⅷ或Ⅸ的抑制物大于 5BU 的先天性血友病患者。

2. 预计对注射凝血因子Ⅷ或凝血因子Ⅸ具有高记忆应答的先天性血友病患者。

3. 获得性血友病患者。

4. 先天性凝血因子Ⅶ缺乏症患者。

5. 具有 GPⅡb-Ⅲa 和/（或）HLA 抗体、既往或现在对血小板输注无效或不佳的血小板无力症患者。

【不良反应】

1. 血液和淋巴疾病　极少见凝血病的报道，如 D-二聚体增加和消耗性凝血病。

2. 心血管疾病　极罕见心肌梗死。

3. 胃肠疾病　极罕见恶心。

4. 全身疾病和用药部位情况　罕见曾有疗效不佳（疗效下降）的报道。极罕见发热、疼痛，尤其是注射部位疼痛。

5. 实验室检查　极罕见氨基转移酶、碱性磷酸酶、乳酸脱氢酶和凝血酶原水平升高的报道。

6. 神经系统疾病　极罕见脑梗死和脑缺血。

7. 皮肤及皮下组织疾病　可能出现皮疹。

8. 血管疾病　极罕见静脉血栓事件。

【妊娠期安全等级】 C。

【禁忌与慎用】

1. 对本品任一成分过敏者禁用，对仓鼠蛋白过敏者禁用。

2. 孕妇只有在确实需要时才能使用。

3. 本品是否由人乳汁分泌尚未明确，哺乳期妇女使用本品应权衡利弊且只有在有明确指征时方考虑使用。

【药物相互作用】

1. 本品与凝血因子浓缩物之间潜在的相互作用风险尚未明确。应避免激活的或未激活的凝血酶原复合物与本品同时使用。

2. 据报道，抗纤维蛋白溶解药物能降低血友病患者外科手术中的失血，尤其在矫形外科手术及纤维蛋白溶解活性高的区域，如口腔中进行的手术。但使用抗纤维蛋白溶解药物与本品同时治疗的用药经验有限。

【剂量与用法】

1. 伴有抑制物的 A 型、B 型血友病或获得性血友病　应在出血发作开始后尽早给予本品。静脉注射给药，推荐起始剂量为 90μg/kg。初次注射本品后可能需再次注射。疗程和注射的间隔将随出血的严重性、所进行的有创操作或外科手术而不同。最初间隔 2～3h，以达到止血效果。如需继续治疗，一旦达到有效的止血效果，只要治疗需要，可增至每隔 4h、6h、8h 或 12h 给药。

2. 轻中度出血发作（包括门诊治疗）　门诊治疗中，早期干预的剂量为 90μg/kg，可有效地治疗轻中度关节、肌肉和黏膜与皮肤出血。间隔 3h 给药，给药 1～3 次以达到止血效果，再注射 1 次以维持止血作用。门诊治疗疗程不得超过 24h。

3. 严重出血发作　建议起始剂量为 90μg/kg，可在患者去医院途中给药。剂量因出血的类型和严重程度而异。最初的用药频率应每隔 2h 给药 1 次，直到临床情况改善。如果需要继续治疗，可增至每隔 3h 给药，持续 1～2d。之后只要治疗需要，可连续增至每隔 4h、6h、8h 或 12h 给药。对于大出血发作，可能治疗 2～3 周，但如果临床需要，可继续使用本品治疗。

4. 有创操作或外科手术　在术前，应立即给予 90μg/kg 的起始剂量，2h 后重复此剂量，随后根据所进行的有创操作和患者的临床状态，在前 24～48h 间隔 2～3h 1 次；在大的外科手术中，应间隔 2～4h 按该剂量给药，连续 6～7d，在接下来的 2 周治疗中，用药间隔可增至 6～8h。进行大的外科手术的患者可给药 2～3 周，直至痊愈。

5. 凝血因子Ⅶ缺乏症　治疗出血发作、预防外科手术或有创操作中出血的推荐剂量范围为 15～30μg/kg，每隔 4～6h 给药，直至达到止血效果。注射剂量和频率应视个体而定。

6. **血小板无力症**　治疗出血发作、预防外科手术或有创操作中的出血推荐剂量为 90（80～120）μg/kg，用药间隔为 2（1.5～2.5）h。为确保有效地止血，应至少给药 3 次。由于连续输注可能疗效不佳，因此，建议采用静脉注射给药途径。对于非难治性患者，血小板输注是血小板无力症的一线治疗方法。

【用药须知】

1. 在组织因子表达强度可能高于正常的病理情况下，使用本品有发生血栓事件或导致弥散性血管内凝血（DIC）的潜在风险。此种情况可能包括晚期动脉粥样硬化疾病、挤压伤、败血症或弥散性血管内凝血患者。

2. 由于本品可能含有痕量的小鼠 IgG、牛 IgG 和其他残余培养蛋白（仓鼠和牛血清蛋白）。因此，使用本品治疗的患者有对这些蛋白过敏的极小可能性。

3. 如果出现严重出血，最好应在专业治疗伴有凝血因子Ⅷ或Ⅸ抑制物的血友病的医院内注射本品，若不能在此医院治疗时，应与专业治疗血友病的医师保持密切联系。

4. 门诊治疗疗程不得超过 24h。如果未能止血，须到医院就诊。患者和（或）监护者应尽早地告知医师和（或）监护医院关于本品的使用情况。在注射本品前后，应监测凝血因子Ⅶ缺乏症患者的凝血酶原时间和凝血因子Ⅶ的凝血活性。如果使用推荐剂量治疗后，凝血因子Ⅶa 活性未达到预期水平或出血未得到控制，应怀疑是否产生了抗体并应进行抗体分析。凝血因子Ⅶ缺乏症患者使用本品后血栓形成的风险尚未明确。

5. 本品需放至室温后使用，配制过程应避免振摇，以免起泡。

【制剂】注射剂（冻干粉）：1mg，1.2mg，2mg，5mg。

【贮藏】原盒避光，贮于 2～8℃。不能冷冻以免损坏稀释剂。

凝血因子Ⅷ（coagulation factor Ⅷ）

本品有两种制剂，一种是采用乙型肝炎疫苗免疫的健康人血浆，经分离、提取、灭活病毒、冻干制成；一种是采用重组 DNA 技术生产的，其生物学活性与从血浆中提纯的因子Ⅷ相同。

【药理学】在内源性血凝过程中，凝血因子Ⅷ作为一辅因子，在 Ca^{2+} 和磷脂存在下，与激活的凝血因子Ⅸ参与凝血因子Ⅹ激活凝血酶原的过程，形成凝血酶，从而使凝血过程正常进行。输入 1U/kg 的人凝血因子Ⅷ，可使循环血液中的凝血因子Ⅷ水平增加 2%～2.5%。

【药动学】本品的生物 $t_{1/2}$ 为 8～12h。

【适应证】本品对缺乏人凝血因子Ⅷ所致的凝血功能障碍具有纠正作用，主要用于防治 A 型血友病和获得性凝血因子Ⅷ缺乏而致的出血症状及这类患者的手术出血治疗。

【不良反应】不良反应包括寒战、恶心、头晕或头痛，这些症状通常是暂时的。有可能发生过敏反应。

【禁忌与慎用】

1. 孕妇只有在确实需要时才能使用。

2. 本品是否由人乳汁分泌尚未明确，哺乳期妇女使用本品应权衡利弊且只有在有明确指征时方考虑使用。

3. 儿童慎用。

【剂量与用法】

1. 给药剂量必须参照体重、是否存在抑制物、出血的严重程度等因素。下列公式可用于计算剂量：所需因子Ⅷ单位（IU）/次 ＝ 0.5×患者体重（kg）×需提升的因子Ⅷ活性水平（正常的百分数）。

2. 轻度至中度出血：剂量为 10～15U/kg，需将因子Ⅷ水平提高到正常水平的 20%～30%。

3. 较严重出血或小手术：需将因子Ⅷ水平提高到正常水平的 30%～50%，通常首次剂量 15～25U/kg。如需要，每隔 8～12h 给予维持剂量 10～15U/kg。

4. 大出血：危及生命的出血如口腔、泌尿系统及中枢神经系统出血或重要器官如颈、喉、腹膜后、髂腰肌附近的出血，首次剂量 40U/kg，然后每隔 8～12h 给予维持剂量 20～25U/kg。疗程需由医师决定。

5. 手术：只有当凝血因子Ⅷ抑制物水平无异常增高时，方可考虑手术中使用本品。手术开始时血液中因子Ⅷ浓度需达到正常水平的 60%～120%。通常在术前按 30～40U/kg 给药。术后 4d 内因子Ⅷ最低应保持在正常人水平的 60%，接下去的 4d 减至 40%。

6. 获得性因子Ⅷ抑制物增多症：应给予大剂量的凝血因子Ⅷ，一般超过治疗血友病患者所需剂量 1 倍以上。

【用药须知】

1. 大量反复输入本品时，应注意出现过敏反应、溶血反应及肺水肿的可能性，对有心脏病的患者尤应注意。

2. 本品和稀释剂应放置至室温后进行溶解，溶解过程中不能振摇，避免产生泡沫。溶解后，一般为澄清略带乳光的溶液，允许微量细小蛋白颗粒存在。但如发现有大块不溶物时，则不可使用。

3. 本品对于因缺乏因子Ⅸ所致的 B 型血友病，或因缺乏因子Ⅺ所致的 C 型血友病均无疗效，故在用前应确诊患者系属因子Ⅷ缺乏，方可使用本品。

4. 本品不得用于静脉以外的注射途径。

5. 本品一旦被溶解后应立即使用。未用完部分必须弃去。

6. 请勿使用超过有效期限的产品。如在配制时发现制剂瓶已失去真空度，不得使用。

【制剂】注射剂（冻干粉）：50U，100U，200U，250U，300U，400U，500U。

【贮藏】原盒避光，贮于2～8℃。不能冷冻。

重组人凝血因子Ⅸ[coagulation factor Ⅸ（recombinant）]

别名：BeneFⅨ。

本品为通过DNA重组技术制成的凝血因子Ⅸ。

【理化性状】本品是通过基因工程技术由中国仓鼠卵巢细胞产生的糖蛋白，分子量55 000，含415个氨基酸，主要氨基酸序列与血浆分离得到的因子Ⅸ的 a^{148} 等位基因一致，与内源性因子Ⅸ结构和功能相似。无已知的传染性病原体。

【用药警戒】

1. 如出现过敏症状（如荨麻疹，呼吸困难，面部、嘴唇、舌或喉肿胀），应立即寻求紧急医疗帮助。

2. 出现如下严重不良反应，如发热、持续出血、濒死感、突然感觉麻木或虚弱（特别是一侧肢体）、突然头痛、意识混乱、视力、语言或平衡出现问题、足或踝部肿胀、体重增加、食欲丧失，应立即就医。

【药理学】

1. 凝血因子Ⅸ有凝血止血的作用。B 型血友病患者由于体内内源性凝血因子Ⅸ不足从而产生出血倾向，临床表现如软组织、肌肉、关节及内脏出血。

B型血友病患者临床出血的严重性及出血频率与其自身凝血因子Ⅸ活性缺乏程度有关，轻度B型血友病患者体内含量约为正常活性值的 5%，中度患者为正常值的 1%～5%，重度患者则不足正常值的

1%。

B 型血友病患者的部分活化凝血活酶时间（aPTT）延长，凝血因子Ⅸ补充治疗可使 aPTT 恢复正常。注射本品还能使体内血浆因子Ⅸ水平增加，暂时性纠正凝血缺陷。

2. 凝血因子Ⅸ在内源性凝血途径中通过因子Ⅺa 活化，在外源性凝血途径中则为因子Ⅶ/组织因子复合物所活化。活化的凝血因子Ⅸ与活化的凝血因子Ⅷ结合，激活因子 Xa，使凝血因子Ⅱ（凝血酶原）转化为凝血酶，凝血酶把纤维蛋白原转化成纤维蛋白，形成血凝块。

【药动学】

1. 静脉注射本品 50U/kg 后体内因子Ⅸ恢复程度比给予等效剂量的血浆源性因子Ⅸ制剂低28%，这是由于本品的结构修饰造成的。与年长个体相比，15 岁以下儿童患者用药后体内凝血因子Ⅸ活性恢复值较低。

2. 注射后，本品迅速分布于细胞间液及血管内外，且以游离形式在血浆中循环。本品与血管内皮快速且可逆地结合。

3. 凝血因子Ⅸ的清除率与体重有关，当人体处于青春期时清除率会增加，成年时期稳定。$t_{1/2}$ 呈双相，成人为 17～30h，2～12 岁儿童为 16～24h，12～15 岁青少年为 17～26h。

【适应证】

1. 用于预防与控制凝血因子Ⅸ缺乏的 A 型血友病患者的出血。

2. 用于接受外科手术时的预防出血及术中止血。

【不良反应】本品的不良反应发生率由高到低为恶心、味觉反常、血氧不足、注射部位反应、注射部位疼痛、头痛、头晕、过敏性鼻炎、疼痛（下颌和头骨灼烧感）、荨麻疹、潮红、发热、震颤、因子Ⅸ抑制、胸部紧束感、困倦、视觉障碍、注射部位蜂窝织炎、静脉炎、干咳、过敏反应、腹泻、呕吐、肾梗死。

【妊娠期安全等级】C。

【禁忌与慎用】

1. 对本品任一成分过敏者禁用，对仓鼠蛋白过敏者禁用。

2. 孕妇只有在确实需要时才能使用。

3. 本品是否由人乳汁分泌尚未明确，哺乳期妇女使用本品应权衡利弊且只有在有明确指征时方考虑使用。

【药物相互作用】目前尚无确切的相关研究数据。

【剂量与用法】

1. 本品给药剂量以国际单位（U）表示，1U本品中凝血因子IX活性与1ml冻干健康人血浆中凝血因子IX活性近似等价，注射本品1U/kg一般能使成人体内因子IX活性增加约0.8%，使15岁以下儿童体内活性增加约0.7%。

剂量和治疗时间根据因子IX缺乏的程度、出血的部位和程度及临床状态、年龄和因子IX的恢复情况而定。应根据因子IX活性、药动学参数，如 $t_{1/2}$ 和恢复情况及临床状况适当调整剂量。

2. 本品应按照下述公式进行计算给药剂量，但应注意，计算结果及推荐给药方案只是一个近似的数值，使用本品者应根据自身出血程度不同实行个体化给药方案，且应进行必要的临床监测。持续测定凝血因子IX活性以确保凝血因子IX达到并维持在期望值。以下列出3个计算公式。

本品需要量（U）=体重（kg）×期望凝血因子IX的增加值（正常值的%）×观察到的已恢复值的倒数[（U/kg）/（U/dl）]

成人本品需要量（U）=体重（kg）×凝血因子IX的期望增加值（%或U/dl）×1.3（U/kg）/（U/dl）

儿童本品需要量（U）=体重（kg）×凝血因子IX的期望增加值（%或U/dl）×1.4（U/kg）/（U/dl）

3. 剂量调整

（1）轻度出血（如单纯性关节积血、浅表肌肉及软组织出血）：所需凝血因子IX活性水平为正常人的20%～30%，给药间隔为12～24h，治疗持续时间为1～2d直至出血停止。

（2）中度出血（如肌肉、软组织撕裂性出血、黏膜出血、拔牙时出血、血尿）所需凝血因子IX活性水平为正常人的25%～50%，给药间隔为12～24h，直至出血停止且伤口开始愈合，为2～7d。

（3）严重出血（如咽部、咽后部、腹膜后、中枢神经系统出血、手术出血） 所需凝血因子IX活性水平为正常人的50%～100%，给药间隔12～24h，直至出血停止，为7～10d。

（4）本品用于常规预防性用药的最佳给药方案有待确定，目前针对B型血友病患者预防性用药的普遍应用方案为25～40U/kg，每周2次注射。美国血友病基金会的医学科学咨询委员会认为，注射剂量40～100U/kg，每周给药2次或3次，即可保持日常凝血因子IX的谷浓度在1%以上。

4. 用法及注意事项

（1）本品应缓慢地进行静脉注射或静脉输注，本品也可进行连续输注，但连续输注的安全及有效性尚未明确，曾有连续输注本品后造成血栓形成的不良事件报道。静脉注射时间多为数分钟，然而本品应基于患者对药物的反应程度及患者的身体舒适度进行个体化给药，如果输液过程中出现任何不良反应，应立即减慢输注速度或中断治疗。

（2）已有注射本品后出现红细胞凝集的报道，为降低此危险出现的可能性，给药时需谨慎，防止血液回流入注射器或导管内。一旦发生红细胞凝集，应丢弃给药装置、注射器和剩余药液，并取未开封新药进行重新给药。

（3）用药前须通过原包装中所附的预装的稀释用注射器和稀释液（氯化钠0.234%）溶解本品注射剂，注射前应肉眼观察配制好的溶液是否有不溶性颗粒存在及溶液是否变色，溶液应无色澄清。配制好的最终溶液应立即使用或在配好后3h内使用，3h后必须将剩余药液全部丢弃。本品溶解后的溶液中含有表面活性剂（吐温80），可增加聚氯乙烯（PVC）中邻苯二甲酸二辛酯（DEHP）的提取。在本品的配制及给药（包括在PVC容器中的保存时间）过程中应予以注意。

（4）配制方法：①放置本品的冻干粉和稀释剂至室温。②移去本品注射剂和稀释液瓶的塑料拉盖，暴露出中心部位的橡胶塞。③用乙醇或其他防腐溶液擦拭后放干。④从短端移去无菌双头针的保护套，刺入稀释液瓶中，避免漏气。快速从本品注射剂胶塞中心部位刺入注射器的长端。注意注射器的长端对准本品注射剂的瓶壁，以减少泡沫产生，由于抽真空作用，稀释液会被吸入到本品注射剂瓶中。⑤一旦稀释液转移完毕，移除注射器长端，丢弃针头及稀释液。轻轻转动本品注射剂瓶予以溶解。

【用药须知】

1. 本品不适用于治疗其他凝血因子缺乏症（如因子Ⅱ、Ⅶ、Ⅷ、Ⅹ）、有凝血因子Ⅷ抑制的A型血友病患者、逆转香豆素诱导的抗凝作用及肝依赖性凝血因子水平低下导致的出血。

2. 应在有B型血友病治疗经验的医师指导下使用本品。

3. 当临床表明需个体化调整剂量或评估患者对治疗的临床效应时，应监测因子IX活性。

4. 给药剂量和治疗持续时间应实行个体化，

取决于患者年龄、疾病严重程度、出血部位、因子Ⅸ缺乏的程度、因子Ⅸ水平期望值、是否有因子Ⅸ抑制存在、临床效应（疗效）和药动学参数（如药物半衰期）。如患者注射计算的给药剂量后因子Ⅸ水平仍未达到预期值，则应考虑是否存在因子Ⅸ抑制。

5. 如曾使用血浆源性凝血因子Ⅸ制剂的患者改为使用本品，则需增加本品剂量以使因子Ⅸ水平达到期望的升高值。如治疗过程中发现患者因子Ⅸ活性恢复较缓慢，则应增加本品剂量，甚至需要调整剂量至最初经验计算所得剂量的 2 倍。

6. 患者用药期间应密切注意超敏反应的症状和体征，尤其是在给药初期。初期应在适当的医疗环境中进行注射（前 10～20 次），一旦出现严重过敏反应立即施救，如出现过敏反应先兆或发生过敏反应，应立即停药并进行必要的治疗。曾出现过超敏反应的患者应考虑是否有凝血因子Ⅸ抑制存在。本品含有微量仓鼠蛋白，患者应用本品后可能对这些非人类哺乳动物蛋白产生超敏反应。

7. B 型血友病患者在使用凝血因子Ⅸ制剂期间体内会产生凝血因子Ⅸ抑制（IgG 抗体）。数据显示有 1%～5% 的患者体内产生抑制，出现时间通常是在用药前 10～20d。凝血因子Ⅸ基因突变者及曾出现过严重超敏反应者产生抑制的风险较高，同时还发现少数儿童患者使用本品也会产生高效价的抑制物。高效价抑制物的存在，必须选择另外的凝血因子Ⅸ替代疗法。应用本品者在治疗期间及手术之前需通过适当的临床观察及实验室检查对抑制情况进行监测。如果给予治疗剂量的药物后仍没有达到凝血因子Ⅸ水平的期望值或仍出血不止，应推测可能有抑制物存在，并进行实验室检查（Bethesda 测试）以确定其是否存在。有抑制物存在的患者可咨询血友病治疗中心。

8. 本品有血栓形成的潜在风险。已有注射本品出现外周血栓性静脉炎及深静脉血栓的病例出现，其中部分患者为连续输注给药。且本品上市后报道显示，连续输注本品的患者可出现血栓情况，包括危重新生儿经中心静脉导管连续输注本品时发生危及生命的上腔静脉综合征。

9. 有数据显示，体内存在凝血因子Ⅸ抑制且有凝血因子Ⅸ过敏史的 B 型血友病患者会对凝血因子Ⅸ制剂产生免疫耐受，导致肾病综合征。本品免疫耐受的安全性及有效性尚未明确。一丙肝抗体阳性患者在注射本品 12d 后出现肾梗死，但是此不良反应与药物之间的因果关系尚不能确定。

【制剂】注射剂（冻干粉）：250U、500U、1000U。

【贮藏】贮于 2～8℃下，室温下贮存不超过 6 个月。不能冷冻以免损坏稀释剂。

凝血因子Ⅸ复合物（factor Ⅸ complex）

别名：Konyne。

本品含有因子Ⅱ、Ⅶ、Ⅸ和Ⅹ，其中因子Ⅶ含量较低。

【药理学】本品从健康人新鲜血浆分离而得，能补充血浆凝血因子，促进凝血。

【适应证】

1. 用于治疗先天性凝血因子Ⅸ缺乏的 B 型血友病所致的出血。

2. 用于治疗肝疾病（重症肝炎、慢性活动性肝炎、肝硬化等）及维生素 K 依赖性凝血因子（Ⅱ、Ⅶ、Ⅸ、Ⅹ）缺乏所致的出血。

3. 用于上述患者的术前准备，防止手术中出血。

【不良反应】

1. 应用本品可出现发热、畏寒等变态反应。

2. 有可能感染传染性肝炎及其他血源性疾病。

【妊娠期安全等级】C。

【禁忌与慎用】因子Ⅶ缺乏者、肝病所致弥散性血管内凝血者禁用。

【药物相互作用】与氨基己酸合用增加血栓栓塞的风险。

【剂量与用法】

1. 预防出血因子Ⅸ水平提高 30%～40% 已足够。危及生命的出血可将因子Ⅸ水平提高 50%～80%，然后维持 30%～40% 数天。所需本品剂量按下列公式计算：所需本品剂量（U）= 体重（kg）× 期望因子Ⅸ提高的水平（%）。如 70kg 的患者，需提高因子Ⅸ水平 50%，那么本品的剂量为 70×50=3500U。

2. 根据患者体内因子Ⅸ水平和反应确定剂量，一般为 10～20U/kg。

3. 存在抑制物的 B 型血友病患者推荐剂量为 75U/kg，如需要 12h 后可重复 1 剂。

【制剂】注射剂（粉）：200U，相当于 200ml 血浆中所含的凝血因子量，内含凝血因子Ⅱ、Ⅶ、Ⅸ、Ⅹ 及少量其他血浆蛋白。

【贮藏】避光、贮于 2～8℃。

人凝血因子Ⅹ[coagulation factor Ⅹ（human）]

别名：BeneFⅩ。

本品为从人血浆中提取浓缩的凝血因子Ⅹ。

【药理学】本品可补充缺失的因子Ⅹ。因子Ⅹ是无活性的酶原，可被Ⅸa或Ⅶa活化。通过裂解重链上 52-残基多肽，因子Ⅹ活化为其活化形式因子Ⅹa。因子Ⅹa作用于Ⅴa的磷脂表面，形成凝血酶原酶复合物，后者在钙离子存在下，活化凝血酶原和凝血酶，凝血酶进一步作用于可溶性纤维蛋白原和因子Ⅷ，形成交联纤维蛋白凝块。

【药动学】单剂量静脉输注本品 25U/kg 后，C_{max} 为 0.504（CV=17.2%）U/ml。$t_{1/2}$ 为 30.3（CV=22.8%）h，AUC$_{(0\sim\infty)}$ 为 18.0（CV=20.9%）（U·h）/ml，V_{ss} 为 56.3（CV=24.0%）ml/kg，CL 为 1.35（CV=21.7%）（ml·h）/kg，平均滞留时间为 41.8（CV=21.7%）h。

【适应证】用于 12 岁以上遗传性Ⅹ因子缺乏患者，以减少和控制出血事件，控制围术期轻度遗传性Ⅹ因子缺乏患者的出血。

【不良反应】本品的不良反应主要有注射部位红斑、疲乏、腰痛、注射部位疼痛。

【妊娠期安全等级】C。

【禁忌与慎用】

1. 对本品过敏者禁用。

2. 孕妇只有在确实需要时才能使用。

3. 尚未明确本品是否可经乳汁分泌，哺乳期妇女使用本品应权衡利弊且只有在有明确指征时方考虑使用。

4. ＜12 岁儿童用药的安全性尚未明确。

【剂量与用法】

1. 本品给药剂量以国际单位（U）表示，本品的剂量不能超过每天 60U/kg。

剂量和治疗时间根据因子Ⅹ缺乏的程度、出血的部位和程度及临床状态、年龄和因子Ⅹ的恢复情况而定。

2. 治疗和控制出血：如出现出血症状，立即静脉输注 25U/kg，根据情况每 24 小时给药 1 次。

3. 在给予本品前后均应测定因子Ⅹ的血浆水平，维持因子Ⅹ的水平为 70～90U/dl，预防围术期出血按下述公式计算本品的剂量。

本品的剂量（U）=体重（kg）×期望凝血因子Ⅹ的期望增加值（U/dl）×0.5

术后应维持因子Ⅹ的血浆水平最低至 50U/dl，直至术后的出血风险解除。

4. 配制方法：①放置本品的冻干粉和稀释剂至室温。②移去本品注射剂和稀释液瓶的塑料拉盖，暴露出中心部位的橡胶塞。③用乙醇或其他防腐溶液擦拭后放干。④从短端移去无菌双头针的保护套，刺入稀释液瓶中，避免漏气。快速从本品注射剂胶塞中心部位刺入注射器的长端。注意注射器的长端对准本品注射剂的瓶壁，以减少泡沫产生，由于抽真空作用，稀释液会被吸入到本品注射剂瓶中。⑤一旦稀释液转移完毕，移除注射器长端，丢弃针头及稀释液。轻轻转动本品注射剂瓶予以溶解。

【用药须知】

1. 患者用药期间应密切注意超敏反应的症状和体征，一旦出现严重过敏反应立即施救，如出现过敏反应先兆或发生过敏反应，应立即停药并进行必要的治疗。

2. 患者可能会产生因子Ⅹ的中和抗体。应用本品的患者在治疗期间及手术之前需通过适当的临床观察及实验室检查对抑制情况进行监测。如果给予治疗剂量的药物后仍没有达到凝血因子Ⅹ水平的期望值或仍出血不止，应推测可能有抑制物存在。

3. 理论上本品有传染包括克-雅脑病在内的疾病的可能。

【制剂】注射剂（冻干粉）：250U、500U。附带稀释用注射用水，稀释后浓度为 100U/ml。

【贮藏】避光，贮于 2～8℃。

凝血酶原复合物[prothrombin complex concentrate（human）]

别名：康舒宁、Kcentra。

本品主要成分为人凝血因子Ⅱ、Ⅶ、Ⅸ、Ⅹ。

【用药警戒】本品为人血液制剂，尽管经过筛检及灭活病毒处理，仍不能完全排除含有病毒等未知病原体而引起血源性疾病传播的可能。

【药理学】本品含有维生素 K 依赖的在肝合成的四种凝血因子Ⅱ、Ⅶ、Ⅸ、Ⅹ。维生素 K 缺乏和严重肝疾病均可造成这四个因子的缺乏。而上述任何一个因子的缺乏都可导致凝血障碍。输注本品能提高血液中凝血因子Ⅱ、Ⅶ、Ⅸ、Ⅹ的浓度。

【适应证】本品主要用于治疗先天性和获得性凝血因子Ⅱ、Ⅶ、Ⅸ、Ⅹ缺乏症（单独或联合缺乏）包括：①凝血因子Ⅸ缺乏症（B 型血友病），以及Ⅱ、Ⅶ、Ⅹ凝血因子缺乏症。②抗凝剂过量、维生素 K 缺乏症。③肝病导致的出血患者需要纠正凝血功能障碍时。④各种原因所致的凝血酶原时间延长而拟做外科手术患者，但对凝血因子Ⅴ缺乏者可能无效。⑤治疗已产生因子Ⅷ抑制物的 A 型血友病患者的出血症状。⑥逆转香豆素类抗凝剂诱导的出血。

【不良反应】

1. 一般无不良反应，快速输注时可引起发热、潮红、头痛等，减缓或停止输注，上述症状即可消失。

2. 偶有报道因大量输注导致弥散性血管内凝血（DIC）、深静脉血栓（DVT）、肺栓塞（PE）等。

【妊娠期安全等级】C。

【剂量与用法】

1. 本品专供静脉输注，应在临床医师的严格监督下使用。

2. 用前应先将本品及其溶解液预温至 20～25℃，按瓶签标示量注入预温的溶解液，轻轻转动直至本品完全溶解（注意勿使产生很多泡沫）。

3. 溶解后用带有滤网装置的输血器进行静脉输注（可用 0.9%氯化钠注射液或 5%葡萄糖注射液稀释成 50～100ml）。输注速度开始要缓慢，约 15滴/分，15min 后稍加快输注速度（40～60 滴/分），一般在 30～60min 输完。

4. 输注时，医师要随时注意使用情况，若发现弥散性血管内凝血或血栓的临床症状和体征，要立即终止使用，并用肝素拮抗。

5. 剂量随因子缺乏程度而异，一般输注 10～20 血浆当量单位（PE）/kg，以后凝血因子Ⅸ缺乏者每隔 24h 推注 1 次，凝血因子Ⅱ和凝血因子Ⅹ缺乏者，每隔 24～48h 推注 1 次，凝血因子Ⅶ缺乏者每隔 6～8h 可减少或酌情减少剂量输用，一般历时 2～3d。在出血量较大或大手术时可根据病情适当增加剂量。凝血酶原时间延长的患者如拟做脾切除要先于手术前用药，术中和术后根据病情决定。

【用药须知】

1. 除肝病出血患者外，一般在用药前应确诊患者是否缺乏凝血因子Ⅱ、Ⅶ、Ⅸ、Ⅹ，方能对症下药。冠心病、心肌梗死、严重肝病、外科手术等患者如有血栓形成或弥散性血管内凝血（DIC）倾向时，应慎用本品。

2. 本品不得用于静脉外的注射途径。

3. 瓶子破裂、产品过有效期或溶解后出现摇不散沉淀等不可使用。如发现制剂瓶内已失去真空度，请勿使用。

4. 静脉输注时，医师要随时注意使用情况，若发现弥散性血管内凝血（DIC）或血栓的临床症状和体征，要立即终止使用。并用肝素拮抗。本品含有凝血因子Ⅸ的一半效价的肝素，可降低血栓形成的危险性。但是，一旦发现任何可疑情况，即使患者病情不允许完全停用，也要大幅度减低用量。

5. 本品一旦开瓶应立即使用（一般不得超过 3h），未用完部分不能保留再用。

【制剂】注射剂（冻干粉）：100PE，200PE，300PE，400PE，1000PE。

【贮藏】避光，贮于 2～8℃。

抗抑制物凝血复合物（热处理）（anti-inhibitor coagulant complex heat treated）

别名：Autoplex。

本品为从血浆分离出来的维生素 K 依赖性凝血因子。本品以海兰因子Ⅷ校正单位计，1 海兰因子Ⅷ校正单位相当于校正凝血时间至 35s 所需凝血酶原复合物的数量。

【用药警戒】

1. 本品为人血液制剂，尽管经过筛检及灭活病毒处理，但仍不能完全排除含有病毒等未知病原体而引起血源性疾病传播的可能。

2. 本品只能用于存在因子Ⅷ抑制物的患者。

【药理学】本品校正因子Ⅷ活性部分来源于所含的因子Ⅹa。推测本品所含的Ⅶ-Ⅶa 通过激活Ⅹa、组织因子、磷脂和钙离子也起到止血作用。

凝血酶的形成受下列因素调控：①存在抗凝血酶Ⅲ、因子Ⅸa 和Ⅹa 的其他丝氨酸蛋白酶抑制物；②因子Ⅶ和Ⅶa 的生物半衰期很短；③存在循环的因子Ⅷ抑制物，调控内在凝血系统的过度活化。

【适应证】用于有因子Ⅷ抑制物的患者，预防出血。10%的 A 型血友病患者存在因子Ⅷ的抑制物。抑制物水平大于 10BU 或使用过因子Ⅷ制剂抑制物水平曾达到过 10BU 的患者，应使用本品治疗。

【不良反应】一般无不良反应，快速输注时可引起发热、潮红、头痛等不良反应，减缓或停止输注，上述症状即可消失。

【妊娠期安全等级】C。

【禁忌与慎用】

1. 新生儿慎用。

2. 孕妇只有明确需要时方可使用。

3. 纤维蛋白溶解、DIC 的患者禁用。

【药物相互作用】不推荐与抗纤溶药，如氨基己酸或氨甲环酸合用。

【剂量与用法】

1. 推荐剂量为 25～100 海兰因子Ⅷ校正单位/kg，可根据出血的严重程度调整剂量，如出血在 6h 内无缓解，可重复给药。

2. 本品应放置至室温后用 30ml 注射用水溶解，静脉输注，起始速度为 2ml/min，如能耐受，可逐渐增加至 10ml/min。本品溶解后应尽快输注，应在 1h 内输注完毕。

【用药须知】

1. 使用本品前应确定患者是存在因子Ⅷ抑制物而导致的出血。

2. 本品不得用于静脉外的注射途径。

3. 如出现低血压，应暂停输注，恢复后，降低输注速度重新开始。

4. 如出现血管内凝血，应立即停药，监测患者 DIC 的症状和体征及实验室检查。

5. 对于儿童，在治疗前和治疗期间应监测纤维蛋白原水平。

【制剂】注射剂（冻干粉）：含海兰因子Ⅷ校正单位见产品标签。

【贮藏】贮于 2～8℃，避免冷冻。

抗抑制物凝血复合物（蒸汽灭菌）

（anti-inhibitor coagulant complex Vapor Heated）

别名：FEIBA VH。

本品是具有因子Ⅷ抑制物旁路活性的血浆组分。1 单位活性可缩短高滴度因子Ⅷ抑制物的血浆的 aPTT 50%。本品含未活化的因子Ⅰ、Ⅸ和Ⅹ和活化的因子Ⅶ。

【用药警戒】本品为人血液制剂，尽管经过筛检及灭活病毒处理，但仍不能完全排除含有病毒等未知病原体而引起血源性疾病传播的可能。

【药理学】同抗抑制物凝血复合物（热处理）。

【适应证】

1. 用于有因子Ⅷ抑制物的 A 型和 B 型血友病患者的出血和手术期间出血的预防。

2. 用于有获得性因子Ⅷ、Ⅺ和Ⅻ抑制物的非血友病患者出血事件的治疗。

因子Ⅷ抑制物水平低于 5BU 的患者，使用因子Ⅷ有效；因子Ⅷ抑制物水平在 5～10BU 的患者，使用因子Ⅷ或本品治疗均可；因子Ⅷ抑制物水平大于 10BU 的患者，对因子Ⅷ耐药，应选择本品治疗。

【不良反应】

1. 大剂量长期使用有导致心肌梗死的报道。

2. 可出现过敏反应，包括超敏反应，可给予抗组胺药和皮质激素治疗。

【妊娠期安全等级】C。

【禁忌与慎用】

1. 凝血机制正常者禁用。

2. 孕妇只有明确需要时方可使用。

3. 纤维蛋白溶解、DIC 的患者禁用。

4. 新生儿使用本品的安全性及有效性尚未明确。

【剂量与用法】

1. 推荐剂量　50～100U/kg，用注射用水溶解后，静脉注射或静脉输注，但应根据病情和患者的反应进行调整。

2. 关节出血　推荐剂量为 50U/kg，每 12 小时 1 次，可增加至 100U/kg，每 12 小时 1 次。治疗应持续至症状明确改善，如疼痛减轻，肿胀和关节活动改善。

3. 口腔黏膜出血　推荐剂量为 50U/kg，每 6 小时 1 次，如效果不明显，可增加至 100U/kg，每 6 小时 1 次，最大剂量不超过 200U/kg，每 6 小时 1 次。

4. 软组织出血　推荐剂量为 100U/kg，最大剂量不超过 200U/kg，每 12 小时 1 次。

5. 其他严重出血　如中枢神经系统出血，推荐剂量为 100U/kg，每 12 小时 1 次，如临床需要，可每 6 小时 1 次。

【用药须知】

1. 使用本品前应确定患者是存在因子Ⅷ抑制物而导致的出血。

2. 本品不得用于静脉外的注射途径。

3. 如出现血管内凝血，应立即停药，监测患者 DIC 的症状和体征及实验室检查。

4. 如治疗无效，可能是血小板计数异常和功能异常。

【制剂】注射剂（冻干粉）：500U，1000U，2500U。

【贮藏】贮于 2～8℃下，避免冷冻。常温下可贮存 6 个月，常温下放置的本品不能再放回冷藏条件下。

重组人抗血友病因子（无血浆/蛋白）

[Antihemophilic Factor（Recombinant），Plasma/Albumin- FreeMethod]

别名：Advate。

本品采用重组 DNA 技术由中国仓鼠卵巢细胞

生产的糖蛋白,含 2332 个氨基酸,分子量 280kDa。本品是经色谱柱和免疫亲和柱层析纯化后得到的无血浆、蛋白产品。

【药理学】本品可补充缺失的因子Ⅷ。

【药动学】本品的药动学参数见表 12-3。

表 12-3　本品的药动学参数(平均数±SD)

药动学参数	婴儿 (n=3) (1 个月至 2 岁)	幼儿 (n=8) (2～5 岁)	儿童 (n=13) (5～12 岁)	青少年 (n=27) (12～16 岁)	成年人 (n=20)
AUC[(U·h)/dl]	1385±476	1545±616	1282±509	1447±528	1644±338
C_{max} (U/dl)	98.0±10.5	104.6±34.5	111.8±25.7	113.3±21.7	128±28
MRT (h)	11.6±3.0	12.8±2.3	13.1±3.5	15.0±5.6	15.81±5.91
CL[(dl·kg)/h]	0.039±0.015	0.038±0.016	0.044±0.012	0.038±0.012	0.03±0.01
$t_{1/2}$ (h)	8.86±1.78	10.27±1.94	10.89±1.60	11.70±3.72	12.03±4.15
V_{ss} (dl/kg)	0.43±0.08	0.46±0.12	0.54±0.07	0.53±0.08	0.44±0.10
回收率[U/dl/(U/kg)]	1.96±0.21	2.05±0.62	2.21±0.44	2.26±0.42	2.57±0.53

【适应证】用于治疗和预防 A 型血友病患者的出血。

【不良反应】

1. 临床试验中发现的不良反应包括发热、头痛、咳嗽、鼻咽炎、呕吐、关节痛、肢体受伤、上呼吸道感染、腹泻、恶心、皮疹、耳部感染、鼻漏、操作性疼痛。

2. 上市后报道的不良反应包括过敏反应、寒战、疲乏、胸痛或不适、治疗效果降低、产生因子Ⅷ抑制物。

【妊娠期安全等级】C。

【禁忌与慎用】

1. 对本品过敏者禁用。

2. 对仓鼠蛋白过敏者禁用。

【剂量与用法】

1. 本品及附带的溶剂临用前放置至室温后,用附带的溶剂溶解本品后经≤5min 静脉输注。给药剂量必须参照体重、出血的严重程度等因素。下列公式可用于计算剂量。

本品需要量(U)=体重(kg)×希望因子Ⅷ增加的百分数×0.5 (U/kg)/(U/dl)

2. 轻度出血(表面出血、早期出血、关节出血):10～20U/kg,将因子Ⅷ水平提高到正常水平的 20%～40%,每 12～24 小时重复上述剂量,用 1～3d,直至充分止血。

3. 中度出血(肌肉出血、口腔出血、创伤出血):需将因子Ⅷ水平提高到正常水平的 30%～60%,通常首次剂量 15～30U/kg。如需要,每隔 12～24h 重复给予上述剂量,用 3d。

4. 大出血(颅内出血、腹内出血、胃肠道及中枢神经系统出血或重要器官如颈、喉、腹膜后、髂腰肌附近的出血):需将因子Ⅷ水平提高到正常水平的 60%～100%,通常首次剂量 30～50U/kg。如需要,每 8～24 小时重复给予上述剂量。

5. 小手术(包括拔牙):需将因子Ⅷ水平提高到正常水平的 60%～100%。通常在术前按 1h 快速静脉输注,对于牙科操作,可能要同时给予其他治疗。

6. 大手术:需将因子Ⅷ水平提高到正常水平的 100%左右。术前给予 50U/kg,确保因子Ⅷ水平提高到正常水平的 100%左右,如需要每 6～12 小时重复上述剂量,直至术后 10～14d,完全止血。

7. 常规预防:20～40U/kg,每隔 1 天 1 次,根据出血的情况调整剂量。

【用药须知】

1. 本品对于因缺乏因子Ⅸ所致的 B 型血友病,或因缺乏因子Ⅺ所致的 C 型血友病均无疗效,故在用前应确诊患者是 A 型血友病患者,方可使用本品。

2. 本品不得用于静脉以外的注射途径。

3. 本品一旦被溶解后应立即使用。未用完部分必须弃去。

4. 请勿使用超过有效期限的产品。如在配制时发现制剂瓶已失去真空度，不得使用。

【制剂】注射剂（冻干粉）：250U，500U，1000U，1500U，2000U，3000U，4000U。

【贮藏】贮于 2～8℃。不能冷冻。室温下可贮存 6 个月。

重组人聚乙二醇抗血友病因子[antihemophilic factor（recombinant）,pegylated]

别名：Adynovate。

本品是重组人凝血因子Ⅷ与 1 分子或 2 分子聚乙二醇的共价结合物，本品的药理作用来自于重组人凝血因子Ⅷ，本品的效价以因子Ⅷ的国际单位标示。

【药理学】本品可补充缺失的因子Ⅷ，聚乙二醇化后可延长因子Ⅷ的 $t_{1/2}$。

【药动学】本品的药动学参数见表 12-4。

表 12-4　本品的药动学参数（平均数±SD）

药动学参数	青少年（n=8）（12～18 岁）	成年人（n=18）
AUC[（U・h）/dl]	1642±752	2264±729
C_{max}（U/dl）	95±25	122±29
MRT（h）	17.96±5.49	20.27±5.23
CL[（dl・kg）/h]	3.87±3.31（2.73＋0.93）	2.27±0.84
$t_{1/2}$（h）	13.43±4.05	14.69±3.79
V_{ss}（dl/kg）	0.56±0.18	0.43±0.11
回收率 [（U/dl）/（U/kg）]	2.12±0.60	2.66±0.68
T_{max}（h）	0.26±0.10	0.46±0.29

【适应证】用于治疗和预防 12 岁以上 A 型血友病患者的出血。

【不良反应】

1. 临床试验中发现的不良反应包括头痛、腹泻、恶心、潮红。

2. 上市后报道的不良反应包括过敏反应、寒战、疲乏、胸痛或不适、治疗效果降低、产生因子Ⅷ抑制物。

【禁忌与慎用】

1. 对本品及其辅料过敏者禁用。

2. 对仓鼠蛋白过敏者禁用。

3. 孕妇只有明确需要时方可使用。

4. 尚未明确本品是否可经乳汁分泌，哺乳期妇女应权衡利弊后使用。

5. <12 岁的儿童患者使用本品的安全性及有效性尚未明确。

【剂量与用法】

1. 本品及附带的溶剂临用前放置至室温后，用附带的溶剂溶解本品后经≤5min 静脉输注。给药剂量必须参照体重、出血的严重程度等因素。下列公式可用于计算剂量。

本品需要量（U）=体重（kg）×希望因子Ⅷ增加的百分数×0.5（U/kg）/（U/dl）

2. 轻度出血（表面出血、早期出血、关节出血）：10～20U/kg，将因子Ⅷ水平提高到正常水平的 20%～40%，每 12～24 小时重复上述剂量，直至充分止血。

3. 中度出血（肌肉出血、口腔出血、创伤出血）：需将因子Ⅷ水平提高到正常水平的 30%～60%，通常首次剂量 15～30U/kg。如需要，每隔 12～24h 重复给予上述剂量，直至充分止血。

4. 大出血（颅内出血、腹内出血、胃肠道及中枢神经系统出血或重要器官如颈、喉、腹膜后、髂腰肌附近的出血）：需将因子Ⅷ水平提高到正常水平的 60%～100%，通常首次剂量 30～50U/kg。如需要，每 8～24 小时重复给予上述剂量。

5. 小手术（包括拔牙）：需将因子Ⅷ水平提高到正常水平的 60%～100%。通常在术前按 1h 快速静脉输注，对于牙科操作，可能要同时给予其他治疗。

6. 常规预防：40～50U/kg，每周 2 次，根据出血的情况调整剂量。

【用药须知】

1. 本品对于因缺乏因子Ⅸ所致的 B 型血友病或因缺乏因子Ⅺ所致的 C 型血友病均无疗效，故在用前应确诊患者是 A 型血友病患者，方可使用本品。

2. 本品不得用于静脉以外的注射途径。

3. 重组因子Ⅷ有导致超敏反应的报道，本品的有效成分也为因子Ⅷ，可能会导致超敏反应，输注时应准备好抢救设备和药品。

4. 给予本品后，患者可能会产生因子Ⅷ的中和抗体，如果患者的因子Ⅷ水平未达到预期水平或出血未能控制，应检测体内是否有因子Ⅷ抑制物。

【制剂】注射剂（冻干粉）：250U，500U，1000U，2000U。

【贮藏】贮于 2～8℃。不能冷冻。室温下不超过 30℃可保存 1 个月。

人抗血友病因子/抗血管性血友病因子复合物 [antihemophilic factor/von Willebrand factor complex（human）]

别名：Alphanate。

本品为人源性 FⅧ（AHF）和抗血管性血友病因子（vWF）复合物。

【理化性状】本品是由人血浆经低温沉淀 FⅧ、肝素耦合和琼脂糖交联技术纯化、病毒灭活制备而成的 FⅧ:C 和 vWF 的浓缩复合物。本品含有白蛋白作为稳定剂，不含防腐剂。

1U 的 FⅧ或 1U 的瑞斯托霉素辅助因子（vWF:RCo）与 1ml 新鲜混合人血浆中 FⅧ或 vWF:RCo 的活性相当。

【药理学】本品含有抗血友病因子（FⅧ）和 vWF。FⅧ是凝血因子 X 激活进而形成凝血酶和纤维蛋白原所必需的辅助因子。vWF 可促进血小板在受损的血管内皮聚集、吸附，同时也作为载体蛋白有稳定 FⅧ的作用。

【药动学】

1. A 型血友病　临床研究显示，12 例成年重度 A 型血友病患者使用本品，FⅧ的 $t_{1/2}$ 为（17.9±9.6）h。静脉注射后 10min，96.7%±14.5%患者体内 FⅧ恢复至正常水平，静脉注射 1U/kg 的 FⅧ可使血浆中 FⅧ水平增加（2.4±0.4）U/dl。

2. 血管性血友病（vWD）

（1）一项交叉研究显示，14 例非出血性 vWD 患者使用本品，剂量为 60U vWF:RCo/kg（18 岁以下患者为 75U vWF:RCo/kg）。静脉注射后 15min，血浆中 vWF:RCo 从基线的平均 10U/dl（10～27U/dl）增至 206U/dl（87～440U/dl）。FⅧ:C 从平均 5U/dl（2～114U/dl）增至 206U/dl（110～421U/dl）。静脉注射前出血时间平均为 30min[（28.8±4.41）min；13.5～30min]，静脉注射后 1h 时缩短为 10.38min[（10.4±3.2）min；6～16min]。

（2）静脉注射本品后，vWF:RCo、FⅧ:C 和 vWF:Ag 平均 $t_{1/2}$ 分别为 6.91h（3.8～16.22h）、20.92h（7.19～32.2h）和 12.8h（10.34～17.45h）。vWF:RCo 平均增量回收率为 3.12（U/dl）/（U/kg）[1.28～5.73（U/dl）/（U/kg）]，FⅧ:C 平均增量回收率为 1.95（U/dl）/（U/kg）[1.33～3.32（U/dl）/（U/kg）]。vWD 患者药动学数据见表 12-5。

表 12-5　vWD 患者的药动学数据

参数		血浆 vWF:RCo（平均值±标准差）	血浆 FⅧ:C（平均值±标准差）	血浆 vWF:Ag（平均值±标准差）
受试者人数		14	14	14
血浆平均水平（U/dl）	基线	11.86±4.97	21.00±33.83	—
	静脉注射后 15min	215.50±101.70	215.29±94.26	—
$t_{1/2}$（h）		7.67±3.32	21.58±7.79	13.06±2.20
体内增量回收率[（U/dl）/（U/kg）]		3.29±1.46	2.13±0.58	—

【适应证】

1. 用于治疗和预防成人或儿童 A 型血友病患者因 FⅧ缺乏导致的出血和手术处置期间的出血。

2. 治疗和预防使用去氨加压素（DDAVP）无效或有禁忌证的成人或儿童 vWD 患者进行手术和（或）侵入性操作时的过多出血，但不包括进行较大手术期间的严重 vWD（3 型）患者。

【不良反应】

1. 严重的不良反应包括过敏反应或超敏反应，vWD 患者使用本品曾发生血栓性事件。

2. 本品导致的不良反应多为轻中度，最常见的不良反应（>1%）为瘙痒、头痛、腰痛、感觉异常、呼吸困难、面部水肿、疼痛、皮疹和恶寒。曾报道发生 1 例肺栓塞，评定结果为可能相关。

3. 上市后报道的最常见的不良反应包括过敏反应或超敏反应、恶心、发热、关节痛、疲劳和静脉注射部位疼痛。

【妊娠期安全等级】C。

【禁忌与慎用】

1. 对本品及附加剂过敏者禁用。

2. 目前尚无本品对动物生殖影响的研究数据，对妊娠期妇女的影响也尚不明确，如必须使用应权衡利弊。

3. 尚未明确本品是否可分泌到乳汁中，哺乳期妇女慎用。如确需使用，应选择停止哺乳。

4. 目前尚无老年患者使用本品的研究数据，如必须使用应权衡利弊。

【药物相互作用】无相关资料。

【剂量与用法】

1. 治疗和预防：A 型血友病患者出血和手术期间及术后出血过多。根据 FⅧ的缺乏程度、出血部位和范围、是否存在抑制物和患者的临床状况来确定剂量和疗程。依据预期的初始治疗反应来计算剂量和频率，即给予 1U/kg FⅧ:C 可使 FⅧ:C 水平增加正常值的 2%。体内预期 FⅧ峰浓度增加值以 U/dl（或%正常值）表示，可通过以下公式进行估算。

剂量（U）=体重（kg）×需增加的 FⅧ水平（U/dl 或正常值的百分数）×0.5

U/dl（或正常值的百分数）=总剂量（U）/体重（kg）×2

根据患者的临床反应进行剂量滴定和调整给药频率，包括个体需求、缺乏程度、出血的严重程度、是否存在抑制物和所需的 FⅧ水平。患者的药动学和临床反应可能存在个体差异。用药方案详见表 12-6，所需的剂量应使 FⅧ水平维持或高于表 12-6 中值。

2. 治疗和预防 vWD 患者手术期间、术后或侵入性操作时的过多出血。根据 vWF 的缺乏程度、出血部位和范围及患者的临床状况来确定剂量和疗程。大手术或发生危及生命的出血时慎重选择替代疗法尤为重要（表 12-7）。

体内 vWF:RCo 增量回收率平均为 3.12（U/dl）/（U/kg）[3.29±1.46（U/dl）/（U/kg）；1.28～5.73（U/dl）/（U/kg）]；FⅧ:C 增量回收率平均为 1.95（U/dl）/（U/kg）[2.13±0.58（U/dl）/（U/kg）；1.33～3.32（U/dl）/（U/kg）]。

3. 本品应使用本品附带的（灭菌注射用水）溶解后静脉注射。

【用药须知】

1. 本品应在有治疗血友病经验的医师指导下使用。

2. 本品和稀释剂（灭菌注射用水）应在达到室温（不超过 37℃）条件下方可进行配制。

3. 配制药品时注意无菌操作。溶解时轻轻转动本品，请勿振摇。

4. 严格按照上述程序操作，偶尔会残留少量微粒。附带的二合一连接装置会滤掉这些微粒，且活性不会减低。

5. 溶解后请勿再置于冰箱中，注射前室温放置即可（不超过 30℃）。本品溶解后请在 3h 内尽快使用。

6. 注射前检查有无颗粒物或颜色改变，如有则不可使用。

7. 快速静脉注射本品可导致血管收缩，给药速度不可超过 10ml/min。

表 12-6　A 型血友病用药方案

出血类型	需增加的 FⅧ水平（正常值的%）	剂量（U/kg）	频率（h）	疗程（d）
轻度：大范围的淤青、明显的割伤或刮伤、非复杂性的关节出血	30%	15	12（每日 2 次）	直至出血停止和伤口愈合（1～2d）
中度：鼻、口和牙龈出血，拔牙，血尿	50%	25	12（每日 2 次）	直至复原（平均 2～7d）
重度：关节出血，肌肉出血，大的创伤，血尿，颅内和腹膜内出血	80%～100%	起始量：40～50 维持量：25	12（每日 2 次）	直至复原（至少 3～5d，最多 10d）颅内出血可能需要预防治疗长达 6 个月
手术	术前：80%～100% 术后：60%～100%	40～50 30～50	12（每日 2 次）	术前 7～10d，或直至伤口愈合

①需定期监测 FⅧ水平以评估患者对该给药方案的反应；②如果患者的反应较预期低或高，半衰期缩短或延长，给药剂量和频率应予以相应调整；③经适当的剂量计算，如果血浆 FⅧ:C 水平仍未达到预期值，或者出血未能控制，可能预示出现抑制物（FⅧ:C 抗体）。通过适当的方法可对抑制物水平定量检测。如出现这些情况治疗应个体化

表 12-7　vWD 患者小手术/出血时的用药方案（进行大手术的 3 型 vWD 患者除外）

参数	vWF:RCo	FⅧ:C 活性水平目标值
小手术		
术前或操作前剂量	成人：60U vWF:RCo/kg	40～50U/dl
	儿童：75U vWF:RCo/kg	
维持量	成人：40～60U vWF:RCo/kg，8～12h 给药 1 次，视临床需求用药 1～3d	40～50U/dl
	儿童：50～75U vWF:RCo/kg，8～12h 给药 1 次，视临床需求用药 1～3d	
治疗目标（谷值）	> 50U/dl	> 50U/dl
安全性监测	峰浓度和谷浓度每天至少监测 1 次	峰浓度和谷浓度每天至少监测 1 次
安全指标	不超过 150U/dl	不超过 150U/dl
大手术/出血		
术前或操作前剂量	成人：60U vWF:RCo/kg	100U/dl
	儿童：75U vWF:RCo/kg	
维持量	成人：40～60U vWF:RCo/kg，8～12h 给药 1 次，视临床需求用药 3～7d	100U/dl
	儿童：50～75U vWF:RCo/kg，8～12h 给药 1 次，视临床需求用药 3～7d	
治疗目标（谷值）	>50U/dl	>50U/dl
安全性监测	峰浓度和谷浓度每天至少监测 1 次	峰浓度和谷浓度每天至少监测 1 次
安全指标	不超过 150U/dl	不超过 150U/dl

8. 如果有过敏性疾病或对任何含有凝血因子Ⅷ制剂、动物蛋白、天然橡胶或乳胶过敏请告知医师或药师。

9. 本品含有血型特异性凝集素，当 A、B 或 AB 血型者大量和（或）频繁使用本品时，注意监测是否存在血管内溶血和血细胞比容降低的征兆，曾有发生急性溶血性贫血、出血倾向增加或高纤维蛋白原血症的报道，通常停药后会好转，如果停药后这些症状继续恶化应考虑替代治疗。

10. 曾有 vWD 患者使用含有 AHF 或 vWD 因子复合物时发生血栓性事件的报道，尤其是具有发生血栓危险因素的患者，这些危险因素包括但不限于老年、血栓性事件病史、代谢综合征、癌症、手术、口服避孕药和激素治疗、糖尿病、高血压、高脂血症、吸烟和妊娠。用药期间应注意监测血浆中 vWF:RCo 和 FⅧ活性水平，防止其活性水平过高（超过 150U/dl）以增加血栓性事件的风险。

11. 部分患者使用含有 FⅧ制剂后会产生抗体（抑制物），因此，使用本品时应注意观察和监测是否出现 FⅧ和 vWF 抑制物。如果给予预期剂量的本品出血仍未停止应采取适当的方法检测 FⅧ和（或）vWF 抑制物的含量。

12. 本品是从人血浆中提取，虽经严格的供血者筛选、病毒检测、制备过程中的病毒灭活和去除，但理论上仍存在经本品传染病毒性疾病的风险。

【制剂】注射剂（粉，以含 FⅧ的国际单位标示）：250U/5ml，500U/5ml，1000U/10ml，1500U/1ml，2000U/10ml。

【贮藏】贮于 25℃以下。不可冷冻。

乙氨醇艾曲波帕（eltrombopag olamine）

别名：Promacta。

本品为口服的非肽类小分子血小板生成素受体激动剂。

【理化性状】

1. 本品为白色结晶性粉末，几乎不溶于 pH1～7.4 的缓冲液中，难溶于水。

2. 化学名：3'-{(2Z)-2-[1-(3,4-dimethylphenyl)-3-methyl-5-oxo-1,5-dihydro-4H-pyrazol-4-ylidene]hydrazino}-2'-hydroxy-3-biphenylcarboxylic acid-2-aminoethanol（1:2）。

3. 分子式：$C_{25}H_{22}N_4O_4 \cdot 2(C_2H_7NO)$。

4. 分子量：564.65。

5. 结构式如下：

【用药警戒】

1. 本品具有肝毒性，在慢性丙型肝炎患者中与干扰素或利巴韦林联用会增加肝代偿失调的风险。

2. 开始本品治疗前应测定血清 AST、ALT 和胆红素，剂量调整期每 2 周检测 1 次，确定稳定剂量后每月 1 次。如胆红素升高，应进行分层评估。

3. 评估到血清肝功能异常时，应在 3～5d 重复检测。如证实异常，则每周监测直至异常消失、稳定或回到正常水平。

4. 当正常肝功能患者的 ALT 水平增加至正常上限 3 倍及以上或预治疗过的患者 ALT 水平增加到基线的 3 倍以上、出现 ALT 水平逐步升高、持续≥4 周，并伴随直接胆红素升高，或伴随临床肝损伤症状或有肝代偿失调证据时，应停用本品。

5. 如出现以下过敏症状（如荨麻疹、呼吸困难、面部、嘴唇、舌头或咽喉肿胀）应立即请求紧急医疗帮助。

6. 如出现下列症状，如恶心、上腹部疼痛、低热、食欲丧失；小便黄赤、大便呈陶土色；黄疸（皮肤或巩膜黄染）；突然感觉麻木或虚弱无力（特别是一侧肢体）；突发严重头痛、意识混乱、视觉障碍、语言障碍等，应停药，并立即就医。

【药理学】 本品是口服有效的小分子血小板生成素受体激动剂，与跨膜区的人血小板生成素受体相互作用，并启动骨髓巨核细胞增殖和分化的信号级联。

【药动学】

1. 群体药动学研究表明，本品的药动学模型为二室模型。

2. 本品口服给药后 2～6h 可达峰值，单剂量口服 75mg 溶液，至少可吸收 52%。标准高脂肪早餐可使 $AUC_{0\sim\infty}$ 和 C_{max} 约下降 59% 和 65%，T_{max} 延迟 1h。

3. 放射示踪显示，本品血细胞浓度为血浆浓度的 50%～79%。其血浆蛋白结合率高（＞99%）。本品是乳腺癌耐药蛋白（BCRP）的底物，但不是 P-糖蛋白或 OATP1B1 的底物。

4. 本品通过多种途径代谢，包括裂解、氧化、与葡糖醛酸、谷胱甘肽、半胱氨酸结合。体外试验表明，本品可通过 CYP1A2 和 CYP2C8 氧化代谢，通过 UGT1A1 和 UGT1A3 进行葡糖醛酸化。

5. 本品主要经由粪便排泄（59%），原形约占 20%，随尿排泄 31%，未检测到原药。在健康受试者中的本品血浆 $t_{1/2}$ 为 21～32h，在慢性免疫性（原发性）血小板减少症免疫性血小板减少性紫癜（ITP）患者中为 26～35h。

【适应证】

1. 用于治疗对皮质激素、免疫球蛋白、脾切除术效应不佳的 ITP。

2. 可用于慢性丙型肝炎患者的血小板减少症，以便开始和持续基于干扰素的治疗。

3. 限制性用于：①仅用于血小板减少程度及临床症状会增加出血风险的 ITP 患者。②仅用于血小板减少程度阻碍干扰素起始治疗或限制干扰素维持治疗的慢性丙肝患者。

【不良反应】

1. 严重不良反应包括肝毒性、慢性丙型肝炎患者的肝失代偿、骨髓网硬蛋白形成和骨髓纤维化、血栓形成、白内障。

2. 临床试验中报道的不良反应

（1）慢性 ITP 患者：恶心、腹泻、上呼吸道感染、呕吐、ALT/AST 升高、泌尿系感染、口咽痛、咽炎、肌痛、背痛、流感、感觉异常、皮疹。

（2）慢性丙型肝炎伴血小板减少症患者：贫血、发热、疲劳、头痛、恶心、腹泻、食欲缺乏、流感样疾病、虚弱、失眠、咳嗽、瘙痒、寒战、肌痛、脱发、外周水肿。也有高胆红素血症报道。

【妊娠期安全等级】 C。

【禁忌与慎用】

1. 在孕妇中没有足够的良好的对照研究，只有潜在益处大于对胎儿伤害风险时才使用本品。

2. 尚未明确本品是否分泌到乳汁中，应权衡利弊决定停止哺乳或停药。

3. 儿童用药的安全性和有效性尚未确定。

4. 在安慰剂对照试验中，老年患者与年轻患者的总体安全性和有效性未见差异。考虑到老年人肝、肾、心功能降低及接受其他药物治疗的频率较高，老年患者服用本品应慎重调整剂量。

5. 不同程度肾功能不全患者的用药安全性和有效性尚未确定，给药期间需密切监测。

6. 本品不适用于血小板正常患者。

【药物相互作用】

1. 体外试验证明，本品是 UGT1A1、UGT1A3、UGT1A4、UGT1A6、UGT1A9、UGT2B7、UGT2B15 的抑制剂，这些酶与多种药物（如 NSAID、麻醉药）的代谢有关。合用 UGT1A1、UGT1A3 的中强效抑制剂时，需严密监测患者的症状或体征，以防本品过量。

2. 本品可与食物及矿物和抗酸药中的多价正离子，如铁、钙、铝、镁、硒和锌螯合。本品与多价正离子螯合后（1524mg 氢氧化铝，1425mg 碱式碳酸镁和海藻酸钠），本品全身暴露量降低约 70%。

3. 体外试验表明，CYP1A2 和 CYP2C8 参与本品的氧化代谢。当本品与 CYP1A2 和 CYP2C8 的中强效抑制剂合用时，需严密监测患者的症状或体征，以防本品过量。

4. 体外研究表明，本品是阴离子转运多肽 OATP1B1 的抑制剂，可增加通过其转运的药物全身暴露量（如青霉素、阿托伐他汀、氟伐他汀、甲氨蝶呤、那格列奈、瑞格列奈、利福平）。临床研究证明，对健康成年人而言，先给单剂量的瑞舒伐他汀，然后每天重复给予本品，前者的 $AUC_{0\sim\infty}$ 会增加 55%，C_{max} 会增加 103%。

5. 本品与洛匹那韦/利托那韦联用，显示本品的血浆暴露量降低 17%，不建议调整剂量。本品与其他 HIV 蛋白酶抑制剂的相互作用尚无研究。

6. 丙型肝炎患者临床试验中，联用聚乙二醇干扰素α-2a（派罗欣）或α-2b（佩乐能），对本品暴露量无影响。

【剂量与用法】 空腹服药（餐前 1h，或餐后 2h）。如与其他药物（抗酸剂等）、高钙食物（乳制品、高钙果汁等）、高价阳离子补充剂（铁、钙、铝、镁、硒和锌等）同服，至少应间隔 4h 服用。

1. 治疗 ITP

（1）给予最低剂量使血小板计数维持≥50×10^9/L，以降低出血风险。根据血小板计数调整剂量，请勿用于血小板计数正常者。临床试验发现，本品给药后 1～2 周血小板计数普遍升高，停药 1～2 周降低。慢性免疫性（原发性）血小板减少症患者最大剂量不可超过 75mg，1 次/日。

（2）具东亚血统（中国人、日本人及韩国人）或中重度肝功能不全患者（Child-Pugh Class A、B、C）的初始剂量为 25mg，1 次/日；其他患者为 50mg，1 次/日。具东亚血统的 ITP 患者并伴有肝损害（Child-Pugh Class A、B、C），推荐初始剂量为 12.5mg，1 次/日。

（3）给药后监测血小板计数，使其达到并维持在≥50×10^9/L 水平以减少出血风险。日最大剂量不能超过 75mg。根据血小板计数调节剂量，具体方案见表 12-8。

表 12-8　成年 ITP 患者的剂量调整表

血小板计数	剂量调整或反应
使用本品至少 2 周后血小板计数仍<50×10^9/L	以 25mg/d 的幅度增加剂量，至最大剂量 75mg/d。正在按 12.5mg，1 次/日服药的患者，首先增加至 25mg，1 次/日，然后以 25mg 的幅度增加剂量
（200～400）×10^9/L	以 25mg/日的幅度降低剂量。观察 2 周以评估剂量降低的效果和后续剂量调整
>400×10^9/L	暂停使用，血小板监测的频率增加至每周 2 次，一旦血小板计数<150×10^9/L，日剂量降低 25mg 并重新开始治疗，对按 25mg，1 次/日服用的患者以 12.5mg 的剂量重新开始治疗
以最低剂量治疗 2 周后>400×10^9/L	停止治疗

（4）伴肝功能不全的 ITP 患者，初始治疗或后续剂量增加后，需等待 3 周才能增加剂量。

（5）适当调整合用药物的剂量，避免血小板计数过度升高，请勿在 24h 内服用本品超过 1 剂。

（6）如给予最大剂量 4 周后，血小板计数仍不能达到临床避免大量出血的水平，停止使用本品。如出现重要的肝异常也需要停用本品。

2. 慢性丙型肝炎相关的血小板减少

（1）使用最低剂量以达到并维持血小板计数，

以开始并维持聚乙二醇干扰素和利巴韦林抗病毒治疗的需要。根据血小板水平调节剂量，请勿使用本品使血小板计数正常化。临床试验中，一般本品治疗第 1 周血小板计数就开始上升。

（2）慢性丙型肝炎患者伴血小板减少症患者给予 25mg，1 次/日的剂量开始，以每 2 周 25mg 的幅度增加剂量使血小板计数达抗病毒初始治疗的需要。抗病毒治疗前每周监测血小板计数。在抗

病毒治疗期间，应调整本品剂量，而不必调整干扰素剂量。监测全血细胞计数，直至血小板计数达到稳定。稳定后，每月监测血小板计数。最大剂量不超过 100mg，1 次/日（表 12-9）。本品治疗期间应全程监测血液学和肝功能。

（3）当抗病毒治疗停止时，也停止本品的治疗。血小板计数过度升高或出现严重肝功能异常时需停药。

表 12-9　成年慢性丙型肝炎患者剂量调整表

血小板计数	剂量调整或反应
使用本品至少 2 周后血小板计数仍＜50×10⁹/L	以 25mg/d 的幅度增加至最大剂量 100mg/d
（200～400）×10⁹/L	以 25mg/d 的幅度降低剂量，观察 2 周以评估剂量降低的效果和后续剂量调整
＞400×10⁹/L	暂停使用，血小板监测频率增加至每周 2 次，一旦血小板计数＜150×10⁹/L，日剂量应降低为 25mg 重新开始治疗，对服用 25mg/d 的患者以 12.5mg 的剂量重新开始治疗
以最低剂量治疗 2 周后＞400×10⁹/L	停止治疗

【用药须知】

1. 不可随意停用本品。如漏服一次剂量，不必补服，按给药方案给予下次剂量。一日内不可多于一个剂量。

2. 如服用本品过量，可能有发生严重不良反应的风险，应立即就医。

3. 避免意外出血情况，或服用增加出血风险的药物。

4. 本品过量时，血小板计数可能会过度增加，引发血栓并发症。一旦过量，可考虑口服含有金属阳离子的制剂（如钙、铝、镁制剂），使其与本品螯合以减少吸收，并密切监测血小板计数。解救后参照"剂量和用法"重新开始本品治疗。由于本品的血浆蛋白结合率高，肾排泄少，预计血液透析不能促进其消除。

5. 本品与治疗基因 1 型慢性丙肝感染（chronic hepatitis C genotype 1 infection）的直接抗病毒药物联合应用的安全性和有效性尚未建立。

【制剂】片剂：12.5mg，25mg，50mg，75mg，100mg（以艾曲波帕计）。

【贮藏】原盒防潮贮于 20～25℃，短程携带允许 15～30℃。请勿去除干燥剂，原包装瓶分发。

阿曲波帕 （avatrombopag）

别名：Doptelet。

本品为口服的非肽类小分子血小板生成素受体激动剂。

【CAS】570406-98-3。

【理化性状】

1. 化学名：4-piperidinecarboxylic acid,1-[3-chloro-5-[[4-（4-chloro-2- thienyl）-5- （4-cyclohexyl-1-piperazinyl）-2-thiazolyl]amino]carbonyl]-2- pyridinyl]。

2. 分子式：$C_{29}H_{34}Cl_2N_6O_3S_2$。

3. 分子量：649.65。

4. 结构式如下：

马来酸阿曲波帕（avatrombopag maleate）

【理化性状】

1. 化学名：4-piperidinecarboxylic acid,1-[3-chloro-5-[[4-（4-chloro-2- thienyl）-5- （4-cyclohexyl-1-piperazinyl）-2-thiazolyl]amino]carbonyl]-2-pyridinyl]-（2Z）-2-butenedioate （1：1）。

2. 分子式：$C_{29}H_{34}Cl_2N_6O_3S_2$·$C_4H_4O_4$。

3. 分子量：765.73。

【药理学】本品是口服有效的小分子血小板生

成素受体激动剂，刺激骨髓巨核细胞增殖和分化，从而增加血小板的生成。

【药动学】

1. 吸收 本品剂量在 10～80mg 时药动学呈线性。健康志愿者口服本品 40mg 后，T_{max} 为 5～6h，C_{max}（CV%）为 166 ng/ml（84%），AUC（CV%）为 4198（ng·h）/ml（83%）。慢性肝病患者与健康志愿者的药动学参数相似。进食可降低本品的暴露量 40%～60%，延迟 T_{max}0～2h。

2. 分布 本品的分布容积（%CV）为 180L（25%），蛋白结合率＞96%。

3. 代谢 本品主要通过 CYP2C9 和 CYP3A4 代谢。

4. 消除 本品 $t_{1/2}$ 约为 19h，平均清除率为 6.9 L/h。随粪便排泄给药剂量的 88%，其中 34% 为原药，仅 6% 的给药剂量随尿排泄。

【适应证】用于成人慢性肝病相关性血小板减少，用于有创操作或手术前，以防止出血。

【不良反应】常见发热、腹痛、恶心、头痛、外周水肿、疲乏。

【禁忌与慎用】

1. 动物实验表明本品对胎儿有害，不推荐妊娠期妇女使用。

2. 哺乳期妇女使用本品时，应暂停哺乳至最后一次用药后至少 2 周。

3. 儿童用药的安全性和有效性尚未确定。

【药物相互作用】

1. 体外试验显示，本品对 CYP1A、CYP2B6、CYP2C8、CYP2C9、CYP2C19、CYP2D6、CYP2E1 无抑制作用，对 CYP1A、CYP2B6、CYP2C 和 CYP3A 无诱导作用，对 CYP2C8 和 CYP2C9 有轻微诱导作用。本品抑制有机阴离子转运蛋白（OAT）3 和乳腺癌耐药蛋白（BCRP），但是对有机阴离子转运多肽（OATP）1B1 和 1B3、有机阳离子转运蛋白（OCT）2、OAT 1 无抑制作用。

2. 本品是 P-糖蛋白的底物，不是 OATP1B1、OATP1B3、OCT2、OAT1 和 OAT3 的底物。

3. 强效 CYP3A4 抑制剂伊曲康唑可轻度升高本品的暴露量，中效 CYP3A4 及 CYP2C9 抑制剂氟康唑可升高本品的 AUC 1 倍，但 C_{max} 升高不明显，强效 CYP3A4 及中效 CYP2C9 抑制剂利福平可明显降低本品的 AUC，P-糖蛋白抑制剂环孢素可降低本品的 AUC 和 C_{max}。P-糖蛋白抑制剂及中效 CYP3A4 抑制剂维拉帕米可升高本品的 AUC 和 C_{max}。

【剂量与用法】推荐在有创操作或手术前 10～13d 开始服用，连续服用 5d，每天 1 次，进餐时服用。血小板计数＜40×10⁹/L 的患者，推荐剂量为每次 60mg，血小板计数≥40×10⁹/L 的患者，推荐剂量为每次 40mg。如果漏服，在记起时立即补服。

【用药须知】

1. 开始本品治疗前及手术或操作前应监测血小板计数。

2. 使用本品可增加存在血栓危险因素的患者（包括遗传性疾病，如凝血因子 V Leiden 基因突变和凝血酶原基因 20210 突变、抗凝血酶缺陷症、蛋白 C 或 S 缺乏）发生深静脉血栓的风险。

3. 不能试图使用本品使慢性肝病患者的血小板计数正常。

4. 患者在结束服用本品后的 5～8d 可进行有创操作或手术。

【制剂】片剂：20mg。

【贮藏】原盒防潮贮于 20～25℃，短程携带允许 15～30℃。

罗米司亭（romiplostim）

本品是血小板生成素（TPO）受体激动剂。

【理化性状】

1. 本品是通过 DNA 技术由大肠埃希菌生成的多肽，含两条单链，每条均包含人的免疫球蛋白 IgG1 Fc 域，与肽链的羧基端共价结合而成。本品与内源性血小板生成素氨基酸序列不同。

2. 化学名：L-methionyl[human immungloblin heavy constant gamma 1-（227 C-terminal residues）-peptide（Fc fragment）] fusion protein with 41 amino acids peptide,（7-7′:10,10′）-bisdisulfide dimer。

3. 分子式：$C_{2634}H_{4086}N_{722}O_{790}S_{18}$。

4. 分子量：59kDa。

【药理学】本品通过结合和激活 TPO 受体增加血小板的生成，其作用类似内源性 TPO。

【药动学】慢性免疫性血小板减少性紫癜（ITP）患者接受每周皮下注射本品 3～15μg/kg，T_{max} 7～50h（中位数：14h），$t_{1/2}$ 为 1～34d（中位数：3.5d）。患者血药浓度个体差异大，且与剂量不成比例。血清中本品的消除部分依赖于血小板上的 TPO 受体。因此，对于同样的剂量，血小板计数高的患者的血药浓度低，反之则高。每周给予本品（3μg/kg，$n=4$）共 6 周，未观察到本品蓄积。在高剂量下，本品是否蓄积尚不清楚。

【适应证】用于 ITP 对皮质激素、免疫球蛋白或脾切除术效应不佳患者的血小板减少症。

【不良反应】

1. 严重不良反应包括骨髓网硬蛋白沉积、停用本品后血小板减少恶化。

2. 常见不良反应是头痛、关节痛、眩晕、失眠、肌肉痛、腹痛、四肢疼痛、肩痛、消化不良和感觉异常。

3. 上市后报道的不良反应包括红斑性肢痛症、过敏反应及血管神经性水肿。

【妊娠期安全等级】C。

【禁忌与慎用】

1. 本品临床试验中有使骨髓增生异常综合征（MDS）进展为急性骨髓性白血病的风险。MDS引起的或其他非ITP导致的血小板减少禁用本品。

2. ITP伴慢性肝病者慎用，可增加血栓性并发症的风险。

3. 动物实验显示本品可穿透胎盘屏障，孕妇只有潜在的益处大于对胎儿伤害的风险时，方可使用。

4. 尚未明确本品是否经乳汁分泌，哺乳期妇女应权衡利弊，选择停药或停止哺乳。

5. 儿童使用本品的有效性及安全性尚未确定。

6. 肝肾功能不全患者慎用。

【药物相互作用】未进行正式的药物相互作用研究。

【剂量与用法】

1. 初始剂量为1μg/kg，每周1次皮下注射，剂量根据实际体重计算。应给予本品最小剂量以达到和维持血小板计数≥50×10^9/L，降低患者出血风险。根据血小板计数调整本品的给药剂量。本品最大剂量不得超过10μg/kg，每周1次皮下注射，临床试验中，大多数患者接受2μg/kg的剂量可维持血小板计数≥50×10^9/L的水平。

（1）如果血小板计数<50×10^9/L，应增加剂量1μg/kg。

（2）如果连续2周血小板计数>200×10^9/L，应降低剂量1μg/kg。

（3）如果血小板计数>400×10^9/L，应暂停给药。继续每周评估血小板计数。血小板数量降至<200×10^9/L后，应降低剂量1μg/kg，重新开始。

（4）如果每周最大剂量10μg/kg治疗4周后血小板计数不能增加到足以避免临床出血的水平，应停用本品。停用本品后，每周检测全血细胞计数，包括血小板计数，至少持续2周。

2. 配制方法

（1）本品注射剂仅供一次性使用，无防腐剂，使用最小刻度为0.01ml的注射器稀释和给药。使用无菌技术，用无防腐剂的灭菌注射用水配制本品（为保证溶解后有足够剂量可供取用，实际含本品量较标示量多125μg），配制方法如表12-10所示。

表 12-10　本品注射剂配制方法

本品注射剂规格	实际含本品剂量	加无菌注射用水	可用本品的剂量和容积	最终浓度
250μg	375μg	0.72ml	250μg 溶于 0.5ml 中	500μg/ml
500μg	625μg	1.2ml	500μg 溶于 1ml 中	500μg/ml

（2）轻轻旋转和倒置小瓶使溶解，避免过度或剧烈搅拌，不要振摇。通常全部溶解约需2min。配制好本品的溶液应澄清无色。肉眼观察应无颗粒物和（或）变色，如有则不能使用。

（3）配制好的本品溶液应避光、在室温（25℃）或在2～8℃下冷藏保存24h。

【用药须知】

1. 本品仅用于皮下注射。

2. 因注射液体积可能非常小，须使用标有0.01ml刻度的注射器。

3. 遗弃任何未使用完的部分药液。小瓶中的药品不能分次给药，更不要合并小瓶中未使用部分。

4. 本品可与其他ITP治疗药物合用，如皮质激素、达那唑、硫唑嘌呤、静脉注射免疫球蛋白（IVIG）和抗-D免疫球蛋白。如果患者的血小板计数≥50×10^9/L，ITP治疗药物可减量或停用。

5. 在配制前应谨慎计算本品的剂量和配制注射用水的体积。应特别注意确保适量本品从小瓶抽出以供皮下注射。

6. 本品有导致骨髓网硬蛋白沉积的风险，且停药后还可恶化。如果新发血细胞形态学异常或原有形态学异常出现恶化、血细胞减少，应进行骨髓检查，包括骨髓纤维的染色检查。

7. 本品可升高血小板计数，增加血栓形成或血栓栓塞性疾病的发生，为减少此风险，不能试图使用本品调节血小板至正常范围，应使血小板计数达到并维持≥50×10^9/L。

8. 停用本品后可导致血小板减少恶化。如停用本品，应每周进行全血细胞计数检查，包括血小板计数，至少持续 2 周。对恶化的血小板减少可根据目前的用药指南采用其他方法治疗。

9. 如本品治疗效果欠佳或不能维持目标血小板计数者，应立即查找原因，包括本品的中和抗体。如果给予最大剂量 10μg/kg，经 4 周仍然不能增加血小板计数至避免出血的水平，应停药。

10. 剂量调整期间，应每周检查全血细胞计数，包括血小板计数，建立稳定维持剂量后，每月检查 1 次，停药后每周检查 1 次，至少 2 周。

11. 本品过量可导致血小板计数过度升高，血栓性并发症风险升高，如出现血小板计数过度升高，暂停本品，监测血小板计数，按"剂量与用法"项下重新调整剂量。

【制剂】注射剂（粉）：250mg，500mg。

【贮藏】密封、避光冷藏贮于 2～8℃。不可冷冻。

重组灭活凝血因子 Xa（coagulation factor Xa（recombinant），inactivated）

别名：ANDEXXA、Andexanet alfa。

【CAS】1262449-58-0。

【ATC】V03AB38。

【用药警戒】本品可导致严重的、甚至危及生命的不良反应，包括动脉栓塞、静脉栓塞，缺血性事件包括心肌梗死、缺血性卒中、心搏骤停、猝死。

【理化性状】本品为基因修饰的凝血因子 Xa，其活性部位的色氨酸被丙氨酸替代，使之不能裂解和活化凝血酶，γ-羟谷氨酸部分被移除，使其失去组装合成凝血酶原的能力。

【药理学】通过结合和隔离因子 Xa 抑制剂利伐沙班和阿哌沙班及结合并抑制组织因子通路抑制剂（TFPI）活性（抑制 TFPI 活性可以增加组织因子引发的凝血酶生成）而发挥促凝血作用。

【药动学】

1. 吸收　本品单次 2min 内快速推注给药，组织因子（TF）启动的凝血酶生成高于基线水平（在抗凝之前），并在持续输注期间保持。在完成单次快速输注给药或连续输注大约 2h 后，因子 Xa 活性恢复到安慰剂水平。而血浆中的 TFPI 活性至少维持 22h。

2. 分布　本品分布容积（Vd）约为 5L。

3. 消除　本品的清除率为 3L/h。半衰期为 5～7h。

【适应证】本品用于服用利伐沙班和阿哌沙班治疗，出现危及生命或无法控制的出血，需要逆转抗凝的患者。

【不良反应】

1. 最常见的不良反应（5%）是尿路感染和肺炎。

2. 在健康受试者中，使用本品治疗的最常见的不良反应（3%）是与输液相关的反应,包括潮红、发热、咳嗽、味觉障碍和呼吸困难。症状轻微至中度，90%受试者不需要治疗。

3. 在正在进行的 4 期研究中，患者曾出现以下一个或多个不良反应：深静脉血栓、缺血性脑卒中，急性心肌梗死、肺栓塞、心源性休克、猝死、充血性心力衰竭、急性呼吸衰竭、心脏骤停、心脏血栓、栓塞性卒中、髂动脉血栓形成、非持续性室性心动过速。

4. 与所有蛋白类药物相同，使用本品治疗有产生本品抗体的潜在可能。

【药物相互作用】阿哌沙班（5mg，口服 6d）或利伐沙班（20mg，口服 6d）对本品的药动学没有影响。

【禁忌与慎用】

1. 尚无孕妇使用的对照研究试验，孕妇慎用。

2. 尚未明确本品是否可经乳汁分泌，哺乳期妇女使用时应权衡利弊。

3. 老年受试者和年轻受试者之间的安全性和有效性没有总体差异，其他报道的临床经验也没有发现老年人和年轻患者之间的反应差异，但不能排除一些老年人对本品更为敏感的可能。

4. 儿童使用本品的安全性及有效性尚未确定。

【剂量与用法】

1. 推荐剂量：有两种剂量方案见表 12-11，尚未确定增加剂量的安全性和有效性。

表 12-11　推荐剂量

剂量	初始静脉快速输注	后续静脉快速输注
低剂量	400mg，目标速率为 30mg/min	4mg/min，持续 120min
高剂量	800mg，目标速率为 30mg/min	4mg/min，持续 120min

2. 本品的推荐剂量是基于特定的因子 Xa 抑制剂、因子 Xa 抑制剂的剂量以及患者最后一次服用因子 Xa 抑制剂的时间（表 12-12）。

表 12-12 基于利伐沙班和阿哌沙班治疗的剂量

因子 Xa 抑制剂	因子 Xa 抑制剂最后剂量	<8h 或未知	>8h 时
利伐沙班	≤10mg	低剂量	低剂量
利伐沙班	>10mg/（未知）	高剂量	
阿哌沙班	≤5mg	低剂量	
阿哌沙班	>5mg/（未知）	高剂量	

3. 配制的溶液中含有本品浓度为 10mg/ml；配制后室温下原瓶可以保存 8h，或者在 2～8℃时可以保存 24h；配制后室温下在静脉输注袋中可以保存 8h，或者在 2～8℃时可以保存 16h。

4. 静脉快速输注准备：

（1）用 10ml 的注射器和 20G（或更大号）的针头配制。缓慢沿小瓶内壁注射 10ml 无菌水以减少泡沫。为了减少准备过程中所需时间，将所需的药品进行连续配制。

（2）轻轻旋转每个小瓶直到粉末完全溶解以确保药品完全溶解。减少摇动，避免产生泡沫。每瓶溶解时间为 3～5min。如果溶解不完全，则丢弃勿用。

（3）使用 60ml 或更大的注射器，配 20G（或更大号）的针头，从每个小瓶中抽取配制后的药物，直至所需的剂量。注意注射器总容量。

（4）将药液从注射器转移到一个容量为 250ml（或以下）的空聚烯烃或聚氯乙烯静脉输注袋中，丢弃注射器、针头、药瓶及未使用的药品。

5. 静脉输注 输注需要经 0.2 或 0.22μm、材质为聚醚砜或等效的低蛋白结合过滤器。快速输注的目标速率约为 30mg/min。单剂量用药 2min 内，继后连续静脉输注 120min。

【用药须知】

1. 接受因子 Xa 抑制剂或逆转因子 Xa 抑制剂疗法的患者都面临潜在血栓风险。在接受本品治疗后尽快恢复抗凝治疗。

2. 使用本品治疗可发生严重和危及生命的不良事件，包括动脉和静脉血栓栓塞事件、缺血性事件，包括心肌梗死、缺血性卒中和心脏骤停猝死。监测血栓栓塞并在适当时开始抗凝；监测心脏骤停之前的症状和体征，并根据需要提供治疗。

3. 除阿哌沙班和利伐沙班之外，本品并未被证明有效逆转其他因子 Xa 抑制剂。

【制剂】 注射剂（粉）：100mg。

【贮藏】 原包装避光贮于 2～8℃。

12.6 抗凝血药（anticoagulant）

比伐卢定（bivalirudin）

别名：泰加宁（深圳信立泰）、Angiomax。

本品是一种合成的抗凝药，是天然产生的水蛭素的类似物，为含 20 个氨基酸的多肽。

【理化性状】

1. 化学名：D-phenylalanyl-L-prolyl-L-arginyl-L-prolyl-glycylglycyl-glycyl-glycyl-L-asparagyl-glycyl-L-aspartyl-L-phenylalanyl-L-glutamyl-L-glutamyl-L-isoleucyl-L-prolyl-L-glutamyl-L-glutamyl-L-tyrosyl-L-leucine trifluoroacetate（salt）hydrate。

2. 分子式：$C_{98}H_{138}N_{24}O_{33}$。

3. 分子量：2180.3。

4. 结构式如下：

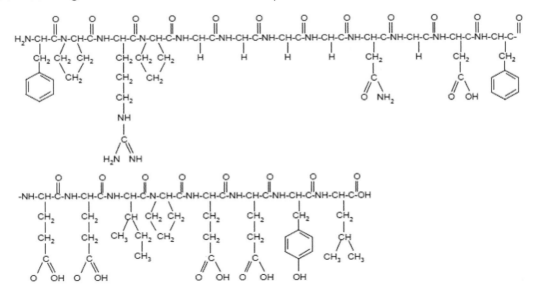

5. 配伍禁忌：本品不能与以下药物共同使用，阿替普酶、盐酸胺碘酮、两性霉素 B、盐酸氯丙嗪、地西泮、乙二磺酸丙氯拉嗪、瑞替普酶、链激酶及盐酸万古霉素。

【药理学】本品为特异且可逆的直接凝血酶抑制剂，能与循环中血块里的凝血酶结合，通过抑制凝血酶以发挥其抗凝作用。

【药动学】本品静脉注射后，立即出现抗凝作用，可见到 PT、aPTT 的时间延长。停药后 1～2h，PT 就可恢复正常范围。

【适应证】用于经皮腔内冠状动脉成形术（PTCA）的急性缺血性并发症。

【不良反应】

1. 常见腰痛、非特异性疼痛、恶心、头痛及低血压。

2. 注射部位疼痛、失眠、呕吐、骨盆痛、焦虑、心动过缓、厌食、腹痛、发热和神经过敏也有报道。

【妊娠期安全等级】B。

【禁忌与慎用】

1. 对本品过敏者禁用。

2. 对任何出血患者禁用。

3. 出血风险增高者慎用。

4. 尚未明确本品是否可经乳汁分泌，哺乳期妇女应权衡利弊，选择停药或停止哺乳。

5. 儿童用药的安全性及有效性尚未确定。

【药物相互作用】抑制凝血的药物，除阿司匹林外，与本品合用的安全性尚未确定。而与阿司匹林合用，可加强抗凝作用，也应常查 PT 和 aPTT，防止出血发生。

【剂量与用法】为了减少接受 PTCA 的不稳定型心绞痛患者发生急性缺血性并发症，建议在进行 PTCA 之前，立即静脉注射本品 1mg/kg，继而以 2.5mg/（kg·h）的速度持续输注本品 4h。如有必要，再以 0.2mg/（kg·h）的速度持续输注 20h。同时，可以合用阿司匹林 325mg/d。

【用药须知】

1. 中重度肾功能不全患者不必减少开始的用量。但应减少最后 20h 的输注用量，并监测激活凝血时间（ACT）。

2. 也可根据肾小球滤过率（GRF）调整剂量。GRF=60～90ml/min 者使用常用量，30～59ml/min 者减量 20%，10～29ml/min 者减量 60%；依赖透析者减量 90%。

【制剂】注射剂（供输注）：250mg。

【贮藏】贮于 20～25℃，短程携带允许 15～30℃。

地西卢定（desirudin）

别名：Iprivask。

本品为酿酒酵母菌表达的重组水蛭素。

【药理学】本品选择性抑制凝血酶的活性，延长凝血时间。

【适应证】预防进行髋关节置换手术患者的深静脉血栓。

【不良反应】可见出血、注射部位反应、恶心、过敏性反应、抗体形成。

【妊娠期安全等级】C。

【禁忌与慎用】

1. 活动性出血、不可逆性凝血功能障碍者禁用。

2. 出血性脑卒中、糖尿病视网膜病、严重未控制的高血压、新近发生胃肠道出血、肺出血、新近进行手术或组织活检、腰椎穿刺、硬膜外留置导管、细菌性心内膜炎、肝功能不全患者慎用，必须使用本品时应密切监测。

3. 不推荐儿童使用。

4. 尚未明确本品是否可经乳汁分泌，哺乳期妇女应权衡利弊，选择停药或停止哺乳。

【药物相互作用】

1. 不推荐与肝素合用。

2. 与 NSAID、抗血小板药、其他抗凝药合用增加出血的风险。开始本品治疗前停用增加出血风险的药物（如皮质激素、右旋糖酐 40）。

3. 慎与影响血小板功能的药物（如水杨酸盐、噻氯匹定、氯吡格雷、阿昔单抗、糖蛋白Ⅱb/Ⅲa 受体拮抗剂）合用。

【剂量与用法】皮下注射给予，最好是在腹部或大腿部。每 12 小时给予 15mg，于术前 5～15min 开始（如果使用经区域阻滞麻醉，在诱导后给予），手术后可持续 9～12d。肾功能不全（CC<60ml/min）者降低剂量。

【用药须知】

1. 与其他水蛭素剂量不能互换。

2. 密切监测 aPTT 及血肌酐。

【制剂】注射剂（粉）：15mg。

【贮藏】避光保存。

来匹卢定（lepirudin）

别名：Refludan、重组水蛭素。

本品为生物合成的（DNA 重组）65-氨基酸多肽，为天然水蛭素的模拟物。

【理化性状】

1. 化学名：1-L-leucine-2-L-threonine-63-desul-fohirudin。

2. 分子式：$C_{287}H_{440}N_{80}O_{111}S_6$。

3. 分子量：6979.4。

【用药警戒】

1. 如果出现下列过敏反应的症状，如荨麻疹，呼吸困难，面部、嘴唇、舌头和喉咙肿胀，立即寻求紧急医疗救助。

2. 如出现下列严重不良反应，请立即就医，突然麻木或无力，特别是一侧的肢体、突然头痛、意识混乱、视觉异常、语言或平衡问题、出血不止、黑粪、柏油样便、咯血或呕吐物呈咖啡色、血压升高（严重的头痛、视物模糊、注意力难以集中、胸痛、麻木、癫痫发作）、血压降低（头晕或晕厥）、少尿或无尿。

【药理学】 本品与天然水蛭素相似，只是在 N 端用异亮氨酸取代了亮氨酸，在 63 位置酪氨酸上硫酸基团缺失。水蛭素是水蛭唾液中负责抗凝的成分，本品是特异性凝血酶的直接抑制剂，不可逆地与凝血酶的活化催化部位及酶底物识别位置结合。通过抑制凝血酶，阻止一系列的凝血进程（如因子 V、Ⅷ、Ⅻ及蛋白 C 的活化、纤维蛋白原转化为纤维蛋白、血小板的活化和凝聚）。本品影响所有的与凝血酶有关的凝血分析结果，包括活化部分凝血活酶时间（aPTT），aPTT 的升高与本品呈剂量依赖性。

【药动学】

1. 本品静脉给药后，药动学可用双室模型描述。分布基本上局限于细胞外液，初始 $t_{1/2}$ 约 10min。消除为一级消除，年轻健康的志愿者终末 $t_{1/2}$ 约为 1.3h。随着静脉注射剂量从 0.10mg/kg 增加至 0.4mg/kg，峰浓度和曲线下面积也成比例地增加。

2. 目前认为本品通过异化水解为氨基酸被代谢，但尚无结论性资料。本品主要由肾消除，约有 48% 的给药剂量经尿液以原药（35%）和原药片段排除。本品系统清除率，女性比男性低 25%。老年人比年轻人低 20%。

【适应证】 用于肝素诱导的血小板减少症（HIT）患者的抗凝治疗和相关的血栓栓塞性疾病，以防止进一步的血栓栓塞并发症。

【不良反应】

1. 出血性不良反应包括穿刺点和伤口出血、贫血或孤立的血红蛋白减少、其他血肿出血、血尿、胃肠道或直肠出血、鼻出血、血胸、阴道出血、颅内出血、腹腔积血、咯血、肝出血、肺出血、口腔出血、腹膜后出血。

2. 非出血性的事件包括发热、肝功能异常、肺炎、败血症、皮肤过敏反应、心力衰竭、肾功能异常、非特异性感染、多器官衰竭、心包积液、心室纤颤。

3. 上市后有发生严重超敏反应导致休克或死亡的报道，也有发生颅内出血的报道。

【妊娠期安全等级】 B。

【禁忌与慎用】

1. 对水蛭素及本品注射剂任何成分过敏者禁用。

2. 孕妇只有在明确需要时才可使用。

3. 尚未明确本品否分泌到乳汁中。哺乳期妇女需权衡本品对母亲的重要性，选择停药或停止哺乳。

4. 儿童使用本品的安全性及有效性尚未确定。

【药物相互作用】

1. 与溶栓药联合治疗（如阿替普酶或链激酶）增加出血并发症的风险，aPTT 延长。

2. 与香豆素衍生物（维生素 K 拮抗剂）和影响血小板功能的药物合用增加出血的风险。监测并调整治疗（参见"剂量与用法"）。

【剂量与用法】

1. 初始剂量。成年患者抗凝治疗肝素诱发的血小板减少和相关血栓栓塞性疾病：0.4mg/kg 体重（最高按 110kg 计算）缓慢静脉注射（如 15～20s），之后 0.15mg/（kg•h）（最高按 110kg 计算），持续静脉输注 2～10d，如临床需要可持续更长的时间。

2. 本品主要经肾排泄，给药前应进行肾功能检测，存在肾功能不全的患者，即使在标准剂量下，也可能过量。因此，确诊或怀疑肾功能不全的患者（CC<60ml/min 或血清肌酐>1.5mg/dl），静脉注射剂量和输注速度必须降低。

重度肾功能不全患者使用本品的资料有限，表 12-13 中的推荐剂量主要基于小样本单剂量研究，因此，推荐剂量仅供参考，使用过程中需监测 aPTT 与肾功能。

剂量调整需根据可靠的方法（24h 尿样）得到的肌酐清除率，如果无法得到肌酐清除率，则根据血清肌酐进行调整。所有肾功能不全的患者，静脉注射的剂量降低至 0.2mg/kg（表 12-13）。

表 12-13　肾功能不全患者降低输注速度

CC （ml/min）	血清肌酐 （mg/dl）	输注速度调整	
		标准初始输入 速度百分比	输注速度 mg/（kg·h）
45～60	1.6～2.0	50%	0.075
30～44	2.1～3.0	30%	0.045
15～29	3.1～6.0	15%	0.0225
<15	>6.0	避免输注或暂停输注	

透析患者或急性肾衰竭患者（CC<15ml/min 或血清肌酐>6.0mg/dl）停止输注本品，如 aPTT 比值<1.5，可考虑静脉注射 0.1mg/kg，隔日 1 次。

3. HIT 患者本品与溶栓药合用的资料有限，临床试验中基线有血栓栓塞并发症的患者同时使用抗血栓治疗（阿替普酶、尿激酶或链激酶）首先静脉注射 0.2mg/kg，然后以每小时 0.1mg/kg 的速度静脉输注。

与溶栓药合用应特别注意，因可能升高 aPTT 比值。

4. 如患者计划在本品治疗后，改为口服香豆素衍生物（维生素 K 拮抗剂），本品的剂量应逐渐降低，使 aPTT 比值仅仅>1.5，然后开始口服抗凝药。血小板计数正常才可开始香豆素衍生物的治疗，以维持剂量开始，不要给予负荷剂量。为避免发生血栓事件，开始口服抗凝药后，继续静脉给予抗凝药物 4～5d，INR 稳定至理想目标范围后，停止静脉用抗凝药。

【用药须知】

1. 与其他抗凝药一样，本品可导致出血。出现非预期的血红蛋白降低、血压下降或任何无法解释的症状，均应考虑出血的可能。应密切监测患者的抗凝状态，如 aPTT。与阿替普酶或链激酶等溶栓药合用，可导致危及生命的颅内出血。

2. 对于出血风险高的患者，医师应仔细权衡给予本品的风险与预期的益处。特别是有以下危险因素时：最近进行过大静脉穿刺或组织活检、血管或器官异常、最近发生过心血管事件、脑卒中、进行颅内手术或其他硬膜外麻醉手术者、严重的未控制的高血压、细菌性心内膜炎、重度肾功能不全、出血性体质、最近进行过大手术、最近发生过大出血（如颅内出血、胃肠出血、眼内出血及肺出血）、近期活动性溃疡。

3. 肾功能不全患者即使标准剂量也可能过量，应降低静脉注射剂量和输注速度。

4. 本品治疗的患者 40% 出现本品抗体形成，因为活性来匹卢定-抗来匹卢定复合物从肾消除延迟，本品的抗凝活性可能增加。延长治疗时，严密监测 aPTT。未发现中和本品或过敏反应与本品抗体阳性有关。

5. 重度肝功能不全患者因维生素 K 依赖性凝血因子生成减少而继发凝血缺陷，可增强本品的抗凝效果。

6. 重复使用本品可出现轻度过敏性皮肤反应，上市后也有重复使用出现超敏反应的报道。本品有引起过敏反应及超敏反应的报道，严重的超敏反应可导致休克或死亡，可发生于首次给药、第二次给药或重复给药后。

7. 一旦过量，出血的风险增加，本品无特异性解毒剂，如发生危及生命的出血且怀疑本品血药浓度过高，应立即停药，检测 aPTT 和其他凝血指标，检测血红蛋白并准备输血，休克患者按目前指南治疗。

【制剂】注射剂（粉）：50mg。

【贮藏】贮于 2～25℃。

12.7　抗凝血药和溶血栓药物 （anticoagulant and thrombolytic agents）

12.7.1　抗凝血药（anticoagulant）

贝米肝素钠（bemiparin sodium）

别名：Zibor。

本品属于超低分子量类肝素，平均分子量为 3600。

【药理学】本品是从猪肠道黏膜肝素钠解聚获得的低分子量肝素。其平均分子量约 3600。分子量低于 2000 链的比例不到 35%。2000～6000 分子量的链比例为 50%～75%。分子量大于 6000 的链比例小于 15%。

【药动学】

1. 吸收　本品吸收迅速，皮下注射 2500U 和 3500U，生物利用度估计为 96%。最高血浆抗 Xa 效应发生在皮下注射后的 2～3h，分别达到（0.34 ±0.08）U 和（0.45±0.07）U 抗-Xa/ml 活性。未检测到在此剂量下的抗 IIa 活性。皮下注射 5000U、7500U、10 000U 和 12 500U 后 3～4h，分别达到（0.54 ±0.06）U、（1.22±0.27）U、（1.42±0.19）U 和

（2.03±0.25）U 抗-Ⅹa/ml 活性。7500U、10 000U 和 12 500U 剂量下抗Ⅱa 活性为 0.01U/ml。

2. 消除　在 2500～12 500U 的剂量,本品的 $t_{1/2}$ 为 5～6h。目前关于血浆蛋白结合、代谢和排泄方面尚无可用数据。

【适应证】

1. 对接受骨科手术的患者血栓栓塞性疾病的预防。

2. 防止在体外循环血液透析过程中的凝血。

【不良反应】

1. 常见出血和注射部位瘀斑。

2. 偶见变态反应,如荨麻疹、发热、哮喘等,使用时间较长时可发生短暂脱发、骨质疏松、自发性骨折和血小板减少性紫癜等。

3. 长期使用有时反而可形成血栓,可能是抗凝血酶Ⅲ耗竭的后果。

4. 外用罕见皮肤刺激如烧灼感,或过敏反应如皮疹、瘙痒等。

【禁忌与慎用】

1. 对本品、肝素或猪源性物质过敏者禁用。

2. 证实或怀疑有免疫介导的肝素诱导血小板减少症（HIT）者禁用。

3. 活动性出血或止血功能受损导致的出血风险增加的患者禁用。

4. 肝和胰腺功能严重受损者禁用。

5. 中枢神经系统、眼睛、耳朵外伤或手术者禁用。

6. 肝素诱导的血小板减少引起的弥散性血管内凝血（DIC）禁用。

7. 急性细菌性心内膜炎和亚急性细菌性心内膜炎禁用。

8. 出血风险高的器质性病变（如活动性溃疡、出血性脑卒中、脑动脉瘤或脑肿瘤）禁用。

9. 肝肾衰竭者、未控制的高血压、有胃及十二指肠溃疡史、血小板减少、肾结石、尿道结石、脉络膜和视网膜血管疾病、并发出血风险的其他组织损伤、脊椎麻醉、硬膜外麻醉、腰椎穿刺的患者慎用。

【药物相互作用】

1. 香豆素及其衍生物与本品合用时,可导致严重的因子Ⅸ缺乏而致出血。

2. 阿司匹林及非甾体消炎镇痛药（包括甲芬那酸、水杨酸等）有抑制血小板功能,并诱发胃肠道溃疡出血,与本品合用时会增加出血的危险。

3. 双嘧达莫、右旋糖酐有抑制血小板功能,与本品合用时,增加出血的危险。

4. 肾上腺皮质激素、促肾上腺皮质激素易诱发胃肠道溃疡出血,与本品合用时,增加出血的危险。

5. 依他尼酸、组织纤溶酶原激活物（t-PA）、尿激酶、链激酶与本品合用时,增加出血的危险。

6. 甲巯咪唑（他巴唑）、丙硫氧嘧啶与本品有协同作用。

【剂量与用法】

1. 预防骨科手术患者的血栓栓塞性疾病　手术前 2h 或手术后 6h,皮下注射,之后每 24 小时注射 1 次,3500AxaIU/次。应预防使用 7～10d,直至血栓的风险降低。

2. 防止在体外循环血液透析过程中凝血　对于接受重复血液透析,持续时间不超过 4h,无出血危险的患者,在透析开始时从动脉端注入。对于体重不足 60kg 的患者,剂量为 2500AxaIU,而对于体重超过 60kg 的患者,剂量为 3500AxaIU。

【用药须知】

1. 本品禁止肌内注射。

2. 使用本品期间禁止肌内注射任何其他药品。

3. 与其他低分子量肝素一样,本品可致高血钾,尤其是糖尿病患者、服用保钾利尿药的患者及肾衰竭的患者。治疗前及治疗期间应监测血钾,特别是使用本品超过 7d 者。

4. 治疗前及治疗期间每 3～4 天检查血小板计数。如血小板计数出现明显降低,应立即停药。

5. 拔除动、静脉导管 4h 内不能使用本品。

【制剂】注射剂:3500AxaIU/0.2ml。

【贮藏】贮于 30℃以下,不可冷冻。

舒洛地特（sulodexide）

别名:Vessel Due F。

本品为葡糖胺聚糖。

【理化性状】

1. 化学名:glucurono-2-amino-2-deoxyglucoglucan sulfate。

2. 分子量:5000～8000。

3. 配伍禁忌:本品是一种酸性多糖,静脉输液时可能与碱性物质作用形成复合物。常见的静脉输液时不相容的药物有维生素 K、复合维生素 B、氢化可的松、透明质酸酶、葡萄糖酸钙、季铵盐、氯霉素、四环素和链霉素等。

【药理学】

1. 本品抗血栓效果主要是与剂量依赖性地抑

制一些凝血因子，特别是抑制活化的第 X 因子有关。其干扰凝血酶的作用则在其次，因此，基本上避免了一般的抗凝作用所导致的不良后果。本品抗血栓的作用不仅是通过抗凝血酶（ATⅢ）作用于游离凝血酶，而且通过肝素因子Ⅱ（HC Ⅱ）作用于与纤维蛋白结合的凝血酶。因此本品通过抑制凝血酶而产生的抗血栓作用体现在阻止血栓形成和血栓增长两方面。

2. 本品的抗血栓作用还通过抗血小板聚集、激活循环和血管壁的纤溶系统而发挥作用。

3. 此外本品还可以通过降低高血纤维蛋白原和极低密度脂蛋白浓度而改善血液循环，使有血栓形成危险的血管病变患者的血黏度参数恢复正常。

4. 本品的作用还包括通过保存血管壁上的正常负电荷和抑制细胞增殖及随后发生的血管壁基底膜和细胞外基质功能丧失，来维持血管壁通透选择性作用。本品的维持血管壁通透选择性作用可以防止不同高分子（如白蛋白、纤维蛋白原和脂蛋白）的常见的经血管渗漏，这些大分子的渗漏是动脉粥样硬化的早期症状，表现在肾脏病变就是蛋白尿。

【药动学】

1. 静脉和肌内注射本品对因子 Xa（主要的凝血因子）的药动学研究显示，本品对该因子的灭活作用呈剂量依赖性。

2. 本品静脉给药后，会立即对活化的因子 X 和因子Ⅱ产生量效关系的抑制作用，但此作用消退得很快；同时也会影响一些常规凝血实验的参数，如 aPTT。给药后其抑制作用很快达到峰值。之后虽然在 1～2h（根据给药剂量的大小）内仍可见明显的活性，但其活性降低很快。

3. 肌内注射本品可见对因子 Xa 和因子Ⅱa 的抑制作用，而对 aPTT 的影响则不定。对本品的反应呈剂量依赖性，给药后 1～2h 达峰值，6h 后仍具有统计意义上的显著性，约 8h 后消失。

4. 本品的表观分布容积较大（15～30L），动物研究表明本品对于内皮组织具有特殊的亲和力。已确认本品主要通过细胞外基质、实质组织和血管组织进行吸收。平均滞留时间约为 15h，主要经肝代谢，经肾排泄。经放射性标记的本品给药后 72h 内，有 40%～50%的给药剂量随尿排出。

【适应证】用于有血栓形成危险的血管疾病。

【不良反应】注射部位疼痛、烧灼感及血肿，较罕见的是在注射位点或其他位点出现皮肤过敏。

【禁忌与慎用】虽未见胎儿毒性，但仍建议孕妇慎用。

【药物相互作用】可增加肝素或其他口服抗凝剂的抗凝作用。

【剂量与用法】先以注射剂开始，600LSU，1 次/日，肌内注射或静脉注射，连用 15～20d，然后服用胶囊 30～40d，即 45～60d 为 1 个疗程。1 年应至少使用 2 个疗程。

【用药须知】出血是药物过量的唯一表现。如果出血，需注射 1%的硫酸鱼精蛋白。

【制剂】①注射剂：600LSU/2ml。②软胶囊：250LSU。

【贮藏】贮于 30℃以下。

甲磺酸达比加群酯（dabigatran etexilate mesylate）

别名：Pradaxa。

本品为竞争性、可逆性直接非肽类的凝血酶抑制剂。

【理化性状】

1. 本品为黄白色至黄色粉末，水中溶解度 1.8mg/ml，易溶于甲醇，微溶于乙醇，难溶于异丙醇。

2. 化学名：ethyl3-（{[2-（{[4-（{[（hexyloxy) carbonyl]amino}iminomethyl） phenyl] amino} methyl)-1-methyl-1H-benzimidazol-5-yl]carbonyl} （pyridin-2-yl）amino）propanoate。

3. 分子式：$C_{34}H_{41}N_7O_5 \cdot CH_4O_3S$。

4. 分子量：723.86。

5. 结构式如下：

【药理学】本品是一种新型合成的直接凝血酶抑制剂，是达比加群的前体药物，属非肽类的凝血酶抑制剂。口服经胃肠吸收后，在体内转化为具有直接抗凝血活性的达比加群。达比加群结合于凝血酶的纤维蛋白特异结合位点，阻止纤维蛋白原裂解为纤维蛋白，从而阻断凝血级联反应的最后步骤并形成血栓。达比加群可以从纤维蛋白-凝血酶结合体上解离，发挥可逆的抗凝作用。

【药动学】

1. 吸收　口服本品后，达比加群的绝对生物利用度为 3%～7%，血药浓度最快在口服 1h 达峰，在健康受试者中的 $t_{1/2}$ 为 12～17h。血药浓度呈双指数下降，在健康老年受试者和进行骨科大手术的患者中平均终末 $t_{1/2}$ 分别为 12～14h 和 14～17h。口服去胶囊壳的本品比完整的胶囊剂型的生物利用度高，因此，胶囊不得咀嚼、掰开或压碎后服用。

2. 分布　35% 的达比加群与血浆蛋白结合，分布容积为 50～70L。

3. 代谢　口服给药后本品转化为达比加群。本品通过酯键催化水解裂解为活性的达比加群为主要的代谢反应。本品不是 CYP 酶的底物、抑制剂或诱导剂。达比加群经共轭作用形成具有药理活性的酰基葡萄糖醛酸。存在 1-O、2-O、3-O 和 4-O 酰基葡糖醛酸四个位置异构体，且每个至少占血浆中总达比加群量的 10%。

4. 排泄　达比加群主要在肾中消除。静脉给药后达比加群的肾清除率为总清除率的 80%，口服放射性标记的达比加群后，在尿和粪便中的回收率分别为 7% 和 86%。

【适应证】

1. 用于非瓣膜性心房颤动患者中，降低脑卒中和全身栓塞的风险。

2. 用于全髋/股骨/膝关节置换术后静脉血栓栓塞的预防。

【不良反应】

1. 常见的不良反应为出血，包括颅内出血、胃肠道出血和胃肠道不良反应，少见过敏反应。

2. 胃肠道不良反应包括消化不良（包括腹痛上层、腹痛、腹部不适、上腹不适）和类胃炎综合征（包括胃食管反流、食管炎、糜烂性胃炎、胃出血、出血性胃炎、消化道出血、消化性溃疡）。过敏反应包括荨麻疹、皮疹和皮肤瘙痒。

3. 上市后不良反应为血管神经性水肿。

【妊娠期安全等级】C。

【禁忌与慎用】

1. 活动性病理性出血者禁用。

2. 人工瓣膜置换术后禁用。

3. 对达比加群或者本品中其他任何辅料过敏者禁用。

4. 重度肾功能不全（CC＜30ml/min）者禁用。

5. 发生出血事件、有出血体质的患者、自发性或药物性凝血功能障碍的患者禁用。

6. 有临床出血风险的器官病变，包括出血性脑卒中者 6 个月以内禁用。

7. 有脊髓或硬膜外留置导管的患者及拔除后 2h 以内的患者禁用。

8. 危及生命的肝损伤或肝疾病禁用。

9. 联合使用强效 P-糖蛋白抑制剂者禁用。

10. 本品用于孕妇和哺乳期妇女的安全性及有效性尚无相关研究，应慎用。

11. 本品用于儿童和青少年（18 岁以下）的安全性及有效性尚无相关研究。

12. 本品用于老年人导致脑卒中和出血的风险随年龄的增长而增加，特别是同时使用 P-糖蛋白抑制剂时，应谨慎使用。

【药物相互作用】本品和强效的 P-糖蛋白诱导剂（如利福平）同时使用，导致本品系统暴露量减少。

本品与 P-糖蛋白抑制剂合用，达峰时间、终末 $t_{1/2}$ 与平均滞留时间不受影响；与决奈达隆、酮康唑、维拉帕米、胺碘酮、奎尼丁合用，本品全身暴露量增加；与克林霉素合用对本品的暴露量无影响。

本品与 $t_{1/2}＞12h$ 的 NSAID 药同时使用时建议密切监测出血情况。

不建议本品与以下药物（如静脉用普通肝素和肝素衍生物、低分子量肝素、磺达肝癸钠、地西卢定、血栓溶解剂、血小板糖蛋白Ⅱb/Ⅲa 受体拮抗剂、氯吡格雷、噻氯匹定、右旋糖酐、磺吡酮、维生素 K 拮抗剂）合用。

【剂量与用法】

1. 用于有非瓣膜性心房颤动患者中降低脑卒中和全身栓塞的风险。

（1）成人推荐剂量，CC＞30ml/min 者，150mg，2 次/日，口服；CC 为 15～29ml/min 者，75mg，2 次/日，口服；CC＜15ml/min 或透析患者禁用。

（2）在临床治疗过程中，需评估肾功能情况并适时调整剂量。当使用本品时，患者出现急性肾衰竭时应停用本品并考虑其他抗凝治疗。

（3）指导患者不要咀嚼、破坏或打开胶囊；如错过服药时间，距下次服药 6h 以上补服剂量，否则跳过本次剂量。

（4）从华法林转至本品，当 INR＜2.0 时，停止使用华法林，开始服用本品。

（5）从本品转至华法林，根据肌酐清除率调整华法林使用时间如下：①CC≥50ml/min 者，停止使用本品前 3d 开始使用华法林。②CC 为 30～50ml/min 者，停止使用本品前 2d 开始使用华法林。③CC 为 15～29ml/min 者，停止使用本品前 1d 开始使用华法林。

（6）从静脉抗凝药转至本品，在下一次给药的前 0～2h 开始服用本品，或在停止连续给药后开始服用本品（如静脉未分化肝素）。

（7）从本品转至静脉抗凝剂，根据肌酐清除率调整静脉抗凝剂治疗时间如下：①CC≥30ml/min 者，停止使用本品后 12h 开始使用静脉抗凝剂。②CC＜30ml/min 者，停止使用本品后 24h 开始使用静脉抗凝剂。

（8）在微创手术或外科手术前暂时停止服用本品，手术结束后立即恢复用药，停用时间如下：①CC≥50ml/min 者，在手术前 1～2d 暂时停止服用本品。②CC＜50ml/min 者，在手术前 3～5d 暂时停止服用本品。

2. 用于全髋或膝关节置换术后静脉血栓栓塞的预防。

（1）健康成人，220mg，1 次/日，口服；CC 为 30～50ml/min 者，150mg，1 次/日，口服；CC＜30ml/min 者禁止使用。

（2）在完成手术的 1～4h 口服，起始剂量为 110mg，维持剂量为 220mg，1 次/日；若手术当天没有使用，开始剂量为 220mg，1 次/日；出血则暂停用药。

（3）疗程：①膝关节置换术后静脉血栓栓塞的预防总治疗天数为 10d。②髋关节置换术后静脉血栓栓塞的预防总治疗天数为 28～35d。

（4）本品与胺碘酮或维拉帕米同时使用，剂量应降低为 150mg/d。

【用药须知】

1. 在整个治疗期间应严密监测是否有出血的迹象或贫血。特别是存在先天性或获得性凝血功能障碍、血小板减少或功能性血小板缺陷、血小板减少或血小板功能缺陷、胃肠道活动性溃疡、近期进行过活检或大创伤、近期颅内出血、近期进行过脑部或脊髓或眼科手术、细菌性心内膜炎者。

2. 本品含有赋形剂日落黄 FCF CI15985，其可能导致过敏反应。

3. 过量使用本品可能会导致出血，目前尚无解救剂。监测出血征象，可以考虑手术止血或输注血浆。本品可以通过透析清除，目前尚无临床经验支持，监测 aPTT 或 ECT 可指导治疗。

【制剂】胶囊剂：75mg，110mg，150mg。

【贮藏】干燥、避光贮于 15～30℃，一旦打开药瓶，30d 内用完。

抗凝血酶Ⅲ（antithrombin-Ⅲ）

别名：肝素辅因子、Heparin cofactor、AT-3。

抗凝血酶-Ⅲ是血液凝固过程中最重要的抑制物，为存在于血浆中的一种 α_2 球蛋白，分子量为 58 000，由肝合成。

【理化性状】　本品为一种糖蛋白，主要可抑制凝血酶和其他活化的凝血因子，包括凝血因子Ⅸ、Ⅹ、Ⅺ和Ⅻ，还可抑制辅助肝素发挥作用的辅助因子。本品从健康献血者的血浆获得，须确保献血者不携带可检测到的可经血液或血液制品传播的感染源。经多步工艺除去已知感染源或使之失活。抗凝血酶Ⅲ浓缩物经可截留细菌的过滤器，分装至无菌容器中，立即冷冻。冷冻干燥后，容器在真空或惰性气体条件下密封。制备过程中不可加入任何抗菌性防腐剂。重新溶于推荐体积的稀释液时，pH 为 6.0～7.5，每毫升溶液的效能不低于 25USP 单位的抗凝血酶Ⅲ。

【药理学】正常人血浆中 AT-Ⅲ 的浓度约为 0.9U/ml，$t_{1/2}$ 为 2.7d。它与肝素结合后（分子比例约为 1:1），其反应中心就极易与凝血酶及 Ⅹa、Ⅸa、Ⅺa 等凝血因子结合，生成不可逆的灭活复合物。当血浆中本品的活性减少至正常的 50% 以下时，肝素的抗凝作用就极弱。

【适应证】用于治疗先天性或获得性（如肝硬化、肾病综合征、晚期肿瘤及败血症等）AT-Ⅲ 缺乏所致的自发性深部静脉血栓形成或弥散性血管内凝血。

【不良反应】目前尚未发现有严重不良反应。

【剂量与用法】静脉输注的剂量随需要而定。给予 AT-Ⅲ 1U/kg 时，一般可提高活性 1.6%，但在弥散性血管内凝血患者仅提高 1%。

【用药须知】用药前应测定血浆中 AT-Ⅲ 活性。

【制剂】注射剂（粉）：500U，1000U。

【贮藏】避光贮存。

12.7.2　抗血小板聚集药（drugs againt platelet aggregation）

阿昔单抗（abciximab）

别名：抗血小板凝聚抗体、ReoPro。

本品为人鼠嵌合性单克隆抗体 7E3 的碎片，

【理化性状】

1. 分子式：$C_{2101}H_{3229}N_{551}O_{673}S_{15}$。

2. 分子量：47455.4。

【药理学】本品可抑制血小板聚集，其作用机制为阻止凝血因子Ⅰ、血管性假血友病因子（vWF）和其他黏附分子与活化的血小板 GPⅡb/Ⅲa 受体位点结合。此机制被认为是空间位阻和（或）构象效应而阻断上述生物分子与该受体的作用，而非与 GPⅡb/Ⅲa 结构中 RGD（精氨酸-甘氨酸-门冬氨酸）位点结合的直接相互作用。

【药动学】本品静脉快速注射后，由于与血小板 GPⅡb/Ⅲa 受体快速结合，游离血药浓度迅速降低，分布 $t_{1/2}$ 小于 10min，$t_{1/2}$ 约 30min。按本品 0.25mg/kg 静脉快速注射，然后按 10g/min 再连续输注［或根据体重调整剂量，从 0.125mg/（kg·min）到最大 10μg/min］，可在输注的整个过程中保持较为稳定的游离血药浓度。输注结束后的约 6h 内，游离血药浓度迅速下降，此后以较慢的速度下降。与血小板结合的本品在循环中可滞留 15d 或更长，但血小板功能一般于 48h 后即恢复。

【适应证】作为经皮冠状动脉介入治疗的辅助用药，预防心肌缺血的并发症。

【不良反应】

1. 心血管系统　室性心动过速、假性动脉瘤、心悸、动静脉瘘、不完全性或完全性房室传导阻滞、结性心律失常、栓塞、血栓性静脉炎。

2. 代谢/内分泌系统　可见糖尿病、高钾血症。

3. 呼吸系统　可见肺炎、肺部啰音、胸腔积液、支气管炎、支气管痉挛、胸膜炎、肺栓塞。

4. 肌肉骨骼系统　可见肌痛。

5. 泌尿生殖系统　可见尿潴留、排尿困难、肾功能异常、尿频、膀胱痛、尿失禁、前列腺炎。

6. 神经系统　可见头晕、感觉迟钝、肌肉收缩、肌张力亢进、昏迷、复视。

7. 精神　可见焦虑、思维异常、兴奋、思维混乱。

8. 胃肠道　可见口干、恶心、呕吐、腹痛、消化不良、腹泻、腹胀、肠梗阻、胃内容物异常反流。

9. 血液　可见出血，多发生于动脉穿刺位点，胃肠道、泌尿生殖道、腹膜后及其他部位较大出血事件的发生率也较高。还可见血小板减少、贫血、白细胞增多、瘀斑。

10. 其他　可见背痛、胸痛、头痛、穿刺位点或注射部位疼痛，多汗、衰弱、瘙痒、视力异常、水肿、创伤、脓肿、蜂窝织炎、肢端寒冷、面色苍白、疱疹、炎症。

【妊娠期安全等级】C。

【禁忌与慎用】

1. 对本品或其他鼠源单抗过敏者，活动性内脏出血者，近期（6 周内）有明显的胃肠道或泌尿生殖道出血者，2 年内有脑血管意外（CVA）史或 CVA 后有明显后遗症者，血小板减少（血小板计数＜$10^5/\mu l$）者，近期（6 周内）接受过重大外科手术或经历过重大外伤者，颅内肿瘤、动静脉畸形、动脉瘤、难控制的重度高血压患者及有血管炎史或怀疑有此疾病者禁用。

2. 哺乳期妇女慎用。

【药物相互作用】本品抑制血小板聚集，可能增加出血的风险，尤其是与抗凝药、溶栓药合用时，故与影响止血的药物合用时应谨慎，包括溶栓药、口服抗凝药、NSAID 药及其他抗血小板药（噻氯匹定、氯吡格雷、双嘧达莫）。

【剂量与用法】

1. 本品静脉给药。

2. 经皮冠状动脉介入治疗前 10～60min 静脉快速注射 0.25mg/kg，继以 0.125mg/（kg·min）持续静脉输注（最大可至 10μg/min）12h。

3. 不稳定型心绞痛患者，经常规治疗无效，且准备在 24h 内行经皮冠状动脉介入治疗者，可静脉快速注射 0.25mg/kg，继以 10μg/min 持续静脉输注 18～24h，至经皮冠状动脉介入治疗后 1h 停止。

【用药须知】

1. 7d 内使用过口服抗凝药，且凝血时间大于用药前 1.2 倍者禁用本品。

2. 经皮冠状动脉介入治疗前及治疗期间禁止静脉注射右旋糖酐。

3. 本品应单独静脉给药，不得与其他药物混合注射。

4. 用药后应仔细观察所有可能出血的部位，包括导管插入处、动静脉穿刺点、切口、注射部位、胃肠道、泌尿生殖道、腹膜后等。

5. 为减少用药后的出血风险，可采用下述办法：①给予较低有效剂量、根据患者身体质量调整本品及肝素的用量、尽早进行股动脉鞘管拔除术。②若于经皮冠状动脉介入治疗之前 18～24h 给予本品，在输注本品和肝素期间活化部分凝血活酶时间（aPTT）应维持在 66～85s，经皮冠状动脉介入治疗期间活化凝血时间（ACT）应保持在 200～300s。③经皮冠状动脉介入治疗后继续使用抗凝药的患者，aPTT 应保持在 60～85s。④在拔除动脉鞘管前应检测 aPTT 或 ACT，在 aPTT≤50s 或 ACT≤175s 时才可拔除动脉鞘管。⑤如血管通路仅有股动脉前壁可穿刺，应避免使用 Seldinger 穿刺法进行鞘膜穿刺。

6. 用药期间应尽量避免动静脉穿刺、肌内注射及使用导尿管、鼻气管插管、鼻胃管、自动血压袖带；避免选择无法压迫部位的静脉内给药方式（如锁骨下或颈静脉）；抽血时应考虑使用0.9%氯化钠注射液或肝素封管；并监测血管穿刺部位。

7. 拔除鞘管后，采用人工压迫法或机械止血工具施压股动脉至少30min。止血后应采取加压包扎。患者在拔除鞘管或停用本品后应卧床休息6～8h，在停用肝素后应卧床休息4h。在下床活动之前应拆除加压包扎。当股动脉鞘管在血管内就位时及拔除股动脉鞘管后6h内，应频繁检查受影响腿部的鞘管插入位点和远端脉搏，已形成的血肿应监测是否扩大。

8. 下述情况与出血危险增加有关，且在血管成形术情况下可能与本品的作用呈相加作用：急性心肌梗死症状发作的12h内经皮冠状动脉介入治疗；长时间经皮冠状动脉介入治疗（持续70min以上）；经皮冠状动脉介入治疗失败。

9. 若用药后发生压迫止血法不能控制的严重出血事件，应立即停用本品和肝素。

10. 使用本品后如出现过敏反应，应立即停药，并采取适当治疗措施。体内有人抗嵌合抗体（HACA）的患者，使用单克隆单体制剂（包括本品）可引起过敏反应，并降低药效。

11. 尚无用药过量的临床经验。

12. 用药前应检查血小板计数、凝血酶原时间、ACT、aPTT。

【制剂】注射剂：10mg/5ml。

【贮藏】贮于2～8℃，不得冷冻或振摇。

依替巴肽（eptifibatide）

别名：Integrilin。

本品为环形7肽，是血小板GPⅡb/Ⅲa受体拮抗剂。

【理化性状】

1. 化学名：N^6-(aminoiminomethyl)-N^2-(3-mer-capto-1-oxopropyl)-L-lysylglycyl-L-α-aspartyl-L-tryptophyl-L-prolyl-L-cysteinamide, cyclic (1→6) disulfide.

2. 分子式：$C_{35}H_{49}N_{11}O_9S_2$。

3. 分子量：831.96。

4. 结构式如下：

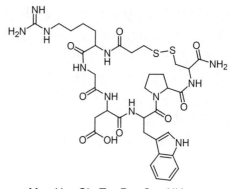

Mpa-Har-Gly-Trp-Pro-Cys-NH₂

5. 配伍禁忌

（1）本品注射液可与阿替普酶、阿托品、多巴酚丁胺、肝素、利多卡因、哌替啶、美托洛尔、咪达唑仑、吗啡、硝酸甘油或维拉帕米经同一静脉通路给药，但不可与呋塞米经同一静脉通路给药。

（2）本品注射液可与0.9%氯化钠注射液或5%葡萄糖溶液经同一静脉通路给药，输液内可含有最高达60mmol/L的氯化钾。未观察到本品与静脉给药装置间存在配伍禁忌。

【药理学】本品可抑制血小板聚集，其作用机制为阻止血浆纤维蛋白原、血管性假血友病因子（vWF）和其他黏附分子与活化的血小板GPⅡb/Ⅲa受体位点结合。静脉给药，本品抑制血小板聚集的作用呈剂量依赖性和浓度依赖性。输注停止后，因为本品从血小板上很快解离，所以对血小板聚集的抑制作用可立即逆转。

【药动学】剂量在90～250μg/kg，输液速度从0.5～3μg/（kg·min），本品的药动学呈线性，且与剂量呈正相关。$t_{1/2}$约为2.5h。单次静脉快速注射180μg/kg，并输注维持，可较早达血药峰值，然后逐渐降低至稳态。为防止这种降低，10min后可再次给予快速静脉注射180μg/kg。血浆蛋白结合率约25%。冠状动脉疾病患者的清除率约为55ml/（kg·h）。健康人肾清除约占总清除的50%。人类血浆中未发现代谢产物。尿中排泄产物为原药、脱氨基代谢产物和其他极性代谢产物。

【适应证】用于治疗急性冠状动脉综合征（不稳定型心绞痛/非ST段抬高型心肌梗死），包括将接受药物治疗或拟行经皮冠状动脉介入术（PCI）的患者。

【不良反应】主要为出血、低血压、过敏反应，上市后主要是在本品与肝素和阿司匹林联合用药时出现的，包括脑出血、胃肠道出血和肺部出血。有关于出现致死性出血、急性重度血小板减少和免疫介导的血小板减少的报道。

【妊娠期安全等级】B。

【禁忌与慎用】

1. 有出血病史，或给药前 30d 内有异常活动性出血者禁用。

2. 未能良好控制的严重高血压（收缩压＞200mmHg 或舒张压＞110mmHg）禁用。

3. 给药前 6 周内曾接受较大的外科手术者禁用。

4. 有出血性脑卒中史或给药前 30d 内发生过脑卒中者禁用。

5. 当前或计划使用其他胃肠外用 GP II b/IIIa 抑制剂者禁用。

6. 依赖透析的终末期肾病者禁用。

7. 已知对本品的任何成分过敏者禁用。

8. 尚未明确本品是否经乳汁分泌，哺乳妇女慎用。

9. 儿童用药的安全性及有效性尚未确定。

【药物相互作用】

1. 抗血小板药、溶栓药、肝素、阿司匹林及长期使用其他 NSAID 增加本品出血的风险。

2. 禁与血小板受体 GP II b/IIIa 抑制剂合用。

【剂量与用法】

1. 对于肾功能正常的急性冠状动脉综合征患者，推荐的剂量是在诊断后及早快速静脉注射 180μg/kg，继之持续静脉输注每分钟 2.0μg/kg，直至出院或开始行冠状动脉旁路移植术（CABG），治疗总时程可达 72h。如患者在用本品时准备接受经皮冠状动脉介入术（PCI），则静脉输注应持续至出院或 PCI 术后 18~24h（以短者为准），治疗总时程可达 96h。

2. 肌酐清除率＜50ml/min 但不依赖透析的肾功能不全的急性冠状动脉综合征患者，推荐的剂量是诊断后及早快速静脉注射 180μg/kg，继之立即持续静脉输注每分钟 1.0μg/kg。

3. 与肝素合用以维持急性冠状动脉综合征患者治疗期间 aPTT 值 50~70s，PCI 期间目标 ACT 值 200~300s。PCI 术后不建议使用肝素。肝素的推荐剂量为体重≥70kg 者，5000U，快速静脉注射，之后 1000U/（h・kg）静脉输注；体重＜70kg 者，60U/kg，快速静脉注射，之后 12U/（h・kg）静脉输注。

【用药须知】

1. 出血是本品最常见的并发症。使用本品引起的主要出血事件大部分出现于心导管术的动脉介入位点、胃肠道或泌尿生殖道。在行 PCI 的患者应给予特殊护理，以使出血风险最小化。如果压迫无法控制出血，则应该立即停止输注本品和合并给药的肝素。

2. 急性重度血小板减少症或血小板计数减少至＜100 000/mm^3 的患者应该停用本品和肝素（普通肝素或低分子量肝素）治疗。对这些患者应该持续监测患者的血小板计数，评估药物依赖性抗体的存在并给予适当的处理。

尚无本品在血小板计数＜100 000/mm^3 患者中的临床应用经验。如果低血小板计数患者使用本品治疗，则应该对其血小板计数进行密切监测。

3. 在行 PCI 术患者中，本品与动脉鞘管入口部位主要出血和次要出血的增加有关。PCI 术后不鼓励使用肝素。在输注本品时鼓励及早移除鞘管，建议在移除动脉鞘管前，停用肝素 3~4h 并且达到 aPTT＜45s 或 ACT＜150s 目标值。出院前应停用肝素和本品，并且鞘管入口部位止血达到至少 2~4h。

4. 本品治疗期间应尽量减少动脉和静脉穿刺、肌内注射、使用导尿管、气管插管和鼻饲管。建立静脉通路时应避免选择不可压迫部位，如锁骨下静脉或颈静脉。

5. 输注本品注射液前，进行下列实验室检查以确认有否既已存在的止血功能异常：血细胞比容或血红蛋白、血小板计数、血清肌酐、凝血酶原时间（PT）、aPTT。在行 PCI 术的患者，应测定 ACT。

6. aPTT 目标值应维持于 50~70s，除非预备行 PCI 术。在应用肝素治疗的患者中，应密切监测 aPTT 以使出血风险最小化。

【制剂】注射剂：20mg/10ml，75mg/100ml，200mg/100ml。

【贮藏】贮于 2~8℃，不得冷冻或振摇。

替罗非班（tirofiban）

本品为非肽类 GP II b/IIIa 受体拮抗剂。

【理化性状】

1. 化学名：*N*-（butylsulfonyl）-*O*-[4-（4-piperidinyl）butyl]-L-tyrosine。

2. 分子式：$C_{22}H_{36}N_2O_5S$。

3. 分子量：440.5。

4. 结构式如下：

盐酸替罗非班（tirofiban hydrochloride）

别名：Aggrastat。

【理化性状】

1. 本品为白色至近白色易流动的粉末，无吸湿性。

2. 化学名：N-（butylsulfonyl）-O-[4-（4-piperidinyl）butyl]-L-tyrosine monohydrochloride monohydrate。

3. 分子式：$C_{22}H_{36}N_2O_5S \cdot HCl \cdot H_2O$。

4. 分子量：495.08。

5. 配伍禁忌：本品可以与下列注射药物在同一条静脉输液管路中使用，如硫酸阿托品、多巴酚丁胺、多巴胺、盐酸肾上腺素、呋塞米、利多卡因、咪达唑仑、盐酸吗啡、硝酸甘油、氯化钾、盐酸普萘洛尔及法莫替丁。但是本品不能与地西泮（安定，diazepam）在同一条静脉输液管路中使用。

【药理学】

1. 本品是一种非肽类的血小板糖蛋白Ⅱb/Ⅲa受体的可逆性拮抗剂，该受体是与血小板聚集过程有关的主要血小板表面受体。本品阻止纤维蛋白原与糖蛋白Ⅱb/Ⅲa结合，因而阻断血小板的交联及血小板的聚集。

2. 体外试验显示，本品可抑制二磷酸腺苷（ADP）诱导的血小板聚集及延长健康受试者和冠心病患者的出血时间（BT），这表明本品可强效抑制血小板功能。抑制的时间与药物的血浆浓度相平行。停用本品注射液后，血小板功能迅速恢复到基线水平。

3. 本品注射液以0.15μg/（kg·min）的速度输注4h，与阿司匹林合用可近乎最大限度地抑制血小板聚集，对延长出血时间有轻度的相加作用。

4. 在不稳定型心绞痛患者，本品静脉输注两步方案[在肝素及阿司匹林应用条件下负荷输入0.4μg/（kg·min）30min，而后0.1μg/（kg·min）至48h]，在输注期间可以抑制体外ADP诱导的血小板聚集约90%及延长出血时间2.9倍。在30min负荷输注时可迅速抑制并在输注期间保持这种抑制程度。

5. 在冠脉血管成形术患者中应用本品，两步静脉输注方案[负荷量10μg/kg静脉注射，在5min内注射完毕，而后以0.15μg/（kg·min）维持输注16～24h]，与肝素及阿司匹林联用，几乎对所有患者都可达到抑制体外ADP诱导的血小板聚集大于90%。5min注射并维持输注可快速达到近乎最大程度的抑制。停止输注后，血小板功能迅速恢复到基线水平。

【药动学】

1. 在0.01～25μg/ml的浓度范围内，本品与血浆蛋白结合率不高，其结合率与药物浓度无关。人体血浆中不结合部分为35%。本品的稳态分布容积范围为22～42L。本品可以通过大鼠及兔的胎盘。

2. 以^{14}C标记的本品分析尿液及粪便中的代谢产物情况，表明其放射性主要来自于原药，循环中放射性主要来自原药（用药后达10h）。这些资料提示本品的代谢有限。

3. 在健康人中以^{14}C标记的本品单次静脉给药后，在尿液、粪便中探测到的放射性分别占给药量的66%、23%，探测到的总放射性约为91%。本品主要从尿路及胆道排出。

4. 在健康人中本品血浆清除率为213～314ml/min。肾清除率占血浆清除率的39%～69%，$t_{1/2}$为1.4～1.8h。

在冠心病患者中本品血浆清除率为152～267ml/min。肾清除率占血浆清除率的39%，$t_{1/2}$为1.9～2.2h。在大鼠中，本品可泌入乳汁。

【适应证】本品与肝素联用，适用于不稳定型心绞痛或非Q波心肌梗死患者，预防心脏缺血事件，同时也适用于冠脉缺血综合征患者进行冠脉血管成形术或冠脉内斑块切除术，以预防与经治冠脉突然闭塞有关的心脏缺血并发症。

【不良反应】

1. 与肝素和阿司匹林联合治疗时，与药物有关的最常见不良事件是出血。

2. 其他不良反应有恶心、发热和头痛。

3. 上市后报道的不良反应包括颅内出血、腹膜后出血、心包积血、肺（肺泡）出血和脊柱硬膜外血肿，致死性出血罕见。另外可见急性和（或）严重血小板计数减少，可伴有寒战、轻度发热或出血并发症血红蛋白、血细胞比容降低、血小板计数下降、尿和粪便隐血。过敏反应也有报道。

【妊娠期安全等级】B。

【禁忌与慎用】

1. 禁用于对其任何成分过敏的患者。

2. 由于抑制血小板聚集可增加出血的危险，所以本品禁用于有活动性内出血、颅内出血史、颅内肿瘤、动静脉畸形及动脉瘤的患者；也禁用于既往使用本品出现过血小板减少的患者、几个月前曾发生严重躯体创伤者、有出血倾向者。

3. 1年内出血，包括胃肠道出血或有临床意义的泌尿生殖道出血者慎用。

4. 已知的凝血障碍、血小板异常或有血小板减少病史者慎用。

5. 血小板计数小于 150 000/mm^3 者慎用。

6. 1年内有脑血管病史者慎用。

7. 近期进行过硬膜外手术的患者慎用。

8. 病史、症状或检查结果显示为壁间动脉瘤者慎用。

9. 严重的未控制的高血压 [收缩压大于 180mmHg 和（或）舒张压大于 110mmHg]慎用。

10. 急性心包炎、出血性视网膜病及长期血液透析的终末期肾病患者慎用。

11. 孕妇只有益处大于对胎儿伤害的风险时方可使用。

12. 尚未明确本品是否经乳汁分泌，哺乳期妇女慎用。

13. 儿童用药的有效性及安全性尚未确定。

【药物相互作用】

1. 与肝素和阿司匹林联用时，比单独使用肝素或阿司匹林时出血的发生率增加。与其他影响止血的药物（如华法林）合用时应谨慎。

2. 临床研究中未见下列药物与本品有相互作用：醋丁洛尔、对乙酰氨基酚、阿普唑仑、氨氯地平、阿司匹林、阿替洛尔、溴西泮、卡托普利、地西泮、地高辛、地尔硫䓬、多库酯钠、依那普利、呋塞米、格列本脲、肝素、胰岛素、异山梨酯、左旋甲状腺素、劳拉西泮、洛伐他汀、甲氧氯普胺、美托洛尔、吗啡、硝苯地平、硝酸酯类、奥美拉唑、奥沙西泮、氯化钾、普萘洛尔、雷尼替丁、辛伐他汀、硫糖铝和替马西泮。

【剂量与用法】本品仅供静脉使用。

1. 将本品溶于 0.9%氯化钠注射液或 5%葡萄糖注射液中，浓度为 50μg/ml。建议用有刻度的输液器输入本品。必须注意避免长时间负荷输入。还应注意根据患者体重计算静脉注射剂量和输注速率。临床研究中的患者除有禁忌证外，均服用了阿司匹林。

2. 不稳定型心绞痛或非 Q 波心肌梗死：本品与肝素联用由静脉输注，起始 30min 输注速率为 0.4μg/（kg·min），之后以 0.1μg/（kg·min）的速率维持输注。

在验证疗效的研究中，本品注射液与肝素联用输注一般至少持续48h，并可达108h。患者平均接受本品注射液 71.3h。在血管造影术期间可持续输注，并在血管成形术或动脉内斑块切除术后持续输注 12～24h。当患者活化凝血时间小于 180s 或停用肝素后 2～6h 应撤去动脉鞘管。

3. 血管成形术或动脉内斑块切除术：本品应与肝素联用由静脉输注，起始推注剂量为 10μg/kg，在 3min 内推注完毕，而后以 0.15μg/（kg·min）的速率维持输注。本品维持量输注应持续 36h。之后停用肝素。如果患者激活凝血时间小于 180s 应撤掉动脉鞘管。

4. 重度肾功能不全患者应降低剂量 50%。

【用药须知】

1. 因为本品抑制血小板聚集，所以与其他影响止血的药物合用时应当谨慎，本品与溶栓药物联用的安全性尚未确定。

2. 治疗期间，应监测患者有无潜在的出血。当出血需要治疗时，应考虑停止使用本品。如严重，可考虑是否需要输血。

3. 本品可轻度增加出血的发生率，特别是在股动脉鞘管穿刺部位。当要进行血管穿刺时要注意确保只穿刺股动脉的前壁，避免用 Seldinger（穿刺）技术使鞘管进入。鞘管拔出后要注意正确止血并密切观察。

4. 治疗前、静脉注射或负荷输注后 6h 内及治疗期间至少每天要监测血小板计数、血红蛋白和血细胞比容（如果证实有显著下降需更频繁监测）。在原先接受过血小板糖蛋白 Ⅱb/Ⅲa 受体拮抗剂的患者应当考虑尽早监测血小板计数。如果患者的血小板计数下降到小于 90 000/mm^3，则需要再进行血小板计数检查以排除假性血小板减少。如果已证实有血小板减少，则需停用本品和肝素，并进行适当的监测和治疗。

5. 在治疗前应测定活化部分凝血酶原时间（aPTT），并且应当反复测定 aPTT 仔细监测肝素的抗凝效应并据此调整剂量。有可能发生潜在致命性出血，特别是肝素与影响止血的其他产品如血小板糖蛋白 Ⅱb/Ⅲa 受体拮抗剂联用时尤其危险。

6. 在临床研究中，已证明有重度肾功能不全（CC＜30ml/min）的患者血浆清除率下降。对于这样的患者应减少本品的剂量。

【制剂】①注射剂：12.5mg/50ml；②注射剂（粉）：5mg，12.5mg；③大容量注射剂：100ml 含替罗非班 5mg 与氯化钠 0.9g。

【贮藏】遮光，密闭保存。

阿哌沙班（apixaban）

别名：艾乐妥、Eliquis。

本品为因子Ⅹa抑制剂。

【理化性状】

1. 化学名：1-（4-methoxyphenyl）-7-oxo-6-[4-（2-oxopiperidin-1-yl）phenyl]-4,5,6,7-tetrahydro-1H-pyrazolo[3,4c]pyridine-3-carboxamide。

2. 分子式：$C_{25}H_{25}N_5O_4$。

3. 分子量：459.5。

4. 结构式如下：

【用药警戒】

1. 停用本品增加发生血栓栓塞的风险，如不是因为病理性出血，停用本品后应使用其他抗凝药。

2. 采用椎管麻醉（脊椎/硬膜外麻醉）或脊椎/硬膜外穿刺时，接受抗血栓药预防血栓形成并发症的患者有发生硬膜外或脊柱血肿的风险，这可能导致长期或永久性瘫痪。

【药理学】

本品是因子Ⅹa的选择性抑制剂。抗血栓作用不需要抗凝血酶Ⅲ参与。本品抑制游离的和血栓结合的因子Ⅹa及凝血酶原酶的活性。对血小板聚集本品无直接影响，但间接地抑制凝血酶引起的血小板聚集。通过抑制因子Ⅹa，本品减少凝血酶生成和血栓的发展。

【药动学】

1. 吸收　本品口服生物利用度约50%，食物不影响本品的吸收，T_{max}3～4h。剂量≥25mg，本品生物利用度降低。本品压碎后通过胃管给药，与整片吞服片剂生物利用度相同。

2. 分布　蛋白结合率约87%，分布容积约为21L。

3. 代谢　约25%的给药剂量以代谢产物的形式随粪便和尿液排泄，本品主要通过CYP3A4代谢，少量经CYP1A2、CPY2C8、CPY2C9、CPY2C19、CPY2J2代谢。O-去甲基化、4-氧代哌啶部分羟基化是主要生物转化途径。血浆中主要为原药，未检测到活性代谢产物。

4. 消除　本品随尿液和粪便清除，肾清除占总清除率的27%。胆囊和肠分泌促使本品随粪便排泄。本品清除率约为3.3L/h，$t_{1/2}$约12h。本品是P-糖蛋白和乳腺癌耐药蛋白的底物。

【适应证】

1. 用于非瓣膜性心房颤动患者降低脑卒中和血栓的风险。

2. 用于预防接受全膝关节置换术、全髋关节置换术的患者并发静脉血栓栓塞。

【不良反应】

1. 主要不良反应为出血。

2. 其他不良反应有皮疹、过敏反应、氨基转移酶升高、血小板减少、低血压、胃肠功能紊乱等。

【妊娠期安全等级】B。

【禁忌与慎用】

1. 禁用于对其任何成分过敏的患者。

2. 活动性出血者禁用。

3. 孕妇只有明确需要时方可使用。

4. 尚未明确本品是否经乳汁分泌，哺乳期妇女慎用。

5. 儿童用药的安全性及有效性尚未确定。

6. 安装人工心脏瓣膜的患者不推荐使用。

【药物相互作用】

1. 强效CYP3A4与P-糖蛋白双重抑制剂，可明显升高本品的血药浓度。

2. 强效CYP3A4诱导剂，可明显降低本品的血药浓度。

3. 与阿司匹林、抗血小板药、溶栓药、肝素合用，长期使用NSAID，可使出血的风险升高。

【剂量与用法】

1. 用于非瓣膜性心房颤动患者降低脑卒中和血栓的风险：口服，5mg/次，2次/日。年龄≥80岁、体重≤60kg或肌酐≥1.5mg/dl者降低至2.5mg，2次/日。原服用5mg剂量者，如同时服用CYP3A4和P-糖蛋白强效抑制剂（如酮康唑、伊曲康唑、利托那韦、克拉霉素），降低剂量至2.5mg，2次/日。服用2.5mg剂量者避免服用CYP3A4和P-糖蛋白强效抑制剂。

2. 用于预防接受全膝关节置换术、全髋关节置换术的患者并发静脉血栓栓塞：口服，2.5mg/次，2次/日，术后12～24h开始服用，全膝关节置换术者疗程21d，全髋关节置换术者疗程35d。

3. 如未在预定时间服用，记起时，如在同1天内应尽快补服。

4. 择期手术前48h停用本品，手术后如充分止血，应尽快重新开始本品的治疗。

5. 从华法林转为本品时，INR 低于 2.0 后，可停止华法林，开始本品的治疗。

6. 从本品转为华法林时，可在下次预定服用本品时间，非胃肠道给予抗凝药和口服华法林，INR 达到理想数值时，停用非胃肠道给药。

7. 轻度肝功能不全患者不必调整剂量，中度肝功能不全患者尚无数据，不推荐用于重度肝功能不全患者。

【用药须知】用药期间监测患者出血的症状和体征。

【制剂】片剂：2.5mg，5mg。

【贮藏】贮于 20~25℃，短程携带允许 15~30℃。

依度沙班（edoxaban）

别名：Lixiana。

本品为因子Ⅹa 抑制剂，临床用其甲磺酸盐一水化物。2011 年 7 月在日本上市。

【理化性状】

1. 化学名：N'-(5-chloropyridin-2-yl)-N-[(1S,2R,4S)-4-（dimethylcarbamoyl）-2-[（5- methyl-6,7-dihydro-4H-[1,3]thiazolo[5,4-c]pyridine-2-carbonyl）amino]cy clohexyl]oxamide。

2. 分子式：$C_{24}H_{30}ClN_7O_4S$。

3. 分子量：548.06。

4. 结构式如下：

【药理学】凝血过程中，活化的凝血因子Ⅹa 将凝血酶原（FⅡ）激活成为凝血酶（FⅡa），促使纤维蛋白形成，由此形成血栓，因此，凝血因子Ⅹa 已成为开发新一代抗凝药物的主要靶点。本品通过选择性、可逆性且直接抑制因子Ⅹa 起到抑制血栓形成的作用，其对因子Ⅹa 的选择性比因子Ⅱa 高 104 倍。凝血过程中的最终产物纤维蛋白和红细胞是构成静脉血栓的主体。因子 Ⅹa 的作用是将凝血酶原激活成为凝血酶，凝血酶将纤维蛋白原转变成纤维蛋白。一分子因子Ⅹa 在 1min 内即可致 138 分子凝血酶产生，除凝血酶原外，因子Ⅹa 还会激活凝血因子Ⅴ、凝血因子Ⅶ和 C 蛋白。在体外，本

品竞争性、选择性地抑制因子Ⅹa，而对其他相关凝血因子的丝氨酸蛋白酶的抑制活性较弱。

【药动学】本品吸收迅速，T_{max} 约为 1h，$t_{1/2}$ 约 4.9h，蛋白结合率为 40%~58.9%。主要随尿液排泄。肾功能不全患者可见 $t_{1/2}$ 延长。

【适应证】用于预防和治疗接受全膝关节置换术、全髋关节置换术、髋关节骨折手术患者并发静脉血栓栓塞。

【不良反应】

1. 主要不良反应为出血（尿隐血阳性、皮下出血、伤口出血等）、γ-GTP 升高、ALT 升高。

2. 其他不良反应有头痛、腹泻、皮疹、瘙痒、水肿、发热等。

【禁忌与慎用】

1. 禁用于对其任何成分过敏的患者。

2. 活动性出血者禁用。

3. 重度肾功能不全患者禁用。

4. 细菌性心内膜炎患者禁用。

5. 出血风险高得患者慎用。

6. 重度肝功能不全患者慎用。

7. 高龄者及体重不足 40kg 者慎用。

8. 孕妇只有益处大于对胎儿伤害的风险时方可使用。

9. 尚未明确本品是否经乳汁分泌，哺乳期妇女慎用。

10. 儿童用药的有效性及安全性尚未确定。

【药物相互作用】与阿司匹林合用，可见出血时间延长。

【剂量与用法】推荐剂量为 30mg，1 次/日，口服。

【用药须知】用药期间监测患者出血的症状和体征。

【制剂】片剂：15mg，30mg。

【贮藏】遮光、密闭保存。

利伐沙班（rivaroxaban）

别名：拜瑞妥、Xarelto。

本品为因子Ⅹa 抑制剂。

【理化性状】本品为白色至淡黄色粉末，无味，无吸湿性。微溶于有机溶剂，几乎不溶于水。

1. 化学名：（S）-5-chloro-N-{[2-oxo-3-[4-（3-oxomor- pholin-4-yl）phenyl]oxazolidin-5-yl]methyl} thiophene-2-carboxamide。

2. 分子式：$C_{19}H_{18}ClN_3O_5S$。

3. 分子量：435.88。

4. 结构式如下：

【用药警戒】

1. 停用本品增加发生血栓栓塞的风险，如不是因为病理性出血，停用本品后应使用其他抗凝药。

2. 采用椎管麻醉（脊椎/硬膜外麻醉）或脊椎/硬膜外穿刺时，接受抗血栓药预防血栓形成并发症的患者有发生硬膜外或脊柱血肿的风险，这可能导致长期或永久性瘫痪。

【药理学】本品高度选择性和可竞争性抑制游离和结合的Ⅹa因子及凝血酶原活性，以剂量-依赖方式延长活化部分凝血活酶时间（aPTT）和凝血酶原时间（PT）。本品与磺达甘癸钠或肝素的本质区别在于其不需要抗凝血酶Ⅲ参与，可直接拮抗游离和结合的因子Ⅹa。而肝素则需要有抗凝血酶Ⅲ才能发挥作用，且对凝血酶原复合物中的因子Ⅹa无效。

【药动学】

1. 吸收：10mg本品的绝对生物利用度较高（80%～100%）。本品吸收迅速，服用后2～4h达C_{max}。进食对10mg片剂的AUC或C_{max}无明显影响，因此，服用10mg片剂的时间不受就餐时间的限制。药动学基本呈线性，生物利用度和吸收随着剂量增高而下降。这一现象在空腹状态下比在进食状态下更为明显。个体间变异性（CV%）为30%～40%，但在手术当天和术后第1天暴露量变异性高（70%）。

2. 分布：本品与血浆蛋白（主要是人血白蛋白）的结合率较高，在人体中为92%～95%。分布容积中等，稳态下分布容积约为50L。

3. 代谢：本品通过CYP3A4、CYP2J2和不依赖CYP机制进行代谢。吗啉酮部分的氧化降解和酰胺键的水解是主要的生物转化部位。

4. 消除：体外研究表明，本品是P-糖蛋白和乳腺癌耐药蛋白的底物。给药剂量约有2/3通过代谢降解，然后其中一半通过肾排出，另外一半通过粪便途径排出；其余1/3用药剂量以原药的形式直接通过肾随尿液排泄，主要是通过肾主动分泌的方式。全身清除率约为10L/h，以1mg剂量静脉给药后的$t_{1/2}$约为4.5h。以10mg剂量口服给药后的清除率受到吸收率的限制，平均$t_{1/2}$为7～11h。

5. 老年（>65岁）患者的血药浓度比年轻患者高，其平均AUC约为年轻患者的1.5倍，主要是由老年患者总清除率和肾清除率（明显）降低所致。但不必调整剂量。

6. 体重、种族对本品药动学无影响。

7. 在轻度肝功能不全（Child Pugh 分级 A）的肝硬化患者中，药动学仅发生轻微变化（平均AUC升高1.2倍）。在中度肝功能不全（Child Pugh 分级 B）的肝硬化患者中，本品的平均AUC与健康志愿者相比升高2.3倍，肾清除率也有所下降，与中度肾功能不全的患者类似。尚无重度肝功能不全患者的数据。

与健康志愿者相比，在中度肝功能不全的患者中对于因子Ⅹa活性的抑制作用升高2.6倍；与之类似，PT也延长了2.1倍。中度肝功能不全的患者对本品更加敏感，导致浓度和PT之间PK/PD关系的斜率更高。

8. AUC在轻度（CC为50～80ml/min）、中度（CC为30～49ml/min）和重度（CC为15～29ml/min）肾功能不全的患者中分别升高1.4倍、1.5倍和1.6倍。药效增强更为明显。与健康受试者相比，在轻度、中度和重度肾功能不全的患者中对因子Ⅹa的总抑制率分别增加1.5倍、1.9倍和2.0倍；与之类似，凝血酶原时间分别延长了1.3倍、2.2倍和2.4倍。尚无CC<15ml/min患者的数据。

由于本品的血浆蛋白结合率较高，因此本品不可透析清除。对于轻度或中度肾损害的患者，不必调整剂量。

关于重度肾功能不全（CC为15～29ml/min）患者的有限临床资料表明，本品的血药浓度在这一患者人群中明显升高。因此，这些患者使用本品必须谨慎。不建议CC<15ml/min的患者使用本品。

【适应证】用于预防髋关节和膝关节置换术后患者深静脉血栓（DVT）和肺栓塞（PE）的形成。也可用于预防非瓣膜性心房颤动患者的脑卒中和非中枢神经系统性栓塞，降低冠状动脉综合征复发的风险等。

【不良反应】

1. 常见不良反应　出血。

2. 实验室检查　常见γ-GTP升高，氨基转移酶升高（包括AST升高、ALT升高）；少见脂肪酶升高、淀粉酶升高、胆红素升高、乳酸脱氢酶升高、碱性磷酸酶升高；罕见结合胆红素升高（伴或不伴ALT升高）。

3. 心脏　少见心动过速。

4. 血液和淋巴系统　常见贫血（包括相应的实验室参数）；少见血小板增多（包括血小板计数升高）。

5. 神经系统　少见晕厥（包括意识丧失）、头晕、头痛。

6. 胃肠道　常见恶心；少见便秘、腹泻、腹部和胃肠疼痛（包括上腹痛、胃部不适）、消化不良（包括上腹部不适）、口干、呕吐。

7. 肾和泌尿系统　少见肾损害（包括血肌酐升高、血尿素升高）。

8. 皮肤和皮下组织　少见瘙痒（包括罕见的全身瘙痒）、皮疹、荨麻疹（包括罕见的全身荨麻疹）、挫伤。

9. 肌肉骨骼系统　少见肢端疼痛。

10. 手术的并发症　少见伤口分泌物。

11. 血液系统　常见术后出血（包括术后贫血和伤口出血）；少见出血（包括血肿和罕见的肌肉出血）、胃肠道出血（包括牙龈出血、直肠出血、呕血）、血尿症（包括出现血尿）、生殖道出血（包括月经过多）、低血压（包括血压下降、手术引起的低血压）、鼻出血；未知关键器官（如脑）内出血、肾上腺出血、结膜出血、咯血。

12. 全身和给药部位　少见局部水肿、外周水肿、感觉不适（包括疲乏、无力）、发热。

13. 免疫系统　罕见过敏性皮炎、超敏反应。

14. 肝胆　罕见肝功能异常、黄疸。

【妊娠期安全等级】C。

【禁忌与慎用】

1. 对本品或片剂中任何辅料过敏的患者、有临床明显活动性出血的患者、具有凝血异常和临床相关出血风险的肝病患者禁用。

2. 禁用于伴有凝血异常和临床相关出血风险的肝病患者。对于中度肝功能不全（Child Pugh 分级 B）的肝硬化患者，如果不伴有凝血异常，可以谨慎使用。

3. 重度肾功能不全患者慎用，不建议肌酐清除率<15ml/min 的患者使用。

4. 孕妇只有益处大于对胎儿伤害的风险时方可使用。

5. 尚未明确本品是否经乳汁分泌，哺乳期妇女慎用。

6. 儿童用药的安全性及有效性尚未确定。

7. 先天性或后天性出血障碍、未控制的严重动脉高血压、活动性胃肠溃疡性疾病、近期胃肠溃疡、血管源性视网膜病、近期的颅内出血、脊柱内或脑内血管异常及近期接受脑、脊柱或眼科手术者慎用。

【药物相互作用】

1. 酮康唑或利托那韦可明显升高本品的 AUC，可能导致出血风险升高。因此，不建议将本品与唑类抗真菌药（如酮康唑、伊曲康唑、伏立康唑和泊沙康唑）或 HIV 蛋白酶抑制剂全身用药时合用。这些药物是 CYP3A4 和 P-gp 的强效抑制剂。预计氟康唑对于本品血药浓度的影响较小，可以谨慎地合并用药。

2. 强效 CYP3A4 抑制剂和中度 P-gp 抑制剂的克拉霉素使本品的平均 AUC 升高 1.5 倍，使 C_{max} 升高 1.4 倍，但这种升高无明显临床意义。

3. 中效抑制 CYP3A4 和 P-gp 的红霉素（500mg，3 次/日）使本品的平均 AUC 和 C_{max} 升高 1.3 倍，但这种升高无明显临床意义。

4. 如果患者同时接受任何其他抗凝治疗，由于出血风险升高，应该特别谨慎。与氯吡格雷（300mg 负荷剂量，随后 75mg 维持剂量）合用并未显示出药动学相互作用，但是在一个亚组的患者中观察到了相关出血时间的延长，它与血小板聚集、P 选择蛋白或 GP IIb/IIIa 受体水平无关。当使用本品的患者合用非甾体抗炎药（包括阿司匹林）和血小板聚集抑制剂时应谨慎，因为这些药物通常会提高出血风险。

5. 本品与强效 CYP3A4 诱导剂利福平，使本品的平均 AUC 下降约 50%，同时药效也平行降低。其他强效 CYP3A4 诱导剂（如苯妥英、卡马西平、苯巴比妥或贯叶连翘）也可能使本品血药浓度降低。合用强效 CYP3A4 诱导剂时，应谨慎。

6. 与咪达唑仑（CYP3A4 底物）、地高辛（P-gp 底物）或阿托伐他汀（CYP3A4 和 P-gp 底物）合用时，未观察到有临床显著性的药动学或药效学相互作用。本品对于任何主要 CYP 亚型（如 CYP3A4）既无抑制作用也无诱导作用。

【剂量与用法】15mg 和 20mg 的片剂应在进餐时服用，10mg 的片剂与餐是否同服均可。

1. 用于非瓣膜性心房颤动减少脑卒中的风险 CC>50ml/min 者，20mg/次，晚餐时服用。

2. 用于治疗深静脉血栓和肺栓塞　15mg/次，2 次/日，进餐时服用，共服 21d，之后以 20mg/次，1 次/日维持。

3. 用于降低深静脉血栓和肺栓塞的风险
20mg/次，1 次/日，进餐时服用。

4. 预防髋关节置换术后深静脉血栓　10mg/
次，1 次/日，疗程 35d。

5. 预防膝关节置换术后深静脉血栓　10mg/
次，1 次/日，疗程 12d。

6. 从华法林转为本品时，停用华法林至 INR
低于 3.0 后，尽快开始本品的治疗。

7. 接受其他抗凝药（如低分子量肝素）的患者
转为本品时，在晚上服用其他抗凝药前 0～2h 开始
服用本品；如使用未分层的肝素连续输注，停用肝
素后即服本品。

8. 如果漏服，如在同一天内，应尽快补服。

【用药须知】

1. 治疗期间密切监测患者，观察是否有出血并
发症征象。对于任何不明原因的血红蛋白或血压降
低都应寻找出血部位。

2. 当合用可以升高本品血药浓度的其他药物
时，中度肾功能不全的患者应该慎用。

3. 在采用椎管麻醉（脊椎/硬膜外麻醉）或脊
椎/硬膜外穿刺时，接受抗血栓药预防血栓形成并发
症的患者有发生硬膜外或脊柱血肿的风险，这可能
导致长期或永久性瘫痪。术后使用硬膜外留置导管
或同时使用影响止血作用的药物可能提高发生上
述事件的风险。创伤或重复硬膜外或脊椎穿刺也可
能提高上述风险。应对患者实施经常性监测，观察
是否有神经功能损伤症状和体征（如腿部麻木或无
力、肠或膀胱功能障碍）。如果观察到神经功能损
伤，必须立即进行诊断和治疗。对于接受抗凝治疗
的患者和为了预防血栓计划接受抗凝治疗的患者，
在实施椎管麻醉之前医师应衡量潜在的获益和
风险。

4. 本品末次给药 18h 后才能取出硬膜外导管。
取出导管 6h 后才能服用本品。如果实施微创穿刺，
本品给药需延迟 24h。

5. 本品内含有乳糖。有罕见的遗传性半乳糖不
耐受、Lapp 乳糖酶缺乏或葡萄糖-半乳糖吸收不良
问题的患者不能服用。

6. 治疗期间定期监测凝血参数（如 PT、aPTT）。

【制剂】片剂：10mg，15mg，20mg。

【贮藏】贮于 25℃，短程携带允许 15～30℃。

贝曲沙班（betrixaban）

本品为 FXa 抑制剂。

【CAS】330942-05-7。

【理化性状】

1. 化学名：N-（5-chloropyridin-2-yl）-2[4-
（N,N-dimethylcarbamimidoyl）- benzoylamino]-5-
methoxybenzamide。

2. 分子式：$C_{23}H_{22}ClN_5O_3$。

3. 分子量：451.9。

4. 结构式如下：

马来酸贝曲沙班（betrixaban maleate）

别名：Bevyxxa。

【CAS】142373-60-2（anhydrous tirofiban hydro-
chloridez）;150915-40-5（tirofiban hydrochloride mono-
hydrate）。

【理化性状】

1. 化学名：N-（5-chloropyridin-2-yl）-2[4-（N,
N-dimethylcarbamimidoyl）- benzoylamino]-5- meth-
oxybenzamide maleate。

2. 分子式：$C_{23}H_{22}ClN_5O_3 \cdot C_4H_4O_4$。

3. 分子量：567.98。

【用药警戒】采用椎管麻醉（脊椎/硬膜外麻醉）
或脊椎/硬膜外穿刺时，接受抗血栓药预防血栓形成
并发症的患者有发生硬膜外或脊柱血肿的风险，这
可能导致长期或永久性瘫痪。

【药理学】本品是因子Ⅹa 的选择性抑制剂。
抗血栓作用不需要抗凝血酶Ⅲ参与。本品可抑制游
离的因子Ⅹa 及凝血酶原酶的活性，对血小板聚集
本品无直接影响。通过抑制因子Ⅹa，本品可减少
凝血酶生成和血栓的形成。

【药动学】

1. 吸收　口服本品 80mg，其生物利用度约为
34%。口服后 3～4h 可达 C_{max}。进食高脂肪餐可明
显升高本品的 C_{max} 和 AUC。

2. 分布　本品与血浆蛋白的结合率约为 60%。
分布容积为 32L/kg。

3. 代谢　本品通过 CYP3A4、CYP2J2 和不依
赖 CYP 的机制进行代谢。吗啉酮部分的氧化降解
和酰胺键的水解是主要的生物转化部位。

4. 消除　血浆中主要为原药，有两种不依赖于
CYP 水解的无活性代谢产物，占血浆中药物有关成

分的 15%～18%。仅有不足 1%的本品通过 CYP1A1、CYP1A2、CYP2B6、CYP2C9、CYP2C19、CYP2D6 和 CYP3A4 代谢。本品的平均 $t_{1/2}$ 为 19～27h。给予放射性标记的本品，尿中回收 11%的放射性物质，粪便中回收 85%。肾功能不全，可明显升高本品的 AUC。

AUC 在轻度（CC 为 60～90ml/min）、中度（CC 为 30～59ml/min）和重度（CC 为 15～29ml/min）肾功能不全的患者中分别升高 1.89 倍、2.27 倍和 2.63 倍。

【适应证】用于急性疾病住院的中重度制动患者或因其他危险因素的患者预防深静脉血栓。

【不良反应】
1. 最常见不良反应是出血。
2. 其他不良反应有尿路感染、便秘、低血钾、高血压、头痛、恶心、腹泻。

【禁忌与慎用】
1. 禁用于对本品过敏的患者及活动性出血的患者。
2. 尚未在肝功能不全患者中进行试验，不推荐使用。
3. 孕妇只有益处大于对胎儿伤害的风险时方可使用。
4. 尚未明确本品是否经乳汁分泌，哺乳期妇女使用时应权衡利弊。
5. 儿童用药的有效性及安全性尚未确定。

【药物相互作用】
1. 本品是 P-糖蛋白的底物，与 P-糖蛋白抑制剂（胺碘酮、阿奇霉素、维拉帕米、酮康唑、克拉霉素）合用，本品的血药浓度可明显升高。
2. 与抗血小板药、其他抗凝药、溶栓药合用，可增加出血的风险，合用上述药物及阿司匹林、非甾体抗炎药时，应密切监测患者出血的症状和体征。

【剂量与用法】
1. 口服本品，首剂160mg，之后 1 次/日，80mg/d，在每天同一时间进餐时服用，疗程 5～7 周。
2. 严重肾功能不全（CC 为 15～30ml/min）的患者剂量减半，疗程不变。
3. 与 P-糖蛋白抑制剂合用时，本品的剂量减半，疗程不变。
4. 如果漏服本品，发现后应尽快补服，但不能一次服用 2 次的剂量。

【用药须知】
1. 本品可导致出血，有时为严重的大出血，甚至导致死亡。患者一旦出现出血的症状和体征，应立即就医。
2. 在采用椎管麻醉（脊椎/硬膜外麻醉）或脊椎/硬膜外穿刺时，接受抗血栓药预防血栓形成并发症的患者有发生硬膜外或脊柱血肿的风险，这可能导致长期或永久性瘫痪。术后使用硬膜外留置导管或同时使用影响止血作用的药物可能增加发生上述事件的风险。创伤或重复硬膜外或脊椎穿刺也可能提高上述风险。应对患者实施经常性监测，观察是否有神经功能损伤症状和体征（如腿部麻木或无力、肠或膀胱功能障碍）。如果观察到神经功能损伤，必须立即进行诊断和治疗。对于接受抗凝治疗的患者和为了预防血栓计划接受抗凝治疗的患者，在实施椎管麻醉之前，医师应衡量潜在的获益和风险。
3. 本品末次给药72h 后才能取出硬膜外导管，取出导管 5h 后才能服用本品。

【制剂】胶囊剂：40mg，80mg。
【贮藏】贮于室温下（20～25℃）。

<u>普拉格雷（prasugrel）</u>

本品为 ADP 受体阻滞剂。
【理化性状】
1. 本品为白色或近白色固体；在 pH 为 2 时溶于水，pH 为 3～4 时微溶于水，pH 为 6～7.5 时难溶于水。易溶于甲醇，微溶于 1-丙醇、2-丙醇及丙酮，几乎不溶于二甲基亚砜和乙酸乙酯。
2. 化学名：5-[（1RS）-2-cyclopropyl-1-（2-fluorophenyl）-2-oxoethyl]-4,5,6,7- tetrahydrothieno [3,2-c]pyridin-2-yl acetate。
3. 分子式：$C_{20}H_{20}FNO_3S$。
4. 分子量：373.44。
5. 结构式如下：

<u>盐酸普拉格雷（prasugrel hydrochloride）</u>

别名：Effient、Efient。
【理化性状】
1. 本品为白色或近白色固体；在 pH 为 2 时溶于水，pH 为 3～4 时微溶于水，pH 为 6～7.5 时难溶于水。易溶于甲醇，微溶于 1-丙醇、2-丙醇及丙酮，几乎不溶于二甲基亚砜和乙酸乙酯。

2. 化学名：5-[（1*RS*）-2-cyclopropyl-1-（2-fluorophenyl）-2-oxoethyl]-4,5,6,7- tetrahydrothieno [3,2-*c*]pyridin-2-yl acetate hydrochloride。

3. 分子式：$C_{20}H_{20}FNO_3S \cdot HCl$。

4. 分子量：409.90。

【用药警戒】

1. 本品可导致严重的甚至危及生命的出血。活动性病理出血患者禁用。不推荐 75 岁以上患者使用，因致命性出血的风险增加。

2. 可能行紧急冠状动脉旁路移植手术的患者不要服用本品。择期手术前，如有可能至少停用本品 7d。

3. 体重低于 60kg 者、有出血倾向者、同时使用其他影响血小板功能的药物（华法林、肝素、溶栓药及长期使用 NSAID）的患者出血的风险高。应注意监测行冠状动脉造影术、PCI、CABG 的患者出血的风险。

4. 停用本品，特别是发生急性冠脉综合征后的几周内，发生心血管事件的风险高。

【药理学】本品可与血小板表面的 ADP 受体结合，使纤维蛋白原无法与糖蛋白 GP Ⅱ b/Ⅲa 受体结合，从而抑制血小板相互聚集。

【药动学】

1. 吸收　口服后吸收率约 79%。吸收和代谢均很迅速。活性代谢产物在 30min 后达血药峰值。剂量在 5～60mg，AUC 增加的比例低于剂量增加的比例。10mg，1 次/日，重复给药，本品及其活性代谢产物无蓄积。本品及活性代谢产物的 AUC 不受食物影响，但在进食高脂肪餐后 C_{max} 降低 49%，T_{max} 从 0.5h 延迟至 1.5h。本品与食物是否同服均可。

2. 分布　活性代谢产物与白蛋白的结合率约为 98%。活性代谢产物的分布容积为 44～68L，清除率为 112～166L/h。

3. 代谢　本品口服后在血浆中未检测到原药。本品在小肠内快速水解为硫代内酯，后者进一步被 CYP3A4 和 CYP2B6 代谢为活性代谢产物，CYP2C9 和 CYP2C19 也少量参与。活性代谢产物经 *S*-甲基化或与半胱氨酸共轭结合代谢。

4. 排泄　给药剂量的 68% 以代谢产物的形式随尿液排泄，27% 随粪便排泄。

【适应证】可用于防治心肌梗死、缺血性脑血栓、闭塞性脉管炎和动脉粥样硬化及血栓栓塞引起的并发症。应用于近期发生过脑卒中、心肌梗死或确诊外周动脉疾病的患者，治疗后可减少动脉粥样硬化事件的发生（心肌梗死、脑卒中和血管性死亡）。

【不良反应】

1. 出血（可能是致命的）、高血压、低血压、高血脂、头痛、腰痛、肠胃不适、头晕、咳嗽、胸痛、心房颤动、白细胞减少。

2. 罕见血栓性血小板减少性紫癜、血小板减少、贫血、肝功能异常、过敏反应、血管神经性水肿。

【妊娠期安全等级】B。

【禁忌与慎用】

1. 对本品或本品任一成分过敏者禁用。

2. 活动性病理性出血，如消化性溃疡或颅内出血禁用。

3. 有一过性脑缺血发作史的患者禁用。

4. 孕妇只有明确需要时方可使用。

5. 尚未明确本品是否经乳汁分泌，哺乳期妇女慎用。

6. 儿童用药的有效性及安全性尚未确定。

7. 终末期肾病、重度肝功能不全患者慎用。

【药物相互作用】与华法林、NSAID 合用，出血的风险增加。

【剂量与用法】首先给予负荷剂量 60mg，之后 10mg/次，1 次/日。与阿司匹林（75～325mg）同服。体重低于 60kg 者，可考虑降低至 5mg/次，1 次/日。

【用药须知】

1. 患有急性心肌梗死的患者，在急性心肌梗死最初几天不推荐使用本品治疗。

2. 由于缺少相关数据，不推荐使用本品治疗不稳定型心绞痛、PTCA（有支架）、CABG 和急性缺血性脑卒中（短于 7d）。

3. 与其他抗血小板药同时使用，本品对那些由于创伤、手术或其他病理原因而可能引起出血增多的患者，应慎用。择期手术患者，且不必抗血小板治疗者，术前 1 周停止使用本品。

【制剂】片剂：5mg，10mg。

【贮藏】贮于 25℃，短程携带允许 15～30℃。

替格瑞洛（ticagrelor）

别名：替卡格雷、倍林达、Brilinta、Brilique、Possia。

本品为 ADP 受体阻滞剂。

【理化性状】

1. 本品为结晶性粉末，室温下水中溶解度为 10μg/ml。

2. 化学名：（1S,2S,3R,5S）-3-[7-[（1R,2S）-2-（3,4-difluorophenyl）cyclopropylamino]- 5-（propylthio）-3H-[1,2,3]triazolo[4,5-d]pyrimidin-3-yl]-5-（2-hydroxyethoxy）cyclopentane-1, 2-diol。

3. 分子式：$C_{23}H_{28}F_2N_6O_4S$。

4. 分子量：522.57。

5. 结构式如下：

【用药警戒】

1. 本品可导致严重的甚至危及生命的出血。活动性病理出血患者禁用。不推荐 75 岁以上患者使用，因致命性出血的风险增加。

2. 可能行紧急冠状动脉旁路移植手术的患者不要服用本品。择期手术前，如有可能至少停用本品 5d。

3. 应注意监测行冠状动脉造影术、PCI、CABG 的患者出血的风险。

4. 停用本品，特别是发生急性冠脉综合征后的几周内，发生心血管事件的风险高。

5. 阿司匹林剂量超过 100mg 可影响本品的效果，阿司匹林的剂量应为 75～100mg/d。

【药理学】本品及其主要代谢产物能可逆性地与血小板 P2Y12ADP 受体相互作用，阻断信号传导和血小板活化。本品及其活性代谢产物的活性相当。

【药动学】

1. 吸收 本品吸收迅速，中位 T_{max} 约为 1.5h。可快速生成其主要循环代谢产物 AR-C124910XX（也是活性物质），AR-C124910XX 的中位 T_{max} 约为 2.5h（1.5～5.0）。在所研究的剂量范围（30～1260mg）内，本品与其活性代谢产物的 C_{max} 和 AUC 与剂量大致成比例增加。本品的平均绝对生物利用度约为 36%（25.4%～64.0%）。摄食高脂肪食物可使本品的 AUC 增加 21%，活性代谢物的 C_{max} 下降 22%，但对本品的 C_{max} 或活性代谢物的 AUC 无影响。一般认为这些变化的临床意义不大，因此，本品可在饭前或饭后服用。

2. 分布 本品的稳态分布容积为 87.5L。本品及其代谢产物与人血浆蛋白广泛结合（＞99%）。

3. 代谢 本品主要经 CYP3A4 代谢，少部分由 CYP3A5 代谢。主要代谢产物为 AR-C124910XX，经体外试验评估显示其也具有活性，可与血小板 P2Y12ADP 受体结合。活性代谢产物的全身暴露量为原药的 30%～40%。

4. 排泄 放射示踪测得放射物的平均回收率约为 84%（粪便中含 57.8%，尿液中含 26.5%）。原药及其活性代谢产物在尿液中的回收率均小于给药剂量的 1%。活性代谢产物的主要消除途径为经胆汁分泌。本品的平均 $t_{1/2}$ 约为 7h，活性代谢产物为 9h。

【适应证】本品用于急性冠脉综合征（不稳定型心绞痛、非 ST 段抬高心肌梗死或 ST 段抬高心肌梗死）患者，包括接受药物治疗和经皮冠状动脉介入（PCI）治疗的患者，降低血栓性心血管事件的发生率。

【不良反应】

1. 主要不良反应为出血。

2. 常见不良反应包括呼吸困难、头痛、头晕、恶心、心房颤动、高血压、胸痛、腹痛、腰痛、低血压、疲乏、肌酐升高。

3. 心动过缓、男性女型乳房比较罕见。

4. 上市后有发生过敏反应，包括血管神经性水肿的报道。

【妊娠期安全等级】C。

【禁忌与慎用】

1. 对本品及制剂中任何辅料成分过敏者禁用。

2. 活动性病理性出血（如消化性溃疡或颅内出血）的患者禁用。

3. 有颅内出血病史者禁用。

4. 中重度肝损伤患者禁用。

5. 孕妇只有在益处大于对胎儿伤害的风险时方可使用。

6. 尚未明确本品是否经乳汁分泌，哺乳期妇女慎用。

7. 儿童用药的有效性及安全性尚未确定。

【药物相互作用】

1. 酮康唑可使本品的 C_{max} 和 AUC 分别增加 2.4 倍和 7.3 倍，活性代谢产物的 C_{max} 和 AUC 分别下降 89% 和 56%；其他 CYP3A4 的强抑制剂也会有相似的影响。应避免与 CYP3A 强效抑制剂（酮康唑、伊曲康唑、伏立康唑、克拉霉素、萘法唑酮、利托那韦、沙奎那韦、奈非那韦、茚地那韦、阿扎那韦和泰利霉素等）合用。

2. 利福平可使本品的 C_{max} 和 AUC 分别降低 73% 和 86%，活性代谢产物的 C_{max} 未发生改变，AUC 降低 46%。预期其他 CYP3A4 诱导剂（如地塞米松、苯妥英、卡马西平和苯巴比妥）也会降低本品的暴露量。本品应避免与 CYP3A 强效诱导剂合用。

3. 与大于 100mg 维持剂量阿司匹林合用时，会降低本品减少复合终点事件的临床疗效。

4. 辛伐他汀、洛伐他汀通过 CYP3A4 代谢，本品可使其血清浓度升高。合用时，辛伐他汀、洛伐他汀的给药剂量不得大于 40mg。

5. 本品可使地高辛的 C_{max} 增加 75%，AUC 增加 28%。因此建议本品与治疗指数较窄的 P-gp 底物（如地高辛、环孢素）合用时，应进行适当的临床和（或）实验室监测。

6. 由于观察到无症状的室性间歇和心动过缓，因此，在本品与已知可诱导心动过缓的药物合用时，应谨慎用药。

7. 由于潜在的药效学相互作用，本品与已知可改变止血功能的药物合用时应谨慎。

8. 由于 SSRI 治疗中报道有出血异常（如帕罗西汀、舍曲林和西酞普兰），因此，建议 SSRI 应慎与本品合用，合用可能会增加出血风险。

【剂量与用法】本品可在饭前或饭后服用。起始剂量为单次负荷量 180mg，此后 90mg/次，2 次/日。除非有明确禁忌，本品应与阿司匹林联合用药。在服用首剂负荷阿司匹林后，阿司匹林的维持剂量为 75～100mg/次，1 次/日。

【用药须知】

1. 急性冠脉综合征患者过早中止任何抗血小板药物（包括本品）治疗，可能会使基础疾病引起的心血管死亡或心肌梗死的风险增加，因此，应避免过早中止治疗。

2. 本品的治疗时间可长达 12 个月，除非有临床指征需要中止本品治疗（超过 12 个月的用药经验目前尚有限）。

【制剂】片剂：90mg，180mg。

【贮藏】贮于 25℃，短程携带允许 15～30℃。

坎格瑞洛（cangrelor）

别名：Kengrea。

本品为新型血小板药，是一种直接的 P2Y12 血小板受体抑制剂，它能阻碍腺苷二磷酸（ADP）诱导血小板激活和聚集。

【理化性状】

1. 化学名：N^6-[2-（methylthio）ethyl]-2-[（3,3,3,trifluoropropyl）-5'-adenylic acid, monanhydride with（dichloromethylene）bisphosphonic acid。

2. 分子式：$C_{17}H_{21}N_5Cl_2F_3Na_4O_{12}P_3S_2$。

3. 分子量：864.3。

4. 结构式如下：

【药理学】本品是直接的 P2Y12 血小板受体抑制剂，可阻止二磷酸腺苷（ADP）诱发的血小板活化和聚集。本品选择性地、可逆地与 P2Y12 受体结合，阻止进一步的信号传导和血小板活化。

【药动学】快速静脉注射本品 30μg/kg，之后以每分钟 4μg/kg 静脉输注，在 2min 之内达到血药峰值。静脉给药本品的药动学呈线性。本品在按上述方法给药后，分布容积为 3.9L，血浆蛋白结合率为 97%～98%。本品在循环中经脱磷酸作用快速失活，主要的代谢产物为核苷，其抗血小板活性可忽略不计。本品的代谢与肝功能无关，也不干扰其他经肝酶代谢的药物。给予 ^3H 标记的本品，尿中回收 58% 的放射性物质，粪便中回收其余的 35%，推测可能是经胆汁排泄的。本品的 $t_{1/2}$ 为 3～6min。

【适应证】用于未经 P2Y12 血小板抑制剂和糖蛋白 Ⅱb/Ⅲa 治疗的患者，辅助经皮冠状动脉介入治疗，以降低围术期心肌梗死、重复冠状动脉重建术、支架血栓的风险。

【不良反应】

1. 本品的主要不良反应是出血，发生率大于氯吡格雷。

2. 过敏反应，可出过敏性休克、支气管痉挛、血管神经性水肿和喘鸣。

3. 另外本品可导致肾功能恶化和呼吸困难。

【妊娠期安全等级】C。

【禁忌与慎用】

1. 严重活动性出血的患者禁用。

2. 对本品过敏者禁用。

3. 尚未明确本品是否可经乳汁分泌，哺乳期妇女使用时应暂停哺乳。

4. 儿童用药的安全性尚未明确。

【药物相互作用】在输注本品期间服用氯吡格雷、普拉格雷无效，只能在本品输注结束后服用上述两种药品。

【剂量与用法】

1. 首先在 PCI 开始之前给予本品 30μg/kg 快速静脉注射，之后以每分钟 4μg/kg 的速度静脉输注，维持静脉输注至少 2h 或整个 PCI 过程，不论整个过程有多长。

2. 停止输入本品后，应继续口服 P2Y12 血小板抑制剂，如替格瑞洛 180mg，在输注过程中或输注结束后立即口服，或普拉格雷在本品输注结束后立即口服，或氯吡格雷 600mg 在本品输注结束后立即口服。

3. 本品注射剂应先用 5ml 注射用水溶解，轻轻转动安瓿使溶解，不可剧烈振摇，充分溶解后稀释至 200μg/ml，供静脉输注。稀释于 0.9%氯化钠注射液的本品可在室温下放置 24h，稀释于 5%葡萄糖注射液的本品在室温下可放置 12h。

4. 本品应使用单独的输液管路快速静脉注射，注射的时间应小于 1min，可使用输液泵，之后立即给予维持剂量。

【用药须知】本品出血的发生率高于氯吡格雷，一旦停止静脉输注，1h 内本品的抗血小板作用消失。

【制剂】注射剂（粉）：50mg。

【贮藏】贮于 25℃下，短程携带允许 15～30℃。

曲前列尼尔（treprostinil）

别名：瑞模杜林、Remodulin、Tyvaso（吸入剂）。

本品为前列环素类似物，临床用其钠盐，有注射液和吸入剂供临床使用。

【理化性状】

1. 化学名：（{（1R,2R,3aS,9aS）-2,3,3a,4,9,9a-Hexahydro-2-hydroxy-1-[（3S）-3-hydroxyoctyl]-1H-benz[f]inden-5-yl}oxy）acetic acid。

2. 分子式：$C_{23}H_{34}O_5$。

3. 分子量：390.52。

4. 结构式如下：

曲前列尼尔钠（treprostinil sodium）

【理化性状】

1. 分子式：$C_{23}H_{34}O_5Na$。

2. 分子量：413.5。

【用药警戒】

1. 使用本品可出现过敏症状，如荨麻疹、呼吸困难、面部、嘴唇、舌头及咽喉肿胀，请立即寻求紧急医疗帮助。

2. 如出现严重过敏症状[如新发的肺动脉高压或肺动脉高压恶化、感觉气短（即便是轻微用力所致）、疲倦、胸痛及皮肤苍白、手、足肿胀、濒死感、发热、寒战、咳嗽伴黄或绿色痰液、胸部刺痛、哮喘、鼻或牙龈异常出血、其他不能停止的出血、虚弱、易致瘀伤、异常阴道出血、尿或大便带血、黑粪或柏油状大便、咳嗽出血或呕吐咖啡样物]，应立即就医。

【药理学】本品主要的药理学作用为扩张肺动脉及全身动脉血管床，抑制血小板聚集。动物实验表明，本品可降低左右心室的后负荷，增加心排血量及每搏输出量。其他研究显示本品有剂量相关的心脏负性变力和松弛作用。

【药动学】

1. 吸收：持续皮下给药，剂量在 1.25～125ng/（kg·min），药动学呈线性，符合二室模型。未对剂量高于 125ng/（kg·min）者进行研究。

吸入给药剂量（18～90μg）与暴露量成正比。吸入给药的绝对生物利用度约为 264%（18μg）和 72%（36μg）。给予目标剂量 0.12h 和 0.25h 后，血药浓度分别为 0.91ng/ml 和 1.32ng/ml，AUC 分别为 0.81（ng·h）/ml 和 0.97（ng·h）/ml。

皮下给药与静脉给药 10ng/（kg·min），稳态时生物等效。皮下给药吸收迅速而完全，绝对生物利用度为 100%，约 10h 达稳态，平均剂量 9.3ng/（kg·min）时的血药浓度约为 2000pg/ml。

2. 分布：中央室分布容积约为 14L/70kg（理想体重）。在体外 330～10 000μg/L 浓度下，蛋白结合率为 91%。

3. 代谢及排泄：本品主要由 CYP2C8 在肝代谢，给予 ¹⁴C 标记的本品，经 10d，78.6%皮下给药的剂量在尿中回收，粪便中回收 13.4%。尿液中原药仅占 4%，尿中检测到 5 种代谢产物，各占 10.2%～15.5%，约为给药剂量的 64.4%。4 种为 3-羟辛基侧链的氧化代谢产物，1 种为葡醛共轭衍生物（本品为葡糖醛酸化合物）。代谢产物无活性。本品成双相消除，终末 $t_{1/2}$ 约 4h，对体重 70kg 者全身清除率约 30L/h。

4. 轻中度肝功能不全患者，皮下输注 10ng/（kg·min），经 150min，可见到 C_{max} 分别增加 2 倍和 4 倍，$AUC_{0\sim\infty}$ 分别增加 3 倍和 5 倍。肝功能不全患者与健康成人相比，其清除率降低达 80%。

5. 未进行肾功能不全对本品药动学影响的研究，无剂量推荐建议。尽管只有 4% 的原药随尿排泄，但其已知的代谢产物全部随尿排泄。

【适应证】用于治疗肺动脉高压（PAH）（WHO 1 组），减轻与运动相关的症状。

【不良反应】

1. 常见注射部位疼痛、头痛、腹泻、恶心、皮疹、下颌痛、血管舒张、头晕、水肿、瘙痒、低血压。

2. 注射剂长期用药的不良反应包括厌食、呕吐、注射部位感染、无力及腹痛。

3. 与给药装置相关的静脉输注不良反应包括手臂肿胀、感觉异常、血肿和疼痛。

4. 注射剂上市后发现的不良反应包括血栓性静脉炎、血小板减少、骨痛、皮疹、斑点、丘疹、蜂窝织炎、血管神经性水肿（吸入剂）。

5. 吸入剂的不良反应包括咳嗽、头痛、咽喉刺激症状或咽喉痛、恶心、潮红、晕厥、咽部刺激、咽痛、鼻出血、咯血、哮喘、肺炎。

【妊娠期安全等级】B。

【禁忌与慎用】

1. 孕妇只有在确实需要时，才可使用。

2. 动物实验未发现本品对生产和分娩有影响，但对人类生产和分娩的影响尚未明确。

3. 注射剂 16 岁及以下、吸入剂 18 岁及以下儿童用药的安全性及有效性尚未确定。

4. 本品是否通过乳汁排泌尚未明确，哺乳期妇女慎用。

5. 临床试验中未纳入足够的 ≥65 岁老年人，未知该人群的反应是否与年轻人有异。总体上，应考虑老年人肝、肾及心脏功能降低、共患疾病或其他药物治疗，谨慎选择剂量。

【药物相互作用】

1. 与利尿药、抗高血压药或其他血管扩张药合用，增加直立性低血压的风险。

2. 本品可抑制血小板聚集，可增加出血风险，特别是正在接受抗凝剂的患者。

3. 本品的口服剂型与波生坦（250mg/d）、西地那非（60mg/d）同服，未发现药动学相互作用。

4. 体外研究显示，本品对 CYP1A2、CYP2A6、CYP2C8、CYP2C9、CYP2C19、CYP2D6、CYP2E1 及 CYP3A 无抑制作用，对 CYP1A2、CYP2B6、CYP2C9、CYP2C19 及 CYP3A 无诱导作用。预计本品对经 CYP 酶代谢药物的药动学无影响。

5. 研究显示，同服 CYP2C8 抑制剂吉非贝齐可增加本品口服剂型暴露量；同服 CYP2C8 诱导剂利福平可降低本品暴露量。尚未知本品非胃肠道给药的安全性及有效性是否受到 CYP2C8 抑制剂或诱导剂的影响。

6. 尚未进行本品注射剂与依前列醇或波生坦联合使用的研究。

7. 对乙酰氨基酚、华法林（25mg/d）及氟康唑（200mg/d）对本品药动学无临床意义的影响，本品对华法林也无药效学和药动学影响。

【剂量与用法】

1. 注射剂的剂量与用法

（1）本品注射剂可不经稀释直接给药，或用注射用水、0.9% 氯化钠注射液稀释后静脉输入，也可用 Flolan（依前列醇钠注射液）的无菌稀释液稀释。

（2）本品可皮下输注或静脉输注，本品最佳给药途径为皮下输注，不能耐受注射部位疼痛或反应者可选择中心静脉给药。初始输注速率 1.25ng/（kg·min），如因全身性反应不能耐受，输注速度应降低至 0.625ng/（kg·min）。

（3）长期治疗的剂量调整目的是为了 PAH 症状的改善，即使是达到最小化，其不良反应依然有头痛、恶心、呕吐、不安、焦虑及注射部位疼痛或过敏反应。

治疗第 1 周，输注速度可增至 1.25ng/（kg·min），之后根据临床效应每周以 2.5ng/（kg·min）的幅度增量。如能耐受，可增加剂量调整的频率。尽量避免突然停用本品。停用数小时，可以原剂量重新开始治疗，如停用较长时间，须重新滴定剂量。

（4）轻中度肝功能不全患者，初始剂量应降至 0.625ng/（kg·min），并谨慎增加剂量。未对重度肝功能不全患者进行研究。

（5）未对肾功能不全患者进行研究，对该类患者的剂量无特别建议。

（6）如溶液及包装允许，给药前应检视本品是否有颗粒或变色，如有，禁止使用。

（7）皮下给药通过皮下导管连续输注，使用为皮下给药系统专门设计的输液泵给药。为避免给药系统中断，患者必须备用输液泵和皮下输注系统。便携式输液泵应当达到以下几点：①小巧轻便；②能调节速度至 0.002ml/h；③有阻塞或无注射、低电量、程序错误及马达故障报警；④输注精度为±6%或更高；⑤正压力驱动，储存库应为聚乙烯、聚丙烯或玻璃材质。

（8）对于皮下输注，本品不需进一步稀释，根据患者剂量[ng/（kg·min）]、体重（kg）及本品规格计算输注速度。未稀释的本品可在37℃下使用 72h。皮下输注速度可用如下公式计算。

皮下输注速度（ml/h）= 剂量[ng/（kg·min）]×体重（kg）×0.000 06*/本品规格（mg/ml）

*转换因子: 0.000 06 = 60min/h×0.000 001mg/ng

（9）静脉输注必须稀释，可用注射用水、0.9%氯化钠注射液或 Flolan（依前列醇钠注射液）的无菌稀释液稀释。使用静脉给药的输液泵，通过中心静脉插管连续输入。如临床需要，可临时性使用外周静脉套管，最好置于大静脉内，短期输注本品。使用外周静脉输入，数小时内就可增加血栓性静脉炎的风险，故通过中心静脉插管连续输入为好。

（10）为避免中断药物输注，患者必须备用输液泵和输液器。便携式输液泵的要求与皮下输注相同。

在本品输注前，应根据输注速度选择能容纳持续 48h 输注药物的贮存库，如 50ml 或 100ml。根据患者剂量[ng/（kg·min）]、体重（kg）及输注速度计算本品所需稀释的浓度。稀释后静脉用输注液的浓度可用如下公式计算。

稀释后本品浓度（mg/ml）= 剂量[ng/（kg·min）]×体重（kg）×0.000 06/输液速度（ml/h）

然后根据下列公式计算所需本品的容积：

本品注射液容积（ml）= 稀释后本品浓度（mg/ml）×稀释后总容积（ml）/本品规格（mg/ml）

（11）从 Flolan 过渡为本品应在医院中密切监测下（如步行距离、疾病进展的症状和体征）进行。过渡过程中本品初始剂量为目前 Flolan 剂量的10%，然后升高本品的剂量，同时降低 Flolan 的剂量（推荐剂量滴定方案见表12-14）。

在过渡过程中，注意平衡前列环素的限制性不良反应与治疗效应，如 PAH 的症状恶化，应先增加本品剂量治疗；如发生与前列环素及前列环素类似物相关的不良反应，可首先通过降低 Flolan 剂量来避免。

表 12-14 从 Flolan 过渡为本品时的剂量

步骤	Flolan 剂量	本品剂量
1	原剂量	10%初始剂量
2	80%起始剂量	30%初始剂量
3	60%起始剂量	50%初始剂量
4	40%起始剂量	70%初始剂量
5	20%起始剂量	90%初始剂量
6	5%起始剂量	110%初始剂量
7	0	110%初始剂量,如需要可增加5%～10%

2. 吸入剂的剂量与用法

（1）吸入剂需用 Tyvaso 吸入系统，该系统包含超声、脉冲释药装置及其附件。4 次/日，在醒着的时间内应隔开相同的时间使用,约每 4 小时 1 次。

（2）以每次 3 吸（18μg/次），4 次/日开始，如果不能耐受 3 吸，可降低至 1～2 吸，待耐受后再加至 3 吸。

（3）维持剂量时，隔 1～2 周，每次治疗增加 3 吸，如耐受可增加至目标剂量 9 吸（54μg/次），4 次/日。如因不良反应不能增加至目标剂量，可继续最大耐受剂量。如错过治疗时间或中断治疗，应尽快恢复常规剂量。最大推荐剂量为 9 吸，4 次/日。

（4）应告知患者本品吸入系统的使用方法，在每天最后一次使用后，清洗装置部件。一支安瓿为一天用量，每天第 1 次使用前应拧掉安瓿的顶部，把内容物挤入药杯中，每次使用完，盖好装置并储存好。每天使用完，药杯中剩余药液应弃去，并进行清洗。

【用药须知】

1. 通过中心静脉插管长期静脉输注本品，与血液感染及败血症风险相关，可能致命。因此，皮下输注为最佳给药方式。

2. 本品只能由 PAH 诊断和治疗经验的医师使用。本品的使用要求患者有足够的行为能力来使用给药装置，以及进行生理监测及紧急救护的设备。本品需长期使用，应仔细评估患者使用和维护输注系统的能力。

3. 避免突然停药或突然给予大剂量本品，因可造成 PAH 症状恶化。

4. 本品过量的症状和体征，为其剂量限制性药理学效应，包括面部潮红、头痛、低血压、恶心、呕吐及腹泻。大多数反应为自限性，降低剂量或者暂停使用可恢复。

5. 急性肺部感染患者慎用本品的吸入剂，使用中应监测肺病恶化的症状和药效丧失的情况。

6. 避免皮肤和眼睛接触本品吸入剂溶液。

【制剂】①注射剂：20mg，50mg，100mg，200mg，均为20ml。②吸入剂：1.74mg/2.9ml。

【贮藏】贮于25℃下，短程携带允许15～30℃。

沙格雷酯（sarpogrelate）

本品为 5-HT$_{2A}$ 和 5-HT$_{2B}$ 受体拮抗剂。

【理化性状】

1. 化学名：4-[2-（dimethylamino）-1-（{2-[2-（3-methoxyphenyl）ethyl]phenoxy}methyl）ethoxy]-4-oxobutanoic acid。

2. 分子式：C$_{24}$H$_{31}$NO$_6$。

3. 分子量：429.5。

4. 结构式如下：

盐酸沙格雷酯（sarpogrelate hydrochloride）

别名：安步乐克、Anplag。

【理化性状】

1. 化学名：4-[2-（dimethylamino）-1-（{2-[2-（3-methoxyphenyl）ethyl]phenoxy}methyl）ethoxy]-4-oxobutanoic acid hydrochloride。

2. 分子式：C$_{24}$H$_{31}$NO$_6$·HCl。

3. 分子量：465.97。

【药理学】

1. 本品对于血小板及血管平滑肌的 5-HT$_2$ 受体具有特异性拮抗作用，因而显示抗血小板及抑制血管收缩的作用。

2. 抑制血小板凝聚作用

（1）对于健康成人及慢性动脉闭塞症患者，本品可抑制由于同时添加 5-羟色胺和胶原蛋白所导致的血小板的凝聚（exovivo 试验）。

（2）在体外试验中，发现本品可抑制胶原蛋白所导致的血小板凝聚及 ADP 或肾上腺素所导致的继发性凝聚。另外，由胶原蛋白所导致的血小板凝聚会由 5-羟色胺增强，本品可抑制这一现象。

3. 抗血栓作用

（1）在使用周围动脉闭塞症模型（通过输注月桂酸导致大白鼠周围动脉闭塞）的试验中，本品可抑制其病症的发作。

（2）在使用动脉血栓模型（血管内皮损伤导致的小白鼠动脉血栓、聚乙烯管置换大白鼠动脉血栓）的试验中，本品可抑制其血栓的形成。

4. 抑制血管收缩作用在使用大白鼠血管平滑肌进行的体外试验中，发现本品可抑制 5-羟色胺导致的血管平滑肌收缩。另外，血管平滑肌会伴随血小板凝聚而发生收缩，使用本品可抑制这种收缩。

5. 本品可使慢性动脉闭塞症患者的透皮性组织氧分压及皮肤表面温度升高。在使用侧支血液循环障碍模型（大白鼠）的实验中，本品可改善其循环障碍。

【药动学】健康成人一次服用本品 100mg 时的 C_{max} 为（0.54±0.10）μg/ml，T_{max} 为（0.92±0.59）h，$t_{1/2}$ 为（0.69±0.14）h，AUC$_{0\sim\infty}$（0.58±0.19）（μg·h）/ml。服用后 24h 内在尿与粪便中未发现原药。随尿液及粪便排泄分别为给药剂量的 44.5% 及 4.2%。

【适应证】改善慢性动脉闭塞症引起的溃疡、疼痛及冷感等缺血性诸症状。

【不良反应】

1. 严重不良反应脑出血（0.1%以下）、消化道出血、血小板减少、肝功能受损。

2. 常见的不良反应有恶心、胃灼热、腹痛。

【妊娠期安全等级】C。

【禁忌与慎用】

1. 出血性患者（血友病、毛细血管脆弱症、消化道溃疡、尿道出血、咯血、玻璃体出血等）禁用，有加剧出血的可能。

2. 对孕妇或已有可能妊娠的妇女禁用。

3. 月经期间的患者慎用。

4. 有出血倾向及出血因素的患者慎用。

5. 正在使用抗凝剂（华法林等）或者具有抑制血小板凝聚作用药物（阿司匹林、盐酸噻氯匹定、西洛他唑等）的患者慎用。

6. 动物实验本品可经乳汁分泌，哺乳期妇女应权衡利弊，选择停药或停止哺乳。

7. 儿童用药的有效性及安全性尚未确定。

【药物相互作用】抗凝血剂、华法林、有抑制血小板凝聚作用的药物，如阿司匹林、盐酸噻氯匹定、西洛他唑等有加剧出血的可能。

【剂量与用法】通常成人 100mg/次，3 次/日，饭后口服。

【用药须知】

1. 使用本品期间，应定期进行血液检查。

2. 对老年患者用药应从低剂量开始（如150mg/d），边观察患者情况边慎重用药。

【制剂】片剂：100mg。

【贮藏】室温保存。

吲哚布芬（indobufen）

别名：易抗凝、引思达、吲哚布洛芬、Ibustrin、Indobufenum。

本品是一种异吲哚啉基苯基丁酸衍生物，为血小板聚集的抑制剂。

【理化性状】

1. 本品为白色至类白色结晶性粉末。

2. 化学名：2-[4-（1-oxoisoindolin-2-yl）phenyl] butanoic acid。

3. 分子式：$C_{18}H_{17}NO_3$。

4. 分子量：295.34。

5. 结构式如下：

【药理学】本品是一种异吲哚啉基苯基丁酸衍生物，为血小板聚集的抑制剂。其作用机制主要为①可逆性抑制血小板环氧化酶，使血栓素 B_2（血小板聚集的强效激活剂）的生成减少。②抑制二磷酸腺苷（ADP）、肾上腺素、血小板活化因子（PAF）、胶原和花生四烯酸诱导的血小板聚集。③降低血小板三磷酸腺苷、血清素、血小板因子 3、血小板因子 4 和β-凝血球蛋白的水平，降低血小板黏附性。对于激活剂诱发的血小板聚集，单次口服本品200mg 后 2h 达最大抑制作用，12h 后仍有显著抑制作用（90%），24h 内作用恢复。资料表明，本品能中等程度延长出血时间，但停药即可恢复，且不影响前列腺素 I_2 的血液浓度，对血液凝固的各种参数也无影响。

【药动学】口服吸收迅速。健康成人口服本品200mg，约 2h 后血药浓度达峰值。静脉或肌内注射200mg，药物迅速分布至全身各组织，5～30min 发挥作用。本品血浆蛋白结合率大于 99%，主要在肝代谢，75%的药物以葡糖醛酸苷形式随尿排泄，部分以原型排出，$t_{1/2}$ 为 6～8h。

【适应证】

1. 用于动脉硬化所致的缺血性心脑血管和周围血管病变。

2. 用于静脉血栓形成、血脂代谢障碍等。

3. 用于血液透析或体外循环手术时预防血栓形成。

4. 用于维持器官移植通畅率。

5. 用于间歇性跛行。

【不良反应】

1. 常见恶心、呕吐、消化不良、腹痛、便秘、头痛、头晕、皮肤过敏反应、牙龈出血及鼻出血等。如出现荨麻疹样皮肤过敏反应，应立即停药。

2. 少数病例可出现胃溃疡、胃肠道出血及血尿。

【妊娠期安全等级】A。

【禁忌与慎用】

1. 对本品过敏者、出血性疾病患者、凝血功能低下患者、孕妇、哺乳期妇女禁用。

2. 胃肠道活动性病变者、过敏性体质者、肾功能不全患者、月经期妇女、老年患者慎用。

3. 儿童使用本品的疗效和安全性尚未确立。

【药物相互作用】

1. 本品口服制剂与水合氯醛合用，本品的游离血药浓度升高，可增强疗效和毒性，确需合用时应减量。

2. 与保泰松等 NSAID 药合用，本品的游离血药浓度升高，有引起出血的危险，应减量慎用。

3. 阿司匹林可阻止血小板聚集，与本品合用时可增强抗凝效应，应避免两药同服。

4. 本品口服制剂与广谱抗生素合用，某些抗菌药可抑制肠道正常菌群，引起维生素 K 缺乏而加强本品的效应。

5. 与扩血管药合用，可能增强疗效。

6. 与格列吡嗪合用，后者的曲线下面积（AUC）增大。

7. 本品口服制剂与巴比妥合用，本品由于代谢加速而降效。

【剂量与用法】

1. 口服：100～200mg/次，2 次/日，餐后服用。

2. 肌内注射或静脉注射，剂量同口服给药。

3. 轻中度肾功能不全患者［肌酐清除率（CC）为 40～80ml/min）］，剂量减半（100mg/次，1～2 次/日）；中重度肾功能不全患者（CC＜40ml/min），100mg/次，1 次/日或每 2 日 1 次。

【用药须知】

1. 正使用 NSAID 药的患者慎用本品。

2. 应避免将本品与其他抗凝血药同时服用。

3. 治疗期间，必要时需进行出血时间测定。

【制剂】①片剂：200mg；②注射剂：200mg/2ml。

【贮藏】①片剂：密闭、阴凉处保存；②注射剂：室温、密闭、避光保存。

沃拉帕沙（vorapaxar）

本品为首个批准用于临床的蛋白酶激活受体-1拮抗剂。美国FDA于2014年5月18日批准其上市。

【理化性状】

1. 化学名：ethyl [（1*R*,3a*R*,4a*R*,6*R*,8a*R*,9*S*,9a*S*)-9-{（1*E*)-2-[5-（3fluorophenyl）pyridin-2-yl]ethen-1-yl}-1-methyl-3-oxododecahydronaphtho[2,3-*c*]furan-6-yl]carbamate.

2. 分子式：$C_{29}H_{33}FN_2O_4$。

3. 分子量：492.58。

4. 结构式如下：

硫酸沃拉帕沙（vorapaxar）

别名：Zontivity。

【理化性状】

1. 本品为白色至近白色固体，溶于甲醇，微溶于乙醇、丙酮、2-丙醇、乙腈，微溶于pH为1的水溶液，随pH的升高溶解度降低。

2. 化学名：ethyl [（1*R*,3a*R*,4a*R*,6*R*,8a*R*,9*S*,9a*S*)-9-{（1*E*)-2-[5-（3fluorophenyl）pyridin-2-yl]ethen-1-yl}-1-methyl-3-oxododecahydronaphtho[2,3-*c*]furan-6-yl]carbamate sulfate.

3. 分子式：$C_{29}H_{33}FN_2O_4 \cdot H_2SO_4$。

4. 分子量：590.7。

【用药警戒】

1. 本品禁用于有脑卒中、一过性脑缺血及颅内出血的患者或活动性病理性出血的患者。

2. 抗血小板药合用本品可增加出血的风险，包括颅内出血，甚至可致命。

【药理学】本品是血小板表面的蛋白酶激活受体-1的可逆性拮抗剂。但由于其较长的$t_{1/2}$，其抑制血小板聚集的作用不可逆。本品抑制凝血酶诱导的和凝血酶受体激动肽诱导的血小板聚集。本品不改变凝血参数。

【药动学】

1. 吸收　口服服用本品2.08mg，1h达血药峰值。绝对生物利用度100%。食物对C_{max}和AUC影响不大，本品与食物是否同服均可。

2. 分布　分布容积约为424L，原药和主要代谢产物M20（单羟基代谢产物）蛋白结合率高（≥99%），主要与白蛋白结合，不能分布进入红细胞。

3. 代谢　本品主要通过CYP3A4和CYP2J2代谢，循环中主要活性代谢产物为M20，排泄出的主要代谢产物为M19（氨基代谢产物）。M20的暴露量约为原药的20%。

4. 消除　主要以代谢产物随尿液排泄，尿中未检出原药。

本品呈多指数形式消除，有效$t_{1/2}$为3~4d。本品及活性代谢产物，表观终末$t_{1/2}$为8d。每天1次给药，21d达稳态，蓄积率5~6倍。

【适应证】用于心肌梗死后或外周动脉疾病患者，预防心血管事件。

【不良反应】

1. 主要不良反应为出血。

2. 其他不良反应包括贫血、抑郁、皮疹、铁缺乏、视网膜病、复视。

【妊娠期安全等级】B。

【禁忌与慎用】

1. 本品禁用于有脑卒中、一过性脑缺血及颅内出血的患者或活动性病理性出血的患者。

2. 有出血倾向的患者慎用。

3. 未在孕妇中做适当的对照研究，仅当确定有必要时方可用于孕妇。

4. 尚未确定本品是否从乳汁中排泌，故哺乳期妇女应慎用。

5. 儿童用药的安全性和有效性尚未确定。

【药物相互作用】本品主要通过CYP3A4和CYP2J2代谢，避免与强效CYP3A4抑制剂或诱导剂合用。

【剂量与用法】口服，2.08mg/次，1次/日。

【用药须知】

1. 抗血小板药包括本品可导致出血，包括颅内出血和致命性的出血。危险因素包括老龄、低体重、合用其他影响凝血功能的药物。

2. 短期停用本品对止血无益，停用本品后抗血小板聚集作用可持续 4 周。

【制剂】片剂：2.08mg（以沃拉帕沙计）。

【贮藏】贮于 20～25℃，短程携带允许 15～30℃。

12.7.3　溶血栓药（drugs for thrombolysis）

孟替普酶（monteplase）

别名：蒙泰普酶、Creactor。

本品为 t-PA。

【用药警戒】本品可导致颅内出血，可致命。使用本品应严格掌握适应证，并在使用期间及使用后，密切监测患者出血的并发症。

【药理学】体内、体外试验表明本品对各种血栓模型显示溶血栓作用。由于本品在血中 $t_{1/2}$ 长，因此比同类药物作用持续时间长。为了溶血栓可以单次静脉快速注射。据试验显示本品与纤维蛋白及血栓的结合力约为同类药替索激酶（tisokinase）和阿替普酶（alteplase）的 1/3。本品在纤维蛋白存在下显示对纤维蛋白溶酶原的活性作用增强。在一般药理试验中，本品与同类药品一样，可使出血时间延长。

【药动学】健康成年男子给予 3min 单次静脉注射本品 0.25～6mg，血浆中抗原浓度与给药浓度成比例增加，大致呈双相性消除。$t_{1/2}\lambda_1$ 相为 22～47min，λ_2 相为 7～10h，清除率为 0.29～0.42ml/（min·kg）。给予 2～6mg，根据血浆中纤溶活性浓度，求出的 $t_{1/2}$ 为 25～30min，AUC 为 1.16～1.41ml/（min·kg）。

【适应证】

1. 用于急性心肌梗死发病后 6h 内溶解冠状动脉血栓。

2. 急性肺栓塞。

【不良反应】【禁忌与慎用】【药物相互作用】类似尿激酶。

【妊娠期安全等级】C。

【剂量与用法】成人按体重静脉注射本品 27 500U/kg，用 0.9%氯化钠注射液溶解并稀释至 80 000U/ml，以 10ml（800 000U）/min 的速度给药。本品应尽可能在发病后早期给药。

【用药须知】

1. 本品适用于冠状动脉造影确诊的血栓。但也适用于冠状动脉造影困难时，剧烈胸痛伴有心电图明显的 ST 段升高，且使用扩血管药无效的患者。

2. 使用本品时应密切监护患者的心电图变化，血流再通时极易发生心律失常，尤其心室纤颤、室性心动过速等，发现情况及时处理。

3. 本品是 t-PA 制剂中出血的不良反应率较高的新药，尤其要注意脑出血。

4. 本品应避免与其他抗凝血药合并应用。必要时应尽可能小量并在本品给药 60min 以后密切观察血液凝固功能，小心使用。

5. 为防止冠状动脉再通后的闭塞，静脉输注肝素应在使用本品 6h 以后控制使用。

6. 本品临床试验期中因前壁心肌梗死发生心脏破裂、室中隔穿孔及心包积液、心脏压塞等严重不良反应者，都是 65 岁以上的患者。因此，65 岁以上的患者慎用本品。

7. 本品为蛋白制剂，再次用药不能排除发生休克的可能性，必须应用时须密切观察并做抗休克的准备。

【制剂】注射剂（粉）：40 万 U，80 万 U，160 万 U。

【贮藏】室温保存。

人活化蛋白 C（activated protein C human）

别名：Anact C。

活性蛋白 C（APC）是由 155 个氨基酸残基组成的轻链（分子量 25 000）及 250 个氨基酸残基组成的重链通过二硫链连接而成的双链糖蛋白。本品于 2001 年 1 月首次在日本上市。

【药理学】

1. 本品经凝血酶活化后使活化凝血因子Ⅴa 和Ⅷa 选择性灭活，具有抗凝作用。

2. 本品除去枸橼酸钠后，可抑制凝血酶产生，抑制血小板聚集；除去人血白蛋白后，能浓度依赖性地延长 aPTT。

3. 本品还具有纤溶促进作用，可抑制纤溶酶原激活物，从而维持组织型纤溶酶原激活物的活性。

【适应证】先天性蛋白 C（PC）缺乏引起的深部静脉血栓及急性肺血栓栓塞症。

【不良反应】

1. 有可能引起过敏反应。

2. 有可能感染 B19 病毒和肝炎病毒。

【禁忌与慎用】

1. 对本品过敏者、孕妇禁用。

2. 溶血性、缺铁性贫血的患者及免疫抑制患者慎用。

3. 老年人和婴幼儿慎用。

4. 哺乳期妇女使用时应停止哺乳。

【药物相互作用】本品不可与抗氧剂（亚硫酸氢钠、焦亚硫酸钠等）合用，因可使本品活性明显下降。

【剂量与用法】

1. 本品使用所附注射用水溶解，一般以本品200～300U 加入 5%葡萄糖或 0.9%氯化钠注射液500～1000ml 中，于 24h 内缓慢输注。如使用 6d 症状未见改善，即应考虑停药。剂量根据年龄和症状确定。

2. 本品不可与氨基酸类注射液混合使用。

【用药须知】

1. 本品只可用于 PC 缺乏症的患者。①PC 活性在 60%以下，同时与凝血因子Ⅶ的活性比或抗原比不到 0.7。②PC 活性<60%，同时有血栓病史存在。③PC 活性<60%，同时有家族先天性 PC 缺乏病史。④PC 活性>60%但<80%，与因子Ⅶ的活性比或抗原比不到 0.7，加之有血栓既往史，家族中有先天性 PC 缺乏的患者。⑤基因分析确证为 PC 缺乏症的情况。

2. 对先天性活化 PC 不应症（即因子 V 存在Leiden 突变的患者），本品无效。

3. 最新药品"屈曲可金α"，也属于活化蛋白C，与本品有所不同的是，屈曲可金α属于人基因重组产品，而在药理作用的探究上，屈曲可金α则更为深入，找到了全身炎症反应综合征正是引起（获得性）活化蛋白C 缺乏的原因。该产品目前主要用于全身炎症反应综合征。

【制剂】注射剂（粉）：2500U。另附注射用水中，每毫升含有人血白蛋白 25mg，枸橼酸钠5.9mg，甘氨酸 5mg。

【贮藏】<10℃条件下保存，不可冻结。

人蛋白 C 浓缩物[protein C concentrate（human）]

别名：Ceprotin。

本品提取自人体血浆，经过滤结合色谱层析，再经免疫的小鼠单克隆抗体凝胶柱纯化制成。本品于 2007 年 3 月首次在美国上市。

【药理学】蛋白 C 由肝合成，是维生素 K 依赖性抗凝糖蛋白（丝氨酸蛋白）的前体，可启动对维生素 K 的拮抗作用。蛋白 C 被上皮细胞表面的凝血酶/血栓调节蛋白复合物转化为活化的蛋白 C（APC），APC 是强效的抗凝血丝氨酸蛋白酶，在辅助因子蛋白S 存在时作用更为明显。APC 可使活化的凝血因子V 和Ⅷ失活，而导致血栓形成的风险降低。APC 还有前纤维蛋白分解效应。蛋白 C 为血液凝固系统提供了天然的控制机制，可预防促凝血反应的过度活化。严重缺乏蛋白 C 可导致凝血机制失控、凝血活化失衡，促进凝血酶生成，而使血管内形成血栓。

【药学】静脉注射本品后，可见体内蛋白 C 水平暂时性升高。药动学参数见表 12-15。

【适应证】严重先天性蛋白 C（PC）缺乏引起的深静脉血栓及暴发性紫癜。

表 12-15　本品的药动学参数

药动学参数	中位数	95%可信区间	最低值	最大值
C_{max}（U/dl）	110	106～127	40	141
T_{max}（h）	0.50	0.50～1.05	0.17	1.33
增量回收率[（U/dl）/（U/kg）]	1.42	1.32～1.59	0.50	1.76
初始 $t_{1/2}$（h）	7.8	5.4～9.3	3.0	36.1
终末 $t_{1/2}$（h）	9.9	7.0～12.4	4.4	15.8
AUC[（U·h）/d]	1500	1289～1897	344	2437
平均滞留时间（h）	14.1	10.3～16.7	7.1	21.3
清除率[（dl·kg）/h]	0.0533	0.0428～0.0792	0.0328	0.2324
稳态分布容积（dl/kg）	0.74	0.70～0.89	0.44	1.65

【不良反应】

1. 常见不良反应为头晕,严重不良反应为变态反应(瘙痒和皮疹)。

2. 上市后报道的不良反应包括血胸、低血压、多汗、发热和坐立不安。

【妊娠期安全等级】 C。

【禁忌与慎用】

1. 孕妇只有在益处大于对胎儿伤害的潜在风险时方可使用。

2. 尚未明确本品是否可经乳汁分泌,哺乳期妇女使用时应暂停哺乳。

【药物相互作用】 尚无资料。

【剂量与用法】 本品仅供静脉注射。

1. 本品每 500U 用 5ml 注射用水溶解,轻轻转动安瓿使完全溶解,否则本品的活性物质将被本品附带注射器的过滤器拦截。应根据患者蛋白 C 的水平、年龄、病理状态确定剂量。

2. 用于急性发作或短期预防:起始剂量为 100~200U/kg,之后每 6 小时给予 60~80U/kg,维持剂量为每 12 小时给予 45~60U/kg。

3. 起始剂量应根据回收率和 $t_{1/2}$ 确定,后续剂量应使蛋白 C 的活性保持在 100%,控制急性发作后,本品的维持剂量应使蛋白 C 活性的谷值维持在 >25%。

4. 静脉注射的速度不超过 2ml/min,儿童每分钟不超过 0.2ml/kg。

【用药须知】

1. 本品生产过程中可能引入小鼠蛋白和(或)肝素样物质,所以不能排除发生变态反应的可能,一旦出现过敏性休克,应立即进行抢救。

2. 本品源于人体,虽采取了许多促使病毒清除的措施,但仍有可能含有未知的致病因子,使用前应权衡利弊。

3. 临床研究中与 t-PA 合用有引发出血的病例,合用时应谨慎。

4. 本品含痕量的肝素,故存在肝素引发的血小板减少症的可能性,使用本品期间应监测血小板计数。

5. 肾功能不全的患者使用本品时应限钠。

【制剂】 注射剂(粉):500U。

【贮藏】 贮于 2~8℃,不可冻结。

12.8 遗传性血管神经性水肿用药(drugs for hereditary angioneurotic edema)

C1 酯酶抑制剂(C1 esterase inhibitor)

别名:Cinryze、Haegarda。

本品是从人血浆中提取的 C1 酯酶抑制剂。

【ATC】 B02AB03。

【理化性状】 本品是 C1 酯酶抑制剂的无菌、稳定、低压冻干制剂,由人血浆经过滤和色谱层析法联合提纯制得。1 单位本品与 1ml 正常新鲜血浆中存在的 C1 酯酶抑制剂平均含量相当。

【药理学】 C1 酯酶抑制剂是人血液中的正常成分,是一种丝氨酸蛋白酶抑制剂。本品的主要功能是调节补体激活和内源性凝血(接触系统)通路,同时也调节纤维蛋白溶解系统。这些系统的调节是通过形成蛋白水解酶和本品的复合物从而导致两者失活,并消耗 C1 酯酶抑制剂来完成的。

遗传性血管水肿(HAE)患者内源性或功能性 C1 酯酶抑制剂水平低。尽管导致 HAE 患者血管性水肿发作的原因尚不确定,但目前认为血管通透性增加和 HAE 发作的临床表现主要通过接触系统活化介导。本品可使血浆激肽释放酶和因子Ⅻa 失活从而抑制接触系统的活性,阻止缓激肽产生来调节血管的通透性。给予本品后可增加血浆中 C1 酯酶抑制剂的活性水平。

【药动学】

1. 在无症状的 HAE 患者中进行的随机、组间平行、标签公开的药动学研究结果见表 12-16。患者或者接受 1000U 的单剂量试验,或者接受了 60min 后再追加 1000U 的双剂量试验。

表 12-16　C1 酯酶抑制剂的药动学参数表

参数	单剂量	双剂量
$C_{基线}$(U/ml)	0.31±0.20(n=12)	0.33±0.20(n=12)
C_{max}(U/ml)	0.68±0.08(n=12)	0.85±0.12(n=13)
T_{max}(h)	3.9±7.3(n=12)	2.7±1.9(n=13)
AUC$_{(0~t)}$ [(U·h)/ml]	74.5±30.3(n=12)	95.9±19.6(n=13)
CL(ml/min)	0.85±1.07(n=7)	1.17±0.78(n=9)
$t_{1/2}$(h)	56±36(n=7)	62±38(n=9)

2. 未进行本品在特殊人群中药动学参数的研究，包括性别、种族、年龄（儿童或老年人），或肝肾功能不全的患者。

【适应证】 本品可用于常规预防患有遗传性血管水肿（HAE）的青少年和成人的血管性水肿发作。

【不良反应】

1. 临床试验中观察到导致死亡的最严重不良事件包括非导管相关性异物栓子、先兆子痫导致剖宫产、脑卒中及 HAE 发作加重，但无一与本品有关。

2. 最常见的与本品相关的不良反应（发生率≥5%）为上呼吸道感染、鼻窦炎、皮疹和头痛。

3. 其他不良反应包括上呼吸道感染、病毒性上呼吸道感染、支气管炎、肢体损伤、背痛、四肢痛。

【妊娠期安全等级】 C。

【禁忌与慎用】

1. 使用本品曾发生危及生命的速发型过敏反应的患者，包括对本品超敏的患者禁用。

2. 对孕妇尚无良好对照的临床研究，孕妇只有在确实需要时才能使用。

3. 尚未明确本品是否经乳汁分泌，哺乳期慎用。

4. 儿童用药的安全性及有效性尚未明确。

5. 本品临床研究未包括 65 岁及以上老年人，这部分人群反应与年轻人是否有差异尚未明确。

【药物相互作用】 未进行药物相互作用方面的研究。

【剂量与用法】

1. 静脉注射，1000U/次（2 玻璃瓶），每 3～4 天给药 1 次，注射速度 1ml/min。

2. 皮下注射，60U/kg，每周 2 次。

3. 配制方法

（1）从冰箱取出本品及注射用水放置至室温。

（2）去掉本品注射剂及注射用水玻璃瓶的保护盖，用杀菌剂消毒瓶塞，晾干。

（3）去掉双头转移针一头的保护帽，刺入注射用水玻璃瓶胶塞。

（4）倒转含 5ml 注射用水的玻璃瓶，直立放置本品注射剂玻璃瓶，稍稍倾斜，快速插入双头转移针的另一端的针头，由于抽真空作用，注射用水会被吸入到本品的注射剂玻璃瓶中。如本品注射剂玻璃瓶非抽真空的，则不能使用。

（5）断开两玻璃瓶的连接，弃去注射用水玻璃瓶和转移针，轻轻转动本品注射剂玻璃瓶，直至完全溶解。

【用药须知】

1. 本品可能引起严重的过敏反应，在给药期间

和给药后可能发生的过敏反应症状和体征包括荨麻疹、风疹、胸部压迫感、喘鸣、低血压和（或）过敏反应。因为过敏反应的症状类似于 HAE 发作，应仔细考虑治疗方法。一旦发生，应立即停用本品并给予恰当处置，紧急情况下应立即给予肾上腺素。

2. 当使用超过本品说明书规定的最高剂量时，已有报道发生血栓形成事件。动物实验表明静脉注射 C1 酯酶抑制剂与血栓形成风险有关。

3. 本品是从人血浆中提取的，虽然经严格的供体筛选、病毒检测和制备过程，但理论上仍存在经本品传染病毒性疾病的风险。因此，应充分告知患者使用本品的利弊。

4. 本品溶解前必须遮光保存，放至室温后加入灭菌注射用水使之溶解，溶解后应检查有无颗粒物或颜色改变，如溶液浑浊或变色请勿使用。溶解后的本品在室温条件下最多可存放 3h。

5. 本品不含防腐剂，溶解时注意无菌操作。开启后必须立刻使用。

6. 本品不可与其他药物混合。

7. 本品注射剂有两种，一种供静脉输注用，另一种供皮下注射用，注意不能混淆。

【制剂】 ①注射剂（粉，供静脉注射用）：500U；②注射剂（粉，供皮下注射用）：2000U，3000U。

【贮藏】 静脉用注射剂在 2～25℃遮光保存，禁止冷冻；皮下用注射剂在 30℃下遮光保存，禁止冷冻。

阿法可奈司他（conestat alfa）

别名：Ruconest、Rhucin。

本品为基因重组的 C1 酯酶抑制因子。

【理化性状】 本品为白色或者类白色粉末。提取自基因编码的家兔的乳汁，其氨基酸序列与内源性 C1 酯酶抑制因子相同。

【用药警戒】 首次使用本品的患者需要测定体内是否存在抗兔上皮细胞的 IgE 抗体，确定结果为阴性后方可使用，且结果仅在 1 年内有效。若患者使用本品超过 1 年或者 10 次，必须重新测定抗兔上皮细胞的 IgE 抗体。

【药理学】 血管神经性水肿是血浆补体调控成分缺陷最常见的病症，C1 酯酶抑制蛋白（C1INH）浓度降低和 C1INH 功能缺陷使 C1 激活导致 C1s、C4 和 C2 的活化失控，进而释放血管活性肽和激肽、缓激肽，是由于激肽对毛细血管后小静脉的血管舒张效应产生发作性局限性典型的非凹陷性水肿。本品是一种 C1INH 重组体，可抑制补体系统的蛋白酶

活性，提高血清 C1INH 水平，从而预防和治疗遗传性血管神经性水肿的发生。

【药动学】

1. 吸收 给予健康受试者 50U/kg 的本品后，C_{max} 为 1.36U/ml，$t_{1/2}$ 约 2h。

2. 分布 本品体内分布容积为 3L，接近人体血浆容量。

3. 代谢和排泄 本品在肝中通过受体介导的胞吞作用发生水解或降解，所以基本无原药排出。

【适应证】用于 C1 酯酶抑制因子缺乏而引起的遗传性血管神经性水肿急性发作的治疗。

【不良反应】常见的不良反应为头痛。少见眩晕、感觉异常、咽喉刺激症状、口腔感觉异常、恶心、腹泻、荨麻疹及注射部位肿胀等。

【禁忌与慎用】

1. 肾功能不全患者不必调整剂量。肝功能不全患者用本品后，本品的血浆 $t_{1/2}$ 可能延长，但如何调整剂量尚无临床依据。

2. 对本品过敏者禁用；对兔过敏或者疑似过敏者禁用。

3. 孕妇及哺乳期妇女的用药安全性尚未建立。

4. 司机、从事精密仪器的工作人员慎用。

5. 0～12 岁患者用药的安全性与有效性尚未确定。

【药物相互作用】本品禁与纤溶酶原激活剂同时使用。

【剂量与用法】

1. 本品须在有遗传性血管神经性水肿治疗经验的医师指导下使用。本品须由专业人员进行静脉注射。

2. 成人：用无菌注射用水将本品稀释至 150U/ml，缓慢注射，注射时间不得小于 5min。体重小于 84kg 者，给予 50U/kg；体重大于 84kg 者，给予 4200U（2 瓶）。必要时，可重复给药 1 次。24h 内给药不超过 2 次。

3.13～17 岁患者：可参考成人给药方案；急性血管神经性水肿可给予 2100U。

【用药须知】

1. 本品在生产过程中会带有痕量的家兔蛋白，首次使用前应检测家兔 IgE 抗体。

2. 使用过程中应警惕过敏反应的发生。

【制剂】注射剂（粉）：2100U。

【贮藏】避光，贮于 25℃ 以下。

艾卡拉肽（ecallantide）

别名：Kalbitor。

本品是一种供皮下注射的，选择性和可逆性的血浆激肽释放酶抑制剂。

【理化性状】

1. 本品为利用 DNA 重组技术，在 Pichia pastor 酵母细胞中产生的，由 60 个氨基酸组成的小分子蛋白。

2. 分子式：$C_{305}H_{442}N_{88}O_{91}S_8$。

3. 分子量：7053.83。

【用药警戒】本品可导致过敏性反应，医护人员应注意区分此过敏反应与遗传性血管性水肿患者的自身症状。

【药理学】

1. 遗传性血管性水肿（HAE）是一种罕见的遗传性疾病，致病原因是位于 1 号染色体上的编码 C1 酯酶抑制剂（Cl-INH）的基因突变，并作为常染色体显性遗传性状遗传。HAE 的特点为 C1 酯酶抑制剂低活性和 C4 体内低水平。C1 酯酶抑制剂是一个重要的内源血浆激肽释放酶抑制剂，能激活人体中的补体和内源性凝血（接触系统通路）。胰舒血管素-激肽系统是一个复杂的蛋白质水解的级联系统，涉及炎症反应和凝血反应的启动。这一过程的一个关键方面是通过血浆激肽释放酶催化高分子量激肽原（HMW）转换为缓激肽。HAE 患者缺乏血浆激肽释放酶活性的正常调节和常规的补体级联反应。发病时，血浆激肽释放酶过度参与反应导致过多的缓激肽生成。缓激肽是一种血管扩张剂，被认为是产生 HAE 的局部肿胀、发炎、疼痛症状的原因。

2. 本品是一种高效（$K_i = 25pM$）、具有选择性、可逆的血浆激肽释放酶抑制剂。它与血浆激肽释放酶结合，通过阻止结合位点的方式，抑制高分子量激肽原转化为缓激肽。从而治疗 HAE 的急性发作。

3. 本品与补体途径或胰舒血管素-激肽途径中部分环节的暴露-反应关系尚未建立。因为内源性凝血途径的影响，本品对于活化部分凝血酶时间（aPTT）的影响已经被测定。当静脉给药的剂量≥20mg/kg 时，aPTT 会延长。健康受试者接受 80mg 静脉注射时，aPTT 延长约 2 倍，并且给药后 4h 恢复到正常。

【药理学】健康受试者，给予皮下注射单剂量 30mg 的本品，2～3h 后达血药峰值（586±106）

ng/ml。平均 AUC 为（3017±402）（ng·h）/ml。平均 $t_{1/2}$ 为（2.0±0.5）h。血浆清除率为（153±20）ml/min，分布容积为（26.4±7.8）L。年龄、体重、性别对本品的暴露量无显著的影响。本品是一种小蛋白分子，经肾排泄，随尿液排出体外。

【适应证】16 周岁及以上的遗传性血管性水肿急性发作的患者。

【不良反应】

1. 过敏反应表现为过敏性休克、胸部不适、咽部水肿、流鼻涕、打喷嚏、鼻塞、喉咙发炎、皮肤瘙痒、荨麻疹、皮疹、气喘和低血压。

2. 其他不良反应包括头痛、恶心、乏力、腹泻、上呼吸道感染、注射部位反应、鼻咽炎、呕吐、皮肤瘙痒、上腹痛和发热。

3. 注射部位反应包括局部皮肤瘙痒、红斑、疼痛、红肿、荨麻疹、发绀。

【妊娠期安全等级】C。

【禁忌与慎用】

1. 对本品过敏者禁用。

2. 孕妇只有明确需要时方可使用。

3. 尚未明确本品是否经乳汁分泌，哺乳期妇女慎用。

4. 16 岁以下儿童用药的安全性及有效性尚未确定。

5. 临床试验中纳入的 65 岁以上老年人数量有限，老年人慎用。

【药物相互作用】没有正式的药物相互作用的研究，体外试验也未进行。

【剂量与用法】

1. 推荐剂量及用法：30mg（3ml）分 3 次皮下注射，如果需要强化治疗则在 24h 之内再加 30mg。

2. 使用前应检查是否变色或者是否有可见颗粒物。要严格执行无菌操作，使用大口径的针头从药瓶中抽取 1ml 药液，换上适用于皮下注射的针头（建议使用 27G 针头）。注射部位为腹部、大腿或上臂，每次治疗注射 3 次。每次注射的部位可以相同，也可不同，相同部位时，注射点之间要隔开 2in（5cm）。

【用药须知】

1. 应由专业的医护人员进行过敏和遗传性血管性水肿的治疗。

2. 本品仅供皮下注射使用。

【制剂】注射剂：10mg/ml，每 3 瓶一包装（供一次使用）。

【贮藏】密封、避光贮于 2～8℃，从冰箱取出后放于低于 30℃ 的环境下，14d 内使用，如不用尽快放回冰箱。

艾替班特（Icatibant）

别名：Firazyr。

本品为人工合成的 10 肽，是缓激肽 β_2 受体拮抗剂。

【理化性状】

1. 化学名：D-arginyl-L-arginyl-L-prolyl-L[（4R）-4-hydroxyprolyl]-glycyl-L[3-（2-thienyl）alanyl]-Lseryl-D-（1,2,3,4-tetrahydroisoquinolin-3-ylcarbonyl）-L[（3aS,7aS）-octahydroindol-2-ylcarbonyl]-Larginine, acetate salt。

2. 分子式：$C_{59}H_{89}N_{19}O_{13}S$。

3. 分子量：1304.52。

4. 结构式如下：

【药理学】本品为缓激肽 β_2 受体选择性的竞争性拮抗剂，与受体的亲和力与缓激肽相似。遗传性血管水肿是 C1 酯酶抑制物的缺乏或功能失调所致，C1 酯酶抑制物是凝血因子Ⅻ或激肽释放酶蛋白水解级联反应的一个关键调节酶，缺乏时导致缓激肽生成。缓激肽是一种血管扩张剂，被认为与 HAE 特征性症状，如局部肿胀、炎症和疼痛有关。本品抑制缓激肽与 β_2 受体结合，可缓解 HAE 急性发作时的临床症状。

【药动学】

1. 皮下注射的生物利用度为 97%。健康志愿者单剂量皮下注射 30mg，0.75h 达 C_{max}（974±280）ng/ml。平均 $AUC_{0\sim\infty}$ 为（2165±568）（ng·h）/ml。间隔 6h 皮下注射未发现蓄积。

2. 血浆清除率为（245±58）ml/min，$t_{1/2}$ 为（1.4±0.4）h，稳态分布容积为（29.0±8.7）L。本品主要被蛋白水解酶水解后随尿液排出，其中原药占不足 10%。

3. 本品对 CYP1A2、CYP2A6、CYP2B6、CYP2C8、CYP2C9、CYP2C19、CYP2D6、CYP2E1和 CYP3A4 无抑制作用，对 CYP1A2 和 CYP3A4 无诱导作用。

【适应证】适用于 18 周岁及以上的遗传性血管性水肿急性发作的患者。

【不良反应】常见注射部位反应、发热、氨基转移酶升高、头晕、恶心、皮疹、头痛。

【妊娠期安全等级】C。

【禁忌与慎用】

1. 对本品过敏者禁用。

2. 孕妇只有明确需要时方可使用。

3. 动物实验表明本品经乳汁分泌，尚未明确本品是否经乳汁排泌，哺乳期妇女慎用。

4. 儿童用药的安全性及有效性尚未确定。

【药物相互作用】本品的作用可被 ACEI 减弱。

【剂量与用法】推荐剂量及用法：30mg 在腹部皮下注射，如果效果不明显或复发，至少间隔 6h，可再次注射。24h 之内注射不超过 3 次。

【用药须知】

1. 如患者急性发作累及咽喉，应在使用本品的同时，寻求紧急医疗帮助。

2. 本品仅供皮下注射使用。

【制剂】注射剂：30mg/3ml。

【贮藏】贮于 2～25℃，不可冷冻。

第十三章　激素及影响内分泌的药物 Hormones and

Drugs Influencing Endocrine

13.1　激素抑制剂（hormone inhibitor）

加尼瑞克（ganirelix）

本品是一种促性腺激素释放激素（GnRH）的拮抗剂。

【理化性状】

1. 化学名：N-acetyl-3-（2-naphthyl）-D-alanyl-p-chloro-D-phenylalanyl-3-（3-pyridyl）-D-alanyl-L-seryl-L-tyrosyl-N^6-（N,N'-diethylamidino）-D-lysyl-L-leucyl-N^6-（N,N'-diethylamidino）-L-lysyl-L-prolyl-D-alaninamide。

2. 分子式：$C_{80}H_{113}ClN_{18}O_{13}$。

3. 分子量：1570.4。

4. 结构式如下：

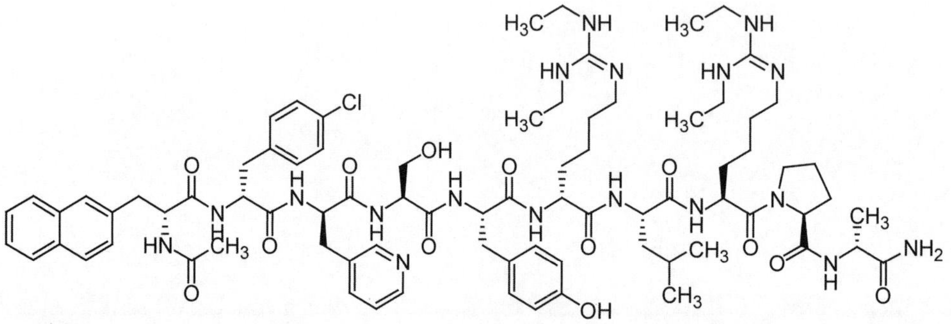

醋酸加尼瑞克（ganirelix acetate）

别名：Antagon。

【理化性状】

1. 分子式：$C_{80}H_{113}ClN_{18}O_{13} \cdot 2C_2H_4O_2$。

2. 分子量：1690.4。

【药理学】本品是 GnRH 的拮抗剂，可竞争性阻断垂体促性腺细胞上的 GnRH 受体及其后的转导通路。它产生一种快速、可逆的促性腺激素分泌抑制作用。醋酸加尼瑞克对脑垂体 LH 分泌的抑制作用强于对 FSH 的抑制作用。本品不能引起内源性促性腺激素的首次释放，这与拮抗作用一致。本品停药后 48h 内，垂体 LH 和 FSH 水平可完全恢复。

【药动学】

1. 本品 0.25mg 单次皮下给药后，血药浓度在 1～2h 达到 C_{max}，约为 15ng/ml。$t_{1/2}$ 约为 13h，清除率约为 2.4L/h。随粪便（约 75%）和尿液（约 22%）排泄。本品皮下给药后的生物利用度约为 91%。

2. 本品多次皮下给药（每日 1 次注射）后的药动学参数与单次皮下给药后的药动学参数相似。在多次进行 0.25mg/d 给药后的 2～3d，血药浓度达到稳态水平，约为 0.6ng/ml。药动学分析显示，体重与本品血药浓度成反比。

【适应证】用于接受辅助生殖技术（ART）控制性卵巢刺激（COS）方案的妇女，预防过早出现促黄体激素（LH）峰。

【不良反应】

1. 中性粒细胞减少。

2. 妇科腹痛，胎儿死亡。

3. 头痛、卵巢过度刺激综合征、阴道出血。

4. 注射部位反应、恶心和胃肠不适。

【妊娠期安全等级】X。

【禁忌与慎用】

1. 对本品活性成分或其中任何辅料过敏者禁用。

2. 对 GnRH 或任何其他 GnRH 类似物过敏者禁用。

3. 中度或重度肝肾功能不全患者禁用。

4. 孕妇禁用。

5. 哺乳期妇女使用时应暂停哺乳。

6. 体重超过 90kg 的妇女，其安全性和有效性尚未确立。

【剂量与用法】本品一般须合用促卵泡激素（FSH，如促卵泡素α或β），以控制卵巢过度刺激综合征。使用的方法是，在月经周期第 2 天或第 3 天早晨开始给予 FSH 治疗，接着在月经周期第 7 天或第 8 天早晨皮下注射本品 250μg，1 次/日，直至出现充分的卵泡反应，此时，再给予人绒毛膜促性腺激素，并停用本品和 FSH 治疗。然后进行卵细胞检索（为体外受精或向胞质内注射精液）植入和确定是否妊娠。

【用药须知】

1. 使用本品前，必须先做妊娠试验，以免发生流产或其他意外。

2. 临床试验表明，用本品治疗不育症（女性）是有效的。

3. 本品一定要由富有治疗不育症经验的医师指导使用，这是治疗有效的保证。

【制剂】注射剂：250μg/0.5ml。

【贮藏】贮于 25℃下，短程携带允许 15～30℃。

生长抑素（somatostatin）

别名：Growth hormone release inhibiting hormone、GHRIH。

本品为一种可从下丘脑中获得的具有抑制人的生长激素释放的环形四肽。现今可由人工合成。

【理化性状】

1. 本品为白色无定形粉末，易溶于水和醋酸，几乎不溶于二氯甲烷。

2. 化学名：Ala-Gly-Cys-Lys-Asn-Phe-Phe-Trp-Lys-Thr-Phe-Thr-Ser-Cyscyclic（3→14）disulphide。

3. 分子式：$C_{76}H_{104}N_{18}O_{19}S_2$。

4. 分子量：1637.9。

5. 结构式如下：

【药理学】静脉注射本品可抑制生长激素、甲状腺刺激激素、胰岛素和胰高血糖素的分泌，并抑制胃酸的分泌。它还影响胃肠道的吸收、动力、内脏血流和营养功能。生长抑素可抑制胃泌素和胃酸及胃蛋白酶的分泌，从而治疗上消化道出血，可以明显减少内脏器官的血流量，而又不引起体循环动脉血压的显著变化，因而在治疗食管静脉曲张出血方面有一定的临床价值。生长抑素可减少胰腺的内分泌和外分泌，用以预防和治疗胰腺外科手术后并发症。生长抑素还可以抑制胰高血糖素的分泌，从而有效地治疗糖尿病酮症酸中毒。

【药理学】健康人内源性生长抑素在血浆中的浓度很低，一般在 175ng/L 以下。在静脉注射给药后，生长抑素显示出非常短的血浆 $t_{1/2}$，依据放射性免疫测定结果，其 $t_{1/2}$ 一般为 1.1～3min；对于肝脏疾病患者，其 $t_{1/2}$ 为 1.2～4.8min；对慢性肾衰竭患者，其 $t_{1/2}$ 为 2.6～4.9min。以 75μg/h 的速度静脉输注本品之后，在 15min 内浓度达峰，为 1250ng/L，代谢清除率为 1L/min，$t_{1/2}$ 为 2.7min 左右。生长抑素在肝中通过肽链内切酶和氨基肽酶裂解分子中的 N 端和环化部分，迅速在肝内代谢。

【适应证】

1. 严重急性食管静脉曲张出血。

2. 严重急性胃或十二指肠溃疡出血，或并发急性糜烂性胃炎或出血性胃炎。

3. 胰腺外科术后并发症的预防和治疗。

4. 胰、胆和肠瘘的辅助治疗。

5. 糖尿病酮症酸中毒的辅助治疗。

【不良反应】少数病例用药后出现恶心、眩晕、面部潮红。当注射速度超过 0.05mg/min 时，患者会发生恶心和呕吐现象。

【禁忌与慎用】

1. 对本品过敏者禁用。

2. 孕妇禁用。

3. 哺乳期妇女使用时应暂停哺乳。

4. 儿童用药的安全性及有效性尚未确定。

【药物相互作用】本品可延长环己烯巴比妥导致的睡眠时间，而且加剧戊烯四唑的作用，所以不应与这类药物或产生同样作用的药物同时使用。

【剂量与用法】

1. 严重急性上消化道出血包括食管静脉曲张出血的治疗 首先缓慢静脉注射 0.25mg（用 1ml 0.9%氯化钠注射液配制）作为负荷量，而后立即以 0.25mg/h 的速度持续静脉输注给药。当 2 次输液给药间隔大于 3～5min 的情况下，应重新静脉注射 0.25mg，以确保给药的连续性。当出血停止后（一般为 12～24h），继续用药 48～72h，以防再次出血。通常的治疗时间是 120h。

2. 胰瘘、胆瘘、肠瘘的辅助治疗　以 0.25mg/h 的速度连续静脉输注，直到瘘管闭合（2～20d），这种治疗可以用作全胃肠外营养的辅助措施。当瘘管闭合后，应继续给药 1～3d，而后逐渐停药，以防反跳作用。

3. 胰腺外科手术后并发症的治疗　在手术开始时，以 0.25mg/h 的速度静脉输注，术后持续静脉输注 5d。

4. 糖尿病酮症酸中毒的辅助治疗　以 0.1～0.5mg/h 的速度静脉输注，作为胰岛素治疗（10U 冲击后以 1～4.8U/h 的速度静脉输注）的辅助措施，在 4h 内可以使血糖恢复正常，在 3h 之内缓解酮症酸中毒。

【用药须知】

1. 由于本品抑制胰岛素及胰高血糖素的分泌，在治疗初期会导致血糖水平短暂的下降。

2. 胰岛素依赖型糖尿病患者使用本品后，每隔 3～4h 应测试 1 次血糖水平，尽可能避免使用葡萄糖。必要的情况下应使用胰岛素。

3. 在连续给药的过程中，应不间断地注入，换药间隔最好不超过 3min。有可能时，可通过输液泵给药。

【制剂】注射剂（粉）：0.25mg，0.75mg，2mg，3mg。

【贮藏】遮光、密闭，在冷处（2～10℃下）保存。

培维索孟（pegvisomant）

别名：索玛沃、Somavert。

本品为生长激素（GH）受体拮抗剂。

【理化性状】

化学名：18-L-Asparticacid-21-L-asparagine-120-L-lysine-167-L-asparagine-168-L-alanine-171-L-serine-172-L-arginine-174-L-serine-179-L-threonineg rowthhormone（human），reaction product with poly-ethylene glycol。

【药理学】生长激素受生长激素释放激素（growthhormone-releasinghormone，GHRH）和生长抑素（somatostatin，SMS）调节，循环中的生长激素与周围组织（如肌肉、肝、骨组织）中的生长激素受体（GHR）结合导致胰岛素样生长因子-1

（IGF-1）的分泌，对靶组织产生生长刺激作用。本品为 GH 类似物，能与 GHR_l 的位点结合，从而抑制 GH 与 GHR 的结合，使肢端肥大症（即巨人症）患者的 IGF-1 的浓度达到正常水平。

【药动学】皮下注射本品后 33～77h 血药浓度可达峰值，与静脉注射 10mg 相比，皮下注射 20mg 的平均吸收率为 57%。V_d 为 7L，表明本品的组织分布极少。皮下注射后，本品的 C_{max} 和 AUC 不随剂量成比例增加。每天皮下注射本品 10mg、15mg 和 20mg，12 周后血药浓度分别为（6.6±1.33）μg/ml、（16.0±2.2）μg/ml 和（27.0±3.1）μg/ml。本品分子与聚乙二醇通过共价键结合后可降低 CL。每天皮下注射本品 10～20mg，多次给药后平均 CL 为 28～36ml/h，CL 随体重的增加而增加。单剂量或多剂量给药后平均 $t_{1/2}$ 为 6d，给药 96h 后，随尿液排出不足 1%。

【适应证】用于降低肢端肥大症患者的 IGF-1 浓度。

【不良反应】

1. 一般耐受很好，少数患者垂体瘤出现进展性增长，个别患者肝功能检测出现 ALT 和 AST 中度升高，有些患者出现抗 GH 的中和抗体，但在治疗过程中这些抗体似乎没有影响药物的作用。

2. 可见感染（包括上呼吸道感染、水疱、耳部感染）、疼痛、注射部位反应、意外伤害、腰痛、流感样症状、胸痛和高血压。

3. 肝功能异常、腹泻、恶心、头晕、鼻窦炎、感觉异常、外周水肿。

【妊娠期安全等级】B。

【禁忌与慎用】

1. 对本品过敏者禁用。

2. 尚未明确本品是否可经乳汁分泌，哺乳期妇女使用时应暂停哺乳。

3. 老年人应从小剂量开始慎用。

【药物相互作用】

1. 生长激素能通过降低胰岛素的敏感性而降低胰岛素的糖代谢作用，本品为生长激素受体拮抗剂，可能提高胰岛素的敏感性，与胰岛素或口服降血糖药合用应适当降低降血糖药的剂量。

2. 本品与罂粟碱类药物合用必须加大剂量。

【剂量与用法】皮下注射负荷剂量 40mg。维持剂量从 10mg 开始，每 4～6 周检测血浆 IGF-1 浓度，如果 IGF-1 浓度高于正常值，本品剂量可增加 5mg，直到 IGF-1 浓度达到正常范围，肢端肥大症的症状得到缓解。最高维持量不得超过 30mg/d。

【用药须知】

1. 可能引起垂体瘤生长，治疗过程中，必须密切关注垂体瘤的体积。

2. 用药期间，应定期监测肝功能。

3. 本品可使肢端肥大症患者低水平的 TC、LDL、脂蛋白 B 和高脂蛋白 A 恢复正常。

4. 本品过量可引起疲乏，过量者应停止用药，直到 IGF-1 达到或超过正常水平。

5. 溶解后的溶液 6h 内用完。

【制剂】注射剂（粉）：10mg，15mg，20mg。

【贮藏】贮于 2~8℃，严禁冷冻。

美卡舍明（mecasermin）

别名：Increlex。

本品为重组人胰岛素样生长因子 l（recombinant human insulin-like growth factor-1，rhIGF-1）和胰岛素样生长因子结合蛋白 3（recombinant human insulin-like growth factor bingding protein-3，rhIGFBP-3）的复合物。

【理化性状】

1. 分子式：$C_{331}H_{512}N_{94}O_{101}S_7$。

2. 分子量：7648.6。

林伐美卡舍明（mecaserminr rinfabate）

【理化性状】

化学名：acomplex of insulin-like growth factor I（human）with insulin-like growth factor binding proteinIGFBP-3（human）。

【药理学】IGF-1 在儿童中的药理作用是线性生长的促进作用。IGF-1 其次的药理作用包括其他合成代谢作用、胰岛素敏化作用和胰岛素样作用。迄今还不了解 IGFBP-3 的直接促生长作用。IGFBP-3 在本复合体中的作用是调节 IGF-1 的作用。在正常人体中，仅发现 <2% 的 IGFBP-3，此二元复合体进一步关联着第三血清蛋白——生长激素依赖的对酸敏感的亚单位（ALS），形成一种非共价的三元络合物（分子量约 150kDa），此络合物相当于 IGF-1 的天然生理贮存器。此三元络合物包括 IGF-1、IGFBP-3 和 ALS 的各一个分子。在三元络合物中 IGF-1 的 $t_{1/2}$>12h。IGFBP-3 和三元络合物与蛋白聚糖相互作用的溶蛋白裂解说明 IGF-1 是从三元络合物中释放出来的。

【药动学】在一项临床试验的药动学研究中，给患有严重的原发性 IGF-1 缺乏的儿童皮下注射本品 1mg/kg。获得 IGF-1 和 IGFBP-3 的药动学数据如下（未对两者的内源性和外源性加以区分）：C_{max} 分别为（133±19）ng/ml 和（1574±401）ng/ml，T_{max} 分别为（11.3±6.2）h 和（19.5±9.0）h，AUC$_{0~60h}$ 分别为（3654±237）（ng·h）/ml 和（62 525±8352）（ng·h）/ml，$t_{1/2}$ 分别为（13.4±2.7）h 和（54.1±31.6）h。

【适应证】本品用于治疗患有严重的原发性 IGF-1 缺乏或患有生长激素基因缺失（患儿已对生长激素产生中和抗体）的儿童。

【不良反应】

1. 最常见的不良事件（发生率≥5%）有缺铁性贫血、淋巴结病、甲状腺肿、注射部位不适、氨基转移酶升高、高血糖、低血糖、关节痛、骨痛、肌萎缩、肢体痛、头痛、视盘水肿、卵巢囊肿和扁桃体肿大。

2. 常见的注射部位不适包括红斑、脂肪增生和毛发生长。

3. 经过 9 个月的用药，大部分患者产生了针对这种复合体的抗体。

【妊娠期安全等级】C。

【禁忌与慎用】

1. 骨骺闭合的患者禁用本品。

2. 存在活跃的或可疑肿瘤的患者禁用本品。

3. 对本品中任何一种成分过敏者禁用。

4. 尚未明确本品是否可经乳汁分泌，哺乳期妇女慎用。

【剂量与用法】

1. 使用本品必须个体化。一般开始皮下注射 0.5mg/kg，1 次/日，治疗剂量可加至 1~2mg/kg。

2. 严重的原发性 IGF-1 缺乏应符合以下 3 个条件：高度标准差记分≤-3、基础 IGF-1 标准差记分≤-3 和伴有正常或升高的 GH。

3. 严重的原发性 IGF-1 缺乏包括 GH 受体突变、后-GH 受体信号路径和 IGF-1 基因缺乏、患儿并非 GH 缺乏，因此，患者并不适合使用外源性 GH 治疗。

4. 患有继发型 IGF-1 缺乏（如 GH 缺乏、营养不良、甲状腺功能减退或长期使用皮质激素治疗的患者）不应使用本品。

5. 本品可于早上或傍晚给药，但每天应在同一个时间给药，患者应保持有规律的、均衡的饮食。

6. 如果患者不能进食，或不愿意进食，就不应给药。

7. 如果忘记一次给药，不必补充给药。

8. 为了摸清患者对本品的耐受性，在开始使用本品或增加剂量的时候，都应监测血糖水平，如果频繁发生低血糖或严重低血糖，必须持续检测餐前血糖水平，如有低血糖的证据，应降低给药剂量。

9. 根据上一次给药后 8～18h 测定的 IGF-1 水平设定剂量，最高可达 2mg/（kg·d）；如出现不良反应如低血糖，应降低剂量。

10. 随着时间的推移，对本品的生长反应会降低。然而，如果第 1 年的增高速度达不到 2cm/年，就应评估其他的原因，如甲状腺功能减退、营养不良和进展性骨龄。如果不可测知患者的基线 ALS 水平，可能要提高本品的用量。

11. 皮下注射的部位（股、腹部和上臂）应给给予轮换，新的注射部位应距离上次注射部位至少 2.54cm，不要注射到发红、发硬、发绀或有触痛的部位。

12. 本品从冰库中取出后，在室温下约需 45min 融化，只可轻轻旋转，不可摇动。在室温下的药液应在 1h 内使用。如发现药液中有肉眼可见的微粒或变色，应弃之。

【用药须知】

1. 使用本品前，必须详细阅读本品的使用说明书，丝毫不可疏忽。

2. 给药期间，如发生过敏反应，应立即停药。

3. 本品必须在对生长障碍疾病的诊断和治疗富有经验的专家指导下精心使用。

4. 本品尚未在小于 3 岁的儿童和成人中进行临床研究。

5. 患者应在每天的同一时间给药。

6. 因为本品具有胰岛素样降血糖作用，患者应避免误餐，并应平衡饮食，当患者不能进餐或不愿意进餐时，就不应给药。

7. 对幼童要特别注意，因为他们进食往往是不规律的。

8. 开始给药和增加剂量时，患者应避免从事任何高风险的活动，直到耐受性已经建立（3～5d）。

9. 本品可致淋巴组织增大，应对患者做定期检查，发现扁桃体、腺体肿大的并发症（如打鼾、睡眠呼吸暂停综合征、慢性分泌性中耳炎、听力减退）应给予以适当处理。

10. 使用本品治疗期间，可能发生颅内高压综合征，表现有视盘水肿、视力减退、头痛、恶心、呕吐，建议在治疗开始时和治疗期间，应进行眼底检查。

11. 在使用本品期间，可能在经历快速增长的患者中发生头骨骺脱位和脊柱侧弯进展，应严密监护。

12. 和其他外源性蛋白一样，本品也会引起局部的和（或）全身的过敏反应，如发生，应尽快寻找处理方法，并考虑停药。

13. 本品不能取代 GH 治疗。

【制剂】注射剂：36mg/0.6ml。

【贮藏】本品在运输中，必须贮于-70℃冰库中，从冰库中取出时应用冰块包裹转至患者家中，置于-20℃冰箱中，不能超过 2 个月。

西曲瑞克（cetrorelix）

本品是一种合成的具有促性激素释放激素（gonadotrophin-releasin ghormone，GnRH）拮抗活性的十肽，它在天然的 GnRH 氨基酸第 1、2、3、6 和 10 位上进行了置换，故属于 GnRH 类似物。

【理化性状】

1. 化学名：N-acetyl-3-（2-naphthyl）-D-alanyl-p-chloro-D-phenylalanyl-3-（3-pyridyl）-D- alanyl-L-seryl-Ltyrosyl-N_5-carbamoyl-D-ornithyl-L-leucyl-L-arginyl-L-prolyl-D-alaninamide.

2. 分子式：$C_{70}H_{92}ClN_{17}O_{14}$。

3. 分子量：1431.0。

4. 结构式如下：

醋酸西曲瑞克（cetrorelix acetate）

别名：Cetrotide。

【理化性状】

1. 化学名：N-acetyl-3-（2-naphthyl）-D-alanyl-

p-chloro-D-phenylalanyl-3-（3-pyridyl）-D- alanyl-L-seryl-Ltyrosyl-N^5-carbamoyl-D-ornithyl-L-leucyl-L-arginyl-L-prolyl-D-alaninamide acetate。

2. 分子式：$C_{70}H_{92}ClN_{17}O_{14} \cdot xC_2H_4O_2$。

【药理学】GnRh 从垂体前叶的促性腺细胞中诱导促黄体生成激素和促卵泡激素（folliclestimulating-hormone，FSH）的产生和释放。由于阳性的雌二醇在中期的反馈，GnRH 的释放得到增强，导致黄体化激素（luteinizinghormone，LH）激增。LH 激增可引起占优势的卵泡产卵和卵母细胞减数分裂的再开始，继而通过升高孕酮水平以表明黄体化。本品与 GnRH 竞争结合垂体细胞膜上的受体，因而得以剂量依赖的方式抑制 LH 和 FSH 的释放。使用本品 3mg 的剂量，对 LH 抑制作用的起效时间约 1h，使用本品 0.25mg 的剂量，起效时间则接近 2h。这种抑制是通过持续的治疗维持的，对 LH 和 FSH 的影响更为明显。本品对 LH 和 FSH 的影响在停止治疗后就会逆转。在妇女中，本品可以剂量依赖方式，延迟 LH 激增和之后的排卵。在抑制卵巢兴奋期间，FSH 水平并未受到使用剂量的影响。在使用本品单剂量 3mg 后，已确定其作用至少可持续 4d。每 24 小时使用 0.25mg，显示可维持其作用。

【药动学】本品皮下注射单剂量 3mg 或皮下注射 0.25mg/d，连用 14d，获得药动学参数如下：T_{max} 分别为 0.5～2h 和 0.5～1.5h，C_{max} 分别为 22.5～36.2ng/ml 和 4.17～5.92ng/ml，$t_{1/2}$ 分别为 38.2～108h 和 2.4～48.8h，AUC 分别为 451～636（ng·h）/ml 和 23.4～42.0（ng·h）/ml，静脉注射后的总 CL 为 1.28ml/min，V_d 为 1.16L/kg。本品经皮下注射后被迅速吸收，1～2h 可达 C_{max}，平均绝对生物利用度为 85%。单剂量 3mg 静脉给药后的 V_d 约为 1L/kg，蛋白结合率为 86%。在控制卵巢兴奋时，在卵母细胞提取的当天，血浆中和卵泡液中的药物浓度相似。在皮下注射本品 0.25mg 和 3mg 后，在卵母细胞提取并植入胚胎的当天，其血药浓度低于定量检测限。在给男性和女性皮下注射本品 10mg 后，24h 内在胆汁样本中发现小量的 1-9 肽、1-7 肽、1-6 肽和 1-4 肽。体外研究证实，本品通过肽酶转化，占优势的代谢物是 1-4 肽。皮下注射本品 10mg 后，尿液中仅检出原药，上述 4 种肽仅有少量在胆汁中。尿中原药占用量的 2%～4%，胆汁中的原药和 4 种代谢物占 5%～10%。

【适应证】对进行控制性卵巢刺激的患者，防止提前排卵，进而进行采卵和辅助生殖技术治疗。

【不良反应】

1. 可发生中重度卵巢过度兴奋综合征。

2. 可见头痛、恶心。

3. 上市后监测到过敏性反应（包括超敏反应）。

4. 可能发生多种先天性畸形。

【妊娠期安全等级】X。

【禁忌与慎用】

1. 对本品及外源性肽激素类或甘露醇过敏者、对 GnRH 或任何其他类似物过敏者及中重度肝肾功能损伤者禁用。

2. 哺乳期妇女使用时，应暂停哺乳。

3. 儿童禁用。

4. >65 岁的老年人禁用。

【剂量与用法】

1. 在卵泡期早期或中期皮下注射 0.25mg，1 次/日，或者单次注射 3mg。

2. 单剂量（3mg）方案一般在月经周期的第 7 天（第 5～9 天）注射。

3. 如果在注射本品 3mg 后 4d 内尚未使用人绒毛膜促性腺激素（human chorionic gonadotrophin，HCG），就应每天注射 1 次本品 0.25mg，一直持续到使用 HCG 的那天为止。

4. 多剂量（0.25mg）方案一般在月经周期的第 5 天（早或晚）或第 6 天（早）开始，每天注射，直至使用 HCG 的那一天为止。当超声显示卵泡数目充足，大小适当，这时使用 HCG 就可诱导排卵和卵母细胞的最后成熟。如果卵巢对以促性腺激素的治疗来达到减少发生卵巢过度兴奋综合征产生过度反应，就不应使用 HCG。

【用药须知】

1. 此用药须知，不仅医师要熟知，还要指导使用本品的妇女充分了解，因为患者要学会自己注射。

2. 要指导患者如何掌握两种剂量方案的实际操作方法。

3. 首先要用肥皂洗手，充分冲洗干净后，取下瓶上的塑料盖，用 75%乙醇棉签擦净铝环和橡皮塞子，然后再抽吸注射用水 1～3ml 并注入小瓶中溶解药物，轻轻旋转使之充分溶解即可抽出进行皮下注射。

4. 如何使用单剂量（0.25mg）或多剂量（3mg），由医师具体指导，一定要按以上方案实施。

【制剂】注射剂（粉）：0.25mg，3mg。

【贮藏】贮于 15～30℃。

戈舍瑞林（goserelin）

别名：Zoladex。

本品是一种合成的十肽促性腺素释放激素（GnRH）强效类似物。

【理化性状】

1. 本品为一种下丘脑十肽戈舍瑞林的九肽类似物，经化学合成，以乙酸盐发挥作用。本品为白色或类白色粉末，能溶于水，易溶于乙酸，可溶于无机酸或强碱的稀释液中。

2. 化学名：3-[5-oxo-L-prolyl-L-histidyl-L-tryptophyl-L-seryl-L-tyrosyl-（3-O-tert-butyl）-D-seryl-L-leucyl-L-arginyl-L-prolyl]carbazamide。

3. 分子式：$C_{59}H_{84}N_{18}O_{14}$。

4. 分子量：1269.4。

5. 结构式如下：

醋酸戈舍瑞林（goserelin acetate）

【理化性状】

1. 化学名：D-Ser（But）6Azgly10-LHRH acetate。

2. 分子式：$C_{59}H_{84}N_{18}O_{14} \cdot C_2H_4O_2$。

3. 分子量：1329.5。

【药理学】本品可促使脑垂体释放黄体生成素（LH）和卵泡刺激素（FSH），其作用比天然激素强40～200倍。其对脑垂体的作用取决于给药后的持续时间，开始1周对垂体-性腺起兴奋作用，性激素水平升高，但如继续给药则起抑制作用，使性激素水平下降，3周后降至最低，这种作用起落的确切机制尚不清楚。本品有可能降低男性血浆睾酮水平，因本品可致LH水平下降。国外资料表明，GnRH激动药能同时减少子宫体积和肌瘤体积的40%～50%，但机制不明。接受本品3年的患者，未发现体内产生抗体。

【药动学】本品口服不被吸收，皮下注射吸收迅速。治疗前列腺癌的起效时间为2～4周，血清睾酮水平可降至男性睾丸切除的水平。治疗乳腺癌的起效时间为3周，黄体酮水平显著下降，血清雌二醇水平可被抑制而达到绝经后妇女的水平。前列腺体积缩小的最大效应出现在给药后的第3个月。多次给药后的作用持续时间可达12个月。使用3.6mg的长效制剂后，男性于12～15d可达C_{max}，女性为8～22d；10.8mg长效制剂的T_{max}为2h。本品AUC男性为27.8（ng·h）/ml，女性为18.5（ng·h）/ml，V_d男性为44.1L，女性为20.31L。其蛋白结合率为27%，每28天皮下注射本品的长效制剂，可使血药浓度始终保持在可检测水平之上，睾酮被抑制并维持在去势水平。本品经肝脏C端氨基酸的水解进行代谢，肾排泄率为90%，原药的$t_{1/2}$男性约为4.2h，女性约为2.3h，总体CL男性为110.5ml/min，女性为163.9ml/min。

【适应证】可用激素治疗的前列腺癌、绝经前期和绝经期妇女乳腺癌及子宫内膜异位症、子宫平滑肌瘤，并可使子宫内膜变薄。

【不良反应】

1. 常有面部发热、多汗、潮红、男性乳房肿胀和触痛、女性乳房变大或变小。

2. 可见恶心、腹痛、味觉障碍、腹泻及牙龈萎缩。

3. 可发生头痛、抑郁、皮疹、瘙痒，男性患者可发生骨骼疼痛、脊髓萎缩。

4. 国外资料表明，本品可出现硬膜外脊髓压迫，偶有子宫肌瘤、淋巴细胞浸润的报道。

【妊娠期安全等级】D。

【禁忌与慎用】

1. 对本品GnRH或其激动剂类似物过敏者、孕妇及在治疗期间有可能受孕的妇女禁用。

2. 哺乳期妇女使用时，应暂停哺乳。

3. 男性尿道梗阻者、男性脊髓压迫、骨密度有可能降低者均慎用。

4. 儿童用药的安全性及有效性尚未确定。

5. 尚无＞65岁以上女性的使用资料。

【剂量与用法】

1. 成人皮下注射本品长效制剂，3.6mg/次，每4周1次，宜注入腹壁皮下，可先注入局麻药适量。

2. 本品10.8mg制剂仅用于男性治疗前列腺癌，每12周1次。

【用药须知】

1. 子宫内膜异位症的治疗时间不宜超过6个月，否则应监测骨密度。治疗期间，应加入激素替代疗法（连续给予雌激素和黄体酮），这样可以减少骨矿质丢失，减轻血管运动性综合征。

2. 肝肾功能不全或老年人不必调整剂量。

3. 肥胖患者的体重每增加 1kg，本品的 AUC 就下降 1%～2.5%，因此，对治疗无反应的肥胖患者，应监测血清睾酮水平。

【制剂】缓释植入剂：3.6mg，10.8mg。

【贮藏】贮于 25℃ 以下。

组胺瑞林（histrelin）

别名：Vantas、Supprelin LA。

本品为合成的一种促黄体激素释放激素（LHRH）激动剂。临床用其乙酸盐。

【理化性状】

1. 化学名：5-oxo-L-prolyl-L-histidyl-L-tryptophyl-L-seryl-L-tyrosyl-1-benzyl-D- histidyl-L-leucyl-N^5-（diaminomethylene）-L-ornithyl-N-ethyl-L-prolinamide。

2. 分子式：$C_{66}H_{86}N_{18}O_{12}$。

3. 分子量：1323.5。

4. 结构式如下：

【药理学】本品为 LH-RH 激动剂，可强效抑制促性腺激素的分泌。人体注射后，血液循环中促黄体激素和卵泡激素的分泌，导致性腺激素（男性睾酮、双氢睾酮）一过性升高，但继续给予本品，可见促黄体激素和卵泡激素的降低，2～4 周睾酮可达到去势水平。

【药动学】

1. 吸收 晚期前列腺癌植入本品后，12h 达血药峰值（1.10±0.375）ng/ml，药物在皮下释放，血药浓度可维持 52 周，在 52 周末，血药浓度为（0.13±0.065）ng/ml。52 周内平均皮下释放速度为（56.7±7.71）μg/d。皮下埋植 50～200mg，血药浓度成比例升高。

2. 分布 健康志愿者皮下注射 0.5mg，分布容积为（58.4±7.86）L，体外研究显示本品未结合部分为 29.5%±8.9%。

3. 代谢 本品主要通过 C 端脱烷基化代谢，也可能进行肽链的水解。健康志愿者单次皮下注射后清除率为（179±37.8）ml/min，终末 $t_{1/2}$ 为（3.92±1.01）h。前列腺癌患者皮下植入 50mg，表观清除率为（174±56.5）ml/min。

【适应证】激素依赖型晚期前列腺癌。

【不良反应】

1. 常见热潮红、疲乏、体重增加、植入部位反应、勃起功能障碍、男性女型乳房、睾丸萎缩、失眠、性欲降低、肾损害、便秘、头痛。

2. 其他少见的不良反应包括贫血、室性期前收缩、腹部不适、恶心、畏寒、嗜睡、烦躁不安、外周疼痛、疼痛恶化、无力、体重降低、肝功能异常、支架堵塞、AST 升高、血糖升高、乳酸脱氢酶升高、睾酮升高、肌酐升高、前列腺酸性磷酸酶升高、食欲降低、液体潴留、饮food冲动、高血钙、高脂血症、关节痛、腰痛、骨痛、肌痛、肌肉抽搐、颈痛、四肢痛、头晕、震颤、抑郁、易激惹、肾结石、血尿加重、无尿、肾衰竭加重、尿频、尿潴留、乳房疼痛、外阴瘙痒、性功能障碍、劳累性呼吸困难、出血、骨密度降低。

3. 上市后有垂体出血和肝毒性的报道。

【妊娠期安全等级】X。

【禁忌与慎用】

1. 不可用于非激素依赖性的前列腺癌或前列腺切除手术后的患者。

2. 对本品任何成分过敏或对促性腺激素释放激素（GnRH）及其类似物过敏的患者禁用。

3. 禁用于女性患者。

4. 12 岁以下儿童患者用药的安全性及有效性尚未确定。

【药物相互作用】在治疗期间，禁止近期或同时使用含雌激素的药物。

【剂量与用法】皮下植入于上臂，每 12 个月 1 次。

【用药须知】

1. 治疗开始后每月监测 LH、FSH、雌激素或睾酮水平，6 个月后改为每 6 个月 1 次。每 6 个月监测 1 次身高和骨龄。

2. 开始治疗的 4 周，症状可能会恶化。

3. 植入部位 24h 内不能沾水。

【制剂】皮下植入剂：50mg。

【贮藏】贮于 2～8℃。禁止冷冻。

帕西瑞肽（pasireotide）

本品为生长抑制素类似物。

【CAS】396091-73-9。

【ATC】H01CB05。

【理化性状】

1. 化学名：[（3S,6S,9S,12R,15S,18S,20R）-9-（4-aminobutyl）-3-benzyl-12-（1H-indol-3- ylmethyl）-2,5,8,11,14,17-hexaoxo-15-phenyl-6- [（4-phenylmethoxyphenyl）methyl]-1,4,7,10,13,16- hexazabicyclo[16.3.0]henicosan-20-yl]N-（2-aminoethyl） carbamate。

2. 分子式：$C_{58}H_{66}N_{10}O_9$。

3. 分子量：1047.22。

4. 结构式如下：

双羟萘酸帕西瑞肽（pasireotide pamoate）

别名：Signifor LAR。

【理化性状】

1. 化学名：（2-aminoethyl） carbamic acid（2R,5S,8S,11S,14R,17S,19aS)-11-（4-aminobutyl)-5-benzyl-8-（4-benzyloxybenzyl)-14-（1H-indol-3-ylmethyl） 4,7,10,13,16,19- hexaoxo-17-phenyloctadecahydro-3a,6,9,12,15,18-hexaazacyclopentacyclooctadecen-2-yl ester pamoic acid salt。

2. 分子式：$C_{58}H_{66}N_{10}O_9 \cdot C_{23}H_{16}O_6$。

3. 分子量：1435.58。

双天冬氨酸帕西瑞肽（pasireotide diaspartate）

别名：Signifor。

【理化性状】

1. 化学名：（2-aminoethyl） carbamic acid（2R,5S,8S,11S,14R,17S,19aS)-11-（4-aminobutyl)-5-benzyl-8-（4-benzyloxybenzyl)-14-（1H-indol-3ylmethyl） -4,7,10,13,16,19- hexaoxo-17-phenyloctadecahydro-3a,6,9,12,15,18hexaazacyclopentacyclooctadecen-2-yl ester, di[（S)-2-aminosuccinic acid] salt。

2. 分子式：$C_{58}H_{66}N_{10}O_9 \cdot 2C_4H_7NO_4$。

3. 分子量：1313.41。

【药理学】本品为环六肽生长抑素类似物，通过与生长抑素受体（ssts）结合发挥其药理学活性。已知 5 个人生长抑素受体亚型：hsst1，hsst 2，hsst 3，hsst 4 和 hsst 5。在正常生理情况下这些受体亚型在不同组织中表达。来自库欣病患者（ACTH）促肾上腺皮质激素的肿瘤细胞经常过度表达 hsst5 而常常不表达其他受体亚型或在低水平表达其他亚型。本品结合并激活 hsst 受体导致 ACTH 的分泌受到抑制，导致皮质醇分泌降低。内源性生长抑素、本品与 hsst 的亲和力见表 13-1。

表 13-1　内源性生长抑素、帕西瑞肽与 hsst 的亲和力 hsst

成分	hsst 1	hssts 2	hsst3	hsst4	hsst5
生长抑素 IC_{50}（nmol/L）	0.93±0.12	0.15±0.02	0.56±0.17	1.5±0.4	0.29±0.04
本　品 IC_{50}（nmol/L）	9.3±0.1	1.0±0.1	1.5±0.3	>1000	0.16±0.01

【药动学】

1. 吸收和分布　在健康志愿者中，剂量为 0.002～1.5mg，本品的药动学接近线性。在库欣病患者，剂量为 0.3～1.2mg，本品的暴露量与剂量呈线性。

在健康志愿者中，皮下注射 0.25～0.5h 达到 C_{max}。本品的绝对生物利用度尚不清楚。本品分布广泛，表观分布容积大（>100L）。血液和血浆间分布与浓度无关，本品主要位于血浆中（91%）。血浆蛋白结合中度（88%），且与浓度无关。

本品很可能是 P-糖蛋白的底物，但预计 P-糖蛋白对本品的 ADME（吸收、分布、代谢、排泄）影响很小。本品不是乳腺癌耐药蛋白、阳离子转运蛋白 1 及有机阴离子转运肽 1B1、1B3 或 2B1 的底物。

2. 代谢和排泄　在人肝和肾微粒体系统中，本品显示代谢稳定性。在健康志愿者中，血浆、尿和粪中主要为原药。本品主要通过肝清除（胆汁排泄），经肾排出极少。在一项人 ADME 研究，给药后 10d 回收 55.9%±6.63% 的放射性剂量，其中粪便中回收 48.3%±8.16%，尿液中回收 7.63%±2.03%。

在健康志愿者和库欣病患者中本品的清除率（CL/F）分别约为 7.6L/h 和 3.8L/h。有效半衰期约为 12h。

3. 特殊人群　群体 PK 分析表明体重、年龄、性别及种族不影响本品的药动学。

轻度，中度和重度肝功能不全者 AUC$_{inf}$ 分别增加 12%、56% 和 42%，C_{max} 分别增加 3%、46% 和 33%。

未对肾功能不全者进行研究。但是，预计肾功能对本品的血药浓度无显著影响。

【适应证】

1. 用于治疗手术效果不理想或不能手术治疗的肢端肥大症。

2. 用于手术效果不理想或手术后未能治愈的库欣病。

【不良反应】常见不良反应包括恶心、腹泻、高血糖、胆结石、头痛、疲乏、糖尿病、腹痛、注射部位反应、鼻咽炎、脱发、无力、糖化血红蛋白升高、ALT 及 AST 升高、外周水肿、上腹痛、食欲缺乏、高血压、高胆固醇血症、眩晕、低血糖、焦虑、流感、失眠、肌痛、关节痛、瘙痒、脂肪酶升高、低血压、便秘、腰痛、呕吐、皮肤干燥、QT 间期延长、低血钾、四肢痛、心动过缓、腹胀、肾上腺皮质功能不全。

【妊娠期安全等级】C。

【禁忌与慎用】

1. 尚不清楚本品是否经乳汁分泌，哺乳期妇女应权衡利弊选择停药或停止哺乳。

2. 儿科患者的有效性及有效性尚未确定。

3. 严重肝损伤者避免使用。

【药物相互作用】

1. 与能延长 QT 间期的药物合用须谨慎。

2. 本品可能降低环孢素的相对生物利用度，因而可能需要调整环孢素剂量以维持治疗水平。

3. 本品可能增高溴隐亭血药浓度。可能需要降低溴隐亭剂量。

【剂量与用法】

1. 治疗肢端肥大症

（1）推荐起始剂量为 40mg，肌内注射，每 4 周 1 次。

（2）中度肝损害者推荐起始剂量为 20mg，肌内注射，每 4 周 1 次，最大剂量为 40mg，肌内注射，每 4 周 1 次。

（3）根据治疗反应和耐受性调整剂量，最大剂量为 60mg，肌内注射，每 4 周 1 次。

（4）本品的注射用混悬剂须放置室温后再行配制，至少需在室温放置 30min，但不能超过 24h。

加入溶剂后，应适度地在水平方向振摇至少 30s，直至形成混悬液。

2. 治疗库欣病　推荐剂量为 0.3～0.9mg，皮下注射，2 次/日。推荐的起始剂量为 0.6mg 或 0.9mg，2 次/日，根据反应和耐受性调整剂量。中度肝损伤（Child Pugh B）患者，推荐初始剂量为 0.3mg，2 次/日，最大剂量 0.6mg，2 次/日。严重肝损伤（Child Pugh C）患者避免使用。

【用药须知】

1. 本品可导致 ACTH 分泌受到抑制。ACTH 的抑制可能导致皮质激素的循环水平减低和潜在的肾上腺皮质功能减退。

监测患者肾上腺皮质功能减退体征和症状（如无力、疲乏、厌食、恶心、呕吐、低血压、低钠血症或低血糖）。如发生肾上腺皮质功能减退，考虑短暂降低剂量或中断治疗，以及暂时补充外源性糖皮质激素替代治疗。

2. 患者治疗期间可发生高血糖，建议开始或调整抗糖尿病治疗。如果高血糖持续控制不佳，应降低本品的剂量或暂停用药。

3. 本品可导致心动过缓。有心脏病和（或）心动过缓风险的患者，如临床上显著心动过缓史、高度传导阻滞，或同时使用能导致心动过缓的药物，应仔细监测，可能需要调整 β 受体阻断剂、钙通道阻断剂的剂量，并纠正电解质紊乱。

4. 给药前必须纠正低钾血症和低镁血症，治疗期间应定期检测心电图。

5. 治疗 1～2 周后应监测肝功能，然后每月 1 次，共 3 个月，之后每 6 个月 1 次。

6. 本品可导致胆结石，建议治疗前和治疗期间每隔 6～12 个月进行胆囊超声检查。

7. 因本品的药理学活性模仿生长抑素，可能发生垂体激素的抑制，除了 ACTH。开始治疗前和治疗期间应定时监测垂体功能（如 TSH/游离 T4，GH/IGF-1）。曾进行经蝶手术和垂体辐照的患者垂体激素缺乏的风险升高。

【制剂】①注射液：0.3mg/1ml，0.6mg/1ml，0.9mg/1ml；②注射用混悬剂：20mg，40mg，60mg，溶剂 2ml。

【贮藏】①注射液贮于 25℃ 下，短程携带允许 15～30℃；②注射用混悬剂贮于 2～8℃，切勿冷冻。

13.2　糖皮质激素（glucocorticoid）

环索奈德（ciclesonide）

别名：Omnaris。

本品归属于糖皮质激素。

【理化性状】

1. 化学名：（R）-11β,16α,17,21-tetrahydroxy-pregna-1,4-diene-3,20-dionecyclic16,17- acetal with cyclohexane carboxaldehyde,21-isobutyrate.

2. 分子式：$C_{32}H_{44}O_7$。

3. 分子量：540.7。

4. 结构式如下：

【药理学】本品属于前药，在鼻腔内用药后，通过酶可水解成具有活性的代谢物——C_{21}-去异丁酰-环索奈德（C_{21}-desisobutyryl-ciclesonide,des-ciclesonide 或 RM1）。RM1 对糖皮质激素受体所具有的亲和力是原药的 120 倍，有抗炎活性。目前还不清楚是通过何种精确的机制减轻变应性鼻炎的症状。已经明确的是，皮质激素对多种细胞类型（如肥大细胞、中性粒细胞、嗜酸性粒细胞、巨噬细胞和淋巴细胞）和涉及过敏性炎症的介质（如组胺、类花生酸类物质、白三烯和细胞因子）具有广泛的影响。

【药动学】由于本品及其代谢物 RM1 在胃肠道内的吸收很少和高度的首关效应，因此，两者的生物利用度都极低（<1%）。给予推荐的鼻内用药剂量后，本品的血药浓度可忽略不计。然而有些患者在鼻内给药后，其血清内可检出代谢物 RM1。生物检测法对本品及其代谢物 RM1 的检测限分别为 25pg/ml 和 10pg/ml。每天给健康成人鼻腔喷雾本品 50～800μg，连用 2 周，结果发现所有用药者的 C_{max} 均在 30pg/ml 以下。在每天给予 800μg 和 400μg 治疗的志愿者中，分别有 100% 和 67% 可检测到 RM1。每天接受 200μg 和更小剂量者尚无人可以检出 RM1。儿童患者每天鼻喷雾给药 25～200μg，血清

中 RM1 除 1 例为 64.5pg/ml，其余均低于 45pg/ml。对患有常年性变应性鼻炎 6～11 岁儿童为期 12 周的研究表明，给药 200μg 有 50% 儿童可检测到 RM1，给药 100μg 则只有 5% 儿童可检测到 RM1。对 2～5 岁儿童为期 6 周的研究表明，给药 200μg、100μg 和 25μg，则分别有 41%、22% 和 13% 儿童可检测到 RM1。静脉给予本品 800μg 后，原药和 RM1 的分布容积分别为 2.9L/kg 和 12.1L/kg。两者与血浆蛋白的结合率均≥99%，其余的存在于血液循环中。未见到 RM1 与皮质激素转运蛋白明显结合。鼻用本品通过鼻腔黏膜里的酯酶水解成具有生理活性的代谢物 RM1，此代谢物进一步在肝内主要被 CYP3A4，其次被 CYP2D6 代谢成另外的代谢物。这些代谢物潜在的活性特征尚不清楚。静脉给予本品 800μg 后，原药和 RM1 的清除率很高（分别为 152L/h 和 228L/h）。本品主要经胆道随粪便排出（66%），随尿液排出的约占 20%。

【适应证】用于成人和≥12 岁青少年季节性和常年性变应性鼻炎的治疗。

【不良反应】

1. 可引起头痛、鼻出血、鼻咽炎和耳痛。

2. 临床研究期间，已发生青光眼、白内障、眼内压升高，极少发生喘鸣、鼻中隔穿孔。

【妊娠期安全等级】C。

【禁忌与慎用】

1. 对本品过敏者禁用。

2. 哺乳期妇女慎用。12 岁以下儿童使用本品的有效性尚未确定。

3. 对其他皮质激素过敏者慎用。

4. 患有活动的或静止的呼吸道结核感染、未经治疗的局部或全身真菌或细菌感染、全身病毒或寄生虫感染，或眼单纯性疱疹的患者均不应使用本品。

【药物相互作用】

1. 本品不会抑制或诱导通过 CYP 酶代谢的药物代谢。

2. 本品不可与酮康唑合用。

【剂量与用法】推荐每天向每一侧鼻孔喷药 1 次，2 喷/次，不可超量。

【用药须知】

1. 以局部使用的皮质激素代替全身使用的皮质激素可能发生肾上腺皮质功能不全的体征。另外，有些患者还可能发生皮质激素的撤药症状，如关节和（或）肌肉痛、倦怠和抑郁。当患者从过去

曾长期使用全身的皮质激素转换为使用局部的皮质激素时，应严密监护由于应激而带来的急性肾上腺皮质功能不全。在患有哮喘或其他需要长期使用全身的皮质激素治疗的患者中快速减量会引起哮喘症状的恶化。

2. 儿童使用本品可能会引起生长速度减慢，极少发生速发型过敏反应或接触性皮炎。

3. 皮质激素会抑制创伤愈合，新近患有鼻中隔溃疡、鼻手术或鼻外伤的患者，不应使用本品。

4. 如超量使用本品或对现在使用的全身皮质激素治疗特别敏感，可能会出现肾上腺皮质功能亢进症状，包括罕见的月经不规则、痤疮样病损和类似库欣综合征的特征，如已发生这些改变，应缓慢停用本品。

【制剂】鼻喷剂：50μg/喷，可喷用 120 次。

【贮藏】贮于 15～30℃。

阿氯米松（alclometasone）

本品为合成的外用肾上腺皮质激素类药物。

【理化性状】

1. 化学名：（7α-chloro-11β,17,21-trihydroxy-16α-methylpregna-1,4-diene-3,20-dione。

2. 分子式：$C_{22}H_{29}ClO_5$。

3. 分子量：408.91。

4. 结构式如下：

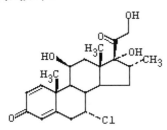

二丙酸阿氯米松（alclometasone dipropionate）

别名：Aclovate。

【理化性状】

1. 本品为白色粉末，易溶于水，溶于丙二醇，极微溶于戊二醇。

2. 化学名：（7α-chloro-11β,17,21-trihydroxy-16α-methylpregna-1,4-diene-3,20-dione-17,21 dipropionate）。

3. 分子式：$C_{28}H_{37}ClO_7$。

4. 分子量：521.0。

【药理学】本品具有抗炎、止痒、收缩血管的作用。其确切抗炎机制还不清楚，不过，肾上腺皮质激素类被认为是通过诱导磷脂酶 A_2 抑制蛋白（统

称为脂皮质蛋白）发挥作用的。强效炎症介质前列腺素类和白三烯类的共同前体物质是花生四烯酸，花生四烯酸在磷脂酶 A_2 作用下从膜磷脂释放，磷脂酶 A_2 抑制蛋白可抑制花生四烯酸的释放从而调控这些炎性介质的生物合成。

【药动学】

1. 吸收局部用肾上腺皮质激素经皮吸收的程度受多种因素影响，包括赋形物和表皮屏障的完整性。当皮肤有炎症和（或）其他疾病时药物经皮吸收量会增加。一项放射标记的研究表明表皮完整的健康志愿者局部用药后 8h，约 3%的药品经皮吸收。

2. 消除经皮吸收的药物代谢途径可能和全身给药一致，动物研究表明吸收的药物不会在真皮下蓄积，而是被广泛地代谢为不明的极性物质，最终经胆汁从粪便和尿液排出体外。

【适应证】本品为弱效至中效肾上腺皮质激素，乳膏剂或软膏剂用于皮肤病患者，可有效缓解炎症和皮肤瘙痒等症状。

【不良反应】

1. 发生率≥1%的局部反应有瘙痒、灼热、红斑、干燥、刺激和丘疹。

2. 其他罕见的局部反应有毛囊炎、痤疮样疹、色素变淡、口周皮炎、变应性接触性皮炎、继发感染、皮肤萎缩、皮肤条纹状色素沉着和汗疱疹。这些不良反应在封包治疗时更易发生。

【妊娠期安全等级】C。

【禁忌与慎用】

1. 对本品或其中任一组分过敏者、对其他肾上腺皮质激素过敏者禁用。

2. 痤疮、酒渣鼻、口周皮炎禁用。

【剂量与用法】局部外用。取本品适量涂于患处皮肤，并轻揉片刻。2～3 次/日，疗程 2～6 周，一些难治的和慢性病患者疗程可能更长。严重的和难治的患者可采取封包治疗。

【用药须知】

1. 初次使用可能出现刺痛、灼热、瘙痒、刺激、干燥、发红等局部症状，一般随着机体的适应，几天后这些症状就会消失，如果这些症状持续存在或加重请立即就诊。

2. 如果出现严重的皮肤刺激，如接触性皮炎应停药并采取相应的治疗措施。

3. 用药期间如出现荨麻疹，呼吸困难，面部、唇、舌或咽喉肿痛等过敏症状时请立即就诊。

4. 当出现以下经皮吸收的症状时请立即停药

并就诊，如视物模糊或看到光晕、情绪变化、睡眠障碍（失眠）、体重增加、面部肿胀或肌无力、疲劳感。

5. 局部用药全身吸收后可导致下丘脑-垂体-肾上腺（HPA）轴功能可逆性的抑制，停药后可产生继发性肾上腺功能不足；部分患者全身吸收还可出现库欣综合征、高血糖、糖尿等表现。大面积使用或采用封包治疗者应定期评估 HPA 功能，若出现抑制应考虑停药、减少给药频率或换用较弱的糖皮质激素。对 HPA 轴的抑制作用通常在停药后很快就可恢复，极少的情况可能需要给予肾上腺皮质激素补充治疗。

6. 用药部位有感染或破溃请勿使用。如果存在皮肤感染或用药后继发皮肤感染，应使用适当的抗真菌药或抗菌药治疗，如感染症状没有及时改善，应停用本品直至感染得到有效控制。

7. 包裹尿布的区域请勿使用本品，本品不可用于尿布皮炎。

8. 如正在使用其他药品，特别是存在血液循环不佳、糖尿病和免疫系统疾病者使用本品前请咨询医师或药师。

9. 用药 2 周后症状未缓解，请咨询医师。

10. 尽管 3 周龄以下患者用药的安全性和有效性尚未建立，本品仍可慎用于 1 岁及以上的儿童，1 岁以下患者不建议使用。儿童由于体表面积和体重的比值较成年人大，外用皮质激素治疗时更易发生全身毒性。当本品使用面积>20%体表面积时，发生 HPA 轴抑制作用的风险更大。

11. 有限的数据表明老年人用药的疗效和安全性没有差异，老年患者不必调整剂量。

12. 孕妇、哺乳期妇女应考虑用药利弊，慎重使用。

【制剂】①乳膏剂：15g（0.05%），60g（0.05%）。②软膏剂：15g（0.05%），60g（0.05%）。

【贮藏】贮于 2～30℃。

氯可托龙（clocortolone）

本品为合成的局部用皮质激素药物。

【理化性状】

1. 化学名：9α-chloro-6α-fluoro-11β,21-dihydroxy-16α-methylpregna-1,4-diene-3,20-dione。

2. 分子式：$C_{22}H_{28}ClFO_4$。

3. 分子量：410.91。

4. 结构式如下：

新戊酸氯可托龙（clocortolone pivalate）

别名：Cloderm。

【理化性状】

1. 化学名：9α-chloro-6α-fluoro-11β,21-dihydroxy-16α-methylpregna-1,4-diene-3,20-dione 21-pivalate。

2. 分子式：$C_{27}H_{36}ClFO_5$。

3. 分子量：495.0。

【用药警戒】

1. 如出现下列过敏反应的症状时应呼叫紧急医疗救护，如荨麻疹、呼吸困难、面部、嘴唇、舌或咽喉肿胀。

2. 如出现治疗部位严重刺激或本品经皮肤局部吸收后出现的下列反应时，应停用本品并立即就医，如视物模糊或看灯光时出现光圈、情绪改变、睡眠问题（失眠）、体重增加、脸部水肿或肌肉无力、感觉疲劳。

【药理学】本品为局部外用的皮质激素，具有抗炎、止痒和收缩血管的作用。其抗炎机制还不清楚。

【药动学】本品可经正常皮肤和患处皮肤吸收，经皮吸收的程度会受到很多因素的影响，如皮肤炎症、封包治疗都可增加经皮吸收。本药血浆蛋白结合率个体差异较大，主要在肝代谢，经肾排泄，少量经胆道排泄。

【适应证】本品作为局部使用的糖皮质激素用于缓解皮肤炎症及对糖皮质激素敏感的皮肤瘙痒。

【不良反应】

1. 本品罕见局部不良反应，但封包治疗不良反应发生率会增加。按不良反应发生率由高到低依次为灼烧感、瘙痒、刺激、干燥、毛囊炎、多毛症、痤疮状发疹、色素减退、口周皮炎、变应性接触性皮炎、皮肤变形、继发感染、皮肤萎缩、粟粒纹。

2. 部分患者外用糖皮质激素可导致 HPA 轴功能可逆性的抑制、库欣综合征、高血糖症和糖尿。

【妊娠期安全等级】C。

【禁忌与慎用】

对本药或其他糖皮质激素过敏者禁用。

本品应用后是否能在乳汁中分泌尚未明确。虽然分泌到乳汁的量不太可能对婴儿有不良损害，但哺乳期妇女仍需慎用。

当外用糖皮质激素时，儿童出现下丘脑-垂体-肾上腺（HPA）轴抑制的危险性比成人更高，儿童在停药后出现糖皮质激素不足或治疗中发生库欣综合征的危险性更高。儿童用药须在有效的前提下选择最小剂量。

【剂量与用法】

1. 将少量本品涂抹于患处，根据患处病情，每日涂抹 3 次。

2. 对于银屑病或是难治性顽疾，可将药物涂抹于患处后，用敷料封闭患处。

3. 一旦感染进一步发展，须立即去掉覆于患处的敷料，并选择合适的抗生素进行治疗。

【用药须知】

1. 在应用本品前，如果对本品或其他糖皮质激素（如氢化可的松、泼尼松）过敏，或有过敏症，告知医师。

2. 用药前，告知医师病史，特别是血液循环不畅、糖尿病、免疫系统问题。

3. 当患处有感染或外伤时，请勿使用本品。

4. 当皮肤上的感染发生时，应同时给予适当的抗菌治疗，如没有获得迅速好转，应停止使用糖皮质激素直至感染获得控制。

5. 患者在大面积、长时间应用皮质激素药物时会导致身体对物理压力的反应能力降低。因此，需要用尿游离皮质激素和 ACTH 刺激试验对 HPA 轴的抑制对患者进行定期评估。若出现 HPA 轴的抑制，需降低剂量或换用其他作用较弱的皮质激素类药物。通常在停药后 HPA 轴功能会恢复，很少出现皮质激素戒断症状，若出现需补充皮质激素。

【制剂】乳膏剂：0.1%（1mg/g），15g，45g，90g。

【贮藏】存放于室温条件下（15～30℃），不可冷冻。

去羟米松（desoximetasone）

别名：去氧米松、Topicort。

本品为合成的局部用皮质激素类药物。

【理化性状】

1. 本品为白色或类白色粉末。

2. 化学名：pregna-1,4-diene-3,20-dione,9-fluoro-11,21dihydroxy-16-methyl-,（11ß,16α）。

3. 分子式：$C_{22}H_{29}FO_4$。

4. 分子量：376.47。

5. 结构式如下：

【药理学】本品为皮质激素，局部外用具有抗炎、止痒和收缩血管的作用。

【药动学】

1. 本品可经正常皮肤和患处皮肤吸收，经皮吸收的程度会受到很多因素的影响，包括载体、表皮屏障的完整性和封闭敷料的使用。封闭皮肤炎症、封包治疗都可增加经皮吸收。在皮肤吸收后，本品的药动学途径与全身给药的糖皮质激素相似。在不同程度上可与血浆蛋白结合。

2. 本药血浆蛋白结合率个体差异较大。主要在肝代谢，经肾排泄，少量经胆汁排泄。

3. 药动学试验中，用放射性元素标记本品，局部应用本品并封闭 24h 后，血液中本品浓度为 0.003～0.006μg/ml。根据尿液和粪便中检测到的放射性，其吸收程度为 7%。7d 后检测不到放射性。与其他结构相似的皮质激素的研究表明，本品主要的代谢效应为共轭结合并生成葡糖醛酸和硫酸酯。

【适应证】本品作为局部使用的糖皮质激素用于缓解皮肤炎症及对糖皮质激素治疗敏感的多种皮肤病引起的皮肤瘙痒。

【不良反应】

1. 本品罕见局部不良反应，但封包治疗不良反应发生率会增加。按不良反应发生率由高到低依次为灼烧感、瘙痒、红肿、干燥、毛囊炎、多毛症、痤疮样皮疹、色素减退、口周皮炎、变应性接触性皮炎、皮肤浸渍、继发感染、皮肤萎缩、皱褶和粟粒疹。

2. 部分患者外用糖皮质激素可导致 HPA 轴功能可逆性的抑制、库欣综合征、高血糖症和隐性糖尿病。

【妊娠期安全等级】C。

【禁忌与慎用】

1. 对本药或其他糖皮质激素过敏者禁用。

2. 孕妇仅在对胎儿的利大于弊的情况下可使用。

3. 本品后是否经乳汁分泌尚未明确。虽然分泌到乳汁的量不太可能对婴儿有不良损害，但哺乳妇女仍需慎用。

4. 当外用糖皮质激素时，儿童出现 HPA 轴抑制的危险性比成人更高，儿童在停药后出现糖皮质激素不足或治疗中发生库欣综合征的危险性更高。儿童用药须在有效的前提下选择最小剂量。

【剂量与用法】将本品薄薄地涂抹于患处，根据患处病情，每日涂抹 2 次。

【用药须知】本品仅供外用，不可在口腔、眼或阴道内使用。

本品在使用期间或停药后可能出现 HPA 轴抑制并伴有潜在的临床糖皮质激素不足。因此，应定期对患者进行评估是否存在 HPA 轴抑制，若出现 HPA 轴抑制，需降低剂量或换用其他作用较弱的皮质激素类药物。肾上腺皮质功能不全时需要补充糖皮质激素。当 HPA 轴功能恢复后一般可停药。导致患者 HPA 轴抑制的因素包括剂量大、用药面积大、应用时间长、使用封闭敷料，改变皮肤屏障及肝衰竭。

同时应用一种以上的含皮质激素产品可能增加其全身暴露量。

封闭治疗及长时间或大量应用本品更容易发生局部不良反应。对于任何一种皮质激素，导致过敏性接触性皮炎通常是由于治疗失败而非病情恶化。

若合并皮肤感染，应同时给予适当的抗菌药物治疗，如感染持续存在应停药直至感染得到充分治疗。

【制剂】软膏剂：0.05%，15g，60g。

【贮藏】贮于室温条件下（20～25℃），短程携带允许 15～30℃。不可冷冻，远离儿童。

乌倍他索（ulobetasol propionate）

别名：Halobetasol。

【理化性状】

1. 本品为白色结晶性粉末，不溶于水。

2. 化学名：21-chloro-6α,9-difluoro-11β,17-dihydroxy-16βmethylpregna-1, 4-diene-3-20-dione,17-propionate。

3. 分子式：$C_{25}H_{31}ClF_2O_5$。

4. 分子量：485。

5. 结构式如下：

【药理学】本品为超强效皮质激素。

【药动学】本品局部使用后 96h 内吸收给药剂量的 96%。

【适应证】用于缓解皮肤疾患的炎症和瘙痒。

【不良反应】偶有皮肤干燥、皮肤萎缩、白斑、水疱、皮疹；少见脓疱疮、红斑、痤疮、刺激感、继发感染、瘙痒、痱子、毛细血管扩张、感觉异常。

【妊娠期安全等级】C。

【禁忌与慎用】

1. 对本品过敏者禁用。

2. 孕妇只有潜在的益处大于对胎儿伤害的风险时才可使用。

3. 哺乳期妇女慎用。

4. 12 岁以下儿童患者安全性及有效性尚未确定。

【剂量与用法】外用，涂患处一薄层，并轻轻按揉，1～2 次/日。疗程不超过 2 周，每周不超过乳膏剂 50g。

【用药须知】

1. 长期大量使用本品可致垂体-肾上腺轴抑制、库欣综合征及高血糖。如出现应降低本品剂量或用弱效皮质激素替代。

2. 如有皮肤感染细菌或真菌，应给予相应的抗菌药。

3. 本品不能用于治疗酒渣鼻或口周皮炎，也不能用于面部、腹股沟及腋下。

【制剂】软膏剂、乳膏剂：0.05%，50g。

【贮藏】贮于 15～30℃。

醋酸阿奈可他（anecortave acetate）

别名：Retaane。

本品是一种新型的糖皮质激素。

【理化性状】

1. 化学名：{2-[（8R,10S,13S,14R,17R）-17-hydroxy-10,13-dimethyl-3-oxo-2,6,7,8,12,14,15,16-octahydro-1H-cyclopenta[a]phenanthren-17-yl]-2-oxo-ethyl] acetate。

2. 分子式：$C_{23}H_{30}O_5$。

3. 分子量：386.48。

4. 结构式如下：

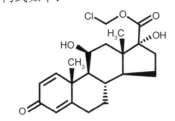

【简介】本品是合成的糖皮质激素（简称激素），其化学结构独特，具有较强的抑制血管生成的作用，并且无传统激素受体介导的活性，不具有免疫抑制和抗炎作用，也无类似其他激素的白内障和眼压（IOP）升高等不良反应。本品通过抑制细胞外蛋白酶的表达，抑制血管内皮细胞透过血管壁向组织基质的迁移过程，从而避免新生血管的生成。但它并不影响已有血管的渗透性，因而不能减少已有血管的渗漏。

给药方式为眼球后部近巩膜注射。给药时，将注射器（带 56°角度弯曲的钝尖插管）紧贴巩膜把药物混悬液注射到眼球后部的巩膜旁间隙，药物缓慢释放至黄斑区从而发挥作用。由于注射无须穿刺眼球，避免了眼内注射的风险（感染和视网膜脱离）。本品每 6 个月给药 1 次，是目前治疗间隔最长的治疗方法。

氯替泼诺（loteprednol）

本品为一种新型的糖皮质激素类药物。

【理化性状】

1. 化学名：17a-hydroxy-11β-hydroxy-3- oxoandrosta-1,4-diene-17-carboxylic acid chloromethyl ester。

2. 分子式：$C_{24}H_{31}ClO_5$。

3. 分子量：435.89。

4. 结构式如下：

依碳酸氯替泼诺（loteprednol etabonate）

别名：Alrex、Lotemax。

【理化性状】

1. 本品为白色至类白色粉末。

2. 化学名：（11β,17α）-17-[（ethoxycarbonyl）oxy]-11-hydroxy-3-oxoandrosta-1,4-diene-17-carbox

ylic acid chloromethyl ester。

3. 分子式：$C_{24}H_{31}ClO_7$。

4. 分子量：467.96。

【药理学】本品进入体内后迅速被代谢，易被水解为无活性的有机酸，当用于眼睛后，可透过角膜在前房迅速转化为非活性代谢物，故全身毒性低。本品能与眼内糖皮质激素受体结合，易穿透角膜，故其抗炎作用强度大于地塞米松 1.5 倍，与醋酸泼尼松龙相当，但本品在眼压升高方面比醋酸泼尼松龙安全。

【药动学】健康志愿者局部使用本品 0.5%滴眼液，每只眼 1 滴/次，8 次/日，共用 2d；或者用药 4 次/日，共用 42d，血药浓度均在检测限以下（1ng/ml），说明本品局部用药后很少全身吸收。

【适应证】

1. 适用于季节性过敏性结膜炎。

2. 也用于眼睑和球结膜、角膜和眼球前部对甾体敏感的炎症的治疗，如过敏性结膜炎、红斑性角膜炎、浅层点状角膜炎、带状疱疹性角膜炎、虹膜炎、睫状体炎、选择性感染性结膜炎。

【不良反应】

1. 可发生视觉异常、视物模糊、滴药后烧灼感、结膜水肿、眼干、流泪、眼部异物感、瘙痒、充血、畏光。

2. 结膜炎、角膜异常、眼睑红斑、角膜结膜炎、眼部刺激、疼痛、不适、视盘炎、葡萄膜炎、眼压升高。

3. 眼部以外的不良反应有头痛、鼻炎、咽炎。

【禁忌与慎用】对本品过敏者禁用。

【剂量与用法】滴于患眼，1～2 滴/次，4 次/日。开始用药时可 1 次/小时。

【制剂】①滴眼液：2.5ml，5ml，10ml，15ml。②眼膏：5mg/g，10g。③眼霜：0.5%，3.5g。

【贮藏】避光，贮于 15～25℃。

利美索龙（rimexolone）

别名：瑞美松龙、双甲丙烯酰龙、Vexol。

本品为皮质激素类滴眼液。

【理化性状】

1. 本品为白色不溶于水的粉末，25℃时在水中的溶解度为 0.2μg/ml，在甲醇中溶解度为 2.96mg/ml。滴眼液为微粉化的利美索龙无菌等渗混悬液，pH 为 6.0～8.0，渗透压为 260～320mmol/L。

2. 化学名：11α-hydroxy-16β,17β-dimethyl-17-propionylandrosta-1,4-diene-3-one。

3. 分子式：$C_{24}H_{34}O_3$。

4. 分子量：370.53。

5. 结构式如下：

【药理学】本品为合成的不含氟的皮质激素类药物。皮质激素能抑制因各种机械、化学或免疫学性质的刺激所引起的炎症反应，如水肿、细胞浸润、毛细血管扩张、成纤维细胞的增生、胶原蛋白沉积和瘢痕形成等。安慰剂对照研究表明，本品 1%混悬滴眼液对治疗白内障手术后前房炎症有效。

【药动学】与其他眼用制剂相似，本品可全身吸收。研究显示，健康志愿者清醒时双眼 1h 给药 1次，连用 1 周，血药浓度 80～470pg/ml，平均血清浓度约为 130pg/ml。给药后 5～7h 血清浓度达到或接近稳态。第 2 周减为每 2 小时给药 1 次，平均血清浓度约为 100pg/ml。

由于大量的样本含量低于定量检测限（80pg/ml），本品的血清 $t_{1/2}$ 不能准确地估算。然而根据达到稳态所需的时间，$t_{1/2}$ 似乎很短（1～2h）。

基于临床前体内和体外代谢的研究及体外人体肝模拟结果，本品主要经肝代谢。大鼠静脉注射放射性标记的本品，80%以上的剂量以原药及其代谢产物形式随粪便排泄。人糖皮质激素受体结合测定证明，代谢产物比原药活性低或没有活性。

【适应证】用于治疗眼部手术术后炎症和前葡萄膜炎。

【不良反应】

1. 眼用激素相关的不良反应包括眼压升高，可能伴有视神经损伤、视力和视野缺损、后囊下白内障形成、包括单纯疱疹病毒引起的眼部继发感染、角膜或巩膜变薄所致的眼球穿孔。

2. 临床研究中发生率 1%～5%的不良反应包括视物模糊、眨眼、不适、眼部疼痛、眼压升高、异物感、充血和瘙痒。

3. 发生率<1%的不良反应包括粘连的感觉、纤维蛋白升高、眼干、结膜水肿、角膜染色、角膜炎、流泪、畏光、水肿、刺激、角膜溃疡、眶上神经痛、眼睑边缘发硬、角膜水肿、浸润和糜烂。

4. <2%的患者发生眼部以外的不良反应包括头痛、低血压、鼻炎、咽炎、味觉异常。

【妊娠期安全等级】C。

【禁忌与慎用】

1. 上皮单纯疱疹性角膜炎（树枝状角膜炎）、牛痘、水痘和其他大多数病毒性角膜和结膜感染、眼部分枝杆菌感染、真菌感染，未治疗的眼部其他微生物引起的急性化脓性感染者禁用。

2. 对本品任何成分过敏者禁用。

3. 孕妇使用本品尚无设计良好的对照试验，若须使用本品应仔细权衡利弊。

4. 尚不清楚局部用药是否可导致足够的全身吸收，因此，哺乳期妇女慎用。

5. 儿童使用本品的安全性和有效性尚未建立。

【药物相互作用】尚无相关资料。

【剂量与用法】用前摇匀。

1. 术后炎症　术后 24h 开始给药，滴入患眼的结膜囊，1～2 滴/次，4 次/日，持续 2 周。

2. 前葡萄膜炎　第 1 周，在清醒时 1 次/小时，1～2 滴/次，滴入患眼的结膜囊内。第 2 周清醒时每 2 小时 1 次，1 滴/次。之后逐渐减量直至痊愈。

【用药须知】

1. 本品只能用于滴眼。手术后用药不推荐两只眼睛使用同一瓶滴眼液。

2. 用于治疗单纯疱疹病毒感染时应格外慎重，并经常进行裂隙灯检查。

3. 长期使用可导致眼压升高或青光眼、视神经损伤、视力和视野缺损及后囊下白内障形成。

4. 长期使用本品，因免疫抑制可继发眼部感染。

5. 眼部急性化脓性感染使用激素后可能掩盖病情或使病情恶化。这些疾病引起角膜或巩膜变薄，局部使用激素治疗已有眼球穿孔的报道。建议用药期间应经常检查眼压。

6. 长期局部应用激素特别容易出现角膜真菌感染。对于曾用过或正在使用激素治疗的患者如出现经久不愈的角膜溃疡，必须考虑真菌感染。

7. 初次使用或超过 14d 而须再次使用本品者，应由医师检查后方可开具处方。用药 2d 后若症状和体征没有改善应重新评估，若用药时间超过 10d，应监测眼压。

【制剂】混悬滴眼液：5ml（1%），10ml（1%）。

【贮藏】密封贮于 2～25℃，直立放置，请勿冷冻。

安西奈德（amcinonide）

别名：Cyclocort。

本品外用糖皮质激素。

【理化性状】

1. 化学名：16α,17α-cyclopentylidenedioxy- 9α-fluoro-11β,21-dihydroxypregna-1,4-diene-3,20-dione 21-acetate。

2. 分子式：$C_{28}H_{35}FO_7$。

3. 分子量：502.57。

4. 结构式如下：

【药理学】本品具有较强的消炎、抗过敏、止痒、收缩血管、降低血管通透性和抗增生作用。

【适应证】适用于对外用肾上腺皮质激素类药有效的各种非感染性炎症性皮肤病。

【不良反应】偶见局部刺激症状，如烧灼感、瘙痒、毛囊炎、多毛症、皮肤干燥、痤疮、色素减退、口周皮炎、过敏性接触性皮炎、皮肤萎缩、痱子。

【妊娠期安全等级】C。

【禁忌与慎用】

1. 对本品过敏者禁用。

2. 细菌及病毒感染性皮肤病（如脓皮病、单纯疱疹、带状疱疹、水痘、梅毒性皮肤病变、皮肤结核病等）、皮肤真菌感染（各种浅部和深部真菌病）、酒渣鼻、口周皮炎及寻常痤疮禁用。

3. 儿童对本品较为敏感，连续使用不能超过 2 周，对 2 岁以下婴儿连续用药不能超过 7d，并且治疗的皮肤面积不应该超过体表总面积的 10%。

4. 动物实验表明，本品有潜在致畸性，也可对胚胎造成其他不良反应。妊娠时应慎用本品，而且不能长期、大面积使用。

5. 本品是否分泌入乳汁尚未确定，哺乳妇女应慎用。

【剂量与用法】局部外用，将一薄层外涂于患处，轻轻揉匀，3 次/日。

【用药须知】

1. 应慎用于面部或皮肤皱褶部位，若这些部位的皮肤症状在 1 周内未减轻，则应停药查明病因，并采用适当治疗措施。

2. 避免接触眼结膜或黏膜。

3. 应避免长期、大面积使用，以免引起全身不良反应，也不宜长期应用于某一部位。

4. 封包治疗仅限于小面积、短时间应用。

5. 患处有皮肤反应或继发性感染，应立即停药，并给予适当的治疗（如抗菌治疗）。

6. 药物过量时，可能会引发肾上腺轴抑制，但发生率极低，此时应逐步减少涂量，以缓和剂替代或改用弱效的皮质激素药物。

【制剂】①乳膏剂、软膏剂：0.1%，15g，30g，60g。②洗液：0.1%。

【贮藏】贮于 15～30℃。不可冷冻。

地索奈德（desonide）

别名：羟泼尼缩松。

本品为合成的局部用皮质激素类药物。

【理化性状】

1. 本品为白色至类白色粉末，溶于甲醇，几乎不溶于水。

2. 化学名：11β,21-dihydroxy-16α,17α-isopropylidenedioxypregna-1,4-diene-3,20-dione。

3. 分子式：$C_{24}H_{32}O_6$。

4. 分子量：416.52。

5. 结构式如下：

【药理学】本品为外用糖皮质激素，具有抗炎、抗过敏、止痒及减少渗出的作用。

【药动学】本品可经正常皮肤和患处皮肤吸收，经皮吸收的程度会受到很多因素的影响，包括药物组成和表皮屏障的完整性。皮肤包封、炎症或其他疾病都可增加经皮吸收。在皮肤吸收后，本品的药动学途径与全身给药的糖皮质激素相似。本品血浆蛋白结合率个体差异较大，主要在肝代谢，经肾排泄，少量经胆汁排泄。

【适应证】本品作为局部使用的糖皮质激素用于缓解皮肤炎症及对糖皮质激素治疗敏感的、多种皮肤病引起的皮肤瘙痒。可用于治疗 3 个月或 3 个月以上的轻中度特应性皮炎。

【不良反应】

1. 临床试验中最常见不良反应为应用部位的灼烧感、皮疹和皮肤瘙痒。还可观察到头痛。

2. 本品罕见局部不良反应，但封包治疗不良反应发生率会增加，尤其对高浓度皮质激素。按不良反应发生率由高到低依次为毛囊炎、痤疮样皮疹、色素减退、口周皮炎、继发感染、皮肤萎缩、皱褶和粟粒疹。

3. 部分患者外用糖皮质激素可导致 HPA 轴功能可逆性的抑制。

【妊娠期安全等级】C。

【禁忌与慎用】

1. 对本药或其他糖皮质激素过敏者禁用。

2. 孕妇只有本品对其的益处大于对胎儿伤害的风险时才可使用。

3. 哺乳期妇女慎用。

4. 当外用糖皮质激素时，儿童出现 HPA 轴抑制的危险性比成人更高，儿童在停药后出现糖皮质激素不足或治疗中发生库欣综合征的危险性更高。小于 3 个月的婴儿禁用。

【剂量与用法】

1. 将本品薄薄地涂抹于患处，根据患处病情，每日涂抹 2 次。

2. 对于银屑病或是难治性顽疾，可将药物涂抹于患处后，用敷料包封患处。

【用药须知】

1. 本品仅供外用，不在口腔、眼或阴道内使用。

2. 本品禁止使用封闭敷料。避免接触眼睛和其他黏膜组织。

3. 当病情获得控制应停止用药。如果用药 4 周后还无改善，有必要重新进行评估和诊断。疗程不要超过 4 周。

4. 应用本品可能出现 HPA 轴抑制。

5. 包封治疗及长时间或大量应用本品更容易发生局部不良反应。

6. 如治疗过程中合并皮肤感染，应同时给予适当的抗菌药物治疗，如没有获得迅速好转，应停止使用糖皮质激素直至感染获得控制。

7. 如出现皮肤刺激应停止用药并给予适当治疗。

【制剂】①乳膏剂：0.1%（1mg/g），4g，15g，30g 和 60g。②软膏剂：0.1%（1mg/g），15g，30g 和 60g。

【贮藏】贮于 25℃下，短程携带允许 15～30℃，不可冷冻，远离儿童。

地夫可特（deflazacort）

别名：Emflaza、Calcort。

本品为糖皮质激素。

【CAS】14484-47-0。

【ATC】H02AB13。

【理化性状】

1. 本品为无味的白色至类白色粉末。

2. 化学名：（11β,16β）-21-（acetyloxy）-11-hydroxy-2′-methyl-5′H-pregna-1,4-dieno[17,16-d]oxazole-3,20-dione。

3. 分子式：$C_{25}H_{31}NO_6$。

4. 分子量：441.52。

5. 结构式如下：

【药理学】本品为第三代糖皮质激素，为前体药物，活性代谢产物有很强的糖皮质激素作用，为氢化可的松的 40 倍，相当于泼尼龙的 10～20 倍，主要有抗炎、抗过敏、增加糖原异生等作用。本品无诱变作用。

【药动学】口服经胃肠道迅速吸收，T_{max} 为 1～2h，经水解形成活性代谢产物去乙酰基地夫可特，活性代谢产物的 $t_{1/2}$ 为 2h，蛋白结合率为 40%。活性代谢产物主要经 CYP3A4 代谢。本品主要随尿排泄（68%），尿中活性代谢产物约占 18%，给药后 24h 基本排泄完全。

【适应证】

1. 适用于原发性肾上腺皮质功能减退、风湿病、结缔组织病、皮肤病、变态反应性疾病、眼科疾病、暴发型和播散型肺结核、造血系统疾病、溃疡性结肠炎、特发性肾病综合征等。

2. 用于治疗进行性假肥大性肌营养不良。

【不良反应】

1. 库欣综合征。也称为医源性肾上腺皮质功能过高症，是由于长期使用超过生理需要的本类激素所引起的。其表现有满月脸、向心性肥胖、水牛背、高胆固醇血症、高血糖、肌肉萎缩无力、骨质疏松、多毛、痤疮、易受感染、低血钾、高血压和水肿。处理的方法是缓慢减量或停药，给予对症治疗。

2. 撤药反应。长期用药后突然停药易引起撤药反应，可见原有疾病的症状重新再现甚至加重，故也称作"反跳现象"，这是由于患者对激素产生了依赖性。此外，还有某些患者在短期内用过大量本类激素，如突然停药，可能出现精神消沉、发热、恶心、呕吐、乏力、肌痛、关节痛等症状，称为激素戒断综合征。应及时再恢复激素治疗，停药应缓慢减量，不可突然。

3. 诱发和加重消化性溃疡。本类激素常引起上腹不适、恶心、呕吐、嗳气、胀气、酸痛。由于胃酸和胃蛋白酶增加，常引起消化性溃疡和使原有的溃疡病灶加重。本类激素可抑制机体的防御功能，常在胃肠道发生出血甚至穿孔时不出现明显的自觉症状而致忽略甚至延误诊断。

4. 诱发和加重感染。长期应用本类激素可致对感染的抵抗力降低，可诱发感染和使原有的感染加重。因此，在使用本类激素时应加强抗感染治疗。

5. 医源性肾上腺皮质功能减退症。在长期应用本类激素后，基于负反馈机制使下丘脑垂体肾上腺系统受抑，造成下丘脑分泌促肾上腺素释放激素减少，垂体分泌 ACTH 减少，肾上腺皮质束状带随之萎缩，分泌功能减退，形成医源性肾上腺皮质功能减退症。在此种状况下，如突然停药，或者在停药 1～2 年出现紧急情况（如重症感染、创伤、手术、分娩或过度疲劳）而机体需要进行应激反应时突然出现头晕、恶心、呕吐、休克和低血糖性昏迷。此种肾上腺危象如不及时抢救可危及生命，一般按肾上腺危象处理。必须说明的是，这里所说的皮质功能减退症和激素戒断综合征之间是有必要予以区别的。

6. 其他本类激素还可能诱发精神异常、胰腺炎、延迟伤口愈合，延迟儿童生长，导致血栓性静脉炎（可能伴栓塞）、血糖升高和头痛。

【禁忌与慎用】

1. 全身性感染患者禁用。

2. 近期接受肠吻合手术、肾衰竭、高血压、糖尿病、骨质疏松和重症肌无力患者慎用。

3. 皮质激素可通过乳汁分泌，哺乳期妇女使用时应停止哺乳。

4. 5 岁以下小儿用药的安全性尚未明确。

【药物相互作用】

1. 本品的活性代谢产物是 CYP3A4 的底物，与克拉霉素合用，活性代谢产物的血药浓度升高 3 倍。本品与中效、强效 CYP3A4 抑制剂合用时，应降低剂量至常规剂量的 1/3。

2. 利福平等中效、强效 CYP3A4 诱导剂可显著降低活性代谢产物的血药浓度，应避免合用。

3. 皮质激素包括本品，与神经肌肉阻滞剂合用，会增加肌病发生的危险。

【剂量与用法】成人口服 6～90mg/d，1 次/日，剂量依病情而定。儿童每天 0.25～1mg/kg。治疗进行性假肥大性肌营养不良，推荐剂量为 0.9mg/kg，1 次/日。与中效或强效 CYP3A4 抑制剂合用时应降低剂量至原剂量的 1/3，应避免与强效 CYP3A4 诱导剂合用。

【用药须知】

1. 长期用药者，应行眼科检查，以排除青光眼和白内障，并定期检查血糖，特别是已患有糖尿病的患者。

2. 为了防止消化性溃疡复发，可以让患者使用抗酸药。

3. 长期使用本类激素治疗的患者在停用之后数月内不能对付应激状态。

4. 本类激素可掩盖发热和感染的症状，当前临床上因急欲退热而使用本类激素的现象较为普遍，这种滥用现象必须杜绝。

5. 受到感染的患者如必须使用本类激素，应增加抗感染药物的用量。

【制剂】①片剂：3mg，6mg，18mg，30mg，36mg；②口服混悬液：22.75mg/ml。

【贮藏】贮于 25℃以下。

13.3　抗糖尿病药（antidiabetic）

13.3.1　胰岛素类似物（insulin similitude）

地特胰岛素（insulin detemir）

别名：Levemir。

本品是一种 DNA 重组、具有长效作用的胰岛素类似物。

【理化性状】

1. 分子式：$C_{267}H_{402}N_{64}O_{76}S_6$。

2. 分子量：5913。

【药理学】本品的主要作用是调节葡萄糖代谢，和所有的胰岛素一样，本品也是通过与胰岛素受体结合发挥其特效作用的。通过细胞内摄取葡萄糖进入骨骼肌和脂肪中，并通过抑制从肝内输出葡萄糖，使结合受体的胰岛素得以发挥降低血糖的作用。胰岛素在脂肪细胞中抑制降脂作用，抑制蛋白水解作用，并增强蛋白的合成。本品是一种可溶的、具有长效的人胰岛素类似物。本品的作用持续时间可从最低剂量下的 5.7h 到最高剂量下的 23.2h。本品作用的延长是由于强大的自身分子结构在注射部位的强烈聚合作用，可以减慢全身吸收，还通过减慢向周围靶组织分布，使血流中的本品与蛋白高度结合。

【药动学】在本品皮下注射后，其血药浓度可以在 24h 内较缓慢地、较长时间地吸收。给药后 6～8h 可达 C_{max}，其绝对生物利用度接近 60%。本品的蛋白结合率 ＞98%。本品的分布容积仅接近 0.1L/kg。皮下注射后，本品的终末 $t_{1/2}$ 为 5～7h，具有剂量依赖性。老年人的 AUC 较年轻人增加 35%，肝肾功能不全患者应做剂量调整。

【适应证】本品适用于治疗成人和儿童的 1 型糖尿病或需要长效胰岛素控制高血糖的成人 2 型糖尿病。

【不良反应】

1. 常见过敏反应、瘙痒、皮疹和注射部位轻度反应，一般在几天至几周消退。

2. 可见营养障碍，也和其他胰岛素一样，会引起低血糖。

3. 本品还可能引起全身过敏反应，除全身皮疹外，还会发生危及生命的过敏性休克。

【妊娠期安全等级】B。

【禁忌与慎用】

1. 对本品过敏者。

2. 肝肾功能不全患者慎用。

3. 低血糖发作时禁用。

【药物相互作用】

1. 皮质激素、达那唑、利尿药、拟交感神经药（如肾上腺素、沙丁胺醇、特布他林）、异烟肼、吩噻嗪类衍生物、生长激素、甲状腺素、雌激素、口服避孕药中所含的黄体酮等可降低本品的降血糖作用。

2. 口服降血糖药、ACE 抑制剂、丙吡胺、贝特类降血脂药、氟西汀、MAOI、右丙氧芬、水杨酸盐类、生长抑素类似物（奥曲肽）和磺胺类药物可增强本品的降血糖作用。

3. β受体阻滞剂、可乐定、锂盐和乙醇可增强或减弱胰岛素的降血糖作用。

4. 喷他脒可能引起低血糖，接着又可能出现高血糖。

5. 另外，在抗交感神经药物的影响下，如β受体阻滞剂、可乐定、胍乙啶和利血平，可使低血糖的体征减弱或缺如。

【剂量与用法】

1. 本品可 1 次注射或 2 次注射，用量应根据血糖水平个体化。每天 1 次者可于晚餐时或睡眠前给药，每天 2 次给药者，傍晚的剂量可于晚餐时、睡眠前或早餐后 12h 给药。

2. 和所有胰岛素的用法一样，本品也选股、上臂和腹部做皮下注射，并经常交换部位。

3. 本品的剂量应调节到符合血糖的靶位，2 型糖尿病患者对本品的需要量可能比中效胰岛素（NPN）的用量更高一些，在临床研究中，治疗终末的平均剂量，本品为 0.77U/kg，NPN 则为 0.52U/kg。

4. 正在单一使用基础胰岛素的患者可以实施单位对单位地换用本品。

5. 对使用口服降糖药疗效不佳欲换用胰岛素者，可开始于傍晚使用本品 0.1～0.2U/kg，1 次/日，或 10U，1 次/日或 2 次/日，根据血糖靶位调节剂量。

6. 和所有的胰岛素一样，在换用药物或开始使用本品的几周中，应严密监测血糖，正在合用的短效胰岛素的剂量和给药时间及正在合用的其他抗糖尿病药物均应进行调整。

【用药须知】

1. 肉眼检查本品，应澄清、不变色，否则不可使用。

2. 本品不可混合或用其他胰岛素制剂进行稀释。

3. 低血糖是所有胰岛素最常见的不良反应，特别是在换用药物时容易发生，经治医师应将这方面的知识和防治方法告知患者。

4. 用量不足或停止用药会发生高血糖危象，1 型糖尿病患者还会发生酮症酸中毒。高血糖的症状一般在几小时到几天慢慢开始出现，包括恶心、呕吐、困倦、皮肤发红干燥、口干、尿多、畏食、丙酮味口臭。

5. 肝肾功能不全患者应调整剂量。

6. 应定期监测血糖、糖化血红蛋白（HbA1c）和肝肾功能。

【制剂】注射剂：300U/3ml（笔芯），1000U/10ml。

【贮藏】贮于 2～8℃。

谷赖胰岛素（insulinglulisine）

别名：格鲁辛胰岛素、Apidra。

本品为一种速效的重组 DNA 人胰岛素类似物。

【理化性状】

1. 分子式：$C_{258}H_{384}N_{64}O_{78}S_6$。

2. 分子量：5823。

【药理学】本品用非病原的大肠埃希菌实验室毒株经重组 DNA 技术合成，与人胰岛素结构不同之处，是 B3 位上的天冬酰胺置换成赖氨酸，B29 位上的赖氨酸置换成谷氨酸。本品作用与胰岛素相同，主要调节葡萄糖代谢，静脉给药的降糖作用与正规人胰岛素相当，皮下注射比正规人胰岛素起效快，而维持时间短。

【药动学】本品比正规人胰岛素吸收更迅速，皮下注射生物利用度为 70%，1 型糖尿病患者皮下注射 0.15U/kg，其 T_{max}、C_{max} 和作用持续时间分别为 55min、82μU/ml 和 98min，注射正规人胰岛素 T_{max}、C_{max} 和作用持续时间分别为 82min、46μU/ml 和 161min。本品皮下注射后的分布及消除与正规人胰岛素相似，V_d 分别为 13L 和 21L，T_{max} 分别为 13min 和 17min。重度肾功能不全患者的血药浓度升高，清除减慢。

【适应证】用于控制糖尿病患者的高血糖。

【不良反应】

1. 本品最常见的不良反应为低血糖。

2. 其他不良反应有瘙痒、药疹等过敏反应、注射部位反应和脂肪营养障碍。

3. 注射部位发红、肿痛和瘙痒。

4. 全身变态反应很少见，包括呼吸急促、喘鸣、血压降低、脉搏加快和出汗，严重时可危及生命。

5. 儿童用药的不良反应尚未评估。

【妊娠期安全等级】C。

【禁忌与慎用】对本品过敏者、糖尿病患者血糖过低时禁用。

【药物相互作用】

1. 皮质激素、达那唑、二氮嗪、利尿药、拟交感神经药（如肾上腺素、沙丁胺醇、特布他林等）、胰高血糖素、异烟肼、吩噻嗪类、生长激素、甲状腺素、雌激素、孕激素（包括口服避孕药）、蛋白酶抑制剂及抗精神病药均可降低本品的降糖作用。

2. 口服降糖药、ACEI、丙吡胺、氯贝丁酯、氟西汀、MAOI、己酮可可碱、丙氧氨酚、水杨酸盐、对氨基苯磺酰胺可增强本品的降血糖作用。

3. β受体阻滞剂、可乐定、锂盐和乙醇可增强或降低本品的降血糖作用。

4. 与喷他脒合用可引起低血糖，有时转为高血糖。

【剂量与用法】皮下注射或经胰岛素泵给药，其效价与正规人胰岛素相当，就餐前 15min 或进餐开始后 20min 内给药，根据个体情况确定给药剂量，应对患者血糖进行监测。

【用药须知】

1. 本品皮下给药比正规人胰岛素起效快，但维持时间短，应与饮食控制、长效胰岛素或胰岛素类似物同时使用，以维持正常血糖水平。

2. 给药剂量应根据体力活动及饮食改变进行调整，也需要根据病情、情绪紊乱或紧张状态进行改变。

3. 肝肾功能降低患者对本品的需要量会降低。

4. 本品过量可引起低血糖，轻中度低血糖患者应口服葡萄糖治疗，必要时调整给药剂量、饮食结构或体力活动。严重低血糖引起的昏迷、癫痫发作或神经功能缺损可肌内注射或皮下注射胰高血糖素，或静脉注射高浓度葡萄糖。

【制剂】注射剂：1000U/10ml，300U/3ml（笔芯）。

【贮藏】遮光、贮于 2～8℃，避免冷冻。开启后可使用 28d。

德谷胰岛素（insulin degludec）

别名：Tresiba。

本品为一种长效的重组 DNA 人胰岛素类似物。

【理化性状】

1. 分子式：$C_{274}H_{411}N_{65}O_{81}S_6$。

2. 分子量：6103.97。

【简介】本品 $t_{1/2}$ 长达 24.5h。每天注射 1 次，推荐起始剂量为 10U。之后，根据患者血糖水平调整。注射剂：300U/3ml（笔芯）。

13.3.2　胰高血糖素样肽-1（GLP-1）类似物（analogues of glucagon-like peptide-1）

艾塞那肽（exenatide）

别名：Byetta。

本品是一个 39-氨基酸肽酰胺，其化学结构和药理活性均不同于胰岛素、磺酰脲类、双胍类、噻唑烷二酮类和α葡萄糖苷酶抑制剂等。本品已于 2005 年 4 月由美国 FDA 批准在二甲双胍、磺酰脲类药物控制血糖不理想的时候用于治疗 2 型糖尿病。

【理化性状】

1. 分子式：$C_{184}H_{282}N_{50}O_{60}S$。
2. 分子量：4186.6。
3. 结构式如下：

H——His—Gly—Glu—Gly—Thr—Phe—Thr—Ser—Asp—Leu
10

Ser——Lys—Gln—Met—Glu—Glu—Glu—Ala—Val—Arg
20

Leu——Phe—Ile—Glu—Trp—Leu—Lys—Asn—Gly—Gly
30

Pro——Ser—Ser—Gly—Ala—Pro—Pro—Pro—Ser—NH₂
39

【药理学】

1. 肠降血糖素[如高血糖素样肽-1（glucagon-likepeptide，GLP-1）]可增强葡萄糖依赖的胰岛素分泌，并使其他抗高血糖药物从肠道进入循环后表现出抗高血糖的作用。本品是一种模拟肠降血糖素的药物，它模拟葡萄糖依赖的胰岛素分泌和几种其他肠降血糖素的抗高血糖作用。本品氨基酸序列与人的 GLP-1 部分重叠，体外研究证实，本品可结合到人的 GLP-1 受体上，这会通过 cAMP 和（或）其他细胞内信号通道的机制，导致葡萄糖依赖的胰岛素合成和体内来自胰岛 β 细胞的胰岛素分泌增加。在体内葡萄糖水平上升的情况下，本品可促使 β 细胞释放胰岛素。在向体内给药时，本品可模拟 GLP-1 的某种抗高血糖作用。

2. 本品可通过降低 2 型糖尿病患者空腹和餐后的葡萄糖水平，以改善血糖控制，其作用在于葡萄糖依赖的胰岛素分泌。本品在胰岛素 β 细胞对葡萄糖的反应上具有积极的作用，在仅有葡萄糖水平升高的情况下就可导致胰岛素释放。当血糖水平降低和接近正常时，胰岛素分泌就会下降。本品合用二甲双胍和（或）磺酰脲类 30 周可见 HbA1c，空腹血糖和餐后血糖均明显下降。

【药动学】

1. 2 型糖尿病患者接受皮下注射后 2h 可达 C_{max}。在皮下注射本品 10μg 后，平均 C_{max} 为 211pg/ml，总 $AUC_{0\sim inf}$ 为 1036（pg·h）/ml。在治疗剂量为 5～10μg 时本品的 AUC 成比例地增加，但 C_{max} 则较少按比例增加。在腹部、股部或臂部皮下注射本品可获得类似的 AUC。皮下给予单剂量本品后，平均表观分布容积为 28.3L。本品主要通过肾小球过滤及之后的水解蛋白降解。本品在人体内的平均表观清除率为 9.1L/h，其平均终末 $t_{1/2}$ 为 2.4h。

2. 本品的这些药动学特性是独立于剂量的。在大多数个体中，给药后 10h 有可能测定本品的血药浓度。轻中度肾功能不全（CC=30～80ml/min）患者的清除仅见轻度减少，因而不必调整剂量。然而，终末期肾病并接受透析的患者，其清除会降至 0.9L/h（而正常人为 9.1L/h），有必要禁用本品。

【适应证】

对于单用二甲双胍或磺酰脲类无效的患者，本品合用二甲双胍和（或）磺酰脲类可有效地治疗 2 型糖尿病患者。

【不良反应】

1. 可见恶心、呕吐、腹泻、头晕、精神紧张、头痛、消化不良。
2. 导致撤药的不良反应有恶心（3%）和呕吐（1%）。
3. 可能产生针对本品的抗体，但未见不良反应增多。

【妊娠期安全等级】C。

【禁忌与慎用】

1. 对本品过敏者和终末期肾病者禁用。
2. 儿童用药的有效性和安全性尚未确定。
3. 不推荐患有较重的胃肠道疾病患者使用本品。
4. 哺乳期妇女使用时应暂停哺乳。

【药物相互作用】

1. 反复给予本品 10μg，2 次/日，可降低合用的地高辛（0.25mg，1 次/日）的 C_{max} 约 17%，T_{max} 延迟约 2.5h，不过 AUC 无改变。

2. 合用本品可使洛伐他汀（单剂量 40mg）的 AUC 和 C_{max} 分别减少 40% 和 28%，T_{max} 约延迟 4h，在 30 周的临床研究中已经接受 HMG-CoA 还原酶抑制剂的患者使用本品，与基线相比，血脂未见明显的下降。

3. 使用赖诺普利降低血压时，本品除了延迟 T_{max} 约 2h 之外，其他未见改变。

4. 当合用对乙酰氨基酚 1000mg 和本品 10μg 后 0h、1h、2h 和 4h，前者的 AUC 分别减少 21%、23%、24% 和 14%，C_{max} 分别下降 37%、56%、54% 和 41%，T_{max} 分别从 0.6h 增至 0.9h、4.2h、3.3h 和 1.6h。在注射本品前 1h 使用对乙酰氨基酚，后者的 AUC、C_{max} 和 T_{max} 未见明显改变。说明两药的给药时间错开 1h，不会产生相互作用。

【剂量与用法】

1. 推荐开始剂量为 5μg，于早餐和晚餐前（2 次/日）60min 内的任一时间皮下注射于腹部、股部或上臂。根据临床效应，可于用药1个月后加量至10μg，2次/日。

2. 在患者使用二甲双胍和磺酰脲类药物无效时，推荐使用本品与一种磺酰脲类药物或与二甲双胍合用。

【用药须知】

1. 在患者需用胰岛素时，本品不能代替胰岛素，因此，本品不适用于1型糖尿病患者。

2. 餐后不应使用本品。

3. 当合用磺酰脲类药物时，一定要注意突发的低血压。

4. 用药期间，可能出现畏食和（或）体重下降，但不必降低剂量。

5. 如指导患者自我注射，除示范外，应让患者详细阅读使用说明书。

6. 如发现本品出现微粒、混浊或变色，应弃之不用。

【制剂】注射剂（预装填笔）：1.2ml（内含5μg×60次），2.4ml（内含10μg×60次）。

【贮藏】贮于2~8℃。

利拉鲁肽（liraglutide）

别名：诺和力、Victoza。

本品是胰高血糖素样肽（GLP-1）类似物。

【理化性状】

1. 本品为白色粉末。

2. 分子式：$C_{172}H_{265}N_{43}O_{51}$。

3. 分子量：3751.2。

4. 氨基酸序列如下：

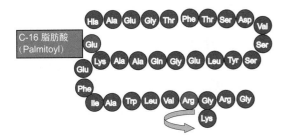

【用药警戒】本品可能导致啮齿类动物甲状腺C细胞肿瘤。尚不清楚本品能否导致人的甲状腺C细胞肿瘤，包括甲状腺髓样癌（MTC），因为临床或非临床研究尚无法确定其与人的相关性。

本品不得用于有MTC既往史或家族史患者及2型多发性内分泌肿瘤综合征患者（MEN2）。

【药理学】本品是一种GLP-1类似物，与人GLP-1具有97%的序列同源性，人GLP-1可以结合并激活GLP-1受体。GLP-1受体为天然GLP-1的靶点，GLP-1是一种内源性肠促胰岛素激素，能够促进胰腺p细胞葡萄糖浓度依赖性地分泌胰岛素。与天然GLP-1不同的是，本品在人体中的药动学和药效学特点均适合每天1次的给药方案。皮下注射给药后，其作用时间延长的机制包括使吸收减慢的自联作用；与白蛋白结合；对二肽基肽酶Ⅳ（CDPP-Ⅳ）和中性内肽酶（CNEP）具有更高的酶稳定性，从而具有较长的$t_{1/2}$。

本品的活性由其与GLP-1受体间特定的相互作用介导，导致环磷腺苷（cAMP）的增加。利拉鲁肽能够以葡萄糖浓度依赖的模式刺激胰岛素的分泌，同时以葡萄糖浓度依赖的模式降低过高的胰高血糖素的分泌。因此，当血糖升高时，胰岛素分泌受到刺激，同时胰高血糖素分泌受到抑制。与之相反，在低血糖时本品能够减少胰岛素分泌，且不影响胰高血糖素的分泌。本品的降血糖机制还包括轻微延长胃排空时间。本能够通过减轻饥饿感，减少能量摄入以降低体重和体脂量。

【药动学】

1. 吸收：经皮下注射后的吸收比较缓慢，在给药后8~12h达C_{max}。单次皮下注射本品0.6mg之后，本品的C_{max}约为9.4nmol/L。在1.8mg的剂量下，本品的平均稳态浓度约34nmol/L。本品的暴露量随剂量成比例增加。单次给予本品，AUC的个体内变异系数为11%。本品皮下注射后的绝对生物利用度约为55%。

2. 分布：皮下注射后的表观分布容积为11~17L。静脉注射后的平均分布容积为0.07L/kg，可与血浆蛋白广泛结合（>98%）。

3. 代谢：单次给予健康受试者放射标记的本品24h内，血浆中的主要成分为原药。检测到两种少量血浆代谢产物（分别为总血浆放射性暴露的≤9%和≤5%）。本品以与大分子蛋白类似的方式进行代谢，尚无特定器官被确定为主要的代谢途径。

4. 消除：给药后，在尿液和粪便中没有检测到完整的原药。所给予的放射性标记物中仅有少部分以代谢产物随尿液或粪便排泄（分别是6%和5%）。尿液和粪便中的放射性标记物主要在6~8d排泄。单次皮下注射后的平均清除率约为1.2L/h，$t_{1/2}$约为13h。

5. 与健康受试者相比，轻中度肝功能损害受试者的本品暴露量降低13%~23%。重度肝功能损害（Child Pugh评分>9分）受试者本品的暴露量显著降低（44%）。

与肾功能正常的受试者相比，肾功能损害受试者本品的暴露量降低。轻度（CC = 50～80ml/min）、中度（CC = 30～50ml/min）及重度（CC<30ml/min）肾功能损害和需要透析的终末期肾病受试者本品的暴露量分别降低 33%、14%、27% 和 28%。

【适应证】适用于成人 2 型糖尿病患者控制血糖；适用于单用二甲双胍或磺脲类药物最大可耐受剂量治疗后血糖仍控制不佳的患者，与二甲双胍或磺脲类药物联合应用。

【不良反应】参见艾塞那肽。

【禁忌与慎用】

1. 对本品活性成分及辅料过敏者禁用。

2. 对 1 型糖尿病无治疗经验，禁用于此类患者，也不用于治疗糖尿病酮症酸中毒。

3. 有胰腺炎病史的患者慎用。

4. 本品可延迟胃排空，可能降低口服药的吸收。需要口服快速起效药物的患者慎用。

5. 尚无孕妇使用的足够数据，动物实验显示有生殖毒性，故本品禁用于孕妇，孕妇可用胰岛素替代。若在使用过程中妊娠，应停用本品。

6. 本品是否经人乳汁分泌尚未明确，哺乳期妇女禁用。

7. 儿童使用的安全性和有效性尚未确定。

8. 在中度肾功能损害患者中的治疗经验有限。目前不推荐本品用于包括终末期肾病患者在内的重度肾功能损害患者。

9. 在肝功能损害患者中的治疗经验有限。因此，不推荐本品用于轻、中、重度肝功能损害患者。

【药物相互作用】

1. 阿托伐他汀单次给药 40mg，对本品的暴露量没有产生具有临床意义的改变。因此，阿托伐他汀与本品合用时不必进行剂量调整。在本品的作用下，阿托伐他汀的 C_{max} 降低 38%，而中位达峰时间从 1h 延长至 3h。

2. 本品会改变灰黄霉素单次给药 500mg 之后的总体暴露量。灰黄霉素的 C_{max} 增加 37%，而达峰时间中位数未发生变化。灰黄霉素和其他低溶解度和高渗透性的药物与本品合用均不必进行剂量调整。

3. 单次给予赖诺普利 20mg 或地高辛 1mg，同时给予本品之后，赖诺普利和地高辛的 AUC 分别降低了 15% 和 16%，C_{max} 分别降低了 27% 和 31%。本品使赖诺普利的达峰时间从 6h 延长至 8h，而地高辛的达峰时间从 1h 延长至 1.5h。根据上述结果，

不需要对赖诺普利或地高辛的剂量进行调整。

4. 单次给予口服避孕药之后，本品分别使乙炔雌二醇和左炔诺孕酮的峰浓度降低 12% 和 13%。两种成分的达峰时间皆延长 1.5h。对炔雌醇或左炔诺孕酮的总体暴露量没有产生具有临床意义的影响。因此，本品预期不会影响口服避孕药的避孕效果。

5. 接受华法林治疗的患者开始接受本品治疗后，推荐进行更为频繁的 INR（国际标准化比值）监测。

【剂量与用法】

1. 起始剂量为 0.6mg/d。至少 1 周后，剂量应增加至 1.2mg。预计某些患者将剂量从 1.2mg 增加至 1.8mg 可以获益，根据临床应答情况，为了进一步改善降糖效果，在至少 1 周后可将剂量增加至 1.8mg。推荐每日剂量不超过 1.8mg。

2. 本品可用于与二甲双胍联合治疗，而不必改变二甲双胍的剂量。

3. 本品可用于与磺脲类药物联合治疗。当本品与磺脲类药物合用时，应当考虑减少磺脲类药物的剂量以降低低血糖的风险。

4. 调整本品的剂量时，不必进行自我血糖监测。然而，当本品与磺脲类药物联合治疗而调整磺脲类药物的剂量时，可能需要进行自我血糖监测。功能损害的患者不必进行剂量调整。

5. 本品每日注射 1 次，可在任意时间注射，不必根据进餐时间给药。本品经皮下注射给药，注射部位可选择腹部、股部或者上臂。在改变注射部位和时间时不必进行剂量调整。然而，推荐本品于每天同一时间注射，应该选择每天最为方便的时间。本品不可静脉或肌内注射。

【用药须知】

1. 本品不得用于 1 型糖尿病患者或用于治疗糖尿病酮症酸中毒。

2. 本品不得用于有甲状腺髓样癌（MTC）既往史或家族史患者及 2 型多发性内分泌肿瘤综合征的患者（MEN2）。

3. 本品在纽约心脏病学会（NYHA）分级 I～II 级的充血性心力衰竭患者中的治疗经验有限。尚无在 NYHA 分级 III～IV 级的充血性心力衰竭患者中应用的经验。

4. 在炎症性肠病和糖尿病性胃轻瘫患者中的治疗经验有限。因此，不推荐本品用于这些患者。

5. 已经发现使用其他 GLP-1 类似物与发生胰腺炎风险相关。已有少数急性胰腺炎的报道。应当

告知患者急性胰腺炎的特征性症状，包括持续、严重的腹痛。如果怀疑发生了胰腺炎，应该停用本品和其他潜在的可疑药物。

6. 一些临床试验已经报道了包括血降钙素升高、甲状腺肿和甲状腺肿瘤在内的甲状腺不良事件，尤其是在之前患有甲状腺疾病的患者中。接受本品联合磺脲类药物治疗的患者发生低血糖的风险可能增加。减少磺脲类药物的剂量可以降低低血糖的风险。

7. 尚未研究本品对驾驶和机械操作能力的影响。应告知患者在驾驶和操作机械时预防低血糖发生，特别是当本品与磺脲类药物合用时。

【制剂】注射剂：1.8mg/3ml。

【贮藏】贮于2~8℃下，不能冷冻。

利西那肽（lixisenatide）

别名：lyxumia。

本品是胰高血糖素样肽（GLP-1）受体激动剂。

【理化性状】

1. 本品为白色粉末。

2. 分子式：$C_{215}H_{347}N_{61}O_{65}S$。

3. 分子量：4858.55。

4. 氨基酸序列如下：

H-His-Gly-Glu-Gly-Thr-Phe-Thr-Ser-Asp-Leu-Ser-Lys-Gln-Met-Glu-Glu-Glu-Ala-Val-Arg-Leu-Phe-Ile-Glu-Trp-Leu-Lys-Asn-Gly-Gly-Pro-Ser-Ser-Gly-Ala-Pro- Pro- Ser-Lys-Lys-Lys-Lys-Lys-Lys-NH_2。

【用药警戒】本品可能导致啮齿类动物甲状腺C细胞肿瘤。尚不清楚本品能否导致人的甲状腺C细胞肿瘤，包括甲状腺髓样癌（MTC），因为临床或非临床研究均无法确定其与人的相关性。

本品不得用于有 MTC 既往史或家族史患者及2型多发性内分泌肿瘤综合征（MEN2）患者。

【药理学】本品为选择性 GLP-1 受体激动剂，GLP-1 受体是内源性肠促胰岛素，当血糖升高时，能促进胰腺β细胞葡萄糖依赖性分泌胰岛素，血糖正常时无此作用，故可降低低血糖风险。本品特异性作用于 GLP-1 受体，导致细胞内环磷腺苷（cAMP）升高；同时，胰高血糖素分泌受到抑制，一旦出现低血糖，胰高血糖素分泌保护机制就启动。

【药动学】

1. 2 型糖尿病患者接受本品皮下注射后，吸收迅速，吸收速度与剂量无关，T_{max} 为 1~3.5h，注射部位不同使本品的吸收速度不同，但无临床意义的差异。

2. 蛋白结合率 55%，皮下注射后表观分布容积约 100L。

3. 主要通过肾小球滤过排泄，经肾小管重吸收后代谢降解形成小分子肽和氨基酸，可再次参与蛋白质的代谢过程。多剂量给药后，终末 $t_{1/2}$ 约为 3h，表观清除率约 35L/h。

4. 轻度肾功能不全患者的 C_{max} 和 AUC 与常人无异，中度肾功能不全患者 AUC 升高 24%，重度肾功能不全患者 AUC 升高 64%。

本品主要经肾排泄，未对急性或慢性肝功能不全患者进行研究。预期肝功能异常不会影响本品的药动学。

5. 体重、性别、种族不影响本品的药动学。年龄对药动学的影响无临床意义。65 岁以上老年人较年轻者 AUC 增加 27%，可能与肾功能降低有关。

【适应证】用于成人 2 型糖尿病，与口服降糖药和（或）基础胰岛素合用，用于饮食控制及锻炼不能足够控制血糖的患者。

【不良反应】

1. 临床试验中最常见的不良反应有恶心、呕吐及腹泻，常为轻度及一过性，与磺脲类和（或）基础胰岛素合用可见头痛、低血糖。

2. 常见流感、上呼吸道感染、膀胱炎、病毒感染、低血糖（与二甲双胍合用）、头晕、困倦、消化不良、背痛、注射部位瘙痒，少见超敏反应、皮肤瘙痒。

【禁忌与慎用】

1. 对本品活性成分及辅料过敏者禁用。

2. 对 1 型糖尿病无治疗经验，禁用于此类患者，也不用于治疗糖尿病酮症酸中毒。

3. 有胰腺炎病史的患者慎用。

4. 本品可延迟胃排空，可能降低口服药的吸收。需要口服快速起效药物的患者慎用。

5. 尚无孕妇使用的足够数据，动物实验显示有生殖毒性，故本品禁用于孕妇，可用胰岛素替代。如在使用过程中妊娠，应停用本品。

6. 本品是否经人乳汁分泌尚未明确，哺乳期妇女禁用。

7. 儿童使用本品的安全性和有效性尚未确定。

【药物相互作用】

1. 本品属于肽类，不经 CYP 代谢，也不影响 CYP 或人的转运体活性。本品延迟胃排空的作用，可降低口服药物的吸收度，接受治疗窗窄的药物或需临床密切监测的药物的患者，特别是在本品治疗开始时应密切随访。如这些药物须与食物同服，如可能，应在不注射本品的进餐时服用。

若口服药物的效果依赖于阈限浓度，如抗生素，患者应在注射本品前 1h 或注射后 4h 服用。

含胃中易降解成分的胃内保护剂型，应在注射本品前 1h 或注射后 4h 服用。

2. 在注射本品时（注射前或注射后）单剂量给予对乙酰氨基酚 1g，对乙酰氨基酚的 AUC 和 $t_{1/2}$ 无变化。注射本品 10µg 后 1h 或 4h，对乙酰氨基酚的 C_{max} 分别降低 29% 和 31%，中位 T_{max} 分别延迟 2.0h 和 1.75h，预测注射本品 20µg 的维持剂量，C_{max} 会进一步降低，T_{max} 进一步延迟。

3. 注射本品 10µg 前 1h 或 11h 后，单剂量口服避孕药（炔雌醇 0.03mg/左炔诺孕酮 0.15mg），口服避孕药的 C_{max}、AUC、$t_{1/2}$ 及 T_{max} 无变化。

在注射本品 1h 或 4h 后给予口服避孕药，炔雌醇的 C_{max} 分别降低 52% 和 39%，左炔诺孕酮 C_{max} 降低 46% 和 20%，中位 T_{max} 延迟 1～3h。C_{max} 的降低无临床意义，口服避孕药不必调节剂量。

4. 本品 20mg 与阿托伐他汀 40mg，每天早晨同时给药 6d，对阿托伐他汀的暴露量无影响，C_{max} 降低 31%，T_{max} 延迟 3.25h。早晨给予本品，晚上给予阿托伐他汀，AUC 和 C_{max} 分别降低 27% 和 66%。这些变化无临床意义，故不必调整阿托伐他汀剂量。

5. 本品 20µg 剂量重复注射，同时给予华法林 25mg，后者 AUC 或 INR 无变化，C_{max} 降低 19%，T_{max} 延迟 7h。不必调整华法林剂量，但应在开始和结束本品治疗时频繁监测使用华法林及双香豆素衍生物的患者的 INR。

6. 注射本品于接受 0.25mg 地高辛达稳态者，对地高辛 AUC 无影响，T_{max} 延迟 1.5h，C_{max} 降低 26%，不必调整地高辛剂量。

7. 同时给予本品 20µg，雷米普利 5mg，雷米普利 AUC 升高 21%，C_{max} 降低 63%，活性代谢产物雷米普利拉的 AUC 和 C_{max} 不受影响，雷米普利及雷米普利拉 T_{max} 约延长 2.5h。

【剂量与用法】

1. 起始剂量 10µg，1 次/日，共 14d；维持剂量第 15 天起，20µg，1 次/日。皮下注射于股部、腹部或上臂，禁止静脉注射或肌内注射。

2. 每日于早餐或晚餐前 1h 注射，如错过 1 次剂量，下次进餐前 1h 注射。

3. 与二甲双胍合用，二甲双胍剂量不变。如

正在使用磺脲类或基础胰岛素，可考虑降低磺脲类或基础胰岛素的剂量，以避免低血糖风险。不推荐同时与磺脲类和基础胰岛素使用，低血糖风险会增加。

4. 使用本品不必特别监测血糖，但与磺脲类或基础胰岛素合用时应监测血糖，以调节后两者的剂量。

5. 轻度肾功能不全患者不必调节剂量（CC＝50～80ml/min），中度肾功能不全患者（CC＝30～50ml/min）使用经验有限，须慎用，对重度肾功能不全患者（CC＜30ml/min）或终末期肾病者尚无治疗经验，不推荐使用。

肝功能不全患者无须调节剂量。

【用药须知】

1. GLP-1 受体激动剂与急性胰腺炎发作有关，患者应知晓急性胰腺炎的特异性症状：持久的严重腹痛。如怀疑胰腺炎，停用本品，如确诊急性胰腺炎，永久停止使用本品。

2. GLP-1 受体激动剂可导致严重的胃肠道反应，本品未在该人群，包括严重胃痉挛的患者中进行研究，不推荐该人群使用。

3. 未进行与 DPP-4 抑制剂合用的研究，仅限于充血性心力衰竭的患者。

4. 患者有因为肠道不良反应而导致脱水的风险，应小心避免液体耗竭。

5. 本品含间甲酚，有导致过敏反应的可能。

6. 本品对驾车或操作机械无影响，与磺脲类或基础胰岛素合用的患者，在驾车或操作机械时，应注意低血糖的风险。

7. 临床试验最大剂量 30µg，2 次/日，胃肠道不良反应增加。一旦过量，根据患者的临床症状和体征给予适当的支持治疗，本品剂量应降至医师所开剂量。

8. 可使用 29～32 号针头，注射笔中不含针头，每次用完，弃去针头后保存，以防污染。废弃物丢弃应遵守当地要求。

【制剂】一次性使用注射笔：10µg×14 剂/3ml，20µg×14 剂/3ml。

【贮藏】贮于 2～8℃，不能冷冻。第一次使用后可于 30℃ 以下保存 14d。盖好注射笔帽，以遮光。

阿必鲁肽（albiglutide）

别名：Tanzeum、Eperzan。

本品是胰高血糖素样肽（GLP-1）受体激动剂。

本品是重组的融合蛋白，由两个串联的经修饰的 GLP-1 融合蛋白组成。8 位的丙氨酸用甘氨酸替代后，对 DPP-4 介导的蛋白水解有抵抗作用。

【理化性状】

1. 分子式：$C_{3232}H_{5032}N_{864}O_{979}S_{41}$。

2. 分子量：72 970。

【用药警戒】本品可能导致啮齿类动物甲状腺 C 细胞肿瘤。尚不清楚本品能否导致人的甲状腺 C 细胞肿瘤，包括甲状腺髓样癌（MTC），因为临床或非临床研究均无法确定其与人的相关性。

本品不得用于有 MTC 既往史或家族史患者及 2 型多发性内分泌肿瘤综合征（MEN2）患者。

【药理学】本品为选择性 GLP-1 受体激动剂，能促进胰腺β细胞葡萄糖依赖性分泌胰岛素，并延缓胃排空。

【药动学】

1. 吸收：2 型糖尿病患者接受本品皮下注射 30mg，3～5d 达 C_{max} 1.74μg/ml，AUC 为 465（μg·h）/ml，每周皮下注射 1 次，4～5 周后达稳态。皮下注射的绝对生物利用度尚未明确。单次皮下注射 30mg 或 50mg，药动学成比例增加。

2. 分布：蛋白结合率尚不清楚，皮下注射后表观分布容积约 11L。

3. 代谢：本品为蛋白，在体内被蛋白水解酶水解为多肽、氨基酸。

4. 排泄：本品清除率为 67ml/h，$t_{1/2}$ 约 5d。本品主要经肾排泄，重度肾功能不全患者暴露量增加 30%～40%。未对急性或慢性肝功能不全患者进行研究。预期肝功能异常不会影响本品的药动学。

5. 体重、性别、种族不影响本品的药动学。年龄对药动学的影响无临床意义。65 岁以上老年人较年轻者 AUC 增加 27%，可能与肾功能降低有关。

【适应证】用于成人 2 型糖尿病，用于饮食控制及锻炼不足以控制血糖的患者。

【不良反应】

1. 临床试验中常见的不良反应有恶心、呕吐、腹泻、咳嗽、关节痛、鼻窦炎、流感、低血糖、注射部位反应。

2. 严重不良反应包括甲状腺 C 细胞肿瘤的风险、低血糖、急性胰腺炎、过敏反应、肾损害。

【妊娠期安全等级】C。

【禁忌与慎用】对本品过敏者禁用，余参见利西那肽。

【药物相互作用】本品延迟胃排空的作用，可降低口服药物的吸收度，接受治疗窗窄的药物或需临床密切监测的药物的患者，特别是在本品治疗开始时应密切随访。如这些药物须与食物同服，如可能，应在不注射本品的进餐时服用。

【剂量与用法】

1. 推荐起始剂量 30mg，每周 1 次，皮下注射于股部、腹部或上臂，如血糖控制不理想增加每周 50mg 的剂量。禁止静脉注射或肌内注射。

2. 每周应在同一天注射，如要改变注射日期，据下次注射至少 4d 时，可以进行更改；如果忘记注射，距下次注射 3d 以上，立即补充注射，如距下次注射仅剩不足 3d，跳过这次剂量，按预定时间注射。

【用药须知】

1. GLP-1 受体激动剂与急性胰腺炎发作有关，患者应知晓急性胰腺炎的特异性症状：持久的严重腹痛。如怀疑胰腺炎，停用本品，如确诊急性胰腺炎，永久停止使用本品。

2. GLP-1 受体激动剂可导致严重的胃肠道反应，本品未在该人群，包括严重胃痉挛的患者中进行研究，不推荐该人群使用。

3. 本品不得用于有 MTC 既往史或家族史患者及 2 型多发性内分泌肿瘤综合征患者。

4. 本品与胰岛素促泌剂或胰岛素合用，低血糖的风险增加。

5. 本品可导致过敏反应，如出现过敏反应的症状，应立即停药，并给予标准抗过敏治疗。

6. 上市后有 GLP-1 激动剂引起肾衰竭或慢性肾病恶化的报道，肾功能不全患者慎用，调整剂量时应密切监测。

【制剂】注射剂（粉）：30mg，50mg。

【贮藏】贮于 2～8℃。

杜拉鲁肽（dulaglutide）

别名：Trulicity。

本品是胰高血糖素样肽（GLP-1）受体激动剂，属于重组的融合蛋白，由两个经二硫键连在一起的肽链组成。每条链含 GLP-1 N 端氨基酸模拟序列与人 IgG4 修饰的 Fc 蛋白经共价结合的重链，分子量为 63kDa。

【用药警戒】本品可能导致啮齿类动物甲状腺 C 细胞肿瘤。尚不清楚本品能否导致人的甲状腺 C 细胞肿瘤，包括 MTC，因为临床或非临床研究均无法确定其与人的相关性。

本品不得用于有 MTC 既往史或家族史患者及

2 型多发性内分泌肿瘤综合征患者。

【药理学】本品为与人 GLP-1 相似，能激活 GLP-1 受体，增加β细胞内环磷腺苷水平，从而促进β细胞葡萄糖依赖性分泌胰岛素，并降低胰高血糖素的分泌，延缓胃排空。

【药动学】

1. 吸收：皮下注射 0.75mg 和 1.5mg，绝对生物利用度分别为 65% 和 47%。

2. 分布：皮下注射 0.75mg 和 1.5mg，分布容积分别为 19.2L（14.3～26.4L）和 17.4L（9.3～33L）。

3. 代谢：本品为蛋白，在体内被蛋白水解酶水解为多肽、氨基酸。

4. 排泄：皮下注射 0.75mg 和 1.5mg，清除率分别为 0.111L/h 和 0.107L/h，$t_{1/2}$ 约 5d。

5. 体重、性别、种族不影响本品的药动学。年龄对药动学的影响无临床意义。

【适应证】用于饮食控制及锻炼不能满意控制血糖的成人 2 型糖尿病患者。

【不良反应】

1. 临床试验中常见的不良反应有恶心、呕吐、腹泻、食欲缺乏、消化不良、低血糖、腹泻、注射部位反应、一度房室传导阻滞、淀粉酶及脂肪酶升高。

2. 严重不良反应包括甲状腺 C 细胞肿瘤的风险、低血糖、急性胰腺炎、过敏反应、肾损害。

【妊娠期安全等级】C。

【禁忌与慎用】对本品过敏者禁用，余参见用药警戒。

【药物相互作用】本品有延迟胃排空的作用，可降低口服药物的吸收度，治疗窗窄的药物与本品合用时，应密切监测，特别是在本品治疗开始时应密切随访。如这些药物须与食物同服，如有可能，应在不注射本品的进餐时服用。

【剂量与用法】

1. 推荐起始剂量为 0.75mg，每周 1 次，皮下注射于股部、腹部或上臂，如血糖控制不理想可每周增加 1.5mg。禁止静脉注射或肌内注射。

2. 每周应在同一天注射，如要改变注射日期，距下次注射至少 4d 时，可以进行更改；如果忘记注射，距下次注射 3d 以上，应立即补充注射，如距下次注射仅剩不足 3d，则应跳过这次剂量，按原定时间注射。

【用药须知】

1. GLP-1 受体激动剂与急性胰腺炎发作有关，

患者应知晓急性胰腺炎的特异性症状：持久的严重腹痛。如怀疑胰腺炎，应停用本品，如已确诊急性胰腺炎，应永久停止使用本品。

2. GLP-1 受体激动剂可导致严重的胃肠道反应，本品未在该人群，包括严重胃痉挛的患者中进行研究，不推荐该人群使用。

3. 本品不得用于有 MTC 既往史或家族史患者及 2 型多发性内分泌肿瘤综合征患者。

4. 本品与胰岛素促泌剂或胰岛素合用，低血糖的风险增加。

5. 本品可导致过敏反应，如出现过敏反应的症状，应立即停药，并给予有效的抗过敏治疗。

6. 上市后有 GLP-1 激动剂引起肾衰竭或慢性肾病恶化的报道，肾功能不全者应慎用，调整剂量时应密切监测。

7. 本品未在胃轻瘫的患者中进行研究。

【制剂】①注射笔：0.75mg/0.5ml，1.5mg/0.5ml；② 单剂量预灌封注射剂： 0.75mg/0.5ml，1.5mg/0.5ml。

【贮藏】贮于 2～8℃下。

贝那鲁肽（benaglutide）

别名：谊生泰。

本品为胰高血糖素样肽-1（GLP-1）类似物。

【理化性状】

1. 分子式：$C_{149}H_{225}N_{39}O_{46}$。

2. 分子量：3298.7。

3. 结构式如下：His-Ala-Gly-Thr-Phe-Thr-Ser-Asp-Val-Ser-Ser-Tyr-Leu-Glu-Gly-Gln-Ala-Ala-Lys-Glu-Phe-lle-Ala-Trp-Leu-Val-Lys-Gly-Arg。

【药理学】本品是一种 GLP-1 类似物，能促进胰腺β细胞葡萄糖依赖性分泌胰岛素，抑制胰高血糖素的释放，延缓胃排空，抑制食欲。

【药动学】

1. 吸收　健康志愿者皮下注射本品 0.2mg，19min 后可达 C_{max}，约为 642ng/L。AUC 为 19 687ng/（L·min）。

2. 分布　皮下注射本品 0.2mg 后的表观分布容积为 379L。

3. 代谢和消除　本品的 $t_{1/2}$ 为 11min，体内消除迅速，无蓄积。本品不易透过血脑屏障，降解后主要随尿液排泄。

【适应证】适用于成人 2 型糖尿病患者控制血糖；适用于单用二甲双胍或磺脲类药物最大可耐受剂量治疗后血糖仍控制不佳的患者，与二甲双胍或磺脲类药物联合应用。

【不良反应】

1. 胃肠道　恶心、呕吐、腹泻。

2. 神经系统　头晕、头痛。

3. 代谢及营养　低血糖、食欲缺乏、厌食、胆固醇升高、三酰甘油升高、尿酸升高。

4. 全身性反应　乏力。

5. 肝胆　肝功能异常。

6. 心脏　心悸。

7. 免疫系统　过敏反应。

8. 感染　上呼吸道感染、泌尿系统感染。

【禁忌与慎用】

1. 对本品活性成分及辅料过敏者禁用。

2. 禁用于有甲状腺髓样癌既往史或家族史的患者、2型多发性内分泌肿瘤综合征的患者。

3. 有胰腺炎病史的患者慎用。

4. 暂无本品在充血性心力衰竭患者中的治疗经验。

5. 炎症性肠病和糖尿病胃轻瘫患者的使用经验有限，不推荐使用。

6. 尚无孕妇使用的足够数据，故本品禁用于孕妇，可用胰岛素替代。使用过程中妊娠，应停用本品。

7. 本品是否经人乳汁排泄尚未明确，哺乳期妇女使用时应暂停哺乳。

8. 儿童使用本品的安全性和有效性尚未确定。

【药物相互作用】尚未进行研究。

【剂量与用法】起始剂量为0.1mg，3次/日。餐前5min皮下注射。注射部位可选择腹部、股部或者上臂。2周后，剂量应增至0.2mg，3次/日。

【用药须知】

1. 本品不得用于1型糖尿病患者或用于治疗糖尿病酮症酸中毒。

2. 本品不得用于有MTC既往史或家族史患者及2型多发性内分泌肿瘤综合征患者。

3. 已经发现使用其他GLP-1类似物与发生胰腺炎风险相关。已有少数急性胰腺炎的报道。应当告知患者急性胰腺炎的特征性症状，包括持续、严重的腹痛。如果怀疑发生了胰腺炎，应该停用本品和其他潜在的可疑药物。

4. 一些临床试验已经报道了包括血降钙素升高、甲状腺肿和甲状腺肿瘤在内的甲状腺不良事件，尤其是在之前患有甲状腺疾病的患者中。接受本品联合磺脲类药物治疗的患者发生低血糖的风险可能增加。减少磺脲类药物的剂量可以降低低血糖的风险。

5. 尚未研究本品对驾驶和机械操作能力的影响。应告知患者在驾驶和操作机械时预防低血糖发生，特别是当本品与磺脲类药物合用时。

【制剂】注射剂：4.2mg/2.1ml。

【贮藏】贮于2～8℃，不能冷冻。

13.3.3　口服降糖药（oral hypoglycemics）

米格列奈（mitiglinide）

本品为抗糖尿病药，已在日本和我国上市。

【理化性状】

1. 化学名：（2S）-2-benzyl-4-[（3aR,7aS）-octahydro-2H-isoindol-2-yl]-4-oxobutanoic acid。

2. 分子式：$C_{19}H_{25}NO_3$。

3. 分子量：315.4。

4. 结构式如下：

米格列奈钙（mitiglinide calcium）

别名：Glufast。

【理化性状】

1. 化学名：（2S）-2-benzyl-4-[（3aR,7aS）-octahydro-2H-isoindol-2-yl]-4-oxobutanoic acid calcium salt。

2. 分子式：$C_{38}H_{48}N_2O_6Ca \cdot 2H_2O$。

3. 分子量：704.91。

【药理学】本品与胰岛β细胞膜上磺酰脲受体结合，抑制胰岛β细胞膜上ATP敏感的K^+通道，造成细胞除极，细胞内Ca^{2+}浓度升高，从而促进胰岛素分泌，降低血糖。

【药动学】

1. 健康成年男性餐前即刻口服单剂量本品5mg、10mg及20mg，给药后0.23～0.28h达C_{max}，$t_{1/2}$约1.2h。

成人肾功能正常者、肾功能不全患者及慢性肾功能不全患者（本品给药前的平均肌酐清除率分别为113.75ml/min、37.01ml/min及3.431ml/min），餐前即刻口服单剂量本品10mg，伴随肌酐清除率下降，可见$t_{1/2}$延长，其他主要参数（C_{max}、$AUC_{0\sim inf}$）和肌酐清除率之间未见显著相关性。

2. 健康成年男性餐前口服单剂量本品 5mg、10mg 及 20mg，24h 后给药量的 54%～74%随尿中排泄，代谢产物几乎均为与葡糖醛酸的结合物，原药不到 1%。

健康成年男性餐前口服单剂量 ^{14}C 标记的含本品水合物 11mg 的溶液，给药 0.5h 及 4h 后的血浆中放射性主要来自于原药，葡糖醛酸结合物占原药的 1/6～1/3，羟基代谢产物比例更少。此外，给药后放射性物质约 93%随尿排泄，约 6%随粪便排泄。本品在人体中通过肝及肾代谢，体外试验证明，葡糖醛酸结合物主要由肝药酶 UGT1A9 及 DGT 1A3 代谢，羟基结合物主要通过 CYP2C9 代谢。

【适应证】改善 2 型糖尿病患者餐后高血糖（仅限用于经饮食、运动疗法不能有效控制血糖的患者或在饮食、运动疗法的基础上加用α-葡萄糖苷酶抑制剂后仍不能有效控制血糖的患者）。

【不良反应】

1. 主要为低血糖症状（5.8%），其他包括腹胀、便秘、腹泻等消化道症状及头痛等。

2. 实验室检查异常主要包括丙酮酸升高、γ-GTP、乳酸升高、ALT 升高、游离脂肪酸升高等。

3. 有报道本品给药时发生心肌梗死症状，给药时应密切观察，出现异常时应立即终止使用，并做适当处理。

【禁忌与慎用】

1. 严重酮症、糖尿病性昏迷或昏迷前期、1 型糖尿病患者（因必须输液及使用胰岛素迅速降低高血糖，所以不适于使用本品）禁用。

2. 严重感染、围术期、重度外伤患者（因必须使用胰岛素迅速控制血糖，所以不适于使用本品）禁用。

3. 对本品成分有过敏史的患者禁用。

4. 妊娠妇女或有妊娠可能的妇女禁用。

5. 肝功能不全患者（肝是本品的主要代谢器官之一，因此，有诱发低血糖的可能。此外，有使肝功能不全患者的肝功能进一步恶化的可能）慎用。

6. 肾功能不全患者（慢性肾功能不全患者，有血浆中药物原形消除半衰期延长的报道，有诱发低血糖的可能）慎用。

7. 缺血性心脏病患者（有报道发生心肌梗死）、脑垂体功能不全或肾上腺功能不全患者（有诱发低血糖的可能）、腹泻及呕吐等胃肠功能不全患者（有诱发低血糖的可能）、营养不良、饥饿及食物摄入量不足或身体虚弱（有诱发低血糖的可能）、剧烈运动者（有诱发低血糖的可能）、过度饮酒者（有诱发低血糖的可能）、老年患者（通常生理功能低下）慎用。

8. 本品可通过乳汁分泌，哺乳期妇女使用本品时应停止哺乳。

9. 儿童患者使用本品的安全性尚未确立。

【药物相互作用】

1. CYP2C9 和 CYP3A4 同工酶的诱导剂和抑制剂可能和本品产生相互作用，影响药物代谢。

2. 可能增加降糖作用的药物有 MAOI、非选择性β受体阻滞剂、NSAID、水杨酸盐。

3. 可能降低降糖作用的药物有皮质激素、拟交感神经药、格列本脲、二甲双胍、华法林。

【剂量与用法】餐前 5min 内口服。通常成人 10mg/次，3 次/日。可根据患者的治疗效果酌情调整剂量。

【用药须知】

1. 本品可能导致低血糖症状，从事高空作业、汽车驾驶的患者使用时应注意。如出现低血糖症状，可使用蔗糖、葡萄糖或饮用富含葡萄糖的饮料等方法处理。但是，在联合使用α-葡萄糖苷酶抑制剂引起低血糖时，因α-葡萄糖苷酶抑制剂会延迟双糖类的消化吸收，故不得给予蔗糖，而应采取给予葡萄糖的处理措施。

2. 本品给药过程中应定期检查血糖，密切观察，本品给药 2～3 个月效果仍不明显，可考虑变更治疗方法。

3. 本品给药过程中存在需要停药或减量的情况，此外，还可能由于患者不重视或合并感染等因素导致效果不足或失效。故应在密切观察食物摄取量、血糖值及是否存在感染因素等的基础上，及时决定是否适合继续给药，选择给药剂量及更适当的药物等。

4. 本品可迅速促进胰岛素分泌。其作用位点与磺酰脲类制剂相同，但与磺酰脲类制剂对血糖控制的协同作用及安全性尚未确认，故不可与磺酰脲类制剂合用。

5. 本品与胰岛素增敏剂（如盐酸吡格列酮）及双胍类制剂等合用的安全性及有效性尚未确立。

【制剂】片剂：5mg。

【贮藏】遮光、密封，25℃以下保存。

<u>米格列醇（miglitol）</u>

别名：Glyset。

本品为α-葡萄糖苷酶抑制剂。

【理化性状】

1. 化学名：（2*R*,3*R*,4*R*,5*S*）-1-（2-hydroxyethyl）-2-（hydroxymethyl）piperidine-3,4,5-triol。

2. 分子式：$C_8H_{17}NO_5$。

3. 分子量：207.22。

4. 结构式如下：

【药理学】本品为第二代α-葡萄糖苷酶抑制剂。本品为小分子化合物，其结构与葡萄糖相似。在食物的消化过程中，α-葡萄糖苷酶（包括麦芽糖酶、异麦芽糖酶、蔗糖酶、葡萄糖淀粉酶等）可以将食物中的多糖及低聚糖水解为单糖（包括葡萄糖）。α-葡萄糖苷酶抑制剂可延缓葡萄糖的生成及吸收，从而缓解糖尿病患者餐后高血糖及其后血糖的急剧变化。本品主要作用于小肠，对结肠内糖类水解影响较小，由未吸收的糖类发酵继发的胃肠道不良反应较阿卡波糖少见。

【药动学】本品较阿卡波糖更易在小肠吸收，口服给药的吸收程度随剂量增加而降低。口服 25mg 药物的生物利用度为 100%，口服 100mg 药物的生物利用度为 50%～70%，在更高剂量时吸收可达饱和。其蛋白结合率低于 4%，分布容积为 0.18L/kg。较少在体内代谢，超过 95%以原形随尿液排泄，剂量超过 25mg 时，由于吸收不完全，可有少量药物经尿液重吸收。本品 $t_{1/2}$ 为 2h。

【适应证】用于改善糖尿病患者餐后高血糖。

【不良反应】

1. 代谢/内分泌系统　本品可影响糖原代谢，可能抑制肝糖原分解，空腹用药过量可能发生低血糖。根据本品的作用机制，空腹或餐后单独使用时都不应引起低血糖，但与磺酰脲类药物或胰岛素合用，可能导致血糖浓度进一步降低，增加了发生低血糖的可能。

2. 消化系统　常见胃肠道反应，腹痛、腹泻、胃肠胀气的发生率可能与剂量呈正相关，继续治疗时，腹痛、腹泻多可缓解。

3. 血液　有血清铁浓度降低、贫血的报道。

4. 皮肤　皮疹多为一过性。

【妊娠期安全等级】B。

【禁忌与慎用】

1. 对本品过敏者禁用。

2. 糖尿病酮症酸中毒者禁用。

3. 消化不良或吸收不良的慢性肠道疾病患者禁用。

4. 炎性肠病或其他使肠道产气增加的疾病禁用。

5. 肠梗阻患者禁用。

6. 本品不宜用于儿童。

7. 本品排泄至乳汁的浓度很低，对新生儿几乎没有影响的可能，但仍建议哺乳期妇女使用时暂停哺乳。

8. 血清肌酸酐浓度高于 2mg/dl 的患者慎用。

【药物相互作用】

1. 与活性炭等肠道吸附剂合用，本品疗效降低，两者应避免合用。

2. 与含淀粉酶、胰酶等可分解糖类的助消化酶剂合用，本品疗效降低，应避免合用。

3. 本品可能使地高辛的血药浓度降低，两者合用时应注意监测地高辛血药浓度。

4. 本品可使格列本脲的血药浓度及 AUC 轻微降低，但该变化无显著临床意义。此外，本品与磺酰脲类降糖药合用，发生低血糖的风险增加，应引起注意。

5. 本品可使雷尼替丁的生物利用度降低约 60%，两者合用时应注意观察雷尼替丁疗效。

6. 未见本品与抗酸药、华法林、硝苯地平有明显相互作用。

【剂量与用法】口服给药，用于 2 型糖尿病，可单用或与磺酰脲类降糖药合用。起始剂量为 25mg/次，3 次/日，个别患者起始时需从 1 次/日逐渐增加至 3 次/日。4～8 周后可增量至 50mg/次，3 次/日，服用 3 个月。在此期间，应测定糖化血红蛋白（HbA1c）以确定是否需加量至 100mg/次，3 次/日（最大推荐量）。有研究认为，在 25～200mg，疗效随剂量相应增加，但胃肠道不良反应也相应增加。单独使用本品的最佳剂量为每次 50～100mg，3 次/日。

【用药须知】

1. 本品宜在每次正餐开始时服用。

2. 发生低血糖时，宜口服葡萄糖，不宜服用蔗糖，因本品可延迟蔗糖吸收。

3. 在创伤、发热、感染、手术等应激情况下，本品可能对降低血糖无效，必要时应使用胰岛素。

4. 用药期间定期监测血糖，在开始治疗时，应监测餐后 1h 血糖水平。定期监测 HbA1c。

【制剂】片剂：25mg，50mg，100mg。

【贮藏】贮于 15～30℃。

西格列汀（sitagliptin）

别名：捷诺维、Januvia。

本品是一种 DPP-4 抑制剂。

【理化性状】

1. 化学名：7-[（3R）-3-amino-4-（2,4,5-trifluoro-phenyl） butanoyl]-3-（ trifluoromethyl ）-5,6,7,8-tetrahydro-1,2,4-triazolo[4,3-a]pyrazinemonophosphatemonohydrate。

2. 分子式：$C_{16}H_{15}F_6N_5O$。

3. 分子量：407.3。

4. 结构式如下：

【药理学】在患有 2 型糖尿病的患者中，本品可通过减慢肠促胰岛素激素的失活而发挥其治疗作用。通过本品可升高具有活性且完整的激素浓度，因此，可增加并延长上述激素的作用。肠促胰岛素激素[包括高血糖素样肽 1（GLP-1）和葡萄糖-依赖的肠促胰岛素的多肽（GIP）]整天通过肠释放，其水平随食物的种类升高。这些激素可通过酶（DPP-4）快速被激活。肠促胰岛素是使葡萄糖内环境稳定的生理调节内源性系统的一部分。当血糖浓度处于正常或升高时，GLP-1 和 GIP 可增加胰岛素的合成和释放。通过增加和延长活性的肠促胰岛素激素水平，本品在循环中以葡萄糖依赖的方式，增加胰岛素的释放并降低高血糖素的水平。体外研究证实，在接近治疗剂量所达到的浓度时，本品对 DPP-4 具有选择性且不抑制 DPP-8 或 DPP-9 的活性。

【药动学】

1. 给健康志愿者口服本品 100mg 后迅速被吸收。给药后 1～4h 可达 C_{max}。本品的平均 AUC 与剂量成比例增加。健康志愿者口服本品 100mg 后，本品的平均 AUC 为 8.52μmol/（L·h），C_{max} 为 950μmol/L，表观终末 $t_{1/2}$ 为 12.4h。多次使用 100mg 后，在稳态和首次剂量相比时，本品的 AUC 增加接近 14%。在个体自身和个体之间，本品 AUC 的变异系数很小（5.8%～15.1%）。在健康志愿者和 2 型糖尿病患者之间，本品的药动学一般是相似的。

本品的绝对生物利用度接近 87%。由于高脂与本品食物同进不会对药动学产生影响，所以本品与或不与食物同服均可。给健康志愿者静脉注射单剂量本品 100mg 后，其稳态时的平均分布容积接近 198L。本品与血浆蛋白可逆结合的比例很低（38%）。

2. 本品随尿液排出的原药接近 79%，代谢物接近 16%。6 种代谢物都只有痕量被检出，都不会有助于血浆 DPP-4 对本品产生抑制作用。体外研究表明，本品少量代谢的主要酶是 CYP3A4，CYP2C8 也有帮助。在口服本品后 1 周内，随尿液排出用药量的 87%，随粪便排出 13%。肾清除率接近 350ml/min。本品主要经肾排出，还包括肾小管主动分泌。本品是一种人体有机阴离子运载体-3（hOAT-3）的底物，此运载体可能涉及本品的肾清除。hOAT-3 在本品运载中的临床关联性尚未确定。本品也是 P-糖蛋白的底物，这也可能介导本品的肾清除。然而，环孢素是一种 P-糖蛋白抑制剂，却并不减少本品的肾清除。

【适应证】

1. 作为饮食和运动治疗的辅助手段，改善 2 型糖尿病患者血糖控制水平。

2. 当单用本品联合饮食及运动疗法不能完全控制 2 型糖尿病患者的血糖时，可联合二甲双胍或 PPARγ 激动剂（噻唑烷二酮类）改善血糖水平。

3. 本品不可用于 1 型糖尿病患者或糖尿病酮症酸中毒的治疗。

【不良反应】

1. 单用本品可引起鼻咽炎、鼻漏、鼻塞、胃部不适、腹泻。

2. 合用二甲双胍时，可引起头痛、上呼吸道感染。

3. 过敏反应包括面部、口唇、舌和胸部肿胀，由此而引发呼吸困难、吞咽困难、红疹、荨麻疹。

【妊娠期安全等级】B。

【禁忌与慎用】

1. 对本品过敏者禁用。

2. 有明显药物过敏史者慎用。

3. 哺乳期妇女应慎用本品。

4. 儿童用药的有效性和安全性尚未确定。

【药物相互作用】

1. 本品合用地高辛 10d，后者的 AUC 约增加 11%，C_{max} 增加 18%，但不必调整两者的剂量。

2. 本品不是 CYP 同工酶（包括 CYP1A2，CYP3A4，CYP2B6，CYP2C9，CYP2D6，CYP2C8，

CYP2C19）的抑制剂，也不是 CYP3A4 的诱导剂。

3. 本品是 P-糖蛋白的底物，但不抑制 P-糖蛋白介导的地高辛转移。

4. 本品与血浆蛋白的结合并不广泛，因此，本品通过血浆蛋白结合置换介导的药物相互作用非常少。

【剂量与用法】

1. 单用本品的推荐剂量是 100mg，1 次/日，也可合用二甲双胍或一种噻唑烷二酮类药物，与或不与食物同服均可。

2. 轻度肾功能不全患者（CC≥50ml/min），不必调整剂量；中度肾功能不全患者（30≤CC<50ml/min），剂量为 50mg/次，1 次/日；重度肾功能不全患者（CC<30ml/min）或晚期肾病且需要血透或腹透者剂量仅用 25mg/次，1 次/日，不论何时透析，都可使用本品。在开始使用本品之前，必须先检查肾功能，且以后还要定期复查。

【用药须知】

1. 单用本品必须要配合饮食和适当的运动，并定期复查血糖和 HbA1c 水平。如单药治疗无明显效果，就应考虑合用二甲双胍或任何一种噻唑烷二酮类药物。

2. 本品用前必须详读本品的使用说明书。

3. 如果出现严重的不良反应，应考虑及时停药。

4. 应告知接受本品的患者，出现任何不良反应，患者都应及时向医师或药师报告。

5. 本品属上市新药，应做好上市后的再评估工作。

【制剂】片剂：25mg，50mg，100mg。

【贮藏】贮于 20~25℃。

维格列汀（vildagliptin）

别名：维达列汀、维他列汀、佳维乐、Equa、Galvus、NVP-LAF-237、LAF-237。

本品为高选择性 DPP-4 抑制剂。临床用其 *S*-对映体。

【理化性状】

1. 本品为淡黄色或浅灰色粉末，具有 1 个手性中心。熔点 153~155℃，溶于水和极性有机溶剂。

2. 化学名称：（*S*）-1-[2-（3-hydroxyadamantan-1-ylamino）acetyl]pyrrolidine- 2-carbonitrile。

3. 分子式：$C_{17}H_{25}N_3O_2$。

4. 分子量：303.40。

5. 结构式如下：

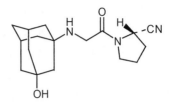

【药理学】

1. 本品为新型口服抗糖尿病药物，是 DPP-4 选择性的可逆抑制剂，此酶可钝化肠促胰岛素、胰高血糖素样肽-1（GLP-1）和葡萄糖促胰岛素多肽（GIP），对 DPP-4 的抑制使这些激素水平升高，对维持葡萄糖水平的动态平衡非常重要。

2. 本品通过增加上述内源性肠降血糖素的水平，增加β细胞对葡萄糖的敏感性，导致葡萄糖依赖性分泌改善。

3. 通过升高内源性 GLP-1 水平，同样地本品还可增加α细胞对葡萄糖的敏感性，增加对胰高血糖素的分泌。

4. 高血糖时，由于肠降血糖素的水平升高，胰岛素/胰高血糖素的比值升高造成空腹血糖及餐后肝葡萄糖生成降低，导致血糖降低。本品会增强这种作用。

【药动学】

1. 口服给药后本品快速吸收，在所有物种中的生物利用度均较高，在实验动物和人群中的药动学参数无明显差异。

2. 临床试验中，本品空腹口服后，其中位 T_{max} 约为 1.5h，平均绝对口服生物利用度为 85%。Caco-2 单层细胞的体外试验证明，本品为 P-糖蛋白的底物，但亲和力较低。然而本品片剂与高脂肪餐服用时吸收速率会减慢，吸收程度也有轻度降低。禁食状态的 T_{max} 为 1.75h，高脂肪餐 T_{max} 延长至 2.5h，高脂肪餐 C_{max} 下降 19%，AUC 下降 10%。这些效应并无临床意义。本品与食物是否同服均可。2 型糖尿病患者的 AUC[2160±520（ng·h）/ml，*n*=71] 与健康志愿者的 AUC [2275±459（ng·h）/ml，*n*=150]无明显差异。

3. 本品与人血浆蛋白结合率较低（9.3%），在血浆和红细胞中等量分布。分布容积（V_{ss}）为（70.7±16.1）L，提示本品能够在血管外组织隔间里分布。本品与蛋白发生置换相关药物间相互作用的可能性小。

4. 本品主要通过代谢作用和随后从泌尿系统排泄而被消除。给予 ^{14}C 标记的本品口服溶液，剂量的 85.4%±4.4%的随尿排出，14.8%±3.5%随粪便排泄。静脉给药后约 33%的剂量以原形随尿排泄。经静脉给予 25mg，平均总血浆清除率（CL）为（40.6±8.97）L/h，肾清除率（CL）为（13.0±2.35）L/h（＞216ml/min）。因此，本品在某种程度上是通过主动转运蛋白经肾小管分泌排出本品的。口服本品 50～100mg，其平均 $t_{1/2}$ 为 2～3h。

5. 本品通过多种途径代谢。仅 1/3 剂量以原形回收。M20.7 或称 LAY151 是主要非活性代谢物，血浆暴露量为原药的 3 倍。很少部分经葡糖醛酸化代谢，还不到给药剂量的 5%，氧化作用仅占给药剂量的 1.6%。多种组织能水解本品产生代谢产物 LAY151。CYP 同工酶在本品代谢中只起较小的作用，其他药物与本品发生代谢相互作用的可能性非常小。现有数据表明，本品为 S-异构体，不能转化为 R-异构体。

6. 本品药动学大致与剂量成比例。单剂量 25～600mg 和多剂量 25～400mg 相比，前者在 AUC 和 C_{max} 上的增加较后者少，且与线性的偏差也较小，剂量增加 2 倍，AUC 增加 2.2 倍。单剂量 25～200mg，给药 10 d，本品无蓄积。提示本品清除率无时间依赖性。

7. 给予健康志愿者单次口服剂量后，AUC 个体之间的变异系数为 15%～20%，C_{max} 约为 25%。CL 的个体之间变异系数为 42%。与健康受试者相比，本品的药动学与糖尿病患者相似。

8. 在肾功能损害患者中，本品的总体清除率下降。在轻度、中度、重度肾功能不全患者中，本品的 AUC 分别增加 1.4 倍、1.7 倍和 2 倍。虽然肾清除率与肾功能有较密切的相互关系，但肾功能（以肌酐清除率确定）和本品的总体清除率却有差异。本品可能通过肾小球滤过、肾小管分泌、肾代谢（水解作用）排除，但肾小球滤过率（GFR）可能不能很好地预测到本品的代谢作用。LAY151 的暴露量可增加多倍，并与肾功能密切相关。在轻度、中度、重度肾功能不全、ESRD 患者中本品主要代谢产物（LAY151）的 $AUC_{0\sim24}$ 分别为正常肾功能者的 1.6 倍、2.4 倍、5.4 倍和 6.7 倍。

9. 肝功能不全对本品药动学具有限制性影响，对轻度和中度肝功能不全的患者则无影响，本品对重度肝功能不全患者的 AUC 仅增加 22%。肝功能不全的患者，LAY151 的 AUC 可见增加，重度肝功能不全患者，LAY151 的暴露量会增加 2 倍。轻度和中度肝功能不全的患者不必调整剂量。性别、年龄、体重和种族对本品的暴露量无临床显著影响。

尚未在儿童和青少年中评估本品的药动学。

【适应证】

1. 安慰剂对照研究表明，本品单药治疗 2 型糖尿病患者可使空腹和餐后血糖显著降低，糖化血红蛋白（HbA1c）降低呈剂量依赖性。

2. 本品合用二甲双胍，用于治疗饮食控制及锻炼不能有效控制血糖，且二甲双胍的最大耐受剂量仍不能有效控制血糖的 2 型糖尿病。

3. 本品与磺酰脲类合用，用于单用磺酰脲类药物最大耐受剂量仍不能有效控制血糖（且由于禁忌或不耐受等原因不适合使用二甲双胍）的 2 型糖尿病。

4. 与噻唑烷二酮类合用，用于不能有效控制血糖，且适合使用噻唑烷二酮类药物的患者。

【不良反应】

1. 单药研究中，发生的不良反应包括头晕、头痛、外周水肿，便秘、鼻咽炎、上呼吸道感染和关节痛。本品 50mg，2 次/日，有由于传染和感染（流行性感冒、支气管炎、鼻咽炎）引起的严重不良事件和神经系统病症的报道。

2. 本品 100mg 联合二甲双胍（$n=208$）治疗的患者，报道的不良反应包括震颤、头痛、头晕、疲劳和恶心。

3. 格列美脲（$n=170$）与本品合用，常见的不良反应包括震颤、头痛、头晕、无力、鼻咽炎和便秘。

4. 吡格列酮与本品合用常见体重增加、头痛、无力及外周性水肿。

5. 高剂量本品（400mg 或 600mg）可致外周水肿、四肢疼痛、肌痛和感觉异常的发生，呈剂量依赖性。

6. 本品上市后报道的药物不良反应有荨麻疹（发生频率未知）。

【禁忌与慎用】

1. 对本品任一成分过敏者禁用。

2. 本品不能作为胰岛素的替代品用于需要补充胰岛素的患者。也不适用于 1 型糖尿病患者，更不能用于治疗糖尿病酮症酸中毒。

3. 轻度肾功能损伤患者不必调整给药剂量，中重度肾功能不全或血液透析的终末期肾病（ESRD）患者不推荐使用本品。

4. 轻中度肝功能不全的患者不必调整给药剂量，重度肝功能不全的患者不推荐使用本品。

5. 老年患者不必调整剂量。≥75 岁的患者慎用。

6. 本品在儿童中的研究尚未进行，不推荐使用。

7. 本品用于妊娠期妇女的相关数据较少，妊娠期禁用。

8. 动物实验的结果显示，本品能够通过乳汁分泌。尚未知是否可分泌到人的乳汁。哺乳期不推荐使用。

【药物相互作用】

1. 药效学的药物相互作用显示，本品联合速效胰岛素促泌剂那格列奈或胰岛素增敏剂吡格列酮，可导致对一些与血糖相关的参数的效应出现相加作用或超过相加作用。

2. 体内研究证明，本品与其他抗糖尿病药物（格列本脲、吡格列酮、二甲双胍），一些心血管药物（氨氯地平、缬沙坦、雷米普利、HMG-CoA还原酶抑制剂）和治疗窗窄的药物地高辛、华法林合用无临床意义的相互作用。

3. 本品不是 CYP 的底物，其对 CYP 酶无诱导或抑制作用，与其他药物发生相互作用的可能性较低。

4. 与其他口服降糖药类似，本品降糖作用可能会受到某些特定药物的影响而减弱，这些药物包括噻嗪类利尿药、皮质激素、甲状腺激素和拟交感神经药物。

【剂量与用法】

1. 与二甲双胍或噻唑烷二酮类合用推荐剂量为 100mg，1 次/日；或等分为 2 个 50mg 剂量，早、晚各 1 次。

2. 合用磺酰脲类时推荐剂量为 50mg，早晨服用。100mg 的剂量并不增加疗效。

【用药须知】

1. 使用本品的极少数患者有肝功能不全（包括肝炎）报道，一般未出现临床症状且无后遗症，停药后肝功能检测结果均能恢复正常。

2. 本品给药前应对患者进行肝功能检测，以了解患者的基线情况。当患者的 AST 或 ALT>3×ULN 或持续升高时，建议停药。出现黄疸或其他提示肝功能不全症状的患者应停药。即使肝功能检测结果恢复正常，也不可再使用。

3. 由于在充血性心力衰竭患者中使用本品的经验有限，故此类患者应慎用。

4. 临床前毒理学研究中，曾观察到猴四肢皮肤损伤，包括水疱和溃疡。尽管在临床研究中未观察

到皮肤损伤的发生率异常增加，但是在合并有糖尿病皮肤并发症的患者中使用本品的经验仍较为有限。因此，建议使用本品的糖尿病患者在进行常规护理的同时，应特别注意监测其皮肤病变（如水疱或溃疡）的情况。

5. 本品片剂中含有乳糖。有罕见遗传疾病的患者，包括半乳糖不耐症、Lapp 乳糖酶缺乏症或葡萄糖-半乳糖吸收异常患者，不能服用本品。

6. 目前尚无本品对患者驾车和操控机器能力影响的研究。服药后，当患者出现眩晕时，应避免驾车或操控机器。

7. 如漏服 1 剂，当记起时立即服用，同一日内不能服用双倍剂量。

【制剂】 片剂：50mg，100mg。

【贮藏】 防潮，贮于常温（10～30℃）下。

利格列汀（linagliptin）

别名：利纳利汀、欧唐宁、Tradjenta。

本品是一种口服有效的 DPP-4 抑制剂。

【理化性状】

1. 本品为白色至黄色，无或仅具轻微吸湿性固体，微溶于水（0.9mg/ml）、丙酮和辛醇，溶于甲醇、难溶于乙醇。

2. 化学名：8-[（3R）-3-aminopiperidin-1-yl]-7-（but-2-yn-1-yl）-3-methyl-1-[（4-methylquinazolin-2-yl）methyl]-2,3,6,7-tetrahydro-1H-purine-2,6-dione。

3. 分子式：$C_{25}H_{28}N_8O_2$。

4. 分子量：472.54。

5. 结构式如下：

【药理学】

1. DPP-4 是胰高血糖素样肽-1（GLP-1）和葡萄糖依赖性促胰岛素多肽（GIP）的降解酶。本品是一种口服有效的 DPP-4 酶抑制剂，通过抑制 DPP-4 酶可增加具有活性的、肠降糖激素的浓度，并以葡萄糖依赖方式刺激胰岛素释放并降低循环中胰高血糖素的水平。两种肠降糖激素都涉及葡萄糖的生理调节。肠降糖激素在全天以低水平分泌，但进餐后水平立即升高。

2. GLP-1 和 GIP 都可增加胰岛素的生物合成，

在正常及高血糖水平下促进胰岛β细胞分泌胰岛素。此外，GLP-1 还能降低从胰岛α细胞分泌胰高血糖素，导致葡萄糖从肝的输出量减少。

【药动学】

1. 本品的药动学在健康受试者和 2 型糖尿病患者中相似。口服推荐剂量 1.5h 后可达血药峰值，平均药时曲线下面积（AUC）为 139（nmol·h）/L，最大浓度（C_{max}）为 8.9nmol/L。

2. 血浆浓度降低至少是以双时相的方式，终末 $t_{1/2}$ 较长（>100h），这和本品与 DPP-4 的饱和结合有关。延长的消除相并不会导致药物蓄积。多次给药 5mg，有效 $t_{1/2}$ 约为 12h。5mg/次，1 次/日，给药 3 次后本品的血药浓度可达稳态。稳态 C_{max} 和 AUC 约为首次给药的 1.3 倍。高脂饮食可使 C_{max} 降低 15%，AUC 升高 4%。

3. 口服本品的绝对生物利用度接近 30%，单次静脉注射本品 5mg，其表观分布容积约为 1110L，显示本品广泛分布于各种组织中。本品的血浆蛋白结合率呈浓度依赖性，1nmol/L 约占 99%，在 ≥ 30nmol/L 时则降低至 75%～89%，反映与 DPP-4 结合可因本品浓度高而饱和。DPP-4 在高浓度可被完全饱和，70%～80% 的本品仍旧与血浆蛋白结合，而 20%～30% 则游离于血浆中。在肝功能或肾功能不全患者中，血浆蛋白结合率与常人无差异。

4. 给药后，大多数（约 90%）的原药被排泄，表明代谢是次要消除途径。小部分本品被代谢为无活性的产物，代谢产物在稳态时相当于本品的 13.3%。

5. 口服给予 ^{14}C 标记的本品后，在给药 4d 内接近 85% 给予的放射性物质通过肠肝系统（80%）或尿（5%）消除。稳态时的肾清除率约为 70ml/min。

【适应证】用于成人 2 型糖尿病患者，作为膳食和运动的辅助治疗，改善血糖控制。

【不良反应】

1. 与磺酰脲类合用可能发生泌尿系感染及高三酰甘油。

2. 与吡格列酮合用可能发生高脂血症，体重增加。

3. 与基础胰岛素合用，可能发生便秘。

4. 其他不良反应包括超敏性，如荨麻疹、血管神经性水肿、局部皮肤脱落、支气管超敏性和肌痛。

5. 胰腺炎。

6. 低血糖症。

【妊娠期安全等级】B。

【禁忌与慎用】

1. 对本品过敏患者禁用。

2. 尚未明确是否对未出生的胎儿有害，妊娠期妇女慎用。

3. 尚未明确是否会通过乳汁分泌，哺乳期妇女慎用。

4. 1 型糖尿病患者或糖尿病酮症酸中毒者不应使用。

5. 本品在儿童患者中的安全性与有效性尚未确定。

【药物相互作用】与 P-糖蛋白或 CYP3A4 诱导剂联合给药（如与利福平）可能降低本品的疗效。强烈建议变更治疗。

【剂量与用法】推荐剂量 5mg/次，1 次/日。和食物是否同服均可。

【用药须知】

1. 当与胰岛素促泌剂（如磺酰脲类）合用时，应降低胰岛素促泌剂的剂量以降低低血糖的风险。

2. 如药物过量，可以采用通常的支持性措施，如从胃肠道去除未吸收物质，采用临床监护。通过血液透析或腹膜内透析不能清除本品。

【制剂】片剂：5mg。

【贮藏】贮于 25℃下，短程携带允许存于 15～30℃。保存于儿童不能触及的地方。

阿格列汀（alogliptin）

别名：尼欣那、Nesina、Vipidia。

本品是一种口服有效的 DPP-4 抑制剂，临床用其苯甲酸盐。

【理化性状】

1. 本品苯甲酸盐为白色至类白色结晶性粉末，溶于二甲基亚砜，难溶于水和甲醇，微溶于乙醇，极微溶于辛醇和乙酸异丙酯。

2. 化学名：2-（{6-[（3R）-3-aminopiperidin-1-yl]-3-methyl-2,4-dioxo-3,4-dihydropyrimidin-1（2H）-yl}methyl）benzonitrile。

3. 分子式：$C_{18}H_{21}N_5O_2$。

4. 分子量：339.39。

5. 结构式如下：

【药理学】高度选择性地显著抑制 DPP-4，延缓胰高血糖素样肽-1（glucagon-like peptide-1，

GLP-1）的灭活。GLP-1 有助于改善胰岛β细胞功能，增加胰岛素分泌。

【药动学】

1. 本品口服的生物利用度接近 100%。进食对本品的吸收无影响。

2. 静脉注射 12.5mg 后，分布容积为 417L，提示本品广泛分布于组织内。蛋白结合率为 20%。

3. 本品在体内代谢不广泛，60%～70%的给药剂量随尿液和粪便排泄。口服后，鉴定出的两种少量的代谢产物，N-去甲基阿格列汀（<原药的 1%）和 N-乙酰化阿格列汀（<原药的 6%）。N-去甲基阿格列汀的活性与原药相似。N-乙酰化阿格列汀无活性。体外试验显示 CYP2D6 和 CYP3A4 介导本品的代谢。本品主要以 R-对映体存在。口服 25mg 后，S-对映体在体内检测不到。

4. 口服给予 ^{14}C 标记的本品后，89%的剂量通过随粪便（13%）或尿液（76%）排泄。肾清除率约为 9.6L/h。总体清除率为 14.0L/h。

5. 轻度肾功能不全患者，本品的 AUC 升高 1.2 倍，中度肾功能不全患者 AUC 升高 2 倍，重度肾功能不全患者 AUC 升高 3～4 倍。轻度肝功能不全患者 AUC 降低 10%，但无临床意义。

【适应证】用于成年 2 型糖尿病患者，作为膳食和运动的辅助治疗，改善血糖控制。

【不良反应】

1. 常见鼻咽炎、头痛和上呼吸道感染。

2. 其他不良反应包括过敏反应、胰腺炎、低血糖。

3. 上市后有过敏反应，包括荨麻疹、血管神经性水肿、皮疹、严重皮肤反应（如史-约综合征）、肝酶升高、暴发性肝衰竭、急性胰腺炎。

【妊娠期安全等级】B。

【禁忌与慎用】参见西格列汀。

【药物相互作用】与 CYP3A4 诱导剂或抑制剂无相互作用。

【剂量与用法】推荐剂量 25mg，1 次/日。和食物是否同服均可。重度肾功能不全患者降低剂量至 12.5mg/d，重度肾功能不全患者降低剂量至 6.25mg/d。

【用药须知】

1. 密切监测患者胰腺炎的症状和体征，如出现，应立即停药。

2. 如出现肝损害的症状和体征，应停药，并立即进行肝功能检查。

3. 如与胰岛素或胰岛素促泌剂合用，低血糖的风险增加，应降低合用药物的剂量。

【制剂】片剂：6.25mg，12.5mg，25mg。

【贮藏】贮于 25℃下，短程携带允许存于 15～30℃。保存于儿童不能触及的地方。

阿那格列汀（anagliptin）

别名：Suiny。

本品是一种 DPP-4 抑制剂，于 2012 年 11 月在日本批准上市。

【CAS】739366-20-2。

【理化性状】

1. 本品为白色或淡黄色结晶性粉末。极易溶于水，易溶于甲醇或乙腈，微溶于乙醇，微溶于 2-丙醇，极微溶于己烷。

2. 化学名：N-[2-（{2-[（2S）-2-cyanopyrrolidin-1-yl]-2-oxoethyl}amino）-2 -methylpropyl]-2- methyl pyrazolo[1,5-a]pyrimidine-6-carboxamide。

3. 分子式：$C_{19}H_{25}N_7O_2$。

4. 分子量：383.45。

5. 结构式如下：

【药理学】胰高血糖素样肽-1（GLP-1）在餐后从肠道生成，促进胰岛β细胞分泌胰岛素，抑制胰岛α细胞分泌胰高血糖素，调节餐后血糖。本品可使二肽基肽酶 4（DDP-4）失活，抑制 GLP-1 的分解，通过增加活性 GLP-1 的血浆浓度，从而发挥控制血糖的作用。

【药动学】

1. 吸收　健康成人单次口服本品 100mg 和 200mg 后，分别在 0.92h 和 1.8h 达 C_{max}，血药浓度呈现一个快速分布相和一个缓慢的消除相。健康成人口服本品 200mg，2 次/日（早晚餐前），连续口服 7d，第 2 天达稳态后，C_{max} 为 1200ng/ml，$AUC_{0\sim\infty}$ 为 4890（ng·h）/ml。健康成人在餐后单次口服本品 100mg，与空腹时的 C_{max} 和 $AUC_{0\sim24h}$ 相比较，分别降低 15%和 12%。

2. 分布　健康成人单次口服本品 10～400mg 后的表观分布容积为 2.59～4.20L/kg。健康成人口服本品 200mg，2 次/日（早晚餐前），连续口服 7d 后的表观分布容积为 3.08L/kg。血浆蛋白结合率为

37.1%～48.2%。

3. 代谢　健康成人男子（6 例）单次口服本品 100mg，在血浆中及尿中检测到原药及氰基被水解生成的无活性代谢物（SKL-12320）。在尿、粪便中检测出除原药及 SKL-12320 以外的 5 种微量代谢物（占给药量的 1% 以下）。尿、粪便中检测出原药及 SKL-12320 的总量分别为给药剂量的 50.7% 和 29.2%。本品的主要代谢产物 SKL-12320 为通过 DPP-4、胆碱酯酶、羧酸酯酶代谢而生成。

4. 消除　本品的 $t_{1/2}$ 为 2.02h，清除率为 315（ml·kg）/h。给予放射性标记的本品，粪便和尿液中分别回收 24.98% 和 73.20%（合计 98.18%）的放射性物质。粪便和尿液中原药的排泄率分别为 4.14% 及 46.55%。

【适应证】用于治疗 2 型糖尿病。

【不良反应】常见低血糖。偶见肠梗阻、便秘、腹痛、恶心、皮肤瘙痒、湿疹、肝酶升高、眩晕、贫血、白细胞增多、水肿、肌酸激酶上升、尿酸增高、血肌酐升高、蜂窝织炎、肾囊肿。

【妊娠期安全等级】C。

【禁忌与慎用】

1. 对本品过敏者禁用。

2. 酮酸症中毒、高渗昏迷、严重感染、严重外伤、外科大手术患者禁用。

3. 重度肾功能障碍、终末期肾病患者慎用。

4. 以下患者慎用（容易引起低血糖）：①脑下垂体功能不全、肾上腺素功能不全的患者；②营养不良状态、饥饿状态、不规则饮食习惯、食物摄取量不足或者虚弱状态的患者；③进行剧烈活动的患者；④酗酒者。

【药物相互作用】

1. 本品主要由肾以原形排泄，推测肾小管主动分泌参与排泄。

2. 与其他降糖药合用会增加低血糖的发生率。

【剂量与用法】

1. 成人口服 100mg/次，2 次/日，早、晚服用。如果效果不佳，可提高剂量至 200mg/次。

2. 重度肾功能不全的患者或终末期肾病患者（CC<30ml/min）的推荐剂量为 100mg/次，1 次/日。

【用药须知】正在服用本品时，应向患者充分说明低血糖症状及其处理方法。尤其在使用胰岛素或胰岛素促分泌素的情况时，考虑降低胰岛素或胰岛素促分泌素的剂量以降低低血糖风险。

本品只用于已明确诊断为糖尿病的患者，必须注意除糖尿病外的葡萄糖耐量异常和尿糖阳性等也会出现糖尿病样症状（肾性糖尿、老年性糖代谢异常、甲状腺功能异常等）。

本品只适用于经饮食疗法和（或）运动疗法等糖尿病基本疗法而达不到充分效果的患者。

服用本品期间应定期检查血糖值等，确认其药效。如果服用 3 个月还未达到满意效果，应及时改用其他药物。

在用药期间，可出现下列情况：不再需要继续用药、需要减少剂量、由于患者不节制或合并感染等情况导致治疗效果减弱或没有治疗效果。因此，应注意饮食摄取量、体重变化、血糖、有无感染存在的情况。应注意经常评估是否需要继续用药、服用剂量及是否需要重新选择药物等。

服用本品会出现低血糖症状，注意不要开车或者高空作业。

由于本品和 GLP-1 受体激动剂都是通过 GLP-1 达到降低血糖的作用。两者合用的临床经验少，尚未确立有效性及安全性。

与胰岛素合用的临床效果及安全性尚未确立。

【制剂】片剂：100mg。

【贮藏】室温密闭保存。

吉格列汀（gemigliptin）

别名：Zemiglo。

本品是 DPP-4 抑制剂，2012 年 6 月在韩国批准上市。

【理化性状】

1. 化学名：（3S）-3-amino-4-（5,5-difluoro-2-oxopiperidino）-1-[2,4-di（trifluoromethyl）- 5,6,7,8-tetrahydropyrido[3,4-d]pyrimidin-7-yl]butan-1-one。

2. 分子式：$C_{18}H_{19}F_8N_5O_2$。

3. 分子量：489.36。

4. 结构式如下：

【简介】本品用于成年 2 型糖尿病患者，作为膳食和运动的辅助治疗，改善血糖控制。口服，50～100mg/d。

沙格列汀（saxagliptin）

别名：安立泽、Onglyza。

本品是DPP-4抑制剂。

【理化性状】

1. 化学名：（1S,3S,5S）-2-[（2S）-2-amino-2-（3-hydroxytricyclo[3.3.1.1^{3,7}]dec-1-yl）acetyl]-2-azabicyclo[3.1.0]hexane-3-carbonitrile）

2. 分子式：$C_{18}H_{25}N_3O_2$。

3. 分子量：315.41。

4. 结构式如下：

【药理学】

1. 本品是二肽基肽酶4（DPP-4）竞争性抑制剂，可降低肠促胰岛激素的失活速率，增高其血液浓度，从而以葡萄糖依赖性的方式减少2型糖尿病患者空腹和餐后的血糖浓度。餐后从小肠释放到血液中的肠促胰岛激素浓度升高，如胰高血糖素样肽-1（GLP-1）和葡萄糖依赖性促胰岛素肽（GIP），促进胰腺β细胞以葡萄糖依赖性的方式释放胰岛素，而DPP-4会使其失活。GLP-1还可抑制胰腺α细胞分泌胰高血糖素，从而抑制肝葡萄糖产生。2型糖尿病患者的GLP-1浓度下降，但GLP-1的肠促胰岛效应依然存在。

2. 2型糖尿病患者给予本品后，对DPP-4活性的抑制作用能维持24h。口服糖负荷或进餐后，DPP-4的这种抑制作用能使循环中的活性GLP-1和GIP水平增加2～3倍，同时降低胰高血糖素浓度，刺激胰腺β细胞葡萄糖依赖性释放胰岛素。胰岛素释放的增加和胰高血糖素的减少导致空腹血糖浓度降低，口服糖负荷时或餐后血糖漂移减少。

【药动学】

1. 吸收　健康志愿者和2型糖尿病患者中，本品及其活性代谢物5-羟基沙格列汀的药动学特性相似。在2.5～400mg，本品及其活性代谢物的C_{max}和AUC与剂量成正比。健康志愿者单次口服5mg后，原药及其活性代谢物的平均血浆AUC分别为78（ng·h）/ml和214（ng·h）/ml，对应的C_{max}分别为24ng/ml和47ng/ml。本品及其活性代谢物的AUC和C_{max}的平均变异性（CV%）均小于25%。

5mg，1次/日给药后，本品的中位T_{max}为2h，其活性代谢物的T_{max}为4h。与空腹相比，高脂饮食后给药能使本品的T_{max}延长约20min。本品餐后给药比空腹给药的AUC提高27%。本品可与食物同时服用或分开服用。

2. 分布　本品及其活性代谢物在体外人血浆中的蛋白结合率可忽略不计。因此，各种疾病状态（如肾功能或肝功能不全）引起的血浆蛋白水平的改变不影响本品的分布。

3. 代谢　本品的代谢主要由CYP3A4/5介导。主要代谢产物也是DPP-4抑制剂，其抑制活性作用是原药的1/2。因此，CYP3A4/5强抑制剂和强诱导剂能改变本品及其代谢物的药动学。

4. 排泄　本品通过肾和肝排泄。单次给予5mg的^{14}C-沙格列汀后，尿中排泄出的原药、活性代谢物和总放射性物分别为给药剂量的24%、36%和75%。本品的平均肾清除率（230ml/min）大于平均肾小球滤过率（120ml/min），提示存在主动的肾清除。总共有22%的放射性物质在粪便中回收，提示部分原药通过胆汁排泄和（或）部分未吸收的药物经胃肠道排泄。健康志愿者单次口服5mg后，本品及其活性代谢物的平均血浆$t_{1/2}$分别为2.5h和3.1h。

【适应证】

1. 单药治疗　可作为单药治疗，在饮食和运动基础上改善血糖控制。

2. 联合治疗　当单独使用盐酸二甲双胍血糖控制不佳时，可与盐酸二甲双胍联合使用，在饮食和运动基础上改善血糖控制。

【不良反应】

1. 常见鼻咽炎、头痛、腹痛、胃肠炎、呕吐。

2. 其他不良反应包括过敏反应和低血糖。

3. 上市后有过敏反应的报道。

【妊娠期安全等级】B。

【禁忌与慎用】

1. 1型糖尿病或糖尿病酮症酸中毒的患者禁用。

2. 中重度肾功能不全患者的临床试验数据有限，不推荐用于这类人群。

3. 中度肝功能不全患者需谨慎，不推荐用于重度肝功能不全的患者。

4. 动物实验显示本品可经乳汁分泌，哺乳期妇女使用时应暂停哺乳。

5. 儿童用药的安全性及有效性尚未确定。

【药物相互作用】

1. 利福平显著降低本品暴露量，但对其活性代谢产物 5-羟基沙格列汀的 AUC 没有影响。间隔 24h 给药，血浆 DPP-4 的抑制作用不受利福平影响。因此，不推荐与利福平合用时调整本品的剂量。

2. 地尔硫䓬提高本品的暴露量。应用其他中效 CYP3A4/5 抑制剂（如安泼那韦、阿瑞匹坦、红霉素、氟康唑、福沙那韦、葡萄柚汁和维拉帕米）也如预期所料提高本品的血药浓度。尽管如此，和中度 CYP 3A4/5 抑制剂合用时，也不推荐调整本品的剂量。

3. 酮康唑显著提高本品的暴露量。应用其他 CYP3A4/5 效强抑制剂（如阿扎那韦、克拉霉素、茚地那韦、伊曲康唑、萘法唑酮、奈非那韦、利托那韦、沙奎那韦和泰利霉素）也如预期所料提高本品的血药浓度。与 CYP 3A4/5 强效抑制剂合用时，应将本品的剂量限制在 2.5mg。

【剂量与用法】口服，推荐剂量 5mg，1 次/日，服药时间不受进餐影响。

【用药须知】

1. 如果疑有严重超敏反应，则停止使用本品，评估是否还存在其他可能的原因，并改用别的方案治疗糖尿病。

2. 上市后报告显示在使用 DPP-4 抑制剂类的患者中出现了皮疹，在糖尿病患者的日常治疗中，建议观察皮肤是否存在水疱、皮疹和溃疡。

3. 在纽约心功能分级（NYHA）为 Ⅰ～Ⅱ级的患者中的临床经验有限，对 NYHA 分段为Ⅲ～Ⅳ级的患者使用本品的情况没有临床经验。

4. 临床试验并未对接受器官移植或者明确诊断为免疫缺陷综合征的免疫功能低下的患者进行研究。因此，尚未确定本品在此类患者中的有效性和安全性。

5. 本品含有乳糖水合物。罕见的半乳糖不耐受遗传疾病、Lapp 乳糖酶缺乏症或葡萄糖-半乳糖吸收不良患者不得服用本品。

6. 胰岛素促泌剂（如磺脲类）会引起低血糖。因此，与本品合用时，需减少胰岛素促泌剂的剂量，以降低发生低血糖的危险。

【制剂】片剂：5mg。

【贮藏】贮于 30℃以下。

曲格列汀（trelagliptin）

别名：Zafatek。

本品是一种 DPP-4 抑制剂，临床用其琥珀酸盐，于 2015 年 3 月 26 日在日本批准上市。

【CAS】1029877-94-8。

【理化性状】

1. 本品为白色粉末，易溶于水或者二甲基亚砜，不易溶于甲醇、乙醇（99.5%）、四氢呋喃、二乙胺，难溶于乙腈、2-丙醇。

2. 化学名：2-（{6-[（3R）-3-amino-1-piperidinyl]-3-methyl-2,4-dioxo-3,4-dihydro-1（2H）- pyrimidinyl} methyl）-4-fluorobenzonitrile。

3. 分子式：$C_{18}H_{20}FN_5O_2$。

4. 分子量：357.38。

5. 结构式如下：

【药理学】胰高血糖素样肽-1（GLP-1）在餐后从肠道生成，促进胰岛β细胞分泌胰岛素，抑制胰岛α细胞分泌胰高血糖素，调节餐后血糖。本品可使二肽基肽酶 4（DDP-4）失活，抑制 GLP-1 的分解，通过增加活性 GLP-1 的血浆浓度，从而发挥控制血糖的作用。

【药动学】

1. 吸收　健康成人口服本品 50mg 和 100mg 后，分别在 1.5h 和 1.3h 后可达 C_{max}，血药浓度呈现一个快速分布相和一个缓慢的消除相。健康成人早餐前 30min 单次口服本品 100mg，第 4～14 天，1 次/日，连续 11d 口服。第 1 天的 C_{max} 和 $AUC_{0\sim inf}$ 分别为 544.3ng/ml 和 5572.3（ng·h）/ml。第 14 天的 C_{max} 和 $AUC_{0\sim tau}$ 分别为 602.6ng/ml 和 5292.9（ng·h）/ ml。健康成人分别在空腹时和早餐前 30min 单次口服本品 100mg，早餐前 30min 服药的 C_{max} 与空腹时相比提高 16.8%，$AUC_{0\sim inf}$ 降低 2.5%。

2. 分布　健康成人口服本品 50mg 后的表观分布容积为 689.32～1334.46L。血浆蛋白结合率为 21%～23%。

3. 代谢　本品主要经 CYP2D6、CYP3A4 代谢，其代谢产物 N-脱甲基化代谢产物 M1 为活性代谢产物，为通过 CYP2D6 代谢而生成。同时本品对 CYP3A4/5 具有弱抑制作用。

4. 消除　本品的 $t_{1/2（0\sim 72h）}$ 为 20.0h（50mg）和 18.5h（100mg），肾清除率为 11.63L/h（早餐 30min 前服药）和 12.07L/h（早餐空腹时），口服后的表

观清除率为 15.35L/h（早餐 30min 前服药）和 15.38L/h（早餐空腹时）。在早餐空腹时和早餐 30min 前单次口服 100mg 本品，168h 后，尿液中原药的排泄率分别为 76.6%和 76.1%。

【适应证】 用于治疗 2 型糖尿病。

【不良反应】

1. 常见低血糖。

2. 偶见便秘、腹痛、恶心、皮肤瘙痒、湿疹、肠梗阻、急性胰腺炎、肝功能损害、肾功能受损。

【妊娠期安全等级】 C。

【禁忌与慎用】

1. 对本品过敏者禁用。

2. 酮酸症中毒、高渗昏迷、严重感染、严重外伤、外科大手术患者禁用。

3. 重度肾功能障碍、终末期肾病禁用。

4. 中度肾功能障碍的患者慎用。

5. 以下患者慎用（容易引起低血糖）：①脑下垂体功能不全、肾上腺素功能不全的患者；②营养不良状态、饥饿状态、不规则饮食习惯、食物摄取量不足或者虚弱状态的患者；③进行剧烈活动的患者；④酗酒者。

【药物相互作用】 本品与其他降糖药合用会增加低血糖的发生率。

【剂量与用法】

1. 成人口服 100mg/次，每周服用 1 次。

2. 在中度肾功能不全的患者（30ml/min≤CC<50ml/min）中，观察到本品的 AUC 约升至 2 倍。中度肾功能不全患者的推荐剂量为 50mg，每周 1 次。

【用药须知】 患者在服用本品时，医师应向患者充分说明低血糖症状及其处理方法。尤其在使用胰岛素或胰岛素促分泌素的情况时，考虑降低胰岛素或胰岛素促分泌素的剂量以降低低血糖风险。

本品只用于已明确诊断为糖尿病的患者，必须注意除糖尿病外的葡萄糖耐量异常和尿糖阳性等也会出现糖尿病样症状（肾性糖尿、老年性糖代谢异常、甲状腺功能异常等）。

本品只适用于经饮食疗法和（或）运动疗法等糖尿病基本疗法而达不到充分效果的患者。

服用本品期间应定期检查血糖值等，确认其药效。如果服用 3 个月还未达到满意效果时，应及时改用其他药物。

在用药期间，可出现下列情况：不再需要继续用药、需要减少剂量、由于患者不节制或合并感染等情况下导致治疗效果减弱或没有治疗效果。因此，应注意饮食摄取量、体重变化、血糖、有无感染存在的情况。应注意经常评估是否需要继续用药、服用剂量及药物的选择等。

服用本品会出现低血糖症状，注意不要开车或者高空作业。

本品是每周服用 1 次的口服药品，停药后作用也将持续，应注意血糖变化和副作用的情况。同时，本品服用停止后换用其他的降糖药时，可以根据血糖管理情况考虑服药的开始时期和用量。

与胰岛素合用的临床效果及安全性尚未确立。

本品和 GLP-1 受体激动剂都是通过 GLP-1 达到降低血糖的作用。和两者合用的临床经验少，尚未确立有效性及安全性。

【制剂】 片剂：50mg，100mg。

【贮藏】 室温密闭保存。

奥格列汀（omarigliptin）

别名：Marizev。

本品是一种 DPP-4 抑制剂，于 2015 年 11 月在日本批准上市。

【CAS】 1226781-44-7。

【理化性状】

1. 本品为白色粉末，微溶于乙腈，不易溶于甲醇，难溶于乙酸异丙酯、水。

2. 化学名：（2R,3S,5R）-2-（2,5-difluorophenyl）-5-[2-（methylsulfonyl）-2,6-dihydropyrrolo [3,4-c] pyrazol-5（4H）-yl]tetrahydro-2H-pyran-3-amine。

3. 分子式：$C_{17}H_{20}F_2N_4O_3S$。

4. 分子量：398.43。

5. 结构式如下：

【药理学】 胰高血糖素样肽-1（GLP-1）在餐后从肠道生成，促进胰岛β细胞分泌胰岛素，抑制胰岛α细胞分泌胰高血糖素，调节餐后血糖。本品可使二肽基肽酶 4（DDP-4）失活，抑制 GLP-1 的分解，通过增加活性 GLP-1 的血浆浓度，从而发挥控制血糖的作用。

【药动学】

1. 吸收　健康成人口服本品 25mg，1.0h 后可达 C_{max}，血药浓度呈现一个快速分布相和一个缓慢的消除相。健康成人口服本品每周 1 次 25mg，重复给药 3 周，达稳态后，C_{max} 为 700.63nmol/L，

$AUC_{0\sim168h}$ 为 22.31（μmol·h）/L。健康成人分别在空腹时和餐后单次口服本品 25mg，餐后服药的 T_{max} 与空腹时相比从 1.5h 延长至 3.0h，$AUC_{0\sim\infty}$ 及 C_{max} 不受进食影响。

2. 分布　健康成人口服本品 25mg 后的表观分布容积为 591L。血浆蛋白结合率随血药浓度升高而降低，1nmol/L 时为 75%、1000nmol/L 时为 24%。

3. 代谢　给予放射性标记的本品，单次口服本品 25mg，168h 内尿液中累积回收的放射性物质中 89.1% 为原药，还有 4 种少量代谢物（0.8%～2.6%），血浆中没有发现代谢物。

4. 消除　本品主要由肾排泄，肾小球滤过及再吸收参与排泄。本品的 $t_{1/2\,(0\sim72h)}$ 为 38.89h，肾清除率为 2.28L/h。粪便和尿液中原药的排泄率分别为 3% 及 74%。

【适应证】用于治疗 2 型糖尿病。

【不良反应】偶见低血糖、便秘、腹泻、湿疹、肠梗阻、急性胰腺炎、肝酶升高。

【妊娠期安全等级】C。

【禁忌与慎用】

1. 对本品过敏者禁用。

2. 酮酸症中毒、高渗昏迷、严重感染、严重外伤、外科大手术患者禁用。

3. 重度肾功能不全、终末期肾病的患者慎用。

4. 以下患者慎用（容易引起低血糖）：①脑下垂体功能不全、肾上腺素功能不全的患者；②营养不良状态、饥饿状态、不规则饮食习惯、食物摄取量不足或者虚弱状态的患者；③进行剧烈活动的患者；④酗酒者。

【药物相互作用】

1. 本品主要由肾以原形排泄，肾小球滤过及再吸收参与排泄。

2. 与其他降糖药合用会增加低血糖的发生率。

【剂量与用法】

1. 成人口服 25mg/次，每周 1 次。

2. 重度肾功能不全或终末期肾病的患者（CC<30ml/min）推荐剂量为 12.5mg，每周 1 次。

【用药须知】正在服用本品时，应向患者充分说明低血糖症状及其处理方法。尤其在使用胰岛素或胰岛素促分泌素的情况时，考虑降低胰岛素或胰岛素促分泌素的剂量以降低低血糖风险。

本品只用于已明确诊断为糖尿病的患者，必须注意除糖尿病外的葡萄糖耐量异常和尿糖阳性等也会出现糖尿病样症状（肾性糖尿、老年性糖代谢异常、甲状腺功能异常等）。

本品只适用于经饮食疗法和（或）运动疗法等糖尿病基本疗法而达不到充分效果的患者。

服用本品期间应定期检查血糖值等，确认其药效。如果服用 3 个月还未达到满意效果时，应及时改用其他药物。

在用药期间，可出现下列情况：不再需要继续用药、需要减少剂量、由于患者不节制或合并感染等情况下导致治疗效果减弱或没有治疗效果。因此，应注意饮食摄取量、体重变化、血糖、有无感染存在的情况。应注意经常评估是否需要继续用药、服用剂量及是否需要重新选择药物等。

服用本品会出现低血糖症状，注意不要开车或者高空作业。

本品是每周服用 1 次的口服药品，停药后作用也将持续，应注意血糖变化和副作用的情况。同时，本品服用停止后换用其他的降糖药时，可以根据血糖管理情况考虑服药的开始时间和用量。

与胰岛素合用的临床效果及安全性尚未确立。

由于本品和 GLP-1 受体激动剂都是通过 GLP-1 达到降低血糖的作用。两者合用的临床经验少，尚未确立有效性及安全性。

【制剂】片剂：12.5mg，25mg。

【贮藏】室温保存。

替格列汀（teneligliptin）

别名：Tenelia。

本品是 DPP-4 抑制剂，临床用其氢溴酸盐，于 2012 年 9 月在日本上市。

【CAS】760937-92-6。

【理化性状】

1. 本品为白色粉末，易溶于水、甲醇，不易溶于乙醇（99.5%），难溶于乙腈。

2. 化学名：{（2S,4S）-4-[4-（3-methyl-1-phenyl-1H-pyrazol-5-yl）-1-piperazinyl]-2-pyrrolidinyl}（1,3-thiazolidin-3-yl）methanone。

3. 分子式：$C_{22}H_{30}N_6OS$。

4. 分子量：426.58。

5. 结构式如下：

【药理学】胰高血糖素样肽-1（GLP-1）在餐后从肠道生成，促进胰岛β细胞分泌胰岛素，抑制胰岛α细胞分泌胰高血糖素，调节餐后血糖。本品可使二肽基肽酶4（DDP-4）失活，抑制 GLP-1 的分解，通过增加活性 GLP-1 的血浆浓度，从而发挥控制血糖的作用。

【药动学】

1. 吸收　健康成人口服本品 20mg 和 40mg 后，分别在 1.8h 和 1.0h 后可达 C_{max}，血药浓度呈现一个快速分布相和一个缓慢的消除相。口服 20mg/d，达稳态后，$AUC_{0\sim\infty}$ 为 2641.4（ng·h）/ml，C_{max} 为 220.14ng/ml。在治疗剂量，药动学与剂量成正比。健康成人分别在空腹时、餐后单次口服本品 20mg，餐后服药的 C_{max} 与空腹时相比会下降 20%，T_{max} 从 1.1h 延长至 2.6h，AUC 不受进食影响。

2. 分布　蛋白结合率为 77.6%～82.2%。

3. 代谢　本品主要经 CYP3A4、黄素单加氧酶（FMO1 及 FMO3）代谢，其代谢产物 M1～M5 在稳态下的 $AUC_{0\sim24h}$ 分别是原药的 71.1%、14.7%、1.3%、0.3%及 1.1%。同时本品对 CYP2D6、CYP3A4 及 FMO 具有弱抑制作用。

4. 消除　本品的 $t_{1/2}$ 为 24.2h（20mg）和 20.8h（40mg），肾清除率为 37（ml·kg）/h（20mg）和 39（ml·kg）/h（40mg）。空腹单次口服 20mg 或 40mg，72h 后，尿液中原药的排泄率为 21.0%～22.1%。

【适应证】用于治疗 2 型糖尿病。

【不良反应】

1. 常见低血糖。

2. 偶见便秘、腹痛、恶心、皮肤瘙痒、湿疹、肠梗阻、肝功能受损、肾功能受损。

【妊娠期安全等级】C。

【禁忌与慎用】

1. 对本品过敏者禁用。

2. 酮症酸中毒、高渗昏迷、严重感染、严重外伤、外科大手术患者禁用。

3. 严重肝功能障碍的患者慎用（临床经验少，尚未确立安全性）。

4. 重度心力衰竭（NYHAⅢ～Ⅳ级）的患者慎用（临床经验少，尚未确立安全性）。

5. 孕妇、哺乳期妇女不宜使用。

6. 以下患者慎用（容易引起低血糖）：①脑下垂体功能不全、肾上腺素功能不全的患者；②营养不良状态、饥饿状态、不规则饮食习惯、食物摄取量不足或者虚弱状态的患者；③进行剧烈运动的患者；④酗酒者。

7. 以往有腹腔手术或者肠梗阻病史的患者（药物副作用有引起肠梗阻的风险）。

【药物相互作用】

1. 本品主要经 CYP3A4、黄素单加氧酶（FMO1 及 FMO3）代谢，尿液中原药的排泄率为 21.0%～22.1%。

2. 与胰岛素或胰岛素促泌剂合用增加低血糖的发生率。

【剂量与用法】成人口服 20mg，1 次/日，如果效果不佳，可提高剂量至 40mg/次。

【用药须知】参见曲格列汀。

【制剂】片剂：20mg。

【贮藏】室温密闭保存。

坎格列净（canagliflozin）

别名：Invokana。

本品是一种钠-葡萄糖协同转运蛋白 2（SGLT2）抑制剂，能控制经肾过滤后的葡萄糖重吸收，从而起到降低血糖的作用。本品为首个批准上市的此类药物。

【理化性状】

1. 本品在 pH 为 1.1～12.9 的水溶液中几乎不溶。

2. 化学名：（1S)-1,5-anhydro-1-[3-[[5-（4-fluoro-phenyl）-2-thienyl]methyl]-4- methylphenyl]-D-glucitol hemihydrate。

3. 分子式：$C_{24}H_{25}FO_5S \cdot 0.5H_2O$。

4. 分子量：453.53。

5. 结构式如下：

【用药警戒】不推荐 1 型糖尿病患者或糖尿病酮症酸中毒患者使用本品。

【药理学】

1. SGLT2 表达于肾小管近端，主要管制滤入管腔内的葡萄糖重吸收。本品是 SGLT2 抑制剂，可减少从肾小管滤过葡萄糖的重吸收，以降低肾糖阈，从而增加葡萄糖在尿中的排出。

2. 给 2 型糖尿病患者单剂量和多剂量服用本品，可见到肾糖阈的降低呈剂量依赖性，增加葡萄糖在尿中的排泄。2 型糖尿病患者每天 1 次服用本品 300mg，能 24h 持续抑制肾糖阈，可将起始肾糖阈由 240mg/dl 降低至 70～90mg/dl。

【药动学】

1. 吸收　单剂量口服后，T_{max} 1～2h，剂量为 50～300mg 时，C_{max} 和 AUC 与剂量成正比。口服 100mg 和 300mg 的终末 $t_{1/2}$ 分别为 10.6h 和 13.1h。口服 100～300mg，4～5d 达稳态。本品不具时间依赖性药动学特性，多次给予 100～300mg 后血浆蓄积 36%。口服生物利用度约 65%，高脂饮食对吸收无影响。

2. 分布　健康志愿者单次静脉注射后，分布容积 119L，显示广泛分布于全身组织中。蛋白结合率 99%，主要与白蛋白结合。蛋白结合率与肝肾功能不全无关。

3. 代谢　本品主要的代谢消除途径是 O-葡糖醛酸化（具体由 UGT1A9 和 UGT2B4）代谢成为两种失活的 O-葡糖醛酸化物。CYP3A4 介导的氧化代谢最低，仅占 7%。

4. 排泄　健康志愿者单次口服 ^{14}C 标记的本品，41.5% 以原药、7.0% 以羟化物、3.2% 以 O-葡糖醛酸化物随粪便排出。进入肠肝循环的量可忽略不计。33% 的放射性标记物随尿排出，主要为 O-葡糖醛酸化物（30.5%），原药不到 1%。服用 100mg 和 300mg 的肾清除率为 1.30～1.55ml/min。静脉给药后，全身清除率约为 192ml/min。

肾功能不全不影响 C_{max}，但轻度、中度和重度肾功能不全患者的 AUC 分别升高约 15%、29% 及 53%。药效随肾功能不全的严重程度而降低。透析不能清除本品。

轻中度肝功能不全对药动学的影响无临床意义，尚未进行重度肝功能不全对本品药动学影响的研究。

【适应证】 用于成人 2 型糖尿病，作为控制饮食和运动疗法的辅助治疗，改善成人 2 型糖尿病的血糖控制。

【不良反应】

1. 临床试验中发现的不良反应　低血压、肾损害（血肌酐、肾小球滤过率下降、肾功能损害、急性肾衰竭）、高血钾、低血糖、过敏反应、低密度脂蛋白升高、生殖器真菌感染（外阴阴道炎、阴道感染、外阴炎、龟头包皮炎、龟头炎或念珠菌感染）、恶心、便秘、外阴瘙痒、泌尿系异常（泌尿系感染、尿量增加、排尿紧迫感、夜尿症感染、排尿次数增加）、口渴（口干、烦渴），增加胰腺炎发病率、上肢骨折发生率。其他还有血镁、血磷升高。

2. 超敏反应　皮疹、瘙痒、荨麻疹、血管神经性水肿。

3. 低血容量相关的表现　体位性头晕、直立性低血压、晕厥、脱水。年龄大于 75 岁、中度肾功能不全及使用髓袢利尿药可增加此类不良反应。

【妊娠期安全等级】 C。

【禁忌与慎用】

1. 对本品过敏者禁用。

2. 重度肾功能不全［肾小球滤过率（GFR）< 30ml/min］、终末期肾病或透析患者禁用。

3. 孕妇慎用，只有对母体潜在的益处超过对胎儿的潜在风险时才可考虑使用。

4. 18 岁以下儿童用药安全性和有效性尚未建立。

5. 本品是否通过乳汁排泌未知，哺乳期妇女应权衡本品对母亲的重要性，选择停止哺乳或停药。

【药物相互作用】

1. 葡糖醛酸转移酶（UGT）诱导剂：本品与利福平（一种非选择性 UGT 酶诱导剂，包括 UGT1A9 和 UGT2B4）合用，其 AUC 会降低 51%，疗效随之降低。如必须合用 UGT 诱导剂（利福平、苯妥英、苯巴比妥、利托那韦等），且患者的 GFR > 60ml/min 时，可将剂量由 100mg 增加到 300mg，1 次/日。若患者的 GFR 为 40～60ml/min，应考虑使用其他抗高血糖药物。

2. 本品 300mg 与地高辛合用，地高辛的 AUC 会增加 20%，C_{max} 升高 36%。合用应适当监测地高辛的血药浓度。

3. 本品不诱导 CYP3A4、CYP2C9、CYP2C19、CYP2B6 及 CYP1A2。也不抑制 CYP1A2、CYP2A6、CYP2C19、CYP2D6 或 CYP2E1，仅微弱抑制 CYP2B6、CYP2C8、CYP2C9 及 CYP3A4 和 P-糖蛋白。

4. 本品与环孢素、氢氯噻嗪、二甲双胍、丙磺舒、炔雌醇及左炔诺孕酮、华法林、对乙酰氨基酚、辛伐他汀及格列本脲无临床意义的相互作用。

【剂量与用法】

1. 推荐起始剂量为 100mg，1 次/日，每天的第一餐之前服用。能耐受 1 次/日，每次 100mg 的患者，且 GFR ≥ 60ml/min，则需要进一步控制血糖，剂量可以增加到 300mg，1 次/日。对于血容量不足的患者,服用本品前应矫正血容量。

2. 轻度肾功能损害的患者(GFR≥60ml/min)不需要调整剂量,中度肾功能不全患者(GFR 为 45～60ml/min)应限制剂量在 100mg,1 次/日。GFR <45ml/min 的患者禁用。

3. 如果 UGT 诱导剂(如利福平、苯妥英、苯巴比妥、利托那韦)与本品合用,对于 GFR≥60ml/min 的患者,可将剂量从每日 100mg 增加到 300mg,而对于 GFR 为 45～60ml/min 的患者,可考虑使用其他降糖药。

【用药须知】

1. 本品可致血容量降低,尤其是肾功能不全(GFR<60ml/min)患者、老年患者、使用利尿药或干扰肾素-血管紧张素-醛固酮系统药物(如血管紧张素转化酶抑制剂、血管紧张素受体阻滞剂)的患者及低收缩压的患者开始使用本品后可发生症状性低血压。此类患者使用本品前应评估和矫正血容量,用药后应监测相关症状和体征。如果出现低血压症状应及时就医,脱水可增加低血压风险,应及时补充体液。

2. 本品会升高血清肌酐而降低 GFR,低血容量患者更为敏感。GFR<60ml/min 的患者使用本品时需要增加对肾功能的监测频率。如果 GFR 持续 <45ml/min,应停药。

3. 本品可导致高血钾,正在使用干扰钾分泌的药物(如保钾利尿药或干扰肾素-血管紧张素-醛固酮系统药物)的中度肾功能不全患者,使用本品时应定期监测血清钾水平。65 岁以上老年人更易出现体液耗竭,出现相关的不良反应。

4. 与胰岛素和胰岛素促泌剂合用会增加低血糖风险。

5. 本品可引起过敏反应,有时较严重,通常在用药后数小时到数天发生。如已发生则应立即停药,并给予常规的护理和治疗,同时加强监护直至症状和体征消失。

【制剂】胶囊状薄膜包衣片:100mg,300mg。

【贮藏】贮于 25℃下;短程携带允许 15～30℃。

达格列净(dapagliflozin)

别名:Farxiga。

本品是一种钠-葡萄糖协同转运蛋白 2 (SGLT2)抑制剂,能控制经肾过滤后的葡萄糖重吸收,从而起到降低血糖的作用。2014 年 1 月经美国 FDA 批准上市。

【理化性状】

1. 化学名:(2S,3R,4R,5S,6R)-2-[4-chloro-3-(4-ethoxybenzyl)phenyl]-6-(hydroxymethyl)tetrahydro-2H-pyran-3,4,5-triol。

2. 分子式:$C_{21}H_{25}ClO_6$。

3. 分子量:408.8。

4. 结构式如下:

【药理学】同坎格列净。

【药动学】

1. 吸收 口服给予本品后,在空腹状态下通常在 2h 达 C_{max}。在治疗剂量范围内 C_{max} 和 AUC 随剂量成正比例地增加。10mg 剂量给药后,本品的绝对口服生物利用度为 78%。本品与高脂肪餐同服减低其 C_{max} 50%,而延长 T_{max} 约 1h,但与空腹状态比较不改变 AUC。这些变化不被认为有临床意义,本品与食物是否同服均可。

2. 分布 本品蛋白结合率约 91%。

3. 代谢 本品的代谢主要通过 UGT1A9 介导。在人体中 CYP 介导代谢是次要的清除途径。本品被广泛地代谢,主要代谢产物为 3-O-葡糖醛酸苷,是一种无活性代谢物。3-O-葡糖醛酸苷占给药剂量的 61%,是人的血浆中占优势的药物相关成分。

4. 消除 本品和相关代谢物主要通过肾途径消除。单次给予 50mg 剂量的 ^{14}C 标记的本品后,在尿和粪中分别排泄总放射性的 75% 和 21%。在尿中,原药不足给药剂量的 2%。在粪便中,约 15% 剂量以原药排泄。单次口服 10mg 后,平均终末 $t_{1/2}$ 约 12.9h。

5. 其他 轻度、中度或重度肾功能不全的 2 型糖尿病患者全身暴露分别升高 45%、2.04 倍和 3.03 倍。在肾功能不全的 2 型糖尿病患者中较高的暴露量并不导致相应的 24h 尿葡萄糖排泄升高。稳态 24h 尿葡萄糖排泄在轻度、中度和重度肾功能不全的 2 型糖尿病患者与正常肾功能的 2 型糖尿病患者中比较分别低 42%、80% 和 90%。尚不清楚血液透析对本品清除的影响。

轻度和中度肝功能不全患者(Child Pugh 类型 A 和 B)与匹配的健康对照受试者比较,单剂量给予 10mg 本品后,本品的 C_{max} 和 AUC 分别升高 12% 和 36%。这些差别不被认为有临床意义。在有重度肝功能不全的患者中（Child Pugh 类别 C）C_{max} 和 AUC 分别升高 40% 和 67%。

根据群体药动学分析，年龄、性别、种族和体重对本品的药动学没有临床上有意义的影响。

【**适应证**】用于成人 2 型糖尿病，作为控制饮食和运动疗法的辅助治疗，改善成人 2 型糖尿病的血糖控制。

【**不良反应**】临床试验中发现的不良反应包括生殖器真菌感染、鼻咽炎、泌尿系感染、排尿增加、恶心、流感、腰痛、便秘、血脂异常、排尿不适、肢体疼痛、肾功能损伤、低血压、低血糖。

【**妊娠期安全等级**】C。

【**禁忌与慎用**】参见坎格列净。

【**药物相互作用**】在体外研究中，本品及其代谢产物都不抑制 CYP1A2、CYP2C9、CYP2C19、CYP2D6 或 CYP3A4，也不诱导 CYP1A2、CYP2B6 或 CYP3A4。本品是 P-糖蛋白（P-gp）活性转运蛋白的底物，而达格列净 3-O-葡糖醛酸苷是 OAT3 活性转运蛋白的底物。

【**剂量与用法**】

1. 推荐起始剂量是 5mg，1 次/日，早晨服用，与食物是否同服均可。

2. 耐受本品且需要增加血糖控制的患者，剂量可增加至 10mg，1 次/日。

3. 开始本品前评估肾功能。如 GFR 低于 60ml/min，不要开始本品治疗；治疗中如 GFR 持续低于 60ml/min，停用本品。

【**用药须知**】

1. 开始本品治疗前，评估老年人、肾功能不全或低收缩压患者、服用利尿药患者的血容量状态，并纠正低血容量。治疗期间监测低血容量的症状和体征。

2. 治疗期间监测肾功能。

3. 正在使用胰岛素或胰岛素促分泌素患者，考虑降低胰岛素或胰岛素促分泌素的剂量以降低低血糖风险。

4. 在临床试验中观察到膀胱癌发生率增加。活动性膀胱癌患者不应使用本品，有膀胱癌既往史患者应谨慎使用。

【**制剂**】片剂：5mg，10mg。

【**贮藏**】贮于 20～25℃；短程携带允许 15～30℃。

伊帕氟净（ipragliflozin）

别名：伊格列净。

本品是为钠-葡萄糖协同转运蛋白 2（SGLT2）抑制剂。2014 年 1 月在日本批准上市。

【**CAS**】761423-87-4。

【**理化性状**】

1. 化学名：（2*S*,3*R*,4*R*,5*S*,6*R*）-2-{5-[（4-ethoxy phenyl）methyl]-2-methoxy -4-methylphenyl}-6-（hydroxymethyl）thiane-3,4,5-triol hydrate。

2. 分子式：$C_{21}H_{21}FO_5S$。

3. 分子量：404.45。

4. 结构式如下：

伊帕氟净,脯氨酸（ipragliflozin L-Proline）

别名：Suglat。

【**CAS**】951382-34-6。

【**理化性状**】

1. 本品为白色至微带褐白色粉末，易溶于二甲基甲酰胺，难溶于乙醇（99.5%），几乎不溶于水。

2. 化学名：（1*S*）-1,5-anhydro-1-C-{3-[（1-benzothiophen-2-yl）methyl]-4- fluorophenyl}-D-glucitol-（2*S*）-pyrrolidine-2-carboxylic acid（1∶1）。

3. 分子式：$C_{21}H_{21}FO_5S \cdot C_5H_9NO_2$。

4. 分子量：519.58。

5. 结构式如下：

【**药理学**】同坎格列净。

【**药动学**】

1. 吸收　2 型糖尿病患者口服本品后，1.43h 后可达 C_{max}，血药浓度呈现一个快速分布相和一个缓慢的消除相。口服 50mg/d，稳态 AUC 为 4808（ng·h）/ml，C_{max} 为 1225ng/ ml；口服 100mg/d，稳态 AUC 为 9213（ng·h）/ml，C_{max} 为 2030ng/ ml。在治疗剂量，药动学与剂量成正比。健康成年男性（30 例）分别在空腹时、早餐 5min 或者早餐 30min 后，单次口服本品 50mg，餐前服药的 C_{max} 与空腹时相比上升约 23%，餐后服药的 C_{max} 与空腹时相比下降约 18%，餐后服药的 C_{max} 与餐前相比下降约 33%，AUC 不受进食影响。与空腹时比较，餐后服药 T_{max} 延长。

2. 分布　本品 25mg 单次静脉注射后的分布容积为 127L，蛋白结合率为 94.6%。

3. 代谢　本品主要经 UGT2B7、UGT2B4、UGT1A8、UGT1A9 葡糖醛苷化代谢。

4. 消除　本品的 $t_{1/2}$ 为 14.97h，清除率为 10.9L/h。给予放射性标记的本品，粪便和尿液中分别回收 32.7% 和 67.9%（合计 100.6%）的放射性物质。尿液中原药的排泄率约为 1%。

【适应证】用于治疗 2 型糖尿病。

【不良反应】

1. 常见频尿、口渴、便秘、尿中 β_2 微球蛋白增高、体重降低、膀胱炎、女性生殖器念珠菌感染。

2. 偶见尿量增加、恶心、疲倦、皮疹、皮肤瘙痒、眼睑水肿、肾功能受损。

【妊娠期安全等级】C。

【禁忌与慎用】

1. 对本品过敏者禁用。

2. 酮症酸中毒、高渗昏迷、严重感染、严重外伤、外科大手术患者禁用。

3. 重度肾功能不全、终末期肾病禁用。

4. 孕妇、哺乳期妇女不宜使用。

5. 以下患者慎用（容易引起低血糖）：①脑下垂体功能不全、肾上腺素功能不全的患者；②营养不良状态、饥饿状态、不规则饮食习惯、食物摄取量不足或虚弱状态患者；③从事激烈运动的患者；④酗酒者。

6. 容易出现脱水症状的患者慎用（血糖控制极度不好的患者、老年人、利尿药合用患者）。

7. 严重肝功能不全的患者慎用（临床经验少，尚未确立安全性）。

【药物相互作用】

1. 与利尿药合用可增加液体耗竭的风险。

2. 与胰岛素或胰岛素促泌剂合用可增加低血糖的发生率。

【剂量与用法】早餐前口服，成人每次服 50mg，如果效果不明显，可提高至 100mg/次。

【用药须知】

1. 正在服用本品时，应向患者充分说明低血糖症状及其处理方法。尤其在使用胰岛素或胰岛素促分泌素的情况时，考虑降低胰岛素或胰岛素促分泌素的剂量以降低低血糖风险。

2. 本品只用于已明确诊断为 2 型糖尿病的患者，必须注意除 2 型糖尿病外的葡萄糖耐量异常和尿糖阳性等也会出现糖尿病样症状（肾性糖尿、老年性糖代谢异常、甲状腺功能异常等）。

3. 本品只适用于经饮食疗法和（或）运动疗法等糖尿病基本疗法而达不到充分效果的患者。

4. 服用本品期间应定期检查血糖等，确认其药效。如果服用 3 个月还未达到满意效果时，应及时改用其他药物。

5. 服用本品会造成血清肌酐升高、肾小球清除率下降，用药过程中应定期检查肾功能，治疗期间对肾功能不全患者要密切观察。

6. 用药过程中会出现尿路感染、肾盂肾炎、败血症、生殖器感染等。监测生殖器念珠菌感染、尿道感染等状，注意观察并及时停药。应向患者说明尿路感染和生殖器感染的症状及其处理方法。

7. 由于本品有利尿作用，会出现尿频、尿量增多及体液减少的情况，应指导患者进行补液。对于特别容易出现体液耗竭的患者（老年人、合用利尿药患者等），注意脱水和糖尿病酮症酸中毒、高渗高血糖综合征、脑梗死等。

8. 排尿困难、无尿、少尿或者尿闭症的患者应优先治疗上述病症，同时考虑换药。

9. 服用本品会出现低血糖症状，用药期间不宜驾车或者高空作业。

【制剂】片剂：50mg，100mg。

【贮藏】常温保存。

埃帕列净（empagliflozin）

别名：Jardiance。

本品为钠-葡萄糖协同转运蛋白 2（SGLT2）抑制剂。2014 年 5 月经欧盟批准上市。

【CAS】864070-44-0。

【ATC】A10BK03。

【理化性状】

1. 本品为白色至黄色粉末，无吸湿性，易溶于水，难溶于甲醇，微溶于乙醇和乙腈，几乎不溶于甲苯。

2. 化学名：(2S,3R,4R,5S,6R)-2-[4-chloro-3-[[4-[(3S)-oxolan-3-yl]oxyphenyl]methyl] phenyl]-6-(hydroxymethyl) oxane-3,4,5-triol。

3. 分子式：$C_{23}H_{27}ClO_7$。

4. 分子量：450.91。

5. 结构式如下：

【药理学】同坎格列净。

【药动学】

1. 吸收　口服后，1.5h 后可达 C_{max}，血药浓度呈现一个快速分布相和缓慢的消除相。口服 10mg/d，达稳态后，AUC 为 1870（nmol·h）/L，C_{max} 为 259nmol/L；口服 25mg/d，达稳态后，AUC 为 4740（nmol·h）/L，C_{max} 为 687nmol/L。在治疗剂量，药动学与剂量成正比。高脂肪餐 AUC 降低 16%，C_{max} 降低 37%。这种降低无临床意义，本品与食物是否同服均可。

2. 分布　稳态分布容积为 73.8L，蛋白结合率为 86.2%。

3. 代谢　本品主要经 UGT2B7、UGT1A3、UGT1A8、UGT1A9 葡糖醛酸苷化代谢，代谢产物 2-O-葡糖酸苷、3-O-葡糖酸苷和 6-O-葡糖酸苷的暴露量均不足药物相关物质的 10%。

4. 消除　本品的 $t_{1/2}$ 为 12.4h，清除率为 10.6L/h。给予放射性标记的本品，粪便和尿液中分别回收 41.2% 和 54.4% 的放射性。粪便中排出的主要为原药，尿液中排出的有一半为原药。

【适应证】用于 2 型糖尿病。

【不良反应】

1. 常见女性生殖器念珠菌感染和尿道感染。

2. 偶见上呼吸道感染、尿量增加、血脂异常、关节痛、恶心、肾功能损害。

【妊娠期安全等级】C。

【禁忌与慎用】

1. 对本品过敏者禁用。

2. 重度肾功能不全、终末期肾病禁用。

3. 孕妇只有潜在的益处大于对胎儿伤害的风险时才可使用。

4. 哺乳期妇女使用期间应停止哺乳。

【药物相互作用】

1. 与利尿药合用增加液体耗竭的风险。

2. 与胰岛素或胰岛素促泌剂合用增加低血糖的发生率。

【剂量与用法】

1. 成人口服 10mg/次，晨起服用，与食物是否同服均可，如需要，剂量可增加至 25mg。

2. GFR 低于 45ml/min 者不能开始本品的治疗，

如 GFR 持续低于 45ml/min，应停止本品的治疗。

【用药须知】

1. 开始本品治疗前，评估老年人、肾功能不全或低收缩压患者、服用利尿药患者的血容量状态，并纠正低血容量。治疗期间监测低血容量的症状和体征。

2. 治疗期间监测肾功能、监测生殖器念珠菌感染、尿道感染的症状，监测血脂水平。

3. 正在使用胰岛素或胰岛素促分泌素的患者，考虑降低胰岛素或胰岛素促分泌素的剂量以降低低血糖风险。

4. 使用本品期间不能以尿糖检测结果来判断血糖控制效果。

【制剂】片剂：10mg，25mg。

【贮藏】密闭保存。

鲁格列净（luseogliflozin）

别名：Lusefi。

本品是为钠-葡萄糖协同转运蛋白 2（SGLT2）抑制剂，于 2014 年 3 月在日本批准上市。

【CAS】898537-18-3。

【理化性状】

1. 本品为白色粉末，易溶于二甲基甲酰胺，溶于乙腈、甲醇或乙醇，几乎不溶于水。

2. 化学名：（2S,3R,4R,5S,6R）-2-{5-[（4-ethoxyphenyl）methyl]-2-methoxy-4-methylphenyl}-6-（hydroxymethyl）thiane-3,4,5-triol hydrate。

3. 分子式：$C_{23}H_{30}O_6S·xH_2O$。

4. 分子量：434.55（无水物）。

5. 结构式如下：

【药理学】同坎格列净。

【药动学】

1. 吸收　2 型糖尿病患者口服后，经 0.625h 可达 C_{max}，血药浓度呈现一个快速分布相和一个缓慢的消除相。口服本品 2.5mg/d，达稳态后，AUC 为 899（ng·h）/ml，C_{max} 为 136ng/ml；口服 5mg/d，达稳态后，AUC 为 1880（ng·h）/ml，C_{max} 为 299ng/ml。使用治疗剂量时，药动学与剂量成正比。健康男性成人（9 例）分别在空腹时、早餐前 5min 或早餐后 30min 单次口服本品 2.5mg，餐前服药的 C_{max} 与空腹时相比会上升约 8%，餐后服药的 C_{max} 与空腹时相比会下降约 14%，$AUC_{0\sim72h}$ 不受进食影响。

2. 分布　本品的稳态分布容积为 41.3L，蛋白结合率为 96.0%。

3. 代谢　本品主要经 CYP3A4/5、CYP4A11、CYP4F2、CYP4F3B 及 UGT1A1 代谢，代谢产物 2-O-脱乙基和 17-O-羧基在稳态下的 $AUC_{0\sim24h}$ 是原药的 14.8% 和 7.43%。同时对 CYP2C19 具有弱抑制作用。

4. 消除　本品的 $t_{1/2}$ 为 11.14h，清除率为 2.56L/h。空腹时单次口服 2.5mg，72h 后，尿液中原药的排泄率为 4.47%。

【适应证】用于治疗 2 型糖尿病。

【不良反应】

1. 常见膀胱炎、便秘、尿频、女性生殖器念珠菌感染和尿路感染。

2. 偶见恶心、口渴、疲倦、尿量增加、皮肤瘙痒、包茎炎、肾功能受损。

【妊娠期安全等级】C。

【禁忌与慎用】

1. 对本品过敏者禁用。

2. 酮症酸中毒、高渗昏迷、严重感染、严重外伤、外科大手术患者禁用。

3. 重度肾功能不全、终末期肾病患者禁用。

4. 孕妇、哺乳期妇女不宜使用。

【药物相互作用】

1. 与利尿药合用增加体液耗竭的风险。

2. 与胰岛素或胰岛素促泌剂合用会增加低血糖的发生率。

【剂量与用法】早餐前口服，成人每次 2.5mg，如果效果不明显，剂量可增加至 5mg。

【用药须知】

1. 开始本品治疗前，应先评估老年人、肾功能不全或低收缩压患者、服用利尿药患者的血容量状况并纠正低血容量。治疗期间应测定低血容量的症状和体征。

2. 治疗期间监测肾功能、监测生殖器念珠菌感染、尿道感染的症状，监测血脂水平。

3. 正在使用胰岛素或胰岛素促分泌素的患者，应降低胰岛素或胰岛素促分泌素的剂量，以降低低血糖的风险。

4. 使用本品期间不能以尿糖检测结果来判断血糖控制效果。

【制剂】片剂：2.5mg，5mg。

【贮藏】密闭保存。

托格列净（tofogliflozin）

别名：Deberza。

本品为钠-葡萄糖协同转运蛋白 2（SGLT2）抑制剂。2014 年 5 月经欧盟批准上市。

【理化性状】

1. 本品为白色至黄色粉末，无吸湿性，易溶于水，难溶于甲醇，微溶于乙醇和乙腈，几乎不溶于甲苯。

2. 化学名：1S,3'R,4'S,5'S,6'R）-6-（4-ethylbenzyl）-6'-（hydroxymethyl）-3',4',5',6'-tetrahydro-3H-spiro[2-benzofuran-1,2'-pyran]-3',4',5'-triol hydrate （1：1）。

3. 分子式：$C_{22}H_{28}O_7$。

4. 分子量：404.45。

5. 结构式如下：

【简介】作用同坎格列净。

【制剂】片剂 20mg。

艾格列净（ertugliflozin）

别名：Steglatro。

本品为钠-葡萄糖协同转运蛋白 2（SGLT2）抑制剂。2017 年 12 月在美国批准上市。

【CAS】1210344-57-2。

【理化性状】

1. 化学名：（1S,2S,3S,4R,5S）-5-[4-chloro-3-（4-ethoxybenzyl）phenyl]-1-（hydroxymethyl）-6,8-dioxabicyclo[3.2.1]octane-2,3,4-triol。

2. 分子式：$C_{22}H_{25}ClO_7$。

3. 分子量：436.89。

4. 结构式如下：

艾格列净-L-焦谷氨酸（ertugliflozin L-pyroglutamic acid）

【理化性状】

1. 本品为白色至类白色粉末，易溶于乙醇、丙酮，微溶于乙酸乙酯、乙腈，极微溶于水。

2. 化学名：（1S,2S,3S,4R,5S）-5-[4-chloro-3-（4-ethoxybenzyl）phenyl]-1-（hydroxymethyl）-6,8-dioxabicyclo[3.2.1]octane-2,3,4-triol，compound with （2S）-5oxopyrrolidine-2-carboxylic acid。

3. 分子式：$C_{27}H_{32}ClNO_{10}$。

4. 分子量：566.00。

【药理学】 SGLT2 表达于肾小管近端，主要管制滤入管腔内的葡萄糖重吸收。本品是 SGLT2 抑制剂，可减少从肾小管滤过葡萄糖的重吸收，以降低肾糖阈，从而增加葡萄糖随尿的排出。

【药动学】

1. 吸收　空腹口服本品后 5mg 或 15mg，1h 后可达 C_{max}，口服 5mg/次，1 次/日，血药浓度 4～6d 达稳态 AUC 398（ng·h）/ml，C_{max} 为 81.3ng/ ml。剂量在 0.5～300mg 范围内，AUC 和 C_{max} 与给药剂量成正比。多次给药的蓄积率为 10%～40%。高脂肪餐可降低 C_{max} 29%，延迟 T_{max} 1h，但不影响 AUC。

2. 分布　本品 25mg 单次静脉注射后的分布容积为 85.5L，蛋白结合率为 93.6%。血液浓度与血浆浓度的比值为 0.66。

3. 代谢　本品主要经 UGT1A9 和 UGT2B7 介导的葡糖酸苷化代谢形成两种无效的代谢产物。CYP 介导的代谢仅占很少部分（约 12%）。

4. 消除　单次静脉给予本品 100μg，清除率为 11.2L/h。肾功能正常的 2 型糖尿病患者的 $t_{1/2}$ 为 16.6h。给予放射性标记的本品，粪便和尿液中分别回收 40.9% 和 50.2% 的放射性物质。尿液中原药的排泄率约为 1.5%，粪便中原药的排泄率约为 33.8%。

【适应证】 辅助饮食控制、锻炼，用于控制 2 型糖尿病患者的血糖。

【不良反应】

1. 常见频尿、口渴、头痛、阴道瘙痒、尿量增加、鼻咽炎、腰痛、体重降低、尿路感染、生殖器念珠菌感染。

2. 少见酮症酸中毒、肾功能受损、低血糖、低密度脂蛋白升高、血红蛋白升高、血磷升高。

【禁忌与慎用】

1. 对本品过敏者禁用。

2. 酮症酸中毒、高渗昏迷、严重感染、严重外伤、外科大手术患者禁用。

3. 中重度肾功能不全、终末期肾病患者禁用。

4. 哺乳期妇女使用时，应暂停哺乳。

5. 孕妇不推荐使用，尤其是妊娠期第 2、3 个月。

6. 18 岁以下儿童用药的安全性及有效性尚未确定。

7. 以下患者慎用（容易引起低血糖）：①脑垂体功能不全、肾上腺素功能不全的患者；②营养不良状态、饥饿状态、不规则饮食习惯、食物摄取量不足或虚弱状态患者；③从事激烈运动的患者；④酗酒者。

8. 容易出现脱水症状的患者慎用（血糖控制极度不好的患者、老年人、利尿药合用患者）

9. 严重肝功能不全的患者慎用（临床经验少，尚未确立安全性）。

【药物相互作用】

1. 与利尿剂合用可增加液体耗竭的风险。

2. 与胰岛素或胰岛素促泌剂合用可增加低血糖的发生率。

【剂量与用法】 早晨口服，是否与食物同服均可，成人每次服 5mg，如果效果不明显，可提高至 15mg/次。

【用药须知】

1. 正在服用本品时，应向患者充分说明低血糖症状及其处理方法。尤其在使用胰岛素或胰岛素促分泌素的情况时，考虑降低胰岛素或胰岛素促分泌素的剂量以降低低血糖风险。

2. 本品可导致血管内容积减少，故可导致直立性低血压，尤其是肾功能不全的患者、同时服用利尿药的患者。在开始本品治疗前，应评估患者容量状态，治疗过程中应监测患者的血压。

3. 本品可导致酮症酸中毒，本品不能用于 1 型糖尿病的治疗。在本品治疗过程中，如出现代谢性酸中毒的症状和体征，应停用本品，并立即采取积极治疗措施。

4. 本品可能会导致急性肾损伤或肾功能损伤，用药前、用药过程中应定期检查肾功能，治疗期间对肾功能不全患者要密切观察。

5. 用药过程中会出现尿路感染、肾盂肾炎、败血病、生殖器感染症等。监测生殖器念珠菌感染、尿道感染等症状，注意观察并及时停药。应向患者说明尿路感染和生殖器感染的症状及其处理方法。

6. 由于本品有利尿作用，会出现尿频、尿量增多及体液减少的情况，应指导患者进行补液。对于特别容易出现体液耗竭的患者（老年人、合用利尿剂患者等），注意脱水和糖尿病酮症酸中毒、高血糖高渗综合征、脑梗死等。

7. 服用本品会出现低血糖症状，用药期间不宜驾车或者高空作业。

【制剂】片剂：50mg，100mg。

【贮藏】防潮，贮于20～25℃，短程携带允许15～30℃。

13.3.4 胰淀粉样多肽类似物（analogs of human amylin）

普兰林肽（pramlintide）

别名：Symlin。

本品为人工合成的人淀粉不溶素（胰淀粉样多肽）的类似物。天然的淀粉不溶素是通过胰岛β细胞合成的神经内分泌激素产生的，对餐后葡萄糖控制起作用。本品以醋酸盐形式提供合成的 37 种氨基酸多肽，在氨基酸序列上，本品不同于人的淀粉不溶素，而是以脯氨酸替代 25 位上的丙氨酸、28位和 29 位上的丝氨酸。

【理化性状】

1. 分子式：$C_{171}H_{267}N_{51}O_{53}S_2$。

2. 分子量：3949.4。

醋酸普兰林肽（pramlintideacetate）

【理化性状】

1. 本品为白色粉末，易溶于水。

2. 化学名：25-L-proline-28-L-proline-29-L-prolineamylin（human）acetatehydrate。

3. 分子式：$C_{171}H_{267}N_{51}O_{53}S_2 \cdot C_2H_4O_2 \cdot yH_2O$。

【用药警戒】本品与胰岛素合用可导致严重的低血糖。

【药理学】本品和胰岛素共同处于分泌颗粒中，在对食物摄入的应答中，本品和胰岛素一样，也是通过胰岛β细胞分泌的，并且在健康个体中也显示出空腹型和餐后型。本品可影响餐后葡萄糖峰值的出现速度。本品会减慢胃排空（食物从胃向小肠释放的速度）而不会改变总的营养吸收。此外，本品还抑制高血糖素的分泌（并非唯一通过胰岛素而达到正常化），从而抑制内源性葡萄糖从肝内输出。由于中枢介导的食欲调节，本品能通过中枢的食欲调节，以控制食物的摄入量。1 型和 2 型糖尿病患者可因胰岛β细胞受损或功能不全导致胰岛素和本品的分泌减少。在餐前给药，可因饱腹感而减

少总的热量摄入。不过，在使用本品期间所出现的恶心似乎是一个独立的影响。

【药动学】

1. 本品皮下注射单剂量的绝对生物利用度接近 30%～40%。在腹部或股部皮下给予不同的剂量（30μg、60μg、90μg 或 120μg）获得平均的药动学数据：$AUC_{0\sim\infty}$分别为 3750（pmol·min）/L、6778（pmol·min）/L、8507（pmol·min）/L 和 11 970（pmol·min）/L，C_{max} 分别为 39pmol/L、79pmol/L、102pmol/L 和 147pmol/L，T_{max} 分别为 21min、20min、19min 和 21min，$t_{1/2}$ 分别为 55min、49min、51min 和 48min。进行臂部皮下与腹部或股部皮下注射相比，可显示较高的 AUC 而具有较大的变异性。

2. 本品不与血细胞和白蛋白进行广泛的结合（血浆中约有 40%未结合的药物），因此，本品的药动学在结合部位改变并不敏感。在健康志愿者中，本品的 $t_{1/2}$ 接近 48min。主要通过肾代谢，其主要代谢物为脱赖氨酸-普兰林肽，具有类似的 $t_{1/2}$，体外和鼠体内均具有生物活性。AUC 值与重复给药一致，提示不存在蓄积。肾功能中度或严重不全的患者，其药动学与正常人类似，但未在透析患者中进行研究。

【适应证】

1. 治疗 1 型糖尿病，作为对进餐时胰岛素治疗的补充治疗（患者虽然使用了胰岛素治疗，但却不能获得理想的血糖控制）。

2. 治疗 2 型糖尿病，作为对进餐时胰岛素治疗的补充治疗[患者虽然使用了胰岛素治疗，并合用或未合用磺酰脲类和（或）二甲双胍，但却不能获得理想的血糖控制]。

【不良反应】由于本品与胰岛素合用，因此，其不良反应也为合用时发生的反应，常见以下几类。

1. 恶心、呕吐、头痛、畏食、腹痛、乏力、头晕、咳嗽、咽炎。

2. 可能发生全身过敏反应，但未因此而停药。

3. 注射部位可能发红、肿胀瘙痒，有时，这些反应涉及注射技术和皮肤清洁剂的刺激。

4. 本品合用胰岛素可能引起低血糖，甚至严重的低血糖，尤其是 1 型糖尿病患者。

【妊娠期安全等级】C。

【禁忌与慎用】

1. 对本品或其任一成分（如间甲酚）过敏者、确诊的胃轻瘫患者和处于低血糖状态的患者禁用。

2. 本品对婴儿有潜在的风险，哺乳期妇女以不用为宜。

3. 儿童用药的安全性和有效性尚未明确。

【剂量与用法】

1. 首先应当确定患者所患的糖尿病分型。在开始使用本品时，不管是 1 型或 2 型糖尿病，都应减少胰岛素的用量，以减轻胰岛素引发低血糖的风险。由于降低胰岛素的用量可能导致血糖水平升高，患者必须定期监测本品的可耐受性及对血糖的影响，因此，一开始调整胰岛素就应个体化。如果因故（手术或疾病）停用本品，当重新开始使用本品时，依然沿用同样的起始剂量方案。

2. 治疗 2 型糖尿病。应从 60μg 开始，如耐受，可加量至 120μg。对患者应做如下指导：①在主餐开始前，皮下注射 60μg；②减少餐前速效的或短效的胰岛素剂量（包括固定混合的胰岛素 70/30）约 50%；③频繁监测血糖，包括餐前、餐后和睡眠前；④当临床未出现明显的恶心达 3～7d 时，本品可加量至 120μg，不过，一定要在糖尿病专家的指导下才能调节本品的用量，如果 120μg 的剂量引起持续的恶心，本品应减量至 60μg；⑤一旦将胰岛素剂量调节到最佳血糖控制，说明本品达到了靶剂量，此时，恶心也会随之减轻；⑥在评估是否已达到最佳血糖控制时，一定要多咨询专家，直至达到本品的靶剂量，此时就会易于耐受，血糖水平达到稳定。

3. 治疗 1 型糖尿病。剂量应从 15μg 开始，边加量边观察患者的反应，按每次 15μg 加量，如耐受，可加至维持剂量 30～60μg，对患者应做如下指导：①在主餐开始前，皮下注射上述维持剂量；②减少餐前速效的或短效的胰岛素剂量（包括固定混合的胰岛素 70/30）约 50%；③频繁监测血糖，包括餐前、餐后和睡眠前；④当临床未出现明显的恶心至少达 3d 时，本品的剂量可加量至 30μg、45μg 或 60μg，不过，一定要在糖尿病专家的指导下才能调节本品的用量，如果剂量为 45μg 或 60μg 时，明显的恶心持续，本品应减量至 30μg；⑤一旦将胰岛素剂量调节到最佳血糖控制，说明本品达到了靶剂量，此时，恶心也会随之减轻；⑥在评估是否已达到最佳血糖控制时，一定要多咨询专家，直至达到本品的靶剂量，此时就会易于耐受，血糖水平达到稳定。

【用药须知】

1. 肾功能不全的患者（CC=20～50ml/min）不必调整剂量，但尚未在进行透析的患者中进行评估。

2. 尚未在肝功能不全患者中进行评估。

3. 发生任一以下情况，应予停药：①复发且无法解释的低血糖而需要临床支持者；②持续而明显的恶心；③不愿意自我监测血糖者；④不愿意进行胰岛素剂量调整者；⑤不愿意接受保健专家的安排或建议的追访。

4. 在本品达到维持剂量后，应指导使用胰岛素的 1 型和 2 型糖尿病患者：①一旦将胰岛素剂量调节到最佳血糖控制，说明本品达到了靶剂量，此时，恶心也会随之减轻；②在恶心或低血糖的事件发生时应多咨询专家，应将轻中度低血糖作为将发生严重低血糖的危险信号，并增加评估的频率。

5. 本品和胰岛素应分别使用各自的注射器。本品必须注射于腹部或股部皮下，并轮换部位，不可在同一部位反复注射。如遗漏使用本品，不必补用。

6. 以上说的主餐指的是 ≥250 kcal 或含有 ≥30g 碳水化合物的食物。

【制剂】 注射剂：3mg/5ml。

【贮藏】 贮于 2～8℃。

13.3.5　治疗糖尿病并发症的药物（drugs for the treatment of diabetic complications）

依帕司他（epalrestat）

别名：唐林、Kinedak。

本品是一种非竞争性可逆性醛糖还原酶抑制剂。

【理化性状】

1. 化学名：5-[（Z,E）-β-methylcin-namylidene]-4-oxo-2-thioxo-3-thiazolidineacetic acid。

2. 分子式：$C_{15}H_{13}NO_3S_2$。

3. 分子量：319.4。

4. 结构式如下：

【药理学】 本品对醛糖还原酶具有选择性抑制作用，从而抑制多元醇代谢中葡萄糖转化为山梨醇，减少山梨醇的生成。山梨醇与糖尿病性并发症的发病机制相关，山梨醇能影响神经细胞功能，它在神经元内蓄积，会引起糖尿病性支配感觉运动的外周神经病变症状。本品还能增加 cAMP 和肌醇的含量，提高运动神经传导速度。

【药动学】 健康成年人口服单剂量本品 50mg，1h 后可达 C_{max}，24h 后约有 8% 随尿液排出，80% 随粪便排出。药物主要分布于消化道、肝及肾。本品在体内的吸收速度基本恒定，不随连续给药而变化，消除 $t_{1/2}$ 无显著性差异，表明本品在体内的消除速度也不随连续给药而变化。按照 50mg/次，3 次/日方案连续给药，药物在体内的蓄积约为 1.1 倍，表明基本没有蓄积。性别对体内过程参数没有影响。

【适应证】用于预防、改善和治疗糖尿病并发的末梢神经障碍（麻木感、疼痛），振动感觉异常及心搏异常（显示糖化血红蛋白值升高）。

【不良反应】

1. 可见腹泻、恶心、呕吐、腹痛、食欲缺乏、腹部胀满感和胃部不适。

2. 偶见红斑、水疱、皮疹、瘙痒等过敏反应。

3. 偶见胆红素、AST、ALT 和γ-GT 升高等。

4. 偶见肌酐升高。

5. 罕见眩晕、头晕、颈痛、乏力、思睡、水肿、肿痛、四肢痛感、麻木和脱毛等。

【禁忌与慎用】

1. 对本品过敏者、孕妇和儿童禁用。

2. 过敏体质者慎用。

3. 哺乳期妇女使用时应暂停哺乳。

【剂量与用法】成人口服 50mg/次，3 次/日。随年龄及症状轻重适当增减。

【用药须知】

1. 本品应在饭前服用。

2. 适用于饮食疗法、运动疗法、口服降血糖药或用胰岛素治疗而糖化血红蛋白值仍高的糖尿病患者。对伴有不可逆的器质性变化的糖尿病性末梢神经障碍的患者还不能肯定其效果。

3. 用药 12 周无效时应改用其他治疗。

4. 服用本品后尿液呈黄褐色，会影响胆红素及酮体的尿定性试验。

5. 老年患者使用本品应考虑适当减量。

【制剂】片剂：50mg。

【贮藏】密闭保存。

托瑞司他（tolrestat）

别名：托瑞他特、Aredas。

本品为醛糖还原酶抑制剂。

【理化性状】

1. 化学名：N-{[6-methoxy-5-（trifluoromethyl）-1-naphthyl]carbothioyl}-N-methylglycine。

2. 分子式：$C_{16}H_{14}F_3NO_3S$。

3. 分子量：357.34 。

4. 结构式如下：

【药理学】本品对神经和红细胞中的山梨醇的积聚有抑制作用。

【药动学】本品口服后 2h 达血药峰浓度，单次或多次用药后，$t_{1/2}$ 为 10～12h，在 25～800mg，生物利用度与剂量呈线性关系。本品与血浆蛋白广泛结合，游离的本品在 0.5%以下，其消除主要以原药随尿液排出，同时含有少量共轭的和硫代形式的本品代谢物。在 10～800mg，吸收和消除模式基本不变。重复用药无任何严重的蓄积反应，在治疗浓度下，本品的耐受性良好。

【适应证】用于糖尿病诱发的外周感觉运动多元神经性疾病的治疗。

【剂量与用法】成人早餐前顿服 200mg，口服 1 次/日，4～8 周可能产生疗效。

【不良反应】不良反应大多是轻微的，有 3% 或＞3%的患者发生关节痛、腹痛、腿痉挛、头晕、腹泻等症状。

【禁忌与慎用】

1. 重度肝功能不全患者禁用。

2. 重度肾功能不全患者禁用。

3. 孕妇禁用。

4. 处于休克状态的患者禁用。

5. 哺乳期妇女使用时应暂停哺乳。

6. 儿童用药的安全性及有效性尚未确定。

【用药须知】

1. 使用本品前应检查肝功能，用药过程中也应定期检测，当肝酶指标升高到正常值上限的 2 倍时应立即停药。

2. 本品使用后 4～8 周可能产生疗效，继续服用仍无效者应考虑停药。

【制剂】片剂：200mg。

【贮藏】密闭、遮光、贮于室温下。

贝卡普勒明（becaplermin）

别名：Regranex。

本品为血小板源生生长因子激动剂。

【用药警戒】上市后有使用本品 3 支以上增加恶性肿瘤相关死亡率的报道。只有当本品治疗的益处大于风险时方可使用。恶性肿瘤患者慎用。

【药理学】糖尿病可并发足和腿的神经病性溃疡。一些因素如周围血管病、神经病及创面覆盖物较厚，均会使溃疡愈合缓慢，且难以处理。如感染严重而致坏疽，就必须截肢。在正常愈合期间，损伤引起的血块中的血小板会向组织释放各种生长因子，其中就包括了血小板源生生长因子（PDGF），此因子是一种有效的巨噬细胞趋化吸引剂，并能促进成纤维细胞、平滑肌细胞和毛细血管内皮细胞的活性，导致创伤肉芽组织的形成，最终达到创面愈合。

【适应证】用于慢性糖尿病溃疡的创口愈合。

【不良反应】可能会引起感染、溃疡、红斑、疼痛，罕见大疱疹和水肿。

【禁忌与慎用】靠近溃疡部位有肿瘤存在，已知患者有恶性病变，孕妇、哺乳期妇女和儿童禁用。

【剂量与用法】用药前必须仔细清创，切除坏死组织，然后将本品在整个溃疡面上涂上薄薄的一层，1次/日，用0.9%氯化钠溶液敷料覆盖。10周后，如病情不见改善即应停药；如有改善，继续用药，疗程最长20周。

【用药须知】

1. 良好而彻底的清创是促进疗效的首要条件。

2. 严格无菌操作，防止感染，至关重要。

3. 本品作为生长因子，有助癌细胞生长的作用，但本品经局部使用后，由于吸收入血的药量不明显，尚无证据说明本品可诱发全身和局部的突变作用。

4. 不可在同一部位合用其他外用制剂，以免产生药物相互作用。

【制剂】凝胶剂：0.01%。

【贮藏】遮光，阴凉处保存。

13.4　甲状腺激素和抗甲状腺素药（thyroid hormone and antithyroid drugs）

特立帕肽（teriparatide）

别名：赛迪松、重组人甲状旁腺激素（1-34）、Forteo。

本品为一种合成的多肽物质，为重组人甲状旁腺激素（recombinant human parathyroid hormone，rhPTH）1-34，本品通过重组DNA技术改造的大肠埃希菌生产，与84个氨基酸的人甲状旁腺激素的N端34个氨基酸（生物活性区）序列完全相同，于2002年12月在美国首次上市。

【理化性状】

1. 分子式：$C_{181}H_{291}N_{55}O_{51}S_2$。

2. 分子量：4117.72。

3. 氨基酸序列如下：

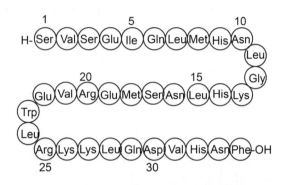

【药理学】内源性的84个氨基酸的甲状旁腺激素（PTH）是肾和骨骼中钙、磷代谢的主要调节剂。PTH的生理作用包括骨代谢的调控、肾小管对钙、磷的重吸收及肠钙的吸收。PTH和PTH（1-34）的生物活性通过与特异性高亲和力的细胞表面受体相结合来发挥作用。PTH（1-34）和PTH与这些受体的结合有相同的亲和力，对骨骼和肾有相同的生理作用。PTH（1-34）对骨骼的影响取决于全身的药物剂量。1次/日给药PTH（1-34），由于对成骨细胞的刺激活性高于破骨细胞，可以刺激骨小梁和皮质骨表面新骨的形成。对猴子的研究表明，通过刺激网状骨和皮层骨中新骨的形成，PTH（1-34）可以改善骨小梁的显微结构，提高骨量和骨强度。在人体中，PTH（1-34）对合成代谢的影响表现为增加骨量，增加骨形成和重吸收的标记物，增大骨强度。

【药动学】本品皮下注射后被广泛吸收，绝对生物利用度接近95%，吸收和消除速度都很快。20μg剂量皮下注射30min后其血药浓度达到峰值，3h后下降至不可检测的浓度。本品的全身消除速度大于正常的肝血液流速，这与本品既有肝消除又有非肝消除一致。静脉注射后其分布容积约为0.12L/kg。静脉注射时，血浆 $t_{1/2}$ 为5min；皮下注射给药时，血浆 $t_{1/2}$ 约为1h。皮下注射引起的 $t_{1/2}$ 延长反映了从注射部位吸收所需时间的变化。本品的外周代谢被认为是通过肝中非特异性酶进行的，主要经肾排泄。

【适应证】

1. 有高度骨折危险的绝经期妇女所患的骨质

疏松症。

2. 有高度骨折危险的男性原发性或性腺功能减退性骨质疏松症。

3. 既往疗法无效或不耐受的骨质疏松症。

【不良反应】本品常见的不良反应有腿部痉挛、恶心、头痛、直立性低血压、血清和尿钙的短暂升高。

【妊娠期安全等级】C。

【禁忌与慎用】

1. 对本品或任何其他的赋形剂具有高敏性的人不应使用本品。

2. 下列患者有升高骨肉瘤的基础风险，所以不应使用本品治疗：变形性骨炎、有过与骨骼有关的放射性治疗史的患者、有过骨转移或骨骼恶性肿瘤史的患者、患有除骨质疏松症以外的骨代谢疾病的患者。

3. 未在已有高钙血症的患者中进行研究。由于有可能会使高钙血症恶化，所以本品不应在这些患者中使用。

4. 儿童用药的安全性及有效性尚未确定。

5. 本品用于绝经后妇女骨质疏松症的治疗，哺乳期妇女慎用。

【药物相互作用】与骨吸收抑制剂合用的利弊还有待进一步研究，但停止 PTH 治疗后接着用骨吸收抑制剂至少能维持骨量不下降。

【剂量与用法】本品应在医生指导下使用，用时加注射用水 1ml 溶解后做皮下注射，注射部位为股部或腹壁。每次 20μg，1 次/日。用药时间不超过 2 年。

【用药须知】

1. 对本品的安全性和有效性评价不超过 2 年治疗期。所以，本品的使用不推荐超过 2 年。

2. 临床研究中，使用本品和安慰剂治疗的患者其尿结石的发生率相近。但是，rhPTH（1-34）未在活动型尿结石患者中进行研究。如果怀疑患有活动型尿结石或已有高钙尿症，应当考虑行尿钙排泄测定。活动型尿结石或近期尿结石患者使用本品应当谨慎，因为可能会导致症状恶化。

3. 在临床研究中，观察到有短暂的有症状的直立性低血压。通常这一现象在给药 4h 内开始，几分钟到几小时内会自行恢复。短暂的有症状的直立性低血压，一般发生于最初的几次剂量中，将患者置于斜靠位即可恢复，不需要停止治疗。

4. 个案的案例报道显示高血钙可能会使患者对洋地黄毒性敏感。由于本品短暂升高血钙，所以在服用洋地黄的患者中应谨慎使用。

5. 在肝、肾和心脏疾病的患者中，评价 rhPTH（1-34）的资料有限。

【制剂】注射剂（粉）：20μg。

【贮藏】遮光、贮于 2～8℃。

阿巴帕肽（abaloparatide）

别名：Tymlos。

本品为一种合成的多肽，为人甲状旁腺激素相关肽 [human parathyroid hormone related peptide，PTHrP（1-34）]的类似物。与 hPTH（1-34）（human parathyroid hormone 1-34）有 41%的同源性，与 hPTHrP（1-34）（human parathyroid hormone-related peptide 1-34）有 76%的同源性。

【CAS】247062-33-5。

【理化性状】

1. 分子式：$C_{174}H_{300}N_{56}O_{49}$。

2. 分子量：3961。

3. 氨基酸序列如下：

Ala-Val-Ser-Glu-His-Gln-Leu-Leu-His-Asp-Lys-Gly-Lys-Ser-Ile-Gln-Asp-Leu-Arg-Arg-Arg-Glu-Leu-Leu-Glu-Lys-Leu-Leu-Aib-Lys-Leu-His-Thr-Ala-NH$_2$。

【用药警戒】

1. 在大鼠中，本品可诱发骨肉瘤，尚不清楚在人体中是否也有此作用。本品不推荐用于具有骨肉瘤高风险因素的患者，包括畸形性骨炎、无法解释的碱性磷酸酶升高、骨骺未闭合、骨转移瘤、骨恶性肿瘤、存在骨肉瘤易感的遗传因素、之前经过涉及骨骼放射治疗或放射性粒子植入。

2. 累积使用甲状旁腺激素类似物，包括本品、特立帕肽等，不能超过 2 年。

【药理学】本品是 PTH1 受体激动剂，能活化靶细胞中的 cAMP 信号传导。在大鼠和猴中，本品可增加骨密度和骨矿物质含量，从而增强骨强度。

【药动学】

1. 吸收　皮下注射本品后 0.51h 可达 C_{max}，其绝对生物利用度为 36%。皮下注射 80μg/d，7d 后，C_{max} 为（812±118）pg/ml，AUC 为（1622±641）（pg·h）/ml。

2. 分布　蛋白结合率约为 70%，分布容积约为 50L。

3. 代谢　尚未进行有关代谢的研究，推测本品与其他多肽一样，在体内被降解为小分子肽。

4. 消除　本品的 $t_{1/2}$ 为 1.7h，降解之后的小分子肽经肾排泄。

【适应证】治疗有高度骨折危险的绝经期妇女

所患的骨质疏松症。

【不良反应】

1. 严重不良反应包括直立性低血压、高钙血症、高尿钙和泌尿系统结石。

2. 本品常见的不良反应有高血钙、恶心、头痛、心悸、疲乏、腹痛、眩晕、心动过速，少见注射部位反应。

【禁忌与慎用】

1. 本品不适于孕妇使用，尚无孕妇使用的安全性资料。

2. 下列患者（畸形性骨炎、无法解释的碱性磷酸酶升高、骨骺未闭合、骨转移瘤、骨恶性肿瘤、存在骨肉瘤易感的遗传因素、之前经过涉及骨骼放射治疗或放射性粒子植入的患者）有升高骨肉瘤的基础风险，所以不应使用本品治疗。

3. 未在已有高钙血症的患者中进行研究。由于有可能会使高钙血症恶化，所以本品不应在这些患者中使用。

4. 儿童用药的安全性及有效性尚未确定。

5. 本品用于绝经后妇女骨质疏松症的治疗，哺乳期妇女慎用。

【剂量与用法】本品应在医师指导下使用，皮下注射，注射部位为股部或腹壁。每次 80μg，1 次/日。同时补充钙和维生素 D。

【用药须知】在临床研究中，观察到有短暂的有症状的直立性低血压。通常这一现象在给药 4h 内开始，几分钟到几小时内会自行恢复，一般发生于最初的几次剂量中。当发生短暂的有症状的直立性低血压时，将患者置于斜靠位即可恢复，不必停止治疗。

【制剂】注射剂（注射笔）：3120μg/1.56ml。

【贮藏】贮于 2～8℃，首次使用后贮于 20～25℃，可保存 30d，不可冷冻或过热。

西那卡塞（cinacalcet）

本品是第一个上市的拟钙药（calcimimetic agent）。在正常情况下，甲状旁腺分泌甲状旁腺激素（PTH），以维持人体内钙磷的平衡。如分泌过多，就会失去平衡，可见血钙升高，严重的慢性肾病患者就可能发生 PTH 分泌过多，使钙磷失衡。甲状旁腺之所以能控制 PTH 的分泌量，是靠具有自身调节功能的该腺体的钙敏（calciumsensing）受体调节的。

【理化性状】

1. 化学名：N-[（1R）-1-（naphthalen-1-yl）ethyl]-

3-[3-（trifluoromethyl）phenyl]-propan-1-amine。

2. 分子式：$C_{22}H_{22}F_3N$。

3. 分子量：357.41。

4. 结构式如下：

盐酸西那卡塞（cinacalcet hydrochloride）

别名：Sensipar。

【理化性状】

1. 化学名：N-[（1R）-1-（naphthalen-1-yl）ethyl]-3-[3-（trifluoromethyl）phenyl]-propan-1-aminehydrochloride。

2. 分子式：$C_{22}H_{22}F_3N \cdot HCl$。

3. 分子量：393.9。

【药理学】本品通过提高甲状旁腺钙敏受体的敏感性，从而激活细胞外的钙，使细胞外的钙浓度升高，继而导致 PTH 的分泌量减少。随着 PTH 的分泌减少，血钙水平就会降低。

【药动学】本品经 CYP1A2、CYP2D6 和 CYP3A4 途径进行广泛代谢。食物可提高本品的血药浓度，增加 AUC，中重度肝功能不全患者的 AUC 特别高。接近 80% 的用药量以原药形式随尿液排出。

【适应证】

1. 治疗接受透析的重症慢性肾病患者继发的甲状旁腺功能亢进。

2. 治疗甲状旁腺癌患者的高钙血症。

【不良反应】

1. 常见的不良反应有恶心、呕吐、腹泻、肌痛和头晕，但其发生率几乎与安慰剂对照组相同。

2. 偶发低钙血症。

3. 约有 1.5% 的用药者出现癫痫发作。

【妊娠期安全等级】C。

【禁忌与慎用】

1. 儿童和哺乳期妇女的用药安全性尚未确立。

2. 血钙水平低者慎用。

3. 中重度肝功能不全患者慎用。

【药物相互作用】

1. 本品是 CYP2D6 的强效抑制剂，因此，本品可提高经由此途径代谢的药物，如阿米替林等的血药浓度。

2. 本品与其他治疗指数窄的 CYP2D6 底物合用时，要特别关注后者的血药浓度，如长春碱、氟卡尼等。

3. 本品与酮康唑合用时，可升高其血药浓度和 AUC。

【剂量与用法】

1. 治疗慢性肾病的推荐起始剂量是 30mg，1 次/日。可与食物同服或饭后短时间内服用。根据需要，每 2 周可调整 1 次剂量，逐次分别加到 60mg、90mg、120mg 和 180mg，以达到全段甲状旁腺素（intactparathyroid hormone，iPTH）的目标浓度。

2. 治疗甲状旁腺癌的推荐起始剂量为 30mg/次，2 次/日。药物剂量可以每 2～4 周调整 1 次，根据血钙水平，剂量可调整为 60mg/次，2 次/日或 90mg/次，2 次/日；必要时，也可给予 90mg/次，3～4 次/日。

【用药须知】

1. 用药者如发生感觉异常、肌痛和痉挛、应检查血钙，确认是否患有低钙血症。如果血钙水平低于正常标准的下限（8.4mg/dl），就不能继续使用本品。

2. 在治疗开始或调整剂量之后的 1 周内应测定血钙水平，在确定了维持剂量之后，就应每月测定 1 次血钙水平。

3. 如果血清钙浓度降至 8.4mg/dl 以下，但仍然高于 7.5mg/dl，或者已出现低血钙的症状，含钙磷酸盐结合剂和（或）维生素 D 或其类似物可用于升高血清钙。如果血清钙降低到 7.5mg/dl 以下，或者低血钙症状持续，而且维生素 D 的剂量不能再增加，应停用本品，直至血清钙升到 8mg/dl，或者低血钙症状消除。至于下一步的治疗就应使用较低剂量的本品。

4. 本品可以单独使用，也可以和维生素 D（或者类似物）和（或）磷酸盐结合剂联合使用。

【制剂】 片剂：30mg，60mg，90mg。

【贮藏】 置于阴冷干燥处。

碳酸镧（lanthanum carbonate）

别名：Fosrenol、Lanthanumcarbonate（2 : 3）hydrate。

慢性肾病患者常伴有高磷酸盐血症，继而可能导致继发性甲状旁腺功能亢进，使血磷酸钙水平升高并引发骨病（如骨痛、骨脆症、骨骼畸形）的患病率上升。高磷酸血症的治疗方法通常包括减少饮食中磷的摄入、透析及使用磷酸盐结合剂，以抑制磷的吸收。常用的磷酸盐结合剂如氢氧化铝、乙酸钙和碳酸钙，可减少磷在胃肠道中的吸收。然而，

治疗量的钙剂却可能会引起高钙血症及相应的并发症；同样，铝制剂也会引起相关的不良反应。1998 年上市的司维拉姆（sevelamer，Renagel），是一种可与磷酸盐结合的难吸收的阳离子聚合物，也是首次上市的钙、铝制剂的替代产品。该产品不会引发高钙血症和其他不良反应。

碳酸镧属于存在于自然的稀土元素镧的碳酸盐制剂，是继司维拉姆之后上市的第 2 种治疗高磷酸盐血症的药物。

【理化性状】

1. 分子式：$La_2(CO_3)_3 \cdot H_2O$。

2. 分子量：457.8。

【药理学】 口服给药后，镧离子可在上消化道的酸性环境中释放出来，并可与食物消化后产生的磷酸盐相结合。镧-磷酸复合物是高不溶性物质，不能被肠道吸收，因此，可降低血磷及磷酸钙的浓度。

【药动学】 碳酸镧口服给药后吸收很少，其生物利用度<0.002%。它既不是细胞色素 P450 酶的底物，也不是其抑制剂，不能被代谢。

【适应证】

1. 因慢性肾病和肾衰竭所致的高磷酸血症。

2. 因高磷酸血症而继发的甲状旁腺功能亢进。

【不良反应】 本品常见的不良反应有恶心、呕吐、透析移植物阻塞和腹痛。

【妊娠期安全等级】 C。

【禁忌与慎用】

1. 本品不推荐儿童使用。

2. 急性消化性溃疡、溃疡性结肠炎、克罗恩病（节段性回肠炎）及肠梗阻患者应慎用本品。

【药物相互作用】

1. 由于镧与磷酸盐在消化道可形成不溶性螯合物，它也有可能与一些特定的药物（如华法林、地高辛、呋塞米、苯妥英、美托洛尔、依那普利）结合形成不溶性物质，这已经在体外试验中得到证实，然而还没有和这些药物螯合的证据。

2. 研究发现，本品与地高辛、美托洛尔、华法林等药物在健康受试者中同时使用时，不会对这些药物的药动学产生不良影响。监测发现，在用药 6 个月的患者中，血清中的维生素 A、维生素 D、维生素 E 和维生素 K 均未发生改变。

3. 易与抗酸剂发生相互作用的药物，如氟喹诺酮类、四环素类，不应在服用本品 2h 之内服用。

【剂量与用法】

1. 本品须充分嚼碎后吞服。因此，在服用本品

时不需要水或其他饮料送服，这样对于限制液体摄入的慢性肾病患者是有利的。为达到与饮食中磷酸盐有最大程度的结合，建议本品在餐中或餐后立即服用。

2. 推荐的每日起始剂量为750～1500mg，进餐时分次服用。每2～3周调高1次剂量，通常每调高1次的日剂量可增加750mg，直到获得合适的血磷浓度为止。为使血磷浓度降至6mg/dl以下，大部分患者的日剂量可能要达到1500～3000mg。

【用药须知】

1. 对正在接受血透或腹透的肾衰竭患者可同时使用本品，但应监测血磷水平，以便于调整本品的用量。

2. 本品必须充分嚼碎后方可咽下。

【制剂】咀嚼片剂：250mg，500mg（以镧计算）。

【贮藏】置于阴冷干燥处。

他替瑞林（taltirelin）

别名：Ceredist。

本品为世界上首个批准的口服促甲状腺激素释放激素。

【理化性状】

1. 化学名：N-{[（4S）-1-methyl-2,6-dioxohexahydropyrimidin-4-yl]carbonyl}-L-histidyl-L-prolinamide。

2. 分子式：$C_{17}H_{23}N_7O_5$。

3. 分子量：405.46。

4. 结构式如下：

【药理学】本品为合成的促甲状腺素释放激素（TRH）类似物，经由脑TRH受体对中枢神经系统（CNS）产生强而持久的多重作用。本品对CNS的兴奋作用比TRH强10～100倍，作用持续时间比TRH约长8倍。本品对TRH受体的亲和力约为TRH的1/11，因而本品的内分泌作用比TRH弱，但本品在体内比TRH稳定。另外，本品对促甲状腺素（TSH）释放的作用为TRH的1/11～1/6。

【药动学】本品口服后经小肠吸收。健康成年男性志愿者1次接受本品0.5～40mg口服，3～5h可达血药峰值，食物可使本品的吸收减少约25%，并降低药物的血浆浓度。本品的代谢类似于TRH，主要通过肾随尿液排泄，$t_{1/2}$为2～4h。

【适应证】用于改善脊髓小脑变性患者的共济失调。

【不良反应】不良反应主要是消化系统反应，包括呕吐、恶心和胃不适。所有的不良反应均为轻中度，在治疗期间和（或）停药后消失。

【禁忌与慎用】

1. 对本品过敏者禁用。

2. 肾功能不全患者慎用。

【剂量与用法】成人，5mg/次，2次/日，早、晚饭后口服。

【制剂】片剂：5mg。

【贮藏】密闭保存。

普罗瑞林（protirelin）

本品为合成的促甲状腺素释放激素，可作为诊断用药。

【理化性状】

1. 化学名：L-prolinamide,5-oxo-L-prolyl-L-histidyl。

2. 分子式：$C_{16}H_{22}N_6O_4$。

3. 分子量：362.38。

4. 结构式如下：

酒石酸普罗瑞林（protirelin tartrate）

别名：Ceredist。

【理化性状】

1. 化学名：L-prolinamide,5-oxo-L-prolyl-L-histidyl-,monotartrate,monohydrate。

2. 分子式：$C_{16}H_{22}N_6O_4 \cdot C_4H_6O_6 \cdot H_2O$。

3. 分子量：530.49。

【药理学】本品刺激垂体前叶分泌促甲状腺素（TSH）及泌乳素（PRL）。用药后血中TSH浓度升高。根据血中TSH浓度升高的幅度（ΔTSH）可进行诊断。参考值见表13-2。

【药动学】正常人静脉注入本品15～30min后，使TSH达峰值，为基础值的2～3倍。

表 13-2　不同人群血中 TSH 参考值

参数	正常人	活跃反应	弱反应	无反应
ΔTSH（μU/ml）	1.6～9.2	>9.2	0.5～1.6	<0.5
达峰时间 Tp（min）	30	30	30	30

【适应证】

1. 诊断格雷夫斯（Graves）病。

2. 鉴别诊断甲状腺功能减退的病变部位（原发性或继发性垂体功能不足）。

3. 判断下丘脑-垂体-甲状腺轴功能，测验垂体分泌的贮备功能。

【不良反应】

1. 可出现头痛、头晕、面部潮红、恶心及口腔奇腥味道。心悸、胸闷、心率增快。

2. 偶可致血压升高或低血压。

【妊娠期安全等级】C。

【禁忌与慎用】孕妇及哺乳期妇女慎用。

【药物相互作用】其对 TSH 的调节受多巴胺及去甲肾上腺素影响，α受体阻滞剂和左旋多巴胺均可对其发生抑制，溴隐亭也影响其作用。

【剂量与用法】

1. 成人　给予 500μg，溶于 2ml 0.9%氯化钠注射液，静脉注射。

2. 儿童　7μg/kg，最大剂量 500μg。

【用药须知】

1. 卧位姿势给药可减少低血压发生。

2. 明显心功能不全、支气管哮喘及严重垂体功能不足者需小心。

3. 试验前停用生长激素、肾上腺皮质激素、左旋甲基多巴、前列腺素、生长激素抑制激素及女性避孕药。

【制剂】注射剂（粉）：500μg。

【贮藏】遮光、密闭保存。

13.5　治疗阴茎勃起功能障碍及早泄的药物（drugs for erectile dysfunction and premature ejaculation）

伐地那非（vardenafil）

别名：艾力达、Levitra、Staxyn。

本品属于 PDE-5 抑制药。

【理化性状】

1. 化学名：1-{[3-（3,4-Dihydro-5-methyl-4-oxo-7-propylimidazo[5,1-f]-as-triazin-2-yl）-4-ethoxyphenyl]sulfonyl}-4-ethylpiperazine。

2. 分子式：$C_{23}H_{32}N_6O_4S$。

3. 分子量：488.6。

4. 结构式如下：

二盐酸伐地那非（vardenafildihydrochloride）

【理化性状】

1. 分子式：$C_{23}H_{32}N_6O_4S \cdot 2HCl$。

2. 分子量：561.5。

盐酸伐地那非（vardenafilhydrochloride）

【理化性状】

1. 分子式：$C_{23}H_{32}N_6O_4S \cdot HCl$。

2. 分子量：525.1。

【药理学】本品能改善勃起功能与持续时间。其作用机制是通过抑制 PDE-5，从而阻止具有引起海绵体平滑肌细胞松弛作用的环磷酸鸟苷（cGMP）分解，继而积聚，导致海绵体平滑肌松弛，阴茎勃起。相对于 1 型、2 型、3 型、4 型和 6 型而言，本品对 PDE-5 具有很高的选择性。实验表明，本品对 PDE-5 的选择性和抑制作用均优于其他同类药，这或许是本品心血管及视觉不良反应发生较少的原因。

【药动学】本品口服后迅速被吸收，其片剂的绝对生物利用度为 15%，0.5～2h 可达 C_{max}。口服溶液 10mg 或 20mg 后，分别于 0.9h 或 0.7h 达到 C_{max}，平均血药浓度分别为 9μg/L 或 21μg/L。药效持续时间可达 1h。本品的蛋白结合率约为 95%，单剂口服本品在肝内主要经由 CYP3A4 代谢，少量药物通过 CYP3A5 和 CYD2C9 代谢。主要代谢产物是本品哌嗪结构脱乙基后形成的 M1，M1 也有抑制 PDE-5 的作用，约占总药效的 7%，其血药浓度约为血药浓度的 26%，它还可以进一步代谢。药物以代谢物形式分别随尿液排出 2%～6%，随粪便排出 91%～95%。总体 CL 为每小时 56L，原药和代谢物 M1 的 $t_{1/2}$ 均为 4～5h。

【适应证】阴茎勃起功能障碍。

【不良反应】均据国外报道。

1. 可引起 QT 间期延长、仰卧位血压降低，可发生剂量相关性头痛，少见头晕。

2. 少数患者可因发生肾结石而停药，也有在用药后勃起时间超过 4h 的个例报道。

3. 较少出现消化不良，少数患者因恶心而停药，可能出现鼻塞。

4. 据美国 FDA 发布，本品和西地那非、他达那非都有可能引起非动脉炎性前部缺血性视神经病（NAION），导致失明。而患有心脏病、糖尿病、高血压、高脂血症或某种眼病，以及吸烟或年龄＞50 岁的患者风险高。

【妊娠期安全等级】B。

【禁忌与慎用】

1. 对本品过敏者、正在使用硝酸酯类药或α受体阻滞剂者、先天或获得性 QT 间期延长者及哺乳期妇女均应禁用。

2. 对西地那非过敏者、阴茎解剖异常者、各种心血管疾病患者、肝病或肝血流量减少者、有阴茎勃起风险者（如镰状细胞病、白血病、多发性骨髓瘤、红细胞增多症）或有阴茎异常勃起病史者、视网膜疾病（包括色素性视网膜炎）患者、肾功能不全（尤其终末期肾病需血透者）患者均须慎用。

【药物相互作用】

1. 本品合用硝酸酯类药物可进一步升高 cGMP 的血药浓度，导致血压进一步下降，心率增加，甚至引起心肌梗死。

2. 与 CYP3A4 的抑制药（如红霉素、伊曲康唑、酮康唑、沙奎那韦、茚地那韦和利托那韦）合用，可抑制本品在肝内的代谢。

3. 与α受体阻滞剂合用可导致血压下降。

【剂量与用法】

1. 大多数成年男性的推荐起始剂量为 10mg，1 次/日，在性交前约 1h 服用。然后可根据疗效和不良反应出现的情况调整为 5～20mg/次，1 次/日，最高不可超 20mg/次，1 次/日。

2. 同时服用 CYP3A4 抑制药者，本品剂量应调整：①使用利托那韦者，72h 内本品单次剂量不可超过 2.5mg；②使用酮康唑（400mg/d）、茚地那韦或伊曲康唑（400mg/d）者，24h 内本品单剂不可超过 2.5mg；③使用红霉素、酮康唑（200mg/d）或伊曲康唑（200mg/d）者，24h 内本品单剂不可超过 5mg。

3. 中度肝功能不全患者，推荐开始剂量为 5mg，最高不可超过 10mg。

4. 65 岁以上患者的起始剂量应低于 5mg。

5. 口腔崩解片置于舌上会迅速崩解，不能用液体送服。

【用药须知】

1. 本品不适用于妇女或儿童。

2. 一般说来，在没有性刺激时，本品不可能显出治疗效果。

3. 告知患者，正在服用硝酸甘油或其他同类药物时切不可使用本品。

4. 本品片剂与口腔崩解片不能剂量互换。口腔崩解片生物利用度高于片剂。

5. 中重度肝功能不全患者、肾功能不全患者不能使用本品的口腔崩解片。

【制剂】①片剂：2.5mg，5mg，10mg，20mg；②口腔崩解片：10mg。

【贮藏】贮于 15～30℃。

他达那非（tadalafil）

别名：西力士、Cialis、Adcirca。

本品为目前唯一批准用于治疗肺动脉高压的 PDE-5 抑制剂。

【理化性状】

1. 本品为结晶性固体，难溶于水，微溶于乙醇。

2. 化学名：（6R-trans）-6-（1,3-benzodioxol-5-yl）-2,3,6,7,12,12a-hexahydro-2-methyl-yrazino[1',2':1,6]pyrido[3,4-b]indole-1,4-dione。

3. 分子式：$C_{22}H_{19}N_3O_4$。

4. 分子量：389.41。

5. 结构式如下：

【药理学】

1. 本品为选择性 5 型磷酸二酯酶（PDE-5）可逆性抑制剂，通过性刺激过程，维持阴茎海绵体和供应血管平滑肌细胞内充分的环磷酸鸟苷（cGMP）水平，增加海绵窦的扩张，增强勃起功能。

2. 肺动脉高压与血管内皮释放一氧化氮的功能受到损害有关，以致肺动脉血管平滑肌内 cGMP

水平降低。本品可升高肺动脉血管平滑肌内 cGMP 水平，使血管平滑肌舒张。

【药动学】本品口服后极易吸收，饮食对本品的吸收没有影响。服药后 2h 可达 C_{max}。本品在组织中的稳态 V_d 为 63L。其蛋白结合率为 94%。本品主要通过 CYP3A4 代谢为无活性的甲基对苯二酚和葡糖苷酸甲基对苯二酚。本品表观口服 CL 为 2.5L/h，$t_{1/2}$ 为 17.5h。本品主要以非活性代谢产物形式排出体外，61% 以原药随粪便排出，36% 随尿液排出。

【适应证】
1. 用于治疗男性勃起功能障碍。
2. 用于治疗肺动脉高压。

【不良反应】
1. 常见头痛、消化不良、头晕、面色潮红、鼻充血和腰痛及肌肉疼痛。
2. 罕见眼睑水肿。
3. 据美国 FDA 发布，西地那非、伐地那非和他达那非都有可能引起非动脉炎性前部缺血性视神经病变（NAION），导致失眠，而患有心脏病、糖尿病、高血压、高脂血症和有某种眼病的患者，以及吸烟或年龄＞50 岁患者，均有更多的机会罹患 NAION。
4. 其他。参考伐地那非的不良反应。

【禁忌与慎用】
1. 对本品过敏者、18 岁以下男性、肝功能严重受损者和已经丧失性功能的患者禁用。
2. 禁用于正在服用硝酸甘油的心绞痛患者。
3. 本品也禁用于正在服用多沙唑嗪或其他 α_1 受体阻滞剂的患者，但坦洛新例外。
4. 心脏病、心肌梗死、不稳定型心绞痛及心律失常患者慎用。

【药物相互作用】
1. 本品可明显增强硝酸酯类药物的降压作用。
2. 与酮康唑、利托那韦、红霉素或依曲康唑合用，可使本品血药浓度升高。
3. 本品与葡萄柚汁同服，可使本品血药浓度升高。
4. 其他。参考伐地那非的药物相互作用。

【剂量与用法】
1. 治疗勃起功能障碍　成人口服 10～20mg/次，1 次/日。性交前 0.5～12h 服药。中度肾功能不全患者从 5mg 开始，最高剂量不可超过 10mg。中度肝功能不全患者用量也不应超过 10mg。

2. 治疗给动脉高压　口服，40mg/次，1 次/日。轻中度肾功能不全患者起始剂量为 20mg/d。

【用药须知】
1. 老年人或轻中度肾功能不全患者服用本品后的 AUC 可能增加，但 C_{max} 不升高。
2. 由于本品的蛋白结合率极高，且不随尿消除，因此，接受血液透析的患者，其 C_{max} 不仅不减小，且还会增高。
3. 其他。参考伐地那非的用药须知。
4. 本品用于治疗勃起功能障碍与治疗肺动脉高压的剂量不同，临床使用中须注意。

【制剂】片剂：5mg，10mg，20mg。
【贮藏】贮于 15～30℃，避免儿童触及。

乌地那非（udenafil）

别名：优地那非、Zydena。
【理化性状】
1. 化学名：3-（1-methyl-7-oxo-3-propyl-4,7-dihydro-1H-pyrazolo[4,3-d]pyrimidin-5-yl）-N-[2-（1-methylpyrrolidin-2-yl）ethyl]-4-propoxybenzene-sulfonamide。
2. 分子式：$C_{25}H_{36}N_6O_4S$。
3. 分子量：516.65。
4. 结构式如下：

【简介】本品为在韩国上市的 PDE-5 抑制剂。达峰时间 1～1.5h，$t_{1/2}$ 为 11～13h。一般口服 100～200mg，片剂：100mg，200mg。

阿伐那非（avanafil）

别名：Stendra。
【理化性状】
1. 本品为白色结晶性粉末，难溶于水，微溶于乙醇和 0.1mol/L 的盐酸。
2. 化学名：(S)-4-[（3-chloro-4-methoxybenzyl）amino]-2-[2-（hydroxymethyl）-1-pyrrolidinyl]-N-（2pyrimidinylmethyl）-5-pyrimidinecarboxamide。
3. 分子式：$C_{23}H_{26}ClN_7O_3$。

4. 分子量：483.95。

5. 结构式如下：

【药理学】本品是一种环磷酸鸟苷（cGMP）特异的 5 型磷酸二酯酶（PDE-5）的选择性抑制剂，能够通过抑制海绵体内分解 cGMP 的 5 型磷酸二酯酶（PDE-5）来增强一氧化氮（NO）的作用。当性刺激引起局部一氧化氮释放时，本品可抑制 PDE-5，增加海绵体内 cGMP 水平，松弛平滑肌，血液流入海绵体。在没有性刺激时，推荐剂量的本品不起作用。

【药动学】本品空腹口服后吸收迅速，30～45min 可达 C_{max}。高脂肪餐可降低本品的吸收，T_{max} 延迟 1.12～1.25h，C_{max} 降低 39%，AUC 降低 3.8%。但这种改变无临床意义，本品可与食物同服。本品蓄积率为 1.2 倍，蛋白结合率为 99%。蛋白结合率与药物浓度、年龄、肝肾功能有关。

本品主要经 CYP3A4 代谢，少部分经 CYP2C9 代谢。血浆中主要代谢产物 M4 和 M16 分别约占原药浓度的 23% 和 29%。M4 及其代谢产物的活性分别为原药的 4% 和 16%，M16 无活性。

本品主要以非活性代谢产物形式排出体外，62% 以原药随粪便排出，21% 随尿液排出。$t_{1/2}$ 为 5h。

【适应证】用于治疗男性勃起功能障碍。

【不良反应】

1. 常见头痛、鼻咽炎、面色潮红、鼻充血、腰痛及肌肉疼痛。

2. 少见上呼吸道感染、支气管炎、流感、鼻窦炎、高血压、呼吸困难、恶心、便秘、皮疹。

3. 其他 PDE-5 有可能引起非动脉炎性前部缺血性视神经病变（NAION），导致失眠，而患有心脏病、糖尿病、高血压、高脂血症和有某种眼病的患者，以及吸烟或年龄＞50 岁患者，均有更多的机会罹患此种 NAION。

【禁忌与慎用】

1. 对本品过敏者患者禁用。

2. 禁用于正在服用硝酸酯类的患者。

3. 女性禁用。

4. 18 岁以下患者用药的安全性及有效性尚未确定。

【药物相互作用】

1. 本品可明显增强硝酸酯类药物的降压作用。

2. 与 α 受体阻滞剂合用，降压作用增加，可致低血压。

3. 服用本品期间饮酒，可增加直立性低血压的风险。

4. 与酮康唑、利托那韦等强效 CYP3A4 抑制剂合用，可使本品血药浓度明显升高，禁止合用。

5. 中效 CYP3A4 抑制剂可使本品血药浓度升高 2～3 倍，合用时需减量。

6. 禁与 CYP3A4 诱导剂合用。

7. 对氨氯地平、奥美拉唑、华法林、地昔帕明、罗格列酮的药动学无临床意义的影响。

【剂量与用法】成人口服 100mg/次，1 次/日。根据耐受性可调整至 50mg 或 200mg。应使用最低有效剂量。与中效 CYP3A4 抑制剂、α 受体阻滞剂合用，每天不超过 50mg，禁与强效 CYP3A4 抑制剂合用。

【用药须知】

1. 本品禁与硝酸酯类合用，因可导致低血压，可能出现头晕、晕厥、心脏病发作或脑卒中。

2. 性活动可增加心血管病的风险，有心血管病者需注意。

3. 如果阴茎勃起超过 4h，无论是否伴疼痛，均应就医。

4. 若使用本品过程中出现视力或听力丧失，应立即就医。

【制剂】片剂：50mg，100mg，200mg。

【贮藏】贮于 20～25℃，短程携带允许 15～30℃。

达泊西汀（dapoxetine）

【理化性状】

1. 化学名：(S)-N,N-dimethyl-3-（naphthalen-1-yloxy）-1-phenylpropan-1-amine。

2. 分子式：$C_{21}H_{23}NO$。

3. 分子量：305.41。

4. 结构式如下：

盐酸达泊西汀（dapoxetine hydrochloride）

别名：必利劲、Kutub、Priligy、Duratia、

Pentenal-30、Sustinex。

【理化性状】

1. 本品为淡黄色粉末、无嗅、微甜、能溶于水、醇。

2. 化学名：(S)-N,N-dimethyl-3-（naphthalen-1-yloxy）-1-phenylpropan-1-amine hydrochloride。

3. 分子式：$C_{21}H_{23}NO \cdot HCl$。

4. 分子量：341.87。

【药理学】本品治疗早泄的作用机制可能与其抑制神经元对 5-羟色胺的再摄取有关，从而影响神经递质作用于细胞突触前后受体的电位差。

人的射精主要由交感神经系统介导。射精的反射通路来源于脊髓反射中心，该通路由脑干介导，而该反射中心最初会受到许多脑核（视前内侧核和下脑室旁核）的影响。

在大鼠中，外侧巨细胞旁核（LPGi）是一个必要的脑部结构，支配精囊、输精管、前列腺、尿道球部肌肉和膀胱颈的神经节后交感神经纤维，可使上述器官协同收缩以实现射精。本品可以调节大鼠的这种射精反射，从而延长阴部运动神经元反射放电（PMRD）的潜伏期，并减少 PMRD 的持续时间。

【药动学】

1. 吸收　口服后，本品被迅速吸收，在 1～2h 后达 C_{max}。绝对生物利用度为 42%（15%～76%）。空腹状态下单次口服 30mg 和 60mg 本品后，分别在 1.01h 和 1.27h 后达 C_{max}（分别为 297ng/ml 和 498ng/ml）。

摄入高脂饮食可以降低本品的 C_{max}10%，AUC 增加 12%，同时，还可以轻度延迟本品的达峰时间；然而，摄入高脂饮食不会影响吸收的程度。这些变化均不具有临床意义。本品与食物是否同服均可。

2. 分布　在体外，99% 以上的本品与人血白蛋白相结合。活性代谢产物去甲基达泊西汀的蛋白结合率为 98.5%。本品可快速分布，平均稳态分布容积为 162 L。人体经静脉注射给药后，平均初始 $t_{1/2}$、分布 $t_{1/2}$、终末 $t_{1/2}$ 分别为 0.10h、2.19h 和 19.3h。

3. 代谢　体外研究表明，本品可被肝和肾中的多个酶系统清除，主要是 CYP2D6、CYP3A4 和含黄素单加氧酶 1（FMO1）。在一项观察 [14]C 标记的本品代谢的临床研究中，本品经口服后被广泛代谢成多种代谢产物，其中主要通过下列生物转化途径：N 端氧化、N 端去甲基化、萘基羟基化、葡萄糖苷酸化和硫酸化。有证据表明本品在口服后吸收进入血液前存在首关代谢。

原药和 N-氧化物是血液循环中主要的形式。其他代谢产物包括去甲基达泊西汀，它具有和原药相等的活性，双去甲基达泊西汀的活性约为原药的50%。考虑到活性和血浆游离浓度，在体内只有去甲基达泊西汀可以增加原药的活性。

4. 排泄　本品的代谢产物主要以共轭物形式随尿液排泄。尿中未检测到原药。本品能够快速清除，证据就是给药后 24h 血药浓度（不到峰浓度的5%）。每日服用本品蓄积很小。口服给药的终末 $t_{1/2}$ 约为 19h。去甲基达泊西汀的 $t_{1/2}$ 和原药相似。

【适应证】用于治疗符合下列所有条件的 18～64 岁男性早泄（PE）患者：①阴茎在插入阴道之前、过程当中或插入后不久，以及未获性满足之前仅仅由于极小的性刺激即发生持续的或反复的射精。②因早泄（PE）而导致的显著性个人苦恼或人际交往障碍。③射精控制能力不佳。

【不良反应】

1. 临床试验中最常见的（≥5%）药物不良反应包括头痛、眩晕、恶心、腹泻、失眠和疲劳。最常见的导致停药的事件包括恶心和眩晕。

2. 有发生直立性低血压的报道。

【禁忌与慎用】

1. 禁用于已知对本品或任何辅料过敏的患者。

2. 禁用于心脏有明显病理状况的患者[如心力衰竭（NYHA Ⅱ～Ⅳ级），未安装永久性起搏器的传导异常（二度或三度房室传导阻滞或病态窦房结综合征），明显的心肌缺血和瓣膜疾病]。

3. 轻度肝功能不全患者慎用，禁止用于中度和重度肝功能不全的患者。

4. 不推荐用于重度肾损伤的患者。

5. 禁用于 18 岁以下未成年人。

6. 禁用于女性。

【药物相互作用】

1. 在同时服用一种选择性 5-羟色胺再摄取抑制剂加一种 MAOI 的患者中，已有严重（有时致命）反应的报道，这些反应包括高热、强直、肌阵挛、自主神经性不稳并伴有生命体征可能的快速波动和精神状态的改变，包括极度兴奋并发展成谵妄和昏迷。

在最近停用一种选择性 5-羟色胺再摄取抑制剂并开始使用一种 MAOI 治疗的患者中也报道了这些反应。一些病例表现出类似于神经阻滞剂恶性综合征的特点。选择性 5-羟色胺再摄取抑制剂和 MAOI 联合用于动物模型的数据提示，这些药品可能在升高血压和诱发行为兴奋方面具有协同作用。

因此，本品不能与 MAOI 合用，也不能在停止 MAOI 治疗后 14d 内使用。同样的，在停用本品后 7d 内也不能使用 MAOI。

2. 硫利达嗪单用可以延长 QTc 间期，可伴有严重的室性心律失常。一些能够抑制 CYP2D6 的药物（如本品）能够抑制硫利达嗪的代谢从而导致硫利达嗪浓度的升高，而这会增加对 QTc 间期的延长作用。

本品不能与硫利达嗪合用，也不能在停止硫利达嗪治疗后 14d 内使用。同样地，在停用本品后 7d 内也不能使用硫利达嗪。

3. 与其他选择性 5-羟色胺再摄取抑制剂一样，本品与具有 5-羟色胺效应的药品或草药（包括 MAOI、L-色氨酸、佐米曲普坦、曲马多、利奈唑胺、选择性 5-羟色胺再摄取抑制剂、5-羟色胺-去甲肾上腺素再摄取抑制剂、锂剂和贯叶连翘提取物）合用可能会导致 5-羟色胺效应的发生。

本品不能与其他选择性 5-羟色胺再摄取抑制剂、MAOI 或其他具有 5-羟色胺相关效应的药品或草药合用，也不能在这些药品或草药停用后 14d 内服用。同样地，在停用本品后 7d 内也不能服用这些药品或草药。

4. 尚未在早泄患者中对本品与 CNS 活性药品的合用进行系统的评价。因此，如果需要本品与此类药品合用时，应谨慎。

5. 在人肝、肾和肠微粒体内进行的体外研究表明，本品主要通过 CYP 2D6、CYP3A4 和黄素单加氧酶 1（FMO1）代谢。因此，这些酶的抑制剂可能会降低本品的清除率。

6. 酮康唑（200mg/次，2 次/日，持续 7d）能够使本品（60mg 单次给药）的 C_{max} 和 AUC 分别增加 35% 和 99%。考虑到游离的本品和去甲基达泊西汀的作用，如果服用强效 CYP3A4 抑制剂，活性部分（游离的原药和去甲基达泊西汀的总和）的 C_{max} 可能会升高约 25%，AUC 可能会增加 1 倍。

这样的升高在某些患者中会很明显，特别是 CYP2D6 乏代谢者或合用 CYP2D6 强效抑制剂的患者。

因此，本品禁用于同时服用酮康唑、伊曲康唑、利托那韦、沙奎那韦、泰利霉素、萘法唑酮、奈非那韦、阿扎那韦等的患者。

7. 同时服用中效 CYP3A4 抑制剂，如红霉素、克拉霉素、氟康唑、安波那韦、福沙那韦、阿瑞匹坦、维拉帕米和地尔硫䓬，可能也会显著增加本品和去甲基达泊西汀的暴露量，特别是 CYP2D6 乏代谢者。因此，如果和上述任何一种药物合用时，本品的最大剂量限于 30mg，并且建议慎用。

8. 氟西汀（60mg/d，持续 7d）与本品（60mg 单次给药）合用时，后者的 C_{max} 和 AUC 分别增加 50% 和 88%。考虑到游离的原药和去甲基达泊西汀的作用，如果服用 CYP2D6 强效抑制剂，活性部分（游离的原药和去甲基达泊西汀的总和）的 C_{max} 可能会升高约 50%，AUC 可能会增加 1 倍。可能会增加剂量依赖性的不良反应发生率和严重程度。因此，对于服用 CYP2D6 强效抑制剂和 CYP2D6 乏代谢患者，在增加剂量至 60mg 时应慎重考虑。

9. 磷酸二酯酶 5（PDE-5）抑制剂他达拉非并不影响本品的药动学。西地那非可以轻度改变本品的药动学（AUC 增加 22%，C_{max} 增加 4%），但这种作用不具有临床意义。然而，由于可能会降低立位耐力，本品应慎用于正在使用 PDE-5 抑制剂的患者。

10. 每天接受坦洛新治疗的患者同时（单次或多次）服用本品 30mg 或 60mg 不会改变坦洛新的药动学。在坦洛新的基础上加用本品不会导致立位耐力的改变，但由于可能会降低立位耐力，本品应慎用于接受 α 受体阻滞剂治疗的患者。

11. 单次给药 50mg 的地昔帕明后多次给予本品（60mg/d，持续 6d）能够使地昔帕明的平均 C_{max} 和 AUC 分别比地昔帕明单用时增加约 11% 和 19%。本品也可使其他经 CYP2D6 代谢的药物的血药浓度有相似程度的增加。这种增加的临床意义较小。

12. 本品多次给药（60mg/d，持续 6d）能够使咪达唑仑（8mg 单次给药）的 AUC 降低约 20%（-60%～+18%）。对于大多患者咪达唑仑的这种降低无临床意义。CYP3A 活性的增强对于那些同时服用依赖于 CYP3A 代谢并且治疗窗窄的药物的患者可能具有临床意义。

13. 本品多次给药（60mg/d，持续 6d）不会影响奥美拉唑（40mg，单次给药）的药动学。本品不太可能影响其他 CYP 2C19 底物的药动学。

14. 本品多次给药（60mg/d，持续 6d）不会影响格列本脲（5mg，单次给药）的药动学和药效学。本品不太可能影响其他 CYP 2C9 底物的药动学。

15. 目前尚无数据来评价本品对长期服用华法林的影响，因此，本品应慎用于长期服用华法林的患者。在一项药动学研究中，本品（60mg/d，持续

6d）不会影响华法林（单次服用 25mg）的药动学和药效学（PT 或 INR）。

16. 单次同时饮用 0.5g/kg 的乙醇不会影响本品（60mg，单次给药）和乙醇的药动学；然而本品与乙醇合用可增加嗜睡的发生率并显著降低自评的警觉度。对认知损害的药效学测定（数字警觉速度、数字符号替换测验）也表明，乙醇或本品单用与安慰剂比较没有显著差异，但本品与乙醇合用与单用乙醇比较有显著统计学意义。

乙醇与本品合用可增加下列不良反应的发生率或严重程度：眩晕、嗜睡、反应缓慢或判断力改变。乙醇与本品合用也可能会增加神经心血管不良反应，如晕厥，从而增加意外伤害的风险；因此，应建议患者在服用本品时要避免饮酒。

【剂量与用法】

1. 口服，药片应整片吞下。建议患者至少用一整杯水送服药物。在餐前或餐后服用。

2. 对于成年男性（18～64 岁）所有患者推荐的首次剂量为 30mg，需要在性生活之前 1～3h 服用。如果服用 30mg 后效果不够满意且不良反应尚在可接受范围以内，可以将用药剂量增加至最大推荐剂量（60mg）。推荐的最大用药剂量使用频率为每 24 小时 1 次。

3. 尚未评估本品在 65 岁及以上患者人群中使用的安全性和有效性，其主要原因为有关本产品在该人群中使用的数据极为有限。

4. 轻度或中度肾损伤患者服用本品时不需要进行剂量调整，但是应谨慎服用。

【用药须知】

1. 仅用于患有早泄的男性患者。本品在未患有早泄的男性中的安全性尚未明确，同时，尚无有关本品在该人群中延迟射精作用的数据。

2. 建议患者不要在服用本品时同时服用具有兴奋作用的精神药品，如氯胺酮、甲烯二氧甲苯丙胺和麦角酸二乙胺等具有 5-羟色胺活性的精神药品，如同时服用可能会导致严重的不良反应。

这些不良反应包括但不限于心律失常、高热、5-羟色胺综合征。服用本品时同时服用具有镇静作用的精神药品，像麻醉药品和苯二氮䓬类，可能会加重嗜睡和头晕。

3. 服用本品同时饮酒可能会加重乙醇相关的神经识别作用，也可能加重心血管不良反应（如晕厥），因此也会增加意外伤害的风险。因此，建议患者在服用本品时要避免饮酒。

4. 本品可能会引起晕厥或头晕。可能的前驱症状如恶心、眩晕、头晕目眩、心悸、无力、意识模糊及出汗，一般发生在给药后 3h 内，常在晕厥之前出现。

如果患者发生可疑的前驱症状，应当立即躺下以使头部低于身体的其他部位，或者坐下并将头部放于双膝之间直至症状消失，同时，应当警告患者避免处于一旦晕厥或其他中枢神经系统（CNS）作用出现时可能会导致损伤的情况之下，包括驾驶或操作危险的机器。

5. 有潜在的心血管疾病的受试者没有参加Ⅲ期临床试验。有潜在器质性心血管疾病（如有记录的流出道梗阻、瓣膜性心脏病、颈动脉狭窄和冠心病）的患者其发生由晕厥（心源性晕厥及其他原因的晕厥）导致的心血管不良反应的风险增加。

6. 临床试验中已有直立性低血压的报道。处方医师应当事先告知患者，如果出现可疑的前驱症状（如站起后不久出现头晕目眩），应当立即躺下使头部低于身体其他部位，或者坐下并将头部置于双膝之间直至症状消失。处方医师还应当告知患者，长时间躺卧或坐位后不应当迅速站起。

此外，为正在服用具有血管扩张作用的药物（如α-肾上腺素受体拮抗剂、硝酸酯类、PDE-5 抑制剂）的患者开具本品时应谨慎，原因是可能会降低立位耐力。

7. 本品不得用于有躁狂或轻躁狂或双相情感障碍病史的患者，同时，出现上述疾病症状的任何患者均应停用本品。

8. 由于选择性 5-羟色胺再摄取抑制剂可能会降低癫痫的阈值，出现癫痫发作的任何患者均应停用本品，同时，患有不稳定癫痫的患者应避免使用本品。癫痫已被控制的患者应当接受严密的监测。

9. 有抑郁症状和体征的男性，在服用本品之前要先进行评估以排除未诊断出的抑郁性疾病。禁止同时服用抗抑郁药，包括选择性 5-羟色胺再摄取抑制剂和选择性去甲肾上腺素再摄取抑制剂。不推荐中断抑郁和焦虑的治疗而服用本品治疗早泄。

本品不适用于精神错乱，不得用于男性精神疾病（如精神分裂症）患者，或者精神疾病合并抑郁的患者，原因是无法排除抑郁相关症状的加重。这可能是潜在的精神疾病进展的结果，也可能是本品治疗的结果。如果抑郁体征和症状加重，应该停止服用本品。

10. 已有选择性 5-羟色胺再摄取抑制剂治疗期

间出现出血异常的报道。患者在服用本品时应当谨慎，尤其是同时服用已知能够影响血小板功能的药物（如非典型抗精神病药物和吩噻嗪类、阿司匹林、NSAID、抗血小板药）或抗凝药（如华法林）的患者，以及有出血倾向或凝血障碍病史的患者。

11. 已有报道，突然停止长期的针对慢性抑郁症的选择性 5-羟色胺再摄取抑制剂治疗可导致下列症状：焦虑心境、易怒、兴奋、眩晕、感觉异常（即感觉错乱，如电休克知觉）、焦虑、意识模糊、头痛、昏睡、情绪不稳、失眠和轻躁狂。

12. 和其他选择性 5-羟色胺再摄取抑制剂一样，本品的使用和一些眼部反应有关联，如瞳孔扩大和眼部疼痛。眼内压升高或有闭角型青光眼风险的患者应慎用。

【制剂】片剂：30mg。

【贮藏】常温贮存。

氟班色林（flibanserin）

别名：氟立班丝氨、Addyi。

本品为美国 FDA 批准的第一个用于治疗绝经前女性性功能障碍的药物。

【理化性状】

1. 本品为白色至蛋白色粉末，不溶于水，微溶于甲醇、乙醇、乙腈或甲苯，溶于丙酮，易溶于氯仿，极易溶于二氯甲烷。

2. 化学名：2H-benzimidazol-2-one,1,3-dihydro-1-[2-[4-[3-（trifluoromethyl）phenyl]-1-piperazinyl]ethyl]。

3. 分子式：$C_{20}H_{21}F_3N_4O$。

4. 分子量：390.40。

5. 结构式如下：

【用药警戒】

1. 本品与乙醇合用会导致低血压和昏厥的风险，因此，使用本品的患者禁用乙醇。给予本品前，应评估患者饮酒的可能性，并考虑患者当前和过去的饮酒行为。

2. 中效或强效 CYP3A4 抑制剂会升高本品的血药浓度，可能会导致严重低血压和昏厥。因此使用本品的患者禁用中效或强效 CYP3A4 抑制剂。

3. 本品禁用于肝功能不全的患者，这类患者本品的血药浓度会升高，可能导致严重的低血压和昏厥。如发生昏厥且症状没有缓解，应立即将患者仰卧并及时寻求医疗帮助。

【药理学】尚不明确本品治疗绝经前女性性欲障碍的作用机制。在体内，本品显示对 5-羟色胺受体有高亲和力：对 5-HT$_{4A}$ 有激动剂活性，对 5-HT$_{2A}$ 有拮抗剂活性。本品对 5-HT$_{2B}$、5-HT$_{2C}$ 和多巴胺 D$_4$ 受体有中度拮抗活性。

【药动学】

1. 吸收　在健康女性受试者给予单次剂量 100～250mg（推荐剂量和推荐剂量的 2.5 倍），剂量与 C_{max} 呈正比关系。给药后 3d 可达稳态。AUC$_{0\sim\infty}$ 与每日给药 100mg 相比会增加 1.4 倍.

口服本品的生物利用度为 33%。食物能增加吸收程度并减慢吸收速率，低、中、高脂肪饮食分别升高 AUC$_{0\sim inf}$ 1.18 倍、1.43 倍和 1.56 倍；增加 C_{max} 为 1.02 倍、1.13 倍和 1.15 倍；分别延长平均 T_{max} 为 1.5h、0.96h、1.8h。

2. 分布　本品的血浆蛋白结合率约为 98%，主要与白蛋白相结合。

3. 代谢　本品主要通过 CYP3A4 代谢，少部分被 CYP2C19 代谢。基于体内外数据，可知 CYP1A2、CYP2B6、CYP2C8、CYP2C9、CYP2D6 对代谢作用很小。单次口服用 ^{14}C 标记的本品 50mg 后，尿液中回收的放射性物质占 44%，粪便中占 51%。本品被广泛代谢成至少 35 种代谢物，它们大多数在血浆中浓度很低。有两种无活性代谢物与原药有相似的血浆浓度，为 6,21-二羟基-氟班色林-6,21-二硫酸盐和 6-羟基-氟班色林-6-硫酸盐。

4. 排泄　本品及代谢产物主要随尿液和粪便排泄，$t_{1/2}$ 约为 11h。

【适应证】用于治疗绝经前女性性欲失调（HSDD），其表现为非医学原因或精神原因、非伴侣关系问题和药物或其他物质引起性欲低下，导致显著的痛苦或人际交往困难。获得性 HSDD 是指患者既往并无性欲问题，广义 HSDD 是指 HSDD 的发生与情景、伴侣、刺激类型无关。

【不良反应】

1. 常见不良反应为头晕、嗜睡、恶心、疲劳、失眠、口干等。

2. 偶有焦虑、便秘、腹痛、子宫出血、皮疹、镇静、眩晕等不良反应。

3. 罕见有阑尾炎、中枢神经系统抑制。

【妊娠期安全等级】尚未对孕妇进行试验。

【禁忌与慎用】

1. 肝功能不全患者禁用。

2. 肾功能不全患者慎用。

3. 动物实验本品可经乳汁分泌，尚未明确本品是否可经人类乳汁分泌，哺乳期妇女使用时应停止哺乳。

【药物相互作用】

1. 与乙醇同时使用时会增加低血压、昏厥和中枢神经系统抑制的风险。所以用药时禁止饮酒。

2. 苯海拉明、阿片类药物、催眠类药物和苯二氮䓬类与本品合用可增加中枢神经系统抑制的风险。应与处方医师讨论合用的可行性。

3. 强效 CYP3A4 抑制剂，如酮康唑、伊曲康唑、泊沙康唑、克拉霉素、萘法唑酮、利托那韦、沙奎那韦、奈非那韦、茚地那韦、波普瑞韦、特拉匹韦、泰利霉素和考尼伐坦，中效 CYP3A4 抑制剂，如安泼那韦、阿扎那韦、环丙沙星、地尔硫䓬、红霉素、氟康唑、福沙那韦、维拉帕米和葡萄柚汁，均会明显升高本品的血药浓度，增加低血压和晕厥的危险，所以禁止合用。

4. 弱效 CYP3A4 抑制剂，包括口服避孕药、西咪替丁、氟西汀、银杏和雷尼替丁，会增加本品的不良反应，须权衡利弊后使用。

5. 强效 CYP2C19 抑制剂，包括质子泵抑制剂、选择性 5-羟色胺再摄取抑制剂、苯二氮䓬类和抗真菌药，会增加本品的不良反应，须权衡利弊后使用。

6. CYP3A4 诱导剂，包括卡马西平、苯巴比妥、苯妥英、利福布汀、利福平、利福喷丁和贯叶连翘，会降低本品的血药浓度，不建议合用。

7. 本品会升高地高辛和西罗莫司等 P-糖蛋白底物的血药浓度，需对这些治疗指数窄的药物进行血药浓度监测。

【剂量与用法】

1. 本品的推荐剂量为 100mg/d，睡前服用，如忘记服用可在第 2 天继续服用，但不可加倍剂量服用。

2. 停用中效、强效 CYP3A4 抑制剂 2 周后才能服用本品，停用本品 2d 后，才能使用中效、强效 CYP3A4 抑制剂。

【用药须知】

1. 每次服药 6h 内应避免操作机械或驾车等需要注意力集中的活动，防止发生危险。

2. 本品不适用于绝经后女性或男性的 HSDD。

3. 本品不能增强性能力。

4. 本品不能用于儿童。

5. 使用后 8 周无改善应中止用药。

【制剂】片剂：100mg。

【贮藏】贮于 20～25℃，并放置于儿童无法触及的地方。短程携带允许 15～30℃。

13.6　雌激素和孕激素（esrogens and progestins）

乌利司他（ulipristal）

【理化性状】

1. 化学名：11β-[4-（N,N-dimethylamino）-phenyl]-17α-hydroxy-19-norpregna-4,9-diene-3,20-dione。

2. 分子式：$C_{28}H_{35}NO_3$。

3. 分子量：475.6。

醋酸乌利司他（ulipristal acetate）

别名：EllaOne、Ella。

【理化性状】

1. 本品为白色或黄色结晶性粉末。

2. 化学名：[17α acetoxy-11β-（4-N,N-dimethy-laminophenyl）-19-norpregna-4,9-diene -3,20-dione]。

3. 分子式：$C_{30}H_{37}NO_4$。

4. 分子量：475.6。

5. 结构式如下：

【药理学】在排卵前服用，可以延迟卵泡破裂。其作用机制可能是抑制或延迟排卵；然而，子宫内膜的改变也可能是产生疗效的原因之一。

【药动学】

1. 吸收　口服后 0.9～1h 达血药峰值，原药和活性代谢产物单去甲基醋酸乌利司他的 C_{max} 分别为 176ng/ml 和 69ng/ml。高脂肪餐降低本品及活性代谢产物 C_{max}40%～45%，延迟 T_{max} 至 3h，AUC增加 20%～25%。这些改变无临床意义。

2. 分布 蛋白结合率>94%，主要与高密度脂蛋白、α_1-酸性糖蛋白及白蛋白结合。

3. 代谢 本品主要代谢物为单去甲基醋酸乌利司他和双去甲基乌利司他，由CYP3A4介导。

4. 排泄 单次服用本品30mg，$t_{1/2}$为（32.4±6.3）h。

【适应证】用于120h（5d）内无保护性交或避孕失败的紧急避孕。

【不良反应】可见头痛、恶心、腹痛、疲乏、头晕、痛经。

【妊娠期安全等级】X。

【禁忌与慎用】

1. 对本品过敏者、孕妇禁用。

2. 不推荐哺乳期妇女使用。

3. 18岁以下儿童及月经未初潮者禁用。

【药物相互作用】

1. 本品主要经CYP3A4代谢，CYP3A4诱导剂（如巴比妥类药物、波生坦、卡马西平、灰黄霉素、非尔氨酯、奥卡西平、苯妥英、利福平、托吡酯、贯叶连翘）可降低本品的药效，禁止合用。

2. CYP3A4抑制剂可升高本品的血药浓度。

3. 本品对CYP酶既无抑制作用也无诱导作用，但本品是P-糖蛋白抑制剂，慎与治疗窗窄的P-糖蛋白底物合用。

【剂量与用法】口服，30mg/次，于120h内服用，如果服用后3h内呕吐，应补服30mg。本品可以在月经周期的任何时候服用。

【用药须知】应在无保护性交后尽快服用。

【制剂】片剂：30mg。

【贮藏】贮于20～25℃。

13.7 性激素拮抗药（sexhormoneantagonist）

雷洛昔芬（raloxifene）

本品为他莫昔芬的类似物，属于选择性雌激素受体调节药。

【理化性状】

1. 化学名：6-hydroxy-2-（*p*-hydroxyphenyl）benzo[*b*]thien-3-yl-*p*-（2-piperidinoethoxy）phenylketone。

2. 分子式：$C_{28}H_{27}NO_4S$。

3. 分子量：473.58。

4. 结构式如下：

盐酸雷洛昔芬（raloxifenehydrochloride）

别名：易维特、Evista。

【理化性状】

1. 本品为白色或类白色、晶体粉末或结晶，具有多晶型。几乎不溶于水，溶于丙酮或甲醇。

2. 化学名：6-hydroxy-2-（*p*-hydroxyphenyl）benzo[*b*]thien-3-yl-*p*-（2-piperidinoethoxy）phenyl-ketone hydrochloride。

3. 分子式：$C_{28}H_{27}NO_4S \cdot HCl$。

4. 分子量：510.0。

【药理学】本品对雌激素受体具有高度的亲和力，对不同的组织具有不同程度的雌激素激动或拮抗作用。在骨骼和心血管方面，显示出雌激素的激动作用，可使骨矿物质增加，血脂下降；在乳房和子宫方面，则呈现雌激素的拮抗作用。临床前研究提示，本品不刺激子宫细胞或乳房组织增生，子宫出血和子宫内膜增厚的发生率与安慰剂组绝经后妇女相似。因此，本品可用于预防绝经后妇女的骨质疏松症，降低心血管病的发生率，并有可能有助于乳腺癌的治疗。

【药动学】本品口服后吸收迅速，吸收率约为50%。药物吸收后分布广泛，蛋白结合率约为95%。本品具有广泛的肝首关效应，与葡萄糖醛酸结合，形成不被代谢的共轭物。大部分本品代谢物于给药后5d内随粪便排出，少量以原药（＜0.2%）和共轭物随尿液排出。其$t_{1/2}$约为27.7h。

【适应证】防治绝经后妇女的骨质疏松症。

【不良反应】可引起面部潮红、小腿痉挛、外周水肿和静脉血栓栓塞。

【妊娠期安全等级】X。

【禁忌与慎用】

1. 对本品过敏者、绝经前妇女、儿童、子宫内膜增生者、原因不明的子宫出血者、患有血栓栓塞性疾病或有此类病史者、重度肝肾功能不全患者均禁用。

2. 肝功能不全患者、血脂代谢异常者慎用。

3. 哺乳期妇女使用时应暂停哺乳。

【药物相互作用】

1. 考来烯胺与本品合用并结合后，可使本品的吸收和肠肝循环下降 60%，导致本品的疗效降低。如有必要合用，服用两者的间隔时间至少要在 2h 以上。

2. 本品可降低华法林和左甲状腺素的疗效。

【剂量与用法】常规口服 60mg/次，1 次/日。

【用药须知】

1. 用药期间，应定期检查骨矿物质密度（bone mineral density，BMD）、血常规和生化，并监测血脂和脂蛋白比值。

2. 使用本品期间，应同时补钙和维生素 D。

3. 使用本品期间，不推荐同时系统性使用雌激素或进行激素替代疗法。

4. 为防止血栓性疾病，在术前或制动前 72h 及长期制动期间，应停用本品，而仅在患者完全恢复活动后才能再次使用本品。

5. 39 个月的研究显示，本品不增加癌症发病率。还有研究表明，以本品 30～150mg/d，使用 3 年，对绝经后妇女的子宫内膜无刺激作用。

【制剂】片剂：60mg。

【贮藏】密封，贮于阴凉处。

巴多昔芬（bazedoxifene）

本品是第三代选择性雌激素受体调节剂（SERM）。

【理化性状】

1. 化学名：1-{*p*-[2-（hex-ahydro-1*H*-azepin-1-yl）ethoxy]benzyl}-2-（*p*-hydroxyphenyl）-3- methyl-1 lindol-5-ol。

2. 分子式：$C_{30}H_{34}N_2O_3$。

3. 分子量：470.60。

4. 结构式如下：

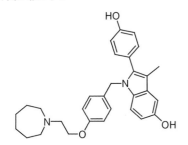

醋酸巴多昔芬（bazedoxifene acetate）

别名：Viviant、Conbriza。

【理化性状】

1. 本品为白色至棕褐色不吸潮的结晶性粉末，至少有 3 种结晶型，合成的活性成分主要是晶型Ⅰ。本品溶于水且溶解度与 pH 有关，pH<5 时溶解度约

0.5mg/ml，pK_a 约为 11 且也是 pH 依赖性的。本品没有旋光性。

2. 化学名：1-{*p*-[2-（hex-ahydro-1*H*-azepin-1-yl）ethoxy]benzyl}-2-（*p*-hydroxyphenyl）-3- methylindol-5-ol monoacetate。

3. 分子式：$C_{32}H_{38}N_2O_5$。

4. 分子量：530.65

【药理学】本品为雌激素受体调节剂，依据所作用的细胞、组织和靶基因不同，同时发挥雌激素受体激动剂和（或）拮抗剂的作用。本品可降低骨吸收、减少骨转化并使之恢复到绝经前水平，增加骨矿盐密度（BMD），降低骨折风险。本品对骨骼及脂质代谢主要显示激动活性，对子宫和乳腺主要发挥雌激素受体拮抗剂的功能。

【药动学】

1. 吸收　本品吸收迅速，T_{max} 约 2h（1～4h），单剂量口服本品 0.5～120mg 和日剂量 1～80mg 多次服药，其血药浓度呈线性增加，绝对生物利用度约 6%。本品可能存在肠肝循环，个别患者 T_{max} 可达 8h。单剂量给予本品 20mg，其平均 C_{max} 为（3.9±1.7）ng/ml，稳态血药浓度为（5.8±2.3）ng/ml。食物对本品影响不明显，单剂量口服本品 20mg 同时给予高脂饮食，C_{max} 和 AUC 分别增加 28% 和 22%；中等程度脂肪饮食可使 C_{max} 和 AUC 分别增加 42% 和 35%，这些影响不具有临床意义，因此，本品与或不与食物同服均可。

2. 分布　静脉注射 3mg 本品，分布容积为（14.7±3.9）L/kg。血浆蛋白结合率较高（98%～99%）。

3. 代谢　葡糖醛酸化是主要代谢途径，极少量经细胞色素 P450 氧化代谢。主要代谢物为巴多昔芬-5-葡糖醛酸，血浆中此代谢物浓度约是原形药物浓度的 10 倍。

4. 消除　$t_{1/2}$ 约为 30h，每日给药 1 次，用药后第 2 周可达稳态血药浓度，约是单次给药的 2 倍。表观口服清除率 4～5L/（h·kg）。85% 本品在 10d 内排泄，主要随粪便排出，仅有不到 1% 随尿排出。

【适应证】治疗绝经后骨折危险增加妇女的骨质疏松。

【不良反应】最常见的不良反应是热潮红和肌痉挛（包括腿痛性痉挛）。按器官系统分列如下。

1. 免疫系统　常见过敏反应。

2. 神经系统　常见嗜睡。

3. 眼　罕见视网膜静脉血栓形成。

4. 循环系统　很常见热潮红；少见深静脉血

栓、血栓性浅静脉炎。

5. 呼吸、胸部和纵隔 少见肺栓塞。

6. 消化系统 常见口干。

7. 皮肤和皮下组织 常见荨麻疹。

8. 肌肉骨骼和结缔组织 常见肌痉挛（包括腿痛性痉挛）。

9. 全身和给药部位反应 常见外周水肿。

10. 实验室检查异常 常见三酰甘油水平升高、ALT 升高、AST 升高。

11. 其他 上市后眼部不良事件还包括视敏度下降、视物模糊、闪光感、视野缺损、视觉障碍、眼干、眼睑水肿、眼睑痉挛、眼痛和眼胀。

【禁忌与慎用】

1. 对本品或任一成分过敏者禁用。

2. 正在或既往患有静脉血栓事件者，包括深静脉血栓、肺栓塞和视网膜静脉血栓者禁用。

3. 可能妊娠或已经妊娠的妇女禁用。

4. 难以解释的子宫出血者禁用。

5. 不宜用于有子宫内膜癌症状和体征者，因为对这类患者的安全性尚未进行充分研究。

6. 鉴于研究尚不充分，重度肾功能不全患者慎用。

7. 未进行过肝功能不全患者安全性和有效性方面的研究。因此，这部分患者不建议使用。

8. 绝经前妇女安全性尚未充分研究，不推荐使用。

9. 三酰甘油水平＞300mg/dl（3.4mmol/L）的妇女未进行过相关研究，鉴于本品可能引起血清三酰甘油水平的进一步上升，患有高三酰甘油血症的患者慎用。

10. 本品含有乳糖，乳糖不耐受者、乳糖酶缺乏者、葡萄糖-半乳糖吸收不良者禁用。

11. 哺乳期妇女不推荐使用。

【药物相互作用】

1. 研究显示本品可增加激素结合球蛋白的浓度，包括皮质激素结合球蛋白（CBG）、性激素结合球蛋白（SHBG）和甲状腺素结合球蛋白（TBG）。

2. 本品几乎不经 CYP 酶系代谢。因此，对 CYP 同工酶几乎没有诱导或抑制作用，与经 CYP 代谢的药物没有相互作用。

3. 本品与下述药品没有明显的药动学相互作用：布洛芬、阿托伐他汀、阿奇霉素、含铝和氢氧化镁的抗酸剂。

4. 基于血浆蛋白结合特性，本品与华法林、地高辛和地西泮也不可能存在相互作用。

【剂量与用法】

1. 20mg/次，1 次/日，可以在一天中的任何时候服用且不受进餐的限制。不建议剂量超过 20mg/d，高剂量时未见额外获益，相反不良反应发生率会明显升高。

2. 如果钙和（或）维生素 D 每日摄取量不足，建议补充。

3. 轻中度肾功能不全患者不必调整剂量。不必根据患者的年龄调整剂量。

【用药须知】

1. 本品可增加静脉血栓栓塞事件（VTE）的风险，因此，静脉血栓事件风险增加者不建议使用。临床研究表明，使用本品治疗 1 年内 VTE 发生率明显增高，相对风险是安慰剂的 2.69 倍，治疗后 3 年、5 年和 7 年相对风险分别是 1.63、1.50 和 1.51。与 VTE 相关的危险因素包括年老、肥胖、卧床、手术、大的创伤和恶性肿瘤。在一些因疾病或其他情况而需要长时间卧床（如术后恢复期、需长时间卧床休息）的患者应停药，待患者恢复走动后再开始治疗。另外，服用本品的妇女如需长时间旅行建议定时四处活动。

2. 本品不引起子宫内膜增生，治疗期间的任何子宫出血都属意外并应请专家做全面检查。

3. 未进行乳腺癌患者使用本品的安全性研究，目前没有关于联合治疗早期或晚期乳腺癌的临床资料，因此，不推荐本品用于治疗或者预防乳腺癌。

4. 肾功能不全对本品的药动学几乎没有影响，因此，不必调整剂量。用于重度肾功能不全患者尚无充分的研究，这部分患者应慎用。

5. 与健康受试者相比，肝功能不全患者使用本品曲线下面积平均会增加 4.3 倍，因此，这部分人群不推荐使用。

6. 老年患者服用本品 AUC 略有增加，考虑与肝功能有关，不必根据年龄调整剂量。

7. 本品对驾驶和机器操作能力的影响很小，但有引起嗜睡的报道，还可能引起视力方面的问题，如视敏度不佳或视物模糊，出现这些症状时应建议患者避免驾驶和操作机器。

8. 药物过量的处理：目前尚无特殊的解毒药。一旦发生过量，应采用对症支持治疗。

9. 一旦漏服，发现后可立即补服。如果接近下次用药时间则不必补服，按下次用药时间给药即可。

【制剂】 片剂：20mg。

【贮藏】 25℃以下室温保存。

第十四章　抗变态反应药

Drugs Against Allergic Reaction

左西替利嗪（levocetirizine）

别名：左旋西替利嗪。

本品为西替利嗪的 R-型异构体。

【理化性状】

1. 化学名：2-（2-{4-[（R）-（4-chlorophenyl）（phenyl）methyl]piperazin-1-yl}ethoxy）acetic acid。

2. 分子式：$C_{21}H_{25}ClN_2O_3$。

3. 分子量：388.9。

4. 结构式如下：

盐酸左西替利嗪（levocetirizine dihydrochloride）

别名：优泽、迪皿、Xyzal。

【理化性状】

1. 本品为白色晶状粉末，能溶于水。

2. 化学名：2-（2-{4-[（R）-（4-chlorophenyl）（phenyl）methyl]piperazin-1-yl}ethoxy）acetic acid dihydrochloride。

3. 分子式：$C_{21}H_{25}ClN_2O_3 \cdot 2HCl$。

4. 分子量：461.8。

【药理学】

1. 本品是西替利嗪的左旋体，药理作用与西替利嗪相似，但副作用更少。西替利嗪有轻度的中枢神经系统抑制作用。研究表明，此作用主要是由于其右旋体与脑内相关受体有一定亲和性。本品巧妙地避免了西替利嗪的镇静、嗜睡等中枢神经系统不良反应，但抗组胺活性仍与西替利嗪相似。

2. 本品抗过敏作用强于其他抗过敏药物，其药理机制较为广泛，除具有较强的拮抗 H_1 受体作用外，还具有其他的抗变态反应机制，与哮喘病相关的药理机制包括抑制气道内以嗜酸细胞为主的炎性细胞的聚集和浸润、抑制肥大或嗜碱细胞的脱颗粒反应、抑制迟发相哮喘反应和增强 β_2 受体激动剂的支气管扩张作用等。

【药动学】

1. 成人健康受试者，治疗剂量范围内，本品药动学呈线性。口服给药后，快速广泛吸收。成人口服片剂后，0.9h 达血药峰值。每日口服给药后 2d 可达稳态，蓄积率为 1.12。单次给药或重复 5mg，1 次／日给药后，峰浓度分别为 270ng/ml 和 308ng/ml。食物对本品片剂的 AUC 无影响，但脂肪餐后，本品的 T_{max} 延迟约 1.25h，C_{max} 降低约 36%。本品与食物是否同服均可。

2. 5mg 口服溶液剂和 5mg 片剂的生物利用度相同。健康受试者口服 5mg 溶液剂后，0.5h 可达血药峰值。

3. 本品体外平均血浆蛋白结合率 91%～92%，包括治疗血浆水平在内的 90～5000ng/ml 浓度，无剂量依赖性。口服给药后，平均表观分布容积为 0.4L/kg，提示全身体液中均有分布。

4. 本品小于 14% 的剂量在人体内代谢，因此，遗传多态性受肝药酶的影响可忽略不计。主要代谢途径为芳香环的氧化、N-和 O-脱烷基作用和与牛磺酸的结合，脱烷基作用主要通过 CYP3A4、芳香环氧化等多种途径。

5. 健康受试者，本品口服溶液或片剂给药后，血浆 $t_{1/2}$ 为 8～9h，平均全身清除率为 0.63ml/（kg·min）。本品及其代谢物主要随尿液排泄，约占给药剂量的 85.4%，仅 12.9% 随粪便排泄。随尿排泄主要为肾小球滤过和肾小管主动分泌。本品肾清除率与肌酐清除率有关，肾功能不全患者的清除率降低。

【适应证】

1. 成人和年龄≥2 岁儿童的季节变应性鼻炎。

2. 成人和年龄≥6 个月儿童的常年变应性鼻炎和慢性特发性荨麻疹。

【不良反应】可见嗜睡、疲劳、无力、尿潴留。

【妊娠期安全等级】B。

【禁忌与慎用】

1. 对本品、西替利嗪或本品制剂中任何成分过敏者、终末期疾病（CC＜10ml/min）或透析患者、6个月到11岁肾功能不全的儿童禁用。

2. 本品能分泌到乳汁中，哺乳期妇女使用时，应暂停哺乳。

【药物相互作用】同西替利嗪。

【剂量与用法】

1. 成人和年龄≥2岁儿童2.5～5mg/次，1次/晚，口服。

2. 6～11岁儿童2.5mg/次，1次/晚，口服，不可超量。

3. 6个月至5岁儿童1.25 mg/次，1次/晚，口服，不可超量。

4. 肝肾功能不全患者的剂量调整。①轻度肾功能不全（CC=50～80ml/min）：2.5mg/次，1次/日；②中度肾功能不全（CC=30～50ml/min）：2.5mg/次，隔日1次；③重度肾功能不全（CC=10～30ml/min）：2.5mg/次，每周2次（每3～4天1次）；④单纯的肝功能不全患者不必调整剂量，肝肾功能双重不全时应调整剂量。

【用药须知】

1. 高空作业、驾驶或操作机器期间慎用。

2. 本品应避免与镇静药同服。

3. 酒后避免使用本品。

4. 本品过量，成人会出现困倦，儿童最初表现为激动和坐立不安，随后出现困倦。无特异性解毒剂，一旦过量，对症支持治疗。透析无效，除非同时服用了可透析的药物。

【制剂】①片剂：5mg。②口服溶液剂：2.5mg/5ml（0.5mg/ml）。

【贮藏】20～25℃下保存。

卢帕他定（rupatadine）

别名：Rupafin、Alergoliber、Rinialer、Pafinur、Rupax、Ralif。

本品是一种新型、强效抗过敏药。

【理化性状】

1. 本品富马酸氢盐为白色、晶状细粉，能溶于水。

2. 化学名：8-chloro-6,11-dihydro-11-[1-[（5-methyl-3-pyridyl）methyl]-4-piperidylidene]-5*H*-benzo[5,6]cyclohepta[1,2-*b*]pyridine。

3. 分子式：$C_{26}H_{26}ClN_3$。

4. 分子量：416.0。

5. 结构式如下：

【药理学】

1. 本品具有抗组胺和拮抗血小板活化因子（platelet activating factor，PAF）的双重作用。研究表明，过敏和炎性疾病是由多种不同介质的生成和释放产生的多因素复杂过程。组胺即在变态反应早期和这类疾病症状出现时含有的最多的炎性介质，它是由被抗原激活的肥大细胞和嗜碱性粒细胞释放而产生的。这类疾病的症状如打喷嚏、鼻痒、流涕大多数都是由组胺 H_1 受体导致的。而 PAF 则是气道炎症中又一重要炎性介质。

2. 像组胺一样，PAF 也可以引起支气管的收缩和血管通透性的增强，从而导致流涕和鼻充血。同时，它还能引起支气管敏感性的上升，从而诱发哮喘的发生。新的有关 PAF 的作用机制认为，PAF 间接作用于气道，使之阻塞及高敏亢进，继而引发白三烯释放。PAF 和组胺的作用是互补的，组胺是从肥大细胞储库中释放出的早期应答介质，而 PAF 则是重新合成的。本品为既具有抗组胺作用，又拮抗 PAF 活性的抗过敏药。

【药动学】健康志愿者口服本品后吸收迅速，达峰时间（T_{max}）为 0.75～1h。本品 10mg 单剂和重复给药，血药峰值（C_{max}）分别为 2.3ng/ml 和 1.9ng/ml。健康志愿者的平均 $t_{1/2}$ 约为 6h（4.3～14.3h）。口服本品 40mg 后，34.6%随尿液排泄，60.9%随粪便排泄。随胆汁排泄是本品最重要的消除途径。

【适应证】适用于成人和年龄≥12岁儿童的季节性和常年性过敏性鼻炎。

【不良反应】本品为非镇静类抗组胺药，与其他同类相似，不良反应有嗜睡、头痛、疲劳。

【剂量与用法】口服，10mg/次，1次/日。

【制剂】片剂：10mg（富马酸氢盐）。

【贮藏】避光贮存。

比拉斯汀（bilastine）

别名：Bilaxten。

本品为选择性 H_1 受体拮抗剂，由西班牙开发，欧洲批准。

【理化性状】

1. 化学名：2-[4-（2-{4-[1-（2-ethoxyethyl）-1*H*-benzimidazol-2-yl]-1-piperidinyl}ethyl） phenyl]-2-methylpropanoic acid。

2. 分子式：$C_{28}H_{37}N_3O_3$。

3. 分子量：463.6。

4. 结构式如下：

【药理学】 本品为选择性组胺 H_1 受体拮抗剂，效力与西替利嗪相似，优于非索非那定。可有效治疗与过敏有关的鼻部症状和疾病，包括鼻炎。另外，可改善生活质量和与过敏性鼻炎有关的鼻和眼部症状。

【药动学】 本品禁食状态下吸收较快，单次或多次给药 1h 后，平均血药峰值为 220ng/ml。高脂肪餐和果汁减少吸收，口服生物利用度约 60%。健康成人受试者中，剂量 2.5～220mg，药动学呈线性，治疗 14d 后无蓄积。本品表观分布容积 1.29L/kg，$t_{1/2}$ 为 14.5h，血浆蛋白结合率 84%～90%。本品在人类体内代谢不显著，大部分以原药随尿和粪便排泄，分别约占 1/3 和 2/3 的给药剂量。本品不易透过血脑屏障，不通过肝代谢。96%的给药剂量在 24h 内排泄。

【适应证】 用于治疗变应性鼻炎和荨麻疹。

【不良反应】 本品无心脏不良反应，不影响驾驶能力、心脏传导和警觉性。可能出现头痛和嗜睡。不常见不良反应有异常 ECG、血液检查改变、肝相关血液学检查异常、头晕、疲劳、食欲增加、心律失常、体重增加、恶心、焦虑、鼻干燥或不适、腹痛、腹泻、胃炎、眩晕、无力、口渴、呼吸困难、口干、消化不良、瘙痒、疱疹、发热、耳鸣、睡眠困难、肾相关血液学检查异常、血脂升高。

【药物相互作用】 与葡萄柚汁合用，本品全身暴露量显著降低。

【剂量与用法】 20mg/次，1 次/日，口服。可快速起效。仅可用于成人和 12 岁以上儿童。

【制剂】 片剂：20mg。

【贮藏】 密封保存。

卡比沙明（carbinoxamine）

【理化性状】

1. 化学名：2-[（4-chlorophenyl）-2-pyridinylmethoxy]-*N*,*N*-dimethylethanamine。

2. 分子式：$C_{16}H_{19}ClN_2O$。

3. 分子量：290.79。

4. 结构式如下：

甲磺酸卡比沙明（carbinoxamine maleate）

别名：Karbinal、Arbinoxa。

【理化性状】

1. 化学名：2-[（4-chlorophenyl）-2-pyridinylmethoxy]-*N*,*N*-dimethylethanamine （*Z*）-2-butenedioate（1∶1）。

2. 分子式：$C_{16}H_{19}ClN_2O \cdot C_4H_4O_4$。

3. 分子量：406.86。

【药理学】 本品为组胺 H_1 受体拮抗剂。

【药动学】 口服本品的缓释剂型 16mg，与服用常释剂型 8mg，每 6 小时一次具有生物等效性。服用缓释剂型 16mg 后 6.7h 达 C_{max}[（28.7±5.3）ng/ml]，$t_{1/2}$ 为 17.0h。

【适应证】 用于缓解下列疾病的过敏性症状。

1. 季节性及常年性过敏性鼻炎。

2. 血管舒缩性鼻炎。

3. 吸入或食物性过敏原引起的结膜炎。

4. 轻度、非复杂的皮肤过敏性表现，如荨麻疹、血管神经性水肿。

5. 皮肤划痕症。

6. 在控制急性症状后，与肾上腺素合用治疗过敏反应。

7. 改善血液或血浆引起的过敏反应。

【不良反应】

1. 整体感觉 荨麻疹、药疹、过敏性休克、光敏反应、大汗、口干、鼻干、喉干。

2. 心血管 低血压、头痛、心悸、心动过速、期前收缩。

3. 中枢神经系统　疲乏、意识混乱、不安、激动、神经质、震颤、易激惹、欣快感、感觉异常、视物模糊、复视、眩晕、耳鸣、急性迷路炎、癔症、神经炎、抽搐。

4. 胃肠道　食欲缺乏、恶心、呕吐、腹泻、便秘。

5. 血液　溶血性贫血、血小板减少、粒细胞缺乏。

6. 呼吸系统　胸闷、哮喘、鼻塞。

7. 泌尿系统　尿频、排尿困难、尿潴留、经期提前。

【妊娠期安全等级】 C。

【禁忌与慎用】

1. 对本品过敏的患者禁用。

2. 本品可增加婴儿的死亡率，哺乳期妇女使用时，应暂停哺乳。

3. ≤2 岁儿童使用本品的死亡率升高，≤2 岁儿童禁用。

4. 老年人使用本品可出现过度镇静、意识混乱、低血压等，应减量慎用。

【药物相互作用】

1. 本品禁与 MAOI 合用，因可增加抗胆碱能作用。

2. 本品禁与乙醇、其他中枢神经系统抑制剂合用。

【剂量与用法】

1. 常释剂型　口服 4～8mg/次，3～4 次/日。

2. 缓释剂型　口服 6～16mg/次，每 12 小时 1 次。

【用药须知】

1. 本品制剂中含焦亚硫酸钠，可导致过敏反应。

2. 本品可损害患者的反应能力，服用本品的患者应避免从事危险性工作，如驾车、操作机械。

【制剂】 ①片剂：4mg。②口服液：4mg/5ml。③缓释混悬液：4mg/ml。④糖浆剂：4mg/ml。

【贮藏】 贮于 20～25℃，短程携带允许 15～30℃。

依美斯汀（emedastine）

本品为一种相对选择性的组胺 H_1 受体拮抗剂。

【理化性状】

1. 化学名：1-(2-ethoxyethyl)-2-(4-methyl-1,4-diazepan-1-yl)-benzoimidazole。

2. 分子式：$C_{17}H_{26}N_4O$。

3. 分子量：302.4。

4. 结构式如下：

富马酸依美斯汀（emedastine difumarate）

别名：Emadine、埃美丁。

【理化性状】

1. 本品为白色结晶性粉末，易溶于水。

2. 化学名：1H-benzimidazole,1-(2-ethoxyethyl)-2-(hexahydro-4-methyl- 1H-1,4diazepin-1-yl)，（E）-2-butenedioate（1：2）。

3. 分子式：$C_{17}H_{26}N_4O \cdot 2C_4H_4O_4$。

4. 分子量：534.57。

【药理学】 本品是一种相对选择性的组胺 H_1 受体拮抗剂。对组胺受体亲和力的体外试验表明，本品对组胺 H_1 受体具有相对选择性的作用（H_1，$K_i = 1.3nmol/L$，H_2，$K_i = 49\,067nmol/L$，H_3，$K_i = 12\,430nmol/L$）。体内研究表明，本品抑制组胺引起的结膜血管渗透性的改变与浓度相关。本品对肾上腺素受体、多巴胺受体和 5-羟色胺受体无作用。

【药动学】 在人眼中滴用本品后，只有少量被全身吸收。在 10 例健康志愿者的研究中，双眼滴用 0.05%的本品，2 次/日，持续 15d，本品的血药浓度一般低于检测限（0.3ng/ml）。可测量的样本中，本品浓度为 0.30～0.49ng/ml。本品口服后血浆 $t_{1/2}$ 为 3～4h。口服后 24h，口服剂量的 44%从尿中排泄，但只有 3.6%以原型排出。两种主要代谢产物 5-羟依美斯汀和 6-羟依美斯汀可以游离和结合的形式从尿中排出。另外还可产生少量 5-羟依美斯汀和 6-羟依美斯汀的 5'-氧化类似物及氧化氮。

【适应证】 可用于暂时缓解过敏性结膜炎的症状和体征。

【不良反应】 在持续 42d 的临床对照试验中，最常见的不良反应是头痛（11%）。小于 5%的患者出现异梦、乏力、怪味、视物模糊、眼部灼热或刺痛、角膜浸润、角膜着染、皮炎、不适、眼干、异物感、充血、角膜炎、瘙痒、鼻炎、鼻窦炎和流泪。有些表现与疾病本身的症状相似。

【妊娠期安全等级】 B。

【禁忌与慎用】

1. 对本品过敏者禁用。

2. 孕妇只有明确需要时才可使用。

3. 哺乳期妇女慎用。

4. 3 岁以下儿童使用本品的安全性和有效性尚未确定。

【剂量与用法】推荐量为患眼 1 滴/次，2 次/日，如需要可增加到 4 次/日。

【用药须知】

1. 为防止污染药瓶口和药液，不要使药瓶口接触眼睑和眼周部位。不用时应将药瓶口拧紧。如果药液变色，请勿再使用。

2. 佩戴隐形眼镜的患者，如果眼部充血，治疗期间建议其不要佩戴隐形眼镜，因为本品滴眼液中的防腐剂苯扎氯铵可被隐形眼镜吸收。眼部不充血的患者，在滴药至少 10min 后才能重新戴用隐形眼镜。不能使用本品治疗由隐形眼镜引起的眼部刺激症状。

【制剂】滴眼液：2.5mg/5ml。

【贮藏】贮于 4～30℃。远离儿童，开盖 1 个月后应丢弃。

依匹斯汀（epinastine）

别名：Elestat。

本品属于抗组胺药和肥大细胞稳定剂，为具有局部活性的直接 H_1 受体拮抗药。

【理化性状】

1. 化学名：3-amino-9,13b-dihydro-1H-dibenz[c,f]imidazo[1,5-a]azepine。

2. 分子式：$C_{16}H_{15}N_3$。

3. 分子量：249.31。

4. 结构式如下：

盐酸依匹斯汀（epinastine hydrochloride）

别名：Elestat。

【理化性状】

1. 化学名：3-amino-9,13b-dihydro-1H-dibenz[c,f]imidazo[1,5-a]azepine hydrochloride。

2. 分子式：$C_{16}H_{15}N_3$·HCl。

3. 分子量：285.8。

【药理学】本品可抑制肥大细胞释放组胺，对

组胺 H_1 受体有选择性，而对组胺 H_2 受体具有亲和力。还对 α_1 受体、α_2 受体和 5-HT_2 受体具有亲和力。本品不能透过血脑脊液屏障，因此，不会给中枢神经系统带来不良反应。

【药动学】14 名志愿者接受本品的滴眼液，1 滴/次，2 次/日，治疗变态性结膜炎，连用 7d。在给药 2h 后可达 C_{max}[（0.04±0.014）ng/ml]，提示很低的全身暴露。给予多剂量后未见全身吸收量增加，AUC 值未见改变。本品的蛋白结合率为 64%。总 CL 接近 56L/h，终末血浆 $t_{1/2}$ 约为 12h。静脉给药后，本品主要以原药随尿液排出 55%，随粪便排出 30%，被代谢的原药仅占＜10%。肾清除方式主要是经肾小管分泌。

【适应证】

1. 适用于成人所患的过敏性鼻炎、荨麻疹、湿疹、皮炎、皮肤瘙痒症、痒疹、伴有瘙痒的寻常性银屑病及过敏性支气管哮喘的防治。

2. 本品滴眼液用于防止过敏性结膜炎引起的瘙痒。

【不良反应】

1. 最常见眼内灼热感、结膜滤泡症、充血、发痒。

2. 非眼的不良反应有感冒症状和上呼吸道感染、头痛、鼻炎、鼻窦炎、咽炎和咳嗽。

【妊娠期安全等级】C。

【禁忌与慎用】

1. 对本品过敏者、小于 3 岁儿童禁用。

2. 孕妇只有在潜在的益处大于对胎儿伤害的风险时才可使用。

3. 本品是否通过乳汁排泌尚未确定，哺乳期妇女慎用。

【剂量与用法】每眼滴入 1 滴/次，2 次/日。

【用药须知】

1. 滴药时，不能佩戴隐形眼镜，因药液中的防腐剂会被镜片吸收。

2. 滴药时摘下隐形眼镜，滴药 15min 后才可再戴上。

3. 眼药容器的瓶口不可接触眼部，以免污染药液，使眼受到感染。

4. 滴眼后，拧紧瓶口盖。

【制剂】滴眼液：5ml（0.05%）。

【贮藏】贮于 15～25℃。

氮䓬斯汀（azelastine）

本品为具有多种作用机制的抗组胺药。

【理化性状】

1. 化学名：4-(*p*-chlorobenzyl)-2-(hexahydro-1-methyl-1*H*-azepin-4-yl)-1(2*H*)-phthalazinone。

2. 分子式：$C_{22}H_{24}ClN_3O$。

3. 分子量：381.9。

4. 结构式如下：

盐酸氮草斯汀（azelastine hydrochloride）

别名：Azeptin、Optival、Rhinolast、Allergodil。

【理化性状】

1. 本品为类白色或白色结晶性粉末。微溶于水，能溶于二氯甲烷和无水乙醇。

2. 化学名：4-(*p*-chlorobenzyl)-2-(hexahydro-1-methyl-1*H*-azepin-4-yl)-1(2*H*)-phthalazinone monohydrochloride。

3. 分子式：$C_{22}H_{24}ClN_3O \cdot HCl$。

4. 分子量：418.4。

【药理学】除有抗组胺作用外，本品尚有抑制肥大细胞释放炎性介质的作用，且强而持久。

【药动学】单剂量口服本品后，其血浆 $t_{1/2}$ 约为20h，而其活性代谢产物 *N*-去甲基氮草斯汀约为45h。排泄主要经粪便排出。粪便中少量药物的持久排泄，表明药物可以进行肠肝循环。

本品滴眼液很少吸收，使用（每次每眼1滴，4次/日）56d，本品血药浓度为0.02～0.25ng/ml。

【适应证】用于过敏性结膜炎、过敏性鼻炎、荨麻疹等过敏性皮肤病。

【不良反应】

1. 少数有嗜睡、乏力、手足麻木及胃肠道不适，偶可引起皮疹和血清谷丙转氨移酶升高。

2. 滴眼偶然会产生轻微短暂的刺激反应（如灼热、眼痒、流泪）。有少数人用药后产生苦味的报道。若有苦味感觉，可饮用饮料（如果汁、奶类）予以消除。

【妊娠期安全等级】C。

【禁忌与慎用】

1. 对本品过敏者禁用。

2. 哺乳期妇女使用时应暂停哺乳。

3. 儿童慎用。

【剂量与用法】

1. 口服　成人1～4mg/次，2次/日；6～12岁儿童2mg/次，2次/日。

2. 滴眼　早晚各1次，每眼1滴，2次/日。症状严重者，剂量可增加至每日4次。在过敏原浓度特高的时期里，应在早晨起床后立刻滴用本品滴眼液。在症状消失后，仍应持续滴用本品滴眼液，直至过敏原（如花粉）消失。

【用药须知】服药期间避免驾车和机械操作。

【制剂】①片剂：0.5mg；1mg；②颗粒剂：0.2%（2mg/g）；③滴眼液：6ml（0.05%）。

【贮藏】密封、避光贮存。

贝他斯汀（bepotastine）

别名：贝托斯汀、贝托司汀、泊司汀、Bepreve。

本品为非镇静性、高选择性组胺 H_1 受体拮抗剂。

【理化性状】

1. 本品为白色或淡黄色结晶粉末，其滴眼液浓度为1.5%，pH为6.8，渗透压约290mmol/L。

2. 化学名：(+)-4-{[(*S*)-*p*-chloro-α-2-pyridylbenzyl]oxy}-1-piperidinebutyric acid。

3. 分子式：$C_{21}H_{25}ClN_2O_3$。

4. 分子量：388.9。

5. 结构式如下：

苯磺酸贝他斯汀（bepotastine besilate）

【理化性状】

1. 分子式：$C_{21}H_{25}ClN_2O_3 \cdot C_6H_6O_3S$。

2. 分子量：547.1。

【药理学】

1. 本品是一种局部起效、直接 H_1 受体拮抗剂和肥大细胞释放组胺的抑制剂。通过阻断引起过敏反应的天然物质（组胺）而发挥抗过敏作用。

2. 对小鼠和大鼠进行长期膳食研究评价本品的致癌潜能。小鼠接受本品200mg/（kg·d）共21个月，大鼠接受本品97mg/（kg·d）共24个月，没有显著诱发肿瘤。这些剂量分别相当于人局部眼用全身暴露约350倍和200倍。

3. Ames 实验、CHO 细胞（染色体畸变）、小鼠肝细胞（非程序 DNA 合成）及小鼠微核实验均未见遗传毒性证据。

4. 雄性和雌性大鼠口服本品剂量高达1000mg/（kg·d），生育力指数和胎儿生存率略有降低。大鼠口服本品 200 mg/（kg·d），约为人眼局部应用预期浓度 3300 倍，未见不孕的报道。

【药动学】

1. 吸收　12 名健康志愿者双眼都滴入 1%或1.5%的本品 1 滴，4 次/日，共 7d，血药浓度约在滴入双眼后 1～2h 达到高峰。最高血药浓度分别为（5.1±2.5）ng/ml 和（7.3±1.9）ng/ml。滴入 24h 后两个剂量组志愿者血药浓度均低于可定量低限（2ng/ml）。

2. 分布　本品的蛋白结合率约 55%，与其浓度无关。

3. 代谢　本品极少被 CYP450 同工酶代谢。体外研究显示，本品不影响通过 CYP3A4、CYP2C9 和 CYP2C19 代谢的底物。

4. 排泄　本品主要通过肾排泄，75%～90%以原形排出。

【适应证】用于治疗≥2 岁儿童及成人的过敏性结膜炎所致的眼部瘙痒。

【不良反应】最常见的不良反应为 25%受试者滴药后感觉有轻微味道；2%～5%受试者发生的其他不良反应是眼部刺激、头痛和鼻咽炎。

【妊娠期安全等级】C。

【禁忌与慎用】

1. 因为妊娠妇女中无良好对照研究，所以仅在权衡对胎儿的利大于弊时给予本品。

2. 尚未确定本品是否通过乳汁排泄，哺乳期妇女应慎用。

3. 对 2 岁以下儿童患者的安全性和有效性尚未确定，2 岁以下儿童慎用。10 岁以下儿童患者疗效是从大于 10 岁儿童和成年患者进行的临床试验推算得出的。

【剂量与用法】1 滴/次，2 次/日。

【用药须知】

1. 本品为局部眼科用药。

2. 在使用本品前，应先洗手，不要触碰滴管尖端。

3. 应告知患者，如果眼睛发红不要戴隐形眼镜。本品不用于治疗隐形眼镜相关刺激。患者滴眼前应取下隐形眼镜，因滴眼液中的防腐剂苯扎氯铵

可经软性隐形眼镜吸收。滴入药液 15min 后再戴隐形眼镜。

【制剂】滴眼液：150mg/10ml。

【贮藏】干燥，避光贮于 15～25℃。

粉尘螨（dermatophagoides farinae）

【药理学】本品为特异性免疫治疗类药物。粉尘螨具有强致敏性过敏原，广泛存在于自然界，具有过敏体质的患者吸入微量的粉尘螨过敏原即能引起哮喘或其他过敏性疾病。本品能使对粉尘螨过敏的患者产生特异性的阻断抗体和免疫耐受，从而使患者对粉尘螨的过敏反应减少，达到治疗的目的，是一种针对螨性过敏性疾病的病因治疗。

【适应证】用于粉尘螨过敏引起的过敏性哮喘、过敏性鼻炎的脱敏治疗。

【不良反应】

1. 常见皮疹、流涕、哮喘发作、咳嗽、困倦、头痛、头晕。

2. 少数病例会出现胃肠道不适、轻度腹泻或过敏症状加重；个别患者可激发轻型哮喘或荨麻疹。

3. 少数患者会在服药后感到疲劳。

【禁忌与慎用】

1. 呼吸道发热性感染或炎症禁用。

2. 哮喘发作期禁用。

3. 严重的急性或慢性病、炎性疾病禁用。

4. 多发性硬化症禁用。

5. 自身免疫性疾病禁用。

6. 肺结核活动期禁用。

7. 严重的精神错乱禁用。

8. 正在服用β受体阻滞剂[如在治疗高血压、青光眼（眼药水中）时]或 ACE 抑制剂者禁用。

9. 急性或慢性心血管功能不全患者慎用。

10. 重度肾功能不全患者禁用。

11. 孕妇不宜开始治疗。

12. 尚无 4 岁以下儿童应用本品的临床资料。

【药物相互作用】若同时进行抗过敏症状治疗（如用抗组胺剂、皮质激素、肥大细胞稳定剂）时，当这类药物停止使用时，应注意过敏性反应的发生，必要时调整剂量。

【剂量与用法】

1. 滴剂　一般应在过敏症状最轻微时开始治疗。在医师指导下使用。滴于舌下，含 1min 后吞服，1 次/日，一般在每天的同一时间用药，最好是早饭前用药。若药后偶尔出现疲劳症状，可将用药时间改为晚上。根据过敏反应的程度调节剂量。

常用量分为递增量和维持量，递增量为 1 号、2 号、3 号，维持量为 4 号、5 号。

（1）递增剂量见表 14-1。

（2）维持剂量：第 4 周起使用 4 号滴剂，3 滴/次，1 次/日，第 6 周起使用 5 号滴剂，2 滴/次，1 次/日。

2. 注射剂　皮下注射，每周 1 次，在医师指导下使用。

（1）成人具体注射方案见表 14-2。

（2）儿童的具体注射方案见表 14-3。

表 14-1　递增剂量方案表

规格	1 号	2 号	3 号
时间	第 1 周	第 2 周	第 3 周
第 1 天	1 滴	1 滴	1 滴
第 2 天	2 滴	2 滴	2 滴
第 3 天	3 滴	3 滴	3 滴
第 4 天	4 滴	4 滴	4 滴
第 5 天	6 滴	6 滴	6 滴
第 6 天	8 滴	8 滴	7 滴
第 7 天	10 滴	10 滴	10 滴

表 14-2　成人用药方案表

周数	浓度	剂量	周数	浓度	剂量	周数	浓度	剂量
1	1∶100 000	0.3ml	6	1∶10 000	0.6ml	11	1∶5000	1.0ml
2	1∶100 000	0.6ml	7	1∶50 000	0.3ml	12	1∶5000	1.0ml
3	1∶100 000	1.0ml	8	1∶50 000	0.6ml	13	1∶5000	1.0ml
4	1∶10 000	0.1ml	9	1∶50 000	1.0ml	14	1∶5000	1.0ml
5	1∶10 000	0.3ml	10	1∶50 000	1.0ml	15	1∶5000	1.0ml

表 14-3　儿童用药方案表

周数	浓度	剂量	周数	浓度	剂量	周数	浓度	剂量
1	1∶100 000	0.1ml	10	1∶100 000	1.0ml	19	1∶10 000	0.9ml
2	1∶100 000	0.2ml	11	1∶10 000	0.1ml	20	1∶10 000	1.0ml
3	1∶100 000	0.3ml	12	1∶10 000	0.2ml	21	1∶5000	0.6ml
4	1∶100 000	0.4ml	13	1∶10 000	0.3ml	22	1∶5000	0.7ml
5	1∶100 000	0.5ml	14	1∶10 000	0.4ml	23	1∶5000	0.8ml
6	1∶100 000	0.6ml	15	1∶10 000	0.5ml	24	1∶5000	0.9ml
7	1∶100 000	0.7ml	16	1∶10 000	0.6ml	25	1∶5000	1.0ml
8	1∶100 000	0.8ml	17	1∶10 000	0.7ml			
9	1∶100 000	0.9ml	18	1∶10 000	0.8ml			

【用药须知】

1. 服用前先做粉尘螨皮肤点刺试验，明确诊断。

2. 如果同时进行抗病毒或细菌疫苗接种，在最近一次使用后间隔半周再进行疫苗接种。疫苗接种后 2 周可以再继续本品的治疗。

3. 为避免其他过敏性不良反应，治疗期间应尽可能避免接触致病过敏原和那些与致病过敏原相互作用的物质。

4. 用药期间如果健康状况有变化，如感染传染性疾病、妊娠等都应及时告知医师。

5. 用药期间禁止饮酒。

6. 用药期间，如果变应原的组成由于患者的敏感程度发生变化而与原来的变应原组成有所不同，那么，治疗应该从最小浓度重新开始；这同样适用于那些曾经使用其他的产品（即使是口服制剂）进行脱敏治疗的患者。

7. 凡服用本品后 24h 内有不良反应者，次日剂量宜减少 3 级（若在递增期，则次日剂量减少至最小剂量），耐受后再逐渐递增。

8. 停服 2 周以上（最长 4 周），如在接种疫苗后再次服用时，减 3 级或从最小剂量开始，再逐渐递增；停服 4 周以上，再次服用时，应从最小剂量开始。

9. 用药期间应避免任何异常的过度疲劳。

10. 注射剂每次用微量注射器注射。注射前先用 1：100 000 的药液（将 1：10 000 的药液用 0.9% 氯化钠注射液稀释 10 倍）0.03ml 做皮内注射试验，观察 0.5h 如风团反应直径>10mm 则第 1 针剂量应比上述剂量再适量减少，治疗 5～10 次后再按上述剂量注射。

11. 每次注射后需在医院或治疗单位观察 0.5h。如遇休克，其处理方法与青霉素过敏反应相同，因此，使用本品时应配备肾上腺素等救治过敏性休克的药械设备，需要时使用。

12. 凡注射后 24h 内有局部红肿皮疹或激发哮喘者，下次注射剂量宜减少一半或不增加。

【制剂】①滴剂：递增剂量，1 号（蛋白浓度 2μg/2ml），2 号（蛋白浓度 20μg/2ml），3 号（蛋白浓度 200μg/2ml）；维持剂量，4 号（蛋白浓度 666μg/2ml），5 号（蛋白浓度 2000μg/2ml）。②注射剂：0.1mg/1ml。

【贮藏】遮光、密闭，在阴凉处保存。

度匹鲁单抗（dupilumab）

别名：Dupixent。

本品为人白介素 4 受体α（IL-4α）抑制剂。本品是通过 DNA 重组技术由中国仓鼠卵巢细胞生产的单克隆抗体，分子量 147kDa。

【CAS】190264-60-8。

【药理学】本品为人单克隆 IgG4 抗体，选择性与 IL-4Rα结合，从而抑制 IL-4 和 IL-13 的信号传导，阻止细胞因子诱导的反应，包括前炎性细胞因子、趋化因子、IgE 的释放。

【药动学】

1. 吸收　皮下注射本品 600mg，给药后约 7d 可达 C_{max}，平均值（±SD）为（70.1±24.1）μg/ml。首次皮下注射本品 600mg，之后每 2 周皮下注射 300mg，约 16 周达稳态血药浓度。皮下给药本品的生物利用度约为 64%。本品剂量 300mg 皮下注射时的血药浓度是 75mg 剂量时的 30 倍，本品的药动学呈非线性。高体重者谷浓度较低。

2. 分布　表观分布容积（V_z/F）平均值（±SD）为（4.8±1.3）L。

3. 消除　本品的代谢途径尚不清楚。作为人单克隆 IgG4 抗体，预计与内源性 IgG 的降解途径类似，通过分解代谢的途径被降解为小分子肽和氨基酸。皮下注射 300mg/次，每 2 周 1 次，血药浓度下降至检测限以下的时间为 10d；皮下注射 300mg/次，每周 1 次，血药浓度下降至检测限以下的时间为 13d。

【适应证】用于治疗成人过敏性皮炎，供局部治疗失败或无其他治疗方法时使用，可与局部同时使用。

【不良反应】发生率≥1%且高于安慰剂组的不良反应包括注射部位反应、结膜炎、眼睑炎、口腔疱疹、眼睛瘙痒、眼干、单纯性带状疱疹病毒感染，本品还可能发生过敏反应。

【禁忌与慎用】

1. 对本品过敏者禁用。

2. 孕妇使用本品的风险尚无相关数据。已知人 IgG 抗体可透过胎盘屏障，因此，本品可从母体转运至发育中的胎儿。动物研究显示，妊娠猴自器官形成期至分娩皮下注射本品，剂量高达人最大推荐剂量的 10 倍，未观察到对出生婴儿发育有不良影响。

3. 本品是否经人乳汁排泌、对婴儿及产乳的影响均尚不清楚。临床若需使用，应慎重权衡利弊。

4. 儿童使用本品的安全性和有效性尚未确立。

【药物相互作用】

1. 使用本品治疗者避免使用活疫苗。

2. 慢性炎症期间，某些细胞因子（如 IL-1、IL-6、IL-10、TNF-α、IFN）水平增加，可能会改变 CYP 酶的形成。本品可影响某些细胞因子的血清水平，因此，使用 CYP 底物，特别是治疗窗窄的药物，如需开始或停用本品，应注意监测药物疗效（如华法林）或浓度（如环孢素），并且考虑调整 CYP 底物的剂量。

【剂量与用法】本品仅供皮下注射，起始剂量为 600mg 皮下注射，之后每隔 1 周，皮下注射 300mg。如果忘记注射，在应该注射时间的 7d 内，应尽快补充注射，如果超过 7d，则不必注射，按原来的时间注射下一次剂量。

【用药须知】

1. 本品需在专业医师指导和监督下使用，如果医师许可且经过专业的皮下注射培训的患者可以自行注射。自行给药注射前应详细阅读用药方法，注射时注意无菌操作，保证足量注射。

2. 注射前应从冰箱中取出放置至室温（约需 45min）。

3. 本品可能导致过敏反应，包括全身荨麻疹、血清病样反应、类血清病样反应，如发生严重的过敏反应，应停药并给予适当处置。

4. 本品治疗哮喘的有效性及安全性尚未明确，同时患有哮喘的患者应坚持使用治疗哮喘的药物。

5. 临床试验中排除了寄生虫感染的患者，故尚不清楚本品是否影响对寄生虫感染的免疫反应。

6. 请勿在有过敏、瘀伤、红肿、硬结区域注射本品。

7. 注射部位可以选择股部、腹部［脐周围 2in（1in=2.54cm）以外区域］和上臂。

【制剂】注射剂：300mg/2ml，预灌封于注射器中。

【贮藏】避光贮于 2～8℃，避免振摇、冷冻和过热。

粉尘螨过敏原提取物（house dust mite allergen extract）

别名：Odactra。

本品是粉尘螨过敏原提取物，由美国 FDA 2017 年 3 月批准上市。

【用药警戒】

1. 本品能引起致命的过敏反应，如速发型过敏反应和严重的咽喉阻塞。

2. 本品不能用于严重的、不稳定的和尚未控制病情的哮喘患者。

3. 初次使用本品后，要在室内至少观察患者30min。

4. 使用本品时，为患者开具自动注射肾上腺素，要引导和指导患者正确使用，而且指导患者在最需要使用自动注射肾上腺素时寻求紧急医疗救助。

5. 本品可能不适合具有某些潜在疾病的患者，可能因为一系列的过敏反应减少其生存能力。

6. 本品可能不适合对肾上腺素或应用支气管扩张剂无反应的患者，如正在使用β受体阻滞剂的患者。

【药理学】过敏原免疫疗法确切的作用机制尚未完全明确。

【适应证】本品为过敏原提取物，用于 18～65 周岁的成年人因尘螨引发的过敏性鼻炎（伴随或不伴随结膜炎）的免疫治疗。

【不良反应】

1. 常见不良反应　咽喉刺激或发痒、口腔瘙痒、耳朵发痒、悬雍垂肿胀、嘴唇肿胀、舌头肿胀、恶心、舌头疼痛、喉咙肿胀、舌头溃疡、胃痛、口腔溃疡或疼痛、味觉改变。

2. 少见不良反应　口腔感觉异常、舌头瘙痒、口腔疼痛、口腔炎、消化不良、咽部红斑、眼睛瘙痒、口腔黏膜红斑、上呼吸道感染、打喷嚏、嘴唇瘙痒、吞咽困难、疲劳、口腔感觉迟钝、口咽痛、胸部不适、喉咙干、瘙痒、荨麻疹。

【禁忌与慎用】

1. 有严重的、不稳定的、病情尚未控制的哮喘者禁用。

2. 有严重全身过敏反应史者禁用。

3. 采取舌下过敏原免疫疗法后，有严重局部过敏反应史者禁用。

4. 有嗜酸性粒细胞食管炎史者禁用。

5. 对本品含的任何成分过敏者禁用。

6. 孕妇用药的安全性及有效性尚未明确。

7. 18 岁以下儿童用药的安全性尚未明确。

8. 65 岁以上老年人用药的安全性尚未明确。

【剂量与用法】本品仅供舌下含服，每日 1 片。药片放在舌下 10s 内会融化，1min 内不要吞食。给予首剂时，要在具有丰富过敏性疾病诊断和治疗经验的医师指导下进行，且在诊室内观察至少 30min。

【用药须知】

1. 给予首剂时，要在具有丰富过敏性疾病诊断和治疗经验的医师指导下进行，且要在室内观察至少 30min。看患者是否有严重的全身或局部反应。如果患者耐受，剩余剂量可以在家进行，但要注意以下几点：①用干燥的手从包装中取药；②药片放在舌下 10s 内会融化，1min 内不要吞食；③处理完药片后要洗手；④使用本品时，不要同时服用食物和饮料；⑤服用食物和饮料要在使用本品 5min 后；⑥漏服一剂本品，重新服用的相关安全性数据有限。临床实践中，中断治疗最长为 7d；⑦接受本品治疗的患者需开具自动注射肾上腺素，所以要指导患者使用正确的自我注射肾上腺素的急救措施。

2. 本品可导致嗜酸性粒细胞性食管炎，一旦诊断，应立即停药。

3. 一旦患者出现哮喘或原有哮喘的症状加重，应立即停药。

4. 本品可引起口腔或咽喉不适，如果上述症状持续存在，应考虑停药。

5. 过量用药的症状可能包括过敏反应，如全身性过敏反应和严重的局部过敏反应。严重的不良反应有血管神经性水肿、吞咽困难、呼吸困难、声音变化、感觉喉咙肿胀，此时要立即进行医疗救助，包括在适当时候使用肾上腺素。

【制剂】舌下含片：含 12SQ-HDM（SQ 是标

准化屋粉尘螨过敏原提取物中主要过敏成分的生物活性，HDM 是屋粉尘螨的缩写）。

【贮藏】贮于 20～25℃下。

组胺免疫球蛋白（histaglobin）

别名：组胺丙种球蛋白。

【药理学】本品通过对 IgE 介导的嗜酸性粒细胞反应性的抑制作用，使机体产生强有力的组胺抗体，对再次接触过敏原释放的组胺予以捕捉并中和其作用。

【适应证】用于治疗过敏性皮肤病、荨麻疹、过敏性鼻炎、支气管哮喘等。

【不良反应】偶有过敏反应发生，但为一过性，继续减量使用可消失。

【禁忌与慎用】IgA 缺乏者、哮喘急性发作者、月经期、正在使用激素类药物者、孕妇及极度衰弱者禁用。过敏体质者，首次用量减半。

【药物相互作用】

1. NSAID 可加强本品的致溃疡作用。

2. 本品可增强对乙酰氨基酚的肝毒性。

3. 与两性霉素 B 或碳酸酐酶抑制剂合用，可加重低钾血症，长期与碳酸酐酶抑制剂合用，易发生低血钙和骨质疏松。

4. 与蛋白质同化激素合用，可增加水肿的发生率，使痤疮加重。

5. 与抗胆碱能药（如阿托品）长期合用，可致眼压增高。

6. 三环类抗抑郁药可使其引起的精神症状加重。

7. 与降血糖药如胰岛素合用时，因可使糖尿病患者血糖升高，应适当调整降血糖药的剂量。

8. 甲状腺激素可使其代谢清除率增加，故甲状腺激素或抗甲状腺药与本品合用，应适当调整后者的剂量。

9. 与避孕药或雌激素制剂合用，可增加其治疗作用和不良反应。

10. 与强心苷合用，可增加其毒性及心律失常的发生率。

11. 与排钾利尿药合用，可致严重低血钾，并由于水钠潴留而减弱利尿药的排钠利尿效应。

12. 与麻黄碱合用，可增强其代谢清除。

13. 与免疫抑制剂合用，可增加感染的危险性，并可能诱发淋巴瘤或其他淋巴细胞增生性疾病。

14. 可增加异烟肼在肝代谢和排泄，降低异烟肼的血药浓度和疗效。

15. 可促进美西律在体内代谢，降低血药浓度。

16. 与水杨酸盐合用，可降低水杨酸盐的血药浓度。

17. 与生长激素合用，可抑制后者的促生长作用。

【剂量与用法】

1. 成人肌内或皮下注射 1 支，1 次/（4～7）日，3～5 次为 1 个疗程；儿童肌内注射 1 支，1 次/（7～10）日；3～5 次为 1 个疗程。

2. 维持治疗：1 次/（3～4）个月。

【用药须知】

1. 制剂溶解后有浑浊、异物、摇不散的沉淀和安瓿有裂纹、制剂萎缩等均不能使用。

2. 本品仅供皮下或肌内注射使用，严禁静脉注射。

【制剂】注射剂：12mg/2ml。

【贮藏】避光、贮于 2～8℃。

第十五章　免疫系统药物　Drugs of Immunity System

免疫抑制药
（immunosuppressants）

抗淋巴细胞球蛋白（antilymphocyte globulins）

别名：抗淋巴细胞免疫球蛋白、抗人淋巴细胞免疫球蛋白、立复宁、Antilymphocyte immumoglobulins。

本品用人淋巴细胞免疫动物（马或兔）后由动物血液制备获得，为抗人淋巴细胞的多克隆抗体。

【药理学】本品能与人淋巴细胞结合，在补体的共同作用下，裂解淋巴细胞，从而抑制细胞介导的免疫反应。

【适应证】
1. 常与糖皮质激素、硫唑嘌呤和环孢素合用于防治器官移植中的急性排异反应。
2. 防止骨髓移植时移植物抗宿主反应。
3. 治疗再生障碍性贫血。
4. 试用于治疗多种自身免疫性疾病。

【不良反应】
1. 变态反应表现为血清病，偶见过敏性休克。
2. 其他还有发热、寒战、恶心、心悸、头晕、头痛、关节痛、肌肉痛、呼吸困难和肾毒性。
3. 可能出现白细胞减少、血小板减少。

【禁忌与慎用】高敏体质患者禁用。

【剂量与用法】10～30mg/（kg·d），溶于0.9%氯化钠注射液中，以不超过1mg/ml的浓度为宜，缓慢静脉输注，时间应在4h以上，连用3周或至症状消失。

【用药须知】使用本品之前，须先做皮试。

【制剂】注射剂（粉）：250mg。

【贮藏】避光，贮于2～8℃。

抗-D 免疫球蛋白（anti-D immunoglobulins）

别名：抗 RH 因子球蛋白、Rh_o（D）Immune globulin（USP23）、Anti-D（Rh_o）immunoglobulin（BP 1998）、Human anti-D immunoglobulin。

【理化性状】本品是一种含免疫球蛋白（主要是 IgG）的液体或冻干制剂，由经 D 抗原免疫的 D 阴性献血者血浆制备。该制剂含有抗红细胞 D 抗原的特异性抗体，也可含有少量其他血型抗体。

【药理学】
1. 抑制 Rh 阴性个体对 Rh 阳性红细胞的特定的免疫应答。
2. 阻止新生儿溶血性疾病。

【适应证】
1. 用于 Rh 阴性血液妇女分娩 Rh（D）阳性血液婴儿的产后。
2. 用于 Rh 阴性血液妇女流产或异位妊娠后，除非其丈夫及胎儿均属 Rh 阴性血液。
3. 当 Rh 阴性血液的孕妇行羊膜穿刺或由于腹部外伤导致胚胎细胞进入母体循环时也应使用。
4. Rh 阴性患者输入 Rh 阳性血液成分后的免疫抑制。

【不良反应】
1. 少见、轻微，注射后体温稍有升高。
2. 注射部位刺激和疼痛。

【禁忌与慎用】Rh 阳性和已产生抗 Rh 抗体的 Rh 阴性的患者禁用。

【剂量与用法】
1. 产后 3d 内，产妇肌内注射 300μg。
2. 如果妊娠不超过 12 周，流产或终止妊娠后，肌内注射 50μg。
3. 输注 Rh 阳性红细胞不超过 2.5ml 时，肌内注射 50μg。
4. 出现胎母输血综合征，Rh 阳性红细胞超过 15ml 者，可多剂量给药，每毫升 Rh 阳性红细胞应给予本品 20μg。

【用药须知】
1. 本品仅用于母体，不能用于婴儿。
2. 产后预防应尽快给药，即使延误了 72h 左右，仍可起到一定的保护作用。

【制剂】注射剂（粉）：50μg，300μg。

【贮藏】贮于 2～8℃，禁止冷冻。

莫罗单抗-CD₃（muromonab-CD₃）

别名：莫罗莫那-CD_3、OKT3。

本品是通过杂交瘤技术生产的一种单克隆抗

体，为 T 细胞抑制药。

【理化性状】本品是一种鼠源性单克隆抗体，由纯化的免疫球蛋白 IgG2a 组成，具有一重链（分子量约 50kDa）及一轻链（分子量约 25kDa）。

【药理学】本品是针对人 T 淋巴细胞抗原的鼠单克隆抗体，能特异地与人 T 细胞的抗原（CD_3）结合，而阻断 T 细胞的再生及其功能，起到免疫抑制作用，且对骨髓无影响。近期又证实，本品还可能通过其他更重要的作用途径，如以诱导已活化的 T 细胞发生凋亡的方式，调节机体的免疫反应。

【适应证】治疗器官移植受体的急性同种异体移植物排斥反应。对肾移植的排斥反应效果较好，也试用于心、肝的移植。

【不良反应】

1. 可能发生包括发热、寒战、胃肠障碍、肌痛、震颤和呼吸困难在内的急性综合征，可能是由于细胞活素的释放所产生的。继续给药，不良反应的出现频率和严重性都会减轻。

2. 如使用糖皮质激素预防，可能减轻本品起始的不良反应。

3. 还可能发生脑病、脑水肿、类似无菌性脑膜炎的综合征，伴有头痛、发热、颈硬和畏光。

4. 可能发生癫痫和可逆性肾功能受损。

5. 高敏反应包括全身过敏反应，难以和细胞活素释放综合征区别。

6. 与其他一些强效免疫抑制药一样，使用本品也会增加感染的危险性和恶性肿瘤的发生。

【妊娠期安全等级】C。

【禁忌与慎用】

1. 对本品过敏者、孕妇和儿童禁用。

2. 已有发热的患者或对鼠源制品过敏者禁用。

3. 由于细胞活素释放综合征增加肺水肿的危险与液体超负荷有关，在治疗的前 1 周，如增加的体重已超过原体重的 3%，或有证据表明液体已超负荷的患者禁用。

4. 重复疗程通常较少有效，因针对本品的抗体已经产生。

5. 哺乳期妇女应权衡本品对其的重要性，选择停药或停止哺乳。

【剂量与用法】

1. 静脉输注，5mg/d，连用 10～14d。如合用其他任何免疫抑制剂，本品都应减量。

2. 在第 1 次给药后，应对患者严密监护 48h。

3. 在给首剂之前 1～4h，可先给予甲泼尼龙琥

珀酸钠 1 次，8mg/kg。

4. 还可同时给予对乙酰氨基酚和抗组胺药，以减轻早期的不良反应。

【用药须知】本品也可以用于预防。

【制剂】注射剂：5mg/5ml。

【贮藏】避光，贮于 2～8℃。禁止冷冻，不可振摇。

醋酸格拉默（glatiramer acetate）

别名：格拉替美、格拉替雷、Copaxone、copolymer-1。

本品为免疫抑制药。

【理化性状】

1. 本品为含 L-谷氨酸、L-丙氨酸、L-酪氨酸和 L-赖氨酸的多肽。

2. 分子式：$(C_5H_9NO_4 \cdot C_3H_7NO_2 \cdot C_6H_{14}N_2O_2 \cdot C_9H_{11}NO_3)_x \cdot xC_2H_4O$。

3. 分子量：5000～9000。

4. 结构式如下：

【药理学】本品的确切作用机制尚未完全明确，可能通过免疫调节而发挥作用。动物实验表明，本品在外周抑制 T 细胞的诱导和活化。实验研究表明，本品对多发性硬化症（multiple sclerosis,MS）及其动物模型即实验性自身免疫性脑脊髓炎（experimental autoimmune encephlomyelitis,EAE）均有防治作用。

【药动学】皮下注射本品后，大部分在局部水解，但大分子片段可被本品的反应性抗体识别。原药或部分水解物可进入淋巴循环，到达局部淋巴结，部分可能以原药进入体循环。

【适应证】对于不能耐受β干扰素治疗的 MS 患者，给予本品替代治疗，可降低疾病的复发率。

【不良反应】

1. 心血管系统　常见高血压、心悸、心动过速。

2. 呼吸系统　常见呼吸困难、喉头痉挛，少见过度换气、季节型过敏性鼻炎。

3. 肌肉骨骼系统　常见关节痛、腰痛、关节炎，少见肌肉萎缩、骨痛、黏液囊炎、肾痛、肌肉障碍、肌病、骨髓炎、肌腱疼痛及腱鞘炎。

4. 免疫系统　过敏反应。

5. 神经系统　常见震颤、偏头痛、晕厥、语言障碍、异常做梦、情绪不稳定、精神恍惚，少见失语症、共济失调、痉挛、口周感觉异常、人格解体、幻觉、敌意、运动功能减退、注意力不集中、面瘫、性欲降低、躁狂、记忆力损害、肌阵挛、神经痛、偏执、截瘫、精神沮丧、一过性昏迷。

6. 消化系统　常见口腔念珠菌病、唾液腺增大、龋齿、溃疡性口腔、少见口干、口腔炎、舌灼烧感、胆囊炎、食管溃疡、食管炎、胃肠癌、牙龈出血、肝大、食欲增加、黑粪、口腔溃疡、胰腺功能障碍、胰腺炎、直肠出血、里急后重、舌染色及十二指肠溃疡。

7. 血液和淋巴系统　常见淋巴结病，少见白细胞减少、贫血、嗜酸性粒细胞增多、咯血、淋巴水肿、全血细胞减少及脾大。

8. 皮肤　常见皮疹、多汗、瘙痒、荨麻疹、湿疹、带状疱疹、脓疱、皮肤萎缩及疣，少见皮肤干燥、皮肤过度增生、皮炎、疖病、银屑病、血管神经性水肿、接触性皮炎、红斑、真菌性皮炎、斑状丘疹、色素沉着、良性皮肤肿瘤、皮肤癌、皮肤条纹、水疱性大疱疹。

9. 特殊感觉　常见复视、视野缺失，少见眼干、耳炎、眼睑下垂、白内障、角膜溃疡、瞳孔散大、视神经炎、畏光、味觉丧失。

10. 泌尿与生殖系统　常见尿急、闭经、血尿、阳萎、月经过多、子宫颈抹片检查可疑、尿频及阴道出血。

11. 其他　常见脓肿、鼻炎、支气管炎，少见注射部位出血、纤维化、满月脸、蜂窝织炎、全身水肿、疝气、注射部位脓肿、血清病、自杀企图、注射部位肿胀及色素沉着、脂肪瘤、光敏性反应、流感样综合征。

12. 上市后报道的不良反应　尚未知其发生频率，还未确定和本品因果关系的有败血症、系统性红斑狼疮、脑积水、腹部增大、过敏反应、超敏反应、血栓形成、周围血管病、心包积液、心肌梗死、深静脉血栓、冠状动脉闭塞、充血性心力衰竭、心肌病、心脏肥大、心律失常、心绞痛、舌水肿、胃溃疡、胃出血、肝功能异常、肝损害、肝炎、嗳气、肝硬化、胆结石、血小板减少、淋巴瘤样反应、急性白血病、高血脂、风湿性关节炎、全身痉挛、脊髓炎、脑膜炎、中枢神经系统肿瘤、脑血管意外、脑水肿、失语症、青光眼、失明、泌尿生殖系统肿瘤、尿异常、卵巢癌、肾病、肾衰竭、乳腺癌、膀胱癌、尿频。

【妊娠期安全等级】B。

【禁忌与慎用】

1. 对本品及甘露醇过敏者禁用。

2. 孕妇用药的安全性尚未确立，仅在确有需要时方可使用。

3. 尚不清楚本品是否经乳汁分泌，哺乳期妇女慎用。如确需使用，应选择停药或停止哺乳。

4. 儿童用药的安全性和有效性尚未建立。

5. 未对肾功能不全患者及老年人进行研究。

【药物相互作用】已有的临床试验结果未显示出本品和其他常用于 MS 治疗的药物间存在任何有意义的相互作用（包括皮质激素），与干扰素合用尚未进行评价。

【剂量与用法】皮下注射 20mg/d，注射部位包括手臂、腹部、臀部、股部。

【用药须知】本品仅推荐用于皮下给药，禁止静脉注射。

【制剂】注射剂：20mg/ml。

【贮藏】避光，在原容器中贮于 2～8℃。

抗人 T 淋巴细胞免疫球蛋白（anti-human T-lymphocyte immunoglobulin）

别名：抗淋巴细胞球蛋白、抗人淋巴细胞球蛋白、即复宁、ATG-Fresenius S。

本品为从家兔或猪血液中提取的 T 淋巴细胞免疫球蛋白。

【药理学】本品是一种高效价抗人 T 淋巴细胞免疫球蛋白制剂，具有免疫抑制活性，是用人体 Jurkat 细胞系的 T 淋巴母细胞免疫兔或猪而获得的血清分离而成。本品是抗 T 淋巴细胞的多克隆抗体溶液，对 T 淋巴细胞有直接作用，因此，输注后会引起 T 淋巴细胞衰竭。

【药动学】本品在体液及组织中的分布情况不详，血浆水平因人而异，其 IgG 形式可通过胎盘并在乳汁中分布。

【适应证】

1. 兔源性的本品常与其他免疫抑制剂（皮质激素、硫唑嘌呤或环孢素等）联合使用，抑制免疫系统，进而预防器官移植排斥反应。常用于以下几种情况：器官移植后应立即与皮质激素、硫唑嘌呤或环孢素联合使用，可增强免疫抑制作用；在皮质激素治疗效果不佳的情况下，用于治疗急性排斥危象。

2. 猪源性的本品主要用于临床器官移植的免疫排斥预防及治疗、骨髓移植物抗宿主反应的预防、重型再生障碍性贫血、单纯红细胞再生障碍性贫血等病的治疗，也可试用于自身免疫性溶血性贫血、原发性血小板减少性紫癜及其他免疫病。

【不良反应】最常见的不良反应是恶心、发热和眩晕。高热至 40℃ 或以上及寒战者均少见。和其他异种血清一样，应用本品治疗 8～14d 后，可能发生血清病，但如果症状轻微并为可逆反者，则无须停止治疗。少数患者可能在治疗初期、中期或使用后出现过敏反应，典型症状是体温升高、皮肤潮红（红斑）、水肿、呼吸困难、喘鸣和血压下降。在治疗期的前 3d 内，发生过敏性休克的风险较大。

【妊娠期安全等级】X。

【禁用与慎用】

1. 已知对兔蛋白过敏者禁用，血小板严重减少的患者，如血小板少于 50 000/μl 者（因本品可能引起血小板减少，有增加出血的危险）禁用，细菌、病毒或真菌感染，尚未得到治疗控制者禁用，孕妇禁用。

2. 哺乳期妇女应权衡本品对其的重要性，选择停药或停止哺乳。

【药物相互作用】

1. 与其他免疫抑制药（皮质激素、硫唑嘌呤、环孢素）合用，有增加感染、血小板减少和贫血的危险性。

2. 对使用本品的免疫抑制患者，不能使用减毒活疫苗，其他疫苗免疫效果不佳。

【剂量与用法】除另有处方外，建议每天剂量如下。

1. 兔源性的本品

（1）器官移植后的预防：0.1～0.25ml（2～5mg）/kg。疗程可根据患者状况、剂量和联用药情况而定，由器官移植当天起治疗期为 5～14d。

（2）急性皮质激素抵抗排斥的治疗：0.1～0.25ml（2～5mg）/kg。治疗期长短的变化，主要取决于移植器官的情况。

2. 猪源性的本品

（1）每次 20～30mg/kg，将本品稀释于 250～500ml 0.9%氯化钠注射液中（幼儿酌减稀释用的0.9%氯化钠注射液量），静脉输注。开始速度 5～10 滴/分，如 10min 后无反应，再逐渐加速，全量在 1～2h 输完。

（2）用于器官移植和烧伤植皮时，为预防免疫排斥发生，可在手术前 3d 开始注射。在发生排斥危象时，及时注射本品。注射次数视病情需要而定。

3. 在使用前或一个疗程完毕后，经过 1～2 周的时间，需要再用药时，均需用猪的正常免疫球蛋白进行皮试（用时以 0.9%氯化钠注射液稀释 1：100），皮试阴性者方可使用。

【用药须知】

1. 本品仅供静脉输注用。

2. 输注期间需对患者进行密切的临床症状及血液学检查，如红细胞、白细胞、血小板等，治疗 1～2 周后需进行肾功能检查。

3. 初用本品常可见循环淋巴细胞减少，故应特别注意防止患者感染。血小板和红细胞减少的情况不多见。故使用后前几天，发生这些症状时应暂时减少剂量。如发生在后期，应考虑是否为本品引起的症状，严重时应停用。

4. 在输注本品时，应避免同时输用血液及血液制品。

5. 必须准备急救治疗设备以防治过敏性休克。

【制剂】①兔源性注射剂：100mg/5ml。②猪源性注射剂（粉）：250mg。

【贮藏】避光，贮于 2～8℃。

阿法赛特（alefacept）

别名：Amevive。

本品为生物制剂类免疫调节药。

【药理学】本品为一种重组的人融合蛋白，主要由可溶性白细胞功能相关抗原-3（LFA-3）的膜外区与人 IgG1 段组成，通过特异性与 T 淋巴细胞抗原 CD2 分子结合并抑制 LFA-3 与 CD2 的相互作用，从而干扰了 T 细胞的活化。体外资料表明本品可能会引起 T 细胞凋亡。

【药动学】中重度慢性斑块状银屑病患者，静脉注射 1～2 个月起效，肌内注射 2 个月起效，达峰效应时间为 14 周，谷值为 1～6μg/ml，持续时间为 3.5 个月（静脉给药）及 2 个月（肌内给药）。肌内注射生物利用度为 63%。静脉注射平均表观 V_d 为 94ml/kg，平均 CL 为 0.25ml/（kg・h），$t_{1/2}$ 为 270h。

【适应证】用于治疗中重度的慢性斑块状银屑病患者。

【不良反应】

1. 心血管系统　有引起心血管系统疾病（如心肌梗死、冠状动脉疾病等）的报道。

2. 呼吸系统　可见鼻咽炎、鼻炎、咳嗽增加。

3. 神经系统　可出现头晕、一过性头痛。

4. 肝　罕见 ALT 明显升高达正常值上限的 5～10 倍。

5. 胃肠道　可出现恶心。

6. 血液　淋巴细胞减少较多见，其中总淋巴细胞、CD4$^+$和 CD8$^+$T 淋巴细胞计数均可低于正常值。

7. 皮肤　可出现瘙痒、注射部位反应（表现为疼痛、发炎、出血和水肿等）。

8. 过敏反应　少有过敏反应的报道，表现为血管神经性水肿和风疹等。

9. 其他　可有恶性肿瘤、感染和流感样症状（表现为头痛、发热、肌痛和寒战等）。

【妊娠期安全等级】B。

【禁忌与慎用】

1. 对本品过敏者、HIV 感染者（本品诱导 CD4$^+$T 淋巴细胞计数减少）、CD4$^+$T 淋巴细胞计数低于正常值者禁用。

2. 有全身性恶性肿瘤病史者或恶性肿瘤高危人群，慢性、复发性感染患者，以及正使用免疫抑制药者慎用。

3. 尚未明确本品是否可经乳汁分泌，哺乳期妇女使用时应暂停哺乳。

4. 儿童用药的安全性及有效性尚未确定。

【药物相互作用】正使用窄治疗指数的 CYP 底物的患者，本品开始或停药时，推荐监测合用药物的效应（如华法林）或浓度（如环孢素或茶碱），必要时调整剂量。

【剂量与用法】

1. 成人肌内注射，15mg/次，或静脉注射，7.5mg/次，均 1 次/周，12 周为 1 个疗程。

2. 如 CD4$^+$T 淋巴细胞计数大于 250/ml，且与上疗程之间至少间隔 12 周后，则可再给予 1 个疗程剂量。尚无治疗 2 个疗程以上的临床资料。

【用药须知】

1. 本品肌内注射，不能用于柔嫩、受伤或硬结的皮肤，并应轮换注射部位，且两注射部位之间至少间隔 1in。

2. 静脉注射时，应在 5s 内注射完 0.5ml 本品。注射后应用 3ml 的 0.9%氯化钠注射液冲洗注射器。

3. 本品溶液配制要求无菌操作，取 0.6ml 稀释液后将注射针头沿西林瓶侧壁缓慢注入瓶中，轻旋西林瓶，使药物溶解，但不得摇晃西林瓶，以免过度起泡。溶解时间不得少于 2min，所配的溶液浓度为 7.5mg/0.5ml 或 15mg/0.5ml。

4. 本品可呈剂量依赖性引起 CD4$^+$和 CD8$^+$T 淋巴细胞计数减少，故在开始使用本品治疗之前及在 12 周疗程中，每间隔 2 周应检查 1 次 CD4$^+$T 淋巴细胞计数。患者如在开始治疗之前 CD4$^+$T 淋巴细胞计数低于正常值，则不应启动治疗。在治疗过程中 CD4$^+$T 淋巴细胞计数＜250/ml 时，则需控制药量并进行每周监测，如果 CD4$^+$T 淋巴细胞计数低于此水平持续时间达到 1 个月时，则应停止治疗。

【制剂】注射剂（粉）：15mg。

【贮藏】避光，贮于 2～8℃。

巴利昔单抗（basiliximab）

别名：巴西单抗、舒莱、Simulect。

【ATC】L04AC02。

【用药警戒】仅限用于器官移植术后的免疫抑制治疗，且由有经验的医师使用。

【药理学】本品为鼠/人嵌合的单克隆抗体（IgGIK），能定向拮抗 IL-2 受体α链（CD25 抗原），CD25 抗原在抗原的激发反应中，表达于 T 淋巴细胞表面。激活的 T 淋巴细胞对 IL-2 受体具极高的亲和力，本品通过特异性结合激活的 T 淋巴细胞上的 CD25 抗原，从而阻断 T 淋巴细胞与 IL-2 结合，也阻断了 T 细胞增殖信息的传导。当血药浓度超过 0.2μg/ml 时，就能完全、稳定地阻断 IL-2 受体。当血药浓度降至 0.2μg/ml 以下时，CD25 抗原的表达在 1～2 周恢复到治疗前水平。本品不会导致细胞因子释放或骨髓抑制。

【药动学】

1. 在肾移植患者中进行单剂量和多剂量的研究，其累积剂量为 15～150mg。静脉注射本品 20mg 后 30min 内，C_{max} 为（7.1±5.1）mg/L，C_{max} 及 AUC 随着单次给药剂量增加（最大量为 60mg）均成比例地增加。对药物在体内部位的分布范围和程度尚未进行全面研究。稳态 V_d 为（8.6±4.1）L，已有体外研究表明，本品仅与淋巴细胞、巨噬细胞或单核细胞结合。药物 CL 为（41±19）ml/h。终末 $t_{1/2}$ 为（7.2±3.2）d。

2. 动物实验未见本品对母体、胚胎产生毒性或致畸。体外试验也未见致突变倾向。

【适应证】用于预防肾移植术后的早期急性器官排斥反应。常采用两联（与环孢素及皮质类固醇激素联用，成人及儿童均可）或长期三联免疫抑制药治疗方案（与环孢素、皮质类固醇激素、硫唑嘌呤或吗替麦考酚酯联用，仅限于成人）。

【不良反应】

1. 本品不会加重器官移植患者的基础疾病及免疫抑制药或与其他药联用所发生的不良事件。

2. 成人：在对照试验中，发生率高于20%的不良反应有便秘、尿道感染、疼痛、恶心、周围性水肿、高血压、贫血、头痛、高钾血症、高胆固醇血症、术后伤口并发症、体重增加、血清肌酸酐升高、低磷血症、腹泻及上呼吸道感染。此结果与接受本品推荐剂量治疗所发生的不良反应相似。

3. 儿童：在对照试验中，发生率高于20%的不良反应有泌尿系感染、多毛症、鼻炎、发热、高血压、上呼吸道感染、病毒感染、败血症及便秘。

4. 在上市后的临床用药经验中，罕见（<1/1000）过敏反应，有以下报道：皮疹、荨麻疹、打喷嚏、气喘、支气管痉挛、肺水肿、心力衰竭、呼吸功能衰竭及毛细血管渗漏综合征。

5. 在使用本品的患者中，其人体抗鼠抗体（HAMA）的反应罕见（3.5%）。但本品不影响随后使用鼠抗淋巴细胞抗体制剂的治疗。

6. 有报道，接受本品治疗的患者（>10%）在同时给予免疫抑制药和其他药物时，可出现血压升高、头晕、头痛、失眠、震颤、高血钾、低血钾、高血糖、低磷血症、低钙血症、高尿酸血症、高胆固醇血症、体重增加、酸中毒、呼吸困难、上呼吸道感染、咳嗽、鼻炎、咽炎，另有3例接受本品治疗的肾移植手术患者发生非心源性肺水肿（与严重急性肺损伤或成人呼吸窘迫综合征类似）；可出现腿及背部疼痛，排尿困难、尿路感染、非蛋白氮（NPN）增加；恶心、呕吐、腹泻、腹痛、消化不良、便秘、胃肠道念珠菌病等；血液系统可出现贫血。另有个案报道，接受两联或三联免疫抑制药的患者使用本品后出现血栓形成（肾、深静脉），但尚未证实是因本品所致。

7. 本品可出现严重的急性超敏反应，包括以血压降低、心动过速、心力衰竭、呼吸困难、喘息、肺水肿、呼吸衰竭、风疹、瘙痒和（或）打喷嚏为特点的过敏反应，以及毛细血管渗漏综合征和细胞因子释放综合征。

8. 部分接受本品治疗的患者加用三联免疫抑制药（环孢素、硫唑嘌呤、类固醇）后，出现EB病毒引起的淋巴组织增生病。

9. 有对照研究表明，用药后可出现感染。罕见针对巴利昔单抗的独特型抗体应答，且对本品的疗效无影响。

【妊娠期安全等级】B。

【禁忌与慎用】

1. 对本品过敏者禁用；哺乳期妇女在接受本品第2次治疗后的8周内不宜哺乳。

2. 因使用本品、达昔单抗或其他单克隆抗体而致病的患者慎用。

【药物相互作用】

1. 理论上，松果菊（echinacea）具有免疫系统刺激作用，可能降低本品的疗效，从而危及器官移植患者的生命，故两者应避免联用。

2. 与他克莫司合用，可使后者血浆谷浓度升高，增加中毒的危险性，其作用机制可能因细胞因子引起CYP3A4介导的他克莫司代谢发生改变，故两者联用时，应在移植后1～2个月密切监测他克莫司血药浓度，必要时据此调整剂量。

3. 有研究认为本品是一种免疫球蛋白，故不存在代谢后的药物相互作用。

【剂量与用法】

1. 成人　静脉给药推荐总剂量为40mg，分2次使用。首次20mg于移植术前2h内给予，剩余20mg于移植术后4d给予。如发生术后并发症（如移植物功能丧失等），应停止第2次给药。

2. 儿童　静脉给药用于1～17岁儿童。小于35kg者，推荐剂量为20mg，分2次使用，10mg/次。首次10mg于移植术前2h内给予，剩余10mg于移植术后4d给予。如发生术后并发症（如移植物功能丧失等），应停止第2次给药。35kg或35kg以上者，同成人给药。

【用药须知】

1. 配好的药液为等渗液，可一次性大剂量静脉注射，也可用生理盐水或5%葡萄糖注射液稀释至50ml（20mg），或稀释至25ml（10mg）后静脉输注20～30min。

2. 虽尚无本品与其他静脉用液体存在配伍禁忌的资料，但仍宜单独使用。

3. 静脉注射本品后，未出现细胞因子释放综合征，故无须使用激素预防。

4. 用药期间应观察是否出现中毒征象，如出现严重的过敏反应，须立即停药，不得再次使用。

5. 有临床试验表明，给予受试者单剂量60mg，并在24d内累积剂量达150mg，尚未观察到不良反应。有动物（恒河猴）实验表明，给予1次5mg/kg，2次/周，4周后其血药浓度可达170μg/ml，但未观察到不良反应。推荐本品剂量用于人体时，其血药浓度一般低于 10μg/ml。

6. 配制好的药液，在 2～8℃可保存 24h，在室温下可保存 4h，故宜尽早使用。

7. 用药期间应进行肾功能检查，疑似排斥反应的进行活组织检查。

【制剂】　注射剂（粉）：10mg，20mg。

【贮藏】　2～8℃冷藏。

芬戈莫德（fingolimod）

别名：Gilenya。

本品是一种神经鞘氨醇 1-磷酸受体调节剂，临床用其盐酸盐。

【理化性状】

1. 本品的盐酸盐为白色至类白色粉末，易溶于水、乙醇或丙二醇。

2. 化学名：2-amino-2-[2-（4-octylphenyl）ethyl]propan-l,3-diol hydrochloride。

3. 分子式：$C_{19}H_{34}ClNO_2$。

4. 分子量：343.93。

5. 结构式如下：

【药理学】

1. 本品是由冬虫夏草（子囊菌亚门赤僵菌）培养液中提取的多球壳菌素（myriocin）经化学修饰而成的免疫调节剂。本品是鞘氨醇的结构类似物，具有与环孢素和他克莫司等传统免疫抑制剂完全不同的免疫抑制机制。

2. 本品在体内经神经鞘氨醇激酶转化（磷酸化）为具有活性的磷酸盐。本品磷酸盐是神经鞘氨醇 1-磷酸受体调节剂，与位于淋巴细胞上的神经鞘氨醇 1-磷酸受体（S1PR）1、S1PR3、S1PR4 和 S1PR5 有着高度的亲和力。本品的磷酸盐通过改变淋巴细胞的趋化能力，阻断淋巴细胞从淋巴组织中释出，使淋巴细胞滞留在淋巴组织内，从而减少自身反应性淋巴细胞再次进入外周循环的概率，减少外周血液中的淋巴细胞数，防止这些细胞浸润中枢神经系统，从而达到免疫调节效果。其免疫调节过程是可逆的，停药后血液循环中的淋巴细胞水平即可恢复正常。

3. 本品治疗多发性硬化症（MS）机制尚不明确，可能与减少淋巴细胞迁移至中枢系统有关。

4. 临床研究表明，本品口服制剂对复发-缓解型多发性硬化症（RRMS）的疗效确切，优于目前常用的 MS 治疗药物干扰素β-1a 注射剂（Avonex，现用作多发性硬化的临床治疗药物）。

【药动学】

1. 吸收　本品的 T_{max} 为 12～16h。表观绝对口服生物利用度为 93%，摄取食物不改变本品或本品磷酸盐的 C_{max} 或全身暴露量（AUC）。每天服药 1 次，1～2 个月可达稳态，血药浓度可升至开始服药时的 10 倍以上。

2. 分布　本品广泛（86%）分布于红细胞内。其磷酸盐则较少被血细胞摄取（＜17%）。本品及其磷酸盐的血浆蛋白结合率均＞99.7%，肾或肝功能不全并不改变其蛋白结合率。本品广泛分布至机体各种组织内，分布容积为（1200±260）L。

3. 代谢　人体对本品的生物转化主要通过三条途径：①通过可逆性立体选择性磷酸化作用转化为本品的磷酸盐的药理活性（S）-异构体；②通过 CYP4F2 氧化，再由脂肪酸类降解反应转化为无活性代谢物；③形成无活性的非极性神经鞘氨醇类似物。

本品主要通过 CYP4F2 代谢，CYP2D6、CYP2E1、CYP3A4 和 CYP4F12 居于其次。这些同工酶的抑制剂或诱导剂可能改变本品及其磷酸盐的暴露量，但是，由于多种 CYP 同工酶参与本品的氧化代谢，如果合用一种特异性 CYP 同工酶抑制剂时，本品的代谢将不会受到很大影响。

单剂量口服 ^{14}C 标记的本品后，检测到血中主要相关成分为本品原形（23.3%），本品的磷酸盐（10.3%）和无活性代谢物[M3 羧酸代谢物（8.3%）、M29 神经鞘氨醇代谢物（8.9%）和 M30 神经鞘氨醇代谢物（7.3%）]。

4. 消除　本品血液清除率为（6.3±2.3）L/h，平均表观终末 $t_{1/2}$ 为 6～9d。本品的磷酸盐与本品在药时曲线的末端平行下降，$t_{1/2}$ 相似。约 81%口服剂量以非活性代谢物的形式随尿缓慢排泄。本品原形和其磷酸盐极少随尿而随粪便排泄，均小于剂量的 2.5%。透析或血浆置换均不能从体内清除本品。

5. 肾功能不全　在重度肾功能不全患者中，本品的 C_{max} 和 AUC 分别增加 32%和 43%，而其磷酸盐的 C_{max} 和 AUC 则分别增加 25%和 14%，表观消除 $t_{1/2}$ 无变化。因此，肾功能不全的患者更适于 0.5mg 的给药剂量。两种代谢物（M2 和 M3）的全身暴露量分别增加 3 倍和 13 倍。这些代谢物的毒性特征尚不清楚。

6. 肝功能不全　在轻度、中度及重度肝功能不全的受试者中，均未观察到本品 C_{max} 的变化，但 AUC 分别增加 12%、44% 和 103%。轻度肝功能不全的受试者本品的表观消除 $t_{1/2}$ 无变化，但中重度肝功能不全患者则延长约 50%。在重度肝功能不全的患者中，本品的磷酸盐 C_{max} 降低 22%，AUC 无明显变化。

7. 性别　性别对本品和其磷酸盐的药动学无显著影响。

8. 老年患者　本品的消除机制和群体药动学结果提示，老年患者不必调整剂量。但对 >65 岁患者的临床经验有限。

【适应证】本品适用于复发-缓解型多发性硬化症患者的治疗，可以减少复发频率和延缓致残进展的速度。

【不良反应】

1. 临床研究发现的不良反应　头痛（25%）、ALT/AST 升高（14%）、病毒性流感（13%）、腹泻（12%）、背痛（12%）、咳嗽（10%）、疱疹病毒感染（9%）、支气管炎（8%）、呼吸困难（8%）、抑郁（8%）、头晕（7%）、鼻窦炎（7%）、高血压（6%）、肠胃炎（5%）、感觉异常（5%）、偏头痛（5%）、GOT 升高（5%）、体重下降（5%）、皮肤真菌感染（4%）、心动过缓（4%）、视物模糊（4%）、淋巴细胞减少（4%）、脱发（4%）、虚弱（3%）、湿疹（3%）、瘙痒（3%）、眼痛（3%）、三酰甘油升高（3%）和白细胞减少（3%）。

2. 过量　6 例用药剂量高达 40mg（推荐剂量的 80 倍）的受试者中有 5 例感觉胸闷不适。

3. 严重不良反应

（1）心动过缓：①本品初始治疗可致心率减缓，所有患者服药后均须观察 6h，密切注意心动过缓的症状和体征。如发生心动过缓相关表现，应给予对症处理。②有心动过缓和房室传导阻滞危险因素的患者，包括用抗心律失常药如 β 受体阻滞剂和钙通道阻滞药的患者，首次服用前应检查心电图。③本品首剂给药后，心率在 1h 内即减缓，在约 6h 时减缓至最大程度。服第 2 剂时，心率与服第 2 剂前比较可能进一步减缓，但变化幅度比首剂要小。继续给药，通常 1 个月内心率恢复至基线水平。首剂给予 0.5mg 后，6h 平均心率减缓约 13 次/分，罕见心率低于 40 次/分者。该反应发生率约 0.5%。心动过缓者常无症状，但也有轻中度的眩晕、疲劳、

心悸和胸痛症状者，治疗后均在 24h 内缓解。

（2）房室传导阻滞：本品初始治疗可致短暂房室传导延迟。有临床试验报道首剂服用本品 0.5mg 后一度和二度房室传导阻滞（PR 间期延长）的发生率均为 0.1%，安慰剂组未发生。另一项研究报告首剂量 0.5mg 后，根据 24h 的 Holter 监察资料，二度房室传导阻滞的发生率本品为 3.7%，安慰剂为 2%，多为 Mobitz I 型（Wenckebach）。传导异常通常为短暂的，患者多无症状，24h 内可缓解。偶有患者需要给予阿托品或异丙肾上腺素治疗。值得注意的是，一项非对照研究曾报道 1 例患者首剂超量（1.25mg）后发生晕厥和完全房室传导阻滞。此外，停药超过 2 周，重新开始服用本品时可能再次发生心动过缓和房室传导阻滞。

4. 感染　①由于本品的作用机制（可逆性阻隔淋巴细胞于淋巴组织中，减少其释放至外周），故可致剂量依赖性外周淋巴细胞计数降低，可降低 20%～30%。因此，服用本品可能增加患者感染甚至严重感染的风险。②开始使用本品治疗前，应评估患者 6 个月内全血细胞计数水平。如有可能发展为严重感染应推迟给药；再次拟开始治疗前仍须评估效益和风险。停药后本品的消除可能需要 2 个月，在此期间须继续监察感染迹象。存在活动性急慢性感染的患者，感染痊愈前不应开始本品治疗。③在上市前研究中，服用 0.5mg 本品的患者中无病毒感染发生死亡者；但有 2 例大于推荐剂量（1.25mg，推荐剂量为 0.5mg）且合用大剂量激素的患者死于疱疹病毒感染（播散性原发性带状疱疹和单纯疱疹脑炎各 1 例）。④在 MS 对照研究中，本品 0.5mg 的总感染率（72%）和严重感染（2%）与安慰剂相似。支气管炎最常见，肺炎次之。⑤开始本品治疗前，无水痘史或无水痘、带状疱疹病毒疫苗接种的患者，应检测 VZV 抗体，阴性应接种 VZV 疫苗，接种后 1 个月方可开始本品治疗。

5. 黄斑水肿　①接受本品 0.5mg 的患者中，黄斑水肿发生率为 0.4%。用药前和用药后 3～4 个月应进行眼科检查。如患者报告视力障碍，应及时进行眼科检查。发生黄斑水肿的患者可能仅有视物模糊或视力下降，甚至没有自觉症状，只能依靠常规眼科检查诊断。停药后黄斑水肿多可改善，但部分患者残留视力丧失。尚未评价再次用药后黄斑水肿复发的风险。②有葡萄膜炎史或糖尿病的患者在本品治疗期间可见黄斑水肿的风险增加（有和无葡萄膜炎史的患者黄斑水肿的发生率分别为 20% 和

0.6%）。有糖尿病或葡萄膜炎史的 MS 患者接受本品治疗前应进行眼科评估，治疗期间应常规进行眼科随访。

6. 影响呼吸系统功能　①观察到本品治疗 1 个月的患者，1 秒钟用力呼气容积（FEV_1）和肺一氧化碳弥散量（DLCO）呈剂量依赖性降低。0.5mg 剂量治疗至 24 个月时，FEV_1 从基线降低 3.1%，安慰剂组为 2%；DLCO 从基线降低 3.8%，而安慰剂组为 2.7%。FEV_1 的降低似乎在停药后可逆；DLCO 可逆性不确定。②在纳入 MS 患者的对照试验中，接受本品 0.5mg 的患者发生呼吸困难约 5%，安慰剂组为 4%。扩大研究（非对照）期间数例患者发生不能解释的呼吸困难而停药。用本品治疗期间如有临床指征应进行呼吸功能和 DLCO 的评估。

7. 肝毒性　①接受本品的患者中可能发生肝酶升高，开始治疗前应评估 6 个月的 ALT 和胆红素水平。剂量 0.5mg 的临床试验中有 8%的患者发生 ALT≥3×ULN，安慰剂组为 2%；升高≥5×ULN 者为 2%，而安慰剂组为 1%。肝酶升高多发生在 3～4 个月内。部分患者再次用药，再发生肝酶升高，提示与本品相关。停药后约 2 个月内血清 ALT 水平恢复至正常。②用药过程中出现不能解释的恶心、呕吐、腹痛、乏力、厌食或黄疸和（或）深色尿应检测肝功能，如证实肝损伤应停用本品。肝病患者服用本品发生肝酶升高的风险增加。重度肝功能不全患者的本品暴露量可能加倍，风险较大，应严密监护。

8. 胎儿毒性　动物研究结果表明本品可能危害胎儿。本品从机体消除约需 2 个月的时间，故停药后 2 个月内育龄妇女应采取有效避孕措施。

9. 对血压的影响　在 MS 临床试验中，开始治疗约 2 个月，0.5mg 本品平均增加收缩压约 2mmHg 和舒张压约 1mmHg，继续治疗则对血压的影响持续存在。另一项对照研究报告本品 0.5mg 患者高血压发生率为 5%，而安慰剂组为 3%。因此，用药期间应监测血压。

10. 停药后免疫系统效应　本品停药 2 个月内，仍维持一定的血药浓度和药效（包括降低淋巴细胞计数）。淋巴细胞计数一般在停药后 1～2 个月恢复至正常范围。在此期间若开始其他免疫抑制剂的治疗，应考虑叠加作用。

【妊娠期安全等级】C。

【禁忌与慎用】

1. 在妊娠大鼠和家兔观察到致胎儿畸形和死亡，最常见的内脏畸形为心脏动脉干永存和室间隔缺损，本品可能影响动物胚胎发育阶段的血管形成。

2. 尚不明确本品能否分泌至人乳汁，但在大鼠观察到其通过乳汁排泄，因此，哺乳期妇女使用须权衡本品对其的重要性，选择停药或停止哺乳。

3. 可参见"不良反应"和"药物相互作用"中的相关内容。

【药物相互作用】

1. 在稳态时，给予酮康唑（强效 CYP3A 和 CYP4F 抑制剂）200mg，2 次/日，单剂给予本品 5mg 致本品和其磷酸盐的 AUC 增加 70%。

2. 本品可抑制其他药物代谢，如在人肝微粒体和特异性探针进行的体外抑制研究显示，当浓度最高达治疗浓度的 3 个数量级时，本品对下列 CYP 没有或仅有弱抑制作用：CYP1A2、CYP2A6、CYP2B6、CYP2C9、CYP2C19、CYP2D6、CYP2E1、CYP3A4/5 和 CYP4A9/11；本品磷酸盐对 CYP1A2、CYP2A6、CYP2C8、CYP2C9、CYP2C19、CYP2D6、CYP2E1 和 CYP3A4 没有或仅有弱抑制作用。据此认为，本品可能不降低主要经由上述同工酶代谢药物的清除率。本品抑制 CYP2C8 及其磷酸盐抑制 CYP2B6 的能力尚不清楚。

3. 本品或其磷酸盐具有自身诱导及诱导其他药物代谢，如诱导人 CYP3A4、CYP1A2、CYP4F2 和 MDR1（P-糖蛋白）的 mRNA 和诱导原代人肝细胞 CYP3A、CYP1A2、CYP2B6、CYP2C8、CYP2C9、CYP2C19 和 CYP4F2 活性的研究结果表明，本品不诱导上述各 CYP 和 MDR1 的 mRNA 或活性；故预期治疗浓度的本品对这些 CYP 同工酶或 MDR1 无临床上有意义的诱导作用；本品的磷酸盐诱导 CYP 同工酶的能力尚不清楚。

4. 推测本品或本品的磷酸盐在治疗浓度时，不会抑制合用药物的摄取和经 OATP1B1、OATP1B3 和 NTCP 的转运；也不抑制合用药物经乳腺癌耐药相关蛋白（breast cancer resistant protein，MXR）、胆盐外排泵（bile salt export pump，BSEP）、多药耐药相关蛋白 2（multidrug resistance-associated protein 2，MRP2）和 MDR1 介导的外排和（或）生物转运。

5. 在稳态时本品与环孢素合用，两者药动学均不受影响。提示本品不降低经由 CYP3A4 代谢药物的清除率，也不是转运蛋白 MDR1、MRP2 的抑制剂，而 OATP-C 也不影响本品的处置。

6. 同时给予异丙肾上腺素或阿托品，单剂本品或其磷酸盐的 AUC 未变。本品或其磷酸盐与阿替洛尔或地尔硫䓬合用时，阿替洛尔和地尔硫䓬稳态药动学及本品或本品的磷酸盐单剂量药动学均无变化。

7. 在 MS 患者中进行的一项群体药动学研究表明，氟西汀和帕罗西汀（两种强效 CYP2D6 抑制剂）及卡马西平（强效肝药酶诱导剂）对本品或其磷酸盐谷浓度无显著影响。此外，巴氯芬、加巴喷丁、奥昔布宁、金刚烷胺、莫达非尼、阿米替林、普瑞巴林和皮质激素对本品或其磷酸盐谷浓度也无显著临床意义（＜20%）。

8. 本品未在需用Ⅰa 类（如奎宁丁、普鲁卡因胺）或Ⅲ类（胺碘酮、索他洛尔）抗心律失常药进行治疗的患者中进行研究。Ⅰa 类或Ⅲ类抗心律失常药可在心动过缓的患者中导致扭转型室性心动过速。因本品初始治疗可减慢心率，正在使用Ⅰa 类或Ⅲ类抗心律失常药的患者，使用本品时须密切监测。

【剂量与用法】推荐剂量为口服 0.5mg/次，1 次/日。餐前或餐后服用均可。首剂后应观察 6h 以监护心动过缓的症状体征。增加本品剂量则不良反应发生率随之升高，但疗效并不相应增加。

【用药须知】

1. 首次用药后须观察 6h。

2. 轻中度肝功能不全的患者不必调整剂量，但重度肝功能不全的患者因不良反应的风险较大，应予严密监护。

3. 老年患者通常不必调整剂量，但须密切监护。

【制剂】胶囊剂：0.5mg。

【贮藏】防潮，贮存于 25℃下，短程携带允许 15～30℃。

特立氟胺（teriflunomide）

别名：Aubagio。

本品为来氟米特的活性代谢物。美国 FDA 于 2012 年 9 月 13 日，欧洲于 2013 年 8 月 26 日批准其用于多发性硬化症。

【理化性状】

1. 本品为白色至类白色粉末，略溶于丙酮，微溶于聚乙二醇和乙醇，极微溶于异丙醇，几乎不溶于水。

2. 化学名：（2Z）-2-cyano-3-hydroxy-N-[4-（trifluoromethyl）phenyl]but-2-enamide。

3. 分子式：$C_{12}H_9F_3N_2O_2$。

4. 分子量：270.2。

5. 结构式如下：

【用药警戒】

1. 肝毒性　用本品治疗的患者有严重肝损害，包括致命性肝衰竭的报道。与其他肝毒性药物合用风险增加。本品治疗前 6 个月内应监测患者肝氨基转移酶和胆红素水平。开始治疗的 6 个月内每月监测。若有疑为药物引起的肝损害，应停药，用考来烯胺或活性炭加速药物洗脱。

2. 致畸性　本品可致严重出生缺陷。孕妇或未采用可靠避孕措施的育龄妇女禁用。本品治疗后完成药物洗脱前避免妊娠。

【药理学】本品为抗炎免疫调节剂，抑制新生嘧啶合成的线粒体酶双氢乳清酸酯脱氢酶。本品抑制快速分裂细胞，如活化 T 细胞，该细胞被认为是 MS 发病的驱动器。但确切机制尚不清楚。可能与减少 CNS 中活化淋巴细胞的数目有关。也可阻滞转录因子 NF-κB，在临床不用的高剂量也抑制酪氨酸激酶活性。

【药动学】

1. 本品为来氟米特的主要活性代谢物。推荐剂量下本品与来氟米特两者的特立氟胺血药浓度相似。

2. 本品口服给药后，平均达峰时间为 1～4h，食物对其药动学无影响。

3. 本品与血浆蛋白（＞99%）广泛结合，主要分布于血浆。单剂量静脉给药后，V_d 为 11L。

4. 本品主要以原药直接通过胆汁排泄，代谢物也通过肾排泄。21d 内，60.1%的给药剂量随粪便（37.5%）和尿（22.6%）排泄。单剂量静脉给药后总体 CL 为 30.5ml/h。

【适应证】用于复发型多发性硬化症。

【不良反应】

1. 严重不良反应包括肝毒性、骨髓抑制、感染、周围神经病、急性肾衰竭、高钾血症、严重皮肤反应、血压升高、间质性肺病。

2. 临床试验中最常见不良反应为 ALT 升高、脱发、腹泻、流行性感冒、恶心、感觉异常。对照临床试验中，脱发为导致停药的最常见不良反应。

【妊娠期安全等级】 X。

【禁忌与慎用】

1. 重度肝功能不全的患者禁用。

2. 孕妇禁用。

3. 动物实验显示本品可经乳汁分泌，哺乳期妇女应权衡利弊，选择停药或停止哺乳。

4. 儿童有效性及安全性尚未建立。

【药物相互作用】

1. 与通过 CYP2C8 代谢的药物，如瑞格列奈、紫杉醇、吡格列酮、罗格列酮合用，可能使这些药物暴露量增加。

2. 华法林与本品合用，推荐随访并密切监测国际标准化比值（INR）。

3. 本品重复剂量给药后，增加口服避孕药炔雌醇的 C_{max} 和 $AUC_{0\sim24}$。合用时，考虑避孕药的类型和剂量。

4. 本品可能降低通过 CYP1A2 代谢的药物的作用，如度洛西汀、阿洛司琼、茶碱和替扎尼定。

【剂量与用法】 推荐剂量为 7mg 或 14mg，1次/日，口服。与食物是否同服均可。

【用药须知】 本品治疗前 6 个月内，每月检查血细胞计数（CBC），随后根据感染的体征和症状监测。

【制剂】 片剂：7mg，14mg。

【贮藏】 贮于 20～25℃。

胍立莫司（gusperimus）

本品为化学合成的免疫抑制剂。

【理化性状】

1. 分子式：$C_{17}H_{37}N_7O_3$。

2. 分子量：387.5。

3. 结构式如下：

【简介】 本品确切作用机制尚未阐明，被认为干扰细胞内的信号事件，抑制免疫系统特定细胞的生长和分化。此种方式可能减轻致死性中线性肉芽肿的症状。2001 年欧委会指定本品为罕用药，用于治疗致死性中线性肉芽肿。本品为周期用药，日剂量、周期持续时间、间隔时间均取决于胍立莫司引发的白细胞和中性粒细胞减少程度。建议周期间和周期后频繁监测血细胞计数。不良反应有味觉障碍、药物诱导的白细胞减少（很常见）、治疗相关的严重感染。是否增加引起恶性病（淋巴瘤、非白血性白血病、实体瘤）风险尚不确定。与其他免疫抑制剂合用，感染机会增加；与骨髓毒性药物 6-MP 合用，骨髓损害风险增加；与一些非甾体抗炎药合用，增加肝毒性。注射剂：100mg。可皮下或静脉给药。

贝拉西普（belatacept）

别名：Nulojix。

本品是一种选择性 T 细胞共刺激阻断剂。

【理化性状】

1. 本品是从哺乳动物细胞表达系统中采用 DNA 重组技术生产的生物制剂。

2. 分子式：$C_{3508}H_{5440}N_{922}O_{1096}S_{32}$。

3. 分子量：90kDa。

【用药警戒】

1. 本品仅供 EB 病毒血清反应阳性的患者使用。

2. 只有具有免疫抑制疗法和肾移植治疗经验的医师才有开具本品的处方权。

3. 不建议肝移植患者使用本品，以避免移植后的器官衰竭或死亡。

【药理学】 本品与抗原呈递细胞上 CD80 和 CD86 结合，阻断 CD28 介导的 T 细胞共刺激信号传递，抑制 T 细胞活化，从而抑制免疫排斥反应。体外试验证实，本品可抑制 T 细胞增殖和细胞因子 IL-2、IFN-γ、IL-4 和 TNF-α的生成。

【药动学】

1. 健康受试者，单次静脉输注本品 $1.0\sim20$mg/kg，其药动学呈线性，剂量与暴露量成正比，健康受试者的药动学参数与新进行肾移植患者近似。按照推荐的剂量用法，移植开始后本品初期的血药浓度在第 8 周和维持期中的第 6 个月可达稳态。给肾移植患者每月静脉输注 1 次 10mg/kg 和 5mg/kg 后，本品的全身蓄积率分别约为 20% 和 10%。

2. 根据 924 例肾移植患者移植后 1 年的群体药动学分析，移植后不同时期给予本品的药动学相似。在临床试验中，从移植后 6 个月至 3 年，本品的谷值一直恒定。随体重的增加，本品的清除率呈现升高的趋势。年龄、性别、种族及肾功能[用计算得到的肾小球滤过率（GFR）测定]不全、肝功能（用白蛋白衡量）不全、糖尿病和同时接受透析不影响本品的清除率。

3. 给予健康志愿者单剂量，在移植后第 12 周给肾移植患者 10mg 和第 12 个月后每 4 周给予 1 次，每次 5mg/kg 的药动学参数分别参见表 15-1。

表 15-1　接受贝拉西普后的药动学参数对照表

药动学参数	健康志愿者，10mg/kg，单剂量（n=15）	肾移植患者，10mg/kg，多剂量（n=10）	肾移植患者，5mg/kg，多剂量（n=14）
C_{max}（μg/ml）	300±77（190～492）	247±68（161～340）	139±28（80～176）
AUC[（μg・h）/ml]	26 398±5175 （18 964～40 684）	22 252±7868 （13 575～42 144）	14 090±860 （7906～20 510）
终末 $t_{1/2}$（d）	9.8±2.8（6.4～15.6）	9.8±3.2（6.1～15.1）	8.2±2.4（3.1～11.9）
全身清除率[ml/（kg・h）]	0.39±0.07 （0.25～0.53）	0.49±0.13 （0.23～0.70）	0.51±0.14 （0.33～0.75）
分布容积（L/kg）	0.09±0.02 （0.07～0.15）	0.11±0.03 （0.067～0.17）	0.12±0.03 （0.09～0.17）

【适应证】　在巴利昔单抗诱导下，本品与吗替麦考酚酯和皮质激素联合，用于预防成年肾移植患者的急性排异反应。

【不良反应】

1. 严重不良反应包括移植后淋巴扩增疾病，主要是中枢神经系统淋巴扩增疾病，或其他的恶性肿瘤、严重感染、与 JC 病毒相关的进行性多灶性白质脑病、多瘤病毒性肾病。

2. 常见不良反应（≥10%）包括贫血、腹泻、泌尿系感染、上呼吸道感染、鼻咽炎、巨细胞病毒感染、流感、周围水肿、便秘、高血压、低血压、发热、自主神经功能障碍、咳嗽、呼吸困难、恶心、呕吐、腹痛、便秘、头痛、头晕、低血钾、高血钾、低血磷、低血钙、低血镁、血脂异常、TG 升高、高血糖、高尿酸、肌酐升高、血尿、蛋白尿、肾小管坏死、白细胞减少、关节痛、背痛、失眠、焦虑。

3. 少见不良反应（<10%）包括吉兰-巴雷综合征特发性多神经炎、疱疹病毒感染、口腔炎（包括口疮性口炎）、慢性移植物肾病、移植肾并发症（包括伤口裂开）、动静脉瘘血栓形成、中性粒细胞减少、肾受损（包括急性肾衰竭、肾动脉狭窄、尿失禁、肾积水）、血肿、淋巴囊肿、肌肉骨骼痛、脱发、多汗症、心房颤动。

【妊娠期安全等级】C。

【禁忌与慎用】

1. 未进行 EB 病毒血清反应检查者或检查结果阴性的器官移植接受者禁用。

2. 孕妇只有在潜在的益处大于对胎儿伤害的风险时才可使用。

3. 哺乳期妇女应权衡本品对其的重要性，选择停药或停止哺乳。

4. 18 岁以下儿童用药的安全性和有效性尚未确定。

【药物相互作用】

1. 细胞因子调节剂可影响 CYP 酶的活性。本品有影响经 CYP 酶代谢的药物代谢的潜在可能。

2. 吗替麦考酚酯与本品合用，与合用环孢素相比，吗替麦考酚酯的 C_{max} 和 $AUC_{0\sim12}$ 分别升高 20% 和 40%。

3. 同时接受吗替麦考酚酯的患者中从环孢素换为本品时或从本品换为环孢素后，吗替麦考酚酯暴露量也可能有变化。

【剂量与用法】

1. 初始期给药：在第 1 天（移植当日，移植手术前）和第 5 天（第 1 天给药后接近 96h）和移植后第 2 周和第 4 周的末尾及移植后第 8 周和第 12 周末，静脉输注，剂量皆为 10mg/kg。

2. 维持期给药：移植后第 16 周结束时给予 1 次，之后每 4 周（±3d）1 次，剂量为 5mg/kg。

3. 为了准确地配制溶液剂量，本品的处方剂量必须能被 12.5 整除，整除增量为 0、12.5、25、37.5、50、62.5、75、87.5 和 100。例如，一患者体重 64kg。剂量为 10mg/kg 时，应用剂量为 640mg，被 12.5 整除后高于或低于 640mg 最接近的剂量是 637.5mg，所以患者实际处方剂量应该是 637.5mg。

4. 本品的输注总剂量应根据患者在移植时的实际体重计算。体重变化小于 10%，不必调整剂量；体重变化大于 10%，可根据现体重重新调整剂量。

5. 应立即将配制好的溶液从安瓿转移至输注袋或瓶中，必须在冻干粉配制后 24h 内完成输注。

6. 如不立即使用，配制好的溶液可冷藏储存，2～8℃可放置 24h，可在室温（20～25℃）和室内光线下放置最长时间为 4h，放置总时间不能超过 24h。

7. 本品可用注射用水、0.9%氯化钠注射液或 5%葡萄糖注射液溶解，可用后两者稀释，但须与溶解时使用的注射液一致（溶解时使用注射用水，稀释使用两者均可；溶解使用 0.9%氯化钠注射液，稀释液必须用 0.9%氯化钠注射液，5%葡萄糖注射液同理）。溶解过程中避免剧烈振摇。

8. 配制、稀释和输注过程中，应使用无硅酮的注射器和输液器，通过 0.2～1.2μm 的低蛋白结合的滤器，经 30min 静脉输注。

【用药须知】

1. 本品仅用于静脉输注，且患者不需要预先给药。

2. 本品不能超过推荐剂量或高于推荐频率给药。

3. 在使用本品前，应对结核和其他潜伏感染进行评估，得到排除后才能开始使用本品治疗。建议移植后应严密防止感染巨细胞病毒和肺囊虫。

4. 使用包括本品在内的免疫抑制剂会增加罹患恶性肿瘤的风险。

5. 在使用包括本品在内的免疫抑制剂时，不应超过推荐剂量，以防止进行性多灶性白质脑病发生的可能。

6. 接受包括本品在内的免疫抑制剂治疗的患者，发生细菌、病毒、真菌和病原虫严重感染甚至致死的危险增高。

7. 给予健康受试者 20mg/kg，无明显毒性反应。如在肾移植患者中给予较高累积剂量和增加给药频次，会导致中枢神经系统相关不良反应增加。如发生药物过量，建议监护患者不良反应症状和体征，并给予适当的对症治疗。

8. 本品治疗期间避免接种活疫苗。

【制剂】 注射剂（粉）：250mg（包装中附有一只无硅酮 12ml 一次性注射器）。

【贮藏】 原盒避光，贮于 2～8℃。

依那西普（etanercept）

别名：艾他西普、恩利、西那依普、依奈普特、依他西特、依坦奈塞、英利昔单抗、Enbrel。

本品为肿瘤坏死因子（TNF）拮抗剂。

【理化性状】

1. 分子式：$C_{2224}H_{3475}N_{621}O_{698}S_{36}$。

2. 分子量：51 234.90。

【用药警戒】

1. 本品可增加患者出现严重机会性真菌感染的风险，用药期间和用药后应密切监测感染的症状和体征，严重感染者应停药。

2. 本品可增加青少年和儿童发生肿瘤的风险，可致命。

【药理学】

1. 类风湿关节炎和强直性脊柱炎的关节病理多数是由前炎性分子介导的，这些分子与一个由 TNF 控制的网络相联系。TNF 是类风湿关节炎炎性反应中起主导作用的细胞因子。在强直性脊柱炎患者的血清和滑膜组织中也可见 TNF 水平升高。本品是细胞表面 TNF 受体的竞争性抑制剂，可以抑制 TNF 的生物活性，从而阻断 TNF 介导的细胞反应。本品可能还参与调节由 TNF 诱导或调节的其他下游分子（如细胞因子、黏附分子或蛋白酶）控制的生物反应。

2. TNF 是前炎性细胞因子，与两个不同的细胞表面受体（p55 和 p75）的肿瘤坏死因子受体（TNFR）结合。两种 TNFR 在自然状态下都以膜结合的和可溶的形式存在。可溶性 TNFR 被认为可以调节 TNF 的生物活性。

3. TNF 主要以同型三聚体的形式存在，它们的生物活性依赖于与细胞表面 TNFR 的交联。与受体单体相比，可溶性受体二聚体（如本品）对 TNF 具有更高的亲和力，被认为是对 TNF 结合于其细胞受体的更有效的竞争性抑制剂。除此之外，利用一个免疫球蛋白的 Fc 区域作为融合元件以使构建的二聚体受体得到更长的血清 $t_{1/2}$。

【药动学】

1. 本品从皮下注射的部位缓慢吸收，在单次剂量后约 48h 可达血药峰值。绝对生物利用度为 76%。在每周 2 次剂量情况下，预期稳态浓度约为单次剂量的 2 倍。单次皮下注射 25mg 本品后，在健康志愿者中测得的平均血药峰值为（1.65±0.66）μg/ml，AUC 为（235±96.6）（μg·h）/ml。未正式对剂量反应比例进行测定，但在观察的剂量范围内，未发现明显的清除率饱和现象。

2. 本品的浓度时间曲线为双指数曲线。V_d 中间值为 7.6L，而稳态 V_d 为 10.4L。

3. 本品从体内清除缓慢。$t_{1/2}$ 长，约为 70h。类风湿关节炎患者的 CL 约为 0.066L/h，比健康志愿者中的观察值 0.11L/h 略低。此外，本品的药动学在类风湿关节炎、强直性脊柱炎患者中类似。

4. 本品 50mg 每周 1 次（$n=21$）和 25mg 每周 2 次（$n=16$）治疗的类风湿关节炎患者中的稳态平均血清浓度：C_{max} 分别为 2.4mg/L 和 2.6mg/L；C_{min} 分别为 1.2mg/L 和 1.4mg/L；AUC 分别为 297（mg·h）/ L 和 316（mg·h）/L。

5. 虽然在给予患者与志愿者中注射放射标记的本品后，可以在尿液中测得放射性的排出，但是未观察到急性肾或肝衰竭的患者出现血药浓度升高。肾或肝功能不全不必进行剂量调整。男性和女性之间无明显药动学差异。

【适应证】用于强直性脊柱炎、银屑病、银屑病关节炎和类风湿关节炎、多关节青少年特发性关节炎。

【不良反应】

1. 感染　常见包括上呼吸道感染、支气管炎、膀胱炎、皮肤感染；少见肺炎、蜂窝织炎、脓毒性关节炎、脓毒血症和寄生虫感染；罕见结核病和机会致病菌感染。

2. 肿瘤　少见非黑色素瘤皮肤癌；罕见黑色素瘤及淋巴瘤。

3. 心血管系统　有报道，本品可引起充血性心力衰竭或使心力衰竭恶化。也有脓毒血症患者静脉注射后，引起低血压的报道，但与本品关系尚不确切。

4. 中枢神经系统　罕见中枢神经脱髓鞘的报道。有使横贯性脊髓炎、视神经炎和癫痫的新发或加重的报道，其因果关系尚不明确，但其他用于 MS 患者的 TNF 拮抗药证实与疾病活动性增加有关。

5. 代谢/内分泌系统　有引发糖尿病发作，引起一过性甲状腺功能亢进的报道。也有引起甲状腺功能低下的个案报道。

6. 呼吸系统　可见上呼吸道疾病，如普通感冒症状、咳嗽、鼻窦炎、咽炎、鼻炎。有本品促进结核发作的报道，少见间质性肺炎。

7. 肌肉骨骼系统　有引起败血症性关节炎的个案报道。

8. 胃肠道　在 69 名 4～17 岁幼年型类风湿关节炎患者中，用药后有 19 名出现腹痛，13 名出现呕吐等症状。也有本品引起胆囊炎的个案报道。

9. 血液　可产生严重甚至致命的不良反应，如贫血、再生障碍性贫血、白细胞减少、中性粒细胞减少、全血细胞减少和血小板减少。也有引起巨噬细胞活化综合征的报道。

10. 皮肤　可见血管神经性水肿、荨麻疹、皮疹，少见自身免疫性皮疹（如盘状狼疮、坏死性脉管炎、白细胞裂解性脉管炎、类风湿结节等）。皮下注射局部可见红斑、皮疹和疼痛。有导致系统性红斑狼疮的个案报道。

【妊娠期安全等级】B。

【禁忌与慎用】

1. 对本品过敏者禁用。

2. 脓毒血症或有脓毒血症危险的患者禁用。

3. 中枢神经脱髓鞘病变患者、有明显的血液学指标异常史者、未能控制的或进展期糖尿病患者（有感染的危险）、同时并发活动性、慢性或局部感染者慎用。

4. 孕妇只有明确需要时方可使用。

5. 本品是否通过乳汁分泌尚不清楚，哺乳期妇女应权衡利弊，选择停药或停止哺乳。

【药物相互作用】

1. 用药时接种活疫苗，可能由于细胞免疫反应被改变而被活疫苗感染。不推荐使用本品的同时接种活疫苗。

2. 与阿那白滞素合用，可提高感染的风险，合用时应谨慎。

【剂量与用法】

1. 成人强直性脊柱炎、银屑病型关节炎、类风湿关节炎　起始剂量为皮下注射 50mg，2 次/周，3 个月后改为维持剂量皮下注射 50mg，1 次/周。增加剂量并不增强疗效。

2. 斑块状银屑病　起始剂量为皮下注射 25～50mg，1 次/周。疗效与剂量有关。

3. 幼年型风湿性关节炎　体重≥63kg 者，皮下注射 50mg，1 次/周；体重＜63kg 者，皮下注射 0.8mg/kg，1 次/周。

【用药须知】

1. 同时使用免疫抑制治疗的患者慎用本品。

2. 注射液的配制：使用抑菌注射用水配制，取 lml 缓慢加入，配成 25mg/ml 的注射液，勿震荡或搅拌以减少泡沫形成，轻轻旋转。溶解需要约 10min。溶解液应无色澄清。在配制和给药时勿过滤。勿添加其他任何药物于配制好的注射液中，不得使用其他任何稀释液。

3. 在开始治疗前，应排除结核感染的可能（如进行结核菌素皮肤试验）。

4. 注射时应交替使用股部、腹部、上肢等注射部位。新注射点与上次注射点至少相隔 2.5cm，同时应避开有瘀伤、压痛、红肿或有硬结的皮肤。

5. 近期有明显水痘病毒暴露史者应暂停用药。出现上呼吸道感染症状者，应停药。

【制剂】 注射剂（粉）：12.5mg，25mg，50mg。

【贮藏】 密封，于室温保存。

聚乙二醇赛妥珠单抗（certolizumab pegol）

别名：Cimzia。

本品为聚乙二醇化人抗肿瘤坏死因子α（TNF-α）抗体 Fab 片段。

【理化性状】 本品为重组人抗体 Fab 片段与聚乙二醇（40kDa）共价结合物，其 Fab 片段由一条含有 214 个氨基酸的轻链和一条含 229 个氨基酸的重链组成。总分字量约 91kDa。

【用药警戒】

1. 患者使用本品会增加严重感染的风险，导致住院治疗甚至死亡，其中多数患者都同时使用了甲氨蝶呤、皮质类固醇等免疫抑制剂。为防止险情发生，用药前及用药过程中应严密监测。

2. 有报道表明，儿童及青少年患者在使用 TNF 抑制剂类药物后罹患淋巴瘤及其他恶性肿瘤的风险增加，其中部分肿瘤甚至有致命危险。

3. 乙型肝炎病毒复活，使用本品前应须测试 HBV 感染。治疗期间和几个月后监视 HBV 携带者，如发生复活，停用本品并开始抗病毒治疗。

【药理学】 TNF-α的生物活性包括上调细胞黏附分子、细胞趋化因子、主要的组织相容性复合体Ⅰ类和Ⅱ类分子，并直接活化白细胞。TNF-α可刺激下游炎症调节因子的产生，包括 IL-1、PG 类、血小板活化因子及 NO。TNF-α水平的升高与克罗恩病、风湿性关节炎的病理有关。本品与 TNF-α结合，抑制炎症介导的关键。TNF-α高度表达于克罗恩病所累及的肠壁，且粪便中 TNF-α的浓度可反映出严重程度。本品治疗后克罗恩病患者的 C 反应蛋白（CRP）水平可见降低。风湿性关节炎患者的滑液中 TNF-α的水平增高，TNF-α在关节损伤中起着重要作用，是类风湿关节炎的特异性标志物。

【药动学】 数据显示本品在风湿性关节炎患者与健康受试者中观察到的药动学参数一致。

1. 吸收 126 位健康受试者接受本品单剂给药，800mg 皮下注射或 10mg/kg 静脉注射，其 $t_{1/2}$ 为 14d。风湿性关节炎患者，开始治疗时及第 2 周、第 4 周给予 400mg 皮下注射，之后，每隔 1 周给予 200mg，于第 5 周达 C_{max}（43～49μg/ml），血药峰值出现在 54～171h，生物利用度约为 80%（范围 76%～88%）。本品血药浓度与剂量成正比，给药剂量与 C_{max} 及 AUC 均呈线性相关。

2. 分布 稳态分布容积（V_{ss}）为 6～8L。

3. 代谢和排泄 动物实验数据表明，本品聚乙二醇部分与 Fab 片段部分分离后无进一步代谢过程，大部分直接随尿液排泄。清除率为 21.0ml/h，个体间差异 30.8%（CV），药动学参数周期变异 22.0%。患者 CL 平均为 17ml/h，个体间差异 38%（CV），药动学参数周期变异 16%。静脉注射，CL 为 9.21～14.38ml/h。肾清除率减低、蛋白质水解及免疫原性均可延缓代谢和排泄。

【适应证】

1. 用于对常规治疗反应不佳、伴有中重度活动性疾病的成年克罗恩病患者的治疗，以减轻体征和症状。

2. 用于成人常规疗法无应答的中重度活动性类风湿关节炎（RA）的治疗。

3. 用于治疗有活动性银屑病关节炎的成年患者。

【不良反应】

1. 严重不良反应包括感染、恶性肿瘤、心力衰竭。

2. 临床试验中最常见不良反应为上呼吸道感染（鼻咽炎、喉炎、病毒性感染）、皮疹、泌尿系感染（膀胱感染、菌尿、膀胱炎）、头痛、腰痛、高血压、高热、急性支气管炎、疲乏。治疗中常见停药反应为腹痛、腹泻、肠梗阻；风湿性关节炎治疗中常见停药反应为肺结核、发热、荨麻疹、肺炎、皮疹。

3. 其他不良反应包括肺结核、机会致病菌感染、产生自身抗体、免疫原性和超敏反应、心血管疾病、皮肤病变、神经及血液系统疾病等。

【妊娠期安全等级】 B。

【禁忌与慎用】

1. 对于有慢性复发性感染、肺结核、机会性感染病史及潜在性感染概率者，用药前应详细计算本品的收益风险比。

2. 患者出现以下严重感染或败血症时，应立即停药，包括活动性结核病（包括潜伏性结核病的活动期）、侵袭性真菌感染、条件致病菌导致的感染。治疗期间及治疗结束后均应严密监测患者是否出现感染的体征及症状。

3. 出现超敏反应症状时应立即进行医疗处理，如荨麻疹、呼吸困难，脸、舌、唇及咽部肿胀，发热、盗汗、胃上部疼痛、恶心、瘀伤、小便黄赤、陶土色便、黄疸等。

4. 动物实验中未见本品有胎儿损害作用，但由于未进行人体试验，所以妊娠期妇女如非必要不宜使用。

5. 本品是否经人乳汁分泌尚不确定。由于很多药物可通过乳汁排泄，故考虑到本品可能对哺乳幼儿造成潜在的严重不良反应。哺乳期妇女应权衡对其的重要性，选择停药或停止哺乳。

6. 儿童用药的安全性及有效性尚未建立。

7. 临床试验未纳入足够数量的年龄在 65 岁及以上的老人，65 岁以上老人慎用。

【药物相互作用】

1. 虽然缺少本品与阿那白滞素、阿柏西普、利妥昔单抗及那他珠单抗合用的安全性及有效性研究数据，但通过其他 TNF 抑制剂与以上药物合用的临床研究数据可得，本品不推荐与以上药物联合应用，因会加重感染风险。

2. 本品治疗期间，不能接种活疫苗或减毒疫苗。不推荐本品与生物类改善病情抗风湿药物（disease modifying antirheumatic drug，DMARD）及其他 TNF 抑制剂合用。

3. 研究结果显示，推荐治疗剂量的本品（200mg，隔周注射）与甲氨蝶呤及非生物类 DMARD 合用，以提高疗效。

【剂量与用法】

1. **推荐剂量用法**　①成人患者于治疗开始时及第 2、4 周给药剂量为 400mg（分 2 次，每次 200mg，皮下注射），治疗生效后，维持剂量为每 4 周给予 400mg；②成人风湿性关节炎患者于治疗开始及第 2、4 周给药剂量为 400mg（分 2 次，每次 200mg，皮下注射），之后的维持剂量为每隔 1 周给药 200mg，也可考虑每 4 周给予 400mg。

2. **配制方法及注意事项**　①本品冻干粉针剂的配制及使用均应由专业护理人员进行，配制过程在无菌环境下进行；②配液前从冰箱中取出本品并在室温下放置一段时间使其回温后，用 1ml 灭菌注射用水溶解；③轻轻旋转安瓿直至药物粉末与灭菌注射用水混匀，禁止振摇，整个过程约需要 30min；④配制后的本品应为澄明有乳光的无色至淡黄色液体，其本质为游离微粒；⑤配制后的本品如不立即使用，可于 2～8℃环境下保存 24h。本品禁止冷冻保存；⑥用前检视药液是否变色及是否混入不溶性颗粒，如有则不能使用；⑦本品不含防腐剂且为一次性使用制剂，剩余药液不得再用；⑧本品配制后于室温下放置不得超过 2h，超时不可再用。

【用药须知】

1. 用药前需确定患者是否存在活动性及潜伏性结核感染，未被检出潜伏性结核感染者则需考虑其是否自结核感染高发区移民或旅游归来，以及是否与活动性结核病患者有密切接触。

2. 本品预充式注射剂在经医师允许后可自我给药。医师应指导患者正确的皮下注射技巧及针头处置方式等。多次注射应注意变换注射位点（腿、腹部），避开皮肤敏感、瘀紫、红肿或硬结部位。给药剂量为 400mg（2 次 200mg，皮下注射）时，应分别于腿部或腹部的不同部位注射。

3. 患者的详细病史、过敏史及有无现症感染情况应由医师进行详细咨询后决定是否用药，尤其是感染易反复者、肿瘤病史者、肺结核患者。患者应在能保证医疗条件的环境下使用本品，以便对突发状况进行处理。

【制剂】①注射剂（粉）：200mg。②预充式注射剂：200mg/ml。

【贮藏】原包装密封避光，贮于 2～8℃下。

贝利木单抗（belimumab）

别名：Benlysta。

本品是由 IgG1λ 和可溶性 B 淋巴细胞活化因子（BAFF）重组构成的全人源单克隆抗体。

【用药警戒】　严重的过敏反应或输液反应可能致患者死亡。为了防止险情发生，可以考虑事前用些抗过敏的药物。

【药理学】

1. 本品不直接与 B 细胞结合，而是与 B 淋巴细胞刺激因子（BlyS）结合，抑制 B 细胞的存活，包括自体反应性 B 细胞，并且抑制 B 细胞分化成能产生免疫球蛋白的浆细胞。

2. 本品明显降低循环中 $CD19^+$、$CD20^+$、幼稚及活化的 B 细胞、浆细胞样细胞及系统性红斑狼疮（SLE）B 细胞亚群。幼稚及 SLE B 细胞亚群在治疗第 8 周时开始降低，并维持整个治疗周期。记忆细胞在治疗开始时升高，然后缓慢下降，52 周时降至基线水平。

3. 本品可降低 IgG 和抗双链 DNA，增加补体（C3 和 C4），不过这些指标正常化的临床意义尚未确定。

【药动学】静脉注射 1.0～20mg/kg 药动学参数与剂量呈线性。本品（10mg/kg）用于 563 名患者，得到的药动学参数：C_{max} 为 313μg/ml；$AUC_{0～∞}$ 为 3083（μg·d）/ml；分布 $t_{1/2}$ 为 1.75d；终末 $t_{1/2}$ 为

19.4d；CL 为 215ml/d；V_{ss} 为 5.29L。

【适应证】本品适用于治疗成人活动性、自身抗体阳性的 SLE。

【不良反应】

1. 临床试验中，使用本品者的死亡率高于安慰剂组。致死原因为感染、心血管疾病及自杀。

2. 可诱发严重感染，常见上呼吸道感染、尿道感染、鼻咽炎、鼻窦炎、支气管炎及流感。

3. 常见的不良反应有恶心、腹泻、胃肠炎、发热、鼻咽炎、咽炎、支气管炎、膀胱炎、失眠、抑郁、肢体疼痛、偏头痛和白细胞减少。

4. 严重的不良反应为患某些肿瘤的风险可能增加，严重的过敏反应或输液反应可能导致患者死亡。

【妊娠期安全等级】C。

【禁忌与慎用】

1. 对本品过敏的患者禁用。

2. 未经控制的慢性感染患者禁用。使用本品治疗一旦出现感染，应停止继续用药，密切观察患者。

3. 本品与其他生物制品或环磷酰胺合用的情况尚未研究。

4. 儿童用药的安全性和有效性尚未确定。

5. 本品可通过乳汁分泌，哺乳期妇女使用本品应权衡利弊，选择停药或停止哺乳。

6. 临床试验未纳入足够数量的大于 65 岁以上的老年人，65 岁以上老人慎用。

7. 本品对严重的活动性狼疮性肾炎和狼疮性脑病患者的有效性尚未确定。

【药物相互作用】

1. 本品正式的药物相互作用的研究尚未完成。在 SLE 患者的临床试验中，本品与皮质激素、抗疟药、免疫调节剂、免疫抑制剂（包括硫唑嘌呤、甲氨蝶呤和麦考酚酯）、作用于血管紧张素系统的降血压药、HMG-CoA（他汀类）抑制剂、NSAID 合用，均未对本品的药动学发生有意义的影响。

2. 肝炎疫苗应与本品应用时间间隔 30d，因为贝利木单抗可能影响其免疫应答。

【剂量与用法】

1. 推荐的剂量用法　前 3 次用药，每次 10mg/kg，每隔 2 周 1 次之后，每次 10mg/kg，每隔 4 周 1 次，静脉输注。

2. 配制方法及注意事项

（1）从冰箱中取出本品，于室温下放置 10～15min。用注射用水配制成 80mg/ml。

（2）配制时注射用水水流应对着安瓿壁，尽量减少泡沫的产生。于室温下每 5 分钟轻轻旋转安瓿 60s，直至完全溶解，禁止振摇。一般 10～15min 能完全溶解，最长可达 30min。配制液应避光。

（3）如果使用机械设备（旋流器）配制，转速不能超过 500 转/分，时间不能超过 30min。完全溶解后，配制液呈乳白色光泽无颗粒的无色至淡黄色，允许有小的气泡存在，这是无法完全避免的。

（4）本品与葡萄糖注射液不相容，只能用 0.9% 氯化钠注射液 250ml 稀释。根据患者所需剂量，弃去多余的体积，抽取配制液，加入 0.9% 氯化钠注射液中，轻轻转动氯化钠注射液的瓶子或袋子，混合均匀。安瓿中剩余的药液必须丢弃。用前需检查稀释液是否有变色及颗粒物质，否则不能使用。

（5）配制后的本品如不立即使用，应保存于 2～8℃，配制后至输注完成，总时间不能超过 8h。

（6）未观察到与聚氯乙烯或聚烯烃容器存在不相容性。

【用药须知】

1. 本品需现用现配。

2. 本品仅用于静脉输注，不可静脉注射，且每次输注时间应超过 1h。

3. 如果患者出现输液反应，应减慢输液速度或中止输液。如果患者出现严重超敏反应或过敏反应，应立即停药。

4. 本品尚未对患有严重活动性狼疮肾炎或严重活动性中枢神经系统狼疮进行评估，故不推荐两者使用本品。

5. 本品不能与其他药物使用同一条输液管道，与其他药物的理化相容性尚不清楚。

【制剂】注射剂（粉）：120mg，400mg。

【贮藏】密封，避光贮于 2～8℃。

乌特津单抗（ustekinumab）

别名：Stelara 。

本品为人源化单克隆抗体，与 IL-12 和 IL-23 的 p40 亚基结合后，可抑制 IL-12 和 IL-23 的生物活性。

【理化性状】

1. 本品是一种全人源化 IgG1κ 单克隆抗体，含有 1326 个氨基酸，分子量为 148 079～149 690Da。

2. 本品的注射液每毫升含有 90mg 乌特津单抗，有预充式注射剂和安瓿装注射剂两种。

3. 每 45mg 注射剂还含有 L-组氨酸及 L-组氨酸盐酸盐水合物 0.5mg，吐温 80 0.02mg，蔗糖 38mg，体积 0.5ml。每 90mg 注射剂还含有 L-组氨酸及 L-

组氨酸盐酸盐水合物 1mg，吐温 80 0.04mg，蔗糖 76mg，体积 1.0ml。

【用药警戒】 本品可能引起感染、恶性肿瘤、可逆性后部白质脑病综合征（reversible posterior leukoencephalopathy syndrome，RPLS）。

【药理学】 本品是一种全人源化的抗 TNF-α IgG1-κ 单克隆抗体，与细胞因子 IL-12 和 IL-23 的 p40 亚基结合，具有高亲和力和特异性。IL-12 和 IL-23 是自然存在的细胞因子，参与炎症和免疫反应，如天然杀伤细胞的激活和 $CD4^+$ T 细胞的分化和激活。体外模型表明，本品通过阻断 IL-12 和 IL-23 与细胞表面受体链、IL-12 $β_1$ 的相互作用，从而阻断 IL-12 和 IL-23 介导的信号和细胞因子的级联反应。

【药动学】 银屑病患者单剂皮下给予本品 45mg 和 90mg 后，中位 T_{max} 分别为 13.5d 和 7d；终末平均 V_d 分别为（161±65）ml/kg 和（179±85）ml/kg。银屑病患者单剂静脉给予本品后的中位全身 CL 为（1.90±0.28）～（2.22±0.63）ml/（d·kg）。银屑病患者静脉和皮下给予本品后的平均 $t_{1/2}$ 分别为（14.9±4.6）d 和（45.6±80.2）d。健康受试者单剂皮下给予本品 90mg 后，中位 T_{max} 为 8.5d。本品多剂量给药时，28 周达稳态。平均稳态血清谷浓度范围是（0.31±0.33）μg/ml（45mg）～（0.64±0.64）μg/ml（90mg）。每 12 周皮下给予本品 1 次，其血药浓度无明显蓄积。本品的确切代谢途径尚不清楚。

【适应证】 用于≥18 岁中重度、适合光线疗法或全身性治疗的斑块状银屑病患者。

【不良反应】

1. 严重不良反应　感染、恶性肿瘤（乳腺、结肠、头部和颈部、肾、前列腺及甲状腺肿瘤）、可逆性后部白质脑病综合征。

2. 发生率≥1%的不良反应　鼻咽炎、上呼吸道感染、头痛、疲劳、腹泻、背痛、眩晕、咽喉痛、瘙痒、注射部位红斑、肌痛、抑郁。

3. 发生率<1%的不良反应　蜂窝织炎和某些注射部位反应（疼痛、肿胀、瘙痒、硬结、出血、擦伤和刺激）。临床试验中有 1 例发生可逆性后部白质脑病综合征。

【妊娠期安全等级】 B。

【禁忌与慎用】

1. 本品可增加感染和潜伏性感染复发的危险。在接受本品的受试者中可能发生严重的细菌、真菌和病毒性感染，因此，患有任何有临床意义的活动性感染的患者不应使用本品，炎症消退或得到有效治疗后方可使用。存在慢性感染或多次感染史的患者也应慎用本品。在银屑病进展期出现严重感染（包括蜂窝织炎、憩室炎、骨髓炎、病毒感染、胃肠炎、肺炎和泌尿系感染）需要住院治疗。

2. 活动性结核患者不应使用本品。在使用本品前要先治疗潜在性结核。既往有潜在性或活动性结核病史者，无法确定能完成足够疗程的患者，在使用本品前应考虑抗结核治疗。在接受本品治疗期间和治疗后，应严密监测患者活动性结核的体征和症状。

3. 本品是一种免疫抑制剂，可增加罹患恶性肿瘤的风险。已有报道在临床研究中接受本品的受试者中有恶性肿瘤发生。在啮齿类动物模型中，对 IL-12/IL-23p40 的抑制作用增加了患恶性肿瘤的风险。对有恶性肿瘤史或患有已知恶性肿瘤的患者使用本品的安全性尚未进行评估。

4. 正在使用本品治疗的患者不应接受活疫苗。与正在使用本品的患者密切接触的家人也应慎用活疫苗。在本品治疗期间接受灭活疫苗，可能不产生足够的免疫反应以预防疾病。

5. 本品与免疫抑制剂或光线疗法联合使用的安全性尚未评估。在小鼠的遗传学研究中，由于缺乏 IL-12 和 IL-23 或单独缺乏 IL-12，紫外线诱导的皮肤癌发生得更早且更频繁。

6. 本品可分泌到猴子的乳汁中，哺乳期妇女应权衡本品对其的重要性，选择停药或停止哺乳。

7. 儿童用药的安全性和有效性尚未建立。

8. 临床试验表明老年人用药的安全性和有效性与年轻人没有差别。但临床试验纳入大于 65 岁以上老年人的数量尚少。

9. 给予相同剂量本品，体重＞100kg 受试者的血清药物浓度低于体重≤100kg 的受试者。

10. 一旦过量，应监护本品效应和不良反应的任何体征或症状，并立即进行适当的对症治疗。

11. 尚未对使用本品 2 年以上患者的安全性和有效性进行评估。

【药物相互作用】

1. 尚未对本品的药物相互作用进行研究。

2. 本品不应与活疫苗同时使用。使用本品期间、治疗前 1 年或治疗后 1 年都不应使用卡介苗。

3. 本品与免疫抑制剂或光线疗法联合使用的安全性尚未确定。

4. 在慢性炎症期间，某些细胞因子（如 IL-1、IL-6、IL-10、TNF-α、IFN）水平的增加可能改变 CYP 酶的形成，因此，本品可使 CYP 酶的形成正常化。IL-12 和 IL-23 调节 CYP 酶的作用尚未见报道。然而，正在使用 CYP 的底物，尤其是那些治疗指数狭窄，应监测疗效（如华法林）或浓度（如环孢素）的药物，开始使用本品时应慎重，并按照需要调整用药剂量。

【剂量与用法】

1. 体重≤100kg 的患者，推荐的剂量用法为初始剂量 45mg，4 周后 45mg，以后每 12 周 45mg，皮下注射。

2. 体重＞100kg 的患者，推荐的剂量用法为初始剂量 90mg，4 周后 45mg，以后每 12 周 45mg，皮下注射。对体重＞100kg 的受试者，45mg 也显示有效，且 90mg 疗效更好。

【用药须知】

1. 本品应在医师监督下皮下注射。

2. 本品给药前，应检查药液中是否有颗粒性物质和是否变色。本品为无色至淡黄色溶液，可能含有少量半透明或白色微粒。如果药液变色、浑浊或出现其他颗粒性物质，则不能使用。

3. 本品不含防腐剂，因此，药瓶和（或）注射器内的任何剩余药液都应丢弃。

4. 预装注射器上的针头盖含有干燥的天然橡胶（一种乳胶衍生物），对乳胶过敏的患者不应使用。

5. 推荐每次的注射部位都应与上次不同（如上臂、臀部、腹部或腹部），并且避免在敏感、瘀斑、红斑和硬结等部位注射。使用单剂量安瓿装本品时，推荐使用 27G½in 针头。

6. 本品最好由医务人员执行注射，只能用于处于严密监护下和有医师定期随访的患者。

7. 本品不可冷冻，不可振摇。

【制剂】注射剂：45mg/0.5ml，90mg/ml。

【贮藏】原包装直立存放，避光贮于 2～8℃。

卡那单抗（canakinumab）

别名：卡那奴单抗、Ilaris。

本品是重组人抗 IL-1β 单克隆抗体，属于 IgG1/K 同型亚类本品，是 IL-1β 阻滞剂。在鼠类 Sp2/0-Ag14 细胞株中表达，包含两条 447（或 448）残基重链和两条 214 残基轻链，去糖基化时分子量为 145 157Da。其两条重链包含的低聚糖链与蛋白质主链在天冬酰胺 298 处连接。

【理化性状】

1. 本品为白色、无防腐剂、低压冻干粉末。

2. 分子式：$C_{6452}H_{9958}N_{1722}O_{2010}S_{42}$。

3. 分子量：145 200.00。

【药理学】

1. 冷吡啉相关周期性综合征（cryopyrin-associated periodic syndromes，CAPS）是罕见的遗传性综合征，通常是由 NLRP-3[即核苷酸结合结构域，富含亮氨酸家族（NLR），pyrin 结构域蛋白 3]基因突变引起，也被称为寒冷诱导自身炎症综合征-1（CIAS-1）。CAPS 病症是常染色体显性模式遗传，男性和女性子代等同受累。症状包括发热、荨麻疹样皮疹、关节痛、肌肉痛、疲劳和结膜炎。

2. NLRP-3 基因编码冷吡啉蛋白是炎性体的一种重要组分。冷吡啉蛋白调节半胱氨天冬酶-1 并控制 IL-1β 的激活。NLRP-3 突变之所以导致炎性体的过度活化，是由活化的 IL-1β 过量释放导致炎症所引起的。

3. 本品是一种与 IgG1κ 同型的人单克隆抗人 IL-1β 抗体。本品与人 IL-1β 结合并通过阻断与 IL-1 受体的相互作用而中和其活性，但它不会与 IL-1α 或 IL-1 受体拮抗剂（IL-1ra）结合。

【药动学】

1. 成年 CAPS 患者皮下单剂量给予本品 150mg，约 7d 达峰值，C_{max} 为（16±3.5）μg/ml，平均终末 $t_{1/2}$ 为 26d。皮下注射本品的绝对生物利用度约为 70%。当静脉输注本品 0.30～10mg/kg 或皮下注射本品 150～300mg 时，暴露量（如 AUC 和 C_{max}）的增加与剂量成正比。

2. 本品与血清 IL-1β 结合，V_{ss} 和 CL 随体重变化，体重为 70kg 的典型 CAPS 患者 V_{ss} 约为 6.01L，CL 约为 0.174L/d。每 8 周皮下单剂量给予本品 150mg，6 个月后预期累积率为 1.3 倍。

3. 没有证据显示重复给药后，本品的 CL 加速或药动学的性质与时间相关。校正体重后无性别或年龄相关的药动学差别。

4. 儿童患者皮下给予单剂量本品 150mg 或 2mg/kg 后 2～7d 可达血药峰值，终末 $t_{1/2}$ 为 22.9～25.7d，与成人药动学数据相似。

【适应证】适用于治疗成年和≥4 岁儿童的 CAPS，包括家族寒冷型自身炎症性综合征（familial cold autoinflammatory syndrome，FCAS）和穆-韦综合征（Muckle-Wells syndrome，MWS）。

【不良反应】

1. 常见的不良反应　鼻咽炎、腹泻、流感样征象、头痛、恶心、支气管炎、胃肠炎、咽炎、体重增加、肌肉骨骼痛、眩晕。

2. 严重的不良反应　眩晕、感染。

3. 注射部位反应　疼痛、红斑、肿胀、瘙痒、擦伤、炎症、皮炎、水肿、荨麻疹、水疱、出血。

【妊娠期安全等级】C。

【禁忌与慎用】

1. 有活动性感染且正在接受治疗的患者禁用本品。

2. 本品是否分泌到人乳中尚不明确，因为很多药物均可分泌到人乳中，故哺乳期妇女使用本品应谨慎。如确需使用，应选择停药或停止哺乳。

3. 临床试验表明，4～17岁儿童使用本品（皮下给予150mg或2mg/kg）的有效性和安全性与成人相当。4岁以下儿童患者使用本品的安全性和有效性尚未确定。

4. 临床试验未纳入足够数量的大于65岁以上老人，65岁以上老人慎用。

5. 肝肾功能不全的患者皮下给予本品的药动学情况尚未正式研究。

【药物相互作用】

1. 本品与其他医药产品间的相互作用尚未进行正式研究。

2. 由于另外的IL-1阻滞剂与TNF抑制剂（如依那西普、英利昔单抗、阿达木单抗）联用可引起严重感染和中性白细胞减少症的发生率增加，因此，本品与TNF抑制剂合用，可引起相同的毒性反应，应避免合用。

3. 由于本品与重组人IL-1受体阻滞剂(IL-1ra)（如利纳西普、阿那白滞素）有潜在的毒理学交互作用，因此，应避免该药与其他阻滞IL-1或其受体的重组体药物合用。

4. 本品不应与活疫苗同时使用。建议在可能的情况下，使用本品治疗前，儿童和成年患者应完成所有免疫接种，包括肺炎球菌疫苗和灭活的流感疫苗。

5. 在慢性炎症期间，某些细胞因子（如IL-1）水平的增加可抑制CYP450酶的形成，细胞因子抑制剂（如本品）可使CYP450酶的形成正常化。这对于治疗指数狭窄的CYP450底物有临床意义，需要个体化调整剂量（如华法林）。正在使用这些药物治疗的患者，开始使用本品时，需监测疗效或药物浓度，并按照需要个体化调整用药剂量。

【剂量与用法】

1. 推荐剂量　体重>40kg的CAPS患者，推荐剂量为150mg；体重为15～40kg的CAPS患者，推荐剂量为2mg/kg；体重为15～40kg反应不佳的儿童，剂量可增至3mg/kg。每8周给药1次，皮下注射。

2. 配制方法及注意事项　①在无菌条件下，用18G×2针头的1ml注射器将1ml的无防腐剂无菌注射用水缓慢注入玻璃瓶中。倾斜45°缓慢转动玻璃瓶1min，放置5min，然后轻轻将玻璃瓶上下倒置10次，避免用手指接触橡皮塞，室温放置约15min得到澄清溶液。最终溶液总量1.2ml（150mg/ml）。②不要振摇，溶液有颗粒物时不要使用。轻轻拍打玻璃瓶侧面去掉瓶塞上的残留液体。③配制好的溶液必须无颗粒，澄明至略微发乳白色。溶液应无色或略微有棕黄色，若溶液变为明显棕色则不应使用。

【用药须知】

1. 本品可增加严重感染风险。有感染的患者，有复发感染史或有感染倾向的患者使用本品时应特别小心。

2. 如果患者在接受本品时突发严重感染应停用本品。

3. 免疫抑制剂合用本品可能导致患恶性肿瘤的风险增加。

4. 溶液应避光，若不能在配制后60min内使用，应在冰箱内（2～8℃）储存并在4h内使用。溶液可产生轻微的泡沫。

5. 用无菌注射器小心吸取与给药量对应的体积（0.2～1ml），用27G×0.5的针头行皮下注射。

6. 避免在瘢痕组织内注射，否则可导致本品剂量不足。

7. 本品不含防腐剂，剩余药液都应丢弃。

【制剂】注射剂（粉）：180mg。

【贮藏】密封、避光，贮于2～8℃，不能冷冻。

依库珠单抗（eculizumab）

别名：艾库组单抗、Soliris。

本品为由鼠科动物骨髓细胞培养得到的IgG2/4κ单克隆抗体，是一种补体抑制剂。

【理化性状】本品由含448个氨基酸的重链和含214个氨基酸的轻链组成，分子量约为148kDa。本品注射液为无菌、澄清、无色、无防腐剂的溶液。

【用药警戒】

1. 本品增加患者对严重脑膜炎双球菌感染[败血症和（或）脑膜炎]易感性。用本品治疗的患者中曾发生危及生命和致死性脑膜炎双球菌感染。脑膜炎双球菌感染如不能被早期诊断与治疗，很快就会危及生命。

2. 可注射疫苗预防感染，接受免疫的患者至少2周后才能开始本品的治疗。监测患者早期感染的征象，如怀疑脑膜炎双球菌感染，应立即进行评估。

【药理学】本品能以高亲和力特异性结合至补体蛋白 C5，对其亲和力强，因而可抑制其裂解成 C5a 和 C5b，并阻止终端补体复合物 C5b-9 的生成。在阵发性睡眠性血红蛋白尿症（PNH）患者中本品抑制终端补体介导的血管内溶血，在非典型溶血尿毒综合征（aHUS）患者中抑制补体介导的血栓性微血管病（TMA）。PNH 患者中遗传突变导致异常红细胞（称为 PNH 细胞）群的生成，原因是终端补体抑制剂不足，表现为 PNH 细胞对持久终端补体介导的破坏敏感。这种破坏和这些 PNH 细胞的丧失（血管内溶血）导致红细胞计数低（贫血）和疲乏、各种功能降低、疼痛、小便黄赤、气短和血凝块。在 aHUS 中，补体活性的调节损伤使点终端补体激活失控，导致血小板激活、内皮细胞损伤和血栓性微血管病。

【药动学】

1. 40 例 PNH 患者按推荐方案治疗，符合标准一室模型。群体药动学分析，本品多次给药后的 CL 是 22ml/h，V_d 是 7.7L，$t_{1/2}$ 为（272±82）h（均数±SD）。在 26 周时，本品的平均血药峰值和谷值分别为（194±76）μg/ml 和（97±60）μg/ml。

2. 第二个群体药动学分析来自 57 例 aHUS 患者，接受推荐方案，多次给药药动学数据用标准的一室模型进行。本品的 CL 是 14.6ml/h，V_d 是 6.14L。$t_{1/2}$ 是 291h（约 12.1d）。在血浆置换干预期间也要对本品的 CL 和 $t_{1/2}$ 进行评价。血浆置换增加本品的 CL 至 3660ml/h，减低 $t_{1/2}$ 至 1.26h。当接受输注血浆或血浆置换的 aHUS 者给予本品时，建议追加剂量。

3. 未专门进行特殊人群的药动学评价，群体药动学显示，年龄、性别、种族及肾功能不影响本品的药动学参数。

【适应证】

1. 治疗 PNH 患者的细胞溶血。

2. 治疗 aHUS。

【不良反应】

1. 在 PNH 患者中的不良反应　头痛、鼻咽炎、背痛、恶心、疲乏、咳嗽、单纯性疱疹感染、鼻窦炎、呼吸道感染、便秘、肌痛、四肢痛、流感样症状。

2. 在 aHUS 患者中的不良反应　高血压、上呼吸道感染、腹泻、头痛、贫血、呕吐、恶心、泌尿系感染、白细胞减少、咳嗽、疲乏、外周水肿、发热、四肢痛、咽喉痛及眩晕。

3. 上市后发现的不良反应　严重脑膜炎双球菌感染。

【妊娠期安全等级】C。

【禁忌与慎用】

1. 严重的脑膜炎双球菌感染治疗患者应终止治疗。

2. 任何其他系统感染患者慎用。

3. 本品不用于与志贺细菌毒素相关的溶血尿毒症综合征。

4. IgG 分子能透过胎盘屏障，可增加新生儿畸形率和死亡率，只有在潜在的益处大于风险时，孕妇才可使用。

5. IgG 通过乳汁分泌，本品可能分泌于乳汁中，哺乳期妇女应权衡本品对其的重要性，选择停药或停止哺乳。

6. 18 岁以下 PNH 儿童患者的安全性及有效性尚未建立。

【剂量与用法】　处方医师必须经过风险评估和缓解策略培训。本品只能静脉输注。每次给药应在规定的时间点，或 2d 内的时间点。

1. 治疗 PNH　对 18 岁及以上患者，前 4 周 600mg，每周 1 次，第 5 周 900mg，之后 900mg，每 2 周 1 次。

2. 治疗 aHUS　对 18 岁及以上患者，前 4 周 900mg，每周 1 次，第 5 周 1200mg，之后 1200mg，每 2 周 1 次。

3. 小于 18 岁患者　根据体重按照表 15-2 所列方案给药。

4. 后续支持疗法　血浆去除术、血浆置换或输入鲜冻血浆，按表 15-3 追加剂量。

5. 配制方法　①从安瓿中抽取所需体积，弃去安瓿中剩余部分；②将抽取所需体积转移至输液袋中；③用 0.9%氯化钠注射液、0.45%氯化钠注射液、5%葡萄糖注射液或林格注射液稀释本品至最终浓度 5mg/ml；④轻轻转动输液袋，充分混匀，滴注开始前，稀释液应放置至室温（18~25℃），不可用微波炉或其他热源加热，稀释前检视稀释液有无变色或颗粒；⑤本品不能进行静脉注射，仅可进行慢速输注，时间不少于 35min，稀释液在 2~8℃或室温下 24h 内稳定。如输液过程中出现不良反应，根据反应轻重予以放慢滴速或停止注射。

表 15-2　小于 18 岁患者的推荐给药（依库珠单抗）方案

患者体重	诱导期	维持期
>40kg	900mg，每周 1 次，4 周	第 5 周 1200mg，然后 1200mg，每 2 周 1 次
30～40kg	600mg，每周 1 次，2 周	第 3 周 900mg，然后 900mg，每 2 周 1 次
20～30kg	600mg，每周 1 次，2 周	第 3 周 600mg，然后 600mg，每 2 周 1 次
10～20kg	600mg，每周 1 次，1 周	第 2 周 300mg，然后 300mg，每 2 周 1 次
5～10kg	300mg，每周 1 次，1 周	第 2 周 300mg，然后 300mg，每 3 周 1 次

表 15-3　支持疗法后追加剂量（依库珠单抗）表

干预类型	最后一次剂量	追加剂量	追加时间
血浆去除术或血浆置换术	300mg	每次干预后追加剂量 300mg	干预后 60min 内给予
	>600mg	每次干预后追加剂量 600mg	
输入鲜冻血浆	>300mg	每单位鲜冻血浆追加 300mg	每单位鲜冻血浆输入前 60min

【用药须知】

1. 未治愈的严重的奈瑟菌感染脑膜炎患者禁用。

2. 未接种脑膜炎奈瑟菌疫苗患者，只有在延迟本品治疗带来的风险高于发生脑膜炎双球菌感染的风险时，才可使用。

3. 应对停用本品后 PNH 患者至少监测 8 周，观察是否有溶血。

4. 应对停用本品后的 aHUS 患者至少监测 12 周，观察血栓性小血管病变的症状和体征。如有上述症状和体征发生考虑继续使用本品治疗、血浆治疗。

5. 尚未对正在使用抗凝药的患者使用本品的研究，因此，接受本品治疗的患者，不能随意改变抗凝药的治疗。

6. 治疗期间和停药后监测血小板计数、血浆低密度脂蛋白及肌酐。血栓性小血管病变的早期可出现血小板计数降低，血浆低密度脂蛋白及肌酐升高。

7. 尽管临床试验中未发现输液反应，但仍不能忽视，因为本品为生物制品，有可能引起过敏反应。

【制剂】注射剂：30mg/30ml。

【贮藏】原包装避光，保存于 2～8℃。不能冷冻，不可振摇。

戈利木单抗（golimumab）

别名：Simponi Aria、SIMPONI。

本品是一种新型全人源化的 TNF-α单克隆抗体。

【理化性状】本品为分子量 150～151kDa。皮下注射液为澄明到具轻微乳光的无色到淡黄色溶液，pH 约为 5.5。输注液为无色到淡黄色溶液并具乳白光，pH 约为 5.5。

【用药警戒】

1. 严重感染　本品治疗引起严重感染的风险增加，导致住院或死亡。大多患者应用本品与甲氨蝶呤或皮质激素等免疫抑制剂合用。

2. 恶性肿瘤　TNF 阻滞剂包括本品治疗的儿童和青少年患者中有淋巴瘤和其他恶性肿瘤的报道。

【药理学】

1. 本品是一种人抗 TNF-α单克隆抗体，能与可溶性和跨膜活性形式 TNF-α结合，阻止其与 TNF 受体结合，从而抑制 TNF 的生物活性。目前尚无本品与其他 TNF 家族配体结合的证据，特别是本品抗体不与人淋巴毒素结合或中和。血液、滑膜和关节中 TNF-α水平升高涉及多种慢性炎症的病理生理，如类风湿关节炎、银屑病关节炎和强直性脊柱炎。TNF 是关节炎症的重要介质，本品调节几种生物 TNF 介导的生物学效应，包括负责白细胞浸润的黏附蛋白表达（E-选择蛋白、ICAM-1 和血管细胞黏附分子-1）和促炎性细胞因子的分泌（IL-6、IL-18、G-CSF 和 GM-CSF）。

2. 临床试验中，类风湿关节炎（RA）、银屑病关节炎（PsA）和强直性脊柱炎（AS）患者，经本品治疗后，CRP、IL-6、基质金属蛋白酶 3（MMP-3）、CAM-1 和血管内皮生长因子（VEGF）降低。

3. 体外与可溶性人类TNFα的结合力本品与依那西普相似（18pM vs 11pM），明显高于英夫利西单抗（44pM）和阿达木单抗（127pM，$P=0.018$）。

【药动学】

1. 健康志愿者及活动性 RA 患者皮下注射后，T_{max} 为 2～6d，健康志愿者皮下注射 50mg 后，C_{max} 约 2.5μg/ml。活动性 RA 患者静脉注射单剂量，0.1～10.0mg/kg 的剂量范围内，药动学参数与剂量成比例，系统 CL 为 4.9～6.7ml/（d·kg），平均 V_d 为 58～126ml/kg。

2. 本品主要分布于循环系统，血管外分布有限。健康志愿者和活动性 RA、PsA 或 AS 患者，终末 $t_{1/2}$ 约 2 周。皮下注射绝对生物利用度约 53%。

3. 活动性 RA、PsA 或 AS 患者每 4 周皮下注射 50mg，血浆浓度在 12 周后达稳态。本品与甲氨蝶呤合用，活动性 RA、PsA 或 AS 患者血清谷浓度分别为 0.4～0.6μg/ml、0.5μg/ml 和 0.8μg/ml，与单用本品比较，血清谷浓度分别升高 52%、36%和 21%。

4. 活动性 RA 患者，甲氨蝶呤的存在使抗戈利木单抗抗体发生率从 7%降低至 2%，NSAID、口服皮质激素或柳氮磺吡啶不影响本品的 CL。

5. 群体药动学研究显示，体重有增加 CL 的趋势，但是对于 PsA 和 AS 人群未观察到体重对临床疗效有明显影响。对于 RA 患者也无须因体重调整剂量。无须根据性别、年龄调节剂量。未对肝肾功能不全患者进行研究。

【适应证】 用于治疗 RA、PsA、AS 及溃疡性结肠炎。

【不良反应】

1. 临床试验中，导致停药的最常见不良反应为败血症（0.2%）。

2. 常见感染包括分枝杆菌感染、侵入性真菌感染、细菌、病毒和其他机会致病菌感染。在使用本品过程中及之后，应监测患者的体征和症状，如有感染征象，应停止使用本品治疗。

3. 还可出现 ALT 升高（0.2%）、AST 升高（0.2%）。

4. 其他不良反应有注射部位红斑、高血压、支气管炎、眩晕、鼻窦炎、流感、咽炎、鼻炎、发热、口腔疱疹及感觉异常等。

【药物相互作用】

1. 不可与肝炎疫苗同时注射。

2. 在慢性炎症中，CYP450 酶可能被升高的细胞因子（如 TNF-α）抑制，因此，细胞因子抑制剂可能恢复 CYP450 酶的活性。与环孢素、茶碱、华法林合用，监测临床反应，有条件的进行血药浓度监测。

【剂量与用法】

1. 静脉输注　类风湿关节炎：2mg/kg，第 0、4 周经 30min 静脉输注，随后每 8 周 1 次。本品需与甲氨蝶呤联合。其他非生物 DMARD、皮质激素、NSAID 和（或）镇痛药，在本品治疗期间可继续使用。皮下给药和静脉给药转换的有效性和安全性尚未确立。

2. 本品静脉输注给药指导

（1）按 2mg/kg 剂量，据患者体重，计算所需药量，每 4ml 含有 50mg 本品。

（2）溶液中可能含有少许半透明细微颗粒，因为本品是一种蛋白质。如溶液不透明，有变色现象或存在其他颗粒，应弃之不用。

（3）用 0.9%的氯化钠注射液稀释本品总量至最终 100ml。从 100ml 输液袋和瓶中抽出与本品等同体积的 0.9%的氯化钠注射液，缓慢加入本品，总量为 100ml。轻轻混合，丢弃药瓶中未用部分。

（4）输注前检查本品稀释液有无不溶性微粒和变色，如有，丢弃不用。

（5）使用配备无菌、无热原、低蛋白结合过滤装置（孔径≤0.22μm）的输液管路输注。

（6）不可与其他药物共用同一输液管道输注。

（7）本品稀释溶液经 30min 静脉输注。

（8）本品一旦稀释，稀释液室温保存不可超过 4h。

3. 皮下注射液

（1）RA 患者：50mg，皮下注射，每月 1 次；需与甲氨蝶呤联用。

（2）PsA、AS 患者：与甲氨蝶呤或其他 DMARD 是否合用均可。

（3）中度到严重活动性溃疡性结肠炎：第 0 周，皮下注射 200mg，第 2 周 100mg；维持治疗 100mg，每 4 周 1 次。

4. 皮下用注射剂的用药指导

（1）皮下给药前将本品载药注射器和自动注射器从原盒取出，室温放置 30min。不可以任何方式加热。

（2）给药前通过观察窗目检溶液有无微粒或脱色现象。如有变色、浑浊或颗粒，丢弃不用。载药注射器或预装填自动注射器中任何不用部分均应丢弃不用。

（3）对胶乳过敏患者，不可接触载药注射器针盖或自动注射器帽内的载药注射器针盖，因其含有干燥的天然橡胶（乳胶的衍生物）。

（4）给药时，如需多针注射，应在身体不同部位给药。

（5）轮换部位注射；不可注射入皮肤有触痛、青肿、发红或硬结部位。

【用药须知】本品开始治疗和治疗期间应周期监测活动性结核、潜伏性感染。本品开始治疗前检测乙型肝炎病毒感染。

【制剂】①SmartJect 自动注射器、预充注射器（皮下注射用）：50mg/0.5ml，100mg/1ml。②注射剂（静脉输注用）：50mg/4ml。

【贮藏】原盒避光，2～8℃保存。不可冻结和振摇。

依法珠单抗（efalizumab）

别名：Raptiva。

【用药警戒】

1. 本品可导致进行性多灶性白质脑病（PML），可致残，甚至危及生命，长期使用者风险高。应密切监测患者 PML 的症状和体征，一旦出现，立即停药，行 MR 进行诊断，如需要可对脑脊液进行分析，或行 JC 病毒 DNA 分析。

2. 使用本品治疗可引发严重感染，需住院治疗，甚至可导致死亡。应密切监测患者感染的症状和体征，如出现应停药，给予相应治疗。

【药理学】本品是一种人源化的治疗性抗体，能与白细胞抗原（LFA-1）的α亚单位 CD_{11a} 结合，降低细胞表面 CD_{11a} 的表达，抑制 LFA-1 与细胞黏附微粒（ICAM-1）的结合，从而抑制白细胞与其他细胞的粘连。LFA-1 与 ICAM-1 的相互作用与多种过程的开始和持续有关：T 淋巴细胞激活、T 淋巴细胞与内皮细胞的黏着、T 淋巴细胞向激发部位（包括银屑皮肤组织）的迁移等，而淋巴细胞的激活及向皮肤的聚集导致了银屑病的发生。

【药动学】本品皮下注射生物利用度约为50%。银屑病患者首次皮下注射本品 0.7mg/kg，而后每次 1mg/kg 连用 11 周，4 周后血清药物浓度达稳态，平均血浆谷浓度为 7μg/ml，药物峰浓度为12μg/ml。本品代谢主要通过细胞内吞作用，本品与 CD_{11a} 细胞表面结合或通过细胞内吞作用后降解为小肽类、单分子氨基酸，最终通过肾小球滤过消除，平均 CL 为 24ml/（kg·d），$t_{1/2}$ 为 5.5～10.5d，平均 25d 后药物全部清除。

【适应证】本品可用于治疗 18 岁以上成人中重度慢性斑块状银屑病，对环孢素、甲氨蝶呤、光动力疗法（PUVA）等无效或不耐受的成人中重度慢性斑块状银屑病有效。

【不良反应】

1. 不良反应主要包括头痛、非特异性感染（如普通感冒）、寒战、肌痛、恶心、无力、发热，所有这些不良反应均在用药 1～2 次后减弱。

2. 其他不良反应还有腰痛、关节痛及四肢肿胀等外周水肿症状，尚未发现本品具有蓄积毒性。

3. 少数患者（0.7%临床病例）在治疗过程中或停止用药后出现银屑病加重或出现新病灶。

4. 少数患者出现炎症（0.4%）、疼痛（0.4%）。

5. 极少数患者（0.3%临床病例）治疗过程中可出现血小板减少。

【妊娠期安全等级】C。

【禁忌与慎用】

1. 对本品及其中任何成分过敏者，18 岁以下患者，有活动性肺结核或其他严重感染患者，有恶性肿瘤史者，特殊类型银屑病如斑点状、脓疱型银屑病，免疫缺陷者禁用。

2. 尚未明确本品是否可经乳汁分泌，哺乳期妇女使用时应暂停哺乳。

【药物相互作用】

1. 用药过程中不能接种活疫苗和减毒活疫苗，接种前至少停用本品 8 周，接种后 2 周才能使用本品。

2. 与其他免疫抑制剂合用可能会对免疫系统造成严重损害。

【剂量与用法】皮下注射，推荐起始剂量为单次 0.7mg/kg，维持剂量为每次 1mg/kg，每周 1 次，最大剂量不得超过 200mg，可持续使用 12 周。

【用药须知】

1. 持续性感染或反复性感染患者，肝肾功能不全患者慎用。

2. 本品为免疫抑制剂，可引起人体免疫功能降低而增加感染或肿瘤的潜在危险，治疗过程中应注意是否发生感染。

3. 极少数患者在治疗过程中可出现血小板减少，使用本品过程中如发现凝血障碍或易出血，应及时检测血小板计数。

4. 本品不能与其他药物混合注射。

5. 本品过量无特效解毒剂，应停药观察及对症治疗。

【制剂】注射剂：150mg/ml。

【贮藏】避光，贮于 2～8℃下。

那他珠单抗（natalizumab）

别名：Tysabri。

本品是从鼠类骨髓瘤细胞重组人源化的 IgG4κ 单克隆抗体，为 α_4 整合素拮抗剂。

【理化性状】本品含有人类框架区和鼠类抗体的互补性决定区，能结合到 α_4-整合素。分子量为 149kDa。本品注射液为无菌、无色、澄清到微乳白色溶液。

【用药警戒】本品使进行性多灶性白质脑病的风险增加，此病为一种脑的条件性病毒感染，通常导致死亡和重度残疾。

【药理学】本品产自小鼠骨髓瘤细胞，含有人类架构组织和互补决定区，为一鼠抗体与 α_4-整合素（α_4-integrins）的结合物，作用于中枢神经系统，具有免疫调节、免疫抑制和单克隆抗体的靶向作用。其作用机制是能直接拮抗 α_4-整合素，从而阻止免疫细胞对血管内皮的黏附和淋巴细胞在组织中的趋化；通过抑制 $\alpha_4\beta_7$-整合素（除中性白细胞外，所有白细胞均有表达）与 VCAM-l 的结合而减轻炎症反应；阻止炎症细胞穿过血脑屏障，减轻对脑神经的损伤。有效诱导和维持克罗恩病临床缓解。其药效学主要是通过抑制白细胞向血管外转移而增加血液循环中的白细胞，如淋巴细胞、单核细胞、嗜酸性粒细胞、嗜碱性粒细胞等，但不增加中性粒细胞。

【适应证】

1. 多发性硬化症（MS）　单一疗法治疗复发的 MS。

2. 克罗恩病（CD）　不可与免疫抑制药联用，包括 6-MP、硫唑嘌呤、环孢素或甲氨蝶呤或 TNF-α 抑制剂。

【药动学】药动学研究显示，本品有效治疗浓度为 3μg/ml，多次静脉注射 300mg 的平均 T_{max} 为 45min（0.7～2h），C_{max} 为（98±34）μg/ml，稳态浓度为 30μg/ml，AUC 为 9900（μg·h）/ml，V_d 为（5.7±1.9）L/kg，$t_{1/2}$ 为 11d，CL 为（16±5）ml/h。

【不良反应】通常会产生输液相关不良反应，包括头痛、头晕、疲乏、荨麻疹、瘙痒、僵直、恶心、低血压、面部潮红、呼吸困难和胸痛。也可发生严重超敏反应，如过敏反应。这些反应与那他珠单抗抗体有关。这些抗体的存在也与那他珠单抗的血药浓度及有效性降低有关。有增加感染的危险性，有少量的进行性多灶性白质脑病的病例报道。

【妊娠期安全等级】C。

【禁忌与慎用】进展性多灶性白质脑病（PML）或有此病史的患者、对本品过敏者、18 岁以下患者禁用。

【药物相互作用】与抗肿瘤药、免疫抑制药、免疫调节药合用，能进一步增加本品相关性感染。

【剂量与用法】

1. 多发性硬化症。300mg，每 4 周 1 次，经由 1h 静脉输注（约 5mg/min）。

2. 克罗恩病剂量同上。如治疗 12 周未受益，停药。长期口服皮质激素的患者，开始本品一旦受益后，皮质激素应逐渐减量。开始本品治疗 6 周内未停皮质激素，则停用本品。

3. 本品 15ml 加入到 100ml 的 0.9%氯化钠注射液中稀释，轻轻倒置使充分混合，不可振摇，最终浓度为 2.6mg/ml。

4. 本品一旦稀释应立即给药，否则 2～8℃保存不超过 8h。使用前先放置至室温再输注。

5. 本品不可静脉注射或快速输注，输注结束后用 0.9%的氯化钠注射液冲管。

6. 本品输注中或输注结束后 1h，应密切观察患者有无过敏反应的症状和体征。如有，应立即停药。

7. 本品给药是否需过滤装置尚不清楚。不可将其他药物注入本品输注装置内给药。

【用药须知】

1. 本品治疗中发展为 PML 的危险因素包括免疫抑制剂使用史、抗 JCV 抗体存在。开始和继续治疗时应考虑这些因素。

2. 本品能增加 PML 危险性，其使用受到限制。只用于对其他治疗反应不佳或不能耐受的患者。为了区别 MS 和 PML 症状，在使用本品之前应进行 MRI 扫描。患者应在使用的第 3 个月及第 6 个月评价 PML 的体征和症状，之后每 6 个月进行 1 次。

【制剂】注射剂：300mg/15ml。

【贮藏】避光，2～8℃保存，不可振摇和冷冻。

托西珠单抗（tocilizumab）

别名：Atlizumab。

本品为重组人源化的 IgG1κ 抗人 IL-6 受体单克隆抗体，具有典型的多肽结构。

【理化性状】本品轻链和重链分别含有 214 和 448 个氨基酸。4 个多肽链分子内和分子间通过二硫键相连。分子量约为 148kDa。注射液为无色到淡黄色，pH 约为 6.5。

【用药警戒】本品治疗中可使严重感染的风险增加，导致住院或死亡。进展为严重感染患者，大多与免疫抑制剂（如甲氨蝶呤或皮质激素）合用有关。报道的感染病例有活动性结核、侵袭性真菌感染、细菌、病毒或其他条件致病菌导致的感染。

【药理学】IL-6 与免疫和炎症反应的发展有关。自身免疫疾病如类风湿关节炎（RA），与异常的高 IL-6 水平有关。本品特异性与可溶性 IL-6 受体薄膜结合，妨碍 IL-6 发挥促炎症反应。

【药动学】

1. 在健康受试者和 RA 患者中的药动学特征相似，清除率随剂量增加而降低。RA 患者本品 10mg/kg 单剂量给药后，平均 CL 为（0.29 ± 0.10）ml/（h·kg），平均终末 $t_{1/2}$ 为（151 ± 59）h（6.3d）。

2. 4mg/kg 和 8mg/kg，每 4 周 1 次，AUC 和 C_{min} 剂量成正比，其余药动学参数不随时间而改变。C_{max} 与剂量成正比。8mg/kg 与 4mg/kg 相比，稳态时，估计的 AUC 和 C_{min} 分别约高 2.7 倍和 6.5 倍。给药 104 周的长期研究发现，C_{min} 随时间持续不变。

3. RA 皮下给药。162mg，每周 1 次给药后，平均 $AUC_{1周}$、C_{min} 和 C_{max} 分别为（8200 ± 3600）（μg·h）/ml、（44.6 ± 20.6）μg/ml 和（50.9 ± 21.8）μg/ml。AUC、C_{min}、C_{max} 蓄积率分别为 6.83、6.37 和 5.47。12 周后达稳态。162mg 隔周 1 次给药，$AUC_{2周}$、C_{min} 和 C_{max} 分别为（3200 ± 2700）（μg·h）/ml、（5.6 ± 7.0）μg/ml 和（12.3 ± 8.7）μg/ml。AUC 和 C_{min} 在 12 周后、C_{max} 在 10 周后达稳态。

4. 青少年原发性多关节性关节炎（PJIA）静脉给药 8mg/kg，每 4 周给药 1 次，$AUC_{4周}$、C_{max}、C_{min} 分别为（$29\,500 \pm 8660$）（μg·h）/ml、（182 ± 37）μg/ml 和（7.49 ± 8.2）μg/ml。10mg/kg，每 4 周给药 1 次，$AUC_{4周}$、C_{max} 和 C_{min} 分别为（$23\,200 \pm 6100$）（μg·h）/ml、（175 ± 32）μg/ml 和（2.35 ± 3.59）μg/ml。10mg/kg 和 8mg/kg，$AUC_{4周}$ 蓄积率分别为 1.05 和 1.16，C_{min} 分别为 1.43 和 2.22，C_{max} 未观察到蓄积。

5. 青少年全身性原发性关节炎静脉给药 8mg/kg 或 12mg/kg，每 2 周给药 1 次，平均 $AUC_{2周}$、C_{max} 和 C_{min} 分别为（$32\,200 \pm 9960$）（μg·h）/ml、（245 ± 57.2）μg/ml 和（57.5 ± 23.3）μg/ml。C_{min} 蓄积率为 3.2 ± 1.3。12 周或 12 周以后达稳态。

6. 吸收：RA 患者皮下注射（SC）给药后，吸收 $t_{1/2}$ 约 4 天，SC 形式的生物利用度为 0.8。

7. 分布：静脉内给药后，本品在循环中呈双相消除。类风湿关节炎患者中，中央室分布容积为 3.5L，周围室 2.9L。PJIA 儿童中，中央室分布容积为 1.98L，周围室为 2.1L。SJIA 儿童中，中央室分布容积为 0.94L，周围室为 1.60L。

8. 消除：本品总清除率呈浓度依赖性，是线性和非线性清除的总和。群体药代学分析，RA，本品线性 CL 为 12.5ml/h，PJIA 儿童 5.8ml/h，SJIA 儿童为 7.1ml/h。本品低浓度主要为浓度依赖性非线性清除。一旦非线性清除途径饱和，本品高浓度线性清除起主要作用。

9. 本品 $t_{1/2}$ 具有浓度依赖性。静脉给药后，稳态时，RA 患者在剂量 4mg/kg 和 8mg/kg，每 4 周 1 次时，浓度依赖性 $t_{1/2}$ 分别为 11d 和 13d。SC 给药，RA 患者在剂量 162mg，每周 1 次和隔周 1 次时，浓度依赖性表观 $t_{1/2}$ 分别为 13d 和 5d。PJIA，稳态时 $t_{1/2}$ 为 16d。在第 12 周，SJIA 儿童的 $t_{1/2}$ 为 23d。

10. 特殊人群的药动学：成年 RA 患者，年龄、性别及种族对本品的药动学参数无影响。研究发现线性消除随体重增加而增加，给予 8mg/kg，体重 > 100kg 者的暴露量较体重 < 60kg 者高 86%。活动性肝病和肝功能不全的患者不推荐使用，肾功能不全患者不必调整剂量。

【适应证】

1. RA。对一种或多种改善病情抗风湿药（DMARD）反应不佳的成人中重度类风湿关节炎。

2. 2 岁及以上患者的 PJIA。

3. 在日本，本品还用于治疗巨淋巴结增生症（castleman's disease）。

4. 早期病例报道显示，本品对视神经脊髓炎可能有效。

【不良反应】临床试验中，本品最常见的不良反应为上呼吸道感染（> 10%），鼻咽炎（感冒），头痛和高血压（至少 5%）。在至少 5% 的患者中观察到 ALT 升高，但大多数病例并无症状。总胆固醇水平升高较为常见。其他较常见不良反应有头晕、多种感染、皮肤和黏膜反应，如皮疹、胃炎、口腔溃疡。罕见但严重不良反应有胃肠穿孔（6 个月发生率为 0.26%）和过敏反应（0.2%）。

【妊娠期安全等级】C。

【禁忌与慎用】

1. 处于急性感染期的患者禁用；潜伏性结核病患者也禁用。

2. 尚未明确本品是否可分泌到乳汁，哺乳期妇女应权衡本品对其的重要性，选择停药或停止哺乳。

3. ALT 升高，ALT 或 AST>1.5×ULN 患者不推荐开始本品治疗；ALT 或 AST 升高>5×ULN 患者不推荐继续使用本品。

4. 慢性或复发感染患者，开始本品治疗前应仔细评估利益与风险关系。如开始使用密切监测患者。

5. 中性粒细胞绝对计数（ANC）<2000/ml，血小板计数<100 000/ml 或 ALT/AST>1.5×ULN 患者不推荐开始本品治疗。

【药物相互作用】

1. 与其他药物无确定的药物相互作用。本品单次给药后，辛伐他汀血浆水平降低 57%，但尚未知是否有临床相关性。可能机制是 RA 患者的 IL-6 水平会升高，并抑制多种细胞色素 P450 酶的生物合成，尤其是 CYP1A2、CYP2C9、CYP2C19 和 CYP3A4。本品可使 IL-6 降低，因此，可使 CYP 水平恢复正常，从而使辛伐他汀（和其他经 CYP 代谢的药物）的代谢加快。

2. 本品与其他生物类 DMARD，包括 TNF 拮抗剂、IL-1R 拮抗剂、抗 CD20 单克隆抗体和选择性共刺激调节剂合用，可能使免疫抑制和感染的风险增加，避免联用。

【剂量与用法】

1. RA　本品单药或与甲氨蝶呤或其他非生物类 DMARD 合用，静脉输注或皮下注射。

（1）静脉给药：4mg/kg，1 次/4 周，静脉输注 60min。此后根据临床反应可增加到 8mg/kg，1 次/4 周；根据临床监测结果，如 ALT 升高、中性粒细胞减少和血小板减少，剂量可从 8mg/kg 降低到 4mg/kg；RA 患者每次输注量不可超过 800mg。

（2）皮下注射：体重<100kg，162mg，隔周 1 次，据临床反应，随后可增加到 1 次/周；体重≥100kg，162mg，1 次/周。

（3）从静脉注射疗法改为皮下给药，第 1 剂皮下注射量应用既定的静脉给药量。

（4）剂量相关实验室检查异常患者，停药或从每周方案改为隔周 1 次。

2. PJIA　可单药或与甲氨蝶呤联用。推荐 1 次/4 周，经 60min 静脉输注剂量：体重<30kg，10mg/kg；体重≥30kg，8mg/kg。当体重浮动时，不应仅根据单次测量的体重而调整剂量。出现剂量相关实验室检查异常时应停药。本品用于 PJIA，不可皮下给药。

3. 青少年原发性全身性关节炎（SJIA）　可单药或与甲氨蝶呤联用。推荐 1 次/2 周，经 60min 静脉输注：体重<30kg，12mg/kg；体重≥30kg，8mg/kg。余同 PJIA 给药。

4. 静脉输注给药指导　本品给药前须稀释。体重<30kg 的 PJIA 和 SJIA 患者：0.9%氯化钠注射液 50ml；体重≥30kg 的成人 RA、PJIA 和 SJIA 患者：0.9%氯化钠注射液 100ml（表 15-4）。然后遵从下列步骤 1 和步骤 2。

表 15-4　静脉注射：本品每千克体重的所需量

给药剂量（mg/kg）	适应证	注射液所需量（ml/kg）
4	成人 RA	0.2
8	成人 RA、SJIA 和 PJIA（体重≥30kg）	0.4
10	PJIA（体重<30kg）	0.5
12	SJIA（体重<30kg）	0.6

步骤 1：从输液袋和瓶中抽出与本品所需量相同体积的 0.9%氯化钠注射液。

步骤 2：从药瓶中抽取本品输注量，缓慢加入到氯化钠注射袋或瓶中，轻轻倒置以充分混合，避免起泡。

5. 皮下注射给药指导　给药前目检载药注射器有无不溶性微粒、混浊或变色，如有就弃之不用。注射全量 0.9ml，含有 162mg 本品。应轮换注射部位，不可注射入痣、瘢痕、皮肤敏感区域。

【用药须知】

1. 本品开始治疗后每 4~8 周监测 ALT 和 AST，此后每 3 个月监测 1 次。根据临床情况，其他肝功能试验，如胆红素也应考虑监测。并据 ALT 情况调整剂量。

2. 本品治疗会出现血脂水平异常，如总胆固醇、三酰甘油、低密度胆固醇和（或）高密度胆固醇。

3. 开始本品治疗第 6 周监测血脂参数，此后，间隔约 24 周监测 1 次。

4. 使用本品期间，如发展为严重感染，应停药至感染控制。

5. 稀释好的溶液应在 2~8℃保存，或室温避光保存不超过 24h。本品不含防腐剂，故不用部分应丢弃。

6. 本品稀释好后的溶液静脉输注前应放置至室温。须经由 60min 静脉输注。不可静脉注射或快速注射。不可与其他药物共用同一管道输注。

7. 本品完全稀释的溶液与聚丙烯、聚乙烯和聚氯乙烯输液袋或聚丙烯、聚乙烯和玻璃输液瓶相容。

【制剂】注射剂：①单支包装：80mg/4ml，200mg/10ml，400mg/20ml。②预充式注射剂：162mg/0.9ml。

【贮藏】原盒避光，2～8℃保存。不可冷冻。

英夫利西单抗（infliximab）

别名：类克、因福利美、英利西单抗、Remicade、Revellex。

本品是一种特异性阻断 TNF-α 的人鼠嵌合型单克隆抗体。

【理化性状】

1. 分子式：$C_{6428}H_{9912}N_{1694}O_{1987}S_{46}$。
2. 分子量：144 190.3。

【用药警戒】

1. 本品可增加患者出现严重机会性真菌感染的风险，用药期间和用药后应密切监测患者感染的症状和体征，严重感染者应停药。

2. 本品可导致肺结核，为降低肺结核感染风险，用药前或用药期间须监测肺结核征兆。

3. 接受本品治疗的青少年患者，合用硫唑嘌呤或巯嘌呤可出现罕见且通常具侵袭性和致命性的肝脾 T 细胞淋巴瘤。

【药理学】

1. TNF-α是一种炎性细胞因子，可诱导细胞因子，如 IL-1 和 IL-6；增加内皮层通透性和内皮细胞及白细胞表达黏附分子以增强白细胞迁移；活化中性粒细胞和嗜酸性粒细胞的功能活性，诱生急性期反应物和其他肝蛋白质及诱导滑膜细胞和（或）软骨细胞产生组织降解酶。本品为抗 TNF-α的人鼠嵌合单克隆抗体，能与 TNF-α的可溶形式和透膜形式以高亲和力结合，抑制 TNF-α与 P55/P75 受体的结合，从而使 TNF-α失去生物活性，但本品不抑制 TNF-β（淋巴毒素α）的活性。

2. 在类风湿关节炎（RA）和强直性脊柱炎（AS）患者的相关组织和体液中可测出高浓度的 TNFα。对于 RA，本品可减少炎性细胞向关节炎症部位的浸润；减少介导细胞黏附的分子［内皮细胞选择素、细胞间黏附分子-1（ICAM-1）和血管细胞黏附分子-1（VCAM-1）］的表达；减少化学诱导作用［IL-8 和单核细胞趋化蛋白（MCP-1）］及组织降解作用［基质金属蛋白酶（MMP）1 和 3］。克罗恩病和 RA 患者经本品治疗后，血清中 IL-6 和 CRP 的水平均降低。

【药动学】单次静脉输注本品 3～20mg/kg，最大血清药物浓度与剂量呈线性关系。稳态时的 V_d 与剂量无关，说明本品主要分布于血管腔隙内。RA 治疗剂量为 3～10mg/kg 和治疗剂量为 5mg/kg 时的药动学结果显示，本品 $t_{1/2}$ 为 8.0～9.5d。每次治疗中，在本品首剂给药后的第 2 周和第 6 周重复输注，可得到预期的药-时曲线。继续重复给药，未出现全身蓄积。未发现 CL 和 V_d 在年龄或体重分组中有明显差异，尚不知在不同性别或有明显肝或肾功能损害的患者中是否存在差异。

【适应证】本品仅用于能在医师的密切监测下进行治疗并由医师进行定期随访的患者。

1. 用于治疗活动性强直性脊柱炎。

2. 用于常规治疗效果不佳的中重度瘘管性克罗恩病。

3. 与甲氨蝶呤合用，治疗中重度活动性类风湿关节炎。

4. 用于治疗中重度慢性斑块状银屑病和关节病型银屑病。

5. 用于常规治疗效果不佳的溃疡性结肠炎。

【不良反应】

1. 心血管系统　可见颜面潮红、血肿、高血压、低血压、心悸、心动过缓、心包积液、脉管炎（如血栓性静脉炎）。

2. 代谢/内分泌系统　可见发热、乏力、潮热、寒战、水肿、出汗增加。

3. 呼吸系统　可见呼吸困难、鼻窦炎、胸膜炎、肺水肿、上呼吸道感染、下呼吸道感染（包括肺炎）、间质性肺炎、间质性肺纤维化。

4. 肌肉骨骼系统　可见肌痛、关节痛。

5. 泌尿生殖系统　可见泌尿道感染。

6. 免疫系统　可见产生自身抗体（罕见狼疮样综合征），可能与输液反应有关。

7. 神经系统　可见头痛、眩晕、胸痛、癫痫发作、神经性病变、横贯性脊髓炎、吉兰-巴雷综合征、中枢神经系统脱髓鞘性疾病（如多发性硬化症和视神经炎）。

8. 精神　可见失眠、嗜睡。

9. 肝　可见肝功能异常、肝细胞损害、黄疸、肝炎（自身免疫性肝炎）、乙型肝炎再活化和肝衰竭。

10. 胃肠道　可见消化不良、恶心、呕吐、腹痛、腹泻、便秘、肠梗阻。

11. 血液　可见贫血、败血症、血清病、淋巴结病、血细胞减少（如中性粒细胞减少）、特发性血小板减少性紫癜、血栓性血小板减少性紫癜。

12. 皮肤 可见瘀斑、瘙痒、脱发、皮肤干燥、湿疹、荨麻疹、甲癣、真菌性皮炎、脂溢性皮炎。

13. 眼 可见结膜炎。

14. 过敏反应 可见过敏性休克,输液反应(为患者停药的主要原因)。

15. 其他 可见肿瘤、脓肿、结核病（临床常见播散性或肺外结核）、沙门菌病、蜂窝织炎、病毒性感染和条件性感染（如曲霉病、非结核性分枝杆菌病、球孢子菌病、隐球菌病、念珠菌病、组织胞浆菌病、李斯特菌病、肺囊虫病）、侵袭性真菌感染,有些甚至是致死性感染。

【妊娠期安全等级】 B。

【禁忌与慎用】

1. 对本品或鼠源蛋白质过敏者、有严重的临床活动性感染者、中重度充血性心力衰竭（NYHA 分级为Ⅲ～Ⅳ级）者禁用。

2. 有慢性或复发性感染史者、老年患者、以往或新近患中枢神经系统脱髓鞘疾病的患者（可加重病情）、有小鼠蛋白或其他单克隆抗体药物（鼠源或嵌合抗体）相关的过敏（或不良）反应史者、轻度充血性心力衰竭（NYHA 分级为Ⅰ～Ⅱ级）者、以往或新近癫痫发作患者（可加重病情）、有血清病样反应者（可导致复发）、处于地方性组织胞浆菌病疫区者、易形成自身抗体者（可能引起狼疮样综合征）慎用。

3. 儿童使用本品治疗类风湿关节炎的安全性和有效性尚未确定。

4. 孕妇只有明确需要时才可使用。

5. 尚不明确本品是否经乳汁分泌,哺乳期妇女使用应权衡本品对其的重要性,选择停药或停止哺乳。

【药物相互作用】

1. 本品与免疫调节药(如硫唑嘌呤、甲氨蝶呤)可能有相加（或协同）作用,但需要进一步证实。

2. 与阿那白滞素合用,可增加严重感染的风险,故不建议本品与阿那白滞素合用。

3. 虽无资料显示本品与活疫苗合用会出现接种反应或感染,但不推荐用药期间接种活疫苗。

【剂量与用法】 本品仅供静脉输注。

1. 强直性脊柱炎 ①初始剂量：一次 5mg/kg,第 2 周和第 6 周再分别给药 1 次；②维持剂量：一次 5mg/kg,每隔 6 周 1 次。

2. 中重度活动性、瘘管性克罗恩病 ①初始剂量：一次 5mg/kg,第 2 周和第 6 周再分别给药 1 次；②维持剂量：一次 5mg/kg,每隔 8 周 1 次。疗效不佳者,可将每次剂量增加到 10mg/kg。

3. 类风湿关节炎 应与甲氨蝶呤合用。①初始剂量：一次 3mg/kg。第 2 周和第 6 周再分别给药 1 次；②维持剂量：一次 3mg/kg,每隔 8 周 1 次。疗效不佳者,可将每次剂量增加到 10mg/kg,或给药间隔调整为每 4 周 1 次。

4. 慢性重度斑块状银屑病 初始剂量为 1 次 5mg/kg,第 2 周和第 6 周再分别给药 1 次。维持治疗每 8 周 1 次。

5. 银屑病关节炎 可单独使用或与甲氨蝶呤合用。 ①初始剂量：1 次 5mg/kg,2h 内滴注完,第 2 周和第 6 周再分别给药 1 次；②维持剂量：一次 5mg/kg,每 8 周 1 次。

6. 6 岁及 6 岁以上儿童的中重度克罗恩病及中重度溃疡性结肠炎 ①初始剂量：1 次 5mg/kg,第 2 周和第 6 周再分别给药 1 次；②维持剂量：1 次 5mg/kg,每 8 周 1 次。

【用药须知】

1. 治疗前,患者应接受结核菌素皮试。如有潜伏期结核病,应先进行抗结核治疗。

2. 本品静脉输注时间不得少于 2h,输液装置上应配有一个内置的、无菌、无热原、低蛋白结合率的滤膜（孔径≤1.2μm）。

3. 如患者出现狼疮样综合征征兆,应立即停药。

4. 对轻度充血性心力衰竭(NYUA 分级为Ⅰ～Ⅱ级)患者,应密切监测心脏状态；一旦出现新的心力衰竭症状与体征,或原症状与体征加重,应立即停止治疗。

5. 对有肝功能不全体征和症状的患者,如其黄疸指数和（或）ALT 升高至正常范围上限的 5 倍以上,应停药并针对患者病情进行全面检查。乙肝病毒慢性携带者,使用本品之前和使用本品过程中均应监测患者病情。

6. 本品过敏多数出现在输液过程中或输液后 2h 内,症状包括荨麻疹、呼吸困难和（或）支气管痉挛（罕见）、喉头水肿、咽部水肿和低血压。预防性使用对乙酰氨基酚和（或）抗组胺药可减少过敏反应的发生,对以前有过敏史的患者,可减慢输液速度。如一旦发生过敏,应立即采取治疗措施,病情严重时,应立即停药。

7. 如用药过量（单次给药 20mg/kg 时未出现直接毒性反应），建议立即监测不良反应，并采取适当的对症治疗。

8. 注射液的配制

（1）将 100mg 本品用 10ml 无菌注射用水溶解。将无菌注射用水沿本品瓶壁注入并轻柔旋转，使本品溶解（不得振荡），如溶解过程中出现泡沫，需静置 5min，稀释后的溶液应为无色或淡黄色，泛乳白色光，可能会有半透明颗粒。

（2）用 0.9%氯化钠注射液稀释到 250ml。输注时本品的终浓度应为 0.4～4mg/ml。建议配制的溶液在 3h 内使用。

【制剂】注射剂（粉）：100mg。

【贮藏】避光，贮于 2～8℃，不可冷冻。

阿伦珠单抗（alemtuzumab）

别名：Campath、MabCampath、Lemtrada。

本品为 CD_{52} 单抗。

【用药警戒】

1. 本品可导致严重的自身免疫性疾病，如自身免疫性血小板减少、抗肾小球基底膜病，有时可导致死亡。应定期全血细胞计数及分类、血清肌酐水平、尿液分析、尿细胞分析，直至本品治疗结束后 48 周。

2. 本品可引发严重的、致命的输液反应。使用本品时，应配备能熟练处理输液反应的医务人员及设备，输液结束后应继续观察患者 2h，还要告知患者此观察期过后，也可发生输液反应。

3. 本品可增加发生恶性肿瘤的风险，包括甲状腺癌、黑素瘤、淋巴增生性障碍。

【药理学】本品治疗多发性硬化的确切机制尚不明确，猜测是通过与存在于 T 细胞、B 细胞、自然杀伤细胞、单核细胞、巨噬细胞的表面抗原 CD_{52} 结合，导致抗体依赖性细胞溶解和补体介导的细胞溶解。

【药动学】

1. 吸收 第 1 疗程的第 5 天输注结束后 C_{max} 可达 3014ng/ml，第 2 疗程的第 3 天输注结束后 C_{max} 可达 2276g/ml。

2. 分布 本品广泛分布于血液和细胞间隙，分布容积为 14.1L。

3. 消除 本品的 $t_{1/2}$ 为 2 周，给药结束后 30d，血药浓度低于检测限（60ng/ml）。

【适应证】用于治疗复发性多发性硬化。

【不良反应】

1. 临床试验中发现的不良反应包括皮疹、发热、头痛、鼻咽炎、恶心、尿路感染、疲乏、失眠、上呼吸道感染、疱疹病毒感染、荨麻疹、瘙痒、甲状腺疾病、真菌感染、关节痛、四肢痛、腰痛、腹泻、鼻窦炎、口咽痛、感觉异常、头晕、腹痛、潮红、呕吐、咳嗽、寒战、味觉障碍、流感、皮炎、呼吸困难、消化不良、心动过速、焦虑、肌无力、支气管炎、胸部不适、肌肉痉挛、肌痛、$CD4^+$ 及 $CD8^+$ 细胞降低、无力、T 细胞减少、红斑、外周水肿、鼻出血、颈痛、子宫异常出血。

2. 上市后报道的不良反应包括充血性心力衰竭、心肌病、心脏射血功能降低。

【妊娠期安全等级】C。

【禁忌与慎用】

1. HIV 感染者禁用，本品可降低 $CD4^+$ 细胞计数。

2. 动物实验显示，本品可经乳汁排泄，尚未明确本品是否可经人乳汁分泌，哺乳期妇女应权衡本品对其的重要性，选择停药或停止哺乳。

3. 17 岁以下儿童用药的安全性和有效性尚未确定。

【药物相互作用】与抗肿瘤药、免疫抑制药合用可增强本品的免疫抑制作用。

【剂量与用法】

1. 第 1 个疗程中，12mg/d，连续静脉输注 5d。12 个月后开始第 2 个疗程，12mg/d，静脉输注，连用 3d。

2. 使用本品之前，给予 1g 甲泼尼龙（或等效的其他皮质激素），并在治疗开始的第 1 天给予预防疱疹病毒药，至少给予 2 个月或至 $CD4^+$ 细胞计数≥200/μl。

3. 本品注射剂可用 0.9%氯化钠注射液或 5%葡萄糖注射液稀释，稀释后的注射液最多存放 8h。本品仅供静脉输注。

【用药须知】

1. 使用本品前应完成必须的免疫接种。

2. 使用本品可增加各种病原微生物感染的概率，包括细菌感染、病毒感染、真菌感染。在开始本品治疗前应排除潜在的感染（如结核），活动性感染患者先控制感染，应延迟给药。女性患者应每年检测 1 次，是否有人乳头瘤病毒。乙型肝炎和丙型肝炎病毒携带患者使用本品有诱发感染的风险。

【制剂】注射剂：12mg/1.2ml。

【贮藏】贮于 2～8℃，严禁冷冻和振摇。

托法替尼（tofacitinib）

本品为 Janus kinase（JAK）抑制剂。

【理化性状】

1. 化学名：3-[（3R,4R）-4-methyl-3-[methyl（7H-pyrrolo[2,3-d]pyrimidin-4-yl）amino]piperidin-1-yl]-3-oxopropanenitrile。

2. 分子式：$C_{16}H_{20}N_6O$。

3. 分子量：312.37。

4. 结构式如下：

枸橼酸托法替尼（tofacitinib citrate）

别名：Xeljanz、Jakvinus。

【理化性状】

1. 本品为白色至灰白色粉末，易溶于水。水中溶解度为 2.9mg/ml。

2. 化学名：（3R,4R）-4-methyl-3-（methyl-7H-pyrrolo[2,3-d]pyrimidin-4-ylamino）-ß-oxo-1- piperidine propanenitrile,2hydroxy-1,2,3-propane tricarboxylate（1∶1）

3. 分子式：$C_{16}H_{20}N_6O \cdot C_6H_8O_7$。

4. 分子量：504.5。

【用药警戒】

1. 本品会引发严重感染，可导致住院或死亡。发生严重感染者多合用了免疫抑制剂，如甲氨蝶呤或皮质激素，如发生严重感染，应暂停用药，直至感染被控制。慢性感染或复发感染的患者使用本品应权衡利弊。使用过程中应密切监测感染的症状和体征。

2. 本品治疗的患者有发生淋巴瘤及其他恶性肿瘤的风险。与免疫抑制剂合用会增加与爱泼斯坦-巴尔病毒感染相关的移植后淋巴增生性疾病的发生率。

【药理学】

1. 本品是一种 JAK 抑制剂。JAK 是一种细胞内酶，负责传递细胞膜上的细胞因子或相互作用的生长因子受体所产生的信号从而影响造血和免疫细胞的生理过程。在信号通路中，JAK 磷酸化并激活一些信号传感器和转录激活因子（STAT），这类物质能够调节包括基因表达在内的细胞活性。本品能够作用于信号通路中的 JAK，抑制信号传感器和转录激活因子（STAT）的磷酸化和激活。JAK 激酶通过配对的 JAK 来传输细胞因子信号（如 JAK1/JAK3、JAK1/JAK2、JAK1/TyK2、JAK2/JAK2）。在体外试验中，本品对 JAK1/JAK2、JAK1/JAK3、JAK2/JAK2 组合的半数抑制浓度（IC_{50}）分别为 406 nmol/L、56 nmol/L 和 1377nmol/L。然而，本品对特定 JAK 组合的抑制作用与疗效的相关性尚不清楚。

2. 循环中 CD16/56+天然杀伤细胞数量的降低与本品呈剂量依赖性。预计开始治疗后的 8～10 周其数量降至最低，且停药后的 2～6 周会恢复。B 细胞数量的增加与本品也呈剂量依赖性。循环中 T 淋巴细胞数，T 淋巴细胞亚群（CD3+、CD4+和 CD8+）数的变化较小而且不一致，这些变化的临床意义尚不清楚。

3. 本品治疗类风湿关节炎（RA）患者 6 个月后的血清中 IgG、IgM 和 IgA 的水平比对照组要低，然而这种差异较小并且不呈剂量依赖性。

4. 在 RA 患者接受本品治疗后，血清 CRP 迅速而持久地降低。这种变化在停药后 2 周内也不会完全恢复。

【药动学】

1. 吸收：口服本品后，0.5～1h 可达血药峰值，$t_{1/2}$ 为 3h。在治疗浓度期间，血药浓度与剂量成正比。2 次/日给药，24～48h 可达稳态，无明显的蓄积。本品口服生物利用度为 74%，高脂肪餐不影响 AUC，但 C_{max} 会降低 32%。

2. 分布：静脉给药后的 V_d 为 87L，血浆蛋白结合率约为 40%。本品主要与白蛋白结合（不与α-酸性糖蛋白结合），在红细胞和血浆中均匀分布。

3. 代谢和排泄：本品约 70%经肝代谢，30%经肾排泄，肝代谢主要由 CYP3A4 介导，少量经 CYP2C19 代谢。8 种代谢产物在循环中占 35%，代谢产物无药理作用。

4. 中度肝功能不全及中重度肾功能不全患者暴露量较正常者升高，应降低剂量。

【适应证】用于治疗不能耐受甲氨蝶呤或应用甲氨蝶呤效果不佳的中重度活动性类风湿关节炎。

【不良反应】

1. 最常见的感染为呼吸道感染、鼻咽炎和尿路感染。

2. 常见的严重感染包括肺炎、蜂窝织炎、带状疱疹、尿路感染。

3. 常见的恶性肿瘤为肺癌、乳腺癌、胃癌、结直肠癌、肾癌、前列腺癌、淋巴瘤、恶性黑素瘤。

4. 其他不良反应包括贫血、脱水、失眠、感觉异常、呼吸困难、咳嗽、鼻窦充血、腹痛、消化不良、呕吐、胃炎、恶心、脂肪肝、皮疹、红斑、瘙痒、肌肉骨骼痛、关节痛、肌腱炎、关节肿大、发热、疲乏、外周水肿。

5. 实验室检查常见淋巴细胞减少、中性粒细胞减少、肝酶升高、血脂升高、肌酐升高。

【妊娠期安全等级】 C。

【禁忌与慎用】

1. 感染者禁用。

2. 低蛋白血症（<9g/dl）患者禁用。

3. 孕妇只有在益处大于对胎儿伤害的风险时方可使用。

4. 动物实验证明本品可通过大鼠乳汁分泌，是否通过人类乳汁分泌尚未确定，哺乳期妇女应权衡本品对其的重要性，选择停药或停止哺乳。

5. 儿童的有效性尚未确定。

【药物相互作用】

1. 本品与强效 CYP3A4 抑制剂（如酮康唑）、中效 CYP3A4 抑制剂（如氟康唑）和强效 CYP2C19 抑制剂合用，血药浓度会升高。

2. 本品与强效 CYP3A4 诱导剂（如利福平）合用，血药浓度会降低，疗效随之减弱。

3. 本品与强效免疫抑制剂（如硫唑嘌呤、他克莫司、环孢素）合用，会增加发生严重感染和恶性肿瘤风险。

【剂量与用法】

1. 推荐剂量为 5mg，2 次/日，口服。本品可单用，也可与甲氨蝶呤等非生物类改善病情抗风湿药（DMARD）合用。

2. 根据血液学毒性调整剂量

（1）淋巴细胞计数≥500/ml 者，维持原剂量，淋巴细胞计数<500/ml（经重复监测确认）者暂停用药。

（2）绝对中性粒细胞计数（ANC）>1000/ml，维持原剂量；如 ANC 反复在 500～1000/ml，暂停用药，直至 ANC 恢复至 1000/ml 时，以 5mg，2 次/日的剂量重新开始给药；如 ANC<500/ml（经重复监测确认），应终止用药。

（3）血红蛋白降低至≤2g/dl，且血红蛋白≥9.0g/dl，维持原剂量；如血红蛋白降低值>2g/dl，且血红蛋白<9.0g/dl，暂停用药，直至血红蛋白恢复正常。

3. 下列患者，本品的剂量应降低至 5mg，1 次/日。①中重度肾功能不全患者；②中度肝功能不全患者；③接受 CYP3A4 强效抑制剂（如酮康唑）治疗的患者；④接受一种中效 CYP3A4 抑制剂（如氟康唑）或强效 CYP2C19 抑制剂药物，或多种 CYP3A4 抑制剂和强效 CYP2C19 抑制剂药物联合用药的患者。

【用药须知】

1. 本品不能用于感染的患者，包括局部感染。下列患者使用本品的利弊应事先充分考虑。①有慢性或复发性感染的患者。②有肺结核病史的患者。③有严重或机会性感染病史的患者。④曾经居住或旅行到过一些具有典型的地区性肺结核或真菌病流行地域的患者。⑤处于有感染风险的环境中的患者。

在用药期间和用药完成后，都要对患者进行严密的感染观察。如果患者出现严重感染、机会性感染和败血症应立即停药。用药期间发生新的感染的患者，需要进行适合免疫力低下人群的及时和完整的诊断检查，并且在严密观察下采取适当的抗生素治疗。

2. 使用本品前应排除结核感染，包括潜伏性或活动性结核感染。使用本品前应先治疗结核感染。

3. 本品可导致病毒感染复发（如带状疱疹），对乙肝病毒的影响尚未确定。在开始本品治疗前应排除乙肝、丙肝病毒感染。

4. 临床试验中使用本品治疗的患者有发生非黑色素皮肤癌的报告，使用本品期间应定期进行皮肤检查。

5. 临床试验中使用本品治疗的患者有发生胃肠穿孔的报告，应慎用于胃肠道穿孔风险高的患者（憩室炎）。用药过程中应严密观察胃肠穿孔的症状和体征，以期早期发现。

6. 本品治疗期间应定期监测血细胞计数，包括淋巴细胞、中性粒细胞及血红蛋白、ALT 及血脂水平。

7. 本品对免疫接种反应的影响尚未确定，使用本品期间应避免接种活疫苗。

【制剂】 片剂：5mg（相当于枸橼酸托法替尼 8mg）。

【贮藏】 密封、避光，贮于 20～25℃。

维多珠单抗（vedolizumab）

别名：Entyvio。

【理化性状】 本品注射剂（粉）为白色到灰白色低压冻干饼。用 4.8ml 无菌注射用水（USP）复溶后，pH 约为 6.3。

【药理学】

1. 本品为人源化单克隆抗体，能特异性与整合素 $\alpha_4\beta_7$ 结合，并阻止其与黏膜地址素细胞黏附分子-1（MAdCAM-1）相互作用，并抑制记忆 T 淋巴细胞穿越内皮进入胃肠道炎性实质组织的迁移。本品不与 $\alpha_4\beta_7$ 和 $\alpha E\beta_7$ 结合并抑制其功能，也不拮抗 α_4-整合素与血管细胞黏附分子-1 的相互作用。

2. $\alpha_4\beta_7$-整合素表达于表面记忆 T 淋巴细胞的离散亚型，这种亚型优先迁移至胃肠道。黏膜地址素细胞黏附分子-1 主要表达于肠内皮细胞，对 T 淋巴细胞回归至肠道淋巴组织起重要作用。MAdCAM-1 与整合素 $\alpha_4\beta_7$ 的相互作用对慢性炎症有重要作用，是溃疡性结肠炎（UC）和克罗恩病（CD）的特异性标志物。

【药动学】

1. UC 与 CD 患者的药动参数相似。经 30min 静脉输注 300mg，第 2 周继续输入 300mg，从第 6 周起，每 6 周 1 次，300mg 静脉输注。UC 患者第 0～6 周的谷浓度为（26.3±12.9）μg/ml，第 6～52 周的谷浓度为（11.2±7.2）μg/ml；CD 患者第 0～6 周的谷浓度为（27.4±19.2）μg/ml，第 6～52 周的谷浓度为（13.0±9.1）μg/ml。

2. 临床试验中有 8 名患者产生本品永久性抗体，使本品血药浓度在第 6 周和第 52 周低于检测限或水平低至可忽略不计。本品的清除依赖于非线性和线性两种途径。血药浓度升高，线性消除降低。群体药动学分析显示线性消除的 CL 约为 0.157L/d，300mg 剂量下血浆 $t_{1/2}$ 为 27d，V_d 为 5L。14 名健康志愿者单剂量静脉给予本品 450mg（1.5 倍推荐剂量），脑脊液中未发现本品。群体药动学分析显示，疾病的严重程度、体重、是否曾使用 TNF 阻滞剂治疗、年龄、血浆蛋白、同服免疫抑制剂（包括硫唑嘌呤、6-巯嘌呤、甲氨蝶呤）、5-氨基水杨酸对本品药动学无明显影响。未对肝肾功能不全患者进行药动学研究。

【适应证】用于治疗成人溃疡性结肠炎和成人克罗恩病。

【不良反应】最常见不良反应（发生率≥3%且发生率高于安慰剂≥1%）有鼻咽炎、头痛、关节炎、恶心、发热、上呼吸道感染、疲乏、咳嗽、支气管炎、流感、背痛、皮疹、瘙痒、鼻窦炎、口咽痛和肢体疼痛。

【药物相互作用】

1. 避免与那他珠单抗合用，因可增加进行性多灶性白质脑病和感染的风险。

2. 与 TNF 阻滞剂合用增加感染的风险，应避免合用。

3. 除非潜在的益处大于风险，否则本品不可与活疫苗同时使用。

【妊娠期安全等级】B。

【禁忌与慎用】

1. 对本品或制剂中辅料有严重过敏（如呼吸困难、支气管痉挛、荨麻疹、面部潮红、皮疹和心率增快）患者禁用。

2. 尚不知晓本品是否可分泌到乳汁中，哺乳期妇女慎用。如确需使用，应选择停药或停止哺乳。

3. 儿童用药的安全性和有效性尚未建立，儿童慎用。

【剂量与用法】

1. 本品经 30min 静脉输注，不可静脉注射或快速注射。本品低压冻干粉饼须用灭菌注射用水复溶，给药前应用 250ml 0.9%的氯化钠注射液稀释。输注完毕后，用 30ml 0.9%氯化钠注射液冲管。输注中应谨慎本品的超敏反应。

2. 推荐剂量 300mg，第 0、2、6 周静脉输注，此后每 8 周 1 次。若到第 14 周无证据证明治疗获益时，应停止治疗。

【用药须知】

1. 其他药物不可加入到本品输注装置，本品也不可与其他药物共用同一管道输注。

2. 本品低压冻干粉饼室温下重建，一旦重建，应尽快使用。如必须，输注液 2～8℃可保存 4h。不可冷冻，不用部分应丢弃。

3. 本品制剂中含有组氨酸、L-组氨酸单盐酸、L-精氨酸盐酸盐、蔗糖和吐温 80。

【制剂】注射剂（粉）：300mg。

【贮藏】原盒避光，2～8℃保存。

艾克珠单抗（ixekizumab）

别名：Taltz。

本品为针对白介素-17A 的单克隆抗体。

【理化性状】本品是通过 DNA 重组技术由哺乳动物细胞表达的多肽，其含有 2 条由 229 个氨基酸组成的轻链和 2 条含 455 个氨基酸的重链，分子量为 146 158Da。

【药理学】本品是一种人源化 IgG4 单克隆抗体，与白介素 17A（IL-17A）细胞因子选择性地结合并抑制其与 IL-17 受体间的相互作用。IL-17A 是一种天然存在的细胞因子，与非感染性炎症（normal inflammatory）和免疫反应有关。本品可抑制促炎细胞因子和趋化因子的释放。

【药动学】

1. 吸收　斑块状银屑病患者单次皮下注射本品 160mg，4d 后可达血药峰值（16.2±6.6）µg/ml。然后每 2 周给药 80mg，8 周后达到稳态谷值（9.3±5.3）µg/ml。给药 12 周后，剂量改为每 4 周 80mg，10 周后可达稳态谷值（3.5±2.5）µg/ml。皮下注射本品的生物利用度为 60%～81%。在股部皮下注射的生物利用度比在上臂和腹部等其他部位皮下注射的生物利用度高。

2. 分布　患者注射本品的稳态分布容积（CV%）为 7.11L（29%）。

3. 消除　本品在体内的代谢途径尚未确定。作为一种人源化 IgG4 单克隆抗体，预计其与内源性 IgG 以相同的分解代谢途径被降解为短肽和氨基酸。其全身清除率（CV%）为 0.39L/d（37%），$t_{1/2}$ 为 13d（40%）。

【适应证】用于愿意接受全身或光学治疗的中重度斑块状银屑病成人患者的治疗。

【不良反应】常见（≥1%）不良反应是注射部位反应、上呼吸道感染、恶心和真菌感染。少见中性粒细胞和血小板减少。

【禁忌与慎用】对本品及其赋形剂过敏者禁用。

【药物相互作用】

1. 用本品治疗的患者应避免使用活疫苗。

2. 慢性炎症期间某些细胞因子（如 IL-1、IL-6、TNF-α、IFN）的升高可改变 CYP 酶的形成。作为 IL-17A 拮抗剂的本品可使 CYP 酶的形成正常化。因此，对于正在使用 CYP 底物类药物，尤其是治疗指数窄的药物的患者，开始使用或停用本品时，应监测药效（如华法林）或血药浓度（如环孢素），并考虑调整上述药物的剂量。

【剂量与用法】皮下注射，起始剂量为 160mg，接着在第 2、4、6、8、10 和 12 周均为 80mg，然后每 4 周 80mg。

【用药须知】在每次皮下注射时，均须注意观下几点。

1. 本品必须在医师指导或监督下使用，患者经过培训后可以在不同的部位（如上臂、股部或腹部

的任何位置上自行进行皮下注射，不可注射于有触痛、瘢痕、红斑、硬结或受银屑病影响的部位，如注射于上臂外侧可由医护人员或家属注射。

2. 如果漏用应尽快补上，之后则按既定疗程给药。

3. 注射前应将药物从冰箱中取出，连同针帽放至室温（约需 30min）。

4. 本品可增加上呼吸道感染、口腔念珠菌病、结膜炎和真菌感染的风险，如出现慢性或急性感染的体征或症状时，患者应及时就医。如发生严重感染或治疗无效，应密切监护患者并停药，直至感染得到控制。

5. 使用本品前应对患者结核感染的情况进行评估。活动性结核感染的患者不能使用本品；潜伏结核感染应先行治疗；对有潜伏或活动性结核既往病史的患者，如不能确证其已经过适当治疗，则应先考虑抗结核治疗。使用本品期间或治疗后应严密监测活动性结核的体征和症状。

6. 如发生严重过敏性反应，应立即停药并进行适当治疗。

7. 本品可导致克罗恩病和溃疡性结肠炎并使其加重，用药期间应监测炎性肠病的发生或病情。

8. 用药前，应按照当前免疫接种的指导原则，考虑完成所有年龄段的免疫接种。正在用药的患者应避免使用活疫苗。

【制剂】①单剂量预装自动注射器，1ml：80mg/ml。②单剂量预装注射器，1ml：80mg/ml。

【贮藏】避光，贮于 2～8℃，不可冷冻和振摇。

达克珠单抗（daclizumab）

别名：Zenapax。

本品为针对白介素-17A 的单克隆抗体。

【理化性状】本品是通过 DNA 重组技术由哺乳动物细胞表达的多肽，其含有 2 条由 229 个氨基酸组成的轻链和 2 条含 455 个氨基酸的重链，分子量为 146 158Da。

【药理学】本品是一种人源化 IgG4 单克隆抗体，与白介素 17A（IL-17A）细胞因子选择性地结合并抑制其与 IL-17 受体间的相互作用。IL-17A 是一种天然存在的细胞因子，与非感染性炎症（normal inflammatory）和免疫反应有关。本品可抑制促炎细胞因子和趋化因子的释放。

【药动学】

1. 吸收　斑块银屑病患者单次皮下注射本品 160mg，4d 后可达血药峰值（16.2±6.6）µg/ml。然

后每 2 周给药 80mg, 8 周后达到稳态谷值（9.3±5.3）μg/ml。给药 12 周后, 剂量改为每 4 周 80mg, 10 周后可达稳态谷值（3.5±2.5）μg/ml。皮下注射本品的生物利用度为 60%～81%。在股部皮下注射的生物利用度比在上臂和腹部等其他部位皮下注射的生物利用度高。

2. 分布　患者注射本品的稳态分布容积（CV%）为 7.11L（29%）。

3. 消除　本品在体内的代谢途径尚未确定。作为一种人源化 IgG4 单克隆抗体, 预计其与内源性 IgG 以相同的分解代谢途径被降解为短肽和氨基酸。其全身清除率（CV%）为 0.39L/d（37%）, $t_{1/2}$ 为 13d（40%）。

【适应证】用于愿意接受全身或光学治疗的中重度斑块状银屑病成人患者的治疗。

【不良反应】常见（≥1%）不良反应是注射部位反应、上呼吸道感染、恶心和真菌感染。少见中性粒细胞和血小板减少。

【禁忌与慎用】对本品及其赋形剂过敏者禁用。

【药物相互作用】

1. 用本品治疗的患者应避免使用活疫苗。

2. 慢性炎症期间某些细胞因子（如 IL-1、IL-6、TNF-α、IFN）的升高可改变 CYP 酶的形成。作为 IL-17A 拮抗剂的本品可使 CYP 酶的形成正常化。因此, 对于正在使用 CYP 底物类药物, 尤其是治疗指数窄的药物的患者, 开始使用或停用本品时, 应监测药效（如华法林）或血药浓度（如环孢素）, 并考虑调整上述药物的剂量。

【剂量与用法】皮下注射, 起始剂量为 160mg, 接着在第 2、4、6、8、10 和 12 周均为 80mg, 然后每 4 周 80mg。

【用药须知】在每次皮下注射时, 均须注意以下几点。

1. 本品必须在医师指导或监督下使用, 患者经过培训后可以在不同的部位（如上臂、股部或腹部的任何位置上自行进行皮下注射, 不可注射于有触痛、瘢痕、红斑、硬结或受银屑病影响的部位, 如注射于上臂外侧可由医护人员或家属注射。

2. 如果漏用应尽快补上, 之后则按既定疗程给药。

3. 注射前应将药物从冰箱中取出, 连同针帽放至室温（约需 30min）。

4. 本品可增加上呼吸道感染、口腔念珠菌病、结膜炎和真菌感染的风险, 如出现慢性或急性感染

的体征或症状时, 患者应及时就医。如发生严重感染或治疗无效, 应密切监护患者并停药, 直至感染得到控制。

5. 使用本品前应对患者结核感染的情况进行评估。活动性结核感染的患者不能使用本品；潜伏结核感染应先行治疗；对有潜伏或活动性结核既往病史的患者, 如不能确证其已经过适当治疗, 则应先考虑抗结核治疗。使用本品期间或治疗后应严密监测活动性结核的体征和症状。

6. 如发生严重过敏性反应, 应立即停药并进行适当治疗。

7. 本品可导致克罗恩病和溃疡性结肠炎并使其加重, 用药期间应监测炎性肠道病的发生。

8. 用药前, 应按照当前免疫接种的指导原则, 考虑完成所有年龄段的免疫接种。正在用药的患者, 应避免使用活疫苗。

【制剂】①单剂量预装自动注射器, 1ml：80mg/ml。②单剂量预装注射器, 1ml：80mg/ml。

【贮藏】避光, 贮于 2～8℃下, 不可冷冻和振摇。

奥克利珠单抗（Ocrelizumab）

别名：Ocrevus。

本品是一种抗 B 细胞表达的 CD_{20} 的单克隆抗体, 分子量约 145kDa。

【CAS】637334-45-3。

【ATC】L04AA36。

【药理学】本品治疗多发性硬化的药理机制尚未明确, 本品能与存在于前 B 细胞和成熟的淋巴 B 细胞的细胞表面的抗原 CD_{20} 结合, 从而诱发抗体依赖的细胞溶解和补体介导的细胞溶解。

【药动学】

1. 本品的药动学符合二室模型, 呈时间依赖性清除。稳态 AUC 为 3510（μg·d）/ml。在多发性硬化患者的临床研究中, 治疗复发型多发性硬化, 本品的维持剂量为每 6 个月 600mg；治疗原发进展型多发性硬化, 本品的维持剂量为每 6 个月给予 2 次 300mg, 间隔 14 d。相应的平均 C_{max} 分别为 212μg/ml 和 141μg/ml。本品的药动学基本上呈线性, 剂量为 400～2000mg 时药动学数据与剂量成正比。

2. 分布：中央室分布容积约为 2.78L。外周室分布容积和隔室清除率约为 2.68L 和 0.29 L/d。

3. 代谢：没有直接对本品的代谢过程进行研究, 机体主要通过分解代谢清除本品。

4. 消除：恒定的清除率预计为 0.17L/d，起始阶段时间依赖性清除率为 0.05L/d，半衰期为 33 周。本品的终末消除半衰期是 26d。

【适应证】用于治疗成人患者的复发型或原发进展型的多发性硬化。

【不良反应】

1. 严重不良反应　输液反应、感染、恶性肿瘤。

2. 治疗复发型多发性硬化症常见不良反应　上呼吸道感染、输液反应、抑郁、下呼吸道感染、腰痛、疱疹病毒相关感染、肢体疼痛。

3. 治疗原发进展型多发性硬化症常见的不良反应　上呼吸道感染、输液反应、皮肤感染、下呼吸道感染、咳嗽、腹泻、外周水肿、疱疹病毒相关感染。

【妊娠期安全等级】孕妇使用本品尚无足够数据。

【禁忌与慎用】

1. 活动性乙型肝炎患者禁用。

2. 对本品有危及生命的输液反应史的患者禁用。

3. 哺乳期妇女使用时应权衡本品对于母亲的重要性和对胎儿伤害风险的程度确定。

4. 儿童患者应用本品的安全性和有效性尚未确定。

5. 65 岁以上的老年患者应用本品的安全性和有效性尚未确定。

【药物相互作用】本品与免疫抑制剂，包括免疫抑制剂量的糖皮质激素合用，会增加免疫抑制的风险。

【剂量与用法】

1. 第一次应用本品前需考虑的问题

（1）乙型肝炎病毒筛查：HBsAg 和 HBV 抗体呈阳性的患者禁用本品。

（2）接种疫苗：在本品治疗前 6 周完成必要的疫苗接种。

2. 每次输液前准备

（1）评估感染情况：确定有感染情况要延迟注射。

（2）治疗前用药法：输液前 30min 给予 100mg 甲泼尼龙（或等效的其他皮质激素），以降低输液反应发生的频率和严重程度。输液前 30～60min 给予抗组胺药，可进一步降低输液反应发生的频率和严重程度。还可以考虑添加一种解热镇痛药（如对乙酰氨基酚）。

3. 推荐剂量和应用管理

（1）起始剂量：本品 300mg 静脉输注，2 周后给予第二剂 300mg 静脉输注（本品 300mg 用 0.9% 氯化钠注射液 250ml 稀释，起始输注速度为 30ml/h，如未发生输液反应，每 30 分钟增加输注速度 30ml/h，最快输注速度为 180ml/h），本品 300mg 至少需要输注 2.5h。

（2）后续剂量：本品每 6 个月单次 600mg 静脉输注（本品 600mg 用 0.9% 氯化钠注射液 500ml 稀释，起始输注速度为 40ml/h，如未发生输液反应，每 30 分钟可增加到输注速度 40ml/h，最快输注速度为 200ml/h）本品 600mg 至少需要输注 3.5h。

（3）每次输液完成后至少观察患者 1h。

4. 若错过了输注计划，要尽快给药，不必等到下一周期，并重新制订输液计划，2 次输注间隔需大于 5 个月。

5. 依照输液反应的严重程度进行剂量调整。

6. 如果出现危及生命或致残的输液反应，应立即停止并永久停用本品。

7. 发生严重输液反应时，要根据情况中断输液并采取适当的治疗。当反应症状消失后可重新输液，但输注速率要降到反应前的一半。

8. 发生轻中度反应时，要将输注速率降到反应前的一半并至少观察 30min。

【用药须知】

1. 育龄妇女在接受本品治疗期间及治疗结束后 6 个月内需采取有效避孕措施。

2. 本品可导致输液反应，可于输注后 24h 后发生，患者如出现输液反应，应立即报告医师。

3. 本品可导致感染，患者应及时向医师报告感染的症状，如发热、寒战、持续咳嗽、带状疱疹的症状、生殖器疱疹等。

4. 建议患者在本品治疗前 6 个月完成所有的疫苗接种，本品治疗期间不能接种活疫苗，治疗结束后 B 细胞计数恢复正常后方可接种。

5. 本品可能会增加恶性肿瘤的发生率，建议患者定期进行乳腺癌筛查。

【制剂】注射剂；300mg/10ml，600mg/20ml。

【贮藏】避光，贮于 2～8℃，切勿冷冻或振摇。

博达路单抗（brodalumab）

别名：Siliq。

本品为人白介素 17A 受体（IL-17RA）抑制剂。

【CAS】1174395-19-7。

【ATC】L04AC12。

【理化性状】本品为无色至淡黄色溶液，澄清至略带乳光，可能存在少许半透明至白色、无定形的蛋白质颗粒。由 1312 个氨基酸组成，分子量约为 144 000Da。注射液无菌，不含防腐剂，pH 为 4.8。

【用药警戒】

1. 使用本品治疗的患者曾出现自杀想法和实施自杀行为（包括自杀死亡）。因此，有抑郁和（或）自杀倾向和自杀行为病史的患者处方本品前，应仔细权衡利弊。新发生的自杀想法和自杀行为恶化者建议咨询精神心理医师。应建议患者和看护者，使用本品治疗时必须密切观察，如有自杀倾向和自杀行为，新发生抑郁、焦虑或其他情绪变化，或这些症状恶化，应立即就诊。

2. 只有通过严格的风险评估和缓解策略（即 SILIQ REMS 项目）者方可使用本品。

【药理学】本品为人单克隆 IgG2κ 抗体，选择性与 IL-17RA 结合，从而抑制它与细胞因子 IL-17A、IL-17F、IL-17C、IL-17A/F 异二聚体和 IL-25 的相互作用。IL-17RA 是一表达于细胞表面的蛋白，是被多个 IL-17 家族细胞因子利用的受体复合物所必需的组分。阻断 IL-17RA，可抑制 IL-17 细胞因子诱导反应，包括促炎性细胞因子和炎性趋化因子的释放，从而抑制银屑病相关炎症应答反应。

【药动学】

1. 吸收　斑块状银屑病受试者单次皮下注射本品 210mg，给药后约 3d 可达 C_{max}，平均值（±SD）为（13.4±7.3）μg/ml。AUC 平均值（±SD）为（111±64）（μg·d）/ml。每 2 周皮下注射本品 210mg，多次给药后，约 4 周达稳态血浓。C_{max}（±SD）为（20.6±14.6）μg/ml，AUC（±SD）为（227±167）（μg·d）/ml。皮下给药本品的生物利用度约为 55%。

斑块状银屑病受试者皮下注射本品 140～350mg（为推荐剂量的 0.67～1.67 倍），本品表现出非线性药动学特征，与相应的给药剂量相比，暴露量增加比例更高。体重较高的受试者谷浓度较低。

2. 分布　斑块状银屑病受试者单次皮下注射本品 210mg，其表观分布容积（V_z/F）平均值（±SD）为（8.9±9.4）L。

3. 消除　本品的代谢途径尚不清楚。作为人单克隆 IgG2 抗体，预计与内源性 IgG 的降解途径类似，通过分解代谢的途径被降解为小分子肽和氨基酸。斑块状银屑病受试者单次皮下注射本品 210mg，

其表观清除率（CL/F）平均值（±SD）为（3.0±3.5）L/d。由于非线性消除，本品的清除率随剂量降低而增加。群体药动学分析表明年龄对本品的清除没有显著影响。

【适应证】本品用于治疗适合系统治疗或光治疗，且其他系统治疗无效的成年中重度斑块状银屑病。

【不良反应】

1. 发生率≥1%且高于安慰剂组的不良反应包括关节痛、头痛、疲乏、腹泻、咽痛、恶心、肌痛、注射部位反应（疼痛、红斑、淤青、出血、瘙痒）、流感、中性粒细胞减少、癣感染（足癣、花斑癣、股癣）。

2. 特殊不良反应。本品用于斑块状银屑病临床试验期间，发生自杀观念或行为的为 34/4464（0.37/100 受试者-每年）。10 名试图或完成自杀者，其中 8 名有抑郁和（或）自杀观念或行为病史。

【禁忌与慎用】

1. 本品可导致克罗恩病加重。有克罗恩病者禁用本品，如用药期间发生克罗恩病应立即停用本品。

2. 孕妇使用本品的风险尚无相关数据。已知人 IgG 抗体可透过胎盘屏障，因此，本品可从母体转运至发育中胎儿。动物研究显示，妊娠猴自器官形成期至分娩皮下注射本品，剂量高达人最大推荐剂量的 26 倍，未观察到对出生婴儿发育有不良影响。

3. 本品是否经人乳汁排泌、对婴儿及产乳的影响均尚不清楚。短尾猴乳汁中可检测到本品。临床若须使用，应慎重权衡利弊。

4. 儿童使用本品的安全性和有效性尚未确立。

5. 临床试验显示 65 岁以上老年人使用本品的安全性和有效性与年轻人相比没有差异，但≥65 岁受试者数量还不足以确定老年人临床反应是否与年轻受试者不同。

6. 尚未进行试验评估肝肾功能不全对本品药动学的影响。

【药物相互作用】

1. 使用本品治疗者避免使用活疫苗。本品治疗对活或灭活疫苗引发免疫应答的能力尚无相关数据。

2. 慢性炎症期间，某些细胞因子（如 IL-1、IL-6、IL-10、TNF-α、IFN）水平增加，可能会改变 CYP 酶的形成。本品可影响某些细胞因子的血清水平，因此，使用 CYP 底物，特别是治疗窗窄的药物，

如需开始或停用本品，应注意监测药物疗效（如华法林）或浓度（如环孢素），并且考虑调整 CYP 底物的剂量。

3. 斑块状银屑病受试者单次皮下给予本品 210mg，1 周后咪达唑仑（CYP3A4 底物）的暴露量增加 24%。

【剂量与用法】分别在第 0、1 周和第 2 周皮下注射本品 210mg，之后每 2 周注射 210mg。

【用药须知】

1. 本品须在专业医师指导和监督下使用，如果医师许可且经过专业的皮下注射培训的患者可以自行注射。如果自行给药注射前应详细阅读用药方法，注射时注意无菌操作，保证足量注射。

2. 本品预充注射器为一次性使用。

3. 本品可使感染风险升高。存在慢性感染或复发感染病史者使用本品前应权衡利弊，患者用药期间如发生慢性或急性感染应立即就诊，如果出现严重感染或者常规抗感染治疗无效，应密切监测，停用本品直至感染症状消失。

4. 使用本品治疗前评估患者是否有结核（TB）感染。活动性 TB 感染者请勿使用，潜伏性 TB 者用药前应先治疗。有潜伏或活动性 TB 病史者用药前给予抗 TB 治疗，这些患者适宜的治疗疗程尚未确定。使用本品治疗期间和治疗后应严密监测活动性 TB 的体征和症状。

5. 注射前将预充注射器放置使达到室温（约 30min），不要用任何其他方法加温。复温时不要将注射器灰色针帽取下。

6. 请勿在有过敏、瘀伤、红、硬、厚、有鳞屑或银屑病累及区域注射本品。

7. 注射部位可以选择股部、腹部（脐周围 2in 以外区域）和上臂。

8. 注射前方可将针头上的灰色针帽取下，取针帽时注意直接拔下，请勿扭转或者弯曲。

9. 如注射部位出血，可用棉球或纱布垫压在上面止血，请勿按摩注射部位，必要时可使用胶布绷带。

10. 本品不可冻结，请勿振摇。必要时，预充注射器可在 25℃以下室温储存，在原包装中且避光和避热条件下最长可保存 14d。一旦预充注射器放至室温，请勿再放回冰箱。在室温保存 14d 后丢弃处理。

11. 由于使用本品治疗有可能导致患者出现自杀倾向和实施自杀行为，因此，如果治疗 12～16 周未获得适当的疗效，则应考虑停用。

【制剂】注射剂：210mg/1.5ml。

【贮藏】避光贮于 2～8℃，不得冷冻。

固赛库单抗（guselkumab）

别名：Tremfya。

本品为人 IgG1 λ 单克隆抗体，利用 DNA 重组技术经由哺乳动物细胞生成。

【CAS】1428935-60-7。

【药理学】本品能特异性与 IL-23 的 p19 亚单位结合，从而抑制 IL-23 与其受体的结合。IL-23 是人体自然存在的细胞因子，可参与炎症和免疫反应。本品通过抑制 IL-23，从而达到抑制促炎症细胞因子及趋化因子释放的作用。

【药动学】

1. 吸收 本品的药动学呈线性。在第 0、4 周皮下注射，之后每 8 周皮下注射 100mg，稳态谷浓度约为 1.2μg/ml。皮下注射 100mg，5.5d 后可达血药浓度峰值（8.09±3.68）μg/ml，皮下注射的生物利用度约为 49%。

2. 分布 斑块状银屑病患者平均表观分布容积为 13.5L。

3. 代谢 本品确切的代谢途径尚不清楚，推测本品与内源性 IgG 一样在体内被代谢为小分子肽和氨基酸。

4. 消除 在斑块状银屑病患者中，本品的清除率为 0.516L/d，半衰期为 15～18d。

【适应证】用于愿意接受系统治疗或光疗法的斑块状银屑病患者。

【不良反应】常见不良反应为上呼吸道感染、头痛、注射部位反应、关节痛、腹泻、皮肤真菌感染、单纯性疱疹病毒感染。

【禁忌与慎用】

1. 动物实验未见胚胎毒性，但尚无孕妇使用的经验。

2. 动物实验显示，本品可通过乳汁分泌，尚不清楚本品是否通过人乳汁分泌，哺乳期妇女应用本品时应权衡利弊。

3. 儿童患者使用本品的安全性和有效性尚未建立。

【相互作用】

1. 本品治疗期间，应避免接种活疫苗。

2. 慢性炎症期间，某些细胞因子（如 IL-1、IL-6、IL-10、TNF-α）水平会升高，从而改变 CYP 酶的生成，临床试验中，发现本品与 CYP3A4、CYP2C9、CYP2C19、CYP1A2 的底物发生相互作用的可能性很小，但是不能排除与 CYP2D6 可能发生严重相互作用。与治疗指数窄的 CYP 底物合用时，应注意监测，可能需要调整合用药物的剂量。

【剂量与用法】本品推荐剂量为 100mg，皮下注射，第 0、4 周注射，之后每 8 周皮下注射 1 次。

【用药须知】

1. 本品不能注射于皮肤破损、硬结、红肿处，也不注射于银屑病患处。

2. 注射前，从冰箱中取出本品，放置至室温后皮下注射。

【制剂】注射剂：100mg/1ml。

【贮藏】避光，贮于 2～8℃，切勿冷冻或振摇。

阿巴西普（abatacept）

别名：阿贝西普、阿巴他赛、Orencia。

本品属生物制剂类抗风湿药，是一种选择性 T 细胞共刺激阻断剂。

【药理学】

1. 本品是一种可溶性融合蛋白，由修饰的胞外结构区 CTLA-4 融合至人免疫球蛋白片段组成，并由哺乳动物细胞表达系统经 DNA 重组技术制成。本品结合至抗原呈递细胞上的 CD80 和 CD86，因此，阻断 CD28 介导 T 淋巴细胞的共刺激作用。

2. 在类风湿关节炎（RA）患者的滑膜囊中有激活的 T 淋巴细胞出现。本品可竞争性地与 CD80 和 CD86 结合，阻断其刺激通道，阻止或减少 T 细胞的活化，减少 T 细胞释放致炎因子，使炎性反应减轻。

【药动学】本品静脉给药后，血药峰值可达 295μg/ml，分布容积为 0.07L/kg，总体清除率为 0.22ml/（kg·h），$t_{1/2}$ 为 13d。

【适应证】本品可减轻类风湿关节疼痛症状，延缓骨结构破坏，改善关节功能。适用于对一种或多种改善病情抗风湿药（如甲氨蝶呤或肿瘤坏死因子拮抗剂）治疗无效的中重度活动性类风湿关节炎。

【不良反应】本品与英利昔单抗有相似的不良反应。

1. 呼吸系统　可出现慢性支气管炎急性恶化、支气管炎、鼻咽炎、上呼吸道感染。

2. 泌尿生殖系统　可见泌尿道感染、肾盂肾炎。

3. 免疫系统　据报道有 1.7% 的患者产生抗体，也可出现输液反应（最常见的症状即头晕和头痛，尚未见到重度或极重度急性输注反应的报道）。

4. 神经系统　可出现头痛。

5. 胃肠道　可出现恶心、憩室炎。

6. 皮肤　可出现蜂窝织炎。

7. 过敏反应　可见风疹、低血压和呼吸困难。

8. 其他　有出现恶性肿瘤（如乳腺癌、皮肤癌、膀胱癌、胆道癌、子宫内膜癌、宫颈癌、淋巴癌、黑素瘤、骨髓增生异常综合征、肾癌、卵巢癌、前列腺癌、甲状腺癌和子宫癌）和感染性疾病的研究报道。

【妊娠期安全等级】C。

【禁忌与慎用】

1. 对本品过敏者禁用。

2. 慢性阻塞性肺疾病（COPD）患者，潜在感染、慢性感染、局部感染或有感染史的患者（可能恶化），有导致感染和潜在因素的患者，隐性结核病患者慎用。

3. 动物实验本品可经乳汁分泌，哺乳期妇女使用时应暂停哺乳。

【药物相互作用】

1. 与肿瘤坏死因子（TNF）抑制剂合用，可明显增加感染的发生率，故不推荐合用。

2. 与活菌疫苗或活病毒疫苗（如卡介苗活疫苗、麻疹病毒活疫苗、腮腺病毒活疫苗、脊髓灰质炎活疫苗、轮状病毒活疫苗、风疹病毒活疫苗、天花疫苗、伤寒疫苗、水痘病毒疫苗、黄热病疫苗）合用，可导致活疫苗的继发感染，并减弱免疫效果。不推荐使用本品后 3 个月内使用活疫苗。

【剂量与用法】

1. 体重在 60kg 以下的成人，可在 30min 内一次性静脉输注 500mg，体重在 60～100kg 者可一次输注 750mg，体重在 100kg 以上者可一次输注 1000mg。在首剂后的第 2 周和第 4 周再各给药 1 次，此后则每 4 周给药 1 次。

2. 老年人的剂量同成人。

【用药须知】

1. 不推荐与阿那白滞素合用。

2. 儿童的剂量尚不明确。

【制剂】注射剂（粉）：250mg。

【贮藏】贮于 2～8℃下。

阿那白滞素（anakinra）

别名：Kineret、Supartz。

本品为白细胞介素-1 受体拮抗药。

【理化性状】

1. 化学名：N^2-l-methionyl-interleukin 1 receptor

antagonist （human isoform x reduced）。

2. 分子式：$C_{759}H_{1186}N_{208}O_{232}S_{10}$。

3. 分子量：17 257.6。

【药理学】本品为重组非糖基化人白细胞介素-1（IL-1）受体拮抗剂，重组化合物不同于天然产生的非糖基化人 IL-1 受体拮抗剂，它加入了一条 N 端甲硫氨酸。天然 IL-1 受体拮抗剂主要由巨噬细胞产生，由单核细胞响应各种刺激（如内毒素、IL-1）而激活。它竞争性地结合 I 型和 II 型 IL-1 受体，至少部分阻断了 IL-1α 和 IL-1β（大量证据表明，白细胞介素-1β 与类风湿关节炎和感染性休克的发病机制有关）介导的细胞反应。虽然天然 IL-1 受体拮抗剂的结合亲和力与 IL-1 类似，但它缺乏 IL-1 的激动活性。在动物实验和体外研究中，要完全抑制 IL-1 的细胞或血流动力学作用，需要相对于 IL-1 的较高浓度（达 10 000 倍）的 IL-1 受体拮抗剂。因为对 IL-1，仅 5%受体能引起炎症反应，实际上所有细胞受体均必须阻断，以便产生对全身反应的足够抑制。

【药动学】本品皮下注射治疗类风湿关节炎，3～7h 后可达血药峰值。皮下注射的生物利用度为 95%，主要经肾排泄，少量通过胆汁排泄，$t_{1/2}$ 为 4～6h。静脉注射后，主要分布于关节组织，也有少量分布于肾、脾、胆、肝和肠中，分布 $t_{1/2}$ 为 11min。

【适应证】

1. 用于治疗一种或多种改善病情药治疗无效的中重度活动性类风湿关节炎（RA），或与甲氨蝶呤联合用于治疗对单用本品或 TNF 阻滞治疗无效的中重度活动性 RA 患者。

2. 用于冷吡啉相关周期性综合征。

【不良反应】

1. 心血管系统　有报道脓毒症患者使用本品可能发生心搏骤停，但相关性尚未最终确立。

2. 呼吸系统　据报道可出现鼻窦炎。

3. 免疫系统　有研究报道可出现本品抗体，但尚未见抗体影响本品疗效的报道。

4. 神经系统　可见头痛、疲乏。

5. 胃肠道　可出现恶心、腹泻和腹痛。

6. 血液系统　有报道 0.3%患者绝对中性粒细胞计数降低至 $\leqslant 1 \times 10^9/L$。此外，可见白细胞总数、血小板和中性粒细胞计数轻度下降，嗜酸性粒细胞轻度升高，罕见报道一过性中性粒细胞减少（低于 2%）。

7. 皮肤　常见轻度一过性的注射部位反应，表现为红斑、淤血、瘙痒、炎症、疼痛和肿胀。

8. 其他　有出现感染（包括严重感染性疾病）的研究报道。

【妊娠期安全等级】B。

【禁忌与慎用】

1. 对本品或大肠埃希菌提取蛋白过敏者、严重感染患者禁用。

2. 活动性感染、中性粒细胞减少（可能恶化）、免疫抑制或慢性感染、老年（感染发生率较高，且可能有更大的敏感性）患者应慎用。

3. 尚未明确本品是否可经乳汁分泌，哺乳期妇女使用时应暂停哺乳。

【药物相互作用】本品与肿瘤坏死因子（TNF）抑制药（如阿巴他塞、阿达木单抗、依那西普、利妥昔单抗）合用，可使严重感染和中性粒细胞减少的风险增加，所以不推荐本品与 TNF 抑制药合用。

【剂量与用法】

1. 风湿性关节炎患者，皮下注射，推荐 100mg/d，每日应在大约相同的时间给药。

2. 用于冷吡啉相关周期性综合征的新生儿，1～2mg/kg，最大剂量为 8mg/kg，皮下注射。

【用药须知】

1. 在室温环境和光线下，本品 4mg/ml 或 36mg/ml 与头孢曲松 20mg/ml 在 0.9%氯化钠注射液中可稳定 4h，但当混合物储存在 5%葡萄糖注射液达 4h，则本品发生降解（且头孢曲松也有一些损耗）。

2. 本品不得与活疫苗合用。

3. 本品治疗 RA 的起效时间为 2～16 周，逾期无效的患者不宜继续使用。

【制剂】注射剂：100mg/0.67ml，150mg/ml。

【贮藏】遮光，贮于 2～8℃，且勿冷冻或摇动。

第十六章　皮肤科用药　Drugs for Dermatopathy

那氟沙星（nadifloxacin）

别名：依尤宁、Acuatim、Nadiflox、Nadoxin、Nadixa、Activon。

本品为局部用喹诺酮类药。

【理化性状】

1. 化学名：（R，S）-9-fluoro-8-（4-hydroxy-piperidin-1-yl）-5-methyl-1-oxo-6,7-dihydro-1H,5H-pyrido[3,2,1-ij]quinoline-2-carboxylic acid。

2. 分子式：$C_{19}H_{21}FN_2O_4$。

3. 分子量：360.38。

4. 结构式如下：

【药理学】 本品为 DNA 拓扑异构酶抑制剂，通过阻碍细菌 DNA 的复制而发挥杀菌作用。本品对痤疮丙酸杆菌、表皮葡萄球菌、革兰阴性及厌氧菌均有较强抗菌活性，且抗菌谱广。本品对耐药和不耐药的金黄色葡萄球菌有同样抗菌活性；对产β-内酰胺酶的细菌有良好抗菌活性；本品与已有的新抗菌药间未发现有交叉耐药性。体内试验显示，本品对皮下感染表皮葡萄球菌等细菌的小鼠模型有较好的治疗效果。

【药动学】 在健康人背部用本品 10g 单次涂抹后的最高血药浓度为 1.7ng/ml，$t_{1/2}$ 为 19.4h。涂抹本品后 48h，尿中的排泄率为 0.09%。本品 5g，2 次/日，连续 7d 反复涂抹后的血药浓度在第 5 天以后基本保持不变，最后 1 次涂抹后的血药浓度在涂抹后 8h 达到最高血药浓度为 4.1ng/ml，$t_{1/2}$ 为 23.2h，第 7 天尿中的排泄率为 0.16%。

【适应证】 用于脓疱疮、毛囊炎、寻常痤疮。

【不良反应】 少数患者有皮肤瘙痒、刺激感、潮红、丘疹、面部发热、接触性皮炎、皮肤干燥，上述不良反应的发生率小于 1%。

【禁忌与慎用】

1. 对本品过敏者禁用。

2. 新生儿、婴儿、幼儿用药的安全性尚未明确。

3. 孕妇及哺乳期妇女用药的安全性尚未明确。

【剂量与用法】 本品适量，2 次/日，清洁后涂于患部。

【用药须知】

1. 为防止出现耐药菌株，本品在治疗痤疮 4 周内，治疗毛囊炎 1 周内无效时应停用；另外在痤疮、炎症性皮疹消失后也应停止使用。

2. 本品只限皮肤使用，眼角膜、结膜请勿使用。

【制剂】 软膏剂：0.1g/10g。

【贮藏】 密闭保存。

瑞他帕林（retapamulin）

别名：Altabax、瑞他莫林。

本品是半合成的截短侧耳素类抗菌药。

【理化性状】

1. 本品为白色至淡黄色结晶性固体。

2. 化学名：acetic acid, {[（3-exo）-8-methyl-8-azabicyclo（3.2.1）oct-3-yl]thio}-（3aS,4R,5S,6S,8R,9R, 9aR,10R）-6-ethenyldecahydro-5-hydroxy- 4,6,9,10- tetramethyl-1-oxo-3a,9-propano-3a#-H-cyclopeantacycloocten-8-yl-ester。

3. 分子式：$C_{30}H_{47}NO_4S$。

4. 分子量：517.78。

5. 结构式如下：

【药理学】 本品通过与细菌核糖体 50S 亚基的氨酰基位点相互作用，选择性地抑制细菌蛋白质合成，而不同于其他抗生素的作用机制。这个结合位点包括核糖体蛋白 L3、核糖体 P 位点及肽基转移酶中心区。因为结合到此部位，截短侧耳素抑制肽基转移，拦阻肽基部位相互作用，阻止活性 50S 核糖体亚基的正常形成。在体外最低抑制浓度（MIC）下，本品对于金黄色葡萄球菌和酿脓链球菌有抑菌作用，在 1000 倍的体外 MIC 下，对上述病菌为杀菌剂。虽然本品与其他抗菌药物（如克林霉素和噁唑烷酮）之间存在交叉耐药性，但对其他抗菌药物的耐药株可能对本品敏感。

在体外，细菌核糖体蛋白 L3 突变、Cfr rRNA 甲基转移酶或外排机制的存在可导致细菌对本品的敏感性降低。

【药动学】

1. 健康成人受试者，用本品 1% 的软膏，1 次/日，涂于未受损皮肤（表面积 800cm²）和受损的皮肤（表面积 200cm²），连用 7d。在未受损的皮肤，第 1 天后，血浆中本品低于定量检测限（0.5ng/ml），第 7 天血浆中平均 C_{max} 为 3.5ng/ml（1.2～7.8ng/ml）。在破损的皮肤局部涂擦本品，第 1 天血浆中的平均 C_{max} 为 11.7ng/ml（5.6～22.1ng/ml），第 7 天平均 C_{max} 为 9.0ng/ml（6.7～12.8ng/ml）。

2. 本品血浆蛋白结合率约 94% 且与浓度无关，其表观分布容积尚未确定。

3. 体外研究显示，本品主要通过单氧化和双氧化途径代谢。在肝微粒体中，本品广泛被代谢为多种代谢产物，其中主要代谢途径为单氧化和 N-去甲基化，对本品代谢起主要作用的酶为 CYP3A4。

4. 因本品局部使用，系统暴露量太低，未进行人的消除研究。

【适应证】9 个月以上儿童及成年患者局部使用治疗金黄色葡萄球菌（甲氧西林敏感菌株）或酿脓链球菌引起的脓疱病。

为了减少耐药菌生长和维持本品和其他抗菌药物的有效性，本品只用于治疗或预防被证实或强烈怀疑由敏感细菌引起的感染。

【不良反应】

1. 成人（≥18 岁）不良反应（≥1%）　头痛、用药部位刺激、腹泻、恶心、肌酸酐磷酸激酶增加、鼻咽炎。

2. 儿童（9 个月至 17 岁）不良反应（≥1%）　用药部位刺激、瘙痒、腹泻、鼻咽炎、瘙痒症、湿疹、头痛、发热。

3. 其他不良反应（＜1%）　应用部位的疼痛、红斑和接触性皮炎。

4. 上市后报道　应用部位灼烧感、超敏反应包括血管性水肿。

【妊娠期安全等级】B。

【禁忌与慎用】

1. 本品在黏膜表面的疗效和安全性尚未建立，已报道鼻黏膜内使用本品，会导致鼻出血。本品不能用于摄入或口腔、鼻、眼或阴道内使用。

2. 9 个月至 17 岁的儿童患者，在脓疱病治疗中，本品的安全性和有效性已建立。9 个月以上的儿童患者与成人患者使用本品的安全性和疗效相似。小于 9 个月的儿童患者，本品的安全性和有效性尚未建立。

3. 没有关于孕妇足够的对照研究，只有效益大于风险时才可使用。

4. 尚不明确本品是否通过乳汁排泌。由于许多药物可从人类乳汁中排出，哺乳期妇女应谨慎使用本品。本品哺乳期的安全性尚未建立。

5. 65 岁以上患者，本品有充足的对照研究。在本品的有效性和安全性上，老年患者和年轻患者没有整体差异。

6. 无过量的临床报道，不管是局部使用还是误服过量，应对症治疗。

【药物相互作用】

1. 与酮康唑合用：皮肤擦伤的成年健康男性局部使用 1% 本品，同时口服酮康唑 200mg，2 次/日，可使本品的平均 $AUC_{0～24}$ 和 C_{max} 升高 81%。2 岁以上儿童及成年患者局部使用本品，因系统暴露量很低，与 CYP3A4 抑制剂如酮康唑合用，不必调节本品的剂量。本品很低的暴露量，也不会影响 CYP450 底物的代谢。2～24 月龄婴儿全身暴露量较大于 2 岁者增加，不建议 2 岁以下儿童将本品和强效 CYP3A4 抑制剂合用。

2. 尚未对本品与其他局部用药在皮肤同一区域同时使用进行研究。

【剂量与用法】成人或 ≥9 个月儿童，在患处涂一薄层（成年人涂布总面积最多 100cm²，9 月龄以上儿童为体表面积的 2%），2 次/日，连续 5d，如需要可用无菌绷带或纱布包扎覆盖。

【用药须知】

1. 本品只供外用，不能用于口服或口腔、鼻、眼及阴道内，用于黏膜的安全性还不清楚。有报道用于鼻黏膜可导致鼻出血。

2. 如由本品引起致敏或严重的局部刺激，应停止使用，擦掉药膏，并且给予适当的替代治疗。

3. 抗生素可促进不敏感生物体的生长，治疗过程中可发生二重感染，应采取适当措施。如缺少证据或强烈怀疑是由敏感菌引起的感染，则使用本品对患者无益并增加产生耐药菌的风险。

4. 本品用无菌绷带或纱布包扎时，有助于婴儿和年幼的儿童避免接触或舔伤口部位。包扎时，防止其移动。

5. 使用本品 3～4d，如症状无缓解，应咨询医师。

【制剂】软膏剂（1%）：15g，30g。

【贮藏】贮于25℃下，短程携带允许15～30℃。

奥昔康唑（oxiconazole）

【理化性状】

1. 化学名：2',4'-dichloro-2-imidazol-1-ylaceto-phenone（Z）-[O-（2,4-dichlorobenzyl）oxime]。

2. 分子式：$C_{18}H_{13}ON_3Cl_4$。

3. 分子量：429.13。

4. 结构式如下：

硝酸奥昔康唑（oxiconazole nitrate）

别名：Oxistat、Oxizole。

【理化性状】

1. 本品为近白色结晶性粉末，溶于甲醇，难溶于乙醇、氯仿和丙酮，微溶于水。

2. 化学名：2',4'-dichloro-2-imidazol-1-ylaceto-phenone（Z）-[O-（2,4-dichlorobenzyl）oxime], mononitrate。

3. 分子式：$C_{18}H_{13}ON_3Cl_4 \cdot HNO_3$。

4. 分子量：492.15。

【药理学】本品为咪唑类抗真菌药。

【适应证】本品局部用于因红色毛癣菌、须癣毛癣菌或者絮状表皮癣菌感染所致的足癣、股癣、体癣，因糠秕孢子菌所致的糠疹。

【不良反应】偶见瘙痒、烧灼感、刺激和过敏性皮炎、毛囊炎、红斑、丘疹、潮红、刺痛和结节。

【禁忌与慎用】

1. 对本品过敏者禁用，过敏体质者慎用。

2. 孕妇及哺乳期妇女慎用。

【剂量与用法】

1. 体癣、股癣　1～2 次/日，疗程 2 周。

2. 足癣　每 1～2 次/日，疗程 4 周。

3. 糠疹　1 次/日，疗程 2 周。

【用药须知】

1. 避免接触眼睛和其他黏膜（如口、鼻等）。

2. 治疗念珠菌病，需避免密封包扎，否则可促使致病菌生长。

3. 用药部位如有烧灼感、红肿等情况，应停药，并将局部药物洗净。

【制剂】软膏剂：0.15g/15g。

【贮藏】密闭，在 30℃ 以下保存。

抗人白介素-8 鼠单抗（mouse monoclonal antibody against human interleukin-8）

【药理学】白介素-8 对中性粒细胞具有趋化作用。据文献报道，银屑病、湿疹病灶皮肤中的白介素-8 浓度高于正常水平，推测其可能是病灶早期形成的因素之一。动物实验结果提示，本品的作用机制是通过中和局部组织中的白介素-8，降低中性粒细胞的聚集，从而减轻皮肤炎症的反应。

【适应证】用于寻常型银屑病、亚急性湿疹的治疗。

【不良反应】

1. 寻常型银屑病患者使用本品后，第 1 周约 4% 患者可见局部瘙痒、烧灼感、红斑等皮肤刺激反应，一般不影响治疗。

2. 亚急性湿疹患者使用本品后，不良反应发生率 4.42%，主要表现为轻中度瘙痒、瘙痒加重、丘疱疹、红斑、红斑加重、局部灼热、局部疼痛等，多数可缓解，不影响治疗。

【禁忌与慎用】

1. 对本品过敏者禁用。

2. 肾、心脏功能异常者、孕妇、哺乳期妇女应慎用本品。

【剂量与用法】

1. 寻常型银屑病的治疗　清洗病变部位皮肤，尽量去除皮屑后，将本品适量涂于皮损处，揉搽数分钟，2 次/日，每日用药总量 10g，每周用药总量为 40～70g，连用 6 周为 1 个疗程。

2. 亚急性湿疹的治疗　用药前可用温水清洗患处，将药物均匀涂于患处，轻揉数分钟。每日早、晚各外用 1 次，连续用药 3 周为 1 个疗程。

【用药须知】

1. 本品为鼠源性抗人白介素-8 单抗，在局部外用的情况下也可能产生局部过敏反应，应密切观察。

2. 本品最大涂药面积不得大于自身体表面积的 20%。

【制剂】乳膏剂：0.45mg/10g。

【贮藏】避光、密闭贮于 2～8℃。

吡美莫司（pimecrolimus）

别名：爱宁达、Elidel。

【理化性状】

1. 本品为白色至类白色细小结晶性粉末,溶于甲醇和乙醇,不溶于水。

2. 化学名:(3S,4R,5S,8R,9E,12S,-14S,15R,16S,18R,19R,26aS)-3-{(E)-2-[(1R,3R,4S)-4-chloro-3-methoxycyclohexyl]-1-methylvinyl}-8-ethyl-5,6,8,11,12,13,14,-15,16,17,18,19,24,25,26,26a-hexadecahydro-5,19-dihydroxy-14,16-dimethoxy-4,10,12,18-tetramethyl-15,19-epoxy-3H-pyri-do[2,1-c][1,4]oxaazacyclotricosine-1,7,20,21(4H,23H)- tetrone。

3. 分子式:$C_{43}H_{68}ClNO_{11}$。

4. 分子量:810.45。

5. 结构式如下:

【用药警戒】

1. 长期使用钙依赖性磷酸酶抑制剂(包括本品),可增加发生恶性肿瘤的风险(皮肤癌及淋巴癌),本品应短期局部使用,尽量缩小使用面积。

2. 2岁以下患者的有效性及安全性尚未确定。

【药理学】

1. 本品是亲脂性抗炎性的子囊霉素巨内酰胺的衍生物,可选择性地抑制前炎症细胞因子的产生和释放。本品与macrophilin-12(也称为FK-506结合蛋白或FKBP-12)有高亲和性,能抑制钙依赖性磷脂酶神经钙蛋白。因此,能阻断T细胞内的炎症细胞因子的合成。

2. 在皮肤炎症的动物模型中,局部或全身性用药后,本品均表现出强抗炎活性。在过敏性接触性皮炎的猪模型中,外用本品与强效皮质激素作用相当。与皮质激素不同的是,本品不引起猪的皮肤萎缩,也不影响鼠皮肤的朗格汉斯细胞。

【药动学】

1. 对12名患有异位性皮炎的成人进行了本品全身吸收情况的研究,患者每日使用本品乳膏剂2次,为期3周。受累皮肤面积(BSA)为15%~59%。

77.5%的患者血药浓度低于0.5ng/ml,99.8%的患者血药浓度低于1ng/ml。仅见于在一名患者的最高血浓度为1.4ng/ml。

2. 40名成人患者使用本品乳膏剂治疗1年,基线状态时受累皮肤面积为14%~62%,98%的患者的血浓度低于0.5ng/ml。测得的最高血浓度为0.8ng/ml,仅见于治疗第6周的2名患者。此后,在12个月的治疗中,任何一名患者的血药浓度都没有升高。在8名成人异位性皮炎患者中对AUC水平进行了定量,$AUC_{0\sim2h}$为2.5~11.4(ng·h)/ml。

3. 在58名年龄为3个月至14岁的儿童中进行了本品的系统吸收情况的研究,患者受累皮肤面积为10%~92%,使用本品乳膏剂,2次/日,为期3周,其中5名患者治疗达1年。在此组患者中,本品的血浓度持续较低,且与皮疹的面积或治疗时间无关。血药浓度变化范围与成人患者相似。

4. 本品外用后血浓度非常低。因此,局部用药后,无法测定本品的代谢。健康受试者单次口服放射标记的本品后,原药为血中主要活性成分,另有许多具有中等极性的次要代谢产物,可能是O-脱甲基化和氧化产物。主要随粪便排出(78.4%),只有一小部分(2.5%)随尿液排出。尿液中检测不到原药,粪便中仅有不足9%的原药。在人皮肤的体外研究中未发现本品的代谢。

【适应证】适用于无免疫受损的2岁及2岁以上轻中度异位性皮炎(湿疹)患者。

【不良反应】

1. 常见的不良反应为用药部位烧灼感、刺激、瘙痒和红斑、皮肤感染(毛囊炎)。

2. 少见疖、脓疱疮、单纯疱疹、带状疱疹、单纯疱疹样皮炎(疱疹样湿疹)、传染性软疣、皮肤乳头状瘤、用药局部不适,如皮疹、疼痛、麻木、脱屑、干燥、水肿和病情加重。

【妊娠期安全等级】C。

【禁忌与慎用】

1. 对本品或其他聚内酰胺类药物过敏或对任何一种赋形剂过敏者禁用。

2. 2岁以下幼儿禁用。

【药物相互作用】

1. 本品全部通过CYP3A4代谢。由于外用时吸收很少,不可能发生与其他系统用药之间的相互作用。

2. 目前资料显示,本品可与抗生素、抗组胺药和皮质激素(口服/鼻腔给药/吸入)合用。

3. 由于吸收很少，不可能发生本品与系统性接种疫苗之间的相互作用。不过还未对这种相互作用进行研究。因此，受累皮肤面积大的患者，建议在非治疗期进行疫苗接种。

4. 对于与其他外用抗炎制剂（包括皮质激素）联合用药尚未进行研究，因此，本品乳膏剂不应与外用的皮质激素和其他抗炎制剂合用。

5. 尚未对本品乳膏剂与异位性湿疹的免疫抑制疗法（如长波紫外线、中波紫外线、光化学疗法、硫唑嘌呤和环孢素 A）联合应用方面的经验。

6. 动物实验本品无光致癌性。然而由于尚不知道在人体的情况，因此，在使用乳膏治疗期间，应避免皮肤过度光暴露，包括日光、长波紫外线、中波紫外线、光化学疗法。

【剂量与用法】

1. 成人患者　在受累皮肤局部涂一薄层本品乳膏剂，2 次/日，轻柔地充分涂擦患处。每处受累皮肤都应上药，直至皮疹消退，方可停药。

乳剂膏可用于全身皮肤的任何部位，包括头面部、颈部和擦破的部位，但不能用于黏膜。不宜用于封包疗法。应用本品乳膏剂后，可立即使用润肤剂。

2. 儿童患者　儿童（2～11 岁）和青春期患者（12～17 岁）的用药剂量和方法与成人相同。

【用药须知】

1. 本品不能用于急性皮肤病毒感染部位（单纯性疱疹、水痘）。

2. 本品对于临床治疗中感染的异位性皮炎治疗的疗效和安全性尚未得到评价，因此，在用本品进行治疗前，应清除治疗部位的感染。

3. 异位性皮炎的患者易患浅表皮肤感染，包括疱疹性湿疹（Kaposi 水痘样疹）。本品治疗也许会使皮肤单纯疱疹病毒感染或疱疹性湿疹（表现为水疱和糜烂快速播散）发生的危险性增加。当出现皮肤单纯疱疹病毒感染时，应暂时中止在感染部位使用本品，待病毒感染清除后方可重新使用。

4. 与赋形剂组相比，尽管用本品治疗的患者皮肤细菌感染率较低，但是在本品治疗期间严重异位性皮炎患者的皮肤细菌感染（脓疱疮）的发生率有所增加。

5. 用本品治疗时在用药局部会发生轻度和一过性反应，如发热和（或）烧灼感。如果用药局部反应严重，则应重新评价治疗的危险-受益比。

6. 应避免药物接触眼睛和黏膜。如果不慎用于这些部位，应彻底擦去乳膏剂，并用水冲洗。

7. 未进行本品乳膏剂用于封包疗法的研究。不推荐采用封包疗法。

8. 由于尚无本品治疗红皮病患者的安全性报告，对这些患者不推荐采用本品进行治疗。

9. 尚无本品治疗内塞顿综合征（Netherton's syndrome）的研究。鉴于有可能增加本品的系统吸收，因此，不推荐本品用于治疗内塞顿综合征。

10. 建议患者采取适当的防晒措施，如尽可能减少日晒时间、涂抹防晒霜和穿合适的衣服遮盖皮肤。

11. 尚无免疫受损患者和皮肤恶性肿瘤患者应用本品的临床研究，没有资料支持本品可用于这些患者。

12. 本品乳膏含有十六烷基乙醇和硬脂酰基乙醇，该成分可引起局部皮肤反应

【制剂】软膏剂：1%，3g，60g，100g。

【贮藏】密封，在凉暗处保存。

乳酸铵（ammonium lactate）

别名：Lac-Hydrin。

【理化性状】

1. 分子式：$C_3H_9O_3N$。

2. 分子量：107.06。

3. 结构式如下：

【药理学】乳酸为皮肤组织的正常成分，乳酸及其盐可保持皮肤水分，影响皮肤角质层的水化作用，还可降低细胞的黏附性。但本品确切的作用机制尚未明确。

【适应证】寻常型鱼鳞病和皮肤干燥。

【不良反应】可见有烧灼感及刺痛感、皮炎。

【妊娠期安全等级】C。

【禁忌与慎用】

1. 对本品过敏者、12 岁以下儿童禁用。

2. 孕妇只有明确需要时才可使用。

3. 尚不明确本品是否经乳汁分泌，哺乳期妇女慎用。

【剂量与用法】将本品乳膏涂于患处，并充分按揉，2 次/日。

【用药须知】治疗区域应避免阳光照射。

【制剂】乳膏剂：12%，280g。

【贮藏】贮于 15～30℃下。

三乙醇胺（triethanolamine）

【理化性状】

1. 本品为无色至淡黄色透明黏稠液体，微有氨味，低温时成为无色至淡黄色立方晶系晶体。露置于空气中时颜色渐渐变深。易溶于水、乙醇、丙酮、甘油及乙二醇等，微溶于苯、乙醚及四氯化碳等，在非极性溶剂中几乎不溶解。

2. 化学名：tris（2-hydroxyethyl）amine。

3. 分子式：$C_6H_{15}NO_3$。

4. 分子量：149.19。

5. 结构式如下：

【药理学】本品制成三乙醇胺的独特水包油性乳膏供临床使用，通过渗透和毛细作用原理，起到清洁和引流的双重作用。本品具有深部水合作用，可增加皮肤血流速度，帮助排出渗出物，还可改变白细胞介素-Ⅰ和白细胞介素-Ⅵ之间的比例，刺激成纤维细胞增生，增加胶原的合成。

【药动学】大鼠实验的研究显示，本品施于烧伤的皮肤之后，可通过楔合效应减少局部创伤皮肤的水分丢失（约75%），并可将本品中的部分水分（约42%）转移至皮肤表层。对豚鼠的研究显示，本品可加快皮肤的微循环速度，2h 潜伏期过后，血流在 2h 之内增加 25%，在 24h 之内增加 50%。

【适应证】用于放射治疗引发的继发性红斑。一度、二度烧伤和尚未感染的皮肤创伤。

【不良反应】敷用后可能会发生轻微的、暂时性（15～30min）的疼痛（刺痒）。在极少数情况下，可能发生接触性过敏反应。

【禁忌与慎用】

1. 对本品过敏者禁用。

2. 禁用于出血性伤口、感染性伤口。

3. 孕妇及哺乳期妇女慎用。

【剂量与用法】

1. 放疗引起的皮肤损伤　遵照医嘱，一般 1 日敷用 2～3 次，每次敷用间隔相等，轻轻按摩以使皮肤吸收。

2. 二度烧伤和其他皮肤创伤　有必要咨询医师的意见。在清洁创伤后，于创伤表面敷上一厚层药物，重复敷用以使创伤处有足量的药物。若需要，请使用湿润的敷布包扎好。请勿使用干性吸水敷布包扎。

3. 一度烧伤　敷上一厚层本品直至皮肤不再吸收药物为止，并轻轻按摩。2～4 次/日。若烧伤面积较大，请咨询医师。

【用药须知】

1. 若发生由烧伤引起的水疱，大面积烧伤或较深或面积较大的伤口，在敷用本品之前有必要咨询医师的意见。

2. 本品不能作为防晒霜使用。

【制剂】乳膏剂：0.67%，46.5g，93g。

【贮藏】密闭，置阴凉干燥处保存，但贮藏温度不宜低于 0℃。

去氧胆酸（deoxycholic acid）

别名：Kybella。

本品是一种细胞溶解药，供皮下注射。

【理化性状】

1. 化学名：（3α,5β,12α,20R）-3,12-dihydroxy-cholan-24-oic acid。

2. 分子式：$C_{24}H_{40}O_4$。

3. 分子量：392.57。

4. 结构式如下：

【药理学】本品是一种细胞溶解药，当注入身体组织后，就会物理性地破坏细胞膜并引起溶解。

【药动学】

1. 吸收　皮下注射本品后被迅速吸收，与血浆蛋白广泛地结合（98%）。单次最大推荐治疗剂量（100mg）给药后，观察到注射后的平均 T_{max} 为 18min，平均 C_{max} 为（1024±304）ng/ml，且是未给予本品期间观察到的 24h 平均内源性基线 C_{max} 值的 3.2 倍。最大推荐单次治疗剂量（100mg）后，平均 $AUC_{0～24}$ 为（7896±2269）（ng·h）/ml，且是内源性暴露量的 1.6 倍。治疗后 24h 内本品的血药浓度降至内源性范围。按计划治疗用药，预期不会引起蓄积。

2. 代谢和排泄　内源性的去氧胆酸是胆固醇代谢的产物，并随粪便以原形排泄。在正常条件下，本品不被代谢。本品在肠肝循环中被吸收进入内源性胆汁酸池，并与内源性的去氧胆酸一并被排泄。

【适应证】用于改善成年人颏下脂肪中度至严重凸起或丰满样外观。

【不良反应】

1. 最常见的不良反应（＞20%受试者）为注射部位反应，包括水肿、肿胀、血肿、疼痛、麻木、红斑和硬结。

2. 其他不良反应包括注射部位出血、注射部位变色、预示晕厥、淋巴结肿大、注射部位荨麻疹和颈痛、头痛、注射部位损伤、高血压、恶心、吞咽困难。

3. 大于 10%且持续大于 30d 不良反应包括注射部位麻木（42%）、注射部位水肿/肿胀（20%）、注射部位疼痛（16%）和注射部位硬结（13%）。

【妊娠期安全等级】尚无相关研究，但在动物生殖研究中，大鼠在器官形成期给予剂量为人推荐剂量的 5 倍时，未观察到对胎鼠的危害。

【禁忌与慎用】

1. 禁用于存在感染的部位。

2. 尚无人乳汁中合成去氧胆酸的存在对婴儿影响的相关资料。应用本品前应同时考虑母乳对婴儿发育的影响和母亲对本品临床需求获益及对两者潜在的不良影响。

3. 本品在＞18 岁患者中安全性和有效性尚未确定，不建议儿童或青少年使用。

4. 本品的临床试验未包含足够数量年龄≥65 岁的受试者，因为不能确定他们的反应是否较年轻受试者不同。一般来说，老年患者的剂量选择应谨慎，考虑到老年人的肝、肾或心脏功能降低，且通常伴有其他疾病或正在使用其他类药物治疗的情况更频繁，通常应以小剂量开始。

5. 本品给药后可能发生颏下血肿或瘀伤。正在用抗血小板或抗凝剂治疗及有凝血异常的患者慎用。

【药物相互作用】体外研究的结果表明，在治疗浓度下的本品并不抑制或诱导 CYP 酶，也不抑制以下转运蛋白：P-gp、BCRP、MRP4、MRP2、OATP1B1、OATP2B1、OATP1B3、OCT1、OCT2、OAT1、OAT3、NTCP 和 ASBT。

【剂量与用法】每点皮下注射 0.2ml，间隔 1cm，每次最多注射 50 个点（共 10ml）。每次治疗的间隔时间≥1 个月，最多治疗 6 次。

【用药须知】

1. 本品应由专业卫生保健人员使用，检查患者颏下凸起或丰满时排除其他潜在原因（如甲状腺肿大和淋巴结肿大）。

2. 仔细考虑本品在其他患者中的使用是否会使颏下脂肪减少从而导致过多的皮肤松弛，突出颈阔肌带或可能的非预期整容结果。

3. 在既往曾有颏下区手术或整容治疗的患者中慎用。解剖学及解剖标志变化或瘢痕组织的存在都可能影响本品使用的安全性或最终需获得的美容效果。

4. 建议不要稀释或与其他化合物混合使用。

5. 避免注射接近下颌缘神经的区域。

6. 本品的安全和有效使用依赖于使用正确剂量和注射位置、适当的进针位置和给药技术。

7. 专业卫生保健人员给予本品前，必须了解相关颏下解剖学和牵扯区域关联的神经、肌肉组织的结构及患者以前手术或美容所致解剖学的变化。

8. 相对于下颌骨的置针位置非常重要，因为可减少损伤下颌缘神经（一个面神经运动分支）的可能性。由于唇降肌麻痹，面神经损伤可导致不对称的微笑。

9. 避免对下颌缘神经的损伤：①不要注入下颌骨下缘以上。②不要注入颌下缘以下 1～1.5cm 的区域内（从下颌角至下颏）。③本品仅注射在目标颏下脂肪治疗区内（图 16-1 和图 16-2）。

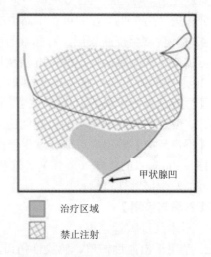

图 16-1　避开下颌缘神经区

10. 避免注入颈阔肌。每次治疗前，触诊颏下区确保充足的颏下脂肪并鉴定目标治疗区内在真皮和颈阔肌（前颈阔肌脂肪）间的皮下脂肪（图 16-3）。注射数量和治疗的次数应因个体患者的颏下脂肪分布和治疗目标而特定调整。

11. 注入治疗区。使用冰或冷敷局部或注射局部麻醉（如利多卡因），可提高患者的舒适感。

用手术笔画出计划治疗区的轮廓和绘出 1cm 注射网格标记注射部位（图 16-2 和图 16-3）。不要在已确定区域外注射本品。

（1）采用大口径针，抽吸 1ml 的本品至 1ml 无菌注射器内并排出注射器中的气泡。

（2）让患者紧张颈阔肌。捏住颏下脂肪，用 30 号（或更小）针，注入 0.2ml 的本品至前颈阔肌脂肪（图 16-2），依次注射标记的注射部位，垂直于皮肤进针。

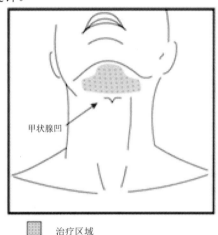

甲状腺凹

[　] 治疗区域

图 16-2　治疗区和注射模式

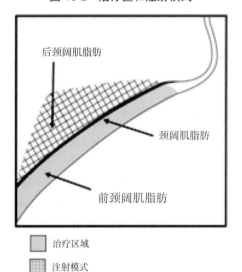

后颈阔肌脂肪

颈阔肌脂肪

前颈阔肌脂肪

[　] 治疗区域

[　] 注射模式

图 16-3　颈阔肌区的矢状视图

（3）注射太浅（至真皮）可能导致皮肤溃疡。注射过程中不要从皮下脂肪将针退出，因为这可能会增加皮内暴露和潜在的皮肤溃疡的风险。

（4）避免在中部至皮下脂肪层位置因注射本品至脂肪组织而注射到后颈阔肌脂肪（图 16-2）。

（5）任何时间若进针遇到阻力，这表明可能接触到筋膜或非脂肪组织，针头必须撤退到注射给药之前的适当深度。

（6）避免注射至其他组织，如肌肉、唾液腺或淋巴结。

（7）在撤针时，对每个注射部位可能需要加压以尽可能减少出血，可应用黏合敷料。

12. 如患者发生下颌缘神经麻痹体征（如不对称微笑、面肌肉无力）、吞咽困难或任何症状恶化，应告知其专业卫生保健人员。

13. 使用本品可能发生吞咽困难。可使已有的吞咽困难加重。

14. 在临床试验中，给药部位可能发生反应使吞咽困难，如疼痛、肿胀和颏下区硬结。咽下困难的病症可自动愈合（时间为 1～81d，平均 3d）。

15. 目前或既往有吞咽困难病史可因本品导致吞咽病情恶化，故应避免使用本品。

16. 在临床试验中，本品 72% 受试者的注射部位会出现血肿或淤伤。

17. 本品会增加组织损伤风险，避免在易损解剖结构及附近使用本品。

18. 本品禁止在唾液腺，淋巴结及其肌肉和紧密邻近（1～1.5cm）部位使用，避免可能的组织损伤。

【制剂】注射剂：20mg/2ml。

【贮藏】贮于 20～25℃，短程携带允许 15～30℃。

胶原酶（collagenase）

【药理学】

1. 因为胶原蛋白占皮肤干重的 75%，胶原酶在生理 pH 和温度下，具有水解天然胶原蛋白的作用，它具有消化坏死组织中天然与变性胶原的独特作用。如果将创面基底部被自身胶原固定的坏死组织清除掉，创面的愈合就会加快。胶原酶是唯一能够分解自身胶原的蛋白水解酶。胶原酶可使创面的坏死组织分解，促进创面肉芽组织和上皮组织的形成，创面周围的正常上皮、肉芽组织、脂肪组织和肌肉等健康组织就不会受到损害。而在细菌感染性创面，坏死组织被酶降解使细菌失去了生长的培养基，从而减轻了创面感染。

2. 在创面愈合过程中，内源性胶原酶的数量和活性受到影响，因此，有必要补充外源性的胶原酶。胶原酶的分解作用不但可使坏死组织变得疏松而易于去除，从而使创面可以正常生长和修复，同时胶原降解后产生的肽链分子又可以进一步趋化成纤维细胞、炎症细胞等，加速角质细胞的增殖和移动，从而加速了创面愈合。

【适应证】用于烧伤创面的酶学清创和促进创面的愈合。

【不良反应】可能出现的不良反应有局部疼痛、烧灼或刺痛感。

【禁忌与慎用】对本品所含成分有局部和全身过敏者禁用。孕妇使用的安全性尚不明确。

【药物相互作用】洗涤剂、防腐剂中银和汞能降低本品活性。

【剂量与用法】每日或隔日 1 次。使用方法如下：①在用药之前，将患处用 0.9%氯化钠注射液轻轻洗净；②出现感染时，患处可以使用合适的抗菌药物，然后再敷用本品；如果感染继续，暂停敷用本品，感染消除后，继续敷用本品；③本品可直接涂于患处，也可涂在纱布上，敷在患处。

【用药须知】

1. 本品活性的最佳 pH 是 6～8，过高或过低 pH 都降低本品的活性，所以应引起适当的注意。

2. 酶的活性同样受到去污剂、重金属离子的影响。例如，酶活性受一些防腐剂中使用的汞和银的抑制。当怀疑已经接触了这些试剂时，在使用本品前应该用 0.9%氯化钠注射液仔细地反复冲洗患处。

3. 患处还应避免含有金属离子和酸性溶液的浸泡，因为这样的溶液带有金属离子且 pH 会偏低。

4. 清洁剂如过氧化氢溶液、次氯酸钠溶液、0.9%氯化钠注射液与本品可配伍使用。

5. 因为理论上酶学清创可能增加染菌的危险，所以应该密切关注重症患者的全身细菌感染。

6. 当不慎将本品涂于伤口之外的周围组织时，偶尔会出现轻微的暂时性红斑，所以应将软膏小心涂抹在伤口上。

【制剂】软膏剂：3750U/15g。

【贮藏】避光，密闭贮于 2～10℃。

醋酸铝（aluminium acetate）

别名：乙酸铝。

【理化性状】

1. 本品为白色无定形固体粉末。溶于水并水解析出胶体沉淀，不溶于苯。

2. 分子式：$C_6H_9AlO_6$。

3. 分子量：204.1。

【简介】本品可用于急性渗出性皮炎、湿疹，涂搽患处，1～2 次/日。外用溶液：0.5%。

氨基酮戊酸（aminolevulinic acid）

别名：氨基乙酰丙酸。

本品是为内源性原卟啉Ⅸ的前体，是一种感光剂。临床用其盐酸盐，商品名：Levulan。

【理化性状】

1. 本品为白色至类白色结晶性粉末，无臭，极易溶于水，易溶于乙醇、甲醇，几乎不溶于二氯甲烷、己烷和矿物油。

2. 化学名：5-amino-4-oxopentanoic acid。

3. 分子式：$C_5H_9NO_3$。

4. 分子量：131.13。

5. 结构式如下：

【药理学】

1. 由甘氨酸和琥珀酰辅酶 A 形成氨基酮戊酸是血红素合成途径的第一步，最后一步是结合铁进入原卟啉Ⅸ以形成血红素，这是在亚铁螯合酶的作用下完成的。正常情况下，本品的合成是通过氨基酮戊酸酶的反馈抑制严密控制的，推测是由细胞内血红素浓缩而成。因此，当局部使用盐酸氨基酮戊酸时就可向细胞提供氨基酮戊酸，由于亚铁螯合酶将原卟啉Ⅸ转变成血红素的能力有限，于是，原卟啉Ⅸ就聚集起来。

2. 当暴露在适宜波长和能量的光下，上述聚集的原卟啉Ⅸ就会产生光效学反应，细胞毒的进程依赖于同时存在的光和氧。通过原卟啉Ⅸ的光吸收产生分子的兴奋状态和细胞毒单线态氧原子的下代，这种氧原子进一步对过氧化物和羟基起反应。这种组织局部应用本品增加了外源性氨基酮戊酸的浓度，抑制了原卟啉Ⅸ转换成亚铁血红素，使原卟啉Ⅸ堆积。当暴露于波长和能量适当的光线时，累积的原卟啉Ⅸ产生光动力学反应，这是一种需要光线和氧气同时存在的细胞毒作用。原卟啉Ⅸ所致的光吸收可激活分子，产生细胞毒性单电子键氧原子，后者再经进一步反应形成过氧化物和氢氧根基团。盐酸氨基酮戊酸局部应用和光照射作用引起的特异性组织反应，是光线性角化病光动力疗法的基础。

【适应证】治疗面部或头皮的非过度角化的光线性角化病。治疗此病，除局部使用本品之外，还要结合使用蓝色光光效应疗法照明（BLU-U）。

【不良反应】接受本品治疗者都会发生一过性局部刺痛和（或）灼痛、瘙痒、红斑和水肿。至少 50%的患者发生一个或多个病灶严重刺痛和（或）灼痛；约 3%的患者因刺痛和（或）灼痛而中断蓝光治疗；接受短期治疗者，红斑和水肿的发生率分别为 99% 和 35%。

【禁忌与慎用】对波长为 400～450nm 光敏感、卟啉症或对本品过敏者禁用。哺乳期妇女慎用。

【妊娠期安全等级】C。

【药物相互作用】

1. 尚未进行正式的药物相互作用研究。

2. 已知光致敏药物，如灰黄霉素、噻嗪类利尿药、磺酰脲类、吩噻嗪类、磺胺类和四环素类可能会增加本品的光敏反应。

【剂量与用法】

1. 本品的配制　本品制剂的涂药器为塑料制品，装有药液的玻璃安瓿置于其中，通过压迫涂药器的厚纸板袖，就可以将安瓿折破。将涂药器帽向上，手指加压，将涂药器推到适当的位置。在玻璃安瓿弄破以后，要轻轻摇动涂药器至少 3min，让药物完全溶解。

2. 用法　溶液一旦配好，要立即使用，因为活化后的产品性质不稳定，药液应在 2h 内用完，并将涂药器丢弃。下次用药时，用新的涂药器配制。涂药前，要将治疗病灶清洁并使其干燥。将药液用湿的涂药器顶端的斜口轻轻地直接涂到病灶上。用足够的药液浸湿病灶表面，但不要让药液流淌到其他部位。等药物干后，再以同样方法涂药 1 次。

3. 剂量　本品治疗光线性角化病包括两个步骤：先用本品处理病灶（如上所述），14～18h 后用 BLU-U 照射进行蓝光光动力治疗，时间 1000s（16 分 40 秒），剂量 10J/cm²。在行蓝光照射治疗时，患者和医师都要戴上防蓝光的防护眼镜。一般每个病灶治疗 1 次。8 周后未痊愈者，可行第 2 次治疗。

【用药须知】

1. 用本品治疗后，局部对光特别敏感，要保持病灶干燥和避光。患者接触阳光或户内光线之前，要戴不透光线的宽边遮阳帽，或者类似的头部防晒物或穿防光照的防护服，以保护病灶不被光线照射。遮光剂不能阻止可见光线引起的光敏感反应。

2. 本品不能由患者自己使用、应由具备资格的专业人员给药。

3. 治疗后，病灶周围皮肤可能会发生不同程度的发红、肿胀和皮肤剥落。这些变化是暂时的，4 周后会完全消失。

4. 如果正在或打算同时接受其他药物治疗的患者要告诉医师。女性患者已经或计划妊娠，或者正在哺乳，也要告诉医师。

5. 在临床试验中，随访时间都未超过 12 个月。因此，目前尚不清楚 12 个月以后的复发率和进一步的疗效如何。

【制剂】局部使用溶液为 20%，塑料容器中包括 2 个安瓿，一支含有 1.5ml 赋形剂，另一支装有本品 354mg。

【贮藏】避光贮于 2～8℃。

克瑞沙泊（crisaborole）

别名：Eucrisa。

【CAS】906673-24-3。

本品为局部用磷酸二酯酶抑制剂。

【理化性状】

1. 本品易溶于有机溶剂，如异丙醇、丙二醇，不溶于水。

2. 化学名：5-（4-cyanophenoxy）-1,3-dihydro-1-hydroxy-[2,1]- benzoxaborole。

3. 分子式：$C_{14}H_{10}BNO_3$。

4. 分子量：251.1。

5. 结构式如下：

【药理学】本品为磷酸二酯酶 4（PDE-4）抑制剂，它通过抑制 PDE-4 而使 cAMP 的水平升高。但本品治疗特应性皮炎的确切机制尚不清楚。

【药动学】

1. 吸收　轻中度异位性皮炎患者，每天使用本品软膏剂 3mg/cm²，连用 8d，血药浓度可达稳态。C_{max} 和 $AUC_{0\sim12}$ 分别为（127±196）ng/ml 和（949±1240）（ng·h）/ml。蓄积率约为 1.9 倍。

2. 分布　体外研究显示，本品的蛋白结合率为 97%。

3. 代谢　本品大部分被代谢为非活性代谢产物。经水解形成 5-（4-氰基苯氧）-2-羟基苯甲醇（代谢产物 1），此代谢产物进一步代谢为多种代谢产物，其中 5-（4-氰基苯氧）-2-羟基苯甲酸（代谢产物 2）也为主要代谢产物。两种代谢产物在第 8 天的蓄积率分别为 1.7 倍和 6.3 倍。

4. 消除　本品主要以代谢产物的形式随尿排泄。

【适应证】用于治疗 2 岁以上患者的异位性皮炎。

【不良反应】常见用药部位疼痛，少见荨麻疹。

【禁忌与慎用】

1. 对本品过敏的患者禁用。

2. 本品尚无孕妇使用的安全性资料，孕妇只有明确需要时方可使用。

3. 哺乳期妇女应权衡利弊后使用。

4. <2 岁的儿童用药的安全性和有效性尚未建立。

【剂量与用法】涂于患处一薄层，2 次/日。

【用药须知】本品可导致过敏反应，表现为用药部位或较远处的荨麻疹、肿胀、红斑，如出现上述症状，应立即停药，并给予适当治疗。

【制剂】软膏剂：2%，60g 和 100g。

【贮藏】贮于 20～25℃，短程携带允许 15～30℃。

第十七章　酶类及生物制品

Enzymes and Biologicals

牛培加酶（pegademase bovine）

别名：Adagen。

本品为单甲氧基聚乙二醇与腺苷脱氨酶的共价结合物，腺苷脱氨酶提取自牛肠。

【理化性状】

1. 本品注射剂为无菌、无热源、等渗的无色澄清液体，pH 为 7.2～7.4。

2. 化学名：（monomethoxypolyethylene glycol succinimidyl）11-17-adenosine deaminase。

3. 分子式：

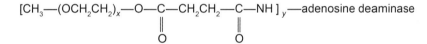

$x \approx 114$，为每条聚乙二醇链含氧乙基的数量；$y \approx 11 \sim 17$，为丁二酰基与赖氨酸连接的氨基基团的数量。

【用药警戒】 如出现严重不良反应，如过敏反应——呼吸困难、咽喉阻塞、嘴唇、舌头或面部肿胀和感染的征象——咽喉痛、发热或充血，应停止使用本品，寻求紧急治疗或立即就医。

【药理学】

1. 与腺苷脱氨酶（ADA）缺乏相关的重症联合免疫缺陷病（SCID）是一种罕见的、遗传性、经常会成为致命性的疾病。缺乏 ADA 时，可使嘌呤基底腺苷和 2-脱氧腺苷出现蓄积，导致代谢异常，从而直接对淋巴细胞产生毒性。

2. 免疫缺陷是可以通过骨髓移植治愈的。如无合适的骨髓捐献者或骨髓移植失败，可定期输入经照射过的红细胞以起到非选择性 ADA 的替代治疗作用，但这样可有感染病毒和铁过载的严重风险，且长期输入仅对部分患者有效。本品可直接提供特异性酶缺乏的补充，但对其他原因导致的免疫缺陷则无效。ADA 缺乏的患者，严格坚持按时注射，可消除由于 ADA 缺乏而产生的有毒代谢物，并可提高免疫功能。在本品治疗期间必须监测血浆 ADA 的活性。监测红细胞中三磷酸脱氧腺苷（dATP）的水平，这将有助于确定本品剂量是否足够。

【药动学】 肌内注射后血浆 ADA 活性于 2～3d 可达峰值，即使是同一个儿童，血浆 ADA 的消除半衰期也会出现很大的变异（3～6d）。按 15U/kg 计，每周注射 1 次，血浆 ADA 活性的谷值为 20～25μmol/（h·ml）。

【适应证】 本品用于酶替代疗法治疗 ADA 缺乏导致的 SCID，不能进行骨髓移植者或骨髓移植失败者。一旦诊断可从出生开始或任意年龄开始治疗。不能用于人类白细胞抗原（HLA）相同的骨髓移植的替代治疗，也不能用于替代正在进行的持续密切监测、诊断试验和其他治疗（如抗菌药物、营养、吸氧、丙种球蛋白）。

【不良反应】 迄今，本品临床经验很有限，临床试验中仅报告 1 例头痛，2 例注射部位疼痛。上市后报告的不良反应有血液学事件、溶血、自身免疫性溶血性贫血、血小板增多，发生频率及与本品的相关性尚不清楚。另外可出现注射部位红斑及荨麻疹。

【妊娠期安全等级】 C。

【禁忌与慎用】

1. 本品是否对胎儿造成伤害或影响生育能力尚不清楚，孕妇只有在确实需要时，才能使用。

2. 本品是否排泄至乳汁中尚不清楚，哺乳期妇女慎用。

【药物相互作用】

1. 本品与其他药物的相互作用尚不清楚。

2. 阿糖腺苷是 ADA 的底物，喷司他丁（2-脱氧助间型霉素）是 ADA 的强效抑制剂，本品与上述药物合用，会相互影响活性。

【剂量与用法】

1. 本品注射剂给药前应检视是否存在颗粒或变色，如有则不能使用。本品不能稀释后或与其他药物混合使用，不能静脉给药。

2. 本品应肌内注射，每 7 天 1 次，剂量应个体化，推荐首剂 10U/kg，第 2 剂 15U/kg，第 3 剂 20U/kg。常用维持剂量 20U/kg，如需要每周可增加 5U/kg，但最大剂量不超过 30U/kg。每周注射 2 次（每次 20U/kg），个别患者血浆 ADA 水平高于正常上限 [35μmol/（h·ml）]的 2 倍，1 名患者持续数周之久，未见不良反应。ADA 高于 35μmol/（h·ml），未见临床益处。

增加剂量时应密切监测患者，根据患者血浆 ADA 活性水平和 ADA 缺乏的生物学标记物（主要为红细胞 dATP 浓度）确定每位患者的理想剂量和用药时间表。免疫功能的提高，迟于代谢纠正。每个患者的维持剂量应以达到下列生物标记物水平为目标：①维持血浆 ADA 活性水平于 15～35μmol/（h·ml）（37℃）；②降低红细胞 dATP≤0.005～0.015μmol/ml，总红细胞腺嘌呤核苷酸（ATP+dATP）≤1%，注射本品前 ATP 水平正常。另外持续监测原发性免疫缺陷病患者免疫功能和临床状态非常重要，使用本品的患者应持续进行免疫功能和临床状态监测。

【用药须知】

1. 开具本品前医师应非常清楚本品的处方信息。

2. 治疗最初 8～12 周，每 1～2 周监测血浆 ADA 活性（注射前）以建立本品的有效剂量。2 个月维持治疗后，红细胞 dATP 水平应降至≤0.005～0.015μmol/ml，dATP 的正常值低于 0.001μmol/ml。一旦 dATP 降低至足够水平，第 1 年剩余的时间内应监测 2～4 次，第 2 年监测 2～3 次。治疗第 3～9 个月应每月监测 2 次，第 18～24 个月，每月监测 1 次。成功维持 2 年后，每 2～4 个月监测血浆 ADA1 次，红细胞 dATP 每年监测 2 次。如果治疗中断，或出现血浆 ADA 活性的清除率增加，须增加监测频率。

3. 血浆 ADA 活性已达到有效水平后，出现血浆 ADA 水平低于 10μmol/（h·ml）（不能是因为错误的剂量、取样错误或抗体形成），接受该剂量的患者应在下次注射前测定血浆 ADA 活性。

4. 免疫功能包括抗体生成的能力，在治疗 2～

6 个月后提高，需更长时间恢复正常。与自然 ADA 缺乏导致的联合免疫缺乏疾病比较，接受本品的患者机会感染的频率及并发症有降低的趋势。但免疫功能的提高迟于代谢异常的矫正，机会感染的频率及并发症降低的趋势在患者间差异较大，可从数周至 6 个月。患者总临床状态逐步改善，但在第 1 年治疗末期应有明显的改善。

5. 患者可产生针对本品的抗体，可能造成本品清除增加。如果注射本品前持续血浆 ADA<10μmol/（h·ml），排除其他原因（如非正确储存本品，如冷冻或长时间储于 8℃以上或不正确运送血样，如重复冷冻和在运送至实验室时融化），应怀疑产生抗体，应进行 ADA 及本品的特异性抗体分析。

6. 本品治疗的患者，发生免疫功能降低，机会感染及注射的并发症风险增加，可能造成血浆 ADA 活性水平维持不足（不管是否由于抗体形成、剂量计算错误、储存不当致使活性丧失）。如果血浆 ADA 活性水平持续降低，应密切监测免疫功能及临床状态，降低感染的风险，如果发现 ADA 或本品的抗体引起血浆 ADA 水平持续降低，应调整本品剂量，并检测其他诱导耐受性的原因，恢复足够的 ADA 活性。

7. 无本品过量的临床经验，大鼠腹膜内注射 50 000U/kg 时，体重降低 9%。

【制剂】 注射剂：1.5ml（250U/ml）。

【贮藏】 贮于 2～8℃，不能贮于室温下。不能冷冻，冷冻后不能使用。

葡糖脑苷脂酶α（velaglucerase alfa）

别名：Vpriv。

【理化性状】

1. 本品的活性成分是水解性溶酶体特异性葡萄糖脑苷脂酶，是由人纤维母细胞通过基因激活技术产生的、含 497 个氨基酸的糖蛋白，其氨基酸序列与天然存在的人葡糖脑苷脂酶相同，含有 5 个潜在的 N-连接糖基化位点，其中四个被聚糖链占领。

2. 分子式：$C_{2532}H_{3850}N_{672}O_{711}S_{16}$。

3. 分子量：约 63kDa。

【药理学】 戈谢病是一种 GBA 基因突变引起的常染色体隐性遗传病，导致溶酶体酶β-葡糖脑苷脂酶的缺乏。葡糖脑苷脂酶催化神经鞘脂质葡糖脑苷脂转化为葡萄糖和神经酰胺。该酶缺乏时主要会引起在巨噬细胞的溶酶体隔室内葡糖脑苷脂的蓄积，从而产生泡沫细胞（或称为戈谢细胞）。这种溶酶体储存紊乱（LSD）时，在临床上表现出的特点就是戈谢细胞在肝、脾、骨髓和其他器官里的蓄积。肝和脾中戈谢细胞的蓄积会导致器官肿大。骨髓和脾中存在戈谢细胞会导致临床上的严重贫血和血小板减少。本品能催化葡糖脑苷脂的水解，降低葡糖脑苷脂在这些器官里的蓄积量。

【药动学】

1. 一项在儿童（$n=7$，4～17 岁）和成年（$n=15$，19～62 岁）1 型戈谢病患者中进行的多中心研究表明，在第 1～37 周每隔 1 周经 60min 静脉输注本品 60U/kg 后进行药动学评价。可见到本品血药浓度迅速下降，平均半衰期为 11～12min，平均清除率为 6.72～7.56ml/（min·kg），稳态时平均分布容积为 82～108ml/kg（体重的 8.2%～10.8%）。但是，因为缺乏足够的分析方法，目前不能获得准确和确定的药动学参数。从第 1～37 周每隔 1 周多次给予 60U/kg 剂量后观察到本品无蓄积或药动学改变。

2. 根据有限资料，男性和女性患者间无显著的药动学差异。年龄对本品药动力学的影响尚不清楚。药物抗体形成对本品药动学参数的影响尚不明确。

【适应证】用于儿童和成人 1 型戈谢病，作为长期酶补充治疗（ERT）。

【不良反应】

1. 常见不良反应包括头痛、头晕、腹痛、恶心、背痛、关节（膝）痛、上呼吸道感染、活化部分凝血激酶时间延长。

2. 临床研究中，与输液相关的不良反应最为常见。常见症状有头痛、头晕、低血压、高血压、恶心、疲劳虚弱和发热。

3. 少见不良反应包括骨痛、心动过速、皮疹、荨麻疹、面部潮红、高血压、低血压。

4. 儿童患者（4～17 岁）较成人多发的不良反应有上呼吸道感染、皮疹、aPPT 延长及发热。

【妊娠期安全等级】B。

【禁忌与慎用】

1. 4～17 岁患者使用本品安全有效，4 岁以下患者安全性尚不明确。

2. 孕妇只有明确需要时才可使用。

3. 本品存在通过乳汁分泌的风险，哺乳期妇女慎用。

4. 尚无足够的 65 岁及以上患者使用本品治疗的研究资料，总体来说，老龄患者的剂量应当综合考虑各种情况慎重选择。

【药物相互作用】尚未进行药物相互作用研究。

【剂量与用法】

1. 推荐剂量为每隔 1 周 1 次，经 60min 静脉输注，剂量为 60U/kg。

2. 当前正在让使用伊米苷酶治疗戈谢病的患者转用本品。当从伊米苷酶转用至本品时，既往用稳定剂量伊米苷酶治疗的患者建议开始用相同剂量的本品治疗。

3. 医师可基于达到和维持患者的治疗目标调整剂量。临床研究已评估每隔 1 周静脉输注 15～60U/kg 的剂量。

4. 本品必须在专业人员的监督下使用。

【用药须知】

1. 输液反应普遍较轻，常见在初次治疗开始的 6 个月，随着时间的推移愈见减少。有患者对本品发生超敏反应的报道，不过，静脉输注任何蛋白质制剂都可能发生超敏反应。如发生严重反应，遵照当前医疗急救规程救治。

输液反应的处理应基于反应的严重程度，如可放缓输液速度、给予抗组胺药物、解热镇痛药和（或）皮质激素治疗、停药或延长输液时间。

2. 在需要对症治疗的案例中，用抗组胺药和（或）皮质激素预先处置可以预防继发的不良反应。

3. 在临床研究中，患者在输注本品前并不需要常规性的预先给药。

4. 本品需用现配，一经配制立刻使用；若不能立刻使用，配制好的或已经稀释的药品可以在 2～8℃储存 24h。避光，不要冷冻，输注应在 24h 内完成。

5. 本品需要配制和稀释，只能静脉输注。本品不含防腐剂，为一次性使用安瓿，弃用任何不用的溶液，配制时轻轻混合，不要振摇，进一步稀释之前，仔细检查瓶中溶液，应为澄清至微乳白色或无色，若变色或有异源颗粒物存在请勿使用。从适当数量的安瓿中抽取计算好的药液体积，稀释至 0.9% 氯化钠注射液 100ml 中。轻轻混合，不要振摇。

6. 本品输注时间需在 60min 以上，本品不能与其他药品使用同一输液管路，因为本品的溶液与其他药品的相容性尚不清楚。药液应通过内置低蛋白结合率的 0.2μm 终端过滤器的输液器给药。

7. 发生于成人的不良反应在儿童患者中更为常见，包括（10%以上）上呼吸道感染、皮疹、活化部分凝血激酶时间延长和发热。

8. 所有治疗用的蛋白质都有产生免疫原性潜

在可能。临床研究中，用本品首次治疗的 54 位患者中有 1 位产生了 IgG 抗本品的抗体。抗本品的 IgG 抗体出现是否伴随较高的输液反应风险尚不明确。对其他酶补充疗法有免疫应答反应的患者更换为本品治疗时应持续进行抗体检测。

免疫原性分析结果更多地取决于检验的敏感度及检验的特异性。另外，在检验中观察到的抗体阳性发生率可能会受到若干因素影响，包括检验方法、采样处理和隐性疾病。综上原因，比较本品与其他药品抗体发生率可能会产生误导。

【制剂】注射剂（粉）：200U，400U。

【贮藏】贮于 2～8℃，于失效期前使用。

艾度硫酸酯酶（idursulfase）

别名：艾杜硫酶、Elaprase。

【用药警戒】本品输注过程中或输注 24h 后有发生危及生命的过敏反应的报道。症状包括呼吸窘迫、缺氧、低血压、癫痫、荨麻疹、咽喉或舌的血管神经性水肿。

【药理学】本品是外源性酶，为艾杜糖醛酸-2-硫酸酯酶的纯化形式。亨特综合征（黏多糖贮积症 Ⅱ 型，MPS Ⅱ）为一种 X 连锁隐性遗传病，由于缺乏将硫酸皮肤素和硫酸类肝素降解的艾杜糖醛酸-2-硫酸酯酶所致，使多种细胞溶酶体中黏多糖进行性蓄积，导致细胞、组织和器官功能障碍。本品被细胞溶酶体摄取，与细胞表面的低聚糖链中残余的甘露糖-6-磷酸（M6P）受体特异性结合，使酶经细胞吞噬至细胞内溶酶体，增强蓄积黏多糖的分解代谢。

【药动学】患者（7.7～27 岁）每周给予 0.5mg/kg 输注 3h，第 1 周和第 27 周的药动学参数值无明显差异：C_{max} 为 1.1～1.5μg/ml、AUC 为 169～206（μg·min）/ml、稳态表观分布容积为 21%～25%、消除率为 3～3.4ml/min、半衰期为 44～48min。患者单次输注本品 1h，给药剂量从 0.15mg/kg 增至 1.5mg/kg，AUC 增加的程度超过剂量成比例增加的程度。

【适应证】用于治疗 MPS Ⅱ，本品可改善患者的行走能力。

【不良反应】

1. 常见不良反应有过敏性反应，包括头痛、皮疹、瘙痒、荨麻疹。

2. 严重不良反应包括缺氧、心律失常、肺栓塞、发绀、呼吸衰竭、感染、关节痛。

3. 其他不良反应包括腹泻、骨骼肌肉痛、头痛、咳嗽、皮疹、潮红、疲乏、心动过速、寒战、恶心、头晕、呕吐、红斑、低血压、肺炎、支气管炎、发热。

【妊娠期安全等级】C。

【禁忌与慎用】

1. 呼吸系统疾病、急性发热患者禁用。

2. 小于 5 岁儿童用药的安全性和有效性尚不确定。

3. 孕妇只有明确需要时才可使用。

4. 动物实验可见本品随乳汁分泌，哺乳期妇女慎用。

【用法与用量】

1. 静脉输注一次 0.5mg/kg，1 周 1 次。加入至 0.9%氯化钠注射液 100ml 中，初始 15min 内输注速度为 8ml/h。若能较好耐受，输注速度可每隔 15min 增加 8ml/h。但输注速度不得超过 100ml/h。

2. 静脉输注 5 岁及 5 岁以上儿童同成人用法用量。

【用药须知】

1. 本品禁止与其他药物配伍。

2. 本品为静脉输注的浓溶液，应用 0.9%氯化钠注射液 100ml 稀释，轻轻混匀但不得振荡。稀释后的溶液应立即使用。若不能立即使用，应在配制后 8h 内将其于 2～8℃冷藏，不得超过 48h，或在室温下 8h 内使用。

3. 配制好的溶液应在 1～3h 输注完毕。对有输液反应的患者应延长输注时间，但不得超过 8h。

4. 对本品产生 IgG 抗体的患者，其输液反应（包括变态反应）的发生率增加，药效减弱。

5. 用药后可能出现双相过敏反应，发生初始严重或难治性反应的患者需延长观察时间。需对呼吸功能不全和急性呼吸系统疾病的患者进行监护，因其发生输液反应时可能会导致呼吸功能不全的急性加剧。对伴有急性呼吸系统疾病和（或）发热的患者，应推迟用药，发生严重反应时应酌情减慢输注速度或停药。

6. 在用药前先用抗组胺药和（或）皮质激素，缓慢给药，有严重症状出现时及早停药。发生双相过敏反应，可使用肾上腺素、吸入性β受体激动剂和皮质激素进行治疗。

7. 尚无人类用药过量的经验。

【制剂】注射剂：6mg/3ml。

【贮藏】避光，贮于 2～8℃，不可冷冻或振摇。

沙克罗酶（sacrosidase）

别名：Sucraid。

本品是从酵母中得到的一种蔗糖酶。

【理化性状】

1. 化学名：β,D-fructofuranoside fructohydrolase。

2. 分子量：100 000（66 000～116 000）。

【药理学】本品是从酵母中得到的一种蔗糖酶（一种高度糖基化的β-呋喃果糖苷酶），可水解蔗糖，对麦芽糖或其他低聚麦芽糖没有影响。

【药动学】口服给药 0.5～3h 后，氢呼气试验显示呼气氢排出减少。本品在胃肠道中降解为肽和氨基酸成分（作为营养成分吸收）；增加胃内 pH、与食物蛋白（胃蛋白酶的底物）同服可减少胃酶降解。

【适应证】用于先天性异麦芽糖酶缺乏。

【不良反应】

1. 免疫系统　罕见过敏反应，在哮喘儿童中有呼吸困难的个例报道。

2. 神经系统　可见失眠和头痛。

3. 胃肠道　可见腹痛、腹泻、呕吐、恶心、便秘和脱水，但腹泻和腹痛也是蔗糖酶缺乏相关的症状。

【妊娠期安全等级】C。

【禁忌与慎用】

1. 对本品、酵母或甘油过敏者禁用。

2. 糖尿病患者慎用。

3. 5 个月以下儿童不宜使用。

4. 动物实验表明，本品对胎仔有致畸、致死胎或其他不良反应，但尚无人类研究资料。孕妇用药应权衡利弊。

5. 本品是否经乳汁分泌尚不清楚，哺乳期妇女用药应权衡利弊，选择停药或停止哺乳。

【药物相互作用】果汁可减弱本品药效，因果汁的酸度可能减弱本品的活性，故本品不能和果汁同服，应将本品与水、牛奶或婴儿配方制品混合后服用。

【剂量与用法】体重超过 15kg 的患者，于每餐或每次加餐时口服 1.7 万 U（在进餐前服用一半剂量，在进餐结束时服用另一半剂量）。体重低于 15kg 的儿童，于每餐或每次加餐时服用 8500U，在进餐前服用一半剂量，在进餐结束时服用另一半剂量。体重超过 15kg 的儿童，用法用量同成人。

【用药须知】

1. 由于本品不提供异麦芽糖酶，所以应限制饮食中淀粉的摄入。

2. 由于本品可能发生严重过敏反应，在最初使用时应在有治疗抢救措施的医疗机构附近服用。

3. 本品应与食物蛋白（胃蛋白酶的底物）同服，以减少胃蛋白酶对本品的降解。

4. 本品在冷藏条件下性质稳定、相对能够耐受 pH 变化。为避免细菌生长，本品容器开启后应避热、避光，建议在 2～8℃冷藏条件下贮藏，但不超过 4 周。

【制剂】口服溶液：118ml（8500U/ml）。

【贮藏】贮于 2～8℃。

α半乳糖苷酶（alpha Galactosidase）

别名：α-D-galactosidase、α-galactosidase A、α-D-galactoside galactohydrolase

本品是一种内源性酶。半乳糖苷酶α（agalsidase alfa）别名：Agalsidasa alfa、Agalsidasum alfa。

【药理学】本品可取代弥漫性躯体性血管角化瘤中缺乏的酶（α-半乳糖苷酶 A），通过取代酶溶酶体水解而减少鞘糖脂的累积，校正异常的鞘糖脂代谢，从而改善相关临床症状。

【药动学】

1. 静脉输注本品 1mg/kg 和 3mg/kg 后，在输注结束时可达血药峰值，分别约为 6μg/ml 和 12μg/ml。给予 0.3mg/kg、1mg/kg 和 3mg/kg 后，AUC 的平均值分别为 80（μg·min）/ml、500（μg·min）/ml 和 4000（μg·min）/ml。

2. 本品的分布容积为 80～330ml/kg，总体清除率为 1～4ml/（kg·min），消除半衰期为 45～120min。

【适应证】用于治疗弥漫性躯体性血管角化瘤（Fabry 病）。

【不良反应】

1. 心血管系统的严重不良反应　包括心脏停搏、心脏肥大、血管意外，其他可见高血压、低血压和水肿。

2. 呼吸系统　鼻炎、咽炎。

3. 肌肉骨骼系统　骨痛和关节病。

4. 泌尿生殖系统　睾丸痛。

5. 精神和神经系统　头痛、眩晕、感觉异常、焦虑、抑郁。

6. 胃肠道系统　恶心、消化不良。

7. 输液反应　主要表现有发热和僵直，其他反应还有心动过速、高血压、唇部或耳部水肿、咽喉发紧、胸痛或呼吸困难、恶心、呕吐、腹痛、瘙痒、风疹块、皮疹。

【妊娠期安全等级】 B。

【禁忌与慎用】

1. 对本品过敏者禁用。

2. 对本品有过敏史者，发热、心功能不全、肾功能不全患者慎用。

3. 儿童用药的安全性和有效性尚未确立。

4. 本品是否经乳汁分泌尚不明确，哺乳期妇女应权衡利弊，选择停药或停止哺乳。

【剂量与用法】

1. 成人静脉输注，每次 1mg/kg，每 2 周 1 次。

2. 起始输液速度不得低于 0.25mg/min（相当于 15mg/h）。如患者可以耐受，以后每次给药时可将输液速度按 0.05～0.08mg/min（相当于 3～5mg/h）增加剂量。

【用药须知】 每次用药前，先给予苯海拉明 25～50mg 和对乙酰氨基酚 1g，可减少输液反应。

【制剂】 注射剂：5.5mg；37mg。

【贮藏】 贮于 2～8℃下。

梭状芽孢杆菌胶原酶（clostridial collagenase）

别名：溶组织梭菌胶原酶、collagenase clostridium histolyticum、Xiaflex。

本品为一蛋白酶，可使胶原水解破坏。

【理化性状】

1. 本品是一种生物制剂，内含纯化溶组织梭状芽孢杆菌胶原酶，该胶原酶是由溶组织梭菌发酵分离及纯化而获得的两种微生物胶原酶（胶原酶 AUX-Ⅰ 和胶原酶 AUX-Ⅱ）按固定比例组成，胶原酶 AUX-Ⅰ 是一个由约 1000 个已知序列的氨基酸组成的多肽单链，表观分子量 114kDa，属于 Ⅰ 型溶组织梭状芽孢杆菌胶原酶；胶原酶 AUX-Ⅱ 是一个由约 1000 个推理序列氨基酸组成的多肽单链，表观分子量 113kDa，属于 Ⅱ 型溶组织梭状芽孢杆菌胶原酶。

2. 分子式：$C_{5632}H_{8679}N_{1481}O_{1785}S_{17}$（AUX-Ⅰ）；$C_{5220}H_{7993}N_{1353}O_{1617}S_{25}$（AUX-Ⅱ）。

【用药警戒】 临床试验中本品可导致阴茎断裂、阴茎血肿，如出现阴茎损伤的症状，应立即进行评价，必要时须外科手术治疗。

【药理学】 本品为一蛋白酶，在生理条件下特有的三条螺旋构象可水解胶原，掌腱膜（Dupuytren's）挛缩症患者条索状结构主要成分是胶原，注射后 AUX-Ⅰ 和 AUX-Ⅱ 协同发挥作用使条索状结构被酶破坏从而缓解挛缩症状。

【药动学】 20 名患者注射本品 0.58mg，注射后 30d 内血浆中始终未检测出本品（AUX-Ⅰ 或 AUX-Ⅱ）。

【适应证】 本品用于治疗可触及条索状结构的成人 Dupuytren's 挛缩。

【不良反应】

1. 最常见不良反应是外周水肿（主要是手注射部位肿胀）、淤血/挫伤、注射部位反应（红斑、炎症、刺激疼痛和发热）、注射部位出血和疼痛、轻度过敏反应（瘙痒）、淋巴结肿胀疼痛和腋下疼痛。本品注射剂的严重并发症包括腱断裂或严重的韧带损伤，可能导致无法完全弯曲手指，需要手术来纠正并发症。

2. 尽管目前尚未观察到药物严重过敏反应，但由于本品是一种可引发免疫系统反应的异种蛋白，所以不能排除相关可能性。

3. 某些患者在经手指伸展训练后会发生血管迷走神经性晕厥。

【妊娠期安全等级】 B。

【禁忌与慎用】

1. 尚无 18 岁以下的儿童使用本品的安全有效性资料。

2. 尚未明确本品是否可经乳汁分泌，哺乳期妇女慎用。

【药物相互作用】 使用抗凝剂的患者慎用本品（低剂量阿司匹林除外）。

【剂量与用法】 将本品 0.58mg 注射到掌指（MP）关节或近侧指间（PIP）关节挛缩的胶原束内。注射后约 24h，若挛缩持续存在则进行手指伸展训练，必要时，间隔 4 周后，可再注射 1 次（每个部位最多注射 3 次）。每次只能注射一个部位。疗效的主要指标均为患者最后 1 次注射后 30d，手指完全伸展时挛缩程度减轻至 0°～5°。

【用药须知】

1. 使用前先将本品及稀释剂从冰箱中取出置于室温 15～60min。

2. 配制前进行消毒，仅可使用医用乙醇消毒。

3. 必须使用专用的稀释剂配制，稀释剂为 0.9% 氯化钠，内含本品活性必需的钙（0.3mg/ml 氯化钙二水合物）。MP 关节注射需抽取 0.39ml 稀释剂，PIP 关节注射需抽取 0.31ml 稀释剂。溶解时应轻轻地摇动使之溶解，避免倒置或振摇。

4. 溶解后的溶液室温（20～25℃）可保存 1h，冰箱（2～8℃）可保存 4h。

5. 注射前检查溶液是否有沉淀或变色，溶液应澄清无色。

6. 注射前不建议局部麻醉。

7. 注射部位使用抗菌药并保持干燥。

8. 注射后建议患者限制患手运动并适当抬高。

9. 凝血功能障碍，包括正在使用抗凝药（低剂量阿司匹林除外）的患者慎用。

10. 由于本品可能导致肌腱断裂，所以应由专业人士进行注射。

11. 临床研究表明老年患者与年轻患者在疗效和不良反应方面没有差别。

12. 动物研究表明本品对生殖力和早期胚胎发育没有损害，尚未进行长期使用致癌作用的动物研究。

13. 本品可能不适合以下情况：对本品有过敏反应、有出血问题、妊娠期或计划妊娠妇女及哺乳期妇女。

14. 药物过量的处理：药物过量的影响尚不清楚，如果过量建议采取对症支持治疗。

【制剂】注射剂（粉）：0.9mg。

【贮藏】本品及其稀释剂应储存在 2～8℃冰箱里，不得冻结。

伊米苷酶（imiglucerase）

别名：伊米格西酶、思而赞、Cerzyme。

本品是基因重组技术生产的葡萄糖脑苷脂酶的类似物，为具有 497 个氨基酸的糖蛋白，含有 4 个 N 环连接的糖基化位点。

【药理学】本品通过催化葡萄糖脑苷脂水解使其降解成葡萄糖和神经酰胺，改善贫血和血小板减少症状，使肝和脾体积减小。

【药动学】静脉输注本品 1h（7.5U/kg、15U/kg、30U/kg、60U/kg），30min 后血浆酶浓度达稳态。停止输注后血浆酶浓度迅速降低，半衰期为 3.6～10.4min，血浆清除率为 9.8～20.3ml/（min·kg），表观分布容积为 0.09～0.15L/kg。对本品产生了 IgG 抗体的患者，本品分布容积和清除率降低，消除半衰期延长。

【适应证】用于治疗 I 型戈谢病（Gaueher disease）导致的贫血、血小板减少、骨骼疾病和肝脾大。

【不良反应】

1. 过敏反应发生率为 6.6%，包括瘙痒、面部潮红、荨麻疹、血管神经性水肿、胸部不适、发绀、低血压，也有类过敏反应报道。可在使用本品前使用抗组胺药或肾上腺皮质激素以防止过敏反应的发生。

2. 少见不良反应包括恶心、腹痛、腹泻、面部潮红、疲乏、头痛、发热、头晕、寒战、腰痛、心动过速等。

3. 2～12 岁儿童常见不良反应为呼吸困难、发热、恶心、面部潮红、呕吐、咳嗽，而成人常见不良反应为头痛、瘙痒、药疹。

【妊娠期安全等级】C。

【禁忌与慎用】

1. 对本品过敏者禁用。

2. 对阿糖苷酶（geredase）有抗体形成或过敏反应者慎用。

3. 妊娠期和哺乳期妇女慎用。

【剂量与用法】

1. 最初剂量每次 2.5U/kg，静脉输注 1～2h，3 次/周，患者出现疗效后应减少剂量，剂量个体化。

2. 稀释后的溶液可通过与输液管相连的 0.2μm 滤器膜过滤（该滤器膜不吸附蛋白或吸附程度甚微）。重新配制溶解后如出现不透明颗粒物或变色，则不能使用。

给药当天，确定患者使用剂量后，取出相应数量的小瓶，按下表用无菌注射用水重新配制。下面为最终浓度和给药体积。

（1）200U/瓶：配制用无菌水 5.1ml，配制后最终体积 5.3ml，重新配制后的浓度为 40U/ml，可抽取的体积为 5.0ml。

（2）400U/瓶：配制用无菌水 10.2ml，配制后最终体积 10.6ml，重新配制后的浓度为 40U/ml，可抽取的体积为 10.0ml。

3. 从每 200U 小瓶抽取 5.0ml（400 单位小瓶取 10.0ml），用 0.9%氯化钠注射液最终稀释到 100～200ml。由于本品不含任何防腐剂，配制后应立即稀释，不得放置用于以后使用。本品配制后在室温（25℃）及 2～8℃下可稳定 12h。经稀释后，在 2～8℃下可稳定 12h。

【用药须知】

1. 迄今为止，约 15%的患者在第 1 年治疗期间出现本品的 IgG 抗体。其中大多数出现于治疗 6 个月的期间内，治疗 12 个月后出现抗体者罕见。约 46%的 IgG 抗体阳性的患者出现过敏症状。

出现本品抗体的患者发生过敏性反应的风险较高。但并不是所有出现过敏症状的患者都能检出

IgG 抗体。建议在第 1 年治疗期间内定期监测患者的 IgG 抗体形成。

2. 出现本品过敏症状的患者在进行本品治疗时应谨慎。已在不到 1%的患者人群中报道有过敏性样反应。进一步接受本品治疗时应谨慎。多数患者在降低输注速率及采用抗组胺药和（或）皮质激素预治疗后可成功地继续进行治疗。

3. 治疗期间可出现肺动脉压过高和肺炎。肺动脉压过高和肺炎为戈谢病的已知并发症，在接受过或未接受过本品的患者中都曾发现。尚不清楚本品和这些症状的因果关系。应对无发热的呼吸道症状的患者进行检查判断是否存在肺动脉压过高。

【制剂】注射剂（冻干粉）：200U、400U。一次性使用安瓿，仅供静脉输注用。

【贮藏】贮于 2～8℃，应在失效期前使用。

维拉葡酶α（velaglucerase alfa）

别名：Vpriv。

本品的活性成分是水解性溶酶体特异性葡萄糖脑苷脂酶，可用于治疗儿童和成人Ⅰ型戈谢病。

【理化性状】

1. 本品是由人纤维母细胞通过基因激活技术生成的含 497 个氨基酸的糖蛋白，分子量接近 63kDa。其氨基酸序列与天然存在的人葡糖脑苷脂酶相同，含有 5 个潜在的 N-连接糖基化位点，其中 4 个被聚糖链占据。本品主要含有高甘露糖型 N-联聚糖链。高甘露糖型 N-联聚糖链能被巨噬细胞表面的甘露糖受体特异性识别并由此进入巨噬细胞内部的溶酶体，在溶酶体中催化蓄积的葡糖脑苷脂水解成为葡萄糖和神经酰胺。

2. 注射用维拉葡酶α制剂中含有枸橼酸、枸橼酸钠、聚山梨醇-20 和蔗糖等非活性成分，不含防腐剂。

【药理学】戈谢病是一种葡糖脑苷脂酶基因（GBA 基因）突变引起的常染色体隐性遗传病，导致溶酶体β-葡糖脑苷脂酶的缺乏。葡糖脑苷脂酶催化神经鞘脂质葡糖脑苷脂转化为葡萄糖和神经酰胺。葡糖脑苷脂酶缺乏引起主要在巨噬细胞的溶酶体隔室内葡糖脑苷脂的蓄积，产生泡沫细胞或称为戈谢细胞。这种溶酶体储存紊乱（LSD），临床特点表现为戈谢细胞在肝、脾、骨髓和其他器官蓄积。肝和脾中戈谢细胞的蓄积导致器官肿大。骨髓和脾中存在戈谢细胞就会导致临床上严重贫血和血小板减少。本品能催化葡糖脑苷脂的水解，减低葡糖脑苷脂的蓄积量。

【药动学】

1. 一项在儿童（n=7，4～17 岁）和成年（n=15，19～62 岁）Ⅰ型戈谢病患者进行的多中心研究中，在第 1～37 周每隔 1 周 60min 静脉输注本品 60U/kg 后进行药动学评价。给药后血清浓度迅速下降，平均半衰期为 11～12min。平均清除率为 6.72～7.56ml/（kg·min）。平均稳态时分布容积为 82～108ml/kg（体重的 8.2%～10.8%）。但是，因为缺乏足够的分析方法，目前不能获得准确和确定的药动学参数。1～37 周每隔 1 周多次给予 60U/kg 剂量未观察到蓄积或药动学改变。

2. 根据有限资料，男性和女性患者间无显著的药动学差异。年龄对本品药动学的影响尚无结论。

3. 药物抗体形成对本品药动学参数的影响尚不明确。

【适应证】本品是水解溶酶体的特异葡萄糖脑苷脂酶，用于儿童和成人Ⅰ型戈谢病的长期酶补充治疗（ERT）。

【不良反应】

1. 常见不良反应（≥10%）　头痛、头晕、腹痛、恶心、背痛、（膝）关节痛、上呼吸道感染、活化部分凝血激酶时间延长。

2. 临床研究中与输液相关不良反应最为常见（51.9%）　头痛、头晕、低血压、高血压、恶心、疲劳虚弱和发热。

3. 少见不良反应　骨痛、心动过速、皮疹、荨麻疹、面部潮红、高血压、低血压。

4. 儿童患者（4～17 岁）较成人多发的不良反应　上呼吸道感染、皮疹、活化部分凝血激酶时间延长及发热。

【妊娠期安全等级】B。

【禁忌与慎用】

1. 4 岁以下患者安全性不明确。

2. 所有发生于成人的不良反应均可发生于 4～17 岁儿童。成人不良反应在儿童患者中更为常见的（≥10%）包括上呼吸道感染、皮疹、活化部分凝血激酶时间延长和发热。

3. 免疫原性

（1）所有治疗用的蛋白质均存在产生免疫原性潜在可能。临床研究中，首次用本品治疗的 54 位患者中有一位产生了抗本品的 IgG 抗体。该患者的抗体可在体外分析中被中和，且无输液相关的不良反应。

（2）抗本品的 IgG 抗体出现是否伴随着较高

的输液反应风险尚不清楚。更换为本品治疗并对其他酶补充疗法有免疫应答反应的患者应持续进行抗体检测。

（3）免疫原性分析结果更多地取决于检测灵敏度及特异性。另外，在分析中观察到的抗体阳性发生率可能受若干因素影响，包括分析方法、样品处理和隐性疾病。综上原因，比较本品与其他药品抗体的发生率可能会产生误导。

4. 本品存在通过乳汁分泌的风险，哺乳期妇女慎用。

5. 尚无足够≥65 岁的患者使用本品治疗的研究资料，老龄患者的剂量应当综合考虑各种情况慎重选择。

【药物相互作用】尚未进行药物相互作用研究。

【剂量与用法】

1. 推荐剂量为每隔 1 周给药 1 剂，剂量为 60U/kg，静脉输注 60min。

2. 正在用伊米苷酶治疗戈谢病的患者可转用本品，建议既往使用稳定剂量伊米苷酶治疗的患者在换用本品时应用相同剂量开始治疗。

3. 医师可根据治疗目标给患者调整剂量。临床研究评定，每隔 1 周静脉输注 15～60U/kg。

4. 本品必须在专业人员的指导下使用。

【用药须知】

1. 本品的输液反应普遍较轻，常见于初次治疗开始的 6 个月内，随着时间的推移更为少见。静脉输注任何蛋白质制剂都可能发生过敏反应，有患者对本品发生过敏反应的报道。如发生严重反应，遵照当前医疗急救规程救治。输液反应的处理应基于反应的严重程度，如减缓输液速度、用抗组胺药物治疗、退热药和（或）皮质激素、停药或延长输液时间。

2. 在需要对症治疗的案例中，用抗组胺药或（和）皮质激素预先处置可以预防继发的不良反应。

3. 在临床研究中，患者在输注本品前并不需要常规性地预先给药。

4. 本品需现用现配，一经配制立刻使用；若不能立刻使用，配制好的或已经稀释的药品可以在 2～8℃储存 24h。避光，不可冷冻，一经输注应在 24h 内完成，否则应弃用。

5. 本品需要配制和稀释，配制时轻轻混合，不要振摇。从适当数量的安瓿中抽取计算好体积的药液，稀释至 100ml 0.9%氯化钠注射液中，轻轻混合，不可振摇。输注前仔细检查瓶中溶液，应为澄清至微乳白色或无色，若变色或有异源颗粒物存在请勿使用。

6. 本品输注时间需在 60min 左右，不可与其他药品使用同一输液管径。药液应通过低蛋白结合率的 0.2μm 终端过滤器的输液器给药。

【制剂】注射剂（冻干粉）：200U/瓶、400U/瓶。一次性使用安瓿，仅供静脉输注用。

【贮藏】贮于 2～8℃，应在失效期前使用。

维尔玛酶 α（velmanase alpha）

别名：Lamzede。

【ATC】A16AB15。

【药理学】本为人重组 α-甘露糖苷酶。分子的氨基酸序列与自然产生的人类甘露糖苷酶完全相同。

本品可补充或替代天然的 α-甘露糖苷酶，α-甘露糖苷酶可催化混合的或复杂的高甘露醇低聚糖在溶酶体中的顺序降解，减少高甘露低聚糖的蓄积。

【药动学】

1. 吸收　本品通过静脉输注给药，按 1mg/kg 每周 1 次给药后，达稳态后 C_{max} 约为 8μg/ml，在开始输注本品 1.8h 后达到。剂量为 0.8～3.2mg/kg 时本品药动学呈线性，C_{max} 和 AUC 随剂量的增加而成比例增加。

2. 分布　本品的稳态分布体积较低（0.27L/kg），表明分布仅限于血浆。本品平均血浆清除率为 6.7（ml·kg）/h，与细胞通过甘露糖受体快速摄取本品一致。

3. 代谢　据预测，本品的代谢途径与其他自然生成的蛋白类似，在体内降解为肽，最终转化为氨基酸。

4. 消除　在静脉输注结束后本品血药浓度以两相方式下降，平均终末 $t_{1/2}$ 约为 30h。

【适应证】用于酶替代疗法，治疗无神经症状的轻中度 α-甘露糖苷贮积症。

【不良反应】

1. 本品最常见不良反应有体重增加、输液反应、腹泻、头痛、关节痛、食欲增加和四肢疼痛。

2. 严重不良反应有宝宝意识丧失和急性肾衰竭，但均无后遗症。

3. 常见不良反应包括过敏反应、精神病行为、失眠、意识模糊、意识丧失、手部震颤、晕厥、头晕、头痛、眼睛刺激感、眼睑水肿、眼睛充血、心动过缓、鼻出血、腹泻、腹痛、恶心、反流性胃炎、荨麻疹、多汗、关节痛、腰痛、关节僵直、肌痛、四肢痛、急性肾衰竭、发热、导管部位疼痛、寒战、感觉热、疲乏、心神不安、体重增加、头痛。

【禁忌与慎用】

1. 对本品及其辅料过敏患者禁用。

2. 本品可用于哺乳期妇女，但妊娠期妇女只有在绝对需要的时候才可谨慎使用。

【剂量与用法】

1. 推荐剂量：推荐的剂量为 1mg/kg，每周静脉输液 1 次。每支安瓿的药品用 5ml 注射用水溶解，按表 17-1 给药。

表 17-1　按体重给药方案

患者体重（kg）	配制后注射液的体积（ml）	最大输注率（ml/h）	最短输液时（min）	患者体重（kg）	配制后注射液的体积（ml）	最大输注率（ml/h）	最短输液时（min）
5	2.5	3	50	39	19.5	23.4	50
6	3	3.6	50	40	20	24	50
7	3.5	4.2	50	41	20.5	24.6	50
8	4	4.8	50	42	21	25	50
9	4.5	5.4	50	43	21.5	25	52
10	5	6	50	44	22	25	53
11	5.5	6.6	50	45	22.5	25	54
12	6	7.2	50	46	23	25	55
13	6.5	7.8	50	47	23.5	25	56
14	7	8.4	50	48	24	25	58
15	7.5	9	50	49	24.5	25	59
16	8	9.6	50	50	25	25	60
17	8.5	10.2	50	51	25.5	25	61
18	9	10.8	50	52	26	25	62
19	9.5	11.4	50	53	26.5	25	64
20	10	12	50	54	27	25	65
21	10.5	12.6	50	55	27.5	25	67
22	11	13.2	50	56	28	25	67
23	11.5	13.8	50	57	28.5	25	68
24	12	14.4	50	58	29	25	70
25	12.5	15	50	59	29.5	25	71
26	13	15.6	50	60	30	25	72
27	13.5	16.2	50	61	30.5	25	73
28	14	16.8	50	62	31	25	74
29	14.5	17.4	50	63	31.5	25	76
30	15	18	50	64	32	25	77
31	15.5	18.6	50	65	32.5	25	78
32	16	19.2	50	66	33	25	79
33	16.5	19.8	50	67	33.5	25	80
34	17	20.4	50	68	34	25	82
35	17.5	21	50	69	34.5	25	83
36	18	21.6	50	70	35	25	84
37	18.5	22.2	50	71	35.5	25	85
38	19	22.8	50	72	36	25	86

续表

患者体重（kg）	配制后注射液的体积（ml）	最大输注率（ml/h）	最短输液时（min）	患者体重（kg）	配制后注射液的体积（ml）	最大输注率（ml/h）	最短输液时（min）
73	36.5	25	88	87	43.5	25	104
74	37	25	89	88	44	25	106
75	37.5	25	90	89	44.5	25	107
76	38	25	91	90	45	25	108
77	38.5	25	92	91	45.5	25	109
78	39	25	94	92	46	25	110
79	39.5	25	95	93	46.5	25	112
80	40	25	96	94	47	25	113
81	40.5	25	97	95	47.5	25	114
82	41	25	98	96	48	25	115
83	41.5	25	100	97	48.5	25	116
84	42	25	101	98	49	25	118
85	42.5	25	102	99	49.5	25	119
86	43	25	103				

2. 在输注前约 30min 前，从冰箱中取出所需安瓿。放置至室温（15～25℃）。缓慢沿内壁向每支安瓿内注射 5ml 注射用水。不能将注射用水直接注射到冻干粉上，以减少泡沫。

3. 配制后的安瓿应放置 5～10min。之后，倾斜安瓿，轻轻滚动 15～20s，以加强溶解过程。安瓿不能倒置、振摇。

4. 药粉溶解后，立即对溶液中的颗粒物质及颜色变化进行视觉检查，如果观察到不透明的粒子或溶液变色，不要使用。由于药物的性质，配制后的溶液有时可能含有一些蛋白颗粒，以白色细线或半透明纤维的形式出现，输液过程中会被线型过滤器去除。

5. 缓慢从安瓿中抽取配制好的溶液，避免在注射器中起泡。如果溶液的体积超过一个注射器容量，应准备所需数量的注射器，以便在注射过程中迅速更换。

6. 本品须经低蛋白结合的 0.22μm 过滤器，用注射泵输注，输注速率因人而异，由相应临床医师根据患者制定，如初次使用或先前输注出现过输液反应。不得大于 25ml/h，输注时间不得少于 50min。输液完毕后需观察 1h 以上判断是否有输液反应。

7. 输注完毕后，用 20ml 注射器装入 10ml 0.9% 氯化钠注射液冲洗管路，以便将管路内剩余药品注入患者体内。

【用药须知】

1. 本品须在有酶替代疗法或其他溶酶体蓄积病经验的内科医师监督下使用；且需在有酶替疗法及医疗急诊保障的专业机构使用。

2. 应定期评估本品治疗的效果，如观察不到明显疗效，考虑停止本品治疗。

3. 随着末梢器官损伤的累积，治疗越来越难以逆转或改善。与其他的酶替代疗法一样，本品不透过血脑屏障。治疗医师应考虑到本品对不可逆的并发症（如骨骼畸形、多发骨发育不全、临床神经症状表现和认知功能受损）无效。

4. 如果发生严重的过敏反应，立即停用本品，并对症紧急治疗。

5. 如出现输液反应，根据反应的严重程度进行处理，包括减慢注射速度，使用抗组胺药、解热镇痛药和（或）皮质激素等药物治疗、停止和暂停治疗，延长输注时间。在需要对症治疗的情况下，使用抗组胺药和（或）皮质激素进行预处理可能会防止后续反应。在临床研究中，患者在使用本品之前并没有常规使用药物。

6. 使用本品可能观察到抗体产生。为了进一步评估两者之间的关系，在出现严重的输液反应或缺乏或失去治疗效果的情况下，应检测患者是否存在本品抗体。如果患者在急诊期间病情恶化，应考虑停止治疗。

7. 本品不可与其他药物混合使用。

【制剂】 注射剂（粉）：10mg。

【贮藏】 原包装避光贮于 2～8℃。

阿斯福特酶α（asfotasealfa）

别名：Strensiq。

【理化性状】 本品是由 2 个含 726 个氨基酸的肽链组成的可溶性糖蛋白。分子量为 161kDa。

【药理学】 低磷酸酯酶症是因为碱性磷酸酶（TNSALP）缺乏活性而导致的疾病。TNSALP 缺乏活性可导致其底物，包括无机焦磷酸盐的蓄积，细胞外焦磷酸盐水平升高可阻止羟磷灰石晶体生长，从而抑制骨骼矿化，最终导致未矿化的骨基质蓄积，表现为婴儿或儿童佝偻病、骨变形，一旦生长板关闭就可出现软骨病伴肌无力，本品为替代性酶，可降低 TNSALP 底物的水平。

【药动学】 剂量为 0.3～3mg/kg 时，本品的药动学呈线性，并呈时间依赖性。给药 3 周后可达稳态血药浓度，皮下注射后本品的 $t_{1/2}$ 约为 5d（表 17-2）。

表 17-2　每周 3 次皮下注射 2mg/kg 后的药动学参数

	研究 1	研究 2
n	14	6
年龄（岁）	3.4±2.1 （0.2,6.2）	8.6±2.2 （6.1,12.6）
体重（kg）	11.2±5.0 （2.9,17.1）	21.2±7.9 （11.4,35.4）
T_{last}（h）	48.1±0.1 （47.9,48.3）	48.0±0.1 （48.0,48.1）
T_{max}（h）	14.9±10.4 （0,32.2）	20.8±10.0 （11.9,32.2）
C_{max}（ng/ml）	1794±690 （856,3510）	2108±788 （905,3390）
AUC[（h·ng）/ml]	66 042±25 758 （27 770,119 122）	89 877±33 248 （37 364,142 265）
蓄积率	1.5	3.9

群体药动学分析显示，本品的清除率与体重相关。同样的剂量下，本品的给药浓度高（80mg/0.8ml），而暴露量却比低浓度（18mg/0.45ml、28mg/0.7ml、40mg/ml）降低 25%。

【适应证】 用于围生期婴儿、幼儿及青少年的低磷酸酯酶症发作。

【不良反应】

1. 严重不良反应包括过敏反应、脂肪代谢障碍和异位性钙化。

2. 临床试验中报告的不良反应包括注射部位反应（红斑、染色或色素减退、疼痛、瘙痒、肿胀、硬结、斑点、瘀斑、结节）、脂肪代谢障碍、注射部位萎缩、注射部位肥大、呕吐。

3. 少见低血钙、肾结石、慢性肝炎。

【禁忌与慎用】

1. 尚未明确本品是否可经乳汁分泌，哺乳期妇女慎用。

2. ≥65 岁的老年人用药的安全性及有效性尚未明确。

【剂量与用法】 本品的推荐剂量为 2mg/kg，皮下注射，每周 3 次；或 1mg/kg，皮下注射，每周 6 次。对于围生期婴儿、幼儿，可根据治疗效应增加至 3mg/kg，皮下注射，每周 3 次。

【用药须知】

1. 本品可导致过敏反应，如出现严重过敏反应，应立即停药，并给予适当处置。出现过敏反应者再次使用时应权衡利弊。

2. 注射部位可出现脂肪代谢障碍，注射时应轮换注射部位。不能注射于有感染或红肿、挫伤的部位。

3. 本品可导致异位性钙化，常见于结膜、角膜和肾。治疗前及治疗期间应定期行眼科检查和肾超声检查。

【制剂】 注射剂：18mg/0.45ml，28mg/0.7ml，40mg/ml，80mg/0.8ml。

【贮藏】 避光贮于 2～8℃下。

艾洛硫酶α（elosulfase alfa）

别名：Vimizim。

本品为经 DNA 重组技术，由中国仓鼠卵巢细胞产生的酶。本品为糖基化的蛋白二聚体，由两条低聚糖链组成，每条多肽链由 496 个氨基酸组成，本品的分子量约为 110kDa。

【用药警戒】 某些患者在静脉输注过程中，可发生超敏反应，表现为咳嗽、红斑、喉头发紧、荨麻疹、潮红、面色苍白、低血压、呼吸困难、皮疹、胸部不适、胃肠道症状（如恶心、腹痛、呕吐）。本品输注过程中应密切监测患者，告知患者如出现上述症状，应立即呼叫医护人员。急性呼吸道疾病的患者，可能会出现呼吸道疾病的严重恶化，此类患者更应密切监测。

【药理学】 黏多糖贮积症（MPS）是一组溶酶体贮存疾病，缺乏特异性的溶酶体酶分解代谢葡糖氨基葡聚糖。ⅣA 型黏多醣贮积症（MPS ⅣA，

Morquio syndrome），是 N-乙酰氨基半乳糖-6-硫酸酶的活性缺乏或减低，造成 GAG 底物 KS 和 C6S 的蓄积于身体各部位细胞的溶酶体隔室，从而造成各个器官、组织、系统的功能障碍。本品可提供外源性的 N-乙酰氨基半乳糖-6-硫酸酶，本品被溶酶体摄取后，可增加 GAG 底物 KS 和 C6S 的代谢。本品被细胞摄取进入溶酶体，是通过本品的甘露糖-6-磷酸-末端低聚糖链与甘露糖-6-磷酸受体结合而实现的。

【药动学】经 4h 静脉输注 2mg/kg 后，每周 1 次，共用 22 周，第 0 周时 $AUC_{0～t}$ 为（238 ± 100）（min•μg）/ml，C_{max} 为（1.49 ± 0.534）μg/ml，T_{max} 为（172 ± 75.3）min，CL 为（10.0 ± 3.73）（ml•kg）/min，V_{ss} 为（396 ± 316）ml/kg，$t_{1/2}$ 为（7.52 ± 5.48）min；第 22 周时 $AUC_{0～t}$ 为（577 ± 416）（min•μg）/ml，C_{max} 为（4.04 ± 3.24）μg/ml，T_{max} 为（202 ± 90.8）min，CL 为（7.8 ± 13.0）（ml•kg）/min，V_{ss} 为（650 ± 1842）ml/kg，$t_{1/2}$ 为（35.9 ± 21.5）min。

【适应证】用于治疗 MPS ⅣA。

【不良反应】可见过敏反应、发热、头痛、恶心、腹痛、寒战、疲乏。

【妊娠期安全等级】C。

【禁忌与慎用】

1. <5 岁儿童使用本品的安全性和有效性尚未确定。

2. >65 岁的老年人使用本品的安全性尚未明确。

【剂量与用法】

1. 推荐剂量为 2mg/kg，经 3.5～4.5h 静脉输注。用 0.9%氯化钠注射液稀释至 100ml（体重<25kg）或 250ml（体重>25kg）后静脉输注。

2. 输注本品时应使用低蛋白结合的输液器，并配备 0.2μm 的终端滤器。

3. 体重<25kg 的患者起始输注速度为 3ml/min，如能耐受，15min 后可增加至 6ml/min，如仍能耐受，可每小时增加 6ml/min，最大输注速度不超过 36ml/min。

4. 体重>25kg 的患者起始输注速度为 6ml/min，如能耐受，15min 后可增加至 12ml/min，如仍能耐受，可每小时增加 12ml/min，最大输注速度不超过 72ml/min。

5. 本品应稀释后尽快使用，如不能立即使用，应遮光贮于 2～8℃下，不可冷冻，可保存 24h，并在 48h 内全部输完。

【用药须知】

1. 本品可导致过敏反应，输注本品前应准备好抢救药品和设备，可在输注前给予抗组胺药，在输注过程中如发生过敏反应，应根据反应的严重程度给予适当处置。

2. 急性发热或呼吸道疾病的患者发生危及生命的过敏反应的风险高，给予本品前应排除上述疾病，在上述疾病治愈后再使用本品。

3. 睡眠呼吸暂停综合征是 MPS ⅣA 患者常见的症状，开始本品治疗前，应评价患者气道的通畅程度，吸氧的患者、睡眠时须连续正压通气的患者，应准备好吸氧设备和通气设备。

4. 脊髓压迫是 MPS ⅣA 患者严重的并发症，使用本品的患者，应监测脊髓压迫的症状和体征，如出现，应给予适当治疗。

【制剂】注射剂：5mg/5ml。

【贮藏】遮光，贮于 2～8℃。不可冷冻或振摇。

加硫酶（galsulfase）

别名：Naglazyme、Arylsulfatase B。

本品是美国 FDA 批准的首个适用于Ⅵ型黏多糖贮积症（MPS Ⅵ）的酶替代治疗药物。本品是通过 DNA 重组技术由中国仓鼠卵巢细胞产生的酶，是含 495 个氨基酸的糖蛋白，分子量 56kDa。

【药理学】黏多糖贮积症是一类较为罕见的遗传病，它主要是由于患者体内缺乏葡萄糖胺聚糖（GAG）正常分解代谢所必需的特定溶酶体——水解酶所致。MPS Ⅵ（也称 Maroteaux Lamy 综合征）的特点是患者体内 N-乙酰半乳糖胺-4-硫酸酯酶缺乏或明显减少，进而导致 GAG 的底物硫酸皮肤素（dermatan sulfate）在体内积聚，最终引起全身细胞、组织和器官的功能障碍。本品可以为 MPS Ⅵ 患者提供可被溶酶体吸收的外源性水解酶，提高 GAG 分解代谢的能力。

【药动学】3 名 MPS Ⅵ患者应用本品（1mg/kg，每周 1 次，共 24 周）后，在第 1 周和第 24 周测得其 C_{max} 分别为 0.8μg/ml 和 1.5μg/ml；AUC 分别为 2.3（μg•h）/ml 和 4.3（μg•h）/ml；$t_{1/2}$ 分别为 9min 和 26min；清除率分别为 7.2（ml•kg）/min 和 3.7（ml•kg）/min；表观分布容积分别为 103ml/kg 和 69ml/kg。

【适应证】用于黏多糖贮积症的酶替代疗法。可改善患者的行走及楼梯爬行能力。

【不良反应】

1. 临床试验中发现的不良反应包括输液反应、腹痛、耳痛、关节痛、结膜炎、呼吸困难、皮疹、寒冷、胸痛、咽炎、反射消失、角膜混浊、胃炎、高血压、心神不安、鼻塞、脐疝、听力损害。

2. 上市后报道的过敏反应包括休克、低血压、支气管痉挛、呼吸衰竭。

【妊娠期安全等级】 B。

【禁忌与慎用】 尚未明确本品是否可经乳汁分泌，哺乳期妇女慎用。

【剂量与用法】

1. 对于成人、青少年、≥5 岁儿童 MPS Ⅵ 患者，本品的推荐剂量为 1mg/kg，溶于 0.9%氯化钠注射液中行静脉输注，使用输液泵控制速度。每周静脉输注 1 次，每次输注时间至少 4h。在输注给药的第 1 个小时中，输液速度应保持在 6ml/h。若发生输液反应，输注时间应延长到 20h。在开始输注本品之前，建议给予抗组胺药物（可加用解热药）以预防输液反应。

2. 对于体重≤20kg 者或液体负荷过重的患者，可考虑将输液的体积减少至 100ml，同时减慢输注速度，以保证输注时间不少于 4h。

【用药须知】

1. 本品可导致超敏反应或严重的过敏反应，输注过程中，密切监测患者过敏反应的症状和体征，如出现急性过敏反应，应立即停药，并给予适当处置。

2. 使用本品可发生免疫介导的膜性肾小球肾炎，如发生应停药，并给予适当治疗，再次使用本品时应权衡利弊。

3. 对疑有液体负荷过重的患者应密切观察，因可造成急性心力衰竭，使用本品过程中应给予监护。

4. MPS Ⅵ 患者常发生呼吸暂停，在输注本品前给予抗组胺药会增加呼吸暂停的发生率。使用本品前应评价患者呼吸道的通畅程度，睡眠时须吸氧或正压通气的患者，在输注本品期间应保证上述设备可用。急性发热或肺病的患者应推迟给药。

5. 脊柱或脊髓压迫导致的脊髓病是 MPS Ⅵ 的严重并发症，上市后有报道，使用本品可使上述病症加重，甚至须行脊髓减压术，使用本品过程中应注意观察患者脊柱或脊髓压迫的症状和体征，并给予适当处置。

【制剂】 注射剂：5mg/5ml。

【贮藏】 贮于 2～8℃，严禁冷冻和振摇。

他利葡苷酶α（taliglucerase alfa）

别名：Elelyso。

本品为神经酰胺合成酶抑制剂。2014 年 8 月美国 FDA 批准本品上市。

【理化性状】

1. 本品是利用 DNA 重组技术，由植物细胞（胡萝卜）培养出的含 4 个糖基化位点的糖蛋白。与内源性葡萄糖苷酶的差异在于，在 N 端有两个氨基酸不同，在 C 端有 7 个氨基酸不同

2. 分子式：$C_{2580}H_{3918}N_{680}O_{727}S_{17}$。

3. 分子量：56 637.94。

【药理学】 本品是葡萄糖苷酶的类似物，可降低葡萄糖脑苷脂的蓄积。

【药动学】 本品的药动学参数见表 17-3。

表 17-3　本品的药动学参数

参数	儿童患者中位数（范围）		成人患者中位数（范围）	
	30U/kg	60U/kg	30U/kg	60U/kg
年龄（岁）	15（10～17）	11（4～16）	35（19～74）	33（19～58）
体重（kg）	44.3（22.8～71.0）	28.6（16.5～50.4）	72.5（51.5～99.5）	73.5 （58.5～87.0）
$AUC_{0\sim\infty}[（ng \cdot h）/ml]$	1416（535～1969）	2984（1606～4273）	2007（1007～10 092）	6459（2548～21 020）
$t_{1/2}$（min）	37.1（22.5～56.8）	32.5（18.0～42.9）	18.9（9.20～57.9）	28.7（11.3～104）
CL（L/h）	30.5（17.4～37.8）	15.8（11.7～24.9）	30.5（6.79～68.0）	18.5（6.20～37.9）
V_{ss}（L）	14.9（10.1～35.6）	8.80（3.75～21.4）	11.7（2.3～22.7）	10.7（1.4～18.5）

【适应证】用于 I 型戈谢病的酶替代疗法。

【不良反应】

1. 常见关节痛、头痛、四肢痛。

2. 少见疲乏、恶心、头晕、腹痛、呕吐、皮疹、瘙痒、荨麻疹、潮红。

【妊娠期安全等级】B。

【禁忌与慎用】

1. 尚不明确本品是否经乳汁分泌，哺乳期妇女应慎用。

2.4 岁以下患者的临床资料有限。

【剂量与用法】

1. 4 岁以上患者推荐剂量为 60U/kg，经 60～120min 静脉输注，每周 1 次。

2. 从伊米苷酶转为本品的患者，可按同等剂量给予本品，根据治疗反应调整剂量。

3. 本品注射剂先用注射用水溶解，之后用 0.9%氯化钠注射液稀释至 100～200ml 静脉输注。溶解过程中避免振摇。

4. 本品用于儿童时，稀释后最终体积应为 100～120ml，起始输注速度为 1ml/min，如能耐受可增加输注速度，但最大输注速度不超过 2ml/min。本品用于成人时，稀释后最终体积应为 130～150ml，起始输注速度为 2ml/min，如能耐受可增加输注速度，但最大输注速度不超过 2.2ml/min。

【用药须知】本品可导致过敏反应甚至超敏反应，应准备好抢救设备和药品。

【制剂】注射剂（粉）：200U。

【贮藏】遮光，贮存于 2～8℃下，切勿冷冻。

舍利普酶α（cerliponase alfa）

别名：Brineura。

本品为中国仓鼠卵巢细胞系通过重组 DNA 技术生产的纯化酶。活性部分是重组人三肽基肽酶 1（rhTPP1），为溶酶体外肽酶。此酶的主要活性是使氨基末端的三肽从蛋白质中裂解。本品由 554 个氨基酸组成，分子量为 59kDa。

【CAS】151662-36-1。

【药理学】神经元蜡样质脂褐素沉环病 2 型（CLN2）是由溶酶体酶的三肽基肽酶 1（TPP1）缺乏引起的神经退行性疾病。TPP1 是多肽在中枢神经系统中的代谢酶。TPP1 活性缺失使中枢系统中的溶酶体蓄积，导致运动功能逐渐下降。本品是一种酶原，通过阳离子甘露糖-6-磷酸受体（ci-mpr，又名 M6P/IGF2 受体）被靶细胞从中枢神经系统中被动转运到溶酶体。本品在溶酶体中被活化，活化后的本品具有蛋白水解活性，可从蛋白质的 N 端裂解三肽。

【药动学】本品剂量为 30mg、100mg、300mg 时，在脑脊液中的暴露量增加小于剂量增加的比例。剂量为 300mg，每隔 1 周 1 次时，在脑脊液或血浆中本品无蓄积。

本品的药动学具有个体差异和个体自身差异。在脑室内注射 300mg 本品，在第 1 天、第 5 周和第 13 周，脑脊液和血浆中的药动学参数见表 17-4。

本品是一种蛋白质，预计通过多肽水解而代谢。

【适应证】用于减缓 3 岁及以上的晚期婴儿神经元蜡样质脂褐素沉积病 2 型（CLN2）导致的行走能力丧失。

【不良反应】

1. 严重不良反应包括脑室内注射相关并发症、心血管不良反应和过敏反应。

2. 临床试验中报告的不良反应包括发热、心电图异常、脑脊液蛋白降低、呕吐、过敏反应、血肿、头痛、易怒、脑脊液淋巴细胞增多、输注设备相关性感染、心动过缓、焦躁不安、低血压。

【妊娠期安全等级】尚未进行动物和人类妊娠期使用的安全性研究。

【禁忌与慎用】

1. 急性脑室接入设备相关性并发症（如泄漏、设备故障或设备相关性感染）禁用。

2. 脑室-腹腔分流术的患者禁用。

3. 尚不明确本品是否经乳汁分泌，哺乳期妇女使用时应权衡利弊。

4. <3 岁患儿使用本品的安全性和有效性尚未确定。

【药物相互作用】尚未进行研究。

【剂量与用法】

1. 3 岁以上患儿的推荐剂量为 300mg，脑室内灌注，每隔 1 周给药 1 次。输入本品后应以每 2.5ml/h 的输注速率输注电解质。整个输注过程，包括电解质输注，约 4.5h。

2. 推荐在输注本品前 30～60min 给予抗组胺药，解热镇痛药和皮质激素给或不给均可。

本品应当由专业医师或在其指导下进行脑室内输注。

3. 本品通过外科手术植入储液器和导管注射到脑脊液中（脑室注入装置），本品拟通过 Codman®Holter rickham 储液器（部分规格：

82-1625，82-1621，82-1616）与 Codman®脑室导管（规格：82-1650）。在第一次输注前必须置入上述脑室内通路装置。建议在设备置入至少 5～7d 后开始使用本品。

表 17-4　脑室内输注（300mg，每隔 1 周 1 次，输注时间约 4.5h）舍利普酶α的药动学参数

参数		中间值（最小，最大）		
		第 1 天	第 5 周	第 13 周
脑脊液	n（人）	13	14	13
	T_{max}（h）*	4.5（4.3,5.8）	4.3（3.8,4.5）	4.3（4.0,4.5）
	C_{max}（µg/ml）	1260（359,4380）	1630（376,4670）	1390（1110,2340）
	AUC$_{0\sim t}$[（µg·h）/ml]	9290（3660,19 000）	12 400（4620,26 200）	10 500（7000,18 200）
	V_{ss}（ml）	245（78.4,909）	196（85.4,665）	186（131,257）
	CL（ml/h）	32.3（15.8,81.9）	24.2（11.4,64.9）	28.7（16.5,42.9）
	$t_{1/2}$（h）	6.2（5.5,16.3）	7.4（3.3,9.5）	7.7（5.1,9.4）
血浆	n（人）	12	12	9
	T_{max}（h）	12.0（4.3,24.5）	12.0（7.5,24.2）	12.3（4.3,75.9）
	C_{max}（µg/ml）	1.3（0.2,3.9）	1.9（0.2,4.3）	1.0（0.03,2.6）
	AUC$_{0\sim t}$[（µg·h）/ml]	16.2（1.1,69.9）	40.1（11.1,78.9）	9.5（0.2,51.6）
脑脊液与血浆的比值	n（人）	11	12	9
	C_{max}	1200（305,4530）	809（202,9370）	1320（541,51 200）
	AUC$_{0\sim t}$	393（115,1910）	340（126,1780）	1330（167,38 900）

4. 本品应通过 B Braun Perfusor®空间输液泵系统给药。本品对于输液泵的要求如下：①给药速率为 2.5ml/h，给药精度为±1ml/h；②可配套使用本品注射剂随带的 20ml 注射器；③阻塞报警设定≤281mmHg；④输注本品时推荐使用 0.2µm 的在线滤器。

5. 脑室内输注。图 17-1 显示了脑室内输注系统的建立。输注时应注意无菌操作。按照下面的步骤进行脑室内输注。

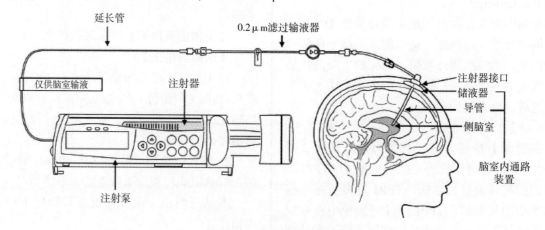

图 17-1　脑室内输注系统

（1）在无菌条件下制备本品的注射器输注。无菌带针头注射器上标有"Brineura"标签。从 2 个本品注射剂安瓿上中移开绿色的保护盖。使用"Brineura"标记的注射器从安瓿中总共抽出 10ml

液体。不要稀释本品注射剂。不得将本品与任何其他药物混合。

（2）将含有本品注射剂的注射器与延长线连接（图 17-2）。然后用一个 0.2μm 的在线过滤器连接延长线到输液器上。

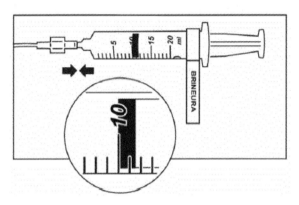

图 17-2　注射器与延长线连接

（3）检查是否有输注通路泄漏或故障的迹象，以及潜在的感染情况。

（4）将端口针插入脑室内接入设备（图 17-3）。

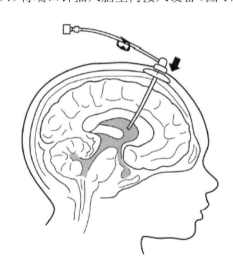

图 17-3　端口针与脑室内接入设备连接

（5）连接一个空的一次性使用带鲁尔锁的无菌注射器，容量不超过 3ml（本品不附带）。取 0.5～1ml 的脑脊液，检查输注通路是否通畅，并送培养标本，进行脑脊液感染监测。不要将抽出的脑脊液返回到脑室输液管路内。

（6）将配有 0.2μm 在线过滤器的输液器连接到端口针上（图 17-1）。

（7）把含有本品注射液的注射器连接到输液泵，并设置 2.5ml/h 的输注速率，设置阻塞报警，设置压力≤281mmHg 时警报。禁止大剂量或手动给药。

（8）在开始输注前、输注中和输注后，定期监测生命体征（血压，心率）。在输注过程中定期检查输注系统是否有泄漏或运输故障的迹象。

（9）以 2.5ml/h 的速率注入本品。

（10）当本品输注完成后，从泵上拆下空的注射器并断开输液管路。进行脑室内电解质输注。

（11）配制脑室电解质输注应在无菌条件下进行。将一个无菌注射器贴标为"脑室电解质"，并附上注射器针头。从电解质注射液抽取 2ml 的注射液，丢弃剩余未使用部分。

（12）将注射器连接到延长线，将装有电解质注射液的注射器放入输液泵中，以 2.5ml/h 的速度输注。在输注过程中定期检查输注系统是否有泄漏或输注失败的迹象。

6. 电解质输注完成后，从泵中取出注射器并断开与输液管的连接，拔下针头。结合护理标准，使用温和的压力和绷带包扎输注部位。根据卫生管理部门要求，处理输注部件、针头、未使用的溶液和其他废物。

【用药须知】

1. 将本品和电解质注射液安瓿放在室温下 60min 进行融化，不要用任何其他方式解冻或是加热安瓿，不要摇晃安瓿，在解冻期间会发生冷凝现象。不要再次冷冻装有本品或电解质的安瓿或是注射器。

2. 本品融化后应立即使用，如果不立即使用，注射器内药品在冰箱 2～8℃时最多可保存 4h。

3. 注射本品必须在无菌条件下进行以减少感染的风险。医护人员应检查头皮的皮肤是否完整，以确保在每次输注前不妨碍注射设备进入。与设备有关的感染症状和体征可能不明显，因此，应常规检查脑脊液样本以检测亚临床设备相关性感染。脑室注射装置大约经 105 次穿刺后，可能会发生脑室内贮器的物质降解。脑室注射设备可能需要更换，或更早更换。使用 105 次，相当于常规使用约 4.3 年。

4. 在输注前、输注过程中、输注后定期监测生命体征（血压、心率）。有心动过缓、传导阻滞或有结构性心脏病病史的患者在输注过程中，应监测心电图，如一些 CLN2 疾病的患者可能出现传导阻滞或心脏病。对于无心脏异常的患者，每 6 个月进行常规的 12 导联心电图评估。

5. 本品治疗的患者在输注过程中或输注完成后24h 内可发生过敏反应。症状和体征包括发热、呕吐、白细胞增多或易怒。在本品输注之前，可预防性使用抗组胺药，解热镇痛药、皮质激素可选择性给予。如果发生过敏反应，立即停止输注并开始适当的治疗。在输注过程中和输注后密切观察患者。告知患者过敏反应的症状和体征，并告知患者在出现症状和体征时立即就医。

【制剂】注射剂：150mg/5ml，附带 5ml 电解质注射液。输注设备包括 1 个 20ml 注射器、2 个注射用针头（21G，25.4mm），1 根延长线、1 套配备 0.2μm 过滤器的输液器、1 个端口针（22G，16mm）。

【贮藏】药品避光，贮于-25～15℃下；输注设备不能冷冻。

培格利酶（pegvaliase）

别名：Palynziq。

本品是一种苯丙氨酸代谢酶。

【理化性状】本品是一种苯丙氨酸代谢酶，由重组苯丙氨酸裂解酶（rAvPAL）与 *N*-羟基琥珀亚胺（NHS）-甲氧基聚乙二醇（PEG）偶联而成。rAvPAL 是一种四聚体蛋白，单体分子量为 62kDa。每分子 rAvPAL 平均与 9 个 20kDa 的 PEG 分子共价结合。本品总分子量约为 1000kDa。

【用药警戒】本品可导致过敏反应，首次给药需在医护人员严密观察下进行，皮下注射后应至少观察 60min。在患者自己注射前，应确保患者有能力使用自我注射的肾上腺素注射液，且患者或其监护者能够识别过敏反应的症状和体征。患者在使用本品期间应随身携带自我注射的肾上腺素注射液。

【药理学】本品是一种聚乙二醇化的苯丙氨酸氨裂解酶（PAL），能将苯丙氨酸转化为氨和反式肉桂酸，能弥补降低苯丙酮尿症（PKU）患者苯丙氨酸羟化（PAH）酶活性的不足，从而降低苯丙氨酸的血浓度。

【药动学】

1. 吸收　在稳定的维持剂量期间，每日 1 次皮下注射本品 20mg 或 40mg，谷浓度平均±SD（范围）分别为（11.2±9.0）（0.21～29.6）mg/L 和（10.4±12.7）（0.18～43.1）mg/L。成人 PKU 患者每日 1 次皮下注射本品 20mg 或 40mg 后，中位 T_{max} 约为 8h。稳态时峰浓度（C_{max}）平均±SD（范围）分别为（14.0±16.3）（0.26 ～68.5）mg/L 和（16.7±19.5）（0.24～63.8）mg/L。

2. 分布　成人 PKU 患者每日 1 次皮下注射本品 20mg 或 40mg 后，表观分布容积平均±SD（范围）分别为（26.4±64.8）（1.8～241）L 和（22.2±19.7）（3.1～49.5）L。

3. 代谢　本品预计通过分解代谢途径被降解为小分子肽和氨基酸。

4. 消除　成人 PKU 患者每日 1 次皮下注射本品 20mg 或 40mg 后，稳态时表观清除率平均±SD（范围）分别为（0.39±0.87）（0.018～3.66）L/h 和（1.25±2.46）（0.034～8.88）L/h。$t_{1/2}$ 平均±SD（范围）分别为（47±42）（14～132）h 和（60±45）（14～127）h。本品在人类中的消除途径尚未明确。

【适应证】本品用于降低 PKU 成年患者的苯丙氨酸血浓度，此类患者的苯丙氨酸血浓度难以控制且往往＞600mmol/L。

【不良反应】

1. 最常见的不良反应（≥20%）为注射部位反应、关节痛、过敏反应、头痛、全身皮肤反应至少持续 14d、瘙痒、恶心、腹痛、口咽痛、呕吐、咳嗽、腹泻和疲劳。

2. 发生率≥15%且≤20%的不良反应为头晕、焦虑、脱发、鼻塞。

3. 最常见的导致停药的不良反应为过敏反应（包括过敏反应和血管神经性水肿）、关节痛、全身皮肤反应和注射部位反应。

4. 最常见的导致药物减量的不良反应为关节痛、过敏反应、注射部位反应、脱发和全身皮肤反应，至少持续 14d。

5. 实验室检查异常为补体因子 C3 和 C4 低于正常值下限、C 反应蛋白高于正常值上限、苯丙氨酸血浓度低、磷酸肌酸激酶高于正常值上限、高灵敏 C 反应蛋白大于 0.287mg/dl 超过 6 个月。

【禁忌与慎用】

1. 孕妇禁用。

2. 哺乳期妇女应用需权衡利弊。

3. 儿童患者使用本品的安全性和有效性尚未确立。

4. 65 周岁及以上患者使用本品的安全性和有效性尚未确立。

【药物相互作用】本品与聚乙二醇化药物合用可能会产生过敏反应。

【剂量与用法】

1. 诱导。本品的推荐初始诱导剂量为 2.5mg，每周皮下注射 1 次，持续 4 周。给予初始剂量需在医务人员监督下进行。

2. 滴定。根据表 17-5 方案逐渐增加剂量至每日 1 次皮下注射 20mg。滴定本品剂量需根据耐受情况，采用渐进的方式，最少需要 5 周。

表 17-5　推荐给药方案

处置	本品剂量	持续时间
诱导	2.5mg 每周 1 次	4 周
滴定	2.5mg 每周 2 次	1 周
	10mg 每周 1 次	1 周
	10mg 每周 2 次	1 周
	10mg 每周 4 次	1 周
	10mg 每日 1 次	1 周
维持剂量	20mg 每日 1 次	24 周
最大剂量	40mg 每日 1 次	16 周

3. 维持剂量。在滴定出有效的维持剂量前，可能不会出现治疗效果。评估患者的耐受性、苯丙氨酸血浓度、饮食蛋白和整个治疗过程中的苯丙氨酸摄入量。本品维持剂量为每日 1 次，每次 20mg 皮下注射，至少 24 周。对于持续给予每日 20mg 至少 24 周，但与治疗前相比苯丙氨酸血浓度没有下降达到 20% 的患者或苯丙氨酸血浓度仍大于 600mmol/L 的患者，考虑增加本品剂量至最大值，每日 1 次，每次 40mg 皮下注射。

4. 停药。对于每日 1 次，最大剂量 40mg 连用 16 周效果不佳（与治疗前相比苯丙氨酸血浓度没有下降达到 20% 的患者或苯丙氨酸血浓度仍大于 600mmol/L）的患者需停药。

5. 在滴定和剂量维持阶段，患者苯丙氨酸血浓度可能出现低于 30mmol/L 的情况，此时本品需要减量或者改变饮食蛋白和苯丙氨酸的摄入，以保证苯丙氨酸血浓度达到正常范围且高于 30mmol/L。

6. 过敏后再次应用本品，第 1 剂需要在专业医务人员密切监测下进行，并配备专业治疗设备。用药后至少观察 60min，随后的剂量滴定根据患者的耐受性和治疗方案而定。

7. 如果漏用 1 剂，只需要按照治疗时间表往下进行即可，不要使用两倍剂量弥补漏用的药物。

【用药须知】

1. 本品应该由具有治疗 PKU 经验的医务人员使用，且在应用前需测定患者的苯丙氨酸血浓度。

2. 第一次使用本品或过敏反应后使用本品均需密切观察，必要时配备肾上腺素注射液和成人看护者。

3. 对于超敏反应，可考虑在给予本品前根据个体患者的耐受性，给予 H_1 受体拮抗剂、H_2 受体拮抗剂、解热镇痛药和（或）皮质激素。

4. 开始使用本品后，每 4 周需进行一次苯丙氨酸血浓度测定，直至确定维持剂量。维持剂量确定后，建议定期监测苯丙氨酸血浓度，进而评估苯丙氨酸血浓度的控制情况。

5. 治疗过程中要监测患者蛋白饮食和苯丙氨酸摄入量，并根据苯丙氨酸血浓度，调整饮食。

【制剂】 注射液：2.5mg/0.5ml，10mg/0.5ml，20mg/ml。

【贮藏】 避光，贮于 2～8℃，不可冻结或振摇。

依利格鲁司特,枸橼酸（eliglustat tartrate）

别名：Cerdelga。

本品为神经酰胺合成酶抑制剂。2014 年 8 月美国 FDA 批准本品上市。

【理化性状】

1. 化学名：N-（（1R,2R）-1-（2,3-dihydrobenzo[b][1,4]dioxin-6-yl）-1- hydroxy-3-（pyrrolidin -1-yl）propan-2-yl）octanamide （2R,3R）-2,3-dihydroxysuccinate。

2. 分子式：$C_{23}H_{36}N_2O_4 \cdot 1/2（C_4H_6O_6）$。

3. 分子量：479.59。

4. 结构式如下：

【药理学】 戈谢病是溶酶体酶酸性 β 葡萄糖苷酶缺乏所致。酸性 β 葡萄糖苷酶催化神经鞘脂类葡糖脑苷脂转化为葡萄糖和神经酰胺。酶的缺乏致葡糖苷酰鞘氨醇（GL-1）在巨噬细胞的溶酶体隔室蓄积，产生泡沫细胞或称戈谢细胞。本品是一种特异性葡萄糖神经酰胺合酶抑制剂（IC_50 = 10ng/ml），用于 I 型戈谢病的酶替代治疗。在临床试验中，本品可使肝大和脾缩小，并改善贫血和血小板减少。

此溶酶体储存疾病（LSD）的临床特点是戈谢细胞在肝、脾、骨髓和其他器官蓄积。戈谢细胞在肝、脾和骨髓的蓄积导致器官肿大和骨骼疾病。在骨髓和脾中存在戈谢细胞导致临床上显著贫血和血小板减少。

【药动学】 本品全身暴露量（C_{max} 和 AUC）依赖于 CYP2D6 表型。在 CYP2D6 泛代谢者和中介代谢者，本品的药动学呈时间依赖性，全身暴露量以大于剂量增加的方式增加。在泛代谢者中，多次口服剂量 84mg，2 次/日达稳态后，本品的全身暴露量（$AUC_{0\sim12}$）约为首次剂量后（$AUC_{0\sim\infty}$）的 2 倍。在 CYP2D6 乏代谢者中，本品的药动学为线性，与时间无关。与泛代谢者比较，在乏代谢者中 84mg，2 次/日的稳态全身暴露量要高 7～9 倍。

1. 吸收　在 CYP2D6 泛代谢者中，84mg，2 次/日，T_{max} 为 1.5～2h。C_{max} 为 12.1～25.0ng/ml。AUC_{tau} 为 76.3～143（ng·h）/ml。在中介受试者接受多剂量 84mg，2 次/日，C_{max} 和 AUC_{tau} 分别为 44.6ng/ml 和 306（ng·h）/ml。由于显著的首关代谢，在泛代谢者中单剂量口服 84mg 后口服生物利用度较低（<5%）。

在乏代谢者中，T_{max} 为 3h。C_{max} 和 AUC_{tau} 分别为 113～137ng/ml 和 922～1057（ng·h）/ml。

在泛代谢者中未对口服 84mg，1 次/日进行研究。利用基于生理学药动学（PBPK）模型预计的 C_{max} 和 $AUC_{0\sim24h}$ 分别为 75ng/ml 和 956（ng·h）/ml。

脂肪餐导致 C_{max} 降低 15%但 AUC 无变化。食物对本品的药动学无临床意义的影响。

2. 分布　本品与人血浆蛋白中度结合（结合率为 76%～83%），主要地分布于血浆中，不进入红细胞。在 CYP2D6 泛代谢者静脉给药后，本品的分布容积是 835L，提示广泛地分布于组织中。

3. 代谢和消除　本品被广泛地代谢，清除率高，主要通过 CYP2D6 代谢，其次通过 CYP3A4 代谢。本品主要代谢途径涉及辛醇部分的序贯氧化随后通过 2,3-双羟基-1,4-哌氧环烷部分的氧化，或两个途径的组合，生成多个氧化代谢物。尚未鉴定活性代谢物。

在给予 ^{14}C 标记的本品 84mg 后，给药剂量大部分随尿液排泄（41.8%）和粪便排泄（51.4%），主要为代谢物。健康 CYP2D6 泛代谢者静脉给予 42mg 后，本品的总体清除率均数（CV%）为 88L/h（8.8%）。多次口服 84mg，2 次/日后，在泛代谢者中本品的终末消除半衰期约为 6.5h，在乏代谢者中约为 8.9h。

【适应证】用于长期治疗 CYP2D6 泛代谢者、中介代谢者及乏代谢者的 I 型戈谢病。不适于用于治疗 CYP2D6 超快代谢者，因达不到所需的血药浓度。

【不良反应】

1. 常见关节痛、头痛、偏头痛、腹胀、恶心、口咽痛。

2. 少见疲乏、腰痛、腹泻、无力、头晕、咳嗽、呼吸困难、便秘、皮疹。

【妊娠期安全等级】C。

【禁忌与慎用】

1. 本品可延长 PR、QTc 及 QRS 间期，心脏疾病（充血性心力衰竭、新发急性心肌梗死、心动过缓、传导阻滞、室性心律失常）者不推荐使用。

2. 尚不明确本品是否经乳汁分泌，哺乳期妇女应权衡利弊选择停药或停止哺乳。

3. 儿童用药的有效性及安全性尚未确定。

4. 尚未对中重度肾损害者进行评价，不推荐上述人群使用。

5. 未对肝损害者进行评价，肝损害者不推荐使用。

【药物相互作用】

1. 本品是 CYP3A 及 CYP2D6 的底物，CYP3A 及 CYP2D6 抑制剂可升高本品的血药浓度，导致 PR 间期 QTc 间期或 QRS 间期延长，出现心律失常。

2. 已明确的药物相互作用及剂量调整方案见表 17-6。

表 17-6　已明确的药物相互作用及剂量调整方案

合用的 CYP 抑制剂	临床评价及推荐剂量调整方案	
	泛代谢者	中介代谢者
中效或强效 CYP2D6 抑制剂同时合用中效或强效 CYP3A 抑制剂	禁止合用	禁止合用
强效 CYP2D6 抑制剂，如帕罗西汀	84mg，1 次/日	84mg，1 次/日
中效 CYP2D6 抑制剂，如特比萘芬	84mg，1 次/日	84mg，1 次/日
强效 CYP3A 抑制剂，如酮康唑	84mg，1 次/日	禁止合用
中效 CYP3A 抑制剂，如伏立康唑	84mg，1 次/日	不推荐合用

3. 对于 CYP2D6 乏代谢者，本品禁与 CYP3A 抑制剂合用，包括弱效的 CYP3A 抑制剂，如雷尼替丁。

4. 强效 CYP3A 诱导剂（如利福平、苯巴比妥、苯妥英、贯叶连翘、葡萄柚汁）可明显降低本品的血药浓度，导致治疗失败，禁止合用。

5. 本品是 CYP2D6 和 P-糖蛋白的抑制剂，可升高地高辛的血药浓度，需降低地高辛的剂量 30%，并密切监测地高辛的血药浓度。

6. 对于治疗窗窄的 CYP2D6 的底物（如三环类抗抑郁药、吩噻嗪类抗精神病药、美托洛尔），与本品合用推荐监测血药浓度。

7. 不推荐与 Ⅰa 及Ⅲ类抗心律失常药合用。

【剂量与用法】

1. CYP2D6 泛代谢者及中介代谢者推荐剂量为 100mg，2 次/日；乏代谢者推荐剂量为 100mg，1 次/日。

2. 本品应整粒吞服，与食物是否同服均可。

3. 如漏服 1 剂，不必补服，按预定时间服下一剂。

4. 对于正在服用伊米苷酶、他利葡苷酶或阿葡糖苷酶（velaglucerase alfa）的患者如转为本品，在服用上述酶制剂 24h 后开始服用本品。

【用药须知】使用期间注意监测患者心电图。

【制剂】胶囊剂：100mg（相当于依利格鲁司特 84mg）。

【贮藏】贮存于 20～25℃下，短程携带允许 15～30℃。

人乳头瘤病毒疫苗（human papillomavirus vaccine，HPV）

别名：加德西、Gardasil。

【药理学】本品为一种基于 L₁ 主要衣壳蛋白的非感染性、亚单位病毒疫苗。当在真核细胞中表达时，L₁ 蛋白能够自行组装入与真正的病毒粒非常相似的病毒样颗粒（VLP）中，诱导产生高滴度抗体，从而预防天然病毒粒的感染。VLP 可在酵母细胞和杆状病毒感染的昆虫细胞中产生。基于 VLP 的疫苗具有特异性，因此，可靶向针对最常与宫颈癌发生相关的 HPV 基因型。

【药动学】本品肌内注射后 6 个月起效。有效血药浓度为 1510mMU/ml。

【适应证】用于预防下列疾病：宫颈癌、宫颈原位腺癌、1～3 级宫颈上皮内瘤样病变、2～3 级阴道上皮内瘤样病变、2～3 级外阴上皮内瘤样病变（VIN）、生殖器疣。

【不良反应】

1. 有临床试验表明，女性使用 HPV-16 型疫苗，最常见注射部位疼痛。

2. 在女性接种疫苗的对照临床试验中，双价 HPV-16,18 型疫苗可引起一过性注射部位症状，如疼痛、肿胀和发红。

3. 给予 HPV-18 型病毒样颗粒疫苗后，可观察到 41%女性出现注射部位红斑。

【妊娠期安全等级】B。

【禁忌与慎用】

1. 对本品过敏者禁用。

2. 免疫抑制或免疫缺陷者（可能无法获得期望的免疫应答反应）、出血性疾病患者慎用。

3. 孕妇仅在明确需要时方可使用。

4. 尚不明确本品及产生的抗体是否分泌入人乳中，哺乳期妇女应慎用。

【剂量与用法】肌内注射，在第 0、2 和 6 个月时注射 0.5ml。

【用药须知】

1. 男性（包括成人与青少年）患者使用本疫苗的有效性尚未确定。

2. 26 岁以上患者及 9 岁以下儿童使用本品的安全性和有效性尚未评估。

3. 应检查是否产生 HPV 抗体。

【制剂】①二价 HPV-16,18 型病毒样颗粒疫苗每支含 HPV-16L1 病毒样蛋白 20μg、HPV-18L1 病毒样蛋白 20μg；②四价 HPV-6,11,16,18 型重组疫苗：0.5ml 含 HPV6 L1 蛋白约 20μg，HPV11 L1 蛋白 40μg，HPV16 L1 蛋白 40μg，HPV18 L1 蛋白 20μg。

【贮藏】贮于 2～8℃

13 价肺炎球菌结合疫苗[pneumococcal 13-valent conjugate vaccine （diphtheria CRM197 protein）]

别名：肺炎球菌 13 价结合疫苗、Prevnar 13。

13 价肺炎球菌结合疫苗（结合白喉 CRM197 蛋白）是一种灭菌肺炎链球菌 1、3、4、5、6A、6B、7F、9V、14、18C、19A、19F 和 23F 血清型荚膜抗原的糖类混悬液，各自与无毒性的白喉 CRM197 蛋白链接。

【用药警戒】与所有疫苗一样，本品不能用于感染的治疗，不可能保护接种疫苗的所有个体免于罹患由肺炎球菌导致的严重侵袭性疾病。包括本品在内的所有疫苗均存在风险。对疫苗任何成分、包括白喉类毒素的过敏是疫苗使用中的禁忌证。

【药理学】本品由肺炎球菌多糖与载体蛋白结合而成，诱导 T 细胞依赖性免疫应答反应。特异性的载体蛋白 T 细胞为 B 细胞的成熟反应提供需要的信号。

WHO 建议若肺炎球菌血清型抗体浓度≥0.35μg/ml，则可以预测疫苗具有预防侵袭性肺炎球菌疾病的效果。婴儿接种本品 3 剂后的 1 个月可测到抗体浓度大于 0.35μg/ml。

【适应证】

1. 6 周龄到 5 岁的儿童

（1）用于主动免疫，预防由 13 种（1、3、4、5、6A、6B、7F、9V、14、18C、19A、19F 与 23F）肺炎球菌血清型导致的侵袭性疾病。

（2）可用于预防由 7 种（4、6B、9V、14、18C、19F 与 23F）肺炎球菌血清型导致的中耳炎（耳部感染）。目前尚无预防 1、3、5、6A、7F 与 19A 血清型导致中耳炎的有效性资料。

2. 成人（50 岁或以上）　用于主动免疫，预防肺炎和由 13 种（1、3、4、5、6A、6B、7F、9V、14、18C、19A、19F 与 23F）肺炎球菌血清型导致的侵袭性疾病。尚缺接种本品后肺炎和由 13 种肺炎球菌血清型导致的侵袭性疾病的发生率数据，所以这些适应证仅基于本品产生的免疫应答目标。

【不良反应】

1. 在所有的临床试验中，本品与其他推荐使用的儿童疫苗联合接种，最常见的不良反应是注射部位的局部不良反应和发热。在基础免疫或强化免疫期间，重复接种未见持续增加的局部或全身不良反应。

2. 按国际医学科学组织委员会（CIOMS）不良反应发生率的分类法，分为常见（≥1%且<10%），偶见（≥0.1%且<1%），罕见（≥0.01%且<0.1%），非常罕见（<0.01%）。

3. 各系统的不良反应如下所示。

（1）注射部位的局部反应：常见注射部位硬结/肿胀或红斑直径大于 2.4cm、疼痛或触痛妨碍活动。

（2）全身反应：常见发热。常见轻度（≥38℃而≤39℃）；罕见中度（>39℃而≤40℃）；极罕见重度（>40℃）。

（3）消化系统：常见腹泻、呕吐。

（4）代谢及营养障碍：常见食欲缺乏。

（5）神经系统：常见疲倦、睡眠中断、增加或减少；罕见惊厥（包括高热、惊厥）、低张力-低反应性发作。

（6）精神系统：常见易激惹、哭闹。

（7）皮肤及皮下组织：罕见注射部位皮炎、注射部位荨麻疹和瘙痒；非常罕见多形性红斑。

（8）血液和淋巴系统：非常罕见局限于注射部位的淋巴结炎。

（9）免疫系统反应：罕见过敏性或过敏样反应包括休克、血管神经性水肿、呼吸困难或呼吸暂停、支气管痉挛、支气管炎、面部水肿。

以上大多数症状为轻度，不良反应的发生率在第 1 剂接种后最高，第 2 剂和第 3 剂接种后不同程度减少。

本品的严重不良反应大多发生在与其他疫苗同期使用期间，且多为接种本品 1 个月后，报道最多的严重不良反应为感染性和侵袭性系统：支气管炎、胃炎或肺炎。

（10）据报道（2000 年），本品可致婴儿猝死综合征（SIDS），应用本品发生 3 例（0.063%）死亡事件，其他肺炎球菌疫苗发生 1 例（0.036%）死亡事件。

【妊娠期安全等级】B。

【禁忌与慎用】

1. 对本品任何成分、包括白喉类毒素的过敏者禁用。

2. 以下人群不推荐使用。

（1）正在辐射治疗期、使用皮质激素、抗代谢药、烷化剂（抗肿瘤药）和细胞毒素剂者。

（2）未建立本品在免疫妥协人群中（先天性或获得性脾功能异常者、HIV 感染者、恶性肿瘤者、造血干细胞移植者和肾病综合征患者）应用的安全性和有效性。此人群因为其本身的免疫系统受损从而影响免疫应答反应。

（3）已证实本品在早产儿中应用可引起呼吸暂停，故而本品在早产儿中应用时应该充分权衡利弊。

（4）尚未明确本品在妊娠期妇女中应用对胎儿和妇女生育能力的影响，只有在确实需要时才能使用。

（5）尚不明确本品在哺乳期、小于 6 周龄婴儿和大于 6 周岁的儿童中应用的有效性及安全性。

【剂量与用法】

1. 本品仅供肌内注射，禁止静脉内、皮下或皮内注射，使用前应充分摇匀，发现不溶性颗粒和颜色变化应禁止使用。

2. 本品禁止与其他任何一种疫苗在同一注射器中混合使用。

3. 首选部位为婴儿的大腿前外侧区域（股外侧肌）或儿童的上臂三角肌。肌内注射剂量为 0.5ml，注意不要注射到周围神经干和血管中。再者，本品不能注射于臀部。

4. 小于 6 月龄婴儿应接种 4 剂，每剂 0.5ml，首次接种最好在 6 周龄前，4 月、6 月龄再各注射 1 剂，推荐两次接种的间隔时间为 4~8 周。建议在 12~15 月龄间接种第 4 剂，第 3、4 剂给药至少间隔 2 个月。

5. 7~11 月龄婴儿应接种 3 剂、每剂 0.5ml，每次接种至少间隔 1 个月。建议在 12 月龄以后接种第 3 剂，与第 2 次接种至少间隔 2 个月。

6. 12~23 月龄幼儿应接种 2 剂、每剂 0.5ml，每次接种至少间隔 2 个月。

7. 24 月龄至 5 岁儿童应接种 1 剂。

8. 成人（50 岁或以上）可接种 1 剂。

【用药须知】

1. 本品使用前，医师应告知患者监护人接种本品的益处与风险，并告知患者、患者父母、监护人或其他责任人本品任何可能的不良反应和禁忌证。

2. 患者、患者父母、监护人或其他责任人在发现接种本品后出现任何可疑的过敏反应时应告知其医师。

3. 临床试验已证实，接种对象为婴儿和学步初期者，本品在前 3 剂可与白喉、破伤风和非细胞性百日咳疫苗、安尔宝（流感嗜血杆菌 b 多糖与破伤风类毒素蛋白结合物）同期使用；在第 4 剂可与 B 型嗜血杆菌偶联疫苗、麻疹-流行性腮腺炎-风疹减毒活疫苗、水痘病毒疫苗、甲肝纯化灭活疫苗同期使用。

4. 接种对象为成人者，本品在流感季节可与流感疫苗同期使用。尚未证实本品与含白喉类毒素的疫苗、接种对象为 50 岁或≥50 岁人群同期使用的安全性。

5. 本品在与其他疫苗同期使用时禁止混合在同一注射器中，并且应该避免在同一注射部位注射。

6. 本品引起急性过敏反应时，应立即给予肾上腺素或其他恰当的抗过敏药物。

7. 本品对不包括的肺炎链球菌肺炎类型，无预防作用。

8. 23 价肺炎疫苗接种后不足 5 年者，接种本品的效果尚未明确。

【制剂】预装注射器，每剂 0.5ml 含每种荚膜多糖（链球菌性肺炎血清分型 1、3、4、5、6A、7F、9V、14、18C、19A、19F、23F 各 2.2μg，6B 型 4.4μg、34μg，CRM197 载体蛋白，100μg）。

【贮藏】贮于 2~8℃，但严禁冷冻凝结；本品如被冷冻凝结应丢弃，禁止再次使用。

23 价肺炎球菌多糖疫苗（23-valent pneumococcal polysaccharide vaccine）

别名：肺炎球菌 23 价结合疫苗、Prevnar 23。

本品是采用 23 种最广泛流行、最具侵袭性的血清型肺炎球菌（包括血清型 1、2、3、4、5、6B、7F、8、9N、9V、10A、11A、12F、14、15B、17F、18C、19A、19F、20、22F、23F 和 33F），经培养提纯制成的多糖疫苗。

【药理学】

1. 本品由肺炎球菌多糖与载体蛋白结合而成，诱导 T 细胞依赖性免疫应答反应。特异性的载体蛋白 T 细胞为 B 细胞的成熟反应提供需要的信号。

2. WHO 建议，若肺炎球菌血清型抗体浓度≥0.35μg/ml，则可以预测疫苗具有预防侵袭性肺炎球菌疾病的效果。婴儿接种本品 3 剂后的 1 个月可测到抗体浓度 0.35μg/ml。

【适应证】用于免疫预防该疫苗所含荚膜菌型的肺炎球菌疾病。南非和法国的对照试验和病例对照研究证实，本品在预防肺炎球菌性肺炎和肺炎球菌性菌血症方面有效。

【不良反应】

1. 全身反应　蜂窝织炎、虚弱、发热、寒战、不适。

2. 消化系统　恶心、呕吐。

3. 血液/淋巴系统　淋巴腺炎、淋巴结病、慢性特发性血小板减少性紫癜患者血小板减少症，患有其他血液病患者的溶血性贫血、白细胞升高。

4. 过敏反应　血清病、血管神经性水肿。

5. 肌肉骨骼系统　关节痛、关节炎、肌痛。

6. 神经系统　头痛、感觉异常、神经根炎、吉兰-巴雷综合征、热性惊厥。

7. 皮肤　皮疹、荨麻疹、多形性红斑。

【妊娠期安全等级】B。

【禁忌与慎用】

1. 对本品任何成分过敏者。本品任何成分引起急性过敏反应时，应立即注射（1:1000）肾上腺素。

2. 哺乳期妇女慎用。

3. 2 岁以下幼儿用药的安全性和有效性尚未确定。

【药物相互作用】 建议在接种流感疫苗的同时接种肺炎球菌疫苗（须分别注射于不同手臂），这样不会增加不良反应或降低各自的抗体应答。

【剂量与用法】

1. 单次皮下或肌内注射本品 0.5ml（建议注射于三角肌或大腿中外侧），不得注射入血管内。

2. 通常，不推荐已接种本品的免疫功能正常者再次接种。然而，对 2 岁以上且存在严重肺炎球菌感染高危因素的接种者、首次接种肺炎球菌疫苗已超过 5 年且肺炎球菌抗体水平可能快速下降者，建议再接种一次。

高危人群包括功能性或解剖性无脾（如镰状细胞病或脾切除）、HIV 感染、白血病、淋巴瘤、霍奇金病、多发性骨髓瘤、恶性肿瘤转移、慢性肾衰竭、肾病综合征患者，或者其他伴有免疫抑制状况（如器官或骨髓移植）及正在接受免疫抑制性化疗（包括长期使用全身性皮质激素类）的个体（见免疫程序和剂量，接种时间）

对再接种时年龄为 10 岁以下并处于严重肺炎球菌感染高危因素的儿童（如功能性或解剖性无脾的儿童，包括镰状细胞病者或脾切除者，或包括由肾病综合征、肾衰竭或肾移植引起的首次接种后抗体水平迅速降低者），建议在前次接种 3 年后考虑再接种。

3. 所有在 5 年内未接种疫苗的 65 岁及 65 岁以上老年人（包括上次接种时不到 65 岁者）应再次接种疫苗。

4. 由于接种 3 次或更多次肺炎球菌多糖疫苗的安全性数据不充分，一般不建议在第 2 次接种后再接种。

【用药须知】

1. 皮内注射可能引起严重的局部反应。

2. 对于心血管和（或）肺功能严重受损的个体，接种疫苗的全身反应可引起严重危险；慎用本品并加以适当护理。

3. 若有发热性呼吸系统疾病或其活动期感染，应推迟使用本品；除非医师认为不接种疫苗会造成更大危险时方可使用。

4. 对需用青霉素（或其他抗生素）预防肺炎球菌感染的患者，接种本品后不应停止抗生素预防。

5. 同任何疫苗一样，不是所有接种本品者都能获得百分之百的保护。

6. 至少在脾切除前 2 周接种肺炎球菌疫苗。

7. 对于计划进行肿瘤化疗或其他免疫抑制治疗（如霍奇金病、器官或骨髓移植）的患者，接种疫苗和开始免疫抑制治疗之间至少应间隔 2 周。

应避免在化疗或放疗期间接种疫苗。可在化疗或放疗结束后数月内接种肺炎球菌疫苗。霍奇金病患者接受加强化疗（伴或不伴放疗）后，对疫苗的免疫应答在 2 年或更长时间内可能不够理想。对于一些完成化疗或其他免疫抑制治疗（伴或不伴放疗）的患者，在随后的 2 年时间中可观察到其对抗体的应答有明显提高，特别是在治疗结束和接种本品间隔延长的情况下。

8. 对于无症状或有症状的 HIV 感染者，应在确诊后及早接种本品。

【制剂】 注射剂：0.5ml 内含 23 种肺炎球菌荚膜型多糖（每种均为 25μg）。

【贮藏】 贮于 2～8℃，但严禁冷冻凝结；本品如被冷冻凝结应丢弃，禁止再次使用。

7 价肺炎球菌结合疫苗（pneumococcal 7-valent conjugate vaccine）

【药理学】 本品由肺炎球菌多糖与载体蛋白结合而成，诱导 T 细胞依赖性免疫应答反应。

【适应证】 本品用于 3 月龄至 2 岁婴幼儿、未接种过本疫苗的 2～5 岁儿童免疫预防该疫苗所含荚膜菌型的肺炎球菌疾病。

【不良反应】

1. 注射部位的局部反应　常见注射部位红肿、硬结（肿胀）、疼痛（触痛）或红斑。

2. 消化系统　常见腹泻、呕吐。

3. 全身反应　常见发热。

4. 代谢及营养障碍　常见食欲缺乏。

5. 神经系统　常见疲倦、睡眠中断，罕见惊厥（包括高热惊厥）、低张力-低反应性发作、易激惹。

6. 皮肤及皮下组织　注射部位皮炎、注射部位荨麻疹和瘙痒。

【禁忌与慎用】

1. 对本疫苗中任何成分过敏，或对白喉类毒素过敏者禁用。

2. 肝炎、结核等传染病及严重心脏病、严重营养不良或有免疫缺陷、严重佝偻病禁用。

3. 本品不宜用于成年人。

4. 妊娠和哺乳期间接种疫苗的安全性尚不

明确。

5. 本品在年龄小于 6 周龄的婴儿及 10 周岁以上的儿童中的安全性和有效性尚不明确。

【药物相互作用】临床研究期间，本品同时接种的疫苗包括白喉破伤风百日咳疫苗（DTP）或白喉破伤风无细胞百日咳疫苗（DTaP）、流感嗜血杆菌 b 多糖疫苗（Hib）、口服脊髓灰质炎疫苗（OPV）或灭活的脊髓灰质炎疫苗（IPV）、乙肝疫苗、脑膜炎球菌血清群 C 结合疫苗、麻疹-腮腺炎-风疹疫苗（MMR）及水痘疫苗。

【剂量与用法】

1. 肌内注射。注射部位首选婴儿的大腿前外侧区域（股外侧肌）或儿童的上臂三角肌。

2. 常规免疫接种程序。3、4、5 月龄进行基础免疫、12～15 月龄加强免疫。

3. 根据儿童首次接种月龄，分别采用以下接种程序。

（1）3～6 月龄婴儿：基础免疫接种 3 剂，每剂 0.5 ml；首次接种在 3 月龄，免疫程序为 3、4、5 月龄各一剂，每次接种至少间隔 1 个月。建议在 12～15 月龄接种第 4 剂。

（2）7～11 月龄婴儿：基础免疫接种 2 剂、每剂 0.5ml，每次接种至少间隔 1 个月。建议在 12 月龄以后接种第 3 剂，与第 2 次接种至少间隔 2 个月。

（3）12～23 月龄幼儿：接种 2 剂、每剂 0.5 ml，每次接种至少间隔 2 个月。

（4）24 月龄至 5 岁儿童：接种 1 剂。

【用药须知】

1. 空腹或饥饿情况下不宜注射，以防血糖过低引起严重反应。

2. 感冒、腹泻、发热、呕吐，有严重皮肤病时，待病痊愈后再及时接种。

3. 过敏体质的婴儿（如有药物过敏史、哮喘、荨麻疹等）对预防接种很容易产生不良反应。

4. 本品仅供肌内注射。

5. 本疫苗可能不会对接种疫苗的所有个体都有保护作用。

6. 高风险婴幼儿或儿童接种本品应基于个体化接种的考虑。目前本疫苗对患镰状红细胞病婴幼儿或儿童用药的安全性和免疫原性资料有限；尚未获得本疫苗对患肺炎球菌侵袭性疾病的其他高危婴幼儿/儿童（如患先天性和获得性脾功能障碍、HIV 感染、恶性肿瘤、肾病综合征等）的安全性和免疫原性资料。

7. 接种本品对于 24 月龄以下幼儿（包括高危婴幼儿在内）应使用与其年龄相对应的免疫程序和剂量。在年龄≥24 个月患有肺炎链球菌所致侵袭性疾病高风险的患儿（如镰状红细胞病、无脾、HIV-1 感染、慢性病或免疫功能受损）中，使用本结合疫苗并不能代替 23 价肺炎球菌多糖疫苗。

8. 比较轻微的疾病，如伴或不伴低热的轻度呼吸道感染，一般不是接种疫苗的禁忌证。患急性发热性疾病的婴幼儿应暂缓接种本疫苗。

9. 同所有其他注射用疫苗一样，接种本品应常备有相应的医疗及抢救措施（如 1∶1000 肾上腺素等）以防接种后出现罕见的过敏性事件。

10. 尽管免疫接种本疫苗可出现一定的白喉毒素抗体反应，但并不能替代常规的预防白喉的免疫接种。

11. 除非受益明确高于接种风险，否则对患有血小板减少症、任何凝血障碍或接受抗凝治疗的婴幼儿禁止肌内注射接种本品。

12. 因遗传性缺陷、HIV 感染、使用免疫抑制药物（包括放射药物、皮质激素、抗代谢药物、烷化剂和细胞毒药物）或其他原因导致的免疫应答受损的婴幼儿，对本品主动免疫的抗体应答反应可能下降。

13. 所有接种本品的同时也接种含全细胞百日咳疫苗的儿童，建议预防性使用解热药。接种本品时，对惊厥发作风险高于普通人群的婴幼儿或儿童应考虑使用解热药物。

14. 除了疫苗中包含的肺炎链球菌血清型，本品不能预防肺炎链球菌其他血清型的感染，也不能预防其他微生物引起的侵袭性疾病，如菌血症、脑膜炎和肺炎，也不能预防这些病原菌所致的非侵袭性感染，如中耳炎。

15. 和所有注射用儿童疫苗一样，早产儿初种时要考虑到有呼吸暂停的潜在风险。接种疫苗时仍在住院的每个极早早产儿（出生时≤30 孕周），接种后都要监测至少 48h。因为这类婴儿接种疫苗的受益很大，所以要按时接种，不能推迟。

16. 注射器柱塞垫圈和注射器针头保护帽含有干的天然橡胶，已知对乳胶过敏或可能对乳胶过敏的人接触或注射该产品时，可能会引起过敏反应。

17. 本疫苗不宜用于成年人。

18. 本疫苗是含有佐剂的混悬液。因此，用前要在疫苗容器内用力摇匀。如果摇晃后容器内的疫苗混悬液不均匀，则不能使用。

【制剂】注射剂：0.5ml 内荚膜多糖：4、9V、14、18C、19F 和 23F 各 2μg，6B 4μg。

【贮藏】贮于 2～8℃下，但严禁冷冻凝结；本品如被冷冻凝结应丢弃，禁止再次使用。

垂体前叶肾上腺皮质提取物（porcine anterior pituitary and adrenal cortex extracts）

本品主要成分是猪脑垂体前叶与肾上腺素皮质提取物的活性物，含有垂体前叶多种激素（ACTH、GH、TSH、LH）、肾上腺素皮质多种激素及多肽、氨基酸、核糖核酸与多种微量元素。

【药理学】本品具有抗炎、抗风湿、调节代谢及人体细胞免疫功能作用。与糖皮质激素抗炎药比较，本品免疫抑制作用不明显，也无肾上腺萎缩、蛋白异化副作用，停药后无反跳现象，说明本品的药效与本品各活性成分相互协调作用有关。

【适应证】用于治疗风湿性关节炎、类风湿关节炎。

【不良反应】本品一般耐受性良好，少数患者有局部发痒、疼痛、硬结，经热敷后消失。

【禁忌与慎用】

1. 对本品过敏者禁用。

2. 严重的精神病、癫痫、骨折、重症高血压患者禁用。

【药物相互作用】

1. 本品可加强糖皮质激素的致溃疡作用。

2. 与降血糖药如胰岛素合用时，可使糖尿病患者血压升高，应适当调整降血糖药剂量。

3. 与排钾利尿药合用可致低血钾。

【剂量与用法】深部肌内注射，2ml/次，2 次/日。

【用药须知】

1. 与强心利尿药合用，应注意补钾。

2. 中老年长期应用本品时，可适当补充蛋白质、维生素 D 和钙盐。

【制剂】注射剂：16mg/2ml，25mg/2ml。

【贮藏】在凉暗处保存。

希普来西-T（Sipuleucel-T）

别名：Provenge、普鲁文格。

本品提取自患者自身的免疫细胞，每次用药 3 天前，患者需到细胞收集中心进行标准的白细胞去除术，收集的细胞被送到专门的生产中心，进行配制，供静脉输注用，为自体细胞免疫疗法。

【药理学】

1. 本品的细胞成分依赖于患者白细胞去除术所得的细胞组分。除抗原呈递细胞（antigen presenting cells, APC）外，最终产品含 T 细胞、B 细胞、自然杀伤（NK）细胞及其他细胞。每个剂量的本品所含细胞数量和组分不尽相同，每剂本品含最少 5000 万自体同源的被 PAP-GM-CSF［包括前列腺酸性磷酸酶（PAP）、表达于前列腺癌组织的抗原与人粒细胞巨噬细胞集落刺激因子相连］活化的 CD_{54}^+ 细胞，混悬于 250ml 乳酸林格注射液。

2. 本品的确切机制尚未完全清楚。设计原理为抗原重组体靶向抗原递呈细胞，对前列腺酸性磷酸酶（PAP）产生免疫应答。PAP 表达于大部分前列腺癌细胞。与 PAP-GM-CSF 体外培养期间，APC 摄取并促使重组的靶向抗原形成肽类，表达于 APC 表面。

【适应证】用于治疗无症状或轻微症状的转移性和去势抵抗性（或称激素难治性）前列腺癌的治疗。

【不良反应】

1. 临床试验中，≥15%常见的不良事件为寒战、疲劳、发热、背痛、恶心、关节痛和头痛。

2. ≥2%的 3～5 级不良事件为背痛和寒战。

3. 严重不良事件包括急性输液反应、脑血管事件，以个例报道的不良事件为嗜酸性粒细胞增多、横纹肌溶解症、重症肌无力、肌炎和肿瘤恶化。

4. 其他不良反应包括柠檬酸中毒、感觉异常、呕吐、贫血、便秘、四肢痛、头晕、肌痛、虚弱、流感样症状、呼吸困难、外周水肿、体重减轻、皮疹、腹泻、潮红、血尿、肌痉挛、高血压、厌食、骨痛、上呼吸道感染、失眠、胸痛、咳嗽、颈痛、泌尿系感染、多汗及震颤。

【禁忌与慎用】

1. 无禁忌证。

2. 使用本品前应慎重评估是否减少或中止免疫抑制剂治疗。

【药物相互作用】尚无研究资料。

【剂量与用法】

1. 只可用于自体同源疗法。

2. 不可使用细胞过滤器。

3. 超过有效期禁止输注。约 60min 内将输液袋内液体全部静脉输注完毕。每次注射完毕后观察患者至少 30min。

4. 推荐治疗周期：约 2 周的间隔期内给予本品 3 个完整剂量。对照临床试验中，本品的中位给药间隔为 2 周（1～15 周）。最大给药间隔时间尚未确定。如任何原因，患者不能接受预定的疗法，并且以后仍需继续治疗，在重新开始治疗前此患者仍需要进行白细胞分离术。

5. 为使急性输液反应如寒战、疲劳、恶心和关节痛发生率降低到最小，推荐在给予本品约 30min 前口服对乙酰氨基酚和组胺抑制剂苯海拉明。出现输液反应，根据反应的严重程度中断或减慢给药速度。可适当予以对症药物治疗。临床试验中，应对急性输液反应的药物包括对乙酰氨基酚，静脉给予组胺 H_1、H_2 抑制剂，低剂量哌替啶。如必须中断输注，输液袋室温保存超过 3h 就不可继续使用。

6. 本品不做常规的传染病监测，因此，患者的白细胞去除术得到的物质及本品对医护人员有传染疾病的可能，在运输、配制过程中应适当防护。

7. 在使用前才能把本品的输液袋从绝缘聚氨酯容器中取出。不要把绝缘聚氨酯容器从运输的纸箱中取出。

8. 在确认本品为 Dendreon 公司所分发之前，不能进行输液。Dendreon 公司会随产品附带一张细胞产品配置表给患者的输液医疗机构，包括患者标识符、有效期、时间及配置状态（批准可用于输液或再次输液）。

9. 根据绝缘聚氨酯容器外面标签，确认所收到的产品。在输液开始前，核对细胞产品配置表上患者信息是否与患者本人信息一致。

10. 从绝缘聚氨酯容器取出输液袋，检查是否有裂缝，如有，不能输液。输液袋内容物微浑浊，呈奶白色至粉红色，轻轻混合，使内容物再次混悬，检查是否有结块。微小的结块可轻轻混合，以便使其分散。如运输过程中造成输液袋裂缝或结块不能分散，就不能给患者输液。

【用药须知】

1. 警惕急性输液反应。

2. 尚未进行试验以测试本品是否可传播传染性疾病。因此，应通过专业处理方式处理本品及患者的白细胞分离等操作中用过的材料。

3. 如患者不能提供足够的静脉进行白细胞去除术或输入本品，可采取中心静脉插管，但应注意与插管相关的不良反应。

【制剂】每一剂本品包含最少 5×10^7 个被 PAP-GM-CSF 活化的 CD_{54} 细胞，混悬于 250ml 标准的乳酸林格注射液中。密闭保存于患者专用的输液袋中。

【贮藏】直到使用时才可将本品输液袋取出聚氨酯绝热包装。不可将此容器移出纸板箱外。

血浆蛋白组分（plasma protein fraction）

别名：Plasmanate。

本品是从健康供体混合血浆中挑选的蛋白质制得的 0.5% 无菌溶液，为一种蛋白质胶体，具有类似于其主要成分白蛋白的药理学性质。

【理化性状】本品为透明、几乎无色至浅棕色、无味的液体，在储存过程中有轻微粒状或片状沉淀出现。

【药理学】本品的药理学性质与其主要成分白蛋白类似。静脉内给予白蛋白溶液引起液体从细胞间隙进入循环系统并轻度增加血浆中的蛋白浓度。在健康志愿者中的研究表明，本品导致的血容量升高可持续长达 48h。

【适应证】

1. 本品用于扩张血容量，治疗某些类型的休克，包括由于烧伤、挤压伤、腹部突发疾病或其他任何原因引起的血浆丢失（而不是红细胞丢失）。

2. 本品也可用于由于出血导致的急性休克。急性期后，根据血液丢失的严重程度可输注全血或血红细胞。

3. 在婴幼儿中，本品对脱水和感染导致休克的初始治疗有效。

【不良反应】

1. 本品不良反应很少，可能包括面部潮红、心动过速、红斑、荨麻疹、恶心、呕吐、畏寒、发热、头痛、腰痛及唾液分泌过多。

2. 低血压也可能发生，尤其是在快速静脉输注时（滴速超过 10ml/min）或在体外循环动脉内给药时。给予本品的过程中应监测血压的变化，如果出现突发性低血压应减慢输注速度或停止输注。输注减慢或终止后的血压可自发地恢复正常，也可以用升压药来纠正低血压。

【禁忌与慎用】

1. 禁用于体外循环手术的患者；此类患者给予本品后有严重低血压的报道。

2. 严重贫血、充血性心力衰竭或血容量增加的患者禁用本品。

3. 肝或肾衰竭的患者应慎用本品，因为可使蛋白质、液体及钠负荷增加。

4. 在儿童患者中，本品的安全性和有效性尚未确定，不过，已经发现蛋白质胶体对脱水或感染导致休克的初始治疗非常有益。

5. 孕妇使用本品是否对胎儿造成伤害尚不清楚，且蛋白质胶体只有确实需要时才能在妊娠期使用。

【剂量与用法】

1. 本品通过静脉输注给药,输注点优选在离感染和创伤位置较远的地方。如其他血容量扩张药一样,应根据患者的临床效应和血压的变化调整给药速率。当血容量接近正常值时,本品的输注速率不应超过 5～8ml/min,且应该监控患者出现高血容量的体征,包括呼吸困难、肺水肿、血压或中心静脉压异常升高。

给予本品前在溶液及容器许可的情况下检视是否有微粒及变色。

2. 本品的剂量取决于患者的病情和治疗效应。在治疗成人低血容量性休克时,最小的有效剂量为 250～500ml(相当于 12.5～25g 蛋白质)。在治疗婴幼儿低血容量性休克时,建议初始剂量为 6.6～33ml/kg(相当于蛋白质 0.33～1.65g/kg),输注速率可达 5～10ml/min。随后的剂量根据患者的病情确定。

【用药须知】

1. 本品治疗过程中应监测血压变化,如果突发低血压应减慢或停止静脉输注。

2. 本品快速静脉输注可引起血管超负荷(特别是循环量正常或升高的患者)。应观察所有患者高血容量的迹象,如肺水肿或心力衰竭。

3. 限制钠摄入的患者应注意每升的本品约含有 145mg 当量的钠。

4. 外伤或术后给予本品后血压快速上升提示可能有出血点出现,这在血压较低的时候不明显;应密切观察患者以防止出血和随后的休克。

5. 本品不含凝血因子,因此,不能被用来纠正凝血功能障碍。

6. 本品含有微量的 A 组和 B 组血凝素;但是,在使用本品时这些水平较低,应该对常规血型鉴定无影响。

7. 由于本品采用混合人血浆制备,所以有传播血源性传染性病原体、克-雅脑病及西尼罗河病毒的风险。

8. 本品不含防腐剂,蛋白质胶体出现混浊、首次开封超过 4h 或瓶破裂或损坏时不应继续使用。

9. 本品与全血、浓缩红细胞及用于静脉内给药的标准糖类和电解质溶液相容。然而,本品不应与蛋白质水解物和含醇溶液混合。据报道,重酒石酸去甲肾上腺素与本品不相容。

10. 虽然在治疗休克时本品与 5%人血白蛋白可以互换使用,但白蛋白溶液更佳,因为其白蛋白含量高,且更纯净,不大可能引起低血压反应。

11. 本品已出现冻结不应继续使用。

【制剂】 注射剂:50mg/ml。

【贮藏】 室温下不超过 30℃贮藏,不可冷冻。

流行性腮腺炎皮试抗原(mumps skin test antigen)

别名:Msta。

本品为灭活腮腺炎病毒的灭菌混悬注射液。

【理化性状】 本品为提取自感染病毒的鸡胚胎的胚胎外液,经差速离心分离提纯得到。使用 1:1000 的甲醛将病毒灭活,然后用等渗氯化钠溶液稀释。本品含 0.012 分子甘氨酸,低于 1/8000 的甲醛、1/1000 的硫柳汞作为防腐剂,1ml 皮试抗原含至少 40 补体结合单位,振摇后具轻微乳白色。

【药理学】

1. 本品皮试可用于临床评价细胞的免疫应答。阳性皮试反应显示患者之前曾暴露于抗原,T 细胞具活性及能完整地对炎症做出应答,并可用于评估细胞免疫反应的完整性。

2. 本品用于皮试可检测迟发型过敏反应。由于大多数人群(除非特别小的幼儿)都曾接触或感染过腮腺炎,只有以前接触过抗原,才会产生细胞介导的免疫应答,如果受试者细胞免疫系统足够,就会对本品产生迟发型过敏反应。

3. 在单盲安慰剂对照研究中,90 名癌症患者使用本品、破伤风类毒素液、混合呼吸道疫苗和结核菌素纯蛋白(tubersol),注射后 48～72h 检查注射部位,结果显示对本品呈阳性反应的人数要远多于其他抗原,并且没出现糜烂、坏死、脓肿的不良反应。这表明本品能使免疫功能健全的人产生迟发型过敏反应,而对于免疫功能低下者阳性率降低。在受试者中,对其他抗原呈阳性反应的,对本品也呈阳性反应;有一部分受试者对本品产生迟发型过敏反应,而对其他抗原则无此反应。

【适应证】 与其他抗原联用,用于检测迟发型过敏反应,进而评估细胞介导免疫的状态,特别是用于营养不良、接受外科手术或癌症患者。皮试抗原用于筛选试验,仅用于指示有无细胞介导免疫。

本品尚未对接种过活性腮腺炎疫苗的人进行研究,所以对此类患者的安全性和有效性尚不明确。

【不良反应】

1. 局部反应主要包括压痛、瘙痒、起疱和皮疹。

如迟发型过敏反应异常显著则可能伴随出现蜕皮、坏死、脓肿形成和（或）局部淋巴结肿大。

2. 全身性不良反应包括恶心、厌食、头痛、平衡感差、嗜睡、出汗、温觉和淋巴结病。上述不良反应在临床研究中并不明显。

3. 如出现意外的超敏反应和其他过敏反应，应及时注射肾上腺素。

【妊娠期安全等级】C。

【禁忌与慎用】

1. 有过敏史，特别是对鸡蛋及蛋制品过敏者禁用，对硫柳汞过敏者禁用。

2. 如出现过敏反应，应及时注射肾上腺素（1∶1000）来对抗。

3. 对孕妇及其生育能力的影响尚不清楚，故孕妇只有在明确需要时方可使用。

4. 本品是否经乳汁分泌尚不清楚，哺乳期妇女慎用。

5. 对儿童及接种腮腺炎疫苗青年的安全性和有效性尚不明确，应慎用。

【药物相互作用】本品尚未对接种过活腮腺炎疫苗的人进行研究，所以对此类患者的安全性和有效性尚不明确。

【剂量与用法】

1. 使用前应检查药品性状，如出现外源性不溶性颗粒物或变色，不得使用。使用前要振摇药瓶，对每个患者只能单次使用无菌注射器和针头，以防肝炎或其他传染源在患者间传播。针头使用完毕应按医源性污染物处理，不得重复使用。

2. 于前臂曲面肌皮内注射 0.1ml，注射前先对注射部位消毒。注射后48～72h检查皮试结果，硬结的平均直径（最长的长度加上最宽的宽度除以 2）≥5mm，表明迟发型过敏反应为阳性，小于 5mm 反应呈阴性，表明免疫效能低下或是灵敏度低下。如对卵蛋白高度敏感，则可出现假阳性反应。

【用药须知】

1. 医务工作人员应对使用本品的安全性和有效性及患者对天然固体胶敏感性多加留心。瓶塞含有天然固体胶成分，过敏者注意。

2. 随时准备注射肾上腺素（1∶1000），以防发生过敏反应。

3. 使用时谨防注射入血管。

4. 只许皮内注射，如皮下注射则无反应或出现不可靠的反应。

5. 本品不宜用于腮腺炎病毒感染的免疫、诊断和治疗或免疫状态的测定。

6. 不适用于免疫接种、诊断或治疗。不可用于诊断对腮腺炎的免疫性。

7. 几乎所有的生物制品都可导致神经系统性疾病如脑病、周围神经系统性疾病或过敏反应。

【制剂】注射用混悬剂：1ml（10 人份）。

【贮藏】贮于 2～8℃下，不可冷冻。

羊源性响尾蛇多价免疫球蛋白 Fab 片段
[crotalidae polyvalent immune Fab）（ovine）]

别名：Crofab。

本品是从羊血液中提取的抗北美响尾蛇毒素的 Fab 片段。

【理化性状】本品是免疫球蛋白 Fab 片段，提取自健康绵羊，接种毒液分别来自于西部菱斑响尾蛇、东部菱斑响尾蛇、莫哈韦沙漠响尾蛇、棉口蛇（美国水蛇），最终产品为 4 种抗蛇毒血清混合物。

【药理学】

1. 本品是一种特异性毒蛇毒液免疫球蛋白 G（IgG）的 Fab 片段，通过结合和中和蛇毒毒素，从而促进毒素在靶组织的再分配并从体内清除。

2. 在小鼠致死实验中，本品有效中和 10 种重要的北美响尾蛇的毒液，对于一些中东和北非蛇的毒液具有抗原交叉反应，但尚无临床数据证实。

【药动学】在有限的 3 例患者的数据中，得到消除半衰期为 12～23h。通过类似生产过程的取自绵羊地高辛免疫 Fab，可增加半衰期药动学估值的准确性。静脉注射 1mg 地高辛后给予等摩尔中和剂量的地高辛免疫 Fab（绵羊）76mg，得到分布容积为 0.3L/kg，系统清除率为 32ml/min[约 0.4ml/（min·kg）]，消除半衰期约为15h。

【适应证】本品用于轻中度的北美响尾蛇咬伤毒液蜇入。建议早期（6h 以内）应用本品来防止病情恶化和发生系统性凝血异常。

【不良反应】本品的不良反应多为轻度或中度。最常见的不良反应是荨麻疹和皮疹。

本品临床研究中发现不良反应包括背痛、胸痛、蜂窝织炎、伤口感染、寒战、过敏反应、血清病、荨麻疹、皮疹、瘙痒症、皮下结节、低血压、哮喘、咳嗽、痰量增加、恶心、厌食症、凝血障碍、瘀斑、肌痛、口周感觉异常、整体感觉异常、神经紧张。

【妊娠期安全等级】C。

【禁忌与慎用】

1. 对木瓜和木瓜蛋白酶有过敏史的患者禁用。只有在益处大于风险情况下可使用。

2. 本品是否能引起胎儿损害或影响生殖能力尚不明确。只有在孕妇明确需要时才可使用。

3. 本品含有从硫柳汞中提取的以乙基汞形式存在的汞，高剂量会引发神经和肾中毒，发育中的胎儿和儿童易受其影响，用药存在很大的风险。

4. 尚未知本品是否可以分泌到乳汁，哺乳期妇女慎用。

5. 被毒蛇咬伤可能引起凝血功能障碍，因此，以下情况慎用：癌症、胶原病、充血性心力衰竭、腹泻、体温升高、肝疾病、甲状腺功能亢进、营养不良、脂肪痢和维生素 K 缺乏症。

【剂量与用法】本品注射剂需要先用 10ml 的灭菌注射用水溶解，然后再用 0.9%的氯化钠注射液 250ml 稀释并摇匀，本品稀释后应在 4h 内使用。

本品应该在患者被蛇咬后出现毒液蜇入体内的症状（如局部损伤加重、凝血功能异常等）后即刻使用，临床研究显示本品在患者被蛇咬后 6h 内使用有效。

本品的用量取决于患者本身的反应，但是根据临床试验，建议初始剂量为 4～6 支，患者应该在首次用药后 1h 内观察蜇入的毒液是否得到控制（局部症状完全局限、凝血试验和全身体征恢复正常），如未得到控制，应继续使用 4～6 支直到毒液蜇入综合征得以控制。继后的用量是每 6 小时用 2 支，共用 18h（即 3 次剂量）。18h 之后的剂量尚未确定，但可根据患者的临床反应，如有必要可增加 2 支。

初始剂量需用 250ml 的生理盐水稀释，静脉输注 60min。但在开始的 10min 应以 25～50ml/h 的速度输注并观察是否出现过敏反应，如果没有任何反应可将输注速度提高至 250ml/h 直到完成，期间需对患者密切监测。

【用药须知】

1. 本品含从硫柳汞中提取的以乙基汞形式存在的汞，最终产品中每支含 104.5μg 汞，即单剂量不超过 1.9mg（临床研究最大剂量是 18 支）。尚无数据显示乙基汞有毒，有文献表明可能与甲基汞毒性相当。

2. 凝血功能障碍是许多被毒蛇咬伤患者的并发症，起因是蛇毒液妨碍血液的凝固能力。在临床试验中，复发性凝血障碍（在抗蛇毒血清治疗成功后再出现凝血功能异常）表现为纤维蛋白原下降、血小板减少和凝血酶原时间增加，这些情况在约 50%的患者身上发生。这些复发的异常现象的临床意义尚不明确。首次住院期间出现凝血功能障碍的患者会复发凝血功能障碍，完全有效地防止复发的剂量尚未确定。由于本品在血液中停留时间短暂，但蛇毒却能持续很长时间，因此，有必要重复给药以防止复发。

3. 复发性凝血功能障碍可持续 1～2 周甚至更久。患者在被蛇咬后住院 1 周或更长时间内，医师需谨慎监测复发性凝血功能障碍的症状，在此期间，医师应仔细评估是否需重复使用本品及使用抗凝剂或抗血小板药物。

4. 人体应用异种动物蛋白可能存在的风险和副作用包括超敏及类超敏反应、迟发性过敏反应（晚期血清反应或血清病）及对由动物抗体和毒液形成的免疫复合物可能出现发热反应。虽然临床研究中未出现严重的超敏反应，但是仍有发生的可能性。应告知患者可能出现超敏反应，并且建议在注射期间密切监测患者并准备静脉注射肾上腺素和盐酸苯海拉明。在注射过程中如出现超敏反应，应马上停药并做适当的治疗。对绵羊蛋白过敏的患者会增加过敏反应的风险。

所有使用抗蛇毒血清的患者应该仔细监测急性过敏反应的症状和体征（如荨麻疹、瘙痒、红斑、血管性水肿、支气管痉挛伴随喘息和咳嗽、喘鸣、喉头水肿、低血压和心动过速）并且给予适当的紧急治疗（如静脉注射肾上腺素、抗组胺药或沙丁胺醇）。

所有患者应继续观察迟发性过敏反应和血清病（如皮疹、发热、肌痛和关节痛），必要时进行适当治疗。

文献指出使用其他抗体疗法，在注射过程中的反应如发热、腰痛、喘息和恶心通常与输注速度有关，可降低速度以降低上述不良反应的发生。

5. 木瓜蛋白酶是用来将全抗体裂变为 Fab 和 Fc 片段的，本品含微量的木瓜蛋白酶或灭活木瓜蛋白酶。对木瓜蛋白酶、木瓜凝乳蛋白酶、其他木瓜提取物及菠萝蛋白酶过敏的患者，使用本品存在发生过敏反应的风险。另外，有文献指出，一些尘螨过敏原和乳胶过敏原与木瓜蛋白酶有共同的抗原结构，因此，对这些过敏原过敏的患者可能也对木瓜蛋白酶过敏。

【制剂】注射剂（粉）：含小鼠 LD₅₀ 中和单位数分别不低于西部菱斑响尾蛇 1350、东部菱斑响尾蛇 800、莫哈韦沙漠响尾蛇 5210、棉口蛇（美国水蛇）460。

【贮藏】贮于 2～8℃，禁止冷冻，稀释后必须在 4h 内使用。

马源性刺尾蝎属蝎毒免疫球蛋白 F（ab'）$_2$ 片段[dentruroides（scorpion）immune F（ab'）$_2$（Equine）]

别名：Anascorp。

本品由蝎毒免疫马后的血浆制成。

【用药警戒】

1. 本品可致过敏反应及超敏反应，使用中应密切监护，保证静脉注射肾上腺素、糖皮质激素和苯海拉明的治疗措施随时可以进行，若发生过敏反应，应立刻停药并对症救治。

2. 本品可致延迟超敏反应和血清病反应，Ⅲ型血清病是一种由抗原抗体复合物引起的延迟性过敏反应。轻微的症状可能包括瘙痒、恶心、荨麻疹、低发热、不适；严重的表现包括持久荨麻疹、呕吐、关节痛、肌痛、晕厥、血管神经性水肿。患者应按需接受对症治疗（如糖皮质激素、抗组胺药、镇痛药、解热药）。

3. 因本品从马血浆中制备，所以可能含有传染性病原体，包括病毒。

4. 本品每只安瓿在生产过程中会带有痕量的甲酚（少于 0.41mg），可致局部注射反应和全身肌痛。

【药理学】

1. 本品为多价抗毒素 IgG F（ab'）$_2$ 片段，能特异性与刺蝎属毒蝎的毒液结合，并中和其毒性。使毒液从靶组织重新分布并排出体外。

2. 在前瞻性、双盲、随机、安慰剂对照的研究中，本品相比安慰剂组降低了中毒症状的持续时间，15 名中毒发生全身神经毒性接受重症监护的儿童随机接受本品（3 剂）或安慰剂治疗，同时使用咪达唑仑缓解抽搐。其中接受本品治疗的全部 8 名患者治疗成功，而安慰剂组只有 1 例（14.3%）成功（4h 内中毒症状消退）。另外，使用本品治疗的患者咪达唑仑的总用量也低于安慰剂组。

3. 本品临床治愈率估计为 95%～100%，相比之下，对照组未接受本品，采用镇静药和支持疗法的 97 名儿童中，仅有 3.1%患者 4h 内中毒症状消退。

4. 在临床试验中，从用药至症状消退的平均时间为 1.4h（0.2～21h）。症状消退时间成人（1.9h）比儿童（1.3h）略长。

5. 本品通过中美毒蝎、南美沙漠木蝎、南美沙漠毒蝎、黑汁刺尾蝎的毒素在马体内免疫后提取。

虽然未使用树皮蝎毒，但体内试验显示，本品与之的亲和力和与其他同类毒素的亲和力相似，并有高度的交叉效应性。

【药动学】8 名健康志愿者（6 名男性和 2 名女性，年龄 17～26 岁）接受静脉输注 47.5mg 的本品。采集血样品直至给药后 504h（21d），用非房室分析法估算药动学参数。$AUC_{0～∞}$ 为（706±352）（µg·h）/ml，清除率为（83.5±38.4）ml/h，半衰期为（159±57）h，V_{ss} 为（13.6±5.4）L。

【适应证】用于有临床症状的蝎毒中毒的治疗。

【不良反应】

1. ≥2%的不良反应包括呕吐、发热、皮疹、恶心、瘙痒。

2. ≥2%的不良反应包括头痛、疲乏、咳嗽、腹泻、流鼻涕、肌痛及嗜睡。

3. 无患者因严重不良反应而死亡或终止参加研究。8 例患者诊断为血清病（Ⅲ型超敏性），3 例患者用全身皮质激素治疗和其他 5 例未进行治疗或仅接受对症治疗。

4. 严重不良反应如呼吸窘迫、吸气、缺氧、共济失调、肺炎和眼肿胀，是否和本品有关尚不清楚。

5. 上市后报道的不良反应包括胸闷、心悸、皮疹和瘙痒，是否与本品有关尚不清楚。

【妊娠期安全等级】C。

【禁忌与慎用】

1. 孕妇只有明确需要时才可使用。

2. 本品是否经乳汁排泌尚不清楚，哺乳期妇女慎用。

【剂量与用法】

1. 本品仅供静脉使用。

2. 推荐成人和儿童初始剂量为 3 瓶。用 0.9%氯化钠注射液 5ml 溶解，迅速加入至 0.9%氯化钠注射液 50ml 中，经 10min 静脉输注。注射完成后，密切监护 1h，以确定中毒症状是否缓解。

3. 1h 后，如未完全缓解，可按需每 30～60 分钟追加一瓶剂量，稀释方法和给药方法同上。

【用药须知】

1. 蝎毒中毒患者出现临床重要指征后（如咽肌失控、飘忽或异常眼动、口齿不清、呼吸窘迫、唾液分泌过度、口吐白沫、呕吐），应尽可能迅速使用本品治疗。

2. 出院后 14d 内如果发生延迟过敏反应或血清病的表现（如皮疹、瘙痒、关节疼痛、肌痛、发热、淋巴结病、不适），立即联系临床医师或寻求紧急治疗。

【制剂】注射剂（粉）：含不超过 120mg 的总蛋白和不低于 $150LD_{50}$（鼠）中和单位。

【贮藏】室温下保存，短程携带不允许超过 40℃。

$α_1$-人蛋白酶抑制剂[alpha$_1$-proteinase inhibitor （human）]

别名：Zemaira、Alpha$_1$-antitrypsin。

本品是从人血浆中提纯的 $α_1$-人蛋白酶抑制剂（$α_1$-PI）。

【药理学】

1. $α_1$-PI 缺乏是一种慢性、常染色体的、共显性遗传性疾病，严重者可致命，临床表现为血中 $α_1$-PI 水平降低导致严重的进展性肺气肿，在 30～40 岁时可出现临床症状。尚未明确 $α_1$-PI 缺乏的患者发生肺气肿的概率。吸烟是发生肺气肿的重要危险因子，其他危险因子包括肝病和肝硬化。

2. 通过静脉输注增加功能性蛋白酶抑制剂的水平是治疗 $α_1$-PI 缺乏的有效方法。理论上可通过纠正中性粒细胞弹性酶和蛋白酶抑制剂之间的不平衡对下呼吸道提供保护。尚未在证据充分的随机对照临床试验中证实，使用本品或任何 $α_1$-PI 产品可以真正保护肺组织以避免损伤。有研究显示，维持血 $α_1$-PI（抗原测定）血清水平高于 11μmol/L，可提供有临床意义的对抗中性粒细胞弹性酶的保护作用，但这一论点尚未得到证实。

3. $α_1$-PI 缺乏与肺病，特别与肺气肿有关。$α_1$-PI 是存在于下呼吸道的主要抗蛋白酶，可抑制中性粒细胞弹性蛋白酶。正常人能够产生足够的 $α_1$-PI 以控制活化的中性粒细胞产生的中性粒细胞弹性蛋白酶，可阻止中性粒细胞弹性蛋白酶对肺组织的蛋白水解作用。中性粒细胞出现聚集或活化的情况，如感染或吸烟，会升高中性粒细胞弹性蛋白酶的水平，严重内源性 $α_1$-PI 不足的个体，无法提供足够的抗蛋白酶保护，导致肺泡壁被蛋白水解，诱发慢性肺病。本品为 $α_1$-PI 补充剂，可补充和维持血浆和肺上皮层 $α_1$-PI 的水平。

【药动学】单剂量静脉输注 60mg/kg 后，AUC 为 144mmol/（L·d）（SD=27），C_{max} 为 44.1mol/L（SD=10.8），清除率为 603ml/d（SD=29），终末 $t_{1/2}$ 为 5.1d（SD=2.4）。

【适应证】用于长期补充和维持治疗由于 $α_1$-PI 的先天性缺乏，并有肺气肿的临床症状的成年患者。

【不良反应】

1. 发生率≥0.4% 的不良反应包括上呼吸道感染、鼻窦炎、注射部位出血、咽喉痛、支气管炎、无力、发热、鼻炎、疼痛、支气管痉挛、胸痛、咳嗽增加、皮疹、感染。

2. 发生率 0.2%～0.4% 的不良反应包括腹痛、腹泻、瘀斑、头晕、肌痛、荨麻疹、血管舒张、意外损伤、腰痛、呼吸困难、消化不良、注射部位反应、偏头痛、恶心、感觉异常。

【妊娠期安全等级】C。

【禁忌与慎用】

1. 对本品成分过敏者禁用。

2. 存在 IgA 抗体的 IgA 缺乏患者不推荐使用。

3. 尚未明确本品是否可经乳汁分泌，哺乳期妇女慎用。

4. 儿童使用本品的安全性和有效性尚未确定。

【剂量与用法】推荐剂量为 60mg/kg，输注速度为每分钟 0.08ml/kg。本品注射剂放置至室温后，用灭菌注射用水溶解后行静脉输注，约 15min 输完。

【用药须知】输注过程中，密切监测患者过敏反应的症状和体征，如出现急性过敏反应，应立即停药，并给予适当处置。

【制剂】注射剂：含量见每瓶的标签，附 20ml 灭菌注射用水。

【贮藏】贮于 25℃ 下。

第十八章　放射性及诊断药物

Radioactive and Diagnostic Drugs

胆碱 ^{11}C（choline ^{11}C）

本品为放射性诊断药物。

【理化性状】

1. ^{11}C 是回旋加速器产生的放射性核素，可被正电子发射衰变为 ^{11}B。其物理半衰期为 20.4min。

2. 分子式：$C_4{}^{11}CH_{14}NOCl$。

3. 分子量：138.63。

4. 结构式如下：

$$\left[H_3{}^{11}C - \overset{\overset{\textstyle CH_3}{|}}{\underset{\underset{\textstyle CH_3}{|}}{N^+}} - CH_2 - CH_2 - OH \right] Cl^-$$

【药理学】 本品是放射标记的胆碱。胆碱是合成细胞膜的重要成分，并且介导跨细胞膜的信号传导。肿瘤细胞的增殖和转移与磷脂的合成增加（即增加胆碱的摄取）密切相关。

【药动学】

1. 分布　本品注射后主要分布于前列腺、肾、肝、脾、结肠。尿中排泄的放射性很低，主要为肾本身组织分布的放射性，而不是放射性通过肾排泄。

2. 代谢　静脉注射后，本品就形成主要代谢产物 ^{11}C-甜菜碱，注射后约 25min，^{11}C-甜菜碱、^{11}C-胆碱达 C_{max}，其中 ^{11}C-甜菜碱占 82%±9%。在给药 40min 时，血样中 ^{11}C-胆碱仅占很少量。

3. 消除　静脉注射后 1.5h 内，随尿液排泄的 [^{11}C]-胆碱 < 2%，尿液中 ^{11}C-胆碱的清除率为 0.014ml/min。

【适应证】 用于怀疑前列腺癌复发的 PET、尚无信息的骨扫描、CT、MRI 的成像。

【不良反应】 注射部位可有轻度反应。

【妊娠期安全等级】 C。

【禁忌与慎用】

1. 本品禁用于女性。

2. 儿童用药的安全性及有效性尚未明确。

【药物相互作用】 雄激素阻断治疗药物可干扰 PET 扫描的结果。

【剂量与用法】 本品的推荐剂量为 370～740MBq（10～20mCi），静脉快速注射，注射前应空腹至少 6h，并充分水化，检查结束后尽快排尿。

【用药须知】

1. 阴性结果不能排除复发性前列腺癌，同样阳性结果也不能确定是复发性前列腺癌。本品对前列腺癌及其他肿瘤的诊断缺乏特异性：①PSA < 2ng/ml 者，在 PET 扫描中易出现假阳性或假阴性结果。②组织炎症或前列腺肥大，在 PET 扫描中易出现假阳性结果。

2. 本品可导致过敏反应，应准备好抢救药品和设备。

3. 本品为放射性药品，长期暴露可致癌，患者和医务人员均应适当防护，减少放射暴露。

【制剂】 注射剂：148～1225MBq（4～33.1mCi）/10ml 0.9%氯化钠注射液。

【贮藏】 贮于 25℃下，短程携带允许 15～30℃。

钆磷维司三钠（gadofosveset trisodium）

别名：钆磷维塞三钠、Vasovist。

本品为含钆的常磁性 MRI 造影剂。

【理化性状】

1. 本品的注射剂应为澄清的无色至淡黄色液体，pH 为 6.5～8.0。

2. 化学名：trisodium-{（2-（R）-[（4,4-diphenylcyclohexyl）phosphonooxymethyl] –diethylenetriaminepentaacetato）（aquo）gadolinium（III）

3. 分子式：$C_{33}H_{40}GdN_3Na_3O_{15}P$。

4. 分子量：975.88。

5. 结构式如下：

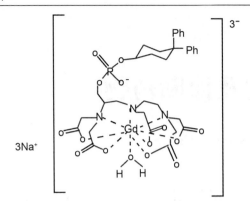

【用药警戒】

1. 以钆为基础的造影剂（GBCA）有增加高风险人群发生肾源性系统性纤维化（NSF）的风险，因此，除非患者必须进行磁共振（MRI）诊断且必须使用造影剂增强，否则该人群应尽量避免使用。NSF 对皮肤、肌肉及内脏可造成致命的或衰弱化的伤害。

2. NSF 高风险人群包括：①急慢性重度肾功能衰竭（肾小球滤过率＜30ml/min）；②重度肾功能或由肝肾综合征及肝移植围术期引发的急性肾衰竭。

3. 使用前应筛查急性肾功能不全的患者或其他可能导致肾功能降低的情况（如年龄＞60 岁、患有高血压或糖尿病），检测肾小球滤过率。使用时不得超剂量用药，且两次给药间隔应足够长，以确保药物在体内排泄完全。

【药理学】

1. 本品可逆性地与内源性人血白蛋白结合，在血管中比非蛋白结合类造影剂的停留时间更长，核磁共振弛豫效能增强，质子的弛豫时间（T_1）缩短，从而增强血液的信号强度。

2. 本品静脉注射后，可显著缩短血液的 T_1 值，最大可达 4h。当剂量大于 0.05mmol/kg 时，血浆的弛豫效能测量值为 33.4～45.7m/（M·s）（0.47T）。

【药动学】

1. 本品静脉给药的药动学为两室开放模型。注射后 3min，平均血药浓度为（0.43±0.04）mmol/L，注射后 1h，平均血药浓度为（0.24±0.03）mmol/L。分布相 $t_{1/2}$ 为（0.48±0.11）h，消除相 $t_{1/2}$ 为（16.3±2.6）h。以 0.03mmol/kg 的剂量给药时，平均总体清除率为（6.57±0.97）ml/（h·kg）。

2. 本品稳态表观分布容积为（148±16）ml/kg，与细胞外液大致相当。本品在血液循环中易与血浆蛋白结合，以 0.03mmol/kg 的剂量给药后 0.05h、0.5h、1h 和 4h，血浆蛋白结合率为 79.8%～87.4%。

3. 本品在体内不被代谢，注射后 14d 内 83.5% 经由尿液排泄，其中 94% 在给药后 72h 内排泄。大约 4.7% 的药物随粪便排出。

4. 含钆造影剂（包括本品）可增加重度肾功能不全患者罹患 NSF 的风险，对于轻中度肾功能不全的患者也存在病情恶化的风险。该类人群在使用本品前，应确认无其他可替代方法，才能使用。中重度肾功能损害者[肾小球滤过率＜60ml/（kg·m²）]，应降低剂量至 0.01～0.02mmol/kg。对肾功能不全的静脉使用者应跟踪观察肾功能。临床试验表明，对轻度、中度及重度肾功能不全的患者，按 0.05mmol/kg 的剂量给药时，清除率随着肾功能的衰退而显著降低，中度肾功能（CC 为 30～50ml/min）的全身性暴露量（AUC）增加 1.75 倍，重度肾功能（CC＜30ml/min）的全身性暴露量（AUC）则达 2.25 倍。$t_{1/2}$：正常人为 19h，中度肾功能为 49h，重度肾功能为 70h。肾功能不全不会影响本品的稳态表观分布容积和血浆蛋白结合率，但会使药物经粪便排泄量有所增加。

5. 使用高通量过滤器进行血液透析时，本品可被分离出血液。

6. 中度肝损伤不影响本品的药动学及与血浆蛋白结合率，但可使药物经粪便排出量略微增加。

7. 性别和年龄均不影响本品的药动学参数，未对儿童患者进行研究。

【适应证】 本品为 MRI 造影剂，用于评估存在或是怀疑存在周围血管疾病的成年人的主髂动脉闭塞症。

【不良反应】 常见（≥2%）不良反应主要有瘙痒、恶心、血管扩张、感觉异常、注射部位青肿、味觉异常、烧灼感、静脉穿刺部位青肿、高血压、头晕及畏寒。

【妊娠期安全等级】 C。

【禁忌与慎用】

1. 对含钆造影剂有过敏史者禁用。

2. 肾功能不全患者慎用，必要时，在医师指导下使用。

3. 本品尚无在妊娠期妇女中的临床试验数据，但动物实验表明高剂量会对胎儿造成伤害，孕妇使用时应谨慎权衡利弊。

4. 虽然进入母乳的药量非常少（0.01%～0.04% 的给药量），但哺乳期妇女仍应尽量避免使用。

5. 本品对 18 岁以下儿童用药的安全性和有效性尚未明确，由于本品由肾消除，因此可能会对肾功能发育尚不完全的儿童造成特定的伤害。

【药物相互作用】 由于本品能与血浆蛋白结合，所以可能会干扰其他同样能与血浆蛋白结合的药物的药效，但未经临床试验证实。临床试验表明，长期服用华法林的患者接受单剂量的本品，不影响华法林的抗凝活性。

【剂量与用法】

1. 静脉注射，手动或自动加压注射均可，每次 0.12ml/kg（0.03mmol/kg），30s 注射完毕，然后用 25～30ml 0.9%氯化钠注射液冲洗。

2. 完成成像分为两个阶段：动态成像和稳态成像阶段。动态成像在注射后即可用以评估从静脉分布到动脉系统的过程；稳态成像发生在动态成像完成之后，一般在注射后 5～7min，用以评估分布到整个血液系统的情况。在临床试验中观察到，稳态成像在注射后约 1h 即可完成。

3. 使用前仔细检查本品注射剂，如存在变色或有不溶性微粒，禁止使用。本品开瓶后应立即一次性用完，如有剩余，须丢弃。不得与其他注射类药物及肠外营养液同时注射使用，不可与其他药物使用同一静脉通路。

【用药须知】

1. 重度肾功能不全或由肝肾综合征及肝移植围术期引发的急性肾功能损伤，使用本品时，可增加罹患 NSF 的风险。

2. 重度肾功能不全反复使用含钆造影剂，特别是在上一次服用的药品尚未排泄完全之时使用，可促进 NSF 的发展。

3. 注射部位可出现发红，轻微的灼热感、疼痛、暖感或冷感。

4. 注射后会出现瘙痒、恶心的不良反应。

5. 如患者有以下情况，建议在用药前告知医师，医师也应经常关注患者的动向。①妊娠期及哺乳期妇女；②对造影剂有过敏史、支气管哮喘及过敏性呼吸系统疾病；③有肾病或（和）肝病史；④近期使用过含钆造影剂；⑤有心律失常或心脏病病史；⑥正在服用任何处方药或非处方药。

【制剂】 注射剂：每毫升含本品 244mg（0.25mmol），有 10ml 和 15ml 两种规格。

【贮藏】 避光贮于 25℃，短期携带允许 15～30℃，不可冷冻。

钆塞酸二钠（gadoxetate disodium）

别名：Eovist，Primovist，伽岛二钠。

本品是一种含钆的 MRI 造影剂。

【理化性状】

1. 化学名：（4*S*）-4-（4-ethoxybenzyl）-3,6,9-tris（carboxylatomethyl）-3,6,9 triazaundecanedioic acid,gadolinium complex,disodium salt。

2. 分子式：$GdC_{23}H_{28}N_3O_{11}Na_2$。

3. 分子量：725.72。

4. 结构式如下：

【用药警戒】

1. 对含钆造影剂（GBCA）消除受损的患者可增加发生肾源性系统性纤维化（NSF）的风险。该类人群应避免使用，除非诊断至关重要，且不能进行非造影 MRI 或其他检查。NSF 可致命或使健康人虚弱、纤维化，对皮肤、肌肉及内脏均有影响。

2. NSF 高风险人群包括：①慢性严重性肾病（肾小球滤过率＜30ml/min）；②急性肾损伤。

3. 使用前应筛查急性肾功能不全的患者或其他导致肾功能降低的情况（如年龄＞60 岁，高血压或糖尿病），并检测肾小球滤过率。

4. NSF 高风险患者不得超剂量用药，且两次给药间隔时间应足够延长，确保药物在体内完全排泄。

【药理学】

1. 本品为常磁性化合物，在强磁场下产生磁矩，形成相当强烈的磁场，增强邻近顺磁剂水质子弛豫率（缩短弛豫时间），导致血液和组织信号强度增加（亮度增加）。

2. 在 MRI，正常组织与病理组织的可视化部分依赖于射频信号强度，与下列有关：①不同质子的密度；②自旋-晶格弛豫时间或称纵向弛豫时间的不同（T_1）；③自旋-自旋弛豫时间或称横向弛豫时间的不同（T_2）。在磁场中，本品降低目标组织的 T_1 和 T_2 的弛豫时间，在推荐剂量下，观察到 T_1 加权的 MRI 序列最大的敏感性。本品被肝细胞选择性地摄取，导致肝组织信号强度升高。

【药动学】

1. 静脉注射后，本品血浆浓度时间曲线呈二次方指数幂下降。稳态分布容积为 0.21L/kg（细胞间隙），血浆蛋白结合率＜10%。本品不通过未受损的血脑屏障及胎盘屏障。

2. 本品经过肾和肝同等消除，22～39 岁健康志愿者本品(0.01～0.1mmol/kg)的平均 $t_{1/2}$ 为 0.91～0.95h，随着年龄增长，清除率轻度降低。药动学与剂量呈线性关系，一直到剂量加大到 0.4ml/kg（0.1mmol/kg）（推荐剂量的 4 倍）。

3. 总血清清除率为 250ml/min，而肾清除率为 120ml/min，与健康志愿者的肾清除率相当。

4. 本品不被代谢。

【适应证】用于成人肝 T_1 加权的 MRI，对成人已知或疑似肝局灶性病损进行检测和定性。

【不良反应】

1. 发生率≥0.5%的不良反应为恶心、头痛、头晕、燥热、后背疼痛。

2. 发生率≥0.1%的不良反应为呕吐、血压升高、注射部位反应（包括疼痛、灼热感、寒冷、静脉渗出、刺激症状）、味觉异常、感觉异常、面部潮红、呼吸困难、疲劳、胸痛、头晕、口干、畏寒等。

3. <0.1%的不良反应为震颤、静坐不能、束支传导阻滞、心悸、口腔不适、唾液分泌增加、斑丘疹、多汗、抑郁等。

4. ≥1%的患者用药后出现一过性的血清铁和胆红素升高，但不超过正常上限的 2～3 倍，1～4d 后恢复正常。

5. 上市后报道的不良反应包括过敏反应，如休克、低血压、喉头水肿、荨麻疹、颜面水肿、鼻炎、结膜炎、腹痛、感觉迟钝、打喷嚏、咳嗽、苍白、心动过速、烦躁不安。

【妊娠期安全等级】C。

【禁忌与慎用】

1. 无充分证据表明本品可通过孕妇胎盘屏障，但其他钆造影剂可通过胎盘影响胎儿，故孕妇只有对母体的效益大于对胎儿伤害的风险时才可使用。

2. 尚未明确本品是否通过哺乳期妇女的乳汁分泌，但多数药物分泌在乳汁中，慎用于哺乳期妇女，停用本品 10h 后可恢复哺乳。

3. 尚未建立儿科用药的安全性和有效性。

【药物相互作用】有机阴离子转运肽（organic anion transporting polypeptide，OATP）抑制剂红霉素，不影响本品的药动学。未进行与其他药物的临床相互作用研究。

【剂量和用法】

1. 静脉注射，推荐剂量为 0.1ml/kg（相当于 0.025mmol/kg）。

2. 使用前检视是否有颗粒或变色，如有，则不能使用，不能与其他药物混合，本品为一次使用，打开后立即使用，橡胶瓶塞不能穿刺 1 次以上。本品静脉注射速度约 2ml/s，注射完成后，用生理盐水冲洗管路。弃去剩余药液。

3. 通过增强前影像和给予本品后得到的动态和肝细胞成像期的影像监测和定性肝损伤。在动态成像期，用本品静脉注射暂时增强和冲刷方式评估损伤。可通过动态成像期本品在肝的蓄积方式进一步评价损伤。注射本品完毕 15～25s 后，先进行增强前 MRI，动态成像包括动脉期、波尔图静脉（约 60s）期及血平衡期。20min 后进行肝细胞成像期，可于 120min 内进行。

4. 胆红素水平（＞3mg/dl）或铁蛋白升高可降低本品肝的对比效果。这些实验室指标异常的患者，应在给予本品后不少于 60min 进行 MRI，包括透析引起的铁蛋白升高的患者。

5. 肝功能正常或轻度肝功能不全（包囊、同质蜕变、原发性肝细胞癌）一般不引起本品的聚集，高分化肝细胞癌可能包含功能性肝细胞，在肝细胞成像期可表现为有一定的增强，需要其他临床证据诊断肝细胞癌。

【用药须知】

1. 含钆造影剂可增加肾消除受损患者发生肾源性系统性纤维化的风险，避免在该人群中使用，除非诊断信息非常必要，且无非强化 MRI 或其他方法诊断。

2. 药物过量：磁共振成像的最大剂量为 0.4ml/kg 体重（0.1mmol/kg）。临床试验未发现药物过量病例，重度肾功能和（或）肝功能不全的患者一旦过量，可用血液透析清除。

3. 过敏反应可累及心血管、呼吸及皮肤等系统，严重程度从轻度至重度，包括休克，在给予本品后罕见发生。大多数过敏反应发生于给药后 0.5 小时，迟发型反应（数小时至数天）也可能发生。在给予本品前评估所有对造影剂过敏、有支气管哮喘病史和（或）过敏史的患者。这些患者发生过敏反应的风险大，应权衡本品使用的益处与发生过敏风险后再使用。

4. 在注射前确认注射器针头在静脉中，注射液溢出可造成局部组织反应。禁止肌内注射，可引起肌肉细胞坏死和炎症。

5. 在给予本品过程中及之后，均应密切观察患者过敏反应的症状和体征。以准确地处理药物过敏反应措施治疗。

6. 严重肾衰竭或肝衰竭可影响本品的成像。终末期肾病患者因血清铁蛋白水平升高，肝对比明显降低。胆红素＞3mg/dl 者，肝对比也明显降低。如果上述人群使用本品，应在给予本品后 60min 内完成 MRI，用配对的非对比和对比成像进行诊断。

【制剂】注射剂：10ml（相当于 0.25mmol/ml）。

【贮藏】贮于 20～25℃，短程携带允许 15～30℃。

钆布醇（gadobutrol）

别名：加乐显、Gadovist。

本品是一种含钆的 MRI 造影剂。

【理化性状】

1. 化学名：10–[（1SR,2RS）–2,3–dihydroxy–1–hydroxymethylpropyl]–1,4,7,10–tetraazacyclododecane–1,4,7–triacetic acid, gadolinium complex。

2. 分子式：$C_{18}H_{31}GdN_4O_9$。

3. 分子量：604.72。

4. 结构式如下：

【用药警戒】

1. 对含钆造影剂（GBCA）消除受损的患者可增加发生肾源性系统性纤维化（NSF）的风险。该类人群应避免使用，除非诊断至关重要，且不能进行非造影 MRI 或其他检查。NSF 可致命或使健康人虚弱、纤维化，对皮肤、肌肉及内脏均有影响。

2. NSF 高风险人群包括：①慢性严重性肾病（肾小球滤过率＜30ml/min）；②急性肾损伤。

3. 使用前应筛查急性肾功能不全的患者或其他导致肾功能降低的情况（如年龄＞60 岁、高血压或糖尿病），并检测肾小球滤过率。

4. NSF 高风险患者不得超剂量用药，且 2 次给药间隔时间应足够延长，以确保药物在体内完全排泄。

【药理学】参见钆塞酸二钠。

【药动学】静脉注射后，本品快速分布至细胞外液。静脉注射本品 0.1mmol/kg 后 2min 血药浓度为 0.59mmol/L，60min 后为 0.3mmol/L。本品不被代谢，主要以原药通过肾排泄。肾清除率为 1.1～1.7ml/（min·kg），给药 2h 内随尿液排出给药剂量的 50%，12h 内排出 93%。肾外排泄可忽略不计，本品不与血浆蛋白结合。本品不能通过未受损的血脑屏障。$t_{1/2}$ 为 1.66～2.91h。

【适应证】

1. 颅脑和脊髓磁共振成像（MRI）的对比增强。

2. 对比增强磁共振血管造影（CE-MRA）。

【不良反应】

1. 常见不良反应为头痛、恶心、注射部位反应、味觉异常和热感。

2. 少见不良反应包括意识丧失、惊厥、嗅觉倒错、心动过速、心悸、口干、倦怠和畏寒。

3. 严重不良反应有心脏停搏、呼吸停止和过敏性休克。

【妊娠期安全等级】C。

【禁忌与慎用】

1. 对本品的组成成分过敏者禁用。对其他钆螯合物有过敏反应或可疑过敏反应史的患者也不应使用本品。

2. 无充分证据表明本品可通过孕妇胎盘屏障，但其他钆造影剂可通过胎盘影响胎儿，故孕妇只有在对母体的效益大于对胎儿伤害的风险时才可使用。

3. 尚未明确本品是否通过哺乳期妇女的乳汁分泌，但多数药物分泌在乳汁中，慎用于哺乳期妇女，停止本品 18h 后可恢复哺乳。

【药物相互作用】本品可能增加其他药物如西沙必利、红霉素、抗精神病药和三环抗抑郁药的延长 QT 间期作用。

【剂量和用法】

1. 颅脑和脊髓磁共振成像　成人推荐给药剂量为 0.1mmol/kg，相当于 0.1ml/kg 的本品注射液。如果 MRI 增强扫描未见异常而临床仍高度怀疑有病灶存在或更精确的信息会影响患者的治疗时，可在第一次给药后的 30min 内再注射最多 0.2mmol/kg 的本品注射液，来提高诊断的准确率。

2. 对比增强磁共振血管造影（CE-MRA）

（1）单个观察视野的成像：体重低于 75kg 者，使用 7.5ml；体重≥75kg，使用 10ml（相当于 0.1～0.15mmol/kg）。

（2）多于一个观察视野的成像：体重低于 75kg，使用 15ml；体重大于或等于 75kg，使用 20ml（相当于 0.2～0.3mmol/kg）。

3. 儿童　对于未接受过心电图检查的儿童，在给予本品之前必须排除先天性长 QT 综合征的可能。对于上述适应证，在 2 岁及以上的儿童和青少年中的推荐剂量为 0.1mmol /kg（相当于 0.1ml/kg）。对于儿童和青少年不应给予＞0.1ml/kg 的剂量。

【用药须知】

1. 含钆造影剂可增加肾消除受损患者发生肾源性系统性纤维化的风险，避免在该人群中使用，除非诊断信息非常必要，且没有非强化的 MRI 或其他方法诊断可替代。

2. 过敏反应可累及心血管、呼吸及皮肤等系统，严重程度从轻度至重度，包括休克，在给予本品后罕见发生。大多数过敏反应发生于给药后 0.5 小时，迟发型反应（数小时至数天）也可能发生。在给予本品前评估所有对造影剂过敏、有支气管哮喘病史和（或）过敏史的患者。这些患者发生过敏反应的风险大，权衡本品的益处与发生过敏风险后再使用。

3. 在给予本品过程中及之后，均应密切观察患者过敏反应的症状和体征。以准确地处理药物过敏反应。

【制剂】注射剂：604.72mg/ml（1mmol/ml），有 2ml，7.5ml，10ml，15ml 4 种规格。

【贮藏】贮于 25℃下，短程携带允许 15～30℃。

钆特酸（gadoleric acid）

本品是一种含钆的 MRI 造影剂。

【理化性状】

1. 化学名：1,4,7,10-tetraazacyclododecane-1,4,7,10-tetraacetic acid, gadolinium complex。

2. 分子式：$C_{16}H_{25}GdN_4O_8$。

3. 分子量：558.64。

4. 结构式如下：

钆特酸葡胺（gadoleric acid meglumine salt）

别名：多它灵。

【理化性状】

1. 化学名：gadolinium 2,2',2"-[10-（carboxymethyl）-1,4,7,10-tetraazacyclododecane -1,4,7-triyl] triacetate 1-deoxy-1-（methylamino）-D-glucitol（1∶1）。

2. 分子式：$C_{23}H_{42}GdN_5O_{13}$。

3. 分子量：753.86。

【用药警戒】

1. 对含钆造影剂（GBCA）消除受损的患者可增加发生肾源性系统性纤维化（NSF）的风险。该类人群应避免使用，除非诊断至关重要，且不能进行非造影 MRI 或其他检查。NSF 可致命或使健康人虚弱、纤维化，对皮肤、肌肉及内脏均有影响。

2. NSF 高风险人群包括：①慢性严重性肾病（肾小球滤过率＜30ml/min）；②急性肾损伤。

3. 使用前应筛查急性肾功能不全的患者或其他导致肾功能降低的情况（如年龄＞60 岁、高血压或糖尿病），并检测肾小球滤过率。

4. NSF 高风险患者不得超剂量用药，且 2 次给药间隔时间应足够延长，确保药物在体内完全排泄。

【药理学】参见钆塞酸二钠。

【药动学】经静脉注射后，钆特酸主要分布于体内细胞外液，不与人血白蛋白结合或透过健康的血脑屏障。在肾功能正常时，血浆 $t_{1/2}$ 约为 90min。本品经肾小球滤过作用，以原药排出体外，肾功能不全患者血浆清除率会降低。在乳汁中分泌量很小，可以缓慢通过胎盘。

【适应证】用于大脑、脊柱病变及其他全身性病理检查（包括血管造影）的磁共振检查。

【不良反应】

1. 头痛和感觉异常很常见（＞10%），注射部位热、冷或疼痛，恶心、呕吐和皮肤反应，如红疹和瘙痒常见（1%～10%）。

2. 罕见过敏反应，该反应可能非常严重甚至致命，尤其是有过敏史的患者。

【妊娠期安全等级】C。

【禁忌与慎用】

1. 对本品的组成成分过敏者禁用。对其他钆螯合物有过敏反应或可疑过敏反应史的患者也不应使用本品。

2. 孕妇只有对母体的效益大于对胎儿伤害的风险时才可使用。

3. 极少量的本品可通过乳汁分泌,慎用于哺乳期妇女,建议停药几天后再恢复哺乳。

4. 对 18 岁以下的儿童,不推荐使用本品用于血管造影。因为目前缺乏该产品针对该人群的相关有效性和安全性数据。

【剂量与用法】推荐剂量为成人、儿童及婴儿均可按 0.1mmol/kg,即 0.2ml/kg 静脉注射。根据检查结果的显示情况,如有必要,可进行二次给药。特殊情况下,如脑膜瘤的鉴别或游离性转移的确认,可以按 0.2mmol/kg 进行二次注射。本品仅供静脉注射。

【用药须知】

1. 本品仅可供静脉注射。如有血管外渗出,可能会引起局部不耐受反应,这时应做局部处理。

2. 本品禁用蛛网膜下腔(或硬膜外)注射。

3. 与其他含钆造影剂一样可发生过敏反应,大多数发生在注射造影剂 0.5h 内,也可发生在注射后几天。鉴于这些风险,在注射前必须询问每个患者是否有过敏史(如花粉过敏、荨麻疹、哮喘等)和(或)有造影剂过敏史,这类患者会增加发生严重反应的概率。这类患者使用前必须权衡临床利弊。

4. 本品应避免用于急慢性重度肾功能不全(GFR≤30ml/min)的患者和由于肝肾综合征导致的各种程度的急性肾功能不全或肝移植手术前后的患者,除非该诊断信息是必需的,且不能用其他手段获得。

5. 对正在接受透析的患者,使用本品后立即进行血液透析,可帮助清除体内的本品,但尚不知这样能否终止 NSF。因此,不宜立即进行血液透析作为一项预防措施来使用。

6. 当给予钆类造影剂时,不应超过推荐剂量并且应在下次给药前留出足够的时间,以便从体内清除本品。

7. 使用含钆造影剂和其他造影剂一样,用于造影剂敏感的患者时应采取密切监测等特别预防措施。必须事先准备所有必要的设备和药品以处理可能出现的严重不良反应。

【制剂】注射剂(以钆特酸葡胺计):377mg/ml,有 10ml,15ml,20ml 3 种规格。

【贮藏】避光保存。

钆弗塞胺(gadoversetamide)

本品是一种含钆的 MRI 造影剂。

别名:安磁力、OptiMARK。

【理化性状】

1. 化学名:[8,11-bis(carboxymethyl)-14-[2-[(2-methoxyethyl)amino]-2-oxoethyl]-6-oxo-2-oxa-5,8,1 1,14-tetraazahexadec an-16-oato(3-)]gadolinium。

2. 分子式:$C_{20}H_{34}GdN_5O_{10}$。

3. 分子量:661.77。

4. 结构式如下:

【用药警戒】

1. 对含钆造影剂(GBCA)消除受损的患者可增加发生肾源性系统性纤维化(NSF)的风险。该类人群应避免使用,除非诊断至关重要,且不能进行非造影 MRI 或其他检查。NSF 可致命或使健康人虚弱、纤维化,对皮肤、肌肉及内脏均有影响。

2. NSF 高风险人群包括:①慢性严重性肾病(肾小球滤过率<30ml/min);②急性肾损伤。

3. 使用前应筛查急性肾功能不全的患者或其他导致肾功能降低的情况(如年龄>60 岁、高血压或糖尿病),并检测肾小球滤过率。

4. NSF 高风险患者不得超剂量用药,且 2 次给药间隔时间应予足够延长,以确保药物在体内完全排泄。

【药理学】参见钆塞酸二钠。

【药动学】经静脉注射后,符合两室开放型药动学模型,分布 $t_{1/2}$ 为(13.3±6.8)min,$t_{1/2}$ 为(103.6±19.5)min。静脉注射后 24h 内随尿液排出 95.5%±17.4% 的给药剂量。本品在体内不被转化,也不与血浆蛋白结合。分布容积为(162±25)ml/kg 大体与细胞外液的体积相似。肾清除率为(69±15.4)ml/(min·kg),血浆清除率为(72±16.3)ml/(min·kg),显示本品主要经肾排除。透析可清除本品。

【适应证】

1. 用于血脑屏障异常或脑血管异常、脊柱和相关的组织异常的磁共振增强检查。

2. 用于肝的磁共振增强检查。

【不良反应】

1. 心血管：血管舒张、低血压、高血压、心律失常、胸痛、心悸、心动过缓、晕厥、血管痉挛。

2. 消化系统：恶心、腹泻、腹痛、口味异常、厌食、便秘、口干、呃逆、呕吐、流涎、口渴。

3. 代谢和营养：肌酐升高、血钾升高、水肿。

4. 神经系统：头痛、头晕、激惹、焦虑、意识混乱、复视、肌张力障碍、张力亢进、感觉减退、困倦、震颤、无力。

5. 呼吸系统：咳嗽、呼吸困难、喉头痉挛、咽炎、鼻窦炎、声音改变。

6. 皮肤及其附属物：多形性红斑、瘙痒、皮疹、血栓性静脉炎、荨麻疹、皮肤苍白。

7. 特殊感觉：味觉倒错、耳鸣。

8. 泌尿生殖系统：少尿。

9. 上市后有发生 NSF、过敏反应及癫痫的报道。

【妊娠期安全等级】 C。

【禁忌与慎用】

1. 对本品的组成成分过敏者禁用。对其他钆螯合物有过敏反应或可疑过敏反应史的患者也不应使用本品。

2. 孕妇只有在对母体的利益大于对胎儿伤害的风险时才可使用。

3. 本品可通过乳汁分泌，哺乳期妇女使用本品后应停止哺乳至少 72h。

4. 儿童用药的安全性及有效性尚不确定。

5. 严重慢性、急性肾损伤者（GFR＜30ml/min）禁用。

【剂量与用法】 推荐剂量为 0.1mmol/kg（0.2ml/kg），静脉注射，注射速度为 1～2ml/s。注射后 1h 内完成成像。

【用药须知】 参见钆布醇。

【制剂】 注射剂：330.9（0.5mmol）/ml，有 5ml，10ml，15ml，20ml，30ml 5 种规格。

【贮藏】 避光，贮于 20～25℃下，切勿冷冻。

锰福地吡（mangafodipir）

本品是一种含锰的 MRI 造影剂。

【理化性状】

1. 化学名：hexahydrogen （OC-6-13）-（（N,N'-ethylenebis（N-（（3-hydroxy-5-（hydroxymethyl）-2-methyl-4-pyridyl）methyl）glycine）5,5'-bis（phosphato））（8-））manganate（6-）。

2. 分子式：$C_{22}H_{28}MnN_4O_{14}P_2$。

3. 分子量：689.36。

4. 结构式如下：

锰福地吡三钠（mangafodipir trisodium）

别名：泰乐影、Teslascan。

【理化性状】

1. 化学名：trisodium trihydrogen （OC-6-13）-（N,N'-1,2-ethanediylbis（N-（（3-hydroxy-2-methyl-5-（（phosphonooxy）methyl）-4-pyridinyl）methyl）glycinato））（8-）manganate（6-）。

2. 分子式：$C_{22}H_{27}MnN_4Na_3O_{14}P_2$。

3. 分子量：757.32。

【药理学】

1. 本品为含金属锰的螯合物，锰有顺磁性并且在磁共振造影中可增强造影效果，配体是福地吡（dipyridoxyl diphosphate）。正常的肝实质优先摄取锰，所以能够使异常组织与正常肝组织间的对比增强。

2. 在进行磁共振造影时，本品的作用是缩短靶组织的纵向弛豫时间（T_1），加强信号强度（亮度），如肝实质信号强度的加强。肝的增强约在注射结束后 4h 达到最大，对诸如转移性及肝细胞癌这类与增强相关的病变，可以在 24h 内检出。临床研究表明，本品有利于这类患者的肝内病灶的检出。

【药动学】

1. 静脉注射后，本品经去磷酸代谢后，锰离子通过与血浆锌（主要）交换，从锰福地吡中释放出来。锰和配体（福地吡）的药动学不同，两者通过不同的途径排泄。

2. 锰的初期平均血浆 $t_{1/2}$ 为 20min 或更短，被肝、胰腺、肾和脾大量摄取。螯合体的最初血浆 $t_{1/2}$ 为 50min 左右。锰的分布容积为 0.5～1.5L/kg，福地吡为 0.17～0.45L/kg。随其代谢，几乎所有的配体（福地吡）在 24h 内通过尿液排泄，仅很少部分通过粪便排出。15%～20%的锰在最初 24h 内经尿液排泄，其余大多数在随后的 4d 内经粪便排出。

3. 在体外人血中，锰的蛋白结合率约为 27%，而福地吡的蛋白结合率可忽略不计。

【适应证】用于疑有转移性或肝细胞癌等肝病变的磁共振增强检查。

【不良反应】

1. 常见热感、潮红、头痛、恶心、呕吐、其他胃肠道症状（如腹痛、腹泻、胃肠胀气）和味觉症状。

2. 过敏反应（如皮肤反应、鼻炎、咽炎）、眩晕、心悸、胸痛、高血压和注射引起的不适较少发生。很少有视觉紊乱、发热和麻痹的报道。

3. 能引起短暂的胆红素和肝氨基转移酶的上升及短暂的血浆锌的下降。

【妊娠期安全等级】X。

【禁忌与慎用】

1. 对本品或其成分过敏、嗜铬细胞瘤、中度肝功能不全（Child-Pugh 分级为 C 级），特别是严重的肝胆管阻塞性疾病、重度肾功能不全及孕妇禁用。

2. 尚未明确本品是否经乳汁分泌。在注射本品后的 14d 内，哺乳期妇女应停止哺乳。

3. 18 岁以下儿童用药的安全性及有效性尚未明确。

【剂量与用法】

1. 本品仅供单次静脉内使用。必须作为静脉输液，其注射速率应为 2～3ml/min。

2. 一般可观察到开始给药后的 15～20min，正常肝实质增强接近峰值，并且持续约 4h。

3. 推荐剂量是 0.5ml/kg（5mmol/kg）。对体重 70kg 者其剂量相当于 35ml。体重超过 100kg 的，50ml 就足以得到良好的影像诊断效果。

【用药须知】

1. 过敏反应（荨麻疹和其他可能的过敏现象）较少发生。使用其他造影剂时所观察到的过敏反应在使用本品时也不能排除。

2. 必须准备好抢救过敏反应的设备和药品及熟练的医务人员。

3. 密切监测严重的心脏病、血脑屏障损伤和严重的脑部疾病患者。

4. 长期使用非肠道营养锰补充会引起锰在基底神经节的积聚，接受这类治疗的患者注射本品时应予以注意。

【制剂】注射剂：7.57mg（0.01mmol）/ml，50ml。

【贮藏】遮光，不高于 25℃室温贮藏。

超顺磁性氧化铁（superparamagnetic ferumoxides）

别名：菲立磁、Feridex I.V.。

【药理学】本品为 MRI 造影剂，可被网状内皮系统的细胞所摄取。

【药动学】静脉给药后，由于本品的颗粒小于血细胞，故可通过肺、脑、心脏、肾的血管床，而后被库普弗细胞吞噬分布于全身的网状内皮系统，其中肝的库普弗细胞可吞噬给药量的 80%，并被代谢成可被红细胞和血红蛋白利用的铁离子。本品在血中的 $t_{1/2}$ 为 3～4d，肝脾 MRI 信号恢复正常需 3～7d。

【适应证】

1. 用于静脉给药的 MRI T_2 加权造影剂。

2. 用于伴有网状内皮系统改变的肝病变的检出和定性评价。

【不良反应】

1. 发生率≥5%的不良反应有恶心、后背痛、腿痛、头痛、胸痛，血管扩张等。

2. 发生率<5%的不良反应如下所示。

（1）消化道：腹泻、呕吐、食欲缺乏。

（2）整体感觉：腹痛、颈痛、乏力、发热。

（3）心血管：高血压、低血压、心绞痛。

（4）神经系统：眩晕、感觉异常。

（5）皮肤及其附属物：瘙痒、出汗。

（6）特殊反应：视觉异常、味觉异常。

（7）呼吸系统：咳嗽、鼻出血、鼻炎。

【妊娠期安全等级】C。

【禁忌与慎用】

1. 对已知注射用铁剂、右旋糖酐、右旋糖酐铁和多聚糖铁前体过敏或高敏者禁用。

2. 孕妇只有在益处大于对胎儿伤害的风险时方可使用。

3. 尚未明确本品是否经乳汁分泌，哺乳期妇女慎用。

【剂量与用法】

1. 推荐剂量为 0.56mg/kg 的铁稀释于 5%葡萄糖溶液 100ml 中，注射时间大于 30min，速率为 2～4ml/min。

2. 增强图像可以在注射本品后即开始采集和注射后的 0.5h 开始。T_2 加权可获得最好的增强效果。

【用药须知】

1. 部分患者注射后会出现过敏或低血压反应。发生率约为 0.5%，包括呼吸困难、其他呼吸系统症状、血管水肿、风疹和低血压等，应给予治疗。

2. 一些患者发生急性严重的后背、腿部或腹股沟疼痛，发生率约为 2.5%。疼痛可单独发生或与呼吸困难、低血压同时发生，应分别给予治疗。

3. 自身免疫性疾病的患者注射铁剂有较高的不良反应发生率。

4. 如果发生高血压或中重度疼痛，注射需要停止，并给予对症治疗。

【制剂】注射剂：56mg/5ml。

【贮藏】避光贮存。

全氟丙烷人血白蛋白微球

（perfluoropropane-albumin microsphere）

本品为 1%人血白蛋白包裹全氟丙烷的白蛋白微球。

【理化性状】

1. 化学名：octafluoropropane。

2. 分子式：C_3F_8。

3. 分子量：188.02。

4. 结构式如下：

【药理学】本品是含惰性气体的微球制剂，可显著增强超声诊断仪检测的声反射信号。经外周静脉注射后可实现左心超声显影增强，未见对血流动力学及心电图产生不良影响。

【适应证】用于常规超声心动图显影不够清晰者，增强左室腔内膜边界的识别。

【不良反应】

1. 常见头痛（5.4%）、恶心呕吐（4.3%）、潮热感或面部潮红（3.6%）及头晕（2.5%）。

2. 其他不良反应包括畏寒、流感样症状、不适、虚弱、乏力、胸痛、呼吸困难、腹泻、注射部位不适、红斑、味觉改变，还可出现心率和血压轻微改变。

3. 发生率小于 0.5%的不良反应包括关节痛、背痛、身体或肌肉疼痛、硬化、风疹、口干、心悸、感觉异常、畏光、室性期前收缩、瘙痒、皮疹、易怒、过敏、耳鸣震颤、视物模糊、气喘、咳嗽、注射部位变色及眼睛灼烧感。

【禁忌与慎用】

1. 对白蛋白和其他血制品过敏史者禁用。

2. 二尖瓣狭窄、先天性心脏病伴心内分流患者慎用。对于先天性心脏病患者，本品可不经肺的过滤直接进入动脉循环，应特别谨慎使用。

3. 心功能Ⅳ级、严重心律失常者禁用。

4. 重度肺动脉高压、肺气肿、肺部脉管炎、肺动脉栓塞、哮喘、成人呼吸窘迫综合征及呼吸衰竭患者禁用。

5. 肝肾功能不全者慎用。

6. 精神病和癫痫患者慎用。

7. 孕妇及哺乳期妇女慎用。

8. 尚无儿童用药的安全有效性资料，儿童用药应慎重。

【剂量与用法】

1. 外周静脉注射，推荐剂量为每次 0.01ml/kg。

2. 经检查外观合格后，将药品混匀，不可用力振摇以免微球破裂及产生泡沫。为保持压力恒定以免微球破裂，在抽取药液时须在药瓶胶塞上另插入一个注射针头通大气以保持压力恒定，然后将混悬液吸入注射器。

3. 患者取左侧卧位（便于心脏超声检查），将带有三通的头皮针插入右上肢手背静脉或肘正中静脉。用 10ml 注射器抽取 0.9%氯化钠注射液 10ml 接三通的一端，用 1ml 或 2ml 注射器抽取混匀的本品注射液接三通的另一端，以约 1ml/s 的注射速度注射，随即用 0.9%氯化钠注射液 5～10ml 注射使管内的造影剂全部进入血液循环，在注射过程中完成超声检查。如效果不理想，可将注射剂量加大至 0.02ml/kg 予以注射，但注射次数总计不宜超过 2 次。

【用药须知】

1. 本品必须严格按照说明书并在医师全面掌握操作程序和安全性的情况下才可使用。

2. 任何时候含蛋白制品应用于人体时，都可能发生过敏反应，应备有肾上腺素、抗组胺药及糖皮质激素等药物以便出现过敏时给予紧急治疗。

3. 使用前本品应先放置至室温。

【制剂】注射剂：3ml。

【贮藏】遮光，贮于 2～8℃，切勿冷冻。

半乳糖-棕榈酸（galactose and almitic acid）

别名：利声显、Levovist。

【药理学】本品是一种超声造影剂，经外周静脉注射后，使左右心腔和全身血管的超声回声短时间增强。当本品半乳糖微粒溶于注射用水时，微米大小的微泡附着在半乳糖表面，棕榈酸则作为微气泡的保护膜。注射入静脉后，微气泡可引起超声回声的增强。在棕榈酸的保护下，本品可以耐受心肺循环和接下来的全身血管壁压力，保持几分钟稳定，然后在血流中溶解。本品适用于所有超声仪器，在有 2 次谐波成像软件时，可以观察心肌灌注。

【药动学】本品经注射用水解聚后微粒子迅速溶解并释放出微气泡，经静脉注射后，可增强左右心腔和全身血管的多普勒信号。半乳糖在肝代谢，$t_{1/2}$ 为 10～11min，棕榈酸为人体内生理存在的物质，与血浆蛋白结合，$t_{1/2}$ 为 1～3min。

【适应证】用于一维、二维和三维多普勒超声波血流成像检查时，加强多普勒信号。也可用于 B 型超声心动声学的造影。

【不良反应】

1. 在注射过程中或稍后，注射部位偶尔有一过性疼痛和冷热感。

2. 个别病例曾报道有味觉异常、呼吸困难、血压或脉搏改变、恶心、呕吐、头痛、头晕和皮肤反应等。

3. 由于本品的高渗性，可能发生一过性的非特异性血管内皮刺激。

4. 意外注射于血管外时，可引起疼痛和组织刺激。

5. 偶有注射部位的一过性疼痛或冷热感。

【禁忌与慎用】半乳糖血症者禁用。

【剂量与用法】

1. 一维、二维和三维多普勒超声检查、血管多普勒超声　多普勒信号一般，但作为诊断不够满意，用 10～16ml，浓度为 200mg/ml。多普勒信号弱，如探查小血管、低速血流或检查不顺利的条件下，用 5～10ml，浓度为 300mg/ml。多普勒信号很弱或未能检测出时，用 5～8ml，浓度为 400mg/ml。应持续静脉注入（约 0.5ml/s）以保持多普勒信号均匀增强。对一些特殊病例，需重复注入本品。例如，为了检查几个切面，剂量可以增加，可通过选择浓度高的本品获得更强的效果或更长时间的增强，持续时间通常为 2～4min。最大推荐剂量：每次注射 1 支，最多 6 次。

2. 左右心腔的多普勒超声心动造影　用 10～16ml，浓度为 200mg/ml。多普勒信号非常弱或未能检出及诊断二尖瓣关闭不全用 5～10ml，浓度为 300mg/ml。仅右心腔检查，用 4～10ml，浓度为 200mg/ml。

3. B 型超声心动声学造影　用 10ml，浓度为 300mg/ml。在不利的超声传导条件下和负荷超声心动检查，用 5～8ml，浓度为 400mg/ml。仅右心腔检查，用 4～10ml，浓度为 300mg/ml。

4. 静脉注射　应给予快速注射，如需要（如定量评价），可在给药后立刻注入 5～10ml 0.9%氯化钠注射液，以确保所有造影剂发挥作用。最大推荐剂量，每次注射 1 支，最多 6 次。

【用药须知】对于严重心血管功能不全的患者（如 NYHA Ⅳ级），必须谨慎考虑由于注射本药而造成的总渗透负荷。

【制剂】微粒注射剂：浓度分别为 200mg/ml，300mg/ml，400mg/ml，2.5g/瓶。

【贮藏】遮光，贮于 2～8℃，切勿冷冻。

六氟化硫（sulphur hexafluoride）

别名：声诺维、SonoVue。

【理化性状】

1. 分子式：SF_6。

2. 分子量：146.06。

3. 结构式如下：

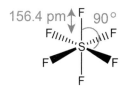

【药理学】本品是一种可以通过肺循环的超声心动图造影剂，在用于已确诊或怀疑为心血管疾病的患者时可以增强心脏腔室的混浊度，从而清楚地描绘出左心室心内膜边缘线，可以提高多普勒信噪比，从而提高发现及排除脑动脉、颅外颈动脉或外周动脉疾病的准确性。

本品可以提高多普勒成像质量，在门静脉方面还可以延长有临床意义的信号增强时间；增强肝和乳腺病变血管形成的显像效果，从而可以更准确地定性。

【适应证】用于超声检查提高血液回波率，从而提高信噪比。只有在不使用造影剂增强就无法得出结论的患者中使用。

【不良反应】不良反应轻微、短暂且可以自行恢复并无遗留效应。临床试验中，最常报告的不良反应是头痛及注射部位疼痛和注射部位反应，包括注射部位青肿、灼热和感觉异样。

【禁忌与慎用】

1. 对本品或制剂中其他组分有过敏史的患者禁用。

2. 禁用于近期急性冠脉综合征或临床不稳定性缺血性心脏病的患者，包括正渐变为或进行性心肌梗死；过去 7d 内，安静状态下出现典型性心绞痛；过去 7d 内，心脏症状出现明显恶化；刚接受了冠脉介入手术或其他提示临床不稳定的因素如最近心电图、实验室或临床所见提示的恶化；急性心力衰竭，心力衰竭III～V级及严重心律失常。

3. 伴有右向左分流的心脏病患者、重度肺动脉高压的患者、未控制的系统高血压患者和成人呼吸窘迫综合征患者禁用。

4. 尚未确立该药对孕妇及哺乳期妇女的安全性及有效性。因此孕妇及哺乳期妇女不应当使用本品。

5. 尚未确立本品在 18 岁以下患者中应用的安全性及有效性。

【剂量与用法】

1. 本品仅供具有超声影像诊断经验的医师使用。

2. 在使用前向小瓶内注入注射用 0.9%氯化钠注射液 5ml，然后用力振摇，直至冻干粉末完全分散。将微泡混悬液抽吸至注射器后应立即注入外周静脉。混悬液配制后 6h 内的任何时候都可将所需容量抽吸到注射器中使用。每次注射后，应随之应用 0.9%氯化钠注射液 5ml 冲洗注射器。

3. 心脏 B 型超声成像（常规或负荷检查）时的用量为按上述方法配制的注射液 2ml，血管多普勒成像时用量为 2.4ml。在单次检查过程中，如果医师认为有必要，可以第 2 次注射推荐剂量。

【用药须知】

1. 由于负荷超声心动检查模拟了心肌缺血的状态，有可能增加应用本品的风险。因此，当患者需施行本品增强的负荷超声心动检查时，必须确认患者状态稳定，可以通过在检查前的 2d 内无心电图改变或无胸痛症状等方法判别。

2. 对那些正在进行药理学负荷试验如用多巴酚丁胺的患者用本品增强超声心动图检查时，应进行心电图和血压的监测。同样，对临床确认的高危患者也应行心电图检测。

3. 用于缺血性心脏疾病时要非常小心，因为在该类患者身上如果发生过敏样和（或）血管扩张反应，可能会导致生命危险。

4. 在使用过程中，必须备有抢救设备并对相关人员进行培训。对有临床意义的肺部疾病，包括严重的慢性阻塞性肺疾病的患者应谨慎用药。

【制剂】注射用微泡：59mg。

【贮藏】遮光，贮于 2～8℃，切勿冷冻。

辛卡利特（sincalide）

别名：Kinevac。

本品属于非消化道给药的胃肠胆囊胰管肽类激素，为人工合成的 C 端八肽胆囊收缩素。

【理化性状】

1. 本品为白色粉末，极微溶于水，几乎不溶于乙醇。

2. 化学名：L-aspartyl-L-tyrosyl-L-methionylglycyl-L-tryptophyl-L-methionyl-L-aspartylphenyk-alaninamide hydrogen sulfate。

3. 分子式：$C_{49}H_{62}N_{10}O_{16}S_3$。

4. 分子量：1143.27。

5. 结构式如下：

【用药警戒】

1. 如出现过敏症状和体征，如荨麻疹，呼吸困难，面部、嘴唇、舌或喉肿胀，应立即呼叫紧急救护。

2. 如出现如下严重的不良反应，如胃痛或不适、恶心、呕吐、腹泻、头痛、感觉头重足轻或气短、出汗、潮红（温暖、发红或刺痛感）、打喷嚏、轻微皮疹，应立即就医。

【药理学】

1. 本品药理作用与胆囊收缩素相似，可引起胆囊收缩导致胆囊体积缩小和胆汁排出。并且引起肠内通过时间减少，降低食管括约肌紧张性，抑制胃液分泌，使胃排空延迟。

2. 静脉注射后，本品虽然会使胆囊收缩导致胆囊的容积极大地减小，但胆汁排出的量却类似于内源性胆囊收缩素的生理性应答。静脉注射（快速注射）引起胆囊迅速收缩，在 5～15min 出现最大效应。相比之下，脂肪餐刺激胆囊收缩是一个渐进过程，约 40min 后才出现最大效应。一般来说，虽然一些患者放射摄影范围胆囊会缩减 60%～70%，但最佳缩量为 40%。

3. 与胆囊收缩素相似，本品可刺激胰腺分泌，与肠促胰液素合用，胰腺分泌量和腺体排出碳酸氢盐和蛋白质（酶）的量均增加。肠促胰液素与本品合用，可通过测量和分析十二指肠抽吸物来评估特定的胰腺功能。常用分泌物的量、碳酸氢盐浓度、淀粉酶含量（胰蛋白酶和总蛋白）来分析。

4. 刺激肠道蠕动，并可能导致幽门收缩从而延缓胃排空。

【药动学】本品的药动学尚未确定。静脉给予常规剂量 5～15min 后出现胆囊收缩的最大效应，在 1h 内恢复原有大小。

【适应证】

1. 刺激胆囊收缩，用于胆囊造影术或超声检查对胆囊进行评估；或通过十二指肠抽吸术获得浓缩胆汁样本分析其胆固醇、胆盐、磷脂、晶体。

2. 刺激胰腺分泌（特别是与肠促胰液素合用）获得十二指肠抽吸物来分析酶的活性、组分和细胞学，从而诊断胰腺疾病。

3. 加速钡剂在小肠的通过，从而减少联合应用的肠道荧光镜透视检查和 X 线检查辐射的时间和程度。

【不良反应】

1. 本品的不良反应一般温和且持续时间短。最常见的不良反应是腹部不适或疼痛、恶心；快速静脉注射 0.04μg/kg，产生可预料的短暂的腹部绞痛。这些现象通常为本品生理学作用的表现，包括胃排空延迟、肠道蠕动增加。此类反应发生于约 20% 的患者，除非有其他临床或影像学证据，否则不能解释为胆道异常。

2. 其他发生率<1%的不良反应包括呕吐、面部发红、出汗、皮疹、低血压、高血压、气短、排便冲动、头痛、腹泻、打喷嚏、麻木。约 2%的患者有头晕的报道。注射速度较慢时这些症状通常会减弱。

【妊娠期安全等级】B。

【禁忌与慎用】

1. 对本品过敏的患者禁用。

2. 肠梗阻患者禁用。

3. 本品用于孕妇的研究尚无足够的信息。本品

会影响平滑肌，可能导致自然流产或过早引产，因此，在妊娠期间只有明确需要时才能使用。

4. 尚未明确本品是否会在人类乳汁中分泌。因为许多药物都可分泌到乳汁，哺乳期妇女慎用。

5. 本品在儿童中的安全性和有效性尚未建立。

【药物相互作用】尚无相关信息。

【剂量与用法】

1. 溶解和储存。本品溶解前室温放置。无菌操作下在药瓶内加入 5ml 灭菌注射用水，再用 0.9%的氯化钠注射液进一步稀释。溶液可以室温放置，须在 24h 内使用，超过 24h 应弃去不用。非消化道给药药物制剂只要溶液和包装允许，给药前均应检视有无微粒或变色现象。

2. 30～60s，静脉注射 20ng/kg 的本品，胆囊迅速收缩。如果在 15min 内未发生满意的胆囊收缩，可给予第 2 次剂量，40ng/kg。为减少肠道副作用，可静脉输液，剂量为 120ng/kg，溶于 100ml 的氯化钠注射液，速率为 2ml/min；也可选择肌内注射，剂量为 100ng/kg。当本品注射后每 5 分钟进行胆囊造影、X 线摄影。用于胆囊管显像，可能需要在第一次注射后 5min 内每隔 1min 进行一次 X 线照相。

3. 测试胰腺功能，患者接受为时 60min 的静脉输注，每千克体重 0.25 个单位的肠促胰液素。肠促胰液素开始静脉输注 30min 后，再单独静脉输注总剂量为 20ng/kg 的本品，输液时程需大于 30min。例如，70kg 患者，本品的总剂量为 1400ng，因此，用 30ml 氯化钠注射液稀释 1.4ml 经过初溶的本品，给药速率为 1ml/min。

4. 钡剂通过近端空肠后给予本品可加速钡剂通过小肠。本品类似胆囊收缩素，可能引起幽门收缩。本品的推荐剂量为 30～60s 静脉注射 40ng/kg（2.8μg/70kg）。如果 30min 内钡剂通过情况不满意，可给予第 2 剂 40ng/kg。为减少副作用，可 30min 静脉输液给予本品 120ng/kg（8.4μg/70kg），用氯化钠注射液稀释至约 100ml。

【用药须知】

1. 有小胆囊结石的患者刺激胆囊收缩可能会使结石从胆囊排出，导致结石阻塞在胆囊管或胆总管。这一风险极低，因为本品通常并不会引起胆囊的完全收缩。

2.尚无过量的报道，可能发生胃肠道症状（腹部痉挛性疼痛、恶心、上吐下泻），伴眩晕或晕厥的低血压。应在短期内对症治疗过量的症状。

3. 本品用于当胆囊充满口服胆囊造影剂时的

胆囊排空,排空后用于胆囊造影术。然而,胆囊造影术期间胆囊收缩的诊断价值尚有争议,一些患者对本品无反应。本品应在医师认为有必要进行胆囊造影术,但避免使用脂肪餐刺激胆囊时应用。虽然尚未进行公开的对照试验,一些临床医师认为,本品刺激胆囊效果优于脂肪餐,因其效应产生迅速且反应较稳定。

4. 排空后胆囊造影术,以胆囊缩减 40% 为最佳。对本品有反应的患者,20ng/kg 剂量静脉给药 5～15min 产生胆囊最大收缩,而脂肪餐需 30～60min。虽然少数患者对 20ng/kg 剂量无反应,但对 40ng/kg 剂量可能有反应,剂量大于 20ng/kg 常不引起胆囊进一步缩小,可能引起胆囊体积缩减,可能是因为胆囊颈收缩和妨碍排空所致。迄今研究证明,接受本品常用量以行排空后胆囊造影术的患者,47%～88% 能清楚地呈现胆囊和胆总管。

5. 在胆囊运动障碍患者中,由于本品可刺激胆囊,因而可诱发胆囊疼痛,故可用于诊断胆囊功能障碍。然而检测的准确性尚有争议。

【制剂】注射剂(冻干粉):5μg。

【贮藏】贮于 15～30℃。

美替拉酮(metyrapone)

【理化性状】

1. 本品为有特殊臭味的白色至淡琥珀色的极细的晶体粉末。熔点为 50～53℃。微溶于水,溶于甲醇和氯仿。能溶于稀的无机酸中形成水溶性盐。

2. 化学名:2-methyl-1,2-di(3-pyridyl)propan-1-one。

3. 分子式:$C_{14}H_{14}N_2O$。

4. 分子量:226.3。

5. 结构式如下:

【作用与机制】本品能抑制参与合成糖皮质激素、氢化可的松及醛固酮的 11β-羟化酶的作用。随着这些物质在血浆中的浓度下降,将刺激垂体腺产生更多的 11-脱氧类固醇和其他类似物,它们会在肝代谢,并排泄在尿中,通过测定尿中 11-脱氧皮质醇的变化,可以评估由垂体引起的肾上腺皮质功能情况。

【适应证】可用于鉴别由垂体引起的肾上腺皮质功能不全。

【不良反应】本品可引起恶心、呕吐、上腹部痛、头痛、眩晕等。

【剂量与用法】口服,500～700mg/次,每 6 小时 1 次,连用 1～2d。分别收集服药前 24h、服药后 24h 或 48h 的尿液,对照测定。

【用药须知】垂体功能慎用。

【制剂】片剂、胶囊剂和注射剂:250mg。

【贮藏】避光,贮存于 2～8℃。

马西瑞林(macimorelin)

别名:Macrilen。

本品是一种合成的生长激素分泌受体激动剂,制成口服液供临床使用。

【CAS】381231-18-1。

【ATC】V04CD06。

【理化性状】

1. 化学名:N-(2-amino-2-methylpropanoyl-N1-((1R)-1-formamido-2-(1H-indol-3-yl)ethyl)-D-tryptophanamidein。

2. 分子式:$C_{26}H_{30}N_6O_3$。

3. 分子量:474.57。

4. 结构式如下:

醋酸马西瑞林(macimorelin acetate)

【CAS】945212-59-9。

【理化性状】

1. 化学名:D-tryptophanamide, 2-methylalanyl-N-[(1R)-1-(formylamino)-2- 1H-indol-yl)thyl]-acetate。

2. 分子式:$C_{28}H_{34}N_6O_5$。

3. 分子量:534.6。

【作用机制】本品通过活化脑垂体和下丘脑的生长激素促分泌素受体以刺激生长激素分泌。

【药动学】按体重 0.5mg/kg 给予单次口服剂量的本品,1.5h 后成人生长激素缺乏(AGHD)患者及健康受试者本品平均血药浓度相似。

1. 吸收 AGHD 患者在至少禁食 8h 后按

0.5mg/kg 口服，本品的 C_{max} 出现在 0.5～1.5h。进食流食后本品的 C_{max} 和 AUC 分别降低 55%和 49%。

2. 消除　体外人体肝微粒体研究显示，CYP3A4 是本品主要的代谢酶。在健康受试者中按 0.5mg/kg 给予单次口服剂量本品后，其平均终末消除半衰期（$t_{1/2}$）为 4.1h。

【适应证】用于成年患者生长激素缺乏的诊断。

【不良反应】常见不良反应包括味觉障碍、眩晕、头痛、疲乏、恶心、饥饿、腹泻、上呼吸道感染、热感、多汗、鼻咽炎、窦性心动过缓。

【禁忌与慎用】

1. 未对本品进行动物生殖研究，尚无孕妇使用本品的资料。

2. 尚不明确本品是否经乳汁排泄，哺乳期妇女使用时应权衡利弊，选择停药或停止哺乳。

3. 儿童用药的安全性和有效性尚未确定。

4. 生长激素分泌通常随着年龄增长而减少。因此，老年人可能需要较低的分界点来诊断成人生长激素缺乏症。对于本品的临床研究并没有包括足够多的 65 岁及以上的受试者以确定老年患者是否较年轻的受试者有不同的反应。

【药物相互作用】

1. 本品与延长 QT 间期的药物合用[如抗精神病药物（如氯丙嗪、氟哌啶醇、硫利达嗪、齐拉西酮），抗生素（如莫西沙星），ⅠA 类（如奎尼丁、普鲁卡因胺）和Ⅲ类抗心律失常药（如胺碘酮、索他洛尔）或其他已知能延长 QT 间期的药物]可能会导致尖端扭转型室性心动过速的发生。本品应避免与延长 QT 间期的药物合用。建议在本品给药前，原来服用的能延长 QT 间期的药物应有足够的洗脱时间。

2. 强效 CYP3A4 诱导剂与本品同时服用（如卡马西平、恩扎鲁胺、米托坦、苯妥英钠、利福平、贯叶连翘、波生坦、依法韦仑、依曲韦林、莫达非尼、阿莫达非尼、卢非酰胺）可能降低本品的血药浓度且可能导致假阳性检测结果。本品使用前应停用强效 CYP3A4 诱导剂。建议本品给药前，给予强效 CYP3A4 诱导剂充足的洗脱时间。

3. 下列药物可能影响本品诊断结果的准确性。本品避免与以下药物合用。

（1）直接影响脑垂体分泌生长激素的药物（如生长抑素、胰岛素、糖皮质激素、环氧合酶抑制剂），如阿司匹林或吲哚美辛。

（2）可能短暂升高生长激素浓度的药物（如

可乐定、左旋多巴、胰岛素）。

（3）可能减弱生长激素对本品反应的药物（如毒蕈碱拮抗剂、阿托品、抗甲状腺药物、丙硫氧嘧啶和生长激素产品）。使用本品进行诊断检测前应停止给予生长激素产品至少 1 周。

【剂量与用法】

1. 推荐剂量为 0.5mg/kg，单次口服，患者应至少禁食 8h。本品使用前需由专业人员用水溶解为 0.5mg/ml 的溶液，搅拌 2～3min，可能会有少许不溶性颗粒。溶解后的本品应在 30min 内使用，丢弃未用部分。

2. 检查前患者在 30s 内一口气喝完上述溶解的药品，分别于给药后 30min、45min、60min、90min 时采静脉血，分析 GH 水平。如果最大血浆 GH 水平<2.8ng/ml，即可诊断为生长激素缺乏。

【用药须知】

1. 使用本品前应停用强效 CYP3A4 诱导剂。

2. 给予本品前终止生长激素治疗（GH）至少 1 周。

3. 本品避免与已知的影响垂体 GH 激素分泌的药物合用。

4. 对有性激素、甲状腺激素和（或）糖皮质激素缺乏者，在开始本品治疗前应适当地补充缺乏的激素。

5. 使用本品前确保患者已空腹 8h。

6. 本品对体重指数（BMI）>40kg/m^2 受试者的安全性和诊断性能尚不确定。

【制剂】颗粒剂：60mg。

【贮藏】贮于 2～8℃。

镥 ^{177} 多他特（lutetium ^{177} dotatate）

别名：Lutathera。

本品为放射性核素标记的生长抑素类似物。

【理化性状】

1. 镥-177 衰变为稳定的镥，半衰期为 6.647d，发射出 β 射线，最大能量为 0.498MeV。

2. 化学名：Lutetium（^{177}Lu）-N-［（4,7,10-tricarboxymethyl-1,4,7,10-tetraazacyclododec-1-yl）acetyl]-D-phenylalanyl-L-cysteinyl-L-tyrosyl-D-tryptophanyl-L-lysyl-L-threoninyl-L-cysteinyl-L-threonine-cyclic（2-7）disulfide。

3. 分子量：1609.6。

4. 结构式如下：

【药理学】 本品可与生长抑素受体结合，与 2 型受体结合力最高。本品与表达生长抑素受体的细胞（包括生长抑素受体阳性的恶性肿瘤细胞）结合，本品被内在化，镥-177 发射的 β 射线通过在生长抑素受体阳性细胞和邻近细胞中形成自由基，从而诱导细胞损害。

【药动学】

1. 按推荐剂量输注，输注结束后达 $C_{max}=10$ng/ml（CV=50%），AUC 为 41（ng·h）/ml。

2. 分布：分布容积为 460L（CV=54%），给予本品 4h 后，可分布于肾、肿瘤、肝、脾，在一些患者可进入脑垂体和甲状腺。同时输注的氨基酸注射液可降低肾辐射剂量 47%（34%～59%），增加血浆清除率 36%。非放射性的本品蛋白结合率为 43%。

3. 代谢：本品不被肝代谢。

4. 消除：本品的清除率为 4.5L/h（CV=31%），平均血浆有效消除半衰期为 3.5（±1.4）h，终末半衰期为 71（±28）h。本品主要经肾排泄，给药后 5h 内排出 44%，24h 内排出 58%，48h 内排出 65%，14d 内排出 99%。

【适应证】 本品用于治疗成人生长激素受体阳性的胃肠胰腺神经内分泌肿瘤，包括前肠、中肠、后肠的神经内分泌肿瘤。

【不良反应】

1. 严重不良反应为骨髓抑制、继发性骨髓异常综合征、白血病、肝毒性、肾毒性、神经内分泌激素危象。

2. 临床试验中发现的不良反应包括心房颤动、恶心、呕吐、腹痛、腹泻、便秘、疲乏、外周水肿、发热、食欲缺乏、腰痛、四肢痛、肌痛、颈痛、头痛、头晕、味觉障碍、焦虑、肾衰竭、放射性尿道毒性、咳嗽、脱发、潮红、高血压。

3. 实验室异常包括淋巴细胞减少、贫血、白细胞减少、血小板减少、中性粒细胞减少、肌酐升高、血糖升高、低血钙、低血钾、高血钾、高血钠、低血糖、γ-GT 升高、ALP 升高、AST 升高、胆红素升高。

【禁忌与慎用】

1. 本品有胎儿毒性，孕妇禁用。

2. 哺乳期妇女使用本品时应暂停哺乳，至少持续至本品治疗结束后 2.5 个月。

3. 儿童应用本品的安全性和有效性尚未建立。

【药物相互作用】 生长抑素及其类似物竞争性与生长抑素受体结合，可影响本品的作用，在使用本品前至少 4 周，应停用长效生长抑素及其类似物，在使用本品前至少 24h，应停用短效生长抑素及其类似物。

【剂量与用法】

1. 推荐剂量：每次 7.4GBq（200mCi），每 8 周 1 次，共用 4 次。

不能将本品注射液直接注入 0.9%氯化钠注射液中。先用 2.5cm 20G 的短针头插入本品注射液瓶塞，并通过导管连接 0.9%氯化钠注射液，插入本品注射液瓶中的针头不能接触本品注射液。另取一 9cm 18G 的长针头，插入本品注射液瓶塞，此针头应插入至注射液底部，通过预先充满 0.9%氯化钠注射液的导管连接此针头至患者静脉，如图 18-1 所示。

输液过程中确保本品注射液瓶中输液水平稳定。输注本品结束后，用 0.9%氯化钠注射液 25ml 冲管。剩余药品和水溶性废物按有关规定处理。

2. 开始本品治疗前，应停止长效生长抑素抑制剂（如长效奥曲肽）至少 4 周，可使用短效生长抑素抑制剂，但短效生长抑素抑制剂应在使用本品前至少 24h 停用。

3. 在本品治疗中，每次给本品后 4～24h，给予长效生长抑素抑制剂 30mg，肌内注射。短效奥曲肽可用来控制症状，但必须在给予本品至少 24h 前停用。本品治疗后，继续给予长效生长抑素抑制剂 30mg，肌内注射，每 4 周 1 次，直至疾病进展或治疗已达 18 周。

4. 在给予推荐的氨基酸注射液前 30min，应给予止吐药。在给予本品前 30min，静脉给予含有 L-赖氨酸和 L-精氨酸的氨基酸注射液（含两种氨基酸 18～24g，体积 1.5～2.2 L，渗透压＜1050 mOsmol），通过三通输液管或通过患者另一手臂的静脉输注，氨基酸注射液应持续输注，包括在输注本品过程中、结束后至少 3h。

　　5. 剂量调整：根据不良反应的剂量调整见表 18-1。

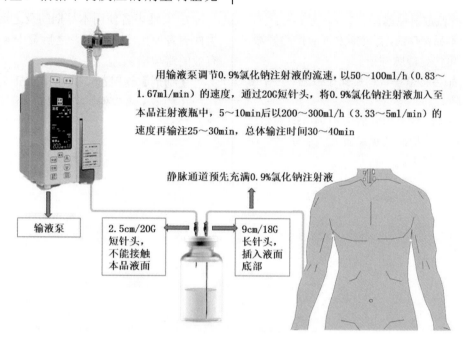

用输液泵调节0.9%氯化钠注射液的流速，以50～100ml/h（0.83～1.67ml/min）的速度，通过20G短针头，将0.9%氯化钠注射液加入至本品注射液瓶中，5～10min后以200～300ml/h（3.33～5ml/min）的速度再输注25～30min，总体输注时间30～40min

静脉通道预先充满0.9%氯化钠注射液

输液泵

2.5cm/20G短针头，不能接触本品液面

9cm/18G长针头，插入液面底部

图 18-1　镥多他特使用方法示意图

表 18-1　根据不良反应调整剂量（镥多他特）表

不良反应	严重程度	剂量调整
血小板减少	2、3 级或 4 级	停用本品。直至恢复正常或恢复至 1 级，重新以 3.7GBq（100mCi）的剂量开始，如降低剂量后不再发生≥2 级血小板减少，可恢复 7.4 GBq（200mCi）的剂量；如≥2 级血小板减少恢复需要 16 周以上，应永久停用本品
	复发 2、3 级或 4 级	永久停用
贫血和中性粒细胞减少	3 级或 4 级	停用本品。直至恢复正常或恢复至 1 级，重新以 3.7GBq（100mCi）的剂量开始，如降低剂量后不再发生≥3 级贫血和中性粒细胞减少，可恢复 7.4GBq（200mCi）的剂量；如≥3 级贫血和中性粒细胞减少恢复需要 16 周以上，应永久停用本品
	复发 2、3 级或 4 级	永久停用
肾毒性	CC＜40ml/min 或肌酐较基线升高 40%以上，或肌酐清除率较基线降低 40%以上	停用本品。直至恢复正常，重新以 3.7GBq（100mCi）的剂量开始，如降低剂量后不再发生肾毒性，可恢复 7.4GBq（200mCi）的剂量；如肾毒性恢复需要 16 周以上，应永久停用本品
	肾毒性复发	永久停用
肝毒性	胆红素≥3×ULN 低蛋白血症，人血白蛋白＜30 g/L，凝血酶原降低至＜70%	停用本品。直至恢复正常，重新以 3.7GBq（100mCi）的剂量开始，如降低剂量后不再发生肝毒性，可恢复 7.4GBq（200mCi）的剂量；如肝毒性恢复需要 16 周以上，应永久停用本品
	肝毒性复发	永久停用
其他非血液毒性	3 级或 4 级	停用本品。直至恢复正常或恢复至 1 级，重新以 3.7GBq（100mCi）的剂量开始，如降低剂量后不再发生≥3 级毒性，可恢复 7.4GBq（200mCi）的剂量；如≥3 级毒性恢复需要 16 周以上，应永久停用本品

【用药须知】

1. 本品为放射性药品,在运输过程中应注意防护,最低限度降低放射性暴露。

2. 在开始本品治疗前,育龄期女性应排除妊娠。

3. 本品不可快速静脉注射。

4. 使用本品会将患者长期暴露于放射线中,可增加肿瘤的风险。

5. 使用本品后,直至 30d 后尿中仍可检测出放射性物质,应做好防护,避免患者及其看护者、医护人员暴露于放射线中。

6. 使用本品治疗过程中,应密切监测全血细胞计数、肝功能、肾功能。

7. 女性患者使用本品期间及之后至少 7 个月,男性患者使用本品期间及之后至少 4 个月,应采取有效的避孕措施。

【制剂】 注射剂:370MBq/ml(10mCi/ml)

【贮藏】 防放射,贮于 25℃下,自生产之时计算,72h。

第十九章　其他　Others

甲吡唑（fomepizole）

别名：Antizol、4-甲基吡唑。

本品为乙醇脱氢酶的竞争性抑制剂。

【理化性状】

1. 室温下本品为无色至黄色液体，熔点 25℃，溶于水，易溶于甲醇、乙醚及氯仿。

2. 化学名：4-methyl-1*H*-pyrazole。

3. 分子式：$C_4H_6N_2$。

4. 分子量：82.10。

5. 结构式如下：

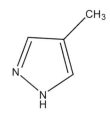

【药理学】乙醇脱氢酶催化乙醇氧化代谢为乙醛，也催化乙二醇和甲醇的代谢形成毒性代谢产物的初始步骤，本品通过抑制乙醇脱氢酶，抑制乙二醇和甲醇的初始代谢，可阻断其神经毒性（精神状态改变、昏迷、癫痫发作、视觉障碍）、心血管毒性及肾毒性反应。

【药动学】静脉输注后可迅速分布至全身体液，分布容积 0.6～1.02L/kg。主要在肝代谢，代谢物主要为 4-羧基吡唑（占给药剂量的 80%～85%），另有 4-羟甲基吡唑及以上两者的 *N*-葡糖醛酸共轭物，均经尿排泄。仅 1%～3.5% 的原药从尿中排泄。本品 $t_{1/2}$ 随剂量而变化。本品的消除符合米氏动力学方程，在治疗浓度（100～300μmol/L，8.2～24.6mg/L），消除呈饱和状态。多剂量给药后本品快速诱导自身代谢，30～40h 后可见清除率明显增加，诱导后，消除符合 1 级消除。

【适应证】用于乙二醇中毒、甲醇中毒。

【不良反应】

1. 常见不良反应为头痛、恶心、头晕、困倦、口腔金属味。

2. 少见不良反应，按系统分类如下所示。

（1）整体感觉：腹痛、发热、多器官衰竭、注射时疼痛、注射部位炎症、背痛、醉酒感。

（2）心血管系统：罕见心动过缓、心动过速和低血压，也有静脉硬化的报道。

（3）胃肠道：恶心、腹泻、消化不良、食欲缺乏、胃灼热、一过性氨基转移酶升高。

（4）血液/淋巴系统：嗜酸性粒细胞增多、淋巴管炎、弥散性血管内凝血、贫血。

（5）神经系统：常见头晕、癫痫发作、烦躁不安、面部潮红、眩晕、眼球震颤、焦虑、感觉陌生、对周围环境的警觉降低。

（6）呼吸系统：呃逆和咽炎。

（7）皮肤：注射部位皮疹。

（8）特殊感觉：口腔异味、语言或视力障碍、一过性视物模糊、耳鸣。

（9）泌尿生殖系统：无尿。

【妊娠期安全等级】C。

【禁忌与慎用】

1. 对本品或其他吡唑类药过敏者禁用。

2. 肝病患者、肾功能不全患者慎用。

3. 儿童用药的安全性和有效性尚未确立。

4. 孕妇只有在明确需要时才可使用。

5. 尚不明确本品是否进入乳汁，哺乳期妇女慎用。

【药物相互作用】

1. 本品可降低与乙醇的清除 40%，而乙醇也可降低本品代谢（约 50%），故应避免两者合用。

2. 抑制或诱导 CYP 酶活性的药物（如苯妥英、卡马西平、西咪替丁、酮康唑）可能与本品有相互作用。

【剂量与用法】乙二醇及甲醇的代谢产物可导致代谢性酸中毒、恶心、呕吐、癫痫、昏迷、草酸钙结晶尿、急性肾小管性肾炎、失眠及死亡。治疗包括使用阻止毒性代谢产物生成的乙醇脱氢酶抑制剂、纠正代谢异常，严重者可行血液透析，以清除乙二醇、甲醇及其代谢产物。

1. 首次给予负荷剂量 15mg/kg，每 12 小时 10mg/kg，4 次，之后，每 12 小时 15mg/kg，直至乙二醇或甲醇浓度低于 20mg/dl 或监测不到，血液

pH 正常。每次输注时间不少于 30min。

2. 血液透析时的如下所示。

（1）血液透析开始离上次给药在 6h 以内，不得再给药；反之，可给予下次剂量。

（2）血液透析过程中，每 4 小时 1 次。

（3）血液透析结束离上次给药的间隔时间小于 1h，不得在血液透析结束时给药；若间隔时间为 1~3h，可给予下次剂量的半量；若间隔时间大于 3h，可给予下次剂量。

【用药须知】

1. 本品注射剂需稀释后使用，且不得快速静脉注射。

2. 本品在室温下可凝固，如在使用前发现凝固，可用温水加热，或握于手中融化。

3. 治疗过程中，经常监测血气、血液 pH、电解质、血肌酐、尿素氮及其他实验室参数。

【制剂】 注射剂：1.5g/1.5ml。

【贮藏】 贮于 20~25℃ 下。

舒更葡萄糖钠（sugammadex sodium）

别名：Bridion。

本品为首个批准用于临床的肌松药结合剂，2008 年 7 月欧盟批准其上市。

【理化性状】

1. 化学名：cyclooctakis-（1→4）-[6-S-（2-carboxyethyl）-6-thio-α-D-glucopyranosyl]。

2. 分子式：$C_{72}H_{104}Na_8O_{48}S_8$。

3. 分子量：2178。

4. 结构式如下：

【药理学】 本品为选择性肌松药结合剂，在体内与肌松药（罗库溴铵、维库溴铵）结合成复合物，使肌松药失去作用，肌肉恢复正常功能，包括帮助呼吸的肌肉。

【药动学】

1. 本品快速静脉注射，在 1~16mg/kg 的剂量时药动学呈线性，稳态分布容积为 11~14L。本品及本品与肌松药形成的复合物均不与血浆蛋白结合。

2. 本品不被代谢，以原药随尿液排出。肾功能不全患者暴露量增加。

【适应证】 用于逆转罗库溴铵、维库溴铵等肌松药的神经肌肉阻滞作用。

【不良反应】

1. 本品可致超敏反应，表现为皮肤反应或严重的全身反应（如过敏性休克）。

2. 常见不良反应，包括潮红、恶心、食欲缺乏。

【禁忌与慎用】

1. 对本品过敏者禁用。

2. 孕妇慎用。

3. 虽然乳汁中可见微量本品，但本品口服几乎不吸收，不致对婴儿产生影响，哺乳期妇女可以使用。

【剂量与用法】 本品应在麻醉医师的监护下使用，剂量根据肌松药的阻滞作用而调整。推荐剂量为 2~4mg/kg，快速静脉注射。如需快速逆转肌松药的阻滞作用，最高可给予 16mg/kg 的剂量。

【用药须知】 本品对苄异喹啉类肌松药无拮抗作用。

【制剂】 注射剂：100mg/1ml，200mg/2ml，500mg/5ml。

【贮藏】 贮于 30℃ 以下，切勿冷冻。

地高辛免疫片段（digoxin immune Fab）

别名：DigiFab、Anti-digoxin antibody fragment。

本品是用地高辛与人体白蛋白的结合物使羊免疫的方法制得的 Fab 片段。

【药理学】 本品与地高辛特异性结合，使地高辛失去与细胞上作用位点的结合能力。地高辛和本品形成的复合物蓄积于血液中，最后通过肾排出体外。本品与地高辛的结合力高于 ATP 酶与地高辛的结合力 100 倍。

【药动学】 给狒狒静脉注射本品后，本品随尿液排泄，$t_{1/2}$ 为 9~13h，正常肾功能的人 $t_{1/2}$ 为 15~20h。注射本品后地高辛中毒的症状在 0.5h 缓解。分布容积约为血浆的 2 倍。

【适应证】

1. 用于解救危及生命的地高辛中毒。

2. 用于解救危及生命的洋地黄毒苷过量。

【不良反应】

1. 罕见过敏反应，对抗生素有过敏史者风险高。

2. 其他不良反应为强心苷撤出治疗导致的心排血量降低、充血性心力衰竭恶化、低血钾，心房颤动患者可能会出现快速室性心律失常。

【妊娠期安全等级】C。

【禁忌与慎用】

1. 对本品过敏者禁用。

2. 孕妇只有明确需要时，方可使用。

3. 尚不明确本品是否经乳汁分泌，哺乳期妇女慎用。

【剂量与用法】

1. 本品的剂量应根据需中和的地高辛或洋地黄毒苷的量而定。临床试验中平均剂量为380mg。

2. 用于未知服用剂量的急性中毒。一般来说，对于成人及儿童760mg足够解救危及生命的中毒，但是对于儿童单次给予760mg会导致高热，推荐先给予380mg，密切观察，如需要再给予380mg。

3. 长期治疗出现中毒。228mg足以解救大多数的中毒患者，婴儿给予38mg的剂量即已足够。

4. 剂量计算

（1）本品38mg中和地高辛（或洋地黄毒苷）0.5mg。

（2）成人根据地高辛稳态血药浓度计算本品用量的方法见表19-1。

表 19-1　成人根据地高辛血药浓度估算本品用量表

患者体重（kg）	地高辛血药浓度（ng/ml）						
	1	2	4	8	12	16	20
40	19mg	38mg	76mg	114mg	190mg	266mg	304mg
60	19mg	38mg	114mg	190mg	266mg	380mg	456mg
70	38mg	76mg	114mg	228mg	342mg	418mg	532mg
80	38mg	76mg	114mg	266mg	380mg	494mg	608mg
100	38mg	76mg	152mg	304mg	456mg	608mg	760mg

（3）儿童根据地高辛稳态血药浓度计算本品用量的方法见表19-2。

（4）每38mg本品用4ml注射用水溶解，溶解后应立即使用，如不能及时使用，在2～8℃下本品的溶液只能保存4h。溶液可用0.9%氯化钠注射液进一步稀释至适当的体积后，经30min静脉输注。推荐使用0.22μm的终端滤器。在心脏停搏的紧急情况下，可快速静脉注射。

（5）以上计算方法是基于人群的平均水平，个别患者可能需要更高的剂量。如首次给予本品，经数小时后，地高辛的毒性未完全解除或毒性复发，应根据临床症状再次给予本品。

（6）如已给予足够剂量，患者无反应，应考虑患者并非地高辛（或洋地黄毒苷）中毒。

表 19-2　儿童根据地高辛血药浓度估算本品用量表

患者体重（kg）	地高辛血药浓度（ng/ml）						
	1	2	4	8	12	16	20
1	0.4mg	1mg	1.5mg	3mg	5mg	6mg	8mg
3	1mg	2mg	5mg	9mg	14mg	18mg	23mg
5	2mg	4mg	8mg	15mg	23mg	30mg	38mg
10	4mg	8mg	15mg	30mg	46mg	61mg	76mg
20	8mg	15mg	30mg	61mg	91mg	122mg	152mg

【用药须知】

1. 如患者为自杀服用地高辛或洋地黄毒苷，抢救时，应考虑多种药物中毒的可能性。

2. 如出现过敏反应，应停药，给予氨茶碱、吸氧、扩容、抗组胺药、皮质激素等，如需要可开放气道。给予肾上腺素时应权衡利弊。

3. 解救危及生命的地高辛中毒，可不进行过敏试验，以免耽误时机。过敏反应风险高的患者，尤其是过敏体质者或曾使用过本品者。

4. 过敏试验方法：38mg 本品用 4ml 注射用水溶解，取 0.1ml 稀释至 10ml 0.9%氯化钠注射液中，取此稀释液（95μg/ml）0.1ml 皮内注射，20min 后观察结果；或取此稀释液（95μg/ml）1 滴滴于皮肤表面，用针头做一个 1/4in 的划痕，20min 后观察结果。进行过敏试验如发生过敏反应，应在试验部位上端用止血带包扎，并按过敏反应的急救进行处理。

【制剂】注射剂（粉）：38mg。

【贮藏】贮于 2～8℃，在 30℃下，可保存 30d。

依达芦珠单抗（idarucizumab）

别名：Praxbind。

本品为达比加群酯的特异性拮抗药。

【理化性状】本品是单克隆抗体片段，能直接拮抗凝血酶抑制剂达比加群酯的作用。本品由一条含 219 个氨基酸的轻链和一条含 225 个氨基酸的重链通过二硫键共价结合组成，分子量为 47 766。

【药理学】本品能特异性地与达比加群酯及其酰基葡萄糖酸苷结合，从而阻止达比加群酯与凝血酶结合，继而中和达比加群酯的抗凝作用。

【药动学】

1. 吸收　单独使用本品或在给予达比加群酯后使用，其血药浓度无明显变化，尿中排泄的原药与给药剂量成正比。

2. 分布　本品显示多室分布的药动学特征，血管外分布有限，静脉输注 5g 后，稳态分布容积为 8.9L。

3. 代谢　本品属于抗体，可经多种途径代谢，如多肽和氨基酸的代谢，然后被吸收进入全身蛋白合成系统。

4. 消除　本品从体内快速被清除，清除率为 47.0ml/min，初始 $t_{1/2}$ 为 47min，终末 $t_{1/2}$ 为 10.3h。静脉给药后 6h 内，尿中回收 32.1%给药剂量，在此之后 18h 仅回收不足 1%。余下的剂量猜测可能在肾被分解代谢。

【适应证】用于逆转达比加群酯的抗凝作用，如需急诊手术或急诊操作、危及生命或不能控制的出血。

【不良反应】

1. 严重不良反应包括增加血栓栓塞性风险、过敏反应、本品所含赋形剂山梨醇导致乳糖不耐受者出现的严重反应。

2. 临床试验中报告的不良反应包括头痛、低血钾、谵妄、便秘、发热、肺炎。

【禁忌与慎用】

1. 孕妇的安全性尚不明确，孕妇只有明确需要时方可使用。

2. 尚未明确本品是否可经乳汁分泌，哺乳期妇女慎用。

3. 儿童用药的安全性及有效性尚未明确。

【剂量与用法】本品的推荐剂量为 5g/次，静脉输注或快速静脉注射。注射前后应使用 0.9%氯化钠注射液冲洗输液管道。

【用药须知】

1. 本品可增加血栓栓塞性疾病的风险，当条件允许时，应尽快恢复抗凝治疗。

2. 本品可导致严重的过敏反应，一旦出现过敏反应，应立即停药，并及时给予处置。

【制剂】注射剂：2.5g/50ml。

【贮藏】贮于 2～8℃。禁止冷冻和振摇。

烯丙吗啡（nalorphine）

别名：纳洛芬。

本品为阿片受体激动-拮抗剂，可拮抗 μ 受体和 δ 受体而激动 κ_1 受体和 κ_3 受体。

【理化性状】

1. 化学名：（-）-（5R,6S）-9a-allyl-4,5-epoxy-morphin-7-en-3,6-diol。

2. 分子式：$C_{19}H_{21}NO_3$。

3. 分子量：311.4。

4. 结构式如下：

氢溴酸烯丙吗啡（nalorphine hydrobromide）

【理化性状】

1. 分子式：$C_{19}H_{21}NO_3 \cdot HBr$。

2. 分子量：392.3。

盐酸烯丙吗啡（nalorphine hydrochloride）

别名：Lethidrone。

【理化性状】

1. 分子式：$C_{19}H_{21}NO_3 \cdot HCl$。

2. 分子量：347.8。

【药理学】 本品小剂量具有阻断吗啡的作用，可使吗啡成瘾者出现戒断症状，使用大剂量时显示有一定的镇痛作用，但也出现烦躁和焦虑等精神反应。在应用纳洛酮前，本品不作为镇痛药，而作为吗啡过量的解毒药。

【适应证】

1. 用作吗啡、芬太尼、哌替啶、二氢埃托啡等过量时的对抗药。

2. 分娩前防止由于使用吗啡类或哌替啶引起的新生儿呼吸抑制。

【不良反应】

1. 可见眩晕、烦躁、焦虑、血压降低和出汗。

2. 大剂量可引起呼吸抑制和幻视，偶有恶心。

【剂量与用法】

1. 静脉注射或肌内注射，成人可用 5～10mg，必要时，10～15min 之后可重复，总量不应超过 40mg。

2. 吗啡类药物引起的新生儿呼吸抑制，可给予肌内注射 0.2mg，必要时可再给 1 次 0.2～0.3mg。

【用药须知】

1. 本品对麻醉药或巴比妥类所引起的呼吸抑制无效，不可错用。

2. 本品可加重乙醇或其他非阿片类药物所引起的呼吸抑制。

【制剂】 注射剂（粉）：5mg，10mg。

【贮藏】 密封、遮光保存。

维替泊芬（verteporfin）

别名：Visudyne。

本品是第 1 个光动力治疗药物，可用作光动力治疗的有血管闭合作用的光敏化剂。本品是两种结构异构体的混合物。

【理化性状】

1. 化学名：9-methyl（Ⅰ）and13-methyl（Ⅱ）*trans*-（±）-18-ethenyl-4,4a-dihydro-3,4-bis（methoxy-carbonyl）-4a,8,14,19- tetramethyl-23*H*,25*H*-benzo[*b*]porphine-9,13-dipropanoate。

2. 分子式：$C_{41}H_{42}N_4O_8$。

3. 分子量：718.8。

4. 结构式如下：

【药理学】 本品是一种细胞毒、光敏感药物，在一定波长的低强度、无热激光照射下被激活，激活后，会产生反应强、作用时间短的单电子键氧和氧的反应介质，引起局部的细胞毒作用，对新生血管内皮产生局部损害，导致血管阻塞，本品可优先作用于新生血管，包括脉络膜新生血管。

【药动学】 本品在血浆中主要由脂蛋白载运，少量经肝和血浆脂酶的作用代谢成二元酸代谢物，这种代谢物具有与本品类似的药理学活性。本品主要以原药经粪便排泄。

【适应证】 治疗以典型的视网膜中央凹下脉络膜新生血管形成为主要症状的、渗出性、年龄相关性黄斑变性。

【不良反应】

1. 注射部位有痛感、水肿、炎症、出血等反应。

2. 常见视力异常、视力下降、视野缺损。

3. 输注时有背痛、恶心、水肿、炎症、出血、皮肤瘙痒感和高胆固醇血症。

4. 约 3%的患者常在用药后 24h 内光敏性增强。

【妊娠期安全等级】 C。

【禁忌与慎用】

1. 肝功能不全或胆管阻塞患者慎用。

2. 孕妇应衡量利弊后再使用。

3. 卟啉症及过敏者禁用。

【药物相互作用】 本品与四环素、磺胺类、降血糖药、吩噻嗪类药物、噻嗪类利尿药合用时，可能会增加光敏反应的发生。

【剂量与用法】 应用本品可分为两个步骤。

第一步：按 $6mg/m^2$（体表面积）将药粉稀释加入

30ml 输液中,于 10min 内静脉输注完毕。第二步:输注本品后 15min,以非发热性激光照射眼睛,对本品进行光活化。

患者应每 3 个月做 1 次疗效评价。对复发性脉络膜新生血管形成(CNV)渗出者,1 年内使用本品次数不宜超过 4 次。

【用药须知】

1. 患者在输注本品后 48h 内光敏感性增加,应避免皮肤、眼或身体其他部位直接受阳光或明亮的室内光线照射。

2. 鼓励患者照射安全的室内光线以快速通过皮肤消除药物。

3. 治疗后 1 周内视力严重下降者,不应再次使用本品。

4. 超剂量使用可能会导致严重的视力下降及光敏感期延长。

【制剂】 注射剂(粉):15mg。

奥克纤溶酶 (ocriplasmin)

别名:Jetrea。

本品为重组短链人纤溶酶,制成玻璃体内注射的注射剂供临床使用。

【理化性状】

1. 本品在毕赤酵母表达系统通过 DNA 重组技术获得,分子量为 27.2kDa。

2. 本品的玻璃体内注射液为无菌、澄清的无色液体,一次性使用玻璃瓶内的 0.2ml 注射液含有 0.5mg 本品、0.21mg 柠檬酸、0.75mg 甘露醇、氢氧化钠(调节 pH)及注射用水。注射液的 pH 为 3.1。

【药理学】

1. 玻璃体视网膜交界面的粘连主要依靠层粘连蛋白、纤维连接蛋白等细胞外基质成分的作用。黄斑粘连患者的玻璃体视网膜的层粘连蛋白、纤维连接蛋白数量明显高于正常人,降低层粘连蛋白、纤维连接蛋白水平能起到非手术治疗黄斑粘连的作用。

2. 本品是一种蛋白酶,能水解玻璃体及玻璃体视网膜界面的蛋白成分(如层粘连蛋白、纤维连接蛋白及胶原蛋白),因此,能溶解引起玻璃体黄斑粘连蛋白质成分,使玻璃体黄斑粘连得以松解,用于治疗症状性黄斑粘连。大鼠实验表明,本品可显著降低玻璃体与视网膜界面的层纤维连接蛋白和层粘连蛋白的水平。

【药动学】

1. 择期行玻璃体切割术的手术患者,单次玻璃体内注射本品 0.125mg,分别在玻璃体切割术前不同的时间点给予,玻璃体内本品水平,5～30min 时为(12±7.6)μg/ml,31～60min 时为(8.1±5.2)μg/ml,2～4h 为(2.6±1.6)μg/ml,(24±2)h 为(0.5±0.3)μg/ml,(7±1)d<0.27μg/ml。

2. 玻璃体内注射最小的推荐剂量 0.125mg 后,在血液循环中检出的本品低于检测限。

3. 本品进入内源性蛋白通路,快速被蛋白酶抑制剂 α_2 抗纤维蛋白溶酶或 α_2 巨球蛋白灭活。

【适应证】 用于治疗症状性黄斑粘连。

【不良反应】

1. 临床试验中最常见的(5%～20%)不良反应 玻璃体浮游物、结膜出血、眼痛、闪光感、视物模糊、黄斑裂孔、视力敏锐度减退、视力损害及视网膜水肿。

2. 发生率为 2%～5%的不良反应 黄斑水肿、眼内压升高、畏光、玻璃体脱离、眼睛不适、虹膜炎、流泪、眼干、视物变形、结膜充血、视网膜变性及色觉障碍。

【妊娠期安全等级】 C。

【禁忌与慎用】

1. 对于孕妇尚无足够的良好对照的临床研究,只有在确实需要时,孕妇才能使用。

2. 本品是否分泌至乳汁尚不明确,哺乳期妇女慎用。

3. 儿童用药的安全性与有效性尚未确定。

【剂量与用法】

1. 本品使用前必须稀释,仅用于眼睛玻璃体内注射,必须由有资历的医师进行注射。推荐剂量为 0.125mg(0.1ml 稀释液),注射于患眼玻璃体内,一次性使用。

2. 配制方法:①把玻璃瓶从冰箱中取出,室温下解冻(需几分钟)。②在无菌操作下,加入 0.9%氯化钠注射液 0.2ml 至本品玻璃瓶中,轻轻转动玻璃瓶,直至混合均匀。③检视有无颗粒,只有澄清、无色的无颗粒溶液才能使用。用 19G 针头(轻微倾斜玻璃瓶以利抽取)抽取溶液后弃去针头,不能用此针头进行玻璃体内注射。④换上 30G 针头,小心排出气泡和多余药物,调节至注射器 0.1ml 刻度。本品不含防腐剂,稀释后应立即注射。弃去玻璃瓶及未使用的溶液。

3. 注意事项

(1)玻璃体内注射应在无菌条件下进行,包括使用无菌手套、无菌布、无菌的开睑器，应给予足够的麻醉药物和广谱抗菌药物。

（2）注射针头应朝向玻璃腔的中心自角膜缘后 3.5～4.0mm 插入，避开水平子午线。将 0.1ml 配制好的药液注射于中部玻璃体内。注射后立即评估眼内压。给予适当监测，包括检查视盘灌注并监测眼压。

应告知患者注射后立即报告眼内炎症或视网膜玻璃体的不适症状（如眼痛、眼睛发热、畏光、视物模糊及视力下降）。

（3）每只注射剂仅供 1 只眼睛使用，如对侧眼睛也需治疗，应使用新的本品注射剂，无菌环境、针头、无菌手套、无菌布、无菌的开睑器等也需更换。不推荐 7d 内对另一只眼睛进行治疗，以便监测注射后的效应（包括注射后眼睛的视力下降）。

【用药须知】

1. 本品可导致视力下降，最佳矫正视力可降低 3 行以上。大部分视力降低是由于牵引的进展造成的，可能需要外科干预，并给予患者适当监护。

2. 可能发生与玻璃体注射相关的眼内炎症或感染、眼内出血和眼内压增高。炎症常为轻度和一过性。

3. 有一例晶状体半脱位的报道，是给患者玻璃体内注射本品 0.175mg（推荐剂量的 1.5 倍）造成的。动物实验中，给予推荐剂量的 1.5 倍，可致晶状体半脱位。猴子在 28d 后给予第 2 剂，全部发生晶状体半脱位。

4. 临床试验中，玻璃体内注射本品，可致视网膜剥离、视网膜裂伤，多发生于玻璃体切割术中或术后。

5. 色觉障碍（常为黄视）的发生率为 2%，约 50%色觉障碍的病例视网膜电流扫描也出现改变（a 波及 b 波振幅降低）。

【制剂】注射剂：0.5mg/0.2ml。

【贮藏】贮于 20～25℃，短程携带允许 15～30℃。

雷珠单抗（ranibizumab）

别名：兰尼单抗、诺适得、Lucentis。
本品为一种重组人源化单克隆抗体。

【理化性状】

1. 本品为大肠埃希菌（E.coli）在含四环素的培养液经 DNA 重组技术获得的单克隆抗体。

2. 分子式：$C_{2158}H_{3282}N_{562}O_{681}S_{12}$。

3. 分子量：48 349.61。

【药理学】血管内皮生长因子 A（VEGF-A）可促进新生血管生成和渗漏，被认为是导致湿性老年黄斑病变的原因。本品与 VEGF-A 结合防止并阻碍了血管受体（VEGFR1 和 VEGFR2）在血管内皮细胞表面的相互作用，阻止血管内皮增生，减少了视网膜黄斑区血管的渗漏和视网膜新血管（CNV）的生成。

【药动学】

1. 动物实验表明，玻璃体内注射雷珠单抗后 1d 血药浓度达峰值，$t_{1/2}$ 为 3d，血清与玻璃体内的药物浓度同步降低（后者浓度高于前者 2000 多倍）。

2. 湿性老年黄斑病变患者每月注射本品 0.5mg，其血浆浓度极低，远远低于体外细胞增生法测得的 VEGF-A 的 50%抑制浓度。在每眼 0.05～1.0mg 的剂量内，血清峰浓度与剂量成正比。群体药动学表明，每眼 0.5mg 注射后 1d 达血清峰浓度，最小稳态浓度为 0.22ng/ml。玻璃体内平均 $t_{1/2}$ 约为 9d。人玻璃体药物浓度高于血清浓度 90 000 倍。

3. 尚未在肾功能不全的患者中进行本品药动学的正式研究。在患者群体药动学分析中，54%（389/725）为肾功能不全的患者（39%为轻度，12%为中度，2%为重度）。在肾功能不全的患者中，本品清除率的下降无临床显著意义。因此，不需要进行剂量调整。

4. 尚无有关本品在肝功能不全的患者中药动学的正式研究。

【适应证】用于治疗湿性（新生血管性）老年性黄斑变性（AMD）。

【不良反应】

1. 心血管系统　可见血压升高、血栓栓塞性疾病。

2. 呼吸系统　可见咳嗽、鼻咽炎、鼻窦炎、上呼吸道感染、支气管炎。

3. 肌肉骨骼系统　可见关节疼痛、背部疼痛。

4. 神经系统　可见脑血管意外、头痛。

5. 胃肠道　可见口腔金属味、恶心。

6. 眼部　可见异物感、眩光感、眼分泌物增多、流泪增加、眼刺激症状、瘙痒、疼痛、眼干燥症、视觉异常（如视物模糊）或视力障碍、视敏度下降、眼睑黄色瘤、角膜擦伤或糜烂、角膜弓形类脂环、虹膜萎缩、结膜出血或充血、结膜水肿、玻璃体脱离、玻璃体漂浮物或出血、星状玻璃体变性、核性白内障、视网膜病变（如黄斑病变、视网膜出血或撕裂、分层剥离）、视网膜中央静脉闭塞、视网膜动脉血栓形成、视网膜下纤维化、眼内压升高（注射后 60min 内即可能出现）或青光眼、瞳孔散大、睑缘炎、浅层巩膜炎、角膜炎、干燥性角结膜炎、传染性结膜炎、虹膜炎、虹膜睫状体炎、眼内炎或感染性眼内炎、葡萄膜炎、玻璃体炎，注射部位出血、疼痛或红斑等。

7. 其他　可见流行性感冒。

【妊娠期安全等级】 C。

【禁忌与慎用】

1. 对本品过敏者禁用。

2. 活动的或怀疑的眼部或眼周感染的患者禁用。

3. 对于孕妇尚无足够的良好对照的临床研究，只有在确实需要时，孕妇才能使用。

4. 本品是否分泌至乳汁尚不明确，哺乳期妇女哺乳期间避免使用。

5. 儿童用药的安全性与有效性尚未确定。

【剂量与用法】

1. 本品应在有资质的医院，并由眼科医师使用。医院应具备该疾病诊断和治疗所需的相关仪器设备和条件，眼科医师应具备确诊湿性年龄相关性黄斑变性的能力和丰富的玻璃体内注射经验。

2. 本品经玻璃体内注射给药。推荐剂量为每次 0.5mg（相当于 0.05ml 的注射量），每月 1 次。如果不能长期每月注射给药，也可在初始 3 个月连续每月注射 1 次给药之后，按每 3 个月注射给药 1 次。与持续每月注射相比，在初始 3 个月，连续每月注射之后的 9 个月治疗中，如果按每 3 个月给药 1 次，则视力改善将平均减少约 5 个字母（ETDRS 视力或 Snellen 视力表 1 行）。

治疗期间应每月监测患者视力变化情况，如果出现显著的视力下降，需进一步接受本品注射治疗。两次注射之间的间隔时间不得小于 1 个月。

3. 给药方法如下所示。

（1）在玻璃体内注射给药前，应对患者的既往病史进行全面的评估，以评估其发生超敏反应的可能性。

（2）本品必须在无菌条件下进行玻璃体内注射，其中包括采用外科手术的手部消毒、无菌口罩、无菌手套、无菌手术单和无菌开睑器（或类似器具）。注射前必须给予患者适当的麻醉剂和眼局部

用广谱抗生素。注射前消毒眼周皮肤、眼睑和眼球表面。应指导患者在每次注射前后 3d 自行滴注抗生素滴眼液，4 次/日。

（3）采用无菌技术，通过与 1ml 无菌注射器相连的 18G（5μm）滤过针头抽取本品瓶内的所有（0.2ml）内容物。滤过针头不得用于玻璃体内注射，抽取瓶内容物后必须丢弃。滤过针头必须替换为无菌 30G 针头，用于玻璃体内注射。必须排空注射器内空气，直至注射器内芯尖端对准注射器上 0.05ml 的刻度线。

（4）注射针头应于角巩膜缘后 3.5～4.0mm 处，对准眼球中心，向玻璃体内进针，避免水平进针。缓慢推送 0.05ml 注射液，应注意在之后的注射时改变巩膜注射部位。

（5）注射后必须监测患者的眼内压和眼内炎。监测应包括注射后立即检查视盘的血流灌流、30min 内测眼内压及 2～7d 后进行检眼镜、裂隙灯和眼底检查。需指导患者立即向其医师报告任何出现的眼内炎的症状。

（6）每瓶注射液仅用于治疗一只眼的单次注射。如果对侧眼也需要治疗，必须使用一瓶新的注射液，并在向另一只眼注射本品前更换无菌区、注射器、手套、手术单、开睑器、滤过针头和注射针头。

【用药须知】

1. 本品注射时必须采用合格的无菌注射技术。此外，注射后 1 周内应监测患者的情况，从而早期发现感染并治疗。应指导患者在出现任何提示有眼内炎的症状或任何上述提到的事件时，立即报告给医师。

2. 本品注射后 60min 内可观察到眼压升高。因此，须同时对眼压和视盘的血流灌注进行监测和适当治疗。

3. 玻璃体内使用血管内皮生长因子（VEGF）抑制剂后，存在潜在的动脉血栓栓塞事件的风险。有既往脑卒中病史或短暂性脑缺血发作史的患者风险更大。因此，主治医师应对这些患者谨慎评价本品治疗是否合适，以及治疗益处是否超过了潜在的风险。

4. 与所有治疗用蛋白质药物一样，本品有潜在的免疫原性。尚未研究双眼同时使用本品治疗的安全性与有效性。如果双眼同时接受治疗，可能会使全身暴露量升高，从而导致全身不良事件的风险升高。

5. 本品不得与其他抗血管内皮生长因子（VEGF）药物同时使用（全身或局部使用）。

6. 出现下述情况，应暂停给药，且不得在下次计划给药时间之前恢复给药：①与上次的视力检查相比，最佳矫正视力（BCVA）的下降≥30字母；②眼内压≥30mmHg；③视网膜撕裂；④涉及中心凹中央的视网膜下出血，或出血面积占病灶面积的50%或更多；⑤在给药前后的28d已接受或计划接受眼内手术。

7. 接受抗VEGF治疗湿性AMD之后，视网膜色素上皮撕裂的风险因素包括大面积的和（或）高度隆起的视网膜色素上皮脱离。在具有这些视网膜色素上皮撕裂风险因素的患者中开始本品治疗时应谨慎。

8. 在孔源性视网膜脱离或3级、4级黄斑裂孔患者中应中断治疗。

9. 本品治疗可引起短暂的视力障碍，可能影响驾驶或机械操作的能力，在这些暂时性的视力障碍消退前不能驾驶或进行机械操作。

【制剂】注射剂：2mg/0.2ml。

【贮藏】贮于2～8℃，不得冷冻。置于儿童不可触及的地方。

哌加他尼钠（pegaptanib sodium）

别名：Macugen。

本品为选择性血管内皮生长因子（VEGF）拮抗药，可单用或与维替泊芬光动力疗法联用。

【理化性状】

1. 化学名：RNA,2'-deoxy-2'-fluoro）C-G_m-G_m-A-A-（2'-deoxy-2'-fluoro）U-（2'-deoxy-2'-fluoro）C-A_m-G_m-（2'-deoxy-2'-fluoro）U-G_m-A_m-A_m-（2'-deoxy-2'-fluoro）U-G_m-（2'-deoxy-2'-fluoro）C-（2'-deoxy-2'- fluoro）U-（2'-deoxy-2'fluoro）U-A_m-（2'-deoxy-2'-fluoro）U-A_m-（2'-deoxy-2'-fluoro）C-A_m-（2'-deoxy-2'-fluoro）U-（2'deoxy-2'-fluoro）C-（2'-deoxy-2'-fluoro）C-G_m-（3'→3'）-dT）5'-ester with α,α'-[4,12-dioxo-6[[[5-（phosphoonoxy）pentyl]amino],carbonyl]-3,13-dioxa-5,11-diaza-1,15pentadecanediyl]bis[ω-methoxypoly（oxy-1,2-ethanediyl）], sodium salt。

2. 分子式：$C_{294}H_{342}F_{13}N_{107}Na_{28}O_{188}P_{28}[C_2H_4O]_n$，$n$约为900。

3. 分子量：50。

4. 结构式如下：

其中R为

，n约为450。

【药理学】本品为选择性血管内皮生长因子（VEGF）拮抗药，VEGF可刺激脉络膜新生血管的生成，导致炎症和血管渗透性增加，促使老年性黄斑变性（湿性）的发生。本品可与VEGF结合，抑制血管生成，使黄斑变性（湿性）所致的失明延缓。

【药动学】本品单眼给予 3mg（推荐剂量的 10 倍）后，在 1～4d 的平均血药浓度约 80ng/ml，并可缓慢吸收至系统循环。经核酸内切酶和核酸外切酶代谢，以原形和代谢物形式随尿排出，$t_{1/2}$ 约 10d。

【适应证】用于渗出性（湿性）年龄相关性黄斑变性。

【妊娠期安全等级】B。

【禁忌与慎用】

1. 对本品过敏、眼或眼周感染患者禁用。

2. 炎性眼病患者、高眼压患者慎用。

3. 尚未确定儿童用药的安全性和有效性。

4. 孕妇用药应权衡利弊。

5. 尚不明确本品是否经人乳分泌，哺乳期妇女慎用。

【不良反应】

1. 心血管系统　可见高血压。

2. 中枢神经系统　可见疲乏。

3. 肌肉骨骼系统　静脉注射后有肌无力的报道。

4. 皮肤　静脉注射后可见荨麻疹。

5. 眼部　临床试验中，治疗 2 年的患者中有 10%～40% 出现前房炎症、视物模糊、白内障、结膜出血、角膜水肿、流泪、眼刺激感、眼痛、眼内压增加、眼部不适、点状角膜炎、视敏度减退、视觉障碍、玻璃体漂浮物和玻璃体混浊。

【剂量与用法】眼部注射推荐剂量为 1 次 0.3mg，每 6 周 1 次，患侧玻璃体内注射。

【用药须知】

1. 双眼同时用药的安全性和有效性尚未确定。

2. 注射前应充分麻醉，并给予广谱抗生素。

3. 用药前后及用药时应当定期检测视敏度和眼内压。

【制剂】注射液：0.3mg/90μl。

【贮藏】贮于 2～8℃，避免冷冻和剧烈振摇。

曲伏前列素（travoprost）

别名：苏为坦、曲伏前列腺素、Travatan、舒压坦。

本品为合成的前列腺素 F（PF）类似物。

【理化性状】

1. 本品为无色澄清的至淡黄色油状液体，易溶于乙腈、甲醇、辛醇和氯仿，几乎不溶于水。

2. 化学名：{1R-[1α（Z），2β（1E,3R*），3α,5α]}-7-[3,5-dihydroxy-2-[3-hydroxy-4-[3-（trifluoromethyl）phenoxy]-1-butenyl]cyclopentyl]-5-heptenoicacid,1 methylethylester。

3. 分子式：$C_{26}H_{35}F_3O_6$。

4. 分子量：500.55。

5. 结构式如下：

【药理学】本品为选择性的 PF 前列腺类受体激动剂，据报道 PF 前列腺素类受体激动剂可通过增加葡萄膜巩膜通路房水外流的机制来降低眼压。至今尚未清楚其准确的作用机制。

【药动学】

1. 吸收　本品通过角膜吸收，被水解为具有生物学活性的游离酸。研究显示，2/3 患者的游离酸的血浆浓度低于 0.01ng/ml（定量分析的检测限）。在可定量血药浓度的受试者中，平均血浆 C_{max} 为（0.018±0.07）ng/ml（0.01～0.052ng/ml），并在 30min 内达到峰值。本品的血浆 $t_{1/2}$ 为 45min。第 1 天和第 7 天的血药浓度无差异，显示本品达稳态较早且无显著蓄积现象。

2. 代谢　本品是异丙酯前体，能很快被角膜酯酶水解为具有生物学活性的游离酸，在全身代谢中，曲伏前列素游离酸能被氧化代谢为非活性代谢产物。生物转化包括 a（碳酸）链的β氧化产生 1,2-二醇和 1,2,3,4-四醇的类似物、15-羟基部分氧化及 13,14 双键还原作用。

3. 排泄　曲伏前列素游离酸从血浆中的排泄非常迅速，通常在给药后的 1h 内就会低于检测限。终末 $t_{1/2}$ 为 17～86min（平均为 45min）。在眼局部用药后，有低于 2% 的曲伏前列素游离酸在 4h 内从尿中排出。

【适应证】降低开角型青光眼或高眼压症患者升高的眼压，这些患者对使用其他降眼压药不耐受或疗效不佳（多次给药后不能达到目标眼内压）。

【不良反应】

1. 最常见眼部不良反应是眼充血，发生率 35%～50%。约 3% 的患者因结膜充血停止用药。

2. 发生率 5%～10% 的眼部不良反应包括视力下降、眼部不适、异物感、疼痛、瘙痒。

3. 发生率 1%～4% 的眼部不良反应包括视力异常、眼睑炎、视物模糊、白内障、炎性细胞、结膜炎、眼干燥、眼部不适、房闪、虹膜异色、角膜炎、睑缘结痂、畏光、结膜下出血和流泪。

4. 非眼部不良反应占 1%～5%，包括外伤、心绞痛、焦虑、关节炎、背痛、心动过缓、气管炎、胸痛、上呼吸道感染综合征、抑郁、消化不良、胃肠功能紊乱、头痛、高胆固醇血症、高血压、低血压、感染、疼痛、前列腺功能紊乱、鼻窦炎、尿失禁和尿路感染。

【妊娠期安全等级】 C。

【禁忌与慎用】

1. 对本品、苯扎氯铵或本品制剂中的任何成分过敏者禁用。

2. 目前尚未在孕妇中进行充分和良好的对照研究。只有潜在的益处大于对胎儿伤害的风险时，孕妇才可使用。

3. 未对儿童应用的安全性和有效性进行研究。

4. 本品局部给药，本品及其代谢物是否可通过乳汁分泌尚不清楚，哺乳期妇女慎用。

5. 急性眼部感染的患者应禁止使用本品。

【剂量与用法】 推荐用量每晚 1 次，1 滴/次，滴入患眼。剂量不能超过 1 次/日，因为频繁使用会降低药物的降眼压效应。本品的降眼压作用大约在用药 2h 后开始出现，在 12h 达到最大。本品可以和其他眼局部用药一起用于降眼压。同时使用不止一种眼药时，每种药物的滴用时间至少间隔 5min。

【用药须知】

1. 据报道，多剂量包装的眼局部用药在使用过程中，可引发细菌性角膜炎。

2. 眼药瓶可能不经意地被患者污染，而多数患者常伴发角膜疾病或角膜上皮缺损。

3. 患者虹膜棕色素可能逐步增加，这种改变可能在数月或数年都不被发现。在多色素虹膜患者中，眼部颜色的改变最明显，如棕-蓝、棕-灰、棕-黄和棕-绿；然而这种改变也出现在棕色眼睛的患者中。根据文献报道，这种颜色的改变是由于虹膜基质色素细胞内容物增加的结果，但目前对其作用机制尚不清楚。通常棕色素从受影响眼的瞳孔周围向外周呈向心性分布，整个虹膜或部分虹膜颜色会变深。患者应根据情况定期进行检查。如果色素沉着发生应停止治疗。具有眼部感染史（虹膜炎或葡萄膜炎）患者应谨慎使用本品。

4. 前列腺素 $F_{2\alpha}$ 类似物在治疗期间有黄斑水肿包括黄斑囊样水肿的报道。这些主要见于无晶状体患者、晶状体后囊膜破裂的人工晶体患者或有黄斑水肿危险因素的患者慎用。

5. 尚未对本品治疗闭角型、炎症性或新生血管性青光眼进行评价。

6. 在佩戴隐形眼镜期间应禁止使用本品滴眼液。本品含有的苯扎氯铵可能被接触性镜片吸收，因此，在使用本品前应将接触性镜片摘除。在滴入本品 15min 后再重新戴入隐形眼镜。

【制剂】 滴眼液：0.06mg/1.5ml，0.1mg/2.5ml。

【贮藏】 贮于 2～25℃。远离儿童，开盖 6 周后应丢弃。

拉坦前列素（latanoprost）

别名：适利达、Xalatan。

本品为合成的前列酰胺（prostamide）类似物，可降低眼压。

【理化性状】

1. 化学名：(Z)-7-{(1R,2R,3R,5S)-3,5-dihydroxy-2-[（1E,3S)-3-hydroxy- 5-phenyl-1-pentenyl]cyclopentyl}-N-ethyl-5-heptenamide。

2. 分子式：$C_{26}H_{40}O_5$。

3. 分子量：432.59。

4. 结构式如下：

【药理学】 本品为前列腺素 $F_{2\alpha}$ 的类似物，是一种选择性前列腺素 PF 受体激动剂，能通过增加房水流出而降低眼压。在人类，降低眼压从给药后 3～4h 开始，8～12h 达到最大作用。降眼压作用至少可维持 24h。动物和人类的研究均显示该药主要作用机制为松弛睫状肌，增宽肌间隙，而增加房水的葡萄膜巩膜旁路流出，在人类也有报道轻微增加了房水流出的便利度（减少引流阻力）。

【药动学】

1. 本品为异丙酯化的前药，无活性。当水解转化为拉坦前列素酸以后才具有生物活性。前药可通过角膜很好地吸收，进入房水的药物在透过角膜时已全部被水解。

2. 人体研究显示，在局部用药后约 2h 房水中药物达到峰值。猴局部用药后，拉坦前列素主要分布于前房、结膜和眼睑，只有很少量的药物到达眼后房。

3. 拉坦前列素酸在眼内几乎没有代谢，代谢主要发生在肝。人血浆 $t_{1/2}$ 为 17min。主要代谢产物 1，2-二去甲和 1，2，3，4-四去甲代谢物在动物实验中没有或仅有微弱的生物活性，且主要从尿中排泄。

【适应证】 用于降低开角型青光眼和高眼压症患者升高的眼压。

【不良反应】

1. 常见的眼部不良反应有虹膜色素沉着、轻中度结膜充血、眼睛刺激（灼烧感、有沙砾感、瘙痒、刺痛和异物感）、睫毛和毫毛变化（变长、变粗、色素沉着、睫毛数量增加）（大多数为日本的患者）、暂时性点状上皮糜烂（大多无症状）、眼睑炎、眼痛。少见眼睑水肿、眼干燥、角膜炎、视物模糊、结膜炎。罕见虹膜炎或葡萄膜炎（许多患者具有伴随的诱因）、黄斑水肿、有症状的角膜水肿和糜烂、眶周水肿，倒睫毛有时引起眼睛刺激，在睑板腺腺体开口处双排睫毛（双行睫毛）、虹膜囊肿、疱疹性角膜炎、眼睑局部皮肤反应、眼睑皮肤变暗。

2. 全身性不良反应包括头痛、头晕、加重心脏病患者的心绞痛、心悸、哮喘、哮喘加重和呼吸困难、皮疹、中毒性表皮坏死溶解症、肌痛、关节疼痛。

【妊娠期安全等级】 C。

【禁忌与慎用】

1. 对本品过敏者禁用。

2. 急性眼炎患者、无晶状体患者或装有人工晶体患者、晶状体囊后部撕裂的患者、有黄斑水肿危险因素的患者均应慎用本品。

3. 孕妇只有在潜在的益处大于对胎儿伤害的风险时才可使用。

4. 哺乳期妇女慎用。

5. 儿童用药的安全性与有效性尚未建立。本品不推荐用于儿童。

【剂量与用法】

1. 成人推荐剂量（包括老年人），1 次/日，1 滴/次，滴于患眼。晚间使用效果最好。本品不可超过每天使用 1 次，因为用药次数增加会削弱降眼压效果。

2. 如果忘记用药，在下次用药时仍应按常规用药。

3. 与其他滴眼液相同，每次滴眼后应立即按压内眼角处泪囊 1min 以减少全身性吸收（闭塞泪点）。

【用药须知】

1. 不推荐联合使用两种或两种以上前列腺素、前列腺素类似物（包括本品）。有报道显示，每天使用此类药物 1 次以上，可能会降低本品的降眼压效果，引起异常的眼压升高。

2. 使用本品滴眼前应摘除角膜接触镜（隐形眼镜），并在使用 15min 后才可重新佩戴。如果还需使用其他眼用药物，至少应间隔 5min 用药。

3. 本品可能会增加虹膜棕色色素的数量而逐渐引起眼睛颜色改变。决定治疗前应告知患者眼睛颜色改变的可能性。单侧治疗可导致永久性的虹膜异色症。

4. 本品用于慢性闭角型青光眼、植入人工晶体的开角型青光眼和色素性青光眼的经验有限。本品尚无用于炎性和新生血管性青光眼、炎性眼疾病或先天性青光眼的经验。本品对瞳孔无作用或作用很小，但本品尚无用于闭角型青光眼急性发作的经验。所以，在获得更多经验以前，建议在以上情况时应慎用本品。

5. 本品用于白内障手术围术期的研究数据有限，应慎用于此类患者。

6. 有疱疹性角膜炎病史的患者慎用本品，对于炎症活动期单纯疱疹性角膜炎的患者和有复发性疱疹性角膜炎病史的患者应避免使用本品，尤其和其他前列素类似物合用。

7. 在无晶状体、人工晶体伴晶状体后囊袋撕裂或植入前房人工晶体，或者已知有黄斑囊样水肿危险因素的患者（如糖尿病视网膜病变和视网膜静脉闭塞）中已有黄斑水肿病例的报告。故本品应慎用于以上患者。

8. 存在虹膜炎或葡萄膜炎易感危险因素的患者可使用本品，但应谨慎。

9. 哮喘患者使用本品经验有限，目前有一些上市后使用本品出现哮喘和（或）呼吸困难恶化的报道。所以，在获得足够经验以前，这些患者应慎用。

10. 已观察到眶周皮肤颜色改变，多数为日本人群的报道。目前的经验表明，眶周皮肤颜色改变不是永久性的，有些患者继续使用本品治疗后此改变消失。

11. 本品可能会逐渐改变被治疗眼的眼睑和毫毛及其周围区域，这些变化包括变长、变粗、变深、睫毛或体毛数量增加和倒睫。睫毛的变化在停药后是可逆的。

12. 本品含有苯扎氯铵，用作防腐剂。有报道称苯扎氯铵会导致点状角膜病和（或）毒性溃疡性角膜病，可能会导致眼激惹，并且会使隐形眼镜脱色。眼干燥症患者或角膜免疫功能低下的患者需要长期或频繁使用本品时应密切关注。隐形眼镜可能会吸收苯扎氯铵，故在使用本品前应先摘除，并在使用 15min 之后才可佩戴。

13. 与其他眼部用药相似，滴入药液可能引起一过性视物模糊。建议患者在症状消失后再驾驶及操作机器。

【制剂】滴眼液：125μg/2.5ml。

【贮藏】贮于 2～25℃。

他氟前列素（tafluprost）

别名：Zioptan。

本品为前列腺素 $F_{2\alpha}$ 的氟化类似物，制成滴眼液供临床使用。

【理化性状】

1. 本品为无色到浅黄色黏性固体，难溶于水。本品制成的眼用无菌溶液，pH 为 5.5～6.7，摩尔渗透压浓度为 260～300mmol/L。

2. 化学名：1-methylethyl (5Z) -7-{（1R,2R,3R,5S) -2- [（1E) -3,3-difluoro-4-phenoxy-1- butenyl}-3,5-dihydroxycyclopentyl]5-heptenoate。

3. 分子式：$C_{25}H_{34}F_2O_5$。

4. 分子量：452.53。

5. 结构式如下：

【药理学】本品是一种选择性 PF 类前列腺素受体激动剂，通过促进房水从葡萄膜巩膜途径排出降低眼内压。确切的作用机制目前尚不清楚。

【药动学】

1. 本品滴眼液滴入眼结膜囊后，通过角膜吸收，水解为一种有活性的酸性代谢物——他氟前列素酸。

2. 每日将 1 滴 0.0015%溶液滴入到健康志愿者的单眼内，在第 1 天和第 8 天，他氟前列素酸的血药浓度达峰时间均为 10min。他氟前列素酸在第 1 天和第 8 天的平均 C_{max} 分别为 26pg/ml 和 27pg/ml。他氟前列素酸的平均血浆 AUC 分别为 394（pg·min）/ml 和 432（pg·min)/ml。

3. 本品是一种酯类前体药物，在眼内水解成具有活性的酸性代谢产物，后者进一步通过脂肪酸β氧化和Ⅱ相结合代谢。

4. 在眼部应用本品 0.0015%滴眼液 30min 后，他氟前列素酸的平均血药浓度低于定量检测限（10pg/ml）。

5. 在 24 个月的临床研究中，对开角型青光眼、高眼压和眼压为 23～26mmHg 的患者每晚给药 1 次，在第 3 个月和第 6 个月，患者的眼内压分别下降为 6～8mmHg 和 5～8mmHg。

【适应证】用于降低开角型青光眼或高眼压症患者升高的眼压。

【不良反应】

1. 含有防腐剂或不含防腐剂的 0.0015%本品滴眼液在 905 例患者中进行了为期 24 个月的对照临床试验。最常见（4%～20%）的不良反应为结膜充血。约 1%的患者因为眼睛不良反应而停止治疗。

2. 临床试验中，报道的≥2%的眼部不良反应包括眼睛刺痛、眼睛瘙痒症（包括变应性结膜炎）、白内障、眼干燥症、眼痛、眼睑毛色素沉着、睫毛生长和视物模糊。

3. 2%～6%的非眼部不良反应包括头痛、普通感冒、咳嗽、泌尿系感染。

4. 上市后报道的不良反应有眼周组织改变包括眼睑沟加深。

【妊娠期安全等级】C。

【禁忌与慎用】

1. 本品滴眼液有引起色素组织改变的报道。报道最频繁的改变为虹膜、眶周组织（眼睑）和睫毛色素沉着。本品一旦给药就会发生色素沉着增加。色素沉着是因为黑素细胞中黑素物质增加，而非黑素细胞数量增加。在本品停止给药后，虹膜色素沉着不可逆，但在一些患者中，有眶周组织（眼睑）和睫毛色素沉着可逆的报道。

2. 本品可能逐渐改变治疗眼睛的睫毛和毫毛，包括变长、变色、增厚、形状和数目改变。停止治疗后睫毛改变常可逆。

3. 眼内炎症（如虹膜炎或葡萄膜炎）活动期患者应慎用，因本品可能会加重炎症。

4. 前列腺素 $F_{2\alpha}$ 类似物治疗中有黄斑水肿，包括黄斑囊样水肿的报道。无晶状体的患者，人工晶体眼患者伴有撕裂的晶状体后囊，或已知存在黄斑水肿风险的患者应慎用。

5. 动物胚胎发育研究表明，静脉注射本品会使胎儿致畸。虽然在孕妇中尚无足够、良好对照的研究报道，建议妊娠期间不要应用本品，除非潜在的益处大于对胎儿的潜在风险。

6. 本品会随兔乳汁分泌，但尚不明确是否会随人的乳汁分泌。因此，哺乳期妇女慎用。

7. 不建议儿童应用本品，因为长期使用可能会导致色素沉着。

8. 老年患者与成年患者在安全性和有效性方面总体上没有明显差异。

【剂量与用法】

1. 推荐的剂量：每晚 1 次，1 滴/次，滴入患眼的结膜囊内。

2. 本品给药不能多于 1 次/日，因为有证据显示，频繁给予前列腺素类似物可削弱降低眼压的作用。

3. 本品首次给药后 2～4h 开始发挥降眼压作用，12h 后达到最大效果。

4. 本品可以与其他局部眼用药物制剂联合降低眼内压，如果联用其他眼用药物制剂，每种应至少间隔 5min 给药。

5. 单支包装的本品打开后应立即使用，用于单眼或双眼给药。因为单支本品的独立包装一旦打开即不能保持无菌，给药后应立即丢弃。

【用药须知】

1. 本品为眼部用药，不可口服。

2. 对于出现眼部炎症（如外伤或感染）、视力突然下降或者眼部手术后，以及眼部出现反应的患者，需咨询医师是否可以继续使用本品。

3. 本品以单支独立包装的半透明低密度聚乙烯瓶供应，10 支无菌药液的聚乙烯瓶成套包装于一个箔袋内。每支含有 0.3ml 滴眼液，相当于 0.0045mg 本品。一旦药袋打开，在药袋上记下打开药袋的日期。打开药袋 28d 后，丢弃所有未用本品。

4. 本品的使用步骤：洗手→打开箔袋，取出一次性容器瓶→除去容器外的包装→将取下的外包装放在箔袋内，将袋折叠密封→将容器直立，确保药物在底部→拧下瓶帽，打开滴眼液瓶→倾斜头部或者躺下→将容器靠近眼，但是小心不要碰到眼→下拉下眼睑，向上看→轻轻挤压容器，将 1 滴本品滴入眼内，如果药物从眼中流出再滴 1 次。

【制剂】滴眼液：0.0015%（0.015mg/ml），0.3ml。

【贮藏】防潮贮于 2～8℃下，原始箔袋内储存。

一旦药袋打开，单支包装的本品应在 20～25℃保存，不可超过 28d。

比马前列素（bimatoprost）

别名：Lumigan、卢美根、贝美前列素。

本品为前列腺素类似物，制成滴眼液供临床使用。

【理化性状】

1. 本品为粉末，微溶于水，易溶于甲醇和乙醇。

2. 化学名：（Z）-7-{（$1R,2R,3R,5S$）-3,5-dihydroxy-2-[（$1E,3S$）-3-hydroxy-5-phenyl-1-pentenyl]cyclopentyl}-5-N-ethylheptenamide。

3. 分子式：$C_{24}H_{37}NO_4$。

4. 分子量：415.58。

5. 结构式如下：

【药理学】本品为一种合成的前列酰胺，是具有降低眼内压活性的前列腺素结构类似物，选择性地模拟了天然存在的前列酰胺的作用。目前认为本品是通过增加房水经小梁网及葡萄膜巩膜两条外流途径而降低眼内压（IOP）的。高眼压是导致青光眼性视野缺损的主要因素。眼内压越高，视神经受损及视野缺损的危险性越大。

【药动学】

1. 吸收　15 名健康受试者双眼 1 次/日，每次各 1 滴本品，连续 2 周，给药后 10min 内药物达到血药峰值，且大多数受试者给药后 1.5h 内血药浓度降至检测限（0.025ng/ml）以下。第 7 天和第 14 天时的 C_{max} 和 $AUC_{0\sim24h}$ 的平均值相似，分别约为 0.08ng/ml 和 0.09（ng·h）/ml，表明药物在给药后的第 1 周就达到了稳态。本品无明显的全身蓄积现象。

2. 分布　本品以中等速度分布到体内的各组织中，稳态分布容积为 0.67L/kg。人血中，本品主要分布在血浆中。约有 12% 的本品游离存在于血浆中。

3. 代谢　本品通过眼部给药进入全身循环系统后，主要以原药的形式进行循环。之后通过氧化、N-去乙基化和葡糖醛酸化生成不同的代谢物。

4. 消除　6 名健康受试者静脉注射放射性标记

的本品（3.12μg/kg），原药的最大血药浓度为12.2ng/ml，之后迅速降低，$t_{1/2}$为45min。总清除率1.5L/（h・kg）。近67%的药物通过尿液排出，25%的药物可以在粪便中回收。

【适应证】本品用于降低对其他降眼压制剂不能耐受或不够敏感（多次用药无法达到目标眼内压值）的开角型青光眼及高眼压症患者的眼内压。

【不良反应】

1. 临床试验中，有15%～45%的患者使用本品曾分别出现不良反应，最常见的不良反应按发生的概率降序排列为结膜充血、睫毛增生、眼部瘙痒。约有3%的患者因结膜充血而中断治疗。

2. 有3%～10%的患者曾出现如下的眼部不良反应，按发生的概率降序排列为眼睛干涩、视力障碍、眼部烧灼感、异物感、眼睛痛、眼周皮肤色素沉着、睑缘炎、白内障、浅层点状角膜炎、眼睑红斑、眼部刺激和睫毛颜色变深。

3. 有1%～3%的患者曾有如下的不良反应，按发生的概率降序排列为眼睛分泌物、流泪、畏光、过敏性结膜炎、视疲劳、虹膜色素沉着增加和结膜水肿。报道有不到1%的患者曾出现眼内炎症，如虹膜炎。

4. 全身性不良反应为感染、头痛、肝功能异常、乏力和多毛症。

【妊娠期安全等级】C。

【禁忌与慎用】

1. 本品禁用于对本品中其他任何成分过敏者。

2. 有活动性内眼炎症（如葡萄膜炎）的患者须慎用本品。

3. 无晶状体患者、晶状体后囊撕裂的人工晶体植入患者或已知有黄斑水肿危险的患者应慎用本品。

4. 孕妇只有在潜在的益处大于对胎儿伤害的风险时才可使用。

5. 动物实验表明，本品可通过乳汁分泌，是否可通过人类乳汁分泌尚未确定，哺乳期妇女慎用。

6. 儿童患者使用本品的安全性和有效性尚未确立。

【药物相互作用】本品可以与其他滴眼液同时使用以降低眼内压。如果同时使用多种治疗药物，则每两种药物的使用应至少间隔5min。

【剂量与用法】推荐剂量为1次/日，每晚1滴，滴于患眼。每日使用本品的次数不得超过1次，因为有资料表明频繁使用本品可导致其降眼压效果减弱。首次滴用本品约4h后眼内压开始降低，于8～

12h作用达到最大。

本品可以与其他滴眼液同时使用以降低眼内压。如果同时使用多种治疗药物，则每两种药物的使用应至少间隔5min。

【用药须知】

1. 有报道患者因使用多剂量包装的滴眼液而致细菌性角膜炎。大多数情况下，包装容器是由于患者同时患有角膜疾病或角膜破损而被污染的。

2. 患者虹膜褐色素沉着的变化是逐渐发生的，可能在数月内至数年内也不会有明显变化。通常，褐色素沉着以瞳孔为中心向外围进行扩散，但是整个虹膜或部分虹膜的褐色也会加深。应该经常检查患者眼睛的颜色变化，如果色素沉着继续则应停止用药。停止用药后虹膜的褐色素不会再增加，但已改变的颜色可能是永久性的。虹膜上的痣和斑点不受治疗的影响。

3. 对本品治疗闭角型、炎性及出血性青光眼尚无评价。

4. 佩戴隐形眼镜时不应使用本品。

【制剂】滴眼液：0.0015%（0.015mg/ml）。

【贮藏】贮存于2～25℃。

左倍他洛尔（levobetaxolol）

本品为选择性β_1受体阻滞剂，制成无菌脂化混悬滴眼液供临床使用。

【理化性状】

1. 化学名：(S)-1-{p-[2-(cyclopropylemethoxy) ethyl]phenoxy}3-（isopropylamino）-2-propanol。

2. 分子式：$C_{18}H_{29}NO_3$。

3. 分子量：307.42。

4. 结构式如下：

盐酸左倍他洛尔（levobetaxolol hydrochloride）

别名：Betaxon。

【理化性状】

1. 本品为白色结晶状粉末。

2. 化学名：(S)-1-{p-[2-(cyclopropylemethoxy) ethyl]phenoxy}3-（isopropylamino）-2-propanol hydrochloride。

3. 分子式：$C_{18}H_{29}NO_3・HCl$。

4. 分子量：343.89。

【用药警戒】局部应用β受体阻滞剂可全身吸

收。β受体阻滞剂在局部给药和全身给药可发生同样的不良反应。曾报道局部应用β受体阻滞剂时的事件，如严重的呼吸系统反应和心脏反应，包括哮喘患者由于支气管痉挛引起的死亡。罕见与心力衰竭相关性死亡。

【药理学】

1. 本品是一种心脏选择性β$_1$受体阻滞剂，不具有明显的膜稳定（局部麻醉剂）活性，并且缺乏内在拟交感活性。动物研究表明左倍他洛尔（*S*-异构体）是倍他洛尔（外消旋体）的活性对映体。

2. 本品经眼部滴入，具有降低升高的眼内压作用。眼压升高是青光眼视野缺损的主要危险因素。眼压水平越高，视神经损害和视野缺损的可能性就越大。

3. 通过压力描记器和房水荧光光度测定法证实，外消旋的倍他洛尔和其他的β受体阻滞剂可通过减少房水的产生而降低眼内压，由此认定本品的作用机制与此相似。

【药动学】

1. 消旋倍他洛尔的降眼压效果通常在 30min 内，通常最大效应在局部给药后2h。推测本品降低眼内压的时间分布与此相似。单剂量给药降低眼压效应可维持12h。

2. 在 20 名健康志愿者的研究中，本品局部给药7d达稳态血药浓度。本品最后一次给药后约 3h 可见平均最大血药浓度 C_{max}，为（0.5±0.14）ng/ml。平均 $t_{1/2}$ 约为20h。

【适应证】 本品适用于降低开角型青光眼患者或高眼压患者的眼压。

【不良反应】

1. 眼部：在临床试验中，本品最常见事件为瞬间眼部不适（11%）。短暂的视物模糊约2%。其他已报道眼部事件少于 2%，包括白内障和玻璃体疾病。

2. 本品全身反应发病率小于 2%，包括以下几种。

（1）心血管系统：心动过缓、心脏传导阻滞、高血压、低血压、心动过速和血管异常。

（2）中枢神经系统：焦虑、头晕、肌张力过高和眩晕。

（3）消化系统：便秘和消化不良。

（4）内分泌：糖尿病和甲状腺功能减退。

（5）代谢和营养障碍：痛风、高胆固醇血症、高脂血症。

（6）肌肉骨骼系统：关节炎和肌腱炎。

（7）呼吸系统：支气管炎、呼吸困难、咽炎、肺炎、鼻炎和鼻窦炎。

（8）皮肤及附属物：脱发、皮炎和牛皮癣。

（9）特殊感觉：耳部疼痛、中耳炎、味觉异常、耳鸣。

（10）泌尿生殖系统：乳房脓肿和膀胱炎。

（11）其他：意外伤害、头痛和感染。

【妊娠期安全等级】 C。

【禁忌与慎用】

1. 本品禁用于窦性心动过缓、一度以上房室传导阻滞、心源性休克或明显心力衰竭的患者。

2. 慎用于有心力衰竭或心脏传导阻滞病史的患者。本品在使用期间发现心力衰竭的迹象时应终止治疗。

3. 慎用于肺功能严重障碍的青光眼患者。

4. β受体阻滞剂可能掩盖甲状腺功能亢进症的某些临床症状（如心动过速）。疑似进展性的甲状腺功能亢进患者慎用本品，以避免因β受体阻滞剂的突然停药可能引起的甲状腺危象。

5. 有报道β受体阻滞剂能够加重肌无力与某些重症肌无力症状（如复视、眼睑下垂及全身乏力）。重症肌无力患者慎用。

【药物相互作用】

1. 本品与其他口服β受体阻滞剂配伍时，应当严密监测眼内压的累加效应或其他β受体阻滞剂引起的全身反应。

2. 当接受利血平等儿茶酚胺耗竭药的患者在使用β受体阻滞剂时应密切注意累加效应引起的低血压和（或）心动过缓。

3. 本品为肾上腺素受体拮抗药，因此，慎用于正在接受肾上腺素类抗精神病药物的患者。

【剂量与用法】 本品推荐剂量为 1 滴/次，滴患眼，2 次/日。本品对某些患者的降眼压反应可能需要几周才能稳定。正如任何一种新的药物，必须严密监测患者反应。不建议同时使用两种局部用β肾上腺素药物。

【用药须知】

1. 全身麻醉手术前应逐渐停止使用β受体阻滞剂。

2. β受体阻滞剂应慎用于正在接受胰岛素或口服降血糖药治疗的特发性低血糖或糖尿病患者（尤其是那些不稳定的糖尿病）。因为β受体阻滞剂可能掩盖低血糖的急性症状和体征。

3. β受体阻滞剂可能会妨碍对过敏反应的治疗，常规剂量的肾上腺素可能得不到预期的疗效。

4. 本品在降低闭角型青光眼眼内压时，不能单独使用，应该与缩瞳剂合用。

【制剂】滴眼液：0.5%，有 5ml，10ml，15ml 3 种规格。

【贮藏】避光，2～25℃直立保存。

奈帕芬胺（nepafenac）

别名：Ilevro。

本品为局部用 NSAID。

【理化性状】

1. 本品为黄色结晶性粉末。

2. 化学名：2-amino-3-benzoylbenzeneacetamide。

3. 分子式：$C_{15}H_{14}N_2O_2$。

4. 分子量：254.28。

5. 结构式如下：

【药理学】本品局部眼内给药后，被角膜吸收，被眼部组织水解酶水解成氨芬酸，本品及其代谢产物抑制前列腺素 H 合成酶，抑制前列腺素合成。

【药动学】0.3%的本品滴双眼，1 次/日，给药的第 1 天和第 4 天，本品及代谢物达峰时间分别约 0.5h 和 0.75h，平均稳态 C_{max} 分别为（0.847±0.269）ng/ml 和（1.13±0.491）ng/ml。

【适应证】本品用于治疗白内障手术相关的疼痛和炎症。

【不良反应】

1. 严重不良反应包括出血时间延长、延期愈合、角膜炎、角膜溃疡甚至穿孔。

2. 白内障术后常见不良反应（5%～10%）为囊膜混浊、视敏度降低、异物感、眼内压升高、黏感；其他眼部不良反应（1%～5%）为结膜水肿、角膜水肿、眼干燥、睑缘结痂、眼部不适、眼充血、眼痛、眼部瘙痒、畏光、撕裂状痛、玻璃体脱离。

3. 非眼部不良反应（1%～4%）包括头痛、高血压、恶心、呕吐、鼻窦炎。

【妊娠期安全等级】C。

【禁忌与慎用】

1. 对本品或其他 NSAID 过敏者禁用。

2. 对妊娠期妇女研究尚缺乏资料，应权衡利弊。因其抑制前列腺素生物合成药物可影响胎儿心血管系统，故妊娠晚期禁用。

3. 10 岁以下儿童用药的安全性和有效性尚未确立。

4. 本品是否通过乳汁分泌尚不清楚，哺乳期妇女应权衡利弊，选择停药或停止哺乳。

5. 戴隐形眼镜患者慎用本品。

【药物相互作用】体外本品浓度达 3000ng/ml，代谢物浓度达 1000ng/ml，对 CYP1A2、CYP2C9、CYP2C19、CYP2D6、CYP2E1 和 CYP3A4 无抑制作用。

【剂量与用法】

1. 滴入患眼，1 滴/次，1 次/日，术前 1 天开始给药，直至术后 2 周，术前 30～120min，再滴入 1 滴。

2. 与其他药物（β受体阻滞剂、碳酸酐酶抑制剂、α受体激动剂、睫状肌麻痹药、扩瞳剂）合用时，须间隔 5min 以上。

【用药须知】

1. 局部应用 NSAID 可导致角膜炎，敏感患者可导致角膜上皮破裂、角膜变薄、角膜糜烂、角膜溃疡或角膜穿孔，如出现角膜上皮破裂，立即停药，用药时应监测角膜反应。

2. 外用的 NSAID 上市后的经验表明，复杂眼手术、角膜神经损伤、角膜上皮缺损、糖尿病、眼表疾病（如眼干燥症）、类风湿关节炎，或短期内重复眼部手术患者局部应用 NSAID，可增加角膜不良事件的风险，可能影响视力，应慎用。术前用药超过 1d，或术后超过 14d，可增加患者风险和严重角膜不良事件。

3. 局部 NSAID 和激素类药物合用，可使伤口延期愈合。

4. NSAID 因抑制血小板增加出血时间，手术时眼部应用此类药物，可导致眼部组织出血。应用本品时，有出血倾向或服用其他延长出血时间药物时慎用。

【制剂】滴眼液：0.3%本品 1.74ml 封装于 4ml 瓶中。

【贮藏】避光贮存于 2～25℃。

福米韦生（fomivirsen）

本品为首个反义抗病毒药物。

【理化性状】

1. 本品为白色至类白色吸湿性、无定形粉末。

2. 化学名：2'-deoxyguanosylyl-（3'→5'O,O-phosphorothioyl）-2'-deoxycytidylyl-（3'→5'O,O-phosphorothioyl）-2'-deoxyguanosylyl-（3'→5'O,O-phosphorothioyl）-thymidylyl-（3'→5'O,O-phosphorothioyl）-thymidylyl-（3'→5'O,O-phosphorothioyl）-thymidylyl-（3'→5'O,O-phosphorothioyl）-2'-deoxyguanosylyl-（3'→5'O,O-phosphorothioyl）-2'-deoxycytidylyl-（3'→5'O,O-phosphorothioyl）-thymidylyl-（3'→5'O,O-phosphorothioyl）-2'–deoxycytidylyl-（3'→5'O,O-phosphorothioyl）-thymidylyl-（3'→5'O,O-pho-sphorothioyl)-thymidylyl-(3'→5'O,O-phosphorothioyl）-2'-deoxycytidylyl-（3'→5'O,O-phosphorothioyl）-thymidylyl-（3'→5'O,O-phosphorothioyl）-2'-deoxycytidylyl-（3'→5'O,O-phosphorothioyl）-thymidylyl-（3'→5'O,O-pho-sphorothioyl）-thymidylyl-（3'→5'O,O-phosphorothioyl）-2'-deoxyguanosylyl-（3'→5'O,O-phosphorothioyl）-2'-deoxycytidylyl-（3'→5'O,O-phosphorothioyl）-2'-deoxyguanosine。

3. 分子式：$C_{204}H_{243}N_{63}O_{114}P_{20}S_{20}$。

4. 分子量：6662.4。

福米韦生钠（fomivirsen sodium）

别名：Vitravene。

【理化性状】

1. 本品为白色至类白色吸湿性、无定形粉末。

2. 化学名：2'-deoxyguanosylyl-（3'→5'O,O-phosphorothioyl）-2'-deoxycytidylyl-（3'→5'O,O-phosphorothioyl）-2'-deoxyguanosylyl-（3'→5'O,O-phosphorothioyl）-thymidylyl-（3'→5'O,O-phosphorothioyl）-thymidylyl-（3'→5'O,O-phosphorothioyl）-thymidylyl-（3'→5'O,O-phosphorothioyl）-2'-deoxyguanosylyl-（3'→5'O,O-phosphorothioyl）-2'-deoxycytidylyl-（3'→5'O,O-phosphorothioyl）-thymidylyl-（3'→5'O,O-phosphorothioyl）-thymidylyl-（3'→5'O,O-pho-sphorothioyl）-thymidylyl-（3'→5'O,O-phosphorothioyl）-2'-deoxycytidylyl-（3'→5'O,O-phosphorothioyl）-thymidylyl-（3'→5'O,O-phosphorothioyl）-2'-deoxycytidylyl-（3'→5'O,O-phosphorothioyl）-thymidylyl-（3'→5'O,O-

pho-sphorothioyl）-thymidylyl-（3'→5'O,O-phosphorothioyl）-2'-deoxyguanosylyl-（3'→5'O,O-phosphorothioyl）-2'-deoxycytidylyl-（3'→5'O,O-phosphorothioyl）-2'-deoxyguanosine,20-sodium salt。

3. 分子式：$C_{204}H_{243}N_{63}O_{114}P_{20}S_{20}Na_{20}$。

4. 分子量：7122。

【药理学】本品的核苷酸序列与早期蛋白编码区的 mRNA 的转录子互补，mRNA 上的该区编码负责调解病毒基因表达的传染性巨细胞病毒（CMV）复制必需的几种蛋白。本品与 mRNA 结合后，抑制极早区的蛋白合成，从而抑制病毒复制。

【药动学】单次给予 ^{14}C 标记的本品 66μg 注入兔玻璃体内，4h 后玻璃体液中本品平均浓度为 3.3μmol/L。药物按一级动力学消除，$t_{1/2}$ 为 62h。给药 10d 后，玻璃体液中的本品浓度（0.17μmol/L）仍对 CMV 复制有抑制作用。此时，^{14}C 标记显示，玻璃体液中仍有 22%的本品存在，其余 78%则降解为短链代谢物，表明本品在玻璃体液中已经大部分代谢。以同法给药 5d 后，本品在视网膜中的浓度可达到峰值 3.5μmol/L；给药 10d 后，视网膜中本品的平均浓度比玻璃体液中高出近 10 倍（1.6μmol/L）。视网膜中 $t_{1/2}$ 约为 79h。本品在（猴）玻璃体内注射 2d 后，其视网膜内浓度达到峰值。本品 $t_{1/2}$（使用单剂量 115μg）为 78h。

【适应证】局部治疗获得性免疫缺陷综合征（AIDS）患者并发的巨细胞病毒性视网膜炎，适用于对其他治疗措施不能耐受或没有效果或有禁忌的患者。

【不良反应】

1. 最常见不良反应是眼部炎症，包括虹膜炎、玻璃体炎，发生率 25%。

2. 发生率 5%～20%的眼部不良反应有视觉异常、前房炎症、视物模糊、白内障、结膜出血、视敏度降低、眼痛、眼内悬浮物、眼内压增高、畏光、视网膜剥离、视网膜水肿、视网膜出血、视网膜色素改变、眼葡萄膜炎。

3. 发生率 5%～20%的全身不良反应有腹痛、贫血、无力、腹泻、发热、头痛、感染、恶心、肺炎、药疹、败血症、鼻窦炎、全身巨细胞病毒感染、呕吐。

4. 发生率 2%～5%的眼部不良反应有结膜炎、角膜水肿、周边视觉减弱、眼刺激、张力减退、角膜后沉着物、视神经炎、闪光幻觉、视网膜血管病、视野缺陷、玻璃体出血、玻璃体混浊。

5. 发生率 2%～5% 的全身不良反应有肝功能异常、思维异常、变态反应、食欲缺乏、背痛、气管炎、恶病质、尿路感染、胸痛、体重减轻、脱水、抑郁、头晕、呼吸困难、流感综合征、咳嗽加重、γ-GGT 升高、肾衰竭、淋巴瘤样反应、神经系统病变、中性粒细胞减少、口腔念珠菌病、疼痛、胰腺炎、出汗、血小板减少。

【妊娠期安全等级】 C。

【禁忌与慎用】

1. 对本品过敏者禁用。

2. 本品禁用于 2～4 周使用西多福韦（cidofovir）治疗的患者，以免增加发生眼内炎症的危险性。

3. 孕妇只有在益处大于对胎儿伤害的风险时，才可使用。

4. 尚未明确本品是否经乳汁分泌，由于本品对婴儿可能引起严重不良反应，哺乳期使用时，应暂停哺乳。

5. 儿童用药的安全性及有效性尚未确定。

【药物相互作用】

1. 本品与更昔洛韦或磷甲酸钠合用可增加抗 CMV 活性。

2. 本品与高浓度（300μmol/L）的双脱氧胞苷（dideoxycytidine）合用时可增加抗病毒活性。

3. 齐多夫定（zidovudine）对人 CMV 没有明显作用，与本品合用时，本品的抗病毒活性不受影响。

【剂量与用法】

1. 推荐治疗方案的诱导期，即第 1 个月内每 2 周玻璃体内注射本品 330μg（0.05ml），之后进入维持期，每 4 周 1 次。

2. 如出现不能接受的面部炎症，可暂停用药，炎症控制后，可重新开始治疗。在本品维持期疾病进展者，可恢复诱导期的间隔给药。

3. 局部麻醉后，患眼玻璃体内注射，0.05ml/次，用 30 号针头和小容量注射器。

【用药须知】

1. 本品仅限眼科使用。

2. 本品可导致眼部炎症和眼内压升高。局部使用皮质激素可有助于炎症控制。

【制剂】 注射剂：165μg/0.25ml。

【贮藏】 遮光贮于 2～8℃，避免过热。

地诺前列酮（dinoprostone）

别名：普洛舒定、普比迪、前列腺素 E_2、Prostaglandin E_2、PG E_2、Prepidil、Cervidil。

【CAS】 363-24-6。

【ATC】 G02AD02。

【理化性状】

1. 本品为白色至类白色结晶性粉末。熔点 65～69℃，溶于水和乙醇。

2. 化学名：（5Z,11α,13E,15S）-7-[3-hydroxy-2-（3-hydroxyoct-1-enyl）-5-oxo-cyclopentyl]hept-5-enoic acid。

3. 分子式：$C_{20}H_{32}O_5$。

4. 分子量：352.46。

5. 结构式如下：

【药理学】 对各期妊娠子宫都有收缩作用，以妊娠晚期子宫最为敏感。静脉、阴道内、宫腔内或羊膜腔内给药，均能兴奋早、中、晚期妊娠子宫，产生足以导致流产或分娩的高频率和大幅度子宫收缩。

【药动学】 本品吸收后，迅速在肺、肾、肝和其他组织中代谢，$t_{1/2}$ 仅几分钟。一次经过肺，可使 90% 的本品失活；一次经过肝、肾，可被除去 80%。本品在体内，先被 15-羟基脱氢酶代谢失活，在经过一系列代谢过程后主要随尿液排泄。

【适应证】 可用于中期妊娠引产、足月妊娠引产和治疗性流产，对妊娠中毒症、妊娠合并心肾疾病患者、过期妊娠、胎死不下、水泡状胎块、羊膜早破、高龄初产妇等均可应用。

【不良反应】

1. 常见腹泻、恶心、呕吐、发热（常在用药后 15～45min 出现，停药或药栓取出后 2～6h 恢复正常）。

2. 少见畏寒、头痛、颤抖；流产发生后第 3 天可出现畏寒或颤抖、发热。

3. 用量过大或同时加用其他缩宫药，可致子宫痉挛或张力过高，甚至挛缩，因而导致宫颈撕裂、宫颈后方穿孔、子宫破裂或大出血。

4. 约 10% 妇女用药后舒张压可降低 20mmHg，

也可伴有血压升高。

【妊娠期安全等级】 C。

【禁忌与慎用】

1. 妊娠晚期头盆不称者，胎位异常者，羊膜已破或有子宫手术史者（如剖宫产或子宫切开术），妊娠期间不明原因阴道出血者，溃疡性结肠炎、青光眼患者，以及对前列腺素过敏者均禁用。

2. 有贫血史、哮喘史、癫痫病史、高血压史、糖尿病史、心血管病史、肝病及肾病史、活动性肺病、活动性心脏病、宫颈硬化、子宫纤维瘤、宫颈炎或阴道炎的患者慎用。

【剂量与用法】

1. 催产　用阴道栓，3mg/次，置于引导后穹窿深处，6～8h后若无产程进展，可再放置一次。

2. 引产

（1）阴道置入物：本品可以从一种水凝胶聚合物中缓慢且控制性释放，并带有可取出装置（终止带），在临产开始和出现不良反应时可立即取出，从而终止治疗。适用于需要引产的足月妊娠孕妇，促使宫颈成熟或使宫颈继续成熟。10mg/次，置于阴道后穹窿深处，平卧2h。定量释放本品0.3mg/h，可持续12h，12h后或出现规律性宫缩时取出。

（2）凝胶剂：用于具有理想引产条件的足月或近产期孕妇的引产。1mg/次，将整个注射器内的凝胶轻轻注入阴道后穹窿内，孕妇需平卧至少30min，以减少药物流出。如果需要，6h后可再给予1mg（如有反应）或2mg（如无反应）。

（3）宫颈内给药法：阴道凝胶用于足月或近足月孕妇引产前，为促进宫颈成熟。通过导管将注射器内的本品凝胶3g（含本品0.5mg）徐徐注入宫颈管内（低于宫颈内口，不要将凝胶注入子宫峡部），注射完毕后，应嘱孕妇平卧15～30min，以减少凝胶流失。如宫颈/子宫对初次剂量无反应，可于6h后重复给药，但24h内最大累积剂量不可超过1.5mg。

【用药须知】

1. 用药前或同时服用止吐和缓泻药，可降低胃肠道不良反应。

2. 用药后如果产程进展缓慢，可加用适量缩宫素（10U溶于5%葡萄糖注射液500ml中，缓慢静脉输注），可加快产程进展，缩短产程时间，但应注意，因缩宫素可加强本品的作用而引起宫缩过强，故应在用药6～12h后才可加用缩宫素。

3. 在催产、引产用药时须注意观察：①子宫收缩频率、时间、张力和强度等；②测量体温、脉搏和血压等。根据子宫收缩情况可随时调整给药剂量。若出现宫缩过强，则立即停药，必要时给予抑制宫缩药物，如利托君、特布他林等。

4. 流产或分娩后常规检查宫颈，及时发现宫颈裂伤，予以修补。

【制剂】 ①阴道栓剂：10mg。②阴道用凝胶剂：0.5mg/3g。③阴道植入物：1mg/3g，2mg/3g。

【贮藏】 贮于2～8℃。

地诺前列素 （dinoprost）

别名：Prostaglandin F₂。

【理化性状】

1. 化学名：(Z)-7-[(1R,2R,3R,5S)-3,5-dihydroxy-2-[(E,3S)-3-hydroxyoct-1- enyl]cyclopentyl]hept-5-enoic acid。

2. 分子式：$C_{20}H_{34}O_5$。

3. 分子量：354.48。

4. 结构式如下：

【药理学】 本品可直接作用于子宫肌层，刺激妊娠子宫使子宫肌收缩，这种收缩与足月妊娠分娩时宫缩相似，足以导致流产。子宫对前列腺素的反应随着妊娠时间而逐渐增加，并可使子宫颈变软和扩张。

【药动学】 羊膜腔内给药后吸收缓慢进入体循环，在羊水中的$t_{1/2}$为3～6h，静脉注射时$t_{1/2}$短于1min。羊膜腔内注射40mg后，血药浓度峰值为3～7μg/ml，持续6～10h。在肺与肝内通过酶降解而代谢，代谢产物主要从肾排出，约5%随粪排出。

【适应证】

1. 妊娠中期人工流产（16～20周），也适用于过期流产、胎死宫内或较明显的胎儿先天性畸形的引产。

2. 低浓度药液静脉输注可用于足月妊娠时引产。

3. 动脉造影时可作为血管扩张药动脉注射。

【不良反应】 参见地诺前列酮。

【禁忌与慎用】 参见地诺前列酮。

【剂量与用法】

1. 中期引产羊膜腔内给药一次注入量为40mg。

2. 中期引产羊膜腔外宫腔内给药每次注入750μg，2～3h 1 次，根据宫缩情况而调整用量。

3. 足月妊娠引产可用 5%葡萄糖注射液配成50μg/ml 的溶液静脉输注，静脉输注速度为 2.5μg/min，总量 1～4mg。

【用药须知】

1. 羊水抽出后如为血性，切勿用药。

2. 如本品引产无效，要等待宫缩停止后才可改用其他方法引产。

3. 在给药前，可同时给予止吐药、缓泻药，以减少胃肠道反应。

4. 如妊娠 13～15 周时羊膜腔内注射困难，可以羊膜腔外宫腔内用药，缺点是需保留导管，如超过 36h 容易发生宫腔感染。

5. 如因胎儿死亡而流产或引产者，用药前须确知是否为过期流产或宫内死胎。

【制剂】 注射剂：20mg/4ml，40mg/8ml。

【贮藏】 贮于 2～8℃下。

卡前列素（carboprost）

别名：Carboprostum、Hemabate、Tham。

本品为 PGF$_{2\alpha}$类似物。

【理化性状】

1. 本品为棕黄色透明油状物，冷后呈蜡状，微有特殊气味。

2. 化学名：（5Z,13E）-（8R,9S,11R,12R,15S）-9,11,15-trihydroxy-15-methylprosta-5,13-dienoic acid。

3. 分子式：C$_{21}$H$_{36}$O$_5$。

4. 分子量：368.5。

5. 结构式如下：

氨丁三醇卡前列素（carboprost trometamol）

别名：carboprost tromethamine。

【理化性状】

1. 本品为白色至类白色结晶性粉末。熔点 95～105℃，室温下水中溶解度大于 75mg/ml。

2. 化学名：（15S)-15-methyl prostaglandin F$_{2\alpha}$

tromethamine salt。

3. 分子式：C$_{25}$H$_{47}$O$_8$N。

4. 分子量：489.64。

卡前列甲酯（carboprost methylate）

【理化性状】

1. 本品为本品为白色或淡黄色固状物。本品在乙醚、乙醇中易溶，在水中微溶。

2. 化学名：（15S)-15-methyl prostaglandin F$_{2\alpha}$tromethamine salt。

3. 分子式：C$_{22}$H$_{38}$O$_5$。

4. 分子量：382.54。

5. 结构式如下：

【药理学】 本品对大鼠离体子宫及麻醉家兔在位子宫具有兴奋作用。本品阴道或皮下给药对小鼠有明显的抗早孕作用，与丙酸睾酮或复方地芬诺酯（复方苯乙哌啶）片合并使用有协同抗早孕作用。

【药动学】 静脉、肌内给药，药物在血中的半衰期约为 30min，停药后血药浓度迅速下降至对机体无反应的水平。栓剂给药可直接到达作用部位，同时有部分通过阴道黏膜吸收入循环系统，但血中浓度很低，难以测出，给药后 6～9h 主要随尿液排出。

【适应证】

1. 终止妊娠，不宜单独使用本品，须与米非司酮等序贯使用，应用于终止早期妊娠。特别适合高危妊娠者，如多次人流史、子宫畸形、剖宫产后及哺乳期妊娠者。

2. 预防和治疗宫缩弛缓所引起的产后出血。

【不良反应】

1. 主要为腹泻、恶心或呕吐、腹痛等，合用复方地芬诺酯（复方苯乙哌啶）片后，不良反应显著减少。停药后上述反应即可消失。

2. 少数人面部潮红，很快消失，注意观察前列腺素可能引起的一般不良反应，如胃肠道、心血管症状等。

【妊娠期安全等级】 C。

【禁忌与慎用】

1. 前置胎盘及异位妊娠、急性盆腔感染、胃溃疡患者禁用。

2. 心血管疾病、哮喘及严重过敏体质、青光眼患者禁用。

3. 糖尿病、高血压及严重心、肝、肾功能不全患者慎用。

4. 本品不能用作足月妊娠引产。

【剂量与用法】

1. 终止早孕

（1）先口服孕三烯酮每日 9mg（3 次分服），共 4d，停药 48h 后阴道后穹窿放置卡前列素薄膜，每 2.5 小时一张（2mg），共 4 次，或放置 1 粒卡前列素栓小时（8mg），8h 后如未流产，再肌内注射卡前列素 2mg。

（2）先肌内注射丙酸睾酮，1 次/日，100mg/次，共 3d，第 4 天阴道后穹窿放置卡前列素海绵块 1 块（dmg），8h 后如未流产，再肌内注射卡前列素 2mg，若无效，2d 后重复 1 个疗程。放置卡前列素后需卧床休息 2～3h，收集所有阴道排出物。

（3）天花粉过敏试验呈阴性者，肌内注射天花粉试探剂量 0.2mg，经 2h 如无反应，则肌内注射 5mg。2d 后开始给予卡前列素阴道薄膜或栓剂，然后再肌内注射，用法同（1）。

（4）空腹或进食 2h 后，首剂口服 200mg 米非司酮片 1 片后禁食 2h，第 3 天晨于阴道后穹窿放置卡前列甲酯栓 1mg，或首剂口服 25mg 米非司酮片 2 片，当晚再服一片，以后每隔 12h 服 1 片。第 3 天晨服 25mg 米非司酮片后 1h 于阴道后穹窿放置卡前列甲酯栓 1mg。卧床休息 2h，门诊观察 6h，注意用药后出血情况。

2. 终止中孕（第 13～20 周）　可深部肌内注射卡前列素 250μg，每 1.5～3.5 小时重复 1 次，此取决于子宫反应；必要时可增至 500μg，但总量不得超过 12mg。也可羊膜腔内给予氨丁三醇卡前列素 3.25mg（相当于卡前列素 2.5mg），需时 5min 以上；如尚未出现流产，24h 后重复 1 次。

3. 术前扩张宫颈　在手术前晚将本品栓剂 1mg 置入阴道后穹窿处，12h 后宫颈扩张。

4. 产后出血　深部肌内注射卡前列素 250μg，间隔约 90min，必要时间隔可缩短，但不得少于 15min，总量不可超过 2mg。

【用药须知】心血管疾病患者用药时应监测动脉氧含量。本品不得使用静脉注射给药，也不能用于诱导分娩。

【制剂】①注射剂：卡前列素 1mg，2mg，卡前列素氨丁三醇 0.25m。②栓剂：卡前列甲酯 0.5mg，1mg。③薄膜剂：每张含卡前列素 2mg。④明胶海绵：2mg，3mg，4mg。

【贮藏】注射剂于 2～8℃条件下保存；栓剂于 -10℃条件下保存；明胶海绵密闭保存。

吉美前列素（gemeprost）

本品为 PGE$_1$ 类似物。

【理化性状】

1. 化学名：methyl（2E,11α,13E,15R）-11,15-dihydroxy-16,16-dimethyl-9-oxoprosta-2,13-dien-1-oate。

2. 分子式：$C_{23}H_{38}O_5$。

3. 分子量：394.54。

4. 结构式如下：

【药理学】本品为合成的 PGE$_1$ 类似物，作用比 PGF$_{2\alpha}$ 强。本品稳定性好，选择性高。能强烈收缩子宫平滑肌，而对消化道平滑肌、血压等影响较小，并具有软化和扩张宫颈的作用。

【药动学】阴道给药后，约 1h 达血药峰值，$t_{1/2}$ 约为 3h。

【适应证】用于终止早期和中期妊娠，术前扩张宫颈。

【不良反应】

1. 常见有恶心、呕吐和腹泻。

2. 有头痛、肌肉乏力、头晕、面部潮红、寒战、背痛、呼吸困难、胸痛、心悸和轻度发热的报道。阴道出血和子宫疼痛也可能出现。

3. 偶有子宫破裂的报道，主要发生在经产妇和有子宫手术史的女性中。

【妊娠期安全等级】C。

【禁忌与慎用】

1. 对前列腺素过敏者禁用。

2. 有呼吸道阻塞性疾病、心血管疾病、眼压升高。

3. 宫颈炎和阴道炎患者慎用。

【药物相互作用】不能与缩宫素、其他前列腺素或 NSAID 合用。

【剂量与用法】

1. 终止早期妊娠可与米非司酮合用，每日口服米非司酮 150mg，连服 4d，然后阴道放置本品栓剂

1mg。术前扩张宫颈于负压吸引终止早期妊娠或子宫检查前 3h 阴道放置吉美前列素栓 1mg。

2. 终止中期妊娠可每隔 3h 于阴道放置本品栓剂 1mg，最多使用 5 次，此疗程无效时，24h 后可再进行 1 个疗程。引产死胎时应只给予 1 个疗程。

【用药须知】使用本品终止妊娠，必须随访患者，以保证妊娠完全终止。

【制剂】阴道栓剂：1mg。

【贮藏】贮于-10℃以下。

硫前列酮（sulprostone）

本品为合成的 PGE_2 类似物。

【理化性状】

1. 化学名：（Z）-7-[（1R,3R）-3-hydroxy-2-[（E,3R）-3-hydroxy-4-phenoxybut-1-enyl]- 5-oxocyclopentyl]-N-methylsulfonylhept-5-enamide。

2. 分子式：$C_{23}H_{31}NO_7S$。

3. 分子量：465.56。

4. 结构式如下：

【药理学】本品对子宫平滑肌选择性较高，有较强的子宫收缩作用，且作用时间较长。其软化和扩张子宫颈管的作用优于卡前列素。

【药动学】肌内注射吸收迅速，经 20～30min 血药浓度可达峰值，从给药到宫缩开始时间仅 0.2～6h，作用可维持 4～8h。

【适应证】

1. 用于抗早孕、扩宫颈及中期引产。

2. 还用于胎死宫内、异位妊娠的引产。与米非司酮合用，可提高早孕完全流产率。

3. 对产后宫缩乏力所致出血也有良效，一般用药后 10min 内出血停止。

【不良反应】可有恶心、呕吐、子宫痛、腹泻等，偶有支气管痉挛、心动过缓等。另有诱导癫痫发作的报道。

【禁忌与慎用】

1. 对本品过敏者、哮喘、青光眼、严重高血压、严重肝肾疾病者禁用。

2. 癫痫患者慎用。

【药物相互作用】不能与缩宫素、其他前列腺素或 NSAID 合用。

【剂量与用法】

1. 抗早孕　与米非司酮合用，先每天口服米非司酮 50mg，连服 4d，于第 4 天肌内注射本品 0.25mg。

2. 扩张宫颈　于负压吸引终止早孕前数小时肌内注射或静脉输注本品 0.25～0.5mg。

3. 产后止血　肌内注射或子宫肌内注射或静脉输注 0.5mg。

4. 中孕期引产　可 0.1～0.5mg/h 静脉输注本品，但最大总剂量以 1.5mg 为宜。12～24h 后可重复。

【用药须知】使用本品终止妊娠，必须随访患者，以保证妊娠完全终止。

【制剂】注射剂（粉）：0.25mg，0.5mg，1mg。

【贮藏】贮于-8℃以下。

雷尼酸锶（strontium ranelate）

【别名】普特罗思、雷奈酸锶、雷奈赛锶。

本品为一种双重作用的骨形成药（DABA）。

【理化性状】

1. 化学名：distrontium5-[bis（ 2-oxido-2-oxoethyl）amino]-4-cyano-3-（2-oxido-2-oxoethyl）thiophene-2-carboxylate。

2. 分子式：$C_{12}H_6N_2O_8SSr_2$。

3. 分子量：513.5。

4. 结构式如下：

【药理学】

1. 在体外，本品能够在骨组织培养物中促进骨形成，促进成骨前细胞的复制和胶原蛋白的合成；同时能够降低破骨细胞的分化和破骨能力，从而减少骨组织的吸收。这些作用导致骨循环的重建，使之有利于骨骼生长。

2. 动物实验表明，本品可以刺激新骨组织形成，降低骨的重吸收。可以抑制去卵巢大鼠的骨质量下降，提高骨质疏松动物的骨质量；能够增加健康大鼠椎骨的骨质量、骨数量和骨厚度，从而提高骨骼强度，增加骨的耐受力；可以促进健康小鼠的骨形成，并可以提高小鼠脊椎骨质量；可以提高大鼠脊椎、肱骨和髋骨骨质量，同时不影响骨的矿化。对成年猴的头盖骨研究表明，本品通过抑制骨吸收提高骨质量。

3. 在动物和人的骨组织中，锶主要被吸附在晶体表面，在新形成的骨磷灰石晶体中，仅有极少量的锶取代了钙。本品不改变骨的晶体特征，不对骨质量和骨矿化作用产生有害的影响。

【药动学】

1. 吸收　口服本品 2g，锶的绝对生物利用度约为 25%（19%～27%），单剂量口服 2g 后，3～5h 血药浓度可达峰值，治疗 2 周后达到稳态。本品与食物或钙制剂共同服用的生物利用度，与雷尼酸锶餐后 3h 服用的情况相比，锶的绝对生物利用度降低 60%～70%。由于锶相对较低的吸收，应避免在摄取钙制剂或食物前后服用本品。服用维生素 D 对锶的吸收无影响。

2. 分布　锶的分布容积约为 1L/kg。锶与人血清蛋白结合率低（25%），而与骨组织有高亲和力。患者每日服用本品 2g，疗程超过 60 个月，对其髂嵴骨组织活检，测量骨组织中锶的浓度，结果显示，经过 3 年的治疗，骨组织中锶的浓度将达到一个平台期。停止治疗后，骨组织中锶清除动力学的相关数据目前还无法得到。

3. 代谢　锶不被代谢，本品对 CYP 酶无抑制作用。

4. 排泄　锶的清除与时间和剂量无关。锶的有效 $t_{1/2}$ 约为 60h。锶通过肾与胃肠道途径排泄。血浆清除率约 12ml/min（CV 22%），肾清除率约 7ml/min（CV=28%）。

5. 特殊临床条件下的药动学　在轻中度的肾功能不全患者（CC = 30～70ml/min）中，锶清除率下降（约下降 30%），因而导致血中锶的浓度升高。轻中度的肾功能不全患者（CC = 30～70ml/min）服用本品，不必调整剂量。目前缺乏重度肾功能不全患者（CC < 30ml/min）与本品有关的药动学数据。无肝功能不全患者的药动学数据，由于锶的药动学特性，预计肝功能不全的患者服用本品不会有影响。

【适应证】用于治疗妇女绝经后骨质疏松。

【不良反应】

1. 心血管系统　可增加静脉血栓栓塞（包括肺栓塞）的发生率。

2. 中枢神经系统　可引起头痛，意识障碍、记忆丧失和癫痫。

3. 肌肉骨骼系统　有肌酸激酶活性一过性、可逆性升高的报道。

4. 胃肠道　可见胃肠道功能紊乱。

5. 皮肤　可引起皮炎和湿疹。

【禁忌与慎用】

1. 有血栓性疾病风险或病史的患者慎用。

2. 仅用于绝经后妇女，孕妇不推荐使用。

3. 本品可分泌进入乳汁，哺乳期妇女禁用。

【药物相互作用】

1. 钙剂或含钙复合制剂可使本品的生物利用度降低 60%～70%，合用时应间隔 2h 使用。

2. 与含铝或镁的抗酸药合用，本品的生物利用度降低，不应合用，抗酸药最好于服用本品后 2h 给予。

3. 与氟喹诺酮类或四环素类药合用，可能因形成复合物而减弱疗效，故不应合用。

4. 与牛奶或其他食物同服，本品的生物利用度降低 60%～70%。

【剂量与用法】口服，推荐剂量为 2g/d，于夜间和餐后至少 2h 服用。

【用药须知】

1. 锶可干扰血清钙和尿钙的某些检测方法。

2. 不适于儿童及青春发育期患者。

3. 被固定卧床或正在接受手术的患者，在长时间的治疗过程中，静脉栓塞（血液在腿部凝固）的风险可能会增加。

4. 本品含有芳杂环的氨基羧酸，可能会对苯丙酮尿症患者产生损害。

【制剂】①口服混悬颗粒：2g/袋。②片剂：0.5g。

【贮藏】密闭贮于 25℃ 以下。

依降钙素（elcatonin）

本品为人工合成的鳗鱼降钙素多肽。

【理化性状】

1. 分子式：$C_{148}H_{244}N_{42}O_{47}$。

2. 分子量：3363.7。

3. 结构式如下：

【药理学】本品的主要作用是抑制破骨细胞的活性，以减少骨的吸收，防止骨钙丢失，同时可降低正常动物和高钙血症动物的血清钙，对实验性骨质疏松有改善骨强度、骨皮质厚度、骨钙质含量、骨密度等作用。

【药动学】健康成年男性单次肌内注射本品20U 时，21.7min 后血浆中浓度（ELISA）即可达高峰，$t_{1/2}$ 为 35.4min。大鼠肌内注射 ^{3}H-依降钙素后，多分布于肾、胰、骨及胃中。主要在肾的微粒体进行部分代谢，120h 内随尿、粪便及呼气排泄 44.0% 的放射性物质。另外，用凝胶过滤方法分析尿中排泄物，结果尿中未见原药。

【适应证】用于骨质疏松症。

【不良反应】

1. 常见恶心、颜面潮红、ALT 升高、AST 升高。

2. 严重不良反应

（1）有时会引起休克、过敏样症状，故注意观察患者状态，若出现血压降低、情绪不佳、全身发红、荨麻疹、呼吸困难、咽肿等症状，应停药并适当处置。

（2）会诱发低钙血症性手足搐搦，若出现症

状，应停药并给予注射钙剂等适当处置。

（3）可能诱发哮喘发作，故注意观察患者状态，若出现症状，应停药并适当处置。

（4）可能出现伴有 AST、ALT、ALP 升高等的肝功能损害及黄疸，故注意观察患者状态，若出现异常，应停药并做适当处置。

【禁忌与慎用】

1. 尚未确立对孕妇、产妇、哺乳期妇女等用药的安全性，孕妇或可能妊娠的妇女及哺乳期妇女，应权衡利弊慎重用药。

2. 尚未确立对低出生体重儿、新生儿、乳儿、幼儿及小儿用药的安全性。

3. 过敏体质、有支气管哮喘史者慎用。

【药物相互作用】与双膦酸盐合用可导致严重的低血钙。

【剂量与用法】1 周肌内注射 1 次，20U/次。

【用药须知】

1. 本品只能用于确诊为骨质疏松症的患者。本品用药以 6 个月为目标，不得长期使用。

2. 本品为多肽制剂，有时会引起休克，故应对过敏既往史及药物过敏症等进行详细问诊。

3. 大鼠大量皮下注射 1 年的慢性毒性实验，

有增加垂体肿瘤发生率的报道，故不得长期无序用药。

【制剂】注射液：20U/1ml。

【贮藏】贮于 20℃以下。

司维拉姆（sevelamer）

【理化性状】

1. 化学名：poly（allylamine-co-*N,N'*-diallyl-1,3-diamino-2-hydroxypropane）。

2. 分子式：$[（C_3H_7N）_{a+b}（C_9H_{17}N_2O）_c]_m$，$（a+b）：c = 9：1$。

3. 分子量：149.62。

4. 结构式如下：

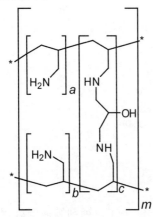

碳酸司维拉姆（sevelamer carbonate）

别名：Renvela。

【理化性状】

1. 本品为吸湿性粉末，不溶于水。

2. 化 学 名：poly（allylamine-co-*N,N'*-diallyl 1,3-diamino-2-hydroxypropane）carbonate salt。

盐酸司维拉姆（sevelamer hydrochloride）

别名：Renagel。

【理化性状】

1. 本品为吸湿性粉末，不溶于水。

2. 化 学 名：Poly（allylamine-co-*N,N'*-diallyl 1,3-diamino-2-hydroxypropane）hydrochloride。

【药理学】本品是一种不会被人体吸收的聚合物，不含金属及钙。它携带多个胺基，由一个碳原子与聚合物骨架连接。这些胺基会在肠道内部分质子化，并以离子交换和氢键与磷酸分子结合。本品通过结合胃肠道中的磷，降低其吸收，达到降低血磷浓度的效果。

【药动学】本品不被吸收。

【适应证】用于透析的慢性肾病患者降低血磷。

【不良反应】主要为胃肠道反应，包括恶心、呕吐、腹泻、食欲缺乏、腹痛、胃肠胀气、便秘。

【妊娠期安全等级】C。

【禁忌与慎用】

1. 肠梗阻患者禁用。

2. 孕妇只有在益处大于对胎儿伤害的风险时方可使用。

3. 儿童用药的安全性及有效性尚不明确。

【药物相互作用】

1. 本品可降低环丙沙星的生物利用度 50%。

2. 本品对地高辛、华法林、依那普利、美托洛尔的药动学无影响。

3. 本品不影响铁剂的吸收。

4. 与左旋甲状腺素合用，罕见促甲状腺激素水平升高。

【剂量与用法】

1. 未服用其他磷酸盐结合剂的患者推荐剂量

（1）血浆磷酸盐水平为 5.5～7.5mg/dl 者，推荐剂量为 800mg，3 次/日，与食物同服。

（2）血浆磷酸盐水平为 7.5～9.0mg/dl 者，推荐剂量为 1200～1600mg，3 次/日，与食物同服。

（3）血浆磷酸盐水平≥9.0mg/dl 者，推荐剂量为 1600mg，3 次/日，与食物同服。

2. 从醋酸钙转为本品的患者

（1）原服醋酸钙 667mg 者，服本品 800mg；原服醋酸钙 1334mg 者，服本品 1200～1600mg。

（2）原服醋酸钙 2000mg 者，服本品 2000～2400mg。

3. 根据血磷调整剂量

（1）血浆磷酸盐水平＞5.5mg/dl 者，每次服用剂量间隔 2 周增加 400mg。

（2）血浆磷酸盐水平为 3.5～5.0mg/dl 者，维持目前剂量。

（3）血浆磷酸盐水平＜3.5mg/dl 者，每次服用剂量降低 400mg。

【用药须知】

1. 使用本品过程中应监测体内碳酸盐和氯化物水平。

2. 长期使用本品应补充脂溶性维生素和叶酸。

【制剂】片剂：400mg，800mg。

【贮藏】防潮，贮于 25℃下，短程携带允许

15～30℃。

氯噻嗪（chlorothiazide）

别名：克尿噻。

【理化性状】

1. 本品为白色或近白色粉末，极微溶于水，可溶于 100ml 稀氢氧化钠溶液中，还能溶于 pH 为 7 的尿液中。

2. 化学名：6-chloro-1,1-dioxo-2*H*-1,2,4-benzo-thiadiazine-7-sulfonamide。

3. 分子式：$C_7H_6ClN_3O_4S_2$。

4. 分子量：295.72。

5. 结构式如下：

氯噻嗪钠（chlorothiazide sodium）

别名：Diuril。

【理化性状】

1. 分子式：$C_7H_6ClN_3NaO_4S_2$。

2. 分子量：318.71。

【药理学】本品抗高血压的作用机制尚未明确。本品可影响远端肾小管对电解质的重吸收而起到利尿作用。

【药动学】本品不被代谢，主要经肾排泄，$t_{1/2}$ 为 45～120min。口服后 10%～15% 的给药剂量以原药随尿液排泄，本品可透过胎盘屏障，但不能透过血脑屏障。

【适应证】治疗高血压，辅助治疗包括充血性心力衰竭、肝硬化在内的水肿性疾病。

【不良反应】

1. 整体感觉　疲乏。

2. 心血管　低血压包括直立性低血压（饮酒、巴比妥类药物、硝酸酯类、抗高血压药可加重低血压反应）。

3. 中枢神经系统　疲乏、感觉异常、头晕、头痛、不安。

4. 消化系统　胰腺炎、黄疸、腹泻、呕吐、涎腺炎、痉挛性疼痛、便秘、胃刺激、恶心、厌食。

5. 血液　再生障碍性贫血、粒细胞缺乏、白细胞减少、溶血性贫血、血小板减少。

6. 过敏反应及超敏反应　坏死性血管炎、呼吸窘迫（包括肺炎、肺水肿、光敏性皮炎、发热、荨

麻疹、皮疹、紫癜）。

7. 代谢　电解质平衡紊乱、高血糖、糖尿、高尿酸血症。

8. 肌肉与骨骼　肌肉痉挛。

9. 呼吸系统　胸闷、哮喘、鼻塞。

10. 泌尿生殖系统　肾衰竭、肾功能不全、间质性肾炎、阳萎。

11. 皮肤　多形性红斑（包括史-约综合征）、剥脱性皮炎（包括中毒性表皮坏死松解症）。

12. 特殊感觉　一过性视物模糊、黄视症。

【妊娠期安全等级】C。

【禁忌与慎用】

1. 对本品及磺胺类药物过敏的患者禁用。

2. 重度肾功能不全者，使用本品可导致氮质血症，应慎用。

3. 肝功能不全者慎用，因电解质失衡可导致肝性脑病。

4. 本品可导致系统性红斑狼疮恶化、过敏反应。

5. 尚未明确本品是否可经乳汁分泌，哺乳期妇女使用时，应暂停哺乳。

6. 本品主要经肾排泄，老年人易有肾功能不全，应减量慎用。

【药物相互作用】

1. 本品与乙醇、巴比妥类、硝酸酯类合用可增强降血压作用。

2. 本品与抗糖尿病药物合用，可能需调整抗糖尿病药的剂量。

3. 考来烯胺和考来替泊可与噻嗪类药物结合，减少此类药物的吸收。

4. 本品可降低儿茶酚胺（去甲肾上腺素）的作用。

5. 本品可能会增强肌松药的作用。

6. 本品可能会增加锂剂的毒性，禁止合用。

7. NSAID 可降低本品的作用，尽量避免合用。

8. 本品应在检测甲状腺旁素试验前停药。

【剂量与用法】

1. 利尿：成人常用口服剂量为 0.5～1g，1～2 次/日。隔天 1 次，或每周用 3～5 次，应避免过度利尿，以减少水及电解质失调。

2. 抗高血压：成人口服 0.5～1g/d，依血压情况而调整剂量。某些患者可用至 2g/d。小儿剂量，每天 1mg/kg，分 2 次给予。6 个月以下婴儿，可用至每天 1.5mg/kg。根据计算，2 岁小儿每天可

给予 125～357mg，2～12 岁每天可给予 375～1000mg。

3. 静脉注射用于不能口服而必须利尿的患者，婴儿和儿童一般不宜静脉注射。用不小于 18ml 注射用水或等渗溶液稀释供静脉注射使用。放置在室温溶液不宜超过 24h。也可溶解在 5%或 10%葡萄糖注射液或 0.9%氯化钠溶液中供静脉输注，避免和全血等血制品混合使用。避免漏出血管外。本品不可供皮下或肌内注射。成人常用剂量为 0.5～1g，1～2 次/日。

【用药须知】

1. 利尿药包括本品，可导致电解质失衡，使用本品期间应监测电解质。

2. 使用噻嗪类利尿药的患者可能会发生尿酸升高，甚至痛风发作。

3. 本品可增加尿钙的排泄。

4. 本品可能会升高胆固醇和三酰甘油的水平。

【制剂】①片剂：0.25g，0.5g。②混悬剂：250mg/5ml。③注射剂：0.5g（钠盐）。

【贮藏】贮于 15～30℃下。

尿苷三乙酸酯（uridine triacetate）

【理化性状】

1. 化学名：（2',3',5'-tri-O-acetyl-β-D-ribofuranosyl）-2,4（1H,3H）- pyrimidinedione。

2. 分子式：$C_{15}H_{18}N_2O_9$。

3. 分子量：370.3。

4. 结构式如下：

【药理学】本品为尿苷的乙酰化形式，口服后在体内被广泛存在非特异酯酶脱乙酰基化，释放尿苷进入血液循环。本品可为遗传性乳清酸尿症患者提供尿苷，上述患者因基因缺陷，自身不能合成足够的尿苷。尿苷可被几乎所有的细胞摄取，用于合成嘧啶核苷酸，细胞内的嘧啶核苷酸达到正常水平后，就可反馈性地抑制乳清酸的生成，继而尿中的乳清酸水平就会降低。

遗传性乳清酸尿症（尿苷单磷酸合酶缺乏）是先天性常染色体隐性遗传的嘧啶代谢紊乱性疾病，是因为体内缺乏尿苷单磷酸合酶。尿苷单磷酸合酶编码尿苷-5'-单磷酸合成酶。该酶是催化嘧啶核苷酸合成途径最后 2 个步骤的双功能酶。

遗传性乳清酸尿症患者缺乏尿苷单磷酸合酶，会造成两种后果，一是嘧啶核苷酸从头合成途径受阻，导致嘧啶核苷酸不足，引起临床疾病；二是乳清酸不能被转化为尿苷单磷酸随尿排出，导致乳清酸尿症，乳清酸结晶还偶可引起尿路阻塞性疾病。

【药动学】口服本品后 2～3h 血浆中的尿苷可达血药峰值，$t_{1/2}$ 为 2～2.5h。尿苷能被细胞摄取，并能穿过血脑屏障。本品可通过肾排泄，也可通过嘧啶代谢途径被代谢。

【适应证】用于治疗遗传性乳清酸尿症。

【不良反应】尚未发现不良反应。

【妊娠期安全等级】动物实验未发现毒性。

【剂量与用法】口服，本品旳推荐起始剂量为 60mg/kg，1 次/日，如效果不佳，可增加至 120mg/kg。

【用药须知】本品的颗粒不能咀嚼服用。

【制剂】橘子口味颗粒剂：2g。

【贮藏】贮于 25℃下，短程携带允许 15～30℃。

醋酸钙（calcium acetate）

别名：乙酸钙。

【理化性状】

1. 本品为白色松散细粉，无臭，味微苦，易吸潮。加热至 160℃分解成 $CaCO_3$ 和丙酮。易溶于水。微溶于乙醇。

2. 分子式：$Ca（CH_3COO）_2$。

3. 分子量：158.17。

【药理学】

1. 钙是维持人体神经、肌肉、骨骼系统、细胞膜和毛细血管通透性正常功能所必需的元素。

2. 本品与食物同服，可与饮食中的磷酸生成不溶性的磷酸钙，使磷酸随粪便排出，减少磷酸盐从胃肠道吸收。

【适应证】

1. 用于预防和治疗钙缺乏症，如骨质疏松、手足搐搦、骨发育不全、佝偻病及儿童、妊娠期和哺乳期妇女、绝经期妇女、老年人钙的补充。

2. 用于终末期肾病的高磷血症。

【不良反应】偶有恶心、高血钙。

【妊娠期安全等级】C。

【禁忌与慎用】高钙血症、高钙尿症、含钙肾结石或有肾结石病史患者禁用。

【药物相互作用】

1. 本品不宜与洋地黄类药物合用。

2. 大量饮用含乙醇和咖啡因的饮料及大量吸烟，均会抑制钙剂的吸收。

3. 大量进食富含纤维素的食物能抑制钙的吸收，因钙与纤维素结合成不易吸收的化合物。

4. 本品与苯妥英钠及四环素类合用，两者吸收均减少。

5. 维生素D、避孕药、雌激素能增加钙的吸收。

6. 含铝的抗酸药与本品同服时，铝的吸收增多。

7. 本品与噻嗪类利尿药合用时，易发生高钙血症（因增加肾小管对钙的重吸收）。

8. 本品与含钾药物合用时，应注意心律失常的发生。

【剂量与用法】

1. 用于补钙　口服，0.6g/次，1 次/日。

2. 用于透析者的高磷血症　1.334g，餐中服，缓慢增加剂量，使血磷低于 6mg/dl。多数患者有效剂量为2～2.668g。

【制剂】①片剂：0.667g。②胶囊剂：0.6g。③颗粒剂：0.2g，0.6g。

【贮藏】室温下贮存。

枸橼酸铁（ferric citrate）

别名：Auryxia。

【理化性状】

1. 化学名：iron （+3），x（1，2，3-propanetricarboxylic acid, 2-hydroxy-）y（H_2O）。

2. 结构式如下：

$x=0.70\sim0.87, y=1.9\sim3.3$

【药理学】三价铁在胃肠道内可与磷酸盐结合生成难溶性的磷酸铁而随粪便排出，通过降低磷酸盐的吸收，本品可降低血磷水平。

【药动学】尚未进行本品的药动学研究，口服给药后，可见三价铁被吸收。

【适应证】用于慢性肾病须透析的患者控制血磷。

【不良反应】不良反应有腹泻、恶心、便秘、呕吐、咳嗽。

【妊娠期安全等级】B。

【禁忌与慎用】

1. 铁负荷综合征（如血色沉着病）的患者禁用。

2. 肠道炎性疾病和活动性胃肠出血患者使用本品的安全性尚未明确。

3. 儿童用药的安全性及有效性尚未明确。

【药物相互作用】

1. 多西环素应在服用本品前 1h 服用。

2. 环丙沙星应与本品间隔至少 2h 服用。

【剂量与用法】推荐剂量 1g/次，3 次/日，进餐时服用。监测血磷，根据血磷调整本品的剂量，调整剂量的间隔时间不少于 1 周，本品的最大剂量为 12g/d。

【用药须知】本品可导致铁储备（血清铁蛋白、转铁蛋白饱和度）明显升高。开始本品治疗前应对铁储备进行评估，并在治疗过程中监测铁储备，同时使用的静脉补铁剂，可能须降低剂量或停用。

【制剂】片剂：1g，相当于三价铁 210mg。

【贮藏】贮于 20～25℃，短程携带允许 15～30℃。

醋酸锌（Zinc acetate）

别名：Viberzi、dicarbomethoxyzinc、zinc diacetate。

【理化性状】

1. 本品为白色结晶或颗粒，易溶于水和沸腾的乙醇，微溶于乙醇。

2. 分子式：$ZnC_4H_6O_4 \cdot 2H_2O$。

3. 分子量：219.5。

4. 结构式如下：

【药理学】

1. 肝豆状核变性（Wilson's disease）是常染色体隐性遗传性代谢性疾病，肝分泌铜进入胆管大幅减少，造成过多的铜蓄积于肝，并逐渐蓄积于其他器官，包括大脑、肾、眼、骨骼和肌肉。肝细胞中能储存铜，但超过其储存能力时，铜就会进入血液中，并被其他器官摄取，如大脑，造成运动障碍（共济失调、震颤、语言障碍）和精神障碍（激惹、抑郁、工作能力下降）。过多的铜重新分布，可导致肝细胞损伤，包括炎症、坏死，最后直至肝硬化。患者常出现肝、神经和精神症状。

2. 本品的有效成分为锌离子，其可在小肠部位阻止吸收来自饮食的铜，同时阻止内源性铜（来自唾液、胆汁、胃液）的重吸收。锌可诱导小肠上皮细胞产生金属硫蛋白，该蛋白可与铜结合，阻止其浆膜转运进入血液。结合的铜从上皮细胞脱落，随粪便排出。

【药动学】本品的作用部位在小肠，药动学参数不能预测本品疗效。试验中口服本品后锌的血药浓度差异很大。进食可降低本品的吸收。

【适应证】用于维持治疗肝豆状核变性，且已经开始使用螯合剂治疗的患者。

【不良反应】本品的临床经验有限，使用硫酸锌治疗肝豆状核变性的不良反应包括胃刺激症状、碱性磷酸酶升高、淀粉酶和脂肪酶升高。

【妊娠期安全等级】A。

【禁忌与慎用】

1. 对本品过敏者禁用。

2. 10 岁以下儿童用药的安全性及有效性尚未确定。

3. 锌可经乳汁分泌，导致婴儿铜缺乏，哺乳期妇女使用本品时应暂停哺乳。

【剂量与用法】

1. 在成年中推荐剂量为 50mg，3 次/日，空腹服用，在进餐前至少 1h 或进餐后 2h 后服用。

2. 10 岁以上儿童及孕妇，25mg，3 次/日的剂量有效，如效果不好，可增加至 50mg，3 次/日，服用方法同上。

【用药须知】

1. 本品不用于有症状的肝豆状核变性患者的初始治疗，因为锌诱导增加小肠上皮细胞金属硫蛋白和阻断铜的摄取需要一定的时间。有症状的患者应使用螯合剂开始治疗，在初始治疗过程中，因铜存储的动员，神经功能可能出现恶化。一旦初始治疗完成，患者病情稳定，即可开始本品的治疗，同时根据患者的情况，可继续或停止初始治疗。

2. 治疗过程中应监测患者的症状和 24h 尿铜。尿铜可精确反映未经螯合剂治疗患者体内铜的状态。医师应知道，经螯合剂（青霉胺、曲恩汀）治疗的患者的尿铜常升高，而足够的锌治疗可逐渐使尿铜水平降低至 ≤125μg/24h。

3. 适当的时候对神经精神情况（包括语言功能）、肝功能（包括氨基转移酶、胆红素）进行评价。

4. 如有可能，可给予患者 ^{64}Cu，口服后 1~2h，随粪便排泄的放射性小于给药剂量 1.2%，说明患者治疗效果很好。

5. 24h 尿锌水平可反映本品治疗的效果。

【制剂】胶囊剂：25mg，50mg（以锌计）。

【贮藏】贮于 25℃下，短程携带允许 15~30℃。

帕立骨化醇（paricalcitol）

别名：Zemplar、肾骨乐。

本品为骨化三醇的类似物，属维生素 D 类抗甲状旁腺药。

【理化性状】

1. 本品为白色结晶性粉末，不溶于水，溶于乙醇。

2. 化学名：（1R,3R,7E,17β)-17-[（1R,2E,4S)-5-hydroxy-1,4,5-trimethylhex-2-en-1-yl]-9,10-secoestra-5,7-diene-1,3-diol。

3. 分子式：$C_{27}H_{44}O_3$。

4. 分子量：416.63。

5. 结构式如下：

【药理学】本品通过选择性激活维生素 D 的反应途径，抑制甲状旁腺素（PTH）的合成和释放，从而降低 PTH 水平。其抑制血 PTH 的疗效与均等剂量的骨化三醇同样有效。在安慰剂对照的研究中，本品诱导高钙血症和高磷血症的倾向性低。

【药动学】健康受试者静脉快速注射单剂 0.04μg/kg、0.08μg/kg 和 0.16μg/kg，注射结束时达血药峰值，分别为 256pg/ml、664pg/ml 和 1242pg/ml。本品吸收良好，健康受试者口服 0.24μg/kg，3h 达血药峰值 0.63ng/ml，平均绝对生物利用度约为 72%，曲线下面积（$AUC_{0\sim\infty}$）为 5.25（ng·h)/ml，食物对全身生物利用度无影响，但与饮食同服达峰时间延迟约 2h。静脉给药的 AUC 为 14.51（ng·h)/ml。99% 以上的药物与蛋白结合，稳态分布容积为 17~34L。本品经 CYP24、CYP3A4 和尿苷二磷酸葡萄糖醛酸转移酶（UGT）1A4 广泛代谢，检测到的代谢物为有活性的 24（R)-羟基帕立骨化醇。健康受试者中总体清除率为 2.5~4L/h，经肾和粪便的排泄率分别为 18%~19% 和 63%~74%，其原药的 $t_{1/2}$ 为 4~7h，血液透析不能清除本品。

【适应证】用于预防和治疗由 3 期和 4 期慢性肾衰竭引起的继发性甲状旁腺功能亢进。

【不良反应】

1. 心血管系统　可见心肌病、心肌梗死、心悸、胸痛、高血压、低血压（包括直立性低血压）、昏厥、水肿等，其中心悸和水肿与本品的因果关系尚未建立。

2. 代谢/内分泌系统　可见酸中毒、脱水、高钙血症、高磷血症、低钾血症。

3. 呼吸系统　可见支气管炎、肺炎、鼻炎、鼻窦炎、鼻出血、咳嗽（罕见干咳）。

4. 肌肉骨骼系统　可见关节炎、骨和（或）关节雅司病损害、腰痛、小腿痛性痉挛。

5. 泌尿生殖系统　可见肾功能异常、泌尿系感染。

6. 免疫系统　可见细菌或真菌感染、变态反应（瘙痒、皮疹、风疹、面部和口部水肿等）。

7. 神经系统　可见衰弱、头痛、眩晕、头晕目眩、抑郁、神经障碍。

8. 胃肠道　可见腹痛、腹泻、直肠病、恶心、呕吐、口干。也可出现胃肠道出血，但与本品的因果关系尚未建立。

9. 皮肤　偶见皮疹（四肢），可见皮肤溃疡。

10. 眼　可见弱视、视网膜疾病。

11. 其他　可见意外损伤、疼痛、发热、寒战和流感样症状，长期用药可能增加高钙血症和迁徙性钙化及高磷血症的风险。

【妊娠期安全等级】C。

【禁忌与慎用】

1. 对本品过敏者、高钙血症患者、维生素 D 中毒者禁用。

2. 儿童用药的安全性和有效性尚未建立。

3. 动物研究表明，本品对胎仔具有不良效应（致畸、死胎或其他）。尚缺乏孕妇使用本品的安全性数据，用药时应权衡利弊。

4. 本品可分泌至哺乳大鼠的乳汁中，尚无人类哺乳期间用药的安全性资料，建议哺乳期妇女暂停用药或用药时暂停哺乳。

【药物相互作用】

1. 与 CYP3A 强效抑制药（如阿扎那韦、克拉霉素、茚地那韦、伊曲康唑、酮康唑、伏立康唑、奈法唑酮、奈非那韦、利托那韦、沙喹那韦、泰利霉素等）合用，可升高本品的血药浓度，导致 PTH 的过度抑制。可能机制为上述药物竞争性抑制 CYP3A 介导的本品的代谢。因此，应谨慎合用，

应监测 PTH 和血钙浓度，并可能有必要调整本品的剂量。

2. 与洋地黄类化合物合用，可能出现高钙血症引起的洋地黄中毒。

3. 与考来烯胺合用，可降低本品的浓度。可能机制为考来烯胺可减少脂溶性维生素（包括本品）的吸收。因此，合用时应监测患者是否出现与维生素 D 缺乏相关的不良反应，如低钙血症和继发性甲状旁腺功能亢进的症状和体征。

【剂量与用法】

1. 静脉注射：推荐的初始剂量是一次 0.04～0.1μg/kg（2.8～7μg），快速静脉注射，在血液透析过程中，不得超过每 2 日 1 次的给药频率。有资料显示，一次 0.24μg/kg（16.8μg）的剂量可安全给药。剂量调整应根据全段甲状旁腺激素（iPTH）水平，间隔 2～4 周可增加剂量 2～4μg（表 19-3）。

表 19-3　根据 iPTH 水平调整剂量表

iPTH 相对于基础值的水平	本品剂量调整
不变、升高及降低幅度小于 30%	增加剂量
降低 30%～60%	维持当前剂量
降低幅度大于 60%	减少剂量

2. 口服

（1）初始剂量根据基础 PTH 水平而定：①在采用 1 次/日给药方案时，如基础 PTH 不超过 500pg/ml，则初始剂量为 1μg/次；如基础 PTH 超过 500pg/ml，则初始剂量为 2μg/次。②在 3 次/周给药方案时，应不超过每 2 日 1 次的给药频率；如基础 PTH 不超过 500pg/ml，则初始剂量为 2μg/次；如基础 PTH 超过 500pg/ml，则初始剂量为 4μg/次。

（2）间隔 2～4 周按表 19-4 和表 19-5 调整剂量。

3. 研究表明，静脉给药后未见 65 岁以上和 65 岁以下患者中存在疗效和安全性之间的总体差异。

表 19-4　1 次/日口服给药的剂量调整表

iPTH 相对于基础值的水平	本品剂量调整
不变、升高及降低幅度小于 30%	增加剂量 1μg
降低幅度 30%～60%	维持当前剂量
降低幅度超过 60% 或 iPTH 低于 60pg/ml	减少剂量 1μg

表 19-5　3 次/周口服给药的剂量调整表

iPTH 相对于基础值的水平	本品剂量调整
不变、升高及降低幅度小于 30%	增加剂量 2μg
降低幅度 30%～60%	维持当前剂量
降低幅度超过 60%或 iPTH 低于 60pg/ml	减少剂量 2μg

4. 血液透析对本品血浆水平的影响较小，给予本品时可不考虑血液透析的影响。

【用药须知】

1. 磷酸盐制剂或维生素 D 相关的化合物不能与本品合用。

2. 如出现下述情况，应减量或停药：iPTH 降低至 100pg/ml 以下、血钙水平超过 11.5mg/dl、Ca×P 积（钙磷积）＞75。

3. 如发生显著的高钙血症，建议立即减量或停药，并给予低钙饮食，撤除钙补充剂，进行腹膜透析或血液透析（避免使用含游离钙的透析液），评估电解质和液体参数，检查心电图是否异常（主要是接受洋地黄的患者）。

4. 用药期间监测是否出现高钙血症，在剂量调整阶段，应密切监测血清 iPTH、钙和磷。

【制剂】①注射剂：2μg/ml；②胶囊剂：1μg，2μg，4μg。

【贮藏】贮于 15～30℃。

谷卡匹酶（glucarpidase）

别名：Voraxaze。

本品是通过 DNA 重组技术由大肠埃希菌产生的酶，是含有 390 个氨基酸的二聚体蛋白，分子量 83kDa。

【药理学】本品是基因重组的细菌酶，能从叶酸和经典抗叶酸药（如甲氨蝶呤）上水解羧基端的谷氨酸残基。本品可将甲氨蝶呤转化为 AMPA（4-去氧-4-氨基-N^{10}-甲基蝶酸）和谷氨酸，为甲氨蝶呤的清除提供了一种非肾清除的途径。给予本品后 15min 内，甲氨蝶呤血药浓度降低至≥97%，并在血药浓度降低至＞95%维持 8d。

【药动学】本品的 $t_{1/2}$ 为 5.6h，C_{max} 为 3.3μg/ml，$AUC_{0\sim in}$ 为 23.3（μg·h）/ml，清除率为 7.5ml/min，分布容积为 3.6L，显示本品主要分布于血浆中。

【适应证】用于治疗因肾功能不全导致甲氨蝶呤清除延迟而致的中毒（血药浓度>1μmol/L）。

【不良反应】临床试验中发现的不良反应包括

感觉异常、潮红、恶心、呕吐、低血压、视物模糊、腹泻、过敏反应、高血压、皮疹、咽喉刺激感、震颤。

【妊娠期安全等级】C。

【禁忌与慎用】尚未明确本品是否可经乳汁分泌，哺乳期妇女慎用。

【药物相互作用】

1. 亚叶酸是本品的底物，本品应与亚叶酸钙至少相隔 2h 使用。

2. 其他本品的底物可能包括还原型叶酸和抗叶酸代谢药。

【剂量与用法】本品的推荐剂量为 50U/kg，用 1ml 0.9%氯化钠注射液溶解后快速静脉注射，给予本品前后均须冲洗输液管路。

【用药须知】

1. 本品可导致严重的过敏反应，输注过程中，密切监测患者过敏反应的症状和体征，如出现急性过敏反应，应立即停药，并给予适当处置。

2. 使用本品 48h 内，不能用免疫法测定甲氨蝶呤的血药浓度，因为使用本品后甲氨蝶呤的无活性代谢产物 AMPA 应使用层析法测定。

【制剂】注射剂（粉）：1000U。

【贮藏】贮于 2～8℃下，严禁冷冻。

瑞西巴库单抗（raxibacumab）

本品为 IgG1λ 单克隆抗体，是通过 DNA 技术由小鼠细胞表达系统产生的，分子量为 146kDa。

【药理学】本品可特异性地与炭疽毒素的保护性抗原（protectiveantigen,PA）结合，解离常数为（2.78±0.9）nmol/L。本品抑制炭疽毒素的保护性抗原与其受体结合，阻止炭疽致死性因子和水肿因子进入细胞内。

【药动学】单次静脉注射 1～40mg/kg，本品的药动学呈非线性，单次静脉注射 40mg/kg，本品的 C_{max} 和 AUC_{inf} 分别为（1020.3±140.6）μg/ml 和（15845.8±4333.5）（μg·d）/ml。分布容积大于人体血浆总体积，提示有一定的组织分布，总体清除率大大低于肾小球滤过率，提示本品基本不经肾清除。

【适应证】与其他抗菌药合用，用于治疗或预防儿童和成人吸入性炭疽。

【不良反应】

1. 临床试验中发现的常见不良反应包括皮疹、四肢痛、瘙痒、困倦。

2. 少见的不良反应包括贫血、白细胞降低、淋巴结病、心悸、眩晕、疲乏、注射部位疼痛、外周水肿、肌酸磷酸激酶升高、淀粉酶升高、腰痛、肌肉痉挛、血管迷走性晕厥、失眠、潮红、高血压。

【妊娠期安全等级】B。

【禁忌与慎用】尚未明确本品是否可经乳汁分泌，虽然单克隆抗体可经乳汁分泌，但单克隆抗体不经胃肠道吸收。

【剂量与用法】

1. 成人　本品的推荐剂量为 40mg/kg，用 0.9%氯化钠注射液稀释至 250ml 后，经 135min 静脉输注。在输注本品前 1h 内应给予苯海拉明 25～50mg，静脉注射或口服均可，应根据距离输注本品的时间决定给药途径。

2. 儿童　体重＞50kg，本品的剂量与成人相同；体重 15～50kg，本品的剂量为 60mg/kg；体重＜15kg，本品的剂量为 80mg/kg。经 2h 静脉输注，之后用 0.9%氯化钠注射液冲洗 15min，液体总量及输注速度参见表 19-6。在输注本品前应给予苯海拉明，静脉注射或口服均可。

表 19-6　本品的剂量、溶剂、输注体积及输注速度

| 体重（kg） | 准 备 | | | | 给 药 | |
	剂量（mg/kg）	静脉输注液体总量（ml）	输液类型	输注速度（ml/h）前 20min	输注速度（ml/h）剩余
≤1	80	7	0.45%或 0.9% NaCl	0.5	3.5
1.1～2		15		1	7
2.1～3		20		1.2	10
3.1～4.9		25		1.5	12
5～10	80	50	0.45%或 0.9% NaCl	3	25
11～15		100	0.9% NaCl	6	50
16～30	60	100		6	50
31～40		250		15	125
41～50		250		15	125
＞50	40	250		15	125

3. 静脉输液的配制　根据体重计算所需本品注射液的体积，选择相应的输液袋，抽出与本品注射液相同的体积，加入本品注射液，轻轻转动输液袋，使混合均匀，稀释后的本品在室温下可稳定 8h。

【用药须知】使用本品时可能会发生输液反应，表现为皮疹、瘙痒及荨麻疹，如出现上述反应，应暂停或减慢输注，并给予适当处置。

【制剂】注射剂：1700mg/34ml。

【贮藏】遮光，贮于 2～8℃。

四烯甲萘醌（menatetrenone）

别名：Glakay。

本品是维生素 K_2 的一种存在形式。

【理化性状】

1. 本品为淡黄色结晶，熔点 50～52℃。对光和碱都比维生素 K_1 稳定。难溶于水，易溶于有机溶剂。

2. 化学名：2-methyl-3-[（2Z,6E,10E）-3,7,11,15-tetramethylhexadeca-2,6,10,14-tetraen-1-yl]naphtho-quinone。

3. 分子式：$C_{31}H_{40}O_2$。

4. 分子量：444.65。

5. 结构式如下：

【药理学】

1. 促进骨形成　在人类成骨细胞培养体系中，

本品单用或与 1,25-二羟基维生素 D_3 合用均可促进骨钙化，与 1,25-二羟基维生素 D_3 合用还可增加细胞层中的骨钙素含量。

2. 抑制骨吸收　在小鼠颅骨的器官培养体系中，本品可抑制白细胞介素-1α、前列腺素 E_2、甲状旁腺激素所引起的骨重吸收作用。在小鼠骨髓细胞培养体系中，本品可抑制 1,25-二羟基维生素 D_3 引起的破骨细胞的释放。

3. 影响血清骨钙素的水平　骨质疏松患者口服 45mg/d，连用 2 年，患者血清中骨钙素升高，未羧化的骨钙素水平降低。

【药动学】单次口服 15mg，T_{max} 为（4.72±1.52）h，C_{max} 为（253.2±82.4）ng/ml，AUC 为（870.7±149.6）（ng·h）/ml。高脂肪餐可促进本品的吸收。

【适应证】用于骨质疏松症的骨量和疼痛的改善。

【不良反应】

1. 胃肠道　胃部不适、腹痛、腹泻、恶心、口腔炎、食欲缺乏、消化不良、便秘、口渴、舌炎和呕吐。

2. 皮肤　皮疹、瘙痒、皮肤发红。

3. 中枢神经系统　头痛、头晕、头部轻飘感、麻木。

4. 心血管　血压升高、心悸。

5. 肝　AST 及 ALT 升高，γ-GTP 升高。

6. 泌尿系统　尿素氮升高、尿频。

7. 其他　水肿、眼睛异常、关节痛、不适。

【妊娠期安全等级】尚无临床经验。

【禁忌与慎用】

1. 正在服用华法林的患者禁用。

2. 尚未明确本品是否可经乳汁分泌，哺乳期妇女使用时应停止哺乳。

3. 儿童用药的安全性及有效性尚未确定。

【药物相互作用】本品为维生素 K_2 的一种存在形式，可拮抗华法林的作用，应避免合用。

【剂量与用法】15mg/次，3 次/日，饭后口服。

【用药须知】

1. 出现皮疹、瘙痒及皮肤发红时，应停药。

2. 本品为脂溶性制剂，空腹吸收差，应在饭后服用，且告知患者，饮食中脂肪含量过少时本品的吸收也差。

【制剂】片剂：15mg。

【贮藏】贮于 25℃以下，开封后应防潮，避免在高温处保存。

Rho（D）人免疫球蛋白（全剂量）[Rho（D）immune globulin（full dose）]

别名：HyperRho S/D full-dose。

本品是采用低温乙醇分级分离法从人血浆中分离得到的。

【药理学】

1. Rho（D）阴性的母亲怀有 Rho（D）阳性的胎儿时，在分娩、流产（自然或人工）、羊膜穿刺或腹部外伤时，就会发生胎儿-母体间出血，导致同种免疫反应。类似的免疫反应也可发生在 Rho（D）阴性者输入了 Rho（D）阳性红细胞时而产生抗 Rho（D）抗体时，这种情况也可注射本品来预防。

2. 新生儿的 Rh 溶血性疾病是由于 Rho（D）阴性的母亲的主动免疫作用，即母体在先前的分娩过程、流产、羊膜穿刺或腹部外伤时，Rho（D）阳性红细胞进入了母体的血液循环，或者是因输血，造成母体产生免疫反应。本品可以有效抑制 Rho（D）阴性个体对 Rho（D）阳性红细胞所产生的免疫反应。

【适应证】预防因配偶间 Rh 因子不同而导致的流产及新生儿夭折。

【不良反应】可见注射部位疼痛、轻度体温升高，罕见过敏反应。

【妊娠期安全等级】C。

【禁忌与慎用】

1. 对免疫球蛋白过敏的患者禁用。

2. 本品含少量的 IgA，单纯性 IgA 缺乏（完全缺如 IgA）的患者，体内就会存在 IgA 抗体而可能产生过敏反应，患者应权衡利弊使用本品。

3. 儿童用药的安全性和有效性尚未明确。

【药物相互作用】本品可能影响疫苗接种的免疫反应，使用本品 3 个月内应避免接种活疫苗。

【剂量与用法】本品仅供肌内注射使用。推荐注射于上臂三角肌或股外侧肌，应避免注射于臀部，以免损伤坐骨神经。

1. 分娩后预防。分娩 72h 内使用本品效果最佳，虽然超过 72h 后使用本品的保护效果较差，但仍然可以给药。在分娩过程中使用的剂量应视胎儿-母体出血量的多寡而定，如进入循环系统的红细胞 ≤15ml，使用一剂的本品，即可提供足够的抗体以防止 Rh 过敏反应。一旦怀疑有胎儿-母体间大量出血（全血 30ml 或红细胞 15ml 以上），可以采用已核准的检验技术（修改后的 Kleihauer-Betke 酸溶离染色技术）来计算胎儿的红细胞量，并据此决定所需本品的剂量。计算胎儿-母体间出血的红细胞体积，除以 15ml 所得的数字就是需要使用本品注射剂的数量。若怀疑超过 15ml 或计算出的是分数，就以较大的整数作为需要给予的数量（如算出的数字是 1.4，就给 2 支本品的注射剂）。

2. 分娩前预防。妊娠 28 周时给予本品注射剂 1 支，如胎儿是 Rh 阳性，必须再追加一剂，最好在分娩后 72h 内追加。

3. 有流产倾向的妊娠者，不论在妊娠的哪个阶段，建议给予一剂。如果担心由于胎儿-母体间的出血，使得进入母体的红细胞超过 15ml，请按照上述 1 中的计算方法来计算需使用本品的注射剂的数量。

4. 妊娠 13 周以上发生流产或终止妊娠时，建议给予本品一剂。如果担心由于胎儿-母体间的出血，使得进入母体的红细胞超过 15ml，请按照在上述 1 中的计算方法来计算需使用本品的注射剂的数量。

5. 妊娠 15～18 周或在最后 3 个月时进行羊膜穿刺，或者在妊娠中后期发生腹部外伤，建议给予本品一剂。如果担心由于胎儿-母体间的出血，使得进入母体的红细胞超过 15ml，请按照上述 1 中的计算方法来计算需使用本品的注射剂的数量。

如果因腹部外伤、羊膜穿刺或其他不利情况而需要在妊娠 13～18 周时使用本品，就应该在 26～28 周时再追加一剂。如果在最后一次给药后的 3 周内分娩，除非胎儿-母体间的出血超过 15ml 红细胞，否则产后可以不必再给药。

【用药须知】

1. 本品为血液制品，虽然采取各种方法去除病毒，但血液制品仍有传播病毒性疾病的可能。

2. 使用本品时，虽然罕见，但有导致过敏的可能，故应准备好抢救药品。

【制剂】注射剂：含 Rho（D）抗体≥1500U。

【贮藏】贮于 2～8℃下。

Rho（D）人免疫球蛋白（小剂量）[Rho（D）immune globulin（mini-dose）]

别名：HyperRho S/D mini-dose。

本品是采用低温乙醇分级分离法从人血浆中分离得到的。

【药理学】Rho（D）阴性的母亲怀有 Rho（D）阳性的胎儿时，在分娩、流产（自然或人工）、羊膜穿刺或腹部外伤时，如发生胎儿-母体间出血，可导致同种免疫反应。

【适应证】如果胎儿及其父亲能确定为 Rho（D）阴性，则不必使用本品。假定胎儿的 Rho（D）为阳性时，供孕妇使用。

本品用于预防妊娠 12 周之内 Rho（D）阴性孕妇的自发性及人工流产而导致的同种免疫反应。使用本品必须同时满足以下 3 个条件：①孕妇必须是 Rho（D）阴性，且对 Rho（D）抗原过敏；②不能确定胎儿的父亲是否为 Rho（D）阴性；③妊娠不超过 12 周。

【不良反应】可见注射部位疼痛、轻度体温升高，罕见过敏反应。

【妊娠期安全等级】C。

【禁忌与慎用】

1. 对免疫球蛋白过敏的患者禁用。

2. 本品含少量的 IgA，单纯性 IgA 缺乏（完全缺如 IgA）的患者，体内就会存在 IgA 抗体而可能产生过敏反应，患者应权衡利弊使用本品。

3. 儿童用药的安全性和有效性尚未明确。

【药物相互作用】本品可能影响疫苗接种的免疫反应，使用本品 3 个月内应避免接种活疫苗。

【剂量与用法】本品仅供肌内注射。推荐注射于上臂三角肌或股外侧肌，应避免注射于臀部，以免损伤坐骨神经。

本品应在自发流产或人工流产后 3h 内使用，每次 1 支。如不能在上述时间内使用，应尽可能在终止妊娠 72h 内使用。

【用药须知】

1. 本品为血液制品，虽然已经采取各种方法去除病毒，但血液制品仍有传播病毒性疾病的可能。

2. 使用本品时，虽然罕见，但有导致过敏的可能，故应准备好抢救药品。

【制剂】注射剂：含 Rho（D）抗体≥250U。

【贮藏】贮于 2～8℃。

沙丙蝶呤（sapropterin）

别名：Tetrahydrobiopterin、四氢生物嘌呤。

本品为人工合成的四氢生物嘌呤（BH4）。

【CAS】69056-38-8。

【ATC】A16AX07。

【理化性状】

1. 化学名：（6R）-2-amino-6-[（1R,2S）-1,2-dihydroxypropyl]-5,6,7,8- tetrahydro-4（1H）-pteri-dinone。

2. 分子式：$C_9H_{15}N_5O_3$。

3. 分子量：241.25。

沙丙蝶呤，二盐酸（sapropterin dihydrochloride）

别名：Kuvan、Biopten。

【CAS】17528-72-2。

【ATC】A16AX07。

【理化性状】

1. 本品为结晶性粉末，具吸湿性，在水中易溶，溶解度大于 1g/ml。

2. 化学名：（6*R*）-2-amino-6-[（1*R*,2S）-1,2-dihydroxypropyl]-5,6,7,8-tetrahydro-4（1*H*）-pteridinone dihydrochloride。

3. 分子式：$C_9H_{15}N_5O_3 \cdot 2HCl$。

4. 分子量：314.17。

5. 结构式如下：

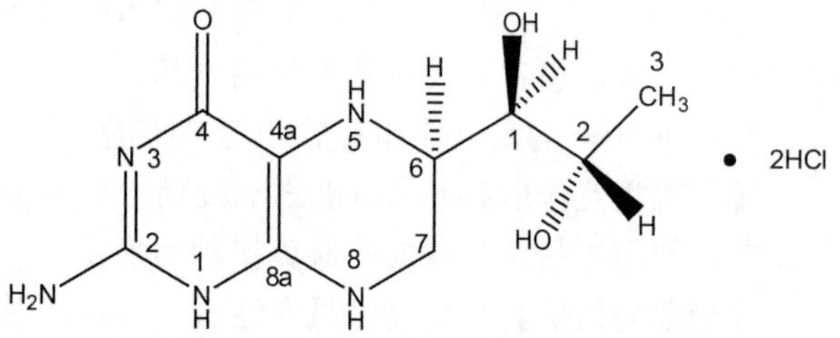

【药理学】血液中苯丙氨酸浓度长期过高会对大脑产生伤害，导致智力障碍，注意力、记忆力、信息处理能力下降。本品为合成的 BH4，是苯丙氨酸羟化酶辅因子，苯丙氨酸羟化酶通过氧化反应羟化苯丙氨酸形成酪氨酸。苯丙酮尿症（PKU）患者的苯丙氨酸羟化酶活性缺乏或不足，BH4 可活化残余的苯丙氨酸羟化酶，改善其体内苯丙氨酸的氧化代谢过程，对部分患者可降低体内苯丙氨酸浓度。

【药动学】

1. 进食高脂肪或高热量餐后，口服片剂的吸收度可见升高，C_{max} 增加 84%，AUC 增加 87%，给药方式及膳食条件的不同，使其个体差异明显。

2. 在 PKU 患者晨时服用本品且不考虑膳食条件影响的临床试验中，平均消除半衰期为 6.7h（3.9～17h），与健康受试者相似（3.0～5.3h）。

3. 一项在 9～49 岁人群中进行的药动学试验表明，药效与年龄无必然联系。无 9 岁以下及 49 岁以上人群的药动学试验数据。

【适应证】本品可降低血液中苯丙氨酸浓度，用于 PKU 患者由于四氢生物蝶呤缺乏导致的高苯丙氨酸血症。

【不良反应】

1. 常见不良反应包括头痛、腹痛、腹泻、上呼吸道感染、咽喉疼痛、恶心、呕吐、流涕、咳嗽、发热、挫伤、皮疹、鼻充血、外周水肿、关节痛、多尿、焦虑、头晕。

2. 严重不良反应包括新发惊厥、惊厥加重、头晕、头痛、胃肠道出血、术后出血、烦躁易怒、心肌梗死、过度刺激及呼吸衰竭。

3. 最严重不良反应包括胃炎、脊髓损伤、链球菌感染、睾丸癌和尿路感染、轻中度中性粒细胞减少。

4. 上市后 10 年中的安全性监测研究中，观察到不良反应为非苯丙酮尿症患者的新发惊厥、惊厥加重、γ-谷氨酰转移酶（GGT）升高。

【妊娠期安全等级】C。

【禁忌与慎用】

1. 已知的对本品活性成分及任何辅料过敏者禁用。

2. 尚无本品应用于孕妇的相关试验数据，妊娠期妇女使用本品时应权衡利弊。妊娠期间应控制膳食中苯丙氨酸摄入，以减少婴儿畸形的发病率。

3. 本品是否经人乳汁排泄尚不明确，但考虑到其对哺乳期婴儿造成的严重不良反应及其致癌性，哺乳期妇女用药应权衡利弊，选择停药或停止哺乳。

4. 尚无本品应用于 4 岁以下儿童的专项研究。4～16 岁儿童必须应用本品者，应密切监测其血液中各项数据，以确保血液中苯丙氨酸控制在安全范围内。

5. 65 岁以上患者中本品的安全性及有效性尚不明确，65 岁以上老人应慎用。

6. 未进行肾功能不全患者用药的相关临床试验，肾功能不全患者用药应密切监测。

7. 未进行肝功能不全患者用药的相关临床试验，但由于苯丙氨酸代谢障碍与肝损伤有关，故肝功能不全患者用药应慎重，并进行密切监测。

8. 本品对产程及分娩的影响尚不明确。

【药物相互作用】虽然尚无与其他药物相互作用的研究，但与以下药物合用时应引起注意。

1. 甲氨蝶呤及其衍生物等影响叶酸代谢的药物会使 BH4 浓度降低，服用本品期间应慎用此类药物。

2. 磷酸二酯酶-5 抑制剂（西地那非、伐地那非、他达拉非等）等血管舒张药，本品有舒张血管的作用，与此类药物合用产生的协同作用会导致血压下降。

3. 正在接受左旋多巴治疗的患者，给予本品后可能会导致新发惊厥、惊厥加重、烦躁易怒等兴奋性和应激性增加。

【剂量与用法】

1. 口服，1个月至6岁小儿起始剂量每次10mg/kg，1次/日；7岁以上儿童，推荐剂量为每次 10～20mg/kg，1次/日。

2. 应于初次服药1周后及服药1个月内定期检测血液中苯丙氨酸浓度，如果血液中苯丙氨酸浓度无显著改善，将剂量增加至 20mg/kg，1次/日。在此期间，苯丙氨酸的膳食摄入量应保持在一恒定水平。此剂量服药 1 个月后，血液中苯丙氨酸水平仍无明显降低者，应视为无效，停药并中断治疗。

3. 以推荐剂量给药1个月后，根据血液中苯丙氨酸下降情况判定机体是否对本品治疗反应良好。一旦证实对本品有效，可根据治疗情况将给药剂量于每日 5～20mg/kg 适当调整。

4. 本品应与餐同服以促进吸收，并应于每日固定时间（首选晨时）服药。服药时将处方剂量药物片剂溶于 120～240ml（4～8 盎司）水或苹果汁中并在溶解后 15min 内喝完。溶解可能需要几分钟，可碾碎药片或搅拌溶液以加快溶解速度。溶液中可能会看到细小颗粒，但这些并不影响疗效。如喝完药液后，容器中仍有药片残渣存留，可再次加入适量水或苹果汁溶解后喝入，以保证给药剂量。

【用药须知】

1. 本品的使用应由掌握 PKU 相关知识的医师进行，长时间苯丙氨酸水平升高可造成严重的神经损害，包括严重的智力发育迟缓、小头畸形、话语延迟、癫痫及行为异常。血苯丙氨酸长期过低可导致代谢增加和蛋白质分解。服用本品时适当摄入苯丙氨酸，以保持血苯丙氨酸平衡。

本品并非对所有苯丙酮尿症患者均有效（临床试验有效率为 20%～56%），验证本品有效性不能通过实验室试验（如基因判定）提前预判，只能通过患者服药后的效果判断。

2. 使用本品治疗 PKU 患者，应给予苯丙氨酸限制饮食。初始治疗一样需要经过培训的专业人员进行适当的监测，以保证在饮食控制下，控制血苯丙氨酸。

3. 临床试验未对肝损害者进行评价，肝损害者使用本品应仔细监测，因为肝损害与苯丙氨酸代谢受损有关。

4. 对本品及其成分严重过敏者禁用，临床试验中未发生严重过敏反应。本品持续治疗有发生轻中度过敏反应的可能，应权衡过敏风险与使用本品的效益。

5. 本品慎与抑制叶酸代谢的药物及其衍生物（如甲氨蝶呤）合用，因为后者可抑制二氢蝶啶还原酶，降低 BH4 水平。

6. 如漏服药物，记起时一定要立即补服，但应注意同一天内不能两次服用本品。

7. 据报道，服用本品超过最大推荐剂量每日 20mg/kg，可出现轻度头晕、头痛，停药后即可恢复，停药 24h 后再次给药，体征无异常。

【制剂】 片剂：100mg。

【贮藏】 原瓶密封，防潮，贮于 20～25℃，短程携带允许 15～30℃。

L-谷酰胺（L-glutamine）

别名：Endari、左谷酰胺。

本品是一种氨基酸。

【CAS】 56-85-9。

【ATC】 A16AA03。

【理化性状】

1. 本品为白色结晶粉末。

2. 化学名：（S）-2-aminoglutaramic acid。

3. 分子式：$C_5H_{10}N_2O_3$。

4. 分子量：146.15。

5. 结构式如下：

【药理学】 本品治疗镰状细胞病（SCD）的作用机制尚未完全明确。SCD 的病理生理学涉及氧化应激现象。镰状红细胞（RBC）比正常红细胞更容易受到氧化损伤，这可能导致慢性溶血和与 SCD 相关的血管阻塞事件。吡啶核苷酸 NAD^+ 和其还原形式 NADH，发挥调节和阻止氧化损伤 RBC 的作用。本品通过增加还原性谷胱甘肽的可用性，改善镰状红细胞中的 NAD 氧化还原反应。

【药动学】

1. 吸收 0.1g/kg 单剂量口服本品，平均 T_{max} 约 30min，为 1028μmol/L（即 150μg/ml）。多次口服给药后的药动学尚未明确。

2. 分布 单次静脉快速注射后，分布容积预计约为 200ml/kg。

3. 消除　单次静脉快速注射后，$t_{1/2}$ 约为 1h。

4. 代谢　预测本品会参与谷氨酸、蛋白质、核苷酸和氨基糖苷类的合成。

5. 排泄　代谢是本品主要的消除途径。虽然本品会被肾小球滤除，但几乎完全被肾小管吸收。

【适应证】用于成年患者和 5 岁及以上儿童患者，减少镰状细胞病的急性并发症。

【不良反应】

1. 常见不良反应　便秘、恶心、头痛、腹痛、咳嗽、肢体疼痛、腰痛、胸部疼痛。

2. 少见不良反应　脾功能亢进、腹痛、消化不良、烧灼感、潮热。

【禁忌与慎用】

1. 尚无孕妇使用本品的数据，应慎用。

2. 哺乳期妇女应权衡本品对于母亲的益处和对胎儿潜在的伤害后使用。

3. <5 岁以下儿童用药的安全性和有效性尚未建立。

4. 尚不明确 65 周岁以上老年人用药的安全性是否和年轻人相同。

【剂量与用法】口服，2 次/日，剂量请参照表 19-7。

表 19-7　根据体重调整本品剂量表

体重 （kg）	单剂量 （g）	日剂量 （g）	单剂量 包装数	日剂量包 装数
<30	5	10	1	2
30~65	10	20	2	4
>65	15	30	3	6

【用药须知】

1. 漏服要在发现时立即补用，但剂量不能加倍。

2. 服用单剂量本品，要混合在 240ml 凉的或室温的饮品中，如牛奶、水、果汁，或 120~180ml 的食物中，如苹果沙司。

3. 口服本品前不必完全溶解。

【制剂】口服粉末：5g。

【贮藏】避光，贮于 20~25℃

贝佐妥单抗（bezlotoxumab）

别名：Praxbind

本品为难辨梭状芽孢杆菌中和药。

【CAS】1246264-45-8。

【ATC】J06BB21。

【理化性状】本品是 IgG1 单克隆抗体，分子量约为 148.2kDa。

【药理学】本品能特异性地与难辨梭状芽孢杆菌毒素 B 结合，从而中和其毒性。

【药动学】难辨梭状芽孢杆菌患者，单剂量静脉输注 1mg/kg，平均 $AUC_{0\sim INF}$ 和 C_{max} 分别为 53 000 （μg·h）/ml 和 185μg/ml。平均清除率为 0.317L/d （41%），平均分布容积为 7.33L（16%），$t_{1/2}$ 约为 19d（28%）。体重增加，本品的清除率随之增加。本品通过异化作用代谢。

【适应证】用于 18 岁及以上难辨梭状芽孢杆菌感染者，降低复发的风险，这些患者接受针对性的抗菌治疗，但是复发的风险高。

【不良反应】常见恶心、发热、头痛。少见心力衰竭、室性心动过速。

【禁忌与慎用】

1. 尚无动物及人体妊娠期使用经验。

2. 尚未明确本品是否可经乳汁分泌，哺乳期妇女使用时应权衡利弊。

3. 儿童用药的安全性及有效性尚未明确。

4. 临床试验中，本品有导致心力衰竭的报道，有心力衰竭病史者应充分权衡利弊后慎用。

【剂量与用法】推荐剂量为 10mg/kg，经 60min 静脉输注，重复用药的有效性及安全性尚未明确。本品输注应经 0.5~5μm 滤器过滤。可经外周静脉或中心静脉输注，但不可静脉注射。

【用药须知】

1. 本品不是抗菌药物，不可单独用于难辨梭状芽孢杆菌感染，必须与针对性抗菌药物合用。

2. 本品注射剂从冰箱中取出后应立即稀释，可用 0.9%氯化钠注射液或 5%葡萄糖注射液稀释，最终浓度 1~10mg/ml。稀释过程中禁止振摇。稀释后的本品在室温下可保存 16h，在 2~8℃下可保存 24h。

【制剂】注射剂：1000mg/40ml。

【贮藏】避光贮于 2~8℃。禁止冷冻或振摇。

康柏西普（conbercept）

别名：朗沐。

本品是中国自主发明的一类新药，是通过中国仓鼠卵巢细胞产生的重组融合蛋白。

【药理学】本品是血管内皮生长因子（VEGF）受体-抗体重组融合蛋白，能竞争性抑制 VEGF 与受体的结合，并阻止 VEGF 家族受体的激活，从而抑制内皮细胞增殖和血管新生。

【药动学】本品注射于玻璃体腔后，主要分布于局部，很难透过正常的血-眼屏障。

【适应证】用于治疗湿性老年性黄斑病变。

【不良反应】

1. 常见不良反应 注射部位出血、结膜充血和眼压升高。

2. 少见不良反应 结膜炎、玻璃体混浊、视觉灵敏度减退、前房性闪光、虹膜睫状体炎、虹膜炎、葡萄膜炎、白内障、角膜上皮缺损、视网膜破裂、眼充血、眼内炎等。

【禁忌与慎用】

1. 对本品过敏者、眼部或眼周感染、活动性眼内炎患者禁用。

2. 本品应避免用于孕妇，除非预期的效益大于对胎儿伤害的风险。

3. 哺乳期妇女在治疗期间应暂停哺乳。

4. 儿童用药的安全性和有效性尚未建立。

【剂量与用法】

1. 本品应在有资质的医院内，由受过玻璃体腔注射技术培训的眼科医师进行注射。

2. 推荐剂量为每只眼睛 0.5mg/次，每月 1 次，3 个月后改为每 3 个月 1 次。

3. 抽吸本品注射液时应用 0.5μm 的滤膜过滤。抽吸药液的针头不能用于玻璃体腔注射，应换用 30G 的针头。

4. 玻璃体腔注射：①嘱患者向远离注射部位的方向注视。②在距角巩膜缘 3.5～4.0mm 的地方进针，倾斜缓慢刺入巩膜，针尖朝向眼球中心（注意避免损伤晶状体）。③缓慢推入本品注射液；拔出针头，用棉签压迫穿刺部位以防药液流出。

【用药须知】

1. 治疗期间应监测患者视力的变化，如出现明显的视力下降，应评估患者继续本品治疗的必要性。

2. 两次治疗期间至少间隔 1 个月。

3. 注射结束后可于结膜囊滴入抗菌药物。患者如出现眼部疼痛或不适、眼红加重、畏光、视力下降等症状时，应及时就医。

4. 本品注射时必须采用合格的无菌注射技术。此外，注射后 1 周内应监测患者的情况，从而早期发现感染并治疗。应指导患者在出现任何提示有眼内炎的症状或任何上述提到的事件时，应立即报告给医师。

5. 本品注射后 60min 内可观察到眼压升高。因此，须同时对眼压和视盘的血流灌注进行监测和适当治疗。

6. 玻璃体内使用血管内皮生长因子（VEGF）抑制剂后，存在潜在的动脉血栓栓塞事件的风险。有既往脑卒中病史或短暂性脑缺血发作史的患者风险更大。因此，主治医师应对这些患者谨慎评价本品治疗是否合适，以及治疗益处是否超过了潜在的风险。

7. 与所有治疗用蛋白质药物一样，本品有潜在的免疫原性。尚未研究双眼同时使用本品治疗的安全性与有效性。如果双眼同时接受治疗，可能会使全身露量升高，从而导致全身不良事件的风险升高。

8. 本品不得与其他抗血管内皮生长因子（VEGF）药物同时使用（全身或局部使用）。

9. 出现下述情况，应暂停给药，且不得在下次计划给药时间之前恢复给药：①与上次的视力检查相比，最佳矫正视力（BCVA）的下降≥30 字母；②眼内压≥30mmHg；③视网膜撕裂；④涉及中心凹中央的视网膜下出血，或出血面积占病灶面积的 50% 或更多；⑤在给药前后的 28d 已接受或计划接受眼内手术。

10. 接受抗 VEGF 治疗湿性 AMD 之后，视网膜色素上皮撕裂的风险因素包括大面积的和（或）高度隆起的视网膜色素上皮脱离。在具有这些视网膜色素上皮撕裂风险因素的患者中开始本品治疗时应谨慎。

11. 在孔源性视网膜脱离 3 级或 4 级黄斑裂孔患者中应中断治疗。

12. 本品治疗可引起短暂的视力障碍，可能影响驾驶或机械操作的能力，在这些暂时性的视力障碍消退前不能驾驶或进行机械操作。

【制剂】眼用注射剂：2mg/0.2ml

【贮藏】避光，贮于 2～8℃，禁止冷冻。

纽司内森（nusinersen）

别名：Spinraza。

本品为治疗脊髓性肌萎缩症（SMA）的药物。

【CAS】1258984-36-9。

【理化性状】

1. 化学名：all-*P*-ambo-2'-*O*-（2-methoxyethyl）-5-methyl-P-thiouridylyl-（3'→5'）-2'-*O*-（2-methoxyethyl）-5-methyl-*P*-thiocytidylyl-（3'→5'）-2'-*O*-（2-methoxyethyl）-*P*-thioadenylyl-（3'→5'）-2'-*O*-（2-methoxyethyl）-5-methyl-P-thiocytidylyl-（3'→5'）-2'-*O*-（2-methoxyethyl）-5 -methyl- *P*-

thiouridylyl-（3'→5'）-2'-O-（2-methoxyethyl）-5-methyl-*P*-thiouridylyl-（3'→5'）-2'-O-（2-methoxyethyl）-5-methyl-*P*-thiocytidylyl-（3'→5'）-2'-O-（2-methoxyethyl）-*P*-thioadenylyl-（3'→5'）-2'-O-（2-methoxyethyl）5-methyl-*P*-thiouridylyl-（3'→5'）-2'-O-（2-methoxyethyl）-*P*-thioadenylyl-（3'→5'）-2'-O-(2-methoxyethyl)-*P*-thioadenylyl-（3'→5'）-2'-O-（2-methoxyethyl）-5-methyl-*P*-thiouridylyl-（3'→5'）-2'-O-（2-methoxyethyl）-*P*-thioguanylyl-（3'→5'）-2'-O-（2-methoxyethyl）-5-methyl-*P*-thiocytidylyl-（3'→5'）-2'-O-（2-methoxyethyl）-5-methyl-*P*-thiouridylyl-（3'→5'）-2'-O-（2-methoxyethyl）-*P*-thioguanylyl-（3'→5'）-2'-O-（2-methoxyethyl）guanosine。

2. 分子式：$C_{234}H_{323}N_{61}O_{128}P_{17}S_{17}Na_{17}$。

3. 分子量：7501.0。

【药理学】 SMA 患者由于 SMN1 基因发生了功能失活性突变，不能表达正常 SMN 蛋白（运动神经元存活蛋白），同源的 SMN2 基因也只能表达少量的全长 SMN 蛋白。本品为被修饰的反义寡核苷酸，其呋喃核糖环的 2 位羟基被 2'-O-2-甲氧乙基代替，磷酸盐链被硫代磷酸链代替，可与 SMN2 外显子 7 的剪切位点结合。转基因 SMA 动物模型体外分析和研究显示，本品可使 mRNA 转录过程中的外显子 7 增加，从而产生全长的 SMN 蛋白。临床研究显示本品可显著提高 SMA 患者的运动功能。

【药动学】

1. 吸收　本品向脑脊液（CSF）中鞘内注射后，从 CSF 向中枢神经系统（CNS）组织中分布，血浆谷浓度远低于脑脊液谷浓度，血浆中平均 T_{max} 为 1.7～6.0h。血浆中平均 C_{max} 和 AUC 与剂量成正比。

2. 分布　鞘内注射后，本品经 CNS 和外周组织分布，如骨骼肌、肝和肾。

3. 代谢　主要经核酸外切酶（3'和 5'）介导的水解作用代谢，本品不是 CYP 酶的代谢底物、抑制剂或诱导剂。

4. 消除　本品平均终末 $t_{1/2}$，CSF 中为 135～177d，血浆中为 63～87d。本品及其短链代谢产物主要随尿排出，24h 尿中回收仅占给药剂量的 0.5%。

【适应证】 本品用于治疗儿童和青少年脊髓性肌萎缩症。

【不良反应】

1. 本品治疗最常见的不良反应为下呼吸道感

染、上呼吸道感染和便秘。

2. 晚发型患者使用本品最常见的不良反应是头痛（50%）、背痛（41%）和腰椎穿刺后综合征（41%），大多发生在穿刺后 5d 内。

【禁忌与慎用】

1. 某些反义寡核苷酸类药物可导致凝血功能异常和血小板减少，使用本品者可能存在较高的出血风险。

2. 某些反义寡核苷酸类药物可导致肾毒性。

3. 孕妇使用本品尚无适当的数据。动物研究显示，妊娠小鼠和兔皮下注射本品，对胎仔的生长发育没有不良影响。

4. 本品是否经乳汁排泌、对婴儿及产乳影响均尚不清楚。临床若需使用，应慎重权衡利弊。

5. 新生儿至 17 岁患者使用本品的有效性和安全性已经确定。

6. SMA 主要累及儿童和青少年。因此，尚无老年患者使用本品的经验。

【药物相互作用】 尚无相关资料。

【剂量与用法】 鞘内注射，推荐剂量为每次 12mg（5ml）。注射时间 1～3min。初次使用本品治疗者，共需给予 4 剂负荷剂量，前 3 剂每两剂间隔 14d，第 4 剂需在第 3 剂用药 30d 后给予。之后每 4 个月给予一次维持剂量。

【用药须知】

1. 本品仅可鞘内注射使用。每瓶均为单剂量使用，未用完者请舍弃。

2. 本品应置于原包装盒内冷藏保存。如果没有冷藏设备，30℃以下避光且保留在原包装盒中最长可保存 14d。

3. 本品从冰箱中取出后，保持原包装者可再放回冰箱。如果已从原包装中取出，在不超过 25℃的室温条件下，从冰箱中取出至使用，最多不超过 30h。

4. 给药前将药品放至室温，请勿加热。

5. 从瓶内抽取出本品后应在 4h 内使用。

6. 用前应注意检查是否有颗粒物或变色。

7. 注射前，先抽取 5ml 脑脊液。

8. 根据患者状况考虑是否给予镇静药。

9. 考虑使用超声或其他影像技术辅助鞘内注射，特别是年幼者。

10. 使用脊椎麻醉针鞘内注射本品，注射时间 1～3min。请勿在有感染或炎症的皮肤部位使用。

11. 每次用药前及根据临床需要进行以下实验室检查：血小板计数、凝血酶原时间、活化部分凝血活酶时间和尿蛋白定量检测。尿蛋白检测以晨起第一次尿为佳，如尿蛋白浓度超过 0.2g/L，应复查并进一步评估。

12. 对 126 例患者进行免疫原性反应检测以评估抗药抗体（ADA）。5 例（4%）出现了治疗相关的 ADA，其中 3 例为一过性的，2 例考虑为永久性的。ADA 对本品临床疗效、不良反应或药动学的影响尚缺乏充足的数据。

13. 尚未进行本品致癌性的长期研究。体外（Ames 和 CHO 细胞染色体畸变）和体内（小鼠骨髓微核）致突变性试验结果均为阴性。动物生育力研究结果显示，未观察到本品对生育力有不良影响。

14. 如果负荷剂量给药时间推迟或漏用，发现后应尽快给予，两次用药间隔时间至少 14d，之后按计划用药。如果维持剂量给药时间推迟或漏用，发现后应尽快给予，之后每 4 个月用药 1 次。

【制剂】注射剂：12mg/5ml。

【贮藏】避光，贮于 2～8℃，不可冻结。

依替普利森（eteplirsen）

别名：Exondys 51。

本品为治疗进行性假肥大性肌营养不良症（DMD）的药物。

【CAS】1173755-55-9。

【理化性状】

1. 化学名：（P-deoxy-P-（dimethylamino）]（2',3'-dideoxy-2',3'-imino-2',3'-seco）（2'a→5'）（C-m5U-C-C-A-A-C-A-m5U-C-A-A-G-G-A-A-G-A-m5U-G-G-C-A-m5U-m5U-m5U-C-m5U-A-G），5'-（P-（4-（（2-（2-（2-hydroxyethoxy）ethoxy）ethoxy）carbonyl）-1-piperazinyl）-N,N-dimethylphosphonamidate）RNA。

2. 分子式：$C_{364}H_{569}N_{177}O_{122}P_{30}$。

3. 分子量：10 305.7。

【药理学】本品为反义寡核苷酸，属于磷酰二胺吗啉代寡核苷酸（PMO）亚类，PMO 为天然 DNA 和 RNA 中五元呋喃环被六元吗啉环取代的合成产物。本品可与抗肌萎缩蛋白 mRNA 前体外显子 51 结合，从而使具有该基因突变者在 mRNA 加工过程中跳过相应外显子区域，获得裁短的抗肌萎缩蛋白。研究数据证实经本品治疗后抗肌萎缩蛋白水平升高。

【药动学】

1. 吸收　男童 DMD 患者单次或多次静脉输注本品后，其药时曲线相似，且呈多相衰减。大部分药物在 24h 内消除。在每周 0.5～50mg/kg 剂量范围内多次给药后，药动学性质近似，与剂量呈正比例线性关系，在此剂量范围内没有显著的药物蓄积。C_{max} 和 AUC 个体差异为 20%～55%。单次或多次静脉输注本品后，约在输注结束时（1.1～1.2h）达 C_{max}。

2. 分布　体外研究数据表明，每周静脉输注 30mg/kg 本品，本品蛋白结合率为 6%～17%，平均表观分布容积（V_{ss}）为 600ml/kg。输注结束后 24h，其平均血药浓度约为 C_{max} 的 0.07%。

3. 代谢　经测试，包括人类在内的任何生物，本品均不经肝微粒体酶代谢。

4. 消除　每周静脉输注 30mg/kg 本品，治疗 12 周后，总清除率为 339ml/（kg·h）。静脉给药后 24h 内，约 2/3 剂量经肾清除，$t_{1/2}$ 为 3～4h。

【适应证】本品适用于基因确证突变导致 51 号外显子跳跃（exon 51 skipping）的进行性假肥大性肌营养不良症。

【不良反应】

1. 常见的不良反应包括平衡障碍、呕吐、接触性皮炎、挫伤、表皮脱落、关节痛、皮疹、输注部位疼痛和上呼吸道感染。

2. 输注当天曾有一过性红斑、面部潮红和体温升高的报道。

【禁忌与慎用】

1. 妊娠妇女使用本品尚无相关数据。

2. 本品是否经乳汁排泌，对婴儿及产乳是否有影响均尚不清楚。临床若需使用，应慎重权衡利弊。

3. DMD 主要发生于儿童和青少年。因此，尚无老年患者使用本品的经验。

4. 尚未进行肝肾功能不全患者使用本品的临床研究。

【药物相互作用】体外研究数据表明，本品对 CYP1A2、CYP2B6、CYP2C8、CYP2C9、CYP2C19、CYP2D6 或 CYP3A4/5 无显著抑制作用，对 CYP2B6 或 CYP3A4 无诱导作用，对 CYP1A2 的诱导作用远低于典型诱导剂奥美拉唑。本品既不是人体主要转运蛋白（OAT1、OAT3、OCT1、OCT2、OATP1B1、OATP1B3、P-gp、BCRP、MRP2 和 BSEP）的底物，也没有任何较大的抑制潜能。根据血浆蛋白结合、CYP 或药物转运蛋白相互作用及微粒体代谢这些体外研究数据，预计本品在人体内发生药物相互作用的可能性极低。

【剂量与用法】静脉输注，30mg/kg，每周 1 次，输注时间 35～60min。用 0.9%氯化钠注射液将本品稀释至 100～150ml。本品注射剂不含防腐剂，稀释后应立即给药，且在稀释后 4h 内完成输注。如不能立即使用，稀释好的溶液在 2～8℃下最多可储存 24h。本品不可冻结。

【用药须知】

1. 本品为浓缩液，必须经稀释后方可使用。

2. 输注本品前输注部位可考虑应用局部麻醉药。

3. 输注本品前后均需使用 0.9%氯化钠注射液冲管。

4. 本品不可与其他药物混合，也不能通过同一静脉输注通路输注其他药物。

5. 如漏用本品，应按照用药计划尽快给予。

【制剂】 注射剂：100mg/2ml，500mg/10ml。

【贮藏】 避光贮于 2～8℃下，不可冻结。

苯丁酸甘油酯（glycerol phenylbutyrate）

别名：Ravicti。

本品为高血氨治疗药，2013 年 1 月由美国 FDA 批准上市。

【CAS】 611168-24-2。

【ATC】 A16AX09。

【理化性状】

1. 本品为无色澄清至浅黄色液体，不溶于水及大多数有机溶剂，溶于二甲基亚砜和乙腈。

2. 化学名：benzenebutanoic acid,1',1"–（1,2,3-propanetriyl）ester。

3. 分子式：$C_{33}H_{38}O_6$。

4. 分子量：530.67。

5. 结构式如下：

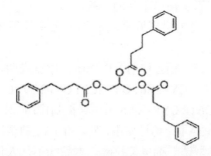

【药理学】

1. 尿素循环疾病（UCDs）是因缺乏从氨（NH_3、NH_4^+）合成尿素所需酶或转运蛋白的遗传缺陷而引起的疾病。缺乏这些酶或转运蛋白导致患者的血液和脑中氨水平的蓄积中毒。

2. 本品是一种三酰甘油，含 3 分子苯丁酸盐（PBA）。苯乙酸是 PBA 的主要代谢物，即活性部分。在肝和肾中苯乙酸与谷氨酰胺通过乙酰化形成苯乙酰谷氨酰胺（PAGN），之后被肾排泄。PAGN 像尿素一样，提供废氮排泄的另一个载体（图 19-1）。

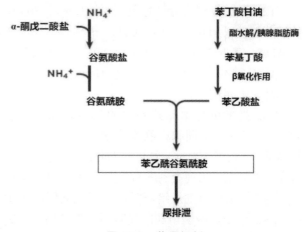

图 19-1　作用机制

【药动学】

1. **吸收** 本品是苯丁酸盐（PBA）的前药，经口摄入后，在胃肠道被脂肪酶从甘油骨架释放 PBA，PBA 通过 β 氧化被进一步转化为苯乙酸。

健康成年受试者，空腹接受单次口服剂量 $2.9ml/m^2$ 的本品，PBA、苯乙酸和 PAGN 分别在 2h、4h 和 4h 达血药峰值。PBA、苯乙酸和 PAGN 的 C_{max} 分别为 37.0μg/ml，14.9μg/ml，和 30.2μg/ml。在健康受试者的血浆中检测到原药。而研究是非结论性的，不能排除本品的不完全水解。

在健康受试者中，PBA、苯乙酸和 PAGN 的全身暴露量以剂量依赖方式增加。在口服本品 4ml 共 3d（3 次/日）后，PBA 的 C_{max} 和 AUC 分别为 66μg/ml 和 930（μg•h）/ml；苯乙酸的 C_{max} 和 AUC 分别为 28μg/ml 和 942（μg•h）/ml。口服本品 6ml 共 3d（3 次/日）后，PBA 的 C_{max} 和 AUC 分别为 100μg/ml 和 1400（μg•h）/ml，苯乙酸的 C_{max} 和 AUC 分别为 65μg/ml 和 2064（μg•h）/ml。

UCD 成年患者接受多剂量的本品，PBA、苯乙酸和 PAGN 在给药的第 1 天的 8h、12h 和 10h 达稳态。在 UCD 患者血浆中不能检测到完整的原药。

2. **分布** 在体外，PBA（浓度 1～250μg/ml）的蛋白结合率为 80.6%～98.0%，苯乙酸（浓度 5～500μg/ml）为 37.1%～65.6%。PAGN 的蛋白结合率为 7%～12%，未发现浓度对蛋白结合率有影响。

3. **代谢** 口服给药，胰脂肪酶水解本品释放出 PBA。PBA 进行 β 氧化形成苯乙酸，苯乙酸在肝和肾中通过苯乙酰辅酶 A 与谷氨酰胺结合，即通过 L 谷氨酰胺-N-乙酰基转移酶形成 PAGN，之后 PAGN

随尿液被清除。

4. 排泄 成年 UCD 患者中,PBA 以 PAGN 排泄的百分率约为 68.9%,儿童为 66.4%。苯乙酸和 PBA 在尿液中只占很小部分(<1%)。

5. 苯乙酸的暴露高 女性健康志愿者高于男性。年龄 3～5 岁、6～11 岁和 12～17 岁 UCD 患者苯乙酸清除率分别为 10.9L/h、16.4L/h 和 24.4L/h。肝功能不全的患者苯乙酸的 AUC 升高,PAGN 的 AUC 降低。尚未对肾功能不全的患者进行研究。

【适应证】作为氮结合药物用于不能单独用限制饮食蛋白和(或)补充氨基酸控制的尿素循环障碍(UCDs)的成年和儿童患者≥2 岁的长期治疗。使用本品必须同时限制饮食蛋白,有些病例,须与饮食补充物(如必需氨基酸、精氨酸、瓜氨酸、无蛋白质热量补充物)合用。

【不良反应】可见腹部不适、腹痛、腹泻、消化不良、恶心、呕吐、食欲缺乏、疲乏、头痛、头晕、血氨升高。

【妊娠期安全等级】C。

【禁忌与慎用】

1. 对 PBA 过敏者禁用。

2. 尚不明确本品是否经乳汁分泌,哺乳期妇女应权衡利弊选择停药或停止哺乳。

3. 禁用于 2 月龄以下幼儿。

4. 肾损害者的安全性和有效性尚不明确,肾损害者应从最低剂量开始。

【药物相互作用】

1. 皮质激素可促进蛋白分解,升高血氨水平,合用时应密切监测血氨。

2. 丙戊酸和氟哌啶醇可诱发高血氨,尿素循环障碍者使用上述两药时应注意。

【剂量与用法】

1. 未经苯丁酸治疗的患者,推荐剂量为每天 4.5～11.2ml/mm²,分 3 次服用。

2. 从苯丁酸钠转为本品的患者的剂量为苯丁酸钠的日总剂量×0.86,分 3 次服用。

3. 根据尿中苯乙酰谷氨酸(U-PAGN)的浓度调整剂量 如可能,U-PAGN 测量可帮助指导本品剂量调整。24h 尿液中排泄的每克 U-PAGN 来自 1.4g 饮食蛋白生成的废氮。如 U-PAGN 排泄与饮食蛋白摄入量不匹配,且空腹氨大于正常上限的一半,应增加本品的剂量。增加的剂量应与饮食中的蛋白量相匹配。每天最大总剂量为 17.5ml。

考虑患者的同时使用药物,例如丙磺舒,应根据 U-PAGN 做剂量调整决定。丙磺舒可导致尿排泄苯乙酰谷氨酰胺(PAGN)降低。

4. 根据血浆苯乙酸浓度调整剂量:如可能,可参照血浆苯乙酸水平可指导用药。如在患者无高血氨,但存在呕吐、恶心、头痛、困倦、意识混乱或思睡等症状。调整本品剂量时必须密切监视血氨水平。血浆苯乙酸与 PAGN 的比值可提供额外的信息有助于剂量调整。苯乙酸与 PAGN 比值高患者,即使血浆苯乙酸浓度增加,由于结合反应的饱和,进一步增加本品的剂量也不能增加 PAGN 形成。

5. 中、重度肝功能不全者以最低推荐剂量开始。

【用药须知】

1. 本品不用于治疗急性高血氨。

2. 本品治疗乙酰谷氨酸合成酶缺乏的有效性尚不确定。

3. 胰腺功能不全或小肠吸收障碍者对本品的吸收会受到影响。

【制剂】口服液:1.1g/ml。

【贮藏】贮于 20～25℃,短程携带允许 15～30℃。

尼替西农(nitisinone)

别名:Orfadin、Nityr。

本品为羟苯丙酮酸双加氧酶的竞争性抑制剂。

【CAS】104206-65-7。

【ATC】A16AX04。

【理化性状】

1. 本品为白色或黄白色结晶性粉末,几乎不溶于水,溶于 2M 的氢氧化钠溶液、甲醇,难溶于乙醇。

2. 化学名:2-(2-Nitro-4- trifluoromethylbenzoyl) cyclohexane-1,3-dione。

3. 分子式:$C_{14}H_{10}F_3NO_5$。

4. 分子量:329.23。

5. 结构式如下:

【药理学】本品是羟苯丙酮酸双加氧酶的竞争性抑制剂。羟苯丙酮酸双加氧酶在酪氨酸分解代谢途径中可上调延胡酰乙酰乙酸酶(FAH)。1 型遗传性酪氨酸血症(HT-1)患者酪氨酸代谢产生代谢中间体马来酰乙酰乙酸盐和延胡索乙酰乙酸盐,这些代谢中间体进而转化成毒性代谢物琥珀酰丙酮和琥珀酰乙酰乙酸盐，造成肝、肾毒性。琥珀酰丙酮还可抑制卟啉合成途径，导致 5-氨基酮戊酸盐累积。本品通过抑制羟苯丙酮酸双加氧酶进而抑制延胡酰乙酰乙酸酶，抑制 HT-1 患者酪氨酸的代谢，预防代谢中间体的蓄积以及由此造成的肝、肾毒性。

【药动学】健康男性志愿者单次服用本品 1mg/kg，其胶囊和液体制剂血药浓度达峰时间分别为 3h 和 15min，以 AUC 和 C_{max} 分析，胶囊和液体制剂是生物等效的。平均终末半衰期为 54h。体外研究显示，本品的蛋白结合率大于 95%，本品仅有少部分经 CYP3A4 代谢。在治疗浓度本品抑制 CYP2C9 的活性。

【适应证】作为酪氨酸和苯丙氨酸饮食限制的辅助用药，用于罕见儿科 1 型遗传性酪氨酸血症（HT-1）的治疗。

【不良反应】

1. 最常见的不良反应涉及肝胆系统（包括肝肿瘤 8%，肝功能衰竭 7%）、视觉系统（包括结膜炎 2%，角膜浑浊 2%，畏光 2%，眼睑炎 1%，眼痛 1%，白内障 1%）、血液和淋巴系统（包括血小板减少 3%，粒细胞减少 3%，鼻出血 1%）、皮肤系统（瘙痒 1%，剥脱性皮炎 1%，斑丘疹 1%，脱发 1%）。

2. 其他低于 1% 的不良反应包括死亡、癫痫、脑肿瘤、头痛、运动过度、发绀、腹痛、腹泻、胃肠炎、消化道出血、牙齿变色、肝酶水平升高、肝功能障碍、肝大、脱水、低血糖、口渴、感染、败血症、支气管炎、呼吸衰竭、病理性骨折、停经、神经质和嗜睡。

【妊娠期安全等级】C。

【禁忌与慎用】尚不明确本品是否经乳汁分泌，哺乳期妇女应权衡利弊选择停药或停止哺乳。

【药物相互作用】慎与经 CYP2C9 代谢的药物合用，本品可升高其血药浓度。

【剂量与用法】推荐剂量为口服每日 1～2mg/kg，分 2 次空腹服用。不能服用本品胶囊的小儿可将胶囊内容物倒出，用少量水混匀后服用。

【用药须知】

1. 未适当限制酪氨酸和苯丙氨酸的摄入可导致血浆酪氨酸水平升高。血浆酪氨酸水平必须保持低于 500μmol/L，以避免对眼（角膜溃疡、角膜浑浊、角膜炎、结膜炎、眼痛和畏光）、皮肤（足底和手掌痛性过度角化）和神经系统（不同程度的智力低下和发育迟缓）的毒性作用。

2. 对于大多数患者，眼部症状是暂时的，持续不超过 1 周。本品治疗期间需进行眼科检查，如有不良反应症状出现，需立即检查血浆酪氨酸浓度。如果血浆酪氨酸水平超过 500μmol/L，需采取更为严格的饮食限制，本品的剂量需进行调整以降低血浆酪氨酸浓度。

3. 在治疗开始时和急性发作时，必须更为密切地监测各生化参数。

4. 本品治疗期间建议常规监测血小板和粒细胞计数。

5. 本品治疗期间应常规监测肝功能。

6. 先天性代谢缺陷儿童需由专业营养师设计低蛋白饮食。

【制剂】①胶囊剂：2mg，5mg，10mg；②片剂：2mg，5mg，10mg；20mg；③口服液：400mg/100ml。

【贮藏】避光贮存于 2～8℃下。

布鲁舒单抗（burosumab）

别名：Crysvita。

本品为 IgG1 单克隆抗体。

【CAS】1610833-03-8。

【ATC】M05BX05。

【理化性状】本品是通过 DNA 重组技术由中国仓鼠卵巢细胞表达的人成纤维细胞生长因子 23（FGF23）抗体，其含有 2 条重链和 2 条轻链，分子量约为 147 000。

【药理学】X 染色体连锁低磷血症是由 FGF23 过度表达而引起的肾小管对磷酸盐的重吸收及肾脏合成 1,25-二羟维生素 D 受到抑制。本品与 FGF23 结合后，抑制其生物活性，恢复肾对磷酸盐的重吸收，导致 1,25-二羟维生素 D 血药浓度升高。

【药动学】

1. 吸收　本品皮下注射 0.1～1mg/kg，药动学呈线性。成年患者（70kg）按推荐剂量皮下注射本品，C_{min} 为 5.8（±3.4）μg/ml，T_{max} 为 8～10d。

2. 分布　本品的分布容积约为 8L。

3. 消除　本品在体内的代谢途径尚未确定。作为一种人源化 IgG1 单克隆抗体，预计其与内源性 IgG 以相同的分解代谢途径被降解为短肽和氨基酸。其表观清除率为 0.290L/d，$t_{1/2}$ 为 19d。本品的清除率和分布容积随体重增加而升高。

【适应证】用于治疗 1 岁以上患者 X 染色体连

锁低磷血症。

【不良反应】常见不良反应是头痛、注射部位反应、呕吐、发热、四肢痛、维生素 D 缺乏、牙痛、肌痛、牙龈脓肿、头晕、过敏反应、高血磷、便秘、下肢不宁综合征。

【禁忌与慎用】

1. 孕妇只有明确需要时，方可使用。

2. 哺乳期妇女使用时，应权衡利弊。

3. 1 岁以下幼儿用药的安全性及有效性尚未确定。

4. 重度肾功能不全、终末期肾病患者禁用。

【剂量与用法】

1. 1～18 岁患者，皮下注射，起始剂量为0.8mg/kg，每 2 周 1 次。最低剂量 10mg，最大剂量为 90mg。在本品开始治疗前，应停止补充磷酸盐和维生素 D 及其类似物。开始本品治疗 3 个月后，每 4 周监测一次空腹血磷，之后在适当时进行检测。如血磷高于相对年龄的参考值下限，且低于5mg/dl，应以相同剂量继续治疗。如血磷低于相对年龄参考值下限，应逐步增加剂量至 2mg/kg，每 2周 1 次。增加剂量的方案见表 19-8。

表 19-8 18 岁以下患者逐步增加剂量方案

体重（kg）	起始剂量（mg）	第一次增加剂量至（mg）	第二次增加剂量至（mg）
10～14	10	15	20
15～18	10	20	30
19～31	20	30	40
32～43	30	40	60
44～56	40	60	80
57～68	50	70	90
69～80	60	90	90
81～93	70	90	90
94～105	80	90	90
106 以上	90	90	90

如血磷＞5mg/dl，暂停下次剂量，4 周后重新评价血磷。血磷低于参考值下限时，方可开始本品治疗，降低剂量的方案见表 19-9。

2. 18 岁以上成人的推荐起始剂量为 1mg/kg，最低剂量 10mg，最大剂量 90mg，皮下注射，每 4周 1 次。

表 19-9 18 岁以下患者重新开始的剂量

原来的剂量（mg）	重新开始的剂量（mg）
10	5
15	10
20	10
30	10
40	20
50	20
60	30
70	30
80	40
90	40

3. 治疗开始 3 个月，每 2 周监测一次空腹血磷，之后在适当时进行检测。如血磷正常，以原剂量继续治疗。如血磷高于正常值，暂停用药，4 周后检测血磷，如此时血磷低于正常值，应降低一半剂量重新开始治疗，最大剂量为 40mg，每 4 周 1 次（表 19-10）。改变剂量后 2 周时应监测血磷。

表 19-10 成人重新开始的剂量

原来的剂量（mg）	重新开始的计量（mg）
40	20
50	20
60	30
70	30
80 以上	40

4. 如错过一次注射，应在发觉时尽快补充注射。

【用药须知】

1. 本品必须由医务人员进行注射，可以在不同的部位（如上臂、大腿或腹部的任何位置）上自行进行皮下注射，不可注射于有触痛、伤痕、红斑、硬结或受银屑病影响的部位。

2. 本品可导致过敏反应，表现为皮疹和荨麻疹，如出现上述症状，应尽快就医。

3. 本品可导致下肢不宁综合征或使原有的下肢不宁综合征症状加重，如有上述症状，应尽快就医。

【制剂】注射液：10mg/1ml，20mg/1ml，30mg/1ml。

【贮藏】避光，贮于 2～8℃，不可冷冻和振摇。

奈帕沃替基因（voretigene neparvovec）

别名：Luxturna。

本品是一种合成的生长激素分泌受体激动剂。

【理化性状】本品是通过 DNA 重组技术修饰的腺病毒，为活的、不能复制的血清 2 型腺病毒，后经基因修饰使之携带人类 RPE65 基因。

【药理学】本品可运送编码视网膜色素上皮 65kDa 蛋白（RPE65）正常基因的副本至 RPE65 生物活性水平降低或缺乏患者的视网膜细胞。RPE65 是由视网膜色素上皮细胞产生的，并负责转化全反式视黄醇为 11-顺-视黄醇，后者接下来形成 11-顺-视黄醛。这种维生素 A 的循环对光的传导至关重要，即可在视网膜内使光信号经生物转化转变为电信号。RPE65 基因突变导致 RPE65 的生物活性水平降低或缺失，阻止维生素 A 循环，导致视力损害。

【药动学】29 名患者于双眼注射本品后，13 名患者泪液中可检测到载体 DNA，注射 1d 后泪液中载体 DNA 的水平达到峰浓度，此后其中 8 名患者泪液中检测不出载体 DNA。而 3 名患者在注射 3d 后仍能在泪液中检测出载体 DNA，2 名患者在注射 2 周后仍能在泪液中检测出载体 DNA。29 名患者中有 3 名患者血浆中可检测出载体 DNA。

【适应证】本品为腺病毒载体基因，用于治疗双等位 RPE65 基因突变相关的视网膜营养性萎缩症。

【不良反应】常见不良反应包括结膜充血、白内障、眼内压升高、视网膜裂孔、角膜基质变薄、黄斑裂孔、视网膜下沉积物、眼部感染、刺激感、眼痛、黄斑变性、视网膜出血、视网膜中央凹变薄或功能丧失。

【禁忌与慎用】

1. 未对本品进行动物生殖研究，尚无孕妇使用本品的资料。

2. 尚不明确本品是否经乳汁排泄，哺乳期妇女使用时应权衡利弊，选择停药或停止哺乳。

3. 12 月龄以下婴儿禁用，因为 12 月龄以下婴儿的视网膜细胞尚在继续增殖中。

【剂量与用法】

1. 推荐剂量为每只眼睛 1.5×10^{11} 载体基因（vg），视网膜下注射，注射体积为 0.3ml，两只眼睛均需要治疗时，应至少间隔 6d 注射。推荐口服皮质激素，相当于泼尼松每天 1 mg/kg（最大剂量每天 40mg），共服 7d（第一只眼睛注射本品前 3d 开始），之后 10d 逐渐降低剂量。第二只眼睛如上方案同样给予皮质激素。如果第二只眼睛开始治疗前，皮质激素的剂量尚未减量至停，皮质激素的用药方案须用第一次注射时的方案替代。

2. 本品注射剂须在垂直层流的生物安全柜内配制。配制过程应在 4h 内完成。按如下方法配制。

（1）解冻本品注射剂和稀释液至室温,轻轻旋转解冻的稀释液约 5min。

（2）用 20G 3ml 注射器抽取 2.7ml 稀释液至 10ml 玻璃安瓿中。

（3）用 1ml 注射器抽取本品注射液 0.3ml，转移至含 2.7ml 稀释液的玻璃安瓿中，轻轻转动安瓿，使混合均匀。在此安瓿上标记"稀释后的药液"。

（4）重新消毒生物安全柜，需要两位操作者配制本品的注射液，一人持标记"稀释后的药液"的安瓿，另一位操作者用 2 个 1ml 注射器各抽取 0.8ml 本品的稀释液。持安瓿的操作者倾斜安瓿，以便另一操作者顺利抽取药液，抽取注射液的操作者不能接触标记"稀释后的药液"的安瓿。2 个含有 0.8ml 本品稀释液的 1ml 注射器，第一支标记为"稀释后的药液"，另一支标记为"备用稀释液"。两支注射器放于灭菌的包装中（如硬塑料盒），以便运送至手术室。

（5）本品须在无菌手术间，由有眼内手术经验的外科医师给予，准备内径为 41G 聚酰胺针头的套管、聚氯乙烯的延长管（不超过 15.2cm），内径不超过 1.4mm。按图 19-2 进行连接。调整注射器，使其刻度正好位于 0.3ml。

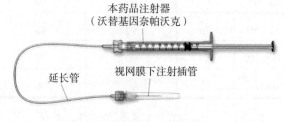

图 19-2　连接

（6）扩开眼睛，给予足够的麻醉药，手术前于结膜、角膜和眼睑给予广谱抗生素。

（7）玻璃体切割术完成后，确定给药部位，经睫状体平坦部位将注射用套管引入到给药部位，如图 19-3。

（8）套管的尖头与视网膜表面接触，推荐注射部位是沿着上血管弓，离视网膜中央凹至少 2mm（如图 19-4），避免直接接触视网膜血管系统或存在病变的部位，如萎缩、视网膜内色素移行。先缓慢少量注射，直至观察到视网膜下气泡，缓慢注射剩余药液。

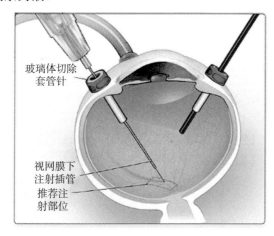

图 19-3　给药

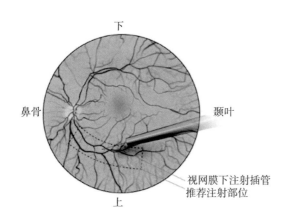

图 19-4　给药位置

（9）注射结束后，移除注射用套管，弃去所有未用完的本品注射液，包括备用的注射液。

（10）行气液交换术，避免液体接近视网膜切开术部位。术后患者应立即仰卧，如可能保持仰卧 24h。

【用药须知】

1. 本品仅供视网膜下注射。

2. 眼内手术后可能会发生眼内炎，注射本品后监测患者感染的症状，一旦出现感染的症状，应给予抗感染治疗。

3. 注射本品可能会导致视敏度持续降低，注射本品后应监测视力。

4. 本品可能导致视网膜损伤，患者应立即报告视网膜穿孔或剥离的症状。

5. 本品可导致眼内压升高，注射本品后应监测眼压。

6. 注射本品后，应避免乘坐飞机、去高海拔地区旅游、潜水，直至注射本品在眼内所形成的气泡完全消失。

【制剂】注射液：5×10^{12} 载体基因（vg）/1ml。

【贮藏】贮-65℃以下。

环硅酸钠锆（sodium zirconium cyclosilicate）

别名：Lokelma。

本品为治疗高钾血症的药物。

【CAS】242800-27-7。

【理化性状】

1. 本品是一种松散、无臭、不溶于水的白色粉末，每 5g 含有 400mg 钠。

2. 分子式：$Na_{\sim 1.5}H_{\sim 0.5}ZrSi_3O_9 \cdot 2 \sim 3H_2O$。

【药理学】本品是口服不吸收的硅酸锆类盐，可选择性地捕获钾，用钠替换氢。在体外，本品对钾离子有高度亲和力，甚至在其他金属离子（如钙、镁离子）存在的情况下也依然存在着这种亲和力。在胃肠道内与钾结合，增加的钾随粪便排出。导致胃肠道内游离钾的浓度下降，从而使血钾水平降低。

【药动学】本品是一种无机、不溶的化合物，不受酶代谢的影响。对高钾血症患者，无论是否使用本品，其尿液中和血液中的锆浓度总是相似的。

【适应证】用于治疗成人高钾血症，不能用于危及生命的高钾血症的抢救，因其发挥的作用较慢。

【不良反应】常见水肿和低钾血症。

【禁忌与慎用】

1. 严重便秘、肠梗阻或肠嵌塞（包括术后肠蠕动异常）的患者应避免使用。因为本品尚未在此类患者中进行研究，而且使用后可能无效，还可能加重胃肠道疾病。

2. 儿科患者的安全性和有效性尚未确立。

【药物相互作用】

1. 本品可暂时升高胃中的 pH，故合用 pH 直接影响溶解度的药品时，能改变其吸收。所以，此类药物的给予时间若与本品间隔时间太短，会导致疗效和安全性有潜在的改变。一般来说，其他口服药应在给予本品至少 2 小时前或 2 小时后给予。对于非 pH 直接影响溶解度的药品，预计本品不会影响其全身暴露量，若能确定合用药品属此类药物，则不必间隔时间。

2. 合用本品会使诸如呋塞米和阿托伐他汀等弱酸性药的全身暴露量增加；相反的，使诸如达比加群等弱碱药的全身暴露量降低。

【剂量与用法】

1. 起始治疗　本品推荐剂量为 3 次/日，每次 10g，持续 48h。以混悬液的形式口服。

2. 维持治疗　推荐剂量为 1 次/日，每次 10g。监测血钾水平，根据血钾水平和期望目标区间，调整剂量。在维持治疗期间，根据血钾水平，以 1 周或更长时间为间隔，以 5g 为增量，滴定本品的剂量。如果血钾低于期望目标区间，本品应减量或停用。推荐维持剂量范围则在隔日 5g 至每日 15g 之间。

【用药须知】

1. 本品是供口服的混悬粉末，置于至少含 3 汤匙水的玻璃杯中，搅拌后立即服用，如杯中残留粉末，加水搅拌后服用，直至杯中无粉末残留。

2. 每 5g 本品大约含有 400mg 的钠。使用本品发生的水肿一般为轻、中度，这在 15g/日治疗剂量的患者中更常见。应监测水肿的情况，尤其是那些应该限制钠盐摄入或容易出现体液滞留（如心力衰竭或肾病）的患者。如有需要建议患者调整饮食中的钠，并根据实际情况增加利尿剂的剂量。

3. 本品口服后不会被机体吸收，母体使用不会暴露于胎儿；母乳喂养不会导致婴儿暴露于本品。

4. 老年患者使用本品的安全性和有效性总体与年轻患者无差异。

【制剂】口服用混悬剂：5g，10g。

【贮藏】贮于 15～30℃。

索　引

其 他